现代冠心病

Coronary Heart Disease Update

（第二版）

主　编　邵　耕　胡大一
副主编　霍　勇　刘梅林

北京大学医学出版社

XIANDAI GUANXINBING

图书在版编目（CIP）数据

现代冠心病/邵耕，胡大一主编. —2 版. —北京：北京大学医学出版社，2006.8
ISBN 7-81071-927-0

Ⅰ. 现… Ⅱ. ①邵…②胡… Ⅲ. 冠心病—诊疗 Ⅳ. R541.4

中国版本图书馆 CIP 数据核字（2006）第 080899 号

现 代 冠 心 病（第二版）

主　　编：邵　耕　胡大一
出版发行：北京大学医学出版社（电话：010-82802230）
地　　址：(100083) 北京市海淀区学院路 38 号　北京大学医学部院内
网　　址：http://www.pumpress.com.cn
E - mail：booksale@bjmu.edu.cn
印　　刷：莱芜市圣龙印务有限责任公司
经　　销：新华书店
责任编辑：许　立　　责任校对：于　明　　责任印制：张京生
开　　本：787mm×1092mm　1/16　印张：72.5　字数：1840 千字
版　　次：1994 年 12 月第 1 版　2006 年 10 月第 2 版　2006 年 10 月第 1 次印刷　印数：1-2500 册
书　　号：ISBN 7-81071-927-0/R · 927
定　　价：199.00 元

版权所有，违者必究

（凡属质量问题请与本社发行部联系退换）

本书由
　　北京大学医学部
　　　　科学出版基金
　　　　　　资助出版

本书第一版 1996 年获得

**中华人民共和国卫生部
科学技术进步二等奖**

作 者 名 录

（以章节顺序排列）

夏家骝	北京大学医学部解剖学系	教　授
王国宏	北京同仁医院心内科	主治医师
唐朝枢	北京大学医学部心血管基础研究所	教　授
苏静怡	北京大学医学部心血管基础研究所	教　授
刘秀华	北京大学医学部心血管基础研究所	副教授
吴兆苏	北京安贞医院	教　授
赵水平	湘雅医学院心内科	教　授
邵　耕	北京大学第一医院心内科	教　授
胡大一	北京大学人民医院心内科	教　授
李运田	北京三〇五医院心内科	副主任医师
杨　虎	北京大学第一医院心内科	教　授
朱天刚	北京大学人民医院心内科	主任医师
张树彬	北京大学第一医院老年科	教　授
林景辉	北京大学第一医院核医学科	教　授
高　炜	北京大学第三医院心内科	教　授
洪　涛	北京大学第一医院心内科	主任医师
朱国英	亚洲心脏病医院	教　授
葛均波	上海复旦大学中山医院心内科	教　授
霍　勇	北京大学第一医院心内科	教　授
汪丽蕙	北京大学第一医院心内科	教　授
戴汝平	北京阜外医院影像科	教　授
苗翠莲	北京安贞医院影像科	副主任医师
张兆祺	北京安贞医院影像科	教　授
刘玉清	北京阜外医院影像科	教　授
许俊堂	北京大学人民医院心内科	副主任医师
张钧华	北京大学第一医院心内科	教　授
曹　静	北京大学第一医院心内科	主治医师
吴早敏	北京大学第一医院心内科	主治医师
陈　宇	北京海军总医院心内科	副主任医师

冯大力	北京大学第一医院心内科	主治医师
邢德智	北京大学第一医院心内科	主治医师
丁文惠	北京大学第一医院心内科	教授
杨俊娟	北京大学第一医院心内科	主任医师
彭建军	北京世纪坛医院心内科	副主任医师
王日胜	北京公安医院心内科	主任
王志坚	天津泰达医院心内科	主治医师
赵明中	上海同济医学院同济医院	副主任医师
周国鹏	北京大学第一医院老年科	主治医师
郑华	北京同仁医院心内科	主治医师
王贵松	北京大学第三医院心内科	副主任医师
刘梅林	北京大学第一医院老年科	主任医师
赵玮	北京大学第一医院老年科	副主任医师
齐建光	北京大学第一医院儿科	主治医师
杜军保	北京大学第一医院儿科	教授
许玉韵	北京大学第一医院心内科	教授
刘梅颜	北京大学人民医院心内科	副主任医师
吴旸	北京中医药大学附属医院心内科	副主任医师
吴铮	北京大学第一医院心内科	主治医师
王宏宇	北京大学人民医院心内科	副主任医师
孙宁玲	北京大学人民医院心内科	教授
刘靖	北京大学人民医院心内科	副主任医师
陈明	北京大学第一医院心内科	副主任医师
龚艳君	北京大学第一医院心内科	主治医师
袁彪	南京鼓楼医院心血管中心	副主任
汤楚中	北京同仁医院心外科	主任
荆珊	北京大学人民医院心内科	主治医师
王鸿懿	北京大学人民医院心内科	副主任医师
张俊清	北京大学第一医院内分泌科	副主任医师
高妍	北京大学第一医院内分泌科	教授
王梅	北京大学第一医院肾内科	教授
聂立功	北京大学第一医院呼吸内科	副教授
许广润	北京大学第一医院呼吸内科	教授
李莉	北京同仁医院心内科	副主任医师

主编助理: 田清平　彭建军　周国鹏

前 言

(第二版)

《现代冠心病》(第一版)于 1994 年问世,距今已过 10 年。在这 10 年中,冠心病的基础理论、临床研究、预防措施都取得了巨大的进展,为了更新内容,满足《现代冠心病》读者的需要,乃有《现代冠心病》(第二版)的问世。

《现代冠心病》(第二版)的篇幅与前版相比增加了新的内容达到 184 万字,新出现的题目 25 个,以补充原书内容之不足:诸如血脂代谢异常和冠心病、心脏标记物在冠心病诊断中的应用、抗凝和抗血小板药、抗氧化剂、ACEI 和 ARBs 等。原有的题目除个别外都重新编写,根据循证医学的原则把当代成熟的新观点、新理论以及经过临床实验和实践证实其确有价值的新的诊断方法、治疗措施提供给读者。尤其重视近年来纷纷问世的大规模临床试验的结果,这些结果已经对当代的临床医学产生了重大影响。

参加本书编写的主要作者多为有关专业的专家、教授、医师,他们活跃于各专业的科研、医疗、教学第一线,他们的著作当可反映各专业的最新成就,并符合我国的医疗实际,有助于临床医师解决临床诊治问题,提高理论水平。

本书最后一篇"冠心病相关疾病"是新增加的内容。可以看出所列疾病或是冠心病的重要危险因素(高血压、糖尿病),或是冠心病患者十分常见的并发症,严重影响冠心病的病程、治疗和预后(肾功能不全、呼吸衰竭、肺栓塞、睡眠呼吸暂停症等)。对这些相关疾病由有关专家作了深入浅出的、反映最新成果的介绍。当可大大提高冠心病的诊断、治疗水平。

本书的编写是由各位专家、教授、医师们在繁忙的工作之暇执笔完成的,是很辛苦的。在此深表谢意。本书的问世得到了北京大学医学部科学出版基金的经费资助,及北京大学医学出版社的大力支持,对此谨表感谢。

本书篇幅较大,执笔人数较多,不当之处当属难免。欢迎读者不吝赐教,是所至盼。

邵 耕 胡大一
2006.5

前 言

(第一版)

冠状动脉心脏病危害人类最烈，因此，冠心病的研究自然就成为心脏病研究的重点，虽然经过几代人的努力，但距解决冠心病为时尚早。令人欣喜的是近10余年来由于冠心病分子生物学理论和技术的发展以及冠心病临床研究的重大成就，冠心病的基础理论和临床诊断治疗方面已取得了巨大的进展。发现了几十种活性肽，它们对于心血管细胞的生长、功能及心血管系统的调节起着十分重要的作用。如血管内皮细胞已知道它是一个十分重要的代谢和内分泌组织，产生为数众多的、作用强烈的调节动脉收缩和舒张的活性肽，这些因子还调节着血液凝固、血液纤溶活性和血小板聚集以及血管平滑肌细胞的增殖。这些新的发现极大地改变了人们对于冠脉循环生理、病理生理、动脉粥样硬化发病机制以及缺血性损伤、缺血—再灌注损伤的看法。本书第一至第四章将有重点地介绍这方面比较成熟的观点。冠心病流行病学已经取得了重大成果。20世纪70年代以来发达国家的冠心病死亡率下降，主要原因之一是进行了人群防治，本书第五章将介绍这方面的知识。第六章至第十三章是冠心病的诊断学，从常规体检诊断、心电图、心向量图、运动心电图、超声心动图、冠心病核医学等无创性检查方法到冠状动脉造影、床旁血流动力学监测等有创性方法均作了从方法学到临床应用的介绍，希望对初学者及已从事这方面工作的读者均能有所裨益。第十四、十五、十六章为冠心病各论，系统地、较全面地介绍冠心病各种临床类型的诊断和治疗，其中包括近年来新出现的一些临床诊断范畴如无症状心肌缺血、Q波梗死和非Q波梗死、顿抑心肌和冬眠心肌、冠状小血管病和X综合征等，分别独立成节作了较全面的介绍。在冠心病治疗学部分（十七章到二十章）包括介入性治疗和药物治疗。介入性治疗PTCA和溶栓疗法被认为是冠心病治疗学方面的革命性的进展，我国也已开展了这些工作，本书对于PTCA作了重点介绍，该章作者结合自己的经验对PTCA的方法学，从导管的选择、操作过程的细节到并发症的预防和处理等均有详尽的阐述，以期有助于将开展和已开展PTCA工作的读者。冠心病的药物治疗虽然在冠心病各论中有关章节已有初步涉及，本书仍有专章介绍抗心绞痛药和血脂调节药，目的在于使读者对于这些药物的临床药理学有较深入的了解，以更加得心应手地应用这些药。

由于冠心病临床和基础研究的飞速发展，重大概念更新、新的诊断技术和治疗技术的不断涌现，编写一本既系统地介绍经典的冠心病基础理论和诊疗技术又反映新概念、新技术的专著以使读者以较少的时间了解冠心病的现代面目是有必要的。

希望本书会受到从事心血管病研究和临床工作的医师、广大内、外科医师以及医学院校师生的欢迎。

参加本书编写的大多为毕生从事本专业的医生，有丰富的专业知识和实际工作经验，了解我国医学教学和临床工作中存在的问题，故内容较有针对性，参加本书编写的也有青中年医师，他们文思敏捷、基础知识扎实，为本书的完成做出了贡献。

由于北京医科大学、中国协和医科大学联合出版社的重视和支持，出版社有关领导和责任编辑的努力和出色的工作以及全体作者的通力合作，使得本书能在短时间内完成了编写和出版工作。邢德智医师、刘梅林医师在本书稿件的修改整理和索引的编写工作中付出了辛勤的劳动，特此一并致谢。

邵　耕

于北京医科大学第一医院心内科

1994.1.6

目 录

第一篇 冠心病总论

第一章 冠状血管解剖学 ……………………………………… 夏家骝（3）
第二章 冠脉循环的生理及病理生理 ………………… 王国宏 唐朝枢（26）
第三章 动脉粥样硬化的病理生理 ……………………………… 苏静怡（44）
第四章 心肌缺血与缺血-再灌注损伤的病理生理 …… 刘秀华 苏静怡（54）
第五章 冠心病流行病学 ………………………………………… 吴兆苏（77）

第二篇 冠心病诊断学

第六章 血脂代谢异常与冠心病 ………………………………… 赵水平（99）
第七章 冠心病的体检诊断 ……………………………………… 邵 耕（123）
第八章 冠心病的心电图学 ……………………… 胡大一 李运田 杨 虎（136）
第九章 冠心病超声心动图 ……………………………… 朱天刚 张树彬（173）
第十章 冠心病核医学检查 ……………………………………… 林景辉（217）
第十一章 运动心电图 …………………………………………… 邵 耕（255）
第十二章 冠状动脉造影和心室造影 …………… 朱国英 高 炜 吴 铮（265）
第十三章 冠脉内超声和其他冠状动脉影像学检查 …………… 葛均波（305）
第十四章 床旁血流动力学监测 ………………………… 霍 勇 汪丽蕙（321）
第十五章 EBCT 和 MRI 在冠心病诊断中的应用 ……… 戴汝平 苗翠莲（348）
第十六章 冠心病与心脏标志物 ………………………… 许俊堂 胡大一（391）
第十七章 无创性检查技术的选择和临床应用的问题 ………… 邵 耕（400）

第三篇 冠心病各论

第十八章 稳定性劳力性心绞痛 ………………………………… 邵 耕（411）
第十九章 急性冠脉综合征 ……………………………………… 邵 耕（430）
第二十章 不稳定性心绞痛 ……………………………………… 邵 耕（434）
第二十一章 心肌梗死后（早期）心绞痛 ……………………… 邵 耕（446）
第二十二章 血管痉挛性心绞痛和变异性心绞痛 ……………… 邵 耕（449）
第二十三章 卧位心绞痛及餐后心绞痛 ………………………… 邵 耕（454）
第二十四章 急性心肌梗死 ……………………………… 张钧华 曹 静（457）
第二十五章 其他类型冠心病 …彭建军 霍勇 赵瑾 郑华 胡大一 齐建光 许玉韵（630）
第二十六章 冠心病心律失常的诊断和治疗 …………… 胡大一 吴 旸（722）

第四篇 冠心病治疗学

第二十七章 抗心绞痛药 ······ 邵 耕（735）
第二十八章 ACE抑制剂和血管紧张素Ⅱ受体拮抗剂 ······ 孙宁玲 刘 靖（778）
第二十九章 血脂代谢异常的治疗 ······ 刘梅林（802）
第 三 十 章 冠心病的抗栓治疗 ······ 胡大一 许俊堂（828）
第三十一章 抗氧化剂 ······ 刘梅林（860）
第三十二章 冠心病介入治疗 ······ 朱国英 洪 涛（873）
第三十三章 主动脉内球囊反搏及心室辅助装置 ······ 霍 勇 陈 明（934）
第三十四章 冠心病的基因治疗与细胞治疗 ······ 龚艳君（950）
第三十五章 冠心病外科 ······ 袁 彪 汤楚中（963）

第五篇 冠心病相关疾病

第三十六章 高血压 ······ 孙宁玲 荆 珊 王鸿懿（997）
第三十七章 糖尿病与心脏病 ······ 张俊清 高 妍（1021）
第三十八章 老年肾功能不全 ······ 王 梅（1055）
第三十九章 呼吸衰竭 ······ 聂立功 许广润（1062）
第 四 十 章 急性呼吸窘迫综合征 ······ 聂立功 许广润（1073）
第四十一章 肺栓塞 ······ 邵 耕（1087）
第四十二章 其他组织器官动脉病变 ······ 周国鹏 邵 耕（1101）
第四十三章 睡眠呼吸暂停综合征与冠心病 ······ 李 莉（1119）

索 引 ······（1128）

第一篇

冠心病总论

第一章 冠状血管解剖学
(Anatomy of Coronary Circulation)

第一节 动脉 ……………………………… (3)
　一、冠状动脉的开口部位 …………… (3)
　二、左冠状动脉 ………………………… (4)
　三、右冠状动脉 ………………………… (8)
　四、冠状动脉的分布类型 ……………… (10)
　五、冠状动脉的异常 …………………… (10)
　六、一些特殊区域的动脉 ……………… (13)
第二节 静脉 ……………………………… (16)
　一、心静脉系统的分支 ………………… (16)
　二、心静脉的配布类型 ………………… (17)
　三、心静脉瓣膜的配布 ………………… (19)
第三节 心室壁的血管构筑 ……………… (19)
第四节 心脏的血管吻合 ………………… (22)
　一、冠状动脉的吻合 …………………… (22)
　二、冠状动脉与心外动脉的吻合 ……… (23)
　三、冠状动脉与心腔之间的交通 ……… (23)
　四、心静脉的吻合 ……………………… (24)
第五节 冠状动脉和静脉组织学 ………… (24)

心脏的血液供应来自左、右冠状动脉。心脏的静脉血绝大部分经冠状窦汇入右心房；小部分直接流入右心房；极少部分流入左心房和左、右心室。心脏本身的循环称冠状循环（coronary circulation）。

第一节 动　脉

由于选择性冠状动脉造影在临床诊断上的应用，以及心血管疾病治疗的需要，了解冠状动脉的解剖显得十分重要。

一、冠状动脉的开口部位

营养心脏的动脉有左、右冠状动脉，发自升主动脉起始部的主动脉窦（aortic sinuses），变异较少。主动脉窦在主动脉内壁和主动脉瓣之间，共有三个，通常按其位置命名。在正常体位时，此三个窦，一个在前方，两个在后方，分别称为前窦（anterior sinus）、左后窦（left posterior sinus）和右后窦（right posterior sinus）；如室间隔位于矢状方向时，则两个主动脉窦在前方，一个在后方，分别称为右窦（right sinus 或右冠状动脉窦）、左窦（left sinus 或左冠状动脉窦）和后窦（posterior sinus 或无冠状动脉窦）。临床采用后一种名称者较多。

冠状动脉开口部位一般位于主动脉窦（图 1-1-1、1-1-2）。主动脉窦的上界沿主动脉壁为弧形的嵴，弧形界以上为窦外，界以下为窦内，弧形界本身为窦边。一般冠状动脉开口水平在窦内，但其开口也可发生变异，根据我国人心统计资料：左冠状动脉开口于主动脉左窦的窦内者占92%，开口于窦外者有8%；右冠状动脉开口于主动脉右窦的窦内者占94%，开口于窦外者有6%。冠状动脉口在横向上的位置，可将主动脉窦分为左、中、右三等分作为标志，左冠状动脉开口于主动脉左窦的中 1/3 者占 88%，开口于左 1/3 者占 7%，开口于右 1/3 者占 5%；右冠状动脉开口于主动脉右窦的中 1/3 者占 90%，开口于右 1/3 者占 10%，未见到开口于左 1/3 者。总之，左、右冠状动脉的开口部位，绝大部分在相应窦的窦内中 1/3 处。了解冠状动脉的开口部位，对选择性冠状动脉造影时的插管操作具有实用意义。

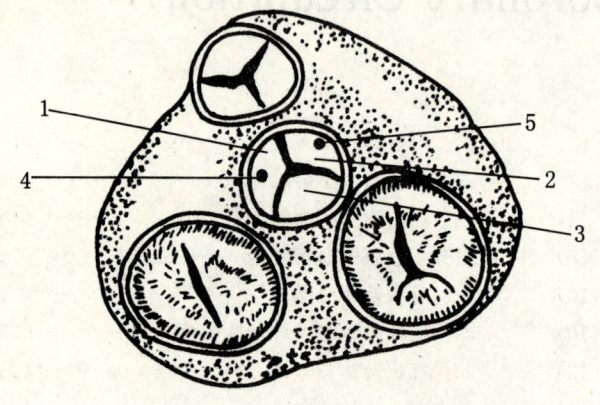

图 1-1-1　冠状动脉的开口部位
1. 主动脉左窦　2. 主动脉右窦　3. 主动脉后窦
4. 左冠状动脉口　5. 右冠状动脉口

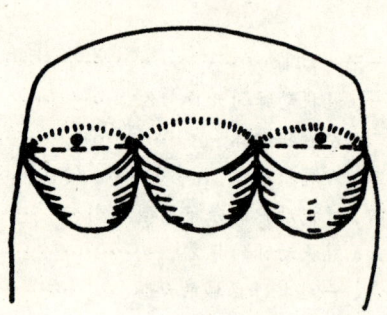

图 1-1-2　主动脉窦的分界，弧形线为主动脉窦界

二、左冠状动脉

左冠状动脉（left coronary artery，图 1-1-3，1-1-4，1-1-5，1-1-6）发自主动脉左窦，为一短而粗的主干，长度不一，约 0.1～2.8 cm。此干行于肺动脉干和左心耳之间，行一短距离后，于左心耳下方，分为前降支和旋支。因前降支和旋支均为较粗大的动脉干，故有人将前降支、旋支与右冠状动脉视为供应心脏血液的三大主干。前降支与旋支发自一共同的主干者占绝大多数，两支之间的角度多数为 60°～90°。也有少数前降支、旋支分别直接开口于主动脉左窦。约 42.3% 的心脏，在前降支与旋支间还发出一或两支对角支，此时，左冠状动脉主干则有 3 个或 4 个分支。左冠状动脉营养大量心肌，发出分支供应左心房、左心室、右心室及室间隔前部。

（一）前降支（anterior descending branch）

前降支又称前室间支，为左冠状动脉主干的延续，走行于前室间沟（前纵沟）内，少数终止于心尖前面；多数经心尖切迹，绕到心尖后面，在后室间沟内，又向上走行一个短距离后，终止于后室间沟的下 1/3 或中 1/3，并与右冠状动脉的后降支吻合。前降支全长均行于心外膜下的脂肪中，位置表浅，但在前室间沟走行过程中，某一段潜入表层心肌者并不少见，临床上称该段为壁冠状动脉；覆盖动脉表面的心肌称为心肌桥（图 1-1-5）。有人认为当心室收缩时，心肌桥可以促进冠状动脉的血流，认为壁冠状动脉不易发生粥样硬化，这种结构对心脏似具有保护作用。在我国人心中，壁冠状动脉发生率相当高，据北京阜外医院统计为 67%。壁冠状动脉可以发生于左、右冠状动脉的分支，但最常见于前降支，在选择性冠状动脉造影时，由于心室收缩期，壁冠状动脉表面的心肌桥收缩造成的管腔局部狭窄，酷似病变，但在心脏舒张期狭窄即消失，这一点在阅片时应注意。有时前降支向左或向右发出一支与前降支伴行的动脉称为副前降支，从此动脉发出分支到心室壁、室间隔前部。前降支的

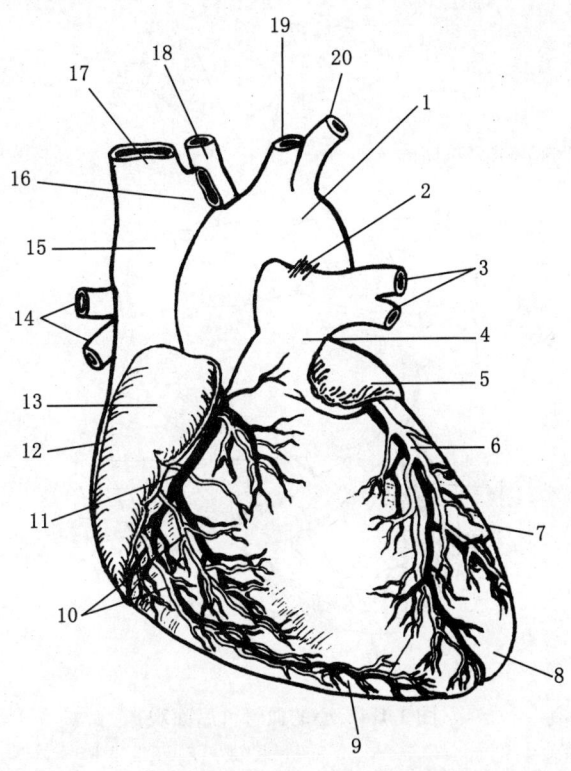

图 1-1-3 心的血管（前面观）
1. 主动脉弓　2. 主动脉韧带　3. 左肺动脉　4. 肺动脉干　5. 左心耳　6. 前降支和心大静脉　7. 左心室　8. 心尖　9. 下缘　10. 心前静脉　11. 右冠状动脉　12. 右缘　13. 右心耳　14. 右肺动脉　15. 上腔静脉　16. 左头臂静脉　17. 右头臂静脉　18. 头臂干　19. 左颈总动脉　20. 左锁骨下动脉

分支有：

1. **右室前支**（anterior right ventricular branch）为平行排列的数个（多为3～4支）向右发出的短小分支，分布到前室间沟附近的右心室前壁。其中第一个支在肺动脉瓣水平发出，比较恒定，分布于肺动脉起始部即动脉圆锥的前壁称左圆锥支（left conus branch）。此支常与右冠状动脉的右圆锥支吻合，这是左、右冠状动脉近端的吻合。

2. **左室前支**（anterior left ventricular branch）为前降支向左以锐角发出的较大动脉支，以3～5支为多见，分别向左前下方的心左缘或心尖斜行，分布到左心室前壁的中下部。左室前支的第一支往往粗大，称对角支（Diagonal Branch，图 1-1-5）或斜角支。对角支常可直接起于前降支和旋支的分叉处，分布到左心室壁的大部分。

3. **前室间隔支**（anterior interventricular septal branch，图 1-1-6）由前降支向深处垂直发出十数个分支，分布到室间隔的大部分（前上 2/3～3/4），在室间隔内，与后降支的后室间隔支相吻合，亦为冠状动脉侧支循环路径之一。前降支始段发出到室间隔的分支粗长，分布范围亦广，其远侧段的分支逐渐细短，分布范围亦小。

前降支分布于左心室前壁、右心室前壁的一部分，心尖及室间隔的大部分。临床上，当前降支阻塞时，可产生左心室前壁及室间隔前部心肌梗死，即通常说的前间壁心肌梗死。

（二）**旋支**（circumflex branch）

旋支是左冠状动脉的又一个大分支，在左心耳的下方，沿房室沟向左行，长短不一，多

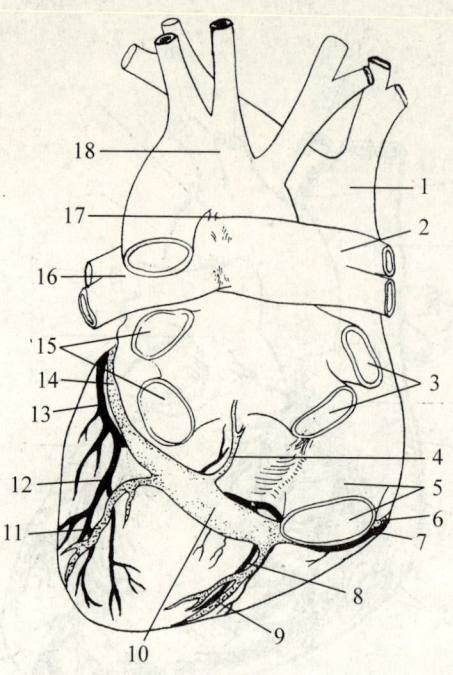

图 1-1-4 心的血管（后面观）

1. 上腔静脉 2. 右肺动脉 3. 右肺静脉 4. 左房斜静脉 5. 下腔静脉 6. 心小静脉 7. 右冠状动脉 8. 后降支 9. 心中静脉 10. 冠状窦 11. 左室后静脉 12. 左室后支 13. 旋支 14. 心大静脉 15. 左肺静脉 16. 左肺动脉 17. 动脉韧带 18. 主动脉弓

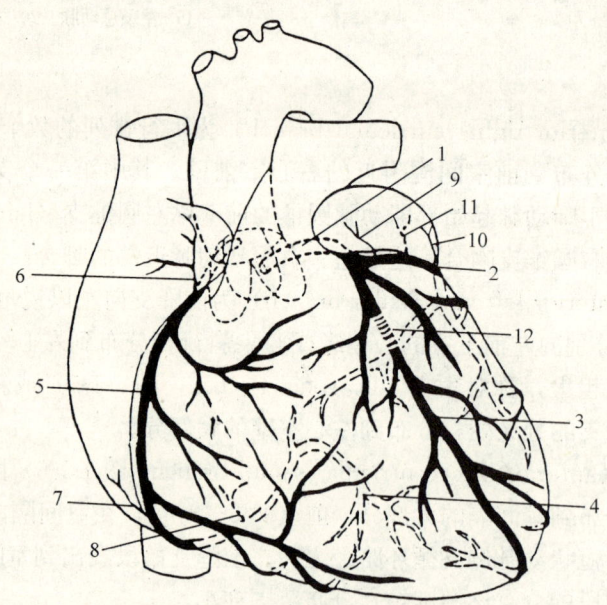

图 1-1-5 冠状动脉模式图

1. 左冠状动脉 2. 旋支 3. 前降支 4. 后降支 5. 右冠状动脉 6. 右房前支 7. 右房中间支 8. 右房后支 9. 左房前支 10. 左房中间支 11. 左房后支 12. 心肌桥

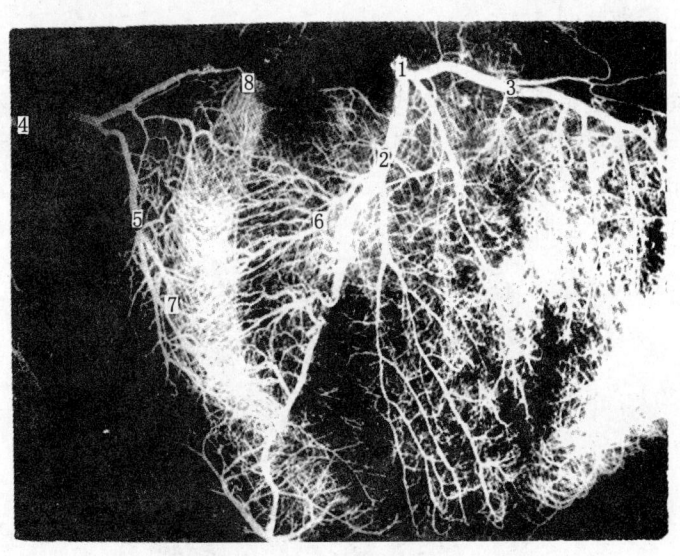

图 1-1-6 室间隔的动脉

1. 左冠状动脉 2. 前降支 3. 旋支 4. 右冠状动脉 5. 后降支 6. 前室间隔支
7. 后室间隔支 8. 房室结动脉

数心脏的旋支绕心的左缘向后抵达心室膈面，一般终于左缘与房室交点之间的左室膈面；有的只到心左缘；据统计有10%心脏的旋支在冠状沟内继续向右达房室交点，并折向下行于后室间沟内，形成后降支，如果是这种情况，则整个左心室和室间隔均由左冠状动脉供血。其分支有：

1. 左室前支（anterior left ventricular branch）于旋支始段发出，有1～3支，细而短，分布于左心室前上部。

2. 左缘支（left marginal branch）或称钝缘支，较恒定，多在接近左缘处由旋支发出；也有的从旋支始段发出，为1～2支粗大的支，沿心左缘下行，朝向心尖，是冠状动脉造影时辨认分支的标志之一。左缘支有时也短而细，此时其分布区的心室壁则由左室前支或左室后支分布。

3. 左室后支（posterior left ventricular branch）数目多少随旋支的长短而异。旋支到达或越过房室交点时，左室后支数目则多；否则数目较少，甚而缺乏，这些分支分布于左心室膈面。

4. 左房支（图1-1-5） 为旋支向上发出到左房的分支，可分为左房前支（anterior left atrial branch）、左房中间支（intermediate left atrial branch）和左房后支（posterior left atrial branch）。其中左房前支是一个较为恒定的支，有时还发出分支到窦房结，称为窦房结动脉（sinuatrial node artery）。该支向右上行经升主动脉后方，达上腔静脉口根部，并进入窦房结。左房中间支又称左房外侧支在心左缘处发出，左房后支在膈面发出；左房中间支和左房后支的大小和分支变异较大，有时可缺少。有的心脏左房支自旋支始部发出，并与旋支平行走行于左心房的下部，称左房旋动脉（left atrial circumflex artery）。该动脉绕过心左缘分布于左心房的侧壁和后壁，有时还跨过冠状沟至左心室的膈面形成左室后支，窦房结动脉有时发自左房旋动脉。

左房支在心房壁上互相吻合，形成左心房动脉网，此动脉网又与右心房动脉网互相吻合，形成完整的心房动脉网。

5. Kugel 动脉　又称房间隔前动脉、前房间隔下动脉。它起于旋支或右冠状动脉，或起自左、右冠状动脉。起始后经房间隔基部，向后行走达房室结，与房室结动脉、左房后支或右房后支吻合，为冠状动脉侧支循环路径之一。

旋支分支分布于左心室侧壁、前壁、后壁（下壁）的一定部位和左心房。旋支阻塞，可引起侧壁或后壁（下壁）心肌梗死。

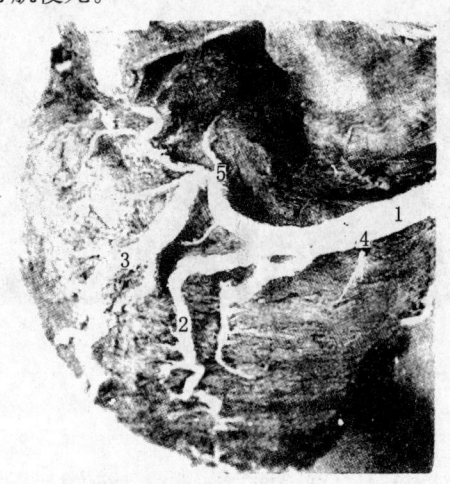

图 1-1-7　右冠状动脉的分支分布
1. 右冠状动脉　2. 后降支　3. 左室后支　4. 右室后支　5. 房室结动脉

三、右冠状动脉

右冠状动脉（right coronary artery，图 1-1-3，1-1-4，1-1-5，1-1-6，1-1-7）自主动脉右窦发出。在肺动脉的始部与右心耳之间进入房室沟，向右下行，弯曲绕过心右缘（心锐缘）至心脏膈面，继续沿房室沟后部向左行走，行程长短不一，多数终止于心左缘与房室交点之间；有的甚至达心左缘；有的短小，终止于右缘与房室交点之间的右室膈面或仅终止于右缘，而不到达房室交点。右冠状动脉达房室交点处往往突向深方，形成"U"形弯曲或平直而无 U 形弯曲，右冠状动脉主干分出后降支和左室后支等，这些分支分布到右心房、右心室、室间隔及左心室的一部分。右冠状动脉的主要分支有：

1. 右圆锥支（right conus branch）为右冠状动脉向右室发出的第一个分支，此支可直接起于主动脉右窦，称副冠状动脉（accessory coronary artery）或第三冠状动脉。此支分布于动脉圆锥，在动脉圆锥的前上方，相当于肺动脉瓣水平，可见左、右冠状动脉的圆锥支形成动脉环（Vieussens 环），为两个冠状动脉间的重要侧支循环路径；右圆锥支恰位于进入右心室的外科切口处，手术切口时应避免损伤。

2. 右室前支（anterior right ventricular branch）有数支，一般以 3 支为多见。它们由右冠状动脉主干以近似直角方向发出，朝向左下方的前室间沟走行，分布到右心室前面。

3. 右缘支（right marginal branch）又称锐缘支，较其他右室支恒定，为一长而粗大的分支，沿锐缘走向心尖，是冠状动脉造影辨认分支的标志之一。分布于右心室前面和膈面。

4. 右室后支（posterior right ventricular branches）为 1~2 支细小分支，由右冠状动脉主干在膈面发出，分布于右心室膈面。有的右缘支可延伸至膈面，而右室后支可缺如。

5. 房室结动脉（atrioventricular nodal artery，图 1-1-7）在房室交点处，发自右冠状动脉，存在"U"形弯曲时则在其凸面发出，前行穿房间隔，分布到房室结。

6. 后降支（posterior descending branch）为右冠状动脉的终支或为左冠状动脉旋支的终支，走行在后室间沟内，多数终止于后室间沟的中、下 1/3 处。后降支向两侧发出许多小分支，分布于后室间沟附近左、右心室壁，还向深方发出 6~12 支后室间隔支（posterior interventricular septal branches，图 1-1-6），分布室间隔的小部分（后下 1/3~1/4）。后降支的起点、分支分布的变化很大，有的有两支后降支，称为双后降支。双后降支有两种类型：一类是两支平行的后降支，并且分别发出两排小的后室间隔支；另一类是原有的后降支较短，只分布到后室间沟的上段，而下段则由一支大的右室后支至后室间沟的下段；偶尔也见到由右缘支发出的一大分支，经过右心室膈面至后室间沟。

7. 左室后支（posterior left ventricular branch）为右冠状动脉越过房室交点后发出的分支，分布至左室膈面的一部或全部。

8. 右房支（图 1-1-5）分布至右心房壁，可分为右房前支（anterior right artrial branch）、右房中间支（intermediate right artrial branch，又称右房外侧支）和右房后支（posterior right artrial branch）。右房前支是右房支中较大的一支，自右冠状动脉近侧段发出，至右房前部。此支很大，有时并发出一支窦房结动脉，沿右心房前壁上行达上腔静脉口附近形成动脉环包绕上腔静脉口，进入窦房结。右房中间支是在心右缘处发出的心房支，分布到右房外侧部，以一支为多见，窦房结动脉偶尔由此支发出。右房后支是在心膈面发出的心房支，绝大多数为一支，分布到右心房后部，偶尔见到窦房结动脉自右房后支发出。

右冠状动脉阻塞，可发生左室后壁（下壁）及右室心肌梗死，如果动脉的阻塞部位在窦房结动脉发出之前，病变累及窦房结动脉，则引起窦房结供血不足，可以产生窦性心动过缓、窦性停搏、窦房传导阻滞等各种心律失常。

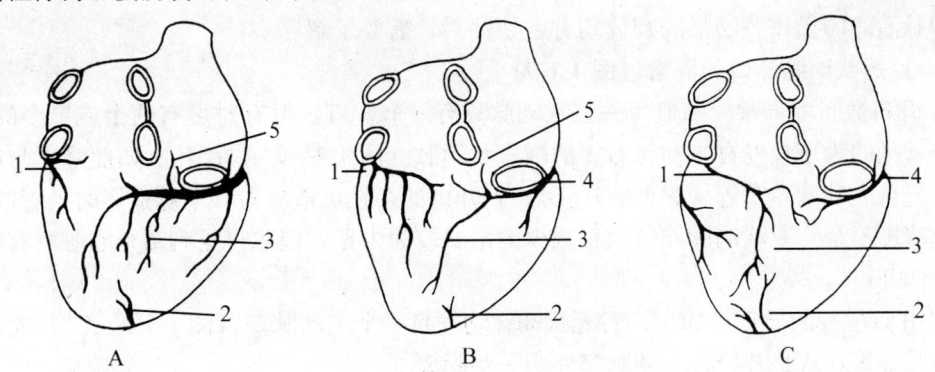

图 1-1-8 冠状动脉分布类型
1. 左冠状动脉旋支 2. 左冠状动脉前降支 3. 后降支 4. 右冠状动脉 5. 房室结动脉
A. 右优势型 B. 均衡型 C. 左优势型

四、冠状动脉的分布类型

按冠状动脉分支分布的整体概念，一般认为左冠状动脉供应左心室大部分、右心室前壁靠近前室间沟附近的窄长区域、室间隔前 2/3 区和左心房大部分。右冠状动脉供应右心室大部分（前室间沟右侧的小区域除外）、左心室膈面的一部分、室间隔后下 1/3 区、右心房等。血管分布变异主要发生在心室膈面的供应方面，与左、右冠状动脉何者占优势相关。

冠状动脉分支分布在心室胸肋面变异较小，而在膈面变异较大，因而根据左、右冠状动脉在心室膈面的分布不同，主要指后降支和左心室后壁由哪支动脉供应，作为区分类型（图 1-1-8）的标准。亦即以左、右冠状动脉何者跨过房室交点而分为：

右优势型：右冠状动脉在膈面的分布范围较大，即除发出后降支、分布于右室膈面外，还越过房室交点，发出分支分布到左心室膈面的部分或全部，占 65.7%。

左优势型：左冠状动脉在膈面分布范围较大，除发出后降支、分布于左室膈面外，还越过房室交点，发出分支分布到右心室膈面的一部分，占 5.6%。

均衡型：左、右冠状动脉均衡分布于本侧心室膈面，互不越过房室交点，后降支可由右或左冠状动脉发出或同时来自两侧冠状动脉，占 28.7%。

我国人冠状动脉分布类型，都以右优势型占多数，从上可知，膈面（后壁或下壁）心肌梗死多数系右冠状动脉阻塞引起。

上述优势型并非指对心肌血供量的多少，主要指心室膈面血管分布的形式而言，因为若对心的血供量而言，左冠状动脉几乎总是供应较大量的心肌组织。左优势型虽然在国人出现率低，但临床上不能忽视，一旦左优势型的病人左冠状动脉主干或前降支、旋支同时受累，则症状相当严重，可发生广泛左心室（包括室间隔）心肌梗死；且可累及心传导系而致心律失常。

五、冠状动脉的异常

冠状动脉异常是指冠状动脉起源、走行、分布和结构的异常，对选择性冠状动脉造影及冠状动脉灌注的操作、结果的判读均有密切关系，需要了解。

（一）冠状动脉开口的异常（图 1-1-9）

1. 开口数目的异常 一般每一冠状动脉只有一个开口，但有时可有两个或更多的开口，其中最常见的为单独发自主动脉右窦的副冠状动脉（图 1-1-9，A）；其次如前降支与旋支分别直接起自主动脉左窦等（图 1-1-9，B）。副开口的存在可造成冠状动脉造影时插管的困难，或引起造影不全。冠状动脉开口数目减少的情况较为少见，偶尔可见到整个心脏只有一个冠状动脉的开口。

2. 开口位置的异常 如左、右冠状动脉均发自一个主动脉窦（图 1-1-9，C），或起自无冠状动脉窦等，或是开口在主动脉窦外的一些距离。

（二）冠状动脉数目的异常（图 1-1-10）

1. 单冠状动脉 一侧冠状动脉近侧段缺如，另一侧主动脉窦发出单冠状动脉，再分为两支，并沿正常行程走行；或只有单支右冠状动脉，左冠状动脉由右冠状动脉终支延续而成（图 1-1-10，A）；或右冠状动脉近侧段发育不全，其远侧段为左冠状动脉旋支的延续（图 1-1-10，B）；或只有单支左冠状动脉，右冠状动脉自其前降支起始（图 1-1-10，C）。

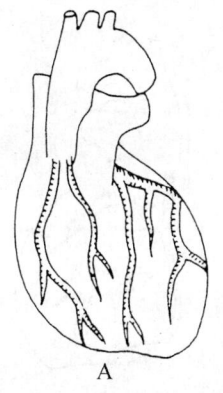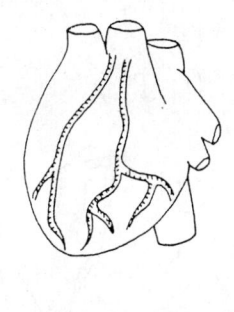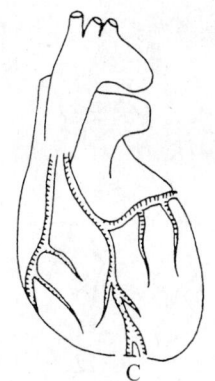

图 1-1-9 冠状动脉开口的异常

A. 右冠状动脉和副冠状动脉分别起于主动脉右窦　B. 左冠状动脉旋支和前降支单独起于主动脉左窦　C. 左冠状动脉和右冠状动脉同起于主动脉右窦

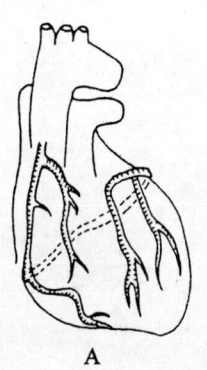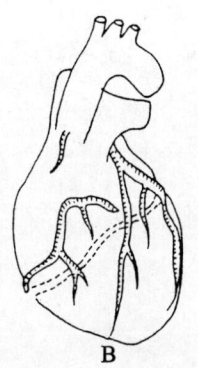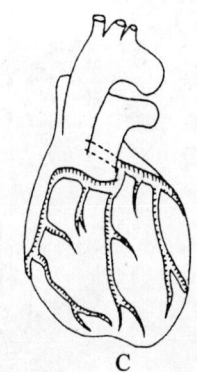

图 1-1-10 冠状动脉数目的异常

A. 单支右冠状动脉，左冠状动脉由右冠状动脉末端延续而成　B. 右冠状动脉近侧段发育不全，其远侧为左冠状动脉旋支延续　C. 单支左冠状动脉，右冠状动脉自其前降支起始

2. 多冠状动脉　开口数目异常时，可见多冠状动脉。

（三）冠状动脉行程的异常

以后降支的行程异常最为多见，可有双后降支平行下降等。此外，如右缘支或右室后支取代右冠状动脉的远侧段，前降支越过心尖取代后降支，右圆锥支或右室前支特别发达而取代左冠状动脉的前降支等（图 1-1-11，A）。这些变异不影响生理功能，但一些变异动脉的特殊行程，如右冠状动脉起于主动脉左窦，经过主动脉与肺动脉之间到达右侧的房室沟，当主动脉或肺动脉高压扩张时，可压迫变异的动脉，导致心肌缺血，甚至猝死。

（四）冠状动脉发育不全

如一侧冠状动脉发育很差，而另一侧冠状动脉过分发育，在这种情况下过分发育的冠状动脉有时不能完全代偿其功能，易引起心肌缺血。

（五）严重的冠状动脉异常

包括冠状动脉与心腔相通的冠状动脉瘘（coronary artery fistula）和冠状动脉起始于肺动脉的异常。

1. 冠状动脉瘘　最常见的类型是右冠状动脉与右侧心腔相通，特别是与右心室交通

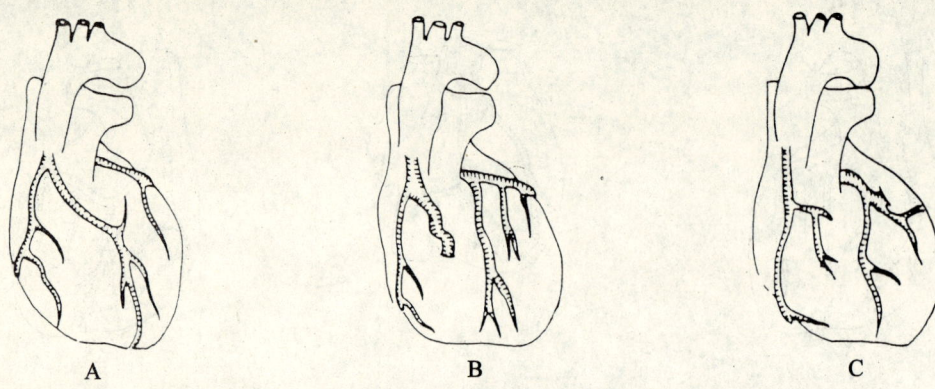

图 1-1-11　冠状动脉行程异常

A. 左冠状动脉前降支自右冠状动脉的右圆锥支起始　B. 从右冠状动脉至右心室的瘘　C. 从左冠状动脉至左心房的瘘

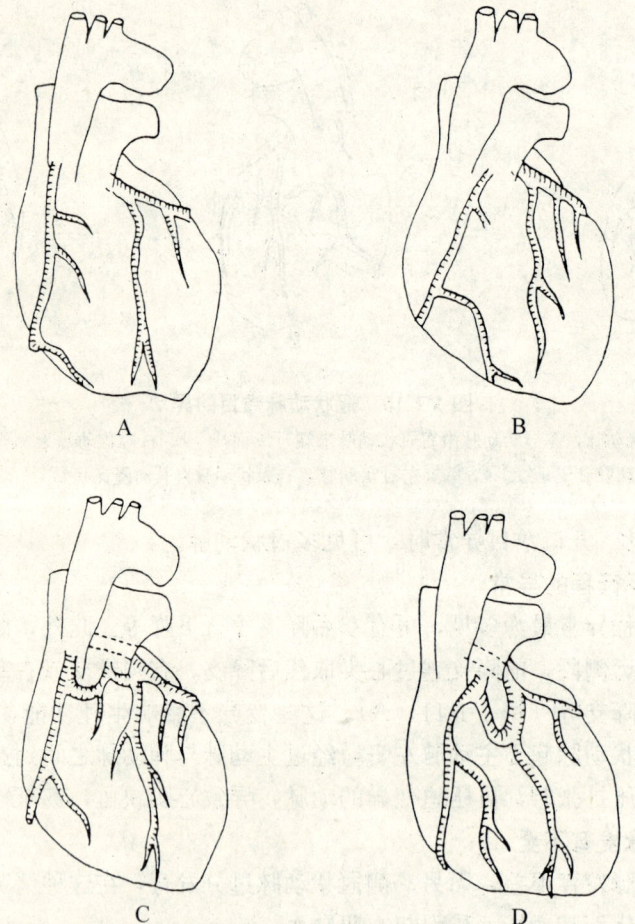

图 1-1-12　冠状动脉起于肺动脉的异常

A. 左冠状动脉起于肺动脉　B. 左、右冠状动脉均起于肺动脉　C. 右冠状动脉起于肺动脉　D. 副冠状动脉起于肺动脉

(图1-1-11，B)。另外，冠状动脉还可注入冠状窦。少数例子，左冠状动脉与左心房相通（图1-1-11，C），这类异常可使心功能发生改变。

2. 由肺动脉起始的冠状动脉（图1-1-12） 可有几种情况：左冠状动脉由肺动脉发出（图1-1-12，A），为最常见的一种畸形，这类异常可引起心肌缺血；或右冠状动脉由肺动脉发出（图1-1-12，B）；或左、右冠状动脉均由肺动脉发出（图1-1-12，C）；或有正常起源的冠状动脉，另外还由肺动脉发出一支副冠状动脉（图1-1-12，D）。

六、一些特殊区域的动脉

(一) 乳头肌的动脉

1. 左室乳头肌的动脉 前外乳头肌由左冠状动脉的前降支及左缘支供血，后内乳头肌通常由右冠状动脉的终支——左室后支及左冠状动脉的旋支分支供应；少数还由左冠状动脉前降支绕至心膈面的终支分支供血。乳头肌动脉一般在该乳头肌附着部分相应的位置，由心外膜下的冠状动脉支大约以直角的方向发出主干型动脉，穿过心室壁进入乳头肌。在乳头肌内的分支分布状态，与乳头肌形态有密切关系。可以分为3种类型（图1-1-13）：

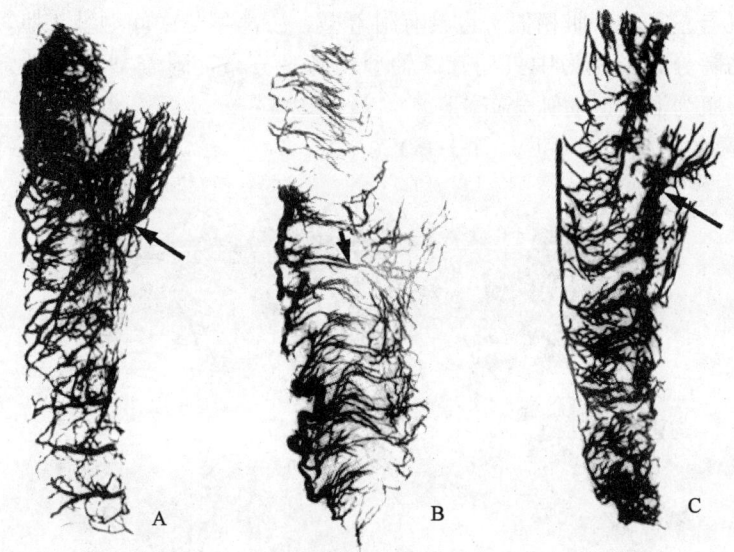

图1-1-13 乳头肌动脉分布类型，X线造影所见
A. 由中央动脉分布（大箭头） B. 由数支节段动脉分布（小箭头） C. 由中央动脉（大箭头）和节段动脉（小箭头）共同分布

游离型乳头肌：此型乳头肌呈指状游离，即乳头肌近一半突入心脏。主要由一支中央动脉（或称轴型动脉）分布，该动脉的主干走行方向与乳头肌的长轴一致（图1-1-13，A）。从乳头肌基部向尖端的行程中，向周围发出分支，分布范围大，占乳头肌大部分（3/4以上），此类型乳头肌的基部或周边可有数支细小的补充动脉供应。

附着型乳头肌：此类乳头肌几乎完全附着于心室壁，只有很少一部分突出于心室腔，动脉呈节段分布（图1-1-13，B）。此类乳头肌往往有数支节段动脉，横向进入乳头肌，动脉主干走行方向基本与乳头肌长轴垂直，分别到达乳头肌的上部、中部、或下部。每支节段动脉分布范围不一，有的节段动脉进入乳头肌后分布范围较广，其供血区可达整个乳头肌的一半以上，有的节段动脉分布范围较小，其供血区不及 1/5。

中间型乳头肌：此类乳头肌为中间型，界于前两种形态之间。其动脉分布为混合型，即兼有节段动脉和中央动脉（图 1-1-13，C）。一般该乳头肌的游离部分由中央动脉分布；附着部分由节段动脉分布。

由于乳头肌是心外膜下冠状动脉多个来源供血，若多支受阻塞才造成梗死。此外，冠状动脉阻塞性疾病时，由于乳头肌动脉分布类型的差别，乳头肌病理损害的结果也有不同，附着型和中间型乳头肌由于有多个来源的动脉供应，当单个冠状动脉支阻塞时，很少使乳头肌的血供完全阻断。但在游离型乳头肌主要由一个大的中央动脉供血，其血管阻塞就会引起整个乳头肌的严重损伤。

2. 右心室乳头肌的动脉 右室前乳头肌的动脉来源有 3 种类型：由左、右冠状动脉双重供应者最多；其余为右冠动脉单独供应和左冠状动脉单独供应者，其中左冠状动脉单独供应者对右室前乳头肌的血液供应具有重要作用，当左冠状动脉阻塞时，应注意可造成右室前乳头肌缺血、梗死的可能。右室后乳头肌由右冠状动脉单独供应者最多，其余为左冠状动脉单独供应和左、右冠状动脉双重供应者。由于右室后乳头肌也具有由左冠状动脉单独供应者，一旦阻塞，也可以产生心肌缺血、梗死。

右室乳头肌与左室乳头肌相似，也具有附着型、游离型与中间型乳头肌，但以游离型乳头肌最多，其动脉分布类型为中央动脉（轴型动脉）分布；附着型乳头肌为节段型动脉分布；中间型乳头肌为混合型动脉分布。

(二) 室间隔的动脉（图 1-1-6，1-1-14）

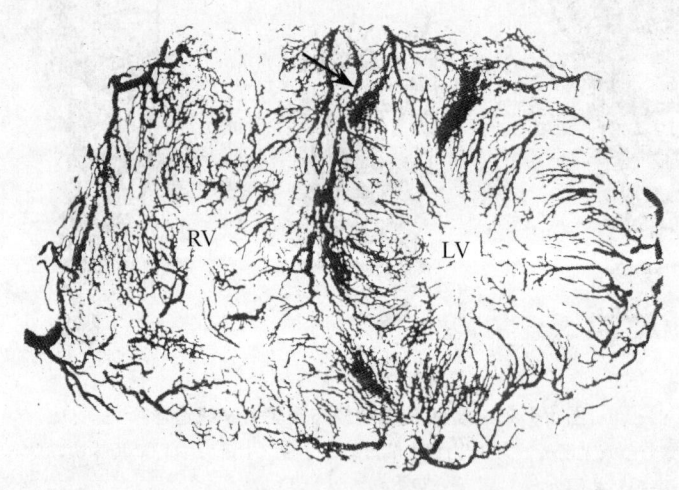

图 1-1-14 心脏内动脉 X 线造影所见（心室横断面观）
LV：左心室 RV：右心室 IVS：室间隔前室间隔支（大箭头）、后室间隔支（小箭头）

室间隔动脉主要由前降支发出的前室间隔支供应室间隔前上 2/3～3/4 部分，这些前室间隔前支分别发自前降支的上、中、下段，长短不一。在室间隔内，偏于右侧行走。发自前降支上段的室间隔支较粗，向后下方斜行，其中发自起始端的 1～2 支前室间隔支最为粗大，其分布区域广，几达室间隔的 1/3 范围。发自中段的室间隔支呈水平位由前向后行；来自前降支下段的室间隔支向后上斜行；在心尖的室间隔支呈垂直位向上行；若前降支绕到心尖后面循后室间沟上行者，它发出的室间隔支则向前上方斜行。室间隔后下 1/3～1/4 部分，主要由后降支发出的后室间隔支供应。前、后室间隔支在室间隔内互相吻合，亦是冠状动脉侧支循环重要路径之一。至于心尖区室间隔的血液供应，则视该区前、后降支终末状态而定，当前降支绕过心尖，在膈面再上升时，心尖区室间隔的血供来自前降支；若前、后降支均终于心尖时，此区则由前、后降支共同供应。

(三) 心传导系各组成部分的血液供应

1. 窦房结　血液供应来自窦房结动脉（sinuatrial artery，图1-1-5，1-1-15），此动脉的末端环绕着上腔静脉口，故又称上腔静脉口支。窦房结动脉多数起自右冠状动脉（60.9%），其次起自左冠状动脉（39.1%）。窦房结动脉多为一支，亦有少数为双支窦房结动脉，分别起自左、右冠状动脉或同时起自一侧冠状动脉。

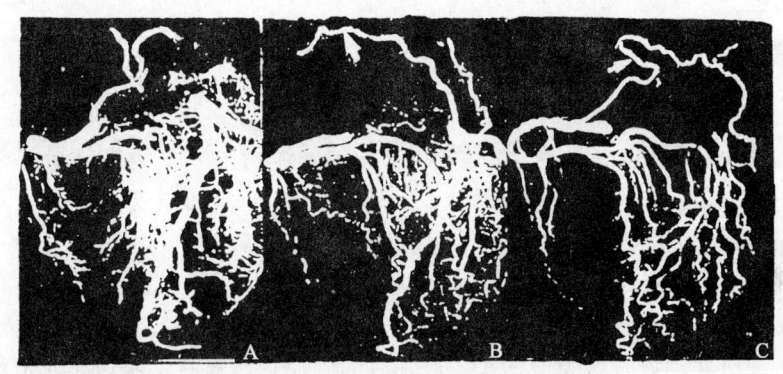

图 1-1-15　窦房结动脉起源的各种类型，X 线造影所见
A. 起于右冠状动脉　B. 起于左冠状动脉　C. 起于左、右冠状动脉

窦房结动脉自右冠状动脉主干或与右房前支共干发出后，绕主动脉根部右侧，达前房间沟，在右房浅层肌肉中走到上腔静脉口内侧，以顺时针方向或逆时针方向绕上腔静脉口；或以"Y"形分叉分别向前和向后，绕上腔静脉口一周，形成一个完整的环。在它们绕经界沟时，纵穿窦房结，发出侧支供应窦房结。发自左冠状动脉旋支的窦房结动脉，沿左房前内侧面达前房间沟，然后向右上至上腔静脉口，以后的行程与由右冠状动脉发出的窦房结动脉相同。

2. 房室结　血液供应主要来自房室结动脉（atrioventricular node artery，又称中隔纤维支，图1-1-6，1-1-7）。当冠状动脉越过心膈面的房室交点区时，向深方发出房室结动脉，大多数起自右冠状动脉（约93.1%）；少数起自旋支（6.9%）。房室结动脉一般为一支，也有少数为双支房室结动脉，分别起自右冠状动脉和旋支或同时起自右冠状动脉。一般右冠状动脉发出房室结动脉处多呈现"U"形弯曲，房室结动脉则起自"U"形弯曲之顶。在动脉X线造影时，"U"弯曲是一个有用的解剖标志，它表示心膈面房间隔与室间隔的交界处，恰在冠状窦口下方。"U"形弯曲顶至主动脉无冠状动脉窦的连线，即为左、右房室口的分界以及房间隔与室间隔的分界。

房室结动脉发出后向前进入房室结，发出帚状细支分布于房室结，并延入房室束。动脉主干在结的中部以直角转向下行，穿中心纤维体而入室间隔上部。

3. 房室束　由房室结动脉和前降支共同分支分布。

4. 左、右束支　左束支系统的血液供应有多个动脉来源。左束支主干前半部以及它的前组、间隔组分支均由前降支发出的前室间隔支供应；左束支主干后半部以及它的后组分支由后降支分出的后室间隔支和房室结动脉共同供应。右束支上部多由前降支发出的前室间隔支和房室结动脉共同供应；中部和下部大多数仅由前降支发出的前室间隔支供应；在下部接近乳头肌处，另有右冠状动脉的右室前支参与供应。

从上述传导系统的血液供应可知：窦房结、房室结等多数由右冠状动脉分布，因此，右冠动脉的病变，特别是其始段有阻塞，对传导系统功能将有严重影响。左、右束支大部由左冠状动脉的前降支分布，因此，前降支的病变将影响左、右束支的功能。但房室束及左束支后组的血液供应有多个来源，因此仅某一血管阻塞，另一血管有一定的代偿作用。

第二节 静 脉

一、心静脉系统的分支

心的静脉系统（图 1-1-3, 1-1-4），按照它们的回流情况，分为三部分：①回流入冠状窦的各属支，②回流入右心房的心前静脉，③回流到各个心腔的心最小静脉。

（一）冠状窦及其属支

冠状窦（coronary sinus）为心大静脉的延续膨大部分，以左房斜静脉注入处作为区分标志。它位于心脏膈面左房室沟内，越过房室交点，注入右心房。注入处恰在下腔静脉瓣与房间隔之间。开口处多数有瓣膜（图 1-2-1），有的则缺乏。冠状窦瓣以半月形最多，其余为嵴形、镰刀形及不规则形。瓣膜遮盖窦口面积多数在 70% 以下；少数（19.4%）在 70% 以上。后者在施行心导管术插管会遇到困难，甚或导致失败。冠状窦起始部分的壁较薄，而大部分冠状窦壁远较一般静脉为厚，外观和左房后壁相似，其周围包以脂肪和疏松结缔组织和薄层心肌，较易游离；末段（约占全长的 1/4 左右）与房间隔融合，不能分离。冠状窦的属支如下：

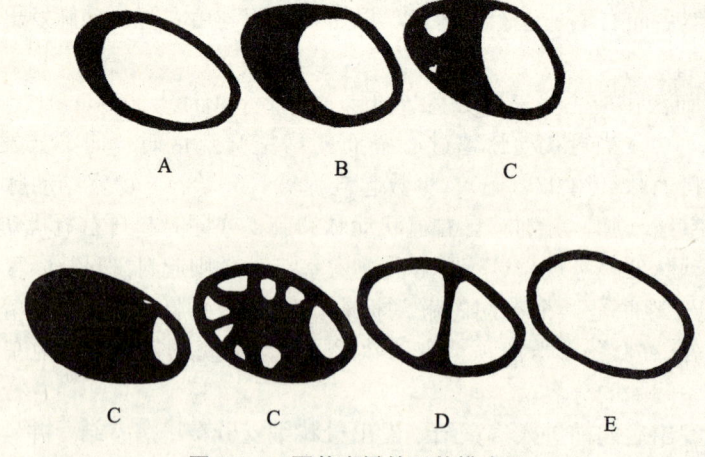

图 1-2-1 冠状窦瓣的形状模式图
A. 嵴形瓣 B. 镰刀形瓣 C. 半月形瓣 D. 条索不规则形瓣 E. 瓣膜缺失

1. **心大静脉**（great cardiac vein） 起于心尖，在前室间沟中，伴随左冠状动脉的前降支上行，然后斜向左上，再沿左房室沟向后，注入冠状窦的左端。心大静脉沿途收受左心室、左心房前壁、侧壁，右心室前壁的小部分及室间隔前部的静脉血。

2. 心中静脉（middle cardiac vein） 起于心尖，伴随后降支沿后室间沟上升注入冠状窦的右端。主要收受左、右心室后壁、心尖和部分心室前壁的静脉血。

3. 心小静脉（small cardiac vein） 行于右房室沟的后部，自右向左注入冠状窦的右端，收受右心房及右心室的静脉血。

心小静脉的变异较大。多数人心具有心小静脉，少数缺失。其注入情况也有多种形式，注入冠状窦右端者占27%，注入心中静脉者占69.8%；直接注入右心房者占3.2%。

4. 左室后静脉（posterior left ventricular vein） 起于左心室的膈面，收受左心室后壁及部分侧壁的静脉血。上行直接注入冠状窦的左端或开口于心大静脉。

5. 左房斜静脉（oblique vein of the left atrium） 起于左房后面的小静脉。斜行向下，终止于冠状窦的左端。

（二）**心前静脉**（anterior cardiac vein，图 1-1-3）起于右心室前面，包括右室前静脉、右缘静脉及圆锥静脉，收受右心室前壁及心右缘的静脉血。数目不恒定，为1~3支较大的静脉，斜向右上越过房室沟前方，分别注入右心房或汇合成一总干然后再开口于右心房。干的终末部多数还扩张成"右房冠状窦"（图1-2-2），位于右房前壁基底部，有的延伸向后，开口于右心耳梳状肌之间，肌束可形成局部瓣。

（三）**心最小静脉**（smallest cardiac vein，即Thebesian静脉），它们起自毛细血管，向心内膜方向行走，最后直接开口于心腔。它们在心腔内开口的数目、位置是不同的，在右心房最多，其次是左心房，在心室内则散在分布。这些静脉与心壁内其他静脉之间有吻合管沟通。心最小静脉没有瓣膜，当冠状动脉受阻时，可成为侧支循环的路径之一。

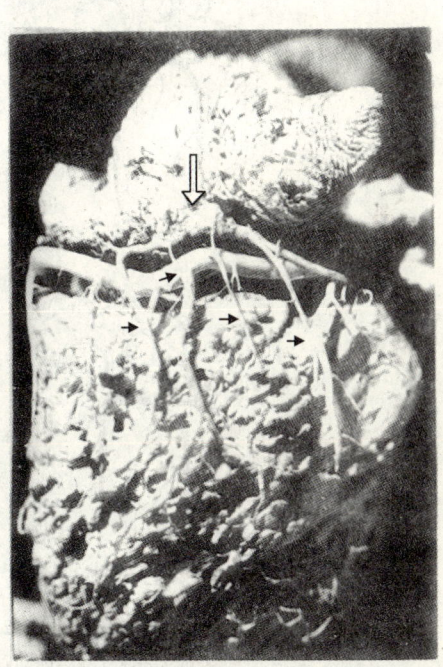

图 1-2-2 血管铸型示心前静脉越过冠状动脉（黑箭头）注入右房冠状窦（白箭头）

二、心静脉的配布类型

心静脉按冠状窦及其属支收受形式的不同，可分为5种类型（图1-2-3）：

Ⅰ型（8%）：所有心表浅静脉，包括冠状窦的主要属支，如心大静脉、心中静脉、心小静脉、左室后静脉、左房斜静脉，以及心前静脉通过与心小静脉交通，均汇入冠状窦。

Ⅱ型（7.3%）：冠状窦除接受常见属支外，还有心前静脉中的部分属支，右缘静脉先注入心小静脉，再汇入心中静脉或冠状窦。

Ⅲ型（46%）：冠状窦仅接受其常见属支，心前静脉不流入冠状窦，而直接汇入右心房。

Ⅳ型（32.9%）：冠状窦属支中，缺失心小静脉，因而心前静脉属支收受范围增大，直接汇入右心房。

Ⅴ型（5.8%）：冠状窦属支中的心中静脉、心小静脉直接或二者共干开口于右心

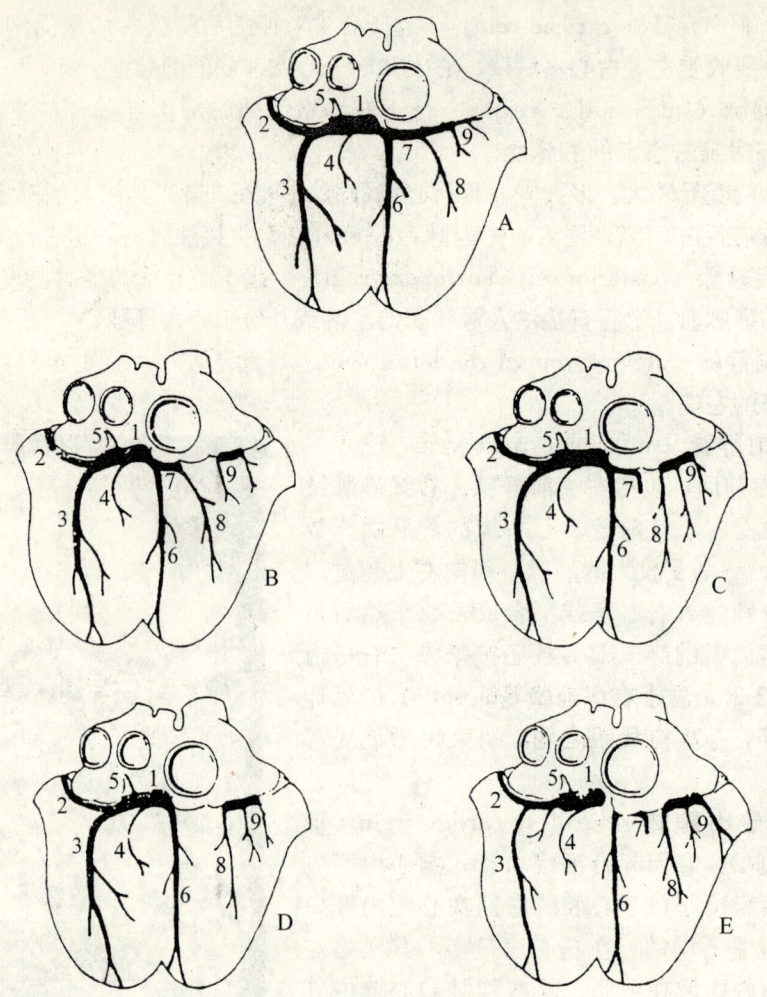

图 1-2-3 心静脉配布类型模式图

A. Ⅰ型，冠状窦属支与心前静脉交通，收受所有表浅静脉血
B. Ⅱ型，冠状窦除收受其常见属支外，通过心小静脉，仅收受心前静脉系的右缘静脉血
C. Ⅲ型，冠状窦仅收受其常见属支静脉血
D. Ⅳ型，冠状窦属支中的心小静脉缺失
E. Ⅴ型，冠状窦属支中的心中静脉，心小静脉血不注入冠状窦，而直接注入右心房
1. 冠状窦 2. 心大静脉 3. 左缘静脉 4. 左室后静脉 5. 左房斜静脉
6. 心中静脉 7. 心小静脉 8. 右缘静脉 9. 心前静脉

房。

综合上述，可知心静脉的配布类型也具有明显的个体差异，冠状窦的收受范围Ⅰ～Ⅴ型依次减少。冠状窦插管逆行灌注时，右心室心肌保护效果与心静脉类型密切相关。

三、心静脉瓣膜的配布

心静脉的瓣膜,不仅位于冠状窦口;而且存在于其主要属支中。但冠状窦属支中静脉瓣的出现率具有差异,多数位于管径较大静脉的管腔内,如心大静脉、心中静脉和左室后静脉内;少数存在于心小静脉、左缘静脉内;偶见于左房斜静脉、心前静脉内。瓣膜所在部位,多位于静脉开口处或距开口一定距离处,每支静脉一般具有一个瓣膜,仅有少数同时存在两处瓣膜。瓣膜的形状(图1-2-4),多数为单叶瓣,其次为双叶瓣,偶见三叶瓣。瓣膜大小不一,按其遮盖管腔的范围,多数在50%以下,少数在50%以上,个别(7%)完全遮盖管腔。后者,经冠状窦或静脉进行逆行灌注时会造成困难。此外,心壁内静脉有的也存在静脉瓣,多配布在心壁内静脉开口处。综合上述,说明心静脉瓣膜的存在有助于心肌血液的回流,但其数量、形状、大小、所在部位均存在个体差异。

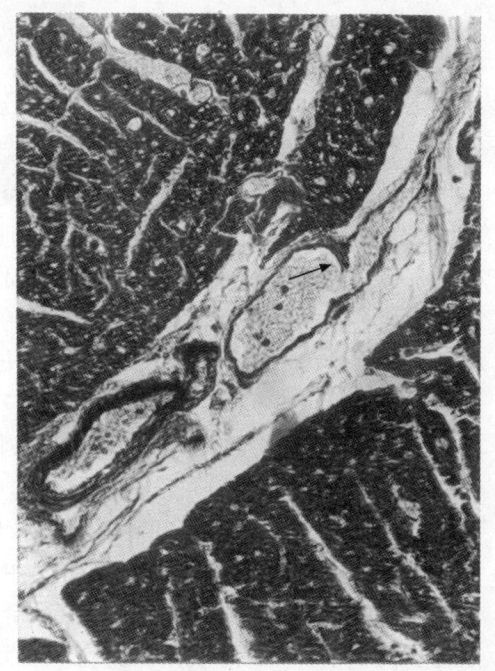

图1-2-4 心壁内静脉瓣膜(箭头)

第三节 心室壁的血管构筑

冠状动脉及其分支均走行于心外膜下,它们在心表面反复分支,再向深方发出分支进入心肌层。在左心室壁,这些心壁内动脉基本上可分为3种类型(图1-1-14,1-3-1)。一类

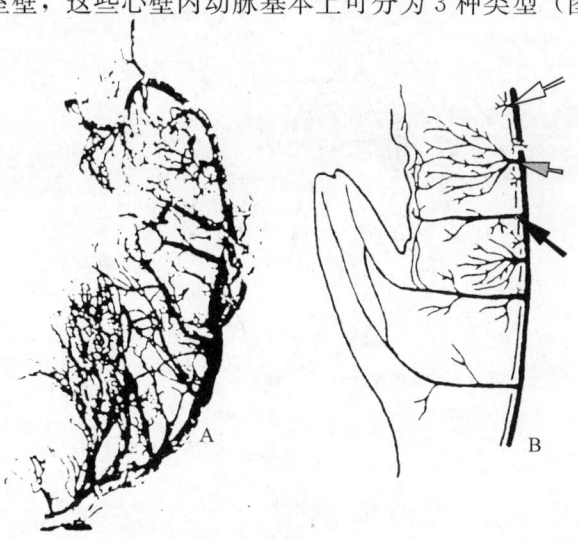

图1-3-1 心壁内动脉类型
A. 血管铸型所见
B. 模式图示丛状型动脉(空心箭头);树枝型动脉(灰箭头);主干型动脉(黑箭头)

为丛状型动脉，短小，仅分布于心外膜下脂肪和浅表心肌层。另一类为树枝型动脉（Estes，Farrer-Brown 称为"Class A"型动脉），主干较短，穿入心肌后，迅即发出树枝状分支，长短不一，主要分布心肌的外 1/2 或外 3/4。也有到达心内膜侧的；再有一类为主干型动脉，又称直型动脉（Estes，Farrer-Brown 称为"Class B"型动脉）。这类动脉有一较长的主干，由心外膜侧走向心内膜侧，管径变化幅度较小，有利于心内膜侧心肌的血供，穿经整个心肌壁时，只发出少数分支，主要分布至心肌内层、乳头肌和肉柱。这些动脉在心内膜下互相吻合，形成心内膜下丛（subendocardial plexus）。在右心室壁，心壁内动脉同样具有 3 种类型，但树枝型动脉分支占大多数，终末多数到达心肌内层；主干型动脉所占比例小于左室壁。右心室壁内动脉从心外膜下动脉发出后，在右室壁内多弯曲走行，这可避免在右室壁活动时血管被过度牵拉。

心肌微血管的分布和走行具有形态特征（图 1-3-2），它们与心肌的微循环关系密切。由心肌内小动脉发出的微动脉斜行或垂直越过心肌纤维，管壁由 1～2 层连续的平滑肌细胞组成。血管铸型在扫描电镜下表面可见环形皱襞和内皮细胞核压迹。大的微动脉由微静脉伴行。由于微动脉前括约肌的存在，在微动脉起始部有环形缩窄；微动脉分支间具有吻合。微动脉可改变舒缩状态，而起到微循环总开关的作用。收缩舒张所形成的外周阻力，可调节血压及组织回流量。毛细血管前微动脉是微动脉的终末部分，其血管铸型表面偶见内皮细胞核压迹，血管壁平滑肌断续不成层。此类动脉基本以两种方式发出毛细血管：一种在动脉末端分叉分出毛细血管；另一种在动脉行程中，从侧方陆续发出毛细血管。

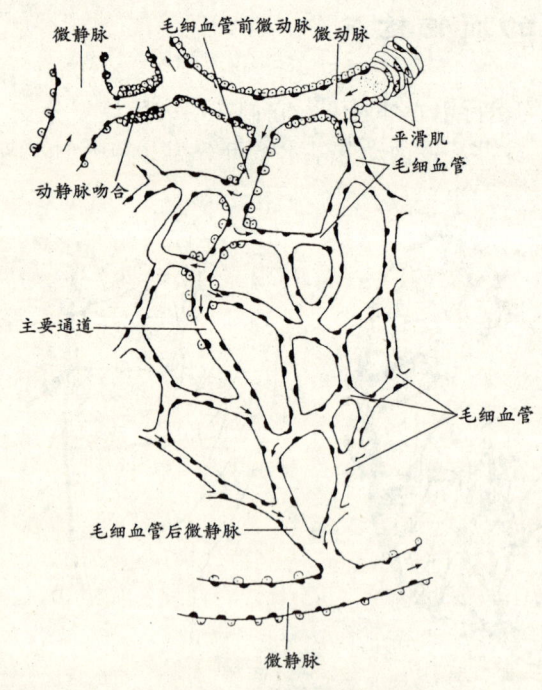

图 1-3-2　心肌微血管模式图

毛细血管由一层内皮细胞组成，口径为 2.5～10μm，管径比较均匀一致，血管铸型表面光滑。它们由毛细血管前动脉分出，在有的分支的起始部，仍有少量平滑肌纤维环绕，形成毛细血管前括约肌,而起到微循环的开关作用。毛细血管走行方向与心肌平行,排列成层(图1-3-3)。毛细血管间以"H""Y""K"形互相连接成网,网眼呈长短不一的长方形、椭圆形或多边形,其长轴与心肌方向一致。心肌纤维与毛细血管的数目,随年龄变化,存在一定比例。婴儿时期,心肌纤维直径为6~9μm,每4~6根心肌纤维有一根毛细血管,其比例平均为5:1,当心肌纤维随年龄而增粗,直径为12~15μm时,毛细血管也随之增加,即一根心肌纤维有一根毛细血管,其比例为1:1。心肌肥大时,心肌纤维直径增加,但数量不增加,与毛细血管的比例仍然是1:1,大部分毛细血管被肥大心肌挤压而变细,认为这是促使心肌供血不足和心功能不全的重要因素。

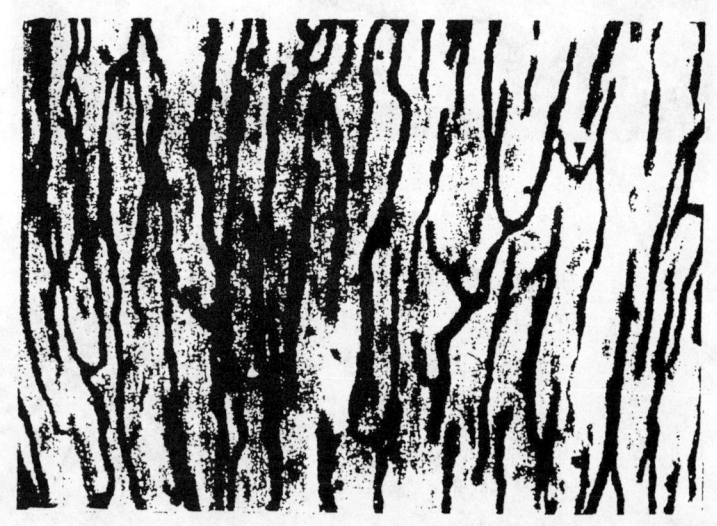

图1-3-3 心肌间毛细血管互相吻合(箭头)成网状

心壁内静脉血的回流方式,一般是从毛细血管静脉端开始,正常心脏每2~3条毛细血管汇合成一条毛细血管后静脉,斜向注入集合静脉,最后汇入微静脉。由于微静脉较扁而不规则,以锐角收受毛细血管后静脉、集合静脉,也常直接收纳毛细血管。由于多支口径不等的血管注入微静脉,外形呈根须状(图1-3-4),这种方式可能有利于心肌内静脉血迅速回流。心壁内静脉逐渐汇成心肌内较大的静脉干,这类静脉从心内膜侧走向心外膜侧,粗细不一,管腔不规则,与相应动脉相比,静脉管腔明显地粗。在左心室壁(图1-3-5),每隔一段距离,可以见到一支静脉干,呈放射状汇入心外膜下冠状窦的属支内。心壁内静脉按形态不同,基本分为两种类型。一类如"根须"状,由众多属支汇聚成短干,分别起于心肌的内、中、外层;另一类如"直根"状,具有明显粗的主干,穿越整个心肌层,沿途收受少量属支,其数量较根须状静脉为少。乳头肌静脉也属于此种类

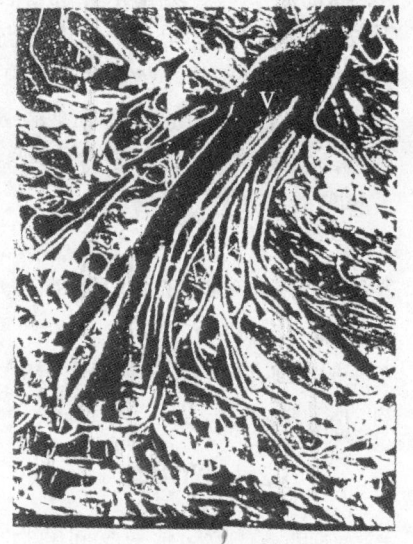

图1-3-4 心壁内静脉回流方式呈须根状

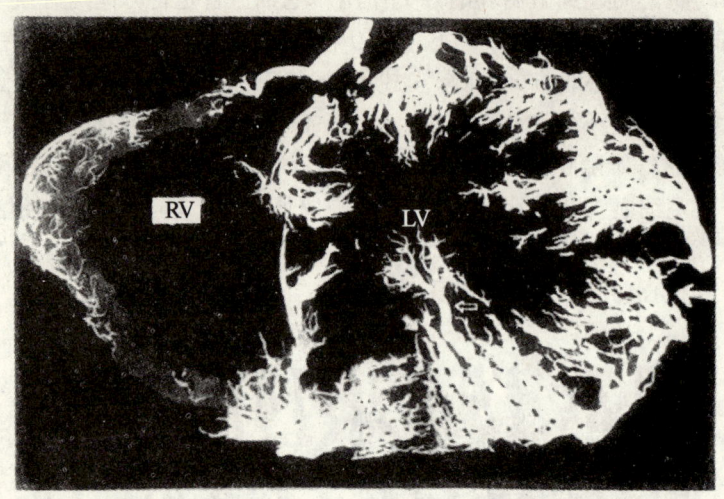

图 1-3-5　心壁内静脉（心室横断面观）X 线造影所见
LV. 左心室　RV. 右心室　须根样静脉（大箭头）直根样静脉（小箭头）　乳头肌静脉（空箭头）

型，有利于心肌内层、乳头肌的静脉血回流。

在心肌纤维间，还存在许多形状不规则，大小不一的心肌窦样管（myocardial sinusoid，或称心肌窦间隙，图 1-3-6），管壁薄，主要由一层内皮细胞构成，它们为心肌内的一种特殊管道。窦样管的形状呈多角形、圆形、卵圆形、窄长条形等。有时互相吻合，甚至连接成串、成堆。这种窦样管多见于心肌内层，但在心肌中层、外层亦可见到，以每平方毫米计，右心室壁内的窦样管较左室壁内更为丰富，密度约高 2.8 倍。窦样管直接或通过心最小静脉与心腔相通，此外，它们还与静脉的属支、毛细血管、小动脉相交通。总之，心壁可通过窦样管将其各类血管与心腔连系起来。

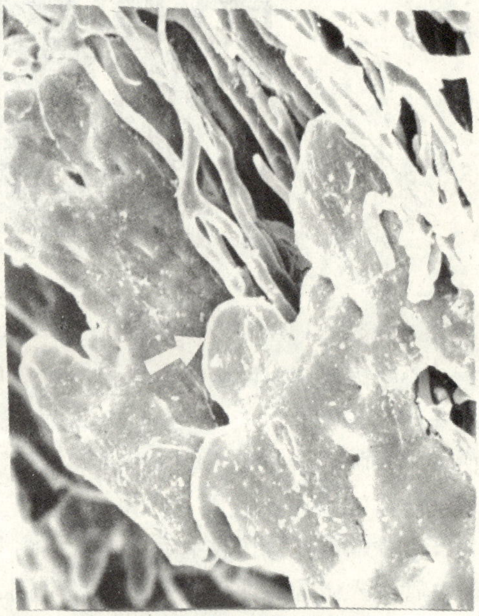

图 1-3-6　心肌窦样管（箭头）

第四节　心脏的血管吻合

心脏血管间存在很多吻合，如在冠状动脉间、动静脉间、动脉与心腔间、静脉间均有吻合（图 1-4-1）。

一、冠状动脉的吻合

在同一冠状动脉分支间的吻合，称为冠状动脉内吻合（intra-coronary anastomoses），在两侧冠状动脉间的吻合，则称为冠状动脉间吻合（inter-coronary anastomoses）。但重要的则是左、右冠状动脉间的吻合。例如右冠状动脉圆锥支与左冠状动脉前降支的圆锥支之间的吻合；在房间隔底部有连接心脏前、后动脉的吻合，即 kugel 动脉（房间隔前动脉）、左房后支与房室结动脉的吻合；窦房结动脉与心房支的吻合；左、右冠状动脉的室间隔支间的吻合。总之，动脉的吻合在室间隔、房间隔、心尖、房室交点、右室前面较多。两个心室的心内膜下亦有吻合。

必须指出，吻合管的存在尚不能充分说明其具有确切的功能意义，因为某些冠状动脉阻塞病人，经尸体解剖发现存在侧支循环，但却不能起到代偿作用。因此，是否能建立有效的侧支循环，以及代偿作用的大小还与若干因素有关：其中包括冠状动脉主干的闭塞速度，倘若动脉管腔突然被阻塞，则产生侧支循环时间相应不足；相反，血管阻塞是逐渐发生的，就有可能发生广泛的侧支循环。冠状动脉主干阻塞后，相邻血管状态也很重要，例如邻近动脉是否有阻塞，是否有足够的动脉压促使血流能通过吻合管到达阻塞动脉的远侧端。阻塞部位是在近端，还是远端，梗死范围的大小等，都和侧支循环的建立有关。此外，神经、内分泌等因素也对侧支循环的形成产生影响。

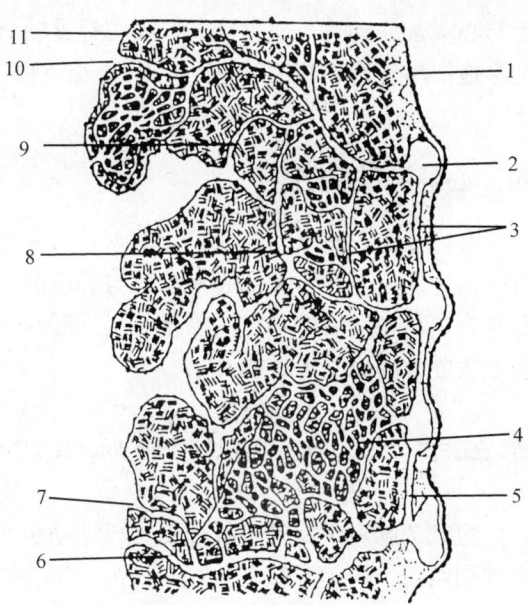

图 1-4-1　心室壁内的血管吻合
1. 心外膜　2. 冠状动脉　3. 冠状动脉间吻合　4. 毛细血管床　5. 静脉间吻合　6. 心最小静脉间吻合　7. 心最小静脉开口　8. 心肌窦样管间吻合　9. 心肌窦样管　10. 动脉心腔血管　11. 心内膜

具有侧支循环功能的冠状动脉吻合管，往往具有形态、结构特征。正常人心动脉吻合管较直、较少弯曲、口径小；在动脉阻塞性疾患的心脏，其动脉吻合管显著弯曲，呈螺旋状。其原因可能是在动脉阻塞后，血液自邻近没有阻塞的血管，经吻合管流到阻塞血管的远端，由于高压不断冲击，促成吻合管增粗、弯曲和延长。具有这种特征的动脉吻合，可能具有侧支循环功能。因此有人指出，不少冠状动脉阻塞的病人，往往能有功能的恢复和改善，说明这些病人冠状动脉侧支循环可能已发挥了有效作用。

二、冠状动脉与心外动脉的吻合

冠状动脉在心房和大血管根部的血管网，通过心包反折处的心包动脉网与支气管动脉、食管动脉、胸廓内动脉等互相交通。故当肺或食管手术时，需要注意勿伤这些动脉与心包动脉网相联结的分支，以保留冠状动脉补充供血来源。

三、冠状动脉与心腔之间的交通（图 1-4-1）

有些学者在冠状动脉进行注射时证实，有的小动脉直接与心腔相通，称为动脉心腔血管。它通过心内膜时，在构造上具有静脉的特征，而经过心肌的一段，又被覆一层典型动脉的肌膜。有的小动脉则通过心肌窦样管再与心腔相通，还有的小动脉则通过毛细血管经心最小静脉与心腔相通。另外，通过窦样管、心最小静脉还将心壁内静脉、毛细血管与心腔联系起来。

心壁的上述各类血管之间的互相吻合，有人认为是心壁血液循环的一种形式；也有人认为与心壁营养有关。通过研究，证实脊椎动物进化和人胎心发育的早期，心肌的血液供应均较多地依赖直通心腔的管道；后来随着动物进化和胎儿的发育，与心腔相通的管道逐渐退化，才主要依赖冠状动脉获得血供。

四、心静脉的吻合

心静脉在心脏表面存在广泛的吻合。在心尖部最为多见，其余位于心后壁、左室侧壁、右室前壁等处。在心尖部心大静脉与心中静脉吻合。在心左缘附近心大静脉的属支与左缘静脉吻合。在左室后壁左室后静脉与附近静脉之间形成吻合。在右室前壁心前静脉与心小静脉和心大静脉的属支形成吻合。

第五节 冠状动脉和静脉组织学

冠状动脉主干及其主要分支为肌性动脉（图1-5-1），基本结构与其他动脉相同，其管壁有3层结构：内膜紧贴动脉腔面，由一层纺锤形内皮细胞和疏松结缔组织构成，随年龄增长而变厚。血管内皮细胞衬在血管内壁，为血流提供光滑的表面，以维持血液的正常流动，调节血管内、外物质交换，起屏障作用。现已证明，血管内皮细胞还是一个十分活跃的代谢及内分泌器官，可以合成与分泌一系列血管活性物质调节自身的张力和舒缩，可以分泌多种生长因子改变自身的结构，而且还可以分泌一系列与凝血、纤溶等有关的物质及粘附分子而影响血液的流动性及血液细胞的功能。同内皮相邻的内皮下层是由胶原纤维和弹性纤维和少许平滑肌纤维构成。内膜深层由弹性纤维和呈纵向排列的平滑肌构成肌弹性纤维层。内膜与中膜之间有弹性纤维层，称内弹性板。内弹性板与外弹性板之间的结构，称中膜。中膜主要由环状平滑肌细胞构成，并有少量的胶原纤维和弹性纤维掺杂其间，但不如主动脉管壁中所见那么多。此型动脉的结构具有调节血流的作用。外膜来自较疏松的结缔组织，其中含有胶原纤维和弹性纤维，外膜厚度相当于中膜的一半厚。在外膜与中膜交界处，有弹性纤维组成的外弹性板。

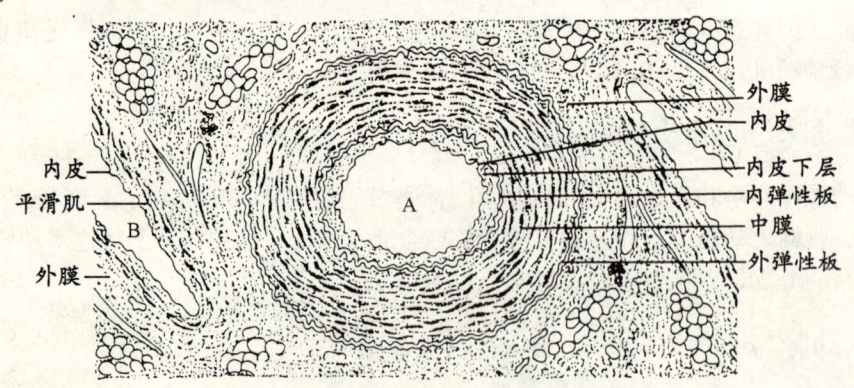

图1-5-1 冠状动脉和静脉的组织结构
A. 动脉　　B. 静脉

冠状动脉穿通心肌层的分支是小动脉和微动脉。这类动脉管壁与其管腔对比，管壁相对的厚并具有3层结构。小动脉的内膜由内皮和疏松结缔组织构成，中膜由平滑肌组成，外膜薄。小动脉末端的外膜稀疏，弹性纤维、胶原纤维变少。若过渡到管径一般在300μm以下微动脉时,则外弹性板消失,内弹性板开始变薄;管径在 20μm 以下者,内弹性板也消失,中膜仅有一层平滑肌细胞。最后移行为毛细血管,仅由一层内皮细胞构成。

　　心静脉及其属支管壁的组织结构:胚胎时期,仅由内皮细胞构成。胎儿时期,心外膜下的静脉发育成管腔大、壁薄的管道,管壁含有内皮、一些胶原纤维、弹性纤维及平滑肌细胞。但穿心肌的小静脉管壁,仍只保留内皮层,即使成人心肌内的小静脉、微静脉也仅由内皮层构成。

(夏家骝)

参 考 文 献

1. 凌风东,林奇. 心脏临床解剖学. 西安:陕西科学技术出版社,1996,96-118
2. 柏树令,应大君. 系统解剖学. 北京:人民卫生出版社,2002,223-228
3. 苏静怡,李澈,苏哲坦. 心脏:从基础到临床. 北京:北京医科大学、中国协和医科大学联合出版社,1999,454-467
4. 于彦铮,左焕琛. 心脏冠状动脉解剖. 上海:上海科技出版社,1992,6-14
5. 左焕琛等. 国人左心室的动脉构筑. 解剖学杂志,1985,8:85-91
6. 张子臣,夏家骝. 人右心室壁微血管构筑. 中国微循环杂志,1993,8:223-224
7. 陆英等. 人心冠状静脉的观察. 北京医科大学学报,1989,2:71-73
8. 陶平等. 左心室微血管构筑及其与心腔形成交通支的实验研究. 中华心血管病杂志,1988,16:107-109
9. 夏家骝等. 左心室乳头肌的动脉. 解剖学报,1983,14:116-123
10. William PL, et al. Gray's Anatomy. 38th ed, Edinburg:Churchill Livingstone, 1995, 1505-1510
11. Alexander RW, et al. Hurst's The Heart. New York:Mc Graw-Hill, 1998, 52-60
12. Hadziselimovic. Bloodvessels of human heart. Leipzig:VEB Georg Thieme, 1982, 70-85
13. Smith TG. Anatomy of coronary circulation. Am J cardiol, 1962, 9:327-342
14. Estes EH, et al. The vascular supply of the left ventricular wall:Anatomic observations, plus a vascular supply of the left ventricular wall. Am Heart J, 1966, 71:58-67
15. Farrer-Brown G. Vascular pattern of myocardium of right ventricle of human heart. Brit Heart J, 1968, 30:679-686
16. Ranganathan N, et al. Gross morphology and arterial supply of the papillary muscles of the left ventricle of man. Am Heart J, 1969, 77:506-516
17. Ludinghause M V. Clinical anatomy of cardiac veins. Surg Radiol Anat, 1987, 9:159-168
18. Heintzberger FM. The vascularization pattern in the ventricular wall in different species during development. In:Mohl W, et al. The coronary sinus. Springer-Verlag, New-York, 1984, 47-59

第二章 冠脉循环的生理及病理生理
（Physiology and Pathophysiology of Coronary Circulation）

第一节 冠脉循环的生理 ……………… (26)
　一、冠脉循环的解剖生理特点 …………… (26)
　二、冠状动脉血流的生理特点 …………… (27)
　三、冠状动脉血流调节 …………………… (29)

第二节 冠脉循环的病理生理 …………… (35)
　一、冠状动脉狭窄的病理生理变化 ……… (35)
　二、血管痉挛 ……………………………… (37)
　三、冠脉血流储备 ………………………… (39)

冠脉循环是分布于心脏的血液循环，它由冠状动脉、毛细血管、静脉组成。冠脉循环的生理功能是供给心肌氧气和营养物质，带走其代谢产物。心脏是血液循环的动力器官，心肌几乎完全依靠有氧代谢提供能量，耗氧量极大，因此需要充分的血液供应。了解冠脉循环的生理及病理生理具有重要的意义。

第一节 冠脉循环的生理

一、冠脉循环的解剖生理特点

冠状动脉是主动脉发出的第一支重要动脉，起始于主动脉窦（aortic sinuses or sinuses of valsalva）。在体内，左冠状动脉起自主动脉左后窦（离体心脏为左前窦），分为前降支和回旋支，走行于心外膜下。右冠状动脉起自主动脉前窦（离体心脏为右前窦），沿右房室沟向右行，被较多的脂肪所包埋，绕过心脏的锐缘上端到达心脏膈面。通过选择性冠状动脉造影证实，左冠脉供血范围为室间隔前部、前壁、前侧壁及后壁；右冠脉供应室间隔后部及左室下壁。冠脉循环的静脉血绝大部分（95%）经冠状窦直接入右心房，其中左冠状动脉的血液主要经冠状窦回流入右心房，而右冠状动脉的血液则主要经较细的心前静脉直接回流到右心室。另外，还有一小部分冠脉血液可通过心最小静脉直接流入左、右心房和心室腔内。左右冠状动脉及其分支主要走行于心外膜下，约占冠脉循环阻力的 5%，而其余 95% 的阻力来自于心肌内的小血管。

（一）心肌内血流灌注特点

以左心室壁为例，大的冠状动脉在心脏表面心外膜下反复分支，分布于心房、心室各部分。这些心室表面的血管多以直角向深方发出穿动脉支进心肌。心室壁内的分支有多种形态，一类为丛状的心外膜支，短小、仅分布于心外膜下脂肪和浅表心肌；另一类为分支型动脉，主干较短，它穿入心肌后，迅即发出长短不一的树枝状分支，分布于心肌的外 1/2~3/4 层；其中一些长的分支到达心内膜侧，分布心肌全层，再有一类为主干型或直型动脉，这类动脉有一较长的主干，最大内径约 500μm，由心外膜侧穿过心肌达心内膜侧，沿途很少分支,管径变化较小,有利于心内膜侧心肌的血液供应,主要分布于心肌内层、肉柱和乳头肌。这类动脉末端分支与长的树枝状分支在心内膜下互相吻合,形成心内膜下丛。

在右心室壁,心肌内动脉分支类型与左室壁相比,树枝型分支多数到达心肌内层;而主干型分支所占比例小于左室壁,这些分支多弯曲斜行。由于右心室壁薄,在压力负荷增加时容易扩张,血管弯曲行程,可避免右室活动时壁内血管被过度牵拉。

(二) 心肌微循环的特点

心肌微血管的分布和走行与心肌的微循环关系密切。①由心肌内小动脉发出的微动脉斜行或垂直越过心肌纤维,管壁由1~2层连续的平滑肌细胞组成,由于微动脉前括约肌的存在,在微动脉起始部有环形缩窄;大的微动脉有微静脉伴行,微动脉分支间互相吻合。②毛细血管前微动脉是微动脉的终末部分,其血管铸型表面偶见内皮细胞核压迹,血管壁平滑肌断续不成层。此类动脉基本以两种方式发出毛细血管:一种在动脉末端分叉分出毛细血管;另一种在动脉行程中,从侧方陆续发出毛细血管。③毛细血管由一层内皮细胞组成,直径为 2.5~10μm,管径比较均匀一致,铸型表面光滑。它们由毛细血管前动脉分出,在有的分支的起始部,仍有少量平滑肌纤维环绕,形成毛细血管前括约肌,而起到微循环的开关作用。毛细血管走行方向与心肌平行,排列成层。毛细血管间以"H""Y""K"形互相连接成网,其长轴与心肌方向一致。心肌纤维与毛细血管的数目,随年龄变化,存在一定比例。婴儿时期,心肌纤维直径为6~9μm,每4~6根心肌纤维有一根毛细血管,其比例平均为5:1,当心肌纤维随年龄而增粗,直径为12~159μm,毛细血管亦随之增加,即一根心肌纤维有一根毛细血管,其比例为1:1。心肌肥大时,心肌纤维直径增加,但数量不增加,与毛细血管的比例仍然是1:1,大部分毛细血管被肥大心肌挤压而变细,有人认为这是促使心肌供血不足和心功能不全的重要原因。④正常心脏每2~3条毛细血管汇合成一条毛细血管后微静脉斜向注入集合静脉,最后汇入微静脉。微静脉逐渐汇成心壁内较大的静脉干,这类静脉从心内膜侧行向心外膜侧,粗细不一,管腔不规则,与相应动脉比较,静脉管径明显粗。在左室壁,每隔一段距离,可以见到一支静脉干,呈放射状汇入心外膜下冠状窦的属支内。⑤心壁内静脉按形态不同,基本分为两种类型:一类如"根须"状,众多属支汇聚成短干,分别起于心肌的内、中、外层;另一类如"直根"状,具有明显粗的主干,穿越整个心壁,沿途收受少量微静脉,其数量较根须状静脉为少,乳头肌静脉亦属于此种类型,有利于心肌内层、乳头肌的静脉血回流。此外,在心肌纤维间,还存在许多薄壁的心肌窦样管,或称心肌窦间隙,由一层内皮细胞构成,形状不规则,大小不一,为心肌内一种特殊的管道。窦样管多见于心肌内层,但在心肌中层、外层亦可见到,数目由心内膜侧向心外膜侧逐渐减少。右室壁内的窦样管较左室壁者更为丰富,密度约高2.8倍。窦样管的形状多样,呈多角形、椭圆形、长条形等。它们有时互相吻合,甚至连接成串、成堆。窦样管直接或通过心最小静脉与心腔相通。心室壁小动脉有的直接与心腔相通,称为动脉心腔血管。它经过心肌的一段,被覆有平滑肌,通过心内膜时,在构造上具有静脉的特征。此外,心最小静脉,起始于心肌毛细血管,行向心内膜,直接开口于心腔,开口处存在括约肌,提示对心肌血流亦具有调节作用。

二、冠状动脉血流的生理特点

(一) 冠状动脉血流量与心肌氧耗密切相关

心脏是体内最活跃的器官,由于不断地进行节律性收缩,对氧的需要量很大。尽管心脏的重量只占体重的0.5%左右,但通过心肌的血流量在静息时就高达60~90 ml/(100g·min)。基础条件下其消耗氧量为8~15 ml/(100g·min)。为保证心肌摄取足够的氧,其毛细血管分布非常广泛,和骨骼肌相比较,骨骼肌的横切面每平方毫米只有400个毛细血管,而心肌每平方毫米内有4000个毛细血管。心脏活动所需要的能量,几乎完全依靠有氧代谢来提供。即使在人体静息的情况下,心肌也差不多最大限度地从动脉血中摄取氧。动脉血氧容量约为20ml%,血液流经心肌后,冠状静脉窦血液中的氧容积只剩下约7ml%,换句话说,血液中的氧约70%被心肌摄取。这也是机体诸器官中动静脉氧分压差最大的,而其他器官平均对血中氧的摄取约为22%。由于心肌细胞中肌红蛋白结合氧的容量小,加上心肌氧耗高,因此心肌组织内的氧储备非常小,氧张力很低。突然停止供血的最初几次心跳,就可以显示出缺氧引起的收缩功能的障碍。心肌一旦缺血(或缺氧),或心肌氧耗有所增加,只能以增加冠脉血流量来满足心肌对氧的需求。很多实验室采用多种方式(如起搏、运动等)以增加或减少心肌的氧耗,均发现冠状血流也相应地成比例地增加或减少。这种心肌氧耗与冠状血流量之间的紧密线性关系,在动物和人的检测中均得到了明确的证实。心肌的氧耗约为8~15ml/(100g·min),约占全身氧耗的12%,反映了心肌代谢强度的高水平,这主要是为了维持心脏的作功。深入分析心肌氧耗的分配,主要有:①心肌电激动,约占心肌氧耗的0.05%;②心脏停止搏动时维持细胞生存时的必需代谢,约占19%;③心肌张力(包括收缩时的发展张力),是心肌氧耗的主要决定因素之一,二者之间呈线性关系。心肌张力和心室内压及心室腔半径、心室容积成正相关关系,和心室壁厚度成反相关关系(Laplace定律)。心室壁厚度增加而不伴心室腔扩大者,心肌耗氧反而减少;④心率,与氧耗关系密切,心率加倍时,氧耗也加倍,甚至更多;⑤心肌收缩性,一般用心肌收缩速度来衡量,在应力性药物或Ca^{2+}增加的作用下,氧耗也相应增加;⑥在有负荷的状态下心肌纤维的缩短,比在同一张力下的等长收缩要多耗一些氧。其中心肌张力、心率、心肌收缩性是心肌氧耗的三个决定因素,共占心肌氧耗的70%以上。在整体情况下,这些因素总是同时在起作用和变化着。例如快速起搏引起心肌氧耗的增加(冠脉血流也增加)主要是心率因素;注射新福林时,增高的血压是氧耗增加的主要原因;而运动时心肌氧耗和血流的增加则同时与心率、血压和应力性有关;注射多巴胺时心肌氧耗和血流增加则主要是心肌应力性因素在起作用。由于心内膜下心肌承受较大的张力,其氧耗也更大,血管有较大的舒张,因此血流也更多一些,心内膜/心外膜下血流之比约为1.2:1或更多。

(二)心肌收缩与冠状动脉血液流动的时相性

冠状动脉血流随心动周期而发生明显的时相变化,特别是左心室心肌,冠状动脉血流在收缩期暂停或明显减少,在舒张期间则明显增多。据报告,冠脉血流约有70%~80%发生在舒张期。舒张期血流量大约是收缩期的2倍。这是由于冠状动脉系统中的大部分分支走行在心肌内(特别是左心),并在心内膜下构成网络,心肌的收缩使心脏壁内和心腔内的压力剧增,必将从外部对这些血管施加挤压的作用,从而增加血流阻力。动物实验表明,当保持平均动脉压不变而突然停止心跳(解除心肌收缩的挤压),冠脉血流就明显地增加,也说明外压迫产生的阻力作用。如同时记录主动脉血压和左、右冠状动脉的血流曲线,可以看到在心脏收缩期冠状血流急剧减小,这是因为心脏对心腔产生的压力必须超过主动脉压(即冠脉灌注压)才能发生射血。因此,心肌深层(内膜下心肌)的血管受压最大而血流最少,甚至一些血液因受压而向心外膜血管(此处血管外的压力等于胸腔内压)倒流。射血开始后,主动脉压力升高,冠脉主干内的血流略有增加。只有当心脏舒张开始,心肌内压力急剧下降,血管外的压力解除（心内膜下心肌仍受心室舒张终末压的影响），在主动脉压力（舒张压）的驱动下，冠脉血流才大大增加。因此，舒张期的主动脉压（舒张压）和舒张期的长短（与心率有关），是决定心肌内血流的两个十分关键性因素，当然还取决于冠脉的总阻力。就保证冠脉血流而言，前二者在临床上至关重要。

心脏收缩对右冠状动脉血流的影响不太大，这是因为右心室壁较薄，右心腔压力低，心肌收缩对心肌内血管的挤压作用小。在收缩期，右冠状血流因主动脉压升高而增加，其流量略多于舒张期。

三、冠状动脉血流调节

冠状动脉管壁组成主要有内皮细胞、血管平滑肌细胞，冠状动脉血流调节亦主要由这两类细胞参与完成。

（一）冠脉血流的自动调节

从血流动力学角度分析，冠状动脉血流主要取决于冠脉的口径大小和冠脉系统的灌注压，根据 Poisseuille 公式，血流与下列因素有关：

$$Q=\pi r^4 \Delta P/8L\eta$$

r 半径　　ΔP 驱动压　　L 管长　　η 粘度

1. 灌注压（冠状动脉与冠状静脉间的压力差）　　灌注压是指冠状动脉起始部的压力与冠状静脉窦（回到右心房部位）的压力差。冠状动脉血流量的大小与灌注压成正比，即灌注压越高，冠状动脉血流量越大。而灌注压则与血压高低成正比，和右心房内压力成反比。当平均主动脉压（舒张压＋2/3 脉压）增高时，或右心房压降低时，冠状动脉血流量增加；而平均主动脉压降低，或右心房压增高时，冠状动脉血流量则减少。

尽管灌注压是血流决定因素之一，但实验表明，当主动脉压在一定范围内变动时，冠状动脉血流能较快地恢复到原来水平，这就是冠脉血流的自动调节。在离体灌注的狗心，当灌注压在 8.0～21.3kPa（60～160mmHg）之间变动时，冠状动脉血流随血压升降而略有波动。但很快又恢复到原来水平，这就意味着冠脉平滑肌在灌注压增减时有所收缩或舒张，从而使血流又恢复到与氧耗相适应的水平。

产生血管自动调节的机制尚不清楚，"代谢说"和"肌源说"都可能参与作用。

"肌源说"（Bayliss 效应）认为：当冠脉灌注压升高时，血管平滑肌被拉长，从而诱发其收缩，血管阻力增加，冠脉血流下降恢复至正常状态。这种肌原性机制在平滑肌中具有普遍性，但在冠脉上表现得比较明显，Bayliss 效应的发生可能是平滑肌受牵张后其起搏活动增加，或使张力感受器激活。有人还认为是由于血管受牵张后血管内皮细胞释放收缩平滑肌物质所致。Bayliss 效应在冠脉血流总的调节中是次要的。

"代谢说"认为，微动脉口径受局部代谢产物的控制，当灌注压增高而使血流加大时，代谢产物更多地被冲走，从而减少其扩血管作用，管腔变小，阻力增加，会使血流又下降到原来水平，达到新的平衡。相反，因灌注压下降和血流减少，会使代谢产物堆积，将引起更大的扩血管作用，血流又升到原来水平。

2. 血管阻力　　血管阻力与冠状动脉血流量成反比。决定血管阻力的因素主要有：血管直径、血液粘度、周围心肌组织对冠状动脉微小分支的压迫等。在正常时心外膜动脉血管阻力只占很小部分（＜5%），而绝大部分来自心肌内的小动脉和微动脉（R2），其口径的舒缩，将以 r^4 的幅度影响冠脉血流的增减。特别考虑到心肌动静脉血氧之差已接近最大，任何心肌氧耗增加所引起的血流增大，都伴有心肌内阻力（R2）的减低，才有供氧的相应增加。也可以说，迅速改变心肌内微动脉的口径（R2），是正常情况下冠脉血流调节中最活跃的环节。血管阻力越大，冠状动脉血流量就越小。当血液粘度增高时，血管阻力增加，冠状动脉血流量减少。降低血粘度后，血管阻力减小，有利于增加冠状动脉血流量。在心肌收缩期，由于心室壁对心肌内冠状动脉分支血管的压力明显升高，压迫心肌内的小冠状动脉分支，阻碍血流运行。所以心脏的血液供应主要发生在舒张期。在舒张期，当心室舒张期压力增加时，也可压迫心内膜下的毛细血管，影响心内膜下心肌组织的血液供应，所以最容易发生心肌缺血的部位是心内膜下。

（二）冠脉循环的神经调节

冠脉有相对丰富的植物神经支配，主要分布到平滑肌中层的外侧。用荧光和胆碱酯酶染色法可追溯它们到毛细血管前括约肌和小静脉。现已初步明确，冠脉上有 α_1、α_2、β_1、β_2 等肾上腺素能受体、5-HT、组胺和毒蕈碱能受体的存在。对狗的观察表明，α 受体主要分布在心外膜血管，其密度随动脉的分级而逐渐减少。而 β 受体主要分布在心肌内较小的动脉。冠状动脉内注入去甲肾上腺素以兴奋 α_2 或 α_1 受体（分别在特异性受体阻滞剂作用下），显示二者引起冠脉收缩的效应基本是一致的。兴奋 β 受体引起冠脉血流增加，这与血管直接舒张和通过代谢环节均有关。用选择性 β_1 受体阻滞剂后（消除了对心率、心肌收缩性的影响），异丙肾上腺素引起冠脉舒张的作用仍然保存，提示这一扩张与 β_2 受体的激动有关。

（三）体液因素的作用

1. 肾上腺素能物质　去甲肾上腺素主要作用是兴奋 α 受体，对 β 受体的作用较弱。对冠脉的直接作用是收缩，间接作用则是通过血压上升，心肌代谢加强而引起冠脉扩张。因其间接作用常常大于直接作用，所以应用去甲肾上腺素的结果是使外周血管收缩，而冠脉血管则扩张。肾上腺素主要作用是兴奋 β 受体，对 α 受体的作用较弱。前者使冠脉扩张，后者使冠脉收缩。所以总的效果是扩张冠脉，使冠脉血流增加。多巴胺是去甲肾上腺素生物合成的前体，也是中枢及外周神经系统某些部位化学传导的递质。主要作用是兴奋 β 受体，对 α 受体的作用较弱，故与其扩张其他脏器血管相同，对冠脉也是引起扩张。

2. 血管加压素（vasopressin）　主要由下丘脑视上神经元合成，经神经轴突轴浆流动运送到垂体后叶贮存，并经常少量地释放入血液循环。较大剂量血管加压素使冠脉强烈收缩，正常时血浆中血管加压素浓度是很低的，但在低血压、麻醉、胸腹手术时，血浆血管加压素浓度可达 $100\sim400\mu mol/ml$，在病理情况下，其可能是冠脉血流减少、心功能降低的一个因素。

3. 血管紧张素（angiotensin）　血管紧张素 II 是一种强有力的缩血管物质，是一种八肽。它是由前体-血管紧张素 I，一种十肽，通过血管紧张素转换酶（ACE）作用而生成的。这种 ACE 激活作用尽管主要发生在肺脏的血管内皮，但同样出现在其他血管床的内皮及其他组织包括心肌和冠状动脉中。目前已公认心肌局部存在肾素血管紧张素系统。血管紧张素 II 对冠脉的收缩作用和对外周血管的收缩作用是相同的。其对心脏大的传导血管和远端阻力血管的作用似乎有些不同，随着血管紧张素 II 的持续给药，大血管保持对它反应，而阻力血管反应转向迟钝。

4. 神经肽 Y（neural peptide Y，NPY）　NPY 是 1982 年由 Tatemoto 等从猪脑中分离出来的一种含 36 个氨基酸残基的多肽，富含酪氨酸。主要分布于中枢和外周神经系统中。

在冠状动脉上,其主要和去甲肾上腺素共存于交感神经中,并由交感神经末梢释放。切除交感神经,或应用利血平耗竭儿茶酚胺,或应用6-羟多巴胺化学损毁交感神经,都可引起相应组织中NPY含量显著减少。刺激交感神经,不仅可以引起儿茶酚胺的释放,亦可引起NPY的平行分泌,因此认为NPY为交感神经去甲肾上腺素的辅递质。NPY是冠状循环强烈调节物,应用NPY灌流冠状动脉,可使冠状动脉强烈收缩甚至痉挛,使心肌血流量减少。这种作用不依赖于内皮细胞,不能为阿托品、α,β受体阻断剂、5-羟色胺拮抗剂以及前列腺素合成抑制剂所遏制。

目前认为NPY的作用机制主要是:①直接收缩冠状动脉,与细胞外钙离子浓度密切相关;②NPY可加强去甲肾上腺素、血管升压素、血管紧张素Ⅱ及组胺的收缩冠状动脉作用;③NPY可抑制冠状动脉对腺苷、乙酰胆碱、P物质及β受体兴奋剂等舒血管物质的舒张反应。在病理情况下NPY收缩冠状动脉的作用可能是导致冠状动脉痉挛,心肌缺血的因素之一。

5. 降钙素基因相关肽(calcitonin gene related peptide,CGRP)　在冠状动脉壁的神经纤维内也存在有大量的CGRP。CGRP是1983年由Rosenfeld等应用分子生物学技术新发现的一种生物活性多肽,由37个氨基酸组成,是迄今所知最强的舒张血管物质。CGRP扩血管作用的强度比乙酰胆碱、ATP、5-HT和P物质至少大1000倍,比异丙基肾上腺素强10～100倍,对冠状动脉的舒张作用为硝普钠的240倍。其舒张作用不受α、β受体阻断剂、胆碱能受体和组胺受体阻断剂、利血平耗竭儿茶酚胺、切除迷走神经或前列腺素合成抑制剂的影响。提示CGRP对血管平滑肌有直接舒张作用,其作用于靶细胞受体后,可激活腺苷酸环化酶,促使细胞内cAMP水平升高,细胞内Ca^{2+}减低,从而发挥其生物学效应。有研究认为,其作用类似钙离子拮抗剂作用,但其效应是钙离子拮抗剂的20倍。CGRP对冠状动脉的作用并不依赖于内皮,对粥样硬化的冠状动脉仍有舒张作用。

6. 心房利钠肽(atrial natriuretic peptide,ANP),又称心钠素,心房肽。1984年科学家首先由鼠和人的心房肌细胞中将其分离、纯化,同年证明在中枢神经系统存有ANP神经元及其纤维。人的ANP有α、β、γ 3种。α-ANP为28肽,β-ANP为56肽,由2条α-ANP组成,γ-ANP为126肽,其C端氨基酸序列与α-ANP相同,故认为是α-ANP的前体。ANP舒血管作用具有选择性,对主动脉、肾动脉和颈动脉的舒张作用最强,而对髂动脉、股动脉和基底动脉的舒张作用稍弱,这可能与血管壁上的ANP受体数量有关,其舒血管作用不依赖于内皮。另外,ANP可拮抗去甲肾上腺素和血管紧张素Ⅱ的缩血管作用,使心输出量减低。

脑利钠肽(brain natriuretic peptide,BNP),又称脑钠素。是1988年由日本Matruo等从猪脑中分离纯化出来的。以后发现心肌细胞也产生BNP,由26个氨基酸组成,其结构与ANP极为相似,属ANP家族,也具有利钠利尿、舒血管、降低血压和抑制血管紧张素、醛固酮和抗利尿激素作用。研究证明,大鼠舒张冠状血管的作用只有ANP的1/25,而人的BNP舒血管作用较大鼠强1倍。

7. 肾上腺髓质素(adrenomedulin,ADM)　日本学者Kitamura Kazuo等于1993年首先发现的一种多肽。人肾上腺髓质素已被用互补cDNA技术合成,由52个氨基酸组成,分子式为$C_{264}H_{406}N_{80}O_{77}S_3$。近来研究表明,生理剂量的ADM无扩血管作用,当血浆浓度至少达到生理浓度40倍以上,才能产生明显的扩血管作用,故认为它是以自分泌或旁分泌的方式发挥作用。内皮细胞是产生ADM最多的地方,也是其作用的重要场所。其扩血管机制主要为：①直接作用于血管平滑肌，引起细胞内 cAMP 增加；②作用于内皮细胞，细胞内钙增加，激活 NO 合成，通过 NO 的释放扩张平滑肌。

（四）血管内皮细胞的调节作用

近年的研究表明，血管内皮是一个内分泌器官，它产生和分泌多种生物活性物质，通过自分泌、旁分泌和胞内分泌的方式，作用于血管内皮本身、血管平滑肌及血液中多种细胞成分，对血管的舒缩、生长起重要的调控作用。内皮细胞的调节作用可作用于心外膜较大的血管及直径 80~150μm 心肌内的小血管。内皮细胞可产生两大类血管活性物质，一类是舒张因子，一类是收缩因子。正常情况下，二者处于平衡状态，但舒张因子占优势，使血管保持一定的舒缩状态，对于维持循环系统的稳态起重要作用。

1. 内皮衍生血管舒张因子

（1）前列环素（PGI_2）：PGI_2 主要在血管内皮合成，是由磷脂酶 A_2 催化内皮细胞膜磷脂生成花生四烯酸经环氧酶途径而生成。内皮细胞还能利用血小板经同一途径产生的内过氧化物 PGG_2 和 PGH_2 合成 PGI_2。切应力（shear stress）和缺氧可直接引起内皮细胞释放 PGI_2，局部或循环激素等还可通过受体作用刺激内皮释放 PGI_2。

PGI_2 是冠状动脉等大多数血管的扩张剂，除了可直接使血管平滑肌细胞内 cAMP 含量增多，引起平滑肌松弛外，还可通过抑制血小板的粘附及聚集，从而抑制血小板释放血栓素（TXA_2）引起的血管收缩。

（2）一氧化氮：内皮细胞可产生内皮衍生松弛因子，即一氧化氮（nitric oxide，NO）。它由 L-Arg 和氧分子在 NOS 作用下合成的内源性硝基血管扩张剂，具有松弛平滑肌（VSM）、抑制 VSM 细胞增殖、阻止血小板和白细胞粘附浸润等重要的生理效应。1980 年 Furchgott 和 Zowadski 首次证实内皮衍生松弛因子（endothelium derived relaxing factor，EDRF），至 1986 年 Furchgott 又提出 EDRF 的本质就是一氧化氮（nitric oxide，NO）。作为血管内皮依赖性舒张因子，它通过刺激鸟苷酸环化酶产生生物学效应，是具有多种生物活性的氮介质，有人甚至提出"NO 为一种内源性心脏保护剂"。

在基础生理状态下，NO 由血管内皮产生，多种激动剂及血流剪切力都能刺激其释放。最近的研究结果表明，NO 弥散进入 VSM 细胞，与其受体结合，活化鸟苷酸环化酶，激活的酶使三磷酸鸟苷转变为环磷酸鸟苷。后者使细胞内 Ca^{2+} 下降，导致 VSM 松弛，血管扩张。NOS 抑制剂可促进 5-羟色胺的缩血管效应，因而认为平滑肌产生的 NO 是维持血管基本张力的重要生理调节剂。其舒张血管机制与硝酸酯类舒血管药物相似，这些药物能即刻释放 NO 或者其代谢产物能转化成 NO。在生理条件下内皮细胞持续释放 NO，保持血管中等程度的扩张。如基础释放停止或不足，血管收缩，导致血压升高。研究表明，注射 L-Arq，在血浆 NO 升高的同时，肾血管扩张，排泌钠和钾离子增多，肾小球滤过率不变。NO 是体内主要的舒血管活性物质，它能平衡交感神经系统和肾素血管紧张素系统引起的血管张力改变。

NO 的减少与临床缺血性心脏病密切相关。业已证实，缺血－再灌注的早期，即出现内皮依赖的冠状动脉扩张功能损伤，NO 合成障碍，并有心肌白细胞浸润坏死。微血管的内皮损伤改变了心肌需氧和微血管舒缩状态之间的平衡，造成冠脉收缩。因而冠状动脉内皮细胞的 NO 合成减少是缺血－再灌注损伤的重要病理改变。心肌缺血又进一步加重了血管内皮损伤，冠脉收缩更加严重，形成恶性循环。当 NO 不足时，过氧化物产生增多，激活内皮细胞的粘附机制，促进白细胞的粘附浸润。实验研究还表明，加入 L-arg 或 NO 供体（SPM-

5185)、CD18 和粘附分子单克隆抗体或血小板刺激因子受体阻滞剂，能抑制白细胞向心肌的粘附浸润，减少心肌细胞坏死，减轻缺血-再灌注损伤，这对心肌具有保护作用。

在微血管性心绞痛（X 综合征）研究中发现，本病前臂阻力血管对 ACh 的血管扩张反应性下降，但对硝普钠反应正常。病人血浆硝酸盐轻度低于对照组。这表明 X 综合征阻力血管内皮细胞功能不良，NO 合成减少。

2. 内皮衍生血管收缩因子　内皮素（endothelin，ET），1988 年由日本学者 Yanagisawa 等从猪的主动脉内皮细胞中分离和纯化出的一种 21 个氨基酸组成的多肽。ET 不仅存在于内皮细胞，也存在于神经系统、心脏和肝组织。在外周器官 ET 可作为激素，在神经系统作为一类调节肽参与机体许多生理功能的调节。目前研究发现，内皮素家族包括 3 个成员，有 ET-1、ET-2、ET-3。内皮素受体是与 G 蛋白耦联的膜受体，根据结构、功能和存在部位分为 A、B、C 3 种亚型。亚型 A 存在于血管平滑肌上，与 ET-1 的亲和力远大于 ET-2 和 ET-3，可引起血管收缩。转化生长因子、缺血、缺氧、凝血酶、肾上腺素等可以刺激前体 ET 原的转录。血管紧张素和氟波酯可促进 ET 的释放。但在生理状态下，血浆 ET 的浓度极低，在体内降解较慢，给大鼠静脉注射 ^{125}I-ET 其血浆生物半衰期约在 1 小时以上。ET 除了在血管平滑肌内降解外，肺组织可能是其降解的主要器官。

ET 作用于受体后，激活不同型鸟苷酸调节蛋白（G 蛋白），产生不同的信息传递途径：①激活鸟苷酸环化酶，抑制腺苷酸环化酶；②使三磷酸肌醇水平升高；③动员细胞内钙使细胞内游离钙浓度增加；④通过 Na^+/Ca^{2+} 交换机制导致 Ca^{2+} 增加。

ET 是迄今所知的最强缩血管物质，其效应是去甲肾上腺素的 100 倍。ET 对体内各脏器血管皆有收缩作用，冠状动脉对 ET 最敏感，ED_{50} 约为 10mol/L；主动脉的作用较弱，ED_{50} 约为 3×10mol/L。ET 的缩血管作用持续时间长且不易清除和消退，亦不能为 α 受体、H_1 受体、5-羟色胺受体阻断剂或前列腺素合成抑制剂所拮抗，但可为异丙肾上腺素、三硝基甘油、心钠素或 CGRP 等部分抑制，因此 ET 是一种内源性长效强烈血管收缩调节剂。

（五）代谢因素的调节

在研究有关心肌代谢对冠脉血流影响的中介物时表明，O_2（氧分压）下降，CO_2、乳酸、pH 降低、K^+ 离子、磷酸盐、渗透压增加、组胺、激素和腺嘌呤核苷酸（ATP、ADP 和 AMP）等都可引起冠脉的扩张，增加冠脉血流。但进一步的研究表明，上述诸多代谢因素对冠脉的生理调节意义不大。20 世纪 20 年代，许多学者发现，腺苷及腺嘌呤核苷酸是强大的冠脉扩张剂，但心肌缺氧后冠脉舒张和腺苷的联系直到 1963 年 Berne 根据其实验的结果才提出具体的假设。他指出：心肌缺氧时，心肌内腺苷增多而引起冠脉扩张，并称之为冠脉血流自动调节的信使。

Berne 的实验证明，正常供氧充分的心肌，其腺苷的含量极微。在心肌匀浆、心肌灌注液和冠状窦血液中测得的腺苷含量约为 10^{-9}M，心肌缺氧时腺苷浓度迅速增高 3～5 倍，这种高浓度的腺苷可以引起冠脉最大限度的扩张。

如图 2-1-1，腺苷由 5'核苷酸酶催化降解 ATP 生成。5'核苷酸酶存在于心肌膜、闰盘和膜小管上，可使 ATP 分解成 5'AMP，5'AMP 被 5'核苷酸酶进一步分解生成腺苷。Berne 等研究分析了心肌缺氧时腺苷大量生成的机理：正常情况下，心肌有充分的高能磷酸化合物 ATP，ATP 有抑制 5'核苷酸酶的作用，缺氧时 ATP 生成减少，则 5'核苷酸酶的活性相对升高，其对 ATP 的降解作用也就加强，从而分解生成的 5'AMP 浓度升高，5'AMP 被 5'核苷酸酶进一步分解，脱去磷酸，生成大量腺苷，腺苷可以通过细胞膜，弥散到组织间隙，作

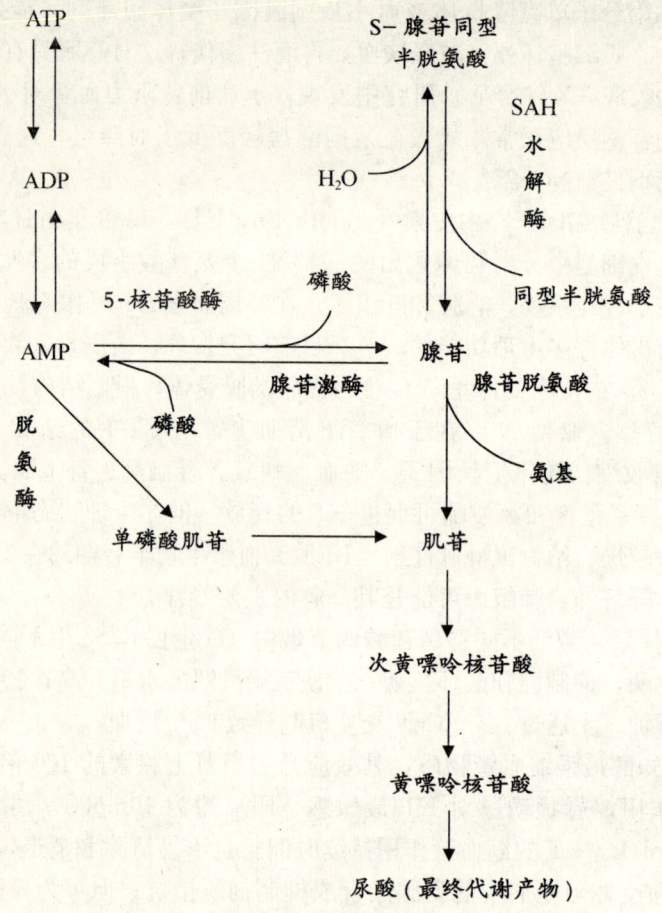

图 2-1-1 人体内腺苷生成和代谢途径

用于冠脉，使冠脉扩张，这种作用非常迅速有效。

已知腺嘌呤核苷酸（ATP、ADP、AMP）具有强大的扩张冠脉作用，但它们在心肌细胞内不易通过心肌细胞膜，达不到冠脉，而腺苷可以自由通过心肌细胞膜，弥散到组织间，到达冠脉而引起其扩张。因此，腺苷成为心肌实质细胞与动脉之间的信使，调节着冠脉血流，使之适应于心肌代谢的需要。

缺氧是腺苷生成增多的主要条件，在心肌需氧明显增加时，虽然冠状血流供氧处于正常状态，但需氧大于供氧，即心肌的相对性缺氧，此时腺苷的生成亦明显增多，引起冠脉扩张，冠状血流增多，氧的供需得以平衡。

关于腺苷的作用部位，已证明是作用在细动脉的血管平滑肌的表面，其扩张冠脉作用不为肾上腺素能物质或其他阻断剂所阻断。到目前为止，腺苷扩冠作用的机理尚未完全阐明，可能和抑制细胞外钙内流有关。

组织间液中的腺苷可以进入血管系统，也可以重新回到心肌细胞内。进入血管系统的腺苷，可以在血管内皮细胞、外被细胞或红细胞所含的核苷酸磷酸化酶的作用下，降解为次黄嘌呤。心肌细胞能主动摄取腺苷，通过腺苷激酶的作用重新磷酸化成 AMP，或者通过腺苷脱氨基酶的作用脱去氨基生成肌苷。因此，心肌缺氧时释出的大量腺苷，大部分又重新回到了心肌细胞，被磷酸化为 AMP，提供了大量合成高能磷酸盐的底物。而少量腺苷、肌苷和次黄嘌呤经由血液系统代谢掉。故心肌缺氧生成的腺苷，在心肌需氧和供氧达到平衡后又很快消失。

在正常生理情况下，心肌氧的供应和消耗总是处于平衡状态。当心肌需氧量（即耗氧量）增加时，冠脉血流通过调节迅速增加，使心肌氧的供应又与其需氧保持平衡。所以冠脉血流的调节是保证心肌氧的供需的重要条件，若冠状动脉本身在功能或结构上发生障碍时，将出现冠脉血流调节跟不上心肌需氧状况，而导致心肌供氧或供血不足等病理现象。

第二节 冠脉循环的病理生理

一、冠状动脉狭窄的病理生理变化

冠状动脉发生狭窄和阻塞的主要原因是动脉粥样硬化斑块的形成。粥样硬化斑块好发于心外膜动脉的主干近端和大的血管分叉处，多呈节段性，也可以是弥散浸润和多处发生的。其对冠脉血流量的影响取决于粥样硬化斑块发展的速度、部位、严重程度和侧支循环的有无，及在斑块基础上有血栓形成或血小板聚集等。临床上可见有个别病例，冠脉的狭窄发展很慢，迁延若干年，而侧支循环发育良好者。在尸体解剖时甚至可见冠状动脉左干完全阻塞，而没有（或少有）心肌梗死的病灶。

（一）血管狭窄的物理学效应

血液流经狭窄的冠状动脉会产生能量的消耗，出现明显的压力下降。能量耗损发生在①血液由正常管腔进入狭窄入口处；②狭窄段内的摩擦，并与血流速度成正比；③血液流经狭窄后在扩大的出口部发生流层间的分离或涡流，也将发生能量的耗损，且与该处的血流速度平方成正比。因此，狭窄前后的压力下降大小可反映狭窄的严重程度，同时提示狭窄远端灌注压的跌落。影响压力阶差的因素除了狭窄的程度外，还有狭窄的长度和有无多处狭窄。它们产生压力下降的效应远远不是简单的相加，且常常在估计狭窄的生理学意义时被忽略。甚至有人认为，根据 Bernoulli 效应，当狭窄段的血流速度增快时（如远端血管更大扩张），血液的侧压力降低，加上心肌内的压力，狭窄处的血管甚至发生塌陷而血流中断。总之，狭窄越重、越长，和前后多处发生，以及血流速度加快，使压力下降越大，其远端发生缺血和梗死的机会越多。

动物实验表明，逐渐加重的冠脉主干的狭窄，冠脉血流在初期并不减少，这是由于心肌内阻力血管（R2）舒张以代偿（血流的自动调节）。一旦主干的狭窄超过一定程度，这些原来可以忽略不计的心外膜动脉阻力（R1）将变得重要起来。因为，在冠脉的总阻力 R＝R1＋R2 中，由于 R1 的增大，为了保证冠脉血流，必有心肌内阻力血管的代偿性的扩张（R2 减小，血流的自动调节，动用冠脉储备）。随着狭窄的加重（R1 更大），冠脉储备动用越多，直到耗竭（阻力血管最大扩张），超过这一临界点后的进一步狭窄必将引起冠脉血流的下降。在动物模型中，当管腔狭窄超过 50％时，血流开始降低。在人类，当狭窄程度严重致使其最大血流量低于正常值的 75％时，在负荷状态下，病人会产生心肌缺血。当狭窄进一步加重，冠脉血流低于其最大血流量的 25％～30％时，静息情况下即产生心肌缺血。

（二）狭窄的动态变化

从形态学的角度看，似乎狭窄是固定的。但是，实际上该处的阻力是可变动的。病理的研究表明，人冠状动脉斑块的多数（2/3 以上）属偏心性狭窄，这就意味着在狭窄处有一部分动脉壁尚属正常,它会因平滑肌收缩而使管腔变得更小。因此,狭窄的程度是可变动的(或动态的)。更值得注意的是:由于血管壁和斑块组织的"不可压缩性",简单的计算即可证明,冠脉因斑块而管腔(直径)已缩小50%,若因血管平滑肌张力增加(或收缩)使外径再减少10%,其对管腔的影响将是十分巨大的,即直径的狭窄将增加到80%~85%,其横切面的狭窄将达95%以上。粥样硬化病变处的血管反应性增加和可收缩性,可能是构成多种多样的冠心病心绞痛的原因。

(三)"窃血现象"

当冠状动脉一个分支发生狭窄,其远端的阻力血管(R_2)已最大扩张(动用储备,自动调节)以保证正常血流量。此时,若给以强扩血管药物(或运动等),这种刺激将使其他心肌内的阻力血管扩张,增加血流,而狭窄远端心肌的血流不能再增加(阻力血管早已最大扩张),反而会减小(因灌注压在正常区心肌阻力减小时有更多下降)。从现象上看,狭窄远端心肌的血流仿佛被正常区所"窃去",这种分流严重时可出现心肌缺血的损害,且容易发生在心内膜下心肌。在理论上和动物实验中已得到证实,冠心病临床也有人认为有这种情况存在,特别是冠心病患者使用某些扩血管药物(如潘生丁)时有缺血症状的加重。由于冠脉循环阻力绝大部分来自阻力血管,故窃血现象仅见于阻力血管扩张剂如潘生丁,而不见于硝酸酯类药物。

(四)新生血管形成及侧支循环

血管新生是在原来存在的血管结构上长出新血管的生物学过程,是由于细胞-细胞、细胞-基质及细胞-细胞因子相互作用的结果。它包括一系列顺序严格的过程:①小血管(常常为毛细血管后静脉)基底膜和基质的降解;②内皮细胞在趋化因子的作用下发生迁移;③内皮细胞增殖;④在内皮芽生(sprouting)的基础上新成管腔(canalization);⑤芽生的管腔相互融合成环状血管分支,形成三维管状结构,允许血流通过;⑥血管周细胞(pericytes)进一步构建血管结构;⑦血管周围基膜的形成。

1. 血管生成的分子调节

血管形成过程可分为两个阶段:vasculogenesis 和 angiogenesis。前者为早期阶段,包括血管内皮细胞的前体细胞(angioblast)分化、增殖、迁移,融合成初期血管网络,主要指胚胎期的血管生成;后者为后期阶段,包括血管芽生、分支,形成小血管;血管支持细胞(平滑肌细胞,pericyte)分泌、充实、成熟血管形成,主要指出生后在原有血管基础上的血管发芽。这两个阶段均可看成是再塑(remodeling)过程,受多种分子的调节。

有两大类调节血管生成的分子:促进分子和抑制分子。促进分子主要有多种生长因子,例如 VEGF(血管内皮生长因子)、B/AFGF(碱性/酸性成纤维细胞生长因子)、PDGF(血小板源生长因子)、EGF/TGFα(表皮生长因子/转化生长因子)等。另外还有 angiopoietin,angiogenin、白介素-8、PAF(血小板活化因子)等。近期报道,Leptin 和 neuropeptide Y(神经肽 Y,NPY)也是新的促血管生长因子。抑制分子主要有 angiostatin,endostatin,thrombospondin-1、PF-4(血小板因子)、软骨因子等。血管生成的状况取决于上述促进因子与抑制因子的总平衡。目前认为,在促进血管生成的分子中,VEGF(vascular endothelial growth factor)血管内皮生长因子的作用最为重要。

由于 VEGF mRNA 的不同剪接方式,存在多种 VEGF 异构体。除经典的 VEGF121、145、165、189 和 206,新近还发现 VEGF183,它较 VEGF189 少 6 个氨基酸(由外显子 6a 编码),为 46kDa 的二聚体。VEGF183 在心脏组织中高表达。VEGF-E 是除了 VEGF-A、

B、C、D外的另一新型VEGF。它是痘病毒基因组的表达产物,与哺乳类动物细胞VEGF有25%氨基酸同源性,仅通过VEGF受体2(KDR/FLk-1)起作用,且不与肝素结合。大多数细胞能同时产生多种VEGF异构体,其中以vEGF121和165为主要形式。

2. 侧支循环

在左冠状动脉与右冠状动脉之间,冠状动脉的大分支之间,有许多小血管把它们联系起来,这种联系是不经过毛细血管的直接联络,是一种潜在的通道,这种动脉之间的联系在医学上称为侧支循环。在正常情况下,侧支循环是处于关闭状态的,只有在主要供应的血管有病变,不能保证血液供应时,侧支循环才开放。正是由于侧支循环的存在,使得在左右冠状动脉分支的互相援助成为可能,减轻病变血管供血区域心肌损伤或坏死的程度。

侧支血管为不均一的血管群,主要包括两种成分:一种为毛细血管大小或略大,无血管平滑肌细胞,这种侧支血管通过血管新生(angiogenesis)的方式形成,即在原先存在的小血管上长出新的毛细血管(capillary, cap),也称CAP芽生(capillary sprouting)。它常出现于心内膜下,在该处形成cap丛,同时也见于各层心室肌。另一种则大得多,有肌性覆盖,常位于心外膜,通过血管发生(vasculogenesis)的方式形成,即由成血管细胞(angioblast)原位形成新的血管。

二、血管痉挛

冠状血管在正常生理情况下受到机体神经、体液和代谢等因素的调节,处于动态舒缩状态之中,适应着心肌耗氧量的需求。如果冠状血管调节发生紊乱,则可使冠状动脉痉挛,引起心肌缺血缺氧损伤。冠状动脉严重痉挛者可引发心肌梗死,甚至猝死。冠状动脉痉挛是一种局部现象,好发于心外膜大的冠状动脉的某一节段,可发生于正常冠脉或已有动脉粥样硬化的冠脉。冠状动脉痉挛在临床上主要表现为变异性心绞痛。

冠状动脉痉挛的发病机制

1. 大冠状血管张力的生理节奏变化　Hirofumi等提出,冠状动脉痉挛的原因是其血管张力发生了生理性变异,表现为半夜到清晨血管张力增高,白天活动后血管张力反而下降。他们对已确诊的127名变异性心绞痛病人,在不同时间内进行蹬车试验,受试者5天前停服除硝酸甘油以外的一切药物,实验前两小时停服硝酸甘油,实验前一天病人开始卧床休息,直到第二天早晨8点,用轮椅将病人送到实验室。在心电图监护下进行蹬车试验,车速为每小时两英里,3分钟后,所有受试者均出现心绞痛。心电图示ST段升高,冠脉造影显示至少一支大冠状动脉痉挛。同日下午,给同一病人以同一车速进行蹬车试验,绝大多数病人心电图正常,冠脉造影正常,也未诱发心绞痛,即使加大运动量,也无异常表现。而劳力型心绞痛病人运动试验无此变异。

2. 神经活动异常　冠状动脉痉挛主要发生在心外膜冠状动脉主支,其血管壁α受体分布较多,交感肾上腺素能神经兴奋,刺激α受体,使其发生收缩。副交感迷走神经兴奋,释放乙酰胆碱(ACh),作用于M-受体,引起钙离子通道开放亦引起血管收缩。变异性心绞痛病人心脏的交感或副交感神经系统的异常活动可能是冠状动脉痉挛的原因之一。

日本学者Yasue等利用冠脉造影证实,变异性心绞痛病人在应用肾上腺素和拟副交感药乙酰甲胆碱(methacholine)可诱发冠状动脉痉挛,而应用α-受体阻断剂酚妥拉明(phentolamine)、M-受体阻断剂阿托品则可使变异性心绞痛病人的冠状动脉痉挛缓解。

Winniford 等给变异性心绞痛病人应用酚妥拉明并未改善病人心肌缺血征象。值得注意的是，在应用受体阻断剂进行研究和治疗时，应考虑到心脏的受体亚型种类及分布密度问题。在人的大冠状动脉上以 α-受体为主共分两种亚型，$α_1$-受体分布于血管平滑肌细胞上，其兴奋可使血管平滑肌收缩；$α_2$-受体分布于交感肾上腺素能神经纤维上，$α_2$-受体兴奋，则抑制其末梢内神经递质去甲肾上腺素的释放，从而使血管舒张。酚妥拉明对 $α_1$ 和 $α_2$ 受体无选择性，这可能是在治疗及研究中出现差异的原因之一，只有应用选择性 $α_1$-受体阻断剂时才能抑制冠状动脉的收缩。

3. PGI_2/TXA_2 失平衡　细胞磷脂膜中的花生四烯酸经环氧酶途径生成内过氧化物，在 PGI_2 合成酶或 TXA_2 合成酶的催化下生成 PGI_2 或 TXA_2。PGI_2 主要是由血管内皮细胞合成与分泌，具有扩张血管及抑制血小板粘附与聚集的功能；TXA_2 是由血小板合成与分泌，可收缩血管及促进血小板粘附与聚集。冠状动脉的舒缩状态和 PGI_2/TXA_2 的平衡有直接的关系。有人认为在人的冠状动脉，PGI_2 的扩血管功能占主导地位，PGI_2 减少引起 PGI_2/TXA_2 下降，可能是发生冠状动脉痉挛的重要原因。

有人测定了心绞痛病人主动脉（AO）和冠状窦（CS）中 TXA_2 的代谢产物 TXB_2 的含量发现，不稳定性心绞痛病人在心绞痛发作终止 24 小时内 TXB_2 CS/AO 比值明显高于心绞痛发作终止超过 96h 或非心肌缺血之病人。Lewy 发现，21 例变异性心绞痛病人血中 TXA_2 含量于心绞痛发作前后均明显升高，应用 PGI_2 治疗或用阿司匹林抑制 TXA_2 的合成，均可防止或缓解此型病人的心绞痛发作。

临床研究表明，冠状动脉痉挛时冠状窦中 TXB_2 水平明显升高，但 PGI_2/TXA_2 失平衡是否是冠状动脉痉挛的原因目前尚未完全阐明，有人认为 PGI_2/TXA_2 失平衡是冠状动脉痉挛的结果而不是原因。Robertson 等测定 7 例冠状动脉痉挛病人冠状窦中 TXB_2 含量，发现其 TXB_2 水平的升高和心肌缺血的时间不一致，在心电图显示病人心肌缺血已经缓解后，冠状窦中 TXB_2 水平才升高，持续 6~10 分钟。

PGI_2 治疗自发性或麦角新碱诱发的心绞痛也只对一部分患者有效。有人报告，应用环氧酶抑制剂阿司匹林和消炎痛抑制血小板 TXA_2 的合成并未明显缓解冠状动脉痉挛。但这里要考虑药物作用机制问题，阿司匹林和消炎痛使环氧酶抑制后，不仅抑制血小板 TXA_2 的合成，同时使血管内皮细胞 PGI_2 的合成也受到抑制。由于血小板和血管内皮细胞的生物学特性不同，因此阿司匹林和消炎痛应用的剂量和用药时间长短的不同，可能影响 PGI_2/TXA_2 的平衡，进而影响其治疗效果。PGI_2/TXA_2 失平衡是冠状动脉痉挛的原因抑或是结果还有待于深入研究。

4. 血管内皮损伤　Shimokawa 等发现，血管内皮细胞脱失之动脉段可发生痉挛。正常生理情况下，冠状血管内皮可产生 NO 和 PGI_2 等血管舒张物质，使血管保持一定的舒张状态。冠状动脉内皮细胞功能不全或内皮细胞损伤脱失，局部 NO 和 PGI_2 等舒张血管物质减少，导致冠状动脉发生痉挛。

冠状动脉局部有许多血管活性物质，如乙酰胆碱（Ach）、组织胺和 5-羟色胺（5-HT）等，这些物质在正常生理情况下可刺激血管内皮释放 NO 或 PGI_2，间接舒张冠状动脉；但这些物质又可直接收缩血管平滑肌细胞，在内皮细胞功能不全或内皮脱失时，可能成为冠状动脉痉挛的刺激因子。

Ach 是最常见的内皮依赖的血管舒张剂，它和血管内皮细胞上的 M_1-受体结合后，引起内皮细胞释放 NO，后者舒张血管平滑肌细胞；它又能直接收缩血管平滑肌细胞，在血管造影下可以观察到，Ach 可以刺激变异性心绞痛病人的冠状动脉发生痉挛，这表明该段动脉有血管内皮功能不全或内皮脱失发生。血小板及血管壁的内皮细胞、平滑肌细胞、肥大细胞都可合成和释放组胺。在血管壁中肥大细胞是组胺的主要来源，组胺和血管平滑肌上 H_2 受体结合后使其兴奋，引起平滑肌细胞收缩，但组胺和存于血管内皮细胞上的 H_1 受体结合后，可刺激 NO 和 PGI_2 释放，又可以舒张血管平滑肌细胞。因此，具有完整内皮的冠状动脉对组胺的反应和有内皮功能损伤的冠状动脉完全不同。已经证明，在正常人的冠状动脉中注入组胺可舒张冠状动脉。Shimokawa 等在动物研究中发现，将猪的冠状动脉内皮剥脱，给予组胺，可刺激内皮剥脱段冠状动脉痉挛。据文献报道，冠状动脉痉挛患者，其冠状动脉壁外层含有大量肥大细胞，冠状动脉中组胺含量明显增多。因此认为，除内皮细胞损伤外，局部组胺含量增多，可能和冠状动脉痉挛有关。Kashi 的研究表明，注入组胺后，只有 1/2 的变异性心绞痛病人发生冠状动脉痉挛。这表明局部组胺含量增多是冠状动脉痉挛的相关因素，而不是唯一因素。

当将犬的冠状动脉内皮剥脱后，在冠脉内注入 5-HT，可仅引起该段冠状动脉痉挛。在离体灌流兔的心脏上，用经胶原活化的血小板灌流心脏，内皮剥脱的冠脉发生了痉挛，内皮完整的冠脉则未有痉挛发生。血小板内含有大量的 5-HT，在冠状动脉内皮完整时，5-HT 通过刺激内皮释放 NO，从而舒张冠状动脉，其对血管平滑肌的直接作用则是引起其收缩。

因此，完整的内皮细胞可使冠状动脉保持一定的舒张状态，而当冠状动脉内皮功能不全或损伤脱失后，其合成和释放 EDRF 和 PGI_2 的功能受到影响，Ach、组胺和 5-HT 等舒张血管的活性物质转而直接刺激血管平滑肌而导致冠状动脉痉挛。

5. 离子失平衡　血管平滑肌的收缩和舒张依赖于细胞内游离钙离子的浓度。细胞内钙离子主要来自于细胞外钙，也可来自肌浆网。细胞内钙增加可诱发冠脉平滑肌的异常收缩。

Mg^{2+} 可以和 Ca^{2+} 竞争性地结合 Ca^{2+} 通道，因此抑制细胞外钙内流，Mg^{2+} 减少或 Ca^{2+}/Mg^{2+} 升高时，血管平滑肌细胞外钙内流增加，因而引起平滑肌细胞收缩。Turlapathy 等在离体犬冠状动脉上证明，低浓度的 Mg^{2+} 加强其对去甲肾上腺素、血管紧张素等缩血管物质的敏感性。细胞内游离钙是刺激血管平滑肌细胞收缩的第二信使，血浆 Mg^{2+} 减少或 Ca^{2+}/Mg^{2+} 增高，Mg^{2+} 对血管平滑肌细胞 Ca^{2+} 通道结合力降低，因而 Ca^{2+} 内流增加。因此，低镁血症可能是冠状动脉痉挛的相关因素。

同样 H^+ 亦可抑制血管平滑肌细胞上的钙转运系统，抑制细胞外钙内流从而使血管平滑肌细胞舒张。有人发现，有些变异性心绞痛病人由于换气过度或由于在静脉内滴注 Tris，血中 H^+ 浓度下降，从而诱发了心绞痛。酸中毒时，H^+ 增多，抑制血管平滑肌细胞钙内流，引起血管舒张；碱中毒时则反之。

三、冠脉血流储备

（一）冠脉血流储备（coronary flow reserve，CFR）的定义

早在 1939 年，生理学家 Katz 和 Linder 发现，一过性缺血后冠状动脉血流量可增加 3～4 倍。1960 年 Coffman 和 Gregg 描述了冠脉循环最大充血扩张的能力，介绍了 CFR 的概念。1964 年 Mosher 阐述了 CFR 的生理调控机制——冠脉自动调节。冠状动脉血流储备（coronary flow reserve，CFR）是最大冠状动脉扩张状态下的冠脉血流量与静息状态下的冠脉血流量的比值，是评价冠脉循环的一项重要指标。正常冠状动脉的 CFR 为基础水平的 3

~5倍。

（二）冠脉储备检测方法和影响因素

随着科学技术的进步，通过动物实验，对冠状动脉血流的检测及监测已有很大发展。但对于人来说，由于人类冠状动脉的解剖及心肌血流的分布特点，现有的测定方法多是观察相对性变化或某一局部的血流变化。

1. 冠状静脉窦血流测定法　早期有创方法采用右心导管技术，通过一根顶端带有热敏电阻的特殊导管置于冠状静脉窦内，根据血液热稀释原理，测定单位容积血液温度的变化可获得局部静脉血流量，通过比较冠脉扩张前后血流量的变化估测左心室区域性血流储备。此法简单，价格相对低廉，但由于导管顶端在冠状静脉窦的位置不易固定，测量结果变异较大。

2. 电磁血流计法（electromagnetic flowmeter）　其原理为血液是一导体，当其流经一磁场时，可诱导产生电流。电流之大小与血流速度相关。根据这一原理，出现了电磁流量计，只需将带有磁场的测量探头（内径多种）跨骑套在血管外，就可以根据其内径大小和血流速度，自动显示或记录出血流瞬时流速和单位时间平均流量或每搏流量。本法需要开胸直接暴露冠状动脉，故常用于动物急慢性实验中。在临床上，可用于开胸手术时对冠脉旁路血流量的测定。此法的优点是：①频率响应高，可更好反映血流的瞬时变化；②可连续测定，方法简单，易于使用。亦不能反映心肌内血流的分布。

3. 正电子发射断层显像（PET）　这是一种可弥散性示踪的方法。通过静脉注射放射性的正电子核素标记物后，它们随血流进入冠脉循环并被心肌细胞摄取和代谢。用特殊的正电子照相机断层扫描心肌可获得三维图像。根据心肌放射性核素强度和血流量成比例，算出血管扩张前后局部单位心肌血流量的变化，即心肌灌注储备。由于正电子发射核素^{13}N-Ammonia在第一次循环时已被完全摄取，弥补了普通核素断层显像的不足。PET是一种准确可靠的测定CFR的方法，价格昂贵和具有一定放射性限制了它的广泛使用。

4. 超声检测冠脉血流储备　多普勒超声血流计法最为常用，利用超声波测血流的原理是基于声波的多普勒效应。物理学已证实，从流动质粒上反射的声波，其频率随质粒运动的速度和方向而发生偏移。这一频移服从于下列公式：

$$fd = \frac{2f \times v \times \cos\theta}{c}$$

fd：频移　f：超声频率　v：质粒速度　$\cos\theta$：超声波方向与质粒运动方向间夹角

通过计算频移的大小，可以得知血流的速度，在结合血管直径（横切面积），就可以计算出血流量。目前仪器采用美国Cardiometrics FloMap II超声诊断仪和直径0.014英寸（0.036cm）或0.018英寸（0.046cm）易弯曲血流速度描记钢丝。多普勒血流速度测定常在冠脉造影后进行，经Jodkins大腔导管送入多普勒钢丝至冠脉近端和远端，分别记录冠脉近端和远端的平均峰值流速（APV），仪器可自动得出舒张期与收缩期冠脉流速比（DSVR），近端与远端血流速度之比（P/DVR）。最后将多普勒钢丝留置于冠脉远端，冠脉内注入冠脉扩张剂，测定充血反应达到峰值时APV。峰值与基础APV之比即为冠脉血流储备。20世纪90年代初，Siostrzonek等报道，用经食道超声测定冠状静脉窦血流，左、右冠状动脉近端血流。近年来，经胸多普勒超声测定前降支或后降支中远段血流，此方法为无创，价格低廉。

至于引发冠脉阻力血管最大舒张的方法主要有二：①冠脉内注入强扩血管药物（表2-1-1）。如罂粟碱、潘生丁、腺苷等。其中以罂粟碱较好，能产生最大的舒张作用，作用持续时间短（<3分钟），可多次反复使用。罂粟碱不能够冠脉内连续输注，这限制了测量技术的应用（如在数字减影中成像效果不好），并可能导致室性心动过速。冠脉内注射腺苷可导致最大限度的冠脉扩张，且非常安全，静脉内持续输注[$140\mu g/(kg\cdot min)$]在绝大部分患者中也能达到同样的效果。腺苷与罂粟碱和（或）双嘧达莫相比的优越之处是：作用时间短、不会导致心电图QT间期延长，冠脉内给药和经静脉给药都可，可以连续冠脉内输入，能够实现更长时间的冠脉扩张充血。所以，腺苷为评价冠脉循环的诸多生理研究提供了方便。②反应性充血法，就心肌而言，缺血本身就是一个最强的舒血管刺激物。一般阻断冠状动脉血流15～20秒后开放，可见冠状血流有一过性地明显增加（约1分钟），然后恢复原水平。这一现象称为反应性充血，甚至可在冠状动脉阻断极短时间（200毫秒）内发生。设想血管腔径不变，也可用阻断前的血流速度峰值与开放后血流速度峰值的比值来代表。狗的实验表明，在一定限度内，阻断时间越长，偿还血流的峰值越大，持续时间也更长。阻断15～20秒使反应性充血的反应最大，低于或高于这一阻断时间，比值反而有所下降。影响冠脉血流储备的因素包括血管成分如心外膜血管狭窄、心肌内微血管病变、血管外因素心肌肥厚和流变学因素如血粘度等。

表 2-1-1 最大限度扩张冠脉的药物

药物	剂量	持续时间
腺苷		
冠脉内	RCA6～10mg（注射） LAD/LCX12～20 mg（注射）	20～45秒
静脉内	100～150 mg/（kg·min）	停止滴注后45秒
罂粟碱		
冠脉内	5～10mg	40～150秒
静脉内	不主张	
潘生丁		
静脉内	0.56mg/kg超过4分钟	高峰4分钟 持续20～40分钟

（三）冠脉储备检测的意义

可用来评价心外膜冠状动脉狭窄的生理学意义、冠状动脉旁路或PTCA后冠脉循环的功能状态、冠状动脉阻力血管（或冠脉微血管）的功能状态、心肌肥厚对冠状循环的损害等。CFR降低预示着冠脉循环已经受到损害。许多研究显示，即使心脏表面的大血管没有狭窄性病变，其远端微血管的形态和功能异常同样能够引起临床上的心绞痛症状和心肌缺血的实验室检查结果。临床上有心肌缺血表现的患者中，约15%～30%冠脉造影结果正常，这部分病人通常诊断为"X综合征"，而CFR降低是"X综合征"的可靠和客观的证据。国外有研究建议，在诊断"X综合征"时应加上CFR降低的标准。所以，CFR可作为冠脉造影的重要补充。

另外，急性心肌梗死行PTCA治疗时，即使梗死相关血管恢复了TIMI 3级血流，但其远端的血管床可能仍然处于缺血状态，表现为 PTCA 后胸痛仍不缓解或 ST 段移位仍不恢复，此时的 CFR 是降低的。所以，CFR 可以通过衡量冠脉微循环的状态，评价 PTCA 的效果及患者预后。CFR 的正常值尚无统一的国际标准，但部分研究者认为正常情况下应大于3.0。有研究显示，有胸疼但冠脉造影正常的病人的左前降支的平均 CRF 为 2.71 ± 0.73，其中 2/3 的患者存在微血管功能障碍。

（王国宏　唐朝枢）

参 考 文 献

1. 陈在嘉，等．临床冠心病学．北京：人民军医出版社．1994，7-14
2. 刘燕秋、周爱儒、朱小军．血管生成的分子调节．见：心血管分子生物学：第二届全国心血管分子生物学学术研讨会论文汇编，1999，64-72
3. 周小容．NO 对心血管的生理效应和心血管疾病的影响．心血管分子生物学：第二届全国心血管分子生物学学术研讨会论文汇编，1999，108-109
4. Voci P, Pizzuto F, Mariano E, et al. Measurement of coronary flow reserve in the anterior and posterior descending coronary arteries by transthoracic Doppler ultrasound. Am J Cardiol, 2002, Nov 1; 90 (9): 988-991
5. 苏静怡主编：心血管疾病的病理生理基础和发病机制．北京：北京医科大学、中国协和医科大学联合出版社．1994，82-100
6. Tortora GJ, Grabowski SR. Principles of anatomy and physiology. 8ed. New York: Harper Collins College Publishers, 1996, 588-605
7. Baumgart D, Haude M, Goerge G, et al. Improved assessment of coronary stenosis severity using the relative flow velocity reserve. Circulation, 1998, 98: 40-46
8. Kern M J, Bach R G, Mechemc, et al. Variations in normal coronary vasodilator reserve stratified by artery, gender, heart transplantation and coronary artery disease. J Am Coll Cardiol, 1996, 28: 1154-1160
9. Baumgart D, Haude M, Liu FQ, et al. Current concepts of coronary flow reserve for clinical decision making during cardiac catheterization. Am Heart J, 1998, 136 (1): 136-149
10. TortoraGJ, Grabowski SR. Principles of anatomy and physiology. 8ed. New York: Harper Collins College Publishers, 1996, 588-605
11. 孙建中．大小冠状动脉的神经-体液调节及其在冠脉狭窄和缺血时的改变．生理科学进展，1991，22 (3)：221
12. 曲晓义，金惠铭．血管内皮祖细胞与缺血性心血管病的血管新生．中国病理生理杂志，2003，19 (3)：412-414
13. 王红勇，何作云．血管内皮生长因子与冠状动脉侧支循环．微循环学杂志，2003，13 (2)：52-55
14. Czernin J, Waldherr C. Cigarette smoking and coronary blood flow. Prog Cardiovasc Dis, 2003, 45 (5): 395-404
15. Eriksen UH, Nielsen TT, Egeblad H, et al.. Coronary collaterals during single-vessel coronary angioplasty: effects of nitroglycerin. Clin Cardiol, 2002, Jul; 25 (7):

340-344

16. Gewirtz H, Tawakol A, Bacharach SL. Heterogeneity of myocardial blood flow and metabolism: review of physiologic principles and implications for radionuclide imaging of the heart. J Nucl Cardiol, 2002, 9 (5): 534-541

第三章 动脉粥样硬化的病理生理
(Pathophysiology of Atherosclerosis)

第一节　概述 …………………………………(44)
第二节　动脉粥样斑块的发生发展过程 ………(44)
第三节　动脉粥样斑块形成过程中的主要发病因素及其作用机理 ………………(45)
　一、血浆脂蛋白在 AS 斑块发生发展中的作用 ………………………………(45)
　二、内皮功能改变与 AS 斑块的形成 ……(47)
　三、单核细胞—巨噬细胞在 AS 斑块形成中的作用 ……………………………(48)
　四、血管平滑肌细胞在 AS 斑块发生发展中的作用 ……………………………(49)
第四节　有关动脉粥样硬化发病机制的学说 …(49)
第五节　动脉粥样硬化斑块的消退问题 ………(50)
第六节　动脉粥样硬化的防治 …………………(52)

第一节　概　述

　　动脉粥样硬化（atherosclerosis，AS）常见于大动脉（如胸或腹主动脉）及中等动脉（冠状动脉和脑动脉）内膜下，其中有脂质沉积，同时有平滑肌细胞和纤维基质成分的增殖，逐步发展形成动脉粥样硬化性斑块（atherosclerotic plaque）。斑块部位的动脉壁增厚、变硬，斑块内部组织坏死后与沉积的脂质结合，形成粥样物质，故称粥样斑块。

　　AS 斑块是散在性的动脉内膜病变，斑块可发生在从主动脉至直径为 3mm 的大、中动脉内膜，最常发生在冠状动脉，其次是脑动脉，主动脉，也可发生在肢体动脉。但很少发生在乳房内动脉。

　　AS 斑块的发生发展是慢性的过程，一旦成熟，可因其体积增大而堵塞动脉管腔，或因表面破裂而致血栓形成也可造成堵塞。如此种情况发生在心、脑血管则导致心、脑血管意外，如心肌梗死，脑梗死等而危及生命，如发生在肢体血管则致肢体坏疽。

　　冠心病即冠状动脉粥样硬化性心脏病，是 20 世纪中叶以来发达国家主要的死亡原因，约占死亡总数的 50%。因此，对 AS 发病机制的研究受到重视，虽然尚未完全弄清，但这方面的研究报道很多，且部分研究成果已应用于临床防治冠心病，并取得一定成果，如对血脂与动脉粥样硬化发病相关理论的应用使 20 世纪 50 年代以来冠心病的发病率和死亡率确有下降。本章将概括地叙述目前对动脉粥样硬化发生发展过程及其发病机制的认识。

第二节　动脉粥样斑块的发生发展过程

　　AS 斑块从开始发生至发展成熟是一个渐进的缓慢的过程，约需经过 10～15 年或更长的时间。目前对其发生发展过程中的具体事实，也即形态学的变化已基本清楚，但对发生这些现象的机理则尚未完全阐明。

AS斑块的发生发展过程大致如下：由于血浆脂质水平较高或（和）动脉内皮发生了某种变化，血浆脂质进入动脉内膜并沉积在内膜下间隙。此时血流中的单核细胞（monocyte）易与内皮细胞发生粘附，并通过内皮细胞间隙跨过内皮进入内皮下。其功能发生了变化，能摄取内皮下沉积的脂质而转化成巨噬细胞（macrophage），后者又通过其细胞膜上的清道夫受体（scavenger receptor）摄入大量脂质而形成泡沫细胞（foam cell）。此时AS斑块已开始形成，表现为初起的脂质条纹（fatty streaks），这种脂质条纹已是光镜和肉眼可见的，内含大量泡沫细胞，但还是可逆的。此阶段也可见到胶样隆起（gelatinous elevation），是脂质条纹的进一步发展，也可见到附壁微血栓（microthrombi）。

进一步的发展是血管平滑肌细胞（smooth muscle cell，SMC）受到沉积的脂质的影响，以及斑块局部产生的细胞因子和生长因子的影响开始增殖，并向内膜方向迁移，同时SMC本身也能摄入脂质而转化成泡沫细胞。SMC的增殖使动脉壁变厚并可发生纤维化，AS斑块便趋于成熟。

成熟的斑块含有大量脂质、泡沫细胞、淋巴细胞、增殖的平滑肌细胞，以及基质成分（matrix，包括胶原、弹力蛋白、糖蛋白及蛋白聚糖等）。一般的斑块上有内皮覆盖，斑块较大时表面可出现裂隙或溃疡，可继发血栓形成，而造成该血管支配部位的缺血、梗死。常见心、脑缺血，心肌梗死、脑梗死就是这样形成的。

第三节　动脉粥样斑块形成过程中的主要发病因素及其作用机理

在AS斑块的发生中血浆脂质水平增高是一个重要的发病因素。脂蛋白的分析和进一步实验说明，低密度脂蛋白（low density lipoprotein，LDL）是促进AS斑块发生的主要血脂成分。近年又说明，氧化LDL更具有致动脉粥样硬化的性质。但脂质如何进入动脉内皮而在内皮下间隙沉积，却是长期以来尚未解决的问题。近年来对于内皮本身的功能变化以及单核细胞（monocyte）、巨噬细胞（macrophage）在脂质向内皮下沉着中的作用有了新的发现。免疫和分子生物学的研究发现，单核细胞迁移过程中存在粘附分子（adhesion molecule）及趋化因子（chemotactic protein）的作用，部分地说明了脂质在内皮下的沉积与这些因子有关。此外在脂质沉积的同时，血管平滑肌细胞受到激活，发生表型的改变并增殖，一方面SMC也摄入脂质而成为泡沫细胞，另一方面SMC自身又产生生长因子等促进自身的增殖，使斑块逐渐增大并发生纤维化和硬化。

下面将对于AS斑块发生发展有关的主要发病因素及其作用机制作简要的概述。

一、血浆脂蛋白在AS斑块发生发展中的作用

（一）血浆脂蛋白的组成和分类

近年的研究已探明，血浆中的脂质（主要有胆固醇、磷脂、中性甘油酯及脂肪酸）是与载脂蛋白（apoprotein或apolipoprotein）结合在一起的。载脂蛋白的功能主要是运输脂质。载脂蛋白有许多类型，有载脂蛋白A及其亚型（Apo A-Ⅰ、Ⅱ、Ⅲ）、载脂蛋白B及其亚型（Apo B-B$_{48}$，B100）、载脂蛋白C及其亚型（Apo C-Ⅰ、Ⅱ、Ⅲ），以及Apo D，ApoE等。

血浆脂蛋白的分类依不同的分离方法而异。常用的两种分离方法是：①超速离心法，根

据脂蛋白密度的不同分为高密度脂蛋白（high density lipoprotein，HDL）、低密度脂蛋白（low density lipoprotein，LDL）、极低密度脂蛋白（very low density lipoprotein，VLDL）及乳糜微粒（chylomicron，CM）。②电泳法，是根据脂蛋白表面的电荷多少来分类，泳动速率最快的称为α-脂蛋白（相当于HDL），以后依次为前β-脂蛋白（相当于VLDL），β-脂蛋白（相当于LDL），及乳糜微粒（CM）。此外还有不能包括在上述分类中的脂蛋白（a）[Lp（a）]及脂蛋白x[Lp（x）]等。上述各种脂蛋白均含有一种以上的载脂蛋白，如HDL含Apo A-Ⅰ，A-Ⅱ及Apo C；LDL的主要脂蛋白是Apo B。VLDL及CM中则含Apo B及Apo C。

（二）低密度脂蛋白（LDL）在AS斑块发生中的作用

1. LDL　20世纪50年代以来的研究已经肯定AS斑块的发生与血浆脂质超过正常水平，尤其是高胆固醇（cholesterol）血症有关。血浆胆固醇以脂蛋白的形式存在，其中60%～70%存在于低密度脂蛋白中。血浆脂蛋白水平高，尤其是LDL和VLDL增高，可促进AS斑块的发生，这是已经流行病学研究所证实的。近年对AS斑块成分的分析表明，斑块中80%的脂质是由单核/巨噬细胞摄取，并存在于其进一步转化成的泡沫细胞中。其余的20%存在于摄取脂质的平滑肌细胞、内皮细胞、增生的平滑肌细胞及细胞外基质中。对泡沫细胞中胆固醇的分析得知，主要是以胆固醇酯的形式存在，并主要来源于血浆脂蛋白中的LDL。正常生理情况下，LDL通过与LDL受体结合可以相对自由地出入动脉内膜，何以此时会沉积在内膜下呢？最近的研究说明，当血浆LDL水平升高时，动脉内膜受高LDL或还有其他因素的作用，可产生氧自由基及其他代谢产物，而使进入内皮的LDL发生氧化，成为氧化型LDL（oxydazed LDL Ox-LDL）。Ox-LDL抑制其本身与受体结合，抑制巨噬细胞移动，因而不能像正常LDL那样移出内膜或被巨噬细胞所清除，结果便大量沉积在内膜下。沉积的Ox-LDL可以改变内皮细胞表面分子，导致内皮通透性增加和内皮功能损伤，使LDL向动脉内膜下的迁移进一步增加。此外，氧化LDL还促使内皮细胞产生IL-6、TNF-a，并促进血管细胞表面粘附分子-1（VCAM-1）的大量产生，而使血流中的单核细胞与内皮细胞粘附并大量进入内皮下，摄取脂质并转化成巨噬细胞，后者进一步摄入脂质而转化为泡沫细胞，粥样斑块进一步发展增大。

2. 乳糜微粒（CM）和极低密度脂蛋白（VLDL）和甘油三酯（triglyceride TG）的作用　乳糜微粒颗粒大，不能通过内皮，因而对AS斑块发生的直接作用较小。VLDL则可进入动脉内膜，且其结构与LDL相似，也是参与AS斑块发生发展的一个因素。甘油三酯（triglyceride，TG）实际包括VLDL和CM等脂质。报道认为，其致AS斑块生成作用更甚于LDL，实则其在AS斑块发生发展中的作用，尚不清楚。

（三）高密度脂蛋白（HDL）在AS斑块发生发展中的作用

血浆HDL是一种小而致密的球形脂蛋白，其中脂质和脂蛋白各50%。HDL中的脂质主要是磷脂、胆固醇、甘油三酯。蛋白质则主要是ApoA-Ⅰ、ApoA-Ⅱ。HDL主要在肝脏和小肠合成，在血浆的半衰期为3～5天。其降解也主要在肝脏，成熟HDL可能与肝细胞膜的HDL受体结合，被肝细胞摄取，分解出的胆固醇通过胆汁排出体外。其主要功能是接受细胞的或脂质水解时释出的磷脂和胆固醇并将这些脂质转运到肝脏再循环或排出体外。故HDL有使胆固醇逆转运的作用，即减轻胆固醇在体内的堆积。

大量流行病学资料说明，血浆HDL水平与动脉粥样硬化发生呈反相关。动物实验也证实，血浆HDL含量与AS的发生呈现负相关。临床上治疗高脂血症的药物都可明显增加

HDL-Chol 水平，如尼古丁酸，Clofibrate，Lovastatin 等均不同程度地增加 HDL-Chol。实验和临床研究也发现，当血浆 LDL-Chol 水平降低，HDL-Chol 水平升高时，Chol 可从 AS 斑块中被清除。给家兔静脉注射 HDL 样颗粒可以加速已形成的 AS 斑块的消退。

HDL 有抗 AS 发生发展的作用已得到肯定。所以 HDL 低于正常值是 AS 发生发展的一个危险因子。近几年有研究结果报道，HDL 低于 35mg/dl 者比 HDL 高于 55mg/dl 者死于冠心病的百分数高 4 倍。美国 Framingham 研究提示，HDL 每低 1mg/dl 冠心病死亡的危险增加 2%～4%。该研究 26 年追踪资料显示，有 35% 确诊为冠心病的患者，其血浆总胆固醇在低于 200mg/dl 的正常范围内，因而被忽视，问题在于 HDL 水平也较低。反之对 HDL 低水平有时也被忽视，因为常同时存在 LDL 胆固醇低于 100mg/dl。

循环中的 oxLDL 不是由循环中的金属离子引发 LDL 的氧化而形成，而是受动脉壁中细胞的脂氧化酶和/或髓过氧化酶作用而形成。oxLDL 刺激单核细胞浸润，SMC 迁移，增殖而促进 AS 斑块增殖。HDL 则能逆转 oxLDL 促单核细胞浸润的作用，从而对抗 oxLDL 促进 AS 的发生发展而起到抗 AS 斑块形成的作用。

（四）脂蛋白（a），Lp（a）

是一个独立的危险因子，与血浆 LDL 及 Chol 增高无关。这一因子在 1963 年从人的 LDL 中提出，其后的 20 年中从流行病学角度研究了它与 AS 及心脑血管病的关系，发现 Lp (a) 明显升高的人（如 30mg/dl 以上者）易发生心脑血管意外，其机制尚不清楚。有 3 种假设：①Lp（a）把 Chol 运送到受损伤的血管，促进 AS 斑块的形成和发展。②Lp（a）干扰血浆素（plasmin）的形成和活性，而促进 AS 斑块的形成。③Lp（a）激活血管细胞的增殖。以上三种假设是基于细胞培养或转基因动物实验，或临床研究得出的。目前还没有可用于降低 Lp（a）的药物。

总之，血浆脂质含量过高，尤其是 LDL 水平增高是 AS 发病的一个重要因素已得到肯定。至于血浆 LDL-Chol 过高的原因则是多方面的，大部分是由于摄入过多脂质，尤其是动物性饱和脂肪酸所致。但有一部分则与本身内在的体质因素有关。如家族性高胆固醇血症，是本身体内缺乏 LDL 受体，因而摄入的 LDL-Chol 不能为受体所结合，而不能被分解排出体外，就在体内堆积而形成高脂血症。有些人可能不是完全缺乏 LDL 受体，而是介于正常和完全缺乏之间的过渡型，故虽十分注意合理的膳食和食量的控制，仍不能防止高脂血症。也有的情况可能与受体的缺乏无关，而是代谢本身的问题，因为关于人体的代谢与血脂高低，体型等关系并未完全清楚。

二、内皮功能改变与 AS 斑块的形成

血浆脂质如何进入血管内皮是一个长期未解决的问题，曾经认为内皮有剥脱时脂质才能进入内皮下（Ross，1976），但后来的事实说明，内皮剥脱的情况是很少的，主要还是内皮功能的改变。

内皮细胞作为血管内壁的细胞，具有许多重要的功能。如：①内皮细胞形成了使血液保留在血管腔内的屏障。②由于内皮细胞可表达表面分子如硫酸类肝素（heparan sulfate），并释放出抗凝物质前列环素（prostacyclin）等，因而具有抗血栓形成作用。③内皮细胞表达内皮依赖扩血管因子（endothelium derived relaxation factor，EDRF），此因子是一个硫化型的 NO（thiolated form of nitric oxide），在局部血管张力的调节中起重要作用。④内皮细胞可表达 LDL 受体，此受体可结合、内吞和转运 LDL。⑤合成促细胞分裂物质，如血小板

源生长因子（platelet-derived growth factor，PDGF），参与AS形成。⑥内皮细胞分泌蛋白形成内皮细胞的基底膜。因此正常内皮是一个代谢活跃的，能生成血管活性物质的，能防止血栓形成的表面。

新近的报道说明，血浆中高水平的LDL，尤其是氧化修饰的LDL可使内皮细胞发生轻度损伤，使脂质容易进入内皮，脂质进入内皮后又对内皮有活化作用，活化的内皮可促进活性氧的生成，后者又可使脂质氧化，氧化LDL又损伤内皮细胞，进一步使内皮功能发生改变而使大量脂质进入内皮下。

内皮功能改变时，也有内皮的活化，活化的内皮可产生一些粘附分子，称血管细胞粘附分子（vascular cell adhesion molecule-1，VCAM-1），及细胞间细胞粘附分子-1，2（intercellular cell adhesion molecule 1，2，ICAM-1，ICAM-2）。这些粘附分子使血流中的单核细胞与血管内皮细胞发生粘附，并进入内皮下间隙。同时活化的内皮细胞还能合成一种对单核细胞有特异化学趋化作用的蛋白质，称单核细胞化学趋化蛋白-1（monocyte chemotactic protein-1 或 monocyte chemoattractant protein-1，MCP-1）。可加速单核细胞之迁移过程，使与内皮粘附的单核细胞容易通过内皮细胞间隙，迁移至内皮下。

内皮功能障碍时，除上述使脂质容易通过内皮外，还有合成促凝和抗凝物质的平衡失调。如内皮表面的蛋白聚糖丢失，使内皮的抗凝作用减弱。纤溶酶原激活物（plasminogen activator，PA）的合成不足，使内膜表面形成的微血栓不易溶解，有利于斑块的形成和发展。

内皮功能障碍时内皮依赖的血管舒张因子（endothelium derived relaxing factor，EDRF）即一氧化氮（NO）的产生明显减少，而EDRF有抑制单核细胞与内皮细胞粘附的作用，EDRF（NO）的减少增加了两者的粘附性。

三、单核细胞－巨噬细胞在AS斑块形成中的作用

单核细胞通过内皮下迁移过程中，受到Ox-LDL、自由基、细胞因子等的作用，本身也被活化，开始摄取脂质，部分转化为巨噬细胞（macrophage），二者均通过其细胞上的清道夫受体（scavenger receptor）大量摄入脂质。单核/巨噬（M-M）细胞上的清道夫受体不存在下调作用，故对脂质的摄取几乎是无限的，脂质充满细胞时成为泡沫细胞（foam cell）。

巨噬细胞很可能是AS斑块形成过程中最重要的细胞，在AS斑块形成过程的各个阶段都十分突出，但不见于正常动脉壁。在AS斑块形成初期的脂质条纹中即有此种细胞存在。在斑块形成的中期约30%的细胞为单核/巨噬细胞。M-M细胞通过其表面高度特异的清道夫受体摄取脂质，受体结合脂质后通过内吞作用（endocytosis）将脂质摄入细胞内。被摄入的脂质中的胆固醇酯（cholesterol ester）在溶酶体中被酸性酯酶水解，水解出的游离胆固醇返回胞质中重新酯化成胆固醇酯而堆积在细胞内，此种过程不断反复进行，细胞内脂质不断增多，便成为泡沫细胞。前已述及，清道夫受体是不存在下调作用的，因而细胞不断摄入脂质，愈来愈大最后可以破裂，故AS斑块中的脂质既有细胞内的，也有细胞外的。

近年发现巨噬细胞不仅是吞噬细胞，而且也是分泌细胞。它能分泌一种巨噬细胞源生长因子（macrophage derived growth factor，MDGF），其作用类似于血小板源生长因子（PDGF），可以促进平滑肌细胞及基质的增殖。故M-M细胞的参与是AS斑块发生发展中一个十分重要的因素。

四、血管平滑肌细胞在 AS 斑块发生发展中的作用

血管平滑肌细胞（vascular smooth muscle cell，VSMC）是动脉粥样斑块中很重要的细胞成分，它在 AS 斑块发展过程中的增殖现象，自 20 世纪 60 年代以后，随着电子显微镜技术、免疫组织化学和细胞分子生物学技术的应用，已经得到证实。问题是什么因素促使 VSMC 增殖，起初认为是血小板源生长因子（platelet derived growth factor，PDGF）的作用，近年发现巨噬细胞源生长因子（macrophage derived growth factor，MDGF）可能起更大的作用。在生长因子作用下 VSMC 被激活，其表型发生改变，从正常的收缩型变成幼稚的合成型。合成型 VSMC 的特点是肌原纤维中的肌丝（myofilament）减少，粗面内质网（rough endoplasmic reticulum）及高尔基体（Golgi body）增多，可分泌基质加入斑块中。合成型 VSMC 对丝裂素（mitogen）有反应，细胞发生分裂增殖。AS 斑块形成过程中血管中膜的 SMC 发生增殖并向内膜迁移的机制非常复杂，有众多生长因子和细胞因子参与这一过程。生长因子和细胞因子既有来源于内皮细胞、单核/巨噬细胞、成纤维细胞和血小板的，也有来源于平滑肌细胞本身的。SMC 本身也产生类似 PDGF 及 mitogen 样物质，促进自身的增殖，同时 VSMC 还自分泌迁移因子（migration factor，即 SMC 源迁移因子 SMC-DMF），在其影响下，向内膜方向迁移，这在 AS 斑块的内膜增厚中可能起一定作用。

表型改变并发生增殖的平滑肌细胞，在其迁移过程中遇到大量的 LDL，尤其是氧化修饰的 LDL，也可以摄入脂质而转化为泡沫细胞。最近有报道，家兔的平滑肌细胞也存在清道夫受体，可能是肌源性泡沫细胞存在的机制之一。增殖的 SMC 通过清道夫受体摄取脂质，其过程也是不可逆转的，当脂质过分充满时，细胞破裂，脂质在细胞外沉积，细胞本身死亡，而成为斑块中的纤维成分。这些变化是 AS 斑块发生发展并同时具有粥样成分及纤维硬化的基础。

第四节 有关动脉粥样硬化发病机制的学说

由于动脉粥样硬化的发生发展是一个时间很长的过程，又受多种因素的影响，而且各种因素之间的相互作用错综复杂，因而在实验条件下观察到某一因素有致动脉粥样硬化斑块形成的作用，在体内实际是否如此难以肯定。因此，关于动脉粥样硬化的发病机制至今尚未完全阐明。20 世纪中曾经提出过很多有关的学说或假设，但经过时间和实践的检验，有的已被淘汰或被否定。新的学说又被提出，仍须经受进一步的检验和证实。

20 世纪中期美国病理学家 Russel Ross 曾提出"动脉粥样硬化是对损伤的反应"假说（the response to-injury hypothesis of atherosclerosis，1976），当时他认为 AS 斑块发生的始动因子是血管内皮的剥脱性损伤，由于内皮的剥脱，血浆脂质才得以进入内皮下，同时内皮下胶原暴露，血小板在其上黏附，并释放多种生长因子、细胞因子等活性物质，并引起免疫活性细胞在局部的聚集和平滑肌细胞的增殖，形成斑块。但不久学者们发现，血管内皮的剥脱实际上并不一定存在。即使有小量内皮在湍流作用下剥脱，数小时内即得到修复。1986 年 Ross 又在新英格兰医学杂志发表了他关于动脉粥样硬化发病机制的新观点，这时他否定了需有内皮剥脱作为 AS 斑块发生的始动因子，而认为内皮损伤可以是功能性的，脂质增高则是必备的条件，单核细胞和平滑肌也参与了 AS 的发展。1994 年 Ross 又提出斑块的形成是动脉壁对各种损伤因子的"炎症增殖"性反应，开始是有防御意义的保护性反应，反应过

度并成为慢性时则形成病理性的动脉粥样硬化斑块。最近10年来有许多文献提到炎症与免疫在AS发病机制中的作用。Ross在其生前的最后一篇有关AS综述性文章"动脉粥样硬化——一个炎症性疾病"（NEJM vol.340 No2：115-123，Jan14，1999）中完全肯定了动脉粥样硬化是一个炎症性疾病，把AS发生发展过程中所有在组织、细胞、体液、酶活性等的变化都用炎症过程的变化来解释。

20世纪末，尤其是近5年来，关于炎症和免疫在AS发病机制中的作用的文章很多，有综述性的论述，也有些实验报道，如有作者用内毒素激发非特异的内在免疫系统，结果加速了高胆固醇血症在兔诱发的动脉粥样硬化（HA Lehr et al, Circ; 104: 914-920, 2001）。2002年Peter Libby在自然杂志上的文章认为，过去都强调胆固醇与AS的发生有关，近来才认识到炎症与血脂失常相结合才形成AS斑块。而斑块已存在的基础上新的炎症过程又促进斑块局部血栓形成，可导致心肌梗死和（或）脑卒中，即在已有AS斑块的基础上炎症可成为急性心、脑血管事件的诱因（Nature, vol.420, p19-26, 2002）。

高脂血症肯定是AS的一个重要发病因素，但有临床表现的冠心病人中只有约50%的病人有高脂血症。因此近几年来对炎症在AS发生中的作用比较热衷（Hotline Editorial, Europ Heart J, 22: 349-352, 2001）。但也有作者提出，对炎症是AS原因的观点应持慎重态度。该作者认为炎症这一病理过程在人类已存在了数千年以上，为什么到20世纪中叶AS性心血管病才达到了高峰，而控制了脂质以后该种疾病的发病率有明显降低。故对炎症是否是AS性心血管病的关键因素之一，认为值得商榷（Ridker; Circulation 105: 2-4, 2002）。

由于在已有AS斑块形成的基础上，全身或局部的炎症过程可以促成AS斑块表面的覆盖层破裂，激发血栓形成而造成急性心脏事件（acute coronary event, ACE），如急性心肌梗死等。故近来有作者主张对已存在AS性心脑血管病的患者，测定相关的炎症指标，以预测其可能发生急性心脑血管事件的几率。但测定哪个指标呢？文献报道过的与AS相关的炎症因子那么多，如氧化LDL、致炎细胞因子IL-1、TNF-α、黏附分子ICAM-1、Selectins、作用于肝的炎症因子IL-6、或肝脏的产物SAA、C-反应蛋白（CRP）等，以及其他一些急性期反应物。1998年美国心脏学会（American Heart Association, AHA）讨论了这个问题，未予定论。2003年3月14～15 AHA年会两天时间中用一天半讨论了此问题，在众多的炎症指标中选择了高敏感C反应蛋白（high sensitivity C-reactive protein, hs-CRP）。欧美多个中心的研究均提示，hs-CRP水平与冠心突发事件有联系。根据15个群体4万人的测定，hs-CRP大于3.0mg/L为高危，低于1.0mg/L者为低危。但目前不主张在人群中普遍检查，不主张用连续的hs-CRP测定来评价病程的进展（Circlation, 2003; 107: 499）。

总之，关于炎症和免疫在动脉粥样硬化发病中的作用问题，应该承认其发生发展过程中有炎症和免疫机制的参与，但如何参与只有部分的线索，是否能通过这些线索来控制AS的发病过程，用于诊断和防治，要得出结论，为时尚早。

第五节　动脉粥样硬化斑块的消退问题

动脉粥样硬化病变或已形成的动脉粥样斑块能否消退，这是长期以来人们希望得到解答的问题。半个多世纪以来，大量研究资料证明，经过饮食控制和（或）药物治疗是可以延缓或中止病变的发展，甚至可以使病变逆转和消退。近10年来，不少动物实验报道肯定斑块可以消退的事实，对人类动脉粥样斑块的消退问题也作了肯定性的回答。

动脉粥样斑块可以消退的证据主要来自3方面的研究：①人类动脉粥样硬化流行病学与病理学研究；②动物实验的研究；③近期对人的动脉造影的研究。目前认为灵长类（non-human primates）和猪的AS模型最拟似人类AS病变，其消退过程也最符合人类的情况，家兔的病变则较难消退。

有关动脉粥样斑块可以明显消退的研究首推Armstrong对恒河猴所作的研究。他们给猴服含饱和脂肪（41%）和高胆固醇（1.2%）膳食17个月，造成重度动脉粥样硬化模型。然后改饲低脂肪（4%）无胆固醇或高玉米油（40%）无胆固醇膳食40个月，观察到动脉粥样斑块明显消退。Fritz等给猪喂饲高脂肪高胆固醇饲料17个月复制成粥样斑块，再改用低脂饲料加安妥明（2g/d）治疗12个月，发现主动脉病变中脂质和DNA含量减少，DNA合成率减慢等消退现象。他们又用气囊导管损伤腹主动脉壁同时喂饲高脂高胆固醇饲料4个月，复制成主动脉的严重复合性动脉粥样斑块，然后单用糠糊饲料消退14个月，结果斑块明显消退，表现为病变范围缩小（$P<0.005$），内膜表面变平坦，脂质、尤其是胆固醇含量显著减少，比消退开始前减少30倍，原有的坏死、出血、血栓形成等复合损伤消失，钙化程度也减轻。以上猴和猪的实验表明，即使是重度的复合性病变，在严格控制饮食的条件下，也可能完全消退。

Wissler的实验说明喂饲低脂低胆固醇食物加降胆固醇药物则使已形成的斑块消退更加迅速而完全。实验也在恒河猴上进行，以25%花生油819.3kJ/100g+20%胆固醇喂饲12个月全部形成斑块，在此基础上喂饲消退膳食［18%玉米油677.2kJ/100g+0.05%胆固醇+2.5%消胆胺（colestyraine）］，4个月时已开始有消退迹象，8个月时部分消退，12个月时斑块全部消退。他们的工作提示分别用低脂、低胆固醇膳食均可使在恒河猴复制成的中等或严重动脉粥样硬化病变减轻，而二者结合应用则斑块的消退更明显，不论是在主动脉还是冠状动脉均显示这一点。此外用两种降脂药，如Probucol与消胆胺联合应用对斑块的消退更有效，在猴即使仍饲以高脂饮食时这种联合用药也有消斑作用。在病人对低脂、低胆固醇膳食无反应时，采用此种联合用药可能有效。

以上均为动物实验材料，究竟人类的动脉粥样硬化能否消退呢？近年来由于动脉造影术的应用，有可能在人体直接观察粥样斑块的消长过程，促进了对人类动脉粥样硬化消退的研究。现在已有资料说明，人类动脉粥样斑块也是有可能消退的。有作者报道，22例严重高胆固醇血症并有重度动脉粥样硬化患者经部分回肠旁路术（partial ileal bypass）后3年与术前的冠脉造影对比，12例病变无进一步发展；2例有改善，3例明显消退，总结果是77%的病人动脉粥样硬化停止发展或有消退。回肠旁路术的作用机制是使胆固醇从粪便排出量增加3-4倍，并加速肝内胆固醇降解和排泌。上述材料说明持续地降低血脂可使动脉粥样硬化病变得到部分消退。从而也证明人的动脉粥样硬化发生过程（atherogenesis）也基本上是可逆的。由于血浆脂质过高是动脉粥样硬化发生发展的必需条件，因此目前促进消退措施都在于降低血脂水平，同时促进斑块中胆固醇酯的水解，使胆固醇移出，斑块不再发展，甚或逐步消退。但人类的动脉粥样斑块形成过程不像在实验动物是在短期内形成，往往是多年持续发展的结果。斑块中除大量脂质沉积外，有平滑肌细胞的增生，纤维和基质蛋白质的增多和硬化，这些有形成分的消退不是短期内能达到的，因此在人的AS斑块治疗中不能获得100%的成功。这就是为什么大多数人主张限制脂质过量摄入，预防动脉粥样硬化应从青年就开始，甚至从青少年即开始的原因。

第六节 动脉粥样硬化的防治

既然动脉粥样硬化斑块在一定的情况下可以停止发展，缩小，甚至消退，那么肯定是可以预防和治疗的，关键是避免高胆固醇血症或高脂血症，以及防治高血压。根据美国费明汉研究及欧洲心脏学会多次研究结果，认为最重要的是注意生活方式和合理的饮食卫生。如：①不吸烟，②如饮酒，须少量。

膳食应注意以下几点：
（1）要注意能量平衡，保持体重指数低于 $25kg/m^2$（体表面积）。
（2）膳食中饱和脂肪酸低于总能量摄入之 10%。
（3）每周至少一次膳食有鱼（最好是含低脂肪的鱼）。
（4）每天应摄入 400g 以上的蔬菜和水果。
（5）食盐每日少于 6g。
（6）每日至少 30 分钟的中等强度以上的体力活动（如快步、骑自行车、除草等）这样对 70 岁以下的人可以明显减少冠心病，对中年人，到老年时可以减少医疗费用。

（苏静怡）

参 考 文 献

1. 苏静怡．冠状动脉粥样硬化的主要表现和发病机制．见：苏静怡、李澈、苏哲坦主编：心脏——从基础到临床．北京：北京医科大学、中国协和医科大学联合出版社，1999，475-483
2. 苏静怡．动脉粥样硬化的发病机制．见：韩启德，文允镒主编：血管生物学．北京：北京医科大学、中国协和医科大学联合出版社，1997，205-212
3. Ann Mertens and Paul Holvoet. Oxidized LDL and HDL: antagonists in atherosclerosis. FASEB J，2001，15：2073-2084
4. KA Hajjar and RL Nachman. The role of Lp (a) in Atherogenesis and Thrombosis. Annu Rev Med，1996，47：423-442
5. JS Forrester. Triglyceride: risk facter or fellow traveler? Current Opinion in Cardiology，2001，16：261-264
6. R. Ross, Atherosclerosis-An Inflammatory Disease. The New Eng J of Med，1999，340：115-123
7. Peter Libby. Inflammation in Atherosclerosis. Nature，2002，420：19-26
8. Pm Ridker. On Evolutionary Biology, Inflammation, Infection, and the Causes of Atherosclerosis. Circulation，2002，105：2-4
9. GK Hansson et al. The Role of Adaptive Immunity in Atherosclerosis. Ann of the NY Academy of Sciences，2000，902：53-64
10. Thomas A Pearson et al. AHA/CDC Scientific Statement. Markers of Inflammation and Cardiovascular Disease. Circulation，2003，107：499

11. MR. Malinov (ed.) Regression of Atherosclerotic Lesions. New York: Plenum Press, 1984, 21-41, 79-103
12. Daan Kromhout et al. Prevention of Coronary Heart Disease by Diet and Lifestyle, Evidence from Prospective Cross-Cultural, Cohort and Intervention Study. Circulation, 2002, 105: 893

第四章　心肌缺血与缺血-再灌注损伤的病理生理
（Pathophysiology of Myocardial Ischemia and Ischemia-Reperfusion Injury）

第一节　心肌缺血的病理生理 ……………（54）
  一、心肌缺血的病因学 ………………（55）
  二、缺血心肌代谢、机能与形态的改变 …（56）
第二节　缺血-再灌注损伤 ………………（62）
  一、心肌缺血-再灌注损伤的病因学 …（63）
  二、心肌缺血-再灌注损伤的主要临床表现
      及其发生机制 ……………………（64）

第三节　心肌缺血与缺血-再灌注损伤防治的
　　　　病理生理学基础 …………………（68）
  一、病因学治疗——减轻缺血性损伤，控制
      再灌注条件 ………………………（69）
  二、针对发病机制的治疗 ………………（69）
  三、细胞保护剂 …………………………（71）
  四、调动机体内源性防御机制——缺血预适应
      ………………………………………（71）

第一节　心肌缺血的病理生理

心脏是循环系统的中心器官，对于维持血液循环、保证体内物质运输，维持机体内环境的相对稳定具有十分重要的作用。而正常的血液循环又是保证心脏机能代谢和形态结构正常的关键。当冠状动脉供血量不能满足心肌对能量的需要时，可以导致心肌缺血性损伤（ischemic injury）。心肌缺血时不仅有心肌组织缺氧，同时也缺乏代谢底物，并且不能把具有潜在毒性的代谢产物移走，导致乳酸、二氧化碳和氢离子的堆积。临床上单纯的心肌缺氧较少见，因为当血氧分压降低时冠状动脉血流可以代偿性增多，而且这时代谢产物的移除也是正常的。

心肌缺血的一个重要特点是缺血一般不是全心性的，而是某支（或几支）冠状动脉支配的局部心肌的缺血，而且具有不均一性，如在短时间缺血后往往造成心肌某部位呈现缺血灶与正常组织交织在一起，在一个缺血区也可看到从中心向周边逐渐减轻，形成正常与缺血的边界区（border zone）。这种移行也可见于心壁从内向外，心内膜的缺血往往比心外膜明显。全心缺血往往见于心脏外科手术如心脏移植、心脏瓣膜置换等情况下。

值得注意的是，心肌缺血性损伤是一个动态的、从可逆性向不可逆性变化的发展过程，心肌梗死就是这一过程发展的结果。而心肌缺血的可逆性时相和不可逆时相之间没有绝对的界线，可以发生在几十分钟至几小时之内，因缺血程度和不同条件而异。心肌缺血的一般发展过程是：冠状动脉供血绝对或相对不足时，心肌代谢便从有氧代谢转向无氧酵解，高能磷酸化合物很快减少，心肌收缩逐渐停止。上述变化在冠状动脉急性闭塞后几分钟内出现，但即使最严重的缺血，在15~18分钟内心肌还是存活的，此时若得到重新灌注，缺血损伤即停止，重新灌注后1~4天，在大体和显微镜下心肌细胞均无坏死，如果缺血时间再延长，则再灌注便不能防止一些心肌细胞的死亡，缺血时间越长，不可逆损伤的细胞越多，缺血

40~60分钟后，严重缺血的中心区细胞大部分死亡。中度缺血时，中层和心外膜的细胞可以存活较长时间。冠状动脉阻断后6h，供血区域心肌细胞大部分已死亡。

一、心肌缺血的病因学

(一) 心肌缺血的原因

心肌缺血的原因包括冠状动脉供血量明显减少（绝对缺血）和/或组织对氧和营养物质需要量明显增加（如运动和代谢加强），而动脉供血增加未达到相应要求（相对缺血）两类情况。

1. 供应不足性缺血（supply ischemia） 供应不足性心肌缺血的基本问题是冠状动脉（或主动脉）的功能或病理改变造成冠状动脉血流供应绝对不足，其结果是缺血心肌同时存在心肌细胞的缺氧和代谢废物排出（washout）障碍；同时由于存在供氧不足和代谢物排出障碍，故细胞内 Ca^{2+} 的升高由于无机磷酸根与 H^+ 的升高而得到"平衡"。H^+ 能与心肌收缩成分相互作用而防止细胞浆 Ca^{2+} 升高所引起的心肌张力升高。总的结果是心肌收缩力降低，心肌张力降低（flaccid）。供应不足性心肌缺血的主要原因为：①冠状动脉病变，如冠状动脉粥样硬化、动脉炎、冠状动脉创伤和冠状动脉壁增厚；②冠状动脉栓塞；③先天性冠状动脉异常；④主动脉狭窄；⑤其他全身性疾病，如严重贫血等。研究资料表明，大部分不稳定性心绞痛和急性心肌梗死是由冠状动脉病变导致心肌供血不足所致。而在冠状动脉病变中，绝大部分是在冠状动脉粥样硬化的基础上出现冠状动脉痉挛、血小板聚集和血栓形成，造成冠状动脉的狭窄和堵塞，导致心肌严重缺血。动物实验进一步证实了这一点，损伤狗心脏左前降支内皮，并在左前降支外置一塑料圈造成狭窄，使管腔缩小约80%，起初静息冠状动脉血流只有轻度减少，但其后冠状动脉血流发生了急剧的变化，其特点是突然冠状动脉血流量很少甚至无血流，突然血流又恢复，这种节律性变化是冠状动脉粥样斑块部位血小板反复聚集和解聚所造成。此现象的发生是以血小板释放的活性因子血栓素 A_2（thromboxane A_2，TXA_2）和5-羟色胺（serotonin，5-HT）为基础的。应用 TXA_2 合成抑制剂、TXA_2 受体拮抗剂及5-羟色胺受体拮抗剂均能抑制这种节律性的血流变化。上述节律性变化可能也有血小板产生的其他物质参与，可能也由于血管内皮损伤缺乏前列环素（PGI_2）及内皮舒张因子所致。实验动物在上述情况持续数天后可在冠状动脉狭窄部位观察到内皮的增殖，增殖过程很可能是由血小板衍生的生长因子或其他生长因子所介导。如果过程持续下去冠状动脉管腔进一步发生狭窄，直至形成堵塞性冠状动脉内血栓（虽然有些情况下也存在血栓自然溶解的可能）。

临床资料和动物实验结果是一致的，不稳定性心绞痛病人也存在冠状动脉内血小板聚集和血栓素 TXA_2 及5-羟色胺的释放，而粥样斑块周围血小板的聚集和 TXA_2 等释放的结果可以导致不稳定性心绞痛、致死性心律失常而致心性猝死，或发展为堵塞性血栓形成而致急性心肌梗死。

2. 需求过高性缺血（demand ischemia） 需求过高性心肌缺血见于心肌需氧增加（如运动时），冠状动脉因存在病变不能有效地扩张而造成需大于供所致。在此种缺血虽然冠状动脉血流相对不足，但代谢废物还能排除。由于代谢产物仍能排除，细胞浆中 H^+ 和无机磷酸根的增加幅度较小，细胞内 Ca^{2+} 的升高不能得到"缓冲"，细胞浆内游离 Ca^{2+} 升高使心肌变得僵硬，顺应性丧失，病人心绞痛早期即呈此种变化。此型心肌缺血典型的例子是劳力型心绞痛，此型心绞痛很少会那么严重而持久，一般不会发展为心肌梗死。因而这类病人往往有心绞痛反复发作的慢性病史。

(二) 影响心肌缺血发生发展的因素

心肌缺血在一定程度、一定时间内是可逆的,继续发展则发生心肌坏死,心肌坏死是不可逆的。影响心肌缺血发生发展的主要因素有:

1. 冠状动脉供血与侧支循环的情况　冠状动脉侧支循环越丰富,发展到心肌细胞不可逆损伤所需的时间越长。例如豚鼠有丰富的侧支,以至一支冠状动脉堵塞时对局部供血无明显影响;大鼠则侧支循环稀少,一支冠状动脉堵塞时很快发生心肌梗死;狗比猪有更丰富的侧支循环,心肌缺血时需经过更长的时间才会发展为不可逆坏死性损伤。猪冠脉堵塞后40～60分钟即发生明显心肌坏死,狗冠脉堵塞后3h尚未发生完全的不可逆变化。在人类有冠脉病变时,其心肌缺血向不可逆发展的情况更接近于狗的情况,从可逆性变化向不可逆发展的速度较慢。

2. 心肌组织对于缺血的耐受(抵抗)能力　在心肌存在病变,如炎症、心肌肥大和衰竭,心肌组织对于缺血缺氧的耐受性下降。另外在老年心肌组织由于心肌细胞膜受体的变化和细胞内一些酶、内源性保护物质的减少,亦可以导致心肌组织对于缺血缺氧的抵抗力明显下降,致心肌缺血程度较重。

二、缺血心肌代谢、机能与形态的改变

(一) 心肌缺血时的代谢改变

心肌缺血时最早发生的变化是代谢变化,继而引发机能改变,足够严重时最终出现形态的变化。

1. 心肌能量代谢的变化　缺血缺氧时最快、最早发生的是磷酸肌酸(creatine phosphate CP)的分解,在冠状动脉闭塞后15秒磷酸肌酸即开始减少,3分钟时只相当于原水平的10%～15%。三磷腺苷(ATP)在此时还部分保留着,这是由于CP分解将磷酸根转移到ADP而补充了ATP,使其水平能维持到较晚时期。无机磷(Pi)的增多激活了糖酵解的一个重要的酶,即磷酸果糖激酶(phosphofructokinase, PFK)。糖酵解的加强使酵解性ATP的生成增加,虽然这种无氧代谢产生的ATP不足以弥补有氧代谢障碍所导致的ATP的生成不足,但糖酵解的增加还是有一定好处。例如,糖酵解产生的ATP可以保护缺血细胞的膜,使依赖ATP的钾通道保持关闭状态,防止K^+的丢失,同时有助于维持调节钙稳态的膜离子泵功能。

心肌缺血时虽有上述CP贮备对ATP分解的补偿,但ATP还是慢慢地分解,生成ADP、AMP及无机磷酸根,最终生成腺苷。ATP/AMP、CP/无机磷酸根比值的降低是对糖酵解的强效刺激,主要是激活PFK。糖酵解的后果是乳酸增多,组织酸中毒。

2. 心肌细胞内外离子分布的变化

(1) 细胞内钾离子丢失:冠状动脉堵塞后,在不到1分钟内即有K^+从缺血细胞外移,细胞外K^+浓度升高。同时冠状静脉血内有H^+、乳酸和无机PO_4^{3-}增多。正是细胞内K^+的丢失导致心肌细胞膜极化的改变和心电图ST段的异常,并成为心肌缺血早期室性心律失常发生的基础。

关于心肌缺血早期细胞内钾丢失的机理至今尚未明确,曾有3种理论加以解释,简述如下:①Na^+-K^+泵抑制假说:这一假说的逻辑推理是:心肌缺血时由于能量减少,Na^+-K^+泵(Na^+/K^+ATPase)受到抑制,结果细胞不能逆浓度梯度把K^+从细胞外泵进细胞内,也

不能把 Na^+ 泵向细胞外。虽然此假说能解释缺血晚期细胞内 K^+ 丢失和 Na^+ 堆积，但并不能解释缺血早期 K^+ 的丢失。因为 K^+ 丢失在缺血之初即发生，而此时 ATP 的减少并不很明显，还足以维持 Na^+-K^+ 泵功能。而且近来用磁共振技术说明，缺血细胞内 K^+ 丢失早在细胞内 Na^+ 增多以前即发生。②等价离子丢失假说：Kleker 于 10 多年前提出，在心肌缺血时与细胞内 K^+ 丢失的同时有等价阴离子（PO_4^{3-}，$lactate^-$）的丢失，二者之间有固定的比例，从而保持细胞内离子的平衡。但是其他作者的研究并不能证明这种固定比例的存在，因此这一假说还有待进一步证实。③钾通道的开放：Noma 与 Shibasak：（1985）首次报道了依赖 ATP 的钾通道，并提出当细胞内 ATP 减少时，钾通道开放。但现在的问题是为什么缺血初期细胞内 ATP 总量尚不低时钾通道即开放了。一个可能的解释是这时 ATP 总量虽不低，但被隔室化了，不能起作用。另一个解释是，当细胞能量减少时，其他的代谢变化出现了，如细胞内 ADP 或 GDP 增多，这些物质使钾通道对 ATP 的轻微减少即很敏感而开放。总之，缺血早期钾通道开放的问题目前还不完全清楚，已知有些药物可以影响钾通道的开闭。如 sulfonylureas（磺脲）有特异的关闭钾通道作用，glibenclamide（glyburide，优降糖）减轻 K^+ 丢失，降低缺血鼠心的早期室性心律失常。相反，cromakalim 激活 K^+ 通道，可促进 K^+ 丢失，激发缺血早期的心律失常。

(2) 钙稳态的变化：细胞内总钙浓度为 1～2mmol，然而绝大部分是与细胞内蛋白质结合的，胞质中游离钙浓度仅为 $1\mu mol$ 或更低，细胞外钙浓度则在毫摩尔范围。钙稳态是维持心脏结构与功能正常的关键因素，钙稳态失调则是心肌细胞损伤的重要发病因素。细胞内钙稳态的维持主要是 Ca^{2+} 跨细胞膜转运和细胞内钙库动态平衡调节的结果。

① 跨细胞膜转运的调节作用：跨细胞膜 Ca^{2+} 转运主要是由细胞膜 Ca^{2+} 通道、Ca^{2+} 泵和 Na^+-Ca^{2+} 交换系统等完成的。

a. 细胞膜钙通道：质膜钙通道普遍存在于各种组织中，是控制胞外钙跨膜内流的主要途径。包括电压依赖性钙通道（voltage dependent calcium channel，VDC）和受体操纵性钙通道（receptor operated calcium channel，ROC）两类。其中 VDC 又分为 L、T、N、P、和 R 等类型。此类钙通道的开关受膜电位控制，当膜电位除极化到一定程度时通道开放，导致细胞外 Ca^{2+} 内流；ROC 是由多个亚基组成的蛋白质，其开放受相应配基和激动剂的控制。

b. 细胞膜 Ca^{2+} 泵（Ca^{2+}-ATP 酶）：细胞膜上的 Ca^{2+}-ATP 酶有 3 种异构体，I 型分布于各种组织，II 型存在于心脏和脑组织，III 型主要分布于脑和骨骼肌。Ca^{2+}-ATP 酶可以将细胞浆内 Ca^{2+} 逆浓度梯度转运至细胞外，是一个耗能的高亲和力低容量系统，在细胞浆钙稳态的精细调节中发挥作用。

c. Na^+-Ca^{2+} 交换：Na^+-Ca^{2+} 交换的转运为一种非耗能的双向性转运方式，其转运方向取决于细胞内外 Ca^{2+} 和 Na^+ 的浓度变化。生理状态下 Na^+ 顺电化学梯度进入细胞，而 Ca^{2+} 则顺电化学梯度移出细胞；通常是 3 个 Na^+ 交换 1 个 Ca^{2+}，故 Na^+-Ca^{2+} 交换系统又被称为 $3Na^+$-Ca^{2+} 反转运子，作为低亲和力高容量系统，Na^+-Ca^{2+} 交换在细胞钙稳态的调节中具有重要的作用。

② 细胞内钙库对于 Ca^{2+} 摄取、储存、释放的调节作用 细胞内钙库对于 Ca^{2+} 摄取、储存、释放是调控钙稳态的关键环节。

a. Ca^{2+} 释放：在兴奋－收缩耦联过程中从细胞膜外内流的 Ca^{2+} 很少，其主要作用是激活肌质网上钙释放通道（calcium release channel），包括三磷酸肌醇操纵的钙通道（IP_3 受体通道）和 ryanodine 敏感的钙通道（ryanodine receptor，RyR）两种，使钙库内 Ca^{2+} 释放入细胞浆。

b. Ca^{2+}摄取、储存：升高的Ca^{2+}又在肌质网和线粒体膜上Ca^{2+} ATP酶的作用下，将细胞浆Ca^{2+}转运入肌质网及线粒体，使细胞内Ca^{2+}浓度下降，完成肌肉舒张。另外，存在于线粒体膜上的Ca^{2+}-H^+交换体是一种呈双向性转运的转运体系，当$[Ca^{2+}]_i$升高时，Ca^{2+}向线粒体内转移，而线粒体内H^+则排至胞液，从而发挥线粒体的钙缓冲作用。此外，肌质网和线粒体内存在一些Ca^{2+}结合蛋白，能与Ca^{2+}结合将Ca^{2+}贮存在细胞内的钙库中，以免形成磷酸钙沉淀，供下一次Ca^{2+}释放。

用特殊的方法测定细胞内胞浆游离钙，在静息（或舒张）期约为100～300nmol，心肌收缩开始时为500～1000nmol。每次心跳时细胞内Ca^{2+}的调节包括电压依赖的细胞外Ca^{2+}向胞内流，继以Ca^{2+}诱导的内质网钙释放，后者是与肌纤维结合Ca^{2+}的主要来源，并激发心肌收缩。舒张期胞浆内Ca^{2+}的减少是由于内质网对Ca^{2+}的再摄取的结果。

心肌缺血早期即有胞浆内Ca^{2+}的增多，其机制是由于ATP减少及细胞内酸中毒使膜功能失调，以致Ca^{2+}通过质膜内流增加及内质网与线粒体从胞浆再摄取Ca^{2+}减少所致。胞浆游离Ca^{2+}增加的后果是激活磷脂酶、蛋白酶和钙依赖的ATP酶，进一步使细胞及细胞膜发生损伤。而缺血心肌细胞内Ca^{2+}的增加则是缺血心肌发生挛缩的原因。

(3) 胞浆镁离子的变化：过去报道急性心肌缺血时胞浆Mg^{2+}是减少的，故曾企图将补充镁盐作为一种治疗措施。但新近在大鼠心脏缺血模型上，用磁共振测定，首次显示严重缺血时，胞浆Mg^{2+}明显增加。正常心肌细胞内游离Mg^{2+}约0.6mmol，而严重缺血15分钟后升至6.5mmol以上。Mg^{2+}的增加与ATP的减少同时发生，胞内Mg^{2+}的增加并不向细胞外转移。这一发现的意义需要进一步研究。

(4) 离子变化与细胞水肿：心肌缺血时上述代谢变化导致进行性膜功能改变和离子稳态失调。早期膜功能变化的特点是离子泵和离子通道一个个相继发生障碍，最早是钾离子从缺血心肌细胞外流，此现象出现在Na^+-K^+-ATP酶功能障碍以前，当ATP减少到一定程度时，Na^+-K^+-ATP酶功能发生明显障碍，于是Cl^-和水在细胞内大量积聚，K^+进一步丢失，细胞丧失了调节自身容积的能力，于是发生细胞内水肿。

(二) 心脏功能的改变

冠心病时发生的心肌缺血往往不是全心性的缺血，而是由病变冠脉所支配的局部心肌缺血。局部心肌缺血时该部位心肌功能会发生障碍，一般是心肌收缩力降低，但由于有非缺血部位心肌的代偿，因此全心的功能变化一般不明显，只有在应用敏感的仪器测定时才能显示出某种程度的心功能变化。因此在心绞痛时，某部位心肌短时间缺血往往没有明显的心功能改变。心肌缺血时间长、范围大，缺血程度严重，已经发生心肌不可逆变化时，即心肌梗死时则视梗死面积大小有可能发生明显的心功能障碍，心肌收缩力可明显下降，严重时可发生心力衰竭和心源性休克等并发症。

本节将重点讨论没有并发症的心肌梗死时心功能的变化。一般临床检查仅凭动脉血压和中心静脉压常观察不到明显的心功能改变，近年来由于仪器的改进使无并发症的心肌梗死时潜在的心血管功能变化能显示出来。如动态心电图记录（Holter）可以了解有无心律失常及心律失常的严重程度而及时加以控制；心导管及多导生理记录仪的应用，使临床不仅可以测量动脉内压，还可直接测定心室内压及心房内压。尤其是Swan-Ganz漂浮导管的应用可以通过静脉插管使带气囊的导管头随需要进入肺动脉或肺毛细血管前小动脉，测定肺动脉压或肺小动脉嵌入压，后者基本上与左心室舒张末期压（left ventricular end diastolic pressure,

LVEDP）相等，可以免去将心导管插入左心才能获得左心功能资料的复杂操作，使临床监护病房的工作更简便和安全。

1. 心肌机械舒缩功能的改变　严重心肌缺血时反映心肌机械舒缩功能的几个指标如下：

（1）心内压的改变：正常心脏从腔静脉向右心的回心血量等于从左心向主动脉搏出的血量，故正常时心房压不会升高。当心肌收缩力减弱，不能在回心血量增多时提高其心输出量，则心房压便升高。所以心房压升高是心肌收缩力降低时最早出现的血流动力学变化。

心肌缺血时心肌收缩力减弱是最早的现象，其发生机理主要是由于代谢障碍所致的ATP减少，细胞内 K^+ 丢失，无机磷酸盐增多，细胞内酸中毒，导致心肌的兴奋-收缩耦联障碍。心肌收缩力减弱时对能量（也即ATP）的需要减少，因此也有一定代偿意义。在缺血持续，甚至发生心肌坏死时，就会有明显的心肌收缩力减弱，尤其是梗死面积较大时，则由收缩力减弱而致的心功能低下就会更加明显，一般以为心肌梗死面积<8％左心室面积时，对心功能影响不大，>8％左室面积时，开始发生左室顺应性（compliance）降低，这是因为细胞内 Ca^{2+} 增多而部分肌纤维发生挛缩的结果；梗死面积超过10％左室面积时，射血分数（ejection fraction，EF）降低；梗死面积再增大时心功能不全可更明显，甚至出现明显心力衰竭的临床表现。

心肌梗死面积较大时左心室舒张末压（LVEDP）轻度升高，左室充盈压（left ventricular filling pressure，LVFP）升高，这时通过正常部位心肌的收缩力加强和呼吸代偿性加快保证了接近正常的心输出量和动脉氧分压，病人不出现心功能障碍的症状，病情稳定。临床上半数或过半数的心肌梗死病人属于这种情况、易于痊愈。如果梗死面积更大，心肌收缩力减弱较明显，则虽通过代偿仍不能保持正常的心输出量和动脉氧分压，病人便会出现缺氧、心率加快、呼吸困难等心力衰竭的症状。

（2）肺小动脉嵌入压和肺动脉舒张期末压的改变与左心室功能的联系：左心室舒张期末压（LVEDP）是反映左心室功能的指标，但测定LVEDP需要从动脉逆向左心室插入心导管，临床操作不便，对病人有一定损伤。因此，自Swan-Ganz漂浮导管问世以来，临床上以肺小动脉嵌入压（pulmonary capillary wedge pressure，PCWP）代替LVEDP，在没有左房及二尖瓣病变时PCWP和LVEDP十分接近，但是PCWP不是总能测到（技术上的困难），此时肺动脉舒张期末压（pulmonary artery end-diastolic pressure，PAEDP）可以代表PCWP，在没有明显的肺疾患的情况下二者基本相等（PAEDP比PCWP高1～3mmHg）。有作者还进一步证明，急性心肌梗死病人即使处于心源性休克伴有缺氧和酸中毒的情况下，PAEDP与LVEDP也是相同的。中心静脉压（CVP）、右心房内压（right atrial pressure，RAP）则不能反映左室功能。

LVEDP的正常高限是12mmHg，PAEDP的正常高限也是此值，也有报道是15mmHg，急性心肌梗死无心力衰竭并发症者有50％以上的病人LVEDP超出正常高限，说明心功能有一定降低，但无明显的临床症状。左室心肌梗死时利用PCWP或PAEDP估价左室功能是敏感的。PCWP或PAEDP达18mmHg，是左心室功能接近衰竭的临界线，超过20mmHg时病人往往出现左心衰竭的临床表现。

心指数（心输出量/体表面积）也是衡量心室功能的指标，正常值为2.7～3.4L/（min·m^2），急性心肌梗死患者有半数心指数常在2.2～2.5L/（min·m^2）之间，说明这部分病人实际上已存在心肌收缩力下降，心功能在正常低限，但未表现出临床症状。一般病人在心肌梗死发生后第三天心功能即有明显改善。因此头三天是应该密切监护和观察的。

2. 心肌电生理功能的改变

(1) 心肌电生理功能的基本改变：研究缺血性心律失常的机制历来备受重视，通常采用细胞电生理及临床电生理的方法进行观察研究。关于心肌缺血时心肌电生理功能的基本改变及心律失常的发生机制可能与心肌缺血时下列心肌代谢及离子方面的改变有关：细胞外高K^+对心肌细胞和神经末梢的刺激；溶血磷脂、长链酰基化合物（long-chain acyl compounds）在心肌细胞膜的堆积；交感神经系统的改变，包括因缺血应激而致的循环儿茶酚胺增多、缺血心肌内儿茶酚胺的减少；细胞膜上交感神经受体也发生变化；细胞内离子含量的改变，包括细胞内钙离子的堆积等。上述心肌代谢及离子方面的改变可引起以下变化：跨膜电位负值降低，动作电位0相上升幅度降低，除极速率减慢，动作电位时程缩短等基本电生理改变，再通过折返、后除极触发活动及异常自律性活动等机制引起心律失常的发生。

(2) 心律失常：心肌缺血时可引起多种心律失常的发生，临床观察及动物实验研究过程中，最常见的是室性心律失常，如室性早搏、室性心动过速、加速性室性自主心律及致死性室颤。关于心肌缺血时心律失常的发生机制可参看本书临床部分心律失常篇。

（三）心肌形态学的改变

1. 大体变化　动物吸氮气所致急性缺氧时心脏发生如下的变化：缺氧数秒钟后，心房即扩张，此时如吸入氧气心房扩张可迅速消退。如继续吸氮气则心室也扩张，如不立即恢复吸氧则心搏很快停止。急性缺氧时心脏扩张的机理可能与下述两个因素有关：①高能磷酸化合物CP和ATP急剧减少、能量不足；②闰板裂开，肌原纤维失去支撑点，收缩效率明显降低。在及时再给氧后，心脏扩张消退，高能磷酸化合物的含量也即恢复。

2. 组织学变化　在一次严重心绞痛发作数小时后死亡的病人，可在心肌见到多少不等的小灶性病变，其中也可能有以前心绞痛发作的遗迹。在左室壁内层，特别在肉柱和乳头肌，小病灶表现为小量心肌细胞的急性凝固性坏死，伴有少量白细胞浸润或间质细胞的轻度增生。在复制心肌急性缺氧动物模型时，也可见到心内膜下层凝固性坏死的灶性病变。

在临床上，非致命性肺栓塞时也可能发生与急性心肌缺氧同样的情况，可出现心内膜下小灶性心肌细胞坏死。如果病人能渡过此危机，一些急性缺氧性心肌的小灶性坏死在一天之内即可为白细胞所崩解，几天之后被增生的间质细胞置换，1～2周内形成小型胶原性瘢痕。其部位大多在左室心内膜下，特别在肉柱和乳头肌部位。

3. 超微结构的变化　心肌急性缺氧所引起的超微结构变化与因大失血、冠状动脉结扎所引起的无显著区别。因此，关于不同程度缺血所致的超微结构变化的资料大多来自急性缺氧的实验结果。使动物吸入各种不同比例的氮氧混合气体模拟不同程度的缺氧，或使之吸入纯氮模拟完全缺氧、缺血，在不同时间处死动物，取心肌作电镜检查。结果发现急性心肌缺氧（缺血）时发生变化最早，最严重的部位是线粒体。这也不难理解，因为线粒体是心肌细胞中内呼吸、合成高能磷酸化合物及进行三羧酸循环最旺盛的部位，对缺氧、缺血也最敏感。

(1) 线粒体的变化：严重缺氧（缺血）几分钟后即出现明显的病变，包括线粒体肿胀、颗粒消失，基质出现空泡或变澄清，有时可见线粒体嵴变宽，成为均匀的带状，严重时可见嵴断裂，甚至崩解，结果导致急性嵴溶（acute cristalysis）。在动物吸入3％氧后，大部分线粒体发生上述变化，而线粒体的结构与功能的损伤则是造成心肌细胞能量耗竭、离子稳态失衡、氧自由基产生和细胞死亡的重要原因。

(2) 糖原减少或耗竭：此现象在急性缺氧时规律地出现，在吸入氧气含量低于9％时即能见到，在心室肌出现较早，约在缺氧后 5 分钟即可见糖原减少，在浦氏纤维则在缺氧后 18 分钟才发生。

（3）肌原纤维溶解：常见心肌细胞内几个相邻近的肌原纤维出现限局的结构消失，肌节及其中的纵行 A 带及 I 带溶解，甚至整个肌节结构消失、溶解，可能标志着心肌细胞开始解体。

（4）横管及肌质网扩张：纵管、横管以及肌质网明显扩张，伴有肌原纤维之间空隙增大，可能是细胞内水肿所造成。

（5）闰板裂开：闰板是心肌细胞表层肌纤维膜的延续部分，缺氧（缺血）时其横的裂隙增宽，呈裂开状态。在吸入 3% 氧 10 分钟后即可出现此现象，在动物静脉注入高钾溶液造成急性心肌麻痹时也能见到这种现象。一般认为，闰板为收缩的肌原纤维提供一个支撑点，使之能进行有效的收缩，闰板裂开后，使肌原纤维在一定程度上失掉此种支撑点，收缩效率显著降低。以上变化可能是心脏急性扩张的原因。

（6）毛细血管内皮肿胀：见于一次缺氧或反复缺氧恢复期间，心肌毛细血管的内皮细胞发生水肿，使管腔狭窄，在血流再灌注时可发生不再流现象。

（7）核的变化：核浆变淡，染色质集中在核的周边部。

（8）间质细胞增生：急性缺氧后间质细胞活跃增生，可能是严重代谢变化刺激的结果，而间质细胞的增生又可加重心肌细胞的缺血、缺氧性病变。

4. 心肌发生不可逆损伤的指标　细胞质膜的通透性增加时在电镜下可以看到小孔，这是不可逆变化的早期现象，与临床血清心肌酶的轻度升高相应，示临界性心肌坏死（marginal necrosis）。而当心肌酶释放明显增加，如循环血肌酸激酶（creatine kinase, CK）的同工 MB 酶明显升高则肯定已经发生心肌坏死。电镜示线粒体内出现致密小体，可能是磷酸钙沉淀，也是心肌不可逆损伤的表现，是缺血过程所特有的。以下生化指标的变化可反映心肌的不可逆损伤。

（1）胞浆内钙离子超负荷：是与细胞向坏死发展相联系的，细胞内过多的 Ca^{2+} 可引起：①膜磷脂酶的激活，产生具有膜活性的游离脂肪酸（FFA），可破坏细胞膜，尤其是质膜，促使心肌酶漏出；②心肌缺血性挛缩；③线粒体摄钙增加，导致线粒体内代谢障碍，ATP 生成减少出现钙沉淀小体。

（2）膜的损伤：除上述磷脂酶激活外，还有其他生化因子导致膜的损伤，如心肌缺血过程中大量儿茶酚胺释放，FFA 的产生，白细胞释放的自由基均能导致细胞质膜的损伤。磷脂酶作用下形成的溶血磷脂（lysophospholipids）能使心肌细胞上 α_1 肾上腺素能受体激活，而促进细胞内游离钙增加。细胞缺血后 30～60 分钟，细胞内 FFA 开始积聚，对膜有高度损伤作用。

心肌缺血时细胞从可逆性损伤转向不可逆损伤的关键因素是膜的损伤，下面以模式图表示（图 4-1-1）心肌缺血过程中进行性膜损伤的发生机制及参与因素。心肌缺血、缺氧引起代谢障碍、高能磷酸化合物 ATP 明显减少，代谢不全产物乳酸堆积，造成细胞内酸中毒，pH 值降低，改变了自身代谢环境使膜的转运功能发生障碍，细胞内离子含量发生改变，有 K^+、Mg^{2+} 降低，Na^+、Ca^{2+} 和 HPO_4^- 的增多，其中胞质内游离 Ca^{2+} 的增多激活蛋白酶和磷脂酶，蛋白酶激活造成细胞内某些蛋白质的分解，导致细胞骨架的损伤及细胞膜的损伤。磷脂酶的激活导致磷脂的分解加强和合成减弱，产生过多的自由脂肪酸（FFA）和溶血磷脂，这些分解产物对膜也有明显的损伤作用。线粒体在缺氧时可产生大量的电子（e^-），后

者遇 O_2 时即形成氧自由基（O_2^-），O_2^- 也可从被激活的白细胞和巨噬细胞产生。O_2^- 使膜磷脂发生脂质过氧化，也是膜损伤的一个原因，膜的完整性被破坏，细胞的损伤就不可逆了。

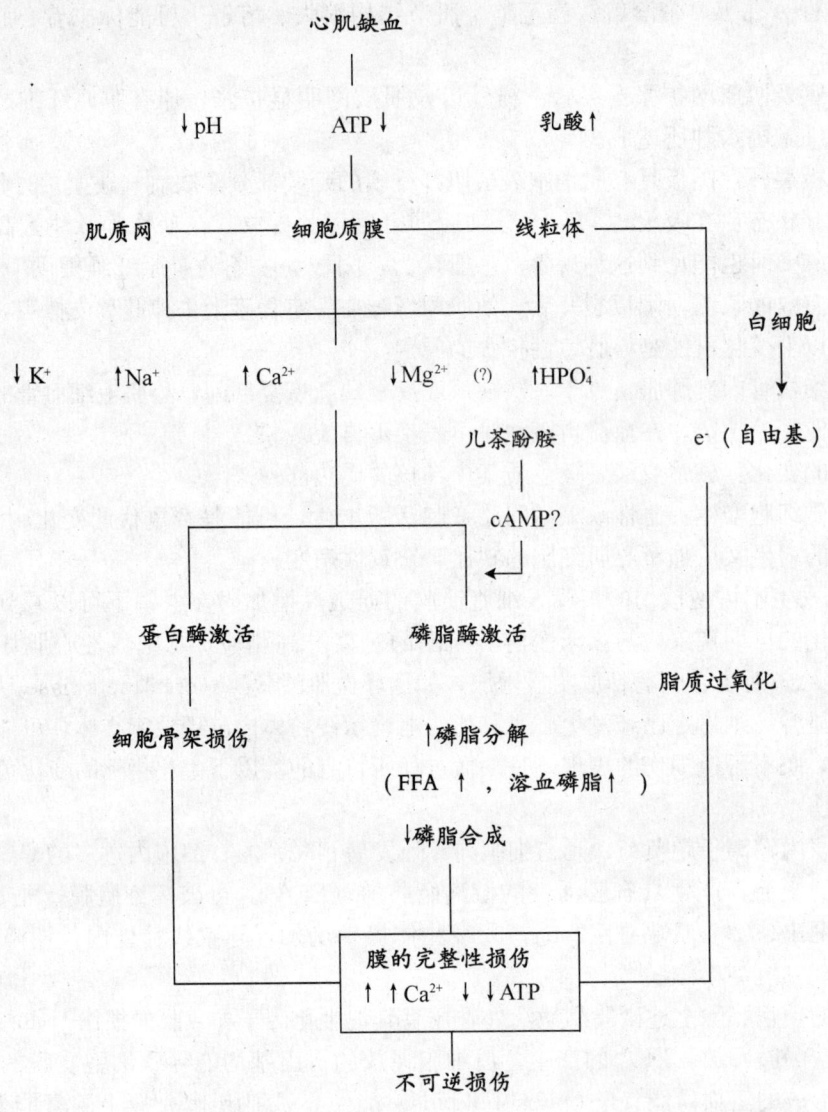

图 4-1-1 心肌缺血导致进行性膜损伤的机制

第二节 缺血—再灌注损伤

缺血一定时间、一定程度会引起组织细胞的缺血性损伤，尽快恢复缺血组织的血液供应是减轻组织细胞损伤的根本措施。血管内溶栓、血管成型术和动脉搭桥手术等治疗方法可以使缺血组织恢复血液灌注，挽救缺血组织细胞。但是在动物实验和临床观察中亦发现：在有些情况下，经过一定时间缺血的组织器官在恢复血液灌注后其代谢、功能及结构的损伤反而加重，甚至出现不可逆性损伤，这种现象被称为缺血—再灌注损伤（ischemia-reperfusion injury）。

缺血与缺血－再灌注损伤是两个不同的病理过程，前者是后者发生的基础，而随着缺血性疾病再灌注疗法的应用，再灌注损伤的问题引起了更为广泛的关注。缺血－再灌注的研究始于心脏，早在上世纪20年代，Hearse等在"氧反常"的研究中发现，再灌注或再给氧可致大鼠离体心脏发生突然和大量的酶漏出、超微结构损伤和心肌挛缩。1935年，Tennant和Wiggers观察到狗冠状动脉缺血－再灌注后发生室颤。1960年，Jennings等描述了再灌注对狗心脏的结构和电生理的有害影响，并提出了缺血－再灌注损伤的概念。此后逐步证实脑、肾、肝脏、肺、胃肠道、肢体等多种组织器官均存在缺血－再灌注损伤现象，具有普遍意义。

一、心肌缺血－再灌注损伤的病因学

（一）造成缺血－再灌注损伤的原因

在心肌缺血基础上血液灌注的恢复可以成为缺血－再灌注损伤的发病原因。临床上常见的主要有三类原因：① 冠状动脉阻塞进行血管再通治疗后，如经皮穿刺冠状动脉血管成型术（PTCA）、冠状动脉搭桥术、溶栓和冠状动脉痉挛解除后。②心脏移植和任何需要进行体外循环的心脏手术，如心脏瓣膜置换术等。③ 任何原因造成的心脏骤停后心肺复苏时。其中，急性心肌梗死是心脏局部缺血的典型例子，心肌梗死后血管再通疗法则是引起心肌缺血－再灌注损伤最常见的原因。如溶栓治疗是使缺血心肌得到再灌注的常用措施，20世纪70年代以来由于对急性心肌梗死病人搭桥手术的开展，观察到一些手术后死亡病例梗死区有大片出血（出血性梗死），是未开展搭桥术时很少见到的，开始考虑到可能是心肌的再灌注损伤现象，其后，有关再灌注损伤的实验研究逐渐增多。20世纪80年代以来冠心病介入治疗在临床广泛开展，给心肌梗死病人行冠脉内球囊扩张血管成形术，或进行冠脉内溶栓、激光气化等冠脉再通术使缺血心肌得到血流再灌注。另外，在心脏外科领域，除了冠状动脉搭桥手术外，心脏移植和任何需要进行体外循环的心脏手术等均可以带来心肌缺血－再灌注的问题。

（二）影响缺血－再灌注损伤发生发展的因素

缺血与缺血－再灌注损伤是两个不同的病理过程，前者是后者发生的基础。但是动物实验和临床观察的结果表明，并非所有缺血心肌在恢复血流再灌注后均出现缺血－再灌注损伤，许多因素可以影响其发生及其严重程度，这些因素主要有下述：

1. 缺血时间　对缺血心肌的早期再灌注肯定是有益的，可以使缺血损伤的心肌存活，缩小梗死面积。有作者报道，人类冠脉堵塞后2小时内行冠脉再通术，恢复冠脉血流，不出现再灌注损伤，若在冠脉堵塞后2~4小时恢复冠脉血流，则有一定程度的再灌注损伤，在梗死4小时或更晚时行再灌注有时适得其反，反而促进了细胞的死亡。因此，再灌注距冠脉阻断的时间愈长，发生再灌注损伤的可能性愈大，再灌注损伤愈明显，抢救缺血心肌的效果愈差。

2. 侧支循环　动物实验的结果表明，心肌组织侧支循环丰富的动物，缺血－再灌注损伤程度较轻。在缺血后侧支循环易于形成者，有利于减轻缺血程度而减轻再灌注损伤。

3. 再灌注的条件　再灌注时灌注压力、速度和灌注液pH、温度、离子浓度等均可以影响到再灌注损伤的发生与严重程度。如低压、低pH、低温、低钠和低钙液灌流，可以缩短缺血－再灌注后心肌功能恢复时间，减轻缺血－再灌注损伤；而高压、高温、高钠和高钙灌流则会加重缺血－再灌注损伤。

二、心肌缺血-再灌注损伤的主要临床表现及其发生机制

关于再灌注损伤的概念还存在一些含混不清的地方，可以这样说，狭义的是指心肌的不可逆再灌注损伤，广义的包括：①再灌注心律失常；②持久的左心室功能低下或称心肌顿抑（myocardial stunning），以上两种情况是可逆的，③不可逆性心肌损伤即心肌坏死。其发病机制尚未完全阐明，目前认为能量代谢障碍是其发病的基础，自由基的作用、钙超载和微血管损伤与炎症反应是缺血-再灌注损伤的重要发病环节。

（一）电生理紊乱——再灌性心律失常

再灌性心律失常（reperfusion arrhythmias）常发生在再灌注开始时，往往是一过性的，可有室性期前收缩，自主性室性节律及室性心动过速，也可以发生室性纤维颤动。在动物实验中再灌注性心律失常的高发期大多是再灌后即刻至10~15分钟，在狗则在再灌后30分钟还可发生室颤。但在临床成功的冠脉内溶栓治疗后很少出现严重的心律失常，其原因可能是临床上进行溶栓治疗，达到冠脉再通和再灌注往往是逐步进行的，是在数分钟或更多的时间内完成，而动物实验解除冠脉阻塞时，再灌注是在数秒钟内完成的，因而对心肌产生的影响和后果不一。

再灌注性心律失常的发生，基本条件是再灌注区必须存在有功能上可能恢复的心肌细胞，这种细胞存在越多，心律失常的发病率越高。其次与再灌注前缺血时间的长短、缺血范围和程度、再灌注恢复的速度及电解质紊乱等因素有关。再灌注性心律失常发生的电生理基础为：①心肌电生理特性的改变导致了传导性与不应期的暂时不均一性，为折返激动心律失常的发生提供了电生理基础；②再灌注被冲刷出来的儿茶酚胺刺激α受体，提高了心肌细胞的自律性；③再灌注明显降低心肌纤颤阈。

再灌性心律失常的发生机制尚不清楚，目前认为与氧自由基和钙超载的共同作用有关。一种最可能的解释是，氧自由基引起细胞膜上多聚不饱和脂肪酸发生过氧化反应，进而使一些在肌质网和质膜上的离子转运蛋白活性改变，后者则可加重再灌注后钙稳态失衡和钙超载。自由基清除剂和钙通道阻断剂，可明显减少再灌注性心律失常的发生。

（二）收缩功能障碍——心肌顿抑

1975年Heyndrickx等在狗冠状动脉闭塞15分钟造成心肌缺血后再灌注动物模型上首次描述了这种现象。1982年Braunwald提出了心肌顿抑（myocardial stunning）的概念，即：短时间缺血后发生可逆性损伤的心肌在再灌注血流恢复或基本恢复正常后一定时间内心肌出现的可逆性收缩功能降低现象，以与心肌坏死、持续性缺血或非缺血因素等引起的心功能障碍相区别，其特点为顿抑心肌在受到正性肌力刺激时可以发生收缩。

心肌顿抑是再灌注损伤的一种表现，此时心力学功能发生障碍（impaired mechanical function），在组织形态上则未发现有心肌细胞的坏死。顿抑现象是暂时、可逆性的变化，经一定时间以后会发生自然的恢复。但有时持续时间很长可达数小时，甚至数天、数周，最终心肌收缩功能还是能恢复。反复心肌顿抑可以导致一种与心肌冬眠难以鉴别的慢性心肌收缩功能障碍，并导致进行性的心室储备功能下降和恢复时间延长。心肌顿抑的动物模型有下述几种：除了用单次短暂（<20分钟）冠状动脉阻塞的经典模型外，还可以用多次可逆性缺血发作；单次部分不可逆性心肌缺血发作（内膜下心肌梗死）和离体或在体全心缺血来复制心肌顿抑的动物模型。临床上心肌顿抑还可在下述情况发生：静息性或劳力型心绞痛、心肌梗死时的早期再灌注，心脏手术及心脏移植等。其重要的生物学特点是顿抑心肌在受到正性

肌力刺激时可以收缩，多巴胺、异丙基肾上腺素等，甚至外源性钙离子均可以使顿抑心肌的收缩功能恢复。这意味着心肌细胞的收缩系统（包括钙转运系统、肌质网、肌原纤维、线粒体）都可以保证充分收缩。

关于心肌顿抑发生机制早期的理论认为是 ATP 的丢失和 ATP 再合成速率减慢，但近期研究认为，其发生机制涉及高能磷酸化合物不足、微血管灌注障碍、交感神经反应性受损、氧自由基产生和钙稳态紊乱等，其中起关键作用的是氧自由基和钙超载。目前认为，钙稳态的变化和心肌收缩装置对 Ca^{2+} 敏感的变化可能是导致顿抑心肌收缩功能障碍的原因。另一种观点认为，troponin I 的降解是引起顿抑心肌收缩分子缺陷的重要方面。在心肌顿抑的发生中，氧自由基和钙超载学说之间相互作用，例如，氧自由基可以损伤细胞膜，从而加重再灌注期间钙超载，进而影响 troponin，造成心肌肌原纤维对钙反应性的下降。另外，氧自由基亦可以直接引起 troponin 的破坏。

但这种解释还处于推理和假设阶段，在人类心肌梗死的临床研究中并无支持性的结果。Flaherty 及其同事观察了重组的人 SOD 对急性心肌梗死病人再灌注的治疗作用。与安慰剂组比较，SOD 治疗并未改善病人疗效，亦未改善病人局部与全心收缩功能。该试验中 SOD 无效有以下几个原因：①对于清除氧自由基所能获益而言，梗死这种损伤可能太严重了，因为发生梗死的心脏既有死亡心肌亦有被挽救的心肌，而非一种单纯的顿抑模型。②SOD 不能透过细胞膜，为了发挥作用，可能会需要更有效的可以透过细胞膜的自由基清除剂。③SOD 使用的不够早。在其他自由基清除剂的试验中，冠心病或有冠心病危险因素的病人长期服用维生素 E，其结果同样令人失望，该问题有待进一步研究。

（三）心肌结构改变——心肌细胞死亡

再灌注损伤的定义是：再灌注使原先处于可逆性损伤的心肌和血管内皮细胞发生了不可逆性损伤，即本来还有可能存活的细胞在再灌注过程中发生了致死性的不可逆变化。临床上要证实这一点有很多技术上的限制，但动物实验则有许多材料证明再灌注损伤的存在。再灌注心肌损伤的发生涉及缺血-再灌注损伤的所有机制。

1. 再灌注心肌损伤的表现　早期的研究认为，再灌注心肌损伤引起细胞死亡的表现形式是坏死，现已证实，心肌缺血—再灌注损伤造成的心肌细胞死亡包括两种形式：即坏死和凋亡。在心肌缺血的早期，心肌梗死灶周边部位和轻度、慢性心肌缺血往往以细胞凋亡为主，而在缺血晚期、急性和重度缺血、心肌梗死灶中心部位以坏死为主。

（1）心肌坏死

① 爆发性细胞内肿胀（explosive cell swelling）和间质水肿。其机制可能如下：心肌缺血时高能磷酸化合物贮备迅速减少，导致细胞内酸中毒，后者使 Na^+ 泵失活，细胞内 Na^+ 增加，水的含量随之也增多。动物实验性缺血 15 分钟时组织只有轻度水肿，缺血 15 分钟后再灌注 20 分钟则出现组织的明显水肿，缺血时间更长时则再灌注会导致爆发性细胞肿胀，细胞内水、钠、钙含量明显增多。

② 超微结构的变化：细胞质膜破坏，线粒体肿胀破裂；肌纤维断裂；收缩带坏死，这些均为细胞已发生不可逆损伤的标志。

③ 出血：临床在成功的冠脉搭桥术或溶栓术后死亡的病例尸解时可见到心肌出血现象。在狗的实验中，心肌缺血超过 40 分钟时未见心内膜下出血，结扎冠脉 1~4 小时行再灌注常见梗死区出血。

④ 心肌酶的漏出：再灌时冠状静脉窦及体静脉血中肌酸磷酸激酶（CPK）、乳酸脱氢酶

(LDH)均增高。

⑤ 不再流现象（no-reflow phenomenon）：在再灌区常见部分小血管内皮细胞肿胀及白细胞堵塞，而该部位心肌呈血流不再流状态。

另外，在心外膜血管再灌注以后，动脉粥样斑块破裂诱发的血小板微栓随血流嵌塞于微循环下游，引起微血管阻塞、功能障碍并影响组织灌注，这种在心肌微循环领域内出现的心肌坏死被称为微梗死或小斑状坏死。从病理形状观察，上述病变可分为小灶性凝固坏死（focal coagulation necrosis）和小灶性肌浆溶解坏死（focal myocytolysis）。

目前认为小灶性凝固坏死，是直径约为 $25\mu m$ 细动脉的功能性或器质性阻塞而导致的局部缺血性改变。向狗冠状动脉分支内灌注直径为 $5\mu m$、$25\mu m$、$40\mu m$ 的微球（microsphere），$40\mu m$ 微球可以阻塞直径约为 $25\mu m$ 的细动脉，在其灌注区域出现直径约 $100\sim150\mu m$ 的坏死灶，其形状和人的小斑状凝固坏死相似。

小灶性肌浆溶解坏死发生在离细动脉较远，血氧浓度相当低的集合毛细血管至细静脉区域，由于长期供氧不足，心肌纤维出现水肿、膨化性改变。

(2) 心肌细胞凋亡

① 超微结构的变化：出现细胞浆脱水，细胞膜空泡化（blebbing），细胞体积缩小，出现固缩（condensation）；晚期出现细胞核质高度浓缩成团，染色质集中于核膜边缘，称为染色质边集（margination），并出现凋亡小体（apoptosis body）这一凋亡的特征性形态学改变。电镜下凋亡小体是由透亮空泡和不透亮的核碎片组成，两者形成强烈的反差。

② 生化学改变：主要表现为 DNA 的片段化断裂及蛋白质的降解。DNA 的片段化断裂是由内源性核酸内切酶在核小体的连接部切开所致，由于 DNA 链上每隔 200 个核苷酸有一个核小体，所以形成的 DNA 片段是 $180\sim200bp$ 或其整数倍的片段。在琼脂糖电泳中出现特征性的梯状（ladder pattern），是判断细胞凋亡的客观指标之一。而细胞蛋白质的降解则导致细胞解体，形成凋亡小体。这种细胞蛋白质降解是在凋亡蛋白酶（caspases）的作用下进行的。caspases 是富含半胱氨酸的蛋白酶（cysteine-containing aspartate-specific protease）的英文缩写，目前已经发现至少有 13 个成员。

2. 心肌细胞死亡的发生机制　关于再灌注心肌损伤的发病机制曾有过很多假设和报道，新的事实有时把原有的假设否定了，目前归纳起来有关再灌注心肌损伤的发生机制与下述 3 方面的因素有关：

(1) 钙超载：钙超载（calcium overload）是指各种原因引起细胞内 Ca^{2+} 含量异常增多，并导致细胞结构损伤和功能代谢障碍的现象。缺血后数分钟，组织内钙含量开始升高，再灌注开始的数分钟内，大量钙进入细胞内，并持续长时间，而钙的流出相对只有短暂的增加，提示钙超载主要发生在再灌注期。缺血—再灌注时细胞内 Ca^{2+} 浓度与细胞受损程度成正相关，钙超载可引起组织器官严重的功能及结构障碍，严重时引起细胞死亡，是细胞死亡的最后共同通路。

再灌注引发心肌细胞内 Ca^{2+} 超载现象的机制可能与以下因素有关：① 能量代谢障碍：由于 ATP 合成减少，细胞膜及肌质网膜钙泵功能障碍，不能将细胞浆内钙离子转运至细胞外和摄取至肌质网内，致使细胞浆游离钙增加，造成细胞内钙超负荷。另外，缺血缺氧导致细胞内酸中毒，再灌注时，由于细胞内 H^+ 浓度升高，激活细胞膜上的 Na^+-H^+ 交换体，使细胞内 Na^+ 增多，细胞内升高的 Na^+ 浓度又可以激活细胞膜上的 Na^+-Ca^{2+} 交换体，造成细胞外 Ca^{2+} 大量内流，出现钙超载。② 细胞膜通透性增高：缺血或无钙灌注期造成细胞膜外

板 (external lamina) 与表面糖萼 (glycocalyx) 的分离（两者由 Ca^{2+} 连接在一起），细胞膜的这种损伤为再灌注时钙离子的大量内流创造了条件。缺血—再灌注引起的能量代谢障碍和自由基的作用可以使细胞浆钙离子浓度升高并激活磷脂酶，使膜磷脂降解，细胞膜通透性增高；另外再灌注时细胞内外 Ca^{2+} 浓度梯度的增大进一步促进 Ca^{2+} 进入细胞。③ 儿茶酚胺增多：缺血时组织内源性儿茶酚胺释放，刺激肾上腺素 α 和 β 受体引起 Ca^{2+} 内流增加。应用钙通道阻滞剂并不能消除再灌时发生的细胞内 Ca^{2+} 超载现象，故钙超载的发生并不是由于特异的钙通道异常所致，而是因细胞质膜发生了严重的功能结构变化，对 Ca^{2+} 的调节失控，大量 Ca^{2+} 进入细胞。

钙超载引起心肌细胞损伤或死亡的机制为：① 加重能量代谢障碍：再灌注早期，聚集在细胞内的 Ca^{2+} 刺激肌质网、线粒体摄取钙离子入内，对于早期再灌注具有一定的代偿意义，但是该过程消耗大量 ATP，使能量储备进一步减少；而进入线粒体的 Ca^{2+} 又可以与含磷酸根的化合物结合，形成不溶性磷酸钙，干扰线粒体的氧化磷酸化，加重能量代谢障碍。② 激活钙依赖性降解酶：细胞内游离钙增加，使 Ca^{2+} 与钙调蛋白 (CaM) 结合增多，进而激活多种钙依赖性降解酶 (degradative enzyme)，诸如蛋白酶 (protease)、核酸内切酶 (endonuclease)、磷脂酶 (phospholipase)。磷脂酶通过生物膜磷脂的水解 (hydrolysis) 而导致细胞膜及细胞器膜受损；蛋白水解酶和核酸内切酶的活化，又可引起细胞骨架和核酸的分解，参与细胞坏死和凋亡的发生。③ 促进氧自由基生成。④ 破坏细胞结构：缺血—再灌注引起细胞超微结构损伤的标志之一是出现收缩带，表示肌原纤维过度收缩，其主要机制是由于细胞浆内高浓度钙离子使肌原纤维挛缩、断裂。

(2) 自由基过量产生　再灌注可引起大量自由基的产生而导致细胞损伤这一事实已为许多实验研究结果所肯定。自由基 (free redical) 是指任何能独立存在的含有一个或多个未配对电子的原子、原子团和分子的总称。具有非常活泼的化学性质，极易与其他物质发生反应。主要包括氧自由基 (oxygen free redical, OFR) 和脂性自由基。氧自由基是指由基态 (ground state) 氧诱发的一类自由基，包括超氧阴离子 (superoxide anion radical, $·O_2^-$) 和羟自由基 (hydroxyl radical, ·OH)。生物体系中，在酶的催化下，基态氧相继接受 4 个电子，分别形成 $·O_2^-$、H_2O_2、·OH 和 H_2O，并释放能量。生理状态下，吸入氧的 94%~98% 是通过该途径还原为水。其余 2%~8% 的氧不被完全还原而形成自由基，如 O_2 的单电子还原产物为 $·O_2^-$，接受 3 个电子的还原产物为 ·OH，O_2 接受 2 个电子后被还原成过氧离子 (peroxide ion, O_2^{2-})，但在反应体系中，氧的二价阴离子还原产物通常为过氧化氢 (hydrogen peroxide, H_2O_2)，过氧离子与过氧化氢均不是自由基。在上述氧自由基中，$·O_2^-$ 是其他氧自由基形成的基础，$·O_2^-$ 形成以后，又在超氧歧化酶 (superoxide dismutase, SOD) 作用下形成 H_2O_2。$·O_2^-$ 和 H_2O_2 可以通过 Haber-Weiss 反应产生 ·OH，H_2O_2 还可以与 Cl 在髓过氧化酶 (myeloperoxidase, MPO) 的催化下生成次氯酸 (HOCl)，后者与 $·O_2^-$ 反应形成 ·OH。其中 ·OH 是寿命最短、氧化与杀伤力最强的自由基。活性氧 (active oxygen species) 是指在化学反应性方面比氧活泼的含氧化合物，包括氧自由基、一氧化氮和过氧亚硝酸根等自由基和过氧化氢、次氯酸和单线态氧等物质。脂性自由基是氧自由基与多聚不饱和脂肪酸反应的中间代谢产物，主要有烷自由基 (L·)、烷氧自由基 (LO·) 和烷过氧自由基 (LOO·) 等。

缺血—再灌注时氧自由基生成增多的机制主要为：① 通过黄嘌呤氧化酶途径形成增多：曾认为再灌注时细胞内 Ca^{2+} 增多，激活蛋白酶，后者使黄嘌呤脱氢酶转变为黄嘌呤氧化酶，后者在催化缺氧过程中由 ATP 分解生成的大量次黄嘌呤转变为黄嘌呤并进而转变为尿酸的两步反应中，生成大量氧自由基。但这一假说需要重新评价，因有作者报道，人及某些动物的血管内皮并不含有黄嘌呤氧化酶或含量极微，不足以引起大量氧自由基产生。本研究室的工作说明，大鼠心脏在缺血后以无 Ca^{2+} 灌注液进行再灌注时，在电子自旋共振仪（ESR）上同样测到氧自由基明显增多的信号。说明再灌注本身即可引发自由基产生，不需要 Ca^{2+} 的激发。② 激活的中性粒细胞生产自由基：缺血-再灌注时中性粒细胞源性的自由基生成增加是继发性的。生理状态下，中性粒细胞所摄取氧的 70% 经细胞内的 NADPH 氧化酶和 NADH 氧化酶的作用形成氧自由基，用以杀灭微生物及外来异物。病理状态下，如缺血-再灌注可以使组织产生一些具有白细胞激活和化学趋化作用的代谢产物，例如白三烯 B4 (LTB4) 和羟基二十碳四烯酸（hydroxy-eicosatetraenoic acid, HETE），使白细胞聚集于缺血组织，激活的中性粒细胞通过"呼吸爆发"（respiratory burst）作用，大量摄取氧并使氧耗量显著增加，造成氧自由基产生增多。③ 线粒体的呼吸链是细胞内自由基形成的主要部位之一。研究表明，线粒体代谢的氧约有 1‰～2‰ 转变为 $\cdot O_2^-$，每天每个线粒体产生 $\cdot O_2^-$ 的量可达 10^7 个分子。正常生理条件下，这些 $\cdot O_2^-$ 可被线粒体内 Mn-SOD 所破坏。但是在缺血缺氧情况下，Ca^{2+} 进入线粒体内，使 Mn-SOD 活性降低，同时线粒体内的过氧化氢酶和过氧化物酶活性下降，导致不断增多的 $\cdot O_2^-$ 和过氧化物进一步反应生成活性更强的 $\cdot OH$。此外可能由于缺氧，使 ATP 减少，Ca^{2+} 进入线粒体增多，使线粒体功能受损，细胞色素氧化酶系统功能失调，以致进入细胞内的氧，经单电子还原而形成的氧自由基增多，经 4 价还原形成的水减少。

自由基具有极为活泼的反应性，可以与各种细胞成分（膜磷脂、蛋白、核酸、巯基）迅速发生反应，反应的中间产物又形成新的自由基，以连锁反应的方式造成组织细胞损伤。① 损伤生物膜：自由基造成生物膜中多价不饱和脂肪酸过氧化，造成不饱和脂肪酸/蛋白质比例失调，使细胞膜液态性和流动性减弱，通透性增强，细胞外 Ca^{2+} 内流。脂质过氧化物的产物丙二醛，是一种重要的交联因子，可以引起膜磷脂的交联与聚合，间接抑制膜蛋白的功能；脂质过氧化造成线粒体膜的液态及流动性改变，导致线粒体功能障碍，ATP 生成减少，使质膜与肌质网膜的钙泵失灵，不能将肌浆中过多的 Ca^{2+} 泵出或摄取入肌质网，导致细胞内 Ca^{2+} 超载。② 破坏核酸和染色体：自由基可以造成核酸碱基羟化或 DNA 断裂，这种作用 80% 为 $\cdot OH$ 所致。③ 导致蛋白质变性和酶活性降低。

(3) 微血管损伤和白细胞的作用：近期实验结果说明，微血管损伤是再灌注损伤的重要发病机制之一。再灌注伴有血管内皮细胞破坏（disruption）的程度是相同时间的缺血所不能见到的。中性粒细胞在介导内皮损伤中可能引起了重要的作用。体外实验演示，再灌注时中性粒细胞的化学趋向性和脱颗粒加速。缺血 40 分钟后再灌注时中性粒细胞被激活，迅速趋向缺血-再灌区，这些细胞可以释放活性氧（O_2^-）和导致组织细胞损伤。再灌注时如应用中性粒细胞抑制剂可明显减轻内皮细胞功能结构的损伤。

第三节 心肌缺血与缺血-再灌注损伤防治的病理生理学基础

关于再灌注损伤的概念从近期文献来看还存在一些含混不清的地方，可以这样说，狭义的是指心肌的不可逆再灌注损伤，广义的包括再灌注性心律失常、心肌顿抑（这两种情况是可逆的）和心肌损伤（不可逆的）。有关心律失常的防治措施后面有专章讲述。本节只涉及心肌顿抑和心肌不可逆损伤的防治措施。根据心肌缺血-再灌注损伤的病因与发病机制，可以将对于缺血-再灌注损伤的防治原则归纳如下。

一、病因学治疗——减轻缺血性损伤，控制再灌注条件

减轻缺血性损伤是防治缺血与缺血-再灌注损伤的基础。应针对不同病因，采取有效措施，缩短组织缺血时间，尽早恢复血流。心肌顿抑的严重程度及持续时间均与缺血的程度有关，因此采取减轻缺血程度的措施，如缺血期应用β-受体阻滞剂或钙通道拮抗剂可减轻心肌缺血的程度，增加侧支循环，并通过体循环血流动力学的变化降低心脏的负荷而对心肌顿抑的防治有良好的作用。有报道局部应用或再灌后30分钟应用钙通道阻滞剂也对防治心肌顿抑有效。

控制再灌注条件，采用低压、低流、低温、低pH、低钠及低钙液灌注可减轻再灌注损伤。低压低流灌注可避免因灌注氧和液体量骤增而引起的自由基过量生成及细胞水肿；低温有助于降低组织代谢率，减少耗氧量和代谢产物聚积；低pH可减轻细胞内液碱化，抑制磷脂酶和蛋白酶对细胞的分解，减轻Na^+/H^+交换的过度激活；低钙可减轻因钙超载所致的细胞损伤；低钠有助于减少心肌内钠积聚，减轻细胞肿胀。

二、针对发病机制的治疗

（一）改善缺血组织的代谢

缺血组织有氧代谢低下，糖酵解过程增强，因而补充糖酵解底物如磷酸已糖有保护缺血组织的作用。外源性ATP作用于细胞表面与ATP受体结合，可使细胞膜蛋白磷酸化，有利于细胞膜功能恢复，并可穿过细胞膜进入细胞直接供能。

（二）清除自由基

近年大量文献报道，在开胸或不开胸的狗冠脉堵塞15分钟，再灌注2～4小时的实验过程中，若在再灌注开始给以抗自由基制剂SOD或SOD+CAT，或二甲基硫脲或去铁胺均能减轻心肌顿抑，但缺血60～120分钟后再灌时给予抗自由基制剂SOD或SOD+CAT对心肌顿抑的防治效果不明显。说明自由基的产生在再灌注的早期，缺血时间较长时应用自由基清除剂效果较差。

1. **低分子清除剂** 包括存在于细胞脂质部分的自由基清除剂（维生素E和维生素A等）和存在于细胞内外水相中的自由基清除剂，如半胱氨酸、抗坏血酸、还原型谷胱甘肽（GSH）和NADPH等。上述的自由基清除剂，能提供电子使自由基还原，如维生素E能还原$·O_2^-$、$^1O_2$、脂质自由基等；抗坏血酸具有相同的作用，而且能协助维持维生素E再具有活性的还原状态。维生素A是$^1O_2$的有效清除剂并能抑制脂质过氧化。胞浆中的GSH与NADPH在过氧化氢酶（catalase，CAT）、谷胱甘肽过氧化物酶（glutathione peroxidase，GSH-PX）等抗氧化酶的协同作用下，能还原H_2O_2、过氧化脂质、二硫化物及某些自由基。但是，在HOPE试验中，冠心病或有冠心病危险因素的病人长期服用维生素E并未收到预期的疗效。

2. **酶性清除剂——超氧岐化酶和触酶**

（1）超氧化物岐化酶（superoxide dismutase，SOD）：是一种金属蛋白，可以岐化$·O_2^-$生成H_2O_2。哺乳类细胞含有两种SOD，即胞浆中的CuZn-SOD和线粒体中的Mn-SOD。

SOD作用的重要意义在于清除H_2O_2和OH的前身O_2^-，从而保护细胞不受毒性氧自由基的损伤。触酶（catalase，CAT）可以清除H_2O_2以避免高毒性OH的产生。但SOD和CAT被用于实验动物，观察其缩小实验性心肌梗死面积的作用，结果并不一致。

（2）黄嘌呤氧化酶抑制剂：曾经认为缺氧时生成的大量黄嘌呤，在再灌注时通过黄嘌呤氧化酶的途径氧化并有大量氧自由基形成。但应用黄嘌呤氧化酶抑制剂别嘌醇（allopurinol）及其活跃的代谢产物氧化嘌呤醇（oxypurinol），一个更强的黄嘌呤氧化酶抑制剂，并不能缩小实验动物的心肌梗死面积。在人，由于其心肌内黄嘌呤氧化酶的含量是极其微量的，不可能是自由基来源的重要途径，应用黄嘌呤氧化酶抑制剂的价值也就不大。

3. 其他的自由基清除剂　动物实验曾经研究过MPG（mercapto propiony glycine 巯基丙酰基甘氨酸），NAC（N-acetyl cysteine N-乙酰半胱氨酸），及去铁胺（desferrioxamine）。MPG及NAC可以口服，耐受量大，可用于高危冠心病人之预防，其分子量低，可以通过细胞膜，似乎很有临床应用前景。但实验结果是MPG有一点缩小梗死面积的作用，而NAC未能缩小梗死面积，铁络合剂去铁胺也没有明显的效果。目前还没有资料说明，在缺血晚期或再灌注时给予各种抗自由基制剂可以肯定地减轻再灌注心肌损伤。

（三）减轻钙超载

在再灌注前或再灌注开始应用钙拮抗剂可抑制细胞内Ca^{2+}超载，从而防止或减轻再灌注损伤。但需要较大剂量，而且有的制剂如异搏定效果并不好，有人主张这类药物只能作为溶栓治疗前的辅助用药。最近报道Na^+-Ca^{2+}交换抑制剂对防止Ca^{2+}超载的效果更好，山莨菪碱有抑制Na^+-Ca^{2+}交换的作用，对防治再灌注心肌损伤有一定效果。

（四）减轻微血管损伤和白细胞的作用

1. 抗中性粒细胞制剂　采用中性粒细胞抗血清或抗粒细胞代谢产物羟尿素（hydroxyurea）明显地缩小梗死范围这一事实进一步证实，再灌注后微血管的损伤是由于激活的中性粒细胞向再灌区迅速聚集引起的。大部分的实验治疗是在缺血期造成中性粒细胞减少，故其有益效应可在缺血期及再灌期出现。用白细胞滤过器（leukopak filter）在再灌注时将中性粒细胞除去可明显缩小心肌梗死面积，也不存在毛细血管内白细胞的阻塞现象。

过氟化合物（perfluorochemicals）是一抗中性粒细胞制剂，为小分子，低粘滞度，有强的带氧能力的物质。在体外可使中性粒细胞的化学趋向性和粘附性降低，抑制超氧阴离子的产生。Forman等证实，动物在冠脉前降支结扎后90分钟再灌注开始后5～10分钟向冠脉内注入过氟化合物 Fluosol DA，持续灌注24小时及2周，明显缩小梗死范围并促进心室功能的恢复。再灌初始的15分钟内或缺血的最后阶段内静脉注入过氟化合物也有明显效果，此种动物的大、小血管的内皮依赖性舒张作用也明显改善。以上事实证实中性粒细胞介导的血管损伤是再灌注性心肌损伤的重要发病机制之一。

但是在离体心脏，用无血灌注液行灌注、停灌及再灌注时同样发生再灌注性心肌损伤，似乎也不能把中性粒细胞在再灌损伤中的作用看得太重了。

2. 腺苷（Adenosine）　腺苷是扩血管的物质，大部分存在于血管内皮细胞中，可通过多种作用减轻再灌注性心肌损伤，这些作用包括：①解除微血管的收缩；②抑制中性粒细胞与内皮细胞的粘附，抑制自由基的生成；③减轻血小板聚集，给内皮细胞和心肌细胞补充高能磷酸化合物。

再灌注后5～10分钟选择性冠脉内给腺苷1小时，可明显减轻缺血90～120分钟后再灌注所产生的心肌损伤。在狗和兔再灌前静脉注射腺苷明显缩小梗死面积。体外实验显示，腺苷和 2-氯腺苷可减轻中性粒细胞与培养的内皮细胞的粘附和对内皮细胞的损伤。腺苷减轻再灌注损伤的机制尚需进一步研究。

三、细胞保护剂

有学者提出，采用内、外源性细胞保护剂，如牛磺酸、金属硫蛋白等，可增强细胞对内环境紊乱的耐受力而起到细胞保护的作用。山莨菪碱、牛磺酸等可以在细胞水平上稳定膜结构，减轻缺血和再灌注时膜的损伤，而维持细胞的结构和功能。腺苷可解除微血管痉挛，减轻血小板聚集，对心肌具有保护作用。

综上所述，缺血－再灌注损伤的发生机理尚未完全弄清，对其防治措施仍在探索过程中，现在还不能说已经有了肯定的、行之有效的措施。因此，在缺血－再灌注损伤的防治中遵循以下原则是必要的、有益的：

（1）首要的是尽可能缩短组织的缺血时间，即应使缺血持续时间愈短愈好，也即行再灌注愈早愈好。

（2）对缺血时间较久的组织、器官行再灌注时，要注意灌注压不要过高，灌注速度不要过快，以减轻再灌注损伤。

（3）一切防治缺血－再灌注损伤的措施均须与再灌注同时进行，于再灌注前进行则更好，在再灌注以后进行将收不到有效的防治效果。在行再灌注的同时或以前采用细胞保护剂或上述具有一定防治意义的措施作为辅助治疗将会起到较好的效果。

四、调动机体内源性防御机制——缺血预适应

在缺血－再灌注损伤防治的研究过程中，随着细胞保护概念的提出，人们开始认识到，激发与扶持机体内源性的抗损伤能力是细胞保护最有效的措施。1986 年 Murry 等在犬的实验中发现，4 次 5 分钟的冠状动脉左旋支缺血可以使心肌在随后的 40 分钟 缺血中得到保护，表现为心肌梗死面积较单纯缺血组下降 75％。首次提出了缺血预处理（ischemic preconditioning，IPC）的概念：即反复短暂缺血可以使心肌在后续的持续缺血中得到保护。IPC 是机体对于缺血－再灌注的一种内源性保护现象，目前已在多种属动物模型上证实，IPC 对于心肌及心脏以外其他组织器官的缺血－再灌注损伤均具有保护作用，具有良好的临床应用前景。

（一）预处理的实验研究方法

1. IPC 模型的复制

（1）整体动物模型的复制：目前用于 IPC 实验研究的动物包括大鼠、兔、豚鼠、犬、猪。其诱导 IPC 的方法均采用反复短暂阻断冠状动脉或其他器官供血动脉血流后再恢复血流的方法。但是，IPC 所需要的短暂 I/R 时间和次数因动物种属和器官而异。

（2）离体器官 IPC 模型的复制：离体心脏的 IPC 是通过心脏 Langendorff 心脏灌流进行的。主要用兔和大鼠心脏，以反复停灌和复灌复制 IPC 模型。另外尚可以对小肠、肝脏、肺脏、肾脏、骨骼肌和血管进行离体 IPC 研究。

2. 其他的预处理方法

（1）缺氧预处理：用一次短暂的缺氧刺激使细胞或组织在后续的长期缺氧（或缺血）中得到保护的预处理方法，可以用于细胞、器官和整体水平预处理的研究。

（2）快速起搏预处理：通过快速起搏造成心肌短暂的供血减少，进而对后续的长期缺血

产生保护。该方法消除了 IPC 本身短期缺血的致心律失常作用，常用于研究预处理对心律失常的保护作用。

（3）药物预处理：即预先用亚致损量的药物处理，调动机体对后续长期缺血缺氧抵抗力的预处理方法。目前用于预处理的药物如下：①内毒素，特别是无致热源性的内毒素减毒衍生物单磷酰脂 A（monophosphoryl lipid A，MLA），其心脏保护作用已经在兔、大鼠、猪和犬的实验中得到证实。②去甲肾上腺素，被用于预处理的早期与延迟保护作用研究。③血管紧张素 II（angiotensin II，AII）。另外尚有用小剂量（10 pmol/L）的内皮素、吗啡和重组的 IL-1α 等预处理方法，提高心脏对 I/R 损伤的抵抗力的报道。

（4）温度预处理：用 42℃灌流液灌注 15 分钟的温度预处理可以增加离体灌流大鼠心脏内 HSP70 mRNA 的表达及其蛋白合成并改善后续常温（37 ℃）下 I/R 后的心功能。近来有报道，动物经 42℃全身温度预处理后，心脏对于后续 I/R 抵抗力提高，用于预处理的早期与延迟保护作用研究。

（5）其他：以急性容量超负荷对心脏进行牵张预处理、钙预处理和能量应激预处理也具有明显的心脏保护作用。

（二）预处理的心脏保护作用

预处理对心脏的保护作用主要包括以下 3 个方面：即减轻心肌坏死、减少缺血及再灌注后恶性心律失常的发生及促进心肌功能恢复。早期的研究发现，上述 IPC 的心脏保护作用仅存在于 IPC 后 1~3 小时之内，即所谓经典的 IPC，也称 IPC 的早期保护作用；1992 年 Yamashita 等在犬的实验中发现，IPC 后 24 小时再度出现心肌保护现象，并称为心肌保护的第二窗口（second window of protection，SWOP），即 IPC 的延迟保护作用。

1. 减轻心肌坏死　目前已证实，IPC 可以缩小 I/R 所致家兔、大鼠、猪和犬的心肌梗死面积，以 MLA 进行药物预处理可以限制 I/R 所致猪心肌梗死面积。另外缺血、药物预处理可以减少心脏 I/R 后肌酸激酶（creatine kinase，CK）和乳酸脱氢酶的漏出。

2. 减少恶性心律失常的发生　IPC 除明显降低犬、大鼠和猪的缺血后心律失常发生率及其严重程度外，还可以减轻大鼠和犬的再灌注性心律失常的严重程度。另外，用快速起搏预处理亦能明显降低缺血后心律失常的发生率。

3. 改善心肌收缩功能　IPC 可以明显改善 I/R 后心肌收缩及舒张功能；IPC 改善家兔和猪心肌顿抑的早期与延迟保护作用亦被证实；临床上有报道，急性心肌梗死前 4 小时内反复心绞痛发作的病人，在急性心肌梗死发病 6 小时内成功地进行冠状动脉内溶栓（再灌注）后，其左室射血分数及梗死区域室壁运动均明显高于病前未发生心绞痛者。

IPC 现象不仅存在于心脏，还存在于心脏以外的组织器官。夹闭双侧颈总动脉进行 IPC，明显减轻大鼠脑海马回神经细胞的坏死，其保护机制涉及 PKC 途径。IPC 可以明显减轻大鼠、小肠、肝脏、肺脏和肢体以及带蒂腹直肌皮瓣的 I/R 损伤；并对远隔器官产生保护作用。

（三）缺血预处理的细胞保护机制

IPC 的细胞保护机制涉及多因素的共同作用，目前认为 IPC 的短暂缺血可以诱导多种触发因子产生，其中与早期保护有关的内源性触发因子主要包括腺苷、乙酰胆碱、儿茶酚胺、血管紧张素 II、缓激肽、内皮素和阿片肽等。而延迟保护涉及的内源性触发因子则有腺苷、氧自由基和一氧化氮。这些触发因子通过各自相应的受体和离子通道作用于组织细胞，分别激活不同的细胞内信号转导途径，如蛋白激酶 C（protein kinase c，PKC）、丝裂素活化蛋白激酶家系（mitogen-activated protein kinases，MAPKs）等，使细胞内源性保护物质（热休克蛋白、金属硫蛋白等）活性、分布、含量发生改变，实现细胞保护。

（四）IPC 的临床应用现状

作为一种内源性保护现象，预处理的研究对于临床上缺血性心脑血管病的防治及器官移植的开展具有重要的应用价值。目前已经证实，缺血预处理现象存在于人类心肌细胞、心肌组织和人类患病心脏。1990 年 Deutsch 等对一组左前降支病变患者进行了 2 次 90 秒的 PTCA，结果发现第 2 次扩张时患者心绞痛的严重程度、体表心电图上 ST 段下移均较第 1 次明显减轻，并伴有肺动脉压及心肌乳酸产生降低；其保护作用与 K_{ATP} 通道开放有关。Yellon 等在外科手术过程中用 3 次 3 分钟 夹闭主动脉的方法进行 IPC，减慢了随后 10 分钟缺血引起心肌组织 ATP 含量的下降的速率。一些临床资料分析亦表明，心肌梗死前心绞痛发作对心脏具有一定程度的保护作用。TIMI-4 试验中发现，有无心肌梗死前心绞痛的两组病人冠状动脉侧支评分无差异，但梗死前心绞痛与心肌梗死面积和住院死亡率的下降以及充血性心力衰竭和（或）休克的发生减少有关。在 TIMI-9 试验中发现，心肌梗死前 24 小时内发生心绞痛的病人的心肌梗死面积和临床经过较好。但是老年人心肌梗死前心绞痛是否有保护作用尚有争议，缺血预处理的临床应用尚有待进一步的临床研究。

（刘秀华　苏静怡）

参 考 文 献

第一节

1. Silver MD. (Ed). Cardiovascular Pathology. Second Ed. USA. Churchill Livingstone Inc, 1991, P621-641
2. Opie LH. Pathophysiology and Biochemistry of Ischemia, Necrosis, and Reperfusion. In Gersh BJ et al. (eds) Acute myocardial Infarction. New York. Elsevier Science Publishing Co Inc, 1991, P49-63
3. Buja LM, Willerson JT. The role of coronary artery lesions in ischemic heart disease. Insights from recent clinicopathologic, coronary arteriographic, and experimental studies. Hum Pathol, 1987, 18: 451
4. Bush LR. Et al. Effects of the selective thromboxane synthetase inhibitor, dazoxiben, on variations of cyclic blood flow in stenosed canine coronary arteries, Circulation, 1984, 69: 1161
5. Fitzgerald DJ et al. Platelet activation in unstable coronary disease. New Engl J Med, 1986, 315: 983
6. Isoyama S. et al. Acute decrease in left ventricular diastolic chamber destensibility during simulated angina in isolated hearts. Cire Res, 1987, 61: 925
7. Noma A et al. Membrane current through adenosine-triphopphate-regulated potassium channels in guinea pig ventricular cells. J physiol, 1985, 363: 463
8. Braunwald E. Mechanism of action of calcium-channel-blocking agents. N Engl J Med, 1982, 307: 1618
9. Kirkels JH et al. Intracellular magnesium during myocardial ischemia and reperfusion: Consequences for postischemic recovery. J Mol Cell Cardial, 1989, 21: 1209

10. Heathers GP et al. Long-chain acylcarnitines mediate the gypoxxia induced increase in α_1-adrenergic receptors on adult canine myocytes. Circ Res, 1987, 61: 735
11. 蔡海红等. 动脉粥样硬化与冠心病. 北京：人民卫生出版社，1982, 420-423; 481-485
12. Levraut J, Iwase H, Shao ZH, et al. Cell death during ischemia: relationship to mitochondrial depolarization and ROS generation. Am J Physiol Heart Circ Physiol, 2003, 284: H549
13. Di-Napoli P, Taccardi AA, De-Caterina R, et al. Pathophysiology of ischemia-reperfusion injury: experimental data. Ital Heart J, 2002, 3: 24S
14. Iwai T, Tanonaka K, Inoue R, et al. Mitochondrial damage during ischemia determines post-ischemic contractile dysfunction in perfused rat heart. J Mol Cell Cardiol, 2002, 34: 725

第二节

1. Braunwald E, et al. Myocardial Reperfusion: a double edged sword. J Clin Invest, 1985, 76: 1713
2. Hugenholts. PC. To reperfuse or not to reperfuse, which is the question? J Moll Cell Cardiol, 1988, 20: 367
3. Opie LH. Pathophysiology and Biochemistry of Ischemia, Necrosis, and Reperfusion. In Gersh BJ. et al (eds) "Acute Myocardial Infarctio" New York. Elsevier Science Publishing Co. Inc, 1991, 49-63
4. Forman MB. et al. Pathogenesis and Modification of Myocardial Reperfusion Injury. in ibid, 1991, 349-370
5. 苏静怡等. 缺血－再灌注损伤的普遍性及其临床意义. 北京医科大学学报, 1990, 22 (2): 149
6. Braunwald E et al. The stunned myocardium: Prolonged, Postischemic Ventricular dysfunction. Circulation, 1982, 66: 1146
7. Forman MB et al. Endothelial and myocardial injury during ischemia and reperfusion: pathogenesis and the rapeutic implications. J Am Coll Cardiol, 1989, 13: 450
8. Olafsson B, et al: Reduction of reperfusion injury in the canine preperation by intracoronary adenosine: Importance of the endothelium and the no-reflow phenomenen. Circulation, 1987, 76: 1135
9. Jennings RB. Et al. Effects of reperfusion late in the phase of reversible ischemic injury: changes in cell volume、electrolytes. Metabolites and ultrastructure. Cire Res, 1985, 56: 262
10. Ambrosio G et al. Progressive impairment of regional myocardial perfusion after initial restorative of postischemic blood flow. Circulation, 1989, 80: 1846
11. Bajaj AK. et al. Limitation of myocardial reperfusion injury by intravenous perfluorochemicals: Role of neutrophil activation. Circulation, 1989, 79: 645
12. Pryzklank K, et al. Nifedipine administered after repertusion ablates systolic contractile dysfunction of post-ischemic "stunned" myocardium, J Am Coll Cardiol, 1989, 13:

1176

13. Eddy LI, et al. Free radical-producing enzyme xanthine oxidase is undetectable in human hearts. Am J physiol, 1987, 253: H709
14. Kloner RA, Jennings RB. Consequences of brief ischemia: stunning, preconditioning, and their clinical implications (part 2). Circulation, 2001, 104: 3158
15. Kloner RA, Jennings RB. Consequences of brief ischemia: stunning, preconditioning, and their clinical implications (part 1). Circulation, 2001, 104: 2981
16. Jassem W, Fuggle SV, Rela M, Koo DD, Heaton ND. The role of mitochondria in ischemia/reperfusion injury. Transplantation, 2002, 73: 493
17. Droge W. Free radicals in the physiological control of cell function. Physiol Rev, 2002, 82: 47
18. Miller MJ. Preconditioning for cardioprotection against ischemia reperfusion injury: the roles of nitric oxide, reactive oxygen species, heat shock proteins, reactive hyperemia and antioxidants-a mini review. Can J Cardiol, 2001, 17: 1075
19. Ambrosio G, Tritto I. Clinical manifestations of myocardial stunning. Coron Artery Dis, 2001, 12: 357
20. Frangogiannis NG, Smith CW, Entman M, et al. The inflammatory response in myocardial infarction. Cardiovasc Res, 2002, 53: 31
21. Cerwinka WH, Cooper D, Krieglstein CF, et al. Superoxide mediates endotoxin-induced platelet-endothelial cell adhesion in intestinal venules. Am J Physiol Heart Circ Physiol, 2003, 284: H535

第三节

1. 唐朝枢. 心肌缺血-再灌注损伤. 见: 苏静怡、李澈、苏哲坦主编: 心脏——从基础到临床. 北京: 北京医科大学、中国协和医科大学联合出版社, 1999, 502-521
2. 徐长庆. 吴其夏主编: 高级病理生理学. 北京: 北京医科大学、中国协和医科大学联合出版社, 1999, 502-521
3. Carden DL, Granger DN. Pathophysiology of ischemia/reperfusion injury. Am J Pathol, 2000, 190: 255
4. Pagliaro P, Gattullo D, Rastaldo R, Losano G. Ischemic preconditioning: from the first to the second window of protection. Life Sci, 2001, 69: 1
5. Murry CE, Jennings RB, Reimer KA, et al. Preconditioning with ischemia: a delay of lethal cell injury in ischemic myocardium. Circulation, 1986, 74: 1124-1136
6. 程时. 自由基与生物膜. 见: 程时主编: 生物膜与医学. 北京: 北京医科大学出版社, 2000, 44-79
7. 刘秀华, 苏静怡. 缺血预处理的研究现状. 生理科学进展, 2001, 32: (1): 83
8. Kevin LG, Camara AK, Riess ML, et al. Ischemic preconditioning alters real-time measure of O_2 radicals in intact hearts with ischemia and reperfusion. Am J Physiol Heart Circ Physiol, 2003, 284: H566
9. Peart J, Willems L, Headrick JP. Receptor and non-receptor-dependent mechanisms of

cardioprotection with adenosine. Am J Physiol Heart Circ Physiol, 2003, 284: H519
10. Jones S P, Hoffmeyer M R, Sharp BR, Role of intracellular antioxidant enzymes after in vivo myocardial ischemia and reperfusion. Am J Physiol Heart Circ Physiol, 2003, 284: H277
11. De-Jonge R, Out M, Maas WJ, et al. Preconditioning of rat hearts by adenosine A1 or A3 receptor activation. Eur J Pharmacol, 2002, 441: 165
12. Wu ZK, Iivainen T, Pehkonen E, et al. Ischemic preconditioning suppresses ventricular tachyarrhythmias after myocardial revascularization. Circulation, 2002, 106: 3091
13. Klawitter PF, Murray HN, Clanton TL, et al. Low flow after global ischemia to improve postischemic myocardial function and bioenergetics. Crit Care Med, 2002, 30: 2542
14. Delogu G, Signore M, Mechelli A, et al. Heat shock proteins and their role in heart injury. Curr Opin Crit Care, 2002, 8: 411
15. Karapinar K, Ulus AT, Kaplan S, et al. $Mg^{2+}SO_4$ treatment improves the hemodynamics following the acute myocardial ischemia and reperfusion. Panminerva Med, 2002, 44: 129
16. Volkov AM, Kazanskaya GM, Chasovskikh GG, et al. Effect of calcium antagonists on ultrastructure of myocardial microvessels during open heart surgery under conditions of pharmacological and cold cardioplegia. Bull Exp Biol Med, 2001, 132: 827

第五章 冠心病流行病学
(Epidemiology of Coronary Heart Disease)

第一节 历史回顾 ………………… (77)
第二节 冠心病的自然进程 ………… (78)
第三节 冠心病的人群分布特征 …… (78)
　一、评定冠心病人群分布的常用指标 … (78)
　二、冠心病的人群分布特征 ……… (78)
第四节 冠心病的危险因素 ………… (85)
　一、高血压 ………………………… (85)
　二、血脂异常 ……………………… (86)
　三、吸烟与饮酒 …………………… (87)
　四、缺少体力活动 ………………… (89)
　五、社会心理因素 ………………… (90)
第五节 中国人群冠心病及其危险因素的趋势 ………………………………… (92)

第一节 历史回顾

　　冠心病是工业化国家心血管病患病和死亡的主要原因，也是发展中国家的主要疾病。由于冠心病患者容易突发急性致死性事件，存活者复发和死亡的危险很高，故人们越来越认识到开展对人群冠心病流行特点及其防治研究的重要性。

　　人类对于冠心病及其流行特征的认识经过了 200 多年漫长的岁月。早在 18 世纪德国病理学家魏尔啸（Virshow）就已深入研究了动脉粥样硬化的病理表现和发病机制，但直至 20 世纪 20~30 年代，医学界才明确了冠状动脉斑块与冠状动脉硬化性心脏病及其主要后果之间的关系。早期的研究局限于描述性病理报告和小规模的病例-对照研究。这些研究不能精确估计单个易患因素的净作用和多个因素的联合作用，导致产生了许多错误的概念。二次世界大战结束后，即 20 世纪 40 年代后半期，开始在西方发达国家出现了冠心病的大流行，到 50~60 年代达到了高峰。在这些国家心血管病（主要是冠心病）死亡占人口总死亡一半以上，夺走了千百万年富力强的人的生命，引起了医学界乃至全社会的恐慌，达到了"谈冠色变"的程度。加强对心血管病的研究和开展防治已成为医学界的共识。但是以住院病人为服务对象的临床医学对人群中早期冠心病和突发性冠心病急性死亡（心性猝死）既不了解又无对策。客观形势迫切要求开展对人群中冠心病发生和发展规律的研究。这就促成了流行病学和临床心血管病学的结合，一门新兴的学科——心血管流行病学应运而生。心血管流行病学采用了流行病学特有的研究手段，对有代表性的固定自然人群进行对比研究和前瞻性研究，得以看到冠心病事件各个阶段的临床表现，包括被临床心脏病学所忽略的心性猝死和"隐性"心肌梗死。此外还明确了种种看似无害，但实际上对心血管系统有明显损害的危险因素。心血管流行病学研究大大丰富了临床心血管病学和动脉粥样硬化病理学研究的内容，对医学发展起到了重大推动作用。

　　从历史上看 20 世纪下半叶是心血管流行病学蓬勃发展的时期。研究目的是搞清冠心病在人、时、地诸方面的分布规律,探讨冠心病病因以及寻找有效的防治措施。研究内容主要有3个方面:①生态学研究;②病因学研究;③干预研究。通过各国专家的共同努力,现在世界各国(包括中国)已建立起许多研究基地,特别是开展了多项国际协作研究。近年来由于遗传学、分子生物学的进展和信息技术的快速发展和广泛应用,一门更新的学科——心血管病分子流行病学正在兴起,把心血管流行病学研究提高到一个新的水平。

第二节 冠心病的自然进程

冠心病的自然进程大致可以分为4个阶段(图5-2-1)。第一阶段为基础病变(动脉粥样斑块)的发生和发展,历经数年或数十年。第二阶段,由一种或数种促发因素导致粥样斑块的破裂。这种破裂可发生在斑块的浅表层,但有时裂缝较深,进入病灶深部。如果破裂很小很浅,则在破裂处会有少量的血小板聚集,形成小的血栓。这些小血栓会很快自然溶解,临床上不出现明显症状。如果破裂大而深,则会形成大的血栓,并持续数小时或更长的时间,这时就会在很短时间内(几秒钟或几小时)引起急性症状(第三阶段),包括不稳定性心绞痛、梗死和猝死。如果急性事件没有引起死亡,则疾病大致有几种转归:①复原(伴有或不心肌伴有症状或心功能损害);②短期内死亡;③晚期发生新的急性症状;④晚期冠心病死亡。有一部分心肌梗死存活病人没有明显症状,临床上常不被发现,称为"隐性"心肌梗死。

第三节 冠心病的人群分布特征

一、评定冠心病人群分布的常用指标

冠心病有些类型的临床诊断比较困难,因此多年来流行病学研究中冠心病诊断常是各行其是,没有一个统一的标准。因此在应用有关资料时一定要了解该资料采用的冠心病诊断标准。20世纪80年代开始的世界卫生组织MONICA方案制定了"冠心病事件"的标准,逐渐被医学界接受。该标准规定冠心病事件有如下诊断分类:
1. 确定的急性心肌梗死;
2. 可能的急性心肌梗死或冠心病死亡;
3. 缺血性心脏停搏复苏成功者,但不符合确定或可能心肌梗死的诊断标准;
4. 不是心肌梗死或冠心病死亡;
5. 死亡病例,诊断资料不完整。

目前国际公认可作为冠心病流行状况的统计指标主要有患病率、发病率、病死率、死亡率以及冠心病死亡占总死亡率的比例等。由于冠心病无创诊断较为困难,且无统一标准,故对冠心病人群患病率的估计不精确,很少为流行病学研究所采用。冠心病危险因素水平的变化与发病的关系是危险因素的变化在前,人群发病率和死亡率变化在后,但两者的变化趋势相一致,因此危险因素也可用以评价冠心病人群分布的特征。

二、冠心病的人群分布特征

(一)心血管病死亡率的地区差异

据WHO公布的资料显示,冠心病发病率和死亡率存在着明显的地区差别,不同国家

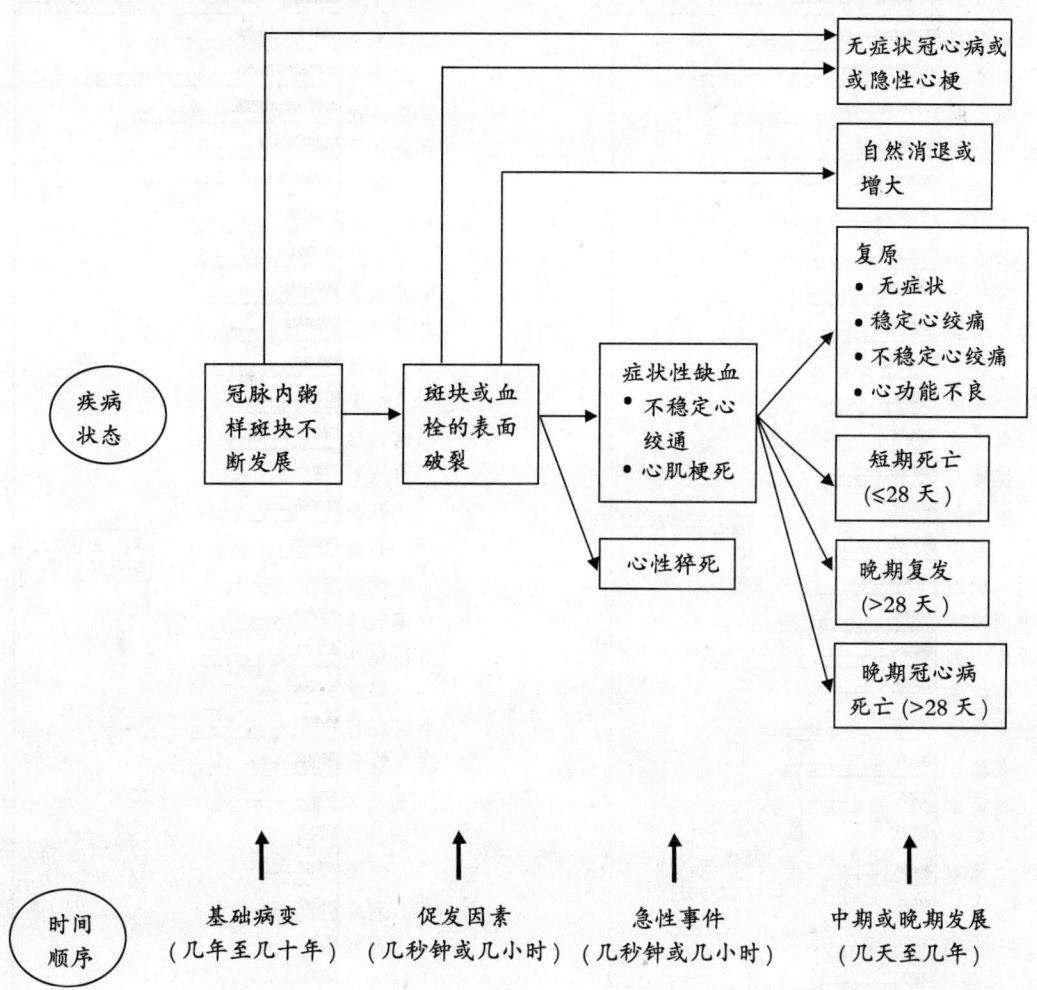

图 5-2-1 冠心病自然进程

间甚至一个国家不同地区间也存在着很大差别。图 5-3-1 是 WHO 关于部分国家和地区心血管病的死亡率。在西方国家冠心病的患病率约占心血管病总数的 1/3～1/2。从大规模前瞻性研究和干预试验证明，致冠心病危险因素的变化可影响冠心病的发病，故可认为 WHO 提供不同国家心血管病的死亡率的差异可代表冠心病死亡率的差异。可以看出，在 36 个死亡登记的男性人群中俄罗斯排首位，东欧各国也都具有高的心血管病总死亡率和高冠心病死亡率，中国城市冠心病死亡率排第 18 位，而农村则位居第 21 位。死亡率最低的则是日本、法国和西班牙。女性总死亡率和冠心病死亡率都明显低于男性，排序情况与男性大致相似，中国城市和农村女性冠心病死亡率的排序在 36 个人群中居 10～12 位。

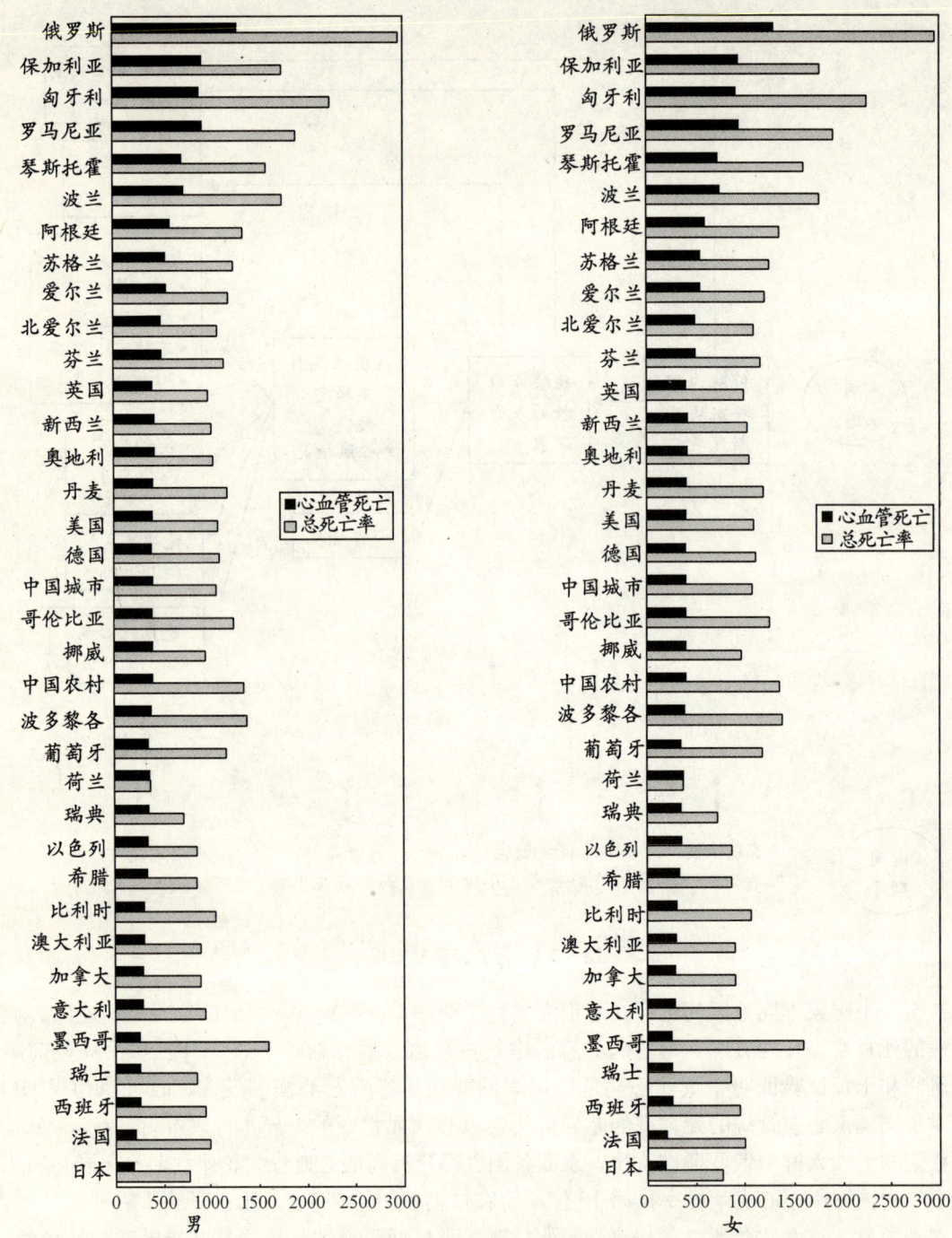

图 5-3-1 36个地区 35~74 岁年龄调整心血管病死亡率和总死亡率（1/100 000）

（引自：1998年世界卫生统计年鉴，WHO, Geneva）

(二) 冠心病人群分布的地区差异

1. WHO MONICA 监测资料：据 Chamblere 等报道，WHO MONICA 方案结果显示，1985~1990年18个国家29个监测点，在5 725 762名35~64岁人群中，共登记79 669件急性心肌梗死或可能的冠脉事件。各监测点年龄调整的冠脉事件率、冠心病死亡率如表

5-3-1。资料显示,不同国家人群间存在着差异,即使在一个国家内如法国和英国不同人群的死亡率也有差别。29个人群中都显示男性冠心病死亡率3~5倍于女性,男性死亡率最高的仍为芬兰的北卡莱里亚(395/10万)和英国的格拉斯哥(385/10万),最低为中国北京(45/10万);女性除英国的格拉斯哥最高为127/10万外,其他多数为30~60/10万。中国女性26/10万,西班牙卡他罗尼亚(Catalonia)最低,仅为15/10万。

表 5-3-1 MONICA 研究冠心病事件年龄调整发病率和死亡率(1/10万)
(1985-1990)

国家	地区	男性				女性			
		平均人口数	冠心病事件数	冠心病发生率	冠心病死亡率	平均人口数	冠心病事件数	冠心病发生率	冠心病死亡率
澳大利亚	Newcastle	71895	2260	511	209	71484	774	166	68
	Perth	185646	4195	408	151	183425	1002	95	42
加拿大	Halifax	60417	1483	550	209	52483	380	134	46
中国	Beijing	139581	689	79	45	146445	300	37	26
丹麦	Glostrup	65400	1571	491	262	68017	540	137	82
芬兰	Kuoplo	48712	2072	727	317	47640	395	122	46
	North Karelia	33296	1609	818	395	31843	327	150	63
	Turku/Loimaa	37469	1187	533	270	40357	246	89	46
法国	Lille	163699	2979	304	177	171933	742	66	45
	Strasbourg	163362	2947	3606	150	162984	737	66	39
	Toulouse	153460	2211	238	98	160484	392	39	24
德国	Augsburg Rural	57628	939	276	149	56871	160	49	31
	Augsburg Urban	45754	966	340	182	48732	271	76	49
	Bremen	104890	1983	376	187	109943	495	78	42
	East Germany	116996	2512	370	183	129100	615	73	48
冰岛	Iceland	37858	1057	484	167	36987	219	97	34
意大利	Area Brianza	163651	2941	292	119	171668	507	46	26
	Friuli	185199	2500	255	115	191585	516	47	24
立陶宛	Kaunas	65365	1875	497	270	80873	426	84	43
新西兰	Auckland	142791	3521	427	213	149954	964	115	61

续表

国家	地区	男性				女性			
		平均人口数	冠心病事件数	冠心病发生率	冠心病死亡率	平均人口数	冠心病事件数	冠心病发生率	冠心病死亡率
波兰	Warsaw	92496	3253	602	358	103964	968	151	91
俄罗斯	Moscow Con	37969	1136	482	269	49497	385	100	58
	Moscow Int	101929	2692	454	265	127632	800	94	62
西班牙	Cataionie	186423	2317	201	75	188770	406	33	15
瑞典	Northem Sweden	97462	2765	552	214	93802	619	121	43
英国	Belfast	75752	3428	723	283	82436	1109	196	86
	Glasgow	63854	3498	801	385	68091	1337	267	127
美国	Stanford	49531	1102	404	184	53365	394	123	61
前南斯拉夫	Novi Sad	53196	1296	401	203	58273	319	85	41

2. 中国人群冠心病流行特征

1）与国际相比流行率仍较低：与国际相比我国冠心病发病率和死亡率仍属较低水平。WHO MONICA 37个人群（35～64岁），平均10年（1980-1985～1991-1995）的随访结果表明，各国冠心病发病率存在很大差异。发病率男性最高的是芬兰北卡莱里亚，为835/10万，北京最低，为81/10万。女性最高是英国格拉斯哥，为265/10万，北京女性与西班牙卡他罗尼亚同居最低行列，发病率为35/10万。

2）冠心病发病率与死亡率在增加：据卫生部报告，1988～1996年我国部分城市和农村冠心病年死亡率城市分别为41.88/10万、43.41/10万、47.48/10万、46.20/10万、51.29/10万、54.67/10万、58.05/10万、59.38/10万和64.25/10万，9年内冠心病增加53.4%，平均每年以5.9%的速度递增；农村则为19.17/10万、19.80/10万、22.82/10万、21.03/10万、23.44/10万、22.10/10万、24.86/10万、26.79/10万和26.92/10万，9年内增加40.4%，每年以5%的速度递增。北京地区心血管病监测区监测资料表明，1984～1993年急性冠心病事件发病率也呈上升的趋势。人群年龄标化发病率年平均增长男性为2.3%，（$P<0.05$），女性为1.6%，总年平均增长2.3%（$P<0.05$）已达到统计学的显著性。

3）有明显的地区差别：中国多省市心血管病人群监测（MONICA）方案结果显示，冠心病事件发病率男性最高为山东（108.7/10万），最低为安徽（3.3/10万），相差33倍（表5-3-2）。如以1987～1989年参加中国MONICA研究的12个监测区的资料计算，男性发病率≥50/10万的监测地区有北京、河北、内蒙、黑龙江和新疆；25～<50/10万的监测地区有沈阳和吉林；而南方省市（上海、江苏、四川）均在15/10万以下。另外1998年报道，我国14组人群25～74岁冠心病事件标化发病率男性为1～183/10万，女性0～113/10万，都明确显示我国冠心病发病率和死亡率呈北方地区高南方地区低的地区分布特征。

表 5-3-2 中国部分省市 1987～1993 年年龄标化冠心病事件发病率(首次发作)和死亡率(1/100 000)及其趋势，中国多省市心血管病病人群监测研究结果，35～64 岁

人群	发病率			发病率趋势			死亡率			死亡率趋势	
	1987～1989	1990～1991	1992～1993	B	P		1987～1989	1990～1991	1992～1993	B	P
男性											
北京	70.3	87.5	78.0	+2.4(−3.1, 7.9)	0.309		38.0	50.0	43.5	+4.9(−3.7, 13.5)	0.205
河北	51.0	59.5	52.5	−0.6(−22.1, 20.9)	0.947		38.7	52.5	37.0	+0.1(−18.8, 19.0)	0.990
内蒙	52.3	79.0	无资料	+4.9(−10.0, 19.9)	0.373		34.0	79.0	无资料	+14.8(−0.5, 30.1)	0.054
沈阳	49.7	47.5	49.5	−0.7(−9.1, 7.8)	0.846		32.7	31.0	30.0	−1.4(−11.4, 8.5)	0.725
鞍山	88.7	82.0	73.0	−4.2(−18.5, 10.0)	0.480		44.0	45.5	32.5	−8.1(−18.2, 2.1)	0.096
吉林	40.5	49.5	48.0	+4.2(−13.3, 21.7)	0.500		21.5	13.5	8.0	−24.2(−45.2, −3.3)*	0.035*
黑龙江	95.7	94.5	96.0	−2.0(−10.2, 6.1)	0.548		41.0	39.5	39.0	−4.2(−17.9, 9.5)	0.467
上海	7.3	6.0	3.5	−11.3(−34.5, 12.0)	0.267		3.7	3.5	3.5	+1.0(−18.4, 20.3)	0.902
江苏	8.3	5.0	1.5	−31.5(−60.1, −3.0)*	0.036*		5.3	1.5	1.5	−24.6(−63.8, 14.7)	0.168
安徽	3.3	8.5	0	−19.2(−69.4, 31.0)	0.371		3.3	2.0	0	−24.1(−58.2, 9.8)	0.127
福建	53.0	无资料	无资料	—	—		4.3	无资料	无资料	—	—
江西	12.0	无资料	无资料	—	—		3.5	无资料	无资料	—	—
山东	108.7	无资料	无资料	—	—		58.0	无资料	无资料	—	—
河南	40.7	无资料	无资料	—	—		33.7	无资料	无资料	—	—
广东	59.7	无资料	无资料	—	—		34.3	无资料	无资料	—	—
四川	14.0	20.5	11.5	−0.5(−29.2, 28.3)	0.969		9.3	6.5	5.5	−9.8(−49.7, 30.1)	0.554
新疆	79.7	48.0	70.0	−3.9(−19.2, 11.5)	0.544		25.3	16.0	9.5	−36.6(−87.4, 14.3)	0.124

续表

人群	发病率 1987~1989	发病率 1990~1991	发病率 1992~1993	发病率趋势 B	发病率趋势 P	死亡率 1987~1989	死亡率 1990~1991	死亡率 1992~1993	死亡率趋势 B	死亡率趋势 P
女性										
北京	31.3	28.0	31.5	−1.6(−12.1, 8.9)	0.712	21.0	22.0	24.0	+1.1(−11.6, 13.8)	0.883
河北	15.7	14.0	23.0	+9.3(−20.2, 38.8)	0.454	13.3	12.0	23.0	+10.9(−16.7, 38.5)	0.357
内蒙	20.0	40.0	无资料	+29.4(−16.0, 42.9)	0.061	14.3	35.0	无资料	+33.0(10.6, 55.3)	0.018*
沈阳	16.0	18.0	21.0	−6.0(−4.5, 16.5)	0.201	10.3	13.0	19.0	+13.1(5.1, 21.2)	0.009**
鞍山	27.0	26.5	38.0	+6.1(−17.5, 29.6)	0.537	22.0	17.5	20.0	−0.9(−34.6, 32.8)	0.949
吉林	13.0	10.5	10.0	−7.7(−41.6, 26.2)	0.523	9.5	2.5	2.0	−36.5(−137.0, 64.3)	0.333
黑龙江	39.7	30.0	39.0	−6.7(−22.6, 9.2)	0.330	27.0	13.5	17.5	−11.1(−27.5, 5.2)	0.141
上海	1.7	3.0	1.0	−9.8(−43.9, 24.4)	0.492	1.7	3.0	1.0	−9.8(−43.9, 24.3)	0.492
江苏	3.0	0.5	0	−23.5(−58.5, 11.4)	0.143	3.3	0.5	0	−23.5(−58.5, 11.4)	0.144
安徽	0	2.0	0	+5.0(−22.3, 32.2)	0.661	0	2.0	无资料	+5.0(−22.3, 32.2)	0.661
福建	39.7	无资料	无资料	—	—	4.3	无资料	无资料	—	—
江西	0	无资料	无资料	—	—	0	无资料	无资料	—	—
山东	34.0	无资料	无资料	—	—	20.0	无资料	无资料	—	—
河南	21.7	无资料	无资料	—	—	18.0	无资料	无资料	—	—
广东	12.0	无资料	无资料	—	—	9.7	无资料	无资料	—	—
四川	1.3	6.0	0	−2.5(−50.0, 45.0)	0.899	1.3	4.0	0	−2.5(−4.9, 43.7)	0.896
新疆	12.0	23.0	9.5	−20.6(−95.2, 54.0)	0.510	7.0	16.5	9.5	−10.4(−79.5, 58.7)	0.715

趋势(B 值= %/年)为根据线性回归计算的疾病平均年度变化率,括号内为 95% 可信限。 * $P < 0.05$, ** $P < 0.01$

第四节 冠心病的危险因素

冠心病"危险因素"的概念于20世纪60年代首先由美国弗莱明翰研究提出。几十年来关于冠心病危险因素的致病机制、流行规律及其控制的研究取得了长足的进展。近年来对于一些新危险因素（如高半胱氨酸、纤维蛋白、C反应蛋白等）也开展了很多研究。本节的重点是介绍几个最主要的（经典的）与生活方式密切相关的危险因素（高血压、血脂异常、吸烟与饮酒、缺少运动和社会心理因素）的流行规律及致病机制。

一、高血压

（一）高血压发病机制及诊断

血压是血管内流动着的血液对血管壁产生的压力。血压超过正常范围称为高血压。高血压是一个长期逐渐进展的慢性疾病。许多研究（尤其是前瞻性研究）证实，高血压如得不到有效控制，最终将导致心、脑、肾和血管等靶器官的病变，严重者威胁生命。高血压本身不是一种严重的疾病，但由于血管内膜在过高的血压作用下容易发生损伤，导致一系列动脉粥样硬化病理生理过程，最后造成靶器官的病变。因此高血压的后果是严重的。

高血压的诊断是研究高血压的第一步。高血压的诊断标准主要是根据是否能引起严重并发症来制定的，因此是人为的。过去半个世纪，高血压诊断标准几经变动，这是科学发展的规律和进步，但也给高血压临床研究和人群防治工作带来一定的困难。近年来，各国（包括我国）先后采用世界卫生组织和国际高血压协会（WHO/IHS）以及美国全国联合委员（JNC）指南的标准（表5-4-1）。

表5-4-1 血压水平的定义和分类

类　别	收缩压	舒张压
理想血压	<120	<80
正常血压	<130	<85
正常高值	130～139	85～89
1级高血压（"轻度"）	140～159	90～99
亚组：临界高血压	140～149	90～94
2级高血压（"中度"）	160～179	100～109
3级高血压（"重度"）	≥180	≥110
单纯收缩期高血压	≥140	<90
亚组：临界收缩期高血压	140～149	<90

（二）高血压与冠心病的关系

高血压是冠心病的最重要的危险因素之一已被许多研究所证实。目前对于高血压和冠心病的关系的认识如下：

1. 血压与冠心病严重程度之间存在剂量-反应关系，即血压水平越高，冠脉病变程度越严重。相应的冠心病事件发生率也越高。

2. 高血压致冠心病的作用与人群血胆固醇水平密切相关。在人群平均血脂水平低于 160mg/dl 时高血压的致病作用较轻，平均血胆固醇水平高于 180mg/dl 时高血压致病作用明显增加。换句话说，高血压致冠心病作用是血脂"依赖"的。

3. 在同一人群高血压与冠心病的关联程度小于高血压与脑血管病的关联程度。这种情况在血脂水平较低的人群尤为明显。

4. 近年来关于脉压与冠心病的关系的研究是一个热点领域，但还没有得到明确的结果。

二、血脂异常

血脂异常是血脂和脂蛋白异常的总称。大量实验室、动物实验、观察性和干预性流行病学研究结果都证明，血脂异常是冠心病的重要致病原因（危险因素）。经过将近 100 年的研究和争论，现在已公认，血清总胆固醇（TC）升高是冠心病的危险因素。但是其他多种血脂成分，主要是低密度脂蛋白胆固醇（LDL-C）、高密度脂蛋白胆固醇（HDL-C）和甘油三酯（TG）的致病作用还没有得到十分肯定的结论。以下简述几种主要血脂成分与冠心病的关系。

1. 总胆固醇　流行病学和临床研究证明，血浆 TC 与冠心病发病率之间存在强的、连续的、独立的等级正相关关系。这种关系覆盖的 TC 浓度范围很广，包括正常和轻度升高者。人类血浆 TC 水平由许多不同基因和环境因素的综合作用所决定。约 60% 以上的血脂变化由遗传因素决定。至少有 200 种基因可能对脂质在机体的摄取、代谢和排泄产生影响。绝大多数原发性高 TC 血症为脂蛋白代谢的遗传性障碍所引起。临床上最常见的有家族性高 TC 血症、多基因性高 TC 血症和家族性联合型高脂血症三种。

2. 低密度脂蛋白　LDL 是血浆中胆固醇的主要载体。近年来，利用超速离心、电镜及电泳技术发现，LDL 具有不均一性，LDL 颗粒的大小与动脉粥样硬化的关系不同。越来越多的研究证实，致密的 LDL 亚类的分布与冠心病关系密切，可能原因为：

（1）LDL 颗粒的滤过率与其大小成反比，因此较小的颗粒容易透过内皮间隙，在动脉壁内皮下积聚较高的浓度；

（2）小而致密的 LDL（sLDL）对 LDL 受体的亲和力低，降解速率低，导致它在血浆中存在的时间较长，接受氧自由基氧化作用的时间延长；

（3）sLDL 易于氧化，易于进行化学修饰而被清道夫受体摄取，导致胆固醇积聚和泡沫细胞形成；

（4）sLDL 与动脉内膜糖蛋白的亲和力强，易被内膜摄取。

许多因素可以影响 LDL 颗粒大小的分布，如遗传基因、甘油三酯浓度、激素水平、性别与年龄、药物与饮食、肥胖、饮酒、疾病等均可影响 LDL 的大小和分布。其中遗传因素是主要影响因素。

3. 甘油三酯　高 TG 血症作为冠心病的独立危险因素的结论被越来越多的流行病和临床研究所证实，而且对 VLDL-TG、LDL 及其与 LDL 代谢关系的深入研究也肯定了高 TG 血症致动脉粥样硬化的作用。近年来国际上大人群的流行病学研究，如德国的 PROCAM 研究和芬兰的 Helsinki 研究均表明，血 TG 增高是男女两性心肌梗死的独立危险因素。高 TG 血症伴高密度脂蛋白胆固醇水平降低及低密度脂蛋白胆固醇水平升高对冠心病的发生与发展具有重要意义，并有促进粥样斑块破裂的作用。现在对于 TG 致病机制认识如下：

（1）TG 主要分布在富含 TG 的脂蛋白（TRL）颗粒中。TRL 包括乳糜微粒（CM）和极低密度脂蛋白（VLDL）两者的残粒及中间密度脂蛋白（IDL）。现在认为残粒（包括 IDL）有直接的独立于 IDL 的致动脉粥样硬化作用。小颗粒的 VLDL 也有致病作用。血清 TG 水平增高往往反映 TRL 残粒潴留。

（2）高 TG 由于胆固醇酯转移蛋白（CETP）的作用，HDL 中的胆固醇酯（CE）与 VLDL 中的 TG 进行交换，使 HDL-C 下降。低 HDL-C 血症的发生虽然是多因素的，但 HDL-C 与 TG 往往呈负相关，因此高 TG 血症的致动脉粥样硬化作用部分可能是由于降低 HDL-C 所致。

（3）高 TG 与 sLDL 生成有关，前已述及 sLDL 被认为是 LDL 致病作用很强的部分。

4. 高密度脂蛋白　流行病学研究提示，HDL 在阻止动脉粥样硬化的发生中具有重要作用。HDL 水平高者比低者不易患早发冠心病。低 HDL 水平的人，体内（包括动脉壁）清除胆固醇的能力差，可导致早发动脉粥样硬化疾病。流行病学研究表明，HDL 水平与冠心病发病和死亡呈负相关。现在对于 HDL 减少动脉粥样硬化的机制认识如下：

（1）HDL 参与胆固醇逆向转运，并具有保护血管壁免受损伤的作用。HDL-C 水平受多种因素影响，主要决定因素为 HDL 载脂蛋白的合成速率或转运速率，其部分分解代谢率亦有影响。参与脂蛋白代谢的各活性蛋白基因如：LPL、HL、LCAT、CETP 基因均可影响 HDL-C 水平。

（2）HDL 能抑制 LDL 氧化，同时使 LDL 颗粒聚集。HDL 可使前列环素（PGI_2，一种强烈的血管扩张剂及血小板聚集抑制剂）的半衰期延长。HDL 可与脂多糖结合，可能对细菌毒素引起的血管壁损伤起保护作用。

三、吸烟与饮酒

（一）吸烟与冠心病的关系

吸烟主要危害动脉系统，促使其产生动脉粥样硬化，这是许多心血管病的根源。过去 50 年进行的大量流行病学研究都证明吸烟是心血管病的重要危险因素。著名的美国弗莱明翰研究证明，吸烟是冠心病三种最重要的危险因素之一。1976 年英国的 Doll 和 Peto 报告对 34 440 名英国男性医生进行的随访研究结果，发现吸烟与冠心病死亡呈剂量－反应关系。美国 5 项前瞻研究对 8 422 人进行 8.5 年随访结果一致显示，吸烟与冠心病发病和死亡相关并有明显的剂量－反应关系。研究还发现，被动吸烟也会增加患心血管病的危险。在一项关于被动吸烟和冠心病的汇总分析（meta analysis）观察到，所有 18 项研究（10 项为前瞻研究，8 项为病例－对照研究）有被动吸烟者患冠心病的相对危险度均大于 1，其中 7 项有统计学显著性。吸烟与其他心血管病危险因素（如高血压、高胆固醇血症、肥胖、糖尿病、精神压力等）有协同作用。全国 11 省市前瞻队列研究对 27 527 人进行 3 年（1992～1995 年）随访观察，结果吸烟者与不吸烟者相比，冠心病事件发病相对危险度（RR）为 1.9，吸烟合并有高血压者冠心病事件发病 RR 为 13.4。吸烟同时伴有高血压和肥胖者冠心病事件发病 RR 为 25.8。

科学研究发现，烟草燃烧时产生的烟雾（包括主流烟和侧流烟）含有 4000 多种化学物质，其中有 40 多种有致癌作用。引起心血管病的主要化学物质是尼古丁和一氧化碳。这些物质通过呼吸道被吸收到人体血液里。尼古丁的主要作用是：①兴奋交感神经，使肾上腺素和去甲肾上腺素释放增加，导致血压升高；②直接作用于动脉壁，使之发生脂肪性变，并增加血小板聚集和粘附；③降低血管内皮细胞屏障功能，使血小板大量聚集而导致动脉血栓栓塞；④促进低密度脂蛋白胆固醇升高，减低高密度脂蛋白胆固醇。一氧化碳的致动脉粥样硬化作用更为重要。第一，一氧化碳进入血液后竞争性地与血红蛋白结合，生成没有携氧功能的碳氧血红蛋白，造成器官缺氧。第二，一氧化碳可使血脂增高，血管通透性增高，血管壁上脂质沉着增多。

无论是主动吸烟或被动吸烟都会吸入一定量的尼古丁和一氧化碳。由于每次吸入的量较少，因此吸烟对健康的危害常是在开始吸烟以后十几年或几十年后才表现出来，故往往不被人们注意和重视。但吸烟是一种慢性中毒，一旦毒性暴露出来就产生严重后果，甚至是无法挽回的后果。科学研究还发现，吸烟的人一旦戒了烟，那么烟的毒性作用就会慢慢消失，甚至可以和不吸烟的人一样健康长寿。

(二) 饮酒与冠心病的关系

酒是一种世界范围普遍食用的饮料，有很悠久的历史。现在对酒和人类的健康，特别是与慢性非传染病的关系进行了大量的研究。但迄今为止还没有得出十分肯定的结论。这主要是因为研究方法上的困难。关于饮酒与心血管病的关系，研究的结果不尽一致。绝大部分流行病学研究结果是：轻、中度饮酒对心血管系统无害，甚至有保护作用（减少发病危险）；不饮酒（包括从不饮酒和戒酒者）和重度饮酒者心血管病发病危险升高。饮酒与心血管病发病危险的这种关系用数学函数表示是一种"U"型或"J"型关系。过量饮酒对心血管系统损害的主要机制是引起血压升高，心率增加，心脏负荷和氧耗量增加，这些都可增加动脉粥样硬化的危险。此外过量饮酒还引起交感神经兴奋、血皮质激素升高、肾素－血管紧张素活性升高，外周血管张力增高（通过钙在平滑肌细胞的转运）、加压反射活动受损导致心率变异度降低以及降低胰岛素敏感度等。近年还观察到，过量饮酒会增加血同型半胱氨酸水平。少量饮酒的"保护"作用可能是因为酒精摄入的良性作用，如增加血中 HDL-C 的浓度、增加前列环素的合成、促进血管舒张、抑制血小板聚集、增加血中纤溶活性等。少量酒精摄入不会引起不良因素的明显增加而使其良性作用得到发挥。不过这些推论现在还有不少争论，还没有更多的科学根据的支持。近年的研究还发现，不同类型的酒与心血管发病和死亡的关系不一致。多数研究发现，葡萄酒（尤其是红葡萄酒）的心血管保护作用最强，烈性酒（如中国白酒、威士忌、伏特加等等）保护作用最弱。研究发现，葡萄酒能增加血中 HDL-C，葡萄酒中含有抗氧化物质（如白藜芦醇和类黄酮等）和血管舒张因子，并通过抑制前列腺素合成从而抑制血小板聚集。而烈性酒没有上面这些作用。葡萄酒的心血管保护作用最典型的例子是所谓的"法国矛盾"（French paradox）。法国人种是典型的欧洲白种人，人群心血管病危险因素（血压、BMI、吸烟等）与其他欧洲人群一致。其生活方式和饮食习惯也是典型的西方类型（脂肪和蛋白质摄入量较高，碳水化合物较少）。但法国（尤其是法国南方）人群冠心病发病和死亡明显低于欧洲其他国家人群。世界卫生组织 MONICA 方案根据国际统一的标准进行的心血管病人群监测研究也得到同样的结果。进一步研究发现，法国人多有饮葡萄酒的习惯。因此推测饮葡萄酒的习惯与法国人群冠心病发病和死亡危险较低相关。但目前还没有很多的证据证明这一推测，特别是由于其他混杂因素（如法国人群摄入较多谷类、蔬菜、水果等）的作用，现还不能确定饮葡萄酒能减少心血管危险的因果关系。

总起来看，饮酒对心血管系统有双向作用，但饮酒的利弊不能绝对化，应根据其他情况综合考虑。饮酒是一种生活习惯但与社会活动密切相关（如酗酒会引起暴力、车祸等等）。从医学和疾病防治角度看对于饮酒的一般原则是：重度饮酒（或酗酒）者一定要减量或戒酒，轻中度饮酒者如无其他疾病不一定要改变原有习惯。不提倡用饮酒作为预防心血管病的方法。

四、缺少体力活动

缺少运动能引起心血管病发病和死亡增加的事实已越来越为医学界和公众所接受。现在认为，经常运动加上其他减低危险因素的措施有助于预防冠心病事件的首次发病（一级预防）；能加快心肌梗死发病后以及搭桥手术和冠脉成型术后的康复；以及能减少冠心病事件的复发（二级预防）。

虽然许多研究（包括动物实验、临床观察、人群普查和实验性研究等）的结果支持运动能减少心血管危险这一结论，但现在还没有足够的证据能证明运动和动脉粥样硬化形成之间的因果联系。

（一）体力活动与冠心病的关系

近半个世纪来各国开展了许多关于不同体力活动水平与首次冠心病事件发病率和患病率之间的关系的研究。关于体力活动水平的测量主要集中在职业活动（上班时）和业余（下班后）的活动量。由于各研究采用的方法学和测量标准不一致，现在还不可能将这些研究的结果归纳成一个非常明确的结论。但以下两项很明确的、一致的结果可以为临床工作和今后的研究提供科学的根据。

1. 体力活动多的人危险性低　大量研究观察到体力活动多的人比体力活动少的人发生冠心病事件的几率要小，发病年龄晚以及严重程度较低。由于体力活动量的测量方法的差异和方法本身的可靠性较差，故不同研究的结论不太一致，但有一个结论是一致的：经常参加体力活动者与不参加体力活动者相比不会增加冠心病事件危险。研究还发现，在一个其他危险因素（如高血脂、高血压、吸烟、饮酒等）非常普遍而危险水平又很高的人群中（如芬兰北加里地区的伐木工人），即使有很强的体力活动，其保护心血管的作用也不明显。

2. 中等量的体力活动保护作用最好　综合许多研究的结果，现认为体力活动减少冠心病事件作用最明显的差别是在中等量运动组和无任何体力活动组之间。中等量活动组和活动最多组之间的差别很少。关于运动量和运动强度与心血管事件危险的关系各家报道不一致。多数结果认为，运动量和运动强度必须达到一个"阈值"才有保护作用。目前认为这个"阈值"是7千卡/分钟（相当于快速步行或较重的园艺工作）。此外，效果最好的运动是大群肌肉的有氧运动。这种运动可以在明显增加心输出量（心脏容积负荷）的同时仅轻度增加平均动脉压（心脏压力负荷）。

（二）体力活动保护心血管的生物学机理

根据过去大量研究结果，现已提出关于体力活动减少心血管病发生或改善心血管病人临床状况的生物学机理。现认为这种保护作用的主要机制是运动能减少心肌氧需求或增加氧供。运动训练可以增加心肌等张机械性或代谢性功能，增加电稳定性。

（三）运动时的心血管危险

一般人群中成人参与运动量较大的活动（如快跑步、长跑、长距离滑雪、骑车等等）发生心性猝死的危险性较不参与运动时要大。虽然经常参加体育活动的人总的心血管危险较低，但在参与较强运动时心血管病发生危险会一过性地增加。Vuori 等对芬兰1年中发生的2 606例猝死的分析结果，认为与运动直接有关的猝死在一般人群中很少见。运动导致死亡的病例中73%是由急性或慢性缺血性心脏病引起，大部分人有严重的心血管危险因素。Vander 等对40个运动场所进行5年的调查，发现与运动有关的死亡率很低，每887 526小时的运动锻炼仅有1名死亡。换句话说，每3 400名成人每周运动5小时，在一年中发生死亡的可能性为1人。而正常情况下此组人群死亡率为每年1‰。

由于强烈运动时心肌氧需增加，故猝死的危险性也增加。因此已知有心血管病的人要十分小心，特别是有冠心病症状或流出道梗阻者更应注意。但只要有严格的监控措施，冠心病病人运动也是相当安全的。美国一项对167项心脏康复计划调查显示，在医学监控下冠心病人运动是安全的。心性停搏发生率为8.9/百万人小时，且大部分都能抢救成功。心肌梗死为3.4/（百万人·小时）。

五、社会心理因素

近半个世纪来，流行病学家和心理学家开展了大量协作研究，探讨社会心理因素在冠心病发生和发展中的作用。尽管关于社会心理因素在冠心病形成过程中的重要性仍是一个有争论的问题，但近年来大量的研究已证实，社会心理因素与冠心病的病因及其临床表现密切相关。以下重点介绍抑郁症、焦虑症、性格和个性特征、社会孤立及生活压力等5种社会心理因素与冠心病的关系。

（一）抑郁症与心血管病的关系

抑郁症的主要临床表现为过度的压抑情绪和对所有活动缺乏兴趣，持续至少两周，并至少伴有下列症状中的4种：①食欲改变；②睡眠障碍；③疲乏；④精神性运动迟钝或激惹；⑤负罪感或无望感；⑥注意固定倾向（problems concentrating）；⑦自杀意念。Pratt等对1551例美国巴尔的摩地区无心脏病的队列人群进行基线调查，分为有抑郁症（包括重症抑郁发作和近两周内因悲痛事件引起的烦躁焦虑）和无抑郁症者。随访13年，结果表明有64例发生急性心肌梗死。其中有抑郁症与无抑郁症患者相比发生急性心肌梗死的比值比（OR）为4.54（95% C.I. 1.65～12.44）。有烦躁焦虑症者发生急性心肌梗死的OR为2.07（95% C.I. 1.16～3.71）。因而认为抑郁症是急性心肌梗死的独立危险因素。

Engel观察到抑郁症患者在患病前常有一个心理障碍前兆期，即患者对一些原来完全可以克服的困难感到无能，称之谓"欲放弃－放弃综合征"（giving-up-given-up complex）。该综合征有5个特征：①放弃感，感到无助和无希望；②低估自我形象；③生活关系和社会作用中失去自我尊重；④感到过去、现在和将来发生的事情之间失去连续性；⑤重新唤起过去曾有过'放弃'行为的回忆。Engel认为这种综合征是抑郁症发生的一种归因因素，反映暂时的脑力适应机制的失能。无望感是抑郁症的一个特别的方面而引起重视，近年有一些有关的前瞻性研究。

有关的病理生理机制：大量证据表明，抑郁症具有行为的和直接的病理生理作用。在行为机制方面，抑郁症常伴有不健康生活方式（如吸烟、饮酒过量）和顺从性不良。抑郁致心血管病的病理生理机制至少包括3方面：第一，引起高类固醇皮质激素血症（肾上腺皮质对皮质激素释放因子的反应加剧）；第二，导致血小板功能受损，包括血小板反应度增加，血小板物质（如血小板因子4和β-血栓球蛋白）的释放。这两种机制的组合构成了抑郁症致动脉粥样硬化的病理生理机制的基础；第三，抑郁症病人心率变异度降低及植物神经功能失调，导致心律失常增加。

（二）性格和人格特征（character traits）与冠心病的关系

A型性格是50年代Friedman和Rosenman首先提出的一种人类性格特征，主要表现是急躁、情绪不稳定、爱发脾气、争强好胜（竞争性）、怀有戒心和敌意、热心工作（事业心)、效率高、行动快但缺乏耐心及时间紧迫感等。近半个世纪来进行了一系列性格特征与心血管病关系的研究,特别是关于竞争性(competition)、敌意(hostility)和强事业心(exaggerated commitment to work)等三种特征组成的综合征与心血管病的关系的研究。美国西部协作组研究报告表明,在8.5年随访中,A型性格者冠心病发病危险是非A型性格者的2倍,复发心肌梗死的危险为5倍。但在其他一些研究中未发现A型性格与冠心病的相关性。如Shekelle等报告,在多危险因素干预(MRFIT)研究中,随访3 110名男性,发现A型性格与首次冠心病事件无相关。在对12 772名男性用JAS量表测定A型性格后随访1~3年,也未发现相关性。Case等对516名心梗病人用JAS量表测定A型性格后随访1~3年,未发现A型性格与总死亡率、心血管病死亡率及左室射血分数的相关性(多因素分析也无相关性)。Ragland等对257名男性心梗存活者进行随访,其中A型性格160名(随访12.7年)、非A型性格71名(随访11.5年),发现A型性格者冠心病死亡率反而较非A型性格者低。

上述关于A型性格与心血管病相关的不一致性,主要是由于混杂因素(如社会支持因素)的作用。此外,许多研究还发现,并非所有A型性格的组成成分都有致病作用。敌意是A型性格中的一个重要特征,致病作用较强。Everson等报告,芬兰Kupio地区一组2 125名男性(42~60岁)人群,用Cynical Distrust量表测量敌意程度。随访9年,共有177名死亡(心性死亡73人)。结果显示,敌意判分属最高4分位者与最低4分位者相比总死亡RR为2.30 (95% C.I. 1.47~3.59),心性死亡RR为2.70 (95% C.I. 1.27~6.76)。

有关的病理生理机制:敌意可通过行为机制促进动脉粥样硬化,例如有敌意者常常伴有不健康生活方式和行为,包括吸烟、饮食差、肥胖、过量饮酒等。因此,体重指数、血脂及血压也相应增高。研究还发现,有敌意者常伴有其他促动脉硬化的社会心理因素,如社会孤立。有敌意者心率较快,其血压对生理刺激(如脑力工作负荷)反应明显,血皮质激素水平和儿茶酚胺水平升高。初步研究还表明,有敌意者心功能的植物神经调节功能减退,血小板反应性升高。心脏周期频谱研究发现,敌意与高频心脏周期频谱(反映迷走神经功能)成反比,与低频心脏周期频谱(反映交感神经功能)成正比,提示有敌意者交感神经功能亢进。

(三) 社会孤立与缺乏社会支持

探讨社会因素对心血管病发生发展的影响始于20世纪70年代后期。心理学家采用"社会网"(social network)包括家庭联系、朋友数、个人参与集体有组织的活动的程度等来评估社会因素的影响。早期的资料表明,相对小的"社会网"可使冠心病发病平均增加2~3倍。情感支持(emotional support)的降低也引起冠心病发病增加。如Schoenbach等对美国Evans县2 059名成人进行社会网水平(6个水平)与心血管病关系的研究(1967~1969年),结果显示,无良好社会网的男性白人与有良好社会网的人相比患冠心病的RR为2.0 (95% C.I. 1.2~3.4)。但女性和黑人相关性不显著。此外还观察到社会联系很少的老人死亡危险性高。近年一些研究结果支持社会因素与冠心病发生存在因果关系:研究认为,社会支持程度与冠心病发病成反比。而且还证实文化不适应(社会因素之一种)也是一个独立危险因素。Marmot等对美国加州的3 809名美籍日本人进行调查,根据他们保留日本传统文化习俗的程度分类,结果表明,保留原有传统者冠心病患病率与日本本土的居民一样低,最融入美国当地生活习俗者冠心病患病率较保持传统文化者高3~5倍。而两组间主要冠心病危险因素水平差异无显著性。此外,低社会经济状况不但是健康人群患心血管病的一个归因因素,而且也是冠心病患者不良预后的归因因素。有人通过测量教育程度、收入或职业等将社会经济状况分等级。研究显示，低社会经济状况者常伴有高危险行为水平增加及心理危险因素的增加。而且，低社会经济状况如伴有其他心理危险因素者发生心脏事件的危险性成倍上升。

有关的病理生理研究显示，缺乏社会支持常常产生行为方面的改变，如吸烟、高脂饮食和过量饮酒。此外，社会因素有直接病理生理作用，包括高皮质激素血症和静息心率的不可逆增加。动物实验证明，慢性社会分离通过植物神经系统的作用导致心率增快，进而促进动脉粥样硬化形成。其他许多研究也提示，社会因素致动脉粥样硬化的作用主要通过自主神经系统的激活。

（四）生活压力

1. 慢性和亚急性生活压力 一项对1 928名男性成人的前瞻研究表明，职业压力使心血管病死亡危险增加4倍。但有的研究结果发现，职业压力与冠心病无明显相关。近年有人提出"高要求，低报酬"工作压力模式。并证明符合此种模式的工作压力可预测心脏事件。如Lynch等对940名芬兰男性进行4年随访研究，结果表明，职业要求高而经济报酬低者4年内颈动脉斑块进展最明显，而职业要求低而经济报酬高者斑块进展最少。总起来看，有关工作压力和冠心病关系的大部分研究都得到阳性结果，提示慢性生活压力与动脉粥样硬化发生存在因果关系。

2. 急性生活压力 急性生活压力与心血管病的关系早已有报道。无论是轶事性的报道或是有关研究都表明这种关系。如在世界杯足球赛期间或在恐怖分子活动后心肌梗死发病增加。Leor等观察到1994年1月17日美国洛杉矶地震后心性猝死明显上升。流行病研究也证实，丧失亲人是引起心性事件的重要急性精神压力因素。Kaprio等对一组95 647名成人随访4～5年，结果显示，在失去亲人后不久发生死亡的男性是无失去亲人者的2倍，在女性为3倍。

有关生活压力致冠心病作用的机制主要是诱导心肌缺血和促发心律失常，此外还有内皮损伤和凝血机制改变。

第五节 中国人群冠心病及其危险因素的趋势

表5-5-1列出我国多省市心血管病人群监测关于冠心病危险因素水平的研究结果。许多资料表明，我国人群冠心病危险因素在本世纪会逐年增加，并有低龄化趋势，主要与以下因素有关：

1. 社会人口的老龄化 因心血管病特别是高血压、冠心病、脑卒中发病与人口的老龄化十分密切。1999年我国65岁以上的老龄人口已占总人口8.5%，60岁以上的老年人口已达到1.5亿，并以3.02%的速度快于人口增长速度。预计2025年和2040年我国老龄人口分别为2.8亿和3.9亿，可达总人口的19%和25%。

2. 膳食结构的改变促使人群血清胆固醇水平的升高 如经济发达的广州地区居民1983～1984年血清总胆固醇为184.3mg/dl，1993～1994年则升高至194.9mg/dl；农村则自156.7mg/dl升至178.1mg/dl，升高幅度较城市居民更为明显。首钢男工的前瞻性研究表明，血清总胆固醇水平200～239mg/dl者，冠心病的发病危险为低于200mg/dl者的2倍，超过240mg/dl者为低于200mg/dl者的3倍，说明血清胆固醇升高仍是我国人群冠心病的危险因素。而血脂的升高是与人群膳食较过去摄取较多的脂肪和胆固醇有关。

表 5-5-1 中国多省市心血管病人群（35~64 岁）监测危险因素抽样调查结果（1987~1988 年）

人群	样本量	收缩压 (mmHg)		舒张压 (mmHg)		高血压率 (%)	胆固醇 (mmol/L)		BMI (kg/m²)		吸烟率 (%)
		均值	S	均值	S		均值	S	均值	S	
男性											
黑龙江	592	128	19.3	86	12.4	25.2	4.7	1.06	24.1	3.14	52.7
吉林	299	无资料	无资料	无资料	无资料	无资料	4.4	0.60	23.9	3.25	57.5
辽宁	541	131	20.5	85	12.2	24.6	4.4	0.83	23.3	3.19	59.3
内蒙	294	124	16.9	82	11.2	17.0	4.8	1.17	24.6	3.50	51.4
北京	534	133	21.6	84	12.6	25.3	4.6	0.94	24.0	3.24	56.2
河北	595	126	17.3	79	10.8	11.9	4.2	0.96	22.5	3.02	65.0
山东	152	129	17.1	81	11.8	15.8	5.0	0.86	23.4	3.19	52.6
河南	269	131	22.1	83	12.2	21.3	4.5	0.97	23.0	3.27	62.1
江苏	295	122	15.6	78	10.4	7.1	4.0	0.75	22.0	2.58	67.8
上海	565	121	16.7	79	10.0	6.2	3.7	0.65	20.9	2.43	72.9
四川	243	115	15.3	76	9.3	7.4	4.2	1.00	21.7	2.62	47.7
江西	287	123	16.5	78	10.1	12.6	3.8	0.77	22.6	2.87	46.0
福建	133	119	17.0	77	10.7	5.2	4.8	0.89	21.5	3.01	54.1

续表

人群	样本量	收缩压 (mm Hg)		舒张压 (mm Hg)		高血压率 (%)	胆固醇 (mmol/L)		BMI (kg/m²)		吸烟率 (%)
		均值	S	均值	S		均值	S	均值	S	
女性											
黑龙江	596	129	21.7	84	12.8	26.4	4.9	1.11	24.7	3.77	13.9
吉林	300	无资料	无资料	无资料	无资料	无资料	4.3	0.55	23.7	3.49	7.7
辽宁	553	131	21.2	84	12.2	25.9	4.6	0.90	24.0	3.95	18.8
内蒙	298	126	17.1	80	10.1	18.5	4.6	0.91	24.0	3.03	6.7
北京	683	133	23.4	80	12.2	22.8	4.7	0.88	24.8	3.79	13.8
河北	无资料	无资料	无资料	无资料	无资料	无资料	无资料	无资料	无资料	无资料	无资料
山东	152	130	21.3	78	11.2	21.1	5.2	1.04	24.9	3.56	9.9
河南	324	134	24.3	80	11.8	20.1	4.5	0.80	24.0	3.41	4.3
江苏	296	123	17.6	76	9.4	4.0	4.1	0.83	22.5	3.01	0.7
上海	621	119	15.8	77	9.0	5.9	3.7	0.67	20.7	2.84	0.5
四川	254	111	15.7	73	9.8	9.5	4.1	1.08	21.8	3.00	4.8
江西	289	119	16.1	75	8.7	7.3	4.0	0.82	22.9	3.49	1.4
福建	138	113	18.3	74	11.2	6.5	5.1	1.03	23.0	3.09	0.7

3. 高血压患病率在增加 据1991年全国高血压抽样调查我国15岁以上人群高血压患病率为11.26%，患病率比10年前增加25%。另据国内10组人群随访结果表明，10年内随访人群男性收缩压平均上升1.8～8.2mmHg，舒张压升高1.3～6.7mmHg，血压升高是冠心病的独立危险因素已被公认。我国首钢男性工人冠心病危险因素的前瞻研究表明，收缩压在120～139mmHg者，冠心病发病的相对危险比<120mmHg者增高40%，同样说明血压升高在中国人群中对冠心病发病的重要影响。据东亚血压、胆固醇与脑卒中的一项合作研究计算，如果在中国人群中平均血压降低3mmHg，不仅意味着每年可减少37万脑卒中的死亡，同时又可减少冠心病、心力衰竭、肾功能不全的发病和死亡。

4. 吸烟者仍很普遍 男性吸烟率多在60%～70%以上，我国10组人群前瞻性研究表明，吸烟者冠心病发病率的相对危险较不吸烟者增高2倍，据北京心血管病人群监测配对研究表明，吸烟者引起急性心肌梗死的危险与吸烟总量的平方成正比，吸烟总量每增加1倍心梗危险增加4倍。我国的前瞻性研究也表明，总胆固醇已升高的男性吸烟工人冠心病的危险与吸烟量呈正比。

5. 其他重要危险因素的增加 近20年来由于我国经济快速增长，人民生活水平迅速提高，与此同时社会环境和个人生活方式发生了深刻的变化。这些变化有些是有利于心血管健康的，有些是不利于心血管健康的。不健康生活方式主要有：热量和饱和脂肪摄入过多（引起高血脂和肥胖）；吸烟和过量饮酒；缺少运动；以及市场经济带来的竞争导致精神压力增加。发达国家的经验和教训告诉我们，不健康的生活方式如不加以控制而任其泛滥必将导致冠心病的流行。中国人群过去冠心病没有流行不是因为有"保护"基因，而是因为"穷"。实际上就冠心病易感性而言，种族差别微不足道，主要由环境因素决定。因此中国人群一旦迅速富起来，但又不知道如何自我保护，甚至反自然规律之"道"而行之，则必将受到大自然的"惩罚"。这样的例子比比皆是。我们一定不要掉以轻心，要利用一切渠道把这一重要信息传达给广大人民群众。

（吴兆苏）

参 考 文 献

1. 1998 World Health Statistics Annual, WHO, Geneva
2. Chambless L, Keil U, Dobson A, et al. Population versus clinical view of case fatality from acute coronary heart disease: Results from the WHO MONICA Project 1985-1990. Circulation, 1997, 96: 3849-3859
3. Sekikawa A, Kuller LH. Coronary heart disease mortality in the United States among black and white men 35-44 years old by state. CVD prevention, 1999, 2: 212-221
4. Hugh TP, Kuulasmaa K, Mahonen M, et al. Contribution of trends in survival and coronary-event rates to changes in coronary heart disease mortality: 10-year results from 37 WHO MONICA Project population. Lancet, 1999, 353: 1547-1557
5. 赵冬，吴兆苏，王薇等．北京地区1984～1997年急性冠心病事件发病率变化趋势（中国MONICA方案的研究）．中华心血管病杂志，2000，28：14-17
6. 吴锡桂，郝建生，王淑玉，等．北京市首都钢铁公司冠心病危险因素前瞻性研究—血压、血清总胆固醇及吸烟与冠心病关系．中国循环杂志，1991，6：127-130
7. 全国血压抽样调查血压组．我国高血压患病率及其变化趋势，1991年抽样调查结果．高

血压杂志，1995，3（增刊）：7-13

8. 王淑玉，周娟.首钢居民区两个时期脑卒中、急性心肌梗死和冠心病猝死发病率、死亡率对比.中华心血管病杂志，1994，22：452-454

9. 动脉粥样硬化病理普查协作组.7159例冠状动脉和2044例主动脉粥样硬化病理普查总结.中华病理学杂志，1983，12：81-85

10. Capewell S，Morrison CE，Mc Murray JJ. Contribution of modern cardiovascular treatment and risk factor changes to the decline in coronary heart disease mortality in Scotland between 1975 and 1994. Heart，1994，81：380-386

11. Pratt LA，Ford DE，Crum RM，et al. Depression, psychotropic medication, and risk of myocardial infarction: prospective data from the Baltimore ECA follow-up. Circulation，1996，94：3123-3129

12. Rosenman RH，Brand RJ，Jenkins CD，et al. Coronary heart disease in the Western Collaborative Group Study: final follow-up experience of 8 1/2 years. JAMA，1975，233：872-877

13. Ragland DR，Brand RJ. Type A behavior and mortality from coronary heart disease. N Engl J Med，1988，318：65-69

第二篇

冠心病诊断学

第六章 血脂代谢异常与冠心病
(Dyslipidemia and Coronary Heart Disease)

第一节 血浆脂蛋白代谢基础 ………… (99)
　一、脂类的结构与功能 ………… (99)
　二、脂蛋白结构及其特性 ………… (100)
　三、脂蛋白代谢 ………… (101)
　四、载脂蛋白结构与功能 ………… (103)
第二节 血脂代谢异常 ………… (106)
　一、高胆固醇血症的病因 ………… (106)
　二、高甘油三酯血症的病因 ………… (108)
　三、高脂血症的临床表现 ………… (109)
　四、高脂血症的诊断 ………… (110)
　五、高脂血症的分类 ………… (111)
第三节 血脂异常与冠心病 ………… (113)
　一、胆固醇与冠心病的关系 ………… (113)
　二、HDL-C 与冠心病 ………… (115)
　三、甘油三酯与冠心病 ………… (116)
第四节 血脂异常的治疗 ………… (117)
　一、降脂药物的临床应用 ………… (117)
　二、非药物性降脂治疗 ………… (118)

　　血脂主要是指血中的胆固醇和甘油三酯。虽然血脂是生命细胞的基础代谢必需物质,但是,血脂代谢异常却与动脉粥样硬化性心血管疾病的发生和发展密切相关。所以,近10年心血管领域特别关注血脂基础、临床及其研究进展。

　　由于胆固醇和甘油三酯都是疏水性物质,必须与血液中的特殊蛋白质和极性类脂(如磷脂)一起组成一个亲水性的球状巨分子,才能在血液中被运输,并进入组织细胞。这种球状巨分子复合物就是脂蛋白。所以,血脂代谢异常实际上是脂蛋白代谢紊乱。参与体内脂蛋白代谢过程的主要因素有:载脂蛋白、脂蛋白受体和脂酶。

第一节 血浆脂蛋白代谢基础

一、脂类的结构与功能

(一) 胆固醇

　　胆固醇是最早由动物胆汁中分离出来,是具有羟基的固醇类化合物。所有固醇(包括胆固醇)均具有环戊多氢菲的共同结构,但不同的固醇其碳原子数及取代基不同,其生理功能也各异。在人体内胆固醇主要以游离胆固醇及胆固醇酯形式存在。胆固醇具有下列生理功能:①细胞膜结构成分;②合成类固醇化合物;③合成胆汁酸。

(二) 甘油三酯

　　甘油三酯(TG)是甘油分子中的3个羟基被脂肪酸酯化而形成的,国际命名委员会建议使用名称为三酯酰甘油(triacylglycerol),但由于人们已习惯简洁通俗的名称,故仍保留沿用甘油三酯。甘油三酯具有下列生理功能:①供能和储能;②作为结构脂质的基本构件;③参与机体物质和能量代谢。

二、脂蛋白结构及其特性

由于各类脂蛋白中所含各成分的比例不同，因而各类脂蛋白的颗粒大小不同，密度也不一样。目前，利用超速离心技术，可将血浆脂蛋白分离为 5 大类或 6 大类：乳糜微粒（CM）、极低密度脂蛋白（VLDL）、中间密度脂蛋白（IDL）、低密度脂蛋白（LDL）和高密度脂蛋白（HDL）。此外，还有一种脂蛋白是后来发现的，称作脂蛋白（a）[Lp(a)]，它的密度虽然比 LDL 大，而其颗粒也较 LDL 大。Lp(a)的化学结构与 LDL 很相似，仅多含一个载脂蛋白（a）。各类脂蛋白的物理特性、主要成分、来源和功能列于表 6-1-1。

表 6-1-1 脂蛋白的特性及功能

分类	水合密度 (g/ml)	颗粒大小 (nm)	主要脂质	主要载脂蛋白	来源	功能
乳糜微粒（CM）	<0.95	80～500	甘油三酯	B_{48}、AⅠ、AⅡ	小肠合成	将食物中的甘油三酯和胆固醇从小肠转运至其他组织
CM 残粒	<0.95	?	甘油三酯、胆固醇	B_{48}、E	CM 中 TG 经脂酶水解后形成	将胆固醇释放至肝脏；代表致动脉粥样硬化脂蛋白
极低密度脂蛋白（VLDL）	<1.006	30～80	甘油三酯	B_{100}、E、Cs	肝脏合成	转运甘油三酯至外周组织，经脂酶水解后释放游离脂肪酸
中间密度脂蛋白（IDL）	1.006～1.019	27～30	甘油三酯、胆固醇	B_{100}、E	VLDL 中 TG 经脂酶水解后形成	属 LDL 前体，部分经肝脏摄取
低密度脂蛋白（LDL）	1.019～1.063	20～27	胆固醇	B_{100}	VLDL 和 IDL 中 TG 经脂酶水解	胆固醇的主要载体，经 LDL 受体介导摄取而被外周组织利用，与冠心病直接相关
高密度脂蛋白（HDL）	1.063～1.21	8～10	磷脂，胆固醇	AⅠ、AⅡ、Cs	肝脏和小肠合成，CM 和 VLDL 脂解后表面物衍生	促进胆固醇从外周组织移去，转运胆固醇至肝脏或其他组织再分布，HDL-C 与冠心病负相关
脂蛋白（a）[Lp(a)]	1.05～1.12	26	胆固醇	B_{100}、(a)	肝脏合成后与 LDL 形成复合物	与冠心病直接相关

（一）乳糜微粒

CM 来源于食物脂肪，颗粒最大，含外源性甘油三酯近 90%，因而其密度最低。正常人空腹 12 小时后采血时，血浆中无 CM。餐后以及某些病理状态下血浆中含有大量的 CM 时，因其颗粒大能使光发生散射，血浆外观混浊。将含有 CM 的血浆放在 4℃ 静置过夜，CM 会自动漂浮到血浆表面，形成一层"奶酪"，这是检查有无 CM 存在最简单而又实用的方法。CM 中的载脂蛋白（Apo）主要是 ApoAⅠ和 C，其次是含有少量的 ApoAⅡ、AⅣ、B_{48} 和 E。

（二）极低密度脂蛋白

VLDL 中甘油三酯含量仍然很丰富，占一半以上。由于 CM 和 VLDL 中都是以甘油三酯为主，所以这两种脂蛋白统称为富含甘油三酯的脂蛋白。在无 CM 的血浆中，其甘油三酯的水平主要反映 VLDL 的多少。VLDL 中的载脂蛋白含量近 10%，其中 40%～50% 为 Apo C，30%～40% 为 Apo B_{100}，10%～15% 为 Apo E。

（三）中间密度脂蛋白

IDL 是 VLDL 向 LDL 转化过程中的中间产物，与 VLDL 相比，其胆固醇的含量已明显增加，但仍属于富含甘油三酯的脂蛋白类。正常情况下，血浆中 IDL 含量很低。

（四）低密度脂蛋白

LDL 是血浆中胆固醇含量最多的一种脂蛋白，其胆固醇的含量（包括胆固醇酯和游离胆固醇）在一半以上。所以，LDL 被称为富含胆固醇的脂蛋白。血浆总胆固醇约 70% 是在 LDL 内，单纯性高胆固醇血症时，血浆胆固醇浓度的升高与血浆中 LDL-胆固醇（LDL-C）水平是一致的。由于 LDL 颗粒小，即使血浆中 LDL-C 浓度很高，血浆也不会混浊。LDL 中载脂蛋白几乎全部为 ApoB_{100}（占 95% 以上），仅含有微量的 Apo C 和 E。

（五）脂蛋白（a）

Lp（a）是 1963 年由 Berg（北欧的一位遗传学家）利用免疫方法发现的一种新的脂蛋白。Lp（a）的脂质成分类似于 LDL，但其所含的载脂蛋白部分除一分子 Apo B_{100} 外，还含有另一分子载脂蛋白即 Apo（a），两个载脂蛋白以二硫键共价结合。目前认为 Lp（a）是直接由肝脏产生的，不能转化为其他种类脂蛋白，是一类独立的脂蛋白。

（六）高密度脂蛋白

HDL 颗粒最小，其结构特点是脂质和蛋白质部分几乎各占一半。HDL 中的载脂蛋白以 Apo A I 为主，占 50%，其余载脂蛋白为 Apo A II（10%～23%）、Apo C（5%～15%）和 Apo E（1%～3%），此外还有微量的 Apo A IV。

HDL 可进一步再分为 HDL_2 和 HDL_3 两个亚组分。HDL_2 颗粒大于 HDL_3，而其密度则小于 HDL_3。两者的化学结构差别是，HDL_2 中胆固醇酯的含量较多，而载脂蛋白的含量则相对较少。

三、脂蛋白代谢

一般说来，人体内血浆脂蛋白代谢可分为外源性代谢途径和内源性代谢途径。外源性代谢途径是指饮食摄入的胆固醇和甘油三酯在小肠中合成 CM 及其代谢过程；而内源性代谢途径则是指由肝脏合成 VLDL，后者转变为 IDL 和 LDL，LDL 被肝脏或其他器官代谢的过程。此外，还有一个胆固醇逆转运途径，即 HDL 的代谢。

（一）外源性代谢途径

CM 是在十二指肠和空肠的粘膜细胞内合成。CM 进入血液循环后，获得 Apo C II，使脂蛋白脂酶（LPL）激活。CM 的分解代谢是发生在肝外组织的毛细血管床，在此处 LPL 水解 CM 中的甘油三酯，释放出游离脂肪酸。从 CM 中水解所产生的脂肪酸被细胞利用，产生能量或以能量的形式储存。在脂解的过程中，CM 所含 Apo A I 和 Apo C 大量地转移到 HDL，其残余颗粒即 CM 残粒则存留在血液中。这时 CM 颗粒明显变小，甘油三酯含量显著减少，而胆固醇酯则相对丰富。CM 残粒是由肝脏中的 LDL 受体和 Apo E 受体分解代谢。CM 在血液循环中很快被清除，半衰期小于 1 小时。由于 Apo B_{48} 始终存在于CM中，所以Apo B_{48}可视为CM及其残粒的标志，这可与肝脏来源的VLDL（含Apo B_{100}）相区别。

（二）内源性代谢途径

1. VLDL代谢　VLDL是由肝脏合成，其主要脂类为肝脏合成的甘油三酯。VLDL中的胆固醇除来自CM残粒外，肝脏自身亦合成一部分。VLDL的Apo B_{100}全部在肝脏内合成。VLDL的合成大体上可分为两个主要的步骤：第一步是VLDL前体合成，第二步是VLDL前体转化为成熟的VLDL。现在认为，VLDL前体的合成受微粒体甘油三酯转运蛋白（MTP）的调节，故有关MTP的基因变异是目前血脂代谢基础研究的热点。有研究报告，MTP抑制剂具有强效的降脂作用，对胆固醇和甘油三酯的降低作用可能大于他汀类药物，并很可能还具有降低Lp（a）作用。

VLDL刚分泌进入血液循环时，含有极少量的胆固醇酯，而大量的胆固醇酯则来源于HDL。这是由于血液中存在有胆固醇酯转移蛋白（CETP），后者的生理功能是将HDL中胆固醇酯转移到其他类脂蛋白（主要是VLDL）。

VLDL分解代谢的初始阶段类似于CM，即从HDL中获Apo CⅡ后，大量的甘油三酯被存在于周围组织毛细血管床中的LPL水解，释放出游离脂肪酸，VLDL颗粒逐渐缩小，Apo C和Apo E又转移到HDL颗粒中去。Apo B_{100}保留在VLDL颗粒中，残留在血液中的颗粒称为VLDL残粒（亦有人称之为IDL）。

2. IDL代谢　IDL是由VLDL转变而来。IDL在体内的分解代谢迅速，因此正常情况下血浆中IDL浓度很低。大约二分之一的IDL被LDL受体直接分解代谢。由于IDL含有丰富的Apo E，而LDL受体对Apo E的亲和力远大于Apo B_{100}，所以IDL是因Apo E与LDL受体相结合而被肝脏摄取，分解代谢释放出脂质。另二分之一的IDL则转变为LDL，这一过程需要有肝脂酶（HL）和Apo E的参与，但其确切机理尚不十分清楚。

3. LDL代谢　LDL是由LDL转化而来，但新近的研究结果提示，肝脏可直接合成分泌少量LDL。一般认为，大多数LDL是由肝脏内和肝外的LDL受体进行代谢，占体内LDL代谢的70%～75%，其余的LDL则经由非特异性、非受体依赖性的途径进行代谢。LDL与受体结合后，LDL颗粒被吞饮，然后进入溶酶体。在溶酶体中，LDL被水解并释放出游离胆固醇。游离胆固醇可掺入细胞浆膜中，被细胞膜所利用或转换成其他物质。而LDL受体则可再循环。在这个过程中，LDL向细胞提供胆固醇，同时又受到多方面的调节，其中最主要的是LDL受体的调节。

LDL受体的活性是决定LDL分解代谢速率的重要因素。细胞内游离胆固醇的含量可调节LDL受体的合成和表达。细胞内游离胆固醇含量增加则抑制LDL受体的合成和表达，反之亦然。

LDL是所有血浆脂蛋白中首要的致动脉粥样硬化性脂蛋白。已经证明粥样硬化斑块中的胆固醇来自血液循环中的LDL。LDL的致动脉粥样硬化作用与其本身的一些特点有关，即LDL相对较小，能很快穿过动脉内膜层。近来的研究发现，经过氧化或其他化学修饰后的LDL，具有更强的致动脉粥样硬化作用。由于小而致密的LDL（sLDL）颗粒易被氧化，所以较大颗粒LDL更具有致动脉硬样粥化作用。

（三）胆固醇逆转运途径（HDL代谢）

HDL主要是由肝脏和小肠合成。新生的HDL呈碟形，由磷脂、游离胆固醇和载脂蛋白组成，其中的Apo AⅡ含量较Apo AⅠ多。HDL转运肝外组织细胞中的胆固醇，第一步是与细胞表面结合，这个过程可能是由 HDL 受体介导。与 LDL 不同，HDL 与其受体结合后，并不被细胞吞饮入胞内。当 HDL 与其受体结合时，可产生一种信号，这种信号则诱导细胞内的游离胆固醇向细胞表面转移，最后进入 HDL。从细胞来的游离胆固醇，在卵磷脂胆固醇酰基转移酶（LCAT）的作用下酯化成胆固醇酯。胆固醇酯则向 HDL 中心核转移，以使 LCAT 作用的活性部位能进一步接受游离胆固醇。新生 HDL 在接受大量的胆固醇后则变为成熟的 HDL，这时 HDL 的形状也由碟形变成球形。由于 LCAT 酯化胆固醇几乎发生在瞬间，因此正常人血液中几乎难以发现新生的碟形 HDL。

成熟的球形 HDL 可分为 HDL_2 和 HDL_3。从新生的 HDL 颗粒形成的球形 HDL 是 HDL_3，其密度高，胆固醇含量相对较少。随着胆固醇酯的进一步掺入，使 HDL 的密度降低而形成 HDL_2。HDL 在成熟的过程中，除了获得胆固醇酯外，还获得一些其他成分，包括 Apo A I、Apo C、甘油三酯和磷脂等。

由于 HDL 参与胆固醇的"逆转运"，被认为具有抗动脉粥样硬化作用。有研究观察到 HDL_3 中的 apo A I 能刺激磷脂酰胆碱降解，因而诱导细胞内胆固醇流出。另有动物试验证实，肝细胞膜上有 B 类 I 型清道夫受体（SR-B I），是一种高亲和力的 HDL 受体。该受体能选择性清除 HDL 中的氧化性胆固醇酯，在胆固醇的"逆转运"中起重要作用。

流行病学调查表明，人群中 HDL-C＜0.907mmol/L（＜35mm/dl）者，冠心病发病的危险性为 HDL-C＞1.68mmol/L 者的 8 倍。HDL-C 水平每增加 0.026mmol/L（1 mg/dl），患冠心病的危险性则下降 2%～3%。HDL 的抗动脉粥样硬化作用可能是由于它能将周围组织包括动脉壁内的胆固醇转运到肝脏进行代谢有关。最近有人发现，HDL 还具有抗 LDL 氧化的作用，并能促进损伤内皮细胞的修复，还能稳定前列环素的活性。曾认为在临床上测定 HDL_2 亚类浓度对预测冠心病的价值较大，其敏感性约比总 HDL-C 高 1.5 倍。但新近的研究表明，测定 HDL_3 亚类浓度对预测冠心病具有同样的价值，并可能大于 HDL_2 亚组分的测定。也有人提出依 HDL 颗粒所含载脂蛋白而分亚类：含有 Apo A I 的为 LpA I；含有 Apo A I 和 Apo A II 的为 LP A I：A II。但由于该亚类的检测方法复杂，难以在临床上推广应用，同时该亚类分类法的临床意义也不十分明确。

四、载脂蛋白结构与功能

载脂蛋白是一类能与血浆脂质（主要是指胆固醇、甘油三酯和磷脂）结合的蛋白质，为构成血浆脂蛋白的主要成分。在体内载脂蛋白具有许多重要的生理功能，如作为配基与脂蛋白受体结合、激活多种脂蛋白代谢酶等。现已认识到载脂蛋白不仅对血浆脂蛋白的代谢起着决定性的作用，而且对动脉粥样硬化的发生和发展亦有很大的影响。目前已报道的载脂蛋白有 20 余种（表 6-1-2），而临床意义较为重要且认识比较清楚的有 Apo A I、Apo A II、Apo A IV、Apo B、Apo C II、Apo C III、Apo E、和 Apo（a）。此外还有一种蛋白质称为胆固醇酯转移蛋白（CETP），与血浆脂蛋白代谢的关系非常密切，亦属于载脂蛋白之列。

表 6-1-2 人类载脂蛋白

编号	Apo	血浆浓度(g/L)	分子量(kDa)	氨基酸残基数	等电点	分布
1	AⅠ	1.00~1.50	28.3	243	5.40~6.50	HDL、CM
2	AⅡ	0.35~0.50	17.5	77	5.05	HDL
3	AⅣ	0.13~0.16	46	376	5.57~5.73	CM、HDL
4	B₁₀₀	0.80~1.00	550	4536		LDL、VLDL
5	B₄₈		264	2152		CM
6	CⅠ		6.6	57	7.5	VLDL、HDL、CM
7	CⅡ	0.03~0.05	8.8	79	4.69~4.86	VLDL、HDL、CM
8	CⅢ	0.12~0.14	8.7	79	4.62~5.02	VLDL、HDL、CM
9	D		22	169	4.83	HDL
10	E	0.03~0.05	34	299	5.7~6.0	VLDL、HDL、CM
11	F		25		3.7	HDL
12	G		72			HDL、VLDL
13	H	0.15~0.30	48	326		HDL
14	J	0.08~0.12	70	427	4.9~5.4	HDL、VHDL
15	Pro-rich		74			CM
16	Gly-Ser-rich		4.9			VLDL、HDL、CM
17	(a)		500	4529		Lp(a)
18	Thr-poor		11~22		6.0~6.5	HDL
19	HLA-Ag		86		4.8	HDL
20	CETP	0.002	64		4.8	HDL、d>1.21g/ml
21	PTP		69		5.0	HDL、d>1.21g/ml

(一) 载脂蛋白 AⅠ

Apo AⅠ主要分布于血浆 CM、HDL_2 和 HDL_3 中，约占这三类脂蛋白中的蛋白含量的33%、65%和62%。正常情况下血浆中 Apo AⅠ浓度为1.00~1.50g/L。成熟的人 Apo AⅠ分子量为28.3kD，其分子为单一的多肽链。Apo AⅠ主要由小肠和肝脏合成。

Apo AⅠ的生理功能：①是 CM、HDL 的结构蛋白；②作为一种辅助因子，参与激活 LCAT，使游离胆固醇酯化；③参与胆固醇的逆转运过程。

Apo AⅠ的基因缺陷可引起 Tangier 病，该病的特点是血浆中 Apo AⅠ缺乏或明显减少，常伴有严重的低 HDL-C 血症。

(二) 载脂蛋白 AⅡ

Apo AⅡ是人 HDL 颗粒中第2种主要的载脂蛋白，约占 HDL 中蛋白质总量的20%；在 HDL_2 中占15%，而在 HDL_3 中占25%。在乳糜微粒中它的含量可达总载脂蛋白的7%~10%。在 VLDL 中也有少量 Apo AⅡ存在。血浆中 Apo AⅡ的浓度为0.35~0.50mg/dl。Apo AⅡ是由两条各含77个氨基酸的肽链组成，分子量为17kD。

Apo AⅡ的生理功能尚不十分清楚，除了作为 HDL 的结构成分外，可能还具有抑制 LCAT 活性的作用。亦有人认为，Apo AⅡ是肝脂酶（HL）的激活因子。

(三) 载脂蛋白 AⅣ

Apo AⅣ是一种酸性糖蛋白，分子量46kD。Apo AⅣ是 CM、VLDL 和 HDL 的组成成分。健康人空腹血浆 Apo AⅣ浓度平均值为 0.13~0.16g/L，但也有报道高达 0.37g/L。血浆中 Apo AⅣ至少以 3 种方式存在：①与 Apo AⅠ和少量的 Apo E 一起组成 HDL；②作为单一的载脂蛋白构成 HDL；③与少量的胆固醇和磷脂结合，以游离状态存在于脂蛋白缺乏的血浆中。

Apo AⅣ的功能：①激活卵磷脂胆固醇酰基转移酶（LCAT）；②参与胆固醇逆转运；③辅助激活 LPL；④调节食欲。

（四）载脂蛋白 B

Apo B 是一类在分子量、免疫性和代谢上具有多态性的蛋白质。依其分子量及所占百分比可分为 B_{100}、B_{48}、B_{74}、B_{26} 及少量 B_{50}。在正常情况下，以 Apo B_{100} 和 Apo B_{48} 较为重要。Apo B_{100} 主要分布于血浆 VLDL、IDL 和 LDL 中，占这三类脂蛋白中蛋白含量的 25%、60%、95%。而 Apo B_{48} 则分布于 CM 中，占其蛋白含量的 5%。正常情况下 Apo B 浓度为 0.80~1.00g/L。

Apo B 具有如下功能：①参与 VLDL 的合成、装配和分泌；②Apo B_{100} 是肝脏合成和分泌富含甘油三酯的 VLDL 所必需的载脂蛋白；③与肝素及不同的糖蛋白结合，可能参与 LDL 与动脉粥样斑块结合；④Apo B_{100} 是 VLDL、IDL 和 LDL 的结构蛋白，参与脂质转运；⑤80% 的 LDL 经受体途径清除，Apo B_{100} 是介导 LDL 与相应受体结合必不可少的配体；⑥Apo B_{48} 为 CM 合成和分泌所必需，参与外源性脂质的消化吸收和运输。

（五）载脂蛋白 CⅡ

Apo CⅡ是 CM、VLDL 和 HDL 的结构蛋白之一，分别占其蛋白成分的 14%、7%~10% 及 1%~3%，Apo CⅡ在血浆中的浓度为 0.03~0.05g/L。人 Apo CⅡ为含 79 个氨基酸残基的单链多肽，分子量为 9.1kD。

Apo CⅡ具有下列生理功能：①是脂蛋白脂酶（LPL）不可缺少的激活剂；②Apo CⅡ还具有抑制肝脏对 CM 和 VLDL 摄取的作用；③可抑制 HL 的活性，抑制程度与 Apo CⅡ浓度呈线性关系。④Apo CⅡ也能激活 LCAT，但其作用远弱于 Apo AⅠ和 Apo CⅠ等。

（六）载脂蛋白 CⅢ

Apo CⅢ是一种水溶性低分子蛋白质，主要分布于血浆 HDL、VLDL 和 CM 中。正常人血浆中 Apo CⅢ的浓度为 0.12~0.14g/L，分别占前述三类脂蛋白中的蛋白含量的 2%、40%、和 36%。成熟的 Apo CⅢ由 79 个氨基酸残基组成，分子量为 8.7kD。

Apo CⅢ的生理功能：①抑制 LPL 活性；②使 HDL 特别是 HDL_2 的部分分解代谢率降低。HDL 中 Apo CⅢ含量增加，可使肝脏对 HDL 的清除减慢，反之，HDL 中 Apo CⅢ含量减少则可造成 HDL 的清除加快。

（七）载脂蛋白 E

Apo E 是一个含有 299 个氨基酸结合有磷脂的糖蛋白，其分子量为 34kD。Apo E 可以在各种组织中合成，但以肝脏为主。正常人血浆 Apo E 浓度为 0.03~0.05g/L。Apo E 的浓度与血浆甘油三酯含量呈正相关。

Apo E 的一级结构是一条单多肽链，其全部的氨基酸组成顺序已经被 Apo EmRNA 的 cDNA 分析所证实。其氨基酸组成上含有 10%~12% 的精氨酸（按其氨基酸克分子计算），故曾称为富含精氨酸载脂蛋白。Apo E 是一个多态性蛋白，有 3 个常见的异构体，即 E2、E3 和 E4。各种 Apo E 异构体的主要区别是氨基酸一级结构的不同，这涉及半胱氨酸（Cys）和精氨酸（Arg）的交换：E3 含一个 Cys（第 112 位）；E4 不含 Cys，但比 E3 多一个 Arg（第 112 位）；E2 含 2 个 Cys，但比 E3 少一个 Arg（第 158 位）。Apo E 的二级结构中含有较多的 α-螺旋，这种结构在去垢剂或脂类环境中仅有极微小的改变，是比较稳定的。Apo E 除具有与 LDL 受体结合的能力外，还可以与 Apo E 受体结合。Apo E 受体只能与 Apo E 结合，它只存在于肝脏。

Apo E 的生理功能：①组成脂蛋白，是 CM、VLDL、IDL 和部分 HDL 的结构蛋白；②作为配体与 LDL 受体和 Apo E 受体结合；③具有某种免疫调节作用；④参与神经细胞的修复。

Apo E 基因突变可引起许多 Apo E 的异构体，目前已报道的有近 20 种，其中多数可伴随有高脂蛋白血症。

（八）载脂蛋白（a）

Apo（a）是构成脂蛋白（a）[Lp（a）]的重要蛋白质。1987 年 CcLean 等首先应用分子生物学技术检测 Apo（a）的一级分子结构，发现其分子量为 503kD，含有 27 个 Kingle 结构，约 4 529 个氨基酸。进一步研究证明，Apo（a）与血浆纤维蛋白溶解酶原约 80% 左右有同源性，两者在染色体上的基因位点十分接近，均位于第 6 号染色体长臂上。基因位点的相近导致了二者的结构十分相似，现已证明，Apo（a）分子由 3 个结构域组成：疏水性信号肽、Kringle Ⅳ（可以 15～37 重复制）和 Kringle Ⅴ。

Apo（a）的生理功能目前尚不十分清楚，但已有许多研究均提示血浆中 Lp（a）水平升高是冠心病的独立危险因素。

（九）胆固醇酯转移蛋白

20 世纪 70 年代中期有人发现，血浆无脂蛋白部分含有一种特殊的转运蛋白，能促进血浆各脂蛋白间胆固醇酯、甘油三酯和磷脂的单向或双向转运和交换，这类特殊转运蛋白称脂质转运蛋白（LTP）。LTP 包括 3 种成分：胆固醇酯转移蛋白（CETP）、磷脂转运蛋白（PTP）和甘油三酯转运蛋白（TTP）。也有人根据这类蛋白质对热稳定性的不同将其分为两种：LTP1（热稳定性）和 LTP2（热不稳定性）。

CETP 的主要生理功能是：①介异 HDL 中的胆固醇酯与 VLDL 中的甘油三酯等量交换，亦促进 HDL 中的胆固醇净转运；同时在 HDL 颗粒之间的胆固醇酯转运中也起作用；②促进胆固醇酯在细胞与血浆脂蛋白间的转运，参与胆固醇的逆转运过程。

第二节 血脂代谢异常

血脂代谢异常实质上是指血浆脂蛋白代谢紊乱，主要表现为血浆中总胆固醇（TC）或（和）甘油三酯（TG）水平升高，即高脂血症。近年来，已逐渐认识到血浆中 HDL-C 降低也是一种血脂代谢紊乱。因而有人建议，对血脂代谢异常宜命名为脂质异常血症（dyslipidemia），并认为这一名称能更为全面准确地反映血脂代谢紊乱状态。高脂血症是一类较常见的疾病，除少数是由于全身性疾病所致外（继发性高脂血症），绝大多数是因遗传基因缺陷与环境因素相互作用的结果（原发性高脂血症）。

一、高胆固醇血症的病因

人类临界高胆固醇血症的原因除了其基础值偏高外，主要是饮食因素即高胆固醇和高饱和脂肪酸摄入以及热量过多引起的超重，其次包括年龄效应和女性的更年期影响。

（一）基础血浆 LDL-C 水平高

这种较高的基础 LDL-C 是人类临界高胆固醇血症的主要原因之一。为什么人类的基础胆固醇会相对较高，可能是由于人体内胆固醇转化为胆汁酸延缓，肝内胆固醇含量升高，继而抑制 LDL 受体活性。

（二）饮食胆固醇高

一般西方国家的人群摄入胆固醇量为 400mg/d，而低胆固醇人群的摄入量为 200mg/d 左右。胆固醇摄入量从每日 200mg/d 增加为 400mg/d，可升高血胆固醇 0.13mmol/L（5 mg/dl）。其机理可能与肝脏胆固醇含量增加，LDL 受体合成减少有关。

（三）饮食饱和脂肪酸高

临界胆固醇升高的一个主要原因是较高的饱和脂肪酸饮食摄入。典型的西方人所摄入的饱和脂肪酸大约为每日总热卡的 14%，而理想的量应为 7%。一般认为饱和脂肪酸摄入量占总热卡的 14%（即多 7%），可致血胆固醇增高大约 0.52mmol/L（20mg/dl），其中多数为 LDC-C。有资料表明，饱和脂肪酸抑制 LDL 受体活性。虽然，其确切的机理尚不清楚，但可能与下列 5 个方面有关：①抑制胆固醇酯在肝内合成；②促进无活性的非酯化胆固醇转入活性池；③促进调节性氧化类固醇形成；④降低细胞表面 LDL 受体活性；⑤降低 LDL 与 LDL 受体的亲和性。

（四）体重增加

有研究提示血浆胆固醇升高可因体重增加所致。一般认为体重增加大约可使人体血胆固醇升高 0.65mmol/L（25mg/dl）。至少有两种代谢机制可解释这种胆固醇升高：①肥胖促进肝脏输出含载脂蛋白 B 的脂蛋白，继而使 LDL 生成增加；②肥胖使全身的胆固醇合成增加，引起肝内胆固醇池扩大，因而抑制 LDL 受体的合成。

（五）年龄效应

随着年龄的增加，体重也会增加。但是，依年龄增加而伴随的胆固醇升高并非全是体重增加所致。有人发现，老年人的 LDL 受体活性减退，LDL 分解代谢率降低，也是年龄效应的原因。老年人 LDL 受体活性减退的机理尚不清楚，可能是由于随着年龄的增加，胆汁酸合成减少，使肝内胆固醇含量增加，进一步抑制 LDL 受体的活性。现有资料表明，除体重因素外，年龄本身可使血浆胆固醇增加 0.78mmol/L（30mg/dl）左右。

（六）绝经后妇女

在 45~50 岁前，女性的血胆固醇低于男性，随后则会高于男性。这种绝经后胆固醇水平升高很可能是由于体内雌激素减少所致。已知在人类和动物，雌激素能增加 LDL 受体的活性。美国妇女绝经后总胆固醇可增高大约 0.52mmol/L（20mg/dl）。

（七）体内 LDL 分解代谢速率降低

LDL 体内更新代谢研究揭示，某些原发性轻度高胆固醇血症的病人，与临界性高胆固醇血症相比较，有 LDL 清除异常性低下。其可能的原因有两种：①LDL 受体活性受抑制，即较临界性高胆固醇血症患者更低下；②另一部分病人，则可能有 LDL 颗粒与其受体结合能力差。

家庭性 Apo B_{100} 缺陷是目前已知引起 LDL 在体内分解代谢缓慢的原因之一。而在家族性 Apo B_{100} 缺陷中，现已鉴定的异常有 Apo B3 500，是该载脂蛋白的第 3 500 位上的谷胺酰氨被精氨酸所替代，引起所谓的"B3 500 缺陷"。其他 Apo B 缺陷尚待澄清。

(八) 体内 LDL 合成增加

轻度高胆固醇血症的另一个原因是 LDL 产生过多, 即 VLDL 转变成 LDL 增加。有 3 种可能的机制与其有关: ①LDL 受体活性下降。当 LDL 受体活性下降时, VLDL 颗粒经 LDL 受体分解代谢减少, 因而过多的 VLDL 转化为 LDL。②肝脏产生过多含 Apo B 脂蛋白。在这种情况下, LDL 的分解代谢率并无显著下降, 属基本正常或轻度下降。③VLDL 颗粒自身的缺陷。这可使 VLDL 颗粒 (或其残核) 经肝脏直接清除减少。在这种情况下, LDL 受体清除 LDL 是增高的。这是由于 LDL 受体因 VLDL 负荷减少所致, LDL 分解代谢率相对较高。虽然如此, 由于 VLDL 颗粒的缺陷, 仍能引起 LDL 浓度增加。因为在正常情况下, VLDL 颗粒与 LDL 颗粒相比较, VLDL 与受体的亲和力大于 LDL。所以, 经受体途径分解代谢 LDL 颗粒的速度相对较 VLDL 缓慢。

已有报道, 在家族性混合型高脂血症时, LDL-Apo B 产生过多, 这种情况可称为 "高载脂蛋白 B 血症" (Hyperapo B)。其特征为 LDL 颗粒中胆固醇与 Apo B 的比例低下 (<1.25)。

(九) LDL 富含胆固醇酯

LDL-C 水平从临界状态上升为轻度升高的最后一个原因是 LDL 颗粒富含胆固醇酯。这种情况则会伴有 LDL 胆固醇与 Apo B 比例增加。多数轻度高胆固醇血症者, 其 LDL-C/Apo B 比例 (1.62) 均高于临界高胆固醇血症者 (1.42)。引起 LDL 颗粒富含胆固醇酯的机理尚不清楚, 很可能与下列影响 LDL 胆固醇酯含量诸因素有关: ①卵磷脂胆固醇酰基转移酶; ②胆固醇酯转移蛋白的活性; ③LDL 在血循环中生存时间; ④新分泌的脂蛋白胆固醇的含量。在大多数情况下, LDL 颗粒虽富含胆固醇酯, 但 LDL-Apo B 水平则正常。所以, LDL 颗粒富含胆固醇酯可能是因胆固醇代谢的某一阶段有障碍所致。以往对于 LDL 颗粒富含胆固醇酯所致的轻度高胆固醇血症尚未引起重视。然而这种情况在西方人群的轻度高胆固醇血症者中又是较常见的原因。

(十) 严重基因缺陷

严重的基因缺陷可引起重度高脂血症, 最好的范例是家族性高胆固醇血症 (FH)。在一般人群中, 杂合子型 FH 的患病率为 1/500, 纯合子型 FH 的患病率为 1/100 万, 而重度高胆固醇血症在成人中则为 5/100。显然, 许多重度高胆固醇血症是由于其他基因异常所致。

目前认为, 在绝大多数情况下, 重度高胆固醇血症是下列多种因素共同所致: LDL 分解代谢减低, LDL 产生增加, LDL-Apo B 代谢缺陷, LDL 颗粒富含胆固醇酯。另外还有上述引起临界高胆固醇血症的原因。由此可见, 大多数重度高胆固醇血症很可能是多基因缺陷与环境因素的相互作用所致。

二、高甘油三酯血症的病因

血浆中乳糜微粒 (CM) 的甘油三酯含量达 90% 左右, 极低密度脂蛋白 (VLDL) 中甘油三酯含量也达 60%~65%, 因而这两类脂蛋白统称为富含甘油三酯的脂蛋白。也就是说, 血浆甘油三酯浓度升高实际上是反映了 CM 或 (和) VLDL 浓度升高。凡引起血浆中 CM 和 (或) VLDL 升高的原因均可导致高甘油三酯血症。

(一) 继发性高甘油三酯血症

许多代谢性疾病、某些疾病状态、激素和药物等都可引起高甘油三酯血症, 这种情况一般称为继发性高甘油三酯血症。

（二）营养因素

许多营养因素均可引起血浆甘油三酯水平升高。大量摄入单糖亦可引起血浆甘油三酯水平升高，这可能与伴发的胰岛素抵抗有关；也可能是由于单糖可改变 VLDL 的结构，而影响其清除速度。

饮食的结构也对血浆甘油三酯水平升高有影响。我国人群的膳食是以高糖低脂为特点，有调查表明，糖占总热量 76%～79%，脂肪仅占 8.4%～10.6%，而高脂血症的发生率达 11%，以内源性高甘油三酯血症为最多见。有研究结果提示，进食糖量的比例过高，引起血糖升高，刺激胰岛素分泌增加，出现高胰岛素血症。后者可促进肝脏合成甘油三酯和 VLDL 增加，因而引起血浆甘油三酯浓度升高。此外，高糖膳食还可诱发 Apo CⅢ 基因表达增加，使血浆 Apo CⅢ 浓度增高。已知 Apo CⅢ 是脂蛋白脂酶（LPL）的抑制因子，血浆中 Apo CⅢ 增高可造成 LPL 活性降低，继而影响 CM 和 VLDL 中甘油三酯的水解，引起高甘油三酯血症。

饮酒对血浆甘油三酯水平也有明显影响。在敏感的个体，即使中等量饮酒亦可引起高甘油三酯血症。酒精可增加体内脂质的合成率，减少氧化脂肪酸的比例，并增加酯化脂肪酸的比例。此外，酒精还可降低 LPL 的活性，而使甘油三酯分解代谢减慢。

（三）生活方式

习惯于静坐的人血浆甘油三酯浓度比坚持体育锻炼者要高。无论是长期或短期体育锻炼均可降低血浆甘油三酯水平。锻炼尚可增高 LPL 活性，升高 HDL-C 水平特别是 HDL_2-C 水平，并降低肝脂酶（HL）活性。长期坚持锻炼，还可使外源性甘油三酯从血浆中清除增加。

吸烟也可增加血浆甘油三酯水平。流行病学研究证实，与正常人平均值相比较，吸烟可使血浆甘油三酯水平升高 9.1%。然而戒烟后多数人有暂时性体重增加，这可能与脂肪组织中 LPL 活性短暂上升有关，此时应注意控制体重，以防体重增加而造成甘油三酯浓度升高。

（四）基因异常所致血浆甘油三酯水平升高

1. CM 和 VLDL 装配的基因异常　人类血浆 Apo B 包括两种，即 $Apo B_{48}$ 和 $Apo B_{100}$，这两种 Apo B 异构蛋白是通过 Apo B mRNA 的单一剪接机制合成。$Apo B_{100}$ 出现在 LDL 中，通过肝脏以 VLDL 形式分泌。而 $Apo B_{48}$ 则在肠道中合成，并以 CM 的形式分泌。由于 Apo B 在剪接过程中有基因缺陷，造成 CM 和 VLDL 的装配异常，由此而引起这两种脂蛋白的代谢异常。

2. LPL 和 Apo CⅡ 基因异常　血浆 CM 和 VLDL 中的甘油三酯有效地水解需要 LPL 和它的复合因子 Apo CⅡ 参与。LPL 和 Apo CⅡ 的基因缺陷将导致甘油三酯水解障碍，因而引起严重的高甘油三酯血症。部分 Apo CⅡ 缺陷患者可通过分析肝素化后 LPL 活性来证实。

3. Apo E 基因异常　使含有 Apo E 的脂蛋白代谢障碍，这主要是指 CM 和 VLDL。CM 的残粒是通过 Apo E 与 LDL 受体相关蛋白结合而进行分解代谢，而 VLDL 则是通过 Apo E 与 LDL 受体结合而进行代谢。Apo E 基因有 3 个常见的等位基因即 E2、E3 和 E4。Apo E2 是一种少见的变异，由于 E2 与上述两种受体的结合力都差，因而造成 CM 和 VLDL 残粒的分解代谢障碍。所以 Apo E2 等位基因携带者血浆中 CM 和 VLDL 残粒浓度增加，因而常有高甘油三酯血症。

三、高脂血症的临床表现

高脂血症的临床表现主要包括两大方面：①脂质在真皮内沉积所引起的黄色瘤；②脂质

在血管内皮沉积所引起的动脉粥样硬化，产生冠心病和周围血管病等。由于高脂血症时黄色瘤的发生率并不十分高，动脉粥样硬化的发生和发展则需要相当长的时间，所以多数高脂血症患者并无任何症状和异常体征发现。而患者的高脂血症则常常是在进行血液生化检验测定血胆固醇和甘油三酯时被发现的。

黄色瘤是一种异常的局限性皮肤隆凸起，其颜色可为黄色、橘黄色和棕红色，多呈结节、斑块或丘疹形状，质地一般柔软。主要是由于真皮内集聚了吞噬脂质的巨噬细胞（泡沫细胞）又名黄色瘤细胞所致。根据黄色瘤的形态、发生部位，一般可分为下列6种：①肌腱黄色瘤；②掌皱纹黄色瘤；③结节性黄瘤；④结节疹性黄色瘤；⑤疹性黄色瘤；⑥扁平黄色瘤。

除各种黄色瘤外，还有两个体征也有助于高脂血症的诊断，即角膜弓和脂血症眼底改变。角膜弓又称老年环，若见于40岁以下者，则多伴有高脂血症，以家族性高胆固醇血症为多见，但特异性并不很强。脂血症眼底改变是由于富含甘油三酯的大颗粒脂蛋白沉积在眼底小动脉上引起光散射所致，常常是严重的高甘油三酯血症并伴有乳糜微粒血症的特征表现。此外，严重的高胆固醇血症尤其是纯合子家族性高胆固醇血症可出现游走性多关节炎，不过这种情况较为罕见，且关节炎多为自限性。明显的高甘油三酯血症还可引起急性胰腺炎，应该引起注意。

四、高脂血症的诊断

高脂血症的诊断主要是依靠实验室检查，其中最主要是测定血浆（清）总胆固醇（TC）和TG浓度。近年来，已逐渐认识到测定血浆HDL-C水平的重要性。以往曾广泛采用的脂蛋白电泳方法，由于其方法本身可靠性欠佳，且为半定量分析法，其临床实际应用价值不大，所以目前已不常用。但是，脂蛋白电泳对于某些类型的高脂血症如家族性异常β-脂蛋白血症的诊断仍有一定帮助。利用超速离心技术将血浆脂蛋白分离，然后分别测定各类脂蛋白中胆固醇和甘油三酯浓度，是高脂血症诊断最理想的方法。但由于该方法所要求仪器设备昂贵，技术操作繁杂，在一般的临床实验室中难以做到。判断血浆中有无乳糜微粒存在，可采用简易的方法，即把血浆放置4℃冰箱中过夜，然后观察血浆是否有一"奶油样"的顶层。关于血浆低密度脂蛋白（LDL）-C浓度可采用Friedewald公式进行计算，其公式是：

$$LDL\text{-}C \text{ (mg/dl)} = TC - (HDL\text{-}C + TG/5) \text{ 或 } LDL\text{-}C \text{ (mmol/L)}$$
$$= TC - (HDL\text{-}C + TG/2.2)$$

对于血浆甘油三酯浓度在4.0mmol/L（<350mg/dl）以内者，采用这一公式进行计算所获LDL-C浓度结果是比较可靠的。而对于血浆甘油三酯浓度超过4.0mmol/L者，则不能应用该公式进行计算LDL-C水平，因为这时采用该公式所计算出来的LDL-C浓度会明显低于实际值。

关于高脂血症的诊断标准，目前国际和国内尚无一个统一的方法。过去采用统计学中的百分数法，即取人群的第90或95百分数作为上限，超过上限即认为是血脂过高。然而，在美国则采用血浆胆固醇水平的第75~90百分位数定为中度胆固醇增高或中度危险，第90百分位数以上定为重度胆固醇增高或高度危险。这两个标准是考虑了血浆胆固醇水平的增高与冠心病危险性的增加需要治疗两方面因素决定的。为了防治动脉粥样硬化和冠心病，将合适的血浆胆固醇水平定为<5.17mmol/L（<200mg/dl）。

现将美国胆固醇教育计划委员会成人治疗组（ATP）所制定的高脂血症诊断标准和国

内的诊断标准分别列于表 6-2-1 和表 6-2-2。

表 6-2-1　高脂血症诊断标准（美国、ATP Ⅲ、2001 年）

	血浆总胆固醇水平		血浆甘油三酯水平	
	mmol/L	mg/dl	mmol/L	mg/dl
合适水平	<5.2	<200	<1.7	<150
临界高值	5.2～6.2	200～240	1.7～2.3	150～200
高脂血症	>6.2	>240	>2.3	>200
低 HDL-C 血症	<1.0	<40		

表 6-2-2　国内高脂血症诊断标准（1997 年）

	血浆总胆固醇水平		血浆甘油三酯水平	
	mmol/L	mg/dl	mmol/L	mg/dl
合适水平	<5.20	≤200	<1.7	<150
临界高值	5.23～5.69	201～219		
高脂血症	>5.72	>220	>1.7	>150
低 HDL-C 血症	<0.91	<35		

在进行血脂检查时，受检者在抽血前的最后一餐，忌进高脂肪食物及不饮酒，并应空腹 12 小时以上。首次检查发现血脂异常，应在 2～3 周内复查，若仍然属异常，则可确立诊断。

五、高脂血症的分类

目前有关高脂血症的分类较为繁杂，归纳起来有 3 种分类方法。

（一）基于是否继发于全身系统性疾病而分为继发性高脂血症和原发性高血症

所谓继发性高脂血症是指由于全身系统性疾病所引起的血脂异常。可引起血脂升高的系统性疾病有甲状腺功能减退症、糖尿病、肾病综合征、肾功能衰竭、肝脏疾病、系统性红斑狼疮、糖原累积症、骨髓瘤、脂肪萎缩症、急性卟啉病等。此外，某些药物如利尿剂、β-受体阻滞剂、糖皮质激素等也可引起继发性血脂升高。一般情况下，对于肝、肾功能正常的高脂血症患者，在排除了糖尿病和甲状腺功能减退症后，即可诊断为原发性高脂血症。已知部分原发性高脂血症是由于先天性基因缺陷所致，例如 LDL 受体基因缺陷引起家族性高胆固醇血症等；而另一部分原发性高脂血症的病因目前还不清楚。

（二）高脂蛋白血症的表型分型法

1967 年 Fredrickson 等首先提出高脂蛋白血症的分型法。他们基于各种血浆脂蛋白升高的程度不同而进行分型，将高脂蛋白血症分为 5 型（Ⅰ、Ⅱ、Ⅲ、Ⅳ和Ⅴ型）。这种高脂蛋白症分型法不但促进了人们对高脂血症的了解，并且有利于临床上对高脂血症的诊断和治疗，所以逐渐广泛被采用。1970 年世界卫生组织（WHO）对 Fredrickson 等提出的高脂蛋白血症分型法进行了部分修改，将其中的Ⅱ型分为两型即Ⅱa 型和Ⅱb 型（表 6-2-3）。

表 6-2-3 高脂蛋白血症 WHO 分型法

表型	血浆 4℃过夜外观	TC	TG	CM	VLDL	LDL	备注
Ⅰ	奶油上层，下层清	↑→	↑↑	↑↑	↑↑	↓→	易发胰腺炎
Ⅱa	透明	↑↑	→	→	→	↑↑	易发冠心病
Ⅱb	透明	↑↑	↑↑	→	↑↑	↑↑	易发冠心病
Ⅲ	奶油上层，下层混浊	↑↑	↑↑	↑	↑	↓	易发冠心病
Ⅳ	混浊	↑→	↑↑	→	↑↑	→	易发冠心病
Ⅴ	奶油上层，下层混浊	↑↑	↑↑	↑↑	↑↑	↓→	易发胰腺炎

注：↑示浓度升高；→示浓度正常；↓示浓度降低

这种分型方法对指导临床上诊断和治疗高脂血症有很大的帮助，但也存在不足之处，其最明显的缺点是过于繁杂。有人提出了高脂血症的简易分型方法，即将高脂血症分为高胆固醇血症、高甘油三酯血症和混合型高脂血症（表 6-2-4）。

表 6-2-4 高脂血症简易分型

分型	TC	TG	相当于 WHO 表型*
高胆固醇血症	↑↑		Ⅱa
高甘油三酯血症		↑↑	Ⅳ（Ⅰ）
混合型高脂血症	↑↑	↑↑	Ⅱb（Ⅲ、Ⅳ、Ⅴ）

*括弧内为少见类型

（三）高脂血症的基因分型法

由于高脂血症的表型分类法只注重血浆中脂蛋白的异常，而忽略了引起高脂血症的原因，即没有考虑病因诊断，因而具有很大的局限性。近年来，随着分子生物学的迅速发展，人们对高脂血症的认识已逐步深入到基因水平。目前已发现有相当一部分高脂血症患者存在单一或多个遗传基因的缺陷。由基因缺陷所致的高脂血症多具有家族聚积性，有明显的遗传倾向，临床上通常称为家族性高脂血症。

1. 家族性高胆固醇血症（FH） 是一种常染色体显性遗传性疾病。本症的发病机制是细胞膜表面的 LDL 受体缺如或异常，导致体内 LDL 代谢异常，而致血浆 TC 水平和 LDL-C 水平升高，TC＞500～1000mg/dl，临床上常有多部位黄色瘤和早发冠心病。

2. 家族性载脂蛋白 B_{100} 缺陷症（FDB） 于 1986 年首次发现。是由于 Apo B_{100} 中 3 500 位上的精氨酸（Arg）被谷酰胺（Gln）所置换（Arg3 500→Gln），造成含有这种缺陷 Apo B_{100} 的 LDL 与受体结合障碍。

3. 家族性混合型高脂血症（FCH） 是于 1973 年首次被认识的一个独立的病症。在 60 岁以下患有冠心病者中，这种类型的血脂异常最常见（占 11.3%）。在一般人群中 FCH 的发生率为 1%～2%。另有研究表明，在 40 岁以上原因不明的缺血性脑卒中患者中，FCH 为最多见的血脂异常类型。

4. 家族性异常 β 脂蛋白血症（FD） 又名Ⅲ型高脂蛋白血症。将病人的血浆脂蛋白经超速离心方法分离后，并进行琼脂糖电泳，发现其 VLDL 电泳时常移至 β 位置，而不是正常的前 β 位置，因而称之这种 VLDL 为 β-VLDL。对这些 β-VLDL 进行结构分析，发现其胆固醇的含量非常丰富。由于 β-VLDL 是Ⅲ型高脂蛋白血症的最突出表现，且具有明显的家族聚集性，所以称之为家族性异常 β-脂蛋白血症。

5. 家族性高甘三油酯血症（FHTG）是一种常染色体显性遗传性疾病。在一般人群中，估计该症的患病率为 1/300～400。血浆中甘油三酯水平通常在 3.4～9.0mmol/L（300～800mg/dl）。VLDL 中的载脂蛋白含量正常，其中胆固醇与甘油三酯的比例低于 0.25。FHTG 患者的另一个特征是，血浆 LDL-C 和 HDL-C 水平低于一般人群的平均值。

6. 原发性高乳糜微粒血症　临床上有两种情况可引起原发性高乳糜微粒血症：脂蛋白脂酶缺乏症和载脂蛋白 CⅡ缺乏症。此外，第Ⅴ型高脂蛋白血症亦属高乳糜微粒血症。后者以成年人多见，常伴有血浆 VLDL 水平升高。

（1）脂蛋白脂酶缺乏症：是一种少见的常染色体隐性遗传性疾病。由于体内 LPL 活性显著降低或完全缺乏，影响了外源性（食物来源）甘油三酯的分解代谢，造成体内乳糜微粒蓄积。未经治疗的病人，空腹血浆外观呈奶样状，血浆甘油三酯水平通常在 11.3mmol/L（1000mg/dl）以上。

（2）载脂蛋白 CⅡ缺乏症：虽然 LPL 在甘油三酯的分解代谢中起重要作用，但是，该酶的激活需要有另一分子量为 8.8kD 的特异蛋白质即 Apo CⅡ的同时存在。Apo CⅡ是血浆乳糜微粒、VLDL 和 HDL 的结构蛋白。

第三节　血脂异常与冠心病

从临床角度研究血脂异常与冠心病关系主要集中在探讨血浆总胆固醇（或 LDL-C）升高、甘油三酯升高和 HDL-C 低下是否为冠心病独立的致病性的危险因素，也有不少文献涉及 Lp（a）与冠心病的关系。目前的大量研究结果已充分表明，血浆总胆固醇（或 LDL-C）水平升高在动脉粥样硬化的发生和发展过程中起很重要的作用，与人群中冠心病的发病率和死亡率呈显著的正相关。血浆 HDL-C 水平低下已公认为是冠心病的危险因素；血浆甘油三酯浓度升高也逐渐被认为是冠心病的独立危险因素；临床流行病学资料提示，血浆 Lp（a）升高是冠心病的独立危险因素。

一、胆固醇与冠心病的关系

早期的动物试验表明，对兔喂饲胆固醇食物可在短时间内诱发动脉粥样硬化。临床上也观察到，重度血浆胆固醇浓度升高的患者如纯合子型家族性高胆固醇血症可在青少年时期就出现严重的冠状动脉粥样硬化，反复发生心肌梗死。

（一）临床流行病资料

大量的临床流行病学资料都一致证明，血浆胆固醇浓度是冠心病的重要危险因素。

1. 七国研究　这是一项规模大和设计严密的跨国流行病学研究，于 1958 年起由美国明尼苏达大学的 Keys 教授为首主持，以美国、荷兰、芬兰、希腊、日本、意大利与前南斯拉夫共七国 16 个队列的 12 763 名 40～59 岁的男性为研究对象。经过 10 年的调查研究，发现心血管病的死亡率与较大范围内的血 TC 的中位数（从<5.2mmol/L 至>6.5mmol/L）的改变有关，随 TC 水平增高死亡率亦上升。血 TC 的水平在影响冠心病的发生率方面起关键作用。

2. 美国弗莱明汉心脏研究　始于 1948 年的此项研究包括弗莱明汉全镇 28 000 居民中的

30~60岁的5 209名男女对象,每2年就对有关心血管病的相关检测项目复查一次。通过30年的追踪观察证实,血TC高于7.8mmol/L(300mg/dl)者中,90%的患者可发生冠心病,有心肌梗死史的男性平均血TC达6.3mmol/L(244mg/dl),绝大多数患者血TC为5.2~7.0mmol/L(200~270mg/dl)。血TC水平≥8.0mmol/L(310mg/dl)比血TC<4.9mmol/L(190mg/dl)者冠心病危险性增加7倍。

3. 多危险因素干预试验(MRFIT) 美国于1973年开始的此项研究,入选对象为361 662例35~57岁的人群中筛选出的356 222例男性组成,按35~39岁、40~44岁、45~49岁、50~54岁和55~57岁5个年龄段5组,其血TC水平亦按5分法。结果发现在6年内,CHD死亡的危险随年龄与血TC两者的增长而进行性增高。血浆胆固醇水平与发生冠心病的危险构成一条连续的曲线。因此,即使血TC水平低于5.2mmol/L(200mg/dl)者,冠心病的危险仍随血TC水平上升而轻度增高;只是血TC超过5.2mmol/L(200mg/dl)以后,冠心病发生的危险随TC的增高而更为明显。如血TC分别达到6.5mmol/L(250mg/dl)和7.8mmol/L(300mg/dl)时,CHD发生的危险则较为血TC为5.2mmol/L(200mg/dl)者分别增加2倍和4倍。

此外,上海一组35~65岁的9 021名男女平均随访8~13年,也证明基线时血TC水平与冠心病死亡呈正相关,血清TC每升高10%(0.47mmol/L),死亡危险增加23%,只要TC>3.51mmol/L(135mg/dl)就可以看到这种影响。

(二) 大规模临床试验

许多临床试验的结果更进一步明确了血浆胆固醇与冠心病的关系。在诸多的大规模临床试验中,下列5项试验的结果特别有价值。

1. 北欧辛伐他汀生存研究(the scandinavian simvastatin survival study,4S)的受试者为合并高胆固醇血症的冠心病患者,该研究证实,应用辛伐他汀(20mg~40mg/d)使LDL-C下降35%,可使冠心病患者总死亡的相对危险下降30%,冠心病死亡的危险性下降20%。在4S研究中还观察到不论是男性或是女性,60岁以下或以上者,有其他危险因素如吸烟、高血压和糖尿病存在的接受辛伐他汀的受试者,冠脉事件的发生都有减少。

2. 胆固醇和再发事件研究(the cholesterol and recurrent events,CARE)将4S研究的发现延伸至具有正常胆固醇水平的群体。CARE显示,普伐他汀(40mg/d)治疗组LDL-C降低28%,致死性CHD事件与再发心肌梗死较对照组降低24%,脑血管意外事件减少31%,而非心血管事件总体死亡率和发生率两组间无显著性差异。用普伐他汀治疗的糖尿病受试者($n=282$)与接受安慰剂的糖尿病受试者相比,主要冠脉事件减少25%。

3. 普伐他汀长期治疗缺血性疾病研究(the long-term intervention with pravastatin inischemic disease,LIPID)通过纳入了包括不稳定性心绞痛在内的受试者和采用冠心病死亡作为主要评定终点,扩展了CARE研究的发现。LIPID表明,普伐他汀(40mg/d)治疗组LDL-C下降25%,冠心病死亡的相对危险下降24%,总死亡率的相对危险下降23%,并可显著降低脑卒中的发生率,未见自杀、暴力、恶性肿瘤非冠心病死亡率的上升。

4. 西苏格兰冠心病预防研究(the west of scotland coronary prevention study,WOSCPS)发现5年内主要终点事件冠心病死亡和非致死性心肌梗死均有显著的降低。该研究结果表明,普伐他汀(40mg/d)治疗组LDL-C下降26%,冠心病(CHD)事件(非致死性心肌梗死或CHD死亡)的相对危险性减低31%,心血管病总死亡率降低32%,且治疗组非心血管病事件的死亡率并不增高,各种原因的总死亡率降低了22%。

5. 德克萨斯空军冠状动脉粥样硬化预防研究（the air force/texas coronary atherosclerosis prevention study，AFCAPS/TexCAPS）发现洛伐他汀能预防具有正常的 LDL 水平和低 HDL 水平的男性和女性首次急性主要冠脉事件的发生。该研究结果表明，洛伐他汀 (20mg/d) 治疗组 LDL-C 下降 25%，首次冠脉事件的发生率较对照组下降 37%，致死性或非致死性心肌梗死、不稳定性心绞痛的发生率分别下降 40%、32%。心血管事件的死亡率下降 25%，未见创伤、暴力事件等非冠心病死亡率上升，总死亡率与对照组相比较未见明显差异。

这 5 项大规模临床试验被荣为在冠心病防治史上具有里程碑的意义，其共同的特点是：试验所采用的降脂药物都是他汀类；TC、LDL-C 和 TG 都有降低，HDL-C 有升高，其中特别显著的是 LDL-C 有大幅度的降低；冠心病死亡率和致残率明显降低，尤其是总体死亡率显著降低；非心血管病死亡率（如癌症、自杀等）并未增加。这些研究充分肯定了应用他汀类药物进行降脂治疗的临床益处，并明确了他汀类降脂药物长期应用有良好的安全性。

二、HDL-C 与冠心病

许多临床和流行病学研究证实，血浆高密度脂蛋白－胆固醇（HDL-C）浓度与冠心病（CHD）发病危险呈独立的负相关。40% 以上心肌梗死患者的主要危险因素为 HDL-C 低下。在前瞻性多中心欧洲抗血栓和残疾行动（ECAT）心绞痛研究中，观察到低 HDL-C 和低载脂蛋白（Apo）AⅠ是发生冠脉事件的最重要生化性危险因素。所以，常常将 HDL-C＜35mg/dl（＜0.9mmol/L）作为男性冠心病的危险阈值，HDL-C＜45mg/dl（＜1.15mmol/L）为女性冠心病的危险阈值。在最新公布的美国胆固醇教育计划成人治疗组第三次指南（APT Ⅲ）中，认定 HDL-C＜40mg/dl（1.0mmol/L）为异常低下，是分析个体冠心病危险性时应予考虑的重要危险因素。

对 19 项前瞻性流行病学调查资料进行总结，观察到其中 15 项研究的结果均提示，血浆 HDL-C 水平与冠心病的发生率呈显著性负相关，另 3 项研究也观察到了这种负相关关系，但不具有统计学意义，仅 1 个研究结果认为两者不相关。其中 Framingham 心脏研究（FHS）、脂质与临床死亡率追踪研究（LRCF）、冠状动脉一级预防试验（CTTP）和多危险因素干预试验（MRFIT）这 4 个规模较大的研究结果都一致表明，不论是在男性或是女性人群中，血浆 HDL-C 水平每升高 0.03mmol/L（1mg/dl），患冠心病的危险性即降低 2%～3%。即使是在校正了其他的冠心病危险因素后也是如此。FHS 对 1 007 例 50～79 岁原无冠心病临床表现的男性人群追踪 12 年后发现，血浆 HDL-C＜0.9mmol/L（＜35mg/dl 者的冠心病死亡率为血浆 HDL-C＞1.42mmol/L（55mg/dl）者的 4.1 倍。

然而，也有不少研究资料提示，低 HDL-C 与冠心病之间并不存在因果关系：①HDL-C 与心血管死亡率的相关性呈 U 形而不是呈线性关系。例如，HDL-C 水平非常高的个体（第 5 分位者）心血管死亡率高于 HDL-C 水平位于中间位（第 3 分位者）者；②生态学研究观察到不同种族间的 HDL-C 存在明显的差别，但不能解释各种族间心血管病致残率和死亡率的差别（如德国与以色列间存在的差别）；③在部分人群观察到，低 HDL-C 常常是代谢综合征的一部分。代谢综合征包括：高甘油三酯血症、小而密 LDL、糖耐量异常或糖尿病、高血压、超重或肥胖和高胰岛素血症。而胰岛素抵抗则是这些心血管危险因素的共同土壤。其后果是，胰岛素抵抗和（或）代谢综合征的致动脉粥样硬化成分造成了 HDL-C 水平与心血管危险性呈负相关，而不能认定 HDL 具有抗动脉粥样硬化作用。HDL-C 低下与许多危险因素同时使患有代谢综合征者易发生冠脉事件的整体危险性增高,因而认为 HDL-C 低下不一定是冠心病的独立危险因素。④HDL-C 是一负性急性反应物,HDL-C 水平降低可作为系统炎症(可引起或加重动脉粥样硬化如吸烟或慢性感染)的替代标志或局部炎症特别是在斑块不稳定时的标志。在前瞻性的流行病学研究中,观察到 HDL-C 低下在短期追踪观察中作为危险因素的作用强于长期追踪观察的作用。例如,PROCAM 研究中在头 2 年追踪观察时,HDL-C<35mg/dl [<0.9mmol/L 者的冠心病相对危险性是 6.1;而在更长时间的追踪观察中,此类个体的冠心病相对危险性则仅为 2.1~2.7。而 ECAT 心绞痛研究中,如果血浆 C 反应蛋白或纤维蛋白原(阳性急性反应物)] 低,则 HDL-C 水平与冠心病事件发生无相关性。也是在 PROCAM 研究中,在吸烟者中 HDL-C 水平与心血管和总死亡率呈明显相关性,而在非吸烟者中,则不存在这种相关性。⑤临床上应用他汀类药物、贝特类药物或雌激素升高 HDL-C 在部分研究中伴随心血管事件发生率降低(HHS、VA-HIT),而在另一些研究(BIP、4S、CARE、WOSCOP、HERS)中 HDL-C 升高则不伴有心血管事件发生危险性降低。何况,大多数这些研究仅使 HDL-C 轻微升高,尚无任何研究直接探讨特异性升高 HDL-C 治疗方法(目前临床上尚无此类治疗方法)的临床疗效。⑥HDL-C 在老年人群与冠心病死亡率无相关性,所以有研究认为,低 HDL-C 可能不是老年人群患冠心病的危险性。

三、甘油三酯与冠心病

甘油三酯与冠心病的相关性虽存有争议,但新近的研究结果趋向于支持血浆甘油三酯浓度升高伴随有冠心病发生率和死亡率明显增加。荟萃分析表明,甘油三酯是女性和男性冠心病的危险因素,并且显示甘油三酯与冠心病的密切联系并不受血浆 HDL-C 水平的影响。

(一)甘油三酯致动脉粥样硬化的证据

1. 临床流行病学 许多流行病学研究观察到高 TG 水平与冠心病之间的密切关系。Stampfer 等报道了追踪 7 年内发生心肌梗死者与对照者比较研究的结果,提示血浆 TG 水平是心肌梗死发生的独立危险因素。早期 Framingham 心脏研究认为:血浆 TG 水平是 50 岁以上女性发生冠心病的独立危险因素。随后发现对于年龄大于 50 岁的男性,TG 也发挥着致冠心病的独立作用。荟萃分析同样支持 TG 是女性和男性致 CHD 的危险因素,并且显示 TG 与 CHD 的密切联系是独立于 HDL-C 而存在的。冠脉造影研究观察到富含甘油三酯脂蛋白(TRLs)与冠脉狭窄程度呈显著正相关,TRLs 在冠脉粥样硬化病变进展中起重要作用,可能作用于动脉粥样硬化病变的早期。

2. 临床观察 最近 Benlian 等报道数例由于脂蛋白脂酶(LPL)基因突变所致的家族性乳糜微粒血症病人均有早发性动脉粥样硬化的表现,支持血浆乳糜微粒浓度升高是冠心病的独立危险因素。

3. 干预试验 贝特类(Fibrates,苯氧芳酸类)是目前主要的降 TG 药物。近年的研究证实这类药物能激活肝细胞中类固醇受体的核受体-过氧化物体激活型增殖体受体 α(PPARα),通过 PPARα 降低肝细胞 ApoC-基因的转录,但不影响 ApoE 合成,使 TRLs 中的 ApoC/ApoE 比率下降。这可提高脂解活性,促进 TRLs 在血浆中的有效清除。在 Helsinki 心脏研究中,具有高 LDL-C/HDL-C 比率(>5.0)与高甘油三酯水平(2.26mmol/L)的对照组患者在 5 年内所经历的心脏病发作事件是同组单纯高 LDL-C/HDL-C 比率患者的 4

倍。而同样的亚组人群（高 LDL-C/HDL-C 比率和高 TG 水平）中的治疗组患者在经吉非贝齐降低血浆甘油三酯水平后，受益最大，其冠脉事件的发生率降低了 71%。使用血管造影法评价苯扎贝特对年轻男性心梗后患者 5 年内 CHD 进展的影响，结果表明，苯扎贝特在显著降低血浆甘油三酯水平后，能够减慢冠脉粥样硬化的进程，并降低年轻心梗后存活患者冠心病事件的发生率。

(二) 甘油三酯致动脉粥样硬机制

研究 TG 致动脉粥样硬化（AS）机制的主要注意力放在 TRLs 是否具有直接致动脉粥样硬作用上；此外，高甘油三酯血症（HTG）所伴随的各种代谢紊乱可能也会增加患 CHD 的危险性。

1. 直接作用 有人报道 HTG 患者血浆中的大颗粒 VLDL 对内皮细胞有细胞毒作用。已发现 IDL 及 VLDL 能与巨噬细胞、平滑肌细胞、泡沫细胞合成的 LPL 作用，通过脂解生成更小的颗粒；这些残粒在体外对巨噬细胞产生细胞毒作用。

高胆固醇喂养兔的血浆中可出现 β-VLDL，并迅速引起动脉壁泡沫细胞及脂质条纹的形成。这种人类型高脂血症的动物模型生动地体现了 β-VLDL 的致动脉粥样硬化作用。β-VLDL 是唯一不必经化学修饰就能在体外试验中引起细胞内胆固醇酯聚集的脂蛋白。

2. 间接作用 HTG 伴随的各种代谢紊乱如：低 HDL-C 血症、小而致密的 LDL 结构、餐后脂蛋白代谢紊乱、改变正常凝血机制、抑制纤维蛋白溶解等，均可能增加患 CHD 的危险性。

总的说来，有关甘油三酯与冠心病关系研究的广度和深度远不及胆固醇与冠心病关系的研究。由于有研究表明，在血浆胆固醇水平不高的情况下，甘油三酯浓度与冠心病的关系并不明显；而在血浆胆固醇升高的基础上，甘油三酯水平对冠心病的发病率和死亡率的影响却十分显著。所以，最近有人提出血浆甘油三酯浓度升高是冠心病的一个协同危险因素。

第四节 血脂异常的治疗

降低血脂治疗方法包括两大类：药物性降脂治疗和非药物性降脂治疗。因为药物性降脂治疗的疗效肯定，病人常易于接受，所以临床上常用，但也有其局限性。非药物性降脂治疗包括饮食控制、血浆净化、外科手术和基因治疗等。其中饮食治疗因为是高脂血症治疗的基础，所以已被普遍采用。血浆净化和外科手术治疗则是药物性降脂治疗的补充，应用并不广泛。基因治疗仅适应于极少数严重的高脂血症。

一、降脂药物的临床应用

临床上应用降脂药时，有两种考虑：一种是直接针对血脂异常进行治疗，这种治疗是根据病人的血脂异常的类型选择不同种类的降脂药物；另一种是将降脂治疗作为冠心病一级或二级预防方案的主要措施，这时主要根据病人有无冠心病或冠心病危险因素的多少决定 LDL-C 降低的目标值。

(一) 针对血脂异常进行降脂治疗

临床上目前主要是根据病人高脂血症的表型而选择用药。为了方便起见，可分 3 种情况：

1. 单纯性高胆固醇血症 是指血浆胆固醇水平高于正常，而血浆甘油三酯则正常。这种情况可选用胆酸螯合剂、HMG-CoA 还原酶抑制剂、普鲁布考、弹性酶和烟酸，其中以 HMG-CoA 还原酶抑制剂为最佳选择。

2. 单纯性高甘油三酯血症　轻至中度高甘油三酯血症常可通过饮食治疗使血浆甘油三酯水平降至正常，不必进行药物治疗。而对于中度以上的高甘油三酯血症，则可选用鱼油制剂和苯氧芳酸类调脂药物。

3. 混合型高脂血症　是指既有血浆胆固醇水平升高又有血浆甘油三酯水平升高。这种情况还可分为两种亚型：以胆固醇升高为主或是以甘油三酯升高为主。若是以胆固醇升高为主，则首选 HMG-CoA 还原酶抑制剂；如果是以甘油三酯升高为主，则可先试用苯氧芳酸类，也可选用 HMG-CoA 还原酶抑制剂。烟酸类制剂对于这种类型血脂异常也较为适合。

4. 联合用药　对于严重的高脂血症患者，单用一种调脂药，可能难以达到理想的调脂效果，这时可考虑采用联合用药。简单说来，只要不是同一类调脂药物，均可考虑联合用药。而临床上常采用联合用药是：

（1）对于严重高胆固醇血症，若单种药物的降脂效果不理想，可采用 HMG-CoA 还原酶抑制剂＋胆酸螯合剂或＋烟酸或＋苯氧芳酸制剂。

（2）对于重度高甘油三酯血症者，可采用苯氧芳酸类＋鱼油制剂或＋HMG-CoA 还原酶抑制剂。

（二）冠心病防治中降脂治疗

现有的大量研究证实，冠心病的防治中，降脂治疗占有很重要的地位。一般将冠心病的预防分为一级和二级。在冠心病的一级预防和二级预防中，开始降脂治疗的血脂水平和降脂的目标值均有较大的不同。冠心病一级预防是指对于尚无冠心病临床表现的个体采取治疗措施，以防止其发生急性冠心病综合征包括不稳定性心绞痛、急性心肌梗死和冠脉猝死等；而冠心病二级预防是指对已患有冠心病的患者采取措施，防止再次发生急性冠脉综合征。许多临床研究都证实，降脂治疗可明显减少冠心病的死亡率和致残率。目前认为，降低血浆胆固醇防治冠心病的可能机制为：①稳定动脉粥样斑块，减少斑块撕裂和出血；②改善动脉血管内皮功能；③减轻斑块的炎症反应；④抑制血栓形成；⑤使冠状动脉粥样硬化斑块病变消退；⑥延缓冠状动脉粥样硬化病变的进展；⑦防止新的粥样硬化病变产生。⑧其他（药物对粥样斑块的直接作用）。

（三）用药注意事项

血脂异常的治疗一般需要长期坚持，方可获得明显的临床益处。服药期间应定期随诊，在开始药物治疗后 4～6 周内，应复查血浆胆固醇、甘油三酯和 HDL-C，根据血脂改变而调整用药。如果血脂未能降至正常，则应增加药物的剂量或改用其他降脂药物，也可考虑联合用药。若经治疗后血脂已降至正常或已达到目标值，则继续按同量剂量用药，除非血脂已降至很低时，一般不要减少药物的剂量。长期连续用药时，应每 3～6 个月复查血脂，并同时复查肝肾功能和测肌酸激酶。

二、非药物性降脂治疗

已用于临床的非药物降脂措施较多，主要包括饮食治疗、外科手术、血浆净化和基因治疗方法等。这些非药物降脂治疗中，饮食治疗是一最简便、经济、实用的方法，所以应优先考虑。

(一) 饮食疗法

饮食疗法是各种高血脂症治疗的基础，尤其是对原发性高脂血症患者，更应首选饮食治疗。即使是在进行药物性降脂治疗时，饮食疗法仍然应同时进行。饮食治疗除能使血清胆固醇降低 2%～8%，以及使降血脂药物更易发挥良好作用外，尚具有改善糖耐量、恢复胰岛功能和减轻肥胖者体重等多方面功效。

1. 饮食治疗原则　合理的膳食应从维持身体健康和保持理想体重为原则。合理的膳食能量供应通常可按下列生理需要计算：基础代谢所必需的能量（指清醒、静卧、空腹和无情绪紧张状态下所需能量）；食物的特殊动力作用能量消耗（指食物消化、吸收、代谢过程中的能量消耗）约占食物提供总热卡的 10%；补充活动时的额外消耗，坐着工作需要在 BMR 基础上增加 30%，中度和重度体力活动分别需要增加 40% 和 50%，相应的能量需要又与体重成比例。

2. 饮食治疗的标准与目标　治疗高胆固醇血症，仍将血清 LDL-C 视为降低胆固醇治疗的主要目标。根据这个原则，需要进行饮食疗法的血清 LDL-C 水平以及要达到的降低 LDL-C 的目标，并按是否患有 CHD 加以分类（表 6-4-1）

表 6-4-1　饮食疗法选择 LDL-C 的标准与治疗目标

冠心病	危险因素	现有水平	治疗目标
无	<2 个	≥4.1mmol/L (160mg/dl)	<4.1mmol/L (160mg/dl)
无	≥2 个	≥3.4mmol/L (130mg/dl)	<3.4mmol/L (130mg/dl)
有		≥2.6mmol/L (100mg/dl)	<2.6mmol/L (100mg/dl)

(二) 血浆净化疗法

高脂血症血浆净化疗法亦称血浆分离法，意指移去含有高浓度脂蛋白的血浆，也称之血浆清除法或血浆置换。近年来发展起来了 LDL 去除法，其优点是特异性高，副作用相对较少。但是，血浆净化疗法需每间隔 7～14 日进行一次，且需终身治疗，才能获真正的降脂疗效。

LDL 去除法已成为对于难治性高胆固醇血症者的最有效的治疗手段之一，可使血浆胆固醇水平降低到用药物无法达到的水平。LDL 去除法治疗的适应证：

(1) 冠心病患者经最大限度饮食和药物治疗后，血浆 LDL-C>4.92mmol/L（190mg/dl）；

(2) 无冠心病的 30 岁以上的男性和 40 岁以上的女性，经饮食和药物治疗后，血浆 LDL-C>6.48mmol/L（250mg/dl）者，并在一级亲属中有早发性冠心病者，以及有一项或一项以上其他冠心病危险因素，包括血浆脂蛋白（a）>40mg/dl 者。

(3) 纯合子型家族性高胆固醇血症患者，即使无冠心病，若同时有血浆纤维蛋白水平升高者。

(4) 此外，对于纯合子型家族性高胆固醇血症患者，凡对降脂药物治疗反应差而血浆胆固醇水平又非常高者，均可考虑为采用该法的适应证。

(三) 高脂血症外科治疗

能有效地治疗高脂血症的外科手术包括部分回肠末端切除术、门腔静脉分流吻合术和肝脏移植术。

1. 部分回肠末端切除术 于1963年由美国明尼苏达大学医学院首先报道。该手术操作简单,将大约2米长的回肠末端切除。其降血浆胆固醇的原理也十分清楚,能起到口服消胆胺的类似效果。

已证实部分回肠末端切除术治疗高脂血症具有良好的效果,但是,对于纯合子家族性高胆固醇血症(FH)其疗效欠佳。对于Ⅱa型高脂蛋白血症者(均为杂合子FH),术后可使血浆胆固醇浓度下降50%,伴有皮下和肌腱黄色瘤消退,冠状动脉造影也证实冠状动脉粥样斑块消退。

2. 肝脏移植术 应用肝脏移植治疗严重FH的科学依据是基于:①FH患者体内缺乏LDL受体,LDL分谢代谢受阻,而合成代谢增加;②某些药物虽能通过增加肝脏LDL受体活性使血浆胆固醇浓度降低,但纯合子FH患者体内LDL受体完全缺如,药物治疗一般是无效的;也就是说,体内存在一定数量的LDL受体是药物治疗的先决条件;③肝脏中LDL受体的数量为机体全部LDL受体的50%~70%,提示肝脏移植有可能为病人提供一半以上的LDL受体。

肝脏移植术后高胆固醇症仍可存在,还需同时给予他汀类治疗。只有当各种保守的治疗方法均无效时,才考虑采用肝脏移植。

(四)高脂血症基因治疗

肝脏移植治疗纯合子家族性高胆固醇血症(FH)的成功证实一个重要的原理,选择性使LDL受体在肝脏中表达重现可使FH者伴随的血脂异常得到改善。用体基因转移的方法,使重建的LDL受体在患者肝细胞上表达,可达到同样的效果。(参阅第二十九章血脂调节药)

(赵水平)

参 考 文 献

1. 赵水平. 血浆脂蛋白代谢. 见:赵水平主编:临床血脂学. 长沙:湖南科技出版社,1997,3-12
2. Cooper, AD. Hepatic uptake of chylomicron remnants. J Lipid Res, 1997, 38: 2173-2178
3. Applebaum-Bowden D. Lipase and lecithin: cholesterol acyltranferaseinthe control of lipoprotein metaboilism. Curr Opin Lipidol, 1995, 6: 130-135
4. von Eckardstein A, Nofer JR, Assmann G. High density lipoprotein and arteriosclerosis. Role of cholesterol efflux and reverse cholesterol transport. Arterioscler Thromb Vasc Biol, 2001, 21: 13-27
5. Gordon T, Castelli WP, Hjortland MC, et al. High density lipoprotein as a protective factor against coronary heart disease. The Framingham Study. Am J Med, 1997, 62: 707-714
6. Cleeman MD. Executive summary of the third report of the national cholesterol education program (NCEP) expert panel on detection, evaluation, and treatment of high blood cholesterol in adults (Adults Treatment Panel Ⅲ). JAMA, 2001, 285: 2486-2497
7. 血脂异常防治对策专题组. 血脂异常防治建议. 中华心血管病杂志, 1997, 25: 169-173
8. Dammerman M. Genetic basis of lipoprotein disorders. Circulation, 1995, 91: 505-511

9. Stamler JD, Wentworth D, Neaton JD. Is relationship between serum cholesterol and risk of premature death from coronary heart disease continuous and graded? Findings in 356, 222 primary screens of the Multiple Risk Factor Interventon Trial (MRFIT). JAMA, 1986, 256: 2823-2828
10. The Scandinavian Simvastatin Survival Study Group. Randomised trial of lowering in 4444 patients with coronary heart disease: the Scandinavian Simvastatin Survival Study (4S) . Lancet, 1994, 344: 1383-1389
11. Sacks FM, Pfeffer MA, Moye LA, et al. The effect of pravastatin on coronary events after myocardial infarction in patients with average cholesterol levels. N Engl J Med, 1996, 335: 1001-1009
12. The Long-Term Intervention with Pravastatin in ischaemic disease (LIPID) study group. Prevention of cardiovascular events and death with pravastatin in patients with coronary heart disease and a broad range of initial choleesterol levels. N Engl J Med, 1998, 339: 1349-1357
13. Shepherd J, Cobbe SM, Ford I, et al. Prevention of coronary heart disease with pravastin in men with hypercholeterolemia. N Engl J Med, 1995, 333: 1301-1307
14. owns JR, Clearfield M, Wies S, et al. Primary Prevention of acute coronary events with lovastatin in men and women with average cholesterol levels: results of AFCAPS/Tex-Caps. Air Force/Texas Coronary Atherosclerosis Prevention Study. JAMA, 1998, 299: 1615-1621
15. Houterman S, Boshuizen HC, Verschuren WMM, et al. Predicting cardiovascular risk in the elderly in different European countries. Eur Heart J, 2002, 23: 294-300
16. Houterman S, Verschuren WMM, Giampaoli S, et al. Total but not high-density lipoprtotein cholesterol is consistently associated with coronary heart disease mortality in elderly men in finland, Italy, and The Netherlands. Epidemiology, 2000, 11: 327-332
17. Davignon J, Cohn JS. Triglycerides: a risk factor for coronary heart disease. Atherosclerosis, 1996, 124 Sup: S57-S59
18. Bradferd RH, Shear CL Chremos AN, et al. Expanded clinical evaluation of lovastatin (EXCEL) study results: Ⅰ. Efficacy in modifying plasma lipoproteins and adverse event profile in 8245 patients with moderate hypercholesterolemia. Arch Intern Med, 1991, 151: 43-52
19. Boccuzzi SJ, Keegan ME, Hirsch LJ, et al. Long term experimental study of simvastatin. Drug Invest, 1993, 5: 135-169
20. Plosker GL, Wagstaff AJ. Fluvastatin: a review of its pharmacology and use in the management of hypercholesterolaemia. Drugs, 1996, 51: 433-459
21. Black DM, Bakker-Arkema RG, Nawrocki JW. An overview of the clinical asfety profile of atorvastatin (lipitor), a new HMG-CoA reductase inhibitor. Arch Intern Med, 1998, 158: 577-584
22. Pitt B, Waters D, Brown WV, et al. Aggressive lipid-loweringtherapy compared with angioplasty in stable coronary artery disease Atorvastatin versus Revascularization

Treatment Investigator. N Engl J Med, 1993, 341: 70-76
23. Schwartz GG, Olsson AG, Ezekowitz MD, et al. Effects of atorvastatin on early recurrent ischemic events in acute coronary syndromes: the MIRACLE study. Arandomized controlled trial. JAMA, 2001, 285: 1711-1718
24. 刘颖望,赵水平. 他汀类药物的当代展望. 循环(中文版), 2001, 1: 33-40
25. 诸骏仁. 正确认识合理使用调脂药物. 中华心血管病杂志, 2001, 29: 705-706
26. 秦树存,齐鹏,张维强等. 安慰剂对照观察微粒化非诺贝特对高脂血症患者的临床疗效. 中华心血管病杂志, 1998, 37: 2-4
27. 温建华,王文信,方树青等. 降血脂药—普罗布考. 中国新药杂志, 1998, 7: 41-47
28. Schneider DB, Fly CA, Dichek DA, Geary RL. Adenoviral gene transferin arteeries of hypercholesterolemic nonhuman primates. Hun Gene Ther, 1998, 18: 486-492

第七章 冠心病的体检诊断
(Physical Diagnosis of Coronary Heart Disease)

第一节 对冠心病人作全面体检的重要性 ………………………………… (123)
第二节 一般检查 ……………………… (123)
　一、头、颈部检查 ………………… (124)
　二、皮肤、粘膜检查 ……………… (124)
　三、四肢检查 ……………………… (125)
第三节 胸部检查 ……………………… (125)
第四节 腹部检查 ……………………… (125)
第五节 颈静脉波检查 ………………… (126)
　一、肝一颈静脉回流试验 ………… (126)
　二、颈静脉脉搏的改变 …………… (126)
　三、病理情况下颈静脉脉搏的改变 … (127)
第六节 动脉检查 ……………………… (127)
第七节 心脏检查 ……………………… (128)
　一、心脏望诊 ……………………… (128)
　二、心脏触诊 ……………………… (128)
　三、心脏叩诊 ……………………… (129)
　四、心脏听诊 ……………………… (130)
　五、冠心病及其常见伴随病的听诊所见
　　………………………………………… (133)

第一节 对冠心病人作全面体检的重要性

冠心病是中老年病，常兼患一种或多种伴发病，如高血压、糖尿病、慢性肺病、老年退行性瓣膜病、脑血管病、贫血、低蛋白血症、肾功能不全等。这些伴发病对于冠心病的发病、病程、治疗和预后都起着十分重要的作用。因此在收集病史，做体格检查时不仅要考虑到冠心病，还要考虑到这些伴发病，做详细的、全面的体格检查，为完整的诊断和有效的治疗创造条件，否则诊断和治疗是不可能成功的。

现代心血管内科临床存在的较为普遍的问题是忽视体格检查。似乎有了现代化的先进仪器设备体检已不那么重要了，这是有害的看法。事实是，详细的病史收集，正确、全面的体检仍然是诊断治疗的基础。病史收集和体检过程同时也是医师分析、探索诊断的过程，根据体格检查结果，提出了一些可能性，从而设计出进一步检查方案，有针对性地进行有创的、无创的现代化仪器检查，以最少的费用取得最佳的效果。

第二节 一般检查

望诊：在开始收集病史时就应注意观察病人的一般情况、精神状态、体位、皮肤颜色（苍白、紫绀），是否有呼吸困难、陈施呼吸、颈静脉是否充盈，如果正在胸痛发作中要注意病人的表情，有助于评价胸痛的严重程度。病人面部表情痛苦，采取坐位并被迫保持少动，提示胸痛可能是心绞痛；如果病人辗转不安，提示心肌梗死；采取前倾坐位，提示心包炎；头部、颈部随心搏而跳动是高心搏血量的表现，可见于重度主动脉瓣关闭不全、动静脉瘘及完全性房室传导阻滞。

一、头、颈部检查

重度二尖瓣狭窄患者两颊暗红,称为二尖瓣面容。三尖瓣关闭不全及缩窄性心包炎患者会出现面部水肿(一般心衰病人无面部水肿)是静脉压重度升高的表现。三尖瓣关闭不全尚可见耳垂征(ear lobe sign):耳垂随颈静脉搏动而搏动。

甲状腺病常影响心脏,有明显的头颈部表现:

1. 甲状腺功能亢进 突眼,两眼炯炯有神,少瞬眼,眼睑不能闭合,甲状腺局部有血管杂音。

2. 甲状腺功能低下 呈特殊面容(淡漠),眼睑浮肿,鼻翼及口唇厚、舌大、毛发稀疏干燥、眉毛1/3脱落,皮肤干燥。

巩膜黄染:心脏病人出现黄疸多为重度肝淤血或淤血性肝硬化引起。

耳垂皱折纹可见于正常人,但更多见于冠心病人,要注意颈部动脉听诊,动脉杂音提示动脉局部狭窄,老年人常见原因为动脉粥样硬化。

二、皮肤、粘膜检查

紫绀(cyanosis):仅见于肢体末端(手指、鼻端)的紫绀为周围性紫绀。同时见于舌、口腔粘膜、眼结合膜等温暖部位的紫绀为中心性紫绀,常为心脏病肺功能不全的表现。但吸烟者可能有口唇粘膜色素沉着。

贫血病人表现为皮肤苍白,尤其是手掌皮肤,但舌、口唇粘膜、眼睑膜苍白更易查出。红细胞增多症表现为口唇、舌、眼睑膜色暗深。黄疸病人皮肤黄染,但在肤色深者易被掩盖,不易辨认,此时应检查巩膜是否黄染。血红蛋白沉着症患者皮肤呈褐色,常伴有心肌疾病。

高脂血症患者可有几种黄瘤(xanthoma)沉着于皮下组织或肌腱上:

1. 结节出疹性黄瘤(tuberoeruptive xanthoma)见于肢体伸侧皮下。

2. 掌纹黄瘤(xanthoma striatum palmare)掌纹或指纹有黄色、橘色或粉色色素沉着,常见于Ⅲ型高脂蛋白血症(typeⅢ hyperlipoproteinemia)。

3. 腱黄瘤(xanthoma tendenosum)皮下较硬肿物,固定于肘部、手伸侧及跟腱的肌腱上,为Ⅱ型高脂蛋白血症(type Ⅱ hyperlipoproteinemia)的表现。

4. 出疹性黄瘤(eruptive xanthoma)见于身体任何部分,为直径1~2mm的黄色结节,周围有红斑围绕,为高乳糜血症(hyperchylomicroemia)的表现,故多见Ⅰ型、Ⅴ型高脂蛋白血症(type Ⅰ and type Ⅴ hyperlipoproteinemia)。

感染性心内膜炎:

1. 奥斯勒结节(Osler's nodule)常见于手指、足趾的掌侧面以及手掌、脚底处的紫红色。隆起于皮肤,有压痛的小红斑为感染性微血栓栓子引起,对诊断感染性心内膜炎有重要价值。

2. 皮肤、粘膜小出血点(petechia)散布于全身皮肤及口腔粘膜、睑结膜,更多见两侧颈外侧、耳后。如发生在指(趾)甲床,开始为点状分布以后成线型分布,称为线状出血(Splinter hemorrhage)。

3. 詹威斑(Janeway lesions)见于手掌、足底,无痛,略高起于皮肤的不规则红斑(小于5mm,压之褪色)此三种皮疹皆可见于感染性心内膜炎,有助于诊断。

三、四肢检查

杵状指、趾（鼓槌指、趾）（clubbing of the fingers and toes）：是中枢性紫绀（青紫型先天性心脏病、肺部疾病伴缺氧血症）及感染性心内膜炎的表现。指（趾）端变粗，指甲根部和皮肤之间向下凹陷变平、隆起、变粗，该处局部组织压之松软，形似鼓槌，故名为杵状指。

蜘蛛样指：手指细长，为马凡综合征的特征。正常人弯曲大拇指、握拳，大拇指藏于拳中，马凡综合征患者，大拇指末端可见于小指侧端。

下肢水肿（edema of lower extremities）：老年人下肢可有轻度水肿，这是由于血管壁老化，通透性较高的原因，需与病理性水肿鉴别。心力衰竭时下肢有可凹陷性水肿，施加压力于胫骨前沿 10 秒钟可显示凹陷性水肿；粘液水肿时下肢水肿是不可凹水肿；一侧下肢水肿为深静脉血栓的体征，是肺栓塞诊断的重要依据之一，也可测量左右大腿同一水平的周径，如相差大于 1 厘米以上提示深静脉血栓的可能性很大。

第三节　胸部检查

望诊要注意胸廓外形和呼吸运动。桶状胸、扁平胸、鸡胸、脊柱后凸、侧凸畸形而致胸廓畸形可严重影响心血管体征和心肺血管功能，是引起呼吸困难的可能原因。对于呼吸困难的患者注意是吸气性呼吸困难还是呼气性呼吸困难，后者提示下呼吸道阻力增加，如喘息性支气管炎、支气管哮喘等。

呼吸音改变：要注意对比两侧相应部位的呼吸音强弱，性质；呼气、吸气时的比例；一侧呼吸音明显减弱提示胸腔积液、胸膜肥厚、肺不张，结合叩诊，语音震颤的变化可鉴别三者。充血性心力衰竭时，胸腔积液很常见。

正常呼吸音吸气相和呼气相之比约为 3：1，如果呼气延长，此比例为 1：1，提示小气道阻力增高，常见于阻塞性肺气肿等。

肺底湿性啰音是肺淤血的重要体征，有时为捻发音，老年病人卧床休息时间较长，肺底部肺泡闭合，令病人深呼吸，闭合的肺泡张开时可听到捻发音，听诊所见与肺淤血时相同。鉴别方法：让病人多次咳嗽，深呼吸可使此种捻发音明显减少，消失。

呼吸道感染引起的呼吸困难和左心衰竭有时很难鉴别，仔细听诊肺部，注意啰音的分布，可有助于鉴别。如湿性啰音局限于一个区域或两肺散在分布，而肺底无啰音则不像肺瘀血引起；两肺散在的干啰音，肺底无湿啰音则像支气管病所致。

第四节　腹部检查

肝淤血肿大是右心衰竭的主要表现之一，也是右上腹痛、黄疸的主要原因。要鉴别肿大的肝脏是淤血引起还是其他原因，可做肝颈静脉回流试验，压迫右上腹部引起颈静脉压显著上升则说明是肝淤血。

高血压由多囊肾引起者腹部可触及肿大的肾脏，高血压由肾动脉狭窄引起者可在脐部及两侧腹部听到收缩期血管杂音。动脉粥状硬化性腹主动脉瘤在非肥胖病人身上可在脐上触及搏动性肿大的腹主动脉。

第五节 颈静脉波检查

颈静脉充盈程度、颈静脉波顶点位置及形态改变，对于右心室衰竭、三尖瓣病变的诊断起着十分重要的作用。

由于右侧颈内静脉、无名静脉、上腔静脉和右心房在一条直线上，故右心内的压力改变最容易反映在右颈内静脉脉搏上。方法：病人平卧保持头部和身体在一直线上，将床头抬起至45°，颈静脉压特高时在60°～80°（以能明确观察到静脉搏动为准），观察颈静脉搏动最高点所在位置（缓慢深吸气可有助于定位），测量其和胸骨柄水平延长线的垂直距离，正常应不超过3cm。

鉴别颈静脉和颈动脉搏动方法：以手指轻压血管搏动部下方，如为静脉搏动，搏动应消失，而动脉搏动不变。

一、肝-颈静脉回流试验

观察颈静脉搏动的同时，压迫右上腹部10～30秒，正常时颈静脉压大多数无变化，少数可有短暂上升（少于3cm），随即下降至原水平。如有心力衰竭（主要为右心衰竭，亦见于左心衰竭及三尖瓣关闭不全）则静脉压持续上升，超过4cm。

二、颈静脉脉搏的改变

正常颈静脉脉搏：用压力换能器记录下的颈静脉脉搏图。

1. A波 右房收缩，右房内压力上升形成的向上波
2. X降肢 右房舒张，右房内压力下降；右室开始收缩，右房下底部下降，形成下降波。
3. C波 此波和颈动脉搏动同步，紧接S1发生，为三尖瓣关闭对右房内压力的影响所形成向上波，并不经常存在。
4. X'降肢 C波后的下降波，为X降肢的连续。
5. V波 三尖瓣关闭后，右房充盈，压力升高发生的向上波。
6. Y降肢 三尖瓣重新开放，右房内血液进入右室，右房内压力迅速下降所形成的向下波。
7. H波 三尖瓣重新关闭，右房内血液充盈，压力上升形成的缓慢向上波（图7-5-1）。

上述颈静脉脉搏图仅能用仪器记录得到，用肉眼观察正常人的颈静脉搏动难以辨认，但是了解这些波的发生机理，对于理解病理情况下异常波的形成很有帮助。

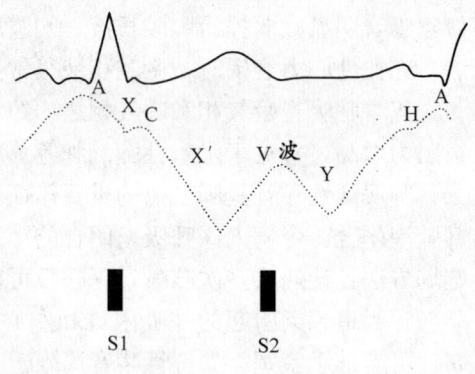

图7-5-1 正常颈静脉波

A波：右房收缩
X：右房舒张
C：三尖瓣关闭
X'：右室收缩
V波：右房充盈
Y降支：三尖瓣开放，右房排空
H波：右房缓慢充盈期

三、病理情况下颈静脉脉搏的改变

颈静脉压升高：充盈的颈静脉搏动其顶端超过胸骨柄以上 4cm，反映右房压力上升，可见于多种原因引起的心力衰竭、右心室顺应性下降、心包疾病（如缩窄性心包炎）、容量负荷过重、三尖瓣狭窄、上腔静脉堵塞等病理情况。

三尖瓣关闭不全：重度三尖瓣关闭不全，在 C 波开始时（右室收缩期开始）即有大量血液自右心室流入右房，使 V 波和 C 波融合形成 C-V 波。其形态有如右心室压力波，故称为"心室化波"。其后有陡然下降的 Y 降支（图 7-5-2）。Y 降支在第二心音之前，故三尖瓣关闭不全时，颈静脉的充盈和塌陷很容易观察到。严重时可以见到耳垂随着颈静脉的搏动而搏动，称为"耳垂征"。有经验的医生通过观察颈静脉搏动即可诊断三尖瓣关闭不全，而在严重的三尖瓣关闭不全时，三尖瓣听诊区杂音反而消失。

库司谟征（Kussmaul's Sign）

正常吸气时颈静脉压力降低，而在慢性缩窄性心包炎、三尖瓣狭窄时，吸气反而引起颈静脉压力升高。这是由于吸气引起的回心血流量受阻于缩窄的心包或狭窄的三尖瓣口。库司谟征亦可见于大面积右心室梗死及重度右心衰竭时。

缩窄性心包炎另一种较为特殊的颈静脉波改变是出现明显的 Y 降支（颈静脉塌陷）。

A 波改变：明显的 A 波（和第一心音同步）见于右心室肥厚、肺动脉高压、三尖瓣狭窄、右心室顺应性下降。因右房加强收缩而产生。在三度房室传导阻滞时，当右心房收缩恰逢三尖瓣关闭，右房压力突然上升可产生一加强的 A 波，称为"炮波 cannon wave"。

心房纤颤时，A 波消失，右心房内血液量增多，故 V 波增高，Y 降支明显（图 7-5-3）。

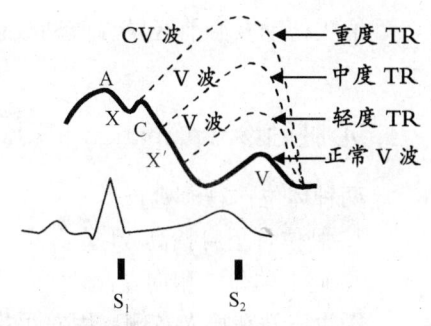

图 7-5-2 三尖瓣关闭不全时的颈静脉波

重度三尖瓣关闭不全 C 波和 V 波融合成 CV 波，Y 降支陡峭

中度三尖瓣关闭不全 V 波提前，振幅增高，Y 降支明显

轻度三尖瓣关闭不全 V 波稍提前，振幅较正常高，Y 降支较正常明显

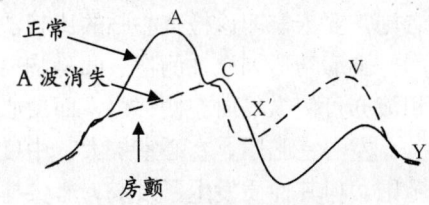

图 7-5-3 房颤时的颈静脉波

房颤时由于右房不收缩，A 波消失且血液淤滞于右心房内，故 V 波增高，Y 降支明显

第六节 动脉检查

动脉脉搏检查对于诊断动脉疾病是很重要的，对于每一个老年病人尤其冠心病患者，要系统地检查双侧颈动脉、肱动脉、桡动脉、股动脉、腘动脉、胫后动脉及足背动脉。如一侧动脉搏动明显弱于另一侧，提示可能动脉管腔有狭窄，老年病人大多由动脉粥样硬化引起。动脉听诊可在狭窄局部听到动脉杂音：狭窄达到 50% 左右时，出现短促、柔和的收缩期杂音；更严重的狭窄产生高频、持续时间较长的较强的收缩期杂音。如狭窄达到动脉管径某临界程度时，可能产生连续性杂音（少见）。更严重的狭窄及完全闭塞的动脉局部杂音消失。

第七节 心脏检查

一、心脏望诊 (inspection of the heart)

心前区膨隆多见于儿童期起病的心脏病人,偶见于成年发病的重度心脏扩大的心脏病人。

心尖搏动及心前区异常搏动仅偶见于胸廓较薄的心脏病人,此类体征主要依靠心脏触诊。

二、心脏触诊 (palpation of the heart)

两种体位作触诊检查:
1. 卧位,上身抬高 30°。
2. 同上体位,稍向左倾。

医生应站在病人右侧,用右手指尖或指腹感知心脏的搏动。

心尖搏动 Apex Beat

心尖搏动是左心室收缩时撞击胸壁产生的向外震动。正常的心尖搏动位于第 5 肋间,左锁骨中线内,直径约 1~2cm 的范围,搏动时间短促。心尖搏动位于解剖学心尖部上侧。

如无其他病理状态引起的心脏移位,心尖搏动位置是说明心脏大小的可靠指标,其可靠性大于心脏叩诊。如心尖搏动位置在第 5 肋间,锁骨中线以外或距胸骨中线 10cm 以外,是心脏扩大的可靠指标。如心脏横位(膈肌上移),心尖搏动在第 4 肋间,虽超过锁骨中线,但不是心脏扩大的指标。

但不是每个病人都可以查到心尖搏动的,尤其是老年人、肺气肿、肥胖、胸廓肌肉发达者则需要依靠叩诊检查心脏的比较浊音界,评估心脏大小。

胸廓畸形如脊柱侧弯、凹陷胸、直背综合征等心脏向左移位;左侧胸膜肥厚,右侧胸腔积液亦可使纵隔向左侧移位,而使心尖搏动位置左移。

左心室肥厚,左心室扩大:中度及重度左心室向心性肥厚时,心尖搏动位置虽尚在正常范围,但其性质发生了改变;心尖搏动范围超过了 2~3cm,往往需用两个或 3 个手指端方能将其覆盖。向外撞击胸壁的时间延长,从第一心音持续到第二心音,这种心尖搏动称为抬举性心尖搏动 (left ventricular heave) 法国学者称之为"圆顶型心尖搏动"。这种抬举型心尖搏动可伴有胸骨旁同步的向内凹陷,形成摇摆样搏动。如左心室肥厚同时有左心室扩大,则抬举性心尖搏动位置超过第 5 肋间,左锁骨中线以外。单纯的左心室扩大表现为抬举性心尖搏动并向外、向下移位(至第 6 肋间)。

心尖搏动振幅增高但持续时间正常,搏动范围和位置亦都在正常范围内,可见于:瘦弱体型者;左心室肥厚早期;左心室容量负荷过重,如主动脉关闭不全、二尖瓣关闭不全;高动力性心脏,如焦虑、甲亢等。

如上身抬高 30°仰卧位不能触及心尖搏动,可让病人向左侧转动不同角度,寻找心尖搏动,如心尖搏动范围大于 3cm 直径时,为心脏扩大的体征。如为抬举性心尖搏动则是心室肥厚的证明。

重症急性心肌梗死及扩张性心肌病患者由于每搏量下降,心尖搏动减弱。

心室壁瘤（ventricular aneurysm）

多见于陈旧性心肌梗死，也可见于急性心肌梗死时，偶见于扩张性心肌病患者。

心尖部的室壁瘤表现为心尖搏动范围扩大，左心室前壁室壁瘤表现为心尖搏动内侧另一个异常外向搏动，其时相和心尖搏动相同，称为异位搏动（ectopic impulse）

急性心肌梗死（前壁）、缺血性心肌病、扩张型心肌病、其他原因心肌病及有室壁运动障碍者及完全性束支传导阻滞者可在心尖搏动内侧大部分心前区触及室壁搏动。

青少年胸壁较薄者、高动力状态者也可在心前区触及范围较大的室壁搏动。

第三心音奔马律等同体征

左室快速充盈期血流冲击功能衰竭的室壁引起的震动，听诊所见为第三心音奔马律（室性奔马律），触诊所见为心尖搏动后另一外向震动，为较重左室充血性心力衰竭的重要体征。其意义和第三心音奔马律等同。在重度二尖瓣关闭不全时，由于舒张早期进入左室血流量增加，可产生明显的第三心音，可触知心尖搏动后另一外向震动。一部分正常年轻人亦可有第三心音，强度较弱，则无此触诊体征。

第四心音等同体征

收缩前期左房收缩，使血液流入左室，如左室顺应性下降可产生较响亮的第四心音。触诊所见为第一心音前的另一个外向震动，此体征多见于左室心肌缺血、左室肥厚、左室纤维化等左室顺应性明显下降时。如同时有心房纤颤，此体征消失。某些正常人尤其老年人听诊可及较轻的第四心音，触诊时无此体征。

右心室肥厚、扩大在胸骨左缘第4肋间胸骨下端或剑突根部，可听到右心室的第三心音奔马律和第四心音奔马律，触诊可及相应的等同体征。同时局部有抬举搏动。

在重度二尖瓣关闭不全、左心房扩大十分显著时，可在胸骨右侧下端触及舒张晚期的左心房搏动，需与右心室扩大鉴别。

右心室容量负荷长期过重，如在高度贫血、甲亢、动静脉瘘、左至右分流的先天性心脏病等，胸骨左缘可出现非抬举性的、范围较大的收缩期搏动，搏动力度不大。正常成人的心前区无明显搏动。

在明显的肺动脉高压，伴肺动脉扩张时，可在胸骨左缘2~3cm，第二肋间触及明显的收缩期搏动。

震颤和震荡 thrill and shock

震颤相当于听诊的某些杂音，一般来说震颤多见于瓣膜狭窄，如二尖瓣狭窄可在心尖部触及舒张期震颤，主动脉瓣狭窄可在胸骨右缘第2肋间触及收缩期震颤等。瓣膜关闭不全一般没有震颤，但有极响亮、粗糙的收缩期杂音，也可有收缩期震颤，如二尖瓣腱索断裂引起的较重的二尖瓣关闭不全。

三、心脏叩诊 (percusion of the heart)

仅用于心脏触诊不能触及心尖搏动，无法评价心脏大小时，可用叩诊法评定心脏的大小。

应用轻叩诊法，由第三肋间开始，由外向内移动手指，每次移动不超过1cm，当叩诊音由清音变成比较浊音时，即为心脏左界；再向内移1cm，即变成绝对浊音界。心脏的比较浊音界左界应基本和心尖搏动部位符合。

肺气肿时心脏叩诊法评定心脏大小失去意义。

熟练的、正确的心脏叩诊法，技术要求高，根据胸壁的厚度，调整板指压力和叩诊的力度，每次叩诊力度必须相同，才能正确发现心脏的比较浊音界，这是一个反复练习的过程。

四、心脏听诊（cardiac auscultation）

冠心病可由于缺血、梗死累及心脏的二尖瓣、三尖瓣的乳头肌，而产生心音强弱改变，各种额外心音和二尖瓣、三尖瓣的杂音。亦可由于老年性心脏瓣膜病、贫血、甲亢等伴发病的存在而出现相应的心音改变和异常杂音的出现。

第一心音 first heart sound，S1

第一心音增强常见于窦性心动过速、房颤、短 R-R 间歇、甲亢、交感神经兴奋时。风湿性心脏病二尖瓣狭窄时 S1 亢进或呈拍击性，但老年性退行性瓣膜病引起的二尖瓣狭窄由于二尖瓣的严重纤维化、钙化，二尖瓣叶的运动受限，故并无 S1 亢进，S1 可能减弱。当心肌功能严重受损如急性心肌梗死、重度扩张心肌病时 S1 可减弱。

第一心音分裂可见于完全性右束支传导阻滞。第一心音的主动脉瓣成分（A1）在心尖部最响，肺动脉瓣成分（P1）在胸骨右缘下端较清晰，故 S2 分裂应于此处易听清。

第二心音 second heart sound，S2

S2 由主动脉瓣关闭（A2）和肺动脉瓣关闭（P2）产生，由于 P2 较弱在心尖部听到的 S2 是 A2，正常时 A2、P2 两个成分很接近，听诊为单一 S2，但仔细听诊正常人在深吸气时可听到 S2 分裂。如因种种原因肺动脉瓣关闭延迟如右束支传导阻滞、肺动脉高压、轻中度肺动脉瓣狭窄，S2 分裂见于吸气相及呼气相，而以吸气相更明显，称为持续性 S2 分裂（persistent splitting of S2）。如 S2 分裂在吸气相和呼气相相同（A2 P2 间隔时间相同）称为 S2 固定分裂（fixed splitting of S2），为无并发症的继发孔房间隔缺损的特征性听诊所见。在左束支传导阻滞、右心室起搏心律时，右心室起搏早于左心室，故 S2 的构成是 P2 A2（正常是 A2 P2），吸气时 P2 A2 间隔缩小成为单一心音，呼气时 S2 分裂明显，称为 S2 逆分裂（paradoxical splitting of S2）。

S2 的强度变化：正常 S2 的肺动脉瓣关闭成分（P2）声音较弱，仅可在肺动脉瓣听诊区（胸骨左缘第二肋间）听到，A2 成分声音强，可在整个心前区听到。在肺动脉高压时 P2 增强，不仅可在肺动脉瓣区听到，在其他听诊区也可听到。肺动脉高压同时有 S2 分裂，也不仅限于肺动脉瓣区。此和右束支传导阻滞引起的 S2 分裂不同。

A2 增强见于各种原因的高血压及升主动脉扩张。

额外心音

收缩期额外心音：

1. 克喇音　二尖瓣脱垂综合征、乳头肌功能不全时可在心尖部及其内侧听到收缩早期、中期高频而短促的额外心音，称为克喇音（click sound）。乳头肌功能不全由短暂缺血引起者，克喇音为一过性，克喇音之后可伴有收缩期杂音。

2. 喷射音　在肺动脉高压、原发性肺动脉扩张及先天性肺动脉瓣狭窄时在胸骨左缘第二肋间闻及喷射音（ejection sound）。这是出现在收缩早期的高频而短促的额外心音，有时可有两个或更多的喷射音同时出现。在先天性主动脉瓣狭窄及二尖瓣畸形时在胸骨右缘第二肋间可闻及喷射音，但较肺动脉瓣喷射音少见。

舒张期额外心音：

1. 第三心音和第三心音奔马律（室性奔马律）在舒张早期快速充盈期，血液从心房快速进入左（右）心室，室壁的振动可产生一个低频的额外心音——第三心音，位于第二心音之后，舒张早中期。第三心音可见于正常青少年、重度二尖瓣关闭不全等。

第三心音奔马律或称室性奔马律（ventricular gallop rhythm）见于心室功能重度受损时，室壁的顺应性下降，在心室快速充盈期受血流的冲击所产生的舒张中期低频额外心音，其强度大于正常第三心音。因为是心室功能严重受损的表现，常同时有心动过速，使这种三音律听起来像快速奔跑的马蹄声，故此得名。

左心功能不全的室性奔马律在心尖搏动处最易听到，见于各种心肌炎，心肌疾病（包括缺血性心肌病）收缩型心力衰竭的一种重要体征。心力衰竭一旦受到控制，奔马律即消失。

室性奔马律也可发生于右心室，在胸骨左缘第四肋间最易听到，见于肺动脉高压，右心室扩大及其他原因引起的右心室心肌病。

室性奔马律常可用触诊法发现（室性奔马律等同体征），其敏感性高于听诊，因其属于低频的心音，故正常的第三心音不能触及。

2. 第四心音和第四心音奔马律、收缩前期奔马律（presystolic gallop rhythm） 心室舒张末期，心房收缩驱使血液进入心室，如心室舒张功能差，室壁受血流冲击发生振动而产生的低频心音，因其位于第三心音之后故称为第四心音。

第四心音偶见于正常老年人，大多见于心室舒张功能下降的情况，如高血压、主动脉瓣狭窄、左心室肥厚、缺血性心脏病、心肌病等。

在病理情况下的第四心音，伴有心动过速，可称为第四心音奔马律或收缩前期奔马律。触诊可有第四音等同体征。

左心室的第四心音在心尖部最易听到，也可用触诊法触到，右心室的第四心音在胸骨左缘第四肋间可听取。

3. 重叠性奔马律（summation gallop rhythm） 第三、第四心音奔马律同时出现时，尤其当窦性心动过速时，舒张期短，此两个心音互相接近、融合成为一个持续时间较长的、较响的额外心音，有时需要和舒张中期、短促的低频杂音鉴别，多见于重度心功能不全的各种心肌疾病，在心尖部最易听取。

4. 发生于舒张早期的额外心音

（1）二尖瓣开放拍击音（opening snap）：二尖瓣狭窄而瓣膜本身活动度尚好，在心室舒张早期，受血流冲击而向左心室膨出，紧张的瓣膜发生振动而产生，此额外心音发生于第二心音之后，距第二心音仅0.03～0.07秒，和第二心音的时距随二尖瓣狭窄的程度而缩短。其和第三心音不同之处是频率高而短促，距第二心音更近。

老年退行性瓣膜病可引起二尖瓣狭窄，由于二尖瓣叶常因纤维化钙化病变的影响，运动受限，故无开瓣音。

开瓣音在心尖部及其内侧最易听到，平卧位不能听到时，左侧卧位可能听到。开瓣音之后大多紧随舒张期杂音，在二尖瓣狭窄早期可仅有开瓣音而无杂音。

（2）心包叩击音（pericardial knock）：舒张早期血流迅速进入心室，纤维增厚的心包受冲击振动而产生的一个高频、短促的额外心音，其发生时间和频率略似二尖瓣开瓣音而稍强。在心前区靠近胸骨下端处最易听取，以听诊器胸件加压更易听到，见于缩窄性心包炎。

（3）二尖瓣关闭不全叩击音：重度二尖瓣关闭不全合并左心室舒张功能异常，室壁顺应性下降时，在舒张早期大量血液冲击室壁而产生的额外心音，其时相、性质和心包叩击相似，由此得名。

心脏杂音 cardiac murmur

1. 当听到心脏杂音时应注意区分其是收缩期杂音还是舒张期杂音。杂音发生于 S1 之后的是收缩期杂音，S2 之后的是舒张期杂音。当心动过速时要分清两者并不容易，这要求熟练掌握定准第一心音的技术：一面听诊，一面以左手拇指触诊颈动脉搏动，和颈动脉向外搏动几乎同时发生的是 S1。在临床上把收缩期杂音、舒张期杂音颠倒而导致诊断错误的情况并不罕见。

2. 杂音的强度和瓣膜病变的关系　杂音的响度和瓣膜或血管的病变程度有一定关系，故临床上习惯于将收缩期杂音分成 6 级。如无害性杂音（innocent murmur）是一种柔和的吹风样收缩期杂音，而二尖瓣关闭不全的收缩期杂音其响度常达 3 级或 3 级以上，但是又不尽然，重度的三尖瓣关闭不全可以听不到杂音，急性重度二尖瓣关闭不全（乳头肌断裂等）可仅有收缩早期杂音或无杂音，严重的二尖瓣狭窄、主动脉瓣狭窄也可听不到杂音或杂音在病情加重时反而减弱。

3. 杂音的性质　杂音可略分为低频和高频。低频杂音见于二尖瓣狭窄和三尖瓣狭窄，描述为隆隆样或雷鸣样舒张期杂音（rumbling diastolic murmur）最易在心尖部附近听到。如果在心尖部听到的舒张期杂音是吹风样的，应认为这是主动脉瓣关闭不全的杂音向心尖部传导的结果，而非二尖瓣狭窄。由此可见杂音性质对于瓣膜病变诊断的重要性。舒张期杂音一般不作分级诊断，因为即使很轻的舒张期杂音也肯定是病理性的。

4. 心脏听诊区和杂音来源的关系　心脏听诊区分为二尖瓣听诊区、主动脉瓣听诊区（第一听诊区、第二听诊区），肺动脉瓣听诊区、三尖瓣听诊区，一般依此顺序听取心音和杂音，在某听诊区听到的额外心音、杂音可认为即来源于该瓣膜，这大致是正确的。但有很多例外：老年人易患主动脉瓣退行性病变如主动脉纤维钙化、主动脉扩张，在胸骨右缘第二肋间（主动脉瓣听诊区）常可听到收缩中期较粗糙杂音，向心底部、颈部血管传导，但此杂音同时也向心尖部传导，有时心尖部杂音较主动脉区更清楚，甚或仅在心尖部能听到，此时易误认为杂音来自二尖瓣。

主动脉瓣纤维钙化引起的主动脉瓣狭窄可同时产生两种杂音，一是在胸骨右缘第二肋间听到的粗糙的收缩中期杂音，这是血流通过狭窄的瓣膜所产生的血流漩涡振动主动脉根部产生的；同时在心尖部可听到频率较高的、带乐音性质的收缩中期杂音，这是血流冲击硬化的主动脉瓣所引起的瓣膜振动产生的，可以达到很响亮的程度，这种现象称为 Gallavardin 分离现象（gallavardin dissociation）。

重度三尖瓣关闭不全，尤其是继发于肺动脉高压者右心室扩大，心脏常有顺时针转位，三尖瓣关闭不全的收缩期杂音可在心尖部及其内侧最响亮，易误为二尖瓣关闭不全。

综上所述，在二尖瓣区听到的收缩期杂音其来源可有 3 种：二尖瓣关闭不全；主动脉瓣狭窄杂音传导而来；三尖瓣关闭不全杂音传导而来。

鉴别方法见表 7-7-1、2。

表 7-7-1　二尖瓣关闭不全和三尖瓣关闭不全杂音的鉴别

	二尖瓣关闭不全	三尖瓣关闭不全
吸气对杂音的影响	不明显	吸气时杂音加强
体位	立位、坐位杂音稍减弱，但变化不大	卧位时杂音加强（Carvallo 征）
颈静脉波搏动	右心衰时颈静脉充盈但无搏动	明显，可有耳垂征（耳垂随颈静脉搏动而搏动）

表 7-7-2　二尖瓣关闭不全和主动脉瓣狭窄杂音的鉴别

	二尖瓣关闭不全	主动脉瓣狭窄
杂音性质	多数为全收缩期杂音，少数为早、中、晚期杂音（乳头肌功能不全，二尖瓣脱垂综合征）	多为收缩中期杂音（菱形）
降低周围阻力（如吸入亚硝酸异戊酯）的影响	杂音减轻	杂音增强

五、冠心病及其常见伴随病的听诊所见

（一）二尖瓣关闭不全

1. 二尖瓣脱垂　乳头肌缺血，导致乳头肌收缩功能障碍和二尖瓣脱垂，常同时伴有心绞痛发作，心尖部出现收缩期克喇音及其后的收缩晚期杂音，随着心绞痛的缓解而消失。多见于不稳定性心绞痛，尤其是梗死后心绞痛。

2. 急性二尖瓣关闭不全　重度乳头肌缺血；特发性二尖瓣腱索断裂；乳头肌因缺血坏死而断裂（见于急性心肌梗死）；瓣膜破裂（感染性心内膜炎）可引起急性二尖瓣关闭不全，重者伴发肺水肿。

听诊所见：心尖部突然出现粗糙的收缩期杂音，常伴有室性奔马律。重症病例则仅有收缩早期杂音，甚至全无杂音，这是由于大量二尖瓣返流使左心房内无压力迅速上升和心室内压力平衡而使杂音消失的结果（图 7-7-1）。

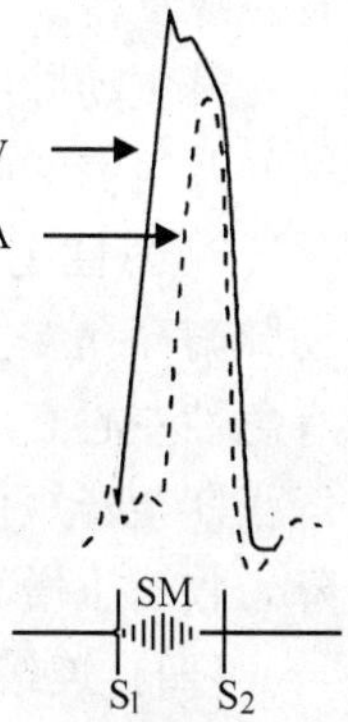

3. 慢性二尖瓣关闭不全　老年人二尖瓣关闭不全常见原因：

（1）二尖瓣装置退行性病变：早期病变首先累及二尖瓣环。表现为二尖瓣环纤维钙化，使其丧失随左心室收缩而缩小二尖瓣环的功能，引起二尖瓣关闭不全；纤维钙化病变蔓延及二尖瓣叶根部，使其丧失部分或全部活动功能，引起不同程度的二尖瓣关闭不全。最后病变累及整个瓣叶，甚至腱索、乳头肌，可引起二尖瓣关闭不全及狭窄。

图 7-7-1　急性二尖瓣关闭不全，重度二尖瓣返流

右房压力在收缩中期接近左室压力，故只有早期渐增，中期渐减型杂音

（2）退行性病变也可使二尖瓣瓣叶及腱索发生粘液样变而致二尖瓣脱垂。退行变性的腱索可能断裂而致急性二尖瓣脱垂，此时可突然出现二尖瓣区粗糙响亮的全收缩期杂音及劳力性呼吸困难，如患者能存活下来则为难治性心力衰竭原因之一。

（3）慢性乳头肌功能不全：可因乳头肌本身缺血或乳头肌附着部心肌慢性缺血而致乳头肌收缩功能异常引起二尖瓣关闭不全。

（4）缺血性心肌病及其他原因引起的左心室扩大，二尖瓣环也随之扩大而引起二尖瓣关闭不全。

（5）风湿性心脏瓣膜病，年轻时得病存活至老年。

听诊所见：S1 常减弱（因左心室容量负荷过重），较重的二尖瓣关闭不全，多为全收缩期杂音。轻度的二尖瓣关闭不全可能仅是收缩早期、中期、晚期杂音。

二尖瓣脱垂的杂音常随克喇音之后出现，故多为收缩晚期杂音，但如脱垂严重可为全收缩期粗糙的杂音，如见于腱索断裂者。

(二) 二尖瓣狭窄

老年性二尖瓣退行病变偶可引起二尖瓣狭窄,但狭窄不重,少数在心尖部可能闻及舒张期隆隆样杂音,常无 S1 亢进及开瓣音。

(三) 主动脉瓣狭窄和关闭不全

1. 老年病人的主动脉瓣狭窄 90% 由主动脉瓣退行性病变引起,表现为主动脉瓣区粗糙的收缩中期杂音,向颈部传导也可向心尖部传导。少数可伴有主动脉瓣关闭不全,程度轻,少有引起明显血流动力学改变者。仔细听诊在主动脉瓣第二听诊区听到轻度舒张期叹气样杂音,让病人坐位前倾,呼气时更易听到。可向心尖部传导。

2. 相对性主动脉瓣关闭不全、狭窄:升主动脉瘤样扩张如同时有主动脉环扩张(expansion of aortic circle)引起相对性主动脉关闭不全,在主动脉瓣区可闻及舒张期吹风样杂音,沿胸骨右缘第三、四肋间传导,此为其与主动脉瓣关闭不全杂音不同处,后者杂音沿胸骨左缘下传。

升主动脉明显扩张未累及主动脉瓣环时,出现相对性主动脉瓣狭窄,可在主动脉瓣听诊区闻及粗糙的收缩中期杂音,向颈部传导。

3. 急性主动脉瓣关闭不全 原因是夹层动脉瘤累及主动脉瓣,感染性心内膜炎导致主动脉瓣穿孔。主要体征为突然出现主动脉瓣区,主动脉第二听诊区舒张期吹风样杂音,常伴有急性左心衰竭体征。如主动脉瓣返流量大,心室内舒张压迅速和主动脉内舒张压平衡,则舒张期杂音短促不易听到。可伴有周围血管征如水冲脉、枪击音、Duroziez 征。舒张压下降,收缩压增高。

(四) 连续性杂音

杂音开始于收缩期,渐增强,第二心音时达到顶峰,S2 被掩盖,舒张期渐减弱。因杂音贯穿于收缩期、舒张期,其间并无中断,故名。杂音粗糙、响亮,有如机器轰鸣也称为机器样杂音。此种杂音产生机制是:血液从高压的心腔(血管)进入低压的心腔(血管),在收缩期和舒张期始终保持较大的压力阶差,故血液湍流不论收缩期和舒张期持续存在之故。

连续性杂音见于:

(1) 血管或心腔间的分流;动脉导管未闭;主肺动脉间隔缺损;各种原因(创伤性、感染性、炎症性、先天性)引起的动静脉瘘;冠状动脉可与冠状静脉、肺动脉及心腔间形成瘘;主动脉夹层累及冠状窦而破入右心房。

(2) 血液通过重度狭窄的动脉偶可及连续性杂音,见于多发性大动脉炎,某些冠状动脉狭窄等。

(3) 血液快速流过正常或扩张的血管所引起的激流与漩涡持续于收缩期和舒张期,形成连续性杂音,见于完全性肺静脉畸形引流、紫绀型先心病的支气管动脉扩张。正常妊娠或哺乳期的乳房部血管扩张也可出现连续性血管杂音,用听诊器胸件局部加压可减轻或改变杂音的强度。

(五) 心包摩擦音

心包脏层与壁层因炎症等病理变化有纤维蛋白渗出时,两层心包在心脏收缩、舒张时发生摩擦而产生摩擦音。其音调较高,类似两层皮革摩擦的声音,也颇似足踩积雪的轧轧声,与心跳一致,出现在收缩期和舒张期两期,也可单独出现在收缩期或舒张期。以听诊器胸件加压或坐位前倾可使摩擦音加强。

在冠心病患者摩擦音见于急性心肌梗死早期心包炎,发病后 1~3 天可闻一过性的心包摩擦音。在急性心肌梗死 10～14 天时可发生梗死后综合征，表现为心包炎，早期有心包摩擦音，待积液增多时，摩擦音消失，冠状动脉旁路手术后 1～2 周可有心包炎、胸膜炎，此时也可闻心包摩擦音。

心包胸膜摩擦音：当心脏周围组织（如胸膜）发炎时延及壁层心包或后者发炎延及前者，可产生心包胸膜摩擦音。其和单纯心包摩擦音不同点是深呼吸可使其明显增强，屏住呼吸则明显减弱。

（邵　耕）

参 考 文 献

1. Eugene Braunwald and Joseph k. Perloff. Physical Examination of the Heart and Circulation in E. Braunwald ed. Heart Disease 6th ed. U.S.A: Saunders, 2001, 45-81
2. R. A. O' Rourke. The History, Physical Examination, and Cardiac auscultation in R. W. Alexander. Ed. Hurst's The Heart. 9th Ed. New York: . Mc. Graw. Hill, 2000, 240-331
3. 董承琅，陈灏珠等．心脏的物理检查．见：董承琅、陶寿淇、陈灏珠．实用心脏病学．第 3 版，上海：上海科技出版社，1992，14-49
4. 徐成斌．心脏各瓣膜病变的物理检查．见：刘美贞、王京生．心脏瓣膜病诊断治疗学．北京：中国协和医科大学出版社，2001，39-58

第八章 冠心病的心电图学
(Electrocardiogram of Coronary Heart Disease)

第一节 心肌细胞的电生理特征……………(136)
第二节 冠心病的心电图特点……………(139)
　一、心肌缺血、心肌损伤和心肌坏死……(139)
　二、慢性冠状动脉供血不足的心电图表现
　　………………………………………(140)
　三、心肌梗死的心电图表现……………(141)
第三节 动态心电图………………………(169)
　一、动态心电图的仪器设备……………(169)
　二、动态心电图在冠心病中的应用………(170)

第一节　心肌细胞的电生理特征

心肌细胞膜由磷脂分子所组成，它对不同的离子有选择性的通透性。不同离子，主要是 Na^+、K^+、Cl^- 及 Ca^{2+} 在细胞膜内外的分布形成跨膜电位。细胞在静止状态下，这种跨膜电位称之为静息电位。静息电位的维持，K^+ 起着重要作用。在静止状态下，细胞的跨膜电位特征由于心肌细胞种类的不同而有所不同。心脏各部跨膜电位的特征如表 8-1-1 所列。在心肌细胞的静止舒张期，细胞膜对 K^+ 可自由通过，而 Na^+ 则不能通过。通过 Na^+-K^+ 泵的作用，将 Na^+ 泵出到细胞外，而将 K^+ 吸入到细胞内，使细胞内 K^+ 保持相当高的浓度，而 Na^+ 则保持相当低的浓度。Na^+-K^+ 泵推动 K^+、Na^+ 的移动是消耗能量的过程，其能量的来源是由于 Na^+-K^+-ATP 酶水解 ATP 所产生。

表 8-1-1　心脏各部位跨膜电位特征

	窦房结细胞	心房肌细胞	房室结细胞	浦氏纤维	心室肌细胞
静止电位 (mV)	$-50\sim-60$	$-80\sim-90$	$-60\sim-70$	$-90\sim-95$	$-80\sim-90$
幅度 (mV)	$60\sim70$	$110\sim120$	$70\sim80$	120	$110\sim120$
超射 (mV)	$0\sim10$	30	$5\sim15$	30	30
时程 (毫秒)	$100\sim300$	$100\sim300$	$100\sim300$	$300\sim500$	$200\sim300$
去极速度 (伏/秒)	$1\sim10$	$100\sim200$	$5\sim15$	$500\sim700$	$100\sim200$
传导速度 (米/秒)	<0.05	$0.3\sim0.4$	0.1	$2\sim3$	$0.3\sim0.4$

心肌细胞激动后，产生去极和复极的周期性变化，即产生动作电位。动作电位由一个细胞传播到邻近的细胞，终至整个心脏按一定的顺序受到激动而产生一次心脏搏动。动作电位按一定的时间发生一定的电压变化。这种变化因心肌细胞类别的不同而不同。

以浦氏纤维或心室肌细胞为例，心肌细胞受到激动后，产生动作电位。细胞动作电位的变化可分为几个时相（图 8-1-1）。

1. 0时相或称快速去极时相 心肌细胞激动后使跨膜电位达到阈电位（-70~65mV）时。Na^+通道即开放，心肌细胞膜对Na^+的通透性骤然增加，细胞膜外的Na^+迅速流入细胞内形成快钠内流，使细胞膜内电位急剧上升到+20~+30mV，此即心肌细胞的快速去极时相。动作电位的0时相达到-55mV时，钠快通道即缓慢被关闭而失活，另一慢通道被激活，细胞外Ca^{2+}经此慢通道内流形成钙慢电流，其作用在2时相时出现。当细胞膜内电位达到一定高度时（约为+20mV），心肌细胞膜内的正静电力与细胞膜外的负静电力（主要是Cl^-的作用）达到平衡，Na^+向细胞膜内流即告停止，细胞膜内外的Na^+暂时处于电化平衡状态，0时相即告结束。

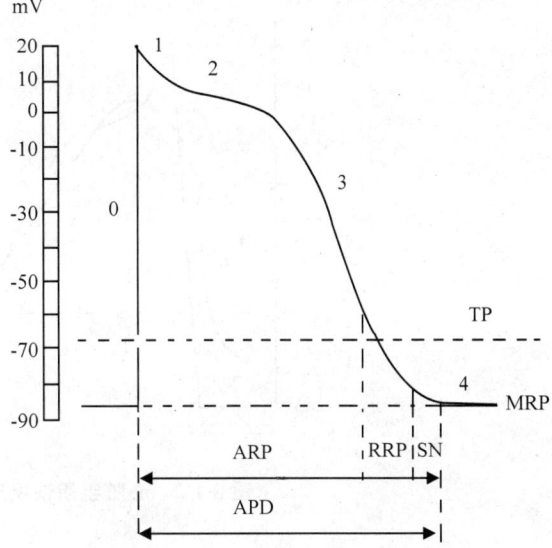

图 8-1-1 心肌细胞动作电位示意图
MRP. 静止电位　TP. 阈电位　APD. 动作电位时程
ARP. 绝对不应期　RRP. 相对不应期　SN. 超长期

在正常的心房肌、心室肌及希-浦氏纤维中，动作电位的去极时相陡然上升而且去极速度较大，因此称为快反应细胞。在正常窦房结及房室结中，动作电位的去极时相上升缓慢，而且去极速度较缓，因此称为慢反应细胞。慢反应细胞的去极时相上升支是慢内流电流，主要是Ca^{2+}内流形成的慢电流所致。快反应细胞与慢反应细胞的不同见（表8-1-2、图8-1-2）。

表8-1-2　心脏组织快反应与慢反应电流之特点

	快反应	慢反应
主要的电荷携带者	Na	Ca（Na）
阈电位	-70~-55mV	-55~-30mV
电流的大小	1~30μA	0.1~3.0μA
激活时间常数	<1msec	10~20msec
时间常数失活	<1msec	50~500msec
静止膜电位	-80~-95mV	-40~-70mV
传导速度	0.3~3.0M/sec	0.01~0.10M/sec
动作电位去极速度	200~1000V/sec	1~10V/sec
动作电位的幅度	100~130mV	35~75mV
对刺激之反应	全或无	受刺激特点之影响
应激性之恢复	迅速，终止于复极完毕之前	缓慢，终止于完全复极之后
心脏组织	心房肌、心室肌、希浦纤维	窦房结，房室结及一些患病的组织

2. 1时相或称快速复极化时相　在0时相后，细胞膜迅速短暂的复极使膜电流接近0mV，是由于Na^+内流停止伴有K^+外流及Cl^-内流，用之动作电位由峰值下降。

3. 2时相或称平台时相　细胞膜对Na^+、K^+的通透性均降低。缓慢的钙内流与K^+外流相抗衡而调整平台时相的幅度。Cl^-经氯通道进入细胞内亦可影响平台时相。为此，膜电位保持在0mV左右持续达100ms以上。

4. 3时相或称终末快速复极时相　动作电位这一部分复极过程进展比较迅速，主要是由于K^+外流所致，因此膜电位迅速下降，回到静止膜电位的水平。

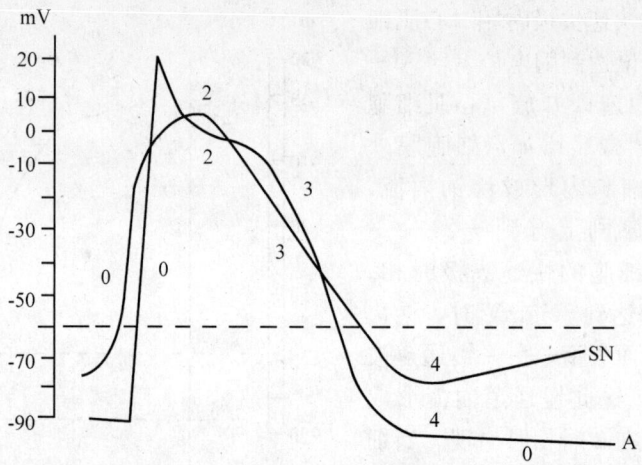

图 8-1-2 心脏组织快反应与慢反应电流之特点
SN：窦房结　A：心房肌

5. 4时相，或称电舒张时相　细胞经去极复极的电活动后，细胞内大量 Na^+ 聚集而大量 K^+ 流失。通过 Na^+-K^+ 泵的作用，使 Na^+ 从细胞内流出，K^+ 流入细胞内。这样的离子移动是从低浓度处移向高浓度处，是消耗能量的主动性运动。所需的能量由 ATP 经 ATP 酶的作用分解而释放出来。经过慢通道流入的 Ca^{2+} 也通过 Na^+-Ca^{2+} 交换机制转移到细胞外。至此细胞又恢复其极化状态。

在整个舒张期，心房肌及心室肌的膜电位保持稳定不变，而在窦房结细胞、房室结细胞及希－浦纤维中，静止膜电位在舒张期不是保持稳定不变，而是发生自发的去极。当自发去极达到阈电位水平时，即可引起自发的动作电位。舒张期自发去极引起动作电位为心脏自律性的电生理基础。正常窦房结细胞的自发去极速度较快，因此心脏正常的节律为窦性节律。

心肌细胞的动作电位与体表心电图的关系如图 8-1-3 所示。心房肌动作电位的 0 时相相

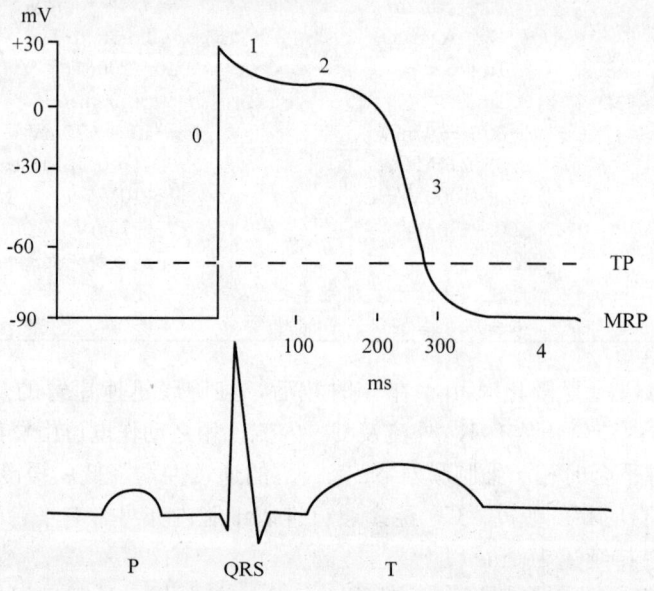

图 8-1-3　心室肌动作电位与体表心电图之关系示意图

当于体表心电图上的P波。心室肌动作电位的0时相相当于体表心电图的QRS综合波，1时相相当于J点，2时相相当于ST段，3时相相当于T波，0时相开始至3时相终了相当于QT间期（图8-1-3）。

第二节 冠心病的心电图特点

一、心肌缺血、心肌损伤和心肌坏死

冠心病心电图表现的病理基础是心肌的血液供应障碍。由于心肌血液供应障碍程度的不同，冠心病的病理变化或表现为心肌缺血、或表现为心肌损伤、或表现为心肌坏死，在心电图上分别表现为T波的变化、ST段的移位及病理性Q波。这种区分主要是人为的，而且过于简单。例如：T波的变化可以是由于心肌缺血所致，但心肌损伤或心肌坏死亦可引起T波的变化。Q波可能是跨膜离子的流动的损害所致，而不一定由于心肌细胞的损害所引起。不过为了便于讨论，以心电图上T波的变化，ST段的移位及出现病理性Q波分别反映心肌缺血、损伤、坏死，而且这种区分在临床上有一定的实用意义。

（一）心肌缺血的心电图表现

心肌缺血可以单独出现，也可以与心肌损伤及心肌坏死伴同出现。单独心肌缺血的心电图表现有T波形态、方向及电压变化。

1. T波形态的变化 缺血的心肌首先表现为复极时间延长，在全部心肌的复极过程中，缺血部位的心肌复极时间延后，在心肌外膜面电极记录的心电图就出现T波形态以及振幅方向的改变。正常T波的两肢不对称，T波的近肢与等电位线所成的夹角较小而远肢与等电位线所成的夹角较大，且T波近肢所占的时间较长，因此T波基底部较宽，T波的起始点难以确定。心肌缺血时T波的两肢对称，波形变窄，顶端或底点变尖，T波的电压增大，T波的方向则因心肌缺血部位不同而不同。缺血性T波形态有三个特点：①升支与降支对称；②顶端变为尖耸的箭头状；③T波由直立变为倒置。

2. T的方向 正常心室肌的复极，不是自最先去极的心内膜下部分开始，而是由心外膜下的心肌开始向心内膜的方向扩展。这是因为心室肌的复极过程是一个复杂的代谢过程，使心肌由极化逆转状态恢复到去极前的极化状态。在心肌缺血的情况下，心室肌缺血的部分复极延迟，而健康的心肌则首先复极，表现为心肌缺血的T波向量背离缺血面。设若心室肌缺血的部位在心外膜下，则位于心内膜健康的心室肌首先开始复极，复极过程自心内膜下健康的心肌向心外膜下的缺血心肌扩展，T波向量背离缺血区指向心内膜的方向，因而向着心外膜的导联上出现倒置T波。反之，心内膜下心肌缺血时，T波向量背离缺血区指向心外膜的方向，因此向着心外膜的导联上出现直立的T波。

（二）心肌损伤的心电图表现

心肌损伤的病理基础为冠脉供血障碍较心肌缺血时更为严重，在心电图上表现为ST段移位。根据心肌收缩时与舒张时经受损的细胞膜离子流动变化，有两种不同的理论用以解释ST段移位。一种理论认为损伤的细胞在静止时细胞膜外的电位差缩小或消失而产生所谓的舒张期损伤电流。另一种理论则认为心肌去极时，损伤的细胞去极受阻，产生所谓的收缩期损伤电流。

舒张期损伤电流的理论基础是认为损伤的心肌细胞丧失其对各种离子的选择性通透性，

结果在损伤的心肌部分与静止时即可有阳离子（钠离子）进入损伤的心肌细胞，以至损伤的心肌细胞不能完全极化，结果在正常心肌与损伤心肌之间出现电位差，电流从正常心肌部位流向损伤部位而出现所谓之舒张期损伤电流，心电图上应表现为 TQ 段下移。通过心电图机内补偿装置的作用，使下移的 QT 段上移到到适当的位置。当整个心室其中包括损伤部位完全去极后，健康心肌与损伤部位之间的电位差不复存在，ST 段应位于等电位线处，但经心电图机内补偿装置的作用，心电图上显示为 ST 抬高。

收缩期损伤电流的理论则认为心室肌去极时，由于损伤心肌的去极受阻，因而受损的心肌不能像健康心肌那样完全去极，以致心肌去极时健康心肌与损伤心肌之间存在电位差而出现损伤电流，即所谓的收缩期损伤电流，心电图上表现为 ST 段抬高。心肌损伤时，ST 段抬高可能是舒张期舒张期损伤电流与收缩期损伤电流同时存在的结果，而舒张期损伤电流起着主要作用。

（三）心肌坏死的心电图表现

坏死的心肌丧失了生物电活动的能力，心电图上心肌坏死（心肌梗死）的特征表现为出现病理性的 Q 波。有两个不同学说用以解释心电图上出现的 Q 波。一个学说称"窗口"学说。由于坏死的心肌完全丧失了生物电活动能力，从心电学的角度来看，坏死的心肌如同打开一个"窗口"。而对坏死心肌部位的电极所记录的电活动是透过坏死的窗口，如同将电极置于心室腔内一样记录出一个负向的 QS 波。但是，事实证明，在体表心电图上出现病理性 Q 波，心肌梗死不一定是透壁性的；而有些非透壁性的心肌梗死病例，亦可记录出病理性的 Q 波。反之，在有些透壁性心肌梗死的病例中，体表心电图亦可记录不到病理性 Q 波。根据向量学说，坏死的心肌丧失了生物电活动的能力，由此以致某一方向的心肌动作电位所产生的心电向量丧失，必然会使其相对应部位健康心肌所产生的心电向量相对增加。对位于心肌坏死部位的电极，心室去极的初始向量指向坏死部位相反的方向。在常规的体表心电图上，在心肌坏死部位的电极则记录出病理性 Q 波。若总的向量的方向正常，但振幅缩小，则可能记录不到 Q 波，只是 QRS 综合波的振幅降低，作为心肌坏死的心电图表现，但这种表现作为心肌坏死诊断的特异性很低。

二、慢性冠状动脉供血不足的心电图表现

慢性冠状动脉供血不足的病因很多，其中最主要的是由于冠状动脉粥样硬化所引起。由于冠状动脉粥样硬化，冠状动脉分支内径变窄，以至于冠脉血流发生障碍不能满足心肌之需要，导致心肌缺血或损伤，但尚未达到引起心肌坏死的程度。慢性冠状动脉供血不足的病例，临床上可无任何症状，而且休息时心电图也是正常的。有一部分病例心电图上可出现非特异性 ST 段改变。表现为 ST 段压低及 T 波倒置，但这种心电图变化并不是慢性冠状动脉供血不足所特有的。此外，心电图上尚出现传导阻滞，特别是左束支传导阻滞和室性心律失常，冠状动脉供血不足的病人中出现左束支传导阻滞可能表示冠心病为多支病变，伴有心肌损伤，但是这些心电图变化不能单独作为诊断冠状动脉供血不足的依据。

慢性冠状动脉供血不足的一个主要临床表现为心绞痛。休息时心电图正常的冠状动脉供血不足的病例，可能有严重的心绞痛发作。在有心绞痛发作的病例中，约有 1/3～1/2 的病例休息时心电图是正常的，即使是在心绞痛发作时心电图仍可能是正常的。心绞痛发作时，可能出现心电图变化为 ST 段成水平性或下移型或下斜性下降伴有 T 波倒置。有些病例心绞痛的发作在心肌梗死的基础上，心电图上可有陈旧性心肌梗死的表现。

不稳定性心绞痛的诊断除病史外，心绞痛发作时心电图上可出现短暂性 ST 段移位（压低或抬高）及/或伴有 T 波倒置。胸痛缓解后，这种心电图变化可完全消失或减轻。若这种心电图变化持续到 12 小时以上，应考虑非 Q 波心肌梗死的发生。

变异性心绞痛的病例，心绞痛发作发作时心电图。表现为 ST 段抬高，而在心绞痛缓解后心电图变化已恢复正常。ST 段抬高可在各个导联上出现，但若在下壁导联和前壁导联上同时出现，突然死亡的可能性可增加。心绞痛出现时尚可出现室性心律失常，甚或恶性室性心律失常。变异性心绞痛发作持续时间较长时可伴有心肌损害，在心电图上可能出现一过性的 Q 波伴有血清中 CK-MB 轻度升高。运动试验对变异性心绞痛的诊断无任何帮助。

三、心肌梗死的心电图表现

心电图是诊断心肌梗死的一种重要检查方法。检查技术简便易行、可靠，而且可多次重复进行一系列检查。在大多数急性心肌梗死的病例中，进行一系列的心电图检查时，均可发现对急性心肌梗死有诊断意义的心电图变化，但是，利用心电图诊断心肌梗死受到一些条件的限制。例如，心肌梗死的某些部位、范围、发生的时间，及出现心室内传导阻滞等的情况可使心电图上显示不出心肌梗死的典型变化，以致漏诊。此外，有些正常的心电图或某些疾病所引起的心电图变化疑似心肌梗死的心电图变化，可误诊为心肌梗死。然而，利用心电图诊断心肌梗死时，对一系列的常规 12 导联的心电图进行全面分析，心电图检查对诊断心肌梗死及判断心肌梗死的部位仍不失为临床上一种有价值的诊断方法。

（一）急性心肌梗死的心电图表现

引起急性心肌梗死的原因很多，最主要的原因为在冠状动脉粥样硬化的基础上形成新的血凝块或出现了较持久的痉挛，引起了冠状动脉的某一支突然完全闭塞，以致一部分心肌由于血液供应中断而坏死－急性心肌梗死。坏死的心肌完全丧失生物电活动的能力，由此而引起某一方向的心肌动作电位丧失，必然会使与其方向相反的电位空间向量相对增大。对于位于心肌坏死部位表面的电极来说，心室去极过程初始部分的向量指向坏死部位相反的方向。在传统的 12 导联体表心电图上，在心肌坏死部位的导联上出现病理的 Q 波。由于心肌梗死部位之不同，对着梗死部位的心电图导联亦不同，因此病理性 Q 波可在不同导联上显示出来，而且其振幅的大小各有不同。但是，作为病理性 Q 波，不论其振幅大小如何，其时限一般是延长的，达到或超过 0.04 秒。在心肌坏死区的周围，有一部分心肌因缺血比较严重虽尚未达到坏死的程度，但已引起心肌损伤。在心肌损伤区的周围还有一部分缺血较不严重的心肌。损伤和缺血的心肌仍保持有生物电活动，但与正常心肌所发生者不同。这种异于正常的生物电活动在传统的体表心电图上以 ST 段及 T 波的变化反映出来。在梗死部位的导联上，心肌损伤区所产生的损伤电流表现为 ST 向量，其方向与 QRS 环的初始向量相反；心电图上表现为，有病理性 Q 波的导联上 ST 段升高。心肌缺血区则引起 T 环方向的变化，它的方向指向梗死部位相反的方向；心电图上表现为，有病理性 Q 波的导联上出现倒置的 T 波，亦即 T 向量环的方向与 QRS 环初始 0.04 秒向量的方向相同。

心肌梗死发生后，上述体表心电图上的变化可归结为 Q-ST-T 的变化，是诊断心肌梗死的主要依据，其中病理性 Q 波的出现对心肌梗死的诊断有重要意义。这种心电图上具有病理性 Q 波的心肌梗死称之为有 Q 波的心肌梗死。此外，尚有一些心肌梗死的病例，由于发生梗死的部位或其他某些原因，在传统的体表心电图上不显示出病理性 Q 波，称之为非 Q

波的心肌梗死。

急性心肌梗死的病例，约有60%根据第一次的心电图即可做出诊断。另有一部分病例第一次的心电图可能是正常的，而适时系列的心电图记录可明确诊断。此外，约有20%的病例，虽心电图不正常，但未出现典型的心肌梗死的心电图变化，以致误诊或漏诊。

在心肌梗死的急性期，心电图检查未能做出诊断的可能原因有：

1. 未能及时做心电图或未能及时重复做心电图　急性心肌梗死发作后，需经过一定的时间，心电图上才能出现典型的变化。有一部分病例，在发病后大约第三天，心电图的变化有明显改善，甚或转变为正常，以后又出现急性心肌梗死的典型表现。因此，适时重复记录心电图对诊断急性心肌梗死是必要的。

2. 因梗死部位和范围之特殊，如后壁心肌梗死，传统的体表心电图上显示不出典型的变化。

3. 有的心电图不正常，如左束支传导阻滞、预激综合征等，掩盖了急性心肌梗死的心电图变化。

4. 发生第二次急性心肌梗死，其心电图变化受原有的心肌梗死的心电图变化的影响，以致不能显示出典型的表现。

（二）急性心肌梗死心电图的衍变

急性心肌梗死发生后，由于病程的进展，心电图上显示的 Q-ST-T 的变化有其特征性的衍变过程。急性心肌梗死发作时，心电图上最早的变化为不正常的 T 波，表现为 T 波振幅增大，或变尖，或为直立或为倒置。这种 T 波的变化一般在数小时内消失。随后，在面对梗死部位的导联上出现 ST 段抬高，而在远离梗死部位相对应的导联上出现相反的 ST 段压低。当 ST 段抬高时，ST 段与 T 波融合成为一弧形曲线，T 波的末段可能倒置。病理性 Q 波在第一次的心电图上即可出现，或在发病数小时后甚或数日后方出现。QRS 综合波的振幅可缩小或变为 Qs 型。以后，ST 段逐渐下降，倒置的 T 波逐渐变深，病理性 Q 波亦变得明显。待 ST 段下降到等电位线的水平时，T 波倒置达到最深的程度而且两肢对称，并伴有明显的病理性 Q 波。ST 段下降到等电位线水平及倒 T 波出现的时间和振幅的变化，因病人的不同而有所不同，一般约需数日到两星期左右。以后，倒置的 T 波逐渐缩小，最后可能恢复为直立的 T 波；病理性 Q 波亦可随之有一定程度的缩小。从 T 波倒置转为直立可能需数周、数月甚或数年的时间，但 T 波亦可永久保持为倒置者。最后心电图上可能只遗留有病理性 Q 波，作为病人曾患过心肌梗死的证据；有一部分病例病理性 Q 波可消失以致心电图上不遗留有曾患过心肌梗死的表现。心肌梗死的衍变图解见图 8-2-1：

心肌梗死的病理性 Q 波消失可能需数月或数年的时间，但也有少数病例可能在发病后一个月左右消失，偶亦有在发病后一星期左右消失者。心肌梗死的病理性 Q 波消失可能是由于：

1. 急性心肌梗死的坏死心肌，在疾病的恢复期形成纤维性瘢痕组织。瘢痕组织收缩，其范围可缩小到如此程度以致心电图上显示不出心肌瘢痕的痕迹。这种情况可能是由于急性心肌梗死的范围较小之故。

2. 心肌梗死急性期所出现的病理性 Q 波不一定是由于心肌坏死所致，而是由于心肌损伤使其电活动暂时被阻断。以后这种损伤心肌的生物电活动能力可以完全恢复，病理性 Q 波亦随之消失。

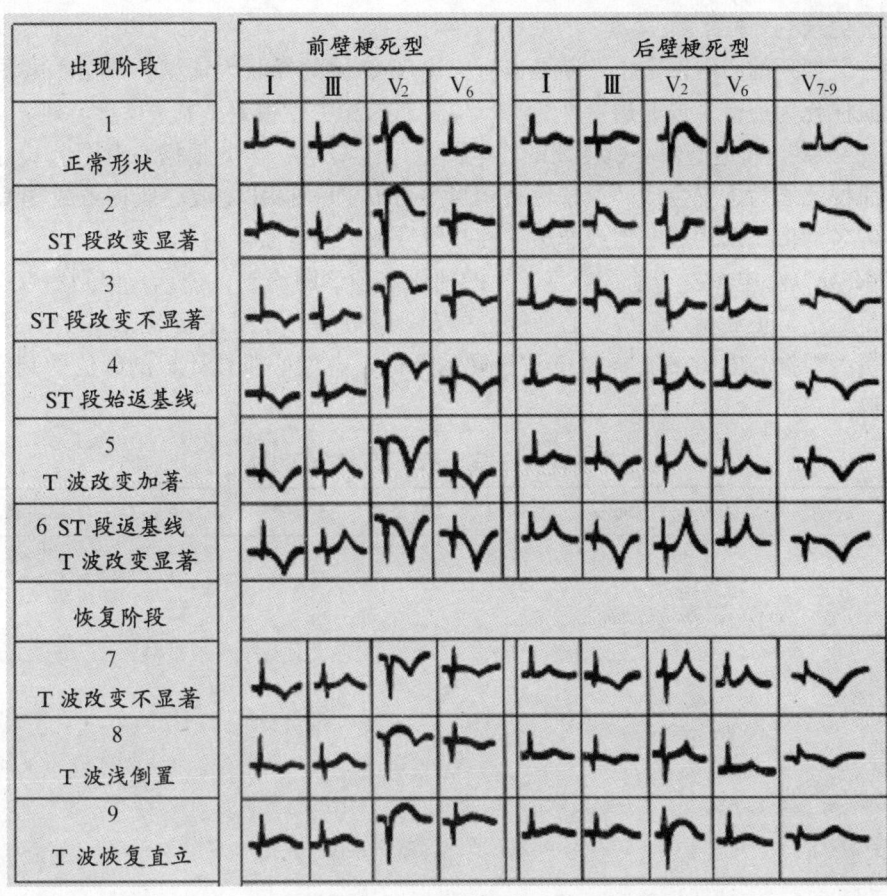

图 8-2-1 前壁、后壁心肌梗死在各导联上的典型衍变图解

3. 由于原来梗死部位的对侧发生另一次梗死，此两次梗死所引起的心电图变化可相互抵消而使原有的病理性 Q 波消失。

4. 由于发生某些心室内传导阻滞如左束支传导阻滞、预激症候群等，致使心肌梗死的病理性 Q 波消失。

上述急性心肌梗死的心电图变化及其衍变过程，因梗死部位的不同而出现在不同的导联上，即根据显示这种变化的导联之不同来判断心肌梗死的部位。根据心电图表现的衍变，在一定的期限内（急性期的头两周内）可估计心肌梗死发生的时间。ST 段向量只是在心肌梗死的急性期才表现出来，通常在急性发作后两周内消失。在急性心肌梗死发展的过程中，不正常的 QRS 综合波，ST 段及 T 波可能暂时正常化，大约在急性发作后两、三天内出现。这可能是因为可逆性的缺血或损伤或传导障碍的缘故，但也可能是急性心肌梗死的一种衍变现象。急性心肌梗死典型的心电图衍变大约在 70％左右的病例见到。

另有一部分病例或只表现为 ST 段及 T 波的衍变而在 QRS 综合波上不出现病理性 Q 波。

(三) 急性心肌梗死的心电图定位诊断

根据心电图不同导联上的变化，判断急性心肌梗死的解剖部位不一定很精确，特别是前壁心肌梗死的定位诊断。前壁心肌梗死心电图定位诊断的精确性受许多因素的影响。例如，探查电极距心脏的距离，个体的差异性很大。胸腔的前后径增大时，某一胸部电极距心脏的距离亦较大，某一胸导电极面对心脏的面积也比较大，结果同样大小面积的前壁梗死能在较多的导联上记录到。

急性心肌梗死的心电图定位诊断是以有无出现 Q 波的导联为依据。根据心电图上 Q 波来诊断心肌梗死为透壁性或非透壁性。与尸检材料的相关性很差。非透壁性心肌梗死可在心电图上出现 Q 波，而透壁性心肌梗死的心电图上可无 Q 波。因此根据心电图上 Q 波的有无来区分心肌梗死之为透壁性或非透壁性是相当不可靠的。采用 Q 波心肌梗死或非 Q 波心肌梗死这样的名词似比采用透壁性或非透壁性心肌梗死更符合实际情况。

常规 12 导联心电图对于前部心室发生的梗死定位诊断得到了公认，但是后壁范畴内的下壁、高位后壁、正后壁、侧后壁心肌梗死的定位诊断有赖于对左侧 V_7、V_8、V_9 胸壁导联的综合分析。根据心电图出现异常 Q 波导联的不同，急性心肌梗死解剖部位的判定概括如下表 8-2-1：

表 8-2-1 左室心肌梗死定位诊断

	前壁	前侧壁	前间壁	高侧壁	下壁	正后壁	后侧壁	后下壁（高位正后壁）
V_1	−	−	+	−	−	+*	−	−
V_2	±	±	+	−	−	+*	−	−
V_3	+	+	±	−	−	±*	−	−
V_4	+	+	−	−	−	−	−	−
V_5	±	+	−	±	−	−	±	−
V_6	−	+	−	+	−	−	±	−
V_7	−	±	−	−	−	±	+	±
V_8	−	−	−	−	−	+	+	+
V_9	−	−	−	−	−	+	+	+
aVL	±	+	±	+	−	−	−	−
aVR	−	−	−	−	−	−	−	−
aVF	−	−	−	−	+	−	−	−
Ⅰ	±	−	±	−	−	−	+	−
Ⅱ	−	−	−	−	+	−	+	+
Ⅲ	−	−	−	−	+	−	+	+

注：*表现为 R 波升高，ST 下降

急性右室梗死的心电图诊断比较困难。单纯急性右室梗死比较少见，常与急性下壁或下后壁梗死合并存在。在急性下壁梗死的病例中，心电图的 $V_{1\sim2}$ 导联出现 ST 段抬高，或可考虑有急性右室梗死的可能，但其特异性相当差。在心电图的右胸导联（$V_{3R}\sim V_{6R}$）上，记录到 ST 段抬高，恢复期 ST 段下降，T 波倒置应认为有急性右室梗死，特别是心电图的 $V_{4R}\sim V_{6R}$，导联上 ST 段抬高超过 1mm 诊断急性右室梗死的敏感性和特异性可达 90%。此种变化须与急性前间壁心肌梗死心电图鉴别采用头—右胸导联（$HV_{3R}\sim HV_{6R}$ 导联）记录心电图的 ST 段抬高，有可能提高急性右室梗死的检出率。在 V_{3R} 及/或 V_{4R} 导联上，QRS 综合波呈 QS 或 QR 型，亦可作为急性右室梗死的参考，但其可靠性远低于右胸导联上 ST 段抬高诊断急性右室梗死的可靠性。

急性心房梗死亦可根据心电图的变化作出诊断。当心室肌梗死合并有如下心电图改变和临床背景时，可考虑同时有心房梗死的可能：①系列检查中发现 P−R 段的升高或压低；②宽性 P 波及形态畸形并有动态变化；③在血流动力学稳定的情况下出现较为持久的房性异位心律。是否合并有心房梗死的临床意义并不重大，处理仍根据心脏和周身情况而定。

由于心肌的血液供应来自左右两条冠状动脉。左冠状动脉优势型者，左冠状动脉主支及其分支支配室间隔前部，左室前壁、左室侧壁以至正后壁、下壁。右冠状动脉优势型者的右冠状动脉除支配右室游离壁外，经房室沟绕至左室后面室间沟内并发出分支支配左室正后壁及下壁。据此，心电图改变还能提供冠状动脉血管病变的具体位置的参考：

1. 下壁心肌梗死时，ST段抬高的幅度Ⅲ导联超过Ⅱ导联，特别是伴有V_1 ST段抬高和Ⅰ导联ST段下移时，强烈提示右冠状动脉的近端和中段闭塞。当ST段抬高的幅度Ⅲ导联和Ⅱ导联相等时，则强烈提示左回旋支闭塞（图8-2-2）。

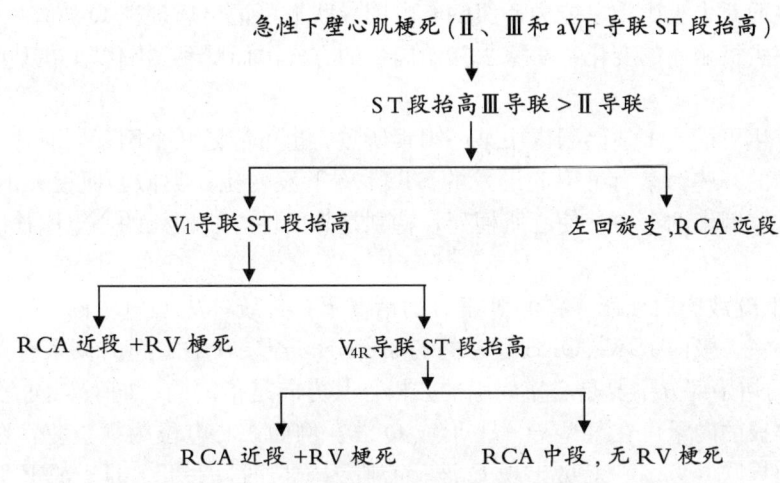

图 8-2-2　体表心电图识别下壁 AMI 冠脉阻塞部位

2. 右侧心前区导联ST段抬高，特别是在V_{4R}导联，提示右冠状动脉损伤，并与右冠状动脉近端闭塞密切相关。一项对急性下壁心肌梗死病人的研究表明，V_{4R}导联ST段抬高用以右室心肌梗死诊断的敏感性为88%，特异性为78%。因此，要求对急性心肌梗死病人的心电图检查至少在早期有一次是包括右胸导联的记录。

3. 前壁心肌梗死时，aVR导联ST段抬高，出现完全性右束支传导阻滞，伴V_5导联ST段下移和V_1导联ST段抬高超过2.5mm，强烈提示左前降支近端第一间隔支附近的闭塞；$V_4 \sim V_6$导联出现异常Q波亦与左前降支近端闭塞密切相关。此外，aVR导联出现异常Q波时提示左前降支近端至第一对角支之间发生闭塞；ST段抬高或ST段压低时，下壁导联ST段下移≥1mm伴aVL导联ST段持续抬高亦提示左前降支近段闭塞，若下壁导联不出现ST段下移，则提示左前降支远端闭塞。

4. aVR导联ST段抬高超过或等于V_1导联的ST段抬高时，有助于急性左主干冠状动脉闭塞的诊断。

5. 心电图的异常变化还可反映心肌梗死的严重程度。如下壁心肌梗死合并V_5、V_6导联的ST段显著抬高超过2mm往往提示存在较大的梗死相关动脉和大面积心肌受累（下壁＋侧壁），其诊断的敏感性为94%，特异性为98%。

（四）心肌梗死的心电图鉴别诊断

根据向量的概念，传统体表心电图上QRS综合波的每一个波代表某一时间内心室肌去极所产生的不同方向电动力，亦即向量的总和。心电图某一导联上的Q波表示心室的初始去极向量的总和对该导联轴而言与该导联轴的方向相反。Q波之产生可由于：

(1) 心脏方位的变化：因心脏解剖位置或心电位的不同，在心电图的某些导联上，QRS 向量的初始向量与该导联轴的方向相反，因此在该导联上出现的 Q 波无病理意义，或称之为生理性、位置性 Q 波；

(2) 心脏某一部分所产生的电位增加：如心室肌某一部分肥厚时，面向肥厚心肌的心电图各导联上表现出正向的电位增加，而在其反向的导联上则表现为负向的电位增加而出现较大的 Q 波。

(3) 各种原因的心肌损伤：心肌炎、心肌病、心肌肿瘤等，一部分心肌失去其生物电活动的能力，在面对失去生物电能力心肌的心电图导联上可记出病理性 Q 波；

(4) 心室去极顺序的变化：心室去初始向量的方向因而受到影响以至在某些心电图导联上出现 Q 波。

Q 波的产生可能是上述诸因素中某一因素所致，也可能是几个因素同时存在所引起。而且这些因素中的某些因素尚可引起继发的 ST 段及 T 波变化，类似心肌梗死的 ST-T 变化。因而，由于这些因素的存在，使心肌梗死，特别是陈旧性心肌梗死的心电图诊断产生一定困难。

1. 方位性 Q 波心肌梗死　在心脏正常的情况下，传统体表心电图的 12 个导联上 Q 波的出现，与心室去极向量环（QRS 环）的初始部分与各导联轴之间的关系有关。心脏正常时，QRS 环的初始部分主要是心室间隔的去极，其方向是指向前、向右、向上（下）。这一部分的心室去极的向量可在某些导联上形成 Q 波。例如，心电位为横位时，在 Ⅰ、aVL 导联及左侧胸前导联（$V_{4\sim6}$）上可出现 Q 波；心脏为垂位时，在 Ⅱ、Ⅲ、aVF 导联上可出现 Q 波。这种正常的 Q 波，其时限均小于 0.04（或 0.03）秒，其振幅不超过该相应导联上 R 波的 1/4。应该注意，Q 波时限增加到或超过 0.04 秒的病理意义较 Q 波振幅增大超过 R 波的 25% 更为重要。

然而，在心脏正常的情况下，由于心脏位置的变化，在某些导联上如 aVL、$V_{1\sim2}$、Ⅲ、aVF 等导联上，Q 波的时限延长甚至可达 0.04 秒，而且振幅还可能相当深，这种 Q 波应与病理性 Q 波相鉴别。

(1) Q_{aVL} 与心肌梗死的鉴别：在 aVL 导联上，正常的 Q 波时限不超过 0.04 秒，其振幅不超过 2 毫米、不超过该导联 R 波的 50%。若 R 波的电压较低（小于 5mm），Q 波与 R 波之比例即无鉴别诊断的意义。

有时，由于心脏位置的变动，aVL 导联上 QRS 综合波可呈 QS 或 Qr 型，而且 Q 波的时限可达甚至超过 0.04 秒并伴有较深的振幅。这种现象可以是正常的。QS_{aVL} 是由于心脏为垂位 aVL 导联所记录的为心底部的电位。Qr_{aVL} 则是由于心脏为垂位伴有心脏沿横轴逆时针向转位。在此两种情况下，波及波均为倒置者（图 8-2-3）。

在 aVL 导联上出现宽大的 Q 波之为位置性者，应伴有：①倒置的 P 波；②ST 段无异常而且 T 波为倒置者；③在 Ⅰ 及左侧胸前导联上无病理性 Q 波。若 P_{aVL} 直立，则 QS_{aVL} 或 Qr_{aVL} 为不正常者（虽然不一定是心肌梗死所致）。然而，不正常的 QS_{aVL} 或 Qr_{aVL} 亦可伴有倒置的 P 波。

aVL 导联上的 QRS 综合波呈 QS 型或 Qr 型属于正常范围时，其倒置的 T 波不深，一般不超过 5mm；若倒置的 T 波较深超过 5mm，则应考虑 QS_{aVL} 或 Qr_{aVL} 为不正常者。若 QS_{aVL} 抬高伴有较深的倒 T 波，且 ST-T_{aVL} 有动态变化符合于急性心肌梗死的 ST-T 衍变过程，一应考虑 QS_{aVL} 或 Qr_{aVL} 为不正常者。

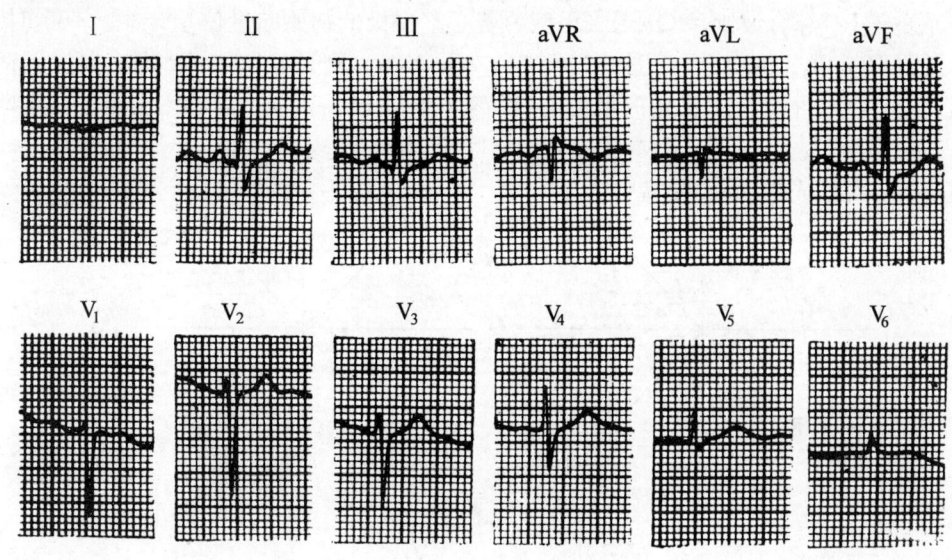

图 8-2-3 正常心电图

QRS$_{aVL}$呈 Qr 型似为侧壁心肌梗死,但 P$_{aVL}$及 T$_{aVL}$均倒置,且 I、V$_{5\sim6}$导联上均无病理性 Q 波

若在 aVL 导联上 P 波倒置,QRS 综合波呈 QS 型或 Qr 型而 T 波直立,至少应考虑 T 波是不正常的,甚至 QS$_{aVL}$或 Qr$_{aVL}$中 Q 波也可能是不正常的。

(2) Q II、III、aVF 与心肌梗死的鉴别 在 III 导联上,正常 Q 波的时限可超过 0.04 秒,其振幅的大小以及与 R 波之比例可变化不定。QRS$_{III}$呈 QS 或 Qr 或 QR 型,因之 Q/R 可大于 1,而且 Q 波之时限可超过 0.04 秒。这种类型 QRS$_{III}$常伴有倒置的 T 波。因此与下壁心肌梗死的鉴别比较困难。况且,偶可见到 Q$_{III}$存在是下壁梗死的唯一依据。若 Q$_{III}$突然出现,或伴有 ST$_{III}$及 T$_{III}$动态变化,可有助于下壁梗死的诊断。吸气时,由于心脏位置的变化,正常宽而较深的 Q$_{III}$缩小,但是,病理性 Q$_{III}$与吸气时亦可缩小。一个正常宽而较深的 Q$_{III}$应不伴有宽而较深的 Q$_{aVF}$及 Q$_{II}$,特别是 R$_{aVF}$>R$_{aVR}$时。

在 aVF 导联上,正常 Q 波的时限一般不超过 0.04 秒,其振幅不超过 2mm,不超过该导联 R 波的 25%。若 R 波的电压较低,小于 5mm 时,则 Q 波于 R 波之比例即失去其鉴别诊断的意义。

正常的 Q$_{aVF}$有时可超过 0.04 秒,而且 QRS$_{aVF}$可呈 QS 或 Qr 或 QR 型,T 波可直立或轻度倒置。这种位置性 Q 波是由于心脏沿横轴顺时针向转位,III 及 aVF 导联所记录的为左室后壁的电位之故。位置性 Q$_{aVF}$可因体位或呼吸的变化而变化;例如,卧位是记录出 Q$_{aVF}$的可于立位或作位记录时消失或缩小。但是,病理性 Q$_{aVF}$亦可因体位或呼吸的变化发生于位置 Q$_{aVF}$相类似的变化。

心脏正常时,在 II 导联上亦可出现 Q 波,特别是心脏为垂位时。正常的 Q$_{II}$,其时限不超过 0.04 秒,其振幅不超过该导联 R 波的 25%。Q$_{II}$超过上述正常限度一般均为不正常者。在 II、III、aVF 导联上均有宽大的 Q 波,应考为心肌梗死所致,或亦可能为其他病例情况下所引起,如心肌病。

利用心电向量的理论,可能有助于 II、III、aVF 各导联上 Q 波的鉴别诊断(图 8-2-4)。在额面上,心室去极的初始向量位于 0°~+30°时(图 8-2-4,1),只在 III 导联上出现 Q 波。心室去极的初始向量位于 0°~+30°时,在 III 及 aVF 导联上可出现 Q 波(图 8-2-4,2),而

aVF 导联的 QRS 综合波则呈 QR 或 Qr 型。若心室去极的初始向量位于$-30°\sim 60°$时，Ⅱ、Ⅲ、aVF 导联上可出现 Q 波，(图 8-2-4，3)，而 QRS_{aVR} 则呈 QR 或 Qr 型。发生下壁心肌梗死后，心室去极指向下的初始向量丧失，而初始向量转而指向上，心室去极的初始向量一般在$-60°\sim 120°$之间，在Ⅱ、Ⅲ、aVF 导联上均可出现宽大的 Q 波（图 8-2-4，4），QRS_{aVR} 则呈 rS 型或亦可呈 QS 型。

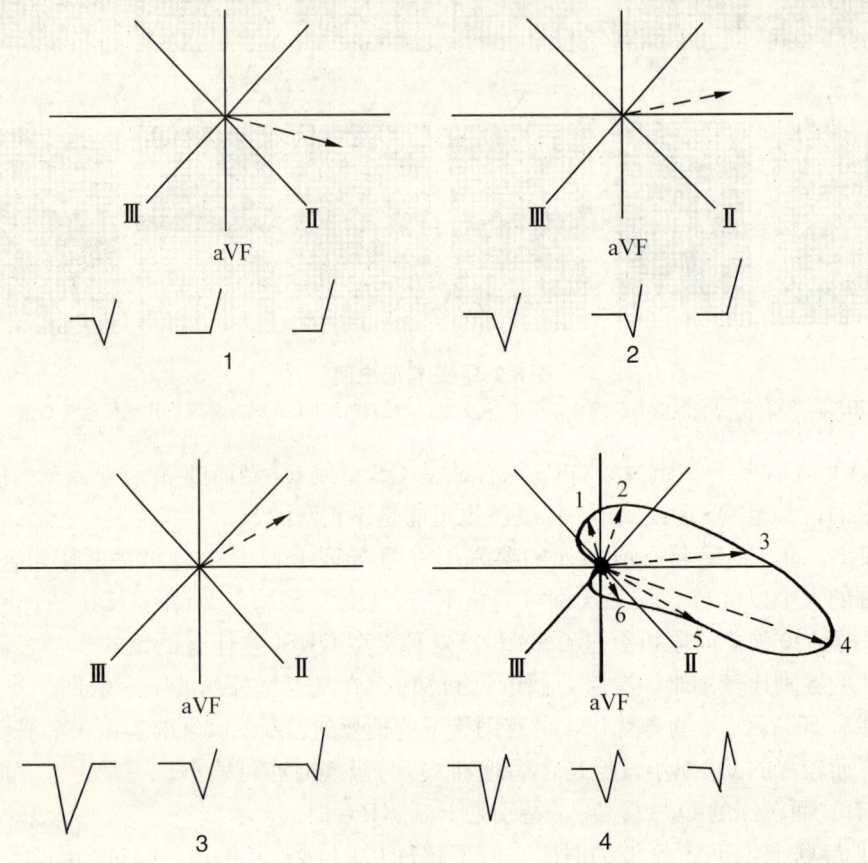

图 8-2-4 额面上 $Q_{Ⅲ、aVF、Ⅱ}$ 形成示意图

为此，若在Ⅲ、aVF（Ⅱ）导联上出现 Q 波，而 QRS_{aVR} 波呈 Qr 或 QR 型，可排除下壁心肌梗死的诊断。在Ⅱ、Ⅲ、aVF 导联上均出现 Q 波而 QRS_{aVR} 呈 rS 型时，有助于确定下壁心肌梗死的诊断。但若 QRS_{aVR} 呈 QS 型时，对 $Q_{Ⅱ、Ⅲ、aVF}$ 之为位置性或病理性则失去其鉴别意义。

（3）胸导上的正常 Q 波：在胸前导联上，正常的 Q 波指出现在 V_3 导联左侧的各导联上，其特征为时限小于 0.04 秒，振幅小于 2mm，小于各该导联 R 波的 25%。这种 Q 波的形成主要是由于室间隔去极的向量在横面上指向右前方所引起（图 8-2-5）。

正常时，在 $V_{3,4}$ 导联上可出现小的 Q 波（小于 0.5mm）。但是，在这样的情况下 $V_{3,4}$ 导联左侧的各导联（$V_{5,6}$）上均有正常的 Q 波。若 QRS_{V_2} 为 rS 型，而且 $QRS_{V_{5,6}}$ 无 Q 波（呈 RS 或 Rs 型）时，则 $Q_{3,4}$ 不论其时限及大小如何，均应认为是不正常者。

正常的 $QRS_{V_{1,2}}$ 可显示呈 QS 型，其原因是由于 QRS 向量环的初始向量（主要是心室间隔去极所产生的向量）与胸导电极之间方位关系发生变化所致。若横面上 QRS 向量环的初

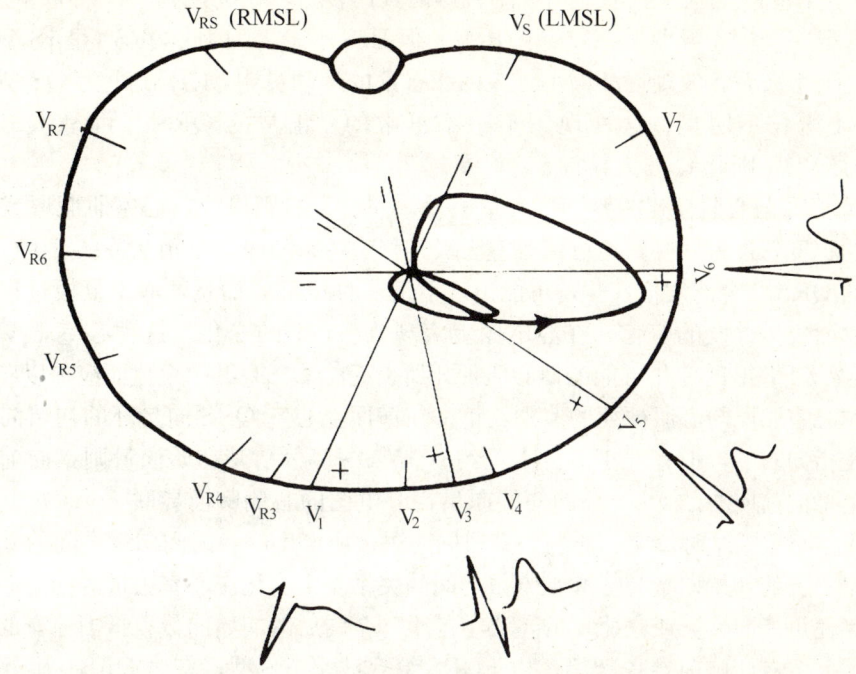

图 8-2-5 横面上 QRS-T 向量环及胸导联上 QRS-T 的关系示意图

始向量与 $V_{1,2}$ 导联轴的方向垂直，则心室去极的初始向量在 $V_{1,2}$ 导联的心电图上所描计出的为等电位图而不是小的 r 波，以致 $QRS_{V_{1,2}}$ 呈 QS 型。此时，$QRS_{V_{1,2}}$ 的时限较其他各胸前导联 QRS 综合波的时限为小（约小 0.02 秒）（图 8-2-6）。

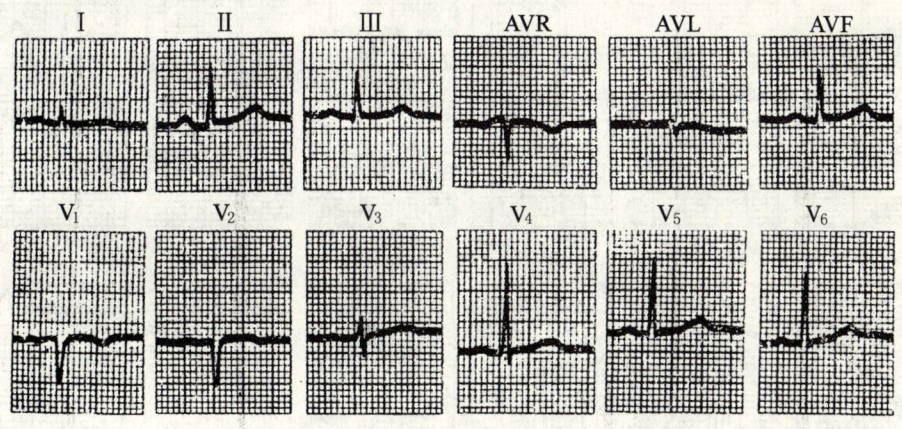

图 8-2-6 正常心电图，图示 $QRS_{V_{1,2}}$ 呈 QS 型

正常的 $QRS_{V_{1,2}}$ 呈 QS 型时，其所伴有的 T 波可以是直立的、或是低平的，但亦可能是倒置的（倒置 T 波的深度一般不超过 5mm），而 ST 段无明显移位。ST 段可稍向上移但不超过 1~2mm，而且其凹面向上；亦可向下移位但不超过 0.5~1.0mm。若 ST 段有明显移位或倒置的 T 波较深（超过 5mm），应考虑位不正常者。若 T_{V_1} 直立而 T_{V_2} 倒置，则倒置的 T_{V_2} 为不正常者。

正常胸前导联上 QRS 综合波呈 QS 型时，一般只在 $V_{1,2}$ 导联上出现，而不会在 V_2 导联左侧的导联上出现(若心脏沿长轴有明显的顺时针向转为,在 V_3 甚至 V_4 导联上 QRS 综合波可呈 QS 型)。在 V_3 导联上一般应有 R 波,但 R/S 小于 1,因此 QRS_{V_3} 呈 rS 型。自此向左,R 波逐渐增大而 S 波则逐渐缩小。在训练有素的运动员中,QRS_{V_3} 可为 QS 型,而且由此向左 R 波增长不明显;这种现象不是不正常的。正常的 $QRS_{V_{1,2}}$ 可呈 QS 型。但若 $QRS_{V_{1,2}}$ 呈 Qr 型,则此 Q 波为异常者。

2. 心室肥厚与心肌梗死的鉴别　心室肥厚,左心室肌肥厚或右心室肌肥厚或某一侧心室肌肥厚的程度超过另一侧,均可使心室去极过程中各瞬间向量之相互关系发生变化,致使心电图上的 QRS 综合波发生变化,可能出现不正常的 Q 波。而且,心室复极过程可因去极过程的变化而发生继发的变化,在心电图上表现为 ST-T 的变化。这种心室肥厚所引起的 QRS 综合波及 ST-T 的变化可能酷似心肌梗死所引起的 Q-ST-T 的变化而应加以鉴别。

(1) 左心室肥厚与心肌梗死的鉴别:正常在横面上心室 QRS 向量环的初始向量指向前而且一般是指向右的,但有一小部分人(约有 15%~25%)其初始向量则指向前向左。这个在横面上指向前向右的 QRS 环的初始向量在心电图的右侧胸前导联($V_{1,2}$)上可描记出小的 r 波。左心室肥厚时,左、右两心室肌同时去极所产生的各瞬间向量之间的差额发生变化以及心室去极的初始向量与导联轴方位之间的关系发生变化。心室去极的初始向量可能更指向下而且还可能向左,或是肥厚的左心室产生一个向后的初始向量以抵消原有的前向的初始向量。因此,右侧胸前导联($V_{1,2}$)的 QRS 综合波呈 QS 型;有时 QRS_{V_3} 甚至 QRS_{V_4} 亦可呈 QS 型。这种类型的心电图变化可能被误认为是左室前壁间隔部心肌梗死(图 8-2-7)。

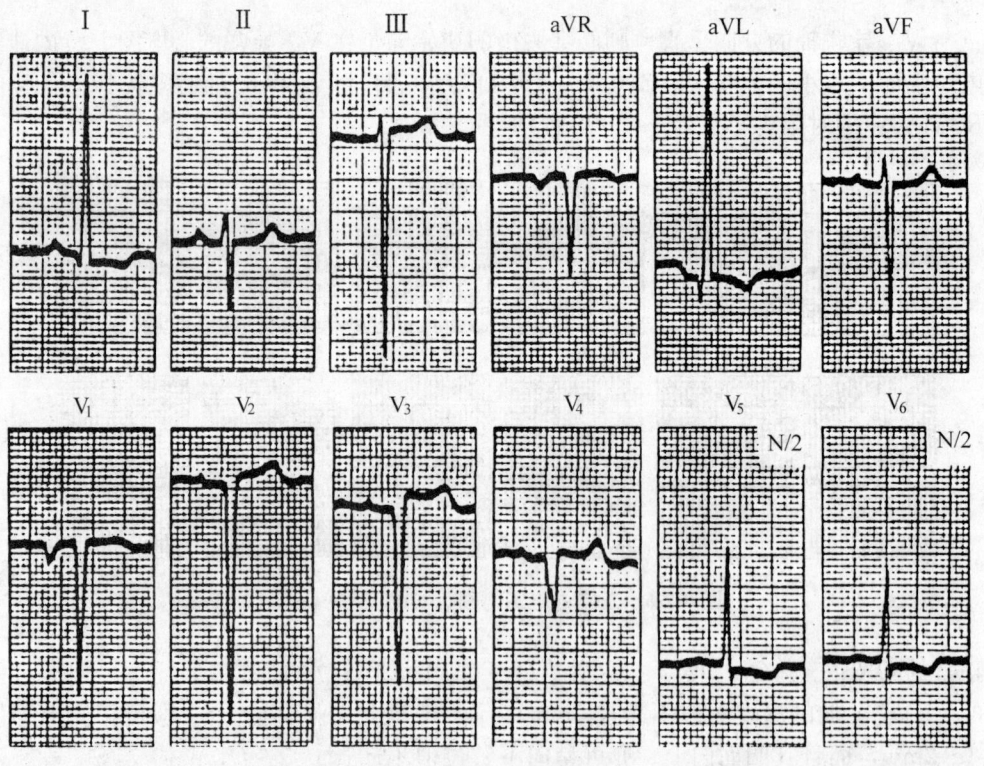

图 8-2-7　左心室肥厚心电图,$QRS_{V_{1\sim4}}$ 呈 QS 型,疑似前壁间隔部心肌梗死

此外,左心室肥厚时,心电图上 QRS 综合波呈现为 QS 型的胸前导联上,ST 段的 J 点

可明显上升（上升幅度可超过 5mm），ST 段呈上斜行上升，T 波直立，而且直立的 T 波比较高大。这样的 ST-T 变化类似急性心肌梗死早期 ST-T 的变化。此种 ST-T 的变化，结合 QS 型的 QRS 综合波，更易被误认为是心肌梗死。其与心肌梗死之不同有：

①左心室肥厚时，右侧胸前导联 ST 段上升及高而直立的 T 波均固定不变，不像急性心肌梗死的 ST-T 的变化有其衍变规律。陈旧性心肌梗死时，心电图上可能出现直立的 T 波，但不可能显示 ST 段抬高（ST 段应在等电位线上）。况且，右侧胸前导联的 ST-T 变化与左侧胸前导联的 ST 段下降及 T 波倒置（左心室劳损所引起的变化）相对应。左心室肥厚时，右侧胸前导联呈 QS 型的 QRS 综合波不应伴有倒置的 T 波；若左心室肥厚的 $QRS_{V_{1,2}}$ 伴有倒置的 T 波，则应考虑倒 T 波为不正常者，可能是心室间隔部缺血或右心室劳损所致。

②左心室肥厚时，QS 型的 QRS 综合波不可能在 $V_{5,6}$ 导联上出现，在 V_4 导联上出现的机会亦很少。左心室肥厚时，由于室间隔肥厚，在左侧胸前导联（$V_{5,6}$）（以及Ⅰ，aVL 导联）上可出现较深而窄的、时间在正常范围之内的 Q 波。

③左心室肥厚时，心电图上 $QRS_{V_{1,2}}$ 甚或 $QRS_{V_{3,4}}$ 均可呈现为 QS 型，但不可能为 Qr 型。在 $V_{1,2}$ 导联上或是 $V_{3,4}$ 导联上，QRS 综合波呈 Qr 型应认为是心肌梗死的表现。

④左心室肥厚时，QRS 向量环的初始向量向左移动并转向下。若在常规右侧胸前导联（$V_{1,2}$）及中部胸前导联（$V_{3,4}$）的位置处（特别是 $V_{3,4}$ 导联）低一肋间的部位记录心电图时，QRS 综合波即可呈现为 rS 型；若 $QSV_{3,4}$ 为心肌梗死之表现，则在低一肋间处所记录者仍保持为 QS 型。

(2) 右心室肥厚与心肌梗死的鉴别：右心室肥厚时，心脏沿其长轴可发生明显的顺时针向转位，以致心室去极过程的初始向量与导联轴方位之间的关系发生变化。而且，肥厚的右心室肌于去极过程中各瞬间所产生的向量可抵消大部分甚或超过左心室去极所产生的瞬间向量，以致在心电图各导联上 QRS 综合波表现出右心室肥厚所特有的变化。右心室肥厚的心电图可显示出几种特征可能与心肌梗死相混淆：

a. 右侧胸前导联（$V_{1,(2)}$）的 R 波明显增高而且加宽使 $QRS_{V_{1,(2)}}$ 呈 Rs 或 R 型，类似后壁心肌梗死；

b. 左侧胸前导联（$V_{5,6}$）和Ⅰ及 aVL 导联的 QRS 综合波呈 QS 型，类似前侧壁心肌梗死；

c. 右侧胸前导联（$V_{1,2}$）的 QRS 综合波呈 qR 或 QR 型，类似前壁间隔部心肌梗死。

右心室肥厚时，可以发生右心室劳损，在右侧胸前导联（$V_{1,2}$）上表现为 ST 段下降及 T 波倒置，在左侧胸前导联（$V_{5,6}$）上表现为 ST 段抬高伴有直立的 T 波。

图 8-2-8 为一例右心室肥厚的心电图。右心室肥厚与心肌梗死的鉴别主要有：

①右心室肥厚与后壁梗死的鉴别：右心室肥厚与后壁梗死的 $QRS_{V_{1,2}}$ 均为 Rs 或 R 型且均可伴有 $ST_{V_{1,2}}$ 下降，但右心室肥厚时 $T_{V_{1,2}}$ 是倒置的，而后壁梗死出现 $ST_{V_{1,2}}$ 下降时 $T_{V_{1,2}}$ 是直立的。

②右心室肥厚与前侧壁梗死的鉴别：右心室肥厚与前侧壁梗死的心电图上均表现出电轴右偏，但右心室肥厚时电轴右偏更明显。右心室肥厚的 $V_{5,6}$ 导联上 QRS 综合波呈 QS 型时，$STV_{5,6}$ 抬高伴有直立的高 T 波，在Ⅰ及 aVL 导联上 QRS 综合波及 ST-T 可有同样的变化。在这些导联上，抬高的 ST 段及高而直立的 T 波均固定不变。而急性前侧壁的 $QRS_{V_{5,6}}$（Ⅰ，aVL）呈 QS 型若伴有 $ST_{V_{5,6}}$（Ⅰ，aVL）抬高，其 ST-T 应具有急性心肌梗死所特有的衍变过程；若前侧壁心肌梗死为陈旧者，则心电图不应显示出 ST 段抬高。

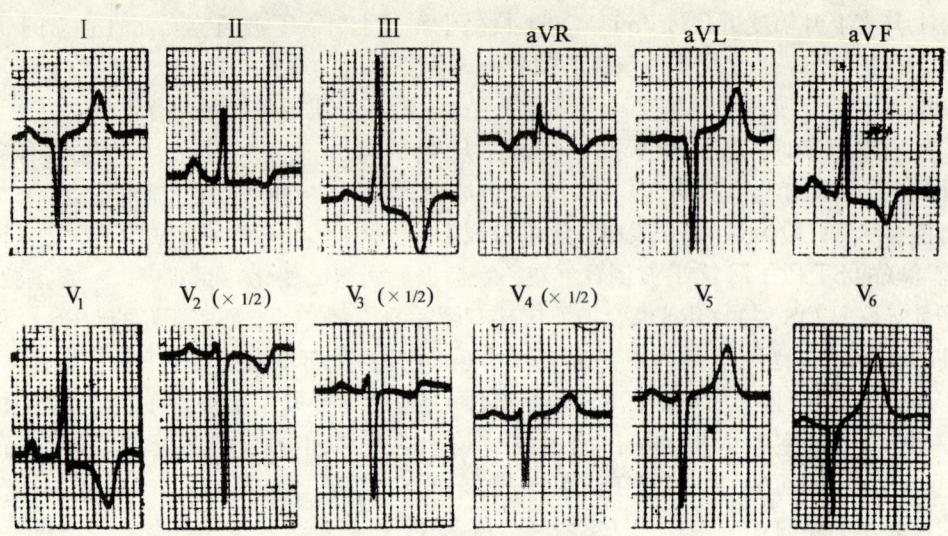

图 8-2-8　右心室肥厚的心电图，疑似前侧壁心肌梗死及后壁心肌梗死

③右心室肥厚与前间壁梗死的鉴别：右心室肥厚时在右侧胸前导联（$V_{1,2}$）的 QRS 综合波可呈 qR 或 QR 型伴有 ST 段降低及 T 波倒置，而前间壁心肌梗死时 $ST_{V_{1,2}}$ 不应降低。

3. 束支传导阻滞与心肌梗死的鉴别

（1）左束支传导阻滞与心肌梗死：左束支传导阻滞时，心室去极过程的初始向量的方向发生变化。这种变化一方面可使其心电图上 QRS 综合波的图形类似心肌梗死者，另一方面它可掩盖心肌梗死所引起的心电图变化。

①左束支传导阻滞与心肌梗死的鉴别：左束支传导阻滞时，室间隔去极的方向变为自右到左，横面上 QRS 向量环的初始向量仍可指向前但转向左，还有一部分病例其 QRS 向量环的初始向量指向左后。QRS 环的左前向的初始向量在胸前导联上表现为：右侧胸前导联（$V_{1,2}$）上仍可出现极小的 r 波，但这个极小的 $R_{V_{1,2(3)}}$ 可以小到不易辨别出的程度，而在左侧胸前导联（$V_{5,6}$）上以及Ⅰ和 aVL 导联上无小的 q 波。这个极小的左前向的初始向量的向量环以逆时针向转动，迅即转向左后，以致自右侧胸前导联至中部胸前导联 r 波的振幅不见增大反而缩小甚至消失，因此 $QRS_{V_{3,4}}$ 可呈 QS 型。这种在束支传导阻滞的心电图表现可能被误认为是前壁心肌梗死。若心室去极左前向的初始向量的方向小于＋25°，或心室去极的初始向量转向左后，则 $QRS_{V_{1,2}}$ 以及 $QRS_{V_{3,4}}$ 均可呈 QS 型，以致被误认为是前壁包括间隔部的心肌梗死。若心室去极的初始向量指向上，则 $QRS_{Ⅱ,Ⅲ,aVF}$ 可呈 QS 型以致被认为是下壁梗死。图 8-2-9 为一例典型的左束支传导阻滞的心电图。

左束支传导阻滞的继发性 ST-T 变化，其特征为 ST 向量及 T 波的方面与 QRS 综合波最大的波方向相反。$QRS_{V_{1\sim3(4)}}$ 呈 QS 型时，ST 段的 J 点明显抬高可达 5mm 以上伴有较高的直立 T 波。ST 段斜行向上与 T 波的上升支不易分别开。在 $V_{5,6}$ 导联上 QRS 综合波为一大而有切迹的 R 波，伴有倒置的 T 波及 ST 段下降并斜行向下再急转向上使 ST-T 类似一个三角形。$QRS_{V_{1\sim3(4)}}$ 的 QS 型及所伴随的继发性 ST-T 的变化更可能被误认为是心肌梗死的表现（图 8-2-9）。$QRS_{Ⅱ,Ⅲ,aVF}$ 呈 QS 型时，亦可伴有 ST 段抬高及直立的 T 波。

左束支传导阻滞的这种心电图表现与急性心肌梗死者之不同为它的 ST-T 的变化保持固定不变，不像急性心肌梗死时 ST-T 的变化有其衍变规律。与陈旧性心肌梗死不同之处为陈

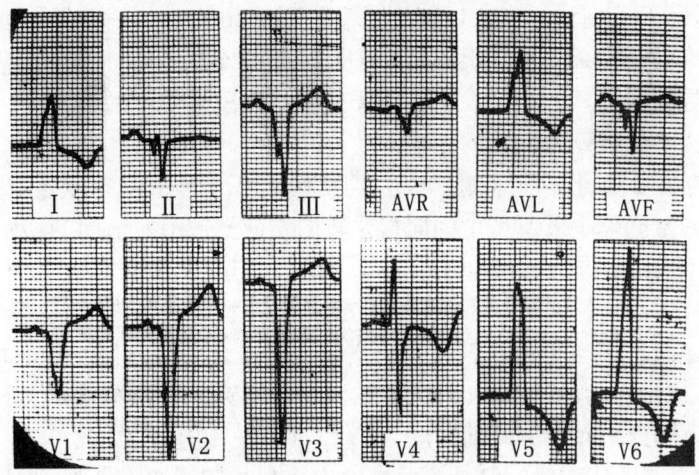

图 8-2-9 左束支传导阻滞的心电图
$V_{1\sim3}$ 导联 r 波不明显，疑似前壁间隔部心肌梗死

旧性心肌梗死时 ST 段应位于等电位线上。左束支传导阻滞的病例，若右侧胸前导联上出现 T 波倒置，即应认为合并有其他的病变如心肌缺血或梗死（图 8-2-10）。

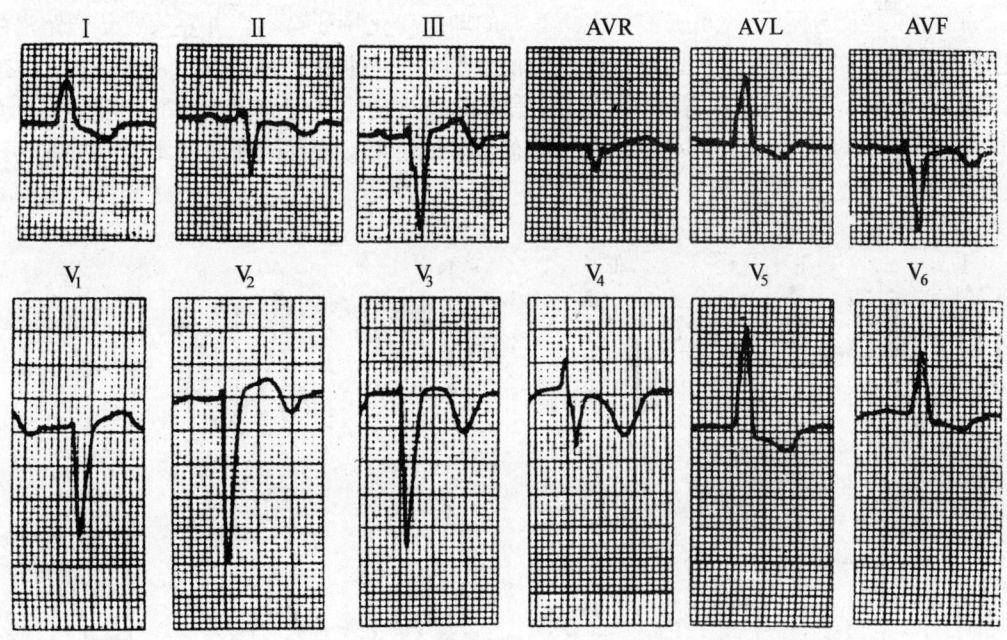

图 8-2-10 左束支传导阻滞心电图
右侧胸前导联的 T 波倒置为前壁间隔部心肌缺血所致

②左束支传导阻滞合并心肌梗死：左束支传导阻滞时，由于心室激动顺序的变化，使 QRS 向量环的初始向量及终末向量均不正常。而心肌梗死通常是影响到 QRS 向量环的初始向量（初始 0.04 秒的向量）使之出现不正常的 Q 波。因此，左束支传导阻滞合并心肌梗死时，由于心肌梗死所引起的 QRS 向量环初始向量的不正常为左束支传导阻滞所致的 QRS 向量环初始向量的变化所掩盖，以致心肌梗死的诊断相当困难，并且在某些情况下甚至不可能。不过，左束支传导阻滞伴发心肌梗死时，QRS 向量环仍可有一些变化作为诊断心肌梗

死的参考。此外，ST-T 向量的变化，特别是急性心肌梗死时 ST-T 向量的变化仍可表现出来，这些变化可有助于左束支传导阻滞合并心肌梗死的诊断。

在左束支传导阻滞的基础上，发生心肌梗死时，因梗死部位的不同，在相应的心电图导联上，可能出现因心肌梗死所引起的变化。

(i) 左束支传导阻滞合并前（侧）壁心肌梗死：单纯的左束支传导阻滞时，QRS 向量环的初始向量（心室间隔去极所产生的向量）转向左前。这个左前向的初始向量在左侧胸前导联（$V_{5,6}$）上（以及相应的肢导如 I、aVL 导联上）产生 R 波的初始部分。因此，左束支传导阻滞时，在 $V_{4,6}$（特别是 $V_{5,6}$）导联以及相应的肢导（I，aVL）上没有 Q 波，而是一个较宽、有切迹而且相当高的 R 波。左束支传导阻滞合并前（侧）壁心梗死时，前（侧）壁心肌梗死 QRS 向量环初始的 0.04 秒的右前向量为左束支传导阻滞的 QRS 向量环初始的左前向量所掩盖。因此，在左侧胸前导联（$V_{5,6}$）（以及相应的肢导 I，aVL）的 QRS 综合波上没有 Q 波而呈现为 RS 型。但是，单纯左束支传导阻滞伴有心脏沿长轴顺时针向转位时，左侧胸前导联的 R 波增长延迟，以致 $QRS_{V_{5,6}}$ 亦可呈 RS 型。因此，左束支传导阻滞时，$QRS_{V_{5,6}}$ 呈 RS 型不是诊断合并前（侧）壁心肌梗死的可靠依据。

左束支传导阻滞时，左侧胸前导联（$V_{5,6}$）（以及 I、aVL 导联）的 ST 段通常是降低的并且伴有倒置的 T 波。倒置 T 波的上升支较陡，与其下降支不对称。发生急性心肌梗死后，$ST_{V_{5,6}}$（以及 $ST_{I,aVL}$）可升高，其 ST-T 的动态变化特征与不合并左束支传导阻滞的急性心肌梗死 S-T 的动态变化。这是诊断急性前（侧）壁心肌梗死的可靠（图 8-2-11）。随后，ST 段逐渐下移，T 波明显倒置，ST 段变为弧型、凸面向上，T 波的上升肢于下降支几乎对称，成为所谓的冠状 T 波；这种 ST 段的形态与单纯左束支传导阻滞有所不同，可作为诊断陈旧性心肌梗死的参考。

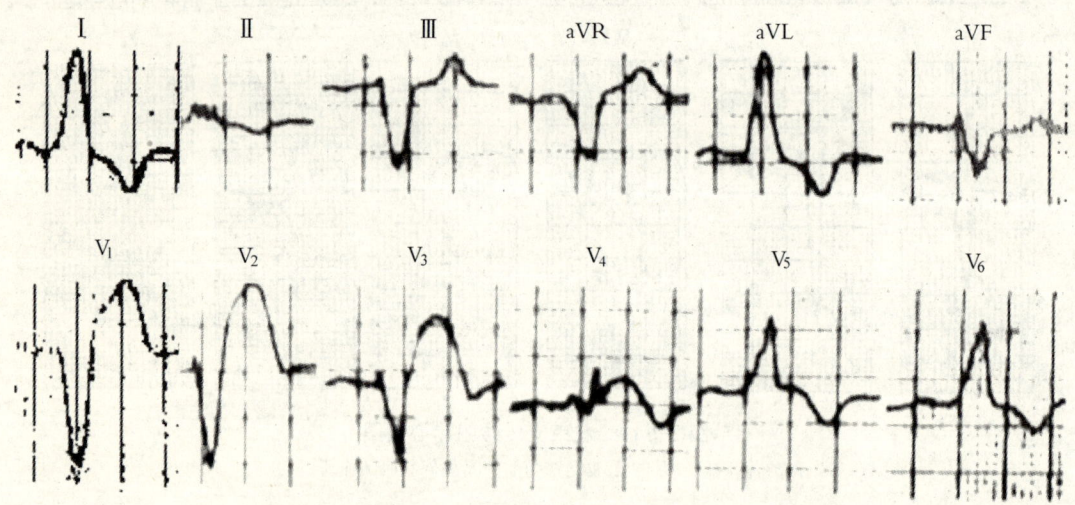

图 8-2-11 左束支传导阻滞合并前壁心肌梗死的心电图

(ii) 左束支传导阻滞合并前壁间隔部心肌梗死：在左束支传导阻滞的基础上发生前壁间隔部心肌梗死，若心室间隔梗死的部位足以消除左束支传导阻滞时室间隔去极所产生的左前向的初始向量。心室去极的初始向量可以是右心室心尖部去极所产生，因此 QRS 向量环的初始向量是指向右前的。QRS 向量环的这个右前初始向量在心电图的 $V_{1,2}$ 导联上形成一个比较明显的 r 波，掩盖了心室前壁间隔部心肌梗死时在 $V_{1,2}$ 导联上所产生的 Q 波。这个 r 波自 $V_{1,2}$ 呈 $V_{3,4}$ 逐渐缩小；这种现象在单纯左束支传导阻滞时也可见到，因此不能作为诊断前壁间隔部心肌梗死的依据。

左束支传导阻滞合并心室前壁间隔部梗死时 QRS 向量环指向右前的初始向量，可在左侧胸前导联（$V_{5,6}$）（以及Ⅰ、aVL 导联上）描记出小 q 波，以致 $QRS_{V_{5,6}}$（以及 $QRS_{Ⅰ,aVL}$）呈现为 qR、qRs 成 qRS 型。为此，在左束支传导阻滞的病例中，若 $QRS_{V_{5,6}}$（以及 $QRS_{Ⅰ,aVL}$）出现 Q 波，不论 Q 波的大小和时限如何，均应考虑为心室前壁间隔部心肌梗死所致。

左束支传导阻滞时，胸导联前导联上 ST 段是抬高的，且伴有直立的 T 波。伴急性前壁间隔心肌梗死后 ST 段可更加明显。然而，发生急性心肌梗死前壁间隔部心肌梗死后，$ST_{V_{1,2}}$ 可出现形态上变化，表现为向上凸起的弧型曲线。随后 ST 段逐渐下移、T 波倒置如冠状 T 波。这样的一系列 $ST_{V_{1,2}}$ 的演变可以肯定为左束支传导阻滞并前壁室间隔部心肌梗死的诊断。左束支传导阻滞时，若 $V_{1,2,3}$ 导联的 T 波倒置，即使不伴有 ST 段的变化，亦可考虑有合并症，原因为陈旧性前壁间隔部心肌梗死（图 8-2-10）。

(ⅲ) 左束支传导阻滞合并下壁心肌梗死：左束支传导阻滞合并下壁心肌梗死时，若原有的左束支传导阻滞的 $QRS\text{-}ST\text{-}T_{Ⅱ,Ⅲ,aVF}$ 与左侧胸前导联（$V_{5,6}$）相似，则伴发下壁心肌梗死时，$QRS\text{-}ST\text{-}T_{Ⅱ,Ⅲ,aVF}$ 的变化与伴发前侧壁心肌梗死时 $QRS\text{-}ST\text{-}T_{V_{5,6}}$ 的变化相似；若原有的左束支传导阻滞的 $QRS\text{-}ST\text{-}T_{Ⅱ,Ⅲ,aVF}$ 与右胸前导联（$V_{1,2}$）相似，则伴发下壁心肌梗死时，其变化与伴发前侧壁心肌梗死 $QRS\text{-}ST\text{-}T_{V_{1,2}}$ 的变化相同。

(2) 左前半支传导阻滞与心肌梗死：左前半支传导阻滞与左束支传导阻滞一样，既可以产生类似的心肌梗死心电图，又可掩盖某些心肌梗死的心电图变化，特别是下壁心肌梗死。

1) 左前半支传导阻滞与前壁室间隔部心肌梗死：左前半支传导阻滞时，在横面上 QRS 向量环与正常者基本相同，仍为逆时针转动，起初时向量仍指向前，只是环体稍向后。因此，在心电图的右侧胸前导联上，QRS 综合波仍然是 rS。有一部分左前半支传导阻滞的病例，由于激动经左后半支传导，可使左室及室间隔的后下部分首先受到激动，QRS 向量环因此向下并稍向后，以致 $V_{1,2(3)}$ 导联的 QRS 综合波可呈现 qRs 型被误认为前壁室间隔心肌梗死，但其 q 波不超过 0.04 秒，一般只 0.02 秒，而且不伴有相应的心肌梗死的 ST-T 变化。遇此情况时，若将心电图右侧胸前导联（$V_{1,2(3)}$）探查电极的位置下移一个肋间再记录心电图，其 QRS 综合波即呈 RS 型。若左前半支传导阻滞伴有前壁间隔部心肌梗死，其 QRS 向量环的初始向量是直接向后的，此时将 $V_{1,2(3)}$ 导联的探查电极位置下移一个肋间所记录的心电图，其 QRS 综合波仍保留有 Q 波，而且伴有相应的心肌梗死的 ST-T 变化。

2) 左前半支传导阻滞与前（侧）壁心肌梗死：单纯左前半支传导阻滞时，额面上 QRS 向量环的初始向量指向下向右，终末向量向上向右，环体为逆时针向转动。心电图Ⅱ、Ⅲ、aVF 导联的 QRS 综合波显示出 r 波随后为深的 s 波，使其 QRS 综合波呈 S 型。Ⅰ，aVL 导联上的 QRS 综合波则显出时限较短的小 q 波随后为较大的 R 波，使其 QRS 综合波呈 qR 型。

前侧壁心肌梗死时，额面上 QRS 向量环的初始向量指向右上，环体为逆时针向转动。左前半支传导阻滞合并前侧壁心肌梗死时，额面上 QRS 向量环的初始向量仍指向右下但更偏右，其终末或主要向量则指向右上，环体仍为逆时针向转动。结果是在 aVL 导联上的 QRS 综合波出现病理性 Q 波，其后仍有较大的 R 波，但 R 波的顶峰后延，并可伴有 ST-T 的变化。在Ⅰ导联的 QRS 综合波上亦可出现病理性 Q 波，甚至 $QRS_Ⅰ$ 可呈 Qs 型，并可伴有 ST-T 的变化（图 8-2-12）。若 QRS 环的主要向量稍偏左，则 $QRS_Ⅰ$ 仍可呈 QR 型，但

R_I 小于 R_{aVL}。在 Ⅱ、Ⅲ、aVF 导联上的 QRS 波仍呈 rS 型，与左前半支传导阻滞时基本相同。合并高侧壁心肌梗死时，Ⅰ、aVL 导联上的 Q 波与单纯左前半支传导阻滞的 Ⅰ、aVL 导联上的 q 波的不同主要为前者的 Q 波时限延长可达 0.04 秒，且伴有 ST-T 的变化。

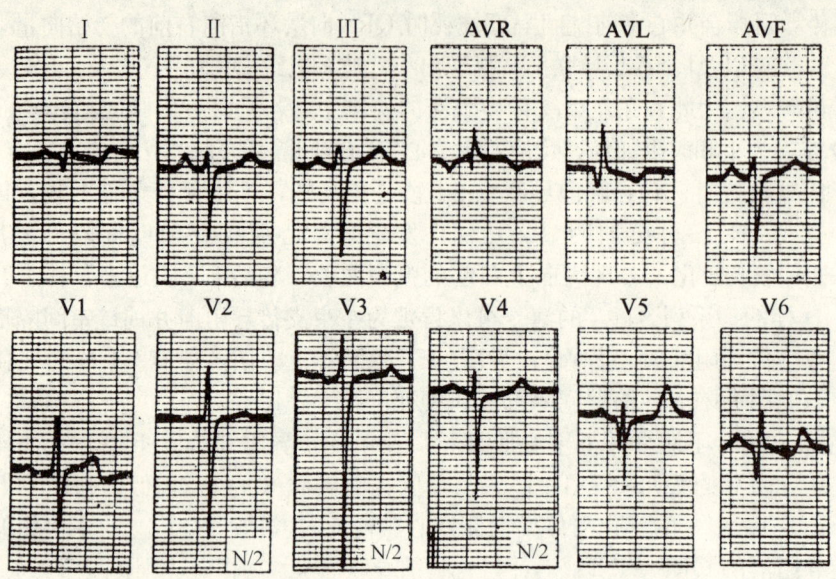

图 8-2-12　一例左前半支传导阻滞合并前壁心肌梗死的心电图

3）左前半支传导阻滞与下壁心肌梗死：左前半支传递阻滞时，额面上 QRS 向量 QRS 向量环的初始 0.02 秒向量指向下并向右，终末向量指向上向右，环体为逆时针向转动。$QRS_{I,aVL}$ 呈 qR 型、$QRS_{Ⅱ,Ⅲ,aVF}$ 呈 rS 型，QRS_{aVR} 呈 QR 型（图 8-2-13）。下壁心肌梗死时，额面上 QRS 向量环的初始向量主要是向上向左，终末向量指向左向下，环体为顺时针向转动。$QRS_{Ⅱ,Ⅲ,aVF}$ 呈 Qr 型，QRS_{aVR} 呈 rS（图 8-2-14）。左前半支传导阻滞合并下壁心肌梗死时，此两种情况额面上 QRS 向量环的两个相反方向的初始向量相互影响，额面上 QRS 向量环的初始向量主要是向上向左，终末向量指向上向右，环体前半部为顺时针向转动而后半部为逆时针向转动（图 8-2-15）。额面上各导联 QRS 综合波可有几种不同的形态：

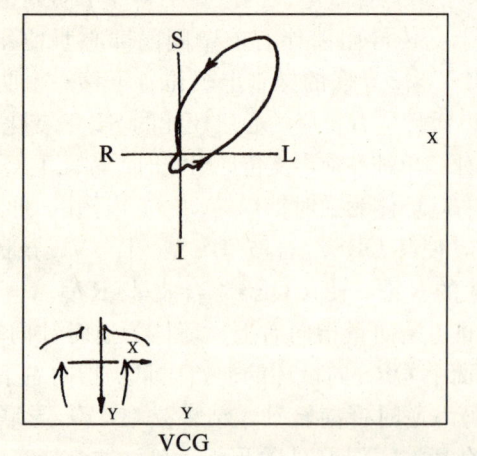
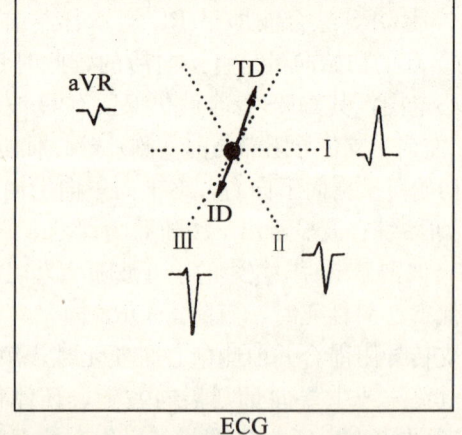

图 8-2-13　左前半支传导阻滞时额面上的 QRS 向量环及肢导的心电图

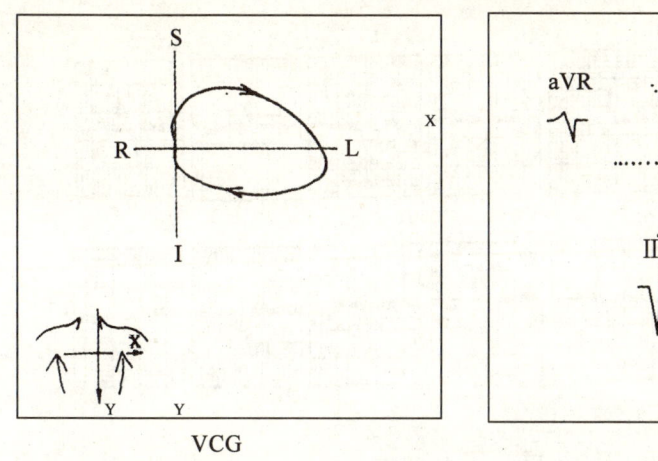
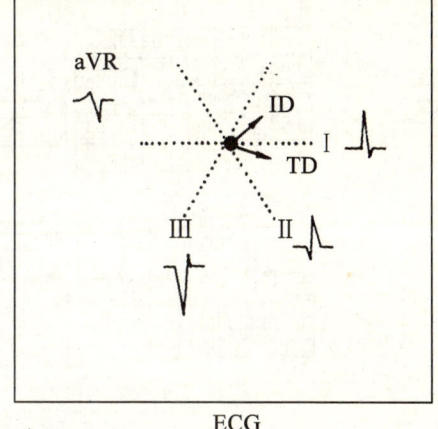

图 8-2-14　下壁心肌梗死时额面上的 QRS 向量环及肢导的心电图

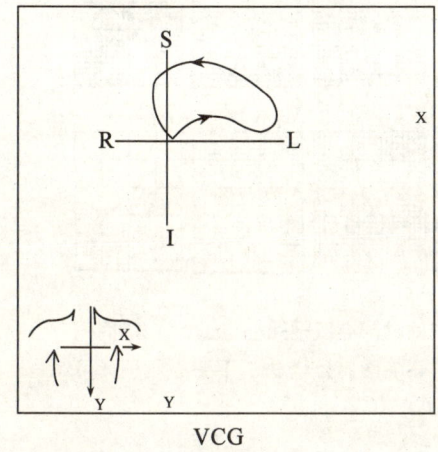
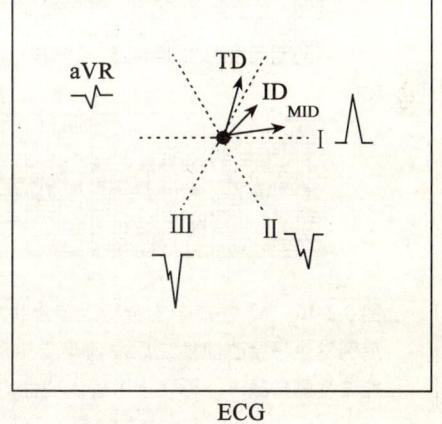

图 8-2-15　左前半支传导阻滞合并下壁心肌梗死时
额面上的 QRS 向量环及肢导的心电图

（i）发生下壁心肌梗死后，原有的左前半支传导阻滞时 $QRS_{II、III、aVF}$ 上的 r 消失，以致 $QRS_{II、III、aVF}$ 呈 QS 型。这种情况说明下壁梗死范围较广泛，波及下壁的后壁。这样的心电图变化使左前半支传导阻滞的心电图特征为心壁心肌梗死的心电图变化所掩盖，以致左前半支传导阻滞的心电图诊断相当困难甚至不可能。若 $QRS_{II、III、aVF}$ 呈 QS 或 QrS 型且其 S 波较深，可有助于心壁心肌梗死合并左前传导阻滞的诊断。因为单纯下壁心肌梗死时，$QRS_{II、III、aVF}$ 的 QS 波一般较小，且深的终末 S 波是左前半支传导阻滞的 QRS 向量环上的终末向量所致（图 8-2-16）。

在下壁心肌梗死的急性期，$QRS_{II、III、AVF}$ 呈 QS 型，但在恢复期可能出现终末的 R 波，以致 $QRS_{II、III、aVF}$ 呈 QSR 型（$R_{II} > R_{aVF} > R_{III}$）。这个终末 R 波的出现，即使是很小的 r 波，说明额面上 QRS 的终末向量是指向下的，因而可以除外合并左前半支传导阻滞的可能。因为左前半支传导阻滞时，额面上 QRS 向量环的终末向量是向上的，因而不可能出现终末的 R 波。在恢复期，若 $QRS_{II、III、aVF}$ 仍保持为 QS 型或 QrS 型，则可能为下壁心肌梗死合并左前半支传导阻滞。QRS_{aVR} 呈 RS 型亦有助于下壁心肌梗死的诊断。

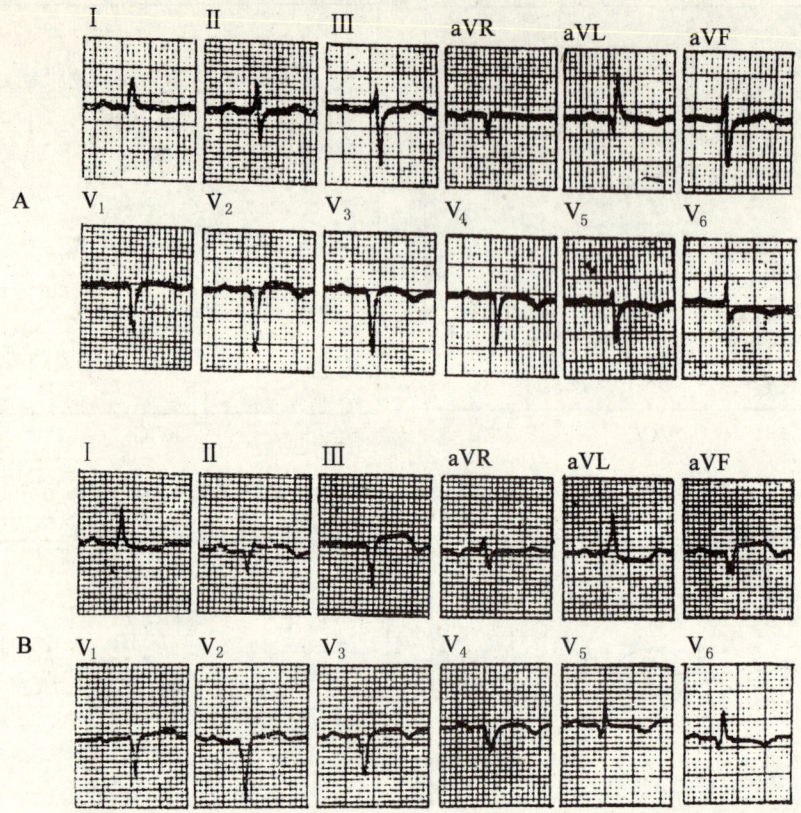

图 8-2-16 A. 左前半支传导阻滞合并前壁间隔部心肌梗死心电图　B. 同一病例发生下壁心肌梗死后左前半支阻滞的心电图特征消失。下壁心肌梗死可能波及侧壁致 $V_{5,6}$ 导联上出现病理性 Q 波

(ii) $QRS_{II、III、aVF}$ 仍保持为左前半支传导阻滞时的 rS 型而掩盖了下壁心肌梗死所产生的病现性 Q 波。这种情况表明下壁梗死面积局限于左室下壁的前部而左室下壁的后部则未被波及。但是，这种 $QRS_{II、III、aVF}$ 的 rS 图形与单纯左前半支传导阻滞者有所不同，其特征为 $r_{III}>r_{aVF}>r_{II}$，甚至 QRS_{II} 呈 Qs 型，而单纯左前半支传导阻滞时，II、III、aVF 各导的 r 波几相等（图 8-2-17）。

(iii) 左前半支传导阻滞的初始向量部分受下壁梗死的影响，以至 III（aVF）导联上有极小的 r 波，且 S 波的起始部分可能有挫折。$QRS_{II、III、aVF}$ 呈 rsrS 型（8-2-18）。

此外，急性心肌梗死所表现的 ST-T 的变化有助于心肌梗死的诊断。左前半支传导阻滞的 $T_{II、III、aVF}$ 是直立的。

(3) 左后半支传导阻滞与心肌梗死

①左后半支传导阻滞与下壁心肌梗死：左后半支传导阻滞时，额面上 QRS 向量环的初始向量指向左向上，环体向下向右呈顺时针向转动，因而 QRS I，aVL 呈 rS 型，$QRS_{II、III、aVF}$ 呈 qR 型。合并下壁心肌梗死时 $QS_{II、III、aVF}$ 增宽可达 0.04 秒，而 $T_{II、III、aVF}$ 变为倒置（图 8-2-19）。

②左后半分支阻滞与前壁心肌梗死：左后半分支阻滞合并前壁间隔部心肌梗死时，肢导上表现出左后半分支阻滞的特征，而前间壁心肌梗死的特征则在胸导上表现出来。

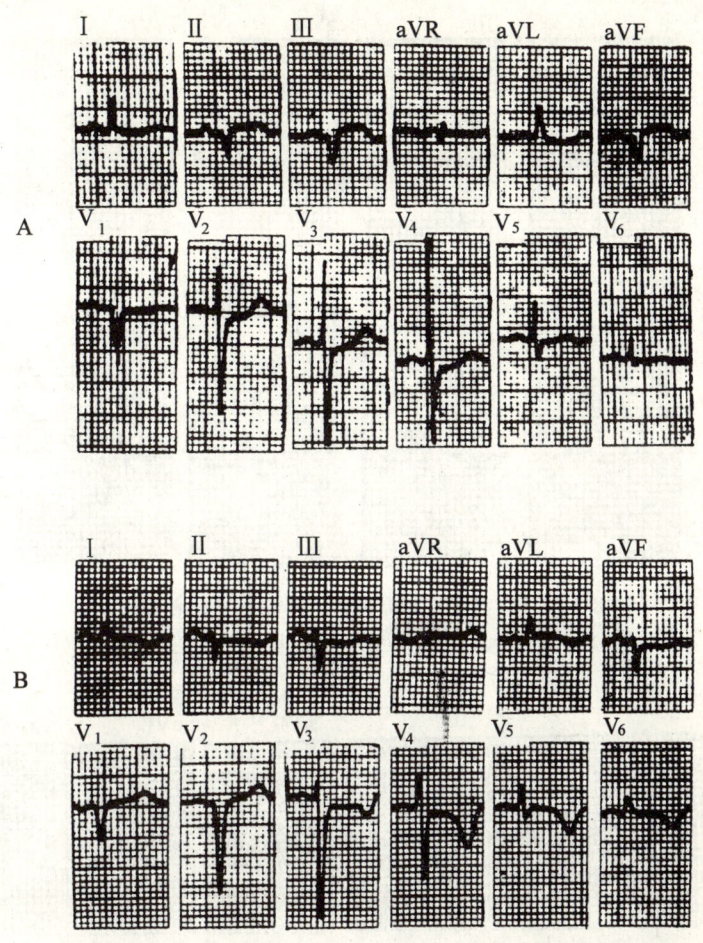

图 8-2-17　A：下壁心肌梗死心电图　　B：同一病例发生侧壁心肌梗死后出现左前半支阻滞而下壁心肌梗死心电图被掩盖

4. 预激综合征与急性心肌梗死　预激综合征是由于通过附加的房室传导通路使心室提前受到激动而产生的一种特殊心电图表现的综合征，其心电图表现是由于心室去极化过程发生变化的结果，表现为 PR 间期缩短，QRS 间期延长，并有 Δ 波，同时还可伴有继发的 ST-T 改变。它的某些表现可酷似心肌梗死的心电图特征，并可掩盖心肌梗死的心电图变化。Ⅱ、Ⅲ、aVF 导联的负向 Δ 波酷似下壁心肌梗死（图 8-2-20）；异常 Q 波在Ⅰ、aVL 导联则酷似高侧壁心肌梗死（图 8-2-21）；$V_{1\sim3}$ 导联呈 QS 型则酷似前间壁心肌梗死（图 8-2-22）。

此外，在 W-P-W 综合波的心电图上，还可有继发的 ST-T 的变化，表明为：在 QRS 综合波以 R 波为主的导联上出现 ST 段下降及 T 波倒置，而表现为 QS（或以 s 波为主）的导联上则出现 ST 段上升及 T 波直立。而且，W-P-W 综合征的 T 波自身可能发生变化（T 波的易变性）。这就使 W-P-W 综合征的心电图变化与心肌梗死的鉴别更加困难。但若能发现 W-P-W 综合征的主要心电图特征，诊断并不困难。

W-P-W 综合征的病例，发生心肌梗死时，心肌梗死的心电图表现常被掩盖。心肌梗死的 Q 波为心室提前去极所产生的向上的波所掩盖。同时，缺血所产生的 ST-T 的变化可因异常通路传导所产生的继发性 ST-T 的变化所抵消；偶可见到缺血的 ST-T 变化与 W-P-W 综

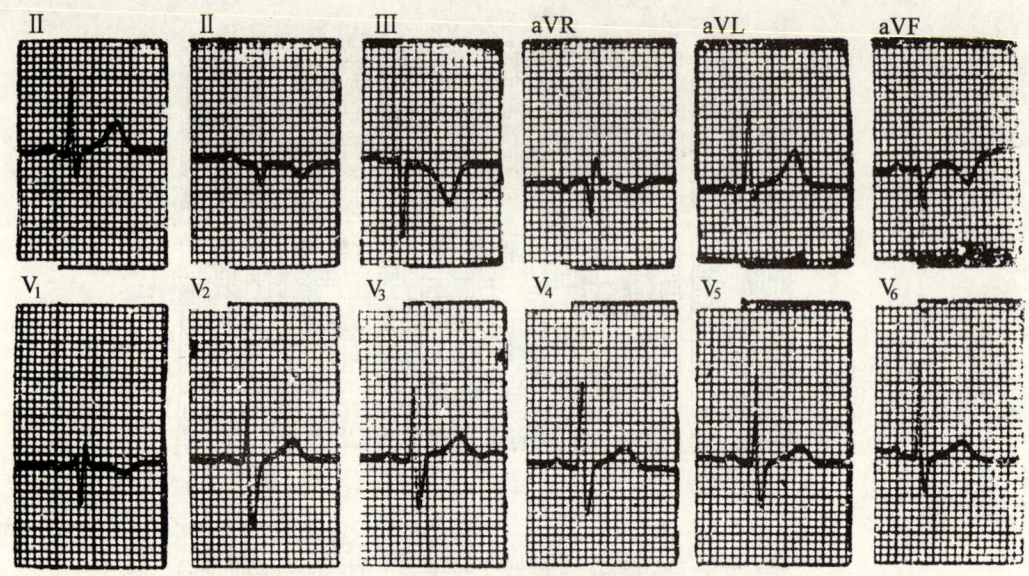

图 8-2-18 左前半支阻滞合并下壁心肌梗死心电图一例
Ⅲ、aVF 导联上有极小的 r 波

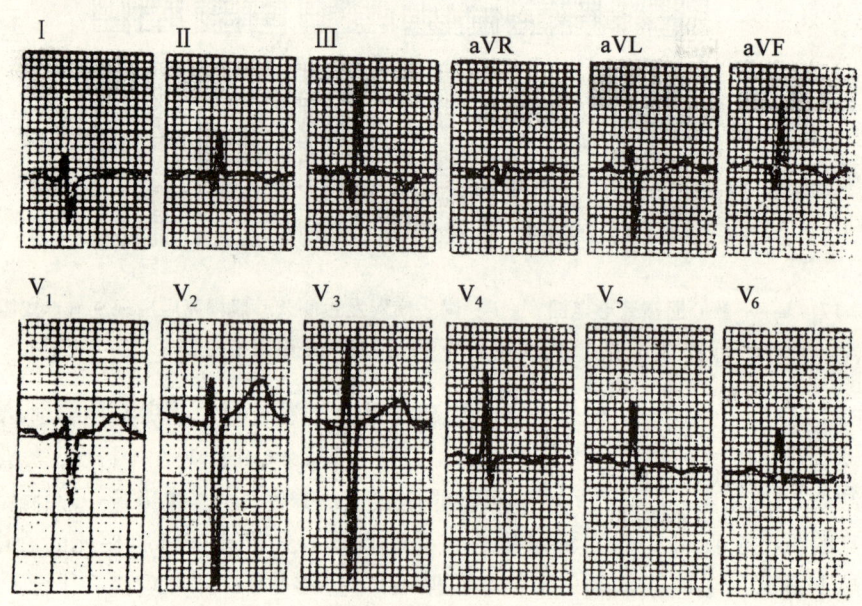

图 8-2-19 左后半支阻滞合并下壁心肌梗死的心电图一例

合征的继发性 ST-T 变化相重叠。在这些情况下，只有当心电图上出现正常的房室传导的搏动时，才有可能发现所存在的心肌梗死。若是 W-P-W 综合征的心电图上，QRS 综合波呈现出"Q"波的导联上，T 波不是直立而成为倒置者，应考虑有心肌梗死存在之可能。

5. 心肌疾病与心肌梗死的鉴别

（1）肥厚型心肌病与心肌梗死的鉴别：肥厚型心肌病的心脏病理变化主要是心室肌不均匀的病理性增厚。在组织学上增厚的心肌纤维排列紊乱，增厚的心肌其去极过程所产生的电压增大，并且心室内激动的传导亦受影响。这类病例因病变分布的部位和范围的不同以及疾

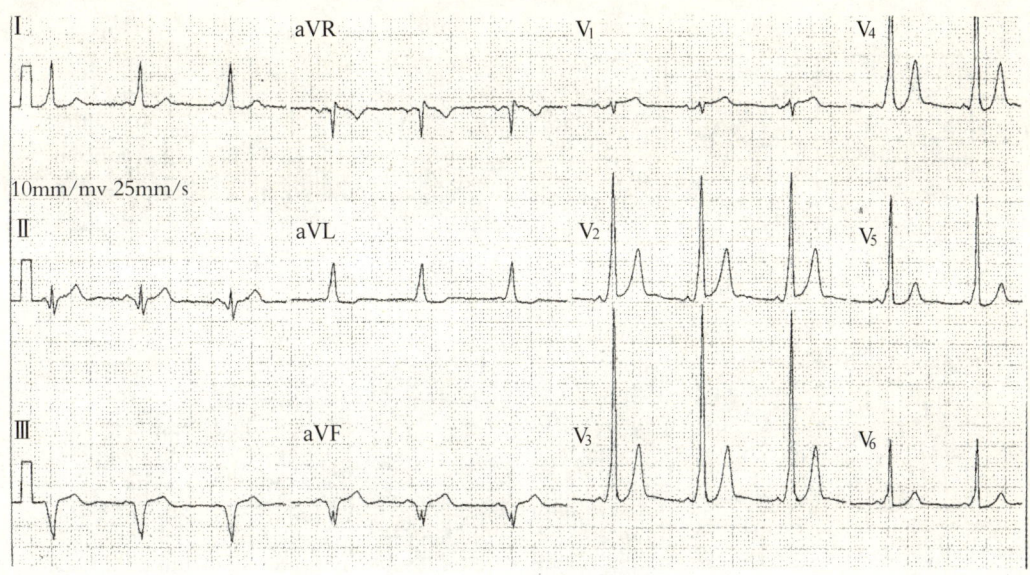

图 8-2-20　预激综合征心电图一例
Ⅱ、Ⅲ、aVF 导联的"Q"波可能误诊为下壁梗死

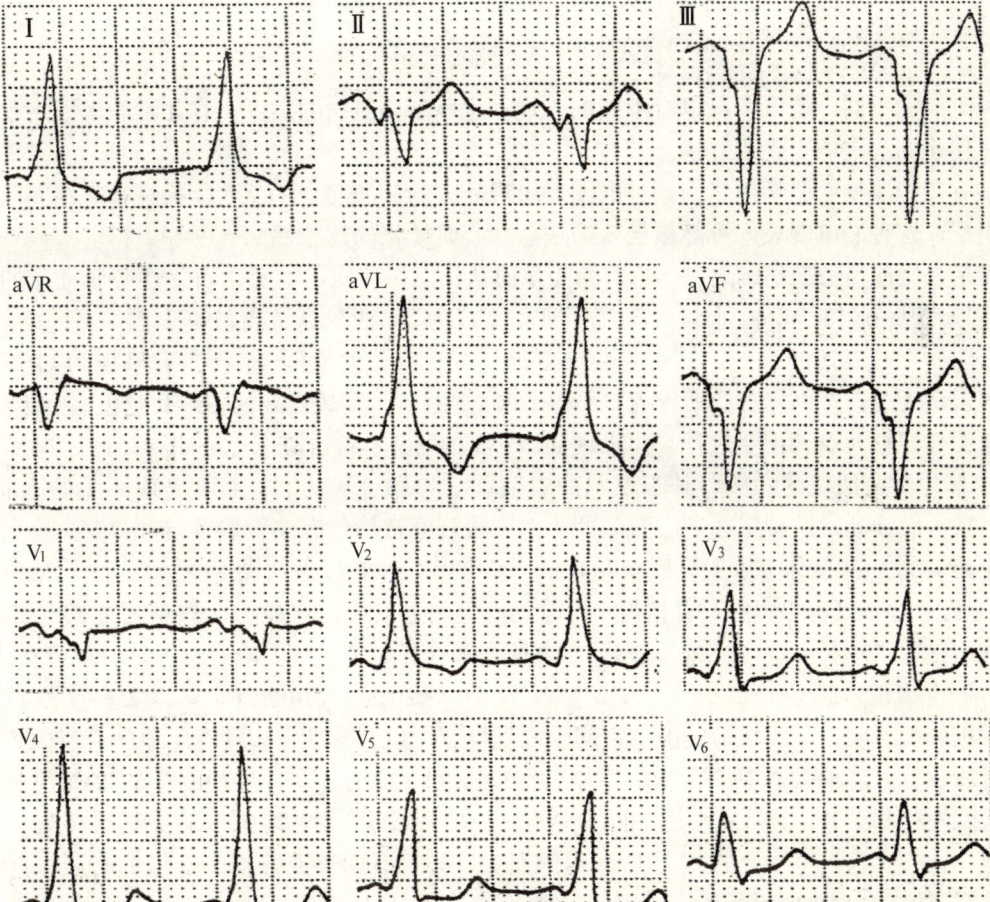

图 8-2-21　预激综合征心电图一例
异常 Q 波在Ⅰ、aVL 导联则酷似高侧壁心肌梗死

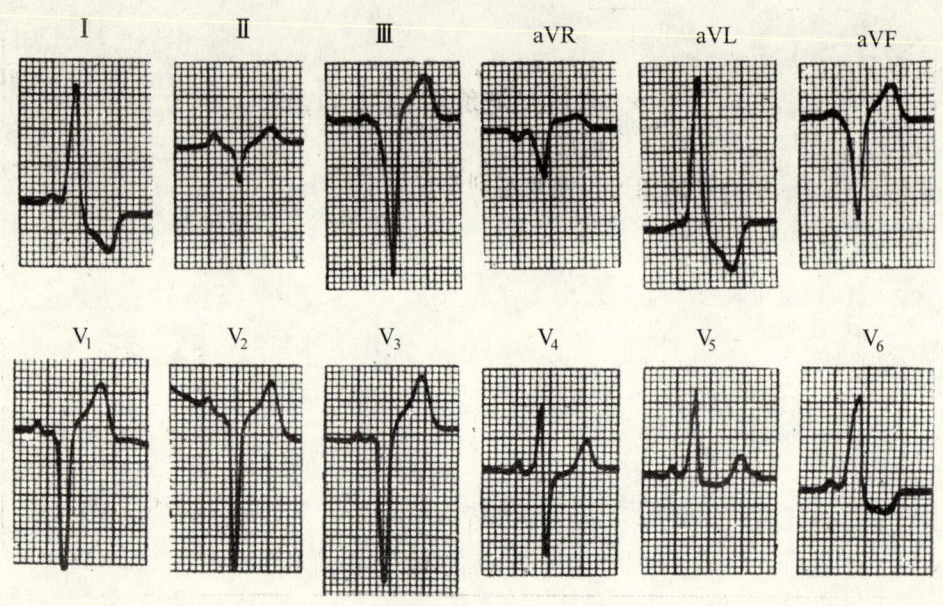

图 8-2-22 预激综合征心电图一例
QRS$_{V_{1,3}}$ 呈 QS 型可能被误诊为前壁间隔部梗死
QRS$_{VⅡ,Ⅲ,aVF}$ 呈 QS 型可能被误诊为下壁梗死

病发展时期的不同，心电图可以有不同的表现。肥厚型心肌病的病例，有几种心电图表现易与心肌梗死的心电图表现相混淆。

①有些肥厚型心肌病的病例，心电图上出现高大的 T 波或伴有 ST 段抬高，常在胸前导联上出现；这种心电图表现可能被误认为是急性心肌梗死的超急性期（图 8-2-23）。但是，肥厚型心肌病的这种 ST-T 的变化通常长期保持固定不变，而急性心肌梗死的这种 ST-T 表现一般持续不超过 24 小时随后即衍变成为 ST 段抬高及倒置的 T 波。

②肥厚型心肌病的病例，其右侧胸前导联 [$V_{1,2,(3)}$] 的 QRS 综合波可呈现为 QS 型，以致被误认为是前壁间隔心肌梗死（图 8-2-23）。但是，其所伴有的 ST-T 变化固定不变，不像急性心肌梗死有其衍变过程，而表现的 ST 段抬高又不符合陈旧性心肌梗死的表现。

③肥厚型心肌病的病例，其心电图的右侧胸前导联 [$V_{1,2,(3)}$] 上可出现高大的 R 波，疑似后壁心肌梗死。这种肥厚型心肌病的心电图表现通常均伴有左侧胸前导联（$V_{5,6}$）上出现明显的 Q 波，甚至伴有下壁导联（Ⅱ，Ⅲ，aVF）上出现 Q 波（图 8-2-24）。

④肥厚型心肌病的病例，有相当一部分的心电图上出现大的 Q 波。这种大的 Q 波多在左侧胸前导联（$V_{(3,4),5,6}$）上出现，亦可在下壁导联（Ⅱ，Ⅲ，aVF）上出现，偶亦可在Ⅰ，aVL 导联上出现，使 QRS 综合波呈 QR 型或 W 型（图 8-2-25，8-2-26，8-2-27）。这种 Q 波的形成机制尚不明，一般认为是由于室间隔病理性肥厚以及激动在病理性肥厚的心肌内传导不正常所致。若这种 Q 波在 $V_{5,6(Ⅰ,aVL)}$ 导联上出现，使 QRS$_{V_{5,6}(Ⅰ,aVL)}$ 呈 QR 或 W 型，应与前侧壁心肌梗死相鉴别。若 QRSⅠ，Ⅲ，AVF，呈 QR 或 W 型，则应与下壁心肌梗死相鉴别。肥厚型心肌病心电图上的 Q 波形态为深而尖，亦可有切迹或挫折。Q 波的时限一般不超过 0.03 秒，而心肌梗死所形成的 Q 波一般均超过 0.03 秒甚至超过 0.04 秒。在有 Q 波的导联上，T 波是直立的而且可比较高，ST 段可稍抬高。这种 ST-T 的变化与急性心肌梗死早期的 ST-T 变化相似，但它一般保持固定不变。长期左室流出道梗阻可引起左室肥厚及劳

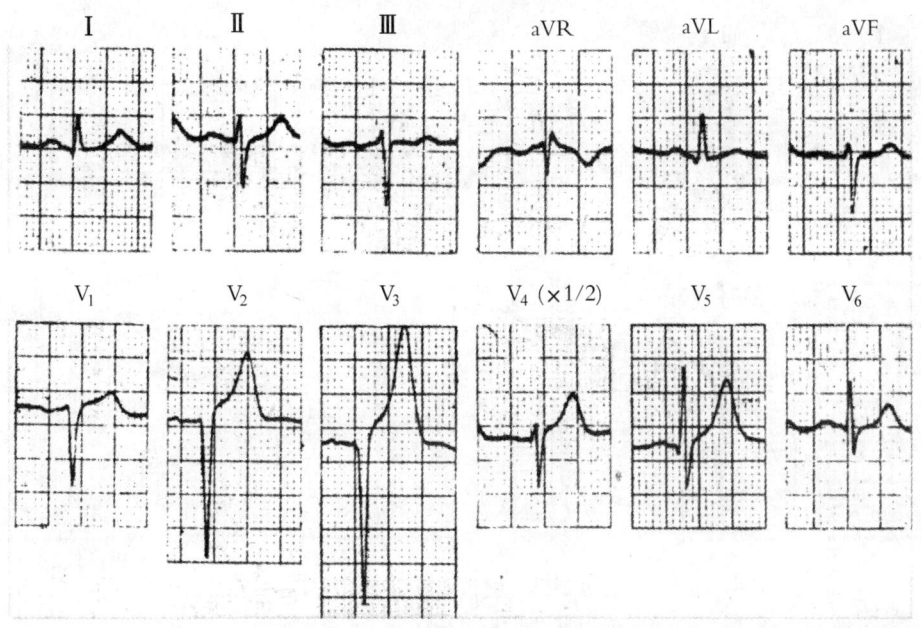

图 8-2-23 肥厚型心肌病的心电图一例
$V_{1\sim3}$ 的 QRS 综合波呈 QS 型可能被误诊为前壁间隔部心肌梗死，
V_3 导联上出现的高大 T 波可能被误诊为是急性心肌梗死的最早期

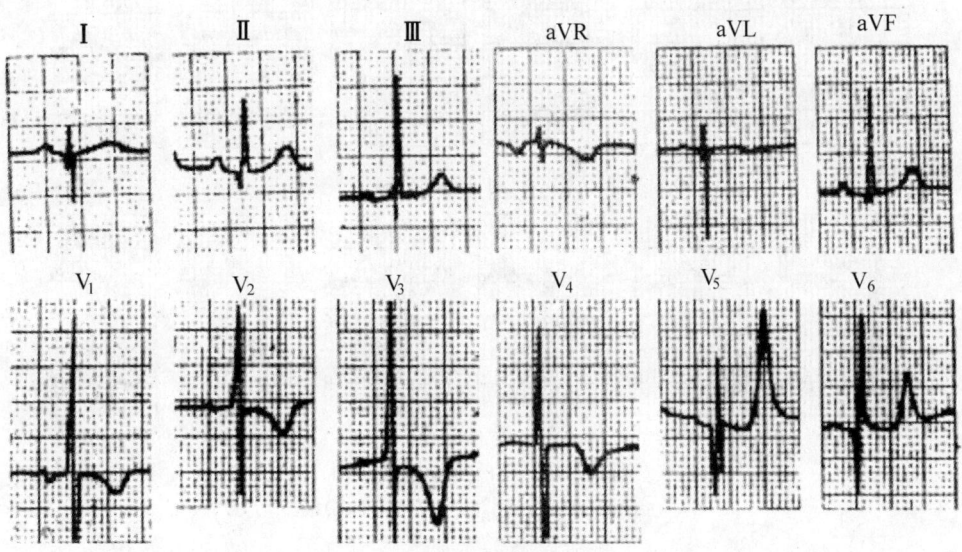

图 8-2-24 肥厚型心肌病的心电图一例
$V_{1\sim3}$ 导联上出现巨大的 R 波而 $V_{5\sim6}$ 导联上出现大 Q 波疑似后侧壁心肌梗死

损，结果左侧胸前导联的 R 波增高，Q 波缩小或消失，伴有左室劳损的 ST-T 变化-ST 段下移及 T 波倒置。有些病例可伴有室间隔劳损，因此 $V_{1\sim3}$ 导联上出现倒置的 T 波。

（2）其他心肌病与心肌梗死的鉴别：心肌梗死时心电图上出现病理性 Q 波及 ST-T 的变化是由于心肌缺血性损伤和坏死所引起。非缺血性的心肌损伤和坏死可改变心肌的电活动以致在心电图上出现病理性 Q 波及 ST-T 变化，酷似心肌梗死时心电图上 Q-ST-T 的变化。

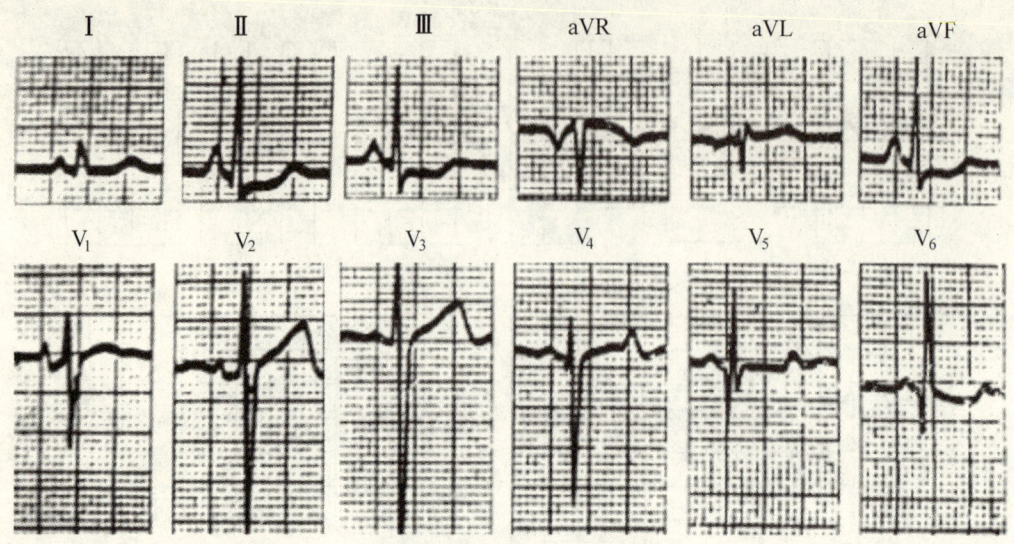

图 8-2-25 肥厚型心肌病心电图

$V_{5\sim6(4)}$导联上出现大 Q 波疑似侧壁心肌梗死

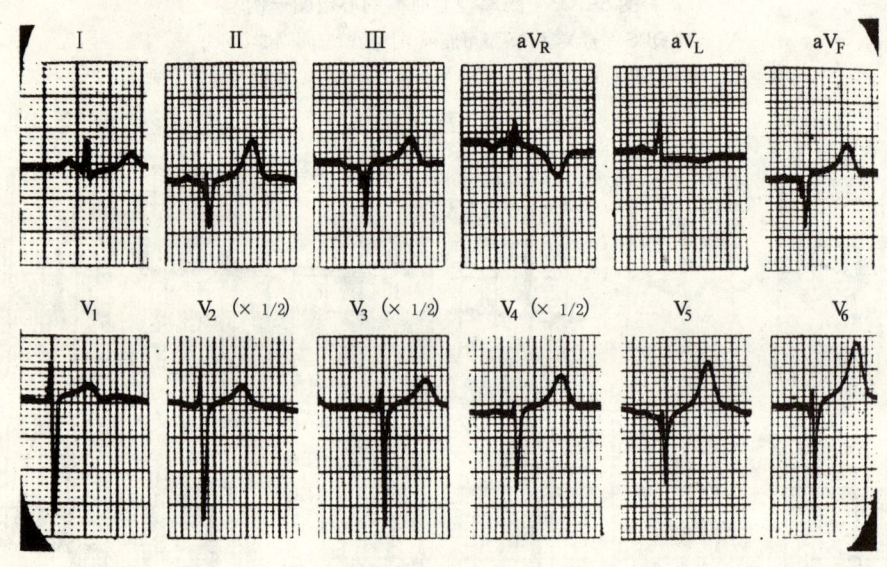

图 8-2-26 肥厚型心肌病一例

在下壁导联上及 $V_{5\sim6}$ 上均有明显的 Q 波

例如，急性心肌炎时心肌的炎症性损伤和坏死或某些原因的心肌病时心肌病变所引起的心肌损伤和坏死均可在心电图上出现，酷似心肌梗死所引起的心电图上 Q-ST-T 的变化（图 8-2-28）。

6. 肺源性心脏病与心肌梗死的鉴别

（1）慢性肺源性心脏病肺气肿与心肌梗死的鉴别：肺气肿的病例由于肺内过度充气，横膈下移，以致心脏下垂并沿其长轴有一定程度的顺时针向转位。若病人发生肺源性心脏病，则心脏的顺时针向转位可更明显。这种心脏位置的变化使横面上的 QRS 向量环的初始向量指向前向左或稍向右，环体为逆时针向转动，环的主体更向后以致终末向量向后并稍向右。

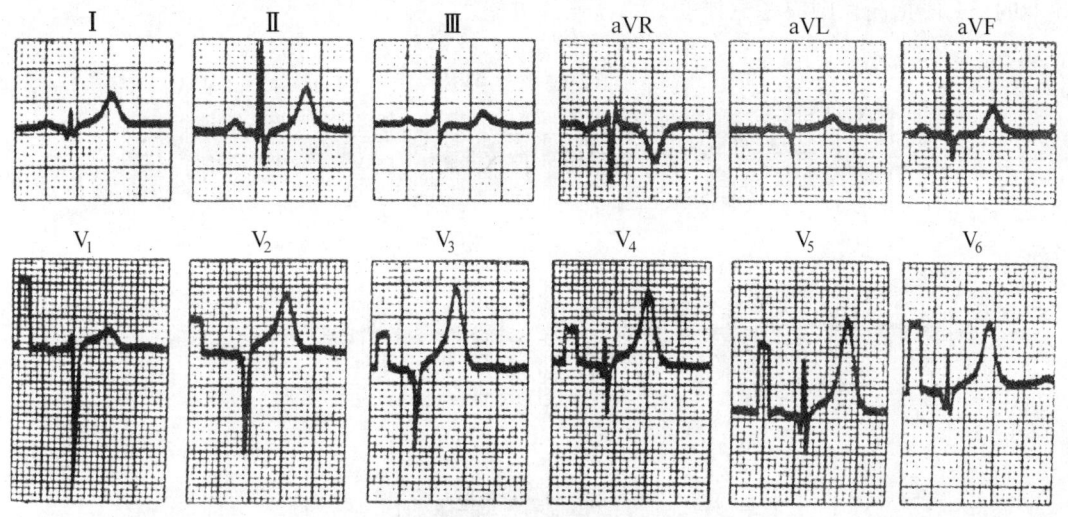

图 8-2-27 肥厚型心肌病一例

在 $V_{2\sim6}$ 上及 I、aVL 上均有明显的 Q 波

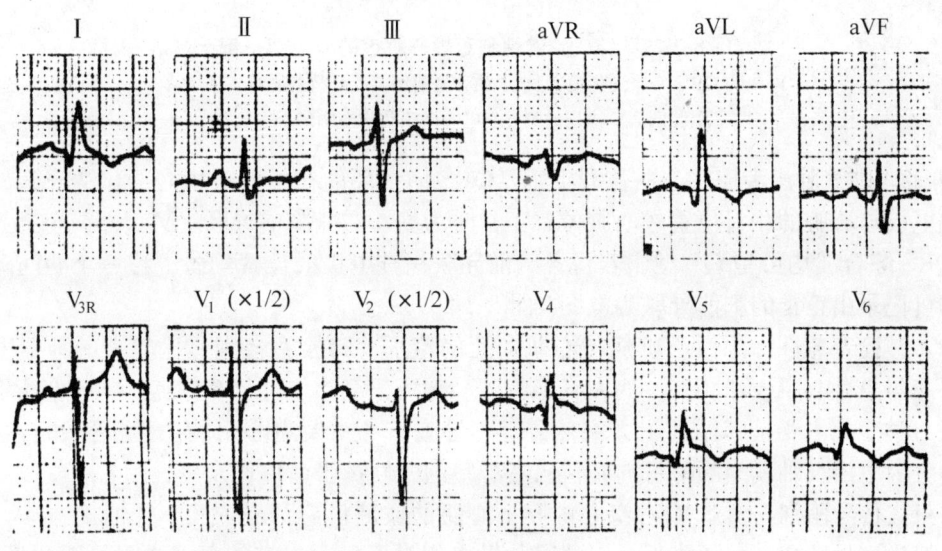

图 8-2-28 病毒性心肌炎心电图

表现为急性侧壁心肌梗死的心电图变化，尸检示左室侧壁广泛病变

若 QRS 向量环的终末向量明显向右移（右心室肥厚时），QRS 环体有较大的部分位于右后象限。在额面上，QRs 向量环的初始向量指向下向右或向左，环体主要位于右下至右上象限，环体成为顺时针向转动或为逆时针向转动。因此，肺气肿慢性肺源性心脏病病例的心电图表现可有几种形态需与心肌梗死鉴别。在横面上：QRS 向量环的环体向后移，心电图的表现为心脏沿长轴顺时针转位，即右侧以及中部胸前导联 [$V_{1\sim4(5)}$] 上 QRS 综合波呈 QS型，甚至左侧胸前导联（$V_{5,6}$）上 QRS 综合波亦呈 QS 型。在胸前导联上自右至左 R 波并不增长，并可伴倒置（右室劳损）平坦或直立，但 ST 段不抬高。这种心电图表现可能被误诊为前壁心肌梗死。肺气肿慢性肺源性心脏病病例的这种胸导心电图的变化常伴有明显的 RavR，使 QRS_{aVR} 呈 qR 型（电轴右偏所致）及在肢导上出现肺性 P 波（图 8-2-29）。若胸

导上的 ST 段抬高，则应考虑伴发心肌梗死的可能。

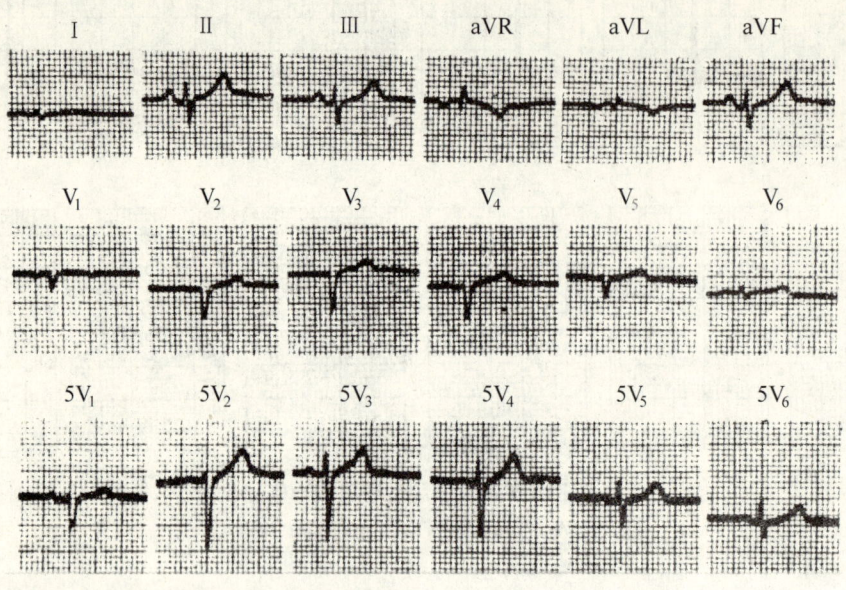

图 8-2-29 肺气肿慢性肺源性心脏病的心电图一例
$V_{1\sim5}$ 的 QRS 综合波呈 Qs 型被误认为是前壁梗死，将各胸导联的下移
一个肋间，所描记的胸导心电图即正常（图中最下一行）

再者，肺气肿患者由于心脏位置下垂，QRS 向量环的初始向量指向下，常规胸前导联的探查电极与心脏的相对位置较心脏位置正常时为高，右侧胸前导联（$V_{1\sim4}$）或全部胸前导联的 QRS 综合波均可呈 QS 型。若将各胸前导联探查电极的位置均各下移一个肋间隙的距离，即可记录出正常的胸前导联心电图（图 8-2-29）。

（2）肺栓塞急性肺源性心脏病与心肌梗死的鉴别：肺栓塞特别是比较大的肺栓塞的发病，可能与急性心肌梗死相似。病人突感胸闷、胸痛、气憋或可伴有休克。肺栓塞所引起的血流动力学变化主要是肺循环阻力突然升高，导致右心室及右心房的急性扩张和右心室劳损，心脏因之沿长轴发生顺时针向转位。右心室的急性扩张尚可伤及较长的右束支以致发生不全右束支传导阻滞，并影响右室心内膜下心肌的血液供应（心内膜下心肌缺血）。此外，由于心搏排血量减少，血压降低，以致冠脉供血相对不足，心室的复极过程可因此不正常。这些血流动力学变化所产生的影响可在心电向量图和心电图上表现出来，其中有些心电图表现需与心肌梗死相鉴别。

肺栓塞时，QRS 向量环的主要变化表现在其初始向量及终末向量上。在额面上，QRS 向量环的初始向量（初始 0.02 秒的向量）向左后移并稍向上（心电图的 Ⅲ 导联上出现明显的 Q 波），终末向量向右后移并常向上（心电图的 Ⅰ 导联上出现明显的 S 波）。由于额面上初始向量向左上移的程度较下壁梗死时为小，所以在 Ⅱ 导联上不出现 Q 波。

心电图可出现几种表现需与心肌梗死相鉴别：

①在 Ⅰ 导联的 QRS 综合波上突然出现较深的 S 波以致 QRS 呈 rS 或 RS 型；这个深的 S_I 在 24 小时内即可见缩小。同时，在 Ⅲ 导联的 QRS 综合波上出现明显的 Q 波以致 $QRS_{Ⅲ}$ 呈 QR 或 Qr 型，但不会出现 QS 型，伴有 $ST_{Ⅲ}$ 稍抬高及 $T_{Ⅲ}$ 倒置。这种 Ⅰ 导联与 Ⅲ 导联上的变化可归纳为 $S_I Q_{Ⅲ} T_{Ⅲ}$ 的变化，是诊断急性肺栓塞的主要心电图表现（图 8-2-30）。

QRS-ST-T$_{II}$可发生与QRS-ST-T$_{III}$相似的变化，而II导联上不出现q波且T$_{II}$常为双向者。这组心电图表现应与急性下壁心肌梗死相鉴别。肺栓塞急性肺源性心脏病的心电图在额面上有电轴右偏，且QRS$_{aVR}$有明显的R波呈qR型，而下壁梗死时QRS$_{aVR}$呈rS型；这一特点有助于鉴别。

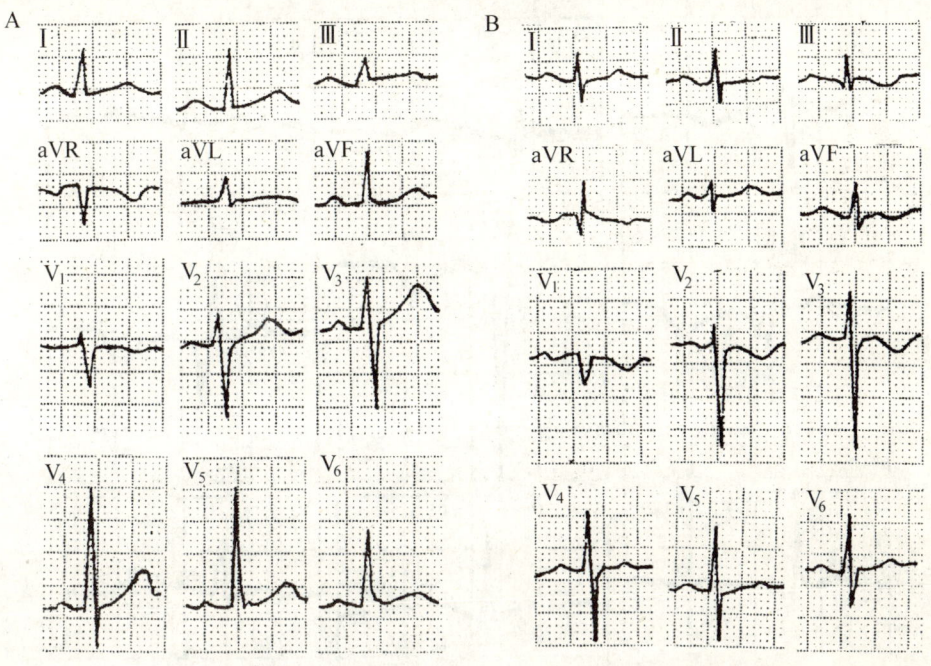

图8-2-30 肺栓塞心电图
A：发病前心电图大致正常
B：发病后心电图上肢体导联出现S$_1$Q$_{III}$T$_{III}$，QRS电轴右偏
胸前导联呈顺钟向转位，V$_{1\sim3}$导联ST段呈弓背状，T波倒置

②在胸前导联上自右至左R波不增长，甚至QRS$_{V_6}$仍可呈rS（Qs）型，并可伴有右侧胸前导联上出现倒置的T波。这种心电图上QRS综合波型的变化是心脏沿长轴顺时针向转位的结果而右侧胸前导联的T波倒置则可能是右室劳损所致；这类心电图表现可能被误诊为前壁心肌梗死。

③急性肺源性心脏病时，由于急性右心室劳损，在右侧胸前导联（V$_{3R\sim2}$）上QRS综合波可呈qR（QR）型，并在各该导联上伴有ST段稍抬高及T波倒置。其心电图表现可能被误诊为前壁间隔部心肌梗死，但衍变过程不符合急性心肌梗死的心电图衍变过程。

7. 急性心包炎与心肌梗死的鉴别 在心包炎的急性期，由于心外膜下心肌可能受到损伤，以致心室肌复极过程的电活动发生变化，在心电图上ST段及T波的变化而疑似心肌梗死。随着心包炎转为亚急性或慢性，心电图上ST-T发生衍变。根据心电图上ST-T的形态改变及其范围和ST-T衍变过程的特点，不难与急性心肌梗死相鉴别。

（1）心电图上ST-T变化的范围广泛，表现为左侧胸前导联（V$_{2\sim6}$）及各肢导联上ST段抬高但T波仍直立，而在V$_1$及aVR导联则出现与其相反的变化表现为ST降低及T波倒置。而在急性梗死时ST-T的变化有其一定的导联范围。

（2）ST段上升主要是J点上升，ST段呈弧形且凹面向上。ST段抬高的程度不如心肌

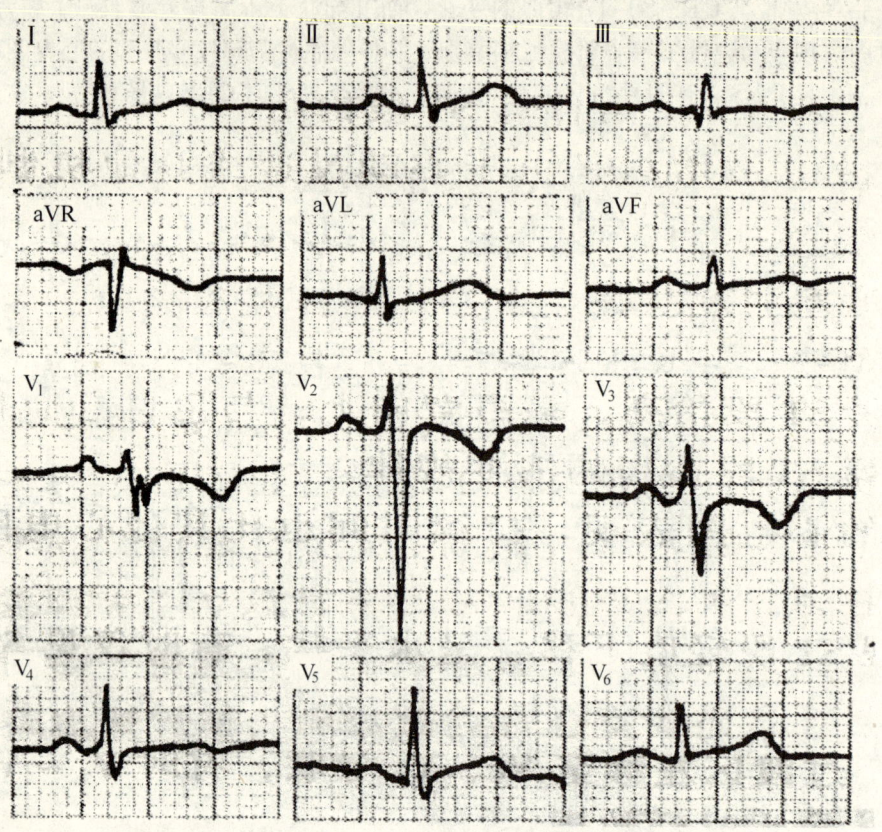

图 8-2-31 肺栓塞心电图

肢体导联出现 $S_I Q_{III} T_{III}$，aVR 导联出现终末 r 波，$V_{1\sim3}$ 导联 ST 段呈弓背状，T 波倒置

梗死时明显，一般不超过 5mm。

（3）不出现病理性 Q 波，且 QT 时限不延长。

（4）当上升的 ST 段下降到等电位线时可伴有倒置的 T 波出现，但亦有 T 波平坦或直立者，即 ST-T 的衍变在不同导联上可表现不同，因不同部位炎性病变的程度可有所不同。倒置的 T 波可类似冠状 T 波。

急性心包炎时，心电图上偶可见到高大的尖 T 波类似急性心肌梗死早期时心电图上出现的高 T 波。心电图上尚有多数导联中出现如前所述的急性心包炎时心电图上出现的 ST-T 的变化，而且其衍变过程亦符合心包炎的心电图衍变过程。

8. 脑血管疾患与心肌梗死的鉴别 有一些脑血管意外的病人，发病后心电图上出现巨大倒置的 T 波。这种 T 波的特征有：①T 波宽；②T 波：最低点圆钝；③T 波的上升支处可见到一个向外的突起，可能是大的倒 U 波与倒 T 波的上升支融合，以致 T 波的两支不对称；④伴有 QT（Qu）时限明显延长，可超过正常的 60%。这种 T 波通常在中部胸导联（$V_{3,4}$）及左侧胸前导联（$V_{5,6}$）上最明显，亦可在肢导上出现，其深度可达 15mm 以上。在 aVR（V_1）导联上则可见向上的宽大 T 波。这种 T 波可于脑血管意外发病后数小时内出现，在 2~3 天逐渐变深，随后于数日内逐渐缩小，且在以后数周内逐渐恢复成原来的形态；但这种形态的 T 波及 QT 间期延长亦可持续较长的时间。一般不出现 Q 波。根据 T 波的形态及其衍变不难与心肌梗死鉴别。

另有一些脑血管意外的病例，发病后心电图上出现的不是倒置的巨大 T 波，而是巨大直立的 T 波。其形态俨如倒置的巨大 T 波的影像，多在中部胸前导联（$V_{3,4}$）及左侧胸前导联（$V_{5,6}$）上出现，可能疑为急性心肌梗死早期的高 T 波。但脑血管意外发作后的 T 波较宽伴有 QT 间期明显延长，且其下降支处有小切迹。此巨大的直立 T 波可高达 20mm 以上，持续的时间不一，多在 3~5 天内消失，而且不出现 Q 波。这种 T 波的形态及其动态衍变过程不难与心肌梗死鉴别。

脑血管意外发作后的心电图变化多见于蛛网膜下腔出血，亦可见于脑动脉栓塞或颅内出血。在脑血管意外发作后，这种心电图变化的发生率尚无确切统计。脑血管意外发作后，心电图上出现巨大 T 波的机制尚不明。实验证明交感神经或迷走神经过度兴奋均可产生心肌损伤及心电图不正常。持续刺激狗的迷走神经可产生心肌变性及心电图上 T 波的变化；给予阿托品可以阻止这种变化的发生。因此，推测脑血管意外发作时，心电图的变化可能与迷走神经受到过度刺激有关。有些脑血管意外发作后的心电图变化于给予阿托品后可有某种程度的正常化。

一些研究认为颅内损伤常伴有交感神经活动明显增加，可能引起心脏功能性甚或器质性变化。有些学者认为，脑血管疾患时心电图的变化与丘脑下部受到过度刺激有关。在狗的实验中，刺激左星状神经节可引起心电图上出现直立的高大 T 波及 QT 间期延长，而刺激右星状神经节则引起心电图上出现宽大的倒 T 波及 QT 间期延长。这些实验材料可能有助于说明脑血管意外发作后心电图上 T 波变化的病理生理机制。

第三节 动态心电图

动态心电图是一种在日常生活和工作活动的情况下，利用 Holter 记录技术长时间连续监测记录心脏电活动的诊断技术。Holter 记录技术系 N.J. Holter 于 1957 年所倡导，于 1961 年开始应用于临床。随着科学技术的进展，30 多年来 Holter 监测技术已有很大的改进。目前动态心电图已成为诊断心律失常和心肌缺血的一项重要方法。

一、动态心电图的仪器设备

动态心电图与常规心电图的不同，主要在于后者只能在患者于静息仰卧的情况下记录短时间内的心脏电活动情况。因此，对于患者在日常生活活动中偶然出现的短暂心电图变化常可被遗漏。而动态心电图则是在患者进行日常生活活动时长时间连续记录患者心脏电活动的变化。因此，可能捕获短暂的心律失常或心肌缺血的心电图变化。动态心电图的仪器设备主要包括：Holter 记录仪、双极记录电极及其导线和分析仪。

（一）Holter 记录仪

记录仪为电池驱动的可随身携带的盒式心电图磁带记录器，可连续将受检者的心电信号记录在磁带上，一般连续记录 24 小时，同时记录两个导联的心电图，并能自动地在磁带上标记出记录的时间。病人发生自觉症状时，还可在磁带上打上信号，以便分析病人的症状与心电图变化的关系。病人应将当日的活动和出现的症状按时记录在日记上，以备分析心电图时参考。

（二）导联系统

动态心电图监测心脏电活动所采用的导联系统为双极导联，而且同时记录两个导联的心电图。在这常用的两个导联中，其中一个类似常规心电图的 V_1 导联（称之为 MV_1 导联），另一个类似常规心电图的 V_5 导联（称之为 MV_5 导联）。在 MV_1 导联上，代表心房电活动的 P 波显示得比较清楚，因此可用以辨别起源于不同部位的各种期前收缩。其 QRS 波群的图形可用：判断左或右束支传导阻滞，并可有助于鉴别室上性异位搏动伴有室内差异性传导抑或是室性异位搏动。MV_5 导联则可用于监测 ST 段及 T 波的心肌缺血性改变。由于心肌缺血部位和范围之不同，而 MVs 导联所监测的部位及范围均有限，因此用 HV_5 导联所能记录的 ST 段及 T 波的缺血性改变受到一定的限制。若能采用一个类似常规 aVF 导联的导联（称之为 MVF 导联）与 MV_5 导联相结合进行监测，则记录 ST 段及 T 波缺血性改变的敏感性将大为增加。

由于动态心电图是病人在日常生活和工作的情况下所记录，因此记录时病人的体位不可能固定于仰卧位，而是随时可发生变化。记录心电图时，病人的体位可能或为立位、或为坐位、或为仰卧位、或为左或右侧卧位。为此，要求病人将监测当天的各项活动记录在日记本上，以便对照观察日常活动或体位变化对心电图的影响。

（三）回放分析器

早期的分析器以人力进行分析。将磁带以 30～120 倍（通常为 60 倍）记录的实时速度回放出图像。因此，在 24 小时内所记录的动态心电图可在很短的时间内完成初步分析和资料整理工作。在高速扫描分析的过程中，如心律规则而无心律失常时，则先后相继的心电图的图像在示波屏上相互重叠而显示出固定不变的心电图的图像。遇有早搏或其他的心律失常以及其他的心电图改变时，可见到异常图像出现。所出现的异常图形，可用实时的速度记录下来。这种以人工方式进行分析的方法繁琐费时，而且分析者易感疲劳。20 世纪 70 年代以来，在扫描分析器中加用计算机后，只需将希望计算机识别的异常心动参数输送到计算机内，如 RR 间期、QRS 间期、ST 段偏移、T 波变化等参数可输送到计算机内，分析器即能自动识别异常的心律或 ST-T 的变化。应用计算机分析动态心电图上心律失常或缺血性改变虽然可节省人力和时间，但计算机的识别能力有一定的限度，而且记录或回放扫描的图像可能产生伪差，因此最后还需人工加以核对。最近的分析器提高了智能化程度，在扫描回放过程中可自动显示出心律失常的图像，进一步提高了分析的正确性。有的分析器还能自动打出报告。

二、动态心电图在冠心病中的应用

冠心病的基本病理－生理特征是心肌氧的供需平衡的变动或是心脏组织电活动的不稳定。由此而产生的心电图表现，可能随时发生变化，而且所发生的变化可能是短暂的。为此，长时间连续监测的动态心电图是观察冠心病患者的变化，检查、评价和记录冠心病患者心电图不正常表现的，一种比较实用的方法。它可以长时间连续记录冠心病患者在日常生活和工作活动的情况下所发生的心电图变化。

（一）监测心律失常

临床实践意识到在冠心病患者中室性心律失常的危险性。因此，可以推断对疑似冠心病的患者中室性心律失常的诊断和预后的价值。有些资料表明，在具有冠心病危险因素的、疑似冠心病的或冠心病的患者中，出现多发的或复杂的室性心律失常者，因心血管病死亡或猝死的危险性明显增加。死亡的原因可能是心肌电活动的不稳定，以致室性早搏诱发心室颤动。由于动态心电图的广泛应用，现已了解到在健康成年人中，室性心律失常并不少见，而且随着年龄的增长室性心律失常的发生率呈指数上升，在 60 岁以上而无心脏病证据的成年人中,室性心律失常的发生率可高达70%以上,复杂的室性失常的发生率亦随着年龄的增长而增加。在冠心病患者中,室性心律失常的发生率更高,而且复杂的室性心律失常的发生率也较高。如果冠心病患者伴有心功能损害,则室性心律失常的发生率及其复杂性均明显增加。复杂的室性心律失常及心功能损害是冠心病患者死亡率增加和猝死的两个相互依存的危险因素。这类病人中室性心律失常的发生率虽然较高,但常无自觉症状,因此利用动态心电图进行监测甚为重要。

(二) 预测心脏性猝死的危险性

患急性心肌梗死后存活的患者中,室性心律失常的发病率相对比较高。急性心肌梗死发病后的最初3、4天内发生的室性心律失常,无长期预后的意义。而急性心肌梗死患者于出院前的一段时间内出现室性心律失常时,出院后心脏性猝死的危险性比较高。出现二联律、多发性室性早搏、多形性室性早搏以及R在T上的患者,其心脏性死亡率较没有这些类室性心律失常的患者高2~3倍。若同时伴有左室功能障碍,心脏性死亡率更高。为此,动态心电图监测室性心律失常的发生,对预测心肌梗死后患者猝死的危险性有一定的价值。虽然在一组病人中,动态心电图监测可能评估心脏性猝死发生的危险性,但它不能明确判断某一具体病例的预后。此外,在心肌梗死的患者中,动态心电图监测室性心律失常的敏感性尚有一定的限度。有些心肌梗死后的患者,动态心电图监测未能记录到室性心律失常,但可突然死亡,原因仍可能是由于室性心律失常之故。在急性心肌梗死后的患者中,动态心电图监测可以分辨对猝死有高危险性或低危险性的病例。临床医师对猝死有高危险性的病例,应考虑给予预防性治疗。但预防性治疗室性心律失常能否降低急性心肌梗死患者出院后的死亡率。尚有待于进一步研究。

(三) 监测ST段移位

早年Holter的报告指出,动态心电图可用于监测日常活动中心电图上短暂的ST段移位。但早年的记录器中所设计的低频效应较差,以致对监测心电图上短暂的ST段移位误差较大。近年来,由于记录器与分析器的不断改进,它们的低频效应可达0.05Hz,因此现代的动态心电图仪已适用于监测日常活动中心电图上短暂的ST段移位。动态心电图所监测到的ST段移位,表现为ST段呈水平或下斜型下移,可以是由于心肌缺血所引起,其诊断标准为ST段呈水平或下斜型下移等于或超过0.1mV(J点后80ms)、持续时间超过1分钟而且下一次ST段下移的发作应在前一次ST段移位发作恢复到基线至少1分钟后出现。这种缺血性ST段移位的发作不一定伴有心绞痛的发作。对冠心病患者动态心电图监测到缺血性ST段下移而不伴有心绞痛发作者,称之为无症状心肌缺血。对这种无症状心肌缺血的ST段移位作出判断,必须慎重,因为有许多因素可引起ST段的变化,除心肌缺血外,引起ST段变化的因素有:贫血、低氧血、过度换气、Valsalva动作、植物神经功能紊乱、低钾血症、心肌炎、心肌肥厚、束支传导阻滞、预激综合征、进食、吸烟、体位的变化,某些药物如洋地黄的影响等。在进行动态心电图监测的过程中,若不注意各种不同因素对ST段的影响,可能做出错误的诊断以致出现过多的假阳性。此外,缺血性ST段的变化还可表现为ST段抬高;此种情况可见于变异性心绞痛。在冠心病患者中,动态心电图能监测到缺血性ST段移位的病例数,各家报告不一。若结合MVF导联以监测ST段的变化,动态心电图监测ST段变化的敏感性可有所增加。一般说来,其敏感性约为75%~85%,其特异性约为75%~85%,其假阳性约为15%~25%。在动态心电图所监测到的ST段变化中,无症状心肌缺血发作与有心绞痛症状心肌缺血发作之比约为3~4:1。在24小时动态心电图记录中,无症状心肌缺血发作的频率,在上午 6~12 时这一段时间里比较高。无症状心肌缺血与以后发生急性心肌梗死或严重室性心律失常可能有密切关系。因此,在临床治疗冠心病时,不仅要控制有心绞痛症状心肌缺血的发作,而且也应尽可能控制无症状心肌缺血的发作,这样对冠心病的预后可能有所改善。

心电图运动试验(蹬车或踏板运动试验)与动态心电图监测在诊断冠心病上均有其一定的实用价值。此两种检查方法对冠心病的诊断有其相似之处,但又各有其本身的特点。此两种检查方法均能提供有关 ST 段变化及心律失常变化的资料,但运动试验还可以评估冠心病患者对劳动强度的耐受程度。运动试验是在严格预定的、累计运动量的情况下,在特定的环境中进行的,而且在进行运动试验时应具备有急救的设备。而动态心电图监测则是在日常生活和工作活动时,而且监测的环境在不断地变化。对体力衰弱或身患残疾而不能作运动试验者或是变异性心绞痛的患者,动态心电图监测则有其优越性和实用性。但是动态心电图监测不能代替运动试验,对诊断冠心病运动试验可能比动态心电图监测更具有特异性。但此两种检查方法可以相互补充,相辅相成,对冠心病的诊断可能起到更大的作用。

(胡大一　李运田　杨　虎)

参 考 文 献

1. 黄大显主编:现代心电图学.北京:人民军医出版社,1998
2. Macfarlane P W, Veitch Lawrie T D. The nomal electrocardiogram and vectorcardiogram, In: Comprehensive Electrocardiology. New York: Pergamon Press Inc, 1989
3. Fisch C. Electrocardiography, In Braunwald E: Heart disease. 5th ed. Philadelphia W B Company, 1997
4. 黄大显主编:现代心电图学.北京:人民军医出版社,1998,94-117
5. Blake, TM. The Practice of Electrocardiography. 5th ed. Totowa: Human Press Inc, 1994, 201-223
6. Wagner GS. Practical Electrocardiography. 9th ed. Baltimore: Williams & Wilikins, 1994, 116-153
7. 郭继鸿主编:新概念心电图.北京:北京医科大学出版社,2000,130-137
8. 黄大显主编:现代心电图学.北京:人民军医出版社,1998,118-165
9. 杨钧国,李治安主编:现代心电图学.北京:科学出版社,1997,196-241
10. 黄大显主编:现代心电图学.北京:人民军医出版社,1998,195-208
11. Wagner GS. Practical Electrocardiography. 9th ed. Baltimore: Willimas & Wilikins, 1994, 174-191
12. 高德恩,潘景韬主编:实用心电图学.济南:山东科学技术出版社,1979,306-310
13. Te-chuan Chou. Electrocardiography in Clinical Practice. 3rd ed. Philadelphia: WB Saunders Co, 1992, 259-272, 503-507
14. Goldschlager N, Goldman MJ. Principles of Clinical Electrocardiography. 13th ed. London: Appleton & Lange, 1989, 300-310

第九章 冠心病超声心动图
（Echocardiography of Coronary Heart Disease）

第一节 心脏的血流供应 …………… (174)
 一、冠状动脉在心脏的分布 ………… (174)
 二、冠状动脉的侧支吻合 …………… (174)
 三、冠状动脉对心脏各结构的血液供应
   ……………………………………… (174)
 四、超声心动图诊断冠心病的基础 … (174)

第二节 超声检查心脏的方法 ……… (175)
 一、M型超声心动图 ………………… (175)
 二、二维型超声心动图 ……………… (176)
 三、脉冲和连续多普勒超声心动图 … (178)
 四、超声心肌显像 …………………… (178)
 五、冠状动脉及其分支显像 ………… (179)
 六、冠脉内超声 ……………………… (179)
 七、组织多普勒成像 ………………… (182)

第三节 心脏功能检查 ……………… (184)
 一、左心室容量 ……………………… (184)
 二、左室收缩功能 …………………… (186)
 三、左室舒张功能 …………………… (190)
 四、心血管压力测定 ………………… (192)
 五、左室重量（LVMW）测定 ……… (194)
 六、右心功能测定 …………………… (195)

第四节 心绞痛 ……………………… (196)
 一、病理生理 ………………………… (196)

 二、超声诊断要点 …………………… (196)
 三、负荷超声心动图 ………………… (197)

第五节 心肌梗死 …………………… (207)
 一、病理生理 ………………………… (207)
 二、超声诊断要点 …………………… (207)
 三、超声对心肌梗死的定位诊断 …… (208)
 四、超声心动图对心肌梗死后存活心肌的
  评价 ………………………………… (210)

第六节 心肌梗死的并发症 ………… (210)
 一、室壁瘤 …………………………… (210)
 二、假性室壁瘤 ……………………… (210)
 三、附壁血栓 ………………………… (211)
 四、室间隔穿孔 ……………………… (211)
 五、乳头肌断裂 ……………………… (211)
 六、乳头肌功能不全 ………………… (212)
 七、右室梗死 ………………………… (212)

第七节 超声对冠心病诊断及其他应用
   的价值 …………………………… (212)
 一、冠心病超声诊断的要点 ………… (212)
 二、冠心病的超声鉴别诊断 ………… (213)
 三、超声在冠心病其他方面的应用价值
   ……………………………………… (213)

  冠心病是一种多发病、常见病，症状典型者诊断比较容易，但症状不典型者诊断比较困难。部分患者冠状动脉粥样硬化虽很明显，但可无临床症状。目前应用的心电图运动试验对冠心病的诊断虽有一定参考价值，但有不同的假阳性和假阴性问题。冠状动脉造影近年来得到普及，而且是诊断冠心病的金标准；超声心动图（echocardiography）在冠心病的诊断和并发症的评估方面有重要参考价值，尤其对心肌梗死及其并发症的诊断有其突出的优点。因这种方法操作简便、无损伤和痛苦，诊断迅速而被临床广泛应用。

第一节 心脏的血液供应

一、冠状动脉在心脏的分布

供应心脏血液的冠状血管有两支，即左主冠状动脉和右冠状动脉。左主冠状动脉开口于在主动脉窦，长约 0.2～4.0cm，然后分出前降支和左旋支。右冠状动脉开口于右主动脉窦。冠状动脉及其分支走行于心室壁心外膜下，以直角分出小支深入心肌层。在心肌的分布有两种方式。一种是小支又分成许多更细的支，分布在心肌层外 3/4 处，细小的分支和肌束平行，然后再分支穿过肌束。另一种方式是不再分支，直接深入心肌层并达心内膜下，形成血管丛，供应心肌层近心内膜的部分。这种分支是冠状动脉的末梢，易受心内压力、冠状动脉内的压力和心肌收缩的影响，引起心内膜下心肌缺血。

二、冠状动脉的侧支吻合

在同一冠状动脉分支间、冠状动脉间、左右冠状动脉分支之间均有吻合，吻合支的直径一般大于 100μm，最宽可达数百微米。冠状动脉吻合支在整个心脏均存在，但一般的室间隔、房间隔、心尖部、房室交易处、右室前壁、窦房结与心房动脉间的吻合支最多、最丰富。心室心内膜下的血管吻合支比心外膜的多和大。吻合支能否及时形成有效的侧支循环和冠状动脉闭塞发展的速度、闭塞的部位是在动脉的远端或近端，以及邻近有无闭塞等因素有关。

三、冠状动脉对心脏各结构的血液供应

（一）左冠状动脉

1. 左前降支 供应左室前壁中、下和室间隔的前 2/3，闭塞时可引起左室前壁及室间隔部分的心肌梗死。
2. 左回旋支 供应左心室前侧壁上部、心脏膈面的左半部或全部和左心房。闭塞时可引起左室下壁及高侧壁心肌梗死。

（二）右冠状动脉

供给右心室、室间隔的后 1/3 和心脏膈面的右半部或全部。右冠状动脉主干还分支到右心房、右心室前壁。右冠状动脉供血范围较大，心脏膈面大部分是右冠状动脉供血，后壁心肌梗死多数是由右冠状动脉闭塞引起。

四、超声心动图诊断冠心病的基础

（一）二维超声心动图（two-dimensional echocardiography 2DE）

动物试验和临床证实，冠状动脉阻塞，产生心肌缺血，首先表现为心肌收缩异常，而 ECG 改变和心绞痛均发生在 2DE 显示室壁运动异常之后，Hausor 等证实这种可逆性左室运动异常可作为心脏急性暂时性缺血的一个早期标志，2DE 则是检测心肌缺血最敏感的临床工具。应用高灵敏度技术检测发现冠脉流量下降 10%～20%，即可出现心肌收缩功能异常，但 2DE 及其他非侵入性方法均无法检出，静息血流量减少 50% 或以上时，2DE 才能显示收缩异常。缺血透壁程度达 20% 以上时，2D 即可检出室壁运动异常。缺血区大小超过 18%，2D 检出室壁运动异常的敏感性较高。临床及实验研究证实，2DE 室壁运动异常区的

范围、大小和心肌梗死区解剖大小相关良好，与心血管造影及核素造影结果相关。

(二) 心肌声学造影 (myocardial contrast echocardiography MCE)

心肌声学造影是在心脏声学造影的基础上发展起来的，研究心肌血液灌注和功能的一种技术，它是将含有微小气泡的声学造影剂随冠脉血液灌注到心肌组织，通过造影剂背向散射信号较心肌组织强，视频灰度增加而确定心肌灌注范围。以往的造影剂不能通过肺循环，只能经导管将造影剂直接注入冠状动脉或主动脉根部、左房来实现。近年来由于新的经静脉途径造影剂的研制及新的超声图像技术的发展，使经静脉途径MCE取得了瞩目的进展。

目前造影剂经静脉的注射方法有弹丸式注射法 (bolus injection) 和持续静脉滴注法 (continuous intravenous injection) 两种。弹丸式注射法可用于评价心肌血液灌注范围，判定梗死区及危险区范围，经冠脉弹丸式注射声学造影剂并结合指示剂稀释原理可定量心肌血流量与心肌血容量的关系。持续静脉滴注法可安全有效地延长静脉心肌声学造影时间，有利于动态观察心肌血液灌注变化，并能有效地克服静脉弹丸注射时左室腔内高浓度造影剂带来的左室后壁声衰减问题。进一步利用超声破坏微泡的特性测量造影剂再填充速率与强度可反映心肌毛细血管密度及血流速度。

MCE的分析方法包括目测定性分析及视频强度定量分析法。前者是直观地评价心肌血流灌注范围；后者是根据指示剂稀释原理评价心肌血液灌注。其中弹丸式注射法是采用逐时间点连续分析同一感兴趣区视频强度随时间变化规律，采用r函数 $y = A \times t \times e[-a \times t]$ 拟合，继而计算出造影视频强度—时间曲线。由此定量局部心肌血流量。持续静脉滴注法主要是分析感兴趣区声学造影强度随触发间隔延长而发生变化的规律，采用指数函数 $y = A \times [1 - e(-\beta \times t)]$ 拟合，其中A代表局部毛细血管密度，β代表毛细血管内血流速度。目前应用的声学密度定量分析软件，可对资料进行定量分析。逐渐增加触发心动周期的数目；以定量分析超声图中微泡破坏后补充的速度，是近期发展的一个定量心肌微循环血液速度的分析方法。

目前，MCE用于确定心肌危险区面积；检测存活心肌、预测和评价心肌血流再灌注治疗的效果；估测冠微循环血液储备 (CFR)；探测冠脉狭窄的存在及估测冠脉狭窄程度以及研究药物的作用机理或作用部位。

(三) 直接检查冠状动脉

近年来国内外学者，均采用2DE直接观察左、右冠状动脉病变，并对其进行了细致的研究，提出了病变判定标准。最近由于动态聚焦环阵技术与电子计算机的应用，可在不同水平显示冠状动脉的断层图像，虽然2DE显示冠状动脉整个全貌是不可能的，但2DE对冠状动脉近端的显示则有重要的临床意义。

第二节 超声检查心脏的方法

一、M型超声心动图

(一) 定点探查

心前区探查时，首先找出心底波群 (Ⅳ区)，继而探查二尖瓣波群 (2b区) 及心室波群 (2a区)，仔细观测主动脉的宽度及其运动状况，测量心室的大小及室壁的厚度，观察其运动状况、测量室壁运动的幅度和速度，了解二尖瓣形态，可计算左室向心缩短速度等 (图9-2-1)。

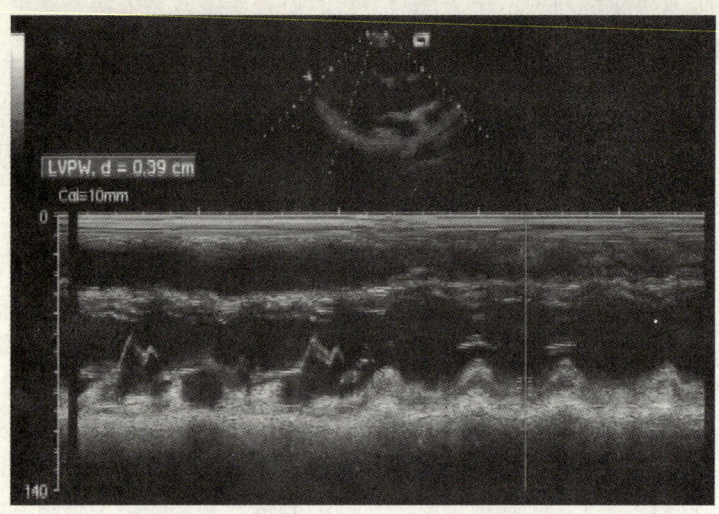

图 9-2-1 M 型显示二尖瓣和心室波群

(二) 多向探查

在心前区进行心脏纵轴扇形扫查。横向移动探头逐个肋间向下移动探头进行扫查，可能观测很多区域。

大量的动物实验和临床研究说明，节段性室壁运动异常是心肌缺血比较敏感、比较特异的表现。正常人的室间隔和左室后壁呈后向运动，即室间隔收缩期向后运动，舒张期向前运动，活动幅度为 3～8mm；左室后壁收缩期向前运动，舒张期向后运动，活动幅度 8～16mm。冠心病者室壁运动异常有以下几种类型：①节段性运动减低；②节段性运动丧失；③节段性矛盾运动即收缩期室壁膨出。冠心病患者缺血性室壁运动异常所发生的区域，主要取决于病变冠状动脉的部位、程度。缺血心肌可发生运动异常，而无缺血的心肌运动仍然正常，甚至代偿性增强。

Dirtimer 等报道 56 例心绞痛患者，发生 35 例冠状动脉左前降支狭窄，其中 28 例（80%）室间隔运动幅度减低；27 例冠状动脉左旋支狭窄者，14 例（52%）有后壁运动异常。说明 M 型超声心动图对前壁缺血发现率高，对后壁缺血发现率低。

二、二维型超声心动图

(一) 心前区探测

探头置于胸骨左缘Ⅲ～Ⅳ肋间，检查左室长轴图，然后顺时针转动探头，观察左室短轴二尖瓣、乳头肌和心尖水平，重点注意室壁有无节段运动异常。

(二) 心尖区探查

将探头置于左侧心尖搏动处，指向右侧胸锁关节，可探到心尖四腔图，此处可观察各房室的大小和形态，测量左右室长轴及面积，并可测量心脏功能。估价室壁的厚度和活动情况，了解有无节段性运动失常及室壁瘤等。在此方位探头逆时针旋转约 15°可探及心尖二腔图，此图显示心脏前壁和下壁的运动情况。在心尖二腔图的基础上，探头再逆时针旋转约 30°可探及心尖长轴，其显示的结构与胸骨旁左室长轴图相同，但更能完整地观察左室的全貌（图 9-2-2, 3）。

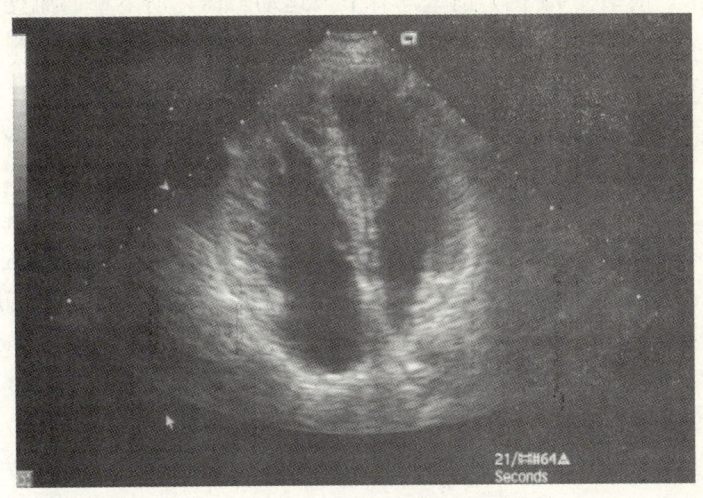

图 9-2-2 心尖四腔图
可观察各房室的大小、形态和室壁运动,并可测量心脏功能

(三) 食道内探测

将食道探头插入食道内,在相当于心房水平由后向前进行扫查,可得心脏长轴和短轴图,对冠心病,尤其在心脏搭桥手术中监测心脏功能等有一定价值。

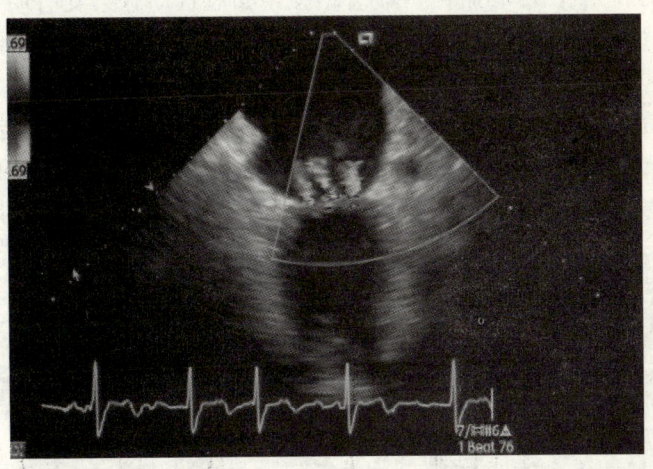

图 9-2-3 经食管超声心动图显示左室二腔图

冠心病患者,一般重点探查二尖瓣到心尖水平左室短轴图、心尖长轴图、心尖四腔图及二腔图,主要观察有无新出现的节段性运动异常,以及原有异常是否加重。一般采用定性分析,通过把某一节段的运动和其他节段的运动比较来判断有无异常。也有人采用定量的方法进行分析。由于二维超声心动图通过几个图显示心脏,可提供对心室比较完整的观测,因此对室壁运动的分析比 M 型超声心动图更优越。Cathinka 用超声心动图检查胸痛患者,有室壁节段运动异常者 26 例中,22 例证实有冠心病,而 17 例室壁运动正常者无一例为冠心病,检出冠心病的敏感性 85%(22/25),特异性为 78%(14/18),预测冠心病的准确性为 85%(22/26)。Heger 等报告一组急性心肌梗死,心电图证实为下壁心肌梗死者 20 例,19 例有

后壁节段运动异常；前壁梗 14 例，前壁均有节段运动障碍，前下壁心肌梗死 3 例，前壁和后壁均有运动异常。因此，Hausor 等确认二维超声心动图（2DE）是检测心肌缺血及梗死的最敏感的工具。

三、脉冲和连续多普勒超声心动图

将取样容积（sample volume）放置各瓣膜口，可测量该部位的血液最大速度、血流方向和血流性质。另外可了解心腔内有无异常的分流。对冠心病，中村一彦等应用多普勒技术对 40 例缺血性心脏病患者的心腔血流作了动态观察，发现心腔血液检测有助于收缩及舒张功能的判定，而且尚可及时发现重要并发症，如室壁瘤或心腔破裂等。Nanda 等利用电子计算机控制的追踪采样方法，以脉冲多普勒直接检测冠状动脉血流及腔内病变，从而获得其血流频谱及腔内病变图像。最近应用带多普勒装置的心导管（即多普勒导丝），测量冠状动脉狭窄两侧的压力阶差和血流量，从而准确地判断冠状动脉的狭窄程度和侧支循环代偿功能以及冠状动脉血流储备。

四、超声心肌显像

（一）超声造影心肌灌注显像

将心导管经股动脉插入冠状动脉（选择造影），或插入主动脉根部（非选择性造影），经导管注入超声造影剂，造影剂沿冠脉灌注到所支配的心肌内，冠状动脉无狭窄及闭塞者，由于超声造影剂灌注到心肌，使心肌回声显著增强，如冠状动脉某支有明显狭窄或闭塞性损害，则此分支所支配的心肌无或很少超声造影剂灌注，即心肌超声显像出现充盈缺损。常用超声造影剂有 CO_2 发泡剂、双氧水（hydrogen peroxide）、超声雾化白蛋白微球（sonacated albumin microsphere）等。本技术对心肌缺血或梗死的检出有很高的敏感性，定位诊断也很准确，但属创伤技术。近年来应用 Albunex，Optison 或 SONOvue 等静脉注射，心肌灌注显像效果良好，将来有可能成为诊断冠心病的一种简便、可靠的方法（图 9-2-4）。

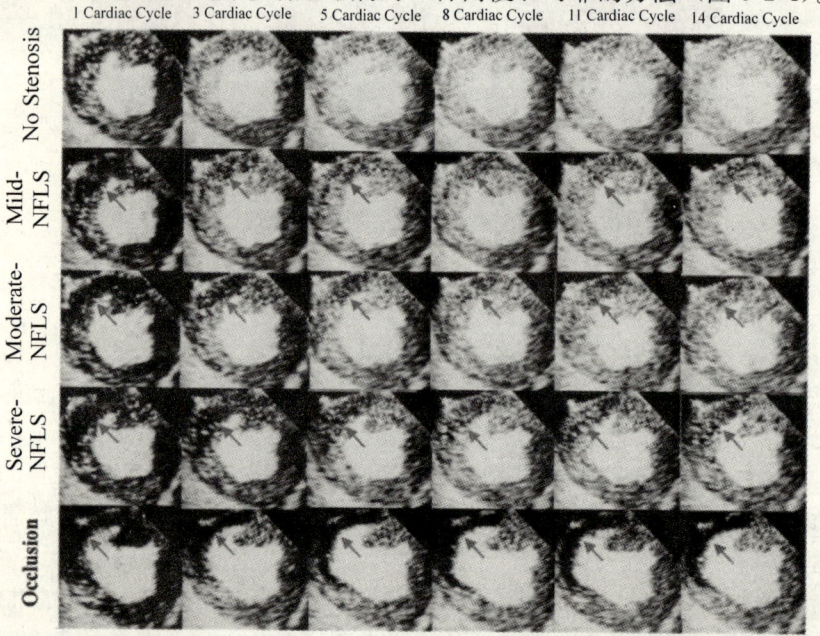

图 9-2-4 急性心肌梗死患者经静脉注射声学造影剂后，室间隔心肌出现充盈缺损

(二) 彩色编码二维超声心肌显像

本技术是借助微机处理,将心肌黑白灰阶转换成彩色显示,并且对色量级进行定量,使各种不同色度量级相对应。例如正常室壁的心肌基色为红色(R),色度量级为 R_4,缺血性心肌色度量级为 $R_{2\sim1}$,存在色度量的差别,若有冠状血管扩张剂使心肌缺血缓解,心肌的色度量级可消失,运动后心肌缺血加重,又可出现心肌的色度量级不同。因此可以根据室壁不同区域的心肌色度量级差别,可以估计缺血程度,当然这种估计是很粗略的,尚需积累更多的经验。

(三) 立体三维超声显像

首先用软磁盘或录像带记录左心室的长轴及短轴二维超声图像,然后再输入专用的图像处理微机,可自动描绘及计算出不同时相的断面图的面积,用以比较心室的收缩及舒张功能,对输入的室壁图像可把室壁自动划分成多个图,并构成立体图像,构成的图像可以是静态的,也可以是动态的,这样可以直接观测室壁运动幅度的高或低,对比运动前后的变化,借此可以比较准确地判断室壁的收缩运动。目前,超声心动图可进行联机实时三维显像,可动态三维显示室壁的收缩和舒张运动。

五、冠状动脉及其分支显像

Weyman1976年首先报道用二维超声心动图显示左冠状动脉干。主要在胸骨主动脉短轴图检查左及右冠状动脉,从这个断面图亦可显示左冠状动脉主干、左前降支和左回旋支,从心尖四腔图,在左房、左室邻接处显示左回旋支,在右房、室邻接处显示右冠状动脉主干;从心尖五腔图于主动脉旁侧显示左冠状动脉干;从胸骨旁右室流出道长轴图在房肺沟处显示左冠状动脉干;在这个图的右心耳处显示右冠状动脉干,从右房室沟处显示右冠状动脉的后降支。正常冠状动脉壁为两条平行的线状回声,动脉腔内为无回声区。若有狭窄可见动脉壁回声不均匀,管壁有局部增强,管腔粗细不等,血管走行弯曲等改变。正常左、右冠状动脉于内径约为3~5mm,小于3mm为狭窄。虽然冠状动脉干的显示率较高(58%~99%),但由于冠状动脉内径较细,仪器分辨力不够高,对管腔的测量由于检查手法、仪器灵敏度调节等误差较大,另外超声显示的冠脉范围较少,故目前诊断冠心病尚不可能主要靠对冠状动脉的直接显示。

六、冠脉内超声 (intracoronary ultrasound ICUS)

用特制的超声探头(20MHz~40MHz)置于心导管尖端(5F~6F),在X线监视下,从末梢动脉插入冠状动脉,形成360°环状图像,由于系高显超声,分辨率高,图像清晰,用于检查血管病变,可以分辨出血管壁3层结构,即内层、中层和外层(图9-2-5)。

它可以估计血管直径、管腔面积,了解有无动脉粥样硬化斑块,有无纤维化或钙化,斑块呈偏心抑或图心圆分布,管腔内有无血栓及动脉内膜撕裂,对球囊扩张等介入性治疗提供直接根据。其临床应用包括:

(一) 血管造影正常的冠状动脉

疑诊冠心病而进行血管造影的病人有10%~15%冠脉造影正常,在这些病人中ICUS常常可证实有斑块形成。Erbel等对冠脉造影正常而怀疑有冠心病的病人进行ICUS检查,48%(21/44)的病人有粥样硬化斑块,如果把功能参数考虑在内(冠脉血液储备和内皮细胞介导的扩管反应),仅36%的病人证实为完全正常。

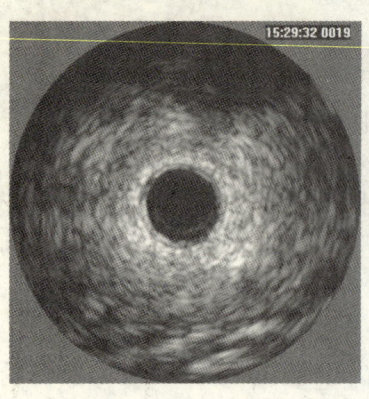 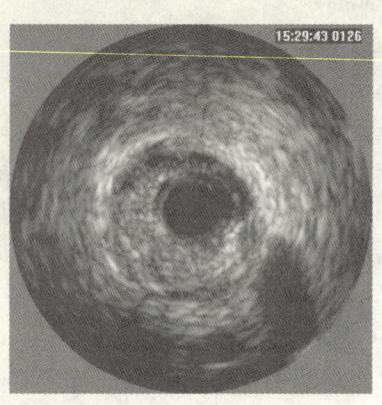

图 9-2-5　左图为正常冠状动脉血管壁的 3 层结构

右图为冠状动脉粥样硬化斑块

这些发现提示对冠脉造影无明显异常的胸痛或 X 综合征病人应进行重新评价和分类。对这些病人在推荐应用 ICUS 常规评价前，有必要证实这些发现的临床价值，特别是伴有和不伴有 ICUS 检测到粥样硬化斑块病人的预后差异。

（二）中度狭窄和模棱两可病变的评价

冠脉造影显示欠佳影响狭窄严重程度的精确评价，由于导引导管嵌入，血管重叠或短缩，左、右冠状动脉起源处、左主干分叉处或大的分支起源处，特别是左前降支近端开口处的狭窄常常显示较差，增加投射平面有时也难以解决问题。

肥胖、肺气肿或胸部畸形，偶尔也导致图像质量欠佳。过度偏心的血管腔（裂缝状开口）比非加压血管病理研究中估计的少得多。然而在临床上相互垂直投射面测量的差异（在一个投射面是明显病变，而在另一个投射面是中等）也很常见，影响临床决定治疗措施。ICUS 并不受这些限制的影响，非圆形结构的血管腔图积的测量是很容易的。通常的经验是 ICUS 能解决冠脉造影为模棱两可狭窄或不明确病变的问题，这些病变 ICUS 显示完全正常或是严重血管病变。

两个大的前瞻性研究，表明在冠脉介入前行 ICUS 检查，20% 以上的病人改变了治疗策略。

（三）心脏移植后的冠状动脉疾病

心脏移植一年以后，移植心脏的冠状动脉疾病的增加是影响心脏接受者发病率和死亡率最重要的原因。因为同种心脏移植是功能上去神经的，进行性冠脉粥样硬化导致的主要的临床事件（如心肌梗死：心衰和猝死）通常没有心绞痛作为先兆。因此，对这类患者应进行反复冠脉造影以监视冠脉疾病的进展情况。短暂血管病变的病理是有特征的，开始是整个冠脉树的内膜增生，然后进展为弥漫性闭塞。各冠脉血管呈长轴狭窄伴远端血管剪切是冠脉造影的特征。标准冠脉造影精确测量移植冠状动脉疾病的严重性所表现出的局限性已成为冠脉造影—病理相关研究的热点。

ICUS 是测量心脏移植受体内膜增生的一种有效和可重复的方法。心脏移植后 1 年或数年，大多数病人 ICUS 显示血管造影所不能见到的内膜亚性增厚。ICUS 可对移植冠脉疾病进行早期检测和定量，同时提供血管壁形态学的特征。这些研究证实：移植后早期病人的心脏 ICUS 显示为青年人的冠状动脉（正常冠状动脉）。然而这些病人中的一部分，在移植后早期的研究已经表明有供体相关粥样硬化改变的超声证据。

初步的纵向研究，比较 ICUS 和血管造影对检测和监测粥样硬化疾病进展的敏感性。结果表明，大约 40% 的心脏移植受体，ICUS 证实有内膜增生，大多数发生在移植后前 2 年内，斑块的钙化仅在这个过程的晚期发生。平均内膜厚度≥0.3mm 是总体和心脏生存以及免于再移植的独立预测因素。

（四）冠脉介入前病变的评价：治疗的选择

与冠脉造影相比 ICUS 提供了很多潜在的信息，以决定某一病变最适合作哪种特殊治疗。

在无钙化以钙化的深度、范围对选择介入器械和估计并发症的危险程度有其重要的作用。X 光对于钙化范围＞180°的病变，其敏感性仅 60%，对于小的钙化灶，完全不可靠。Mintz 等对 1155 处冠脉病变进行了 ICUS 检查，79% 有钙化（而冠脉造影仅 38%）。72% 为内膜下钙化，通常位于斑块的最厚处。内膜下钙化是限制组织修复和增加定向切除并发症发生率的重要因素。钙盐的沉积和范围同样可以预测 PTCA 的夹层和破裂，当钙化范围＞90°时，几乎总是出现夹层和破裂。

旋磨能成功地清除内膜下钙化并创建一个有利于进一步治疗的通道如：球囊扩张、定向切除或支架植入等。已在多个大的中心达成了一致，即在介入前行 ICUS 检查，沿狭窄段多个图浅表钙化范围＞180°时，是旋切的适应证。

了解斑块的偏心性分布是指导和介入治疗的另一重要因素，而冠脉造影对此只能作间接评价。直接测量斑块最大和最小厚度计算斑块的偏心性，ICUS 发现偏心斑块的发生率比冠脉造影估计的要高得多。高度偏心而无内膜下钙化的斑块，定向切除似乎是符合逻辑的选择，但是否优于球囊成形和支架植入尚待进一步证实。

（五）ICUS 在 PTCA 中的应用

基于 ICUS 检查的结果，改变扩张的策略，这些改变包括球囊的大小和扩张的压力，偶尔病变比冠脉造影所见到的长，提示应用较长的球囊，弥漫性的钙化病变一定需要高压扩张，同时带来更多夹层的危险。但是，钙化的长度和周径达到何种程度时单纯的 PTCA 效果不满意而需选用其他替代技术如旋切，目前仍然不清楚。在不稳定性心绞痛和急性心肌梗死 PTCA 使血管腔增大，主要是由于斑块面积减少所致。这提示在急性冠脉综合征 PTCA 的机制是附壁血栓的压缩、再分布或脱落（dislodgement）。用 ICUS 测量血管直径能帮助选择球囊大小。Clout 试验已经提出根据中膜所测的直径来选择球囊的大小，并且报告了初步结果，即：腔面积增加，而并发症的发生率没有增加。在近期的报道也证实了这种方法有效性，显示，用与血管直径相等的球囊和高压扩张，靶血管腔增大，但再血管化低（17%）。

对于 PTCA 的结果，ICUS 能提供最重要的信息。在 PTCA 后，ICUS 能检测到斑块破裂或夹层的周径和长度。虽然在 PTCA 术后冠脉造影证实的夹层增加住院并发症的危险，但 PTCA 术后造影有夹层征象的狭窄只有 5%。ICUS 能较精确地观察到一些需要立即进行治疗的夹层。虽然夹层的深度和周径被认为是最相关的参数，但 ICUS 对并发症的预测值还没有建立，可能需要用 ICUS 三维重建对夹层的周径和长度进行积分，才能进行评价。

从 ICUS 已了解到如何植入支架以避免亚急性血栓形成，降低支架植入后再狭窄是新的挑战。由于下列因素，超声有利于支架的理想扩张（图 9-2-6）：

（1）确定病变段的长度，以避免显著的残端狭窄或在高压球囊扩张后支架边缘的夹层：冠脉内超声三维成像有利于这些轴向的测量。

（2）检测斑块钙化和范围，钙化是限制支架扩张的一个重要因素，此类病变可用旋切治疗。

(3) 在支架置入前指导选择性的斑块清除（DCA）以避免斑块脱垂或移位以及减少血管伸展。

(4) 在支架植入时，指导并证实获得最佳血管腔。

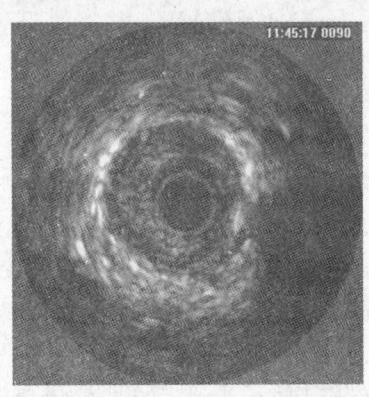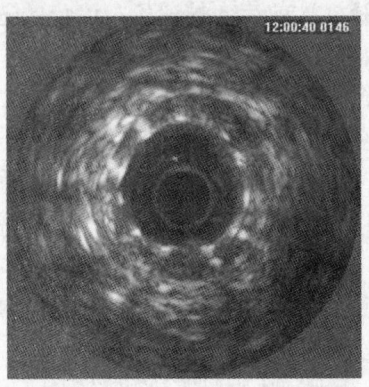

图 9-2-6　左图显示冠脉内粥样硬化斑块形成，右图显示支架植入后血管腔面积的改善

目前此种技术仅用于诊断，将来如能结合球囊扩张、激光烧灼、导管旋切等治疗同时进行，其应用价值将更加广阔。（参阅第十三章　冠脉内超声及其他冠状动脉显像检查）。

七、组织多普勒成像

组织多普勒成像（tissue doppler imaging，TDI），或称多普勒心肌成像（doppler myocardial imaging，DMI）、组织速度成像（tissue velocity imaging，TVI），是近几年产生并迅速发展起来的一项超声心动图新技术。因其可提供实时量化的心肌运动信息，因而为观察与评价心肌激动的起源与传导，研究心肌运动，尤其是局域心肌在正常、负荷、缺血等状态下的运动和功能提供了前所未有的无创定量分析手段。

TDI的物理原理与传统脉冲多普勒成像（pulsed doppler imaging）相同，即应用多普勒效应原理，对运动组织的频移信号进行检测，并以一定方式处理后加以显示。人体心脏的多普勒频移信号有两种来源：①血流中的红细胞，其速度可达150cm/s，但信号强度较低；②运动的室壁与瓣膜，其速度很少超过10cm/s，但信号强度大（约比血流信号高40dB）。传统多普勒成像系统将低频高振幅的室壁运动信号作为"噪音"，经高通滤波器加以滤除。TDI通过调节滤波器与选择系统增益，确定恰当的频率通过域值，滤除血流反射回来的高频低振幅频移信号，只检测室壁反射信号，输入速度（加速度、能量）计算器与自相关处理器，再进行彩色编码，经数模转换器后，可通过3种模式实时展现心室壁运动信息：①速度模式（velocity mode），包括二维、M型和频谱多普勒组织成像3种表现方式；②加速度模式（acceleration mode），以彩色二维方式显示；③能量模式（energy mode），表现形式有二维能量图和M型能量图。

多种疾病可致心肌运动幅度减低、不协调运动，TDI是检测这些异常的敏感方法。Gorcsan等通过一系列设计周密的动物实验证实TDI可检测心肌增厚和跨壁速度梯度，且其所得的局域心肌速度曲线与微晶体植入测量心动周期中心肌的伸长与缩短结果直接相关，这一研究结果充分验证了TDI评价心肌运动的可靠性。

心肌缺血时，舒张功能首先受到影响，而局域心肌（尤其是缺血节段）的舒张异常比左心室整体舒张功能（常以二尖瓣口舒张期血流频谱代表）异常出现更早且更敏感。国内外均有研究报道缺血时局域心肌脉冲 TDI 频谱表现舒张早期速度（Em）减低、Em/Am 比值倒置；从时相上看，等容舒张期延长，舒张早期时间缩短，收缩功能亦受累时，脉冲 TDI 频谱 Sm 波减低，定量 TVI 相应表现收缩早期峰值速度减低；时相上等容收缩期延长，收缩期缩短，且缺血但仍存活的心肌表现"心缩后增厚"现象。心肌梗死后，梗死区心肌无运动或矛盾运动。梗死区较小时，受周围正常组织牵拉，二维声像图梗死区异常运动可不明显，但其收缩速度必然减低，时相延迟。

心肌急性缺血时所表现的"收缩后增厚"（post-systolic thickening，PST，即局域心肌收缩发生于舒张期开始之后）现象近年来受到众多学者的广泛关注。

应变（strain）与应变率（strain rate）是晚近提出的评价局域心肌功能的新的量化指标。从理论上讲，应变率的计算机比平面内多普勒速度测量更有价值，因为心脏的整体运动（如旋转、转位等）不影响其计算。目前的 TDI 系统可在高帧频、高径向分辨率的情况下获得实时二维图像，这就使得局域心肌应变与应变率测算成为可能。在 Voigt 等与 Heimdal 等所作的初步研究中，从健康志愿者和已确诊的透壁心肌梗死病人的 TDI 资料中可得到不同的收缩、舒张应变率峰值，将梗死节段的心肌应变率与正常人相同部位心肌应变率进行比较，同时与该区域室壁运动积分比较，结果发现低运动、无运动、反常运动的节段均表现典型的应变率频谱改变。此外，在急性动物实验和急性心肌梗死病人中，等容舒张期及缺血导致的收缩期后收缩谱改变。此外，在急性动物实验和急性心肌梗死病人中，等容舒张期及缺血导致的收缩期后收缩时相，收缩应变、应变率峰值对估测心肌的变形性异常上有显著的敏感性。

TDI 的另一重要应用是使负荷超声试验得以量化。负荷超声试验虽已在临床工作中普遍应用，即使在经验丰富的医疗单位可重复性也不够理想。目前的 TDI 系统允许实时采集负荷试验中各个负荷级的动态图像，并将原始数据储存于工作站中进行后处理分析，获得室壁运动的量化信息。从而克服了目视分析的主观性和"在线"采集各节段室壁运动信息耗时而不可行的局限，使对室壁运动异常的评价更客观、准确。由 7 个研究中心合作组成的欧洲 MYDISE（Myocardial Doppler in Stress Echocardiography）研究组进行了大量验证 TDI 负荷超声临床价值的试验。Wilkenshoff 等 20 名健康志愿者进行踏车运动试验结果表明，运动过程中，中段与基底段室壁心肌峰值平均收缩速度（MSV）随每一个负荷级、心尖部 MSV 随每两个负荷级的增加而显著增高；静息状态时存在于心底—心尖的速度梯度在运动全过程中仍存在。证实高时间与空间分辨率、具有后处理分析功能的 TDI 系统能够准确、可靠地定量评价踏车运动负荷试验中左心室的长轴和短轴收缩功能。此外，TDI 多巴酚丁胺负荷试验也证实负荷超声实验中应用 TDI 脱机定量分析局域心肌功能是可行的，心尖图的心底节段数据具有最佳的可重复性和临床价值。左心室心底节段的收缩功能可用峰值收缩速度（V）、峰值收缩速度前时间（TTP）、收缩速度－时间积分（VTI）等定量参数进行准确的脱机分析（图 9-2-7）。

总之，TDI 对评价局域心肌缺血与心肌存活、负荷状态（如高血压）和心肌自身病变（如心肌病）时的运动异常均具有很好的潜在价值。

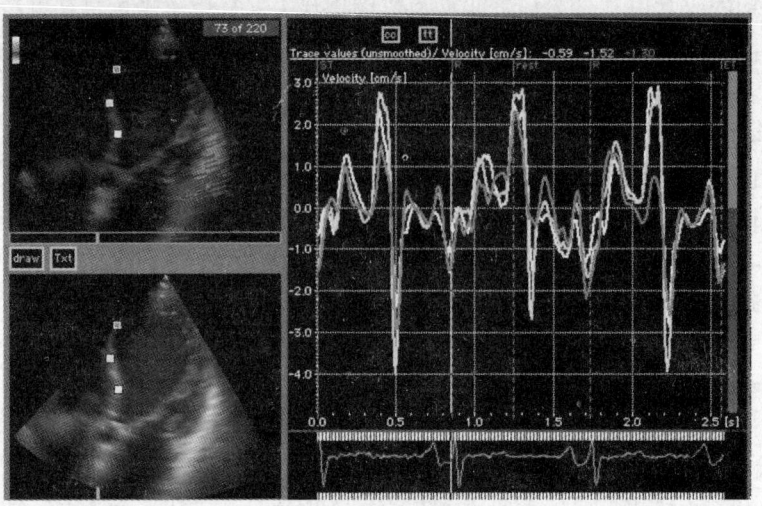

图 9-2-7 组织多普勒成像可精确测量局部心肌的运动速度,图中黄色、绿色和红色曲线分别代表室间隔基底部、中部和心尖部心肌的运动速度与时间之间的关系

第三节 心脏功能检查

心脏功能测定对临床诊断、判断心功能、指导治疗、观察药物效果及判断预后均有十分重要的意义。1968 年 Feigenbaum 首次应用 M 型超声心动图测定心输出量,20 多年来应用这种方法研究心功能测定发展很快,并广泛应用于临床及研究工作。

一、左心室容量

超声心动图可以较准确地测量左心室内径,并能计算左心室容量(V)及每搏量(SV)。

(一)左室内径测定

1. M 型超声心动图和左室腱索水平作为标准测量区。舒张末期内径(Dd)以同步描记的心电图 QRS 波群的 R 波顶点处测量。收缩末期径(Ds)在心电图 T 波终末处测量(图 9-3-1),测 3~5 个心动周期取其平均值。

2. 二维超声心动图在胸骨旁左室长轴图,以心电图 R 波顶点及 T 波终末角触发图像停帧,分别测量 Dd 及 Ds。也可在腱索水平短轴图测量左室前后径(D_1)及横径(D_2)。在心尖四腔或二腔图测左室长轴内径(L)(图 9-3-2)。

(二)左心室容量的计算

计算左心室容量的公式较多,其中以椭圆体公式法和回归公式法最常用,对冠心病固有室壁节段运动异常,则以 Simpson 氏法较准确。

1. 椭圆体公式法 把左室视为一个扁长椭圆体,已成为大多数心血管造影计算左室容量的基础。此扁长椭圆体有两个短轴径 D_1 与 D_2,一个长轴径 L,其容量公式为:

$$容量(V) = \frac{4}{3}\pi\left(\frac{D_1}{2}\right)\left(\frac{D_2}{2}\right)\left(\frac{L}{2}\right) \tag{1}$$

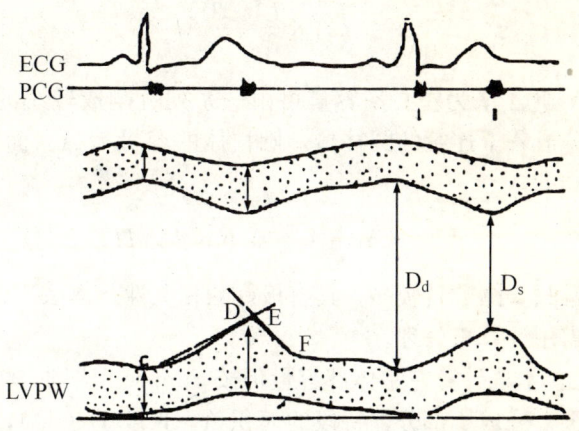

图 9-3-1 M 型超声心动图测量左室短轴径

Dd 及 Ds 为舒张末及收缩末内径

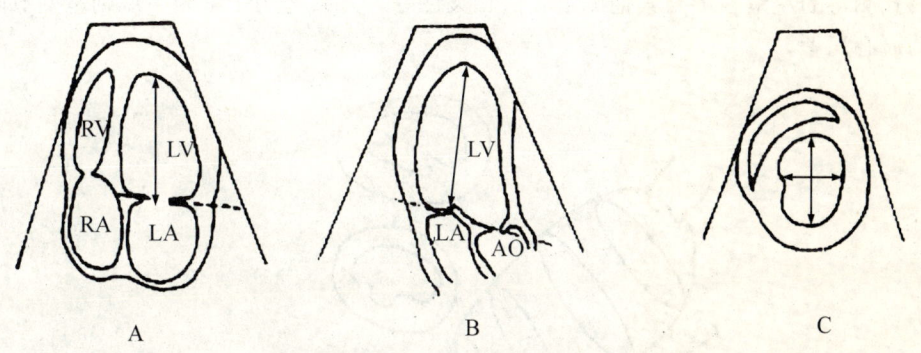

图 9-3-2 二维超声心动图测左室长轴径及短轴径示意图

A. 心尖四腔图　B. 心尖二腔图　C. 短轴图

假设左心室内径两个短轴径相等（$D_1=D_2$），长轴径等于 2 个短轴径（$L=2D_1$），代入公式（1）即：

$$V=\frac{4}{3}\pi\left(\frac{D_1}{2}\right)^2\left(2\frac{D_1}{2}\right)=\frac{\pi}{3}\times D_1^3=1.047D^3\approx D^3 \qquad (2)$$

2. 回归公式法　左室增大时，左室的形状近似球形，短轴增加明显，长轴不等于短轴的 2 倍，用椭圆公式法计算时，则测值显著大于实际容量，有几上公式用来校正左室大小对 L/D 比值所产生的影响，其中以 Teichhotz 法计算的结果与创伤法测定的结果较一致，但对心肌有节段收缩异常者误差较大。

$$\text{Teichholz 公式：} V=\left(\frac{7.0}{2.4+D}\right)\times D^3 \qquad (3)$$

3. 短轴面积与长度法　即在二维超声心动图左室腱索水平短轴图，测短轴面积（A）及左室长轴径。

$$V = \frac{4}{3}A \times \frac{L}{2} = \frac{2}{3}AL \tag{4}$$

4. Simpson 氏法 此法认为左心室容量可由一系列分割成较小的容易总和求得，如将左心室沿长轴均匀地分成若干连续的圆柱体，圆柱体的容量为 A（面积）$\times H$（高），心室容量等于各截段的总和即：

$$V = (A_1 + A_2 + A_3 KK) \times H \tag{5}$$

此法测定左室容量只要图数目较多，具有极好的相关性。本法不要求心室符合任何几何图形，唯计算复杂，需用计算机处理。

改良 Simposon 法，本法计算左室体部容量仍按 Simpson 法则，将心室于二尖瓣、乳头肌上缘及下缘水平作图，分成 4 部分，每段的面积 A，长度 $H=1/4$，心尖作为椭圆体（图 9-3-3），左室容量由下列公式计算：

$$V = (A_1 + A_3 + A_3)\,h + \frac{A_4 h}{2} + \frac{\pi}{6}h^3 \tag{6}$$

此公式测得的左室容量与其他测定方法相关性好。尤其适用于室腔不规则室壁节段运动有异常的冠心病者。

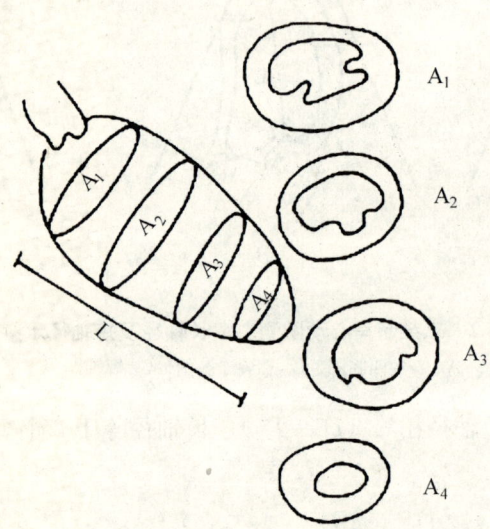

图 9-3-3 改良的 Simpson 法心室近端 3/4 的容量以
Simpson 法计算，心尖按椭圆体节段容量公式计算

二、左室收缩功能

（一）每搏量（SV）测定

按左心室容量公式分别计算出舒张末容量（Vd）及收缩末容量（Vs）。

$$SV = Vd - Vs\ (\text{ml})$$

（二）心输出量（CO）及心脏指数（CI）

$$CO = SV \times HR\ (\text{L/min})$$

$$CI = CO/BSA \ (L/min/m^2)$$

式中 HR 为心率/分，BSA 为体表面积。

(三) 射血分数 (EF)

左室每搏量占其舒张末期的比值，即为射血分数，反映左室收缩的排血效率。

$$EF = \frac{SV}{Vd} = \frac{Vd - Vs}{Vd}$$

射血分数是评价左室收缩功能常用、有价值的指标，反映左室纤维缩短的程度，不受心率影响，但前负荷及后负荷均影响射血分数。正常值为 67±8%，安静平卧时低于 50% 为不正常。

(四) 左室周径纤维平均缩短速度 (mVcf)

$mVcf$ 反映短轴周长在收缩期纤维缩短程度及缩写人短时间的变化即缩短的速度，受心率影响，在一定范围内表现为正比关系。$mVcf$ 对后负荷改变敏感，而前负荷对其影响不大。$mVcf$ 可由 Dd 及 Ds 计算而得，其公式为：

$$mVcf \ (周秒/秒) = \left(\frac{\pi Dd - \pi Ds}{ET \times \pi Dd} \right)$$

式中 πDd 及 πDs 分别为短轴舒张末期周长和收缩末期周长，ET 为射血时间。为了便于比较使其标准化即除以 πDd。正常最低限为 1.1 周径/秒。

(五) 短轴缩短率 (ΔD%)

$$\Delta D\% = \frac{Dd - Ds}{Dd} \times 100$$

$\Delta D\%$ 计算简便，较 $mVcf$ 敏感，与射血分数呈线性关系。正常值 28%～35%。

(六) 二尖瓣—室间隔间距 (EPSS) (E-point septal separation)

EPSS 是反映左室功能的敏感指标，在 M 型超声心动图二尖瓣前后叶波群上测量，其测量方法有二：

1. EPSSa 为在同一心动周期上二尖瓣前叶到室间隔最低点的垂直距离。
2. EPSSb 为二尖瓣前叶 E 峰到室间隔左室面的垂直距离。

EPSS 与左室造影 EF 间呈高度相关 (r=－0.86)。受室壁节段性运动异常的影响较小，因此适用于冠心病患者。此指标不受心率、节律及体位的影响，但不能用于二尖瓣狭窄及主动脉瓣关闭不全的患者。正常值 EPSSa 为 (3.0±2.2) mm，EPSSb 为 (4.4±2.2) mm。一般认为大于 8mm 为心功能不正常。

(七) 室壁收缩期增厚率 (ΔT%)

室间隔及左室后壁的收缩末期厚度 (Ts) 与舒张期末厚度 (Td) 之差，再除以舒张末期厚度，其公式如下：

$$\Delta T\% = \frac{Ts - Td}{Td} \times 100$$

本指标较室壁收缩幅度稍敏感，室壁肥厚、心肌缺血或梗死时，室壁增厚率明显下降，甚至收缩期室壁变薄。正常值为 35% 以上。

(八) 室壁收缩运动幅度与速度

正常时室间隔运动幅度为 0.3～0.8cm，平均 0.5cm，在室后壁运动幅度为 0.7～

1.5cm,平均1.0cm。在心绞痛节段性左室壁运动异常,表现收缩运动幅度减低和收缩与舒张运动的速度变化。

(九) 室壁节段运动异常

节段性心肌收缩异常是心肌缺血及(或)梗死的早期而敏感的指标。节段性收缩异常分为运动减弱(心内膜运动幅度减低50%以上)、运动消失及运动反常(与正常运动相反)。室壁节段性收缩异常除观测心内膜搏幅外,尚可观察以下指标(图9-3-4)。其中以心内膜节段面积变化较为敏感,而室壁收缩增厚率的特异性较强。

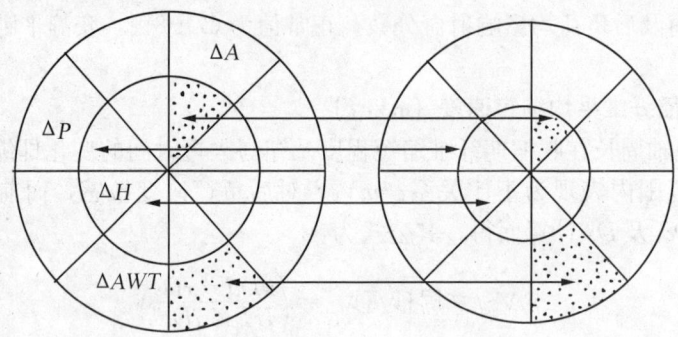

图 9-3-4 左室短轴节段收缩功能示意图
ΔA%=心内膜节段面积变化率　ΔH%=半轴缩短率
ΔP%=心内膜节段弧长缩短率　ΔAWT%=室壁节段厚度面积变化率

1. 心内膜节段面积变化率(ΔA%)

$$\Delta A = \frac{舒张末期节段心内膜 - 收缩末期心内膜面积}{舒张末期节段心内膜面积} \times 100$$

2. 半轴缩短率(ΔH%)

$$\Delta H\% = \frac{舒张末期半轴长 - 收缩末期半轴长}{舒张末期半轴长} \times 100$$

3. 心内膜节段弧长缩短率(ΔP%)

$$\Delta P\% = \frac{舒张末期心内膜节段弧长 - 收缩末期节段弧长}{舒张末期心内膜节段弧长} \times 100$$

4. 节段室壁收缩增厚率(ΔT%)

$$\Delta T\% = \frac{收缩末期节段室壁厚度 - 舒张末期节段室壁厚度}{舒张末期节段室壁厚度} \times 100$$

5. 室壁节段厚度面积变化率(ΔAWT%)

$$\Delta AWT\% = \frac{收缩末期节段厚度面积 - 舒张末期节段厚度面积}{舒张末期节段厚度面积} \times 100$$

(十) 室壁分段方法

为了判断心肌缺血或梗死的部位,用二维超声心动图对左室壁划分若干阶段,文献报道的方法较多,比较常用的有以下两种方法:

1. 美国超声心动图学会(American Society of Echocardiography ASE)推荐的20段划

分法（图 9-3-5）。

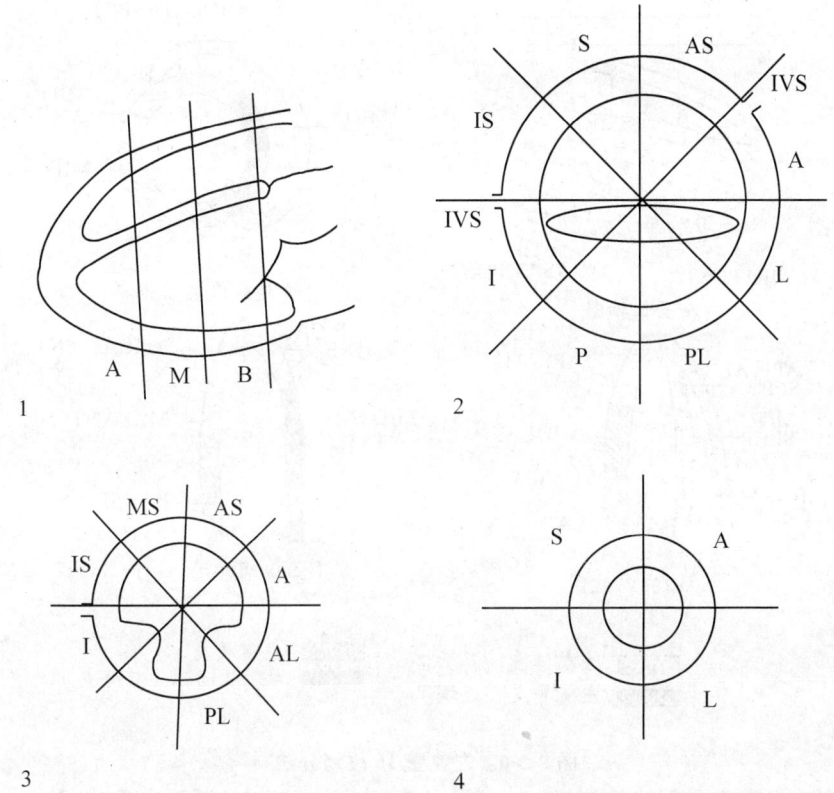

图 9-3-5　左室壁 20 段划分法

1. 胸骨旁左室长轴图　　　3. 左室乳头肌短轴图
B. 基底段 M. 中段 A. 心尖段　　MS. 室间隔中段 IP. 下后壁
2. 左室二尖瓣口短轴图　　4. 左室心尖短轴图
AS. 前室间隔 A. 前壁 L. 侧壁　　PL. 后外侧壁 P. 后壁 I. 下壁
IS. 室间隔下段 S. IVS. 室间隔

　　以长轴图图为标准，把室壁分为基底段、中段、心尖段三部分。在短轴图上，以左室二尖瓣口短轴为基底段，左室乳头肌短轴图为中段，左室心尖短轴为心尖段，以室腔中央为轴心，把室壁每隔 45°划分一段，左室二尖瓣口及乳头肌短轴图各分为 8 段，左室心尖短轴图分为 4 段，总共 20 段。

　　2. 左室壁 16 段划分法　图 9-3-5 用心尖四腔图、心尖左心两腔图、左室乳头肌水平和左室长轴图把左室划分成 16 段（图 9-3-6）。

　　3. Nanda 等右室壁划分法　图 9-3-6 将右室游离壁、下壁（膈壁）分为近段、中段、心尖段，从心尖四腔图、剑下两腔图、剑下左室乳头肌短轴图等观测（图 9-3-7）。

　　Feigenbaum 等用环形游标技术，以心脏收缩舒张时相过程中，心内膜的运动判断运动状态。心内膜运动≤2mm 者定为运动消失，2～4mm 者为运动减弱，≥5mm 者为运动正常。并以计分方法表现左室受累严重程度。记分方法是：室壁运动正常记 1 分，运动减弱记 2 分，运动消失记 3 分，矛盾运动记 4 分，室壁瘤记 5 分。节段显示不清无法判断记 0 分，每

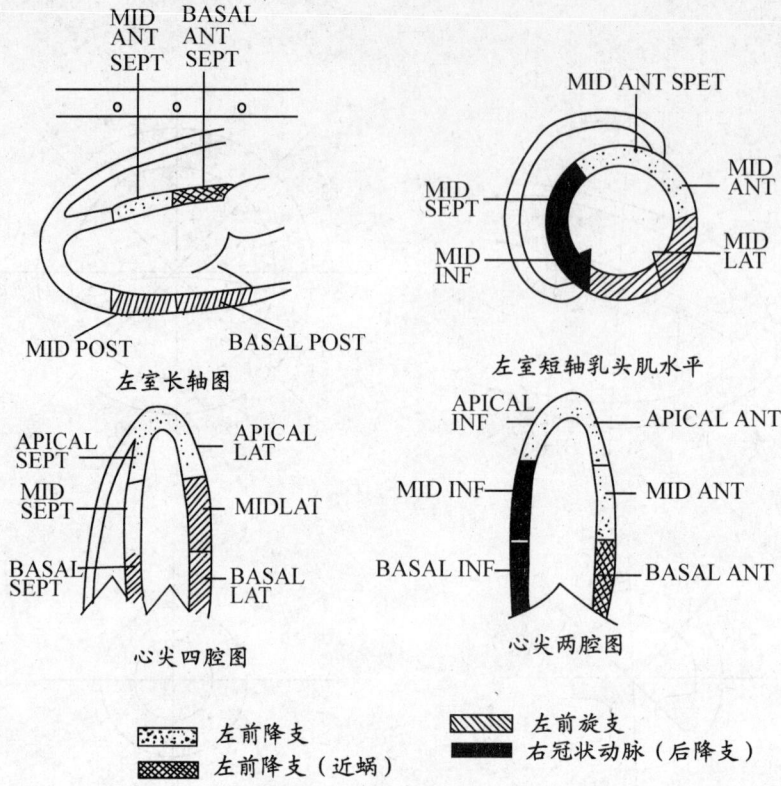

图 9-3-6　左室壁 16 段划分法

APICAL SEPT：空间隔心尖部　　APICAL LAT：侧壁心头尖部　　APICAL INF：下壁心尖部
MID SEPT：室间隔中间部　　　　MID LAT：侧壁中间部　　　　　MID INF：下壁中间部
BASAL SEPT：室间隔基底部　　　BASAL LAT：侧壁基底部　　　　BASAL INF：下壁基底部
APICAL ANT：前壁心尖部　　　　MID POST：后壁中间部　　　　　MID ANT SEPT：前间隔中间部
MID ANT：前壁中间部　　　　　　BASAL POST：后壁基底部　　　　BASAL ANT SEPT：前间隔基底部

个节段分数相加，再除以总节段数，即为"室壁运动指数"。如指数为 1.0 为正常，≥2.0 为明显异常，室壁运动指数与整体左室射血分数相关很好。

三、左室舒张功能

以往一般多注意心脏病的收缩功能改变，近来发现某些疾病如冠心病、高血压等左室心肌舒张功能的改变常早于收缩功能的改变，因而对舒张功能的检查受到重视。

（一）二尖瓣前叶舒张早期后退速度（EF 斜率）　在无二尖瓣狭窄和无低排血量状态时，二尖瓣 EF 斜率变慢，提示心室顺应性降低，舒张早期左室充盈减少。

（二）左室后壁舒张速度

左室壁舒张速度反映左室心肌的顺应性，心肌松弛不是被动的，是需要消耗能量的，如冠心病心肌缺血，使室壁舒张期硬度增加，舒张速度降低。

（三）快速充盈分数（F_{RF}）

$$F_{RF}=\frac{Df^3-Ds^3}{Dd^3-Ds^3}$$

式中 Df 为快速充盈末期内径，而在 M 型心动图上自左室后壁曲线 F 点测量左室内径

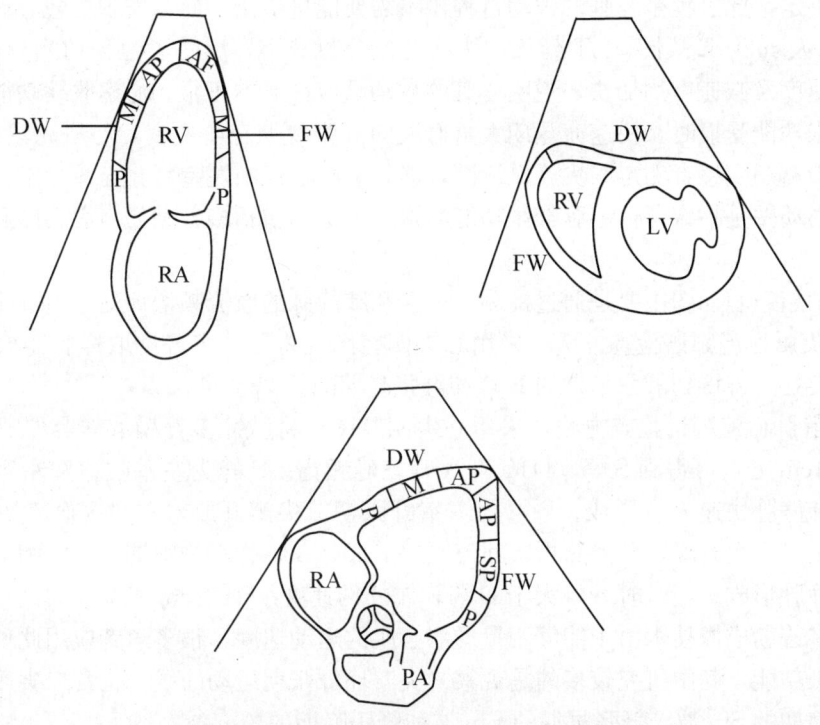

图 9-3-7　右室壁划分法（仿 Nanda）
FW. 游离壁　DW. 膈壁（下壁）AP. 心尖段　M. 中段　P. 近段

（图 9-3-1）。F_{RF} 正常值为 0.65 ± 0.07，即快速充盈期左室充盈血量约为总充盈量的 2/3。

（四）脉冲多普勒超声心动图测定二尖瓣口血流频谱

将取样容积置于二维超声心动图心尖四腔图二尖瓣口左室侧，可记录到二尖瓣频谱图，并可测量多种血流参数。

1. 左室舒张早期快速充盈峰值血流速度（E_{max}）及左房收缩期血流峰值速度（A_{max}）。
2. A/E 比值　正常为 0.70 ± 0.12。
3. E 峰平均加速度（mAc－E）和平均减速度（mDc－E）。

$$mac-E = E/AT \quad AT\text{ 为血流加速度时间}$$
$$mdc-E = E/DT \quad DT\text{ 为血流减速度时间}$$

4. E 峰面积（E－A）及 A 峰面积（A－A）及其比值。
5. E 峰面积与全舒张期血流速度面积比值，即 EA/T－A。
6. 1/2 充盈分数（1/2FFR）

$$1/2FFR = \frac{\text{前 1/2 血流频谱面积}}{\text{全舒张期积压流频谱面积}}$$

（五）等容舒张期（IRVT）测定

在 M 型超声心动图上，测定主动脉瓣关闭点到二尖瓣开放点或人脉冲多普勒技术从主动脉血流图终点至二尖瓣血流图的始点，即 IRVT。正常人为 (0.09 ± 0.021) sec。

Brutsaert 等提出一个重要心脏生理过程，即心脏松弛，此期为心脏主动耗能过程，对缺氧、缺血相当敏感，也是早期心功能损伤的主要过程。以后心腔的进一步扩张，由心脏的顺应性所决定，此过程是心脏的被动过程，不需要能量供给。研究发现，冠心病人等容时间延长，E_{max}及mDc-E减慢，ΔT延长，快速充盈分数减小，反映了弛张功能受损，而A_{max}、A峰的加速度及减速度均加快，说明心脏的被动顺应性基本正常，心房收缩功能正常，当心脏主动弛张功能受损时，快速充盈期大量血液的舒张晚期充盈左室，心房充盈代偿性增强。因此无二尖瓣病变患者测定二尖瓣血流图，能较敏感地反映左室舒张充盈异常。

超声心动图是临床评价心脏舒张功能的常用方法，包括多普勒超声心动图和组织多普勒成像技术。

多普勒超声心动图主要是通过检测二尖瓣和肺静脉的血流频谱评估左室舒张功能。

1. 二尖瓣血流频谱检查方法　采用心尖四腔图，将脉冲多普勒取样容器放置于舒张期二尖瓣瓣尖处，可得到舒张早期的E峰和舒张晚期的A峰频谱。

2. 肺静脉血流频谱检查方法　采用心尖四腔图，将脉冲多普勒取样容器放置于右肺上静脉内约1cm处，可得到S峰、D峰和A峰三峰频谱。S峰为左室收缩期左房舒张期，左房压下降肺静脉快速充盈形成；D峰为左室舒张期二尖瓣开放，左房内血流快速进入左心室，左房压又一次下降，肺静脉再次回流左房形成。A峰为舒张晚期心房收缩，心房内血流逆流至肺静脉形成。正常时S峰大于D峰，A峰的速度小于20cm/s。

组织多普勒成像技术由于能够测量局部心肌的运动速度，很多学者应用此项技术研究左室整体舒张功能，其中研究较多的是观察二尖瓣环舒张期运动曲线。正常二尖瓣环运动曲线可分为收缩期的Sm波、舒张早期的Em波和舒张晚期的Am波。

目前，左室舒张功能的评估尚无统一的诊断标准，美国超声心动图学会也无推荐的诊断指南。左室舒张功能的评价主要是应用超声心动图技术测量二尖瓣口舒张期血流频谱，肺静脉血流频谱和二尖瓣环运动曲线进行综合评价。有学者建议如果等容收缩时间（IVRT）>100ms，二尖瓣血流频谱E/A<1.0，E峰下降时间（DT）>220ms，肺静脉A峰（Pva）流速>35cm/s，二尖瓣环运动曲线Ea/Aa<1，即可诊断左室舒张功能异常。

四、心血管压力测定

（一）左室舒张末期压力（LVEDP）测定

1. 用M型超声心动图与心电、心音图同步描记，测量左室舒张末期压。

$$LVEDP = 21.6\left(\frac{Q-C}{A_2-E}\right) + 1.1 \text{ (mmHg)}$$

公式中，Q-C为心电图的QRS波的始点到M型超声心动图的二尖瓣前叶的C点的时间，A_2-E为心音图的第二音主动脉成分至M型超声的二尖瓣前叶E点的时间，此公式由Palomo提出，与心血管造影法测值对比相关密切（r=0.87），但严重的主动脉瓣病变或有左束支传导阻滞时不适用。正常值4～8mmHg。

2. 肺毛细血管嵌压（PWP）可以估计左室舒张末期压力，PWP增高时，标志着左室舒张末期压力也升高。PWP计算方法：

$$PWP = 18.8\left(\frac{Q-C}{A_2-E}\right) + 1.8 \text{ (mmHg)}$$

此公式由Abdulla提出，与心血管造影测值比较，相关密切（r=0.84），严重主动脉瓣病变及二尖瓣狭窄时不适用。正常值3.7～7.8mmHg。

3. 利用 M 型超声心动图二尖瓣曲线的变化估测 LVEDP：

二尖瓣前叶曲线呈现：

（1）AC 时间延长，及（或）在 AC 段上出现 B 点，AC 段在 B 点以下如速度减慢明显，则 B 点处呈一"平台"样曲线（图 9-3-8）。

（2）计算心电图 P-Q 间期与二尖瓣前叶 AC 段的时间的差值，即（P-Q）-（A-C），正常值>0.06s，如≤0.06s，提示 LVEDP≥20mmHg。但此法受 P-Q 间期影响大，如 P-Q 间期短（<0.15s），则测值可能<0.06s 而患者实际无 LVEDP 升高。

（3）A 峰减低，甚至消失。

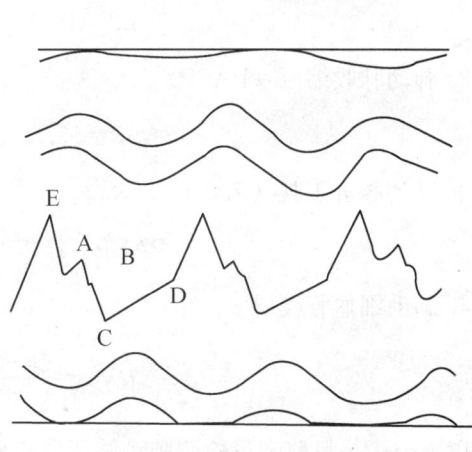

图 9-3-8 二尖瓣前叶曲线
E：E 峰 A：A 峰 CD：CD 段 箭头示 B "平台"

（4）DE 斜率减慢，但特异性小，在上述四项变化中以 B 点呈平台样改变具有诊断意义。

（二）肺动脉压力的测定

将取样容积置于二维超声心动图主动脉根部短轴图肺动脉瓣的远端，与心电图同步描记肺动脉的血流频谱图（图 9-3-9），并测量。

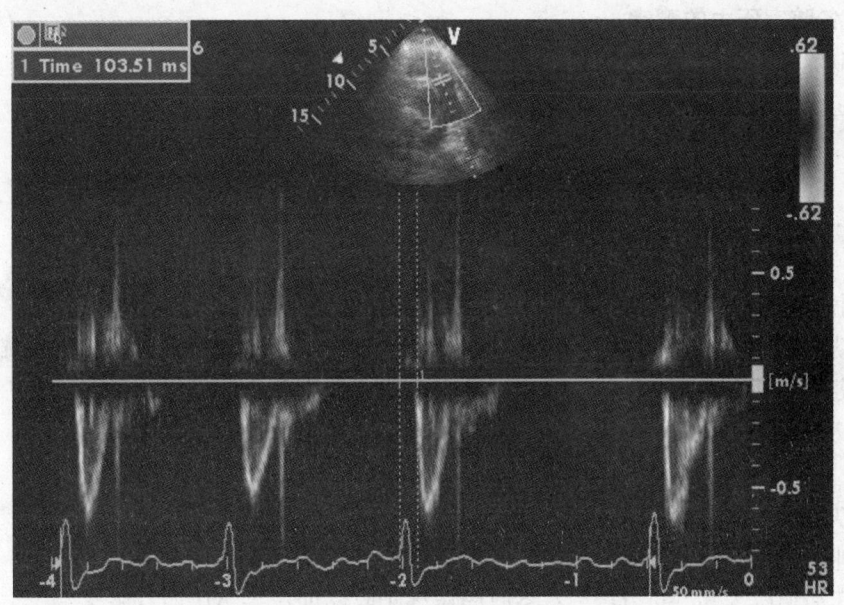

图 9-3-9 肺动脉血流频谱图，PEP 为 103.51ms
PEP：射血前期；AT 加速时间；DT 减速时间

右室射血前期（RPEP）：自心电图 Q 波至肺动脉频谱图射血起始的时距。

右室射血期（RVET）：自肺动脉多、普勒频移曲线的起始终末的时距。

肺动脉血流加速时间（PAT）：即肺动脉血流多普勒频移曲线上升的时间，与平均肺动脉压成线性关系。

1. 平均肺脉压（mPAP）

1. mPAP=42.1（PEP/AT）−15.7
2. mPAP=0.45×AT+179

2. 肺动脉收缩压（PASP）

$$PASP=59.5(PEP/AT)-17.3$$

3. 肺动脉舒张压（PADP）

$$PADP=25.7(PEP/AT-6.3)$$

4. 肺毛细血管楔压（pwp）

$$pwp=\frac{Q-C}{A_2-E}\times 18.8+1.8$$

以上公式是目前定量检测肺动脉压与心导管检测相关较好的方法，是判定有无肺动脉高压的最佳指标。

PEP 为右室电机械延搁等容收缩期，AT 为快速射血期。当右室后负荷增加即肺动脉高压时，等容收缩期延长，快速射血期缩短，PEP/AT 比值增高，PEP/AT 与肺动脉高压之间有相关性。Q-C 反映左室电机械延迟时间，A_2-E 为等容舒张期，左房压升高时，Q-C 延长而 A_2-E 缩短，Q-C/A_2-E 比值增大。肺毛细血管压与左房压近似，在无二尖瓣狭窄时，可代表左室充盈压。

（三）各腔室压力的测定

1. 跨狭窄瓣口压力阶差的测定　分别测量狭窄瓣口前（V_1）及狭窄瓣口后（V_2）的血流峰值速度。然后用简化柏努力方程（Bernoulli equation）计算压力阶差（ΔP）。

$$\Delta P=4(V_2^2-V_1^2) \quad (mmHg)$$

2. 主动脉瓣关闭不全时 LVEDP 的估测

将取样容器置于主动脉瓣下左室流出道，测量主动脉最大返流速度，计算压力阶差 $\Delta P=4V^2$，用舒张期动脉压减去 ΔP，即得左室舒张末压力。

3. 二尖瓣返流时左房压力的估计　将取样容器置于左房侧，测出返流峰值流速，计算左室与左房收缩期压差 ΔP，心导管测压证实，如无左室流出道阻塞，左室收缩压与肱动脉压应相等，因此二尖瓣返流高峰时，左房压力可用肱动脉收缩压减去同时测得的 ΔP 即为左房压力。

4. 三尖瓣返流时右室压力的估计　在三尖瓣右房侧取样，测出返流峰值速度，计算 ΔP，代表收缩期右室和右房间的压差。由心脏收缩期颈静脉压可估计右房压力，颈静脉无怒张时，其平均压约为 5mmHg。右室收缩压等于收缩期压差 ΔP 加右房压。

五、左室重量（LVMW）测定

由左室舒张末期内径加室间隔与左室后壁厚度，根据公式计算左室体积，再减去左室腔容积，即得左室心肌体积，此心肌体积乘以心肌比重（1.05）即为左室心肌重量。计算公式为：

$$LVMW=[(Dd+IVST+PWT)^3-Dd^3]\times 1.05 \quad (g)$$

式中 IVST 为室间隔厚度，PWT 为左室后壁厚度。

Devereux 根据尸检与超声心动图对照研究，得出用超声心动图计算左室心肌重量的公式：

$$LVMW = 1.04 [(Dd+IVST+PWT)^3 - Dd^3] - 14$$

此公式在测量 IVST 及 PWT 厚度时，需减去心内膜厚度。正常左室心肌重量为 $151 \pm 41g$。

六、右心功能测定

(一) 右室收缩功能

1. 右室射血分数（RVEF）的测定

采用标准心尖四腔图，用心电图触发确定收缩及舒张末期，分别圈划出舒张及收缩末期右室面积及右室长径（右室心尖至三尖瓣环中点的距离）。一般测 3~5 个心动周期，取其均值计算。

$$右室容积 = 右室面积 \times 右室长轴$$

计算舒张及收缩末右室容积，两者相减即右室每搏量。

$$RVEF = \frac{右室每搏量}{右室舒张末容积}$$

此种方法与造影法测值密切相关。

2. 收缩时间间期

(1) 右室射血前期（RPEP）：①心电图的 Q 波至同步记录的 M 型超声肺动脉瓣开放的时间。②心电图 Q 波至多普勒超声心动图肺动脉血流频谱的起始点（图 9-3-9）。

(2) 右室射血期（RVET）：a. M 型超声心动图肺动脉瓣曲线的开放点至关闭点的时间。b. 脉冲多普勒肺动脉血流图起点至终点的时间。

(3) RPEP/RVET 为评价右室收缩功能的敏感指标。

3. 右室壁增厚率 右室前壁正常厚度 3~5mm，收缩期增厚率正常应 >30%。

4. 右室壁运动幅度 右室梗死或缺血时室壁运动异常。

5. 肺动脉血流的测定 在无右室流出道梗阻时，用脉冲多普勒测定肺动脉血流，也可反映右室收缩功能。

(1) 肺动脉收缩期峰值流速：正常成人为 0.6%~0.9%m/s。

(2) 肺动脉血流加速度时间（PAT）：从肺动脉血流频谱起始点至最大血流速度的时间，正常为 110~160ms。

(3) 肺动脉血流平均加速度：最大血流速度除以加速度时间。正常为 $2.70~5.15m/s^2$。

(二) 右室舒张功能

1. M 型超声心动图

(1) 三尖瓣曲线 EF 速度。

(2) 三尖瓣曲线 AC 速度。

(3) 右室前壁舒张速度。

2. 脉冲多普勒心动图 将取样容积置于三尖瓣右室侧，记录三尖瓣的频谱图进行测量。

(1) 分别测 E 峰及 A 峰最大血流速度。

(2) A/E 比值。

(3) 右室前壁舒张速度。

3. 脉冲多普勒心动图 将取样容积置于三尖瓣右室侧，记录三尖瓣的频谱图进行测量。
(1) 分别测 E 峰及 A 峰最大血流速度。
(2) A/E 比值。
(3) 分别测 E 峰加速度及减速度。
(4) 快速充盈分数：E 峰血流速度积分除以三尖瓣口舒张期血流速度总积分，正常约为 54%。

第四节 心绞痛

心绞痛是心肌暂时性的、可逆性的缺血，在临床上表现为胸骨后中段的紧缩性或压迫感，疼痛可向颈部、咽、下颌、左肩胛放射，持续数分钟，休息可缓解。

一、病理生理

主要的病变是冠状动脉粥样硬化和由硬化造成的动脉管腔狭窄或闭塞，也是目前引起心肌缺血最常见原因。严重的主动脉瓣狭窄或关闭不全、冠状动脉先天畸形、大动脉炎、冠状动脉栓塞，也可以引起心肌缺血。

冠状动脉循环有很大储备功能，剧烈劳动时血流量可提高到平静时 5 倍以上。在体力劳动或情绪激动时，冠脉血流量因管腔高度狭窄不能相应增加，因而引起心肌缺血，心绞痛发作。另外由于冠脉痉挛也可使用流减少，引起心肌缺血和心绞痛发作。

冠脉粥样硬化造成管腔狭窄病变是节段性的，各个分支病变并不均匀，因此缺血性代谢改变及其引起的收缩功能障碍也是区域性的。缺血部位的室壁收缩功能，在心绞痛发作时明显异常。如区域性运动功能失调范围大，可使心排血量降低，左室舒张末压增多。另外，室壁缺血、肿胀及部分纤维病变可导致室壁僵硬，在室顺应性降低。

二、超声诊断要点

超声对心绞痛、无症状心肌缺血的诊断，主要是根据室壁的收缩运动功能障碍及左室顺应性低下，结合其他检查方法综合判断。M 型超声对室壁收缩运动速度、幅度、厚度等比二维超声敏感。因此对心绞痛用 M 型超声诊断较好，但 M 型对左心室显示欠完全，与二维超声结合，可较完全地观察左心室各个室壁。

(一) 左室壁收缩功能障碍

1. 室壁收缩运动幅度 心绞痛或无症状心肌缺血时呈节段性室壁收缩运动幅度减低。运动幅度的变化分为减低、消失及反向运动（矛盾运动）。以运动减低最多见。心肌缺血区邻近的室壁运动幅度也可减低。

2. 室壁运动收缩速度 心肌缺血时节段性室壁运动异常尚表现在收缩及舒张运动速度的变化。在 M 型超声心动图上，室间隔及左室后壁正常时舒张速度均大于收缩速度，在心肌缺血时舒张速度均下降明显。

3. 室壁收缩期增厚率减低 正常人室间隔及左室后壁收缩期增厚率分别为 30%～60% 和 30%～80%，低于 30% 为增厚率降低。亦可用室壁的收缩末期厚度与舒张末期厚度比值，如此值小于 1.0 即为异常。

(二) 左室舒张顺应性降低

心绞痛或无症状心肌缺血时，左室顺应性通常降低，诊断意义与节段室壁收缩功能障碍

相似,但不够敏感。主要表现为:

1. 在 M 型超声上,二尖瓣前叶的 EF 斜率减慢,正常 EF 斜率 80～120mm/s,心绞痛时＜80mm/s。

2. 在多普勒二尖瓣口血流频谱图上,舒张末期频谱幅度(A 峰)＞舒张早期频谱幅度(E 峰),A/E 比值 1～0,E 峰频谱持续时间延长。此项指标比 M 型超声斜率敏感性高。

(三) 左室舒张末压升高

左室舒张末压升高是心绞痛时左室舒张功能改变的重要表现,用 M 型超声二尖瓣前叶曲线变化,或与心电、心音同步描记,估测 LVEDP。也可用肺毛细血管楔压估计 LVEDP。

(四) 左室泵功能减低

心绞痛时可有泵功能减低,或减低不明显。常用的指标有射血分散、左室短轴缩短率、心排量等。

(五) 其他改变

1. 主动脉收缩运动幅度减低,正常时此幅度为 1.0cm,心绞痛时幅度降低。

2. 左房扩大,也是心绞痛常见表现,与左室充盈不良有关。

M 型超声对心绞痛的定性诊断有一定价值,但有较大局限性。定位诊断主要靠二维超声心动图。综上所述,心绞痛的主要超声表现是室壁节段性收缩运动障碍,但在非心绞痛发作时做超声检查,虽有冠状动脉明显狭窄、闭塞者亦可无明显发现。为了进一步提高超声心动图对冠心病诊断的敏感性,可做负荷性超声心动图检查。

三、负荷超声心动图

在静息状态下,超声心动图检查心绞痛可以呈阴性结果。通过增加体力劳动或其他方法,增加心肌耗氧量,诱发心肌缺血,可提高超声心动图对心绞痛的检出率。负荷超声心动图的方法包括平卧位踏车运动试验,食道调搏负荷试验,冷加压试验、双嘧达莫(潘生丁)超声负荷试验和多巴酚丁胺超声负荷试验等,但目前常用的方法为平卧位踏车运动试验和药物(潘生丁或多巴酚丁胺)超声负荷试验。

(一) 平卧位踏车运动试验

用特制的卧式踏车功量计,患者可半卧进行双足踏车运动,在运动前、运动中及运动后,间断地进行心电图及超声检查,运动图及进行过程和一般心电图运动试验相同。判断阳性标准为出现新的节段性室壁运动异常。Mason 等对 13 例冠心病患者和 11 例正常人进行了研究,其得出的正常值及病理数据可作为参考。

$$室壁平均增厚率(MVT) = \frac{Ts-s}{Td \times dT}$$

Ts 为室壁收缩末厚度,Td 为室壁舒张末期厚度、dT 为室壁缩短时间。

1. 室间隔收缩期平均增厚率,正常人运动前为 $(56\pm30)\%$,运动高峰增人至 $(115\pm80)\%$,冠心病患者运动 $(75\pm9)\%$,局部运动高峰下降到 $(54\pm9)\%$ $(P<0.01)$。

2. 左室后壁收缩期平均增厚率,正常人运动前 $(89\pm9)\%$,运动高峰增加至 $(115\pm8)\%$;冠心病人运动前 $(75\pm9)\%$,局部运动高峰下降到 $(54\pm9)\%$ $(P<0.01)$。

3. 室间隔舒张期变薄的最大速率 正常人运动前 (5.5 ± 0.3) cm/s;运动高峰增大到

(7.7 ± 0.6) cm/s，冠心病患者运动前 (5.9 ± 0.5) cm/s，局部运动高峰则下降至 (4.3 ± 0.4) cm $(P<0.05)$。

4. 左室后壁舒张期变薄最大速率　正常人运动前 (8.4 ± 0.8) cm/s，运动高峰时增加至 (11.8 ± 1.2) cm/s，冠心病患者运动前 $5.9\pm0.5\%$，局部运动高峰则下降至 (4.3 ± 0.4) cm $(P<0.05)$。

5. 左室短轴缩短率　正常人运动前为 $(38\pm2)\%$，运动高峰时 $(44\pm2)\%$，冠心病运动前 $(35\pm2)\%$，运动高峰时局部下降至 $(28\pm2)\%$ $(P<0.051)$。

6. 冠心病患者运动试验后 Dd、Ds 较运动前明显增大，而正常人 Dd、Ds 明显缩小。EF 在冠心病人运动后亦明显减小。

(二) 食道调搏负荷试验

采用食道左房调搏器，以食道心电图双相高大 P 波作为电极定位标准，将电极送到左房水平，将心率提高到次极量或最大限量水平，在心率提高前、后用超声对室壁进行观测，检查图与其他负荷试验相同，判定阳性标准以出现新的节段性室壁运动异常为根据。此法检出心肌缺血的敏感性为 86%～90%，特异性为 77%。虽排除了呼吸的干扰，担心率过快时，图像的清晰度受一定影响，部分患者插入食道电极难以忍受。

(三) 冷加压试验

冷刺激使血压升高，心肌耗氧量增加，激发心肌缺血。试验前、试验中及试验后，记录平均动脉压、心率及心率与平均动脉压的乘积。患者取坐位，将左手或右手浸入 2～3℃ 的冰水中，冷水要浸没手指及腕关节，在手浸入冰水中 30 秒、1 分钟、3 分钟，在离开冰水后 1、2、3 分钟进 M 型及二维超声检查，判定阳性标准与其他负荷试验相同。对冠心病的诊断敏感性为 69%，特异性为 86%。本法一般图像比较清晰，但部分患者由于明显的疼痛难以接受。

(四) 双嘧达莫（潘生丁）超声负荷试验

静脉注射双嘧达莫主要通过腺苷依赖性窃血、血流供需失调和血管痉挛引起的心肌缺血。试验前禁食 3 小时，特别在试验前 12 小时不得饮茶、咖啡或可乐等。因其中黄嘌呤成分能抑制双嘧达莫的作用。同时停用硝酸某油类及钙离子拮抗剂 48 小时，停用 β-受体阻滞剂 1 周。国外双嘧达莫的剂量为 0.56mg/kg，用 5% 葡萄糖液稀释，在 4 分钟内静脉缓慢注射，4 分钟后无室壁节段运动异常时，再于 2 分钟内追加 0.28mg/kg，即总量用至 0.84mg/kg，认为大剂量可以提高其敏感性而不增加其危险性。根据作者经验，国人双嘧达莫剂量控制在 0.56mg/kg 为宜。在试验前、试验过程中，每 3 分钟测量血压，记录心电图，观测左室长轴、左室短轴乳头肌水平、心尖四腔图及两腔图并录像，通过目测或计算机逐帧回放对比，观测室壁运动障碍的部位及严重程度。如注射双嘧达莫后出现新的节段运动异常为阳性。试验后继续观察 10 分钟，一旦发现心绞痛，立即静脉注射氨茶碱 0.125～0.25g，迅速中和双嘧达莫的作用。如氨茶碱不能终止心绞痛发作，立即含服硝酸甘油。一般认为，此试验是安全的，约 2/3 患者注射双嘧达莫后有暂时性头痛、面色潮红和恶心；无一例发生持续性心律失常。作者 34 例冠脉造影证实的冠心病人中，双嘧达莫超声负荷试验过程中，有 35.2% 心绞痛发作，注射氨茶碱后完全恢复，无一例发生严重副作用。但国内也有个别发生心肌梗死的报道。双嘧达莫引起心肌缺血较危险的表明是 ST 段抬高或出现多节段室壁运动障碍，应予特别注意。只要选择好适应证（不稳定性心绞痛与运动试验一样，不宜作药物负荷试验），审慎地给予激发心肌缺血的所需剂量，尤其是在超声心动图的监护下是比较安全的。另外在进行心肌缺血负荷试验时,医师必须准备并掌握任何并发症的紧急处理。本试验对冠心病的诊断及预后、对经皮冠状动脉成形术(PTCA)效果的评定均有一定价值。检出冠心病的敏感性为72%～75%,特异性为95%～100%。和一般心电图运动试验相比,敏感性相似,特异性较强。踏车运动超声试验与双嘧达莫、[201]铊心肌显像相比,三者检出冠心病的敏感性和特异性相似。对冠状动脉单支、双支和三支病变的检出率分别为37%～50%、71%～85.7%和100%,是一种比较安全检出冠心病的方法,尤其适合年老不能活动的患者。

(五) 多巴酚丁胺超声负荷试验

多巴酚丁胺主要作用于β受体,使心肌收缩力增强,增加氧耗量,在冠脉狭窄时,可激发暂时性心肌缺血,其升高血压及增加心率的作用较弱。适应证与双嘧达莫超声负荷试验相同,试验前不需特殊准备,方法是:静脉点滴稀释的多巴酚丁胺,从 $5\mu g/(kg \cdot min)$ 开始,每隔3分钟剂量递增 $5\mu g/(kg \cdot min)$,至出现新的室壁运动障碍为阳性。如无室壁运动异常,剂量达到 $30\mu g/(kg \cdot min)$ 为终点。观测的方法及注意事项和双嘧达莫超声负荷试验相同。此试验诊断冠心病的敏感性为86%,特异性为85%,准确性89%。对冠状动脉三支、双支和单支病变的检出率分别为100%、89%和69%。在试验期间,部分患者觉头胀、心悸,个别患者发生室性早搏,但很快消失,无严重副作用。作者对100多例患者多巴酚丁胺超声负荷试验初步体会:

1. 不需要停用各种抗心绞痛药物,包括β-受体阻滞剂。
2. 试验比较安全,剂量从小剂量开始,逐渐加量,容易找到诱发心肌缺血的最小剂量。
3. 无明显副作用,即或出现头胀、心悸、室性早搏,也因多巴酚丁胺半衰期仅1～2分钟,症状不需要治疗而很快消失。

本试验诊断冠心病的敏感性和特异性与双嘧达莫超声负荷试验相似,也是一种目前比较安全可靠检出冠心病的无创方法。

(六) 负荷超声心动图心肌缺血的图像识别

在运动负荷或药物负荷后,如果不存在心肌缺血,超声心动图表现为室壁增厚,在室收缩末期容量减少,左室腔变小。由于冠状动脉粥样硬化导致局部心肌缺血时,超声心动图可表现为局部心肌的扩张或向外膨出,收缩末期左室腔增大,运动时心脏向量的变化等。

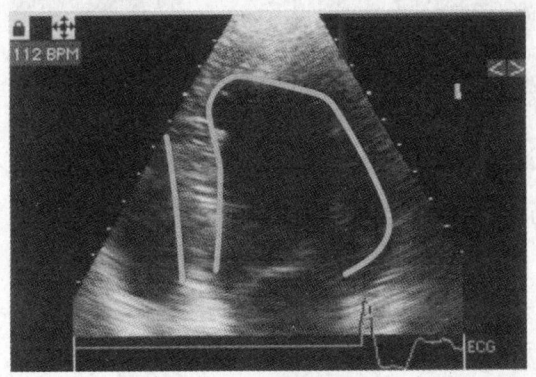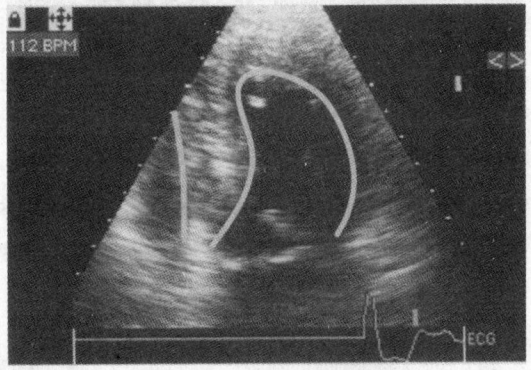

图 9-4-1 正常的负荷超声心动图表现。舒张期(左)及收缩期(右)心尖四腔图

显示整体和局部心肌运动良好(正常的室壁向内运动及室壁增厚)。心尖部较尖,并且收缩末期容积较小

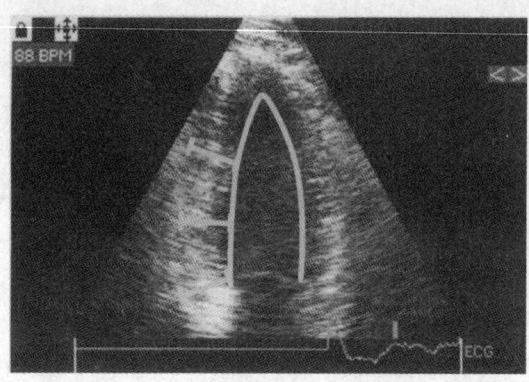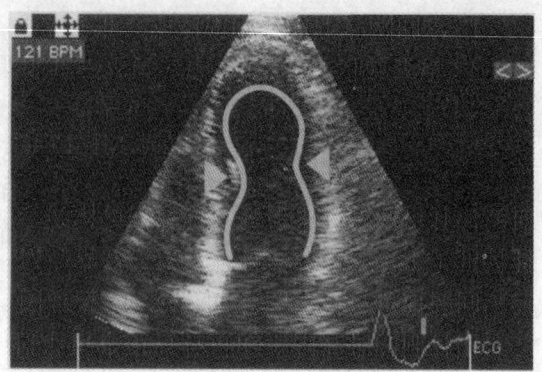

图 9-4-2　静息状态（左）及运动时（右）的收缩期心尖四腔图

在这个病例中，可以观察到因为 LAD 狭窄导致左室心尖部膨胀改变

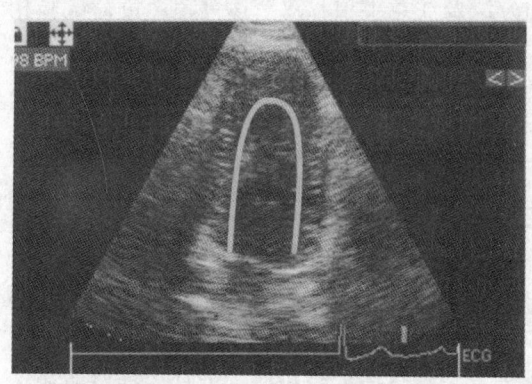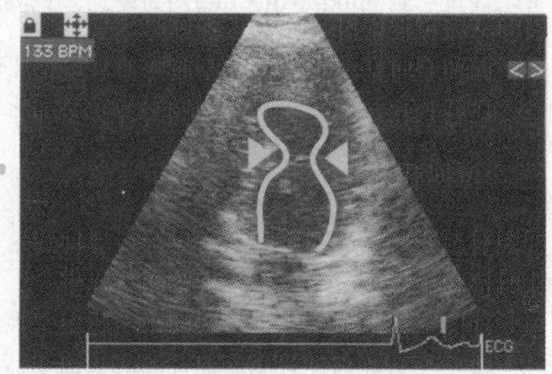

图 9-4-3　静息状态（左）及运动时（右）收缩期心尖四腔图

运动时心尖部出现节段性室壁运动异常。在室间隔及侧壁中段的非缺血心肌与缺血心肌的过渡区域，可以看到一个"纽结"

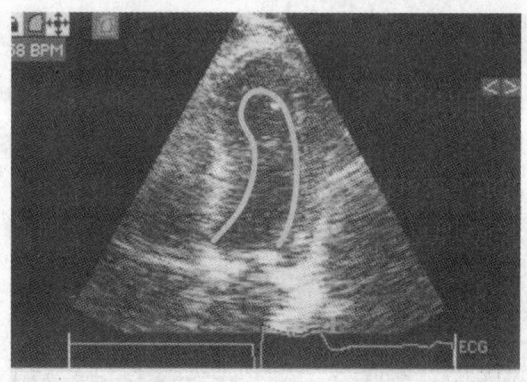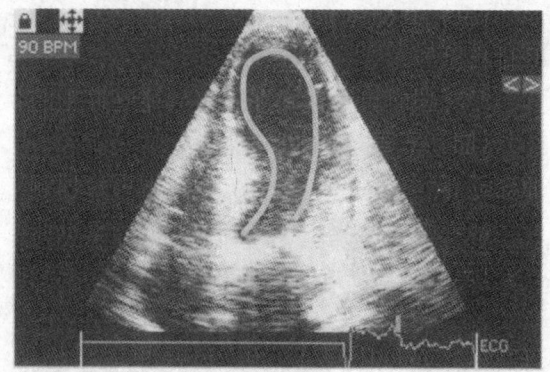

图 9-4-4　静息状态（左）及运动时（右）的收缩期心尖四腔图

LAD 出现明显的狭窄。因此，出现节段性室壁运动异常，并伴随左室整体射血分数下降以及收缩末期容量增加

（七）负荷超声心动图的安全性和准确性

1. 房颤和已知或怀疑冠心病患者多巴酚丁胺超声心动图负荷试验的安全性和准确性　多巴酚丁胺负荷超声心动图诊断冠心病是安全和可靠的方法，然而，房颤患者的多巴酚丁胺负荷超声心动图可能受心律失常，不可预测的心率增快和心动周期长短的影响，所有这些情况给超声心动图图像的解释造成一定的困难。Timothy J. Hobday 等对 92 例房颤患者的多

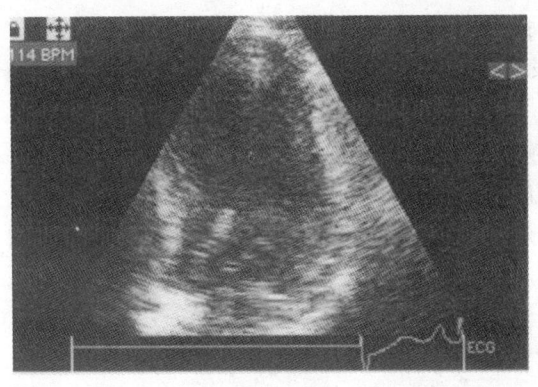 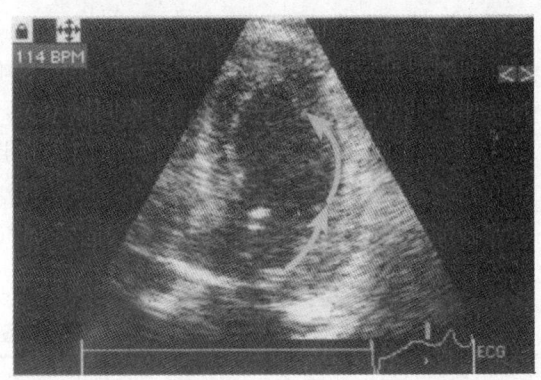

图 9-4-5　运动时舒张期（左）及收缩期（右）的心尖四腔图
缺血导致则壁表现出运动向量的改变。主要运动的方向不再是朝向假设的左室重心，而是变成上下运动

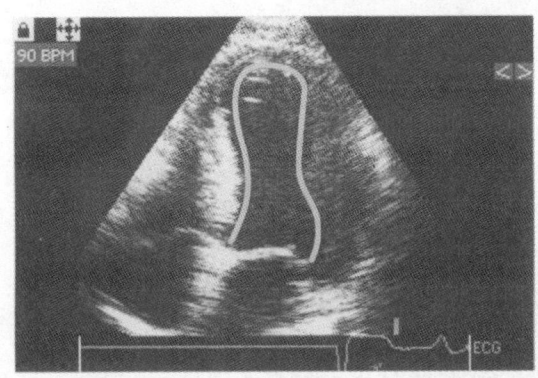 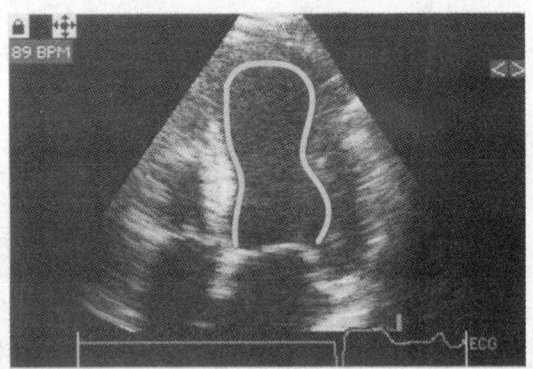

图 9-4-6　在静息状态下（左）及低剂量多巴酚丁胺负荷（右）时的收缩期心尖四腔图
静息状态下的超声心动图显示室间隔节段性室壁运动异常。在低剂量多巴酚丁胺负荷时，室壁运动没有改善，提示瘢痕形成。

巴酚丁胺负荷超声心动图的安全性、缓慢正性肌力作用和预测心脏事件的准确性进行了研究。作者对 1990 年 1 月～1995 年 1 月的 4211 例多巴酚丁胺负荷超声心动图资料进行回顾分析。92 例房颤患者行多巴酚丁胺检查时，其年龄、性别和静息时的心率与正常窦性心律的对照组相匹配，这些病人多巴酚丁胺超声心动图负荷试验 6 个月内行冠脉造影，并将超声心动图与冠脉造影的结果进行比较，冠脉造影的直径狭窄≥50%认为有意义，随访资料通过回顾病例和电话随访获得。心脏事件包括：再血管化、心肌梗死和心脏原因的死亡。

多巴酚丁胺超声心动图负荷试验采用标准的 3 分钟分级法，最大剂量为 $40\mu g/(kg \cdot min)$，试验的终点为新出现或恶化的室壁运动异常、达到目标心率（最大预测心率的 85%）、心绞痛、严重的心律失常、高血压、低血压或病人不能耐受多巴酚丁胺的副作用。如果没有达到目标心率，在峰值剂量时，静脉注射 0.5mg 阿托品，1 分钟后可再次注射，总的剂量可达 2mg。每 3 分钟记录一次 12 导联心电图、血压和心率，在静息状态和峰值负荷时对 16 个节段进行室壁运动记分，如果有新出现的或恶化的室壁运动异常，则多巴酚丁胺试验为阳性，静息时存在室壁运动异常，而峰值负荷时无变化，则考虑为梗死心肌。仅伴有和不伴有房颤的病人的比较进行 2 个独立样本的 t 检验。16 例房颤患者行冠脉造影检查，4 例静息状态存在室壁运动异常，12 例多巴酚丁胺负荷试验为阳性；冠脉造影显示 16 例患者其中 2 例无显著狭窄，其余 14 例均有显著狭窄。

全部病人均获得随访资料，54例多巴酚丁胺超声心动图负荷试验为阴性的患者，均无心肌梗死或再血管化，38例阳性患者，14例发生心脏事件（3例行PTCA；3例行冠脉搭桥；1例患心肌梗死；7例心源性死亡）。

其研究显示，在高剂量多巴酚丁胺时，房颤患者比窦性节律患者容易达到目标心率，所用多巴酚丁胺剂量较小，见表9-4-1。房颤病人进行多巴酚丁胺超声心动图负荷试验是安全的，没有主要的心脏不良事件发生，没有证据显示房颤患者行低剂量多巴酚丁胺超声心动图负荷试验不足以诱发心肌缺血，见表9-4-2。

表9-4-1 多巴酚丁胺超声心动负荷试验资料比较

变量	分组		P值
	房颤 (n)=92	窦性心律 (n)=92	
心率			
静息状态	78±13	76±13	0.23
峰值负荷	137±19	127±16	0.0002
心率与血压乘积			
静息状态	10880±2600	11390±2800	0.37
峰值负荷	19000±4900	17300±4100	0.008
静息状态射血分数	(51±14)%	(58±9)%	0.0002
峰值剂量[μg(kg/min)]	26±9	34±11	0.0001
注射阿托品	5(6%)	15(16%)	0.01
静息状态室壁运动异常	42(45%)	24(26%)	0.006
心电图心肌缺血	9(10%)	15(16%)	0.19
多巴酚丁胺试验阳性	38(41)	28(30%)	0.12

表9-4-2 多巴酚丁胺超声心动图负荷试验终止指征的比较

指征	分组		P值
	房颤 (n)=92	窦性心律 (n)=92	
达到目标心率	81(88)	68(75)	0.02
非持续性室速	6(7)	2(2)	0.15
峰值负荷阿托品应用	5(5)	17(18)	0.006
节段室壁运动异常	4(4)	1(1)	0.37
胸痛	0(0)	5(5)	0.059
室上性心律失常	0(0)	2(2)	0.50
心电图改变	0(0)	1(1)	0.99
低血压	3(3)	0(0)	0.25
多巴酚丁胺副作用	2(2)	2(2)	0.99

2. 老年患者多巴酚丁胺超声心动图负荷试验的安全性

Junko hiro 等对 1990 年 9 月至 1995 年 5 月行多巴酚丁胺超声心动图负荷试验的 732 例患者进行回顾性研究，按年龄将其分为＜55 岁，55～74 岁和≥75 岁 3 个年龄组，并对 3 个年龄组和不同性别的超声心动图结果进行分析，结果显示：在 732 例患者中，男性病人 316 例（57%）；女性病人 416 例（43%）。＜55 岁年龄组 179 例，平均年龄（47±6）岁；55～74 岁年龄组 447 例，平均年龄（64±5）岁；≥75 岁年龄组 106 例，平均年龄（80±4）岁。多巴酚丁胺试验阳性结果男性为 31%，女性达 20%，$P<0.001$，安全性在性别之间无显著差异。多巴酚丁胺试验阳性结果在 3 个年龄组之间无显著性差异。总的来看，多巴酚丁胺在≥75 岁年龄组是安全的，但在≥75 岁年龄组与其他年龄组比较，无症状低血压（$P=0.0002$），室性心律失常（$P=0.04$）的发生率较高，而胸痛的发生率较低（$P=0.009$）。多因素分析显示应用 β-受体阻滞剂是多巴酚丁胺负荷试验期间安全性和缺血改变的主要决定因素。

3. 连续高剂量注射多巴酚丁胺超声心动图负荷试验的安全性

目前，大多数实验室进行多巴酚丁胺负荷试验通常采用运动平板的试验方案，即每隔 3 分钟增加多巴酚丁胺剂量，然而，注射多巴酚丁胺 10 分钟也不能获得稳定的多巴酚丁胺血药浓度，结果在注射下一次剂量前，不能产生注射浓度的全部效果，在试验期间，多巴酚丁胺的血浆浓度呈非线性增加。因此，有人提出应用连续的单剂量注射进行多巴酚丁胺负荷试验是一个简单和有效的方法。Andrew. J. Burger 等人对 1998 年 5 月至 1999 年 5 月的 100 例连续病人，应用连续注射高剂量多巴酚丁胺的方法进行负荷试验，以观察其安全性和有效性。其方法是按 $50\mu g/(kg \cdot min)$ 经静脉连续注射多巴酚丁胺 10 分钟，在连续注射 5 分钟后，无禁忌证，而且未达到试验终点时，静脉给予 0.5～1mg 阿托品，如果必要可重复注射 1mg 阿托品。在 10 分钟后或出现标准方案的终点指标，停止注射多巴酚丁胺。作者对 100 例标准多巴酚丁胺方案和连续 100 列高剂量多巴酚丁胺连续注射方案的安全性和有效性进行了比较，结果显示高剂量多巴酚丁胺连续注射 10 分钟终止时，没有出现负荷超声心动图终止的指征（大于 85% 的预测心率，新出现的室壁运动异常、低血压、心律失常或不能耐受的药物副作用）。与标准的多巴酚丁胺方案比较，峰值心率和收缩期血压两组无显著差异；高剂量多巴酚丁胺连续注射方案可快速增加心率（12.5±6.2）vs（5.7±2.6）次/分 $P<0.001$，试验时间明显缩短（6.4±2.4）vs12.9±3.0 $P<0.001$ 和体重校正的多巴酚丁胺聚集剂量较低（320±111）vs（353±133）$\mu g \cdot kg$，$P=0.016$。两组在相关的副作用方面无显著差异。作者认为高剂量多巴酚丁胺连续注射方案是可行的，并能替代标准的多巴酚丁胺方案，在保持较低的并发症的同时，可减少多巴酚丁胺负荷试验的时间。

表 9-4-3　多巴酚丁胺负荷试验诱发的副作用

	高剂量连续注射方案 （$n=100$）	标准方案 （$n=100$）
非心律失常副作用		
呕心	8	6
呼吸困难	2	3
焦虑	0	2
震颤	0	3
头痛	5	11

续表

	高剂量连续注射方案 ($n=100$)	标准方案 ($n=100$)
低血压	5	11
高血压（收缩压>240mmHg）	1	1
心律失常副作用		
频发房性早搏（≥6/min）	6	7
频发室性早搏（≥6/min）	11	19
房颤或房扑	1	1
室上速	3	2
结性节律	1	4
非持续性室速	6	5
持续性室速	0	1

4. 潘生丁超声心动图负荷试验的安全性和准确性

虽然，运动心电图是门诊病人无创评价冠心病预后的有效方法，但有大约40%的病人不能进行运动，使其应用受到限制；另外，其基础心电图是起搏心律或左束支传导阻滞时，影响其诊断结果；有些临床情况可以出现运动试验假阳性，而降低其阳性预测值。Cortigiani等对门诊怀疑或证实为稳定型冠心病进行药物负荷试验探讨其安全性、可行性和预后价值。

本研究为参加潘生丁负荷国际协作试验（echo persantine international cooperative，EPIC）和多巴酚丁胺负荷国际协作试验（echo dobutamine international cooperative EDIC）的合格入选病人，入选条件为：①可完成潘生丁或多巴酚丁胺药物负荷试验；②近期（<15天）无冠脉综合征发生；③接受静息和负荷超声心动图研究。入选病人1527例，失访45例（占2.9%），剩余1482例病人中，男性969例，平均年龄为（60±10）岁。在这些病人中，983例怀疑为冠心病，占66%；499例为已知冠心病（大于15天的心肌梗死，再血管化或冠脉造影狭窄>50%），占34%；846例（57%）病人完成了潘生丁试验；636例（43%）病人进行了多巴酚丁胺试验；1288例（87%）病人停用β-受体阻滞剂48小时和停用钙拮抗剂或长效硝酸脂类药物24小时；194例（13%）病人继续进行上述药物治疗，其中71例服用β-受体阻滞剂，102例为硝酸脂类药物，104例为钙拮抗剂。进行潘生丁负荷试验的所有病人均停服含菲林类药物或饮料24小时。

潘生丁负荷试验为高剂量方案，即：10分钟注射0.84mg/kg潘生丁；多巴酚丁胺试验也为高剂量方案，即峰值负荷剂量为40μg/（kg·min），必要时静脉注射1mg阿托品。

结果显示潘生丁负荷试验没有主要并发症，而多巴酚丁胺负荷试验在峰值负荷时，2例出现持续性室性心动过速，给予β-受体阻滞剂60秒和90秒后，室速终止。由于不能耐受的副作用，17例病人终止了潘生丁负荷试验，21例病终止了多巴酚丁胺负荷试验，同时说明潘生丁组98%的病人和多巴酚丁胺组97%的病人完成了负荷试验，两组之间无显著差异，见表9-4-4。

表 9-4-4　潘生丁和多巴酚丁胺负荷试验的副作用

	潘生丁 ($n=846$)	多巴酚丁胺 ($n=636$)
一般不适	5	0
新出现的房室传导阻滞	2	0
头痛	2	0
胸痛	2	1
低血压	2	5
哮喘	1	0
呼吸困难	1	0
室上性心动过速	1	0
房颤	1	2
非持续性室性心动过速	0	8
高血压	0	4
房室交界性逸搏心律	0	1
总例数	17	21

　　459例（31%）病人超声心动图显示有缺血的指征，其中潘生丁组212例，多巴酚丁胺组247例。基础状态中危病人组114例，而高危病人组345例存在缺血改变，分别占16%和45%。299例病人检测到瘢痕形成，平均室壁运动记分指数为 1.59 ± 0.36。其临床资料，心电图和缺血、非缺血人群的超声心动图负荷试验指征见表9-4-5。

表 9-4-5　缺血组织和非缺血组临床、心电图、静息和负荷超声心动图特征

	负荷阳性 ($n=459$)	负荷阴性 ($n=1023$)	P 值
年龄（岁）	61 ± 10	60 ± 11	NS
男性	358（78%）	611（60%）	<0.0001
病史			
心肌梗死	194（42%）	239（23%）	<0.0001
冠脉搭桥	26（6%）	23（2%）	0.0007
冠脉成形术	34（7%）	56（5%）	NS
高血压	151（33%）	259（25%）	0.0006
典型胸痛	192（42%）	199（19%）	<0.0001
心电图			
左束支阻滞	24（5%）	48（5%）	NS
Q波	112（24%）	158（15%）	<0.0001
无Q波的复极化异常	92（20%）	169（17%）	NS
静息状态 WMST	1.34 ± 0.38	1.19 ± 0.34	<0.0001
峰值负荷 WMSI	1.65 ± 0.39	1.19 ± 0.33	<0.0001
负荷期间心电图变化	239（52%）	133（13%）	<0.0001
负荷期间心绞痛	178（55%）	82（8%）	<0.0001

　　平均随访时间为 (28 ± 24) 个月，58例病人死亡，33例病人患非致命性心肌梗死，168例病人在负荷试验3个月内，64例病人在3个月后实行了再血管化治疗，再血管化病人与药物维持治疗病人比较，前者在静息状态和峰值负荷时的室壁运动记分指数（WMST）均

高于后者,分别为(1.34±0.36) vs (1.22±0.40)和(1.59±0.38) vs (1.28±0.40),P值均小于 0.001。

通过多变量分析显示,负荷试验结果阳性和静息状态室壁运动记分指数(WMSI)是独立的预后预测因子。5 年无梗死率缺血组为 80%,无缺血组为 91%($P<0.0001$)。预后与负荷试验阳性结果、瘢痕形成和静息状态室壁运动记分指数密切相关,5 年无事件生存率缺血组为 65%,无缺血组为 88%($P<0.0001$)。进一步分析显示,在中危病人,负荷试验结果阳性和男性病人是预后的预测因子,5 年无梗死生存率缺血组为 54%,无缺血组为 91%($P<0.0001$)。在高危病人,负荷试验结果阳性,静息状态时室壁运动记分指数和以前有 Q 波心肌梗死与预后密切相关,5 年无梗死生存率缺血组为 70%,无缺血组为 82%($P=0.0004$)。

作者认为,在门诊应用药物负荷超声心动图评价怀疑和已知冠心病患者的预后是可行的和高度安全的。特别是存在中度危险因素的患者,负荷试验结果阳性对预测将来事件有很强的和独立的预测价值。

表 9-4-6 根据负荷超声心动图结果发生的心脏事件

	负荷阳性 ($n=459$)	负荷阴性 ($n=1023$)	P 值
死亡($n=58$)	23 (5%)	35 (3.4%)	0.14
心肌梗死($n=33$)	15 (5.3%)	18 (1.8%)	0.068
冠脉搭桥或冠脉成形术($n=232$)	177 (38.6%)	55 (5.4%)	<0.0001
早期(≤3 个月)	140 (30.5%)	28 (2.8%)	<0.0001
晚期(>3 个月)	37 (8.1%)	27 (2.7%)	<0.0001
总的事件($n=323$)	215 (46.8)	108 (10.6%)	<0.0001

表 9-4-7 根据负荷超声心动图结果在中危和高危人群中发生的心脏事件

	负荷阳性($n=114$)	负荷阴性($n=595$)	P 值
中危人群			
死亡($n=24$)	9 (7.9%)	15 (2.5%)	0.004
心肌梗死($n=11$)	2 (1.8%)	9 (1.5%)	0.85
冠脉搭桥或冠脉成形术($n=56$)	45 (39.5%)	11 (1.8%)	<0.0001
早期(≤3 个月)	32 (28.1%)	6 (1.0%)	<0.0001
晚期(>3 个月)	13 (11.4%)	5 (0.8%)	<0.0001
总的事件($n=91$)	215 (49.1%)	109 (5.9%)	<0.0001
高危人群			
死亡($n=34$)	12 (3.5%)	20 (4.7%)	0.41
心肌梗死($n=22$)	13 (3.8%)	9 (2.1%)	0.17
冠脉搭桥或冠脉成形术($n=176$)	132 (38.3%)	44 (10.3%)	<0.0001
早期(≤3 个月)	108 (31.3%)	22 (5.1%)	<0.0001
晚期(>3 个月)	24 (7.0%)	22 (5.1%)	0.29
总的事件($n=232$)	157 (45.5%)	73 (17.1%)	<0.0001

第五节 心肌梗死

心肌梗死是冠状动脉阻塞,心肌严重持久的缺血而引起的心肌部分坏死,且常伴心室功能障碍。在临床表现为突然心前区长时间剧烈疼痛,心电图出现 ST-T 动态衍变过程,心肌酶谱有一过性升高等改变。

一、病理生理

病变最常发生在左冠状动脉前降支,管腔闭塞主要产生左室前壁、心尖、室间隔前部梗死;阻塞发生在回旋支及右冠脉者,前者引起左室侧壁、后壁、室间隔后部梗死,后者可引起下壁、右室梗死。心肌梗死可分为透壁性与心内膜下两种,前者多见,坏死灶从心内膜向心室壁全层延伸;后者仅限于心内膜下。梗死 6 小时后组织学改变不可逆转,心肌纤维逐渐坏死崩解,间质充血,白细胞浸润。在修复过程中坏死组织被溶解吸收由肉芽组织代替,肉芽组织内纤维细胞逐渐成熟形成瘢痕,如坏死累及心包可引起反应性心包炎。

心肌梗死发生后主要室壁发生节段性收缩功能障碍。在急性初期,多数呈不同程度的收缩期膨出,如范围较大可心搏出量减少。数天后梗死区变僵硬,心搏量增加,左室舒张期顺应性降低,左室舒张末压增高。

二、超声诊断要点

(一) 室壁节段性收缩运动障碍,是超声诊断心肌梗死最主要根据

1. 室壁收缩运动幅度,与心肌缺血相同。急性心肌梗死时,多为运动消失或矛盾运动,陈旧梗死时,可表现为运动减低,或矛盾运动,以运动消失多见(图 9-5-1)。

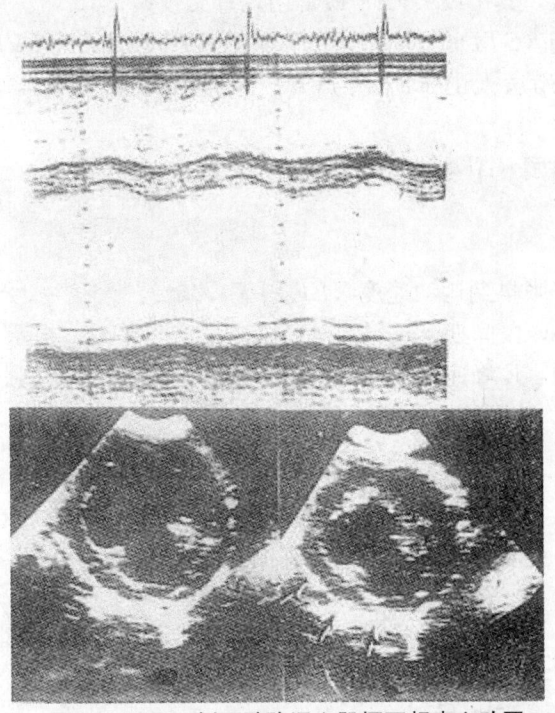

图 9-5-1 示 1 例下壁陈旧心肌梗死超声心动图

2. 室壁收缩及舒张运动速度　与心肌缺血时相同。

3. 室壁收缩期增厚率降低　由于陈旧性心肌梗死瘢痕的形成，局部室壁收缩期增厚率降低或收缩期不增厚。急性心肌时，室壁增厚率减低，或不增厚，甚至变薄。收缩期室壁变薄是急性心肌的特征，约 1/3 有此种改变。

（二）梗死区室壁厚度的改变

陈旧性心肌梗死时，受累室壁明显变薄，厚度 < 0.7cm，回声增强无运动，是纤维化瘢痕形成的表现，但急性心肌梗死时，室壁舒张期虽可变薄，但无回声的变化。

（三）梗死区回声的改变

急性心肌梗死区心肌回声强度可减低或变化不明显，陈旧性心肌梗死时，由于结缔组织增生，心肌回声强度增高，呈点片状回声。在 M 型超声上，显示高强度的带状回声，与正常心肌显然不同。

用彩色编码心肌显像，梗区心肌的色量度级与正常差别较大，从正常区到梗死临近区再过渡到心肌梗死区，心肌回声色量度级犹如一副镶嵌的图像，色量度级的变化有明显的分界。

（四）左室功能异常

心肌梗死发生后，左心室的收缩功能及舒张功能均可发生改变。

1. 左室收缩功能

常用的指标有：

（1）射血分数（$LVEF$）。

（2）左室每搏量（SV）。

（3）心排血量（CO）。

（4）心脏指数（CI）。

这些指标均可减低，其中以 $LVEF$ 最常用，意义较大。

（5）收缩时间间期（STI）：包括 $LPEP$ 与 $LVET$ 及 $LPEP/LVET$，比值 > 0.4 表示左心功能受损，心肌梗死病人的 $LPEP/IVET$ 比值进行性增大，预示梗范围大，预后不良。

（6）左室短轴缩短率（$\Delta D\%$）减少。

2. 左室舒张功能

常用的指标有：

（1）二尖瓣前叶舒张早期运动速度（EF 斜率）减慢。

（2）二尖瓣前叶 AC 段间期延长，在 AC 段出现 B 点平台，提示 $LVEDP$ 升高。

（3）二尖瓣频谱图，E 峰速度下降，导致舒张晚期左房收缩加强以补偿左室充盈量，A 峰速度加快，A/E > 1，从而使 1/2 充盈分数减低。

$$1/2 充盈分数 = \frac{前 1/2 血流频谱面积}{全舒张期血流面积}$$

图 9-5-2 二维和 M 型超声心动图　前壁陈旧性心肌梗死室间隔运动消失，室壁变薄，回声增强

三、超声对心肌梗死的定位诊断

心肌梗死的定位诊断，主要靠二维超声。因 M 型超声一维显示，对室间隔、左室后壁

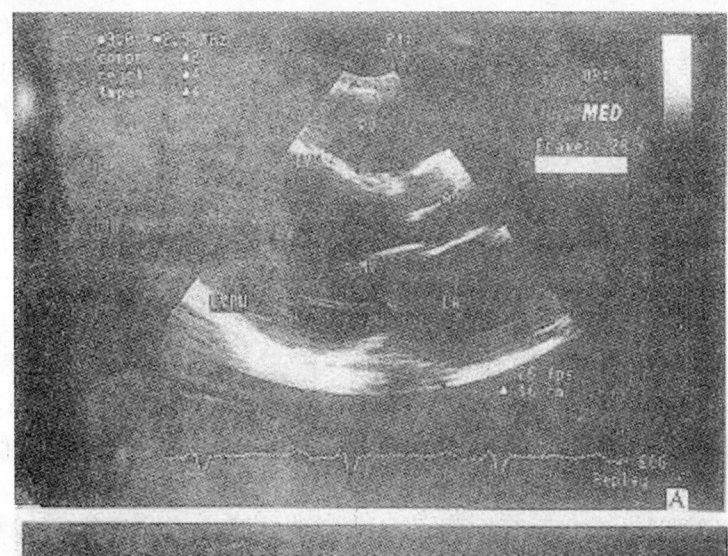

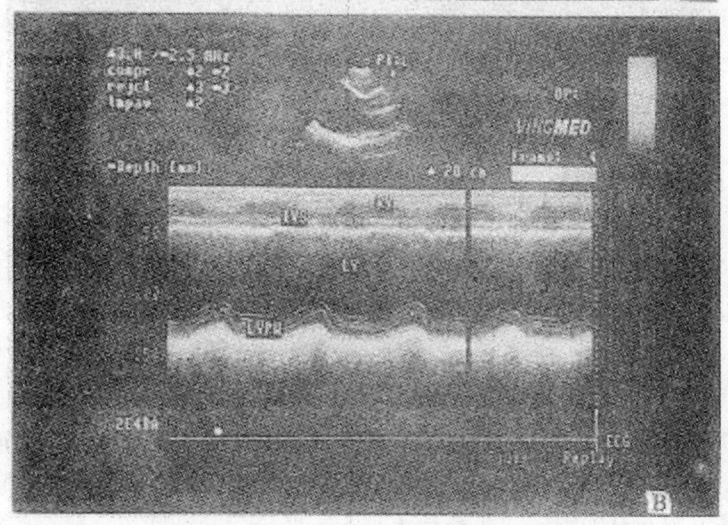

图 9-5-2 为 1 例前壁陈旧心肌梗死的超声心动图

能比较准确定位外,对其他室壁受限制。故目前定位以二维超声为主,采用室壁分段的方法,见本章第三节。

(一) 节段性室壁运动异常和尸解的关系

二维超声图像显示的室壁的支配关系是符合的,但超声所反映的室壁异常往往比实际的心肌梗死范围大,原因与梗死区邻近部位有局部缺血影响、梗死区的伸展等有关。

(二) 室壁运动异常的部位、范围与冠状动脉病变的关系

与冠状动脉造影对照,左前降支病变,节段性室壁运动异常出现在前壁、前间隔和心尖部,有明显的特异性。左回旋支与右冠状动脉病变,室壁运动异常区多有重叠。如室壁运动异常发生在梗死区以外,是提示多支病变的根据。

(三) 区域性室壁运动异常与心电图的关系

心肌梗死心电图出现异常 Q 波与超声室壁运动的部位基本是一致的,室壁运动异常所显示的部位更具体。Corga 报道用 M 型超声检查急性透壁性心肌梗死 64 例,心电图诊断的心肌梗死在超声上相应部位有节段性运动异常占 84%,前壁心肌梗死在室间隔及(或)前

壁有运动异常者占80%,下壁梗后壁运动有异常者占50%。Heger报道20例下壁心肌梗死19例下壁有运动障碍,14例前壁心肌梗死全部在前壁有节段性运动异常。引起心电图ST-T改变因素很多,与冠状动脉造影、超声室壁运动异常比较,敏感性及特异性均差,心电图下壁导联异常不一定为右冠脉病变,与冠造及二维超声对照,也可能为前降支病变,心尖下壁运动异常。

四、超声心动图对心肌梗死后存活心肌的评价

确定存活心肌的存在有多种方法,包括应用正电子放射断层显像(PET)通过显示对三氟甲烷(FDP)的摄取,以测定其代谢活性或单光子放射断层显像(SPECT),明确显示存活心肌的完整微循环的存在(例如,应用PET,铊或sestamibi或超声造影剂的灌注显像)或通过应用肌力刺激物(例如,低于产生缺血剂量的多巴酚丁胺)观测收缩储备。超声心动图探测心肌活性是依据小剂量多巴酚丁胺时室壁厚度的增加或心内膜的运动,应用小剂量多巴酚丁胺前后的节段性收缩都采用主观性的直接评价以明确心肌活性。一些患者可出现双相反应,小剂量多巴酚丁胺时室壁厚度增加而给药速率加快时降低,常提示心肌存活和存在缺血。

第六节 心肌梗死的并发症

心肌梗死的并发症常见的有心律失常、泵衰、乳头肌功能不全、室壁瘤、心室附壁血栓等。超声对检出心肌梗死的某些并发症很有帮助。

一、室壁瘤

急性心肌梗死后约20%并发室壁瘤,多发生在梗后5天至3个月,与左室造影对照,二维超声检出室壁瘤的敏感性93%～100%,特异性为94%～100%。室壁瘤通常约80%发生在心尖部,多侵犯左室前壁。二维超声表现为室壁呈局限性膨出,瘤壁收缩期无运动或呈矛盾运动。超声不仅能确定其部位、大小和范围,并可测定室壁瘤占左室面积的比值,了解有功能室壁的数量,也可以预测外科切除室壁瘤的效果。图9-6-1为1例心尖部及后侧壁室壁瘤在心尖四腔图上的表现。

二、假性室壁瘤

假性室壁瘤是新近心肌梗死一种少见的并发症。常发生在下后壁及侧壁,系室壁破裂穿破心肌由周围的心包粘连包裹而成,有窄的通道与心室腔相通,具有破裂的倾向。

二维超声可以鉴别真性和假性室壁瘤:

1. 与心室腔相通的口径在真性者较宽,而假性瘤者则较窄。
2. 在假性室壁瘤心室壁心内膜与通道相接处内膜中断,而真性者仍有心内膜与瘤腔相连。
3. 假性者瘤呈袋状或球形腔,内多有血栓及血凝块。
4. 假性室壁瘤可压迫右室向前转位。图9-6-2示后侧壁假性室壁瘤。

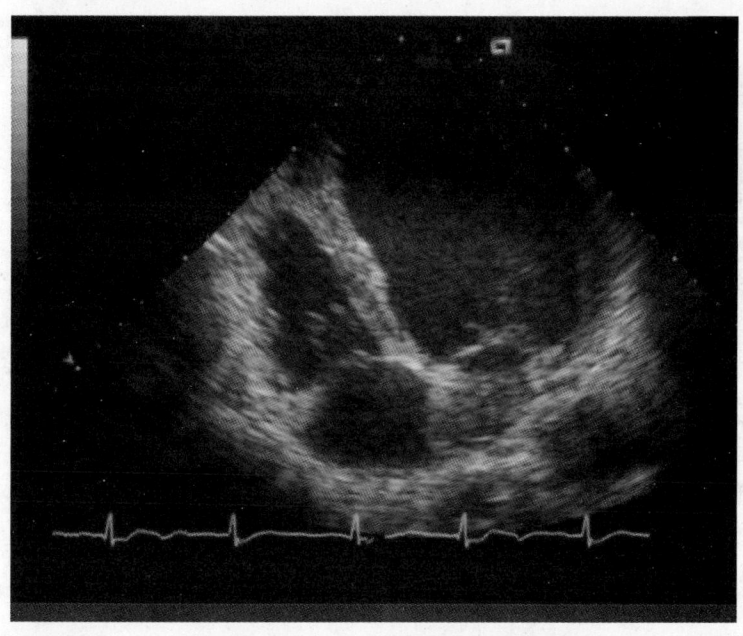

图 9-6-1　为心尖部及后侧室壁瘤

三、附壁血栓

附壁血栓是心肌梗死的常见并发症,在急性心肌梗死数小时后即可在心尖部或前壁形成血栓。有室壁瘤者约 30%～50% 发生血栓。在超声上显示为回声增强的团块结构,与室壁广泛附着,形状不规则,多无活动性,少数血栓呈游离状,仅一部分附着在室壁上,可随血流活动。新鲜血栓回声与血液相似或可见烟雾状停滞的血流。二维超声对血栓的检出率很高,对其附着部位、大小、形状等均能作出较准确的判断。但需注意与正常的肌小梁、腱索、乳头肌等鉴别。

四、室间隔穿孔

室间隔穿孔是急性心肌梗死的少见并发症,发生率约 1%。在临床上突然在胸骨左缘出现粗、响亮的收缩期杂音,并伴有振颤,二维超声检查多在肌部发现室间隔回声中断,多普勒超声在室间隔中断处及其右室侧可检出收缩期湍流频谱,或彩色多普勒显像心室水平有左至右的分流。据患者病史、体征及超声表现则可诊断室间隔穿孔(图 9-6-3)。

五、乳头肌断裂

乳头肌断裂是急性心肌梗死的少见并发症,发生率约占 1%,临床上突然发生肺水肿、休克及心尖部收缩期杂音。在二维超声上表现为典型的连枷样二尖瓣关闭不全的各种表现,从胸骨旁长轴图、胸骨旁左室短轴乳头肌水平图,可见到乳头肌断裂的声像图。脉冲多普勒及彩色多普勒显像可检出二尖瓣关闭不全的严重程度。结合患者病史及超声表现,可及时作出乳头肌断裂的诊断。

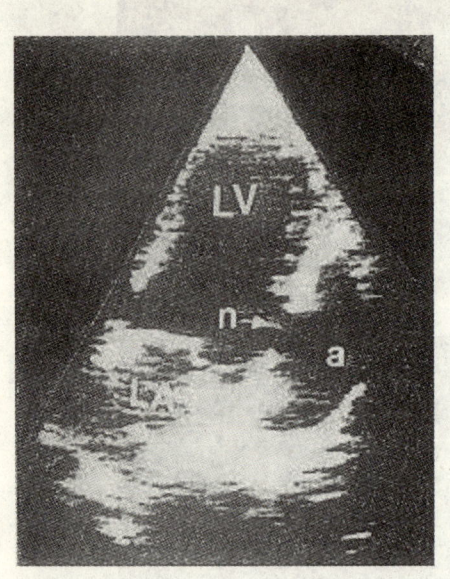 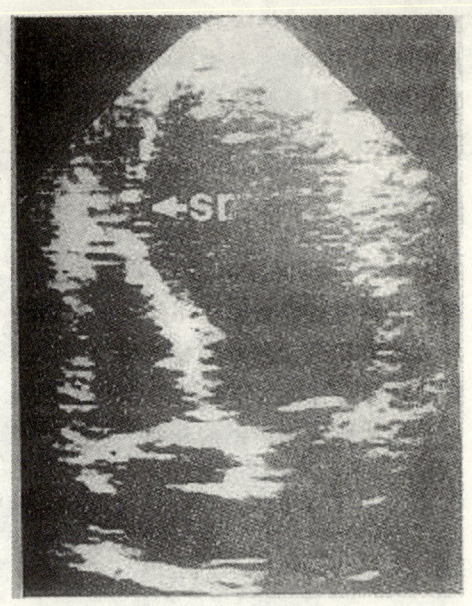

图 9-6-2　a 示后侧壁假性室壁瘤。n 代表狭窄的破裂口　　图 9-6-3　示前壁心肌梗死合并室间隔穿孔

六、乳头肌功能不全

乳头肌功能不全是急性心肌梗死的常见并发症，约占 20%。心尖部常可听到收缩中、晚期或全收缩期杂音。左室乳头肌缺血或梗死引起收缩功能障碍，可造成二尖瓣关闭不全。超声可表现为左室扩大，室间隔及左室后壁收缩运动幅度减低。乳头肌收缩障碍使二尖瓣收缩不能合拢，可发生二尖瓣脱垂，乳头肌本身因缺血可有回声增强纤维化或钙化现象。脉冲多普勒及彩色多普勒显像可检测收缩期返流及返流的程度。根据二维超声及多普勒频谱图所见，结合临床，确定诊断比较容易。

七、右室梗死

右室梗尸解发病率为 13.8%~43%，而临床诊断本病仅为 7.7%~23%，占左室下壁梗的 19%~50%。Candell 等结合病史，用二维超声检查右室梗死并提出右室舒张末径>25mm，右室舒张末径/左室舒张末径>0.70，作为诊断右室梗的标准。Darcy 及 Nanda 等认为右室梗死时右室壁均有室壁节段运动异常。Lopez 等认为右室梗死病理解剖部位多在右室下后壁，因此用超声检查时要注意从剑下乳头肌短轴图及剑下右室流入及流出道长轴图观察。

第七节　超声对冠心病诊断及其他应用的价值

一、冠心病超声诊断的要点

（一）心绞痛或无症状心肌缺血的诊断要点

1. 安静时，超声显示室壁节段性异常，或在负荷超声试验时出现新的可逆性区域性运动障碍，可考虑冠心病的诊断，但要结合病史，排除其他原因引起的室壁运动异常。

2. 超声运动试验或其他负荷超声试验时，室间隔及左室后壁室壁收缩期增厚率较负荷前局部运动减低，舒张期室壁变薄的最大速率较负荷前下降，左室射血分数、短轴缩短率较负荷前下降者应考虑冠心病的诊断。

3. 二维超声心动图显示左主干冠状动有狭窄病变者。

4. 冠心病时，主动脉根部增宽。主波低平，上升速度大于下降速度，重搏波消失。左室后壁活动曲线僵硬，上升速度大于下降速度等仅有参考价值，不能诊断冠心病。

（二）心肌梗死的诊断要点

1. M型超声心动图显示节段运动异常，尤其是运动消失和矛盾运动时心肌梗死有较高的敏感性。无症状心肌缺血虽可有节段性室壁运动异常，但多呈运动减低，而运动消失及矛盾运动比较少见。

2. 室间隔及左室后壁收缩期增厚率减低，如有收缩期变薄，则首先考虑急性心肌梗死。如舒张期厚度<7mm，且室壁节段性回声增强，应考虑陈旧性心肌梗死瘢痕形成。

3. 部分心肌梗死患者，在梗死区外出现室壁代偿性运动增强。

二、冠心病的超声鉴别诊断

（一）室壁运动异常

室壁节段性运动异常是超声诊断冠心病的主要依据，但房间隔缺损、完全性左束支传导阻滞、预激综合征、心肌炎、心脏手术等也可引起室壁运动异常。

1. 房间隔缺损　房间隔缺损，右室容量负荷过重，可使室间隔呈矛盾运动，但在房间隔缺损时，右室、右房明显增大，室间隔增厚不减低。房间隔回声中断，彩色多普勒显示心房水平有左至右分流征象，一般不难鉴别。

2. 完全性左束支阻滞　完全性左束支传导阻滞时，室间隔首先激动，使室间隔首先收缩，左室其余部分收缩时，室间隔松弛，因左室压力高，使室间隔被动向前动。左束支传导阻滞虽室间隔运动异常，但室间隔增厚率并不减低，结合病史及心电图左束支阻滞典型改变可资鉴别。

3. 预激综合征　B型预激综合征心室由于除极程序的改变，可引起室间隔运动异常，超声表现为收缩早期室间隔向后运动，收缩中向前运动，收缩晚期室间隔又向后运动。据作者经验，B型预激综合征出现室间隔运动异常者并不多见，且心电图上有典型B型预激综合征图像，一般比较容易鉴别。

4. 急性心肌炎　急性心肌炎时可有节段性室壁运动障碍，心肌酶的升高，与急性心肌梗死有时很难鉴别。可根据病史、发病时的症状、心电图的演变过程、心肌酶谱的变化，综合分析进行鉴别诊断。

（二）扩张型心肌病

缺血性心肌病（ischemic cardiomyopathy）和扩张性心肌病（dilated cardiomyopathy）均有心腔扩大和室壁节段运动异常。一般缺血性心肌病左室腔扩大，而扩张性心肌病则呈全心普遍扩大或以左室扩大为主。冠心病检查时可见节段性运动障碍，室壁运动减弱、低平或消失，其他部位可见代偿性运动增强，而扩张性心肌病呈普运动减低。总之，对缺血性心肌病和扩张型心肌病鉴别单纯靠超声比较困难，必须根据病史、心电图等综合分析诊断。

三、超声在冠心病其他方面的应用价值

近年来很多学者对冠心病超声心动图的研究取得了很大进展，也积累了很多经验，超声

心动图在冠心病的诊断研究以及应用越来越广泛。就目前资料来看，超声心动图对冠心病有以下价值：

（一）可以鉴别缺血性和非缺血性胸痛，可以协助对可疑性心绞痛的诊断，可以发现无症状心肌缺血，而且能判断冠状动脉狭窄的大致部位。

（二）能够较其他方法更快地对急性心肌梗死作出诊断，而且对心肌梗死的定位和梗死面积的估测有帮助，测定心肌梗死节段指数，对预测并发症及预后有一定价值。

（三）对发现并诊断心肌梗死并发症的敏感性和特异性与心脏造影相似，但超声心动图能确定心脏各结构的空间方位，可以从多个图观察，且检查方便为无创性，因此优于心脏造影法。

（四）超声心动图能够无创地测定心肌梗死患者左室功能，对指导治疗，判断预后有一定意义。

（五）利用二维超声或冠状动脉内超声成像技术，对经皮冠状动脉成形术疗效的评估，尤其后者可观测冠状动脉内径，鉴别血管内粥样硬化块或血栓，指导安装血管内支架（stent）或切除斑块有一定帮助。

（六）经食道超声可清楚地显示冠状动的近心端，尤其是左主干和前降支及回旋支的近端，对其管腔狭窄程度的判断和冠状动脉内径的测值与冠状动脉造影相符。在术前、术中、术后监测室壁运动和心脏功能，指导麻醉医师合理用药有很大价值。

（七）冠状动脉搭桥手术时，利用经食道超声或心外膜超声，直视冠状动脉，准确评价血管狭窄程度。并可以评价搭桥吻合口情况和血管再通效血，搭桥术后可以了解不同室壁部位功能改变的差异。

总之，超声在冠心病临床中的应用范围在不断扩大，其应用价值越来越明显，新技术的出现又促进其发展。从超声技术了解冠心病结构与功能发展到心肌灌注显像和冠状动脉内超声成像，这些新技术仍在发展中，并正在走向成熟。

（朱天刚　张树彬）

参 考 文 献

1. 王新房．王加恩主编：超声心动图学．第2版，人民卫生出版社，北京，1985，288-305
2. 王加恩．心肌灌注造影的进展．中华超声影像学杂志，1993，2：42
3. Weyman AE, et aL. Noninvasive visualization of the left main coronary artery by cross-sectional echocardiography. Circulation, 1976, 54：169
4. 钱蕴秋主编：临床超声诊断学．北京：人民军医出版社，1991，569～574．574～580．580～583
5. Heger JJ, et al. Cross-sectional echocardiography in acute myocardial infarction: detection and localization of regional left ventricular asynergy. Circulation, 1979, 60：531
6. 黄震华等，灰阶和B彩色超声心动图显像评价冠心病患者左室收缩功能的比较．中国超声医学杂志，1993，9；5
7. Tobis JM, et al. Intravascular ultrasound imaging of human coronary arteries in vivo: analysis of tissue characterization with comparison to in vitro histological specimens. Circulation, 1991, 83：913
8. Parisi AF, et al. Enhanced detection of the evolution of tissue changes after acute myo-

cardial infarction using colorencoded two dimensional echocardiography. Circulation, 1982, 66: 764
9. Doulas FS, et al. Echocardiographic visualization of coronary artery anatomy in the adult. J Am Coil Cardiol, 1988, 11: 565
10. D'cruz IA, et al. The superiority of mitral E point-ventricular septum separation to other echocardiographic indicators of left ventricular performance. Clin Cardiol, 1977, 2: 140
11. Erbel R, et al. Left ventricular volume and ejection fraction determination by cross-sectional echocardiography in patients with coronary disease: a Prospective study. Clin Cardiol, 1980, 3: 377
12. Kan G, et al. Measurement of left ventricular ejection fraction after acute myocardial infarction cross-sectional echocardiographic study. Br Heart J, 1974, 51: 631
13. 张运著，多普勒超声心动图．青岛：青岛出版社，1988，371-417
14. Nishimure RA, et al. Assessment of diastolic function of the heart. Background and current applications of Doppler echocardiography: partII: Clinical study. Mayo Clin Proc, 1989, 64: 181
15. Feigenbaum H. Echocardiography fourth edition Lea Febiger Philadelphia, 1986, 50~120
16. Kerber RE, Echocardiography in coronary artery disease Futura publishing Company New York, 1988, 67~80
17. Heng MK, et al. Exercise two dimensional echocardiography for diagnosis of coronary artery disease. Am J Cardial, 1984, 53: 805
18. Robertson WS, et al: Exercise echocardiography: a clinically practical addition in the evaluation of coronary artery disease. J Am Cardiol, 1983, 2: 1085
19. Gondi B, and Nanda NC. Cold pressor test during two dimensional echocardiography: usefulness in detection of patients with coronary disease. Am Heart J, 1984, 107: 278
20. Takenak K, et al. Pacing echocardiography: regional wall motion, left ventricular dimension and R wave amplitude in patients with angina pectoris. Jpn Heart J, 1982, 23: 1
21. 张树彬等．潘生丁－二维超声心动图对冠心病诊断的评价．中华心血管杂志，1990，18: 293
22. Castello R, et al. Dipyridamole echocardiography Echocardiography, 1990, 9: 177-128
23. Mazeik Pk, et al. Dobutamine stress echocardiography for detection and assessment of coronary disease. JACC, 1992, 19: 1203
24. Mason S J, et al. Exercise echocardiography: detection of wall motion abnormalities during ischemia. Circulation, 1979, 59: 50
25. Rasmussen S, et al. Echocardiographic detection of ischemic and infracted myocaldium. JAm Coll Cardiol, 1984, 3: 733
26. Nishimura RA, Role of two dimensional echocardiography in predication of in hospital complications after myocardial infarction. JAm Coll Cardiol, 1984, 4: 1080

27. Visser CA, et al. Echocardiographic-cineangiographic correlation in detecting left ventricular aneurysm: a prospective study of 422 patients. Am J Cardiol, 1982, 50: 337
28. Bishop HL, et al. Role of two dimensional echocardiography in the evaluation of patients with ventricular septal rupture postmyocadial infarction. Am Heart J, 1961, 102: 965
29. Arvan S, et al. left ventricular mural thrombi secondary to acute myocardial infarction: predisposing factore and embolic phenomenon. J Clin Uitrasound, 1993, 111: 467
30. Nishimura RA, et al. Papillary muscle rupture complicating acute muocardial infarction. Am J Cardiol, 1983, 51: 373
31. Godley RW, et al. Incojmplete mitral leaflet closure in patients with papillary muscle dysfunction. Circulation, 1981, 63: 565
32. D'arcy B, and Nanda NC. Two dimensional echocardiographic features of right ventricular infarction. Circulation, 1982, 65: 167
33. De-Bruijn NP, and Clements FM. Transesophageal echocardiography Martinus Ni jhoff Puslishing Boston, 1987, 55-65
34. 张英等. 用二维超声心动图探查冠状动脉和冠状动脉病. 中国超声医学杂志, 1990, 6: 155
35. 张树彬, 王寅时. 心肌梗死塞左室节段性收缩功能定量测定初步探讨. 中国循环杂志, 1987, (2): 336
36. 王利生, 张树彬. 多巴酚丁胺负荷超声心动图对冠心病诊断价值的评价, 中华心血管杂志, 1994, 22: 165-167
37. Chauvel C, Bogino E, Reynaud P, et al. Usefulness of isometric exercise during dobutamine administration for stress echocardiography. Am J Cardiol, 1998, 81: 255-258
38. Laskar R, Grayburn PA. Assessment of myocardial perfusion with contrast echocardiography at rest and with stress: an emerging technology. Prog Cardiovasc Dis 2000 Nov-Dec, 43 (3):245-58
39. Wei K, Ragosta M, Thorpe J, Noninvasive quantification of coronary blood flow reserve in humans using myocardial contrast echocardiography. Circulation, 2001, May 29: 103 (21):2560-5

第十章 冠心病核医学检查
(Nuclear Cardiology for the Diagnosis of Coronary Heart Disease)

第一节 核医学检查的方法学基础……(217)
　一、核医学显像的基本原理……(218)
　二、显像剂……(218)
　三、显像仪器……(218)
　四、核医学显像的特点……(219)
第二节 心肌灌注显像……(219)
　一、心肌灌注显像的原理及显像剂……(219)
　二、介入试验原理……(221)
　三、心肌灌注显像的方法……(222)
　四、正常所见及影像分析……(224)
　五、判断异常的标准……(226)
　六、心肌影像异常类型及其临床意义……(227)
　七、心肌灌注显像的临床应用……(229)
第三节 心肌代谢显像……(232)
　一、心肌葡萄糖代谢显像……(232)
　二、脂肪酸代谢显像……(234)
　三、有氧代谢显像……(234)
　四、氨基酸代谢显像……(234)
第四节 核素显像测定心肌存活……(235)
　一、判断心肌存活的原理、方法……(235)
　二、检测心肌存活的临床意义……(237)
第五节 急性心肌梗死灶显像……(237)
　一、^{99m}Tc-PYP 阳性显像……(238)
　二、^{111}In-AM 阳性显像……(238)
　三、临床应用……(239)
第六节 心室显像和心功能测定……(239)
　一、平衡法心室显像……(240)
　二、平衡法心室断层显像……(246)
　三、首次通过法心室显像测定心室功能……(247)
　四、核素心室显像和心功能测定的临床应用……(247)
第七节 心脏神经受体显像……(250)
　一、显像的原理和方法……(250)
　二、影像分析……(251)
　三、临床意义……(251)
第八节 动脉粥样硬化斑块显像及乏氧心肌显像的进展……(251)
　一、动脉粥样硬化斑块显像……(251)
　二、乏氧心肌显像……(252)

　　用核医学（nuclear medicine）技术诊断冠心病是核心脏病学（nuclear cardiology）的重要组成部分，它包括心肌灌注及代谢显像、心室显像、心功能测定、急性心肌梗死灶显像和心脏神经受体显像等内容。不仅可以显示心血管的形态、结构，更重要的是可以无创地在活体显示心肌的血流灌注、功能、代谢及受体的影像与生理、病理信息。近年随着计算机技术的日新月异和 PET 技术的应用以及新的放射性药物不断问世，核心脏病学有了更大发展，已成为冠心病诊断和研究的重要无创手段之一。

第一节 核医学检查的方法学基础

　　凡原子核处于不稳定状态能发出射线的核素称为放射性核素（radionuclide），其化学及生物学性质与一般天然元素一样，因此它在人体内的吸收、分泌、代谢和分布与天然元素相同。由于它们发射能穿透组织的核射线，用放射性探测器可以在体表定量地、灵敏地探测到它们在体内的动力学信息。根据所得信息及其特点，可以对各脏器的功能和形态甚至代谢状态作出判断。

一、核医学显像的基本原理

将能够选择性聚集在某一脏器、组织和病变的放射性核素或其标记物引入体内，使该脏器、组织或病变与周围邻近组织之间产生了放射性浓度差，利用放射性显像仪器探测到这种浓度差别，并利用计算机将其显示成像，即为该脏器、组织或病变的影像。

二、显像剂

凡需引入体内的放射性核素或其标记物称作放射性药物。用于脏器、组织或病变显像的放射性药物称为显像剂。常用于诊断心血管疾病的显像剂能够选择性聚集于心肌或心腔的机理如下：

1. **心肌细胞选择性摄取特殊价态物质** 心肌细胞可以选择性摄取与钾离子（K^+）类似的正一价物质，如放射性铊-201（$^{201}Tl^+$），而使心肌显像。

2. **心肌细胞选择性摄取特殊需要物质** 葡萄糖是心肌细胞的能源物质，放射性标记的葡萄糖与天然葡萄糖一样作为能源物质被心肌细胞摄取，其聚集量明显高于周围组织而使心肌显影。

3. **通道和生物区分布** 将适当的显像剂引入某一通道，可以使这些通道显影。如静脉注入适当显像剂，显像剂随血流依次通过上腔静脉、右心房、右心室、肺血管床、左心房、左心室，可使血管腔和心房、心室陆续显影。如该显像剂能在血循环中停留而不渗出血管壁外，则可获得大血管、心房、心室的血池影像。

4. **特异性结合** 放射性标记的受体配体只与该受体结合，从而可使受体显影，这种影像具有高度特异性。

5. **化学吸附作用** 沉积羟基磷灰石晶体的急性心肌梗死灶具有高度吸附放射性标记的磷酸化合物的功能，故可使急性心肌梗死灶显影。

显像剂除应具有上述特殊的性质，并符合无菌、无热源、化学毒性小等要求外，对其发射的核射线种类、能量和物理半衰期（$T_{1/2}$）也有一定要求。核射线中只有γ光子适用于显像，因其穿透力强，引入体内后能在体外被放射性仪器探测到。同时由于其在组织内电离密度较低，因而机体所受电离辐射损伤较小。γ光子能量以100～300keV为宜，在此范围内常用的核医学显像仪器对其探测效率高。而正电子湮灭辐射产生的方向相反的一对γ光子能量为511keV，需要专门的显像仪器探测。放射性核素$T_{1/2}$一般以能满足检查所需要的时间约10小时左右为宜。但有些用于显像剂的元素只有超短$T_{1/2}$的放射性核素，虽使用不方便也只能用之，如氟-18（^{18}F）其$T_{1/2}$为109.8分钟。目前临床上能满足上述要求的常用放射性核素为锝-99m（^{99m}Tc），它为纯γ光子发射体，能量140 keV，$T_{1/2}$ 6小时。

三、显像仪器

1. **γ照相机（γcamera）** 是核医学最基本的显像仪器，由探头及支架、计算机操作系统和显示系统组成。探头是γ照相机成像的核心，体内发出的γ光子由探头探测到，再由计算机采集和处理，最后以不同灰度或色阶显示出脏器和病变的影像。

2. 单光子发射计算机断层仪（single photon emission computed tomography，SPECT）
SPECT 是核医学最重要的显像仪器，是利用注入人体内的单光子放射性核素发出的 γ 光子在计算机辅助下重建成断层影像。探头系统为一旋转型 γ 照相机，围绕身体旋转 360°或 180°采集一系列平面投影像，利用滤波反投影或迭代法重建各种方向的断层影像。近年为了提高灵敏度和空间分辨率，并加快采集速度，已有双探头和三探头 SPECT。

3. 正电子发射计算机断层仪（positron emission computed tomography，PET） PET 是探测引入体内的正电子发射体湮灭辐射时同时产生的两个方向相反的 γ 光子，其探头是由数百个成对分布的小型 γ 闪烁探测器组成的环型装置。人体置于环中，体内发出的方向相反的成对 γ 光子入射至互成 180°的两个探测器而被符合线路探测到，环状探测器获得的这些信息可由计算机重建断层影像。PET 是进行心肌代谢显像的重要设备，但因价格昂贵很难在临床推广应用。

4. 符合线路 SPECT 又称 SPECT/PET，是用互成 180°的双探头 SPECT 对正电子湮灭辐射产生的一对 γ 光子进行符合探测成像，这种符合探测成像，其总体成本低于 PET 较适合推广应用。但由于该机仅有两个探头，每个探头必须围绕身体旋转 180°采集各方向的射线投影，才能重建断层影像，因此采集的时间长。相对于 PET 灵敏度较低。此外该机空间分辨率也低于 PET，不能快速动态采集，只适用于 $T_{1/2}$ 较长的正电子发射体 ^{18}F 的显像，不适用于 ^{11}C、^{15}O、^{13}N 等超短 $T_{1/2}$ 正电子发射体的显像。但该机有双重功能，既可作正电子断层又能行单光子断层成像，达到一机两用的目的。

四、核医学显像的特点

放射性核素显像反映了脏器、组织或病变中显像剂的聚集量，聚集量的多少又与血流量、细胞功能、细胞数量和代谢率等因素有关，因此其影像不仅反映脏器和病变的解剖形态、结构变化，更重要的是反映脏器和病变的功能、血流、代谢和受体方面的信息。但本法受引入放射性活度的限制，成像信息量不很充足，其影像的清晰度不如 XCT、MRI，影响对微细结构的精确显示，但它可提供功能、代谢方面的定量数据。

本法属无创性检查，显像剂化学量极微，一般不会发生过敏反应；所用放射性核素 $T_{1/2}$ 短，病人接受的辐射吸收剂量低于 X 线检查，因此本法安全、无创，便于重复检查，不仅有助于疾病的诊断，还适用于疗效评价、监护和随访。

第二节 心肌灌注显像

心肌灌注显像（myocardial perfusion imaging）是估价心肌血流分布的方法，为广泛使用的核心脏病学检查方法之一。主要用于冠心病的诊断、指导临床治疗、提供疾病危险程度及预后信息等，已成为核心脏病学的重要组成部分。

一、心肌灌注显像的原理及显像剂

心肌细胞对某些放射性阳离子有选择性摄取能力，静脉注射后心肌细胞对它们有较高的摄取率，因而可使心肌显影。心肌各个部位聚集放射性的多少与该部位冠状动脉血流灌注量正相关，因此这种显像称作心肌灌注显像。如局部心肌缺血、细胞坏死或瘢痕形成则表现为放射性减低或缺损，故又称冷区显像。

(一) 显像剂

1. 氯化亚铊-201 (^{201}TlCl,以下简称^{201}Tl) ^{201}Tl 系加速器生产,其物理 $T_{1/2}$ 为 73 小时,经电子俘获衰变,主要发射出能量为 167keV (10.6%) 和 135keV (3.7%) 的 γ 射线,69~83keV (94.4%) 的特征 X 射线。^{201}Tl$^+$ 的生物特性与 K$^+$ 相似,均为一价阳离子,静脉注射后能迅速被心肌摄取。其心肌浓聚量与心肌血流灌注量正相关,静脉注入后约 4% 进入心肌细胞,其余被甲状腺、肝、肌肉等软组织摄取。心肌内 ^{201}Tl 浓度高于血浓度数 10 倍,也高于肝和肺。^{201}Tl 被心肌细胞摄取的机理可能是通过细胞膜的 Na$^+$-K$^+$ ATP 酶系统主动转运实现的(约占 60%),其余通过弥散作用。一般于注射后 10~20 分钟心肌摄取量即达高峰,此时可进行心肌显像。心肌细胞内的 ^{201}Tl 与血液及其他组织的浓度处于动态平衡状态,当心肌细胞内浓度大于血液内浓度时,^{201}Tl 不断通过弥散作用从心肌细胞清除到血液中,其清除速度也与冠状动脉血流量呈正相关,清除 $T_{1/2}$ 为 4 小时。缺血区由于血流灌注减少清除明显延缓,加以缺血区心肌还缓慢摄取 ^{201}Tl,一般至注射后 2~5 小时,缺血区与正常心肌的放射性浓度差别明显缩小,甚至消失,表现为缺血区放射性再"填充",即心肌内的放射性出现再分布,这是心肌缺血的特征。由于有些患者 ^{201}Tl 在心肌内的再分布出现较早,因此为了能灵敏地发现缺损区,应于注射后尽早进行显像。

^{201}Tl 在临床应用已近 30 年,其对冠心病的诊断价值也已得到公认,然而它并不是理想的心肌灌注显像剂,其缺点:①供显像用的 X 射线能量偏低,在组织内衰减较明显,影响图像质量;②物理 $T_{1/2}$ 长,肾脏所受的辐射吸收剂量最大,为 270 μGy/MBq(^{201}Tl 由肾脏排泄),心肌为 81μGy/MBq,故限制了其在临床应用的活度量;③加速器生产价格昂贵。尽管有这些缺点,但由于其对冠心病诊断准确性较高,使用方便,特别是可以用来评价心肌细胞活力(viability),所以仍沿用至今。

2. 锝-99m (^{99m}Tc) 标记的心肌灌注显像剂 与 ^{201}Tl 相比,^{99m}Tc-心肌灌注显像剂具有更好的理化特性,是今后发展的重点。

(1) ^{99m}Tc-甲氧基异丁基异腈 (^{99m}Tc-sestamibi, ^{99m}Tc-MIBI): ^{99m}Tc-MIBI 于 1986 年问世,它是一种亲脂性的一价阳离子络合物,静脉注射后可以被心肌细胞摄取。其摄取机理还不十分清楚,多数意见认为是通过被动弥散机制进入心肌细胞并沉积在细胞线粒体内,因而它没有明显的心肌清除和再分布。与 ^{201}Tl 相似,心肌每个部位聚集 ^{99m}Tc-MIBI 的多少与该部位冠状动脉血流灌注量呈正相关。静脉注入后心肌对其首次通过提取率为 60%~80%,注入后 30 分钟心肌浓聚量为注入量的 3.4%,90 分钟为 4.4%。但与 ^{201}Tl 不同,^{99m}Tc-MIBI 自心肌清除缓慢,半清除时间>5 小时。除心肌外,肝、肺也摄取 ^{99m}Tc-MIBI。注射后 1 小时,心/肝仅 0.5,2 小时可达 1.7,而 1 小时心/肺已高达 2.5。因此如注射后 1 小时内显像,由于肝脏放射性高于心肌,会影响对下壁病变的观察,所以一般于注射后 1~2 小时显像,此时 ^{99m}Tc-MIBI 在心肌中浓度仍很高,而肝、肺放射性已明显减低,可以得到质量好的心肌影像。^{99m}Tc-MIBI 主要由肝、肾排泄,胆囊影像明显,注射后 30 分钟服用脂餐可加速显像剂自胆囊排出,减少对心肌影像的干扰。静脉注入后,肾、心肌及肝的辐射吸收剂量分别为 18 μGy/MBq、4.5 μGy/MBq 及 5 μGy/MBq,明显低于 ^{201}Tl。

(2) ^{99m}Tc-双二乙氧基膦基乙烷 (^{99m}Tc-tetrofosmin, ^{99m}Tc-P53): ^{99m}Tc-P53 是近年用于临床的新型心肌灌注显像剂,静脉注射后通过被动扩散机制迅速被心肌细胞摄取(1 小时摄取 1.2%),在心肌内的动力学分布与 ^{99m}Tc-MIBI 相似,无再分布。与 ^{99m}Tc-MIBI 相比其肝、肺清除快,对心肌影像干扰少,且标记方法简单,不需加热,适合于进行一日法显像。

(3) ^{99m}Tc-锝硼肟（^{99m}Tc-teboroxime，^{99m}Tc-TEBO）为一种中性、亲脂性的 BATO 络合物，静脉注射后血清清除极迅速，心肌摄取量高，首次通过摄取率 90%±4%，其心肌洗脱快，正常心肌洗脱半减期为 9.1 分钟，因此显像应在注射后 2 分钟内开始，在 10 分钟左右完成。此外 ^{99m}Tc-TEBO 早期肝摄取较高，可能干扰对下壁心肌影像的观察。

^{99m}Tc-心肌灌注显像剂具有以下优点：① ^{99m}Tc 物理性能好，γ 射线能量 140kev 适合于 γ 照相机系统；②物理 $T_{1/2}$ 短（6 小时），纯 γ 射线，病人所接受的辐射剂量低，故可应用较大活度量，因而信息量大，心肌影像质量高；③由于所用活度高，可行门控心肌显像或在心肌显像的同时进行首次通过法测定心室功能，并可显示室壁运动。因此目前 ^{99m}Tc-心肌显像剂，特别是 ^{99m}Tc-MIBI 已广泛应用于临床，但由于它们的药理特性不太理想，几乎不再分布，需两次注射才能完成负荷试验。因此也不是最理想的可取代 ^{201}Tl 的显像剂。随着核医学的发展，必将会有更理想的 ^{99m}Tc-心肌灌注显像剂问世。

3. 发射正电子的放射性核素及其标记物　常用的有 ^{82}Rb-RbCl、^{13}N-NH$_3$、^{15}O-H$_2$O，它们在心肌的分布也与心肌血流灌注量正相关，故也是心肌灌注显像剂，但由于它们是超短 $T_{1/2}$ 的正电子发射体，必须用 PET 进行显像，只能在有 PET 及回旋加速器设备的单位进行，因此限制了其在临床应用。

二、介入试验原理

介入试验（interventional test）主要用于诊断心肌缺血，包括运动负荷试验及药物负荷试验。

（一）运动负荷试验

冠心病时，虽然冠状动脉管腔已有明显狭窄，由于在静息状态下心肌耗氧量低，所需供血少，尚可满足需要，在静息状态下可不出现心肌缺血，心肌灌注影像无异常表现。当患者进行运动时心脏增加作功，以增加全身的血流量，运送足够的能源物质和加快清除氧化产物，此时正常冠状动脉能自行扩张，血流量增加 3～5 倍。然而已有病变的狭窄冠状动脉不能有效地扩张，其灌注区血流量乃明显低于正常心肌，以致心肌缺血充分暴露出来，此时心肌灌注影像上该区域出现局限性放射性减低、缺损区。这种运动负荷影像出现放射性减低、缺损区，静息影像减低缺损区消失或接近消失，称为可逆性缺损（reversible defect），为心肌缺血的特征性表现。急性与陈旧性心肌梗死病灶由于相应血管闭塞及心肌细胞坏死或瘢痕形成，静息及负荷影像均表现为放射性缺损区，称为不可逆缺损（nonreversible defect），用本法不能鉴别二者。

用 ^{201}Tl 作显像剂时，由于 ^{201}Tl 具有再分布特性，故可一次注射完成介入试验。

（二）药物负荷试验

有些患者由于各种原因不能接受运动负荷试验，如年老体弱、患有关节炎、周围血管疾病等患者，可行药物负荷试验。常用潘生丁（dipyridamole）、腺苷（adenosine）和多巴酚丁胺（dobutamine）等药物。潘生丁的作用是通过抑制内源性腺苷的降解使腺苷在组织和血液中的浓度增高，利用腺苷强有力的扩张冠状动脉的作用，可使正常冠状动脉血流量增加 3～5 倍；外源性腺苷则直接作用于冠状动脉 A_2 受体使血管扩张，和潘生丁相比，它的作用更直接且均匀性好，潘生丁通过冠脉窃血（coronary steal）机制诱发心肌缺血；多巴酚丁胺主要作用于 $β_1$ 受体使心率加快，心肌收缩力加强，心肌耗氧量增加，其血流动力学改变与运动试验相似，因此药物负荷试验也可用于诊断心肌缺血。

三、心肌灌注显像的方法

(一) 显像方法

1. 静息显像　静息状态静脉注入 ^{201}Tl 74～111 MBq（2～3 mCi），注射后 10～20 分钟用 γ 照相机或 SPECT 行心肌平面或断层显像；或注入 ^{99m}Tc-MIBI 555～740 MBq（15～20 mCi），注射后 1～1.5 小时行心肌平面或断层显像。

(1) 平面显像：常规取前位（Ant）、左前斜 45°（LAO45°）、左侧位（LL）或 LAO70°，每个体位采集 10 分钟或累积计数 400～600K；断层显像时，受检者取仰卧位，SPECT 探头对准患者胸部（视野包括全心脏），从 RAO45° 开始到 LPO45° 顺时针转动 180°，每隔 3°～6° 采集一帧图像，每帧采集 20～40 秒。采集过程受检者要保持体位不移动，以防止体位移动所致伪影。为减少软组织（左半膈及女性病人左乳房）对心肌发射出的 γ 光子的衰减作用，常用透射源进行衰减校正，透射显像与心肌影像采集同步进行。

(2) 断层影像重建：均匀性校正后用滤波反投影法进行断层影像重建。由于心脏的轴向与人体躯干轴向不一致，故不能按人体长、短轴的方向进行断层影像重建，而是要用沿着心脏本身的轴向，重建以下三个方向的断层影像（图 10-2-1）：①短轴断层影像（short axis tomogram），是垂直于心脏长轴从心尖到心脏基底的依次断层影像；②水平长轴断层影像（horizontal long axis tomogram），是平行于心脏长轴由心脏膈面向上的依次断层影像；③垂直长轴断层影像（vertical long axis tomogram），是垂直于上述两个轴面，由室间壁向侧壁的依次断层影像。每一层面一般厚 6～9mm。

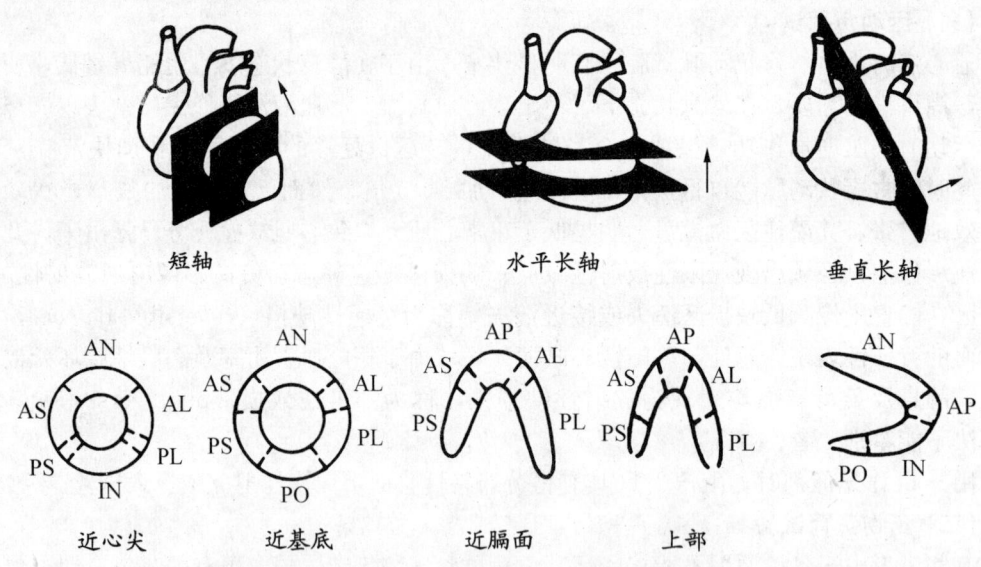

图 10-2-1　心肌断层方向及断层影像模式图
AN：前壁　AL：前侧壁　PL：后侧壁　IN：下壁
AS：前间壁　PS：后间壁　PO：后壁　AP：心尖

2. 负荷显像　病人于检查前 2 日停服 β-受体阻滞剂（如心得安）和钙拮抗剂（如异搏定）等，前一日停服长效硝酸盐类药物。检查当日空腹 4 小时以上。行潘生丁及腺苷药物负荷试验前一日还要停用潘生丁及氨茶碱类药物，当日忌用咖啡、茶等饮料。

(1) 运动负荷显像：常用的运动装置是带功量计的脚踏车或活动平板，采用次极量运动试验，运动方案同心电图运动试验。运动中遇以下之一情况者则终止运动：①ST段水平或下斜形下移≥1 mm；②严重心绞痛；③血压下降；④严重心律失常。达运动终点时立即由预先建立好的静脉通道注入^{201}Tl或^{99m}Tc-MIBI（其活度量同静息显像），并继续运动1分钟，以增加正常心肌与缺血区摄取显像剂浓度的差别。运动中最好由心内科医师协同进行心电图、血压等各方面的监护。用^{201}Tl为显像剂时，于注射后5~10分钟开始显像，此为运动负荷显像。3~5小时再行心肌显像，为延迟显像（再分布显像）。运动及延迟显像的体位及采集条件同静息显像。用^{99m}Tc-MIBI进行显像时，运动方案同^{201}Tl，于注射^{99m}Tc-MIBI后1~1.5小时进行显像为运动负荷显像，经1~2天于静息状态下再注射^{99m}Tc-MIBI，1~1.5小时后进行静息显像。也可采用一日方案，先用^{99m}Tc-MIBI 370 MBq（10 mci）作静息显像，之后再用^{99m}Tc-MIBI 1 110 MBq（30 mCi）按前法作运动负荷显像。上述运动及延迟显像（或静息显像）的体位及采集等条件均要保持一致以资比较及定量分析。

(2) 药物负荷显像：常用的药物为潘生丁，用量0.56mg/kg体重，加入5%葡萄糖溶液中，在静息状态下于4分钟内缓慢地静脉注入，2~4分钟后静脉注入^{201}Tl或^{99m}Tc-MIBI。^{201}Tl注射后10分钟行心肌显像为药物负荷显像，3~4小时后进行延迟显像。注入^{99m}Tc-MIBI后1~1.5小时行药物负荷显像。1~2天后行静息显像。^{201}Tl及^{99m}Tc-MIBI的活度、显像条件同运动负荷显像。也可直接注射腺苷来代替潘生丁，其用量为140μg/(kg·min)，共注射6分钟。注射腺苷后3分钟注入^{201}Tl或^{99m}Tc-MIBI。显像方案及显像条件同前。应用潘生丁后，如病人出现严重心绞痛副作用时，可静脉缓慢注入氨茶碱使其缓解（氨茶碱0.125~0.25 g加入10 ml生理盐水中）部分病人还可出现面部潮红、头痛、头昏、心悸、胸闷、恶心等症状，多为一时性的无需特殊处理。一般认为潘生丁负荷试验较运动负荷试验安全，但亦有报道注射潘生丁过程出现严重反应，故在检查过程也要有心电图、血压、心率监测。注射腺苷后病人可出现类似潘生丁的副反应，但腺苷的作用持续时间短，减慢注射速度或停止注射后即可迅速缓解。多巴酚丁胺负荷试验时一般用输液泵以不断递增的浓度滴注多巴酚丁胺，起始剂量5 μg/(kg·min)，每间隔3~5分钟递增5~10 μg/(kg·min)，最大可达40μg/(kg·min)。当达到预计的次极量运动心率或其他终止指标时（同运动负荷试验），静脉注入^{201}Tl或^{99m}Tc-MIBI，并继续滴注多巴酚丁胺1分钟。显像剂活度及显像条件同前。其副作用有心悸、心前区闷痛、头痛、焦虑、呼吸急促和恶心等，一般较轻微，无需特殊处理。若出现较严重心绞痛及频发室性早搏，可将滴注速度减慢，必要时给予硝酸甘油。

3. 门电路断层显像（gated tomography） 门电路断层显像是在前述断层显像基础上于采集过程引进心电图R波作门控信号（门电路采集原理详见本章第六节）。每个心动周期约采8~10帧图像，预置R-R间期可接受范围为平均R-R间期±20%。每3°~6°采集一个投影面，每个投影面采集25~30秒。受采集时间限制每一投影面采集的心动周期仅30~40个，为提高信息量要求给予较大活度的显像剂。^{99m}Tc-MIBI由于物理性能良好，引入体内后病人所受的辐射剂量低，故可给予较大活度740~1 110MBq（20~30mCi）以满足显像要求，因此临床上多用^{99m}Tc-MIBI行门电路断层显像。影像重建与非门电路断层显像相同，最好能用迭代法进行影像重建，以提高影像质量，重建短轴、水平及垂直长轴断层影像，每一轴向的每一层影像均可依次显示从舒张末到收缩末再到舒张末的系列心肌断层影像。

四、正常所见及影像分析

一般情况下只见左心室壁（含间壁）心肌影像，其影像清晰。右心室心肌较薄，且冠状动脉灌注血流量较少，因此静息影像不显影或隐约显影，而负荷影像常可显影。^{201}Tl 或 ^{99m}Tc-MIBI 的影像相似，由于 ^{99m}Tc 物理性能良好，故 ^{99m}Tc-MIBI 影像更为清晰。^{99m}Tc-MIBI 于注射后 1 小时有时肝影仍较浓，会影响对下壁病变的观察，适当延长时间显像，肝影会明显减淡。

（一）定性（阅片）分析

1. 平面影像　静息时左心室壁影像呈马蹄形或卵圆形，各壁放射性分布基本均匀，心腔部位和心底部相当大血管汇集处放射性缺如或低下。各体位正常所见如图 10-2-2。Ant 位显示左心室前侧壁、心尖和下壁；LAO45°位显示前间壁、心尖下壁段和后侧壁；LL 位（或 LAO70°位）显示前壁、心尖、下壁和后壁。心尖部可见放射性不同程度的减低。下壁的放射性常略低于前侧壁及前壁，是由于被左半膈衰减所致。女性乳房大者，由于较厚的乳房组织对射线的衰减作用，前壁、侧壁可出现放射性减低区，因此显像时必须设法将乳房推开。

右心室心肌在静息状态下一般不显影，若显影明显提示右心室壁肥厚。负荷影像常可显影，于 LAO45°位呈半月形，但影像淡于左室。

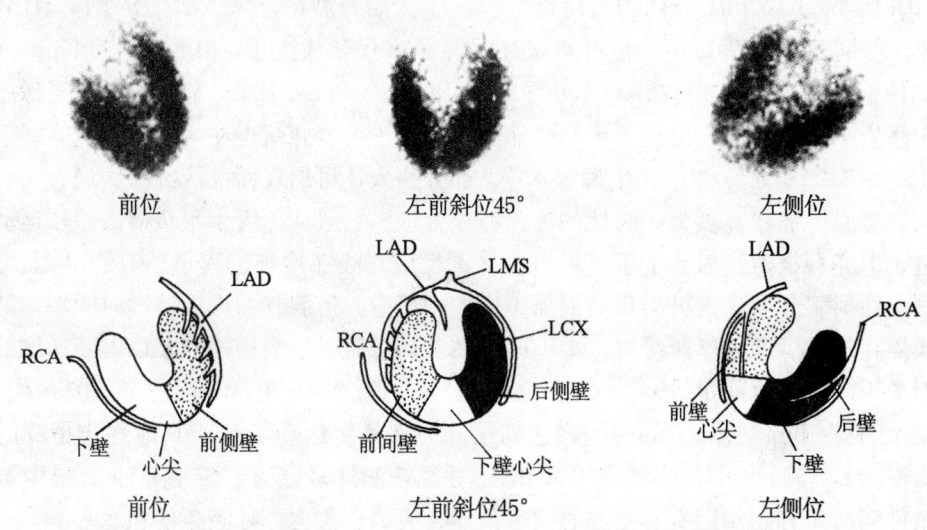

图 10-2-2　正常心肌平面影像及冠状动脉分布示意图

2. 断层影像

图 10-2-1 为左心室壁断层影像上各节段的示意图。图 10-2-3 为正常心肌三个轴向断层影像，左室壁每个节段都显示良好，没有重叠，因而对冠状动脉病变的定位较平面准确。

（1）短轴断层影像：左心室壁成环形，中心空白区为心腔，其上部为前壁，下部为下壁，近基底的下部为后壁，左侧为前、后间壁，其基底部为膜部，呈放射性缺损区，右侧为前后侧壁。

（2）水平长轴断层影像：呈直立马蹄形，左侧为前、后间壁，右侧为前、后侧壁，上端为心尖。间壁放射性浓度低于侧壁，其长度亦短于侧壁。心尖部放射性减低。

（3）垂直长轴断层影像：呈横位马蹄形，上部为前壁，下部为下壁和后壁，前端为心尖。

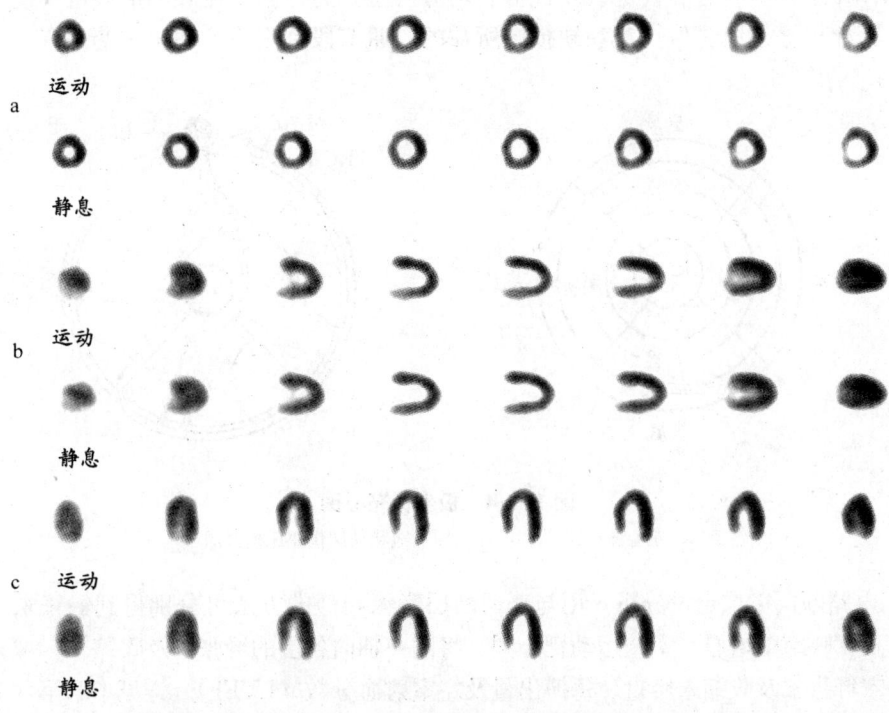

图 10-2-3 正常心肌灌注断层影像
a. 短轴断层影像（心尖基底） b. 垂直长轴断层影像（间壁→侧壁） c. 水平长轴断层影像（由膈面向上）

与平面影像相似，由于乳房组织对射线的衰减作用，女性上述各轴向断面的前壁、侧壁可有不同程度的放射性减低伪影，减低程度与乳房大小有关。由于左半膈对射线的衰减作用，下壁、后壁也可见放射性减低伪影。膈与下壁的重叠关系因人而异，因而放射性减低程度也有所不同。采用透射源进行软组织衰减校正，可以排除乳房、膈等软组织所致的伪影。

3. 门电路断层影像　影像所见与一般断层影像相似，但门电路断层影像心室收缩末与舒张末影像分开显示，舒张末影像心腔扩大，室壁变薄，病变显示更加明显，诊断灵敏度有所提高。门电路断层影像还可以显示各断面室壁运动情况及运动中室壁增厚情况。近年来发展的三维门电路断层影像显示可以观察整体室壁运动，并可进行360°旋转直观各壁运动情况。

（二）定量分析

1. 断层影像定量分析　多采用极坐标靶心图（polar bullseye plot，简称靶心图）分析法，该法是将短轴断层影像以心尖为中心，把从心尖到基底的各层影像作同心圆形式依次套排成为二维的靶心图，图的中心为心尖，周边为心脏的基底，右侧为前、后侧壁，左侧为前、后间壁，上部为前壁，下部为下壁和后壁（图10-2-4a）。以不同颜色或色阶显示室壁各部位的相对放射性计数值，构成一幅彩色或不同色阶的靶心图。计算机能自动把相对放射性计数值低于正常均值减2.5个标准差（或适当标准差数）的区域用黑色表示，为变黑靶心图（blackout bullseye plot）。黑区为放射性异常减低或缺损区，并可计算异常区占左心室壁体积的百分数，正常时变黑靶心图不出现黑区。计算机还可根据病变区的计数值与正常均值相差的标准差数以不同颜色显示，为标准差靶心图。靶心图上还能清楚地显示冠状动脉供血区（图10-2-4b），根据靶心图上变黑区所在心肌节段可以对冠状动脉病变进行定位诊断。但因冠状动脉存在个体差异有右优势、左优势和均势三型。另外侧支循环的形成也会使供血情况复杂化。因此根据心肌影像上灌注缺损区所在的心肌节段判断冠状动脉病变是有一定限度和误差的。

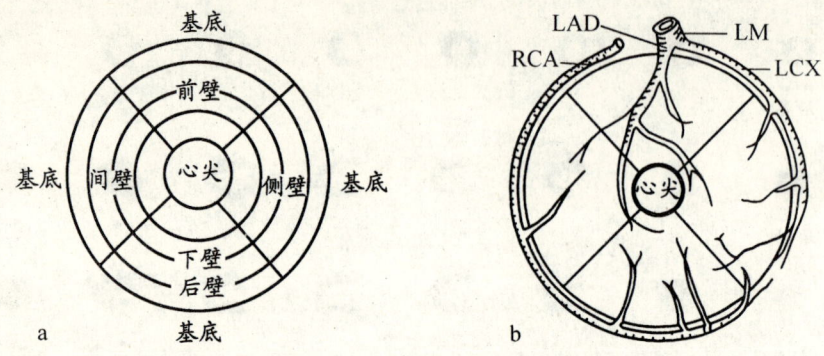

图 10-2-4 极坐标靶心图
a. 靶心图模式图　b. 靶心图上冠状动脉供血区模式图

2. 门电路断层影像定量分析　用与普通断层影像相似的方法可分别得到舒张末、收缩末靶心图，及反映室壁增厚、室壁运动靶心图。将同一轴向各层的舒张末及收缩末影像分别叠加可计算左室舒张末及收缩末容量、每搏出量及左室射血分数（LVEF）（详见本章第六节）。

3. 肺/心比值（LHR）　主要用于^{201}Tl显像，为肺部平均象素计数除以左心室壁平均象素计数，用以反映肺摄取^{201}Tl的量。参考值＜0.35～0.55。LHR大于正常，提示患者处于高危状态。

五、判断异常的标准

（一）阅片分析

放射性降低程度判断：一般用目测法将放射性分布分为5等。0分：放射性分布正常；1分：放射性轻度减低；2分：放射性中度减低；3分：放射性明显减低；4分：放射性缺损。

局限性放射性分布异常的判断标准：在不同体位的平面影像上，一个以上相对应的室壁段出现≥2分的放射性降低；或断层影像上两个不同断层轴向的相应节段上，连续两层以上出现≥2分的放射性减低为局限性异常减低。

2000年Berman在美国第47届核医学年会继续教育讲座上推荐在分析心肌断层影像时将其分为20个节段及5级评分法，目前已有一些单位采用本法。20个节段分布如图10-2-5所示，5级评分标准同前。判断局部放射性分布异常标准如下：

放射性分布	结论
所有节段0分	正常
少数节段1分	大致正常
数个节段可逆性1分；1个节段2分	可疑异常
2个节段2分	大致异常
≥3个节段2分；1个节段≥3分	肯定异常

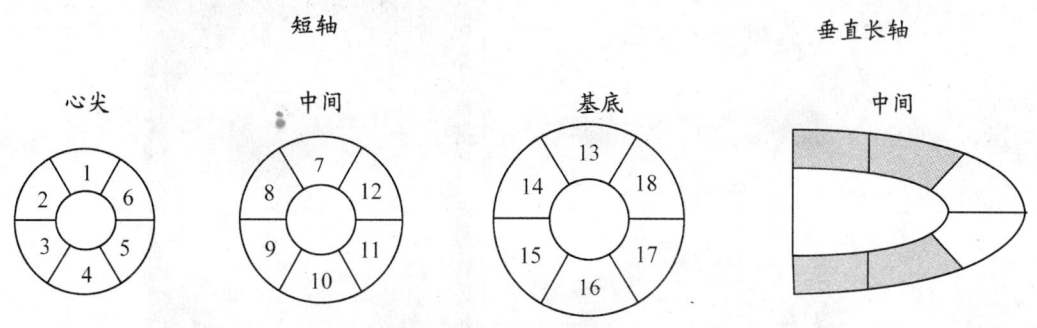

图 10-2-5 心肌断层影像 20 个节段分布模式图

前壁：1，7，13　　前间壁：2，8，14　　下间壁：3，9，15　　下壁：4，10，16
下侧壁：5，11，17　前侧壁6，12，18　　前壁心尖：19　　　　下壁心尖：20

(二) 定量分析

1. **靶心图**　变黑靶心图上出现黑区为放射性异常减低。标准差靶心图以不同色阶定量显示该部位放射性减低的程度。

2. **门电路室壁增厚及室壁运动靶心图**　以不同色阶显示室壁增厚及运动异常的部位及程度。

六、心肌影像异常类型及其临床意义

(一) 可逆性缺损

负荷影像出现呈节段分布的放射性异常减低缺损区；延迟（或静息）显像原异常区消失或接近消失，见于心肌缺血（图 10-2-6）。

(二) 不可逆缺损

负荷影像出现按节段分布的放射性异常减低缺损区；延迟（或静息）显像异常区无变化，见于心肌梗死（图 10-2-7）及严重心肌缺血。

(三) 混合型

负荷影像异常所见同前二型，延迟（或静息）显像异常区部分消失，见于心肌梗死伴缺血（图 10-2-8）或严重心肌缺血。

(四) 花斑型

心肌内放射性减低区和正常区相间呈花斑状，见于心肌病变。

(五) 其他异常所见

1. **心腔大小异常**　运动影像左心腔大于延迟（或静息）影像，即左心腔暂时性扩大，见于心肌缺血。静息时心腔明显扩大和心肌变薄见于扩张型和缺血性心肌病。肥厚性心肌病（非对称性心室间壁肥厚），室间壁增厚，其与左心室后壁厚度比值大于 1.3，同时伴心腔窄小变形。

2. **负荷试验肺内** ^{201}Tl 摄取明显增高，LHR 大于正常　见于多支冠状动脉病变及 LAD 严重狭窄，是由于左心室功能失调和左室壁僵硬，使左心室充盈压增高，导致肺内^{201}Tl 取增加。这种表现提示患者处于高危状态。

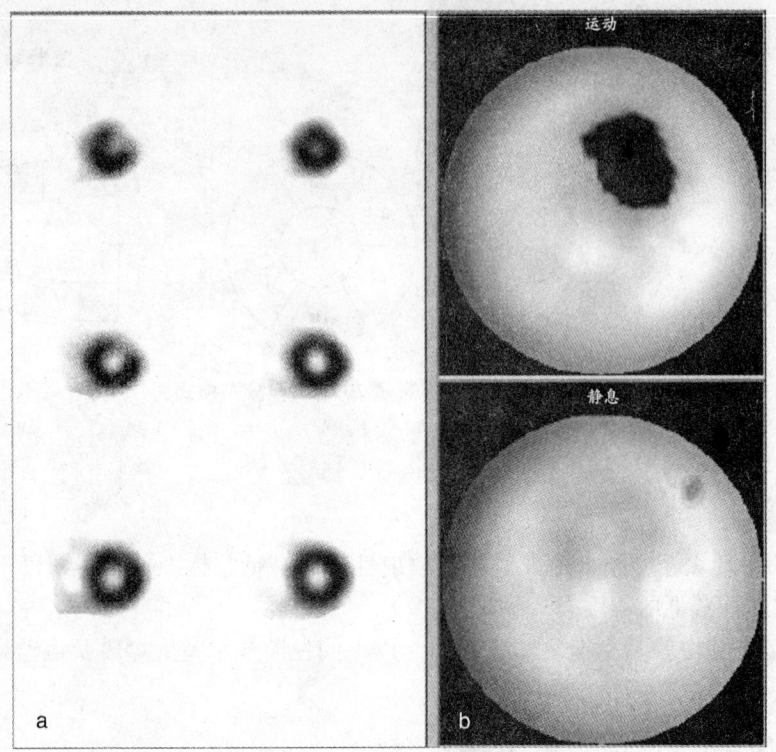

图 10-2-6 心肌缺血心肌短轴断层影像及变黑靶心图
a. 短轴断层影像　　b. 变黑靶心图

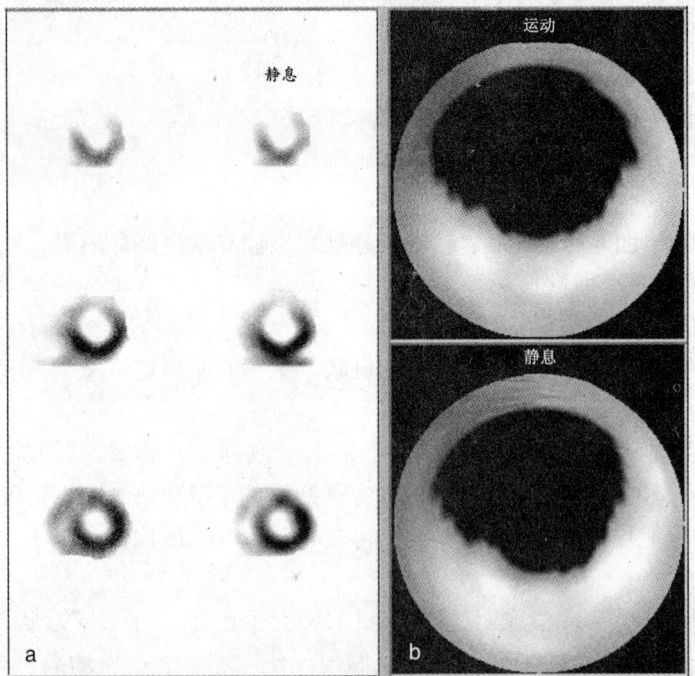

图 10-2-7 心肌梗死心肌短轴断层影像及变黑靶心图
a. 短轴断层影像　　b. 变黑靶心图

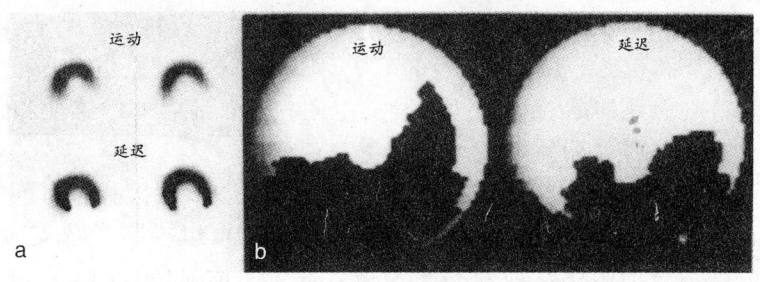

图 10-2-8　心肌梗死伴缺血心肌短轴断层影像及变黑靶心图
a. 短轴断层影像　　b. 变黑靶心图

七、心肌灌注显像的临床应用

(一) 冠心病的诊断

诊断冠心病特别是心肌缺血是心肌灌注显像的主要适应证，最适用于冠心病罹患率在30%~70%的人群。冠状动脉造影是诊断冠心病的金标准，但因是创伤性方法，技术和设备条件要求都很高，不易推广应用；并且它主要是一种形态学诊断方法，不能反映形态学改变所引起的后果—心肌血流灌注量的改变，对指导治疗和评价疗效有局限性。心肌灌注显像为无创检查法，根据可逆性缺损型、不可逆缺损型、混合型缺损的影像可分别诊断心肌缺血、心肌梗死及心肌梗死伴缺血，并可直观缺血、梗死的部位、范围及严重程度，因此已广泛应用于临床。

1. 诊断冠心病的敏感性和特异性　与冠状动脉造影结果对照本法敏感性为80%~96%，特异性75%~92%。断层显像的敏感性高于平面显像。断层定量分析略高于定性分析，虽然从统计学角度看定量法对敏感性没有显著提高，但具有更客观、能定量分析及形象地显示病变的部位及范围等优点。在诊断特异性上，平面、断层定性和定量分析结果则相似。诊断冠心病的敏感性随冠状动脉病变血管支数的增加而提高，作者报道一组43例冠心病患者中，1支、2支、3支病变者分别为15、13、15例，断层显像对其敏感性分别为86.7%、92.3%和100%。

^{99m}Tc-MIBI诊断冠心病的敏感性及特异性与^{201}Tl相似。Maddahi总结了24个中心278例的资料，对比了^{201}Tl与^{99m}Tc-MIBI运动心肌断层显像诊断冠心病的敏感性与特异性，两种检查间隔4天。其中冠心病153例，^{201}Tl与^{99m}Tc-MIBI的敏感性分别为90%和89%，正常人125例，^{201}Tl与^{99m}Tc-MIBI的特异性分别为82%和81%。

心肌灌注显像诊断心肌梗死的敏感性高于心肌缺血，在梗死的定位诊断上心肌显像的敏感性高于心电图，特别是识别左心室后壁、后侧壁及后间壁心肌梗死的能力高于心电图。但本法不能鉴别急性或陈旧性心肌梗死。在以下情况下本法特别有助于诊断或排除心肌梗死：① 老年人症状和心电图改变都不典型时；② 急性心肌梗死合并左束支传导阻滞和心室肥厚，心电图分析有困难时；③ 肺心病患者出现Q波时。心肌缺血一般要用负荷心肌显像来诊断，单纯静息心肌显像对其敏感性很低。运动负荷心肌灌注显像是应用最为广泛的负荷试验。药物负荷心肌灌注显像近年也广泛应用于临床，其诊断冠心病的敏感性与运动负荷心肌灌注显像相近或略低，还可以用于不能进行运动试验的病人，如周围血管疾病、关节炎、脑血管疾病、慢性肺部疾患、跛足等。某些病人服用β-受体阻滞剂抑制运动试验达预期心率者也可用本法。

心肌灌注显像诊断冠心病的敏感性及特异性明显高于心电图。Okada等汇总了24个中心1 812例运动负荷心肌灌注平面显像及1 437例运动心电图资料,结果显示前者的敏感性和特异性分别为82%和91%,后者为60和81%。王斌等对30例冠心病患者及24例正常人同时进行运动负荷心肌灌注断层显像及运动心电图检查,前者的敏感性和特异性分别为90%和95.8%,后者分别为80%和62.5%。

2. 检出冠状动脉病变(管腔直径狭窄≥50%)的能力 冠状动脉的3个主要分支各有其相应的供血区,根据心肌影像上异常节段的分布,可以推断是哪支冠状动脉狭窄。断层显像检出病变血管的敏感性约80%～85%,高于平面显像(约60%～70%);但平面、断层显像的特异性相似,约90%。心肌灌注显像对对RCA及LAD病变检出敏感性大于LCX。

运动负荷心肌灌注显像检出病变血管的敏感性与病变血管的支数有关,即对多支病变组只能检出狭窄较重者,狭窄较轻的血管可能漏诊。分析其原因可能是运动试验时,严重狭窄的冠状动脉供血区先出现缺血,此时终止运动就可能漏掉狭窄较轻的病变血管。检出病变血管的敏感性也与侧支循环是否建立有关,虽有管腔狭窄但侧支循环良好时,因侧支循环的代偿影响了对病变的检出。敏感性还与血管狭窄的严重程度有密切关系,狭窄越严重检出敏感性越高。作者比较了一组85支病变血管狭窄程度与运动心肌显像敏感性的关系,其中轻度狭窄13支、中度19支、重度53支,运动断层显像对其敏感性分别为53.8%、78.9%和92.4%。

(二) 冠心病危险性分级和预后估测

对于冠心病患者,治疗的主要目的是要降低随后发生心肌梗死、严重心律失常和心源性死亡的发生率,因此区分低危病人与易发生心脏事件(指心源性死亡或非致命性心肌梗死)的高危病人有助于临床医师决定最佳治疗方案。心肌灌注显像提供一个可对冠心病病人进行危险性分级和预后估测的无创性方法。大量的随访统计表明,心肌灌注显像正常者将来发生心脏事件的危险性低,预后良好,其年心脏事件年发生率<1.0%,接近于年龄相匹配的正常人群。Brown等汇集了16位研究者3573例[201]Tl心肌显像正常者的资料,平均随访28个月,其年心脏事件发生率仅0.9%。作者随访了154例运动负荷心肌显像正常者,平均随访35个月,心脏事件年发生率为0.2%。对这类低危病人进行有创性介入治疗是不必要的,当以内科治疗为主。心肌影像显示多支病变、心肌缺血范围大、肺摄取[201]Tl增高、负荷试验左心室一过性扩大等,是预后不良的表现。心脏事件年发生率较正常高6～12倍,提示患者处于高危状态。朱玫等随访了69例运动负荷心肌显像异常的冠心病患者,平均随访30个月,心脏事件的年发生率为8.7%,经多因素分析表明可逆缺损的节段数最能预测患者日后发生心脏事件的危险性,可逆性缺损的节段数越多预后越不好。对于这种处于高危状态的冠心病患者,应及时给予积极介入治疗。

(三) 判断心肌梗死区内是否有心肌存活

心肌梗死后对梗死区内是否有心肌存活的判断具有重要意义,研究表明心肌灌注显像评价心肌存活的预测正确性为65%～85%。(详见本章第四节)。

(四) 冠状动脉血运重建手术适应证的筛选及疗效观察

冠状动脉血运重建术主要是经皮冠状动脉腔内成型术(PTCA)、PTCA加支架植入术以及冠状动脉搭桥术(CABG)。近年我国开展血运重建术的进展很快,并且越来越多地为病人所接受。存在负荷试验诱发的心肌缺血或检出梗死区有存活心肌是血运重建术的适应证。负荷心肌灌注显像为无创检查,便于重复,因此是随访疗效的有效手段,术后心肌影像恢复正常或改善说明重建术成功（图 10-2-9）。定期用心肌灌注显像随访可了解有无再狭窄的发生（图 10-2-10），以便采取进一步治疗方案。手术后心肌影像无变化，说明手术不成功。

作者用运动负荷心肌灌注显像随访一组 28 例心肌缺血病人，PTCA 后 75％病人心肌影像恢复正常，17.9％有不同程度改善，总的有效率达 92.9％。

（五）急性心肌梗死溶栓或 PTCA 疗效的判断

急性心肌梗死患者于治疗前静脉注射 ^{99m}Tc-MIBI，然后进行溶栓或 PTCA 治疗，待治疗后胸痛缓解或病情稳定后（约 1～6 小时）进行心肌显像。由于显像剂是在治疗前注入，所以显像结果是反映治疗前心肌血流灌注及心肌受损情况。数日后再次静脉注射 ^{99m}Tc-MIBI 并显像，与治疗前影像比较，用以评价疗效。

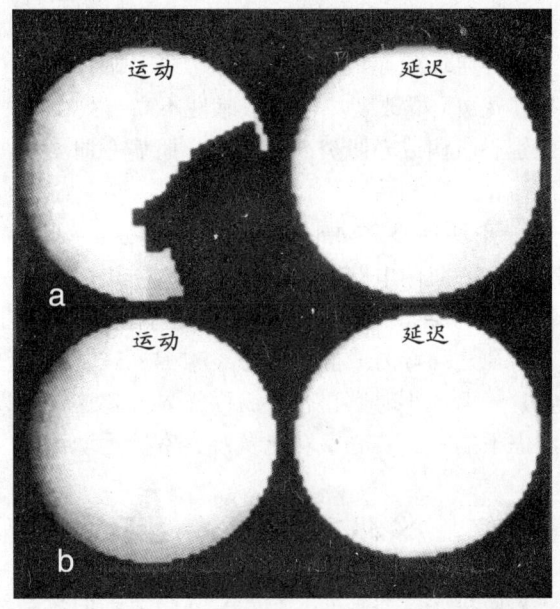

图 10-2-9 心肌缺血患者 PTCA 前、后 ^{201}Tl 变黑靶心图
a. PTCA 前　b. PTCA 后

（六）室壁瘤的诊断

由于室壁瘤好发于心尖，所以室壁瘤的特点为短轴断层影像上近心尖的室腔内径大于基底部，长轴影像室壁瘤部位（一般为心尖）不显影，影像呈扩散形（正常呈聚合形）。三维断层影像可见室壁瘤部位呈反向运动。

（七）川崎病心血管并发症的诊断

川崎病又名皮肤粘膜淋巴结综合征，好发于 2 个月～8 岁小儿，是以全身血管炎为主要病变的急性热性发疹性疾病，多侵犯冠状动脉，部分患儿形成冠状动脉瘤，其中少部分患儿冠状动脉可发生狭窄或血栓，甚至导致心肌梗死。心肌灌注显像可以检出川崎病所致的心肌缺血、心肌梗死以及存活心肌，并可用于疗效观察。

（八）心肌病的鉴别诊断

扩张型心肌病和某些以心力衰竭为突出表现的缺血性心肌病常有相似的临床表现，如心脏扩大和心功能减低，但二者的治疗不同，对其正确诊断很有必要。心肌灌注显像对二者的鉴别诊断有一定的价值。缺血性心肌病为冠状动脉多发严重粥样硬化所致，长期缺血引起心

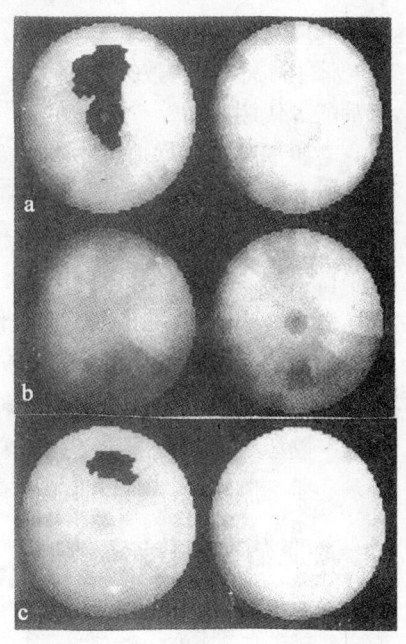

图 10-2-10 心肌缺血患者 PTCA 前、术后 2 个月及 6 个月 ^{201}Tl 变黑靶心图
a. PTCA 前　b. PTCA 后 2 个月
c. PTCA 后 6 个月（示再狭窄）

肌呈按血管分布的节段性纤维化，心肌影像除心腔扩大外，主要以节段性放射性减低缺损区为主。扩张型心肌病为心肌散在的退行性病变，间质内有灶性纤维化，因此心肌影像多呈正常与减低相间的放射性分布，即"花斑"（"patch"）样改变，同时伴心腔扩大和左心室壁普

遍变薄，病变严重者亦可出现放射性减低、缺损区。慢性心肌炎（炎症性扩张性心肌病）由于大片心肌坏死亦可呈现放射性减低、缺损区伴心腔扩大。早期心肌病、心肌炎心肌影像也可呈"花斑"样改变，但其敏感性不高（约70%～80%），同时单凭心肌"花斑"样改变不能区别心肌病或心肌炎。肥厚型心肌病心肌影像可见心肌不对称增厚，尤以室间壁上部增厚为著，其厚度与后壁的比值大于1.3，伴有心腔缩小。

（九）测定心室功能、观察室壁运动

进行心肌门电路断层显像时可以同时观察左心室壁运动及测定左心室功能。用 ^{99m}Tc-MIBI 作显像剂时，将首次通过法心室显像（详见本章第六节）与心肌灌注显像结合，即在心肌负荷达高峰时或静息状态下"弹丸式"静脉注射 ^{99m}Tc-MIBI，立即行首次通过法心室显像，1～1.5小时后再行心肌灌注显像，这样可以在得到心肌灌注显像的同时测定负荷或静息状态下的左、右心室功能及观察室壁运动。

第三节 心肌代谢显像

心肌代谢显像是核心脏病学热门研究课题，可在活体内显示心肌细胞代谢情况，其断层影像素有"生理断层"之称。心肌代谢极为活跃，以提供巨大能量维持心脏节律性活动。心肌能量是由三磷酸腺苷（ATP）供给，而ATP的合成主要依靠能源物质的氧化磷酸化过程，因此需要能源物质和氧的充分供应。心肌代谢的能量底物主要为脂肪酸，约占2/3，另1/3来自糖类，氨基酸和酮体仅是潜在的能源。因此心肌代谢显像分为糖、脂肪酸、有氧和氨基酸等代谢显像。

心肌细胞可根据血浆中能量底物浓度不同而利用不同的能源物质，因而脂肪酸、葡萄糖等物质参与心肌代谢的比例是不恒定的。空腹时血糖及血浆胰岛素水平较低，心肌细胞摄取葡萄糖减少，游离脂肪酸成为心肌的主要能量底物，通过β氧化为心肌提供能量。进餐后，由于血糖增高刺激胰岛素的分泌，促进了心肌对葡萄糖的摄取利用，同时胰岛素还能使血浆游离脂肪酸水平下降，心肌脂肪酸代谢被抑制，从而使葡萄糖成为进餐后正常心肌细胞的主要代谢底物。缺血状态下，缺血区由于氧供随血流减少而减少，耗氧量较大的游离脂肪酸β氧化受抑制，需氧量较低的葡萄糖氧化和不需氧的糖酵解仍可进行，因此葡萄糖成为缺血心肌唯一能源，与禁食状态下正常心肌以脂肪酸为主要能量底物形成反差。如果缺血进一步加重，心肌细胞坏死，则心肌的所有代谢活动均将停止。

一、心肌葡萄糖代谢显像

（一）原理和方法

^{18}F-氟代脱氧葡萄糖（^{18}F-fluorodeoxyglucose, ^{18}F-FDG）是最常用的葡萄糖代谢显像剂。其为葡萄糖类似物，与葡萄糖的差别仅在第二位碳原子上的羟基被 ^{18}F 取代，静脉注射后在血液及组织中的转运与葡萄糖相似，二者通过相同的转运载体进入心肌细胞，进入细胞内的 ^{18}F-FDG 与葡萄糖一样被己糖激酶催化，分别转化为 ^{18}F-FDG-6-磷酸（P）与葡萄糖-6-P。由于结构上的差异，^{18}F-FDG-6-P 不能像葡萄糖-6-P 一样参与进一步代谢，而以 ^{18}F-FDG-6-P 的形式滞留在心肌细胞内。静脉注射 ^{18}F-FDG 后1小时用PET或SPECT/PET仪显像，可获得心肌 ^{18}F-FDG 分布的断层影像，进而根据葡萄糖代谢的生理数学模型计算出局部心肌葡萄糖代谢率（LMMRGlu），以参数影像方式显示。用PET行心肌代谢显像时引入多门电

路采集技术,则可同时获得心功能参数及评价室壁运动情况。

临床上为判断存活心肌常用葡萄糖负荷法,这是由于葡萄糖负荷可促进存活心肌对^{18}F-FDG 的摄取利用。方法是于禁食状态下(空腹 4 小时以上)口服葡萄糖 50g 左右,当血糖浓度达到 7.2~8.9 mmol/L(130~160mg/dl)时,静脉注射^{18}F-FDG 111~370 MBq(3~10 mCi)。有人主张注射^{18}F-FDG 的同时静脉注入 3~4 单位的胰岛素以提高心肌摄取^{18}F-FDG。静脉注射^{18}F-FDG 后 1 小时用 PET 或 SPECT/PET 进行显像。为判断心肌缺血则直接于禁食状态下静脉注射^{18}F-FDG,同样于注射后 1 小时进行显像,图像重建后得到水平、垂直长轴和短轴断层影像。采用带超高能准直器的 SPECT 进行显像时,可行^{99m}Tc-MIBI 与^{18}F-FDG 双核素显像,同时获得心肌灌注及代谢显像,但其空间分辨率及灵敏度较低。

静脉注射^{18}F-FDG 前 2 小时口服阿昔莫司 250mg 也有助于提高影像质量,这是由于阿昔莫司通过抑制脂肪组织的分解,使血浆游离脂肪酸(FFA)浓度减低,从而解除了 FFA 对心肌葡萄糖代谢的抑制,使心肌 FDG 摄取增加。

正常血糖-胰岛素钳技术也是提高心肌摄取^{18}F-FDG 改善图像质量的有效方法。该方法通过调整胰岛素与葡萄糖的输入速度,使胰岛素升高而血糖控制在正常水平(5 mmol/L 左右)。本法可使糖耐量异常甚至糖尿病患者也可得到高质量的图像。但本法操作复杂,不适于临床常规使用。

(二)正常所见及图像分析

1. 正常所见 心肌对^{18}F-FDG 摄取个体差异较大,禁食状态下仅约 50% 的受检者有不同程度的心肌显影,糖负荷后绝大部分受检者心肌显影良好,所见同心肌灌注显像(图 10-3-1)。

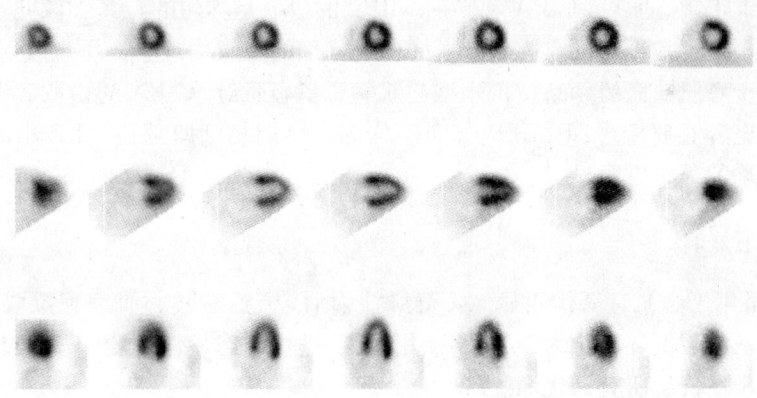

图 10-3-1 正常心肌^{18}F-FDG 代谢影像

2. 图像分析

定性分析:目测分析^{18}F-FDG 分布,以了解心肌葡萄糖代谢情况,为临床常用的方法。

定量分析:用 PET 可以计算局部心肌葡萄糖代谢率(LMMRGlu),用超高能准直器 SPECT 或 SPECT/PET 不能测定 LMMRGlu。

(三)临床应用

1. 主要用于检测心肌存活,一般与心肌灌注显像结合应用,是判断心肌存活的金标准(详见本章第四节)。

2. 诊断心肌缺血 一般在空腹条件下进行,禁食状态下葡萄糖是缺血心肌的唯一能源物质,故 ^{18}F-FDG 摄取量有所增加,与正常心肌在禁食状态下聚集量减低对比,成为"热区",据此可诊断心肌缺血。有报道进行运动负荷介入可提高诊断敏感性,其价值尚待进一步研究。由于禁食状态下正常心肌 ^{18}F-FDG 摄取率低、个体差异大,对结果的判断有一定的影响。因此目前临床上诊断心肌缺血仍主要应用心肌灌注显像。

3. 测定心室功能、观察室壁运动 用 PET 进行心肌门电路代谢断层显像时可以同时观察室壁运动及测定左心室功能。

二、脂肪酸代谢显像

心肌利用脂肪酸的能力很强,心肌耗氧量几乎全部用于脂肪酸的氧化。一般情况下心肌主要利用 FFA,FFA 进入心肌后经 β 氧化产生乙酰辅酶 A 参加三羧循环产生 ATP。常用的游离脂肪酸显像剂为 ^{11}C-棕榈酸(^{11}C-palmitic acid, ^{11}C-PA)和 ^{123}I-甲基碘苯脂十五烷酸(^{123}I-β-methyliodopheny pentade canoic acid, ^{123}I-BMIPP)。 ^{11}C-PA 为正电子显像剂,静脉注射后可被心肌细胞吸收,很快经过 β 氧化,再被清除出去随血流离开心肌。用 PET 进行心肌动态断层显像不仅可以显示 ^{11}C-PA 在心肌内的分布,并且可以获得 ^{11}C-PA 的心肌清除曲线,计算出利用参数和早期清除率。早期清除率与心肌耗氧量成正相关,故可作为心肌能量代谢指标之一,用于心肌能量代谢研究。 ^{123}I-BMIPP 是单光子显像剂,为游离脂肪酸的类似物,静脉注射后被心肌细胞摄取,由于受空间化学结构的影响,进入心肌细胞线粒体后进一步 β 氧化受阻,而以甘油三酯和磷脂形式储存于心肌细胞[14],因此不能用于观察游离脂肪酸完整氧化代谢过程,但用 SPECT 显像能显示 ^{123}I-BMIPP 在心肌内的分布。由于禁食条件下心肌以脂肪酸代谢为主,所以一般选择禁食条件进行脂肪酸代谢显像。

禁食条件下正常心肌对 ^{11}C-PA 和 ^{123}I-BMIPP 的摄取是均匀的,其影像同心肌灌注影像。当心肌缺血时不论正常进食或空腹,缺血区对显像剂的吸收均减少,呈现放射性减低、缺损区,因此可用于心肌缺血的诊断。扩张型心肌病患者心肌对 ^{11}C-PA 的摄取和清除很不均匀。肥厚型心肌病患者心肌中 ^{123}I-BMIPP 分布不均匀,早期相肥厚部位 ^{123}I-BMIPP 摄取明显减低,延迟相不均匀分布更明显。

三、有氧代谢显像

^{11}C-乙酸可用于心肌有氧代谢显像,静脉注射后 ^{11}C-乙酸被心肌细胞摄取并被转化为乙酰辅酶 A,经三羧酸循环氧化为 ^{11}C-CO_2。用 PET 进行动态显像测定 ^{11}C-乙酸的心肌清除曲线,可直接用于估价心肌有氧代谢。

四、氨基酸代谢显像

^{13}N-谷氨酸是常用的氨基酸代谢显像剂,静脉注射后行 PET 显像可以显示其在心肌内的分布,并可定量测定心肌摄取及清除情况。

^{11}C、^{13}N 为超短 $T_{1/2}$ 的放射性核素,使用单位必须具有加速器设备并自行生产,因而限制了其标记物在临床上的应用。^{18}F-FDG 的 $T_{1/2}$(109.8 分钟)相对长些,可由地区加速器中心供应,它既可以用 PET 也可用价格相对低廉的 SPECT/PET 或带超高能准直器的 SPECT 进行显像,因此临床上主要是进行 ^{18}F-FDG 心肌代谢显像。

第四节 核素显像测定心肌存活

心肌缺血性损伤是从可逆到不可逆的动态变化过程，可出现心肌顿抑（stun）、心肌冬眠（hibernation）和心肌梗死。顿抑心肌是指短暂心肌缺血后，引起心肌功能严重障碍，血流再灌注后心肌功能延迟恢复的现象。冬眠心肌是指由于冠状动脉血流长时间减少，造成此部分心肌持续性心功能不全，但仍有代谢功能，其细胞膜完整，恢复血流后心功能可以部分改善或恢复正常。因而冬眠心肌的检出对治疗决策的制定有重大意义。一般而言，存活心肌就是指冬眠心肌，而心肌梗死是指心肌坏死、纤维组织形成，心肌细胞的损害是不可逆的，即使血流重建心功能也不可能改善。

一、判断心肌存活的原理、方法

存活心肌细胞功能受损但仍保持代谢活动，因此可用 ^{18}F-FDG 代谢显像测定心肌是否存活；存活心肌细胞膜完整能摄取 ^{201}Tl、^{99m}Tc-MIBI 并存留于细胞内，故也可用 ^{201}Tl、^{99m}Tc-MIBI 心肌灌注显像测定存活心肌。常规 ^{201}Tl 负荷—延迟显像及 ^{201}Tl、^{99m}Tc-MIBI 静息显像低估 40%～50% 的存活心肌，研究表明，^{201}Tl 延迟显像或再注射显像以及硝酸酯类介入 ^{201}Tl 及 ^{99m}Tc-MIBI 心肌显像能提高对心肌存活的判断能力。

判断心肌存活的方法：

（一）心肌灌注显像

1. ^{201}Tl 24 小时延迟显像　常规负荷及 3～5 小时延迟显像呈不可逆缺损者，由于冠状动脉狭窄越严重 ^{201}Tl 完成再分布时间越长，故延长至注射 ^{201}Tl 24 小时后再行延迟显像，如缺损区内出现再分布则表明该处心肌细胞仍然存活。但 24 小时显像 ^{201}Tl 浓度低，影像质量欠佳。

2. ^{201}Tl 再注射显像　常规负荷及 3～5 小时延迟显像呈不可逆缺损者，立即再注射 ^{201}Tl 37 MBq（1 mCi），15～30 分钟后再显像，上述缺损区出现放射性填充，表明该处心肌细胞存活（图 10-4-1）。再注射 ^{201}Tl 的目的是使血液中 ^{201}Tl 浓度增加，以利于再分布到不可逆缺损区。^{201}Tl 再注射加硝酸酯介入能增加再注射探测心肌存活的能力。

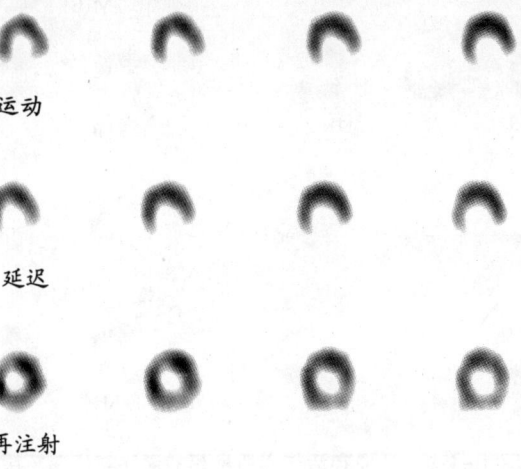

图 10-4-1　^{201}Tl 再注射心肌短轴断层影像示下壁心肌存活
a. 运动负荷影像　　b. 4 小时再分布影像　　c. 再注射影像

3. ^{201}Tl静息—延迟显像 静息^{201}Tl影像出现放射性缺损区，4小时再行延迟显像，原缺损区出现放射性填充，表明该处心肌存活。对严重心功能不全、运动禁忌者优选本法。

4. ^{99m}Tc-MIBI硝酸酯类介入显像 静息^{99m}Tc-MIBI影像出现放射性缺损者，24小时后舌下含服硝酸甘油0.6 mg，5分钟后静脉注射^{99m}Tc-MIBI 740 MBq（20 mCi），1小时后再行心肌显像，原缺损区出现填充，则表明心肌存活。也可用硝酸异山梨酯静脉滴注介入法，滴注后有填充说明心肌存活。其机制可能为硝酸酯类可改善心肌的局部灌注，降低心室负荷，改善心内膜的血流灌注。

5. 门电路断层显像 不可逆缺损区存在室壁运动和/或收缩期出现室壁增厚，表明该处心肌存活。

此外，也有报告将小剂量多巴酚丁胺[10μg/（kg·min）]介入^{201}Tl静息—再注射显像、^{99m}Tc-MIBI硝酸甘油介入显像以进一步提高存活心肌的检出率。小剂量多巴酚丁胺作用机制一方面是正性肌力作用，主要作用于$β_1$受体使部分冬眠心肌收缩力增加；另一方面使冠状动脉血管扩张，冠状动脉血流量增加。

判断存活心肌标准：一般以5级评分法判断心肌放射性分布（0分为正常，4分为放射性缺损）以≥2分作为判断放射性分布异常的标准。再注射、延迟或硝酸酯类介入后原不可逆缺损区降低≥1分视为有填充（或再分布），降至0分为填充正常，均判断为存活心肌。血管重建术后，常规心肌灌注显像较术前降低≥1分者为改善，降至0分者为恢复正常。

（二）^{18}F-FDG心肌代谢显像

^{18}F-FDG心肌代谢显像是判断心肌存活的敏感而可靠方法，前已述及心肌存活节段冠状动脉血流灌注明显减低，但仍保持代谢功能，因此能摄取^{18}F-FDG（具体方法见本章第三节），临床上多联合应用^{18}F-FDG代谢显像与^{99m}Tc-MIBI（或^{210}Tl）血流灌注显像进行心肌存活判断，凡血流灌注减低的心肌节段摄取^{18}F-FDG正常或相对增加为血流—代谢不匹配（mismatch），表明心肌存活（图10-4-2 a）；反之，血流灌注降低的心肌节段不摄取^{18}F-FDG为血流—代谢匹配（match），表明为梗死或瘢痕组织（图10-4-2 b）。

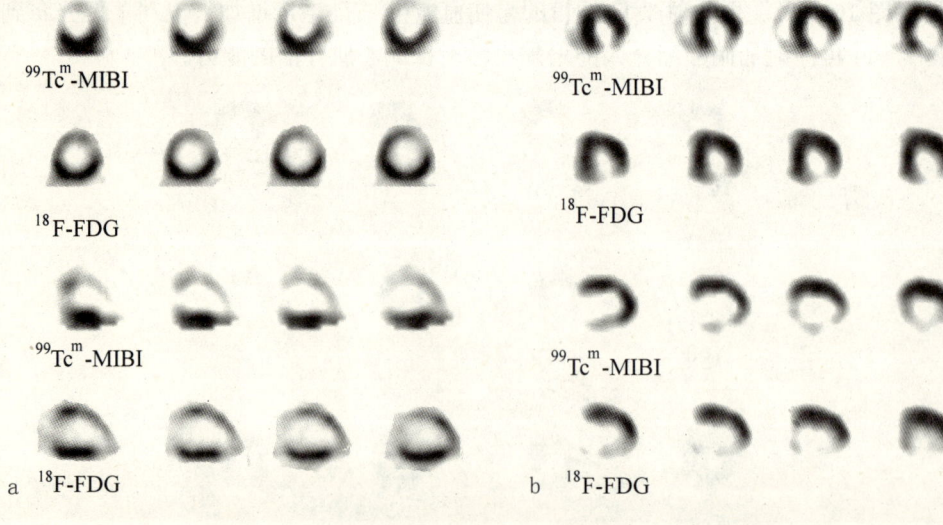

图10-4-2 心肌存活与心肌梗死的灌注与代谢断层影像

a. 前壁、前间壁、前侧壁和心尖血流灌注与代谢不匹配，提示心肌存活
b. 下壁、后壁血流灌注与代谢匹配，提示心肌梗死

Grandin 提出，用 ^{18}F-FDG/PET 进行心肌、血流代谢绝对值测定法评估心肌存活优于上述血流、代谢相对匹配法，但前者只能用 PET 测定，因此不能在临床推广应用。

用 PET 行 ^{18}F-FDG 代谢显像是判断心肌存活的金标准，但由于价格昂贵不易普及。用 SPECT/PET 及超高能准直器 SPECT 行 ^{18}F-FDG 代谢显像与 PET 有较好的一致性，符合率可达 76%～100%，由于用 SPECT 进行显像更易推广。与 PET 相比，超高能准直器 SPECT 法相对简单、费用低，采用双核素技术可一次显像同时得到心肌灌注与代谢影像，其主要缺点是空间分辨率及灵敏度较低；SPECT/PET 有较高的灵敏度及分辨率，影像质量优于超高能准直器 SPECT，目前临床上多采用本法。心肌灌注显像与 ^{18}F-FDG 代谢显像检测心肌存活也有良好的相关性。Bonow 等的研究表明，^{201}Tl 再注射显像与 ^{18}F-FDG/PET 显像探测心肌存活的一致性达 88%。但心肌灌注显像预测心肌存活的正确性低于 ^{18}F-FDG/PET 显像。

二、检测心肌存活的临床意义

存活心肌的判断对患者临床处理、疗效观察及预后评价有重要的意义。存活心肌经过冠状动脉血运重建后，心肌血流灌注和心室功能会得到改善或恢复正常，而梗死灶或瘢痕组织即使血运重建心室功能也不可能恢复。

（一）预测功能和血流灌注改善

本法对预测血运重建术后局部室壁运动及血流灌注、左心室整体功能的改善有重要价值。从患者的整体考虑，对左心室整体功能改善的预测更重要。Tillish 等对 17 例患者的研究表明，心肌存活组 LVEF 由血运重建术前的 30% 增加到术后 45%；心肌梗死组 LVEF 术后无明显变化（30% 和 31%，$P>0.05$），而且功能的恢复与心肌存活的节段数和程度有关，心肌存活的节段数越多、程度越高，术后功能的改善越明显，因此本法对是否应作冠状动脉血运重建术能提出指导性意见。由于方法学与判断标准的不同，文献报道的阳性、阴性预测值波动较大，其阳性、阴性预测值分别为 78%～95%、78%～100%。

（二）预后估测

存活心肌的节段数是预测日后发生猝死等严重心脏事件的重要指标。Basu 等观察到有和无存活心肌的两组患者心脏事件发生率分别为 49% 和 13%。张晓丽等对 107 例陈旧性心肌梗死患者随访 22 个月，有存活心肌组接受药物治疗其心脏事件发生率为 44.8%，明显高于血运重建组（2.9%）。而心肌梗死组接受血运重建术及药物治疗心脏事件发生率差别不大，分别为 12.5% 和 21.2%（$P>0.05$）。即血运重建术并未明显降低心肌梗死组心脏事件发生率。不少研究者也有类似的报道，说明血运重建术只能改善有存活心肌患者的预后，提高生存率；对没有存活心肌的患者，手术治疗与药物治疗间无明显差异。因此检出存活心肌的患者及时接受血运重建术，心脏功能及心肌血流灌注将得到改善，心脏事件发生率将减低，患者预后得到改善。

第五节 急性心肌梗死灶显像

利用某些放射性显像剂不浓聚于正常心肌而可选择性地浓聚于急性坏死的心肌组织的特点，使病变区表现为异常的放射性浓聚区，而正常心肌则不显影。这种显像为阳性显像也称"热区"显像，这类放射性药物有 ^{99m}Tc-焦磷酸盐（^{99m}Tc-PYP）及 ^{111}In-抗肌凝蛋白单克隆抗体（^{111}In-antimyosin，^{111}In-AM）。

一、^{99m}Tc-PYP 阳性显像

(一) 原理

急性心肌梗死发生后，梗死灶靠周边的部位仍有血流，血流中的钙离子迅速进入坏死的心肌细胞，在线粒体内形成羟基磷灰石晶体，此晶体能吸附骨显像剂^{99m}Tc-PYP，从而使急性心肌梗死灶与骨骼同时显影。也有学者证实，^{99m}Tc-PYP 进入心肌，是由于能与细胞中变性大分子结合而浓聚于急性梗死灶。^{99m}Tc-PYP 在病变组织中的浓聚程度与下列因素有关：①局部血流量：显像剂通过弥散作用进入坏死的心肌细胞，由于梗死灶的中央区血流缺如，浓聚量少，而周边血流量多而浓聚量高，形成炸面圈（doughnut）征；②梗死发生的时间：梗死发生后 12 小时 病灶即可显示局灶性热区，48～72 小时 影像最浓，一周后放射性逐渐减低，而两周后转为阴性；③心肌坏死组织的数量：平面显像心肌坏死组织至少大于 3 g，断层显像大于 1 g 才能被检出。

(二) 方法

静脉注射^{99m}Tc-PYP 555～740MBq（15～20mc），注射后 2 小时 用 γ 照相机在心前区行 Ant、LAO45°、LL 位（或 LAO70°）平面显像或行断层显像，断层显像对病变的定位与定量诊断更有帮助。病情较重者，应尽可能不让病人移动，最好用移动式 γ 照相机推至病人床边照相。

(三) 正常所见及影像分析

正常胸骨、肋骨和脊柱显影，心脏部位无明显放射性浓聚，有时隐约可见心血池影像，特别是早期显像时（<2 小时）。断层显像易于排除骨骼影像的干扰。

根据心脏部位放射性高低分 5 级表示：

0　心脏部位无放射性浓聚，为正常。
1+　心脏部位隐约可见少量放射性，但不明显，可能来自心血池和正常心肌内血床。
2+　心脏部位有肯定的放射性浓聚，但低于胸骨。
3+　心脏部位的放射性浓度等于胸骨。
4+　心脏部位的放射性浓度高于胸骨。

放射性增高又可进一步分为弥漫性和局限性放射性浓聚。局限性放射性增高达 2+ 以上为阳性；弥漫性增高则以达 3+ 以上为阳性，13%～35% 正常心肌可以呈弥漫性 1+ 和 2+。

二、^{111}In-AM 阳性显像

(一) 原理和方法

心肌细胞内含有丰富的肌凝蛋白，心肌坏死后心肌细胞膜的完整性损失，肌凝蛋白的轻链可释放到血循环中，其重链部分仍留在细胞内。^{111}In-AM 静脉注入后，能进入坏死的心肌细胞内，与肌凝蛋白的重链特异性结合，形成抗原抗体复合物而使之显影。实验表明，急性心肌梗死灶摄取^{111}In-AM 的多少与梗死灶大小成正比。除^{111}In 外，^{123}I、^{99m}Tc 也可用于标记 AM，但以^{111}In-AM 更为常用。

皮试后缓慢静脉注入^{111}In-AM 74～185 MBq（2～5 mCi），24 小时 与 48 小时 后行多体位平面显像或行断层显像。

(二) 正常所见及影像分析

正常心肌区域无明显放射性浓聚，因^{111}In-AM 在血液内仍有部分非特异性结合，故心、肝、脾血池显影，骨不显影。急性心肌梗死时，病灶部位呈现局限性放射性浓聚灶或弥漫性摄取。

三、临床应用

(一) 急性心肌梗死的诊断

^{99m}Tc-PYP 显像心前区有明显的放射性浓聚（2+以上）可诊断急性心肌梗死（图10-5-1），并可直观梗死灶的大小、部位和范围。Q波型心肌梗死多为局限性放射性浓聚，在发病2周内的阳性率为90%～95%；非Q波型心肌梗死为弥漫性放射性浓聚（3+以上），阳性率较低约60%～80%。由于多数急性心肌梗死病人用心电图与酶学检查来确诊并不困难，不一定需要行阳性显像。但在下列情况本法意义大：①老年人无痛性心肌梗死心电图与酶学检查难以确诊者；②本法能够鉴别急性和陈旧性心肌梗死，对发现在陈旧性心肌梗死基础上发生的再梗死极有价值；③对小的Q波型心肌梗死的诊断较心电图灵敏；④心肌梗死同时有完全性左束支传导阻滞，此时心电图诊断不可靠；⑤冠状动脉搭桥术、PTCA后疑有急性心肌梗死时。

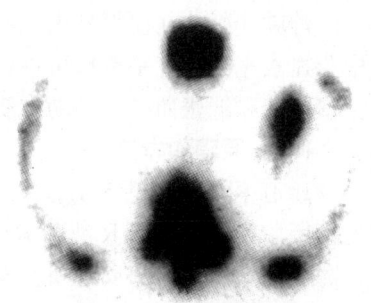

图 10-5-1　急性心肌梗死^{99m}Tc-PYP "热区"影像（横断层）

本法的特异性85%～90%，^{99m}Tc-PYP显像时下述情况有时可出现假阳性：①少数不稳定性心绞痛病人，可有弥漫性心肌摄取，但看不到局灶性病变；②心包和瓣膜钙化；③心肌挫伤或手术创伤；④伴心肌坏死的心肌炎；⑤室壁瘤；⑥肋骨、软组织和乳房损伤、炎症、肿瘤；⑦反复心脏直流电转复后心肌细胞可浓聚^{99m}Tc-PYP，但浓聚的程度轻。结合病史、体征、心电图、X光片、超声心动图综合分析可以提高正确性，用SPECT进行断层显像则可以除外心脏以外原因所致假阳性。从理论上讲，^{111}In-AM阳性显像特异性较高，且骨骼不显影，实际工作中发现不稳定性心绞痛及心肌炎部分患者可能出现阳性，提示合并有少量坏死心肌。此种病人CTNT、CTNI常升高，亦提示此点。不少急性心肌梗死病人^{111}In-AM显像阳性持续数周甚至数月之久，因此本法可用于心肌梗死的急性及亚急性期。

(二) 急性心肌梗死预后的判断

本法可估计梗死灶大小，梗死灶越大预后越差。较大的梗死灶呈炸面圈征影像，多见于Q波型广泛前壁心肌梗死，预后最差。随访检查病灶表现为持续显影或病灶扩大者预后也不良，持续转阴者预后较好。

(三) 急性心肌炎的辅助诊断

急性心肌炎时心肌内有弥漫性^{111}In-AM聚集。心肌炎伴坏死时坏死灶可显影，由于病灶一般较小，所以诊断灵敏度不高。

(四) 心脏移植术后排异反应的检出

确诊急性排异需靠心肌活检，但这是有创性检查。^{111}In-AM影像出现热区可诊断排异，灵敏度和特异性可达80%，因此本法可作为无创的过筛检查，从而大大减少有创的心肌活检。

第六节　心室显像和心功能测定

核医学心室显像法测定心室功能，包括平衡法心室显像（equilibrium ventricular imaging）和首次通过法心室显像（first pass ventricular imaging）。其检查结果的客观性和可靠性已被公认，临床上多用平衡法心室显像。

一、平衡法心室显像

静脉注射能在血循环内暂时停留而不渗出血管壁外的放射性核素显像剂，待其在血循环中与血液充分混合平衡后再进行心室显像，因此称平衡法心室显像。其目的是要获得心室随室壁收缩和舒张而变化的动态影像，以观察室壁运动及计算心室功能各项参数。

（一）原理和方法

1. 多门电路原理和方法　采用生理信号多门电路（multiple gated，MUGA）技术，以受检者自身的心电图 R 波和 R-R 间期内间隔相等的时间段为信号，触发启动 γ 照相机，则 γ 照相机以 R 波为起点自动、连续和等时地采集一个心动周期内每一个时间段的信息。由于每个心动周期持续的时间很短，而一个心动周期内要采集 16～32 帧图像（常选用 24 帧），这样每帧图像获得的信息量很小，难以形成影像，因此需连续采集数百个心动周期的信息，由计算机将每个心动周期内相同时间段的信息叠加起来（图 10-6-1），显示出一个清晰的心动周期心室系列影像（图 10-6-2）。将其快速而连续地显示，即成心室舒缩电影。

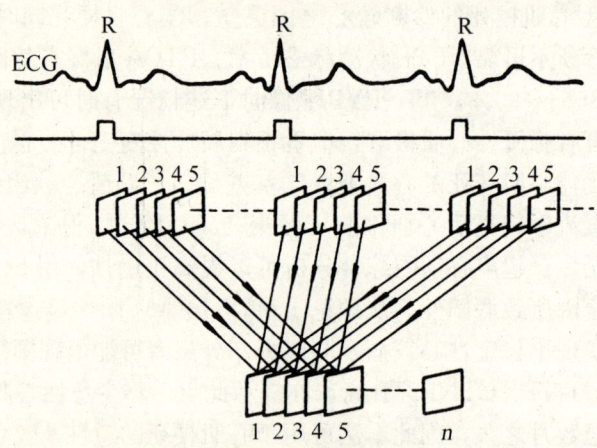

图 10-6-1　多门电路采集原理示意图

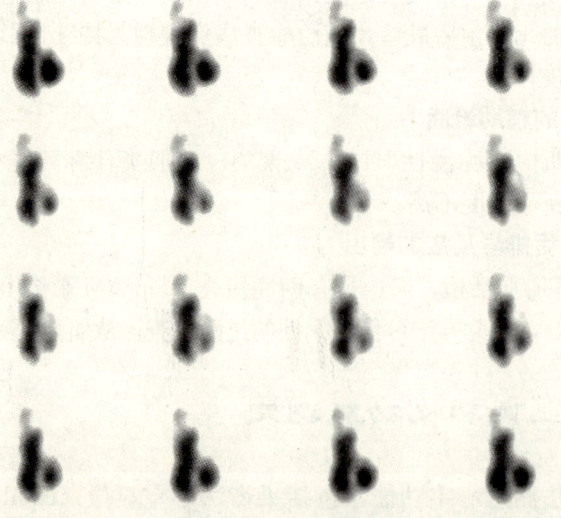

图 10-6-2　心动周期心室系列影像（LAO45°位）
第一排第一帧为舒张末影像
第二排第三帧为收缩末影像

常用^{99m}Tc 标记的红细胞（^{99m}Tc-RBC）为显像剂。^{99m}Tc-RBC 标记的原理是：氯化亚锡（Sn^{2+}）静脉注入后几乎全部穿透细胞膜进入红细胞，可将随后进入红细胞内的高锝酸根（$^{99m}TcO_4^-$，$^{99m}Tc^{7+}$）还原为$^{99m}Tc^{4+}$。后者很快地与血红蛋白的珠蛋白结合，红细胞即被标记。标记方法分体内法与体外法两种。临床上常用体内法：病人口服过氯酸钾 400mg 封闭甲状腺和胃。1 小时后静脉注入亚锡焦磷酸盐生理盐水溶液，其后 20～30 分钟再注射$^{99m}TcO_4^-$ 740 MBq（20mci），15～20 分钟后即可进行显像，本法简单易行，标记率可达 90％左右。^{99m}Tc-RBC 体外标记法标记率高，可提高影像质量，但制备较复杂，标记过程需在无菌条件下进行，使用不方便。

注射^{99m}Tc-RBC 20 分钟后用γ照相机在心前区行 Ant、LAO45°（角度可适当调整，以左、右心室影像最佳分隔为准，并加尾角 15°，即探头表面向足倾斜 15°，以减少心房对心室影像的干扰）和 LL 位平衡法心室平面显像。为更好地观察左室前壁避免右心室影的干扰，必要时可加 RAO30°显像。一般按帧模式（Frame mode）采集，一个心动周期采集 16～32 帧，每个体位要采集 300～400 个心动周期。左、右心室功能只能由左、右心室分隔开的 LAO45°位的影像来计算。为了改善影像质量，减少统计误差，这个体位宜采集 600～700 个心动周期。由于在采集过程中每个受检者（甚至窦性心率正常者）心动周期长短都会有些变化，所以要事先预置心动周期的可接受范围，一般取受检者平均心动周期的均值±5％～15％。凡心动周期在此范围内者，计算机自动将该心动周期内采集到的数据叠加，否则即剔除，当病人心律紊乱严重时，被剔除的数据很多，采集时间明显延长，甚至难以完成有效心动周期数，而不能进行本项检查，遇此情况可改用表模式（list mode）采集，因其在处理时可按一定要求剔除不合格的心动周期。但表模式采集需要很大的存储空间，同时数据必须再成帧才能形成影像，故临床上多采用帧模式。

2. 介入试验的原理和方法　介入试验包括运动负荷试验及药物负荷试验

（1）运动负荷试验：正常冠状动脉具有较强的储备功能。当运动负荷时心脏增加作功，以增加全身的血流量，运送足够的能源物质和加快清除氧化产物。此时正常冠状动脉能自行扩张，其血流量增加 3～5 倍，使心肌氧的供需在新的水平上达到平衡，其表现是心肌收缩力加强，各种心功能参数增加。狭窄的冠状动脉虽然储备应激能力降低，但在静息状态下当病变较轻时尚能代偿由于冠状动脉狭窄给心肌灌注血流量带来的影响，维持心肌氧的供需平衡，使心功能得以维持正常。当运动负荷时，心脏负荷增加，有病变的冠状动脉不能有效的扩张，其灌注区血流量乃明显低于正常心肌，导致局部心肌氧的供需不匹配，发生收缩力和顺应性降低，进而影响了整个心室壁收缩和舒张的协调性，造成整体心脏功能于运动负荷后不能增强，甚至反而降低，据此可检测冠状动脉的储备功能，从而达到早期诊断冠心病的目的。

病人于检查前两日停服β-受体阻滞剂如心得安，钙拮抗剂如异搏定和扩血管药物。检查当日先行 LAO45°位的静息显像，之后行次极量踏车运动。男性由 300kg/（m·min）开始，每级增加 300kg/（m·min），女性由 200kg/（m·min）开始，每级增加 200kg/（m·min）。每个功量级运动 3 分钟，第 2～3 分钟于运动同时采集 2 分钟图像，直到达 85％预期最大心率（190-年龄），或出现停止运动指标（详见本章第二节）立即采集 2 分钟影像，此期间病人继续踏车直到采集完毕。亦可采用运动达高峰后立即采集一次运动影像的方法。采集运动负荷图像时，每个心动周期采集 24～40 帧（<20ms/帧），可接受心动周期范围为心动周期均值±20％。当用活动平板行次极量运动时，按 Bruce 方案进行，采集方式同踏车运动。运动中应有心内科医师协同进行监护。

（2）药物负荷试验：常用的药物为潘生丁，它是一种有效的冠状动脉扩张剂，静脉注射后，正常冠状动脉血流量几乎立即增加 3～5 倍，但狭窄的冠状动脉则不能有效地扩张，从而造成类似运动负荷试验的情况，亦可用于冠心病的诊断。检查前 24 小时停用潘生丁及茶碱类药物，检查当天忌饮咖啡和茶等饮料。先行 LAO45°静息显像，之后静脉注射潘生丁 0.56 mg／kg（4 分钟内注射完），4 分钟后再行心室显像。本试验较运动负荷试验简便、安全，并可用于不能进行运动负荷的病人，但本法的阳性检出率略低。

（二）正常所见

心房、心室影像相互重叠，进行多体位观察才能获得准确的信息。LAO45°位（图 10-6-2）左、右心室分开，心影中间有一条淡影为室间壁，影像右侧椭圆形浓影为左心室，其后上方为左心房，影像左侧锥形影为右心室，其上方为右心流出道，外上方为右心房影。影像上左心室的左侧为间壁，右侧为后侧壁，下端为心尖与下壁的重叠节段。Ant 位时左心室的大部分位于右心室后方，仅可见左心室的前侧壁、下壁近心尖部分及心尖。LL 位心影的前侧为左心室的前壁及心尖，下端为下壁和后壁。

（三）影像分析

1. 室壁运动和收缩径线显示

（1）室壁运动显示：电影显示：可以直观室壁运动，多体位观察才能清楚显示室壁各节段的运动情况。正常人左心室壁收缩时，各节段同步地向着心室的几何中心作向心性的匀称运动，约 85% 的左心室容积改变沿着短轴由心尖向心底进行，左心室心尖及游离壁收缩、舒张的幅度大于室间壁。右室壁运动低于左室壁，Ant 位当右心室收缩时三尖瓣平面向左心室方向移动，下膈面及心尖向上运动，而 LAO45°位由于右心房、室重叠较多，只能见到右心室心尖及游离壁近心尖部分的收缩活动。除直观心动电影外，用计算机将舒张末期和收缩末期的心室影像进行勾边和叠加显示，亦可提供室壁运动的信息（图 10-6-3）。

室壁运动分 4 个等级：正常、运动低下、无运动及反向运动。弥漫性室壁运动低下是广泛的冠状动脉病变、扩张性心肌病和不同原因所致心力衰竭的表现。局部室壁运动异常是诊断冠心病的主要依据，因为冠心病常因节段性心肌缺血或心肌梗死造成局部室壁运动障碍。反向运动即正常心肌收缩时病变部位向外扩张，正常心肌的舒张早期，病变部位反而收缩，这表明病变部位心肌已失去主动舒、缩功能，而只是受心腔内压力变化的影响而被动运动，是室壁瘤形成的特征。

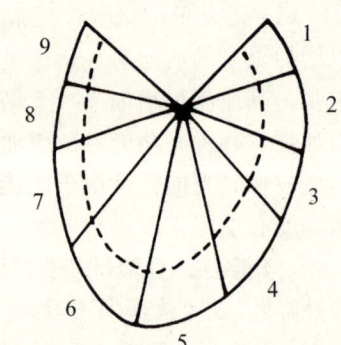

图 10-6-3　舒张末及收缩末心室影像勾边叠加显示及分区示意图（LAO45°）

（2）局部轴缩短率：将 LAO45°位左心室从几何中心分为若干扇区（通常 5～11 区），并按顺时针方向以 1，2，3 …标号（图 10-6-3）。每个扇区收缩时轴的缩短率可以由下式计算：

$$轴缩短率（\%）=\frac{ED-ES}{ED}\times 100$$

式中　ED 为舒张末期轴的长度，ES 为收缩末期轴的长度。

轴缩短率可以定量分析各扇区室壁局部运动幅度，判断有无室壁运动障碍，但只能用于

LAO45°体位,仅能判断室间壁、心尖下壁及后侧壁运动幅度。Ant位及LL位左、右心室重叠,因而无法定量判断其他室壁节段运动情况。正常人轴缩短率≥20%。

2. 心室容积曲线分析及心室功能测定　计算左、右心室功能必需采用左、右心室最佳分隔的LAO45°位影像,分别勾画出左、右心室感兴趣区(region of interest,ROI)。左心室ROI一般由计算机自动勾画,自动寻找心动周期中左心室各帧影像的边界,并自动于左心室与脾影像间勾画出组织本底(background)ROI。当左、右心室分隔不好,心影边界不清晰时,计算机则不能正确地勾画出左心室的ROI,此时需改用手工勾画。右心室影像与右房重叠较多,计算机不能自动正确地勾画右心室ROI,多需手工勾画。左心室ROI勾画后,计算机自动提取心动周期中左心室ROI内放射性计数的变化,从而生成左心室心动周期的时间—活性曲线(time activity curve)。由于心室内的放射性计数与心室内血量成正比,即与心室容积成正比,故此曲线实为左心室容积曲线(ventricular volum curve)(图10-6-4)。曲线在时相上分为射血期和充盈期:起始部的放射性计数(EDC)反映舒张末容积(EDV),曲线最低点的放射性计数(ESC)反映收缩末容积(ESV),据此曲线可以计算多项心功能参数。右心室一般只勾画舒张末及收缩末两帧影像,据此计算出右心室功能参数。

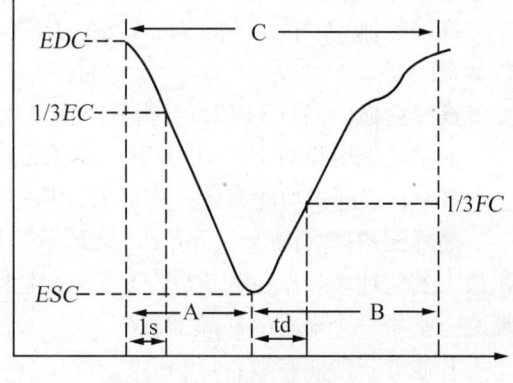

图10-6-4　左心室容积曲线
A. 射血期　B. 充盈期　C. 心动周期

(1) 心室收缩功能参数

射血分数(ejection fraction,EF):

EF值是最常用的心室收缩功能参数,为心室每搏量占心室舒张末容量的百分数。

$$EF(\%)=\frac{SV}{EDV}\times 100=\frac{EDV-ESV}{EDV}\times 100$$

由于EDV、ESV分别与EDC、ESC成正比,所以计算机实际上是根据EDC和ESC进行计算的,即

$$EF(\%)=\frac{EDC-ESC}{EDC-BG}\times 100$$

式中　BG为组织本底计数。

1984年国际心脏病学会联盟/世界卫生组织特别小组统计不同国家24个研究中心1200例左室EF值(LVEF)与右室EF值(RVEF),得出LVEF正常范围为(62.3±6.1)%,正常下限为50%;RVEF正常范围为(52.3±6.2)%,正常下限为40%。这两个正常下限基本上已被公认,不同年龄组与性别组间无明显差异。将LAO45°位左心室分成5~11个扇区,根据每区的容积曲线可以计算出每一区的局部EF值。局部EF值是判断心室局部收缩功能的指标,对冠心病的诊断价值较整体参数为佳。

其他心室收缩功能参数:由左心室容积曲线(图10-6-4)可以计算以下各项左心室收缩功能参数。

1/3射血分数(1/3EF):前1/3射血期射出的血量占心室EDV的百分数,由下式计

算：

$$1/3EF(\%) = \frac{EDC - 1/3EC}{EDC - BG} \times 100$$

式中 $1/3EC$ 为射血期前 1/3 时间点的放射性计数。

1/3 射血率 (ejection rate, ER)：前 1/3 射血期的平均射血率，其单位 EDV/s，计算公式为：

$$1/3ER = \frac{EDC - 1/3EC}{(EDC - BG) \times ts}$$

式中 ts 为前 1/3 射血期持续的时间 (s)。1/3EF 及 1/3ER 均代表心室收缩早期的功能。

高峰射血率 (peak ejection rate, PER)：是指心室射血期的容积最大变化速率，其单位为 EDV/s。

高峰射血时间 (TPER)：指从心室开始收缩到高峰射血的时间，单位为 ms。

心室功能受损时 EF、1/3EF、1/3ER、PER 值下降，TPER 延长。

(2) 心室舒张功能参数：一般只计算左心室舒张功能参数。

高峰充盈率 (peak filling rate, PFR) 是最常用的舒张功能指标，反映心室舒张期的容积最大变化速率，单位为 EDV/S，其正常参考值 $\geq 2.1 EDV/S$。与局部 EF 值相似，也可计算左心室每一个扇区的局部 PFR。

其他舒张功能参数：

1/3 充盈率 (1/3FR)：前 1/3 充盈期的平均充盈率，计算公式为：

$$1/3FR = \frac{1/3FC - ESC}{(EDC - BG) \times t_d}$$

式中 $1/3FC$ 为充盈期前 1/3 时间点的计数，t_d 为前 1/3 充盈期持续时间 (秒)。

1/3 充盈分数 (filling fraction, FF)：前 1/3 充盈期的充盈分数，计算公式为：

$$1/3FF(\%) = \frac{1/3FC - ESC}{EDC - BG} \times 100$$

1/3FR 和 1/3FF 都是反映心室舒张早期的功能。

高峰充盈时间 (TPFR)：从心室开始充盈到达高峰充盈的时间，单位为 ms。

舒张功能受损时 TPFR 延长，其余指标降低。

(3) 心室收缩、舒张功能对运动负荷试验的反应

正常人运动时心肌收缩及舒张功能增强。冠心病患者运动负荷将扩大正常心肌与缺血心肌血流量的差别，从而增大了正常心肌与缺血心肌舒、缩功能的差异，出现了缺血区局部功能降低，最终将降低整体的收缩与舒张功能。因此冠心病患者运动负荷时局部室壁运动降低，局部与整体 EF 值下降。而其他心脏疾病引起心肌储备功能受损时，运动负荷引起心脏功能降低则以整体功能下降为主。因运动后心率加快，心动周期缩短，心室容积曲线的上升及下降支的陡度较静息时增加，因此正常人和心脏病患者运动时 PFR、PER 都会上升，但心脏病患者的上升率低于正常人。一般以正常人运动后左、右心室 EF 绝对值上升 $\geq 5\%$ 作为正常参考标准。冠心病病人足量运动后 EF 绝对值不变甚至下降，并有局部室壁运动异常。若静息时 LVEF $> 60\%$，或年龄 > 60 岁，则运动后 LVEF 值只要不降低且无室壁运动

异常,也可以认为是正常。运动时 PFR 上升的幅度尚无公认的正常标准,北京大学第一医院以运动后 PFR 上升＞0.91EDV/s 为正常参考标准。冠心病患者 PFR 上升低于此值。心室收缩与舒张功能对药物负荷试验的反应与对运动负荷试验的反应相似。

3. 时相分析(phase analysis)应用傅立叶变换(Fourier Transform)的基本原理,对心室影像中各象素(pixel)区的时间—活性曲线进行正弦或余弦的拟合,可以获得各象素区开始收缩的时间(即时相)和收缩振幅两个参数,据此可以重建时相图(phase image)、振幅图(amplitude image)和时相电影(phase cine)三种功能影像,还可以获得时相直方图(phase histogram)(图 10-6-5)。以上分析统称为时相分析,为心脏的功能性显像。

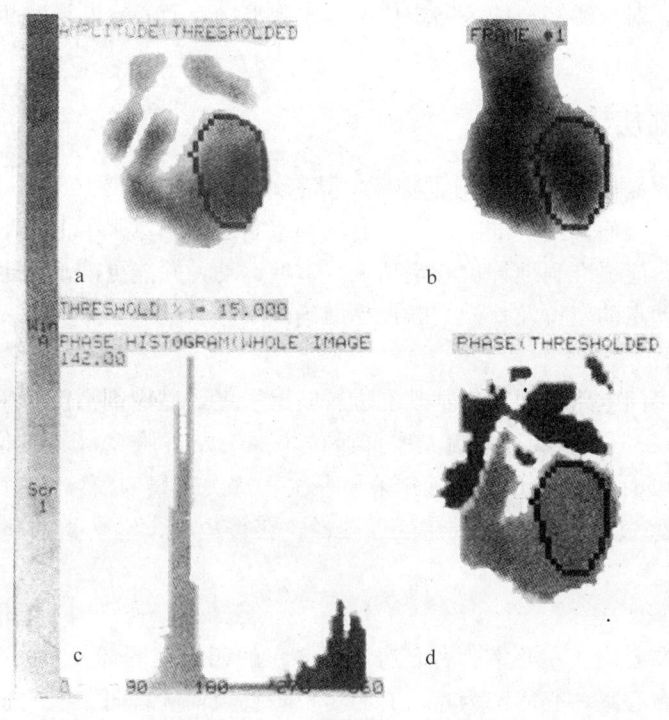

图 10-6-5　时相分析(正常)
a. 振幅图;　b. LAO45°位心室影像　c. 时相直方图;　d. 时相图

(1)时相图:反映左、右心室心肌收缩的同步性或协调性。以灰度等级或颜色色阶显示心房、心室各象素区的时相(单位为度,一个心动周期为360°),灰度或色阶越高表示时相度数越大,即开始收缩的时间越晚。房、室开始收缩的时间相差甚远,故表现为完全不同的灰度或颜色,使房、室影像分界相当清楚。正常情况下,左、右心室各部位的收缩基本同步,表现为两室的灰度或颜色基本一致而均匀,室间壁分界不清。

(2)时相直方图:为心房、心室时相度数的频率分布图,对时相图上所包含的全部象素区进行时相统计,横坐标为时相度数(0°～360°),纵坐标为具有相同时相的象素区的累加数。正常心室与心房的时相直方图呈正态分布,心室峰高而窄,心房、大血管峰较低宽,两峰相差180°。心室峰底的宽度称相角程(phase shift),为心室内最早开始收缩的第一个象素到最后一个收缩象素的时相度数之差,是反映心室收缩协调性的重要参数。正常参考值＜65°～70°。如左、右心室分别勾画出 ROI,可以获得二室的直方图和相角程。相角程越小表示心室收缩的同步性愈好。

(3) 振幅图:以灰度等级或颜色色阶显示房、室各象素收缩振幅的大小,灰度越高振幅越大。正常左心室收缩振幅高于右心室,心尖和游离壁收缩幅度高于室间壁。局部室壁运动障碍处振幅减低。

(4) 时相电影:将心脏各象素区时相出现的顺序显示于心动周期系列影像的相应部位上,就可以更形象地显示何处最早开始收缩及随后依次收缩的顺序,即动态显示心脏内激动传导过程,可以电影显示也可多帧静态显示。正常时相电影显示室壁收缩起于室间壁基底右侧,然后沿室间壁下行,迅速传导至整个心室,最后消失于左或右心室后基底部。右心室收缩稍早于左心室。用本法易于发现心室传导异常。平面影像的时相分析尽管采用多体位也难免有解剖上的重叠,对预激综合征旁路定位不够直观准确,而心室断层时相分析则能较准确定位旁道。

二、平衡法心室断层显像

平衡法心室平面显像已广泛应用于临床,其临床价值也已得到公认,但尚存在心脏各房、室重叠的干扰,因而影响其准确性。平衡法心室断层显像克服了上述不足,提供了心脏各房、室三维显示,能更准确地评价心室功能、室壁运动,并能更准确测定心室容积,对心律失常病人异位激动点的定位及疗效判断也更准确。

(一) 显像方法

在前述心电图多门电路平面采集基础上进行断层采集,显像剂活度较平面显像增加1/4约925~1110MBq(25~30 mCi)。病人取仰卧位,探头贴近胸壁(心脏位于视野内),从RAO45°到LPO45°顺时针旋转180°,每6°采集一次,每次采集60秒,每个心动周期采集8~10帧。采集完毕经过计算机系统重建处理图像,获得短轴、水平长轴和垂直长轴心室断层影像。

(二) 正常所见

水平长轴显示左心房、左心室、右心房、右心室的四心腔图像,左、右心室呈椭圆形;短轴心尖部为左、右心室,心底部为左、右心房;垂直长轴从右向左依次显示右心房、右心室、肺动脉段、左心房、左心室和主动脉弓。上述各房、室之间无重叠干扰。

(三) 心室容积测定

心室断层影像能够三维的再现心脏结构,可以单独提取出左、右心室,计算心室容积。一般用短轴断面进行测量,测定的原理是基于心室容积的变化与心室内的放射性总计数呈正比关系,用心室容积测量程序分别测定心室舒张末与收缩末容积。

心室断层显像与X线导管造影法测量左心室容量有良好的相关性。吕萍等对48例受试者进行了对比研究,前者测得 LVEDV 为 (171.09 ± 81.98) ml,LVESV 为 (106.66 ± 84.86) ml。后者测得 LVEDV 为 (171.86 ± 76.71) ml,LVESV 为 (97.88 ± 78.10) ml。两种方法测得 LVEDV 结果的相关系数 r = 0.91 ($P<0.01$),LVESV 结果的相关系数 r = 0.95 ($P<0.01$)。

(四) 测定 EF 值

应用上述容量测定法可分别测出 EDV 及 ESV,从而得出 EF 值:

$$EF(\%) = \frac{EDV-ESV}{EDV} \times 100$$

由于本法避免了房室重叠的干扰及本底校正,因此测得 EF 值较平面法准确。

(五) 室壁运动的判断

可以电影显示方式从短轴、水平长轴及垂直长轴 3 个方向观察心室壁各节段运动情况。并可计算局部轴缩短率,其估价室壁运动的准确性高于平面显像,特别是对左心室下壁及心底部运动的判断。

断层显像虽然准确性高,但采集信息时间较长,不适于进行运动试验。影像处理需要较大的计算机容量和计算速度,所有这些因素限制了平衡法心室断层显像的临床应用。近年来,多探头 SPECT 的应用,更大容量及高速度计算机的开发应用虽为本法的临床应用奠定了基础,但由于门电路心肌断层显像能同时提供心室功能及心肌血流灌注信息,因而限制了本法的广泛应用。

三、首次通过法心室显像测定心室功能

显像剂以"弹丸"(bolus)式静脉注射后,立即用 γ 照相机连续采集显像剂首次通过中心循环全过程。可以显示左、右心室的一过性影像,从中也可以观察到心动周期中心室容积的变化,定量测定左、右心室功能。这种方法称为首次通过法心室显像。

由于显像剂通过心脏的时间仅数秒钟,只能记录到 3~6 个心动周期的心室容积起落变化,不象平衡法可采集数百个心动周期信息进行叠加,但显像剂首次通过心脏时尚未被全身循环血量稀释,放射性计数很高,加以采用高灵敏度 γ 照相机,因此可采集到能满足统计学需要的放射性计数,计算出相当可靠的心功能参数。此外为了能更好地显示心动周期心室容积的起落变化,要求有很高的时间分辨率,因此每帧采集的时间必须非常短(20~50ms)。

显像剂可选用 $^{99m}TcO_4^-$;如需将首次通过法与平衡法结合则选用 ^{99m}Tc-RBC;如需在一天内同时行负荷及静态显像选用 ^{99m}Tc-DTPA,因为它能很快从肾脏排出,20 分钟后即可进行第二次检查;如欲将首次通过法与心肌显像结合可选用 ^{99m}Tc-MIBI。一般用仰卧位取 RAO30°(或 Ant 位),"弹丸"式静脉注入显像剂 740 MBq(20 mCi)后,立即用高灵敏度 γ 照相机以每秒 20~50 帧的速度连续采集,历时 20~30 秒。利用计算机将几个较明显的心室容积起落变化叠加,则可计算出心室的收缩与舒张功能,将心室叠加成像也可用以观察室壁运动。

本法的优点是:①迅速;②由于左、右心房和心室的显影时间有差别,各自的影像互不干扰,因此从理论上讲本法测得的左、右心室功能参数更为可靠;③当使用 ^{99m}Tc-MIBI 进行心肌显像的同时可用本法测得左、右心室功能。缺点是:①"弹丸"式注射技术要求高,导致有时检查失败;②一次注射显像剂只能进行一个体位采集,如要观察心室各壁运动情况或要进行负荷试验,需再次注射显像剂;③要求有高灵敏度的 γ 照相机和容量较大的计算机。由于上述原因本法不作为常规使用。

四、核素心室显像和心室功能测定的临床应用

(一) 冠心病心肌缺血的诊断

负荷心室显像对心肌缺血有较高的诊断价值。其特点是负荷后 EF 值上升不及 5% 甚至反而下降,PFR 上升程度明显低于正常,局部室壁运动异常及功能降低。多数学者认为,在众多指标中以 EF 值对负荷反应异常诊断心肌缺血的灵敏度最高,可达 90%。负荷心室显像对心肌缺血诊断的特异性并不高,因为凡导致心肌储备功能降低的器质性心脏病,运动后

EF值也可能上升不足5%或下降，出现假阳性，但当负荷后出现局部室壁运动障碍则可提高对心肌缺血的诊断特异性。根据室壁运动异常出现的部位还可推断出是哪支冠状动脉狭窄。运动负荷心室显像是在病人运动状态下采集，很难保持体位不动，对结果的可靠性有影响，其诊断心肌缺血的灵敏度及特异性也逊于负荷心肌显像。所以临床上多用后者来诊断心肌缺血，而负荷心室显像多用于判断心肌的储备功能及评价疗效。

在静息状态下冠心病患者左心室收缩功能大多正常。近年来心室舒张功能受到重视，不少研究结果表明，心肌缺血往往首先引起舒张功能降低，而此时心室收缩功能可能尚属正常，因此测定心室舒张功能可能有助于诊断心肌缺血。当心室舒张功能受损导致心房收缩代偿性增加时，PFR不一定能反映心室的主动舒张功能，而1/3FR可以避免心房代偿性收缩的干扰，因此能更准确评价心室舒张功能。但从临床实践观察，PFR的影响因素较多，对心肌缺血的诊断特异性较差，不能将它作为冠心病的主要诊断标准。

（二）评价左、右心室功能

EF、1/3EF、PFR、1/3FR、相角程及室壁运动等是判断心功能的重要指标，能正确反映心室收缩功能、顺应性及协调性，因此可用于判断左、右心室功能。冠心病患者左心室局部功能的判断有时比整体功能更重要，因为心肌梗死、心肌缺血可仅表现局部心室功能异常。局部心室功能评价方法有电影显示、局部EF、PFR、局部轴缩短率及时相分析等，其中以心动电影显示局部室壁运动异常最可靠。

（三）心血管疾病治疗前后心功能的判断

1. 监测急性心肌梗死患者心功能及进行预后判断　急性心肌梗死病人心脏总体及局部收缩与舒张功能降低，伴局部室壁运动障碍和相角程增宽等，随着病情好转在恢复期心功能逐渐改善。董少红等监测了一组20例急性心肌梗死病人心功能动态变化，急性期LVEF 46.8±9.0%，恢复期53.2±9.4%，前后对比有显著性差异，$P<0.01$，说明经过治疗心功能逐渐恢复。急性前壁心肌梗死时心功能受损程度较下壁梗死严重，心功能恢复也慢于下壁梗死。心脏功能状态是决定急性心肌梗死预后的重要因素，急性心肌梗死早期整体心功能改变最有价值的指标是LVEF值，测定LVEF不仅对预后判断有帮助，而且对治疗也有指导意义。刘秀杰等观察表明急性心肌梗死病人发病早期（48小时内）LVEF<30%者，半年内的死亡率为31.3%，而LVEF>30%者，半年内未发现死亡病例，可见LVEF确实对判断急性心肌梗死预后有重要价值。此外系统监测急性心肌梗死病人心功能的动态变化也有意义，随访过程中整体及局部左心功能的早期改善常提示预后好；如左心功能未见好转甚至下降，则提示有并发症或预后不良。

运动负荷心室显像在估测急性心肌梗死恢复期病人预后及是否需要采用更为积极的治疗手段（如PTCA或搭桥术）方面有较大价值。急性心肌梗死恢复期病人，负荷心室显像示LVEF下降或增加<5%者预后较差，表明左心室除心肌梗死外仍有心肌缺血伴左心室储备功能降低，为高危人群，宜行冠状动脉血运重建术，术后左心功能可有明显改善。

2. 手术治疗前心功能评价　心脏手术前应测定心功能以判断患者能否耐受手术治疗，心脏功能的好坏直接影响手术的效果。行冠状动脉搭桥及室壁瘤切除等手术，术前LVEF一般应>45%，LVEF<30%者手术风险及术后死亡率均升高。瓣膜病行置换术也宜选择在心功能较好时进行。

3. 各种治疗方法疗效判断　心室整体及局部收缩、舒张功能指标可用于判断药物和手术治疗的疗效，心功能指标恢复正常或好转说明治疗有效。本法也可用于监测药物对心脏的毒性作用，通过监测药物治疗前后心功能变化来观察心脏受损情况。

(四) 室壁瘤的诊断

真性室壁瘤是心肌梗死常见的并发症，多发生于前壁及心尖部。本法对真性室壁瘤的诊断符合率可达 95%，其表现为局部室壁成反向运动，左心室整体及局部功能明显降低，时相分析见局部振幅明显下降，时相明显后延，相位直方图的心室峰与心房峰之间出现一个异常的室壁瘤峰（图 10-6-6），相角程>125°。本法对室壁瘤诊断灵敏度高于心肌显像。朱玫等报告一组正常人及室壁瘤患者，同时作了 X 线心室造影、平衡法心室显像和心肌显像。以 X 线心室造影结果为金标准，平衡法心室显像及心肌显像诊断室壁瘤的灵敏度分别为 100% 和 77.3%，特异性分别为 100% 和 99.5%。心室显像还可了解室壁瘤的大小、程度和残存的左心室收缩功能，对于预测和评价手术的疗效和预后都是非常重要的。

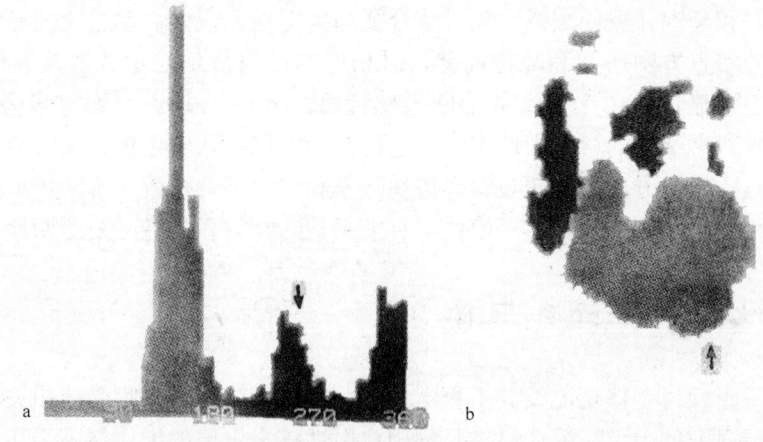

图 10-6-6　室壁瘤时相分析（心尖部）
a. 时相直方图：示室壁瘤峰（箭头指处）　　b. 时相图：室壁瘤处灰阶高，示时相明显后延（箭头指处）

假性室壁瘤是由于心肌梗死后穿孔，局部心包和血栓等物质包裹血液形成一个与心室腔相通的囊腔，易发生自发性晚期破裂导致死亡，但及时手术切除效果较好。因此早期诊断并与真性室壁瘤相鉴别是重要的。其特点是好发于后壁及侧壁，心室影像上心室与室壁瘤之间的交通道较窄，呈"瓶颈"状，首次通过法显像时可见左心室先显影，然后瘤体才逐渐显影。

(五) 心肌病的辅助诊断

扩张型心肌病心室影像示心腔明显扩大，呈球形，特别以左心腔扩大为著，整体心功能受损，室壁运动普遍降低，同时由于散在心肌细胞退行性变和间质内灶性纤维化，使心肌收缩的协调性受到严重破坏，相角程增宽。肥厚型心肌病的左心室影像明显缩小，同时由于心肌不对称肥厚使心室腔变形。左、右心室影像之间的放射性空白带加宽，为肥厚的室间壁。心肌明显肥厚时，围绕左心室影像可见"U"形空白带。左心室收缩早期呈高动力状态，LVEF 特别是 1/3EF 增高。舒张期的快速充盈功能受损，顺应性降低。

(六) 慢性阻塞性肺部疾病心功能的评价

右心室功能失调是慢性阻塞性肺部疾病常见的并发症，代表右心室收缩功能的 RVEF 与右心室后负荷有密切关系。由于持续和日益加重的肺动脉高压，使右心后负荷加重，引起右心室扩张和肥厚，最终导致肺心病和右心室衰竭，右心功能明显受损。张金谷等报道 125

例肺心病患者左、右心室收缩与舒张功能的变化,结果表明肺心病心功能代偿组 RVEF 及 RVPFR 基本正常;心功能不全Ⅰ度~Ⅱ度组 RVEF 及 RVPFR 下降,并随心功能失代偿程度的加重逐渐下降。结果还显示单纯肺心病(指不合并冠心病)在心功能失代偿期左心功能也受损,说明肺心病后期发展为全心病,作者还观察到肺心病心功能不全患者,如果 LVEF 明显下降则预后不良。

(七) 心律失常病灶的定位诊断

时相分析能形象地显示心脏激动传导的起点和径路。左束支传导阻滞时,左心室时相延迟,右束支传导阻滞时右心室时相延迟,两者均导致全心室时相直方图增宽,峰位后延,有时心室峰出现双峰。时相电影能更明确显示传导阻滞的部位、范围和延迟的程度。束支传导阻滞病人心收缩功能大多正常,因此振幅图多正常,据此可与心肌梗死引起的时相延迟相鉴别,后者局部时相延迟伴振幅减低。预激综合征和室上性、室性心动过速的异常兴奋灶的时相提前,导致心室直方图增宽和峰位前移,时相电影可以清楚显示旁道及异位兴奋灶的部位。一般平面心室显像对单个旁道的诊断敏感性可达 80%~90%,而对多旁道价值有限,断层显像可提高对多旁道的诊断阳性率,但定位精确性仍不如电生理检测。由于本法具有无创性的突出优点,可以方便地用于观察旁道切除术和射频消融疗效。本法还可用于标测心内人工起搏器发生冲动的部位及其传导模式,有助于判断疗效和进行必要的调整。

第七节 心脏神经受体显像

在分子水平上探讨受体功能及其生物学作用,并用于诊断、治疗受体相关性疾病,是目前国际医学领域研究的前沿。受体显像是利用放射性核素标记的配体与高亲和力特异受体靶组织相结合的原理,揭示体内受体空间分布、密度和亲和力的一种方法,是集配体—受体结合的高特异性和放射性探测的高敏感性于一体的显像技术。目前受体显像已从长期实验室基础研究进入临床应用研究阶段,国外已有较多报道,国内这方面工作也取得了一定成绩。

一、显像的原理和方法

心脏神经分布十分丰富,受交感神经和副交感神经双重支配,两者均通过末梢释放神经递质作用于心肌细胞膜上的受体而发挥调节心肌细胞功能的作用。交感神经末梢释放去甲肾上腺素和肾上腺素,作用于心肌细胞膜表面的 β_1-肾上腺素能受体(β_1 受体),且释放的去甲肾上腺素和肾上腺素能被交感神经的突触前膜重新摄取回到交感神经;副交感神经末梢释放乙酰胆碱,作用于心肌细胞膜上的毒蕈碱受体(M 受体)。放射性核素标记的去甲肾上腺素类似物如 ^{123}I 或 ^{131}I-间位碘代苄胍(^{123}I 或 ^{131}I-MIBG)、拟交感神经药物如 ^{11}C-羟基麻黄素(^{11}C-HED)等心脏神经递质显像剂,可被交感神经末梢突触前膜摄取进入心脏的交感神经末梢并储存于囊泡中;放射性核素标记的 β_1 受体或 M 受体的配基(激动剂或拮抗剂),可通过特异性的受体—配体结合反应与这些受体结合。应用适当的显像仪器和方法即可得到心脏神经、受体的分布影像,即心脏神经递质和受体显像(neurotransmitter 和 receptor imaging),并可通过定量分析获得受体密度、解离常数、分布容积和心肌滞留分数等参数,从而为观察各种原因引起的心脏交感或副交感神经的完整性、受体数目及分布的变化提供手段。

研究较多的心脏神经递质和受体显像剂有 ^{123}I 或 ^{131}I-MIBG、^{18}F-多巴胺(^{18}F-DA)、^{11}C-

或^{18}F-HED、^{123}I-心得静（^{123}I-PIN）、^{123}I-碘腈心得静（^{123}I-ICP）和^{11}C-CGP1217 等。目前较常用的显像剂为^{123}I-或^{131}I-MIBG，其中以^{123}I-MIBG 较为理想。静脉注射^{123}I-MIBG 148～370 MBq（4～10 mCi）或^{131}I-MIB 111～185 MBq（3～5 mCi）后行平面或断层显像。

二、影像分析

（一）正常影像

^{123}I-或^{131}I-MIBG 心脏神经受体影像与心肌灌注影像类似，心肌部位显影清晰，放射性分布基本均匀，心尖部略减低，心腔呈放射性减低、缺损区。半定量分析是设置心脏（H）与肺（L）两个 ROI 区，计算 H/L 比值。

（二）异常影像

弥漫性放射性分布减低多见于心脏受体功能弥漫性受损，例如心脏移植术后或糖尿病患者心脏神经功能受损，可见心肌放射性分布普遍减低。局限性放射性减低多见于心肌梗死或缺血，其缺损的范围往往较心肌灌注显像缺损范围大。

三、临床意义

心脏神经受体显像已开始试用于临床常见的各种心脏疾患。心肌神经元的功能与结构对缺血非常敏感，早期的心肌缺血就可能引起心脏神经受体显像的异常。不稳定性心绞痛病人行^{123}I-或^{131}I-MIBG 显像可以探测到心肌灌注显像未能发现的心肌缺血，也可用于探测冠状动脉痉挛性心绞痛。心肌梗死后受累的心肌组织表现不同程度的心脏神经完整性和功能受损（去神经元）。研究表明，^{123}I-或^{131}I-MIBG 显像可用于监测急性心肌梗死的这一病理改变。心肌炎患者的心肌^{123}I-或^{131}I-MIBG 摄取减少，摄取量与 LVEF 呈显著正相关。糖尿病患者心肌^{123}I-或^{131}I-MIBG 摄取减少，交感神经功能受损的患者这一改变更为突出。这些结果被后来大量 PET ^{11}C-或^{18}F-HED 研究所证实，并发现放射性分布异常范围与心脏交感神经功能受损的严重程度密切相关。因此，MIBG 显像能客观评价糖尿病患者的心脏神经功能状况。扩张型心肌病患者的心肌摄取^{123}I-或^{131}I-MIBG 显著降低，且清除加快，提示心脏交感神经末梢对神经递质的摄取和合成功能受损；$β_1$ 受体影像上心脏放射性分布明显稀疏，提示 $β_1$ 受体密度及亲和力下降，长效血管紧张素转换酶抑制剂可逆转这种改变，提示其心肌保护作用与提高 $β_1$ 受体密度及亲和力有关。

此外，心脏神经递质和受体显像还可用于客观、无创性地评价心衰、心律失常、肥厚性心肌病、心脏移植中的心脏神经支配及受体情况，从而观察病情变化、监测疗效、判断预后等。

第八节 动脉粥样硬化斑块显像及乏氧心肌显像的进展

动脉粥样硬化斑块及乏氧心肌显像是近年核心脏病学研究的热点课题，目前尚处于试验研究阶段，但有良好的临床应用前景，故此处作一简要介绍。

一、动脉粥样硬化斑块显像

利用放射性核素标记的、参与动脉粥样硬化形成的中间物质来进行显像，为无创性地早期检测动脉粥样硬化斑块提供了可能。近年国内外学者针对动脉粥样硬化斑块形成过程的某些分子和细胞进行了放射性显像剂的研究,但仍然处于试验研究阶段。

目前研究较多且有潜力的显像剂有：

(一)^{111}In 标记的抗动脉粥样硬化斑块的单抗片段——^{111}In Z_2D_3F (ab')$_2$ 及经负电荷修饰的^{111}In-(DTPA-PL)Z_2D_3F (ab')$_2$,静脉注射后可迅速定位于动脉粥样硬化斑块。Carroid 等用其进行人颈动脉粥样硬化斑显像,11 例患者显像全部阳性,经颈动脉造影及术后病理检查均证实为动脉粥样硬化斑块灶,显示了良好的应用前景。

(二)碘标 SP-4 SP-4 是 LDLApoB 上的一段 18 个氨基酸多肽,^{123}I-SP-4 静脉注射后与动脉粥样硬化斑块内的泡沫细胞结合,动物模型试验已显示良好的结果,其成像迅速,靶/非靶比值高。

(三)^{99m}Tc 标记的内皮素衍生多肽(^{99m}Tc-ZK167054)静脉注射后 15 分钟在实验动物动脉粥样硬化斑块上即可清晰成像,靶/非靶比值达 6.8,其聚集量与平滑肌细胞数量有良好的相关性,用^{99m}Tc 标记方便迅速,有良好的应用前景。

(四)^{18}F-FDG Vallabhajosula 等的研究显示,^{18}F-FDG 在试验性动脉粥样硬化斑块有显著的浓聚,其浓聚量与巨噬细胞数量有良好的相关性,静脉注射 30 分钟后即有很高的靶/非靶比值,因而可获得^{18}F-FDG 斑块代谢影像。

(五)^{99m}Tc 标记的四磷酸二腺苷(^{99m}Tc-Ap4A) ^{99m}Tc-Ap4A 能与动脉粥样硬化斑块上的 P2 嘌呤受体特异性结合。实验动物模型注射^{99m}Tc-Ap4A 后 15～30 分钟即可显示斑块,靶/非靶比值达 7.4。

二、乏氧心肌显像

乏氧组织显像剂为阳性显像剂,能选择性地滞留在乏氧组织和细胞中,并通过显像仪器而显影,可探测组织乏氧及其程度,因此乏氧心肌显像能用于乏氧却又存活心肌的检测,在冠心病诊断、治疗方案选择及预后评价等方面有其独特的优越性,有报道其对存活心肌的检测优于^{18}F-FDG 心肌代谢显像。但目前乏氧心肌显像剂尚处于试验研究阶段。研究较多的有^{99m}Tc-PnAO 衍生物和^{99m}Tc-HL91 (4,9-diaza-3,3,10,10-tetramethyldodecan-2,11-3ione dioxime)。

^{99m}Tc-PnAO 衍生物为硝基咪唑类乏氧组织显像剂,如^{99m}Tc-PnAO-硝基咪唑,在细胞内硝基咪唑由硝基还原酶代谢,继而氧化弥散出细胞外。在乏氧状态下硝基咪唑不再氧化而和细胞内蛋白质共价结合滞留其内,用显像仪器可显示乏氧心肌。这类显像剂由于肝脏摄取较高,影响左心室下壁乏氧心肌显影。^{99m}Tc-HL91 不含硝基咪唑,肝脏摄取较少,对左心室下壁干扰少,其在乏氧组织中的滞留量是非乏氧组织的 15 倍,因此认为有较好的应用前景。Fukuchi 等利用双标记放射自显影研究^{99m}Tc-HL91 和^{14}C-FDG 在暂时缺血后心肌中的吸收情况,结果表明,在诊断损伤但存活心肌方面^{99m}Tc-HL91 优于^{14}C-FDG。

(林景辉)

参 考 文 献

1. 周前主编：中华影像医学,影像核医学卷. 北京：人民卫生出版社,2002,54-80
2. Maddahi J, kiat H, Train KV, et al. Myocardial perfusion imaging with technetium-99m sestamibi SPECT in the evaluation of coronary artery disease. Am J Cardial,1990,66：55E-62E

3. 王斌, 汪丽蕙, 潘中允等. ^{99m}Tc-甲脂异丙基异腈心肌断层显像诊断冠心病的临床价值. 中华内科杂志, 1991, 30: 86-88

4. Berman DS, Germano G, Shaw LJ, et al. The role of nuclear cardiology in clinical decision making. Semin Nucl Med, 1999, 29: 280-297

5. Brown KA, Altland E, Rowen M. Prognostic value of normal ^{99m}Tcsestamibi cardiac imaging. J Nucl Med, 1994, 35: 554-557

6. 林景辉, 朱玫, 吴树燕等. 运动试验心肌显像正常者的预后评价. 中华核医学杂志, 1996, 16: 8-10

7. 朱玫, 潘中允, 林景辉等. 运动试验心肌显像异常及其类型对冠心病患者预后判断的价值. 中华核医学杂志, 1998, 18: 95-96

8. 林景辉, 潘中允, 朱玫等. 运动负荷心肌灌注显像对 PTCA 效果的评价. 中华核医学杂志, 1992, 12: 147-150

9. Henkin RE, Boles MA, Dillehay GL, et. Nuclear medicine. St Louis: Mosby-Year Book, Inc, 1996, 780-785

10. Saha GB, MacIntyre WZ, Bruken RC, et al. Present assessment of myocardial viability by nuclear imaging. Semin Nucl Med, 1996, 26: 315-334

11. Hör G, Kranert WT, Maul FD, et al. Gated metabolic positron emission tomography (GAPET) of the myocardium:^{18}F-FDG-PET to optimize recognition of myocardial hibernation. Nucl Med Commun, 1998, 19: 535-545

12. Nuutili P, Koivisto V, Knuuti MJ, et al. Glucose-free fatty acid cycle operates in human heart and skeletal muscle in vivo. J Clin Invest, 1992, 89: 1767-1774

13. Knuuti MJ, Nuutila P, Ruotsalainen U, et al. Euglycemic hyperinsulinemic clamp and oral glucose load stimulating myocardial glucose utilization during positron emission tomography. J Nucl Med, 1992, 33: 1255-1262

14. 李少林主编: 核医学. 北京: 人民卫生出版社, 2002, 156-158

15. 杨敏福, 何作祥. 心肌 SPECT 显像评价心肌活力的预后价值. 中华核医学杂志, 2002, 22: 58-60

16. He Zk, Darcourtz J, Giugnier A, et al. Nitrates improve detection of ischemic but viable myocardium by ^{201}Tl reinjection SPECT. J Nucl Med, 1993, 34: 1472-1477

17. Iskandrian AS, Verani MS, Nuclear cardiac imaging: principles and applications 2 edition. Philadelphia: F. A. Davis company, 1996, 305-326

18. Grandin C, Wijins W, Melin JA, et al. Delineation of myocardial viability with PET J Nucl Med, 1995, 36: 1543-1552

19. 田月琴, 史蓉芳, 郭风等. 双核素心肌 SPECT 显像与 PET 显像检测存活心肌的对比研究. 中华核医学杂志, 2001, 21: 233-234

20. Bax JJ, Wijns w. Fluorodeoxyglucose imaging to assess myocardial viability : PET, SPECT or gamma camera coincidence imaging? J Nucl Med, 1999, 40: 1893-1895

21. Boer J, Slart RHJ, Blanksma PK, et al. Comparison of ^{99m}Tc-sestamibi-^{18}F- fluorodeoxyglucose dual isotopo simultaneous acquisition and rest—stress ^{99m}Tc-sestamibi single photon emission computed tomography for the assesssment of myocardial viability. Nucl

Med Commun, 2003, 24: 251-257
22. Bonow RO, Dilsizan V, Cuocolo A, et al. Identification of viable myocardial in patients with chronic coronary artery disease and left ventricular dysfunction: comparison of thallium scintigraphy with reinjection and PET imaging with ^{18}F-fluorodeoxyglucose. Circulation, 1991, 83: 26-37
23. 张晓丽, 刘秀杰, 吴清玉 等. ^{18}F-FDG 心肌 PET 显像检测存活心肌的临床评价. 中华核医学杂志, 1998, 18: 196-198
24. Basu S, Senior R, Raval V, et al. Superiority of nitrate-enhanced ^{201}Tl over conventional redistribution ^{201}Tl imaging for prognostic evaluation after myocardial infarction and thrombolysis. Circulation, 1997, 96: 2932-2937
25. 董少红. 北京医科大学博士研究生毕业论文, 1991, 57-58
26. 吕萍, 莫丽娟, 刘秀杰等. 应用门电路核素心室断层显像测量左室容积和功能－与 X 线左室造影对比. 中华核医学杂志, 1992, 12: 210-212
27. 朱玖, 潘中允, 林景辉 等. 心肌断层显像和门电路心血池显像诊断左心室室壁瘤的价值. 中华核医学杂志, 1992, 12: 204-206
28. 张金谷, 郑柏洁, 王铁 等. 肺心病患者核素左、右心室收缩与舒张功能变化 125 例临床观察. 中华核医学杂志, 1991, 11: 223-235
29. Carrio I. Cardic neurotransmission imaging. J Nucl Med, 2001, 42: 1062-1076
30. Stanley JG, Goldsmith SJ. Receptor imaging: competitive or complementary to antibody imaging? Semin Nucl Med, 1997, 27: 85-93
31. Schwaiger M, Hicks R. The clinical role metabolic imaging of the heart by positron emission tomography. J Nucl Med, 1991, 32: 565-578
32. 林景辉主编: 核医学. 北京: 北京医科大学出版社, 2002, 166-170
33. 李少林主编: 核医学. 人民卫生出版社, 2002, 187-189
34. Carrio L, Pieri PL, Narula J, et al. Noninvasive localization of humen atherosclerotic lesion with ^{111}In labelled monoclonal Z_2D_3 antibody specific for proliferating smooth muscle cells. J Nucl Cardiol, 1998, 5: 551-557
35. Vallabhajosula S, Fuster V. Atherosclerosis: Imaging techniques and the evolving role of nuclear medicine. J Nucl Med, 1997, 38: 1788-1796
36. Fukuchi K, Kusuoka H, Yutani K, et al. Assessment of reperfused myocardium using a new ischemia-avid imaging agent technetium-99m-HL91: comparison with myocardial glucose uptake. Eur J Nucl Med, 1998, 25: 361-366

第十一章 运动心电图
(Exercise electrocardiogram)

第一节 运动心电图的应用范围……(255)
第二节 肌肉运动的分类……(256)
 一、肌肉运动的分类……(256)
 二、运动试验的分类（根据运动量大小）
 ……(256)
第三节 常用运动心电图试验介绍……(257)
 一、双倍二级梯运动试验……(257)
 二、活动平板试验……(257)
 三、蹬车运动试验……(257)
第四节 监护导联……(258)
第五节 观察指标……(258)
 一、血压……(258)
 二、心率……(258)
 三、完成功量……(258)
 四、心电图改变……(259)
 五、影响运动心电图结果的因素……(259)
 六、运动终点……(260)
 七、运动试验的安全性……(260)
第六节 运动心电图的临床应用……(260)
 一、冠脉造影和运动心电图试验结果的对比研究……(261)
 二、Bayes原理对于运动试验结果的解释……(261)
 三、运动试验的预后价值……(261)
 四、运动试验的其他应用……(263)

  心脏负荷试验是一种心脏功能试验，常用的负荷方式是运动，近年来开展的药物负荷试验，可作为运动试验的补充。观察指标最常用的是心电图、核素心肌显像、核素心室造影及超声心动图等。不同的负荷方式可和不同的观察指标组成多种组合。故临床上可供选择的心脏负荷试验品种较多。

  运动心电图应用历史最久，积累资料最丰富，且有价廉、方便的优点，故仍为临床应用最广泛的心脏负荷试验。

  以下重点讨论运动心电图。

第一节 运动心电图的应用范围

  1. 冠心病的辅助诊断
  2. 对稳定劳力性心绞痛病人筛选高危组做介入性治疗及作出预后估计。
  3. 无并发症的心梗病人出院前做运动心电图以发现残余心肌缺血，判定预后，决定治疗方案。
  4. 内、外科治疗疗效的客观评定。
  5. 心脏病人康复治疗运动处方的根据。
  6. 评定心脏病人的心脏功能。
  7. 飞行员体检、运动员体力状态的鉴定。

第二节　肌肉运动的分类

一、肌肉运动的分类

1. 等长运动（isometric exercise）　肌肉持续收缩，血流动力学反应以周围阻力（血压）增高为其显著特点。心排血量和心率的增加与其不成比例。心脏病患者作此种运动易发生意外，如拉力运动、握力运动、举重运动等。

2. 等张运动（isotonic exercise）　肌肉收缩和舒张交替进行，全身血管阻力下降，心排血量、心率的增加与运动量呈线性关系，这是较好的运动方式，为临床常用，如步行、蹬车运动等。

二、运动试验的分类（根据运动量大小）

1. 极量运动试验　受检人竭尽全力运动，所达到的运动量为极量运动。如果以氧摄取量为准，达到极量运动时氧摄取量也达到极量，继续加大运动量，氧摄取量不再增加。

2. 次极量运动试验　其运动量相当于极量运动的85%～90%，一般病人常采用次极量运动试验，其敏感性、特异性不差于极量运动试验，而较安全，较少不适。

3. 症状限制性运动试验　以病人出现心绞痛、全身乏力、气短、运动肌肉疲乏或心电图 ST 段压低＞0.3mV，或血压下降＞10mmHg，vpb＞连续3个而中止运动。

运动心率：等张运动量和心率呈线性关系，故临床上常以心率为指标规定运动量，如次极量运动试验的运动量规定为：目标心率＝190－年龄（年），如40岁的病人，当运动心率达到150次/分时即为该病人的次极量运动量。临床上亦有以200－年龄（年）计算次极量运动量的，最大心率实际上随性别、年龄之不同而改变。（表11-2-1）

表 11-2-1　不同年龄的最大心率和目标心率

年龄（岁）	30	35	40	45	50	55	60	65
预测最大心率（次/分）（男）	193	191	189	187	184	182	180	178
目标心率（次/分）（男）	173	172	170	168	164	164	162	160
预测最大心率（次/分）（女）	190	185	181	177	168	163	163	159
目标心率（次/分）（女）	171	167	163	159	151	151	147	143

目标心率：即次极量运动应达到的心率

评价运动试验的一些指标

1. 敏感性：冠心病人运动试验的阳性率：真阳性/真阳性＋假阴性
2. 特异性：正常人的阴性率：真阴性/真阴性＋假阳性
3. 阳性预测价值：阳性结果中的真阳性率：真阳性/真阳性＋假阳性
4. 阴性预测价值：阴性结果中的真阴性率：真阴性/真阴性＋假阴性
5. 准确率：真阳性＋真阴性/真阳性＋假阴性＋真阴性＋假阳性

运动计量单位

1. 代谢当量（metabolic equivalent，MET）安静时的氧耗量：
1MET＝3.5ml O_2/kg/min

如伏案工作耗氧量为2MET，快步行走相当于5～6METs。此为常用的表达运动量的单位。

2. 机械功率计量单位

公斤·米/分（KPM/min）

每KPM耗氧量：2～2.4ml/min

3. 电功率计量单位

瓦（W）

1W＝6KPM

第三节 常用运动心电图试验介绍

一、双倍二级梯运动试验

原为广泛应用的一种运动试验，设备简单为其优点，缺点有：

1. 运动量对于多数病人嫌太小，相当于400～600（kg·m）/min，根据我院统计，最大运动心率平均为93^+次/分，敏感性低。
2. 运动中无心电图、血压的连续监测。
3. 按体重计算运动量不合理，瘦人按公斤体重氧耗量计算时大大高于胖人。

目前，本试验已逐渐被极量、次极量运动试验代替。

二、活动平板试验

可做极量或次极量分级运动试验。运动量可由改变平板转速及坡度而逐渐增加。每级运动时间为2～3分钟，运动中连续心电图监护，间断记录心电图及测量血压，保证其安全性。

运动试验方案

国际尚无统一运动方案，较常用是Bruce方案，标准的Bruce方案，自1.7mph（英里/小时）和10％坡度开始（5METS），每级增加运动量2～3METS，不宜用于病情较重病人。改良的Bruce方案增加2个预热阶段：1.7mph，0％坡度和1.7mph，5％坡度，Nanghton，ACIP及Weber方案开始于2METS，每级增加1～1.5METS，起点较低，每级增加的运动量较少，可供不同病人选用。

三、蹬车运动试验

所用工具为蹬车功量计，运动量以（kg·m）/min为单位，计量客观。可作极量或次极量分级运动试验，运动中心电和血压监测同活动平板试验。

每级运动时间为3分钟，一般常规运动量分级如下：

男性：300KPM/min→600→900→1200→1500→1800KPM/min

女性：200KPM/min→400→600→800→1200→1400KPM/min

活动平板和蹬车试验的比较：与生活习惯有关，北美多用活动平板，欧洲多用蹬车试验，我国两者都用。

活动平板是步行活动，人人可做是其优点，缺点是人不停地步行，心电图基线波动大，有时难于辨认 ST 段改变；测量血压亦较困难。其次是分级不标准化，结果难以互相比较（间接用 MET 比较）。蹬车试验时上身可相对保持平稳，故监护心电图基线较稳，易测量血压，功量单位是标准化的，缺点是不会骑车的人下肢很快疲劳，不能达到目标心率。

第四节 监护导联

极量和次极量运动试验心电图改变（主要是 ST 段改变）的阳性结果和所用导联密切相关。用 12 导联监测心电图可得到较完全的资料，阳性结果最高，有人提出 LⅡ、aVF、$V_{3\sim 6}$，6 个导联结果和 12 导联者相同，如只有单导心电图记录仪和示波器可采用 CM_5 及 CC_5 导联。

CM_5：双极肢导联阳性探查电极（左下肢导联）放在 V_5 部位，阴性探查电极（右上肢导联）置于胸骨柄，用 LII 记录即为 CM_5。

CC_5：阳极探查电极同 CM_5，阴极探查导联（左上肢导联）置于 V_5R 处，用 LⅢ 记录即为 CC_5。

据研究，上述导联可记录到 90% 的阳性结果，约 10% 的阳性结果（主要反映下壁缺血）不能被记录到。

第五节 观察指标

除观察心电图改变外，血压改变、心率反应及完成功量同样应仔细观察，作出较全面评价。

一、血 压

收缩压随运动量增加而上升，血压上升程度在一定程度上反映心脏变力性功能。正常人极量运动试验 SBP 平均增加 66mmHg（62±19），陈旧心梗 38±33mmHg，心绞痛 40±26mmHg，舒张压一般变化不大。如上升超过 10 mmHg 为高血压反应。如运动中血压不升甚至下降为心脏功能严重障碍指标，反应立即中止运动。

二、心 率

正常人极量运动试验心率平均增加 109 次，（NYHA Ⅰ 级）随着心功能下降，心率增加减少，分别为 56 次/分（NYHA Ⅱ 级）、43 次/分（NYHA Ⅲ 级）、34 次/分（NYHA Ⅳ 级）。

随着年龄增加，最大心率亦减少（见前）。

窦房结功能障碍者，最大心率明显低于正常。

心率和收缩压的乘积常作为心肌需氧代谢能力的指标：正常人 $34.3+4.3\times 10^3$；陈旧心梗为 $25.5+5.8\times 10^3$，心绞痛 $25.5+7.1\times 10^3$。

三、完成功量

某一种治疗方案前后，完成功量的不同，可作为客观评价疗效的指标。亦可作为客观评价病人的心功能指标。

一般青年男子可完成 1200～1500KPM/min，女子 1000～1200KPM/min

最大运动能力（maximum exercise capacity）：是反映心脏功能和预后的重要指标，血压×心率双乘积、运动时间、最大功率、最大 MET，都是最大运动能力的常用指标。

四、心电图改变

运动中及运动后恢复阶段，ST 段水平下降（J 点后 0.08 秒），下垂型下降≥1mm，普遍被接受为运动试验的阳性标准。下垂型下降认为较水平下降更严重，ST 段下降越多、出现越早、运动后持续时间越长、出现 ST 压低导联越多，说明心肌缺血越重。

少数学者认为 ST 段上斜型下降，在 J 点 0.08 秒处仍下降 2mm 者亦为阳性，但未被普遍接受。

运动后 T 波倒置不作为阳性指标；运动中及运动后出现心律紊乱亦不能定为阳性结果。因为冠脉造影阴性者亦可出现心律紊乱。但在诊断肯定的冠心病人，运动产生恶性室性心律失常是易发生猝死的预后指标。复杂室性心律失常随运动量增加而出现，单纯室早则否。（运动诱发 LBBB 者死亡率，心脏事件增加 3 倍）。

运动中出现典型心绞痛而无 ST 阳性指标者，少数作者接受为阳性结果，但如二者同时出现，则心肌缺血的诊断更加可靠。

下列结果提示重度心肌缺血：

(1) ST 下垂型下降，J 点下降 0.1～0.2mV。
(2) ST 水平下降＞0.2mm；
(3) ST 段上升提示透壁性缺血。但如见于有病理 Q 波导联的 ST 抬高，为室壁运动障碍所致，非缺血性改变。
(4) U 波倒置亦被认为是重度冠脉病变指标。
(5) 运动中血压不升或下降提示心肌缺血严重，运动试验死亡者多属此类。
(6) 运动量少于 5MET$_1$（相当于 450KPM/min）。

在低运动量即出现上述改变提示左冠主干或 3 支冠脉病变，尤其 5 个以上导联出现这些改变且停止运动后持续 6 分钟不恢复者为然，属高危病人，年死亡率达 5%。

五、影响运动心电图结果的因素

1. 休息心电图有以下改变时，运动心电图易有假阳性或假阴性：
(1) 服用地高辛者。25%～40% 可出现 ST 段下降，年龄大者更易出现。
(2) LBBB 常常出现假阳性。
(3) RBBB $V_{1\sim3}$ 出现 ST 段下降并非心肌缺血改变，但 $V_{4\sim6}$、Ⅱ、aVF 出现 ST 段下降仍系心肌缺血表现。
(4) 左心室肥厚心电图：易出现假阳性。
(5) 预激症候群。
(6) 完全性房室传导阻滞。
(7) 起搏器心律。
(8) 各种原因引起的 ST-T 变化。

2. 药物影响
(1) β-受体阻滞剂：可掩盖轻度缺血性改变，但重度缺血性改变仍可出现，故应停药 5 个半衰期（一般为 48 小时）后再做。（注意：停药应逐步减少的）

(2) 硝酸酯：可影响心肌缺血的心电图改变使其不易出现，试验当日应停用。

3. R 波问题：运动中 R 波不变或反而升高曾被认为是运动试验阳性指标（少数作者）。近年经核素运动试验及动物实验说明 R 波改变是电轴改变的结果，并非心室容量或心功能改变所致。

六、运动终点

1. 达到目标心率；
2. 出现较重心绞痛；
3. 出现 ST 水平下降＞3mm 或下垂性下降＞1mm；
4. 恶性心律失常　室性早搏形成二联、R on T、频发室性早搏、短阵室速、室上性心动过速；
5. 血压不升或下降＞10mmHg；
6. 血压过高超过 210 mmHg；
7. 呼吸困难、头晕、眼花、苍白、紫绀；
8. 步态不稳、运动失调。

七、运动试验的安全性

因运动试验而死亡者 10/100 000，因运动试验发生心梗或严重心律失常需住院者 24/100 000，运动试验的安全性取决于：

1. 严格掌握禁忌证；
2. 正确掌握运动终点；
3. 对于并发症的迅速正确处理。

运动试验的禁忌证：

1. 不稳定性心绞痛　初发劳力性心绞痛、恶化劳力性心绞痛、心梗前状态；
2. 急性心肌梗死进展期或有并发症者；
3. 明显充血性心衰；
4. 严重心律失常；
5. 严重高血压；
6. 严重主动脉瓣狭窄；
7. 急性全身性疾患。

第六节　运动心电图的临床应用

运动心电图对冠心病诊断的价值：

近 20 余年来，对于运动心电图试验诊断冠心病的意义做了大量临床研究工作，主要方法是：①对比冠脉造影和运动试验结果，对于运动试验阳性的预测价值作出客观评价；②对运动试验结果作长期随诊，了解阳性和阴性结果的不同转归，对运动试验（＋）作为冠心病的危险因素之一得到肯定。

一、冠脉造影和运动心电图试验结果的对比研究

1. 有无胸痛症状对运动试验结果的影响

冠脉造影证实有冠脉直径 50% 以上狭窄者，运动心电图试验敏感性相差很大，自 54%～80%。重要原因之一是病变冠脉的数目不同，部位不同。3 支冠脉皆有病变，左冠主干或前降支近端有重度狭窄的，运动试验出现阳性可达 90%，一支冠脉远端有病变者阳性率就低。

在有胸痛症状的病人中，运动心电图试验的敏感性较高，但尚有 46%～20% 被漏诊，故运动心电图（一）不能否定冠心病的诊断。阳性预测价值高达 90^+%，提示运动试验（+），对这组病人有利于肯定诊断。但在无症状人群中，结果就大不一样。某作者报告 111 名无症状且运动试验（+）者，冠脉造影有显著狭窄者 34 人，即阳性预测价值仅 31%，可以看出在无症状的人群中以运动试验普查冠心病，认为运动试验（+）就是隐性冠心病，这种做法显然是不妥的。但是运动试验（+）者，在长期随诊中发生冠心病者比运动试验（一）显著为高，故认为运动试验（+）和高血压、吸烟、高脂血症、糖脂血症、糖尿病一样，可作为冠心病危险因素看待，宜长期随诊。

2. 性别对于运动心电图试验结果的影响　女性假阳性显著高于男性，某作者报告 20 名女性有心绞痛症状且极量运动试验（+）者，作冠脉造影证实有显著狭窄者 15 名（75%）；19 名女性有可疑心绞痛症状且极量运动试验（+）者，做冠脉造影证实有显著狭窄者仅 3 名（17%）；而男性 97 名有心绞痛症状且极量运动试验（+）者，做冠脉造影证实有显著狭窄 95 名（98%）；男性 50 名有可疑心绞痛症状且运动试验（+）者，做冠脉造影证实有显著狭窄者 17 名（33%），上述结果说明对于运动试验（+）的预测价值应考虑到性别的影响，对可疑心绞痛，运动试验（+）的女性预测冠心病的价值仅 17%，即使对心绞痛症状较典型的女性，阳性预测价值亦仅 75%（男性为 98%），故女性运动试验（+）肯定冠心病的意义远较男性为小，而运动试验（一）有利于否定诊断。

二、Bayes 原理对于运动试验结果的解释

Bayes 原理说明，任何一种诊断方法的阳性预测价值皆受该病在人群中的患病率高低的影响，其公式如下：

阳性预测价值＝（该人群冠心病患病率×敏感性）/（该人群冠心病患病率×敏感性）＋［(1-患病率)×假阳性］

根据 Bayes 原理可以解释前述的一些影响运动试验阳性预测价值因素的机制：无症状者较有症状者冠心病患病率低；女性较男性患冠心病者显著为少，故无症状，女性运动试验（+）的预测价值较低。

综上所述，极量、次极量运动试验是冠心病诊断中有价值的辅助诊断方法，结合病人年龄、性别、有无症状（胸痛）、危险因素（高血压、高脂血症、吸烟、糖尿病等）可以作出可能是或可能不是冠心病的诊断。

三、运动试验的预后价值

运动试验不仅用于冠心病的诊断，近年来越来越多地用于预后评估。当然长期预后还必须考虑其他冠心病危险因素，左室功能，冠脉病变程度，心电稳定性及其他非冠心病伴发疾

病等。

1. 运动心电图对无症状人群的预后价值

(1) 40岁以上无症状人群，运动试验（+）者约为5%~12%，与运动试验（-）者比较；（+）男性发生心绞痛，心梗死亡，要高9倍。运动试验（+），随诊5年，发生冠心病心绞痛者约占1/4。

(2) 老年患者巴尔的摩纵向研究（Baltimore longitndinal study on aging）：老年无症状者做运动心电图，9年随诊发生心脏事件（心绞痛、心梗、冠心死亡）的几率如下。

无ST下降（611例）者——3.4%

缺血性ST下降发生于运动过程中（151例）——14.6%

缺血性ST下降发生于恢复期（63例）——19%

认为：年龄；缺血性ST下降；胆固醇水平是冠心病事件的独立危险因素（冠心病事件中半数为心绞痛）。

中年女性无症状，运动试验（+）的预测价值远低于男性，这是要注意的问题。

2. 有症状的人群

(1) 可疑CAD病人

Duke活动平板记分法：对老年可疑CAD病人的危险度分层：

记分法如下：运动时间（分）－（5×ST段偏移mm数）－（4×心绞痛指数）。

心绞痛指数：0分－无心绞痛；1分－有心绞痛；2分－重度心绞痛停止运动。

低危：≥+5；中危：-10~+4；高危：<-10。

随诊4年结果，年死亡率：低危0，25%；中危1，25%；高危5%。

(2) 劳力性心绞痛

对于诊断明确的冠心病人仍应做运动试验作出预后评价，冠状动脉病变相同的病人，运动试验结果不同，预后也大不相同。不论冠脉病变如何，如果运动试验显示运动耐量很好（>10METS）则预后良好。

CASS研究：4083名已确诊或疑诊为冠心病而接受药物治疗者的危险分层：高危亚组（12%）：ST↓≥1mm，运动耐量<4METS（未完成Bruce 1级）5年随诊，年死亡率5%。

低危组（34%），运动耐量≥Bruce Ⅲ级，且运动试验（-），4年随诊年死亡率<1%。

上述危险分层同样适用于3支病变者，且可预测是否将得益于搭桥手术（高危亚组得益大）。

(3) 不稳定性心绞痛，症状缓解后48小时即可做低运动量的运动试验，运动试验（+）（出现ST↓或心绞痛）者约占30%~40%，此组病人以后发生心脏事件较（-）者显著为高。

(4) 心肌梗死

对于无并发症的心肌梗死，发病后5天即可做低运动量的运动试验，如能完成5~6METS的运动量而无ST↓，心绞痛，血压异常反应者，预后良好，年死亡率1%~2%。

接受过溶栓、直接PTCA的心梗病人，同样应做运动试验，其意义同上述。

AMI做运动试验的安全性：155,941例，死亡率0.03%，致病率0.09%。

四、运动试验的其他应用

1. 冠心病人接受非心脏手术前做运动试验，可以对围手术期发生心脏事件的可能性大小做出有价值的评估，低运动量即出现（+）结果者可能应先做 CAG 选择 PTCA 或 CABG 以策安全。

2. 运动诱发频繁室性早搏并不能据此作为诊断冠心病，但冠心病患者运动诱发频繁多源室早是发生猝死的危险因素。

3. 对室性心律失常的评价 运动试验可以作为一种辅助诊断方法，和 Holter、电生理检查共同对室性心律失常的诊断，处理作出评价。对有持续性快速室性心律失常史者，运动试验可以诱发者占 10%～15%。运动试验尚可用以评价抗心律失常药物的疗效，发现抗心律失常药物的促心律失常作用，服用ⅠA类抗心律失常药物者，运动试验中出现 QTC 延长＞10msc，可能发生促心律失常作用。服用ⅠC类药物，运动诱发 QRS 增宽提示将诱发室速（折返）。

4. 室上性心动过速 对于此类患者，运动可以诱发室上速仅占 10%～15%。

5. 房颤 运动试验可用以检验洋地黄、β-受体阻滞剂、地尔硫䓬（diltiazem）控制室律的效果，从而调整剂量。

6. 病窦综合征 最大心率常下降，但 40%～50% 患者可以有正常的运动心率反应。

7. 房室传导阻滞 获得性 AVB 运动可能加重房室传导阻滞，先天性 AVB，运动可能诱发快速的交界性心动过速。

8. 运动诱发 LBBB 发生冠心病事件，死亡的相对危险性提高 3 倍，以后发生永久性 LBBB 者约占半数（随诊 6.6 年）。

9. CABG 术后 术后 6 周可作运动试验评价手术的效果，成功的血运重建及心功能的恢复可使运动试验正常，如部分血运重建，则出现缺血性 ST 下降，但运动时间延长，运动耐量亦较术前增加，术后 5～10 年作运动试验可发现血管桥狭窄，运动耐量及达到缺血性 ST 改变的时间明显缩短。

10. PTCA 术后 术后 4 周可作运动试验评价手术效果，过早做并不合适，因为局部组织创伤及功能恢复需要时间，成功的 PTCA 可使运动试验由异常转为正常，PTCA 6 个月，再狭窄发生率高达 20%～40%，故术后 6 个月作运动试验对于再狭窄的诊断有重要价值。

11. 植物神经功能紊乱 多见于中年女性，有胸闷、胸痛、心率快或慢，心电图常有非特异性 ST-T 改变，双倍运动试验（+）者可高达 40%，故常误诊为冠心病，有些病人可能晕倒、苍白、出汗、血压下降而误诊为"严重冠心病"。这种病人做极量运动试验时其心血管反应可能有如下特点：

（1）心率：一开始运动心率即迅速上升，继续运动心率反而平稳，最大心率和正常人同。

（2）ST-T 改变：开始运动可能出现 ST 段压低，T 波倒置，但随着运动量增加，ST-T 反而好转或正常。

（3）如有缺血性 ST 改变，结果为（+）者，服心得安，运动试验可阴转。

国外报告本病假阳性率较高，但我院曾对 22 例病人做次极量运动试验无一例性。

（邵 耕）

参 考 文 献

1. Fletcher, EF. The exercise test in Alexander RW ed . Hurst'The Heart 9th. Ed. 天津：天津：科学技术出版社，2000，519-536
2. Chaitman BR. Exercise strss testing in Braunwald E. Ed. Heart Disease 6th Ed. Phildalphia Saunders，2001，129-153
3. Lee，TU . Guidelines. Use of exercise tolence testing IBID，155-159
4. Bruce RA. Methods of exercise testing：Step test，Bicycle，Treadmill，Isometric. J. Cardiol，1974，33（6）：715
5. Rochis P. et al. A Survey of procedures, safty, and litigation. Experience in approximately 170，000 tests J. Amer. Med. Assoc，1971，217：1061
6. Anderson MF. Et al. Arrhythmia associated with exercise stress testing，Am. J. Cardiol，1974，30：763
7. Linhart JW. Maximal treadmill exercise electrocardiogram in female patients. Circulation，1979，50：1173
8. Detram R. et al. The diagnostic accuracy of the exercise electrocardiogram：A meta-analysis of 22 year of research. Prog Cardiovasc Dis，1989，32（3）：173
9. Allen WH et al. Fiy-year follow up of maximal treadmill test in asymptomatic men and women. Circulation，1980，62（3）：522
10. Theroux P. et al. Exercise teating soon after myocardium infarction in 100 cases. British Heart J，1973，35：787
11. K. Chatterjee, J Daley, J Gouglas, et al. Acc/AHA/ACP-ASM Guidelines for the management of Patients with Chronic Stable Agina. J Am Coll Cardiol，33（7）：2093-2191 1999

第十二章　冠状动脉造影和心室造影
（Coronary Angiography and Ventricnlography）

第一节　概述……………………………（265）	三、冠状动脉造影的处理常规…………（287）
第二节　冠状动脉造影术的适应证…………（266）	四、冠状动脉造影和左心室造影的操作步骤
第三节　冠状动脉解剖和变异………………（267）	……………………………………（288）
一、冠状动脉解剖……………………（267）	第七节　冠状动脉造影和左心室造影结果的
二、冠状动脉的心脏各部分的供血关系	分析及评价……………………（291）
……………………………………（270）	一、冠状动脉病变的分析……………（291）
三、冠状动脉变异……………………（272）	二、冠状动脉的侧支循环……………（293）
第四节　冠状动脉造影术必需设备…………（274）	三、冠状动脉痉挛及药物试验………（294）
一、放射性影像系统…………………（274）	四、冠脉造影结果判断错误的原因分析
二、心电和压力监护系统……………（275）	……………………………………（296）
三、造影剂注射系统和加压系统……（276）	五、左心室造影结果的分析…………（297）
四、急救设备…………………………（277）	第八节　冠状动脉造影术的合并症及处理
第五节　冠状动脉造影的投照体位及选择	……………………………………（299）
……………………………………（278）	第九节　冠状动脉造影的评价………………（302）
一、投影体位命名……………………（278）	一、心肌灌注 TIMI 血流分级的定义 ……（302）
二、冠状动脉投影……………………（279）	二、心肌灌注 TIMI 帧计数（TIMIfram count,
三、冠状动脉造影常用的投影体位…（279）	TFC）的定义 ……………………（302）
第六节　冠状动脉造影术的步骤和方法……（283）	三、心肌灌注心肌染色（myocardial blush）分级
一、冠状动脉造影器械和导管选择…（283）	的定义……………………………（302）
二、冠脉造影的插管径路和穿刺技术……（285）	

第一节　概　　述

冠状动脉造影术是利用导管对冠状动脉解剖进行的放射影像学检查，属介入性诊断技术。随着导管工艺、放射影像技术和造影剂的发展，以及冠状动脉疾患的介入性治疗技术和心外科冠脉搭桥术的开展，诊断性冠状动脉造影术已成为心导管检查术中一种既常用又安全的方法，也为冠心病的诊治和研究提供了科学、可靠的依据，得到了广泛的应用。

冠状动脉（以下简称冠脉）造影术的发展共经历了三个段阶：最初，冠脉造影术采用在主动脉根部注射造影剂，使左、右冠状动脉同时显影，将图像拍摄在普通胶片上，称为"非选择性冠状动脉造影术"。由于造影剂不能充分充盈整个冠脉血管使之清晰显影，尤其是远端血管，因而被改进为主动脉窦（Valsalva 氏窦）内造影；亦即半选择性冠脉造影术，分别在左、右主动脉窦内注射造影剂使左或右冠状动脉显影，其显影效果优于非选择性显影，但仍不能满足临床治疗的要求。1959 年 Sones 利用特殊造型的导管，经肱动脉逆行送入主动脉根部并将导管远端分别置于左、右冠脉口，将造影剂直接注入冠脉内充盈整个冠脉及其分支树，使之清晰显像，从而开创了选择性冠状动脉造影术。从此，Amplatz（1996年）、Judkins（1967年）等对造影导管顶端的形状和弧度及导管操作技术作了改进。Seldinger's经皮股动脉穿刺技术的应用又简化了选择性冠状动脉造影术，使其广泛应用于临床。非选择性造影和主动脉窦内造影目前仍应用于判断冠脉起源异常或了解冠脉开口处狭窄时。

冠脉造影术的目的在于检查冠脉血管树的全部分支，了解其解剖的详细情况，包括冠脉起源和分布的变异、解剖和功能的异常以及冠脉间和冠脉内的侧支交通情况等。由于采用高分辨力的血管造影机可辨认出冠脉循环的多级分支甚至小于0.2mm直径的全部血管，从而为冠心病诊断提供了可靠的解剖和功能的信息，为介入治疗或冠脉搭桥术方案的选择奠定了科学依据。

第二节 冠状动脉造影术的适应证

冠脉造影目前在我国大部分地区已普遍开展，随着心脏病学科水平的提高，尤其是介入性心脏病学的进展，冠脉造影术的临床价值也越来越受到重视，其适应证分为以下几大类：

（一）诊断性冠状动脉造影

1. 病人胸痛不适或憋闷，与劳累等因素无关，亦不能随硝酸盐制剂或休息等措施而缓解。
2. 上腹部症状，无食道、胃及胆道疾患的客观指征或经治疗不能缓解，需与心绞痛鉴别者。
3. 有缺血性心绞痛症状，但运动试验或同位素心肌断层显像无缺血客观指征者。
4. Holter动态心电图或运动试验有心肌缺血客观指征，但无临床症状者。
5. 高通气综合征（过度换气综合征）症人有心肌缺血指征者。
6. T波异常或非特异ST-T改变需排除冠心病者。
7. 为安全或职业的特殊需要，需除外冠心病者，如飞行员或高空作业人员有胸部不适者。

随着冠脉造影的安全开展以及冠心病知识的宣传普及，诊断性冠脉造影已得到广泛的应用，不论其结果为阴性或阳性，对临床诊断和治疗、病人生活和工作安排都有积极意义。

（二）指导治疗的冠状动脉造影

对有典型心绞痛症状，无创性检查证实有心肌缺血的冠心病病人，冠脉造影可提供确切的冠脉病变和范围以及左室功能等情况，为进一步制定治疗方案提供客观依据。

1. 择期冠脉造影 对稳定型心绞痛、不稳定性心绞痛经药物治疗后趋于稳定、心肌梗死后心绞痛、变异性心绞痛等患者，在病情稳定，左室功能状态平稳时行择期冠脉造影，可增加手术安全性。

2. 急诊冠脉造影 需具备娴熟的冠脉造影操作技术方可进行。

（1）不稳定性心绞痛：对不稳定性心绞痛的冠脉造影时机曾有争论。目前认为该类心绞痛病人应在病情许可下及早行冠脉造影以明确病变性质，对选择正确的治疗方案十分重要。一般主张先应用药物系统治疗使其稳定后尽早择期进行冠脉造影。若经系统药物治疗症状未见缓解或治疗过程中症状加重则应行急诊冠脉造影明确病变情况后决定采用介入性治疗或心外科冠脉搭桥术。

（2）急性心肌梗死：在下列情况下考虑急诊冠脉造影：

①急性心肌梗死早期直接介入治疗。

②急性心肌梗死有溶栓治疗禁忌证者，可行急诊冠脉造影并直接进行冠脉成形术（Immediate PTCA）。

③急性心肌梗死合并心源性休克患者，行急诊冠脉造影后直接进行冠脉成形术。为安全起见，应在主动脉内球囊反搏术（IABP）支持下进行。

④静脉溶栓失败，胸痛症状持续不缓解时。

⑤静脉溶栓成功后再闭塞或心梗后早期（2周内）症状复发者。

⑥急性心肌梗死合并室间隔穿孔或乳头肌断裂造成急性血流动力学紊乱需急诊手术者，术前行急诊冠脉造影确定病变和范围以及左室功能及异常血液分流情况，以确定搭桥的血管部位和心室壁或乳头肌修补的可能性。

（三）明确病因诊断的冠状动脉造影

冠脉造影还可应用于原因不明的心脏扩大、心功能不全和心律失常患者以明确病因诊断，除外冠心病的可能性。此类病人需同时进行左室造影和左室舒张末压测定外，还应同时作右心导管检查，测定右心各压力指标。必要时还应进行肺动脉造影或右心室造影。疑为心肌病者可进行心内膜心肌活检术。

（四）非冠脉疾病重大手术前的冠脉造影

1. 风湿性心脏瓣膜病患者行瓣膜置换术前　中年以上患者应常规行冠脉造影术了解冠脉有无病变并对左心室大小和功能进行评定。年轻患者若有胸痛症状也应于术前作冠脉造影。

2. 钙化性心脏瓣膜病患者瓣膜置换术前　因该病多见于老年人，术前应了解冠脉情况，若同时有冠脉严重病变者应同时作冠脉搭桥术。

3. 先天性心脏病行矫正术前，尤其是法鲁四联征、大血管转位等可能合并先天性冠脉畸形者。

4. 特发性肥厚性主动脉瓣下狭窄术前。

5. 其他非心血管疾病、肿瘤或胸腹部大手术前，需排除冠心病者。

第三节　冠状动脉解剖和变异

一、冠状动脉解剖

（一）冠状动脉及其分支

冠状动脉是心脏血液供应的唯一来源，分为左冠状动脉系统和右冠状动脉系统，各自又逐级分支成由粗至细、由大到小的冠状动脉树，保证心脏各房、室壁心肌及传导系统的供血，以维持其正常生理功能。

（二）左冠状动脉及其分支（图12-3-1）

左冠状动脉（Left Coronary Artery, LCA）起源于左主动脉窦，开口于窦的中上部、窦嵴下1cm处，位于主动脉根部的左后方。LCA自左窦发出后为左主干（Left Main, LM），在主肺动脉和左心耳之间的左房室沟内，通常为4～7mm直径，长2～3cm，最短可为1～2cm，最长可达6～7cm。由左主干分支成左前降支（Left Anterior Descending; LAD）和左回旋支（Left Circumfles; LCX），LAD和LCX之间的夹角可为锐角，也可呈直角或钝角，甚至成180°角。LAD和LCX沿途发出分支，分布在左心的不同部位。

1. 左前降支（LAD） 为左主干的延续，向前下沿前室间沟内走行于左、右心室之间，远端抵心尖部，较长者可折向心脏膈面与后降支吻合。沿途发出对角支和前室间隔支。

2. 对角支（Diagonal，D） 从 LAD 发出至左室壁，其 1~3 支，分别称 D_1，D_2，D_3 是左室壁的重要供血血管。有时对角支发自 LAD 和 LCX 之前称中间支（Intermediat Ramus），此时左主干末端分出三个分支呈三叉型。

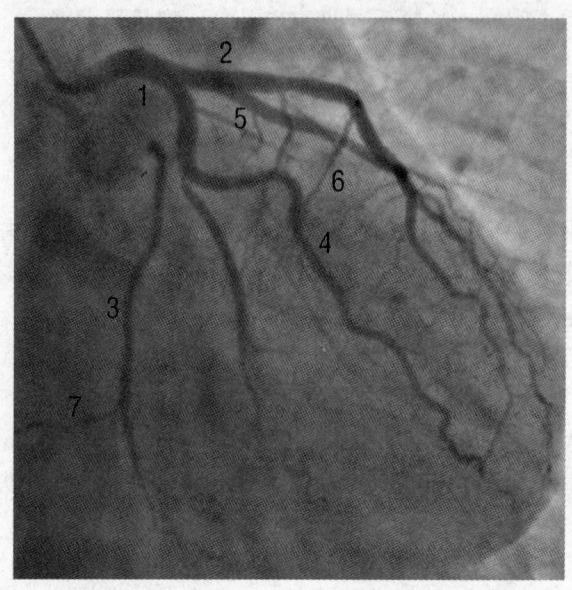

图 12-3-1 左冠状动脉及分支（右前斜位 30°+足位 30°）
1. 左主干 2. 前降支 3. 回旋支 4. 钝缘支 5. 对角支 6. 间隔支 7. 左房支

3. 前室间隔支（Septal，S） LAD 在前室间沟内沿途向室间隔垂直发出 5~10 支室间隔支，其中第一室间隔支比较粗大且重要，其远段可再分支呈扫帚状分布于前室间隔内。

4. 左回旋支（LCX） 呈近乎直角从左主干发出后沿左房室沟向左后走行至后室间沟附近，大约 10% 病人呈左优势型，此时 LCX 则延伸至后室间沟成后降支（Posterior Descending，PD）终止在心尖部与前降支终末端吻合。LCX 在左心室侧壁处分出钝缘支（Obtuse Marginal，OM）。

5. 钝缘支（OM） 自 LCX 发出后与对角支几乎平行走向左室游离壁和心尖。

6. 左房支（Left Auricular） 自 LCX 近侧端发出至左房。

(三) 右冠状动脉及其分支（图 12-3-2）

右冠状动脉（Right Coronary Artery，RCA）起源于右主动脉窦（右窦），开口于外侧中上部、窦嵴下 1cm 处。在升主动脉根部的右前方，位于主肺动脉干和升主动脉根部之间沿右房室沟走行，绕向心脏右后方再向左后行走至后十字交叉处（即后室间沟与房室沟交叉）分成后降支和左室后侧支。RCA 沿途发出分支到右心各部位。

1. 右冠状动脉口和起始部 右冠状动脉通常开口于右窦中部，位于主动脉根部的右前方，也有少数可高至窦嵴或低于瓣膜附近，后者常见于主动脉瓣病变患者。右冠脉有时开口在主动脉根部的前方或偏左甚至开口在左冠状窦内，此时造成插管困难，甚至需进行主动脉根部造影来确定右冠脉开口位置。右冠脉自右冠状窦发出后，其起始端的走行方向亦具有较大的生理变异，大部分呈水平走向即右冠脉起始段与升主动脉成垂直关系，少数右冠脉近端自升主动脉发出后先向上行再折弯向下呈"羊脚沟"状或"牧羊杖"状（Shepherd's Crook）或右冠脉起始段自升主动脉发出后向下倾斜走向。这些走向变异都会给介入性治疗带来困难。

2. 右冠状动脉主干　直径约3～5mm，虽然发出分支，但直径无明显变化，直至发出锐缘支后才开始逐渐变细。

3. 圆锥支（Conus Branch，CB）　向左前上方发出至肺动脉圆锥和右室流出道。

4. 窦房结支（Sinus Node，SN）　向右后上方发出至窦房结和右心房，为1支或2支。60%的SN从右冠脉发出，40%从左旋支发出。

5. 右室支（Right Ventricular，RV）　至右室前壁，通常为1支，偶尔有2～3支。

6. 锐缘支（Acute Marginal，AM）　至右室外侧壁。

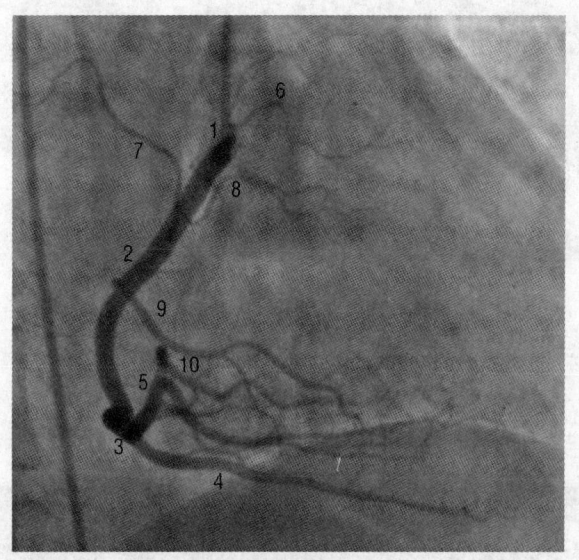

图 12-3-2　右冠状动脉及分支（右前斜位 30°）
1. 右冠脉第一段　2. 右冠脉第二段　3. 右冠脉第三段　4. 后降支　5. 左室后侧支
6. 圆锥支　7. 窦房结动脉　8. 右室支　9. 锐缘支　10. 房室结动脉

7. 后降支（Posterior Descending，PD）　右冠脉沿右房室沟转向后行至后十字交叉处前分叉成后降支，沿后室间沟下行至心尖与左前降支末端相吻合，另一分支则越过后十字交叉到左室后侧称左室后侧支。后降支沿途发出数支后室间隔支（Septal，S）与左前降支的前间隔支在室间隔内吻合。若为右冠优势型，此支粗大甚为重要；如为左冠优势型，则此支由左回旋支发出。亦有左、右冠状动脉各自发出后降支而成双后降支。

8. 左室后侧支（Posterolateral，PL）　为右冠脉越过后十字交叉后的延续，沿途发出数支分以与后降支平行走向，分布在左室下壁及后壁，其末端与左回旋支末端相吻合。若为左优势型，则无此分支。

9. 房室结支（A-V Node，AVN）　从后房室沟"U"形弯曲处发出于房室结和房室束。若为左优势型则此分支由左回旋支发出。

（四）冠脉优势型循环分型

冠脉优势型是以后降支和后侧支的归属来命名。85%的人群为"右冠优势型"（Right Dominant）（图 12-3-3），即右冠状动脉发出后降支和左室后侧支。8%人群属"左优势型"（Letf Dominant）（图 11-3-4）即左室后侧支、后降支、房室结支均由左回旋支发出，而右冠状动脉只供血右心房和右心室。7%的人群为"均势型"或"均衡型"(Equivalent),即可冠状动脉发出后降支作为终端,左回旋支发出全部左室后支,也可能还同时发出并行的后降支至后室间隔,此时有2支后降支。

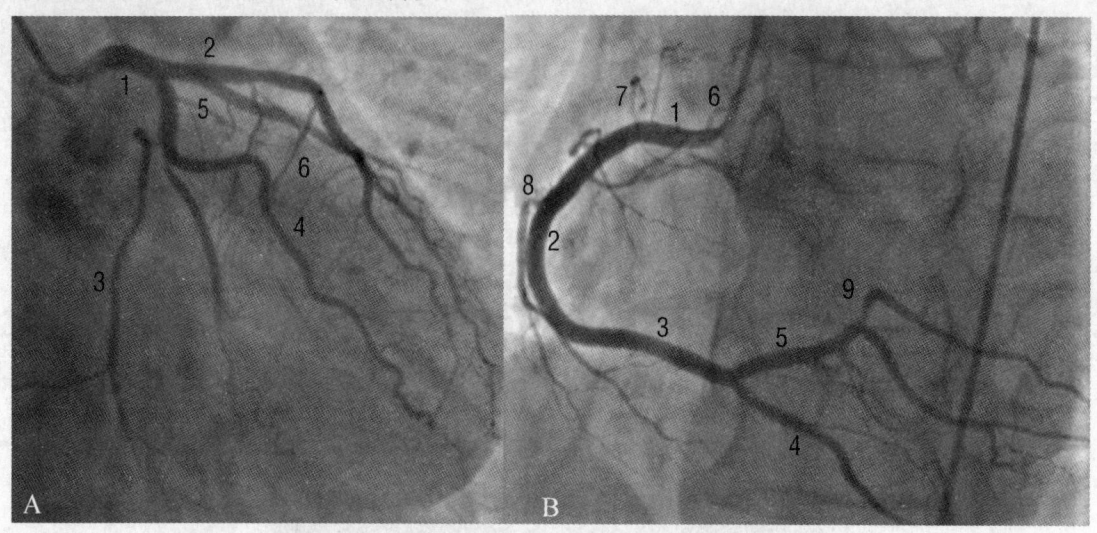

图 12-3-3　右冠优势型
A. 左冠脉
1. 左主干　2. 前降支　3. 回旋支　4. 钝缘支　5. 对角支　6. 间隔支
B. 右冠脉
1. 右冠脉第一段　2. 右冠脉第二段　3. 右冠脉第三段　4. 后降支
5. 左室后侧支　6. 圆锥支　7. 窦房结动脉　8. 锐缘支　9. 房室结动脉

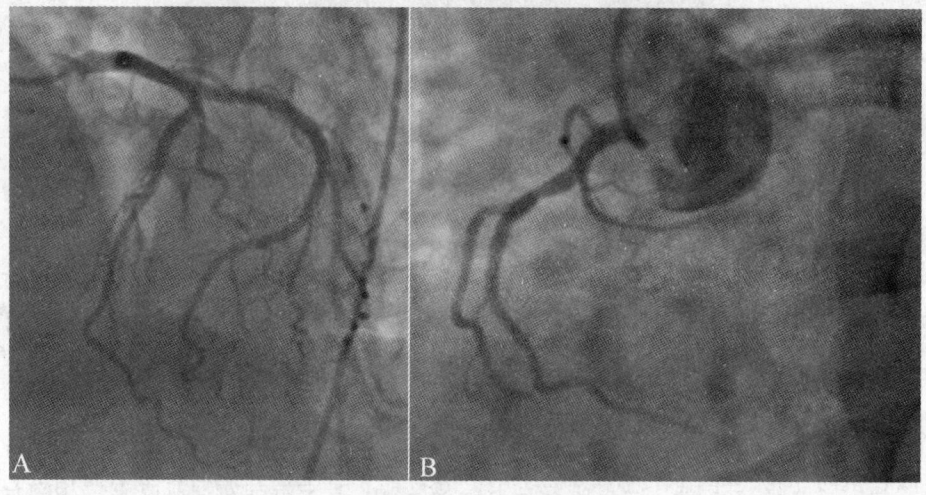

图 12-3-4　左冠脉优势型
A. 左冠状动脉　　　B. 右冠状动脉

二、冠状动脉和心脏各部分的供血关系

冠状动脉解剖和冠脉优势型循环的分型对理解心脏各部分的供血关系极为重要。

(一) 右心的血液供应

右心的血液来自右冠状动脉。右室支供应右室前壁,锐缘支供血右室侧壁,后降支供血右室后壁、右室下壁。右室流出道和肺动脉圆锥部血液供应来自圆锥支。

(二) 左室的血液供应

约50%的左室血液供应来自左前降支,包括室间隔和左室前壁、前侧壁;30%来自左回旋支,主要为左室后侧壁;20%来自右冠脉(右冠优势型时),包括左室下壁、后壁和室间隔后部,左冠优势型时则由左回旋支供血。若为均衡型左室后壁和后间隔分别由左、右冠脉供血。

左室前侧壁主要由左前降支的对角支供血,有时以比较大的中间支供血左室游离壁。有时对角支较小,则由左回旋支分出的钝缘支供血左室游离壁。

(三) 室间隔的血液供应

室间隔的前上2/3和心尖部的全部室间隔由前降支的前室间隔支供血,右冠脉的后降支供应室间隔的后下1/3部分。

(四) 左室乳头肌的血液供应

前乳头肌由前降支的对角支供血,后乳头肌通常由左回旋支和右冠状动脉双重供血或由其中之一供血。

(五) 心脏传导系统的血液供应

大约60%左右的病人窦房结动脉发自右冠状动脉的近侧端,约40%的病人来自左回旋支近端。房室结动脉供血房室结和房室束,约90%的病人房室结动脉由右冠状动脉发出,8%~10%的病人来自左回旋支。前降支供血右束支和左前半分支,左后半分支的血液由左回旋支和右冠状动脉双重供血。左束支主干由前降支及右冠状动脉多源供血。

冠状动脉主支、分支的名称、走行、分布情况见表12-3-1。

表12-3-1 冠状动脉主支、分支的名称、走行和心脏供血关系

主支	分支	走行	供血部位	缩写
右冠状动脉		起始于主动脉根部右前方右冠状动脉窦,走行于右房室沟内	右室壁、室间隔后下1/3左室下壁	RCA
	圆锥支	右冠脉的第一个分支,向前左上方走行	右室前左上方和肺动脉圆锥部	CB
	窦房结动脉	始于右冠状动脉近端,向后走行至窦房结	窦房结	SN
	右室支	向左前方行走	右室前壁	RV
	锐缘支	向右下方行走	右室侧壁	AM
	房室结支	向左前上方行走	房室结	AVN
	后降支	左后室沟下行	左、右室后壁、左室下壁、后室间隔	PD
	左室后侧支	在左房室沟内分支	左室下壁	PL
左冠状动脉主干		起始于主动脉根部左后方、左冠脉窦,长约2~3cm,分为左前降支、左旋支	左心室、室间隔大部	LCA LM
左前降支		沿前室间沟下行至心尖,并转到后室间沟与后降支吻合	室间隔、左室游离壁、心尖部、左室前壁	LAD
	对角支1~3条	由前室间沟走向左室游离壁	左室前侧壁、前壁	D
	间隔支5~10条	在前室间沟垂直向室间隔穿行	室间隔前上2/3	S

续表

主支	分支	走行	供血部位	缩写
左回旋支		沿左房室沟环行至后室间沟	左室侧壁、后壁	LCX
	窦房结动脉或左房支	左旋支近端发出后向上行走	左房和/或窦房结	SN
	钝缘支	从左房室沟向左室侧壁行走	左室侧壁、后壁	OM
	后降支	左旋支延伸到后室间沟的部分	室间隔、下壁	PD

三、冠状动脉变异

冠状动脉变异（或畸形）是指冠状动脉起源、分布和结构的异常，其发生率约1%～2%。多数情况是生理性的，即起源或分布异常但不影响冠脉血流。少数情况下冠脉畸形可导致心肌缺血、梗死、心功能不全和猝死。有些畸形需经手术矫正以改善症状和延长寿命。

冠状动脉变异尤其是开口异常给冠状动脉造影及结果评价造成困难或失误，也可能给心外科手术及手术中冠脉灌注带来麻烦。因此，对各种常见的冠状动脉变异必须有足够的认识。

（一）冠状动脉起源异常

1. 冠状动脉畸形起源于高位升主动脉 约6%的冠状动脉起源于冠状窦嵴之上，使冠脉造影时导管插管困难。

2. 冠状动脉畸形起源于对侧冠脉窦或冠状动脉

（1）左回旋支起源于右冠脉窦或右冠状动脉是最常见的一种起源异常，占冠脉造影的0.3%～0.67%。发出后绕升主动脉根部的后壁至左房室沟，循正常径路走行和分支，属良性畸形。此型冠脉造影特点为：①左冠脉选择性造影时只显影左前降支，左回旋支分布区域缺如。②右冠脉造影时显影右冠状动脉和左回旋支。③左室造影时可见主动脉根部有一横跨的血管影称为主动脉根部征。该畸形常合并二尖瓣或主动脉瓣畸形。

（2）前降支起源于右冠脉窦或右冠状动脉为少见畸形，发生率约0.03%～0.04%。发出后走行在主、肺动脉干之间或从肺动脉干前方绕至前室间沟，循正常径路走行和分支，为一种良性畸形，常合并于法鲁四联征。

（3）左主干起源于右冠脉窦是一种少见但预后严重的冠脉畸形，发生率0.02%～0.04%，约40%左右病人发生猝死。左主干起源于右冠脉窦前方，行走于主、肺动脉干之间至左房室沟后分为前降支和左旋支。因其行走于主、肺动脉之间，任何痉挛或血管运动的压迫都可能造成左主干闭塞而致猝死。此类畸形宜早期手术矫正。如年龄超过50岁又无症状者可观察，但应避免剧烈运动。

（4）右冠状动脉起源于左冠脉窦或左冠状动脉（图12-3-5）为少见畸形，约0.02%～0.16%。右冠状动脉起源于左冠脉窦前方，从主、肺动脉干之间穿行至右房室沟，循正常径路走行并分支，为良性畸形。一般无需特殊治疗。但也有因运动时主、肺动脉压力增高或扩大而受压导致心肌缺血、梗死或死亡者。

3. 左冠状动脉畸形起源于肺动脉

左冠状动脉起源于肺动脉主干是很少见的畸形，占先天性心血管病人的0.24%，常与先天性心血管畸形如法鲁四联征、室间隔缺损、共同房室管畸形、动脉导管未闭并肺动脉瓣狭窄、主动脉缩窄并主动脉瓣狭窄等并存。

由于肺动脉压低且为静脉血，由此供血的左冠状动脉灌注压很低，易发生广泛心肌缺血和心肌梗死。该畸形的80%以上的患者于出生后数月死于左心功能不全。其代偿方法是通过高压系统的右冠状动脉与低压系统的左冠状动脉形成广泛的吻合支和侧支循环的建立。病孩至3~4岁病情可望相对稳定。中年病例仍可发生猝死，也有个别成年病例报道。

冠脉造影是诊断此类畸形的唯一可靠方法：可见右冠状动脉显影后通过侧支循环逆行充盈左冠状动脉，最后可见肺动脉主干显影。

偶有报告，仅左旋支或右冠脉起源于肺动脉，病人症状较轻微。

4. 单冠状动脉

指左右冠脉起源于同一开口且仅有一条冠脉主干者，发生率为0.04%，约40%病人合并有其他心脏畸形。

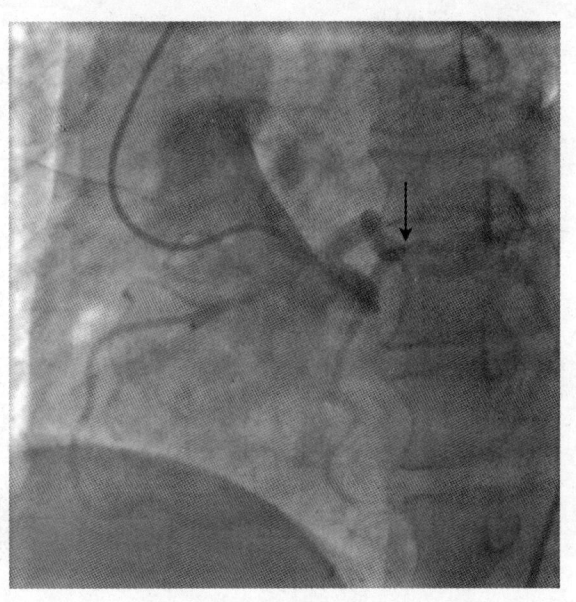

图12-3-5　冠状动脉起源异常
↓右冠脉起源于左前降支

单冠状动脉畸形根据发出部位分为左侧型（L）和右侧型（R），再根据其走行和分布分成若干亚型。其临床意义取决于开口角度和行走在心脏或大血管之间所受到的压力。如行走于主、肺动脉之间，常因受压致心肌缺血、梗死或猝死。猝死发生率为15%左右。该畸形的治疗视畸形类型和临床症状而定。

（二）冠状动静脉瘘

冠状动脉及其分支与右心房、右心室、肺动脉或冠状静脉窦之间的直接相通，形成冠状动脉捷路或冠状动静脉瘘（Coronary Arteriovenous Fistula，CAVF）。大约半数以上来自右冠状动脉，90%注入右侧心腔，其中右室占40%、右房25%、肺动脉15%、冠状静脉窦7%，少数注入左室或左房或上腔静脉。此类畸形的主要体征为心前区的连续而表浅性杂音，如无其他畸形并存则绝大多数无临床症状，预后和自然病程良好。

（三）冠状动脉闭锁或发育不全

是极少见的畸形，发生于婴幼儿和儿童。能否存活到成年取决于能否形成有效的侧支循环。如能早期诊断，可行冠脉搭桥术根治。

（四）冠状动脉瘤

是少见的畸形。先天性极少见，约半数以上为动脉粥样硬化引起，约1/3为感染病因或川崎（Kawasaki）病所致。

（五）先天性心脏病合并冠脉畸形

先天性心脏病常合并冠脉畸形，可以手术中一并矫正。术前应了解冠状动脉分布和变异以防心脏手术时误伤畸形的冠状动脉。

第四节 冠状动脉造影术必需设备

一、放射性影像系统

冠状动脉造影术属介入性诊断技术，必须在心导管室内进行。该技术又是心脏病学和放射影像学的有机结合，因此必须具有放射影像设备和心脏监护、急救设备等。

(一) 心导管室的设置

心导管室是以心导管为主要工具和手段对各种心血管疾病进行介入性诊断和治疗的场所。各种手术需在无菌条件下操作，其无菌要求应按一般手术室进行。

心导管室的设备包括：

1. 操作室　心导管和造影操作室是进行检查和治疗的主要场地，内设 X 线影像系统（即心血管造影机）、心电、压力示波和记录等监护仪器、各种急救设备、药物和导管等，因此，必须有足够大的面积（60~80m²）。

2. 控制室　为技术员操纵 X 线机、生理记录仪和监护录像系统的地方。用铅玻璃与操作室相隔以便能清楚观察手术操作程序及听到医生的每个指令。

3. 更衣室　供术者更换手术衣和贮存衣物。

4. 准备室　术者刷手消毒、准备和清洗手术用器械、导管和敷料等。

5. X 线机变压器室。

6. 洗片室　暗室和洗片机。

除以上设置外，心导管室还应配备经过特殊专业培训的专职护士和技术员。

(二) 放射线影像系统

1. X 线机　冠脉造影术需每秒投照 12~50 帧的速度进行图像采集，因此，需要高容量和性能良好的 C 型臂 X 线机。

2. 影像增强器　通过人体的 X 线影像经增强器后增强 1000~6000 倍，然后通过分光器送到电视摄像机、电影摄像机及直接观察镜等分路进行电视观察或电影摄像。常用影像增强器为 6 寸、9 寸和 12 寸。

3. 电影摄像机　直接拍摄影像增强器输出的观察屏上的影像。在影像增强器上安装一个 35mm 的电影摄像机，进行快速连续拍摄增强后的影像，常用速度 12~50 帧/秒。

4. 录像系统　要求同步记录造影的全过程，又能迅速回放并随意固定某一图像或调整回放速度。

5. 高分辨的透视荧光屏　使术者能清晰辨认心腔各部位及导管位置、冠脉情况等。

6. 导管床和支持系统　心导管检查床专供心血管造影和介入性治疗用，要求床面可作左右、前后和上下移动，并能随意固定在任何位置。目前广泛应用的 C 形或 U 形臂支持系统，将 X 光球管和影像增强器、电影摄像机分别固定在 C 形臂的两端，通过 C 形臂的左右、前后不同角度的旋转来拍摄各种不同体位的图像。

7. 高压注射器　在心脏室腔和大血管造影时用来推送造影剂，使高浓度的造影剂能在数秒内急速注入室腔或大血管内。目前常用为电动式高压注射器。

目前，影像采集大多采用计算机数字化处理，电影胶片及录像系统已较少使用。

二、心电和压力监护系统

在各种导管检查中，冠脉造影时的心电图和压力监护最为重要。

（一）心电和压力监护

病人入导管室后需立即准备开放通畅的静脉输液通路、连接心电图监护，通常可采用Ⅰ、Ⅱ、V_5导三个导联，必要时可连接12个心电导联记录心电图变化。

开始导管检查前，先与压力传感器连接并测定零点基线和定标，在冠脉造影的整个过程中持续进行心电图和动脉压力的监护。术前必须通过心电、压力示波屏随时亲自观察心电和压力的变化以指导手术进行。每次插管后和投照前必须确认心电和压力无异常时才能注射造影剂，投照后立即观察心电压力的变化和恢复情况以保手术安全进行。

（二）常见的心电压力变化及其原因

1. 冠脉内注射造影剂所致　由于造影剂暂时性替代冠脉血流，多数病人会出现心电图和动脉压力的变化：右冠脉造影时，常引起窦性心动过缓、电轴左偏、Ⅱ、Ⅲ、aVF 导联的 T 波倒置、ST 段下移、动脉收缩压下降 1.3～3.9kPa（10～30mmHg），此外还可有 R 波振幅的减小或增大、QT 间期延长等。左冠脉造影时，也可出现窦性心动过缓和动脉压力下降但不如右冠状动脉明显，电轴右偏、Ⅱ、Ⅲ、aVF 导联 T 波高尖及 ST 段下降等。若心电压力变化不严重，可不予处理或令患者用力咳嗽；若心动过缓严重，在令患者咳嗽的同时将导管撤离冠脉口；如心率低于 40 次/分且持续时间长或有长间歇发生，可静脉注射阿托品 0.5mg～1mg，特别严重的缓慢性心律失常时可用临时人工心脏起搏器。

2. 导管操作不当及结果（图 12-4-1）

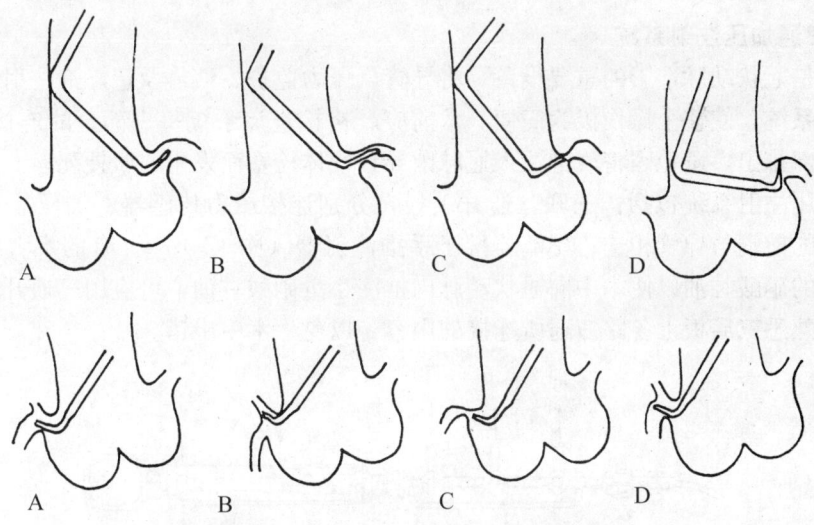

图 12-4-1　冠脉造影导管插管不当示意图

A. 正确的导管操作位置
B. 主干过短，导管尖端进入分支而致超选择性造影
C. 导管尖端刺激冠脉口痉挛：可发生在导管顶端处或远离顶端1cm处的血管部位。右冠脉口有一神经肌肉环，极易发生痉挛
D. 导管位置不当引起：导管顶端插入过深或导管尖端顶在血管壁上

无论何种原因均可导致严重的心律失常，包括频发室性早搏、短阵室性心动过速甚至心

室纤颤，或者为严重心动过缓、窦性停搏或心跳骤停等。动脉压力的下降在冠脉插管和造影时是常见的现象，但动脉压力图形的改变提示冠脉循环的严重受累，表现为压力衰减（Damping）和"心室化"（图12-4-2），需立即将导管撤出冠脉口并令患者咳嗽，以便改善冠脉血流灌注。

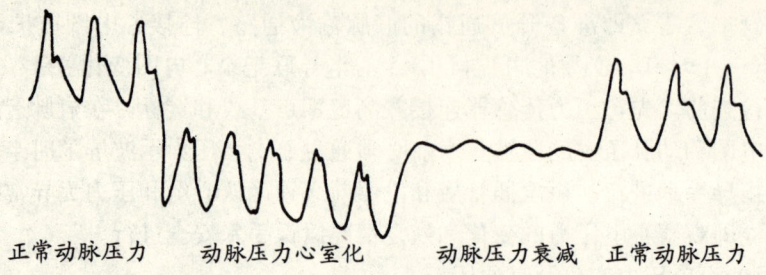

图 12-4-2　冠脉造影时压力图形变化示意图

动脉压力图形改变常在严重心律失常之前出现，因此，密切观察压力变化并及时处理，就能避免严重心律失常的发生。

3. 冠状动脉病变本身所致　常见于冠脉开口、近端或左主干的严重狭窄，导管一进入冠脉口即出现严重的压力和心电改变。此时可先放好所需投照体位并做好一切造影准备，然后操作导管，一旦进入冠脉口立即注射造影剂并采集图像，然后迅速退出导管，观察心电和压力稳定后再更换体位投照。但对此类病人应尽量减少投照次数，谨慎进行。

三、造影剂注射系统和加压系统

（一）三通加压注射系统

该系统是冠状动脉造影的重要设备，将导管、压力监护、液体及造影剂注射等各通道连成一个密闭系统，使整个操作极为简便。术前应严格检查该系统每一部分的连接是否紧密，并将气泡全部排出，避免因将气泡注入冠脉内导致气体栓塞而发生心肌梗死。

三通加压注射系统包括：三联三通开关板，分别连接压力传感器、加压盐水袋和造影剂，三通板的前端与导管相连；尾端连接于手推注射器（图12-4-3）。有的术者愿意再连接上经过稀释的硝酸甘油以便术中向冠状动脉内推注小量硝酸甘油，可应用三通开关板。术者和助手均应熟悉三通板上各路三通所连接的内容，以免手术中出错。

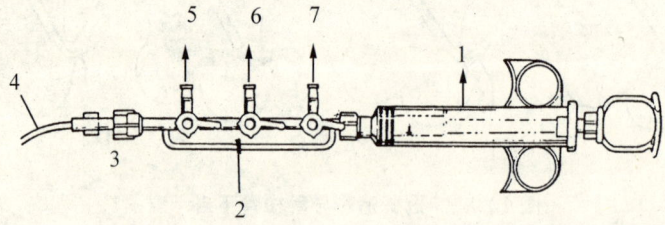

图 12-4-3　三通加压注射系统示意图
1. 注射器　2. 三联三通开关　3. 可旋转的导管旋钮　4. 造影导管
5. 压力传感器　6. 加压盐水　7. 造影剂

1. 三联三通开关板　过去为金属制品，如今已被塑料板代替，因后者透明可及时发现加压注射系统内的气泡并清除，而且塑料板轻巧便于和使用清洗。

2. 压力传感器　目前多用膜式压力传感器与导管连通以监护导管尖端所处位置的压力。整个连接通道应保证液体充盈无气泡，并检查零点和压力定标是否准确。

3. 加压盐水　将袋装盐水置于加压袋中，因动脉压力较高，加压袋维持压力为26.6～40kPa（200～300mmHg），可保证盐水的快速滴注，一方面保证三通板与导管连接时防止气泡进入导管，另外避免血液由导管逆流入三通加压注射系统。

4. 手推注射器　可用环柄注射器或10ml的螺口注射器。推注造影剂时应取立位：即将注射器头向下，使注射器内残存气泡上行以避免用力推注造影剂时将气泡推入冠脉。

5. 导管连接旋钮和心导管　心导管通过可旋转的连接钮与三通板相连。旋转钮可使导管操作时旋转自如而不致扭曲。心导管连接前，首先观察导管尾端有血液流出而无气泡，然后开启加压盐水三通，在盐水快速喷出的状态下将导管尾端与三通板连接，以防气泡进入。亦可将导管尾端与三通板前端连接后，将手推注射器回轴，使导管内的血液和残存气泡一并回吸入注射器内。

总之，在整个准备工作和冠脉造影过程中，排气十分重要，必须熟练掌握、认真操作，不得有丝毫疏忽。

（二）造影剂注射量和速度

注射造影剂的用量以达到冠状动脉清晰显影为原则，左冠状动脉每次注射5～10ml，通常为6～8ml；右冠状动脉每次注射3～10ml，通常为4～6ml。注射量差异较大，如非优势型右冠脉极细小，只需2～3ml造影剂，或当冠脉近端完全闭塞时，造影剂用量应酌情减少。

注射速度一般为2～4ml/s，注射速度越快即短时间内注射造影剂越多，冠脉显影越充分。如注射速度慢，显影不理想又可因注射时间过长而诱发心律失常。注射压力决定注射速度。如使图像清晰，应加压快速且匀速注射。又由于心脏收缩期时冠脉内压升高，如注射压力不足则会影响收缩期时的冠脉显影。

四、急救设备

冠状动脉造影术是一种介入性诊断技术，有一定的合并症发生率，严重者可致死亡，因此，心导管室内必须具备心肺复苏设备和心脏急救措施。

1. 除颤器　发生心室纤颤时需要立即进行电除颤。由于冠脉造影术中的严重心律失常是因造影剂或导管刺激或造影所致的一过性心肌缺血等原因诱发，绝大多数电除颤后可恢复正常心律，因此，术前除颤器应接通电源，处于工作状态，一旦发生心室纤颤应立即充电进行除颤。平时也应经常检查维修以备急用。

2. 临时人工心脏起搏器　心脏停搏是冠状动脉造影术的又一严重合并症，因此必须有临时人工心脏起搏器。一般来说，冠脉造影不需常规放置临时起搏导管，对病态窦房结综合征、高度房室传导阻滞等患者可考虑应用。

3. 呼吸复苏设备　包括气管插管、507呼吸器、麻醉机等。

4. 供氧系统　包括鼻管吸氧、面罩给氧和高压氧等。

5. 主动脉内球囊反搏动装置和导管。

6. 各种急救药品和输液泵。

第五节 冠状动脉造影的投照体位及选择

一、投影体位命名

冠脉造影要求能清晰显露冠脉主支和分支血管树的全貌及血管开口处的情况，投影体位就是从不同角度投照来达到清楚暴露病变的目的。

在导管室内，血管造影机的X线球管位于导管床下方，影像增强器位于病人上方，投影体位是以影像增强器在病人体表的方位命名的。"C"型臂使增强器能沿横轴和纵轴任意移动，因而构成了各种不同的投影体位（图12-5-1）。

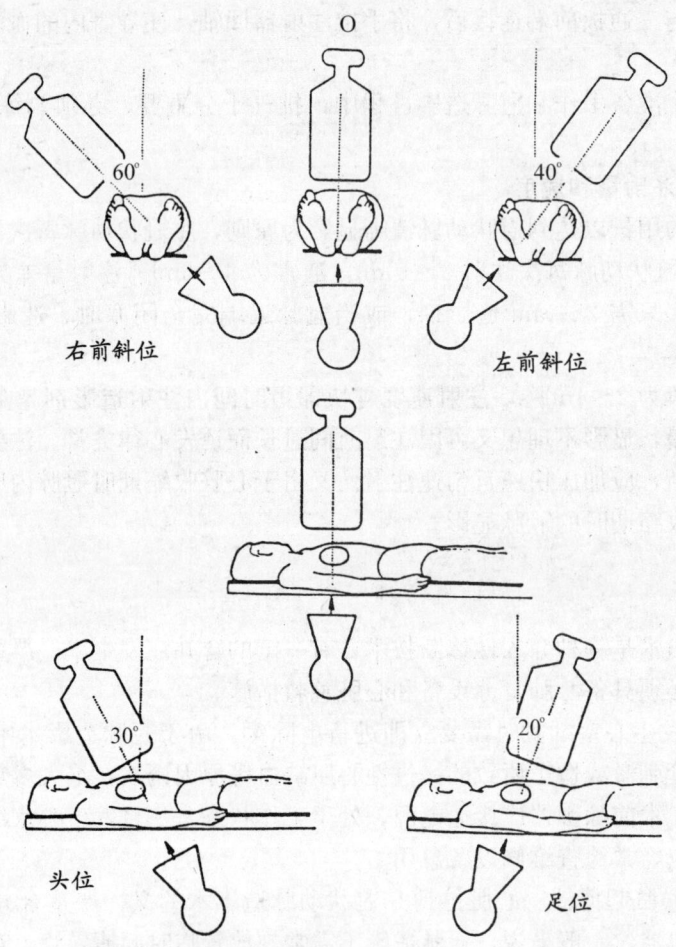

图12-5-1　投影体位示意图

（一）增强器沿身体横轴移动的投影体位

1. 前后位　"AP"位，增强器在病人上方。
2. 右前斜位　"RAO"位，增强器在病人右前方。
3. 左前斜位　"LAO"位，增强器在病人左前方。
4. 左侧位　"LAT"位，增强器在病人左侧方。

（二）增强器沿身体纵轴移动的投影体位

1. 足头位（Caudal-Cranial）简称头位："Cranial"位，增强器在病人的头侧。
2. 头足位（Cranial-Caudal）简称足位："Caudal"位，增强器在病人的足侧。

（三）综合投影体位：

为减少冠脉血管之间的重叠，达到最佳显露病变血管节段的目的，经常采用综合投影体位，亦即横轴位和纵轴位的联合应用。如右前斜位＋头位（RAO＋Cranial）此时增强器位于病人的右肩位，又如左前斜位＋足位（LAO＋Caudal），此时增强器位于病人的脾区又称"脾位"。

（四）投影体位的角度选择

由于心脏位置和体形的差异以及冠脉主支及分支的差异，投影体位亦应因人而异，以清楚暴露病变为原则。同样投影体位可取不同角度投照。以中线为"0"，投影体位以增强器在病人体表的方位和该方位与中线的移动角度来表示：如 LAO 50°即左前斜位 50°，综合体位表示为：RAO 30°＋Caudal 30°即右前斜位 30°＋足位 30°，依此类推。

二、冠状动脉投影

从冠状动脉解剖可知，右冠状动脉和左回旋支分别在右和左房室沟内行走并在心脏背面相连接，形成冠状动脉水平环。左前降支和后降支分别在前和后室间沟内走行并在心尖部附近连接，形成冠状动脉的纵环。两环分别位于心脏的房室瓣平面和室间隔平面上而相互呈垂直关系。

在右前斜位 30°（RAO30°）投照时，沿房室瓣平面观察，面对的是室间隔平面；在左前斜位 60°（LAO60°）投照时，沿室间隔平面观察，面对的是房室瓣平面（图 12-5-2）。

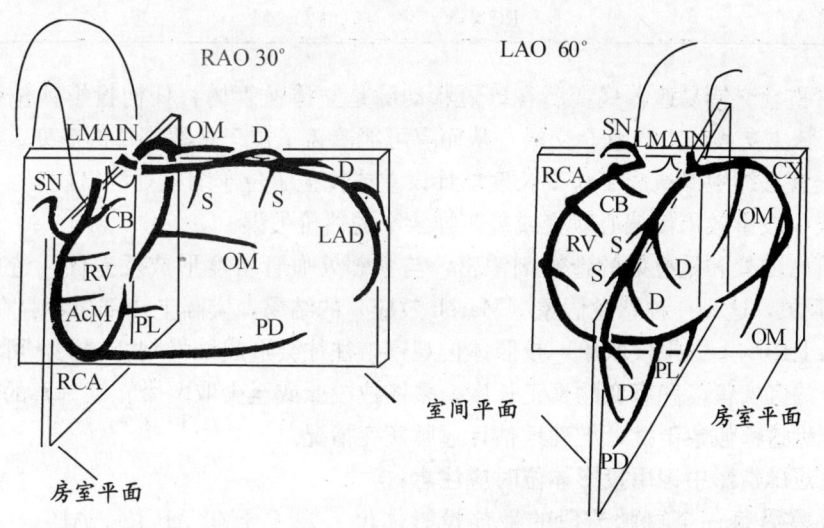

图 12-5-2 冠脉解剖与室间隔平面及房室瓣平面之间的关系

LAO 60°：左前斜位 60° RAO 30°：右前斜位 30° LM：左主干 LAD：左前降支 D：对角支 S：间隔支
CX（LCX）：回旋支 OM：钝缘支 RCA：右冠状动脉 CB：圆锥支
SN：窦房结支 AM：锐缘支 PD：后降支 PL：左室后支

三、冠脉造影常用的投影体位

冠脉造影质量的好坏是以能否清晰显影冠状动脉的解剖和病理特征从而为介入治疗或心

外科治疗提供可靠的解剖依据来衡量。病理特征又取决于投影体位和角度的应用。因此,术者应熟练掌握不同投影体位和角度所显示的冠脉血管节段的关系以及每个冠脉节段的最佳投影体位,以便术中灵活选用和调整。

冠脉造影常用的投影体位见表12-5-1。

冠脉造影属放射影像学范畴,因而受该学科显影成像规律的影响,主要表现为以下方面:

表12-5-1 冠状动脉造影常用投影体位

	投影体位	暴露血管部位
左冠状动脉	RAO	LAD近、远,S, LCX, OM
	RAO+CRANIAL(右肩)	LAD中、远,D, S
	RAO+CAUDAL(肝)	LM, LAD近, LM/LAD/LCX前三叉
	LAO+CRANIAL(左肩)	LCX近、中、远, OM
	LAO+CAUDAL(蜘蛛)	LM、LAD近、中, D, LAD/D, LAD/LCX
	LAT(侧)	LM, LM/LAD/LCX前三叉, LAD中、远,S
	AP+CRANIAL	LAD近、中、远, D, S, LAD/D
	AP+CAUDAL	LM, LAD近, LM/LAD/LCX前三叉, LCX近、中、远, OM LCX近、中、远, OM
右冠状动脉	LAO	RCA近、中、远及各分支
	RAO	RCA中, PD, PL
	LAO+CRANIAL	RCA中、远, PD, PL
	LAT	RCA近、中、远, PD, PL

1. 血管重叠交错易遮盖病变所在,冠状动脉是立体血管树,任何投影体位都不可避免地造成某冠脉主支或分支的重叠交错,从而有可能遮盖了位于重叠部位的病变。

2. 依透视法缩短像造成了病变长度估计误差或掩盖了位于缩短处的短病变。

3. 切线位投影效果使偏心病变或裂隙样狭窄的估价失误。

4. 血管弯曲处和重叠处的造影剂浓密,与紧邻处血管密度形成反差面,造成相邻血管"异常"的假象,这是一种感觉假象(March效应)的结果,实际上该部位不存在任何异常。

由于以上影响,如果仅取单一投照体位观察,往往会造成结果判断错误,可能遗漏病变或低估狭窄的真实程度和病变的真正长度。多体位投照或至少取两个相互垂直的投影体位观察,才能排除这些假象干扰,准确地估计冠脉病变情况。

术者在冠脉造影中运用投影体位时应注意:

1. 熟悉暴露每一个冠脉节段的最佳投影体位 左主干在AP位、AP/caudal、RAO/caudal、LAO/caudal、LAO/cranial均能显示。LAO/caudal又称为"蜘蛛位"(Spide View),可暴露左主干末端及前降支、左旋支开口处病变,又称"前三叉"位。该体位在横位心时可清晰显露,在垂位心时难以取得理想效果,此时宜取LAO/caranial位;且RAO/caudal和LAO/caudal位由于与肝脏、脾脏影重叠,在腹壁脂肪厚时效果更差,此时宜取AP/caudal位以暴露左主干病变(图12-5-3)。

前降支近侧段可取RAO/caudal和LAO/caudal位;中段和远段以及对角支可取RAO/cranial、AP/cranial、LAT、LAO/cranial位。但LAO/cranial对前降支近段、LAO/caudal

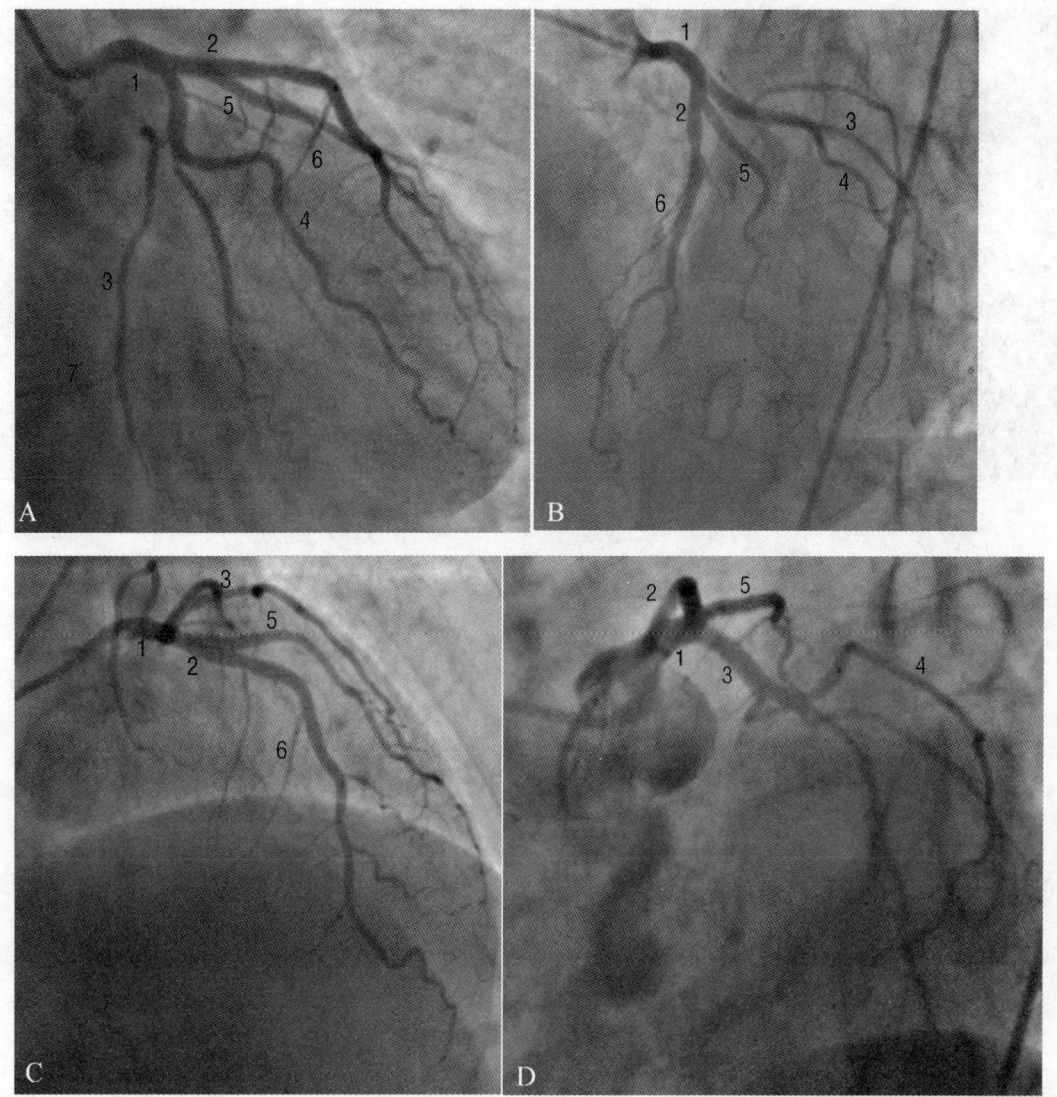

图 12-5-3　左冠状动脉造影体位
A. 右前斜 30°＋足 30°　B. 左前斜 50°＋头 30°　C. 左侧位 90°　D. 左前斜 50°＋足 30°
1. 左主干　2. 前降支　3. 回旋支　4. 钝缘支　5. 对角支　6. 间隔支　7. 左房支

对前降支中、远段有缩短效果。左回旋支和钝缘支的最佳投影体位为 RAO/cranial、AP/caudal 和 LAO/caudal；在 RAO 位、RAO/cranial、LAO/cranial 是被缩短和重叠，LAT 位对暴露左旋支的中、远段和钝缘支也能取得满意效果。

右冠脉在 LAO 位可清晰显露近、中段血管，PD 和 PL 在 LAO 位被缩短，在 RAO 位能伸展开；PD 在 LAO/cranial 和 AP 位时能满意显影（12-5-4）。

2. 术者还应熟记不同投影体位间的垂直关系　如 RAO 与 LAO 垂直，Cranial 与 Caudal 垂直等在评价偏心病变时尤为重要。

3. 应清楚不同投影体位与呼吸的关系　以减少横膈、肝脏、脾脏、脊柱与冠脉血管的重叠而降低图像的清晰度，影响病变的判断，对体胖者尤应注意。大多数投影体位均在深吸气末——闭气状态下进行拍摄，AP 位需在平静呼吸——闭气状态下进行以减少肺野与脊

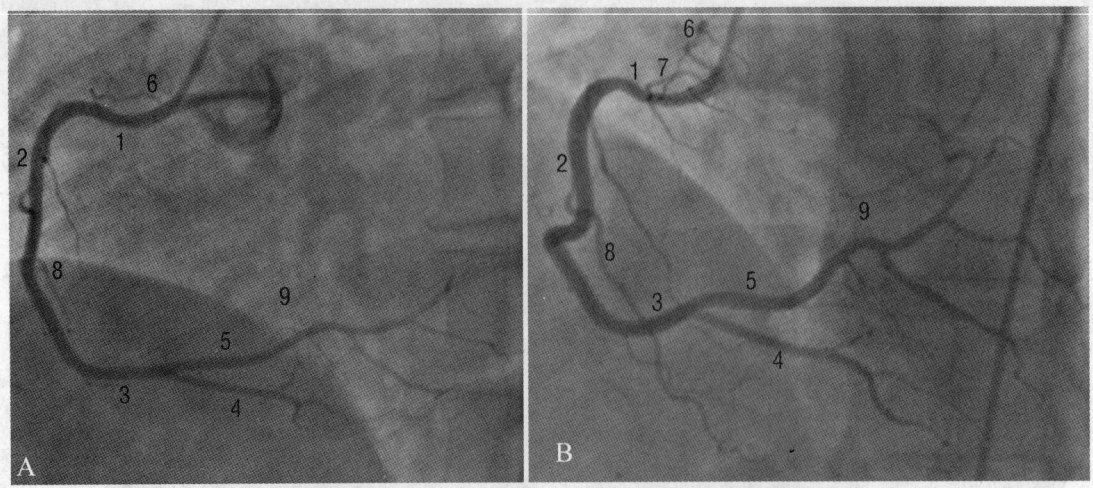
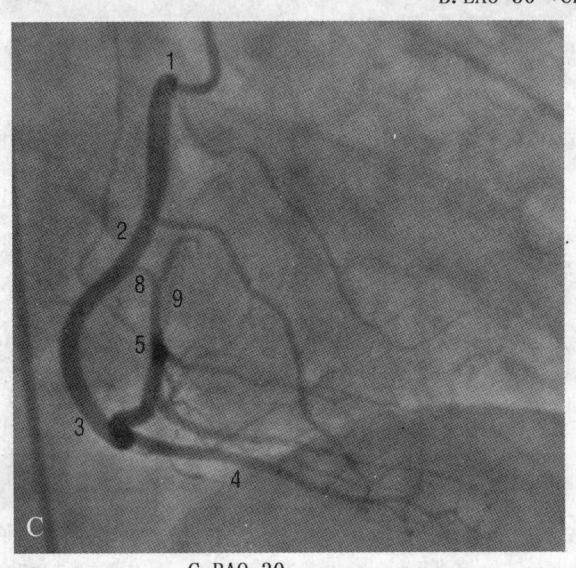

图 12-5-4　右冠状动脉体位
A. 左前斜 30°　B. 左侧位 30°+头 30°　C. 右前斜 30°
1. 右冠脉第一段　2. 右冠脉第二段　3. 右冠脉第三段　4. 后降支　5. 左室后侧支
6. 圆锥支　7. 窦房结动脉　8. 锐缘支　9. 房室结动脉

柱、心影的过度反差致使图像模糊。左前斜位注意调整角度使冠脉血管位于脊柱和横膈之间。

4. 术者应根据心脏、冠脉的不同投影变异，酌情调整偏移角度　在同一投影体位时取不同偏移角度可以取得不同的效果。术者在确定某一投照体位后，可注射少许造影剂，在透视下观察确能清楚暴露病变后再开始造影，反之可适当调整体位或角度后再进行，减少不必要的造影剂用量和放射线接受量。

总之，冠脉造影投照体位对暴露冠脉病变、结果分析判断以及制定进一步治疗方案都至关重要。必须做到在术中选择最佳体位、用最少量造影剂、最少的投照次数而取得最满意的造影结果。尤其对左主干病变、严重多支血管病、不稳定性心绞痛、急性心肌梗死和左室功能受累等高危性患者更为重要。

第六节 冠状动脉造影术的步骤和方法

一、冠状动脉造影器械和导管选择

(一) 冠状造影的器械

1. 动脉穿刺针 有金属的动脉穿刺针和带塑料外套的动脉穿刺针,目前大多使用动脉穿刺针。当针尖刺入动脉腔内时,立即有血从穿刺针尾部喷出。

2. 短指引导丝 0.035″(英寸)、长 45cm 带软头的导丝,可经动脉穿刺针尾部插入到动脉腔内。

3. 动脉扩张套管 外有尾端带活瓣的外鞘管。活瓣可允许导管插入但阻止动脉血流出。鞘管近尾端侧位连接一根带三通开关的侧管,供清洗动脉扩张外鞘管、给药和监测动脉压力用。动脉扩张套管为造影导管的进出提供了通路,常用 6F、7F、8F 套管,与所用造影导管型号相当。

4. 长指引导丝 0.035″或 0.038″外径(0.04″=1mm)、长 145cm、尖端 3cm 柔软而富有弹性呈"J"形。

5. 造影导管 一般分左冠脉造影管、右冠脉造影管、多功能导管和左心室造影管。

6. 三通加压注射系统 前面已介绍。

(二) 冠脉造影导管及选择

冠脉造影导管远端经特殊造型而成,目前有多种不同类型和弧度的造影导管(图 12-6-1)。

1. Sones 导管 1962 年 Sones 首先用此导管成功地进行了经肱动脉冠状动脉造影术,故又称 Sones 冠状动脉造影术,所用导管被命名为 Sones 导管。该导管有两个侧孔和一个端孔,外径 7F 和 8F 两种(3F=1mm),其末端稍细为 5F 直径,长度有 80cm 和 100cm 两种。可用该导管完成左、右冠状动脉造影和左室造影。Sones Ⅰ 型的末端弯曲长 3.8cm,适用于一般成人,Sones Ⅱ 型末端弯曲长 2.5cm,适用于主动脉根部狭小的病人。

2. Judkins 导管 1967 年 Judkins 设计了特殊造型的左、右冠状动脉造影导管,并利用 Seldinger 法穿刺股动脉成功进行了冠状动脉造影术,被称为 Judkins 冠状动脉造影技术和 Judkins 冠脉造影导管,是目前临床上应用最广泛的导管。导管内层为尼龙,光滑抗凝;中层为细金属丝网状结构,保证导管的柔韧性和可控性而易于操作、可靠耐用、不易折断;外层为含钡剂不透 X 光的多聚塑料,在荧光屏上清晰可见而利于术者操作。

导管分左、右冠状动脉导管两种,导管前部均有 3 个弯曲度(图 12-6-2)。第一弯度为适应于冠脉窦至冠状动脉口的弯度;第二弯度为适应于导管在升主动脉对侧壁形成一个支撑点;第三弯度适应于从主动脉弓至升主动脉的弯度。左、右冠脉导管又根据第一弯度至第二弯度之间的长度(cm)分为 $L_{3.5}$、$L_{4.0}$、$L_{4.5}$、$L_{5.0}$、$L_{6.0}$ 和 $R_{3.5}$、$R_{4.0}$、$R_{5.0}$ 等。成人常用 L_4 和 R_4(图 12-6-2)。

导管长 100cm,根据外径粗细又分为 6F、7F、8F 和 9F。常用 7F 和 8F。

综合以上各点,目前导管型号的表示方法为:$J8FL_4$ 即 Judkins 型、8F 外径、尖端弯曲间距 4cm 的左冠脉造影管,同样有 $J7FL_{3.5}$ 或 $J8FR_4$ 等等。一般成人常用导管为 $J8FL_4$ 和 $J8FR_4$。升主动脉细小者用 $J8FL_{3.5}$ 和 $J8FR_{3.5}$,升主动脉扩张者用 $J8FL_{4.5}$(或 L_5、L_6)和 $J8FR_5$(图 12-6-3)。

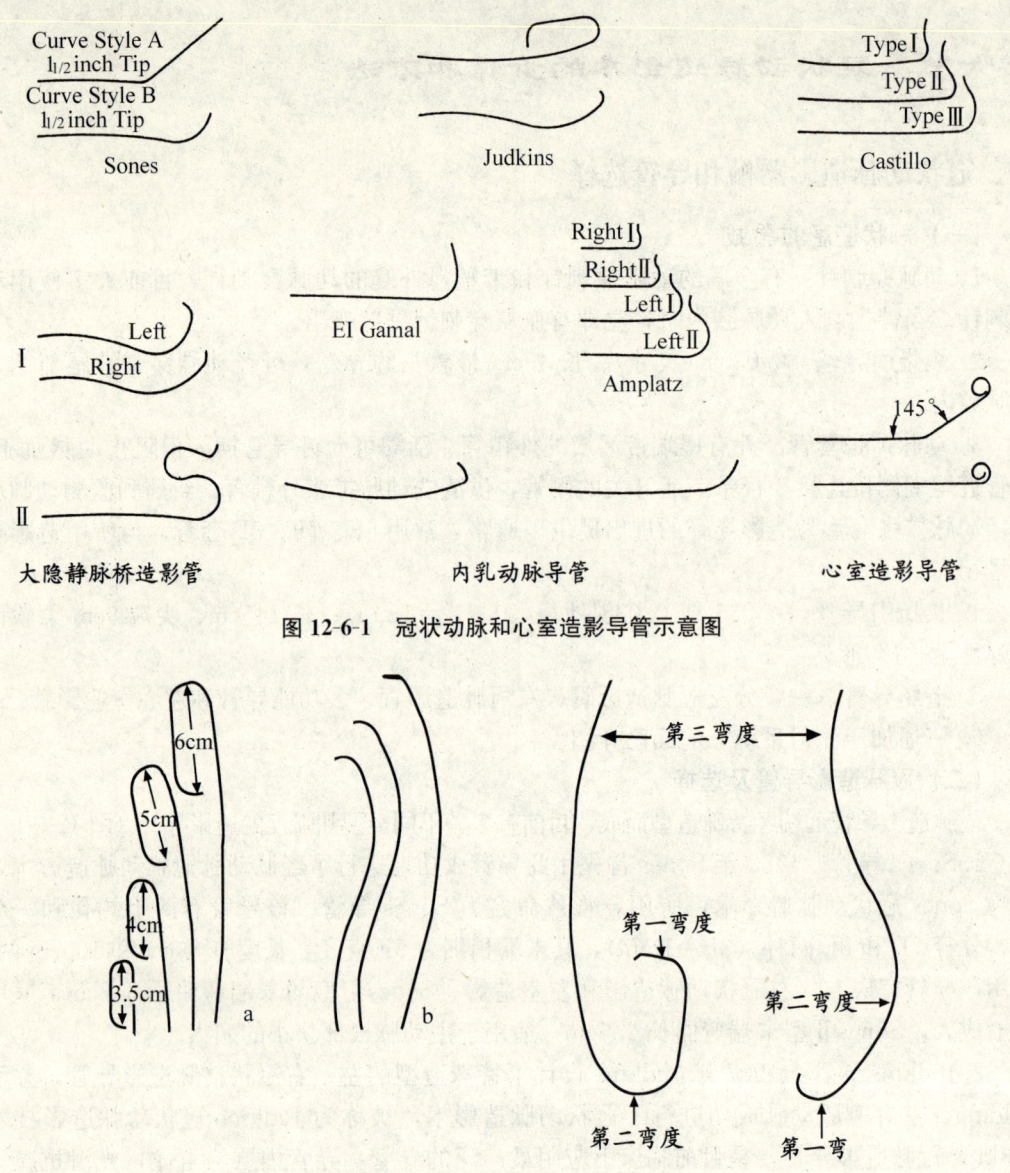

图 12-6-1 冠状动脉和心室造影导管示意图

图 12-6-2 Judkins 冠状动脉造影导管型号及形状示意图
a. 左冠状动脉造影导管 b. 右冠状动脉造影导管

3. 其他类型导管 少数患者用 Judkins 导管不能到达冠脉口时，可改用其他类型导管。其中首选的是 Amplatz 型导管，分 AL Ⅰ、AL Ⅱ、AL Ⅲ 和 AL Ⅰ、AR Ⅱ，可根据不同的升主动脉宽度选择。用于高位左冠脉开口、短左主干时显影左旋支，右冠脉发出后呈"羊脚钩"状向上走行或下垂型斜向下方者和右冠脉在主动脉根前方发出等情况。内乳动脉桥造影可选用 IMA 型导管或用 Judkins 右冠导管；大隐静脉桥可用 IMA 型导管或用 Judkins 右冠导管；大隐静脉桥可用 Bypass 导管或 Judkins 右冠导管。

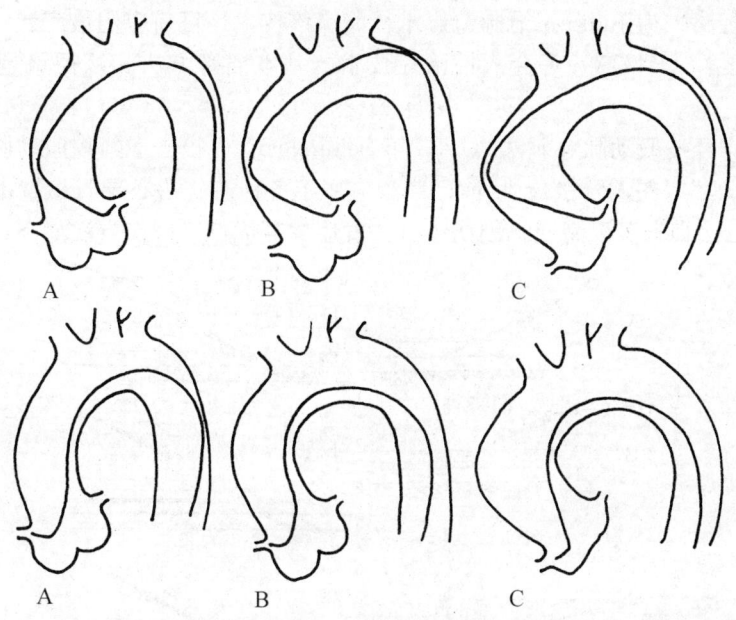

图 12-6-3 根据主动脉宽度选择心导管型号
A. 为狭小升主动脉，选用 3.5cm
B. 为正常升主动脉，选用 4.0cm
C. 为扩张升主动脉，选用 5.0cm

二、冠脉造影的插管径路和穿刺技术

（一）冠脉造影插管径路

1. 肱动脉径路　用于 Sones 法，自 1967 年 Judkins 应用股动脉穿刺行冠脉造影以来，Sones 法已很少应用。目前仅用于：

（1）股动脉或髂动脉系统有阻塞性病变，无法经下肢途径插管者。
（2）腹主动脉或降主动脉有动脉瘤形成，经下肢途径插管有危险者。
（3）股动脉搏动极弱或病人过胖，经下肢途径穿刺有困难者。
（4）病人需立即转运或搬动，下肢径路不易固定，压迫止血有困难者。

Sones 法经肱动脉径路的优点是：
（1）仅用一根导管可完成左、右冠状动脉造影和左心室造影。
（2）术后病人无需卧床，可立即下床活动。

肱动脉径路需解剖、暴露、切开和术后缝合肱动脉，因此创伤大、合并症多，常见有：
（1）前臂正中神经损伤：在解剖暴露肱动脉时触及正中神经，但较少见。
（2）锁骨下动脉内膜损伤。
（3）肱动脉痉挛：肱动脉细小，常因疼痛、紧张及导管刺激而发生血管痉挛，导管推送困难。
（4）前壁动脉血栓形成：为导管阻断远端血流所致，需用特殊 Forgarty 导管技术取出血栓。
（5）技术难度大，导管尖端细而硬，需熟练操作方能顺利进入左、右冠脉口，否则在转动导管时极易损伤血管。

2. 股动脉径路 为 Judkins 冠脉造影术径路。该技术是目前应用最广泛的径路,也是经皮腔内冠脉成形术(PTCA)等介入性治疗技术的基本插管方法。该径路是应用 Seldinger 股动脉穿刺法。

3. Seldinger 经皮股动脉穿刺法 1953 年 Seldinger 首先报告了经皮股动脉穿刺法,称为"Seldinger 穿刺法"(图 12-6-4)。目前已广泛应用于各种左、右心导管检查术和各种介入性治疗技术。此方法具有安全简便、创伤小、并发症少等优点。操作方法如下:

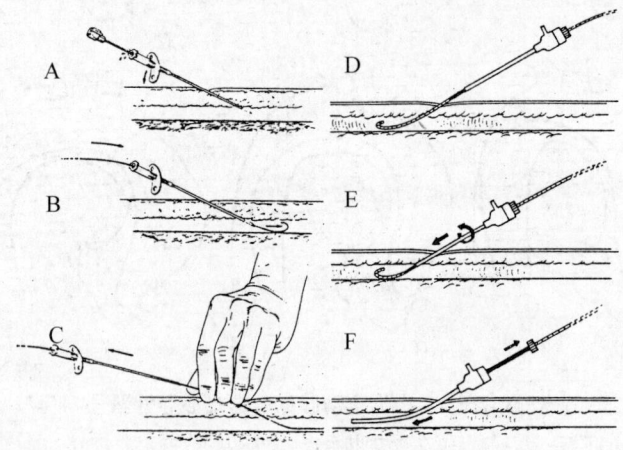

图 12-6-4 Seldinger 经皮血管穿刺法
A. 穿刺针进入动脉见血液自针尾射出
B. 将软头导丝自针尾插入
C. 退出穿刺针,导丝留在血管内
D. 沿导丝送入动脉扩张套管
E. 边旋转边将动脉扩张套管沿导丝插入血管内
F. 退出导丝和扩张芯,留外鞘管于血管内

(1)选定穿刺点:在右腹股沟韧带下 1cm 处或腹股沟韧带处股动脉搏动最强点为穿刺点。

(2)局部消毒铺巾后用 1% 利多卡因 10ml,先在穿刺点皮内、皮下麻醉,然后在股动脉两侧各注入约 4ml 麻醉剂,起到局部麻醉作用并固定股动脉,将剩余麻醉剂在穿刺点进针方向注入。

(3)用刀尖切开穿刺点皮肤 2mm 长,持直血管钳自穿刺点沿穿刺方向扩张皮下组织和筋膜。

(4)将股动脉搏动最强点置于左手食指和中指尖之间,并以食、中指长轴表示股动脉走行方向,右手持动脉穿刺针与皮肤成 45°角(体胖者 60°,体瘦者 30°)斜行刺向股动脉搏动最强点,针体与食、中指长轴方向一致,边向里刺边注意动脉搏动顶撞针头的感觉,后者应随穿刺针的深入而增强,直到有突然减压感同时见穿刺针尾部有动脉血涌出时停止前进,左手固定穿刺针,右手将软头导丝插入穿刺针内并轻轻向前推送,然后退出穿刺针,将导丝留在动脉内。

(5)将动脉扩张套管沿导丝尾端送到穿刺部位,边旋转边向前推送使其进入股动脉内,将导丝和扩张管芯一并退出,外鞘管留在股动脉内。

Seldinger 穿刺法注意要点:

(1) 尽量不要损伤动脉后壁，因动脉压力高易形成局部血肿。

(2) 动脉血由穿刺针尾端喷射状流出表示针尖完全进入动脉腔内，才能将导丝送入。若动脉血呈滴状缓慢流出则表示针尖可能顶住血管后壁或针尖斜面部分在动脉腔内，另一部分仍留在动脉壁中或动脉壁外，此时不能插入导丝，否则会引起动脉内膜撕裂等局部血管并发症。

(3) 导丝向前推送时应毫无阻力，一遇阻力应停止推送，在荧光屏下观察和判明原因。常见原因有：股动脉硬化迂曲、导丝头顶在股动脉壁的粥样硬化斑块上、股动脉有狭窄病变或导丝插入股动脉的分支中。若判明针尖确实在股动脉腔内，则换活动芯的软头J型长导丝并将导丝的金属芯向外撤离以增加导丝顶端柔软部分，可顺利通过迂曲的股、髂动脉或可换用特制的尼龙导丝。必须在X线透视下小心操作，切忌遇阻力时猛力推送导丝而损伤内膜或将斑块碰下造成动脉栓塞等并发症。

(4) 动脉外鞘管应经常清洗以防血栓形成。

三、冠状动脉造影的处理常规

（一）术前准备

1. 详细询问过敏史 包括食物、药物和碘过敏史，荨麻疹及支气管哮喘病史。
2. 碘过敏试验和青霉素皮试。
3. 检查双侧股动脉、足背动脉和踝动脉的搏动情况。
4. 准备双侧腹股沟部位皮肤。
5. 训练病人深吸气——闭气动作和咳嗽动作。
6. 向病人及家属讲解造影过程及注意事项，解除顾虑和恐惧心理。
7. 详细了解病情、心电图、Holter、超声心动图、运动试验、核素心肌断层显像、EF值等检查结果，初步对冠脉病变情况作一术前预测，以帮助术中投影体位选择及决定一些必要的检查如麦角新碱诱发试验或硝酸甘油试验等。
8. 签署手术知情同意书。
9. 手术日清晨禁食、禁水。

（二）术前用药

手术开始前肌肉注射可酌情给予苯海拉明或安定，既往有过敏史者可给地塞米松5mg。

（三）术中用药

1. 肝素 动脉穿刺成功后，由动脉外鞘管注入肝素2000～3000U，以肝素化减少术中血栓形成和栓塞并发症。如果术者经验丰富，手术时间短，病情稳定的择期冠脉造影也可不给肝素。

2. 术中病人出现心绞痛时，可给予硝酸甘油0.6mg或心痛定10mg舌下含服，或冠脉内推注硝酸甘油100～200μg。对不稳定性心绞痛、急性心肌梗死行急诊冠脉造影时，可静脉滴注硝酸甘油10～20μg/min，以减少或缓解冠脉痉挛。

3. 心动过缓或有迷走神经兴奋性增高时，可酌情静注阿托品0.5～1mg。

4. 术中不需常规穿刺股静脉及放置临时起搏器。但对病态窦房结综合征、房室传导阻滞、完全性左束支传导阻滞、心动过缓等，可考虑放置临时起搏器，但起搏导管先置于下腔静脉或右房内，因为起搏导管在右室内易诱发室性心律失常。

（四）术后处理

1. 术后卧床，穿刺侧肢体制动12～24小时，沙袋压迫6小时，注意穿刺局部和足背动脉搏动情况。

2. 术后拔除动脉鞘管，局部压迫止血 10~20 分钟，加压包扎。

四、冠状动脉造影和左心室造影的操作步骤

(一) 冠脉造影操作步骤

1. Seldinger 法穿刺右侧股动脉，放入动脉鞘管。目前大多用 6F 鞘管。

2. 将长导丝放入冠脉造影管内并使导丝尖端与冠脉造影导管顶端平齐，一起放进动脉外鞘管内，然后用软头 J 型导丝引路（导丝尖端伸出导管外数公分），在荧光屏监视下经降主动脉逆行将导管送到升主动脉后退出导丝，将导管与三通加压注射系统连接（如前述），回吸、排气，将三通保持在压力监护状态持续观察动脉压力。

3. 注入少量造影剂充盈导管，轻轻将导管向前推送至主动脉窦上方约 2cm 处。

4. 左冠脉插管和造影　左冠脉插管通常比右冠脉容易，因为左冠脉造影导管的特定形状，当其抵达主动脉根部后会"自动寻找"左冠脉口，此时，荧光屏上可见到导管向左外（AP 位）或向左后（LAO 位）轻轻窜动则通常表示尖端已进入左冠脉口（图 12-6-5）。少量推注造影剂（通常称为"冒烟"或"Test"）确定导管尖端位置并初步显影左主干及其分支。如压力和心电均正常，说明导管位置合适，则可固定导管，开始造影。造影结束后若心动过缓或压力下降，可令患者用力咳嗽以增加胸腔压力，促进造影剂从冠脉排出，若此举无效或压力图形"心室化"，提示导管堵塞冠脉口或插管过程堵塞血流，应迅速撤离导管，待压力图形恢复正常后重新将导管送入冠脉，调换其他投影体位，用以上方法再次造影。全部体位投照完毕后拔出导管，用肝素盐水冲洗动脉鞘管，继续右冠状动脉造影。

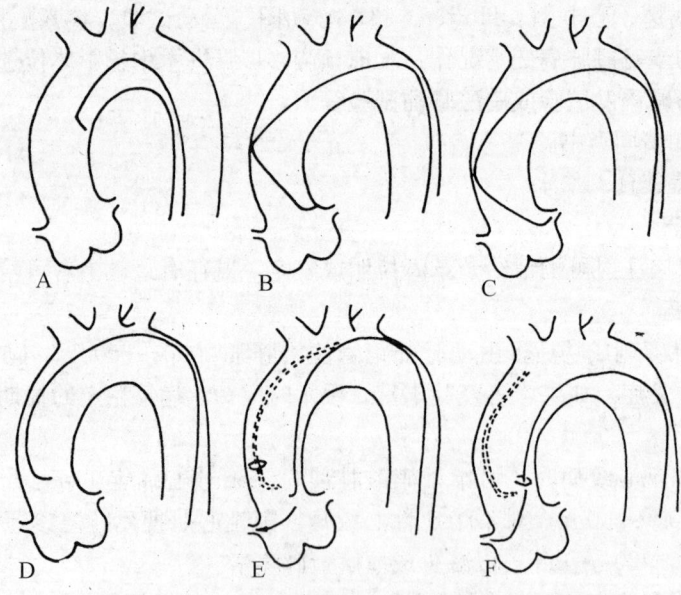

图 12-6-5　Judkins 冠状动脉造影导管操作方法示意图

A、B、C 为左冠状动脉造影导管操作法
D、E、F 为右冠状动脉造影导管操作法

5. 右冠脉插管和造影　基本操作步骤同左冠脉造影。但左冠脉插管一般取 AP 位，而右冠脉插管取 LAO 位，因此时影像增强器与右冠脉发出方向平行，有助于判断导管尖端的

方位和寻找右冠脉开口处。当右冠脉造影导管送到升主动脉时，导管尖端朝向左后方，在 LAO 体位观察下，缓慢以顺针向旋转导管使其尖端转向正前方亦即主动脉根的右前方。若见导管尖端轻轻向前窜动则提示导管已进入右冠脉口（图 12-6-5）。推注少量造影剂，若见右冠脉显影而且动脉压力和心电图均正常，则可开始造影。

通常来说，右冠脉造影比左冠脉造影稍有困难，其原因如下：

（1）右冠脉造影需边缓慢顺针向转动边向前推送，才能使导管尖端转向右前方进入右冠脉口，当股、髂动脉严重迂曲时，导管的转动困难。

（2）右冠脉口的变异较大，当右冠脉发自主动脉根部右冠窦的更前方或左冠脉窦，按常规操作难以找到右冠脉，此时需进行主动脉根部造影了解右冠脉的开口位置或者用 Amplatz 型导管造影。

（3）右冠脉起始段走向的变异较大，可能因导管尖端的弧度与右冠脉近端形状不适合而难以固定在冠脉口，使造影不理想，应更换弧度合适的 Judkins 右冠导管或 Amplatz 型导管。

（4）右冠脉起始段走行方向又可能使 Judkins 右冠脉导管插入太深导致心电压力变化，应立即退出导管，重新调整导管尖端方向以防插入过深而阻断血流。

（5）右冠脉口受导管刺激易发生痉挛，若造影发现右冠脉口狭窄或右冠脉起始段有病变，应冠脉内推注硝酸甘油后重新造影或将导管退出后，尖端朝向右冠脉口行右冠状窦内造影以排除右冠脉口的狭窄。

（6）右冠脉起始端有时发出较大分支，Judkins 右冠导管易插入该分支行超选择性造影。此时容易导致严重心律失常，因此，在造影"冒烟"时要认真辨别。

冠脉造影的注意事项：

（1）整个造影系统应保持封闭状态，时刻警惕气泡的存在并及时排除。

（2）整个造影过程应严密、持续监测心电压力，术者应亲自观察心电和压力变化情况并迅速作出相应处理。

（3）导管进入冠脉口后，"冒烟"（Test）的作用除证实导管已到冠脉口外，还需借此观察导管位置是否恰当以及冠脉口和左主干是否有病变等等。

6. 造影结束后，拔除动脉外鞘管，于穿刺局部压迫止血并加压包扎后将患者送回病房。术后患者卧床 24 小时并观察穿刺局部及右足背动脉搏动情况。

（二）左心室造影的操作步骤

左心室造影是冠状动脉造影术的一个常规组成部分，目的在于了解左室解剖和功能情况，包括：心室腔大小、心室壁厚度、室壁的整体和节段运动功能、室壁瘤、附壁血栓和瓣膜返流情况等。对冠心病治疗方案的制定有重要参考价值。左室造影通常在冠脉造影前进行，是为了减少和避免冠脉造影本身对左室功能的影响。但是，对临床提示左主干病变或严重多支病变患者以及左室功能受累或心梗后有室壁瘤形成等高危病人，主张先进行冠脉造影以首先取得冠状动脉病变资料，然后再根据病人情况决定是否继续进行左室造影，尽量减少手术危险性。左心室的解剖和功能情况可以通过超声心电图等无创伤性方法了解。

1. 左室造影导管

（1）Sones 肱动脉径路时，用 Sones 导管行左室造影。该导管造影效果差，而且易损伤心肌，已很少使用。

（2）股动脉径路时，一般用猪尾状导管（Pigtail），这是目前应用最广泛的心室造影管，以其前端呈猪尾状卷曲而命名。有一个端孔和12个侧孔。其优点为：①导管尖端卷曲成圆形，注射造影剂时，导管对心室壁的刺激小，出现室性心律失常较少。②造影剂经端孔和侧孔均匀向四周喷射出，分布均匀又可减少造影时的导管移位，所以显影好。③导管前端的特殊造型减少了心肌内造影和心室穿孔的合并症。④操作简便，在导丝引导下可顺利经动脉逆行进入心室。

2. 操作步骤

（1）Seldinger法穿刺右股动脉。

（2）将长导丝放入猪尾导管内，从动脉外鞘管放入，导丝引路将猪尾导管放到主动脉根部。

（3）轻轻旋转导管，使其位于"5"时位，在主动脉瓣开放瞬间将猪尾导管送入左心室内。

（4）将导管末端连接在三通加压注射系统上，记录左室压力曲线并注意测量左室舒张末压。

（5）将导管从三通加压注射系统上取下，与高压注射器相连，轻轻回抽检查连接管有无气泡。

（6）取右前斜位30°，观察导管在心室腔内位置。一般要求导管顶端居心室中部，游离在心腔血流中而不顶在室壁上。若导管位置太浅，高压注射造影剂时会使导管退出造成左室充盈显影不良，导管位置太深又易在高压注射造影剂时诱发室性心律失常。

（7）确定导管位置合适后开始造影。

（8）造影后将导管重新与三通加压注射系统连接，测量左室压力和左室舒张末压，并记录左室－主动脉连续压力曲线以观察是否存在压力阶差。

（9）记录主动脉压力后退出导管。

3. 左室造影的摄影体位

左室造影一般取右前斜位30°，可观察左室腔大小、左室前壁、心尖部、下壁运动情况、二尖瓣返流情况、室壁瘤等。如需了解左室后壁和室间隔运动情况可加照左前斜位50°～60°。

4. 高压注射器的应用和注意事项

心室造影时，必须将一定量的造影剂在极短的时候内注入心腔，保证造影剂的密度以清晰显影左室腔内的情况，因此，必须使用高压注射器。

（1）高压注射器　目前应用的有以下两种：

①压力注射器：只能选择造影剂的注射量和所使用的压力，而每秒钟的流量则取决于造影导管内径的大小。

②流量注射器：该注射器可选择注射造影剂的总量和每秒钟的流量，还可自动调节压力使其在设定时间内注射完所选定的造影剂用量。

（2）造影剂的注射量和注射速度

造影剂注射量：通常为总量25～30ml，13～15ml/s，时间2秒。左室舒张末压超过4.0kPa（30mmHg）者，尽量不做心室造影，如果十分必要则造影剂量及注射速度均应减小。

第七节 冠状动脉造影和左心室造影结果的分析及评价

一、冠状动脉病变的分析

冠脉病变的分析和评价是选择治疗方案和估计预后的重要依据,因此,必须对冠脉的每一主支、分支和逐个血管节段仔细观察和评价。

(一)狭窄程度的计算方法和分级

关于冠脉狭窄程度的判断,国际上统一采用直径法表示:以紧邻狭窄段的近心端和远心端的正常血管段内径为100%,狭窄处血管直径减少的百分数为狭窄程度,组织学用面积法表示,两者的关系见图12-7-1。

应用直径法计算狭窄程度时应注意以下问题:

1. 偏心性狭窄在一个投影体位为严重狭窄而在另一个投影体位却可能为轻度狭窄甚至完全正常,因此,需采用多体位投照,至少是两个相互垂直的平面。

2. 在冠脉弥漫硬化致血管壁普遍增厚的病理基础上,如再有局限性病变,此时对狭窄程度的计算可能出现伪差(图12-7-2)。

狭窄程度的分级:以正常或无明显病变的冠状动脉管腔直径为100%,狭窄或

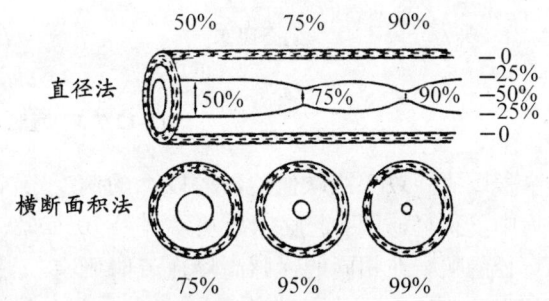

图12-7-1 冠状动脉管腔直径与横断面积的关系示意图

直径减少50%等于面积减少75%
直径减少75%等于面积减少95%
直径减少90%等于面积减少99%

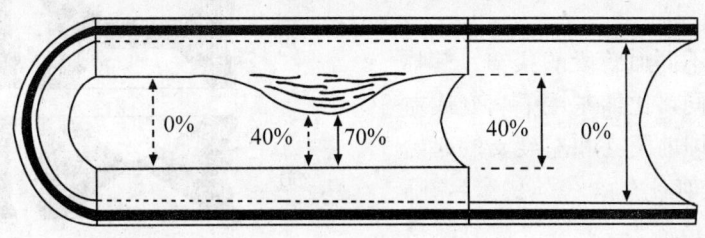

图12-7-2 冠状动脉狭窄程度计算伪差示意图

减少1/4称25%狭窄;狭窄或减少1/2称50%狭窄;狭窄或减少3/4称75%狭窄;狭窄或减少9/10称90%狭窄;狭窄或减少至仅有一线状缝隙称99%或95%~99%狭窄。完全闭塞、远端无任何血流者称100%狭窄。(一般分为正常、不规则、狭窄<25%、25%~49%、50%~74%、75%~94%、95%~99%和100%,图12-7-3,12-7-4)。

完全闭塞病变(Total Occlusion)是指血管100%阻塞,无前向血流。

次全闭塞病变(Subtotal Occlusion)是指几乎完全闭塞,但可见微弱而缓慢的前向血流,未能充盈全部冠脉血管树,亦能功能上的完全闭塞,其病理意义同完全闭塞病变。

(二)冠脉狭窄的临床意义

一般认为50%以下的固定狭窄为轻微病变,不会引起心肌缺血,因为<50%直径的狭窄在冠脉高峰血流时几乎没有"血流动力学"意义,除非在此基础上发生冠脉痉挛加重了狭

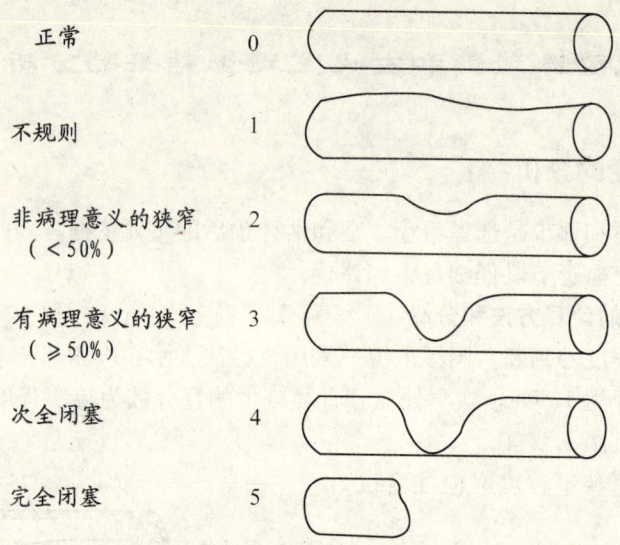

图 12-7-3 冠脉动脉病变的分级

窄程度而导致心肌缺血。70%以上的病变为中度狭窄，可引起临床症状，因为70%直径的狭窄在相同的冠脉高峰血流时则有相当重要的血流动力学意义。90%～99%为重度狭窄，不仅可导致严重的心肌缺血，还可引起该血管供应区域的心肌功能不全。因此，一般情况下，≥70%的狭窄进行血管成形术，<70%的狭窄用药物治疗。

不同血管、不同血管段的狭窄，其临床意义也有所不同，比如左主干病变或左主干等同病变（即前降支和左旋支的起始端或近段分支之前各有≥70%狭窄），临床称为"寡妇制造者"，应尽快行冠脉搭桥术或支架置入术。位于冠脉主支近端的病变比远端病变重要；主支病变比分支病变重要。

（三）冠脉病变特征分析

冠脉病变特征对冠脉搭桥术并不重要，但对介入性治疗时介入技术种类的选择、适应证和器械的选择、成功机会和并发症的预测等都起着重要作用。

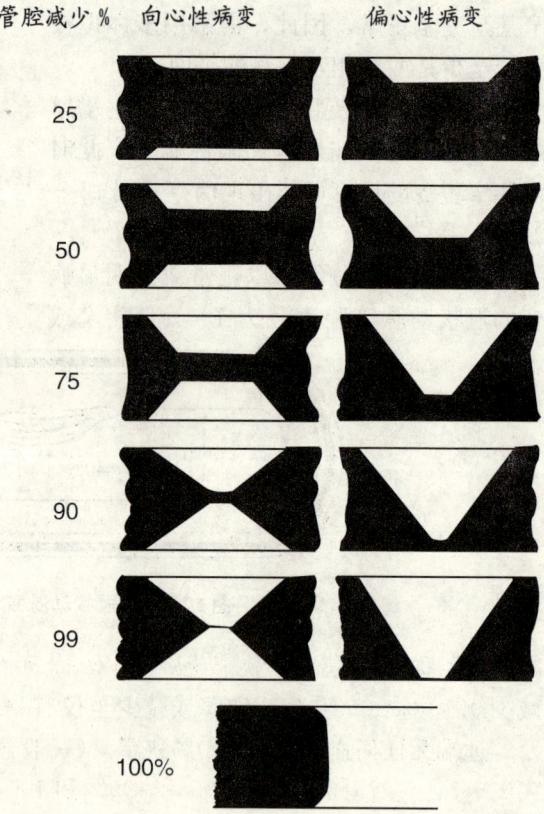

图 12-7-4 冠状动脉狭窄程度的诊断标准示意图

冠脉病变特征的观察包括：向心性或偏心性、边缘光滑或不规则、病变长度、累及分支、成角病变的程度、钙化程度、溃疡、血栓、病变是否位于血管转弯处及病变近端血管的弯曲程度、侧支循环情况等等，完全闭塞病变还应观察闭塞断端的形状，有无大分支或桥侧支等。

血管的情况也应注意，如血管壁的僵硬感、收缩时的"折断"感、血管迂曲延长犹如散开的弹簧状、血管纤细如钢丝状等都是冠脉硬化的表现。

二、冠状动脉的侧支循环

如前所述，左、右冠状动脉在心外膜下相互连接形成一个水平血管环和一个纵行血管环。冠脉之间有交通支彼此相连吻合而形成一个血管网。这些交通支出生时就存在，但并不沟通，只有当某一冠脉主支或分支有严重狭窄或完全闭塞后，这些交通支才逐渐开放。其他正常冠脉血管通过交通支供应病变血管远端的心肌，称为"侧支循环"（Collateral Circulation）。

（一）侧支循环的方式（图 12-7-5）

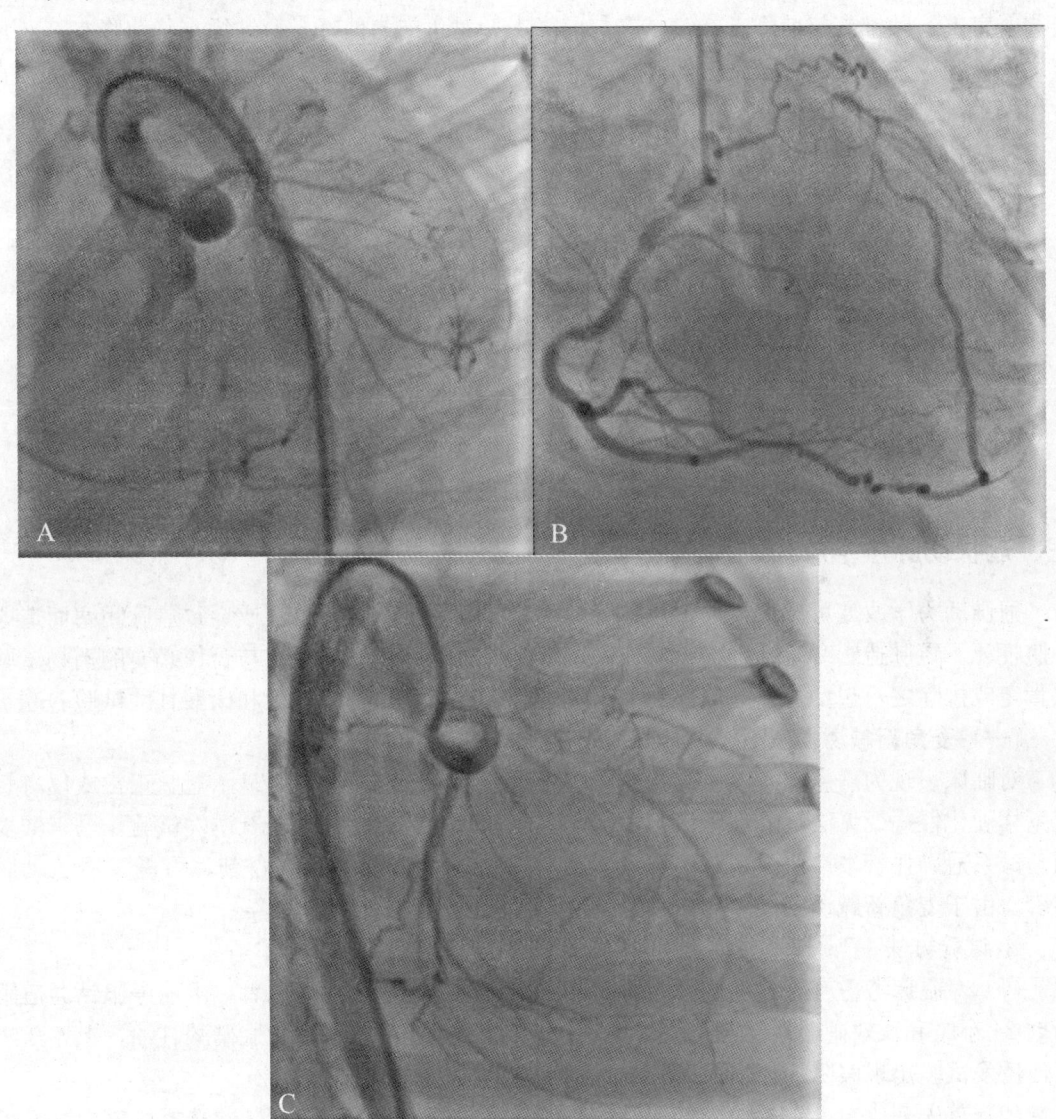

图 12-7-5 冠脉侧支循环
A. 左向右侧支循环（前降支经间隔支供血右冠状动脉远端）
B. 右向左侧支循环（右冠脉供血前降支）
C. 左向左侧支循环（前降支远端供血回旋支）

1. 侧支供血可来自同侧相近血管，称为同侧侧支循环，如 LAD 的侧支来自于 LCX。
2. 侧支供血来自对侧血管，称对侧侧支循环，如 RCA 的侧支来自于 LAD。
3. 侧支供血可来自双侧血管，称双侧侧支循环的双重供血，如 LCX 的侧支来自 LAD 和 RCA。

以上三种形式的侧支亦称为冠脉间侧支，为逆向供血。

4. 侧支来自同一冠脉闭塞处近端，经侧支与闭塞处远端血管相通，为冠脉内侧支，亦称为桥侧支（Bridging Collaterals），相当于冠脉自身搭桥，为前向性供血。

（二）常见的冠脉侧支循环途径

常见的侧支循环途径：前降支与后降支、前穿隔支与后穿隔支、对角支与钝缘支、钝缘支与左室支、圆锥支与前降支、锐缘支与前降支、对角支与前降支、钝缘支与前降支、对角支之间、钝缘支之间、穿隔支之间等。

（三）侧支循环的分级

0 级：无侧支循环形成。

Ⅰ级：非常微弱的侧支显影（时隐时现如幽灵状），仅充盈小分支。

Ⅱ级：闭塞或严重病变的远端血管被侧支显影，但其造影剂密度比供血血管低且充盈缓慢。

Ⅲ级：病变远端血管显影的密度与供血血管相同，且迅速充盈。

（四）侧支循环的作用

1. 改善病变冠脉供血区内的心肌功能。
2. 缩小心肌梗死范围。
3. 若侧支循环建立在冠脉完全闭塞之前则可避免心肌梗死发生。
4. 在冠脉介入性治疗时可保证病变冠脉区的心肌供血，从而增加手术的安全性。

三、冠状动脉痉挛及药物试验

冠脉动力学改变可导致或加重冠脉管腔狭窄而发生心肌缺血，甚或导致冠脉闭塞而造成心肌梗死。冠脉造影时应结合临床表现和造影结果对冠脉痉挛的存在与否作必要的药物试验以肯定或排除之，包括冠脉痉挛的药物诱发试验（常用麦角新碱试验和硝酸甘油试验。）

（一）麦角新碱诱发试验

对临床表现为静息性心绞痛或变异性心绞痛患者，若经冠脉造影显示冠脉正常或仅有轻度粥样硬化性病变无法解释临床症状时，可在冠脉造影后进行麦角新碱诱发试验。马来酸麦角新碱系冠脉血管平滑肌内 α-肾上腺素能受体和 5-羟色胺受体的兴奋剂，可诱发冠状动脉痉挛。由于麦角新碱诱发试验存在一定风险，目前已较少进行。

1. 试验方法

（1）对临床考虑有冠脉痉挛可能的病人，尤其是变异性心绞痛患者，术前停服钙通道阻断剂 24 小时和长效硝酸盐制剂 12 小时，术中不得用阿托品或舌下含服硝酸甘油，上述药物可使诱发试验出现假阴性。

（2）首先完成左、右冠脉造影，根据临床资料考虑可疑的痉挛冠脉并选择好该血管的最佳投影体位进行造影并固定该体位不变。一般选用左前斜位加头位（LAD/cranial），因为该体位可同时得到左冠脉和右冠脉的显像图像，又便于右冠脉插管。

（3）试验前连接 12 导联心电图并记录。

（4）将麦角新碱 0.4mg 用生理盐水稀释成 8ml 备用。

(5) 每隔 3～5 分钟从静脉分次推注稀释的麦角新碱注射液，逐次增量：0.05mg（1ml），0.1mg（2ml），0.25mg（5ml），达总量 0.4mg。每次给药后 1 分、3 分、5 分记录心电图和自觉症状并进行冠状动脉造影。也有人主张将 0.4mg 麦角新碱一次静脉注射，分别于给药后 1 分、3 分、5 分、7 分、10 分记录心电图、自觉症状和冠脉造影。若给药后胸痛发作或心电图有缺血改变，则随时迅速行冠脉造影。一旦证实有局限性狭窄出现，应迅速从冠脉内注射硝酸甘油 200～300μg，1 分钟后重复造影证实痉挛缓解并可进一步判断局部粥样硬化性狭窄的真实程度。试验结束后进行双侧冠状动脉造影，并给予硝酸甘油以解除麦角新碱的全身血管收缩作用（图 12-7-6，12-7-7）。

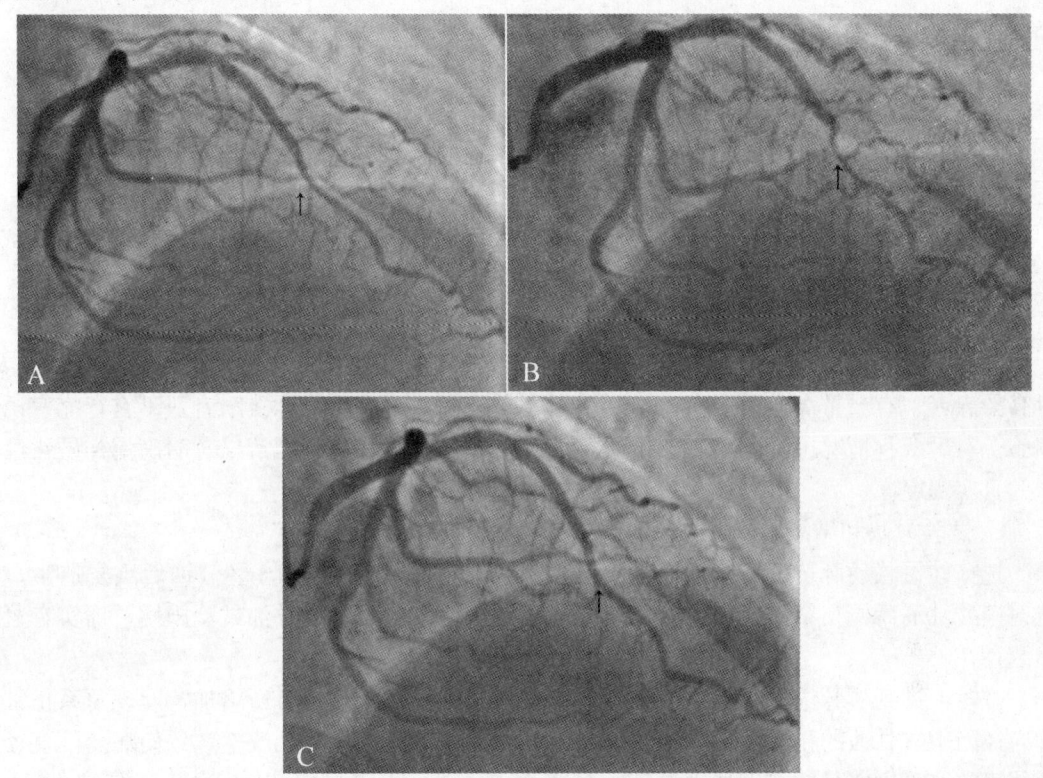

图 12-7-6　麦角新碱诱发试验
A. 前降支端 20% 狭窄
B. 麦角新碱诱发试验：前降支原病变狭窄加重
C. 冠脉内推注硝酸甘油后，前降支中端仅有轻度狭窄

2. 试验结果判断

冠脉局灶性痉挛至血管狭窄≥70%，同时伴有心绞痛症状及/或心电图改变者为阳性。若仅有胸痛发作而不伴心电图改变，也无冠脉痉挛所见者，可能为麦角新碱致食道痉挛。

麦角新碱药理反应可致弥漫性冠脉轻度收缩（30%），不作阳性结果。

临床确诊为变异性心绞痛患者中，试验几乎均为阳性；临床为可疑患者中，大约 1/3 为阳性；临床不像变异性心绞痛患者的阳性率不到 5%。

3. 试验注意事项

(1) 术前应准备好注射用硝酸甘油 200～300μg 并用三通头连接在导管尾端与加压系统之间备用。一旦确定冠脉痉挛，立即从导管注入到冠脉以缓解痉挛。无论术中是否发生痉挛，试验结束后均需向冠脉内注射硝酸甘油。

（2）麦角新碱诱发痉挛有时可同时发生在双侧冠脉，可行轮番造影；亦可根据临床缺血部位所提供的信息先选择一侧冠脉进行试验，若心电图提示有双侧缺血时再行对侧冠脉造影。也有人主张同时插好左、右冠脉造影导管，在试验中相继显影左、右冠脉以防因两侧冠脉同时痉挛，处理不及时而发生意外。

（3）诱发试验显示冠脉近端的局限性痉挛应与导管顶端刺激所致的冠脉痉挛相区别，后者不伴临床症状和心电图改变，后撤导管后痉挛可自行缓解。

（4）麦角新碱可能引起严重高血压或冠脉顽固性痉挛，有时伴发严重心律失常，应备有临时起搏器和除颤设备。

（5）麦角新碱诱发冠脉痉挛多在给药后3～5分钟，但也偶有发生在给药后半小时以上者，因此，试验后最好能多观察一段时间。

总之，麦角新碱诱发试验有一定的危险性，需有熟练的冠脉造影经验和插管技术，并需有一定的急救设备和丰富的急救经验。

冠脉痉挛激发试验还有：乙酰甲胆碱试验、肾上腺素试验、心得安试验、过度换气试验和冷加压试验等。

（二）硝酸甘油试验

1. 麦角新碱试验适用于临床疑为变异性心绞痛患者、冠脉造影正常或仅有轻度病变者。对高龄患者、有严重高血压患者，造影显示左主干病变或严重冠脉狭窄者，不宜行痉挛诱发试验。对后两种情况可行硝酸甘油试验，了解是否存在冠脉痉挛因素以及明确粥样硬化性狭窄的真实程度。

2. 试验方法和结果判断

选择性冠状动脉造影后，冠脉内注射硝酸甘油100～200μg，1～2分钟后重复造影。若注射硝酸甘油后原狭窄程度减少≥30%或狭窄完全消失者为硝酸甘油试验阳性，证实有冠脉痉挛存在。

有时可见到冠脉内给予硝酸甘油后，原狭窄程度（百分数）有所增加，此现象系正常血管内径因硝酸甘油的正常药理作用而加大，而粥样硬化性斑块处无改变，致使病变段直径与相邻正常血管段内径的差别加大。

冠脉内注射硝酸甘油后，冠脉可普遍增粗，为硝酸甘油正常药理作用所致。如若冠脉造影见冠脉普遍纤细，推注硝酸甘油后，整个冠脉内径普遍增加且≥30%，可参考临床资料考虑为冠脉痉挛存在。

麦角新碱试验和硝酸甘油试验有助于判断冠脉痉挛，但必须结合临床综合判断。

四、冠脉造影结果判断错误的原因分析

冠脉造影结果的判断是将狭窄同与之相邻的正常血管段进行目测比较，通常以血管腔直径减少的百分数来计算狭窄的程度。在极轻度和极重度狭窄时，这种目测估计是相当准确的。但是对于40%～80%之间的中度狭窄来说，观察者之间目测估计的差异是显著的（通常为20%左右）。近几年应用于临床的直接测量技术可以更准确地计算狭窄程度。用这种方法测量的狭窄程度往往比目测估计结果减少15%左右。

术者经验不足或设备质量问题，可能得出某些错误判断。常见原因如下：

（1）投影体位不合适或投照角度不妥，未能把冠脉树的重要血管支完全分开，血管的重

叠或依透视法缩短影响了病变的暴露和判断，尤其是血管分叉处病变和偏心病变。

（2）造影剂注射不足：包括注射压力、速度和剂量的不足，造成跳动式血管充盈，或因造影剂未能与血液充分混合，则透过X线的血液所包绕的区域可能造成动脉狭窄的假象。

（3）超选择性注射：导管插入过深进入分支内行超选择性造影。尤其是当左主干短且分支早时，可能进入左前降支或左回旋支造影，使经验不足的术者将未显影的左回旋支或前降支误认为完全闭塞。如造影表现为某一区域的"血管贫乏区"，既无前向血流又无侧支循环血流，也未见明显的血管残干，而左室造影时该局部室壁运动正常，则应仔细寻找血液供应来源，因为心肌不可能在缺乏充足供血途径的情况下保持正常功能，此时应考虑到超选择性造影的问题。当然也应排除冠脉起源变异所致。

（4）位于血管口的完全闭塞病变：如闭塞"填平"血管起源处，则看不到血管残干而易被漏诊，此时可依靠远端血管受侧支循环显影来诊断。

（5）导管刺激引起冠脉痉挛易误诊为狭窄，多见于右冠脉，也可见于前降支。如术者能意识到此问题，将导管撤出后重新调整导管位置造影或冠脉内注射硝酸甘油后重复造影，则可明确诊断。

（6）心肌桥压迫：造成收缩期血管狭窄，于舒张期狭窄消失。常见于前降支中段和对角支。

（7）冠脉起源和分布的先天性变异可能迷惑术者，作出冠脉完全闭塞的错误判断。

因此，认真阅片、仔细分析每一个投影体位的每一支血管、每个节段和每个病变，对正确诊断冠脉病变非常重要。

五、左心室造影结果的分析

（一）左室造影结果的观察内容

1. 左心室大小。
2. 左室壁厚度。
3. 室壁运动和节段运动情况。
4. 二尖瓣返流情况。
5. 附壁血栓。
6. 左室舒张末压及左室-主动脉连续压测定。

（二）左室运动情况（图12-7-7，12-7-8）

左心室正常运动为室壁各阶段的收缩运动幅度一致；即心室腔的横径和纵轴均呈向心性缩短，心尖向心底部运动。正常收缩为25%~30%。

1. 左室壁分段：共分为七个节段：

右前斜位：分5段：（1）前基底段；（2）前侧壁；（3）心尖部；（4）下壁；（5）后基底段。

左前斜位：分2段：（6）室间隔；（7）后侧壁。

2. 室壁节段运动异常分类

（1）室壁运动低下（Hypokinesis）：指整个左室壁运动普遍减弱。

（2）节段运动减弱（Asyneresis）：某一节段或几个节段运动减弱，造成心室运动的不均一性。

（3）节段无运动（Akinesis）：某一节段或几个节段完全无收缩功能。

(4) 反向收缩或矛盾运动（Dyskinesis）：某一节段在收缩期时向外膨胀，与邻近节段运动方向相反形成矛盾运动，提示室壁瘤形成。

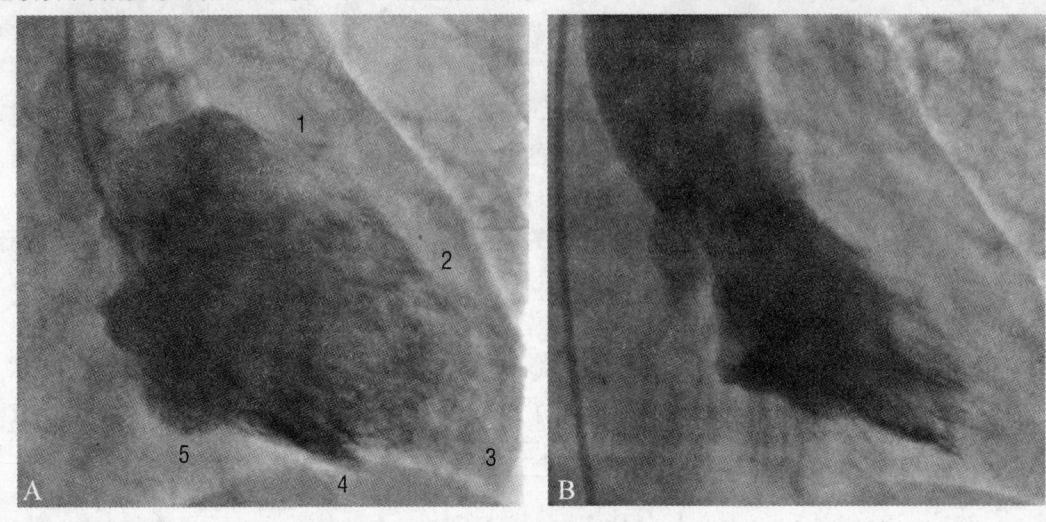

图 12-7-7　正常左心室造影图
A. 心室舒张期　1. 前基底部　2. 前侧壁　3. 心尖部　4. 膈面　5. 后基底部
B. 心室收缩期

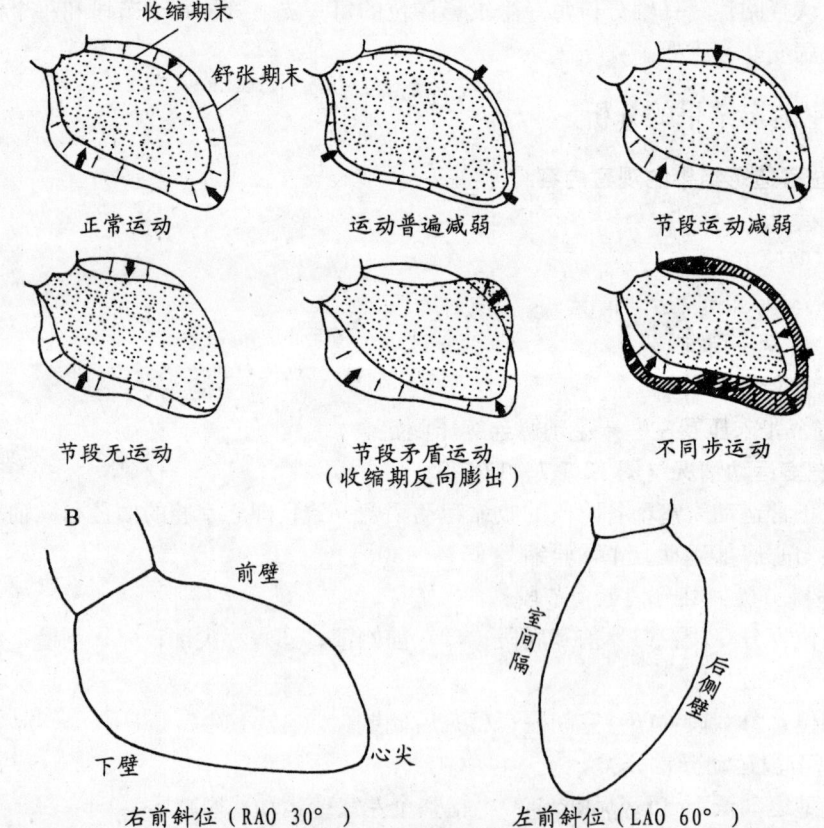

图 12-7-8　心室造影结果
A. 各类左室壁运动异常　　B. 左室壁节段划分

(5) 室壁运动不同步（Asynchrony）。

(三) 二尖瓣返流情况

左室收缩时见有造影剂自心室经二尖瓣返流到左心房，提示有二尖瓣关闭不全。根据造影剂返流程度分为四极：

Ⅰ级返流：造影剂达二尖瓣左房侧，但仅限于二尖瓣口附近，提示轻度二尖瓣关闭不全。

Ⅱ级返流：造影剂充盈左心房大部分，提示二尖瓣中度关闭不全。

Ⅲ级返流：造影剂充盈整个左心房。

Ⅳ级返流：造影剂充盈整个左心房全部且左心房造影剂的消失比左心室延迟。

Ⅲ、Ⅳ级返流提示重度二尖瓣关闭不全。

(四) 附壁血栓

见左心室造影剂有充盈缺损现象，提示有附壁血栓存在。

(五) 左室压力测定

包括左室收缩压和舒张末压。左室舒张末压升高>12mmHg（1.6kPa）或造影后明显升高，提示左室功能不良。左室－主动脉连续压力曲线测定若有二者收缩压差（>20mmHg）则提示有主动脉瓣狭窄。

(六) 左室功能测定

左室造影不但能观察左心室的解剖形态学变化，还能测定左室功能情况，包括左室射血分数（LVEF）和节段射血分数。

射血分数（EF值）：是每搏射血量（SV）与心室舒张末期容量（EDV）的比值，而每搏射血量（SV）等于舒张末容量（EDV）减去收缩末期容量（ESV）。

即　　　　SV＝EDV－ESV

故　　　　EF＝（EDV－ESV）/EDV＝SV/EDV

目前多用电子计算机进行测量，即用中心线方法（Centerline Method）进行左室壁运动分析。

第八节　冠状动脉造影术的合并症及处理

冠脉造影术合并症的发生率与冠脉造影途径、手术者的经验有关。经皮股动脉穿刺技术的推广使合并症大大减小。有人报告术者不满150例冠脉造影经验前，合并症发生率高。随例数增加和经验积累，合并症随之降低。

常见合并症及处理如下：

(一) 心律失常

常见有心动过缓、P-R间期延长、房性传导阻滞、室性期前收缩、短阵室性心动过速、一过性束支传导阻滞或室内传导阻滞，严重者可发生室性心动过速和心室纤颤。

造影剂对血管和迷走神经刺激或因窦房结支和房室结支缺血，可引起缓慢性心律失常。通常为一过性，无需特殊处理。如因造影剂影响，可经病人用力咳嗽后缓解。个别病人持续性严重心动过缓达40次/分以下或Ⅱ°以上房室传导阻滞时，可静注阿托品0.5～1mg，若仍不能恢复则需安置临时人工心脏起搏器。

室性心动过速和心室纤颤为严重并发症，可导致死亡。心室纤颤发生率为0～5％，个别报道可高达12％。为导管堵塞冠脉口或严重冠脉病变加上注射造影剂引起心肌缺血、心电不稳定所致。有报告心室纤颤可发生在冠脉大致正常的病人，可能此类病人对急性缺血耐受性差，一旦冠脉口被导管堵塞则容易发生室颤。

心室纤颤一旦发生，立即撤出导管，进行有效心外按压并立即进行电除颤，能量用200J，一次不能转复可重复除颤，绝大多数室颤均可抢救成功。极个别因心肌病变过重而导致死亡。

冠脉造影术中严重心律失常发生前均先有动脉压力的变化，当压力"衰减"（Damping）即收缩压和舒张压都明显下降伴压力图形圆钝或动脉压力"心室化"图形出现则提示导管堵塞冠脉血流，此时应立即撤出导管使血流恢复，待压力图形恢复正常后重新操作和调整导管插管位置并严密观察压力图形。切忌在动脉压力异常时造影。严密压力监护是冠脉造影安全进行的保证。

（二）心肌梗死

常见原因有：

1. 导管或造影剂刺激冠脉痉挛。
2. 导管损伤冠脉口引起内膜撕裂甚至急性血管闭塞。
3. 栓塞：可为血栓栓塞或气体栓塞两种。多由导管头或导丝带入血栓或因加压注射系统和导管封闭不严将气泡注入冠脉内。也见到在左室造影高压注射造影剂时，附壁血栓的碎片脱落顺血流到主动脉根部后栓塞冠脉者。

心肌梗死是冠脉造影的严重并发症，应积极预防：

1. 尽量避免和消除形成的血栓或消除将血栓带入冠脉的可能因素，包括：

（1）术前肝素化：穿刺股动脉后，立即从动脉外鞘管注入肝素2000～3000U。由于技术熟练，冠脉造影通常在一小时内完成，故无需追加肝素，若手术时间超过一小时，应再酌情追加肝素，以避免血栓形成。

（2）导管和导丝应经常用肝素盐水冲洗，并用浸湿肝素盐水的纱布擦洗表面，导丝用过后应立即浸泡在肝素盐水内备用。

（3）严禁将纱布浸泡在手术台上用作冲洗导管的肝素盐水容器内，以免将纱布的线头注入导管内。

（4）动脉外鞘管末端是一死腔，容易形成凝块。因此每次更换造影导管时，先通过鞘管侧面的三通头回抽鞘内血液，将鞘管内的血凝块或气泡等抽出，再用肝素盐水冲洗鞘管。此外，还应在冲洗干净鞘管活瓣外侧尾端的所有凝血块后，再重新插入导管，以防导管头将此处的凝血块送到冠脉口。

（5）三通加压注射系统及所有连接头及通道内应严格排出所有气泡。连接造影导管时，必须确认导管尾端无气泡涌出并在盐水高压喷射状态下将导管尾端与加压注射系统相连接，可避免发生气体栓塞。

2. 导管操作务必轻巧，尽量减少不必要的动作。导管尖端切忌插入过深或顶在血管壁上以减少冠脉口内膜损伤。近年来软头（Soft Tip）导管的应用，增加了手术的安全性。

如果心肌梗死发生在术中，应尽快明确原因，给予冠脉内硝酸甘油200～300μg或心痛定10mg以解除冠脉痉挛，冠脉内溶栓治疗或行急诊介入性治疗。如梗死范围不大，血流动力学稳定，可保守治疗并严密监护；若血流动力学不稳定，应立即用主动脉内球囊反搏动技术；若为左主干闭塞应及早行紧急支架置入术或冠脉搭桥术。

(三）栓塞并发症

栓子来自导管或导丝表面形成的血栓或因操作不慎致使动脉壁粥样硬化斑块脱落或注入气泡等；左室造影时高压注射造影剂或导管操作可使原有附壁血栓脱落而发生栓塞。栓塞部位可为脑血管、肾动脉、肠系膜动脉及下肢动脉等。一旦发生，应积极用扩血管药物或溶栓治疗等。插管时以软头"J"型导丝引路以及肝素化的应用可以减少该合并症的发生。

（四）死亡

因冠脉造影致死的人数随经验积累和设备改进已明显降低。其影响因素主要有两大方面：

1. 术者经验　有报告少于150例冠脉造影经验者，死亡发生率高。超过150例后死亡明显下降。

2. 与疾病严重程度密切相关　左主干严重病变、严重多支血管病变、左心功能严重受损者的危险性高，其中以严重左主干病变最危险，几乎占死亡并发症的半数。造影时的压力监测至关重要，如少量推注造影剂证实有左主干病变则应尽量减少造影的投照体位并尽量缩短造影时间，也可在冠脉内注射硝酸甘油后再造影，以减少血管痉挛的发生。

（五）造影剂反应

常见反应有：

1. 皮肤反应　皮肤潮红、苍白、出汗、荨麻疹、血管神经性水肿等。
2. 神经系统　头痛、头晕、肌肉抽搐、失明、失语、偏瘫、大小便失禁等，严重可致昏迷。
3. 呼吸系统　喷嚏、咳嗽、呼吸困难、喘息发作、喉头水肿、喉头痉挛、严重者呼吸骤停。
4. 胃肠反应　恶心、呕吐。
5. 泌尿系统　腰痛、少尿、无尿、血尿、蛋白尿、肾功能不全等。
6. 心血管系统　各种心律失常、低血压、过敏性休克、急性肺水肿、心脏骤停。

预防造影剂反应有以下方法：

1. 认真询问患者过敏史　包括食物、药物、尤其是碘和造影剂过敏史。皮肤过敏和支气管喘息等病史。
2. 术前详细了解患者的心功能状况和肝肾功能、电解质情况。
3. 术前作造影剂过敏试验　常用静脉注射法。即静脉注射1ml 76%泛影葡胺后20分钟内观察病人心率、心律、血压、皮肤等反应及自觉症状。

对既往有过敏史者、碘过敏试验阳性、心功能差、肾功能受损等患者可作如下处理：

1. 选用非碘造影剂如Omnipaque、Utravist370等。
2. 术前给予氢化可的松100mg或地塞米松5mg、苯海拉明40mg。
3. 尽量减少造影剂用量。
4. 先作冠脉造影以获取最重要资料，情况允许再进行左室造影或改用无创性检查以了解左室功能和解剖情况。
5. 加强心电、动脉压力和呼吸监测。
6. 术中加快输液速度以促进造影剂排出。

对术中过敏反应的处理和急救措施：

1. 皮肤过敏反应　地塞米松5～10mg或氢化可的松100mg，静脉给药。苯海拉明

40mg 肌肉注射。

2. **哮喘发作或喉头水肿** 静脉给予氢化可的松 100～200mg 及地塞米松 10～20mg，皮下注射肾上腺素 0.5～1mg、氨茶碱 0.25 静脉小壶给药。严重喉头痉挛和水肿需紧急气管切开术。

3. **过敏性休克** 抗过敏治疗同上，快速输液、补充胶体液、应用升压药物等。

（六）穿刺局部的血管并发症

血肿形成、动脉内膜损伤、穿孔、动静脉瘘等。

（七）其他合并症

导管打结或断裂、感染等。

（据作者经验，）冠脉造影术中合并症的发生主要是术者经验不足、技术不熟练和操作不规范以及对心电压力监测的重要性认识不足等原因所致。

第九节 冠状动脉造影的评价

为了评价急性心肌梗死再灌注治疗后心肌灌注的效果，先后采用了以下三种评价方法。

一、心肌灌注 TIMI 血流分级的定义

0 级（无灌注）：没有前向的血流流过闭塞点。

1 级（穿过但无灌注）：造影剂越过闭塞区域，但"悬挂"，未能在电影采集期间使闭塞远端的血管床完全显影。

2 级（部分灌注）：造影剂通过闭塞部位，并使闭塞远端的血管床完全显影。但造影剂进入闭塞远端血管的速率或从闭塞远端血管清除的速率（或两者）可以被察觉到慢于未闭塞的参照血管—即对侧或闭塞近端的冠状动脉床。

3 级（完全灌注）：通过闭塞部位远端血管床的前向血流与通过闭塞部位近端血管床的前向血流同样迅速。造影剂从受累血管床清除的速率与同侧或对侧未受累血管床清除的速率相同。

这种方法可反映心外膜大血管血流灌注情况，与心肌微循环灌注情况尚有出入。

二、心肌灌注 TIMI 帧计数（TIMI frame count，TFC）的定义

为了将冠状动脉血流指数作为连续计量变量进行评价而引入的 TIMI 帧计数概念，使急性心肌梗死再灌注资料有了更好的可比性。所谓 TIMI 帧计数指利用 SONY SME 3500 电影回放系统的 TIMI 帧计数器测定造影剂首次到达标准化的冠状动脉远端标志所需的电影帧数。首帧指造影剂完全进入动脉内的第一帧。末帧的定义是造影剂首次进入到远端标志分支（不要求分支完全显影）。由于 LAD 较 LCX 和 RCA 长，前者需除 1.5（LAD/RCA）或 1.6（LAD/LCx）以获得校正的 TIMI 帧计数（CTFC）。CTFC 正常值为 $\geqslant 15$ 帧且 $\leqslant 27$ 帧（要求电影采集速率为 30 帧/秒）。

三、心肌灌注心肌染色（myocardial blush）分级的定义

心肌染色的分级可更好地反映心肌微循环灌注情况。具体方法如下：急性心肌梗死患者进行再灌注治疗（溶栓或 PCI）后，在电影采集速率 25 帧/秒的条件下，根据心肌梗死区域选择最佳的投照体位，用 7F 或 8F 指引导管在冠状动脉内注射硝酸甘油 400ug 后造影梗死

相关血管。按以下标准进行心肌染色分级。

0级：无心肌染色和造影剂密度。

1级：少量的心肌染色和造影剂密度。

2级：中等量的心肌染色和造影剂密度，较对侧或同侧非梗死相关动脉供血区域淡。

3级：正常的心肌染色和造影剂密度，与对侧或同侧非梗死相关动脉供血区域相同。

若心肌染色持续存在而不消失，提示造影剂渗出到血管外间隙，这种情况被定为0级。

（朱国英 高 炜 吴 铮）

参 考 文 献

1. Sones F M: Cinecoronary arteriography. in Hurst J W. Logue R B. The Heart 2nd ed, New York: MacGraw Hill, 1970, 377
2. Gensini G G: Coronary arteriography. in Braunwald E. Heart disease-A Textbook of caradiovascular medicine. 2nd ed. Philadelphia: Saunders Co, 1984, 304-350
3. Adams D F, Fraser D B, Abrams H L: The complications of coronary arteriography. Circulation, 1973, 48: 609
4. Cohen M V, Cohn P F, Herman M V, et al: Diagnosis and prognosis of main left coronary artery obstruction. Circulation, 1972, 45: 57
5. Davis K, Kennedy J W. Kemp H G, et al: Complications of coronary arteriography from the collaborative study of coronary artery surgery (C. A. S. S.). Circulation, 1979, 59: 1105
6. Kennedy J W. Complications associated with catheterization and angiography from the Registry Committee of the Society of Cardiac Angiography. Circulation, 1981, 64: Suppl. IV, 108
7. Lavine P, Kimbiris D, Segal BL, et al: Left main coronary artery disease: clinical arteriographic and hemodynamic appraisal. Am J Cardiol, 1972, 30: 791
8. Curry R C, Pepine C J, Sabom M B, et al: Effects of Ergonovine in patients with and without coronary artery disease. Circulation, 1997, 56: 803
9. Curry R C, Pepine C J, Sabom M B, et al. Similarities of Ergonovine induced and spontaneous attacrs of variant angina. Circulation, 1979, 59: 307
10. Heupler F A: Provocative testing for coronary arterial spasm. Risk, method and rationale. Am J Cardiol, 1980, 46: 335
11. Feldman R L, Pepine C J, Curry C, et al: Case against routine use of glyceryl trintrate before coronary angiography. Br Heart J, 1978, 40: 992
12. Judkins M P, Percutaneous transfemoral selective coronary arteriography. Radiol Clin North Am, 1968, 6: 467
13. Sones F M, Shirey E K: Cine coronary arteriography. Mod Concepts Cardiovasc Dis, 1962, 31: 735
14. Friesinger G C, Page E E, Ross R S: Prognostic significance of coronary arteriography. Trans Assoc Am Physicians, 1970, 83: 78-93

15. Levin D C: Pathways and functional significance of the coronary collateral circulation. Circulation, 1974, 50: 831
16. Amplatz K, Formanek G, Stanger P, et al: Mechanices of selective coronary artery catheterization via femoral approach. Radiology, 1967, 69: 1040
17. Conti C R: Coronary ateriography. Circulation, 1977, 55: 227

第十三章　冠脉内超声和其他冠状动脉影像学检查
(Intravascular Echocardiography and other Imaging Techniques)

第一节　血管内超声显像·················(306)
　一、IVUS 在诊断方面的应用···········(306)
　二、IVUS 在冠心病介入治疗中的应用
　　·····································(307)
　三、小结·····························(309)
第二节　冠脉内镜·····················(310)
　一、血管镜检查的指征················(310)
　二、血管镜的局限性··················(311)
第三节　冠状动脉内多普勒血流测定·····(311)
　一、冠状动脉血流储备的概念·········(311)
　二、临床应用·························(312)
第四节　冠状动脉内压力测定·············(313)
　一、病变情况下的冠脉血流动力学····(313)
　二、血流储备分数·····················(314)
　三、压力导丝和血流储备分数的临床应用
　　·····································(315)
　四、FFR 的局限性····················(316)
　五、IVUS、血管镜和多普勒血流测定的比较
　　·····································(317)
第五节　冠状动脉 CT 造影··············(318)

　　长期以来，冠状动脉造影一直是诊断冠状动脉病变和用于指导冠脉介入治疗的主要方法和"金标准"，由于冠状动脉造影仅显示被造影剂充填的管腔轮廓，通过管腔形态的改变间接反应位于管壁上的粥样硬化病变，因而在评价冠脉病变方面存在不可避免的缺陷。早在 20 世纪 70 年代，就有人对冠脉造影的准确性和重复性提出了疑问，多项研究显示肉眼判断造影图像存在明显的观察者间和观察者内的变异性，并且在造影所显示的狭窄程度和尸解结果之间存在很大的差异。其原因之一是冠状动脉粥样硬化病变通常为弥漫性，定量冠脉造影时用作参考节段的所谓正常血管常常同时被粥样硬化病变累及；其二是冠状动脉粥样硬化常为偏心性或不规则性斑块；另外，冠状动脉在粥样斑块形成时通常以重构（remodeling）的机制发生代偿性扩大，常低估狭窄程度。这些情况下冠状动脉造影不能正确地诊断病变的存在及其导致的狭窄程度。近来的研究也说明，在造影显示的狭窄程度和多普勒血流技术所测定的狭窄的生理意义方面存在较大的差异。

　　许多机械性扩大管腔的介入治疗手段通过引起斑块撕裂或夹层的方法达到扩大管腔的目的，斑块上的裂隙能允许造影剂充填入粥样病变内，引起造影上所见的呈"毛玻璃"样改变的管腔扩大，由于造影只是显示由造影剂填充的管腔的二维轮廓，毛玻璃样的造影结果可能高估血管的截面和管腔扩大的净增值。作为显像手段，冠脉造影只能提供冠脉形态学方面的信息，对冠脉生理功能和狭窄病变的病理生理学意义方面提供的信息非常有限，这些信息对于临床上选择治疗方案是非常重要的，尤其是对于狭窄程度为 40%～70% 之间的临界病变。为此，近十余年，随着技术的进步，不断有新方法的面世，作为评价冠脉病变的辅助方法补充冠脉造影所无法了解的形态学和功能方面的信息，这些方法包括形态学方面的冠状动脉内超声显像和冠脉内镜，而冠脉内多普勒血流速度测定和压力测定则是评价冠脉循环和狭窄病

变生理功能的主要方法。

第一节 血管内超声显像

血管内超声显像（IVUS）是通过导管的技术将微型化的超声探头送入血管内，用以显示血管的横切面，与冠状动脉造影通过造影剂充填的管腔轮廓来显像冠状动脉不同，IVUS能提供管腔和管壁的横截面图像。临床应用经验已表明该方法具有直观、准确等优点，被认为是诊断冠心病新的"金标准"。随着冠状动脉内介入性治疗技术的蓬勃开展，冠状动脉内超声显像也得到迅速发展。在20世纪90年代，IVUS成为诊断和介入心导管术中非常重要的辅助显像方法，该技术用于指导介入性措施的选择，评价介入性手段的治疗效果，阐明再狭窄的机制。

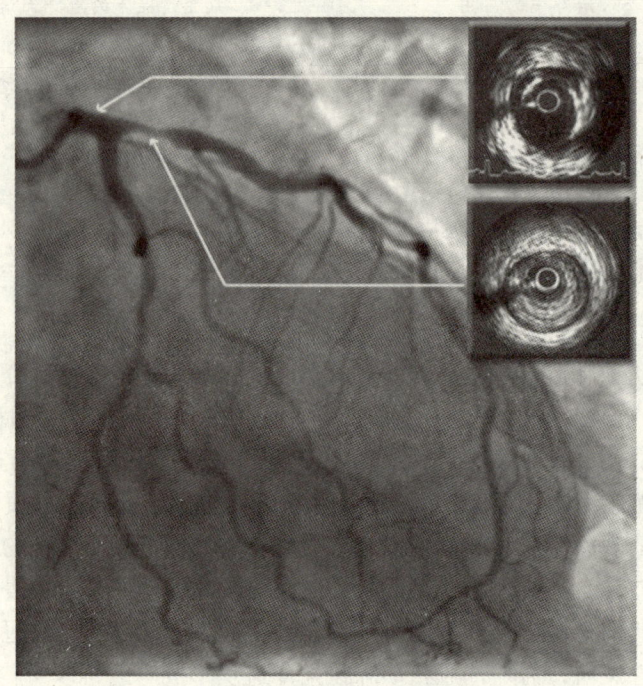

图 13-1-1 血管内超声
显示冠脉造影上看似正常的部位的左主干粥样硬化病变，可能是由于血管壁发生代偿性扩张而使造影结果正常

一、IVUS 在诊断方面的应用

1. 冠脉造影未能检出的病变：IVUS 能在冠脉造影上看似正常的部位检出粥样硬化病变，可能是由于血管壁发生代偿性扩张而使造影结果正常，IVUS 检出的早期病变所造成的临床影响尚不清楚（图 13-1-1）。

2. 严重程度不明确的病变：IVUS 不受投照位置的影响，能精确定量测定狭窄程度，并能阐明造影上所见的界限性病变的狭窄程度。IVUS 能确定开口处和分叉处病变的特征，而造影要显示这些病变尤其困难。

3. 识别不稳定性斑块：IVUS 可以区别斑块的性质（脂质性、纤维性、钙化性或混合性），可以准确测量纤维帽的厚度和脂核的大小（图 13-1-2）。

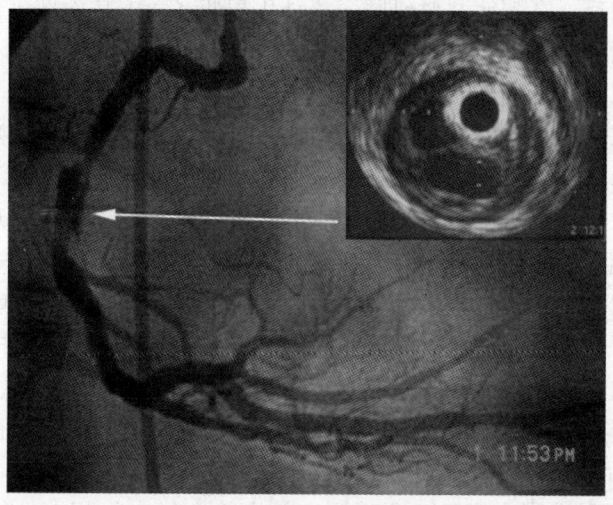

图 13-1-2　IVUS 清楚显示斑块破裂的真腔和纤维帽厚度

4. 心脏移植血管病：由于大多数心脏移植病人无胸痛症状，对移植心脏冠脉粥样硬化病变的识别是非常重要并且极具挑战性的。许多临床中心在每年对这些病人进行导管检查时常规进行 IVUS 检查。

二、IVUS 在冠心病介入治疗中的应用（表 13-1-1）

许多冠心病介入病例数很多的医学中心，在介入过程中常规使用 IVUS 帮助决策的确定。毫无疑问，血管内超声能对介入心血管工作者提供非常有用的信息，然而，IVUS 研究系属于必须拥有或者只是"最好拥有"，还需要更多的研究以确定。

表 13-1-1　IVUS 在介入性心脏病中的应用

肯定的用途
　　精确测定血管的大小以选择器械的尺寸
　　明确斑块的性质以利方法的选择
　　评价界限性病变的严重程度
　　明确管腔扩大的机制
可能的用途
　　预测并发症
　　预测再狭窄
　　指导"理想的"支架植入或旋切
无用之处
　　不能可靠地识别血栓

1. 确定斑块性质以帮助治疗方法的选择　在确定斑块的分布、组成和钙化方面，IVUS 尤其有用，而病变的这些特征对选择合适的治疗方法有很大帮助。例如，对钙化病变行球囊扩张（PTCA），则管腔的扩大通常并不理想，并且在钙化斑块与正常管壁交界处容易导致夹层分离的形成，相反，高频旋磨对研磨表浅钙化病变（而不是深部钙化）非常有效，能扩大管腔而不引起夹层分离。然而，还需要更多的研究来确定 IVUS 指导下的介入治疗较造影指导下的介入治疗确能提高近期和远期的效果。

2. 研究介入治疗扩大管腔的机制　IVUS 能用于确定各种不同的治疗方法扩大管腔的机制。IVUS 显示，对一些病人来说，PTCA 所引起的夹层分离是其扩大管腔最主要或唯一的机制，而斑块的"挤压"或再分布所引起的管腔扩大并不常见。不同于球囊扩张，在定向旋切（DCA）后，管腔扩大的主要机制是斑块的消除，但往往斑块的消除并不完全，因为 DCA 后病变节段 40%～60% 的管腔仍可由斑块占据。IVUS 也证实高频旋磨的作用机制是斑块的消蚀，准分子激光冠脉成形术（ELCA）能导致夹层分离，轻度的血管扩张，并没有斑块的减少。支架植入引起的管腔扩大最显著，能消除弹性回缩的影响。

3. 精确定量测定　对管腔直径、狭窄程度、"正常"参考血管的直径和介入后管腔直径能增加的程度等的估计常用于治疗方法的确定。精确定量血管直径是 IVUS 的重要用途。研究显示 PTCA 后，冠脉造影和 IVUS 两者测定的血管直径之间相关性很差，主要是由于造影上"正常"的冠脉节段经常有粥样硬化，这可导致造影对血管狭窄的低估。然而，还没有前瞻性的研究结果显示需要采用 IVUS 指导选择介入治疗导管的大小以提高安全性和减少远期心脏事件。

4. 指导定向旋切　IVUS 的空间观察力较强，理论上能帮助旋切导管（athero cath）的定向，但在实际应用中，IVUS 图像的准确定向还很困难，在旋切前，仔细观察血管内超声图像以识别一些解剖标志如分支血管，有助于血管内超声图像的定向。一些术者在每次送入旋切导管之前均采用血管内超声检查以确定斑块消除的程度并判断是否还需要进一步切割。IVUS 还能用以确定正常血管的直径以选择大小合适的导管。病变钙化的深度和程度能显著影响目前所应用的 DCA 导管消除病变的效果：尽管造影上所见到的钙化被认为是 DCA 的禁忌证，IVUS 显示一些深部钙化的病变能成功采用 DCA 治疗。相反，造影可能发现不了的表浅钙化会影响 DCA 切除斑块组织的效果，这种情况下可采用高频旋磨的方法。"理想的"DCA 包括采用旋切和辅助 PTCA 以使最终直径狭窄率＜15%。尽管 OARS 研究（Optimal Atherectomy Restenosis Study）提示 IVUS 有助于获得理想的结果，BOAT 研究（Balloon vs. Optimal Atherectomy Trial）证实没有 IVUS 能达到同样的效果。早期应用超声-DCA 联合导管（GDCA）的经验提示超声指导 DCA 是可行的，但尚需要进一步的研究。

5. 冠脉内放置支架　IVUS 研究证实，尽管造影结果非常好，但实际上有些支架没有完全紧贴血管壁和/或扩张不对称（图 13-1-3）。一项单中心、回顾性的研究显示，如果 IVUS 证实支架放置非常理想（表 13-1-2），则可安全地降低全身抗凝的水平。这些 IVUS 观察结果导致了常规使用高压球囊扩张以使支架完全扩张和贴壁。尽管在常规高压球囊扩张后，采用 IVUS 指导能进一步扩大管腔直径，但 AVID 研究（Angiography vs. Intravascular ultrasound-Directed Stent Placement）并没有显示此种方法对 30 天的临床事件发生率有益处（长期效果还未定）。其他的随机化研究（STARS，Stent Anticoagulation Regimen Study）正进行中，以评价 IVUS 在辅助支架植入术和检出适合于低剂量抗凝的病人中的价值。

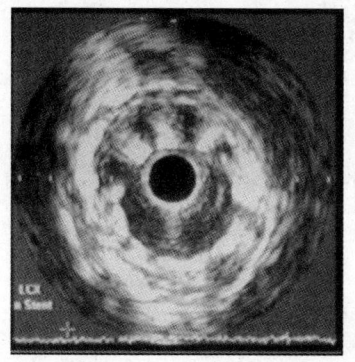 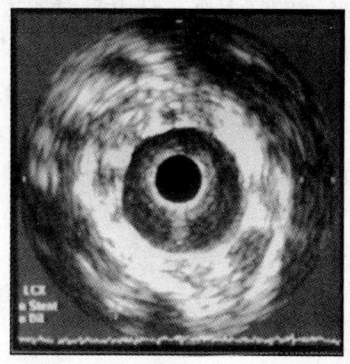

图 13-1-3 支架植入后的血管内超声图像

可见支架与管壁之间存在间隙,此间隙能被造影剂充盈,因而在冠脉造影时无法鉴别。右图为高压球囊扩张后的血管内超声图像

表 13-1-2 支架放置理想的 IVUS 标准

支架结果	间隙*	CSA 指数**	对称指数***
不适合	>0.3mm	<0.6	<0.5
临 界	0.1~0.3mm	0.6~0.8	0.5~0.7
理 想	<0.1mm	≥0.8	>0.7

* 间隙:支架丝或环与其下血管壁之间的最大距离
** CSA 指数:支架最小的横截面积(CSA)与正常参照血管 CSA(支架近端与远端 CSA 的平均值)之比
*** 对称指数:支架最小直径与最大直径之比

6. 介入术后夹层分离的性质 在成功的 PTCA 后,IVUS 证实 40%~80% 的病变存在单个或多个夹层分离,通常发生在软、硬斑块交界处。IVUS 能确定夹层分离的深度和范围,夹层分离可为表浅的内膜撕裂,也可深达外膜,IVUS 还能确定夹层分离在血管纵向累及的范围,帮助确定需要多少支架,以及放置在何处。与其他的显像方法相比,IVUS 的优点是显而易见的,然而,前瞻性的研究还未证实 IVUS 指导的介入治疗有更好的早期或长期结果。

三、小 结

毫无疑问,IVUS 提供了大量有关血管直径和斑块形态的信息,而这些信息无法从其他一些显像方法中得到。IVUS 所提供的这些信息能用于帮助选择治疗方法和导管的大小,但这并不能证实 IVUS 指导下的选择能导致更少的并发症或更好的长期效果。而且,在所有的介入病例中常规使用 IVUS 会明显增加治疗费用,尤其是在手术量大的中心。但是,以下的一些建议可能对绝大多数的介入心脏病学者有帮助:

1. IVUS 检查的操作和图像判断的经验非常重要。
2. 对于只进行 PTCA 的术者来说,IVUS 能用于:
(1) 研究"临界"病变,以决定是否需进行介入治疗。
(2) 在有疑问的情况下,选择球囊的大小。
3. 对于同时进行 PTCA 和其他一些介入方法的术者,IVUS 能用于:
(1) 研究"临界"病变,以决定是否需进行介入治疗。

(2) 在有疑问的情况下，选择导管的大小。

(3) 仔细评价造影上有钙化的病变，以指导治疗。

(4) 评价"不理想"的介入结果，以区分夹层分离和"残留斑块"，以指导下一步的治疗。

(5) 评价放置不理想的支架，以决定是否需采用更大的球囊更高的压力进行扩张。

第二节　冠脉内镜

早期的冠状动脉内镜由于其直径较大，应用受到限制，但采用新的光纤导管后，冠状动脉内镜的直径明显减小，能直接观察到几乎所有的冠状动脉及静脉桥血管管腔表面的情况。一些研究表明，血管镜在检测和鉴别斑块、夹层分离及血栓方面优于冠脉造影。为了能使新型的治疗装置和药物能达到其最好的治疗效果，就必须正确地识别血栓，并详细了解管腔内的其他情况，在指导介入治疗方面，血管镜和其他一些显像技术可能会起越来越重要的作用。

一、血管镜检查的指征

1. 指导大隐静脉桥血管的介入治疗　由于并发症和再狭窄的发生率高，大隐静脉桥血管的介入治疗受到限制。尽管并无大系列的临床研究证实在大隐静脉桥血管病变中行血管镜检查有明确的益处，基于其在检出腔内血栓、纤维性斑块和术后夹层分离方面的优点（与造影相比），一些心导管中心常采用血管镜指导治疗方案的选择。如果血管镜发现血栓，可采用腔内血栓吸取术（TEC）；血管镜证实血栓已取出后，在静脉桥中置入支架，如果仍有明显的血栓，采用较大的 TEC 导管，或 PTCA（联合静脉桥内溶栓治疗），静脉桥血管中血栓的存在是置入支架的禁忌证，因为发生亚急性血栓形成的危险很大。如果血管镜证实病变不含有血栓，则不采用 TEC，可置入支架。在发生短暂和持续性无再灌流的静脉桥血管中常能见到疏松、易碎的物质。

2. 评价不够理想的治疗结果　评价介入治疗后"毛玻璃"样改变或不够理想的治疗结果可能是血管镜最重要的作用，血管镜能区分血栓、夹层和斑块。如果发现血栓，治疗方法包括全身或冠脉内溶栓治疗，局部使用肝素或尿激酶，或 TEC。相反，如果"毛玻璃"样改变是引起血管堵塞的夹层分离内膜斑片所致，采用支架或定向旋切，这种情况下溶栓药物无效，并可能增加并发症。

3. 介入治疗后的评价　支架放置后血管镜检查可以确定支架扩张的充分程度，以及残余充盈缺损的性质。充盈缺损可以由于血栓引起，可采用溶栓药物和长期抗凝治疗，也可由于残留斑块或从支架丝之间突出的夹层分离斑片所致，这种情况宜采用支架治疗。血管镜也被用于评价激光和旋切治疗的效果，目前仍是评价血栓取出术的金标准。

4. 评价临界病变　在有些情况下，血管镜能用于评价中等度狭窄病变的严重程度，尤其是当伴有典型的心绞痛症状或心肌缺血的其他客观证据时。然而，其他一些方法如多普勒血流测定和血管内超声显像在这方面可能更优于血管镜，因为后两者能提供客观的生理学资料（多普勒）或定量分析（超声），而这些资料无法从血管镜检查中得到。

5. 识别罪犯病变　鉴于原位不稳定性病变中血栓的发生率较高（43%～80%），而血管镜有识别血栓的能力（黄色富含脂质的斑块通常伴有血栓，因此在多支血管病变和不稳定性心绞痛或心梗后心绞痛的病人中,血管镜可能对识别罪犯血管有帮助。

6. 预测介入治疗的效果　在介入治疗后如果血管镜发现血栓,则可能以后再狭窄的发生率较高,一些小型的研究也提示斑块的颜色、溃疡性病变和血栓是 PTCA 及其他一些新的治疗方法的重要预测因素。

二、血管镜的局限性

血管镜只提供定性的形态学资料,不同于多普勒血流分析和 IVUS,它不能提供血流或管腔截面的定量资料。血管镜也不能用于显像主动脉—冠状动脉开口处的病变(由于要得到无血流的显像视野较困难)和前降支和回旋支近端的病变(由于需要暂时堵塞左主干的血流)。另外,从侧孔进入的血流能使显像视野模糊,妨碍图像的分析。目前常用的血管镜导管缺乏可操纵性,限制了显像的范围,在检测管腔内的病变方面缺乏敏感性和特异性。增加可操纵性的设计正在研究中。

第三节　冠状动脉内多普勒血流测定

一、冠状动脉血流储备的概念

心肌血流量是通过冠脉循环小动脉水平血管阻力的变化来调节的。随心肌需氧量的增加(如运动),冠状动脉扩张而血管阻力下降,血流量增加。冠脉血流储备(coronary flow reserve,CFR),定义为充血状态与基础状态下的血流速度之比(图 13-3-1)。当心外膜血管存在限制血流的狭窄病变时,远端的微血管扩张以维持静息状态下的基础血流,然而,最大充血状态下的血流会受到狭窄的影响,因而 CFR 会降低。初步的研究资料显示,多普勒导丝在许多临床和介入手术过程中有辅助诊断价值。CFR 的定义为充血与基础状态下的血流

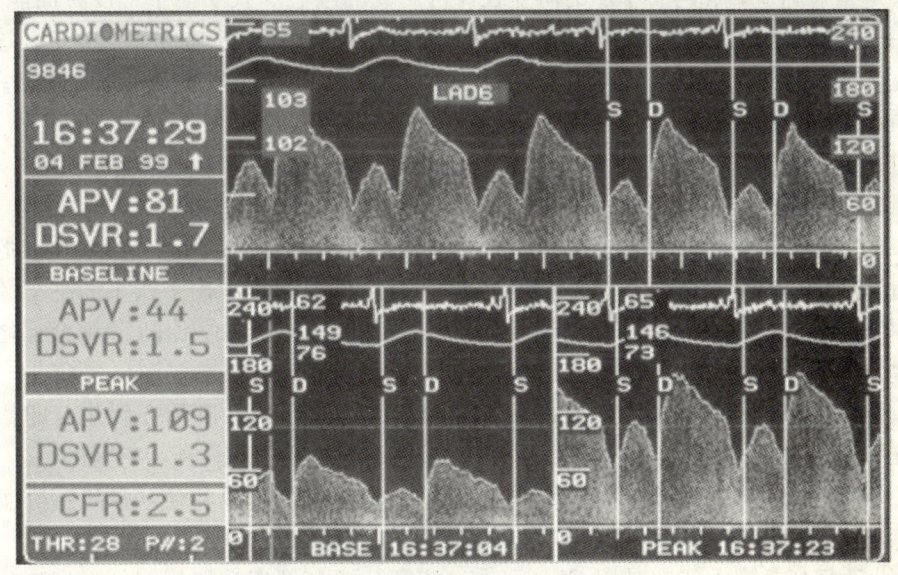

图 13-3-1　正常冠状动脉血流速度的相位性

舒张期流速高而收缩期流速低　D:舒张期　S:收缩期　APV:平均峰值血流速度(cm/sec);
DSVR:舒张期与收缩期流速比值　CFR:冠脉血流储备

速度之比。有人认为 CFR 值>2 为正常，如果 CFR 值<2（尤其<1.7）提示心外膜血管存在功能上有意义的阻塞性病变，但 CFR 没有明确的正常值，这也是其局限性之一。表 13-3-1 列出了一些可用于最大程度地扩张冠状动脉的药物，从而使冠脉血流速度达到最大（即充血状态）。在大多导管室中，采用冠脉内注射腺苷作为冠脉扩张剂，因为其使用方便，作用持续时间短并且安全。所有的多普勒血流测值中，CFR 最有价值，主要用于评价狭窄病变的生理意义和冠脉介入前后远端微血管床的功能状态。

表 13-3-1 最大限度扩张冠脉的药物

药物	剂量	持续时间
腺苷		
冠脉内	RCA6～10mcg（注射） LAD/LCX12～20mcg（注射）	20～45 秒
静脉内	100～150mcg/（kg·min）	停止滴注后 45 秒
罂粟碱		
冠脉内	5～10mg	45～150 秒
静脉内	＊	＊
潘生丁		
静脉内	0.56mg/kg 超过 4 分钟	高峰 4 分钟 持续 20～40 分钟

＊不推荐静脉滴注，因为体循环排泄较慢；药物的蓄积可能导致体循环低血压

二、临床应用

由于定量冠脉造影和跨狭窄压力阶差在评价病变的形态和狭窄严重程度方面能力有限，目前常用一些技术辅助冠脉造影，如血管镜、血管内超声显像和多普勒血流测定。这些技术并非相互之间有竞争的技术，而是其中的每一项技术都可能在冠脉造影和介入过程中提供非常有价值的补充信息。目前导管室内评价冠脉病变生理功能的标准为冠脉血流储备，在临床和介入过程中均有应用价值。

1. 诊断方面应用

（1）X 综合征：诊断 X 综合征（由于冠脉微循环功能受损而导致的心肌缺血）的"金标准"是冠脉造影心外膜血管"正常"的情况下，发现 CFR 异常。由于严重的主动脉瓣狭窄和其他原因引起的严重左心室肥厚也能引起心绞痛和 CFR 降低，在诊断 X 综合征之前必须除外这些情况。

（2）心脏移植：CFR 可能有助于识别排异和弥漫性的冠状动脉粥样硬化（即移植动脉病，transplant arteriopathy），并可能对指导心脏移植病人的干预治疗有帮助。

（3）旁路搭桥术：大隐静脉桥血管可能使 CFR 恢复正常，内乳动脉和静脉桥血管之间在静息状态下节段性血流方面的差异可能影响着两者的远期通畅性。

（4）心肌梗死：有人研究利用 CFR 研究心肌梗死后急性期和恢复期的血流变化，能预测微循环和收缩功能的恢复情况。

2. 介入术中的应用

（1）中等度狭窄病变：CFR 是评价中等度狭窄或临界狭窄病变生理意义的可靠方法。在

有多支血管病变而无心电图改变的"不稳定性"心绞痛患者中，CFR 常能识别"罪犯"血管，能用于识别需要介入治疗的临界病变。跨狭窄速度阶差和（或）CFR 正常提示狭窄病变对血流无限制作用。对这样的病变推迟介入治疗是安全的。

(2) 介入治疗效果"不理想"：冠脉血流速度可用于评价介入治疗的结果：有报道在成功的 PTCA、DCA、ELCA、高频旋磨和支架植入术后，APV 和 DSVR 能恢复正常。相反，在 PTCA 后 CFR 的恢复正常并不常见，尽管在成功扩张的血管内再放置 Palmaz-Schatz 支架后 CFR 可正常。这些资料提示，除了进一步扩大管腔外，支架的另一用处是能改善 PTCA 后血流的异常。当发生介入治疗术后效果不理想时，如管腔内毛玻璃样改变，或中等度残余狭窄，或存在不影响血流的夹层等，是进行多普勒血流测定的理想指征，以决定是否需进一步的介入治疗。DEBATE 研究的初步资料显示 PTCA 后远端的血流速度测定能预测心肌缺血的复发和再狭窄的发生。多普勒导丝可用作常规的 PTCA 导引导丝。

(3) 并发症（"趋势监测"）（表 13-3-2）：FloMap 可设置为"趋势模式"以连续记录冠状动脉血流随时间的变化，"趋势监测"主要用于在介入治疗后及时发现由于夹层分离、血管痉挛、血小板聚集或血管张力变化所引起的造影上不明显的血流受损。介入治疗后采用"趋势监测"发现的血流不稳定的病人，采用放置支架或新的抗血小板药可能改善其预后。

表 13-3-2 连续多普勒血流速度监测（趋势模型）

变化形式	原因
血流突然加速	暂时性痉挛
血流突然停止	血管迷走反应
血流突然降低	急性闭塞
周期性血流改变	突然闭塞/血栓形成

(4) 尿激酶滴注。对采用冠脉内持续滴注（8～48 小时）尿激酶以再通的慢性完全闭塞性病变的患者，需要反复进行冠脉造影以确定血管是否再通，这种情况下，采用多普勒导丝连续监测可用于发现远端血流的恢复，避免反复造影。

(5) 无复流（no-reflow）：存在"无再复流"高危的病人介入治疗过程中采用多普勒血流监测，可用于评价冠脉内注射异搏定对恢复血流的作用。多普勒血流速度也可用来在急性心肌梗死病人行直接 PTCA 后区分不易发觉的残余狭窄和微血管功能障碍。

(6) 动态测定时的湍流。"趋势"模式的新用途是测定血流速度的动态改变以评价狭窄的严重程度。将多普勒导丝从狭窄病变的远端回撤至其近端，能记录到短暂的高速血流，代表湍流的存在。初步的研究显示，湍流存在于 20% 的 PTCA 病人中，能导致 CFR 的低估。支持此项技术的研究者相信动态测定能作为 DSVR 和 CFR 测定的补充。

第四节 冠状动脉内压力测定

一、病变情况下的冠脉血流动力学

当冠状动脉血流通过正常的心外膜血管从近端向远端流动时，应该没有能量的丢失，因此在整个血流传导系统中，压力保持恒定。当心外膜血管存在狭窄病变时，血流通过病变时大量能量转化成动能和热量，压力的降低反应了能量的丢失。为了使静息状态下的心肌灌注维持在一定的水平，心肌阻力降低以代偿心外膜血管狭窄引起的压力降低，从而增加血流，当狭窄越加严重时，其远端供应区域能得到的最大血流量会逐渐降低。在动物模型中，当管腔狭窄超过50％时，血流开始降低，在人类，当狭窄程度严重致使其最大血流量低于正常值的75％时，在负荷状态下，病人会产生心肌缺血。当狭窄进一步严重，冠脉血流低于其最大血流量的25％～30％时，静息状态下即产生心肌缺血。心肌阻力储备的降低和跨狭窄的压力阶差成比例，因此压力测定能代表冠状动脉狭窄病变对心肌灌注所造成的生理影响。尽管冠状动脉血流主要发生在舒张期，多普勒血流速度测定的结果显示，收缩期血流占整个冠脉血流的大约15％～40％，测定冠脉压力阶差时应该同时考虑到收缩期和舒张期，取其平均压，而不光是舒张期压力。

二、血流储备分数 (Fractional flow reserve, FFR)

血流储备分数（FFR）的定义是指存在狭窄病变的情况下，该冠状动脉所供心肌区域能获得的最大血流与同一区域理论上正常情况下所能获得的最大血流之比，换句话说，就是当狭窄存在时可获得的最大血流，以该冠脉不存在狭窄时预期可达到的正常最大血流值的分数（或百分比）来表示。此参数真正描述了狭窄病变对血管的功能影响到何种程度。例如，当FFR为0.6时，就意味着该冠脉的狭窄程度是使通过此冠脉的最大血流量减少到正常的60％。

冠状动脉狭窄远端的压力能经导引导管通过0.014英寸的压力导丝测定，冠脉近端的平均压通过测定同一导引导管顶端的压力得到，采用冠脉扩张药物腺苷或罂粟碱诱导最大充血反应，表13-4-1列出了心肌血流储备分数（FFRmyo）、冠脉血流储备分数（FFRcor）和侧支循环血流储备分数（FFRcoll）的计算公式。FFR不依赖于压力的改变及其他的一些影响因素，能应用于无正常冠状动脉存在时的3支血管病变。

表13-4-1 血流储备分数的计算公式

压力－血流方程
1. 心肌血流储备分数（FFRmyo）： $$FFRmyo = (Pd - Pv) / (Pa - Pv) \cong Pd/Pa$$
2. 冠状动脉血流储备分数（FFRcor）： $$FFRcor = (Pd - Pw) / (Pa - Pw)$$
3. 侧支循环血流储备分数（FFRcoll，Qc/Q^N）： $$Qc/Q^N = (FFRmyo - FFRcor)$$
4. $(Pa - Pv) / (Pw - Pv) = 1 + Rc/R =$ 常数

FFRmyo：心肌血流储备分数 FFRcor：冠状动脉血流储备分数 FFRcoll 侧支循环血流储备分数 Pd：最大充血状态下狭窄远端冠脉平均压 Pa：最大充血状态下主动脉平均压 Pv：中心静脉压 Pw：最大充血状态下球囊嵌顿后冠脉远端平均压 Q^N：正常情况下心肌血流量 Qc：侧支循环血流 R：最大充血状态下心肌阻力 Rc：最大充血状态下侧支循环阻力

如果FFR＞0.75，通常认为心外膜血管的狭窄病变无血流动力学意义，此指标不依赖于心率、血压、心室收缩力等血流动力学因素的变化，能应用于开口处病变和多处病变，分支血管多的冠脉和三支血管病变（表13-4-2）。相对冠脉血流储备（relative coronary flow reserve，rCFR）和FFR相关性良好，而绝对冠脉血流储备（CFR）与FFR相关性很差，因为能影响CFR的微血管病变无法预知和预测。

表13-4-2 绝对冠状动脉血流储备（CFR）、相对冠状动脉血流储备（rCFR）和血流储备分数（FFR）的应用和局限性

	绝对血流储备CFR	相对血流储备rCFR	血流储备分数FFR
定义	充血状态和基础状态血流之比	狭窄区域充血状态血流与同侧正常区域充血状态血流之比	狭窄区域充血状态血流和同一区域无狭窄情况下充血状态血流之比
不依赖于灌注压	否	是	是
容易应用于人类	是（血流速度测定，正电子发射断层扫描）	是（血流速度测定，灌注显像，正电子发射断层扫描）	是（冠脉内压力测定）
可用于三支血管病变	是	否	是
评价侧支循环	否	灌注显像：是 血流速度测定：否	是
明确的参考值	无（＝3—6）	有（＝1）	有（＝1）

在左室肥厚或弥漫性冠状动脉病变的病人，由于药物所引起的最大充血反应受限及随之而来的血流和压力阶差的增加程度受限，会导致低估FFR和狭窄程度，在同时存在微血管病变和外膜血管的狭窄病变时，能如常测定FFR，然而，需要进行冠脉内多普勒血流速度测定以阐明微血管病变的情况。

三、压力导丝和血流储备分数的临床应用

在临床方面，压力导丝和血流储备分数最有应用价值之处在于对中等度狭窄病变的评价、多支血管病变时罪犯血管的检出、非侵入性检查无心肌缺血证据时决定是否行血管成型术，以及当投影重叠或造影位置不清楚时确定病变的位置。有报道认为，如果FFRmyo超过0.77，则非侵入性的检查如常规的运动心电图试验，同位素或负荷超声心动图均不会有心肌缺血的证据，然而，当FFRmyo＜0.73时，至少其中之一的非侵入性检查会检测到心肌缺血的存在。因此，在诊断性研究中，当FFRmyo＞0.75，可认为狭窄没有临床意义，FFRmyo＜0.75可作为病变需再通的指标，回顾性的研究证实，当FFRmyo＞0.75时，推迟介入治疗是安全的。由于压力感受器位于离导丝顶端3cm处的近端，在测量病变两端的压力时，能安全地推送和回撤压力感受器到狭窄的两端，而不需要将导丝的顶端反复通过病变部位。因此在冠状动脉最大扩张时，回撤导丝过程中所记录到的病变两端的压力阶差是说明狭窄的精确位置和狭窄程度的最具说服力，也最准确的证据。

压力测定也被用于指导和评价介入治疗。有研究认为，球囊血管成型术后残余直径狭窄≤35%并且FFR≤0.90者，6个月、1年和2年再狭窄发生率和无临床事件生存率明显优于未达到此两项指标者。冠脉内压力测定的另一重要应用是评价开口处冠脉内支架的植入，理想的冠脉内支架植入术至少应使植入支架节段冠脉管腔通畅。血流储备分数是评价冠脉通畅功能的特异指标，因而，理论上，支架植入后FFR应完全恢复正常，在同一血管的其他部

位同时存在病变时，至少支架的两端没有显著的压力阶差。由于目前所采用的压力导丝的感受器位于离导丝顶端 3cm 处，在测定支架两端的压力时，可以非常方便地反复将压力感受器推进和撤回到支架的两端，不需要将导丝的顶端撤回到支架的近端。有研究认为，$FFR_{myo} \geq 0.94$ 是支架植入理想的指标，与血管内超声显像观察到的支架放置理想相关性良好。

在采用压力测定监测介入手术中，Pijls 等推荐以下方案：PTCA 后 FFR<0.75 提示 PTCA 不成功，无论造影结果如何，应采取进一步的措施；FFR0.75~0.89：功能评价属结果满意程度中等，尽管造影结果满意，6 个月再狭窄发生率约 30%，可考虑植入支架或其他的措施；$FFR_{myo} \geq 0.90$：功能评价结果优良，如果造影残余狭窄≤35%，并且无 C 至 F 型的夹层分离，6 个月的再狭窄率 12%，2 年为 16%，植入支架并不能带来额外的益处。支架植入术后 FFR<0.90：结果不理想，支架扩张不充分；FFR≥0.90：结果可以接受，85% 的病人可达到此指标；FFR≥0.94：支架植入效果理想，与所有的植入支架理想的 IVUS 指标相一致，但这样的结果，只能在 70% 的病人中得到。

四、FFR 的局限性

1. **微血管病变**　在存在微血管病变的情况下，心外膜血管的狭窄和微血管是影响冠状动脉循环的两个组成部分，由于微血管病变会限制冠状动脉获得最大血流，在应用冠脉扩张药物后所诱发的狭窄远端压力降低程度可能低于无微血管病变存在时所降低的程度。因此，会高估 FFR，在这种情况下，存在如下问题：心外膜血管的狭窄解除后冠脉最大血流能增加到何种程度？

2. **左室肥厚**　众所周知，在严重左心室肥厚（LVH）时，即使心外膜冠状动脉完全正常也可以出现心肌缺血，原因是，在心肌肥厚时，血管床的增长与心肌的增长不成比例，因此，判断心肌缺血的界限值不是 0.75，而是更高，而当 FFR_{myo} 低于 0.75 时，肯定能诱发出心肌缺血，但较高的 FFR_{myo} 值并不能排除心肌缺血的存在。

3. **来自正常冠脉的侧支循环**　在正常冠脉通过侧支循环供应狭窄冠脉血流时，如果选择性地在所研究的冠脉内注射血管扩张药物，对侧支循环血流不会产生负性影响。由于狭窄远端血管阻力降低，通过侧支循环两端的压力阶差增加，依赖于侧支循环供血的心肌的血流量反而会增加。

在实际情况下，几乎所有严重狭窄的病变均存在侧支循环，所以血管扩张药物所引起的充血反应是来自于狭窄远端冠脉的最大血流和来自于侧支循环所增加的血流两者共同作用的结果。如果侧支循环的血流储备分数（FFRcoll）至少为 30%，在 AMI 情况下堵塞冠状动脉时能保护心肌免于坏死。

侧支循环和冠脉窃血：当严重狭窄或闭塞的冠脉接受来自另一本身有狭窄但并不十分严重的冠脉的侧支循环时，血流会发生何种变化？当血管扩张药物选择性注入供血冠脉时，远端血流阻力和压力降低，依赖侧支循环血流供血区域的灌注压降低，产生冠状动脉窃血现象。如果冠脉扩张药物选择性注入严重狭窄的冠脉而不影响供血冠脉的血流，则侧支循环血流不受影响甚至会增加。

因此，为了正确评价有来自狭窄冠脉的侧支所供应区域的心肌 FFR，应静脉给予冠脉扩张药物。

4. **急性心肌梗死后的 FFR_{myo}**　在心肌梗死前，狭窄病变的意义在于其阻塞了其下游冠脉节段的血流，在心肌梗死后，由于大量心肌受到损害，在特定的冠脉供血区域的心肌耗氧量降低。即使病变的狭窄程度不变，由于心肌需氧量降低，更不容易激发出心肌缺血，这可以解释为何在 AMI 病人，堵塞罪犯血管并不产生胸痛。这也警示不要对 AMI 后的任何残存狭窄不加区分地进行介入治疗。对供应梗死区域的罪犯血管，仍可采用 FFRmyo<0.75 作为界限值。

5. 一支冠脉多处狭窄　当一支冠脉有多处病变时，所有病变所引起的总的 FFRmyo 可根据通用的公式（Pd：Pa）计算，远端病变的意义通过公式（Pd：Pm）计算，其中 Pm 是指远端狭窄病变之前的压力。在远端存在狭窄的情况下，最近端病变的 FFRmyo 会异常增高，因为在近端狭窄两端的充血相压力阶差消失。

五、IVUS、血管镜和多普勒血流测定的比较

多普勒血流测定和血管镜也是介入术中常用的方法，表 13-4-3 小结了这些方法的价值。图 13-4-1 比较了对 RCA 近段狭窄介入治疗前后 CFR 及 FFR 的变化。

表 13-4-3　影像技术和多普勒技术的比较

	数字冠脉造影	血管镜	IVUS	多普勒导丝
血管腔详细情况	+	++++	++	−
血管壁详细情况	−	−	++++	−
血管截面	++	−	++++	−
冠脉血流	++	−	+	++++
临界病变	+	++	+++	++++
开口处病变	+	−	+++	++
监测弥漫性病变	+	+++	++++	−
介入效果不理想	+	+++	++++	+++
血栓或夹层	±	++++	+++	−
连续记录	−	−	−	+++
预测并发症	+	可能	可能	+++
预测再狭窄	±	−	可能	可能
微血管病变	−	−	−	+++
引起心肌缺血	−	+++	++	−

注：IVUS=血管内超声　−=无价值　±=价值有限　+～++++=价值增加

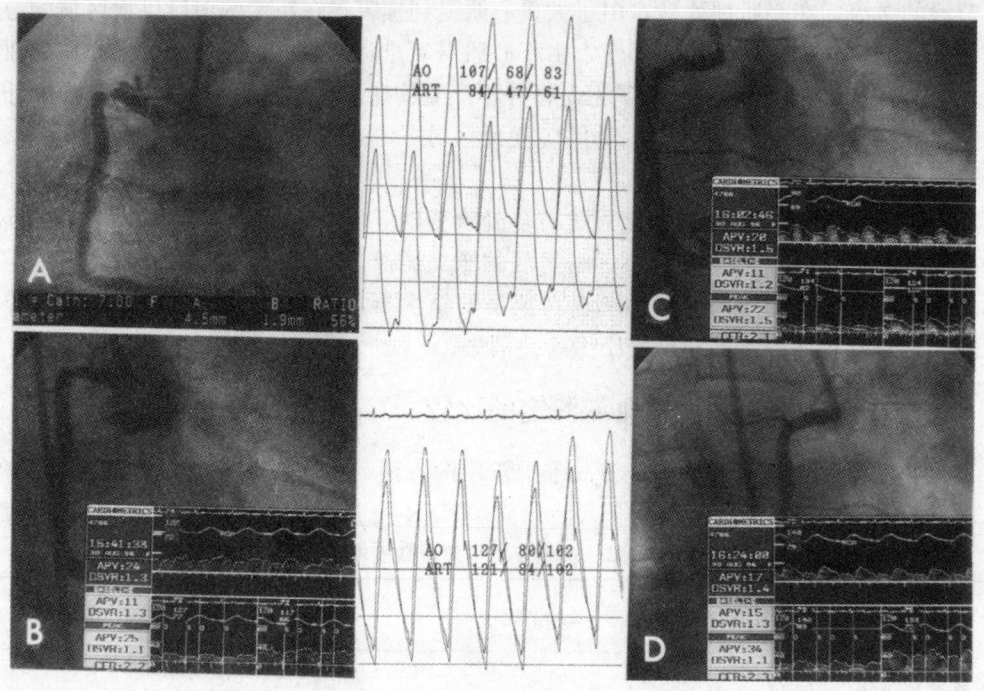

图 13-4-1 冠脉内多普勒血流速度测定和经导丝压力测定指导和评价介入治疗
AO：主动脉压力　ART：冠状动脉压力　APV：平均峰值血流速度　CFR：冠状动脉血流速度储备
A、B：PTCA 前　　C：球囊扩张后　　D：植入支架后

第五节　冠状动脉 CT 造影

在过去 10 年间，采用磁共振（MRI）、电子束断层扫描（EBCT）、包括最近的多排螺旋 CT（MSCT）等非创伤性方法显像冠状动脉的研究领域取得了令人瞩目的进展。一段时间来，有关 EBC 诊断冠状动脉粥样硬化病变方面的研究较多，主要是集中于确定冠状动脉的钙化情况及其与动脉粥样硬化斑块的关系，EBCT 还可通过进行三维重建进行心外膜大血管的造影，用于显像冠状动脉桥血管、确定冠脉解剖结构，对于有狭窄的冠状动脉来说，与侵入性冠脉造影相比，其敏感性和特异性在 85%～90% 之间，近来，更多采用 1.5mm 的扫描厚度取代传统的 3.0mm 扫描，并对图像的后处理进一步改善，希望能提供更可靠和完全的心外膜冠状动脉图像。然而传统 CT 显像的进展较慢，限制了 EBCT 的发展和应用。

传统螺旋 CT 的 X-线旋转速度较 EBCT 慢 10 倍，因此其图像不可避免地会受到心脏不断地跳动的影响，随着技术的进步，旋转速度显著提高，加上多排螺旋 CT 系统的发明，使此领域的进展是如此迅速，一些大的生产厂家几乎每两年就有新一代、进一步改善的设备推出，最近一代的 MSCT 其旋转速度达到每周期 400～500ms，每次旋转断层扫描的层数增加到 16 排或更多，甚至有人预言在未来数年内会有 32、64 排的螺旋 CT，或能同时进行多排扫描的多个探测器问世。X 线每次旋转能得到多个扫描断面图像，极大地减少了完成器官扫描所需的时间，越来越薄的切面图像之间可以互补，然而，无论切面多么"薄"，对心脏的成像还是极具挑战性的，因为心脏在不断地跳动，MSCT 扫描的速度必须足够快才能避免心脏跳动带来的伪像。

Nieman 等报道了 59 例病人采用 16 排 MSCT 检查的初步经验，扫描速度为 420ms，断层厚度<1mm，为了减少心率的影响，所有静息心率>65 次/分的病人，在检查前 1 小时服用 100mg 美多心安，将平均心率降至 56 次/分。检查时以 4~5ml/s 的速度静脉内一次推注 120~140ml iodixanol（320mg/ml），同时病人屏住呼吸（平均时间 20.5±1.4 秒），利用同步记录的心电图，在同一心动周期内不同时间采集的连续图像可以进行三维重建，结果显示，与冠状动脉造影相比，MSCT 确定管腔狭窄性病变的敏感性和特异性分别为 95% 和 86%。

EBT 与 MSCT 相比，前者的时间分辨率更高（50~100ms vs. 230~1000ms），而后者的空间分辨率更优（1.5mm vs. 1.0mm）。因此，心率对 EBT 的影响较小，EBT 还能评价心脏功能和心肌灌注，放射暴露时间短，但是 MSCT 的用途更广，而且费用相对较低，其发展速度远远超过 EBT。

目前，研究显示，对于合适的病人，CTCA 诊断冠状动脉狭窄病变的敏感性和特异性与其他的非创伤性检查如负荷同位素试验或超声心动图检查相当或更优，作为无创、直观、实用又安全的诊断狭窄病变的方法，有理由相信 CTCA 会成为负荷试验的替代方法，甚至在临床诊断冠心病可能低至中度的病人中作为常规诊断性冠脉造影的辅助方法。有专家认为 CTCA 的潜在临床用途包括：①确定冠状动脉解剖异常；②不典型胸痛病人替代负荷试验；③以往负荷试验结果相同的病人中替代侵入性造影；④有轻中度冠状动脉钙化指数的有症状病人中替代负荷试验或侵入性造影；⑤新近诊断扩张性心肌病，缺血性疾病发生危险低至中度的病人中替代负荷试验或侵入性造影；⑥冠脉支架术后随访支架和非支架节段的通畅性；⑦症状不典型的 CABG 病人随访；⑧代替负荷试验或侵入性造影作为冠状动脉病变中危患者的术前筛选。

但是，在未来的一段时间内，CTCA 不可能达到侵入性冠状动脉造影的分辨率，对心外膜冠状动脉的显影也局限于直径 1~2mm 或更大的血管，一些小的分支血管、侧支循环、特殊部位如桥血管的远端吻合口等会被遗漏，而且，中重度的钙化病变会影响对管腔的显像。不管怎样，非创伤性的 CTCA 还是有美好的发展前景。

（葛均波）

参 考 文 献

1. 葛均波著．血管内超声多普勒学．北京：人民卫生出版社，2000
2. Fitzgerald PJ, St, Goar FG, Connolly AJ, Pinto JF, et al. Intravascular ultrasound imaging of coronary arteries. Is three layers the norm? Circulation, 1992, 86: 154-158
3. Galgov S, Weisenberg E, Zarins CK, et al. Compensatory enlargement of human coronary arteries. N Engl J of Med, 1987, 316: 1371-1375
4. Tuzcu EM, Berkalp B, De Franco AC, Ellis SG, et al. The Dilemma of diagnosing coronary calcification: angipgraphy vs. intravascular ultrasound. J Am Coll Cardiol, 1999, 27 (4): 832-832
5. Simonton CA, Leon MB, Bain DS, et al. "Optimal" directional coronary atherectomy: final results of the optimal atherectomy restenosis Study (OARS). Circulation, 1998, 97 (4): 332-339
6. Baim DS, Cutlip DE, Sharma SK, et al. Final results of the balloon vs. optimal atherectomy trial (BOAT). Circulation, 1998, 97 (4): 322-331

7. De Bruyne B, Bartunek J, Stanislas US, et al. Feasibility and hemodynamic dependency of invasive indexes of coronary stenisos. Circulation, 1995, 92: 1-324
8. Claeys MJ, Vrints CJ, Bosmans JM, Cools F, et al. Coronary flow reserve measurement during coronary angioplasty in the infarct related vessel. Circulation, 1995, 92: 1-326
9. Benchimol A, Stegall HF, Gartlan JL. New method to measure phasic coronary blood velocity in man. Am Heart J, 1971, 81: 93-101
10. Marcus ML, Chilian WM, Kanatuka H, Dellsperger KC, et al. Understanding the coronary circulation through studies at the microvascular level. Circulation, 1990, 82: 1-7
11. Bone RM, Rubio R, Coronary circulation, in Berne R, Sperelakis N, (eds): Handbook of physiology, section 2: The cardiovascular system. bolume 1, The Heart. Baltimore, Williams & Wilkins CO, 1979, pp873-952
12. Kern MJ, Donohue JT, Aguirre FV, Bach RG, et al. Clinical outcome of deferring angioplasty in patients with normal translesional pressure-flow velocity measurements. J Am Coll Cardiol, 1995, 25: 178-187
13. Ge J, Bhate R, Baumgart D, et al. Update on coronary Doppler flow measurement. J Interven Cardiol, 1998, 11 (Suppl): S120-124
14. Pijls NHJ, De Bruyne B, Peels K, et al. Measurement of fractional flow reserve to assess the functional severity of coronary artery stenosis. N Engl J Med, 1996, 334: 1703-1708
15. Pijls NHJ, De Bruyne B. FFR for detection of significant stenosis. In Pijls NHJ, De Bruyne B, editors. Coronary pressure. Kluwer Academic Publisher, 1997, 89-122
16. Pijls NHJ, De Bruyne B. Practical set-up of cornary pressure mesurement. In Pijls NHJ, De Bruyne B, editors. Coronary pressure. Kluwer Academic Publisher, 2000, 83-114
17. De Bruyne B, Bartunek J, Sys SU, et al. Relation between myocardial farctional flow reserve calculated from coronary pressure measurements and exercise-induced myocardial ischemia. Circualtion, 1995, 92: 39-46
18. Pijls NHJ, De Bruyne B, EL Gamal M, et al. Fractional flow reserve: The useful index to determine the influence of a coronary stenosis on myocardial blood flow. Circulation, 1995, 92: 3183-3193

第十四章 床旁血流动力学监测
(Hemodynamic Monitoring)

第一节 总论……………………………(321)
 一、历史回顾…………………………(321)
 二、适应证和禁忌证…………………(322)
 三、并发症及其防治…………………(323)
第二节 漂浮导管监测…………………(324)
 一、漂浮导管的结构和应用…………(324)
 二、漂浮导管的插入技术……………(325)
 三、压力图形的判断和结果记录……(329)
 四、心排血量测定……………………(333)

第三节 动脉内压力监测………………(335)
 一、动脉内导管的插入………………(336)
 二、动脉压力图形的识别……………(337)
 三、减少动脉压监测的并发症………(337)
第四节 血流动力学监测的临床应用…(338)
 一、监测指标…………………………(338)
 二、冠心病的血流动力学变化………(340)
 三、血流动力学监测的临床应用……(341)

第一节 总 论

一、历史回顾

  血流动力学监测是现代生理学、临床医学和现代科技发展的产物。20 世纪上半叶 Otto、Frank、Ernest、Starting 等先后提出了心肌初长（前负荷）、心脏排空的阻力（后负荷）及心率和心排血量的关系等，为血流动力学作了理论奠基。Cal J. Wiggers、Louis N Katz 等将前后负荷、血管阻力及调节等理论与临床相结合。Werner Forssmann 首例心导管检查为在心脏和血管内直接获取血流动力学资料提供了可能。随之，Andre Coumand、Earl Wood 和 Mason Sones 等都利用导管技术对血流动力学概念的发展做出了巨大的贡献。此时，临床学家们开始认识到，由心导管所获得的血流动力学资料极具临床价值，可以判断病情和指导治疗。然而，当时的心导管操作必须在导管室内进行，无法在病床边操作。20 世纪 60 年代以后，小型 X 光机、床旁血流压力监测仪的出现使心导管检查逐步走到了病床旁。最具有划时代意义的是 20 世纪 70 年代气囊导向心导管的出现，可使右心导管在病床旁安全方便地插入。在这一时期内贡献最大的是 H. J. C. Swan 和 William Ganz，Swan 医生面对海面漂动风帆的联想，使成千上万的危重病人得益于血流动力学监测而获得新生。从那时起，血流动力学监测得到迅猛发展，逐渐使危重疾病的评价和治疗进入了量化阶段，而不再是单纯依靠经验的时代。危重病人抢救成功率明显提高。

  20 世纪 70 年代以来，血流动力学监测的应用范围不断扩大。Forrester、Chatterjee 等，将血流动力学监测用于急性心肌梗死病人，并阐明其病理生理变化；Rackley、Kaplan 等发展了血流动力学监测的概念，阐述了左心及右心功能在心血管疾病中的变化。此外，外科已逐渐开展高危病人术前、术中和术后的血流动力学监测，并显示了良好的应用前景。幼儿疾病、全身性疾病、创伤感染或出血性疾病都可以利用血流动力学监测准确地了解疾病状态下心肺功能的情况，对复杂疾病的治疗提供了准确的依据。

血流动力学监测目前已成为复杂、危重病人抢救所必备的监测手段之一，尤其是在冠心病监护室内对急性心肌梗死死亡率的降低起到了重要的作用。

二、适应证和禁忌证

血流动力学监测应用的主要对象是危重病人，当病人病情利用其他临床手段不能准确判定或病人病情有恶化的趋势时即采用床旁血流动力学监测。由于血流动力学监测是一项创伤性的手段，故确定具体适应证以前必须考虑是否具备3个基本条件。

（一）人员条件

必须有一组训练有素的医护人员。从准备病人、实施穿刺至仪器操作和数据获得都应当由专职人员负责，以减少病人危险和保证数据准确。

（二）设备条件

应具有性能良好的所需仪器。一般应具备心电图、双道有创压力和心排血量监测功能的监测仪。

（三）所获得的资料必须是确定诊断和指导治疗所必需的

从以上三个基本条件出发，血流动力学监测主要在于确定诊断、估价病情、指导治疗及判断预后等诸方面。临床上主要适应证（表14-1-1）：

表 14-1-1　血流动力学监测的适应证

一、急性心肌梗死
1. 大范围心肌梗死怀疑或已有血流动力学紊乱
2. 右心室梗死
3. 严重心衰低心排状态或休克
4. 机械性并发症　二尖瓣返流、室间隔穿孔、心脏破裂、心包填塞
5. 反复发作梗死后心肌缺血

二、慢性心力衰竭
1. 评价心功能，尤其心、肺疾病共存的情况下，可用于鉴别诊断和分清主要矛盾
2. 选择药物，尤其是血管活性药物的选择和应用
3. 评定疗效及判断愈后
4. 区别某些心力衰竭的特定病因　限制性心肌病、缩窄性心包炎等

三、其他危重病人
1. 多器官或主要器官衰竭　呼吸衰竭、肾功能衰竭、大面积烧伤、严重创伤、严重感染、肺栓塞、低心排综合征、全身衰竭
2. 各种原因的休克
3. 严重心脏病患者术前、术中及术后监测

四、观察血流动力学改变的临床科研

血流动力学监测并没有绝对的禁忌证。但当没有明确的指征和对病人毫无益处的情况下，就应当避免进行血流动力学的监测。临床应用中，下列情况应慎重考虑或列为禁忌。

1. 穿刺局部具有感染。
2. 患者对肝素过敏。

3. 正在接受抗凝或溶栓治疗的病人。
4. 严重的全身感染及高凝状态。
5. 穿刺部位的动脉无有效的侧支循环。

随着科学技术的发展，血流动力学监测的内容也不断地完善，而且也已成为集监测和治疗为一体的手段。如可通过导管对血氧饱和度的监测以及为 Swan-Ganz 导管增加起搏电极使其作为临时起搏之用。

三、并发症及其防治

血流动力学监测的并发症主要与导管插入本身有关。实际上很多并发症的发生与滥用此项技术有关。如果掌握好适应证和禁忌证；严格正确地操作，血流动力学监测的并发症是很低的。主要并发症如下：

（一）感染

主要原因是缺乏严格的无菌操作；使用消毒过期的导管以及导管在体内保留时间过长。避免感染发生，首先要加强无菌操作，导管插入前行外科刷手。术者穿隔离衣，戴消毒手套，常规铺无菌巾。注意各种器械的有效消毒和尽可能缩短导管在体内的滞留时间。

（二）血栓形成和栓塞

导管表面和穿刺血管局部易形成血栓、将漂浮导管表面预先用肝素包裹，管腔内定时冲洗肝素生理盐水，可减少血栓形成，血管栓塞可由血栓脱落引起，也可由气囊破裂注入大量的空气所致，当注射器不能自动弹回怀疑气囊破裂时，切忌反复注入气体试验。最好封闭注气孔或拔除导管。

（三）出血和血肿

动脉和静脉穿刺均可造成出血，尤其在有出血倾向或正在抗凝溶栓治疗的病人易于发生。显性出血主要见于连接系统脱落或穿刺局部。隐性出血是由于局部血管损伤较重，血流经血管周围疏松的组织进入体内潜在的腔隙，如股动脉、股静脉穿刺所形成的腹膜后血肿，不易发现应高度警惕。当患者出现急性失血表现，穿刺局部有压痛、肿胀、青紫的情况时应及时处理。血肿的危险性主要与发生部位和其大小有关。较小的血肿常可自行吸收，大的血肿可造成局部压迫，压迫股静脉致下肢水肿；压迫气管可致窒息。因此对较大的血肿应及早引流，排除淤血。

（四）缺血性坏死

在动脉压监测过程中，周围动脉，如桡动脉、肱动脉等，可因已有的血管疾病或侧支循环不良、穿刺时造成动脉的损伤，使得肢体远端发生缺血性坏死。另外，在肱动脉穿刺时，筋膜下血肿的压迫可导致缺血挛缩（Volkmann's Ischemic Contracture）。避免动脉严重损伤的关键是减少局部动脉穿刺的次数，尽量不要穿透动脉后壁和切忌穿刺针在动脉壁的附近随意改变方向。

（五）肺梗死

漂浮导管监测过程中，肺栓塞发生的原因，一是导管或气囊持续嵌在小动脉中，二是周围静脉血栓的脱落。针对性预防应该是警惕持续嵌压的出现和尽量避免周围静脉的血栓形成。

（六）心律失常

漂浮导管监测时，由于导管对心内膜的刺激，尤其是对右心室流出道的刺激、导管较长时间保留及潜在的心脏疾病等因素均可导致心律失常。操作过程中，通过心室时应完全充盈气囊以减少对心内膜的刺激。切忌暴力,并且尽量减少在右室流出道的停留,尽量减少导管在心脏内保留时间。由导管引起的心律失常一般不需特殊处理,离开导管后即可消失。只在较严重且持续的心律失常时才可应用抗心律失常药物。

第二节 漂浮导管监测

一、漂浮导管的结构和应用

漂浮导管又称 Swan-Ganz 导管,是一种尖端带气囊的多腔导管。从周围静脉插入,利用气囊血流漂浮导向,将导管随血流送入右心房、右心室、肺动脉,可持续监测右房压、右室压及肺动脉压,并可测量肺毛细血管嵌顿压及心排血量等重要的血流动力学参数,是血流动力学监测的主要手段。漂浮导管的插入一般不需要 X 线设备,在床旁即可实施。

（一）漂浮导管的构造

漂浮导管是由聚氯乙烯制成的软管。远端带有球囊,近端是各个管腔的开口,其长度、直径和球囊大小在各种用途的漂浮导管中亦各异（表14-2-1）。

表14-2-1 不同类型漂浮导管的主要参数

导管类型	直径（F）	气囊容积（ml）	长度（cm）	热稀释电极
监测导管	5，6，7	0.8~1.5	110	无
造影导管	7，8	1.5	90，100	无
小儿用导管	4，5	0.5~1.0	60	无
热稀释导管	7，7.5	1.5	100，110	有

* 1F=0.33mm

其中最常用的为7F热稀释导管（图14-2-1）。其为四腔110cm长导管,近端4个短臂分别为肺动脉开口（A）、气囊充气口（B）、右心房开口（C）和热敏电极接头（D）。A远端开口于导管尖端,用于肺动脉压和肺毛细血管嵌顿压的测量；B通过气阀开关与气囊相连；C开口于距导管尖端30cm处,用于右房压测定和输液；D其内导线与距导管尖端4cm的热敏电极相连。

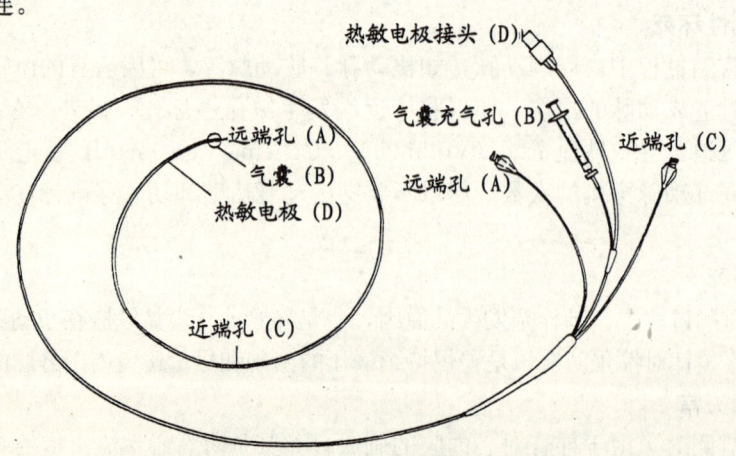

图14-2-1 四腔热稀释漂浮导管示意图

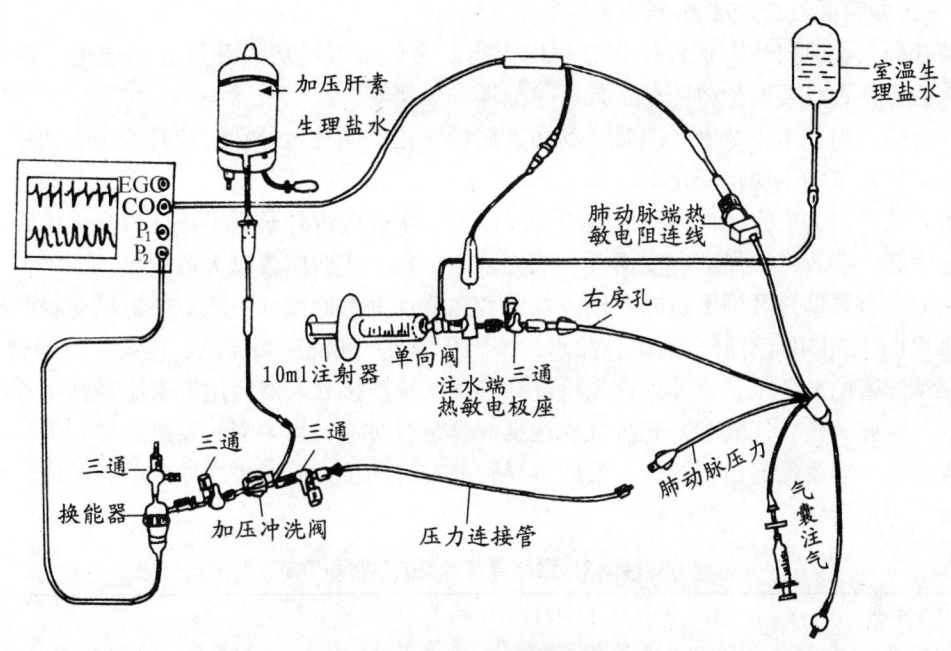

图 14-2-2 漂浮导管监测装置的连接
ECG. 心电图　　CO. 心排血量　　P₁. 压力监测　　P₂. 压力监测

(二) 漂浮导管的连接与应用

漂浮导管测定各种压力是通过压力连接管连接压力换能器,换能器将电信号传给显示器。心排血量的测定则需通过 C 向右房注入一定温度和一定量的液体,由管端的热敏电阻感知血流温度的变化,并转换为电能。由 D 接头的两根测温导线,将参数传给心排血量测定仪而计算出心排血量。常用四腔热稀释导管的连接见图 14-2-2。

因此,一般常用漂浮导管的用途是:

1. 监测心腔内压力　右房压 (RAP)、右室压 (RVP)、肺动脉压 (PAP)、肺毛细血管嵌顿压 (PWP);
2. 利用热稀释原理测定心排血量 (CO);
3. 测定肺动脉血液温度也就是人体中央温度;
4. 从中央循环采集血液标本;
5. 利用导管可在右房输入液体或给药。

除了上述功能以外,各种新型漂浮导管的问世,使漂浮导管兼有以下功能:

1. 利用电极可记录心腔内电位;
2. 可作心房或心室起搏;
3. 持续监测肺动脉的血氧饱和度。

二、漂浮导管的插入技术

实施漂浮导管监测中,插入技术是提高血流动力学资料准确性和减低监测过程中并发症的关键。导管插入在床边进行可不需 X 线设备,但最好能备有 X 线机以便插入困难或插入成功后用来确认导管的位置。

(一) 导管插入前的准备

导管插入前应向病人解释操作过程以求得配合。常规给病人开放静脉通道、鼻导管吸氧，床边应备置必要的抢救药品，备有除颤器、吸痰器。

导管插入前、术中及术后随时观察病人病情变化，如发生异常应及时处理。切忌只顾导管操作而忽视了病人病情变化。

术者及室内的所有工作人员应戴口罩及帽子。术者应行外科刷手，然后穿无菌隔离衣和戴无菌手套。病人穿刺局部备皮消毒、铺无菌巾，整个床面应覆以无菌大单。

辅助人员帮助打开消毒后的器械包，术者先清点手术器械（一般常规器械包物品清单见表14-2-2），然后用含有肝素的生理盐水（0.25IU/ml）冲洗穿刺器械、连接管及导管。

漂浮导管的准备至关重要。首先检查导管表面及连接处，然后用肝素生理盐水冲洗除气囊外的各管腔。检查气囊时，充盈气囊观察气囊是否对称、均匀膨胀及遮盖导管尖端，将气囊置入水中，观察气囊是否漏气。最后将导管的右房端接上三通再次冲水后并关闭。肺动脉端连接压力连接管。

表14-2-2　漂浮导管术器械包物品清单

（一）穿刺	穿刺针（18G，长3英寸，薄壁）
	导引钢丝（直径0.035英寸，长40cm，J型软头）
	扩张鞘管（9F，有侧臂）
（二）压力连接	压力连接管
	三通
	静脉输液管和压力袋
（三）其他	无菌手术衣、手套、大、小单
	注射器、针头、手术刀、巾钳、血管钳
	纱布敷料、中、小水盆、缝针、缝线
	1%利多卡因，肝素生理盐水，阿托品
	换能器和心电压力监测仪
	所需漂浮导管

(二) 穿刺方法

可有多种途径穿刺静脉放置漂浮导管。各途径定位方法及优缺点见表14-2-3。

临床上最常用的路径是颈内静脉和股静脉。

经皮穿刺方法（Seldinger方法）见图14-2-3。穿刺成功后，静脉内留置具有单向止血阀和侧臂的导管鞘。要先经侧臂吸取鞘内回血并弃去，然后注入适量肝素生理盐水防止血栓形成。准备好的漂浮导管从导管鞘内插入。

(三) 压力系统的连接与调定

1. 压力系统的连接　见图14-2-2。漂浮导管通过压力连接管与换能器相连接。为了保证获得良好的波形，利用加压冲洗系统（内装肝素盐水0.25IU/ml压力至13.3kPa）将压力换能器连接管及导管中的气体完全排出，管腔内充满的液体是传导病人体内压力的良好介质。

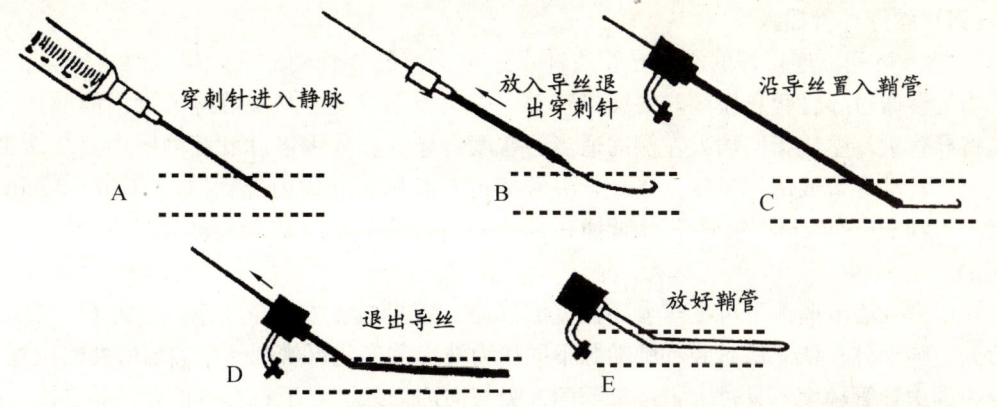

图 14-2-3 Seldinger 经皮穿刺方法（静脉）

表 14-2-3 不同静脉路径放置漂浮导管的比较

路径	定位方法	优点	缺点	备注
颈内静脉	由胸锁乳突肌胸骨头、锁骨头和锁骨构成三角形的顶点下方，颈内动脉前内侧，进针指向胸骨上端，与横面和矢状面各成30°～45°角	易于穿刺到位，不干扰心肺复苏，置心腔路径直，不限制病人活动	可有栓塞、气胸、胸导管损伤（见左侧穿刺）及颈内动脉和气管损伤等并发症	较常用，置管成功率高，多选择右侧穿刺
颈外静脉	穿刺点于锁骨上缘3～5cm，为浅静脉穿刺	易掌握，安全不影响心肺复苏	静脉瓣可能影响导引钢丝或导管插入，瘀血、血栓、静脉炎较常发生	较少用
锁骨下静脉	锁骨重点内1～2cm，锁骨下0.5～1.0cm，与矢状面成45°角，水平面成15°角，针向后上方	易于穿刺到位，颈部上肢活动不受限，易于保持无菌	可出现气栓、气胸、血胸，损伤动脉或神经束	较少用
股静脉	腹股沟韧带中点下方1～2cm处，股动脉内缘，与皮肤成45°角，针指向内后略偏上	易于穿刺定位，远离重要脏器，不影响心肺复苏	易感染，可发生血栓及肺栓塞	较常用，右心增大，三尖瓣返流时置管成功率低

2. 调定零点 将压力换能器零参考点与人体的右心房（人体的零参考点）处在同一水平。换能器的零参考点是指换能器通大气情况下的液平面。人体的零参考点体表定点于腋中线的第4肋间。在调定零点时要首先关闭换能器连接病人的三通（通常为侧孔），然后开放换能器通大气的三通（通常为顶孔）。将上述两个零参考点置于同一水平面时，按下压力监视器的调零键而调整零点。一般导管插入前应调零一次，以后监测过程中，可每6～8小时重新调整零点一次，这样可获得更准确的数据。

（四）漂浮导管插入

1. 插入过程 连接好的漂浮导管边冲水边由保留的导管鞘插入，插入时应完全排空气囊。当气囊通过导管鞘止血阀时要缓慢轻柔，以免损伤气囊。从股静脉或颈内静脉插入时，可先将导管尖端塑成指向病人左侧的适当的弯度，导管在周围静脉和腔静脉中要缓缓推送，避免盲目转动导管或用力过猛。当导管尖端接近右心房时（颈内静脉插入约10～15cm；股静脉插入约35～45cm；锁骨下静脉插入约10cm），应充盈气囊至要求的充气量（一般为1.5ml）。

在压力及心电监测下可见气囊随血流漂移使导管沿血流方向依次进入右心房、右心室、最后到达肺动脉。依靠房室腔和肺动脉不同压力波形的变化可辨别导管尖端所处的位置。在心腔内推送导管幅度不易过大，尽量随病人吸气向内插入。对于右心室扩大、导管插入困难的病人，可嘱其深呼吸。深吸气时一般可顺利插入，避免导管在心室内打圈。

右心室流出道受导管刺激时极易发生心律失常，因此应快速通过此处到达肺动脉。如果暂时不能进入肺动脉也应将导管回撤离开流出道。待无心律失常后再行下一次尝试。

2. 漂浮导管通过心脏各部位的压力变化 漂浮导管在不同的部位压力图形具有定位意义，应注意观察和记录（图14-2-4）。

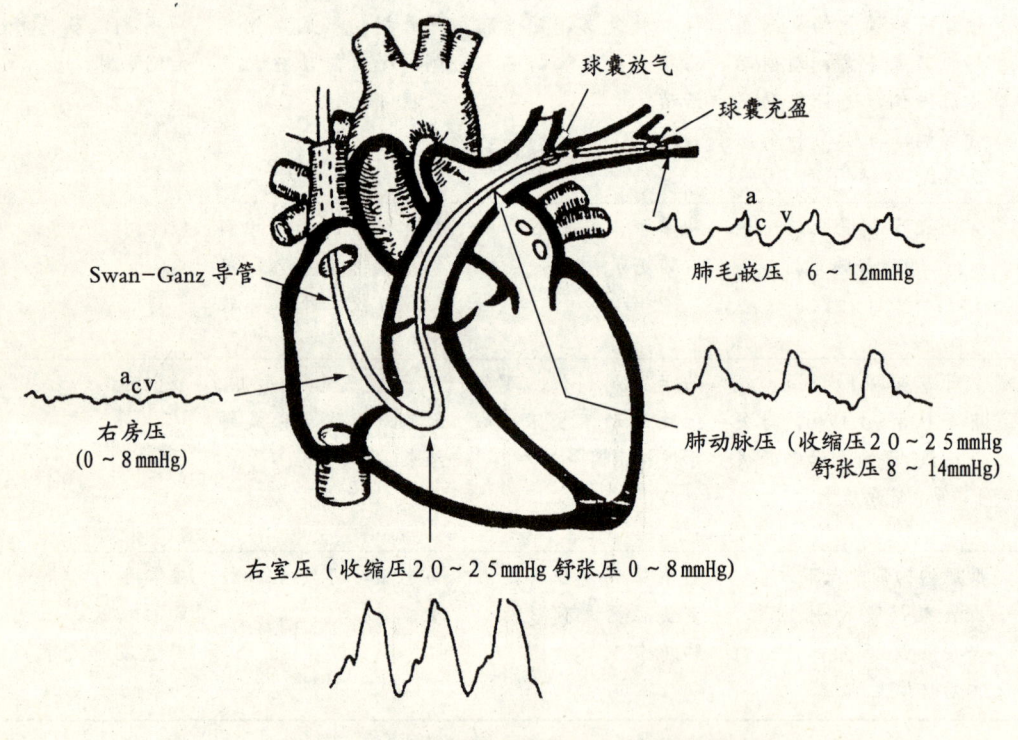

图14-2-4 漂浮导管插入过程中压力图形的变化
(摘自 J Crit Illness Vol. 1 No. 1986) 7.5mmHg＝1kPa

3. 漂浮导管嵌入位置的确定 导管到达肺动脉的长度：颈内静脉插入为45～50cm；股静脉插入为60～65cm；锁骨下静脉插入为40～45cm。导管到达肺动脉后，应仔细调整较为理想的嵌入位置，以利于准确地获得PAP及PWP而又不形成持续嵌压，这对于持续监测十分重要。

床旁确定合适的嵌入位置的条件：①重复充盈或排放气囊可见PWP和PAP交替出现；

②PWP图形类似于心房图形；③PWP比PAP的舒张压略低；④达到要求充气量才出现PWP图形，充气过少时即出现提示导管插入过深；⑤充盈气囊后抽取血液标本，其血氧饱和度高于或等于周围动脉血的血氧饱和度。

一般来说，在合适的嵌入位置时，当气囊充气则导管向前形成嵌压，当气囊放气后则导管可退到左、右主肺动脉。

漂浮导管插入完毕，应常规摄胸片以进一步确认导管位置。胸片检查还可发现导管打圈、打折、导管过深、有无气胸等并发症。

4. 导管插入的注意事项

（1）床旁插入漂浮导管在下列病人较为困难：严重低心排血量状态、三尖瓣返流、肺动脉高压及显著右房或右室增大。在这些情况下，可让病人深吸气帮助插入，但最好是在X线的帮助下以避免导管不到位或打圈。

（2）从右心房至肺动脉嵌入部位的插入过程一般在20～30秒完成，尤其通过右心室流出道时动作要迅速。

（3）要注意各种病理状态下各压力波形的变化：如心动过速、低血容量、三尖瓣返流、右心室梗死等情况。同时要识别各种干扰，图形衰减。在识别异常压力图形时应注意同步记录的心电图，以便帮助分析。

（4）导管操作手法应轻柔：忌用暴力。在心腔内向前推进应充盈气囊；后退时则应先放气再后撤导管，否则易造成心内膜刺激、心内膜、乳头肌、腱索及瓣膜损伤。

（5）气囊容积在各种导管虽有不同（表14-2-1），但成人常用漂浮导管气囊容积均为1.5ml。充盈气囊应完全，然后关闭气阀开关。气囊放气时，先打开气阀开关，由气囊的弹性回缩自动将气囊内气体排出，勿需回抽气体。当气体不自动排出时应注意有无气囊破裂。一旦怀疑气囊破裂应立即更换导管而切忌反复注气测试。

（6）导管插入过程中遇到阻力多见管鞘顶在血管壁上，此时只需调整血管鞘的方向即可。在周围血管，血管痉挛亦可造成插入受阻，此时可前后活动导管或局部注入小量硝酸甘油。

三、压力图形的判断和结果记录

通过漂浮导管可记录的压力数值及图形改变要做出合理的解释。在实际监测中，影响因素较多，只有排除这些因素的干扰或通过校正的方法获得较为准确的结果，才能使血流动力学监测的临床作用得以充分发挥。

（一）各部位的压力及其波形

右心房、右心室、肺动脉及肺毛细血管嵌顿压图形参见图14-2-4。正常值及变化见表14-2-4。

1. 右房压（RAP） RAP由漂浮导管的右房孔记录，呈现较为低平的a波、c波和v波。正常平均右房压：0～1.7kPa，与右心室舒张末期压力相似；a波是心室舒张期三尖瓣开放时心房收缩产生，直接反映右室舒张末期压力；v波是处于心室收缩期三尖瓣关闭后右心房的充盈压力，通常a波与v波相等。

2. 右室压（RVP） 普通四腔导管不能持续监测RVP，但五腔导管有一距尖端19cm的侧孔，可用来监测RVP。RVP正常情况下，收缩压2.67～3.33kPa、舒张压0～1.07kPa，图形特征为陡峭的升支和降支，无重搏波，舒张晚期压力与右心房压相等。

表 14-2-4 漂浮导管所监测压力及其改变

压力	正常值	增高	降低	图形改变
右房压	0~1.07kPa (0~8mmHg)	血管内容量负荷过多，心包填塞或心包积液，右心衰竭：继发于二尖瓣病变或左室衰竭，继发于肺血管阻力增加，COPD，肺栓塞及右室梗死、心肌病	低血容量	巨大 a 波：右心衰竭三尖瓣狭窄或间断出现于房室分离巨大 v 波：三尖瓣关闭不全
右室压	收缩压 2~3.33kPa (20~25mmHg) 舒张压 0~1.07kPa (0~8mmHg)	收缩压：右心排血阻力增加，如肺血管阻力增加，COPD，肺栓塞，左向右分流的先心病 舒张压：与右房压增加因素相同	收缩压：右室梗死，或心肌病所致右心衰竭 舒张压：低血容量	右心衰竭时脉压减小左向右分流的先心病脉压增大。低血容量时出现图形减幅
肺动脉压	收缩压 2~3.33kPa (20~25mmHg) 舒张压 0.8~1.60kPa (8~14mmHg)	收缩压：肺血管阻力增加，肺栓塞，COPD，低氧血症等 舒张压：可见于所有增加肺动脉收缩压的因素及心包填塞和心包积液	收缩压和舒张压降低均见于低血容量状态	逆行性 v 波见于严重二尖瓣返流，脉压缩小见于心包填塞或休克，脉压增加见于左向右分流的先天性心脏病
肺毛嵌压	0.53~1.60kPa (6~12mmHg)	左心功能不全，二尖瓣狭窄或关闭不全，左心室顺应性降低容量过多或心包填塞或积液	低血容量状态	大 a 波：二尖瓣狭窄，左心室衰竭，间断出现于房室分离 大 v 波：二尖瓣关闭不全

3. 肺动脉压（PAP） PAP 由导管端孔直接监测。正常情况下，收缩压 2.67~3.33kPa、舒张压 1.07~1.86kPa，图形特征：收缩压与右心室收缩压相等；舒张压较右心室为高，具有较明显的重搏波。

4. 肺毛细血管嵌顿压（PWP） 当充盈的气囊向肺动脉远端漂移并嵌顿于肺小动脉内所测得的压力为 PWP，如图 14-2-5 所示。

漂浮导管气囊 a. 嵌在比其直径略小的肺动脉，气囊远端血流停滞，形成了肺动脉—毛细血管—肺静脉的静止的血柱。b. 这如同充满液体的漂浮导管管腔直接延伸到肺静脉，而此时，绝大多数未受气囊阻塞的肺血管血流仍然流畅。c. 漂浮导管测定的压力就是肺静脉汇合处。d. 此处的压力完全可以反映左心房的压力。因此，漂浮导管测定 PWP 可反映左心功能。

PWP 的正常值：0.8~1.6kPa 其图形类似于左心房的压力图形。

(二) 如何获得良好的监测压力图形

1. 零点和量程的调定与压力图形 压力监测时病人一般为卧位。但当肺水肿、颅内压升高的情况下，病人需半卧位或坐位。无论何种体位，均应注意将压力换能器的气液交界面

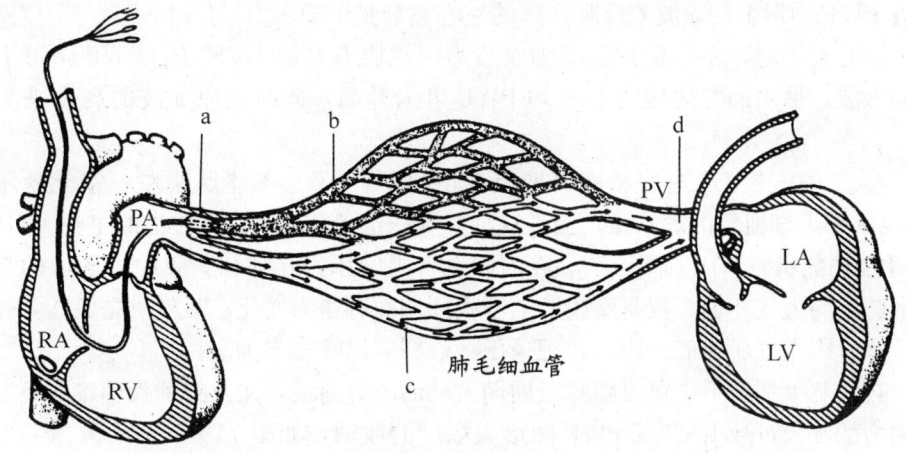

图 14-2-5　漂浮导管监测 PWP 原理示意图
RA. 右房压　RV. 右室压　PA. 肺动脉压　PV. 肺静脉　LA. 左心房　LV. 左心室
(摘自 Hemodynamic Monitoring，1987)

与腋中线第四肋间保持在同一水平，然后校正压力监测仪的零点。通常情况下，每 6～8 小时重新校正压力零点一次，但在体位变动时应随时校正。

零点的调定是监测仪经常需要调整的内容。但量程的调定只需配套的监测仪和换能器初用时调整一次即可。因为换能器压力传导的准确度可相差±27%，仅监测仪本机内量程调定是不够的，应需监测仪与换能器一起行机外调定。可利用水银压力计给予压力换能器一定的已知压力，然后将监测仪调定到此给定的压力标准。此压力在肺动脉压监测量程可定为 5.3kPa，在体动脉压监测量程可定为 26.7kPa。调定好的监测仪和换能器最好固定搭配使用。

2. 心功能状态与压力图形　心脏解剖及功能的改变可使压力图形难以判断：

(1) 二尖瓣返流较严重时，可使肺动脉图形的降支出现切迹并使 PWP 图形与通常的 PA 图形接近（图 14-2-6）。此时同步记录心电图和压力图，可见 PA 图上巨大 V 波出现在肺动脉波形后，当出现 PWP 时仅见巨大 V 波。V 波位于心动周期较晚的位置。这种情况

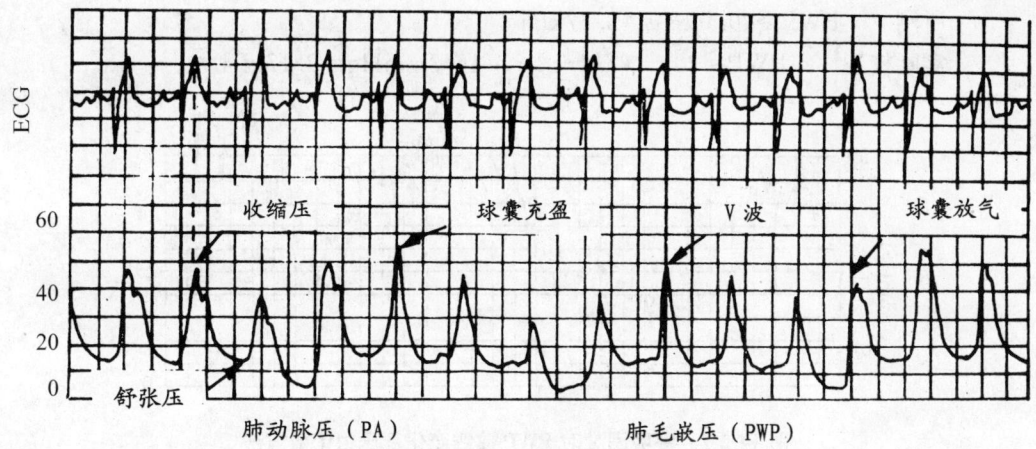

图 14-2-6　严重二尖瓣返流对 PA 及 PWP 图形的影响
肺动脉压（PA）　肺毛嵌压（PWP）
(摘自 J Crit Illness Vol. 1, No. 5，1986)

下，只有PWP图形上的a波才反映实际的左心室舒张末期压力（LVEDP）。

(2) 左心衰竭时，左心房代偿增加收缩力以克服升高的LVEDP，PWP图形上可见明显升高的a波，平均的左房压力和平均PWP可未升高，此时仍以a波的高度来测算LVEDP。

(3) 在二尖瓣狭窄或左房粘液瘤梗阻的情况下，PWP不能反映左心室充盈压，此时PWP仅反映肺毛细血管的静水压，当然这种静水压也是肺血管液体渗出的主要决定因素。

3. 呼吸功能状态与压力图形　心腔内和血管内的压力受肺和胸膜腔内压力的影响。通常情况下肺泡与大气相通，仅是胸膜腔随呼吸周期而有压力变化；吸气时是负压，呼气略呈正压，至呼气末大气压相似。因此，记录压力数据应以呼气末为准。

(1) 自主呼吸情况下，可见随呼吸周期波动的压力曲线，尤其在呼吸困难的情况下更为明显。用力的呼吸可致PAP或PWP图形大幅度的波动，如图14-2-7是一位二尖瓣狭窄病人呼吸困难时PWP压力曲线。吸气相压力降低，呼气相压力明显升高、波动明显。此时PWP数值的记录应在呼气末如图箭头所指处。也有提出，为消除呼吸对压力读数的影响，可嘱病人于呼气末屏住呼吸，便可记录较平稳的压力曲线。但实际上，呼吸困难的病人很难屏住呼吸，另外尚会引起类似Valsalva动作更增加了胸腔内压，使之出现假性压力升高。

(2) 机械通气的情况下，由于患者吸气过程是呼吸机正压输入气道气体的结果，因此与自主呼吸相反，吸气时胸腔内压为正压，此时所监测压力的变化呈现吸气相压力明显升高，呼气相恢复，在呼气末胸腔内压力与大气压基本相等。因此，机械通气情况下，PAP，PWP等压力的测定仍在呼气末为准。如果患者自主呼吸和机械通气共存时，可在两者的呼气末测定压力读数，但要注意两者呼吸周期压力变化是明显不同的。如果患者机械通气时应用呼气末正压通气（PEEP）方式或持续气道正压通气（CPAP）方式，应注意：小于$15cmH_2O$（1.47kPa）正压范围内，压力测定相关性良好，只需用下述方法校正读数；如果大于$15cmH_2O$（1.47kPa）的正压，可造成心血管功能的减退，亦使所测量压力相关性明显减小。一般来说，正压通气对血管内或心腔内压力的影响仅是实际所施正压压力的1/2左右。因此，实际校正压力读数的方法如下：

所用　　PEEP=$10cmH_2O$（7.4mmHg）≈1kPa
所测　　PWP=20mmHg=2.67kPa
实际校正　　PWP=20－（7.4÷2）=16.3mmHg=2.17kPa

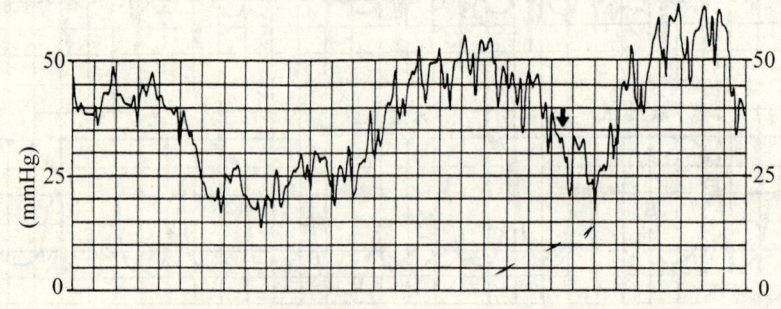

图14-2-7　呼吸困难时PWP曲线变化及压力读数方法

(摘自Hemodynamic Monitoring, 1987)

由于病人肺脏顺应性等各种情况的差异，所得校正数字也仅供参考。

4. West 肺区模型与压力图形　体位及重力明显影响肺组织血流的分布。West JB 于 20 世纪 60 年代根据肺泡内压力和肺血管内压力将肺组织分为三区：一区为肺泡内压高于肺动脉和肺静脉的压力，肺血管内无血流。二区为肺泡内压力于吸气相低于肺动脉和肺静脉的压力，而呼气相肺泡压高于肺静脉压力低于肺动脉压力，肺血管内仅有间断血流。三区为肺泡内压持续低于肺血管内压力，此区肺血管内为持续血流。因此，根据漂浮导管监测原理（图 14-2-5），导管测出的 PWP 只有在肺血管内充满着血液时，才能反映肺静脉、左心房及左心室舒张末期压力。由于一区和二区肺泡内压力持续或间断超过肺血管内压力，使血管内无血流，或仅有间断血流，此时此处所测定的 PWP 只能反映肺泡内压力。而三区肺血管内压力持续超过肺泡内压力，血管内有持续不间断的血流，此时测定的 PWP，可反映左房压力及 LVEDP。一般情况下，人体站立时，肺尖部为一区；肺野上中部为二区；肺野下部为三区。当病人处于卧位时大部分肺野为三区，但低血容量或持续增加肺泡内压力可使一区和二区的范围明显增加。因此，漂浮导管嵌入肺动脉的位置直接关系到 PWP 能否反映 LVEDP。临床监测中，要注意导管位置，尤其要注意 PWP 图形的变化。三区所测 PWP 图形反映左房压力，可见到持续的 a 波与 v 波，而一区和二区 PWP 图形类似于衰减的图形，各波形辨认不清，此时只要排除衰减是由导管管腔不通畅所引起，即可认为此图形为一区或二区嵌入的图形。正、侧位胸片如见导管尖端高于左心房水平，要注意错误嵌入位置的可能。

5. 其他因素所致压力图形的改变

（1）图形干扰：许多原因可致 PA 及 PWP 图形上出现尖锐的干扰波，严重影响波形读数的准确性。干扰波的出现多见于导管振动。主要原因为：高动力学状态如心动过速或心脏收缩明显加强；心脏内导管过长或打圈；导管尖端靠近肺动脉瓣及导管的体外部分或压力连接管晃动。

（2）波形衰减：波形明显减幅要立即判断是否病人压力下降。如果病人病情稳定，则可能为技术原因，如导管内有气泡；导管尖端或管腔内有血凝块；导管或连接管打折；压力连接系统中渗漏（渗漏有时可见到回血）；量程错误；导管尖端顶在管壁或嵌入心内膜组织；以及压力换能器盖帽松动、裂开或其内有气泡等。

（3）图形漂移：可见于病人移动身体、深呼吸、咳嗽。

（4）得不到 PWP：主要原因有气囊破裂、导管后退至右室流出道或右心室，使导管不能嵌入肺小动脉。

（5）波形完全消失：病人情况稳定，压力图形完全消失可能由于：压力换能器与监视仪连接不当；换能器失灵；压力系统中有大的泄漏，换能器通大气的开关未关，连接中的三通方向错误以及导管完全阻塞。

四、心排血量测定

心排血量（cardiac output，CO）是衡量左心功能的重要指标；即单位时间内心脏供给体循环的血量，通常静息状态下为 4～8L/min。CO 的测定是血流动力学监测的重要内容，但临床上 CO 的测定需要一定的技术和经验。目前，有三种主要方法用来测定 CO：Fick 氧耗量方法、指示剂稀释方法及热稀释方法。漂浮导管监测过程中测定 CO 是采用热稀释方法。热稀释方法也是临床最常用的方法，其操作简便、重复性好。

(一) 热稀释法测定 CO 的基本原理

热稀释法测定 CO 的基本原理类似指示剂稀释法。热稀释法中的指示剂为不同于血液温度的溶液。此法早在 1954 年即由 Fegler 阐述，但应用于临床是在漂浮导管问世以后。利用热稀释漂浮导管测定心排血量是从漂浮导管的右房孔内快速均匀地将与血温不同的液体注入右心房，所注入液体迅速与血液混合。注射前患者基础血温由导管尖端的热敏电阻传给计算机。注射后，注入的溶液与血液混合后改变了血温。温度变化了的血液从右心房、右心室直达肺动脉，位于肺动脉的漂浮导管尖端的热敏电阻感知出注射后的温度变化，描绘出温度—时间变化曲线并传给计算机（图 14-2-8），再由计算机根据基础血温和注射温度计算出实际心排血量的值。

CO 的温度—时间变化曲线的最高点为最低温度点，也就是与基础血温差别最大点。CO 的数值与此热稀释曲线下的面积成反比。CO 高时，血流快，血温变化相对不明显则使曲线下面积变小（图 14-2-8A）。CO 低时，血液缓慢，则使曲线下面积增大（图 14-2-8B）。但当注射不均匀所造成人为的曲线切迹或上升极缓慢（图 14-2-8D），此测量则造成计算机计算错误。因此，应弃除此次测量结果而重新再测量。

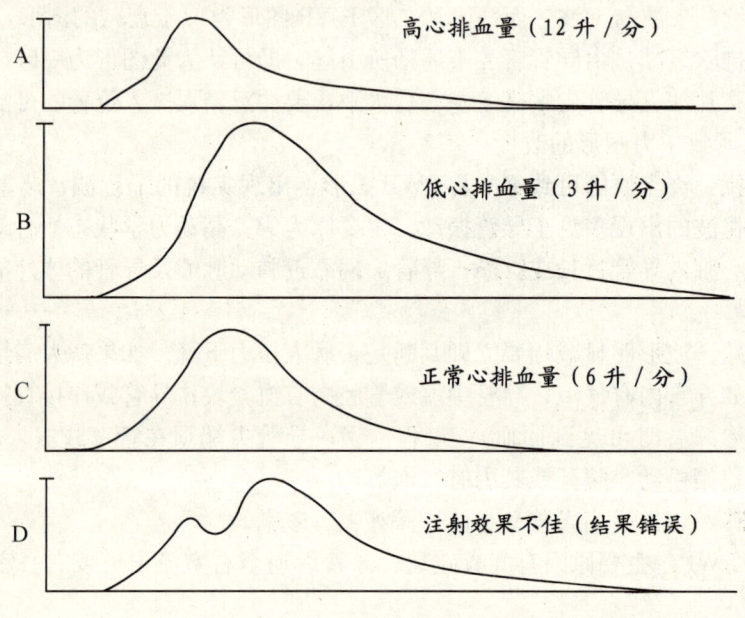

图 14-2-8 心排血量热稀释曲线及其变化图

(二) CO 测定方法

1. **仪器和连接** 以往测定 CO 常用与压力监测仪分离的单独心排血量仪（如 American Edwards Laboratories，Gould，Critikon 等产品）。应用时，要将漂浮导管热敏电阻的接头线与仪器相连，仪器另有一条温度电极线用来测定注射液体的温度。然后校正好不同导管不同注射温度的参数，便可进行测定。目前测定 CO 是应用集压力监测和 CO 测定于一体的监测仪（如 Simens，Hewlett Packard，Space Lab 等产品）。这种仪器应用简便，集各种血流动力学监测的资料为一体。漂浮导管与监测仪的连接方法见图 14-2-2。监护仪 CO 插件具有两条输出线：一条与漂浮导管的热敏电阻接头相连，另一条线的顶端亦有热敏电阻，连接于注射器和右心房输液孔之间插入的热敏电阻插座。连接完毕后，应根据漂浮导管的直径，每次推注液体的量来选择机内心排血量测定画面的不同参数。

2. 注入液的选择　①液体：一般选用生理盐水为宜；②液体量：可选用 5ml 或 10ml，但要将机器调整至相应的参数；③温度：可用室温或冰盐水。我们实际应用的体会是：5ml 或 10ml 的注入量一般差别不大，可根据病人对液体容量的要求选定。室温液体和冰盐水的应用亦无明显差别，只是当单独使用心排血量仪测定时，如注入液体为冰盐水，由于预先测定注射温度后，再抽到注射器内并手持注射器等因素的影响，可使注入液又有升温，此时所测定的注射液温度已不准确。在这种情况下，最好选用室温液体注入更好。

3. 液体注入　导管连接完毕，仪器参数调定后，即可注入液体。一般仪器以 "Start" 键为启动，在按动此键 5 秒钟内，所需量的液体快速均匀地注入右心房，切忌出现图 14-2-8D 所示的推注曲线。因此，如果要获得重复性好、准确性高的 CO 数据，液体注入时应牢记：同步、快速、均匀、连续。

4. 结果显示　注入液体后，导管右房注入口和肺动脉的热敏电阻将感知的温度变化制出热稀释曲线，由计算机算出数值显示在屏幕上，有些仪器还可将体重、身高输入后直接显示出心脏指数（CI）数值。所显示数值间可有轻度差别，一般可取 2～3 次测量值的均值为确定值。

（三）获得准确 CO 数值的注意事项

1. 确保导管、热敏导线、监护仪及注射器等连接无误，同时要注意注入管道内完全排气，使之充满液体。
2. 推荐应用室温 10ml 生理盐水为注入液。如注入 5ml 量，应以冰盐水为宜。
3. 为保证液体注入的快速均匀，最好选用专用 CO 测定液体推注注射器。其他注射器应以 10ml 塑料注射器为好，不应使用玻璃注射器以免扭断注射器乳头。
4. 注意根据所用导管和注入的液体准确调定仪器所需的参数。
5. 注意观察推注液体时显示的热稀释曲线。如出现曲线不理想或数值偏差太大最好重复测量，反复测定后取较接近的 2～3 次测量值的均值。
6. 漂浮导管放置 48 小时后，CO 测定数值有增高的趋势。这是由于血浆蛋白覆于热敏电阻表面使之敏感度下降所致。
7. 心排血量测定值的变异要注意下列因素影响，以便于前后对照动态观察：心率变化、频发早搏、病人体位变化对回心血量影响等。
8. 心内分流（包括心房和心室水平）、严重的三尖瓣和肺动脉瓣关闭不全等情况下所测定的 CO 数值不可靠。

第三节　动脉内压力监测

周围动脉压力监测是床旁血流动力学监测的另一重要内容之一。动脉内压可通过间接和直接两种方法来测量。间接方法主要是利用袖带血压表或 Doppler 超声血流图等方法。具有简便、无副作用和无并发症等特点，但测量准确度不高，尤其易受病人血流动力学状态及其他机械因素的影响。一般不能持续监测和显示压力图形。因此，间接测定方法难以满足危重病人血流动力学监测的需要。直接测量是置导管于动脉内通过压力监测仪直接测定动脉内压力，可以连续、准确地测量，并有图形监测。在患者血流动力学明显改变的情况下能准确反映动脉内压力。但直接测量为创伤手段，要具有一定的知识和经验，并需要良好的监测期及监测后的护理。本章将着重介绍直接动脉内压力监测方法。

一、动脉内导管的插入

（一）动脉内导管植入部位

临床血流动力学监测所用的动脉内导管最常用的植入部位为桡动脉。为了比较，我们将临床可采用的动脉内导管植入的部位列于表14-3-1：

表14-3-1 不同部位动脉内压监测的比较

动脉	穿刺点	优点	缺点	备注
桡动脉	桡骨内侧与屈肌腱之间近腕横纹处	浅表、易于穿刺，侧支循环好，易保持无菌	血管较细，尤其在低血压或血管痉挛时插管困难	最常用 应常规作Allen试验尽量血管远端插管
肱动脉	肘窝上肱二头肌内侧	易触及，置管较方便	侧支循环差，可造成缺血、坏死、正中神经损伤或缺血性挛缩	不常使用 接受抗凝和出血性疾病患者不宜采用
股动脉	腹股沟韧带中点略偏下方	粗大血管，易置管，休克或血管痉挛时亦好插管	不易保持无菌和压迫止血，有时发生皮下血肿或腹膜后血肿	较常用 避免在腹股沟韧带上方穿刺

经桡动脉穿刺放置动脉内导管的主要步骤为：

1. 测定桡动脉侧支循环情况——Allen试验 将穿刺侧手臂上举，嘱患者反复做握拳—松开动作，同时术者双拇指一起压迫患者的桡动脉和尺动脉，使手掌发白，处于缺血状态，然后手臂下垂嘱患者手掌放松，放开压迫尺动脉的手指但桡动脉仍被压迫，此时观察手掌的颜色恢复正常的时间：7秒内为侧支循环良好；7~15秒说明侧支循环有损害；超过15秒者侧支循环不良，此时桡动脉插管为禁忌。因此，Allen试验是桡动脉穿刺前的重要检查步骤，应常规检查。

2. 经皮穿刺的置管方法，见图14-3-1。常用为20G Teflon套管穿刺针，穿刺成功后边退针芯边将导管缓慢转动推送，最后将导管置入动脉内。

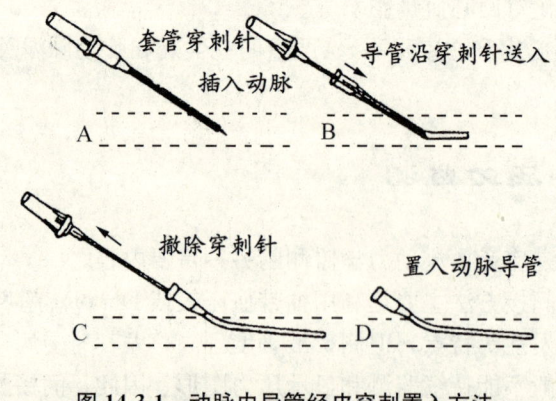

图14-3-1 动脉内导管经皮穿刺置入方法

（二）压力监测系统的连接

动脉内导管穿刺成功后，导管尾端利用压力连接管与换能器相连，连接方式如图14-2-2

所示，只是将漂浮导管换成动脉内导管。一般桡动脉穿刺置管后应局部缝线固定，以免导管脱落。

动脉压力监测与漂浮导管监测不同的是：动脉内压力较高，故应用较高量程，一般为26.6～33.3kPa（200～250mmHg）。各接头部位连接要十分可靠以免脱落形成大出血，另外加压冲洗系统的所加压力也应达40kPa（300mmHg）。

二、动脉压力图形的识别

（一）正常动脉的压力图形

分为升支、降支和重搏波3个部分。升支表示心室快速射血进入大动脉，至顶峰为收缩压，正常值13.3～18.6kPa（100～140mmHg）；降支代表血液经大动脉流向外周，当心室内压力低于主动脉时，主动脉瓣关闭与大动脉弹性回缩同时形成重搏波。重搏波后动脉内压继续降至最低点。为舒张压，正常为8～12kPa（60～90mmHg）。

动脉内压力图形从主动脉至周围动脉有明显变化。从主动脉根部向周围中型动脉至肢体远端动脉，正常情况下可表现以下变化规律：更为陡峭的升支图形，逐渐不明显的重搏波。通常情况下，股动脉、足动脉的压力比肱动脉，桡动脉高2.67～5.33kPa（20～40mmHg）。

（二）异常动脉压力图形

1. 病理状态下，除了压力本身（包括收缩压和舒张压）的变化外，压力图形亦可出现很多特征性改变。①高血压表现为收缩压和（或）舒张压升高，升支陡峭显著，各组成部分均突出。②低血压压力降低，波形变小，重搏波不清。③主动脉瓣狭窄：缓慢的升支，压力降低，重搏波消失。④主动脉瓣关闭不全，升支陡峭，收缩压升高，脉压明显增大，重搏波不清。⑤心包填塞或缩窄性心包炎亦可出现动脉压力波形变小、压力降低，但最具有特征性的是吸气相压力下降更为明显。

2. 导管或仪器因素造成的动脉压图形改变最常见原因为衰减。导管抖动或量程调零不准确，动脉内导管至换能器的连接中有气泡，血凝块或漏水或导管顶在血管壁上等因素可使图形变小，升支降低，重搏波不清，使图形衰减；导管抖动时，使压力波形出现很多干扰图形，造成收缩压或舒张压读数错误；不准确的调定量程或零点亦可使压力测量错误。

三、减少动脉压监测的并发症

动脉内压力监测是一项较为安全的介入性监测技术，并发症少见。但在周围血管疾病、动脉硬化、高血压及溶栓或抗凝治疗的病人可见并发症增多。

（一）**感染** 无菌操作不严格或在局部感染的部位穿刺造成。一旦发现感染应立即拔除动脉导管并采用全身抗生素治疗。

（二）**栓塞** 由血栓或气栓形成肢体末梢的栓塞导致其缺血和坏死。因此，定时应用肝素生理盐水加压冲洗压力连接管和导管，避免形成血栓，冲洗时防止气体冲入。

（三）**出血** 动脉内压力高，导管连接处的松动或三通扭错方向可导致快速大量出血，穿刺局部形成皮下血肿或内出血。所以，导管体外部分要连接牢固，松动的三通或连接管应丢弃。导管位于体内部分可造成内出血。应注意固定导管位置，避免患者肢体猛烈活动，并观察末梢动脉搏动及有无急性失血表现，以防患于未然。

（四）动脉内压力监测过程中要密切观察压力图形及穿刺局部的变化，定时用肝素生理盐水冲洗管腔。每48小时穿刺局部换药一次。尽可能缩短动脉内压力监测的时间，避免可能的并发症。拔除动脉内导管后要局部加压止血，手指压迫 20～30 分钟。待无活动性出血后，应用绷带加压包扎。股动脉穿刺拔管后应下肢制动 24 小时，并随时注意末梢动脉搏动和组织供血情况。

第四节　血流动力学监测的临床应用

一、监测指标

前几章介绍了漂浮导管监测及动脉内压力监测的方法学，这是进行血流动力学监测的主要手段。本章将讨论利用这些手段直接获得或间接获得的评价血流动力学状态的参数，如何应用于疾病诊断、鉴别诊断、疗效评定和预后判断。

（一）主要血流动力学监测指标

1. 直接测量所得指标

（1）动脉内压（AP）：正常值收缩压 13.3～18.7kPa（100～140mmHg）、舒张压 8～12kPa（60～90mmHg）。

（2）右心房压（RAP）：正常值 0～1.07kPa（0～8mmHg）。

（3）右心室压（RVP）：正常值收缩压 2～3.33kPa（15～25mmHg）、舒张压 0～1.07kPa（0～8mmHg）。

（4）肺动脉压（PAP）：正常值收缩压 2～3.33kPa（15～25mmHg）、舒张压 1.07～1.87kPa（8～14mmHg）。

（5）肺毛细血管嵌顿压（PWP），正常值 0.8～1.6kPa（6～12mmHg）。

（6）心排血量（CO）正常值 4～6L/min。

2. 由直接测量指标所派生的指标

（1）心脏指数（CI）正常值 2.5～4.2L/（min·m^2）

$$CI = \frac{CO}{\text{体表面积}（m^2）}$$

（2）每搏心排量（SV）正常值：60～130ml

$$SV = \frac{CO}{\text{心率}（次/分）}$$

（3）体循环血管阻力（SVR）正常值：770～1500 达因·秒·厘米$^{-5}$

$$SVR = \frac{\text{平均动脉压} - \text{中心静脉压}}{\text{心排血量}} \times 80$$

（4）肺循环血管阻力（PVR）正常值：20～120 达因·秒·厘米$^{-5}$

$$PVR = \frac{\text{平均肺动脉压} - PWP}{\text{心排血量}} \times 80$$

（5）左心室做功指数：（LVWI）

$$LVWI = \frac{\text{心脏指数} \times 1.055 \times （\text{平均动脉压} - PWP）}{1000} \times 13.6$$

正常值：2.9~3.9kg·m/(min·m²)

（6）右心室做功指数：(RVWI)

$$RVWI = \frac{心脏指数 \times 1.055 \times (平均肺动脉压 - 平均右房压)}{1000} \times 13.6$$

正常值：0.64~1.1kg·m/(min·m²)

（二）血流动力学监测的生理基础

血流动力学监测的实质是评价人体循环功能。循环功能主要的指标是心排血量，心排血量是每搏心排量与心率的乘积。为了更精确地描述个体心排血量的变化，以单位体表面积来表示心排血量，则为心脏指数。

每搏量主要受前负荷、后负荷和心肌收缩性能三方面的影响。

1. 前负荷（preload） 指舒张末期心室内的容量或压力。通常心室的充盈容量与其充盈压密切相关。在没有瓣膜关闭不全的情况下，中心静脉压或 RAP 表示右心充盈压；PWP 表示左心充盈压；肺动脉舒张压与左心充盈压十分接近 [PADP 较 PWP 高 0.13~0.4kPa (1~3mmHg)]。

前负荷就是指容量负荷。心功能正常情况下，RAP 升高表示右心前负荷过重；PWP 升高表示左心前负荷过重，此时常伴有每搏心排血量增加，但当心功能受损情况下，右心室或左心室不能充分排空，导致心室充盈压升高亦可使 RAP 或 PWP 升高，但此时每搏心排血量增加不明显（图 14-4-1）。因此 RAP、PWP 等指标除可以反映容量（前负荷）增加或降低亦可反映心室的功能状况。

从图 14-4-1 可以看出，在一定范围内，正常左心室随前负荷（PWP）增加而心排血量增加。但心肌收缩力减低时，前负荷（PWP）增加而每搏心排量增加

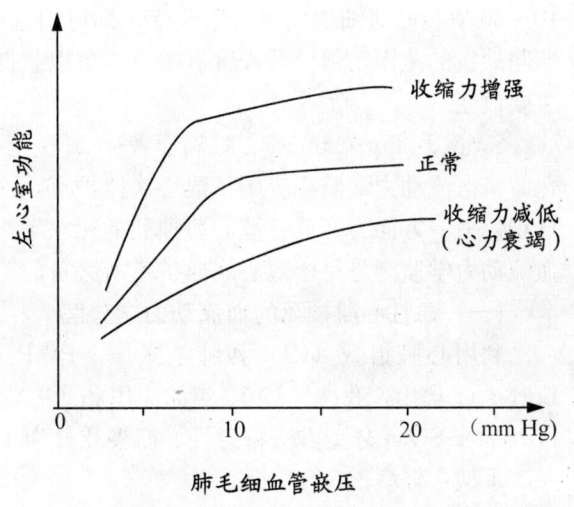

图 14-4-1 心室功能曲线

的幅度较正常情况下明显减小，呈现出曲线的坡度减小；而心肌收缩力增强时，前负荷增加伴有比正常更明显的每搏心排血量的增加，呈现出曲线的坡度增大。因此，不同心室功能状态下，适当的心室充盈压是保证足够的心排血量的前提。急性心肌梗死时宜将 PWP 保持在 1.87~2.4kPa（14~18mmHg），以得到最佳每搏心排血量，但不宜超过 2.67kPa（20mmHg），以免引起肺淤血。

2. 后负荷（afterload） 是指心室射血时所面对的阻力。心室等容收缩期，心室内压力要超过动脉循环的压力（为舒张压），才能使半月瓣开放，射血开始，然后再克服血流通过动脉系统产生的阻力才能使血流通过动脉系统流向毛细血管。如果动脉压力增高或阻力过度增加，可能导致每搏心排血量降低，心肌氧耗量增加，动脉压力降低或阻力减小，可增加每搏心排血量和减低心肌耗氧量。因此，后负荷对心排血量亦具有直接的影响。

后负荷无法直接测量。血流动力学监测指标中的血管阻力测定（SVR、PVR）及动脉舒张压可提供一定的参考。临床上，根据后负荷的高低，采取不同的调整手段，以维持有效

的心排血量。

3. 心肌收缩性能　包括心肌收缩力和心肌收缩的协调性。心肌收缩力强，心肌收缩协调性好，在前、后负荷及心率都固定的情况下，每搏心排血量就升高。反之亦然。

心肌收缩性能由血流动力学监测的多个指标来综合反映。如心脏指数、每搏心排血量及每搏心室做功指数等。

二、冠心病的血流动力学变化

冠心病是由于冠状动脉病变造成心肌缺血和（或）坏死。血液供应改变所造成的心肌缺血和损伤，在不同类型的冠心病中是不同的。从短暂心肌缺血、持久心肌缺血、不可逆心肌损伤到心肌坏死，其所造成的血流动力学变化亦不一致。

如前所述，心肌收缩性能是维持心排血量以及全身血流动力学状态的重要环节。心肌收缩性能直接与心肌供氧和耗氧的平衡有关。如果冠脉血流减少10%，心肌基本可以正常收缩或有轻度改变；冠脉血流减少50%时，心肌收缩明显减弱；冠脉血流减少80%时心肌基本停止收缩而处于缺血静止（ischemic freeze）状态。一般情况下，冠脉血流的氧供应中断10～30岁，心肌细胞代谢发生改变，即可引起收缩力的改变。冠心病的血流动力学改变主要与缺血的范围、部位及程度有关。本节以急性心肌梗死为重点，介绍冠心病血流动力学的主要改变。

Swan及Forrester等心脏病学者从20世纪70年代起研究急性心肌梗死的血流动力学变化。将血流动力学监测应用于冠心病监护室，一方面加深了对急性心肌梗死病理生理过程的认识。另一方面为降低急性心肌梗死的死亡率作出了肯定的贡献。目前，在设备良好的医院血流动力学监测是每个冠心病监护室所必备的监测条件之一。

（一）急性心肌梗死的血流动力学分型

利用心脏指数（CI）和肺毛嵌压（PWP）对急性心肌梗死进行分型，这由Swan和Forrester提出，我院经过10年的应用和研究，认为此血流动力学分型方法具有实用价值。Forrester-Swan分型方法将急性心肌梗死分为4型：

Ⅰ型：轻型；

Ⅱ型：肺淤血型；

Ⅲ型：低血容量型；

Ⅳ型：混合型。

这4型的临床表现和血流动力学改变都有一定的对应关系，且与预后相关，详见第十五章。

1. Ⅰ型　CI、PWP在正常范围，或CI虽低于正常，但高于2.2L/(min·m^2)，PWP虽高于1.6kPa（12mmHg），但低于2.4kPa（18mmHg）。临床上无肺淤血或灌注不良表现，动脉血压正常。

2. 心力衰竭　属于Ⅱ型血流动力学改变。表现为血压正常、PWP升高超过2.4kPa（18mmHg）、CI高于2.2L/(min·m^2)，多见于急性心肌梗死合并左室功能减退，尚未显著影响心排血量。如治疗不当或梗死范围扩大很有可能变为Ⅳ型。临床上可表现出肺淤血症状；呼吸困难、肺啰音及胸部X线提示肺水肿。一般说，血流动力学改变常常早于临床表现数小时，因此，在心力衰竭出现临床表现以前，就可以通过血流动力学监测进行早期治疗。

3. 血容量不足和右心室梗死　可分为 2 个亚型：Ⅲa 低血容量、Ⅲb 右心室梗死。Ⅲa 型右房压低，Ⅲb 型右房压高，这是不同之处。但两型皆引起 PWP 下降而致低血压，这是相同之点。

4. 心源性休克　属于Ⅳ型血流动力学改变，表现为动脉压降低、PWP 升高和 CI 明显降低。这是心肌梗死最严重的表现之一，多由于大范围心肌梗死（左心室的 40%～50% 以上）或其他类型未经适当治疗心功能进一步减退的结果。此时死亡率可高达 80% 以上。

（二）急性心肌梗死的机械并发症

1. 乳头肌功能不全或断裂　造成产生急性二尖瓣返流。（参见本章第三节）。轻者仅于 PWP 图形上见到 V 波明显，严重者可致 CI 下降，可出现肺水肿或心源性休克。

2. 急性室间隔缺损　造成心室水平的左向右分流，血流动力学监测可表现为动脉压突然下降，RAP 升高类似于右心室梗死，PWP 也升高但图形一般为正常。急性室间隔缺损与急性二尖瓣返流，在临床上表现类似，但血流动力学监测具有鉴别意义。漂浮导管取血测定室间隔缺损有心室水平的左向右分流即右室氧饱和度大于右房 5% 以上，而急性二尖瓣返流时 PWP 可见巨大 V 波。

3. 心脏破裂　是急性心肌梗死最致命的并发症。血流动力学改变如急性心包填死（参见第三节）。临床上病人血压迅速下降、静脉压升高、呼吸困难、心音微弱、奇脉，并可有突然心跳变慢和电机械分离。

三、血流动力学监测的临床应用

血流动力学监测可提供极具有临床价值的资料。这无疑对于危重病人的诊断、治疗及预后判断均具有重要意义。

（一）诊断与鉴别诊断

血流动力学监测可用来鉴别许多心肺疾病，利用监测指标可确立诊断。因此，这些疾病的血流动力学特征是非常具有鉴别诊断价值。

1. 休克　各种不同原因的休克，血流动力学改变均有所不同。几种常见的休克及其血流动力学改变见表 14-4-1。这些血流动力学改变对休克治疗都具有指导意义。

2. 非心源性肺水肿　临床上鉴别心源性或是非心源性肺水肿十分重要。鉴别的关键是 PWP。非心源性肺水肿具有正常的 PWP，而心源性则 PWP 升高。但这种鉴别的前提必须是 PWP 可以代表左心室舒张末期压力（LVEDP）。在 PWP 与 LVEDP 不成比例时，应注意各种其他因素的影响。常见 PWP 高于 LVEDP 的情况：①二尖瓣狭窄或左房粘液瘤使左室流入道梗阻；②肺静脉阻塞；③肺泡内压增高（如持续正压通气）。PWP 低于 LVEDP 的情况：①左心室壁僵硬；②LVEDP 过高（>3.33kPa）。

表 14-4-1　各型休克血流动力学主要变化

休克类型	AP	PP	SVR	PVR	CVP	PAP	PWP	CO	SvO$_2$
低血容量休克									
代偿期	—	↓	↑	—	↓	↓	↓	— ↓	↓
失代偿期	↓	↓	↑	↑—↓	↓	↑—↓	↓	↓	↓

续表

休克类型	AP	PP	SVR	PVR	CVP	PAP	PWP	CO	SvO₂
感染性休克									
高动力型	-↓	↓-↑	↓	-↑	↓-	↑-↓	-↓	↑	-↑
低动力型	↓	↓	↑-↓	-↓	↓-↑	↑-↓	-↓	↓	↓-↑
过敏性休克	↓	↓	↓	↓	↓	↓	↓	↓	↓
神经源性休克	↓	↓	↓	↓	↓	↓	↓	-↓	↓
心源性休克	↓	↓	↑-	↑	-↑	↑	↑	↓	↓

↑升高，↓降低，-无变化

AP：动脉压　PP：脉压　SVR：周围血管阻力　PVR：肺血管阻力　CVP：中心静脉压　PAP：肺动脉压　PWP：肺毛细血管嵌顿压　CO：心排血量　SvO₂：静脉血氧饱和度　↑升高，↓降低，-无变化

3. 注意肺栓塞和慢性肺毛细血管前肺动脉高压　临床上，急性肺栓塞类似心源性休克的表现，但血流动力学表现为 PAP 收缩压及舒张压均升高、PWP 正常、AP 及 CI 降低、PVR 升高。因此急性肺栓塞与心源性休克最具有鉴别意义的是 PWP 的升高与否（图 14-4-2）。

通常情况下，肺动脉舒张压（PADP）等于或略高于 PWP。因此，可以 PADP 减去 0～0.27kPa 估计 PWP。而如图 14-4-2 所示，在肺栓塞或肺毛细血管前肺动脉高压的情况下可见明显升高的 PADP，PWP 正常，致使 PADP 与 PWP 差别明显增大。慢性肺毛细血管前的肺动脉高压主要见于慢性阻塞性肺部疾病、肺间质疾病、反复肺栓塞、血管炎等。血流动力学监测可见于 RVP、PAP 升高，PWP 正常、PVP 升高，但 AP、CI 一般正常。

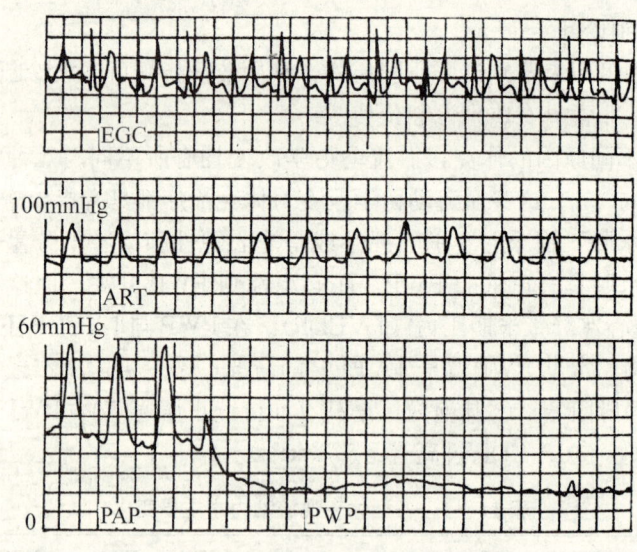

图 14-4-2　急性肺栓塞的血流动力学特征

ECG：心电图　ART：动脉内血压　PAP：肺动脉压　PWP：肺毛嵌压

4. 急性心包填塞和缩窄性心包炎　共同的病理变化是心脏舒张受限。但急性和慢性病程不同，血流动力学改变可有差别。急性心包填塞 RAP 压力升高，X 降支明显加深而 Y 降支不清或消失。RAP 与 PWP 相近、SV 下降、CO 下降、AP 降低是急性心包填塞的特征。因此，可见奇脉（paradoxical pulse）。图 14-4-3 是急性心包填塞在心包穿刺前后奇脉的变

化。急性心包填塞的 RVP 图形无缩窄性心包炎的"平方根号"样改变。缩窄性心包炎 RAP 升高，接近 PWP，但明显不同的是奇脉不明显，吸气相压力增高（即为 Kussmaul's 征）和 RVP 图形呈现舒张早期压力骤降随后升高，形成压力平台（平方根号样改变），这是缩窄性心包炎较有特征性的血流动力学变化。另外，缩窄性心包炎常不伴有明显的 AP 及 CO 下降，并在颈静脉压力波形上可见到 X 降支及加深的 Y 降支形成的 "W" 或 "M" 形波形（图 14-4-4）。

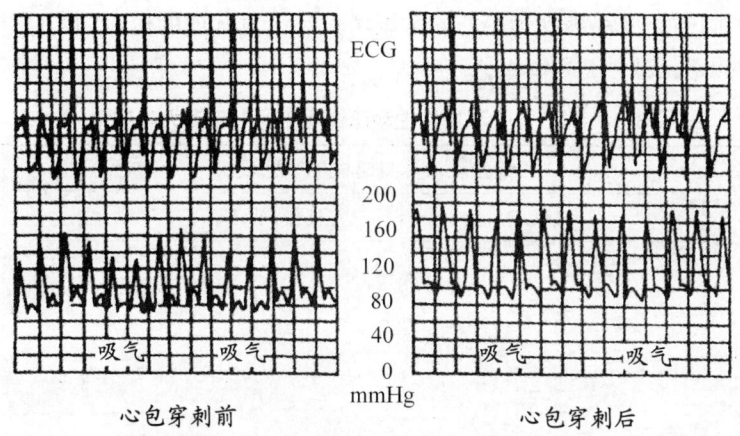

图 14-4-3 急性心包填塞心包穿刺前后奇脉变化
（摘自 J Crit Illness，Vol. 1. No. 5. 1986）

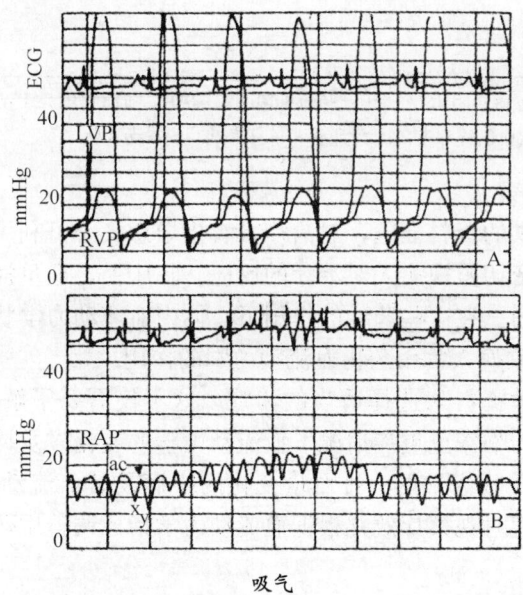

图 14-4-4 缩窄性心包炎 RAP、RVP、LVP 压力变化
LVP：左室压　　RVP：右室压　　RAP：右房压
（摘自 J Crit Illness，Vol1，No5，1986）

5. 限制性心肌病 血流动力学呈现类似缩窄性心包炎颈内静脉图形的改变 "W" 或 "M" 形变化和 RVP 出现平方根号样改变。这些改变本身很难与缩窄性心包炎鉴别，但限制性心肌病患者左心的充盈压要高于右心的充盈压（缩窄性心包炎两者相等）。运动能加剧这种差别。另外，限制性心肌病右心室收缩压较高，可达 6.67kPa（50mmHg）以上，而 RVP 的舒张期压力平台不超过收缩压的 1/3。

6. **三尖瓣返流** 可造成 RAP 及 RVP 的舒张末期压力升高。特征的变化是 RAP 图形上 X 降支消失、高大提前的 V 波、深的 Y 降支，此时 RAP 不随吸气相下降或反而上升。严重的三尖瓣返流可使 RAP 类似于 RVP。

7. **主动脉瓣返流** 临床上可见慢性主动脉瓣返流（代偿期和失代偿期）和急性主动脉瓣返流。这些不同的类型都表现为 AP 的脉压增大，但对其他的血流动力学指标影响不尽相同。这些指标的不同改变见表 14-4-2。

表 14-4-2　急性和慢性主动脉瓣返流的血流动力学变化

血流动力学参数	慢性主动脉瓣返流		急性主动脉瓣返流
	代偿期	失代偿期	
RAP	—	↑	—↑
SVR	—↓	—	↑
PVR	—	↑	↑
PAP	—	↑	↑
PWP	—↑	↑	↑
CO	—	↑	↓
EF	—	—	↓
SvO$_2$	—	↓	↓

RAP：右房压　SVR：周围血管阻力　PVR：肺血管阻力　PAP：肺动脉压　PWP：肺毛嵌压　CO：心排血量　EF：射血分数　SvO$_2$：静脉血氧饱和度　↑：升高　↓：降低　—：无变化

（二）治疗和疗效观察

血流动力学监测提供的资料准确，对治疗具有指导意义。可利用血流动力学监测资料选择最合理的治疗，并可密切监视病人对治疗的反应。临床上，危重症病人多选用作用快、疗效强、作用短的静脉用药。在这些药物的作用下，体内血流动力学状态的变化是要密切监测的，表 14-4-3 列出了危重病人常用药物血流动力学的作用。

如何利用血流动力学资料来选择适当的治疗，这不仅需要了解药物对血流动力学的作用，还要掌握各种不同的临床危重症情况下血流动力学的变化以及针对这些变化应采用的治疗手段。表 14-4-4 列出了临床常见心排血量变化的疾病及其血流动力学变化及针对性治疗措施。治疗过程中，要随时观察疗效并根据血流动力学指标调整用药，使血流动力学处于最适当的状态。

（三）预后判断

利用血流动力学监测判断急性心肌梗死的预后，在本章第一节已作描述。临床目前常用的 Killip 心功能分级对急性心肌梗死的预后判断有一定的作用。但由于临床指标不很精确，对预后判断的准确性不高，因此临床资料远没有血流动力学的指标准确，也不如其变化出现得早。Forrester-Swan 血流动力学预后判断指标是根据血流动力学监测的分型，计算出 Ⅰ、Ⅱ、Ⅲ、Ⅳ 型的近期死亡率分别为 3%、9%、23%、51%。

表 14-4-3 常用静脉给药对血流动力学的影响

药物	HR	MAP	PAP	PWP	CVP	SVR	SV	CO
血管扩张剂								
硝酸甘油	↑	↓	↓	↓	—↓	↓	↑	↑
硝普钠	↑	—↓	↓	↓	↓	↓	↑	↑
肼苯哒嗪	↑	↓	↓	↓	↓	↓	↑	↑
酚妥拉明	↑	↓	↓	↓	↓	↓	↑	↑
血管收缩剂								
去氧肾上腺素	↓	↑	↑	↑	↑	↑		↓
间羟胺	—↑	↑	↑	↑	↑	↑	↓	↑
复合作用药物								
肾上腺素	↑	↑	↑	↑	↑	↑↓		↑
去甲肾上腺素	—↑	↑	↑	↑	↑	↑	↑	↓
麻黄素	↑	—↑	↑	↑	↑	↑		↑
多巴胺	↑	↑	↑	↑	↑	↑		↑
正性肌力药物								
多巴酚丁胺	—↑	↑	↑	—	↓	—↑		↑
氨联吡啶酮	—	↓	↓	↓	↓	↓	↑	↑
地高辛	↓						↑	↑
抗心律失常药								
利多卡因	—↓	—↓	—	—	—	—↓	—↓	—↑
奎尼丁	—↓	↓	↓	↓	↓	↓		↓
普鲁卡因酰胺	—	↓	↓	↓	↓	↓		↓
心得安	↓	↓	↓	↓	—	↓		↓
柳胺苄心定	↓	↓	↓	↓	↓	↓		↓
异博定	↑↓	—	↓	↓	↓	↓	↑	↑↓

HR：心率　MAP：平均动脉压　PAP：肺动脉压　PWP：肺毛嵌压　CVP：中心静脉压　SVR：周围血管阻力
SV：每搏心排血量　CO：心排血量　↑：升高　↓：降低　—：无变化

表 14-4-4 应用血流动力学监测选择适当治疗

临床诊断	血流动力学指标	建议治疗
急性肺水肿	PWP↑，CO↓	利尿剂、血管扩张剂、尿毒症引起应血液透析，必要时主动脉内气囊反搏
绝对或相对血容量不足	PWP↓，CO—↓	扩容

续表

临床诊断	血流动力学指标	建议治疗
右室梗死	RAP↑，PWP—，PAP—	扩容，必要时应用正性肌力药物
感染中毒症早期	CO↑，SVR↓，AP↓	扩容，血管收缩剂或正性肌力药物，针对病原菌治疗
左心室功能衰竭	PWP↑，PAP↑，CO↓，AP↓—	利尿剂和血管扩张剂减低前后负荷，必要时应用正性肌力药物或主动脉内气囊反搏
肺栓塞	RAP↑，CO↓，PAP↑，AP↓，PWP—	在纠正血流动力学紊乱的同时溶栓及抗凝治疗
心包填塞	RAP↑，RA 等于 PWP，奇脉	超声心动图确诊后行心包穿刺

PWP：肺毛嵌压　CO：心排血量　RAP：右房压　PAP：肺动脉压　SVR：周围血管阻力　AP：动脉压　↑：升高　↓：降低　—：无明显变化

（霍　勇　汪丽蕙）

参 考 文 献

1. Swan HJC, Shah PK. The rationale for bedside hemodynamic monitoring. J Crit lllness, 1986, 1 (4)：24
2. Amin DA, Shah PK, Swan HJC. The Swan-Ganz Catheter：choosing and using the equipment. J Crit Illness, 1986, 1 (4)：34-37
3. Amin DA, Shah PK. Swan-Ganz Catheter：insertion technique. J Crit Illness, 1986, 1 (4)：38-45
4. Amin DA, Shah PK, Swan HJC. The Swan-Ganz Catheter. tips on interpreting results. J Crit Illness, 1986, 1 (5)：40-48
5. Amin DA, Shah PK, Swan HJC. The Swan--Ganz Catheter. Indication for insertion. J Crit Illness, 1986, 1 (5)：54-61
6. Bradley RD. Diagnostic right heart catheterization with miniature catheters in severly ill patients. Lancet, 1964, 2：941
7. Swan HJC, Ganz W, Forrester JS, et al. Catheterization of the heart in man with use of a flow diverted balloon tipped catheter. N Engl J Med, 1970, 28：3447
8. Forrester JS, Diamond G, Chatterjee K, et al. Medical therapy of myocardial infarction by application of hemodynamic subsets. N Engl J Med, 1976, 295：1356-1404
9. Bunoy M, Shah PK. Physiological basic and clinical applications of bedside hemodynamic mornitering. In：Michelson C (ed), Congestive heart failure. St Louis. The CV Mosby Co, 1983
10. Chatterjee K, Swan HJC. Hemodynamic profile of acute myocardial infarction, In：Corday E. Swan HJC (eds)：Myocardial Infarction, Baltimore. The Williams and Wilkins Co, 1973
11. Swan HJC, Shah PK. Bedside hemodynamic monitoring in critically ill patient. In：

Parillo J (ed): Current therapy in critical care medicine, 1986
12. Textbook of Advanced Cardiac Life Support, Dallas. , American Heart Association
13. Del Guercia LM, Cohn SD. Monitoring operative risk in the elderly. JAMA, 1980, 243: 1350
14. Daily EK, Schroeder JS (eds), Hemodynamic waveforms, 2nd Edition. St Louis, The CV Mosby Co, 1990
15. Darovic GO (ed), Hemodynamic Mornitoring, Philadelphia, WB Saunders Co, 1987
16. Braunwald E: Heart disease: A textbook of Cardiovascular Medicine. Philadelphia. WB Saunders Co, 1960
17. Stein J: Placing arterial lines, Emerg Med, 1983, 15: 221-230
18. Kaye W: invasive mornitoring techniques. Arterial cannulation, bedside pulmonary artery catheterization, and arterial puncture. Heart and Lung, 1983, 12: 395
19. Chung E: Quick reference to cardiovascular disease, 2nd ed . Philadelphia. JB Lippincott, 1983
20. Swan HJC, William Ganz: Hemodynamic measurements: in clinical practice: a decade in review. JACC, 1983, 1 (1): 103-113

第十五章 EBCT 和 MRI 在冠心病诊断中的应用
(EBCT and MRI for the Diagnosis of Coronary Heart Disease)

第一节 电子束CT（EBCT）在冠心病诊断中的临床应用 …………………………（348）
一、EBCT检出冠状动脉钙化及冠心病预测 …………………………（348）
二、EBCT血流及电影检查在冠心病诊断的应用 …………………………（361）
三、冠心病PTCA-Stent及搭桥手术治疗后随访 …………………………（365）
四、电子束CT（EBCT）在心血管病诊断中应用评价 …………………………（370）
第二节 磁共振成像在冠心病诊断中的应用 …………………………（370）
一、核磁共振成像的基础知识 …………（370）
二、正常心脏MR表现 …………………（372）
三、冠心病MRI诊断的临床应用及评价 …………………………（276）

第一节 电子束CT（EBCT）在冠心病诊断中的临床应用

电子束CT（EBCT）是以电子束旋转产生X线代替常规CT机的X线管球与检测器旋转的机械扫描，解决了扫描速度问题。EBCT扫描速度快（33毫秒\50毫秒\100ms）有较高的时间分辨率、密度分辨率及空间分辨率，可以清楚地显示心脏及冠状动脉的解剖结构、病理改变；电影扫描及血流扫描可以评价室壁运动、定量评价心功能，可以得到心肌、冠状动脉血流灌注，在冠心病的预测、冠心病诊断及手术搭桥、PTCA治疗后随访有重要作用（图15-1-1）。

一、EBCT检出冠状动脉钙化及冠心病预测

冠状动脉粥样硬化是冠心病的基本病变，冠状动脉钙化是冠状动脉粥样硬化的标志，这已为病理学家所证实。因此，检出冠状动脉钙化即表明冠状动脉粥样硬化的存在。EBCT可以检出冠状动脉钙化，在冠心病预测有重要价值，已为国内外学者所重视。

（一）冠状动脉钙化形成机理及其病理

冠状动脉钙化几乎均发生于动脉粥样硬化处，钙化面积与粥样斑块面积呈线性关系，钙化面积约为粥样斑块面积的五分之一。钙化的发生可以在冠状动脉粥样硬化的早期，因此认为冠状动脉钙化是一种退行性变的观点是不正确的。其发生机理较为复杂，尚不完全清楚。可能为：①冠状动脉钙化是一个被动的钙盐沉积过程。病变处血栓机化或细胞和组织坏死崩解产生蛋白酶及磷酸根产物，与细胞内钙结合形成磷酸钙盐，沉着聚集于病变处内膜的细胞外，并逐渐侵入中膜。②冠状动脉钙化是一主动的可控的代谢过程。人类冠状动脉粥样硬化斑块内羟磷酸灰石钙盐分布与相同阶段放射方法检出的钙盐沉积分布相是一致的，钙化位点的化学成分与羟磷酸灰石钙盐一致，而在正常节段冠状动脉是检测不到羟磷酸灰石钙盐存在的。多克隆抗体免疫组织化学技术证实，在钙化斑块中发现骨桥蛋白（骨桥接素 osteopon-

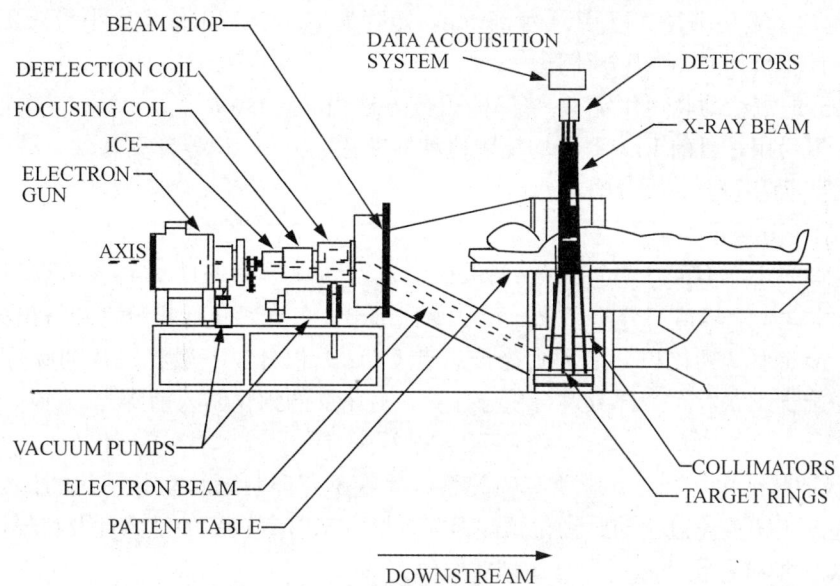

图 15-1-1 电子束 CT（EBCT）模式图

tin-OPT），是一种调控钙化的非胶原蛋白，参与骨骼矿物化，它的形成与泡沫细胞、平滑肌细胞变性有关，而后者又是粥样硬化斑块的主要组成成分。

MeCarthy 发现冠状动脉钙化有两种类型，少量钙化常发生在邻近内弹力板的纤维斑块内，不伴内膜坏死，冠状动脉狭窄程度很轻；大量钙化灶则见于坏死的内膜内，内弹力板大量消失，这类病变常见明显的冠状动脉狭窄（>70%）。总之，冠状动脉钙化的存在及程度与冠状动脉粥样硬化的存在与严重程度有着密切联系，已被病理学家所证实。

（二）EBCT 检查冠状动脉钙化及临床应用

1. EBCT 检查冠状动脉钙化（CAC）的方法

图像采集：采用常规单层容积扫描序列，扫描自气管下方 2cm 处开始，根据心脏大小，共扫描约 30 层，层厚为 3mm，层间没有空隙。扫描时间为 100ms，采用心电门控触发，具体触发时间，由个人心率而定，以保证 3 支冠状动脉全部图像均在一次屏气同一时相采集到，而无移动伪影（图 15-1-2，3）。

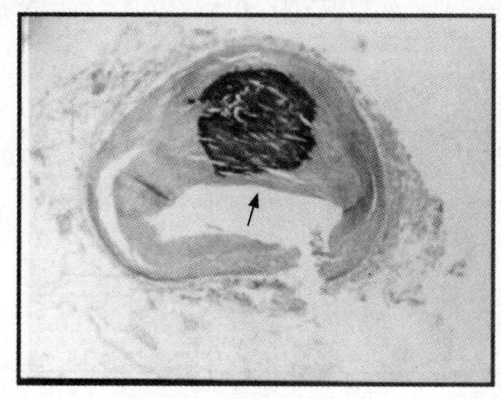

图 15-1-2 冠状动脉钙化病理

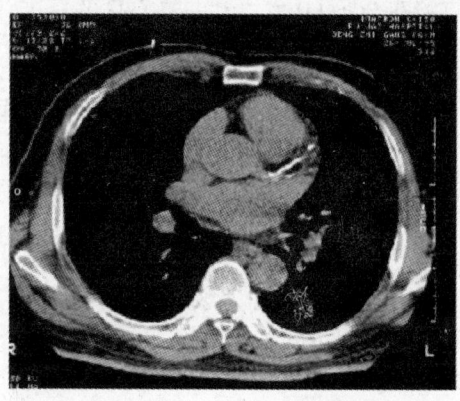

图 15-1-3 EBCT 冠状动脉钙化

图像重建：重建圆径（FOV）为26mm，矩阵为512×512，像素大小为0.258mm^2。图像重建后由计算机作CAC积分计算。

2. EBCT的冠状动脉钙化定义　CAC积分方法由Agatston于1990年首次报告，之后一直为学术界沿用，目前EBCT机均配置这种标准化的CAC积分计算软件。该机将病灶密度≥130HU，面积≥1mm^{2}者确认为钙化灶。

CT峰值记分规定如下：

1分=130～199HU，2分=200～299HU，3分=300～399HU，4分≥400HU。

钙化积分由CT峰值记分与钙化面积之乘积得出。各支钙化灶积分之和得出该支血管的钙化积分，诸支血管钙化积分之和则为该患者CAC总积分。一般将冠状动脉分为左主干、前降支、回旋支及右冠4个部分进行积分计算，对角支的钙化归入前降支；钝缘支钙化归入左回旋支。

3. 冠状动脉钙化与冠状动脉狭窄的关系　大量研究证明冠状动脉钙化的计分与冠状动脉狭窄的程度正相关。冠状动脉钙化预测冠状动脉狭窄有着较高的敏感性及特异性。

1) EBCT检出冠状动脉钙化与病理对照研究

Mantner SL对50例尸心冠状动脉进行EBCT检查及病理解剖对照研究，将定义为显著的冠状动脉狭窄，结果显示冠状动脉钙化诊断冠状动脉狭窄的敏感性为94%，特异性为76%。Mantner GC将50只尸心的冠状动脉分为4298个节段进行EBCT扫描与病理检查对照研究结果如下（表15-1-1）：

表15-1-1　EBCT扫描与病理检查对照研究

尸检冠状动脉狭窄（%）	EBCT冠状动脉钙化检出率（%）
76%～100%	93%
<50%	20%
<25%	4%

EBCT的冠状动脉钙化定量与病理所见的冠状动脉钙化的面积高度相关，且冠状动脉钙化的量与冠状动脉狭窄的程度相关。

2) EBCT检出冠状动脉钙化与冠状动脉造影的对照研究

1990年Agtaston等首次报告了EBCT检出冠状动脉钙化的大系列研究结果。584名患者，年龄在30～60岁之间。冠心病的标准为有心肌梗死史或冠状动脉造影示冠状动脉狭窄>50%者。结果如下（表15-1-2）：

表15-1-2　不同年龄组EBCT与冠状动脉造影的对比研究（$n=584$）

年龄组	非冠心病组钙化检出率	冠心病组钙化检出率
30～39岁	25%	100%
40～49岁	39%	88%
50～59岁	73%	96%
>60岁	74%	100%

冠心病组冠状动脉钙化检出率显著高于非冠状动脉钙化组（$P<0.001$）。

阜外医院一组218例患者进行EBCT与冠状动脉造影的对比研究（表15-1-3）。

表 15-1-3 EBCT 与冠状动脉造影对比研究 ($n=218$)

冠状动脉造影狭窄程度	冠状动脉钙化积分（平均）
<50%	42±125
50%～74%	99±217
75%～100%	257±382

P 值 < 0.005

结果表明冠心病组（冠状动脉狭窄>50%）的冠状动脉钙化计分显著高于非冠心病组，两组分别为 229±363 和 42±125，（$P<0.001$）（图 15-1-4 a, b）。

对照研究表明，冠状动脉钙化 EBCT 计分与狭窄程度呈正相关（$P<0.005$）；冠状动脉钙化支数与存在有意义狭窄（>50%）呈正相关（$P<0.001$）。单支钙化者 70% 有冠状动脉狭窄，双支钙化者为 87%，而 3 支及 4 支钙化者则 91% 有冠状动脉狭窄（$P<0.001$）。

研究表明，依冠状动脉钙化检出率的高低各支血管顺序为前降支、右冠状动脉、回旋支及左主干，检出率分别为 37%、25%、22% 及 16%，这与中国人冠心病冠状动脉造影研究所证实冠状动脉粥样硬化受累顺序是一致的。根据研究，检出右冠状动脉及回旋支的钙化较单纯左前降支钙化对反映冠状动脉狭窄的提示意义更大。

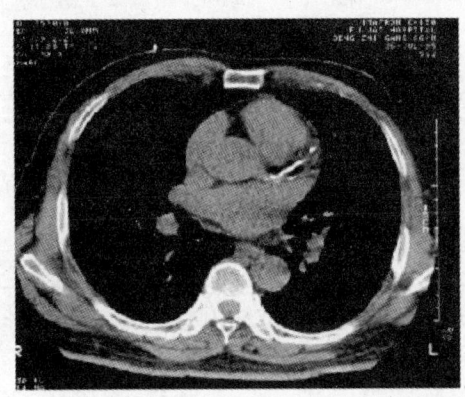
图 15-1-4 a EBCT 冠状动脉钙化（115 分）

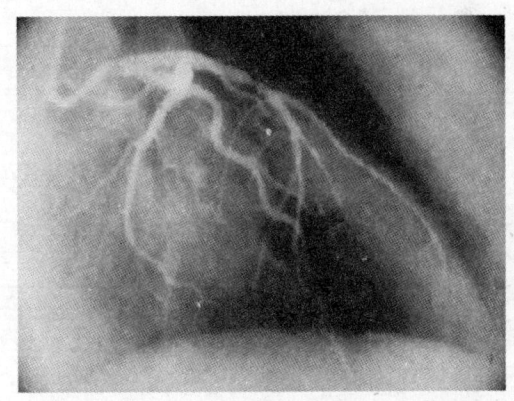
图 15-1-4 b 冠状动脉造影前降支 95% 狭窄

3) 冠状动脉钙化与冠状动脉狭窄的位置对应关系

Bermann，Rumberger 等 EBCT 冠状动脉钙化与病理、造影的对照研究，均表明冠状动脉钙化与冠状动脉狭窄的位置不是相对应关系。Rumberger 的病理研究结果，冠状动脉钙化与冠状动脉狭窄虽不能作病灶相对应，但为节段性对应。虽然冠状动脉钙化存在不能预测特定的狭窄位置，但冠状动脉钙化计分越高形态学所见粥样硬化病变程度越重。冠状动脉无钙化，冠状动脉无狭窄的可能性为 95%。

4. 冠状动脉钙化与性别的关系 Janowitz 对无症状人群冠状动脉钙化的检出及范围的性别差异进行了研究。对 1 396 例男性及 502 例女性患者行 EBCT 检查，进行冠状动脉钙化定量分析并进行 5 年和 10 年随访的对比研究，结果表明女性患者冠状动脉钙化的检出率是男性的 1/2。且发病年龄明显晚于男性，冠状动脉钙化的检出率存在显著的性别差异，特别是在年轻组，60 岁以后这种性别差异消失。

我国上海医科大学华山医院、中山医科大学一附院研究表明，我国女性冠状动脉钙化检出率较男性晚 10 年，70 岁以后无差异，其差别与临床冠心病发病率的性别差异一致。研究认为，EBCT检出冠状动脉钙化对女性患者可能较男性有更大的临床价值。中山医科大学提出对60岁以下女性CAC 1分即有诊断意义。因为其他无创检查（如ECG负荷试验、负荷核素心肌灌注扫描、UCG负荷试验等）对女性诊断冠心病的准确性亦较低，因此，EBCT对女性更有价值，早期检出冠状动脉钙化早期发现冠状动脉病变，可使女性患者得到及时的治疗。

Rumberger的研究得到不同的结果。他对50例女性及89例男性于冠状动脉造影后1天行EBCT扫描，进行对比研究，结果是冠状动脉钙化预测冠状动脉狭窄的敏感性、特异性、阳性预测值及阴性预测值，男女性别间结果相似，无性别显著性差异。

5. 冠状动脉钙化与危险因素的关系

1) 冠心病危险因素与冠状动脉粥样硬化有密切关系，与冠状动脉钙化亦有密切关系。Wong对675例男性及190例女性患者进行了危险因素与冠状动脉钙化关系的研究。其中79%有至少一个，42%病例有两个以上主要危险因素（包括吸烟、糖尿病、高胆固醇血症、高血压、冠心病家族史及肥胖）。对于无症状男性，有无冠心病危险因素，冠状动脉钙化的检出率有显著差异（$P<0.001$）。见表15-1-4：

表15-1-4 无症状患者钙化计分及检出率与危险因素数目的关系

危险因素	男性		女性	
的数目	钙化积分	检出率	钙化积分	检出率
0	79.1±299.9	40%	35.3±174.4	29%
1	158.2±441.5	56%	24.9±32.3	39%
2	128.0±313.4	62%	33.3±77.9	46%
≥3	220.4±494.0	74%	122.0±320.1	64%
P	$P<0.0001$	$P<0.001$	$P=0.02$	$P=0.03$

无危险因素男性患者冠状动脉钙化的检出率为40%，有3个或3个以上危险因素者冠状动脉钙化的检出率达74%。无症状女性患者所见亦然，无危险因素者冠状动脉钙化检出率为29%，而有3个或3个以上危险因素者，其冠状动脉钙化的检出率达64%。

2) 性别、年龄、危险因素与冠状动脉钙化关系，见表15-1-5：

表15-1-5 冠状动脉钙化与危险因素的数目，性别及年龄组的关系

| 年龄组 | 男性 | | | P值 | 女性 | | | P值 |
| | 危险因素的数目 | | | | 危险因素的数目 | | | |
	0	1	2		0	1	2	
<50岁	18%	34%	51	<0.001	19%	33%	40%	0.41
（例数）	(62)	(109)	(125)		(16)	(27)	(15)	
50～59岁	50%	64%	77%	0.01	13%	14%	36%	0.13
（例数）	(36)	(73)	(94)		(8)	(21)	(33)	
≥60岁	86%	84%	82%	0.89	55%	78%	74%	0.37
（例数）	(21)	(64)	(55)		(11)	(18)	(34)	

在男性组，冠状动脉钙化检出率与危险因素数目的关系仅限于那些小于60岁的患者，

在老年患者,不管危险因素的数目如何,冠状动脉钙化的检出率均达80%以上。在女性患者则情况有所不同,无论危险因素的数目如何,60岁以上者其冠状动脉钙化检出率均为50%以上,但危险因素少者其冠状动脉钙化的检出率亦较低。对于60岁以下女性,危险因素少于2个者较少发生冠状动脉钙化。

6. 中国人冠状动脉钙化分析 有研究证明冠状动脉钙化与冠状动脉病变的关系因人种不同而有差异,黑人冠状动脉病变患者冠状动脉钙化的发生率低于白种人。因此中国人冠状动脉钙化的发生率及其与冠心病的关系是否与西方人有所不同,是一值得探讨的问题。

阜外医院对218例临床疑诊或确诊为冠心病患者进行了EBCT扫描与冠状动脉造影的对照研究,其中男性176人,女性42人,平均年龄(54±7)岁。研究结果证明冠状动脉钙化与冠状动脉狭窄密切相关。142例冠状动脉病变(≥50%狭窄),患者平均总计分为229±363,而76例非冠心病患者冠状动脉钙化平均总分为42±125,($P<0.001$)。

随着冠状动脉病变的加重,冠状动脉钙化的计分呈增高趋势,另一方面,冠状动脉钙化的计分与累及范围、狭窄程度呈正相关,这与国外研究报告一致。但本组发现较低的冠状动脉钙化计分在我国人也可形成有意义的冠状动脉狭窄,特别是对于年轻患者。全组冠状动脉钙化预测冠状动脉狭窄的敏感性、特异性及准确性分别为82%,75%及75%。对于年轻人敏感性较低而特异性较高,在老年组则敏感性较高而特异性较低。如在<40岁年龄组敏感性为50%,特异性为100%,表明年轻患者一旦出现冠状动脉钙化即意味着可能存在明显的冠状动脉狭窄,在≥60岁年龄组,敏感性为92%而特异性为54%,意味着老年患者钙化发生率较高,同时也说明对老年人如果EBCT未检出冠状动脉钙化则判断其无明显冠状动脉狭窄的可靠性较大(阴性预测值95%)。左回旋支及右冠状动脉钙化预测冠心病的价值高于前降支钙化。对各年龄组冠状动脉钙化计分范围预测冠状动脉狭窄的特异性、敏感性及准确性分析,其结果见表15-1-6:

表15-1-6 我国人各年龄组冠状动脉钙化预测CAD的敏感性、特异性

钙化计分	敏感性(%)	特异性(%)	准确性(%)	阳性预测值(%)	阴性预测值(%)
40~49岁					
1	67	95	80	94	71
25	50	100	73	100	64
50	38	100	67	100	58
100	29	100	62	100	55
200	14	100	53	100	53
300	14	100	53	100	50
500	4	100	49	100	48
700					
50~59岁					
1	81	70	77	81	72
25	77	78	74	83	65
50	57	83	67	83	56
100	49	85	63	83	52
200	31	88	53	79	45

续表

钙化计分	敏感性（%）	特异性（%）	准确性（%）	阳性预测值（%）	阴性预测值（%）
300	25	95	52	88	45
500	13	98	47	89	42
700	12	100	46	100	42
>60岁					
1	92	54	84	89	64
25	76	69	75	90	43
50	67	77	69	92	38
100	59	77	63	91	32
200	49	85	56	93	30
300	31	85	42	89	24
500	24	92	38	92	24
700	16	100	33	100	23

根据上表，我国人预测冠状动脉狭窄的冠状动脉钙化计分切点（cutpoint）如下（表15-1-7）：

表 15-1-7　我国人冠状动脉钙化计分

年龄组	预测冠状动脉狭窄的计分切点
40 岁	1 分
50 岁	25 分
60 或 >60 岁	50 分

（冠状动脉钙化计分切点的概念是综合考虑敏感性和特异性均处于较佳水平的冠状动脉钙化计分数值）

Agatston 的研究一组美国人的结果是，40~49 岁及 50~59 岁年龄组，冠状动脉钙化预测冠心病计分切点为 50 分，而在 60~69 岁年龄组计分切点则为 300 分。对中国人的研究结果显示，两组有较大差别，是由于病例来源、还是由于种族不同，动脉粥样硬化及其发生钙化有所差别，尚需与病理学家共同进一步研究。

近期有学者提出了以斑块钙化容积（mm^3）新定量方法作为评价指标，比 Agatston 的斑块密度（加权因子）与面积之积计分方法可重复性更高。

7. EBCT 检出冠状动脉钙化的临床意义　冠心病是危害人类健康的重要疾病之一，随着社会人口的老年化，生活方式、饮食结构的改变近年已是人群死亡的重要病因。研究表明，饮食及药物治疗可改变冠状动脉病变的自然过程并减少将来的冠心病事件（coronary event）——包括急性心肌梗死、冠心病猝死及各种类型的冠心病死亡的发病率。人群保健的目标和重点应是冠心病事件的早期预防。达到这一目标的主要障碍在于目前临床应用的诊断检查方法难于确定哪些患者是冠心病事件的易发人群。常规的冠心病危险因素特异性低，只在那些冠心病事件的高危人群中方有价值。就血脂而言，大多数冠心病事件的罹患者仅有中度或轻度增高。Rumberger 比较了冠状动脉造影、踏车试验、负荷超声心动图、负荷核素（铊）心肌灌注扫描及 EBCT 冠状动脉钙化积分等检查方法诊断冠心病的价值，结论是 EBCT 检测冠状动脉钙化较其他传统诊断方法有明显的优势，积分切点以 80 分计，检出冠心病的敏感性、特异性为 85%，对冠心病特定亚群的诊断具有最大的费用/效益比。

根据目前的认识，EBCT冠状动脉钙化检查的临床意义有以下3个方面：

① 无症状者冠心病的危险性评价：目前对无症状冠心病的危险性评价临床是基于冠心病家族史、危险因素——高血压、高血脂、低密度脂蛋白增高、高密度脂蛋白降低、高血糖，以及吸烟史及年龄等，但是，这些因素的预报价值是极为有限的。

表15-1-8 冠心病各种危险因素预报冠状动脉狭窄（>50%）价值比较

Risk Factors	Odds Ratios (95%CI)	P-Vealues
Age ≥ 60years	2.74 (1.19~6.73)	0.0217
Male Gender	1.82 (0.81~4.12)	0.1499
BMI≥40kg/m^2	2.23 (1.02~5.05)	0.0484
Family History	1.45 (0.68~3.19)	0.3470
Present Smoking	1.42 (0.60~3.55)	0.4349
Systemic Hypertension	2.21 (1.02~4.91)	0.0478
Diabetes	7.66 (2.04~50.00)	0.0087
Hypercholesterolemia	3.34 (1.42~8.45)	0.0074
Race of Caucasian	0.83 (0.38~1.80)	0.6359
CAC Score > 0	11.92 (4.56~36.26)	< 0.0001
EBA	14.55 (5.23~48.18)	< 0.0001

注：CAC Score—冠状动脉钙化计分　　EBA—EBCT冠状动脉造影

从上表可以看出，冠状动脉钙化计分（CAC Score）及EBCT造影（EBA）对于预报冠心病有极强的价值，几乎是高胆固醇血症Odds Ratio的4倍。

国外Arad等一组1173例无症状患者进行了平均19个月的随访分析研究，发现冠状动脉钙化和主要冠状动脉事件发生有显著相关（未校正Odds Ratio=20~35.4）。367例中年男女自愿随访，冠状动脉钙化积分处于75%以上者的非致命性心肌梗死或心源性死亡的Odds Ratio是处于25%以下者的22倍。

对于许多无症状的亚临床患者，冠状动脉病变较轻，此时无明显的心肌缺血，心电图、核素等无创检查难以发现，EBCT则可早期诊断。EBCT可发现冠状动脉造影所示狭窄前出现的早期冠状动脉病变，对冠心病二级预防有重要的社会意义。

② 疑诊冠心病的诊断识别：EBCT冠状动脉钙化的检出，虽然不能直接显示冠状动脉狭窄及其程度，对冠心病不作直接诊断，但是，对于中－青年人群，冠状动脉钙化对于检出冠心病的特异性是高的（85%~100%），且与钙化积分呈正相关。同样有意义的是，EBCT检出冠状动脉钙化阴性预测值高达95%，即EBCT检查无冠状动脉钙化的人群中罹患冠心病的可能性仅为5%，尤其对中老年更为有价值。阜外医院一组208例心脏瓣膜病患者（年龄42~75岁，平均56.4岁），术前行冠状动脉造影及EBCT检查，显示EBCT冠状动脉钙化阴性者114例，造影证实无冠心病109例，占95.4%（$P<0.005$）。本组病例来源对于冠心病是随机性的，可以表明，对于中老年人，EBCT检出冠状动脉钙化阴性，排除冠心病诊断的准确性可达95%。

③ 冠状动脉粥样斑块消退或进展的评价：多中心大型临床试验研究证明，积极矫正冠心

病危险因素特别是降脂治疗,冠状动脉病变的动态变化是可以经过造影得到证实,其预后得到明显改善。Callister 回顾性研究 149 例无冠心病史、未经调脂治疗的无症状高脂血症患者斑块负荷的动态变化,经过基线 EBCT 检查和 12 个月的随访,再次 EBCT 检查,治疗组钙化积分为 28%±5%,未治疗组钙化积分为 52%±36%($P<0.001$)。可见,我们可通过 EBCT 冠状动脉钙化定量,评价冠状动脉钙化的进展或可能发生的消退、监测冠状动脉粥样硬化的变化,评价预防、治疗效果是一客观指标。EBCT 临床应用见图 15-1-5。

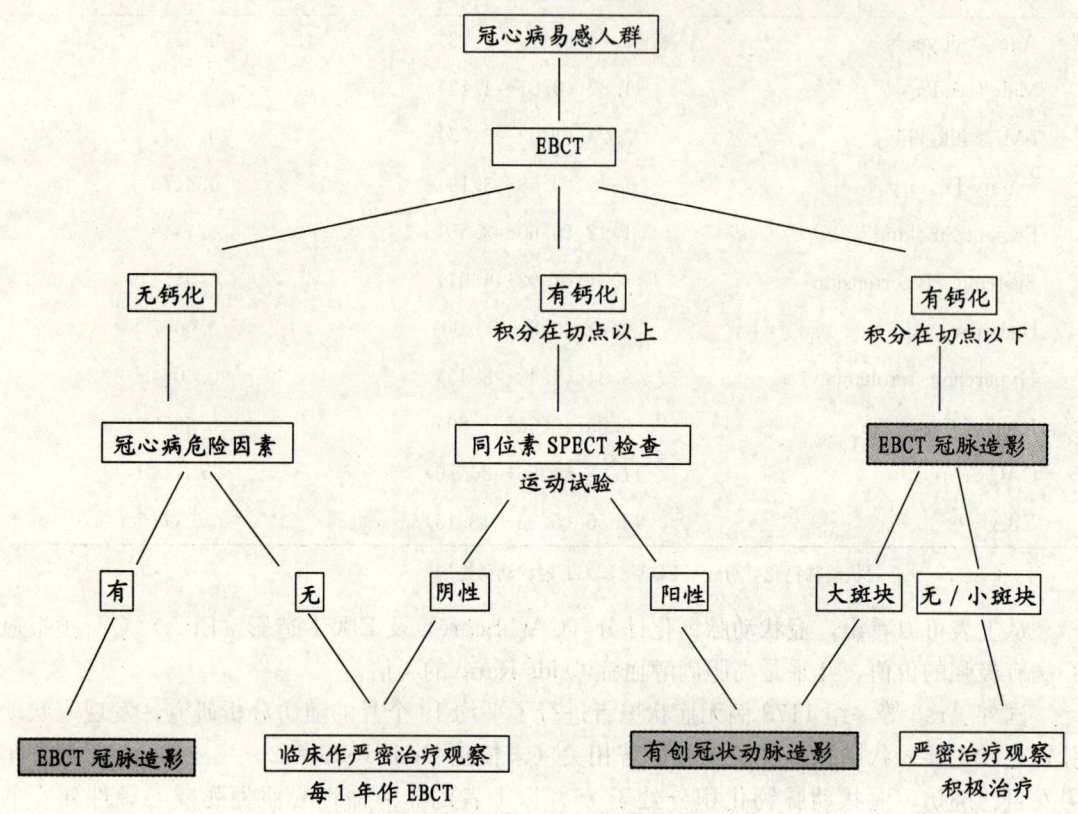

图 15-1-5　EBCT 临床应用模式图

(三) EBCT 检出冠状动脉易损斑块的方法及价值

1. 冠状动脉易损斑块病理　研究证明,冠状动脉粥样硬化斑块破裂易导致血栓形成,引起急性冠状动脉综合征。斑块钙化与斑块破裂间的关系还不清楚,但是,当钙盐的沉积增加为厚的钙化帽时,变硬斑块与临近内膜间应力增加、变脆,容易破裂,从而导致局部斑块出血及血栓形成,这种斑块又称为不稳定性斑块 (unstable plaque) 或 "肇事" 斑块 (vulnerable plaque)。许多研究也表明,纤维性斑块钙化明显高于以脂质为主的粥样软斑块,因为此时粥样软斑块虽然尚未导致明显的管腔狭窄 (管腔缩小>50%),尚未引起任何临床症状,仍为冠状动脉病变的早期阶段,但是其可能是易损斑块即 "肇事" 斑块,其危险性更大,常可引起急性冠状动脉综合征。

我国中山医科大学一组"稳定型与不稳定性心绞痛患者 EBCT 冠状动脉钙化的比较"研究也证明这一点,研究发现①稳定型心绞痛组钙化检出率 (100%) 明显高于不稳定型组 (87.23%) ($P<0.05$)。②稳定型心绞痛组钙化计分显著高于不稳定型组,其自然对数转换

值（ln［CS+1］）的均数按心脏整体计算为 5.24±1.72 对 3.13±1.96（$P<0.001$），按冠状动脉分支计算为 3.28±2.08 对 1.68±1.62（$P<0.001$）。③稳定型心绞痛组重度狭窄与钙化计分正相关好，不稳定型组重度狭窄者钙化较轻。因此，检出不稳定性斑块，更具有积极的临床意义（图 15-1-6a，b）。

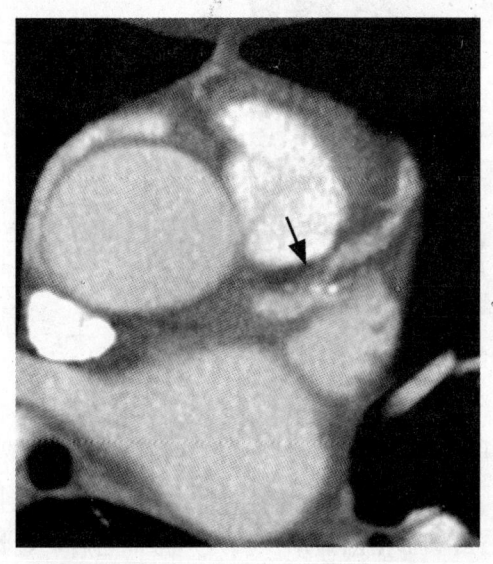

图 15-1-6 a　前降支非钙化性斑块（少量钙化帽）

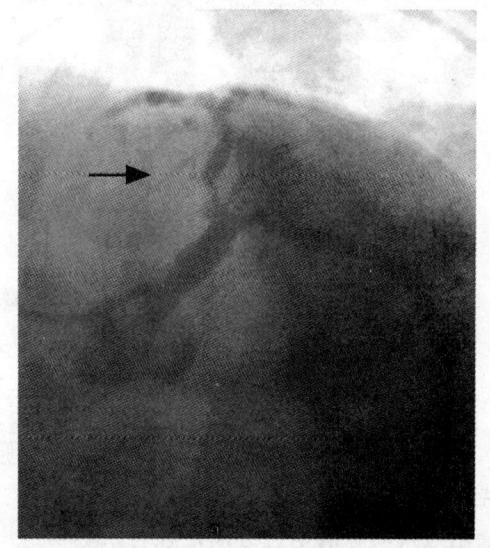

图 15-1-6 b　造影示前降支 95% 狭窄

2. EBCT 冠状动脉造影方法

1）病例选择

（1）中青年无症状，但具有冠心病强危险因素，EBCT 检查冠状动脉钙化阴性或钙化分值在切点以下者。

（2）中青年心绞痛；心电图异常；运动试验阳性而 EBCT 检查冠状动脉钙化阴性者。

（3）不接受有创冠状动脉造影，EBCT 检查无严重冠状动脉钙化者，可作 EBCT 冠状动脉造影，可以得到重要诊断信息。

（4）冠状动脉起源异常，常规冠状动脉造影不成功者。

2）检查方法

（1）增强单层容积扫描

层厚：常用层厚是 1.5mm 或层厚 3mm，床进 2mm。扫描时间：常用 100ms。触发方式：ECG 触发，触发时间选择依心率而定，以确保 3 支冠状动脉图像都在同一时相采集。为了三维重建则需床进 2mm，即层与层之间重叠 1mm，图像效果较佳。扫描层数约可为 40～60 层。

造影剂：总量依患者体重定，约 120～160ml。造影剂流速第一时相为 3.0～4.0ml/s，第二时相为 1.5～2ml/s。第二时相注药目的是维持冠状动脉内造影剂浓度，以保证冠状动脉中远段充盈良好。

图像重建：图像矩阵 512×512。重建圆直径为 18cm。

（2）冠状动脉单层容积扫描重建及其评价（图 15-1-7）：

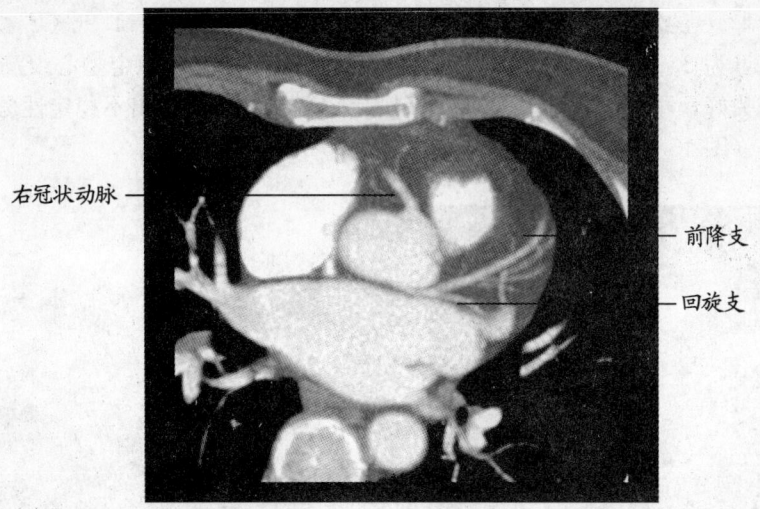

图 15-1-7　EBCT 冠状动脉增强单层扫描
主动脉根部层面：可见前降支，对角支，回旋支及右冠状动脉近心段

由于周围脂肪组织的自然对比，未增强的冠状动脉亦易于辨认，冠状动脉呈现为脂肪包绕的软组织线状结构，通常冠脉的密度约为 40~55HU，其周围脂肪的密度为 -100HU。依据冠状动脉的走行方向，在各层面可纵向、斜行或圆形横断显示。注入造影剂之后，冠状动脉内腔的密度明显增高，提高了信/噪比，从而提高空间分辨率，为冠状动脉三维重建提供条件。

①左主干：左主干自主动脉根部左冠状窦横断面上一般于 3~5 点钟处发出。左主干内径约为 3~4mm，左主干长短不一，通常其长度显示为 10~40mm 不等，其全程均可显示。

②前降支：其近 1/3 段即于开口部至对角支发出前显示最佳，该区域邻近左主干分叉部。一般图像上可显示一两个较长的节段，有时前降支近 1/3 段均位于平面图像，而可明确显示，直径约为 2.5~3mm。中一远段仅能按层面节段显示血管断面，于前室间沟内脂肪衬托下易于辨认。中段直径约 2~2.5mm，末梢段约 1~1.5mm。

③对角支：不如前降支显示好。不同病例，显示情况不尽相同。一般第 1、2 支对角支可显示自前降支发出。通常，由于其管腔较小且斜向走行，或不能显示或仅见少数对角支断面位于左心室侧缘。

④左回旋支：左回旋支由左主干发出，走行在左房耳下的左侧房室间沟中。其近段常与左主干在同层显示，斜向及向后侧走行。虽有房室沟脂肪衬托，但因其远段较细难以完全显示。除非患者为左优势型冠状动脉，可在左房下方后侧房室间沟脂肪内显示发出的左室后支及后降支。

⑤钝缘支：有的管腔较粗大可见其斜向走行环绕左室的钝缘，较细者常不能很好显示。但在心脏钝缘外被覆的脂肪下可见其横断面像，约 1mm 或更小。

⑥右冠状动脉：右冠状动脉自主动脉根部发出，开口高于左主干起始部，右优势型时绝大多数病例可清晰显示其全程至后降支。近段其走行在右房室沟中，由于脂肪对比，血管全貌可以清晰显示；第一转折之后，右冠状动脉以血管横断面显示环绕右心缘。第二转折后，常在后房室沟见到长段右冠状动脉远段，并可显示后降支。

3. 冠状动脉三维重建（图 15-1-8）

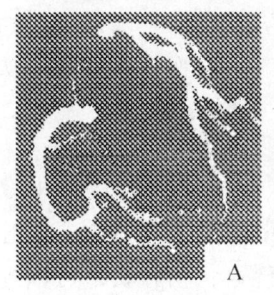 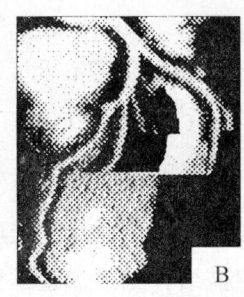 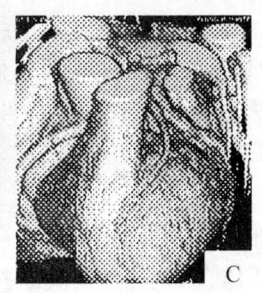 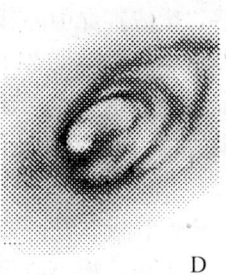

图 15-1-8　冠状动脉三维重建
A. 最大密度投影　B. 中心线法重建　C. 容积再现　D. 仿真内镜

冠状动脉的三维重建由独立的三维图像工作站进行。目前有 6 种三维重建的方法：

1）表面阴影显示法（shaded surface display，SSD）：预先设定阈值，然后标定兴趣区冠状动脉，重建程序将根据代表血管管腔内密度的范围对所有邻近像素进行识别，可以清楚地显示解剖结构的三维空间关系。优点：①直观三维立体图像。②良好人机交互操作。缺点：①由于受到设定阈值的限制，易夸大效果，产生假阳性，重建长度受到限制，小的分支难以显示，并可高估病变程度。由于对血管壁钙化和有造影剂的管腔区分不良，影响重建准确度。②技术影响因素多。

2）最大密度投影法（maximum intensive projection，MIP）：来自任何方位的投射，将其遇到的体素最大密度值进行三维重建称 MIP。优点：①可以概括整体全部灰阶信息。②完全客观投影，不会遗漏任何密度物体。由于其获取组织中最高 CT 值，即使是小的血管，亦可被清晰显示，严重的狭窄与闭塞、血管壁的钙化可以显示出来。缺点：①高密度影像重叠，影响对低密度影像的观察。②噪声大。此法对于局部增强或钙化重叠的血管不能区别开，且不能清楚地显示解剖结构的三维空间关系。

3）曲面重组法（curved planar reformation，CPR）：在 MIP 基础上，沿 X、Y、Z 轴任意角度、平面以直线或曲线进行截取，重新组成包括 X、Y、Z 轴的新层面，构成多平面或曲面重组图，称 CPR。优点：①可以以任意角度、平面以直线或曲线进行截取，显示血管行程的连续性及腔内状况，此法对展示支架植入术后内腔状态有一定帮助。②重组图的灰阶可以如实反映 X 线衰减值，可以将不同组织分开。缺点：①操作者要有经验。可能会引起由于重建带来的误诊。②结构复杂的物体难以一层面展示。

4）容积再现（volume rendering，VR）：设定不同密度的组织为不同颜色或阻光度，同时计算梯度场来度量不同组织间的边界，重建成半透明的三维体，此时，从任意角度透视观察此三维体，由于受到不同密度半透明体及边界作用，而显示全部不同深度、不同组织的三维立体图像。其优点：①不需要阈值，可以充分利用体素。②可以利用模糊分类处理组织器官间模糊不清的边界。缺点：①由于半透明体投影重叠及模糊的特点，空间关系常显示不充分。②运算量大。

5）仿真内镜（virtual endoscope VE）：利用 SSD 或 VR 以假想光线透视投影，视点沿着管腔中心线重建一系列图像，然后按电影序列回放，可以实现仿真内镜效果。优点：①可以观察血管（或呼吸道、消化道）内腔。②延伸观察不受狭窄影响。缺点：①技术参数、运动伪影等影响成像。②不能观察真实颜色；对扁平病变不敏感。

6）中心线重组（medial axis reformation MAR）：MAR 是在准确提取血管的树状中心

线后，生成贯穿中心线曲截面，展开得到重组图像。MAR 是在传统 CPR 重建基础上的扩展，由阜外医院 EBCT 中心自主开发的新软件。优点：①由于准确贯穿血管中心线，从而保证得到准确的血管最大直径。②自动寻找各分支中心，能在同一平面展示整个血管树。克服了传统 CPR 重建法的缺点。

4. 临床应用评价

EBCT 冠状动脉造影临床应用的准确性进行了大量研究，其中德国学者 Achenbach 作了大量工作，提出应用 EBCT 增强二维横断扫描结合三维重建评价冠状动脉狭窄可以提高诊断的准确率。我国第四军医大学西京医院一组 56 例 EBCT 与冠状动脉造影对照研究结果如下：

表 15-1-9 EBCT 与冠状动脉造影对照研究

	冠状动脉造影（例）	EBCT（例）	准确性（例）
左主干	54	52	96.3%
前降支	176	154	87.5%
左回旋支	125	70	56.0%
右冠状动脉	207	171	82.6%
总计	562	447	79.5%

EBCT 检出冠状动脉病变程度分析

病变程度	敏感性	特异性
轻度狭窄	78.3%	73.9%
中度狭窄	85.3%	88.5%
重度狭窄	91.3%	95.2%
总计	83.6%	85.8%

不同三维重建方法检出冠状动脉狭窄评价

三维重建方法	MIP	CPR	MPR	VR
敏感性	90.4%	77.2%	54.8%	88.3%
特异性	83.6%	86.8%	68.9%	63.7%
准确性	82.4%	85.3%	62.5%	66.2%

（1）EBCT 检出冠状动脉狭窄以左主干准确率最高（96.3%），其次为前降支（87.5%）和右冠状动脉（82.6%）。对左回旋支准确性最低，仅为 56%。

（2）EBCT 检出冠状动脉正常及重度狭窄——完全梗阻，敏感性及特异性最高（>90%）；其次为中度狭窄（>85%）。而对于轻度狭窄检出的敏感性及特异性偏低，约 75%。

（3）EBCT 冠状动脉造影不同三维重建方法比较，综合文献报告，准确性较高的方法是最大密度投影（MIP）及曲面重组（CPR）；表面阴影显示（SSD）及容积再现（VR）准确率较差，对狭窄的评价有明显夸大。

与有创冠状动脉造影相比，EBCT 冠状动脉造影无创、安全，快捷且经济，X 线辐射少,是其优点。虽然 EBCT 冠状动脉的三维重建尚不能完全取代有创的冠状动脉造影,但作为一种无创手段,对于冠心病 CABG 术后及 PTCA-Stent 介入治疗术后疗效随访则有较大价值。

二、EBCT 血流及电影检查在冠心病诊断的应用

EBCT 对冠心病心肌缺血、心肌梗死、心肌梗死机械并发症及梗死后综合征有重要价值。主要应用的检查方法包括增强单层容积扫描——用于解剖诊断;血流扫描——用于评价心肌灌注;电影扫描——用于评价心脏运动功能及泵功能诊断。

(一) EBCT 血流扫描对心肌灌注的评价

由于 EBCT 特有的较高的时间分辨力、密度分辨力和空间分辨力,其多层扫描模式可以进行血流检查,应用碘造影剂对心肌血流灌注作出评价,为冠心病诊断及治疗前后对比提出有价值的指征。EBCT 血流灌注主要作用包括评价心肌血流灌注及评价心肌储备。

增强 EBCT 检查心肌壁的显影基于以下 3 个成分:心肌血管床、心肌间质空隙及心肌细胞。心肌血管床可以早期显影增强,心肌间质则在晚期增强,而心肌细胞不增强。心肌密度的计算是上述 3 个部分碘分布的总和。因此,早期增强是正常心肌灌注的指征,而缺血心肌由于缺乏血管床而显示不增强或增强差。在晚期该部分由于对比剂弥散至间质而得到适度的补偿。梗死区因为既丧失了血管床又丧失了心肌细胞,两者间隙均由"间质"来补充,对比剂弥散慢,晚期增强远较前者为著,对比剂排空缓慢,呈现对比剂停滞现象。对比剂停滞面积和停滞时间直接反映心肌梗死的程度。

心肌缺血该区心肌灌注降低,虽然造影剂灌注量减少,但是,由于降低的绝对 CT 值较小,往往由于直接肉眼观察分辨力低,而不易观察到,最为理想的临床应用参考数值是用左室腔与心肌 CT 值之比来表示。Takamiya 利用 EBCT 多层容积扫描技术,对冠心病心肌缺血及心肌梗死进行了研究。在对比剂注射前、注射后 1 分钟之早期及注射后 4 分钟之晚期分别采像,并测定下列参数:①心肌增强早期及晚期 CT 值之差;②增强早期心肌增加 CT 值与左室腔增加 CT 值之比 (M/L) 及③增强晚期之比 M/L。结果发现,正常心肌早期增强甚于晚期,而梗死心肌及严重缺血心肌则晚期增强较明显。梗死及严重缺血心肌的早期 M/L 均小于 25%,两者无显著差异,但梗死心肌晚期 M/L 明显高与严重缺血心肌。这种方法通过对晚期心肌灌注的分析,可以鉴别正常心肌、心肌缺血及心肌梗死。

阜外心血管病医院通过 EBCT 血流序列检查与冠状动脉造影及核素心肌显像的对比研究,用 3 种简便方法来判定心肌灌注。

1. 检查方法

(1) 扫描方式

①多层血流序列

层厚:层厚为 7mm。扫描时间:50ms。采用心电门控:R 波触发扫描。检查体位:采用短轴位,对比剂总量为 35～40ml,流速为 8ml/s,最快可用 10ml/s。扫描延迟时间:采用循环时间的 1/3～1/2,平均扫描延迟时间一般为 5～7 秒。

②单层血流扫描序列:层厚 3 mm,扫描时间 100ms,R 波触发心电门控扫描。重建圆径 15 cm,矩阵 512×512。经上肢静脉注射非离子型碘造影剂 (300 I·mg/ml),用量约 35～40 ml,速度 8 ml/s,延迟时间 5 秒。

(2) 图像处理及结果分析:左心室横断位或长轴位可将左室壁分为前壁、侧壁和间隔壁

3个节段分析；短轴位可将左室壁分为前壁、侧壁、后壁和间隔壁4个心肌节段分析。

利用工作站附带的gamma变量曲线软件进行时间密度的量化处理，分析左室壁局部心肌的时间密度变化，测定心肌血流量、造影剂出现和平均通过时间（t_0、T_m）、峰值及密度增高值（D_{peak}和Δd）等指标用于统计分析。

心肌灌注量测定：心肌灌注定量研究基于以下公式，局部心肌血流量[ml/（100g·min）]等于局部心肌血流曲线下面积（$Area_m$）与左心室腔血流曲线下面积（$Area_{lv}$）比值乘以该段心肌内造影剂的通过时间（t_m），除以心肌比重（1.05）。

计算公式为：$Area_m/Area_{lv} \times t_m/1.05$

（t_m为造影剂出现时间与峰值时间的差值，1.05 g/ml为心肌比重）

根据阜外医院一组34例由核素心肌灌注检查证实的心肌灌注正常组与缺血—梗死组，EBCT单层血流检查按上述公式计算心肌灌注量结果如下（表15-1-10，11）。

表15-1-10 正常和缺血梗死心肌灌注量比较

局部心肌	正常组 (ml/100g·min)	缺血梗死组 (ml/100g·min)	t值	P值
前壁	99.7±15.7	65.7±20.4	3.236	0.01
侧壁	96.4±21.2	44.3±27.0	3.591	0.006
间隔	78.3±28.4	32.6±12.5	3.024	0.042

表15-1-11 正常和缺血梗死心肌灌注比较

	正常组				缺血梗死组			
	t_0 (s)	T_m (s)	Δd (Hu)	D_{peak} (Hu)	t_0 (s)	T_m (s)	Δd (Hu)	D_{peak} (Hu)
前壁	3.2±1.9	24.9±4.6	27.3±5.7	96.9±17.3	6.1±2.1#	23.6±9.3	27.6±16.2	102.9±45.7
侧壁	1.6±1.1	24.3±3.6	30.7±5.6	89.7±20.5	4.9±1.2##	25.2±5.5	23.5±2.3#	99.8±23.6
间隔	2.0±1.7	21.4±7.5	22.3±6.0	106.7±17.7	2.2±1.8	30.9±7.2	19.4±5.8	98.5±21.0

注：t_0为造影剂出现时间，T_m平均通过时间，Δd D_{peak}分别为密度增高值及峰值。
#，##两组间比较，$P<0.05$、0.01。

正常组前壁、侧壁和间隔心肌的血流灌注量显著高于缺血梗死组相应节段心肌的血流灌注量（$P<0.05$）；正常组前壁和侧壁心肌的造影剂出现时间（t_0）显著快于缺血梗死组（$P<0.05$），两组的平均造影剂通过时间（T_m）、心肌密度增高值及峰值（Δd和D_{peak}）等无显著性差异。

选择性冠状动脉造影是诊断冠心病的金标准，但不能直接评估心肌灌注状况。无创性EBCT血流扫描能准确评价正常和缺血梗死心肌的血流灌注状态，识别正常和缺血梗死心肌，对治疗前后比较（包括药物、手术搭桥或介入治疗）有重要意义。同时可采用运动试验、多巴酚丁胺负荷试验，用以评价心肌储备。在冠心病诊断和临床治疗具有重要意义。

2. EBCT血流检查与同位素的比较 动物实验证明EBCT评价心肌血流灌注与同位素微球法结果相关性较好。Rumberger等用EBCT心肌CT峰值与左室腔曲线下面积之比与同位素微球法所测心肌血流作对比，二者相关性尚好（$r=0.7$），EBCT心肌血流检查结果与同位素心肌显像的临床对比研究，罕见国外文献报告。通过我院EBCT心肌灌注与同位素心肌显像检查的对比研究表明，诊断符合率为90%以上。近来开发采用计算机对EBCT心肌灌注彩色编码，其彩色心肌灌注图像可直观地显示正常心肌、心肌缺血或梗死，其准确性与直观效果可与同位素心肌显像相当。

(二) EBCT电影检查对冠心病诊断的应用

EBCT电影在冠心病诊断中的主要目的有3点：显示心脏及心室壁运动及评价心功能。同时兼顾观察心室壁形态结构。

1. 检查方法

1) 扫描方式：采用多层扫描模式 (multi-scan mode) 电影扫描序列 (cine study)。

层厚：层厚为7mm。扫描时间：50ms，两次扫描之间延时8ms，因此每秒最多扫描17次。采用心电门控：R波触发扫描。检查体位：采用短轴位或长轴位。

造影剂以高压注射器注入，总量为40~50ml，流速为2.5~3ml/s。扫描延迟时间：扫描延迟时间可用循环时间+2秒。

2) 图像分析：

①首先以电影的方式逐层动态显示室壁的运动状况，将室壁运动分为正常、减弱、运动消失、运动不协调及矛盾运动5种状况进行分析。

②观察有无局部心肌变薄、心肌密度减低、及附壁血栓；横断位或长轴位将左室壁分为前壁、室间隔、侧壁；短轴位将左室壁分为前壁、室间隔、侧壁、后壁及心尖部5个节段分析。

③计算机计算每层的舒张末期容积 (EDV)、收缩末期容积 (ESV) 及射血分数 (EF)。各层EDV及ESV之和则得出总EDV及ESV，再由此计算出整体EF、心输出量 (CO)，输入患者的身高、体重，则可得到心指数 (CI)。每层心肌重量 (MYM) 由舒张末期或收缩末期层面总容积与心腔容积之差乘以心肌比重1.05得到，各层心肌重量之和即为心肌总重量。

2. 心功能评价

(1) 左（右）室整体功能评价：EBCT电影序列采像频率为17帧/秒，能得到从收缩末期到舒张末期全过程的图像，可以分层分析各段的运动状态，心肌收缩增厚率以及整体和局部心功能及心肌重量。理论分析和实践证明，EBCT对左室容积的测定较常规左室造影更准确。因为左室造影对左室容积的定量是基于左室为几何椭球体的假设，但当心肌梗死及室壁瘤形成时左室几何构型发生了显著变化，所以心室容积定量的准确性大大降低。EBCT则由于避免了房室结构的重叠，用修正的Simpson法逐层计算左室容积，则几乎不受左室构型变化的影响，因而左室容积测定的准确性较为稳定，EF值的准确性也就同样较为稳定。阜外医院一组实验研究证明，EBCT对心脏铸型的左室容积测定较心血管造影更接近实际数值。左室造影作为左室容积定量及心功能评估的金标准，已经面临挑战。

(2) 节段心功能评价：EBCT为横断面成像，电影序列扫描一次一般可采像6~10层，每层可得到8~13帧图像，每层均包括舒张末期及收缩末期图像，所以很容易得到各层的EDV、ESV及EF。EBCT机内软件尚可将每层图像以室中为中点，按每份30°再细分为12等份，对每等份的节段EF及心肌重量进行精确的节段定量分析。

(3) 二尖瓣关闭不全定量测定：正常人从理论上讲左心输出量 (CO) 应该等于左心室排血量 (VO)，当有二尖瓣关闭不全时，左心室收缩时，部分血液经二尖瓣返流至左心房，进入主动脉的前向血流减少。因此，左心输出量 (CO) 少于左心室排血量 (VO)。左心室排血量（VO）应为左心输出量（CO）与二尖瓣返流量（SRG）之和。

二尖瓣返流量 SRG（ml）= VO−CO

VO =（EDV−ESV）× HR（心率）

CO = KQ/（ml/s）÷ A = 0.06KQ（L/min）÷ A

K 为校正因子 =〔5000（CT 值）/370mg/ml〕× 造影剂碘浓度（mgI/ml）

Q 为注入造影剂量；A 为时间密度曲线下的面积。K、Q 为已知数，仅 A 为未知数，可通过血流序列的时间−密度曲线分析软件提供。

反流分数（regurgitate fraction，RF）：RF（%）=（VO−CO）/VO×100%

3. 临床应用

（1）心肌梗死 EBCT 诊断（图 15-1-9）：

主要征象为：

①局部心肌变薄；

②节段心肌收缩增厚率减低；

③室壁运动功能异常（包括运动减弱、消失、矛盾运动或不协调）；

④整体及节段 EF 减低；

⑤心肌灌注量降低。

由于 EBCT 不仅可优于常规 CT 能显示梗死心肌的形态学变化，更可观察左室壁的运动状况，定量评价整体及节段心功能，评价局部心肌血流灌注，因而对于心肌梗死的诊断有较大的临床意义。

（2）室壁瘤、腔内附壁血栓 EBCT 诊断（图 15-1-10）：

真性室壁瘤的主要征象为：

① 层面局部室壁膨凸；瘤体及瘤壁为心室及心室壁的延续；

② 节段室壁薄，病变部位心肌重量减低；

③ 局部矛盾运动；代偿部分运动增强；

④ 心腔内附壁血栓所致充盈缺损；

⑤ 心室壁钙化；

⑥ 整体及局部 EF 降低。

腔内附壁血栓 EBCT 的主要征象为：腔内充盈缺损，可呈团块状、附壁血栓呈不规则增厚，可见钙化，其为腔内附壁血栓的直接征象。

（3）假性室壁瘤征象（图 15-1-11）：

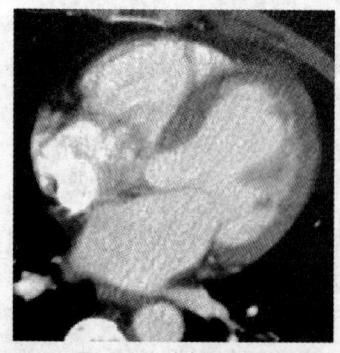

图 15-1-9 心肌梗死 EBCT 征象

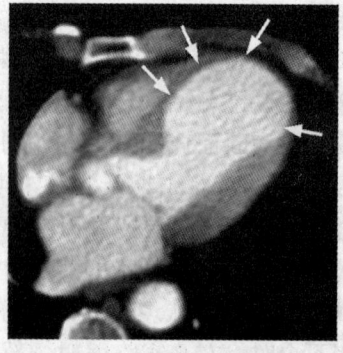

图 15-1-10 真性室壁瘤征象

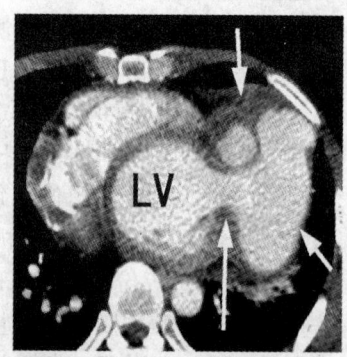

图 15-1-11 假性室壁瘤征象

①层面局部室壁膨凸并有破口，为瘤口；
②大量造影剂外溢入心包，心包内大量附壁血栓；
③瘤口相对较小、瘤体大、瘤壁为心包及机化的血栓。
④局部矛盾运动。

Grenadier 对 8 例室壁瘤患者进行了 EBCT 研究，所有患者室壁瘤均表现为运动消失，累及左室表面积的 (27±7)%。病变区域心肌变薄患者，LVEF 减低 (20±7)%，左室舒张末期容积增加 (273±82) ml 及左室心肌重量增加 (178±53) gm/m。8 例中 EBCT 示 6 例可见团块状大血栓，并经手术证实。

阜外心血管病医院 EBCT 与左室造影及手术对照研究结果，EBCT 诊断室壁瘤的敏感性、特异性分别为 91%、99%。4 例见附壁血栓，占 36% (4/11)。

三、冠心病 PTCA-Stent 及搭桥手术治疗后随访

冠心病冠状动脉 PACT-Stent 术后再狭窄是困扰患者和医学界的重要问题。最近放射支架和药物涂层支架降低术后再狭窄尽管明显减少了再狭窄的发生率，但其半年内再狭窄的发生率仍然在 10%～30% 左右。冠状动脉搭桥术 (CABG) 亦同样存在类似问题。术后临床症状改善依赖于搭桥血管的开通状况，报告显示，10%～30% 搭桥血管将在术后 1～2 年内发生梗阻，10 年内有 45%～55% 发生梗阻。长时期以来，冠状动脉造影是治疗后随访的主要方法，由于有创性，患者不易接受。因此，开创有效的、少创的、高效/价比随访方法，是医学界面临的重要课题。

1986 年 Bateman 首次报告 EBCT 评价搭桥血管的方法，由于其采像速度快，没有移动伪影，空间分辨率高，有着较高的敏感性及特异性，其临床价值已逐步得到肯定。由于 EBCT 设备的不断改进、计算机技术不断开发，近年来在冠状动脉 PTCA-Stent 及搭桥血管的诊断上有突破性进展。目前主要应用 EBCT 的增强单层容积扫描及三维重建用以对冠状动脉 PTCA-Stent 及搭桥血管解剖形态学诊断，同时，应用血流扫描用以评价血管血流灌注，是有意义的补充检查方法。（作为冠心病全面评价，尚包括 EBCT 电影扫描——用以评价术前及术后心脏、心室壁运动及泵功能改善情况，上节已作介绍，本节不作重复。）

(一) 冠状动脉 PTCA-Stent 介入治疗后的 EBCT 评价

1. EBCT 检查方法 包括增强单层容积扫描及三维重建，参见第一、二节。对于冠状动脉较常用的三维重建方法，其中准确性较高的方法是最大密度投影 (MIP) 及曲面重组 (CPR)。表面阴影显示 (SSD) 及容积再现 (VR) 准确率较差，对狭窄的评价有明显夸大。对于观察血管内腔，应以曲面重组 (CPR) 较为理想，但是本法常不能完全展示弯曲走行的血管实际中心截面，影响了对血管直径的评价；本法操作复杂，需要有经验的医生进行；对于复杂图像不能在同一图像展示。为此，由阜外医院 EBCT 中心应用 Dijkstra 最短通路搜索算法和 Morse 的多尺度中心响应函数自主开发了血管中心线重组方法 (medial axis reformation MAR)。本法是在准确提取血管的树状中心线后，自动生成贯穿中心线曲截面，展开得到重组图像，是在传统 CPR 重建基础上的扩展。其优点是① 能准确贯穿血管中心线，从而保证得到准确的血管最大直径。②自动寻找各分支中心，能在同一平面展示整个血管树。从而克服了传统 CPR 重建法的缺点。

单层血流扫描序列（方法见第二节）是评价冠状动脉 PTCA-Stent 之后血流特点的良好方法，得到血流时间曲线，进行定量分析，包括血流峰值、峰值比、峰值时间、增高值及血

流曲线下面积。根据阜外医院一组正常冠状动脉血流检查结果见表 15-1-12：

表 15-1-12 正常冠状动脉的血流检查结果

	升主动脉/室腔	前降支	回旋支	右冠脉	左乳内动脉
峰值（Hu）	330.5±36.78	213.80±92.83	204.75±44.03	261.75±82.54	198.75±38.06
峰值比		0.64±0.20	0.63±0.20	0.78±0.19	0.60±0.06
峰值时间（s）		1.78±1.30	1.38±1.59	0.26±0.84	1.96±1.29
增高值（Hu）	237.00±49.45	166.75±39.69	175.50±40.34	179.50±108.58	154.50±58.26
曲线下面积	10670.93±4112.10	5984.08±768.66	5689.83±3351.05	5863.55±1275.31	4494.91±2321.05

2. EBCT 检查图像分析

（1）增强单层容积扫描是诊断和三维重建的基础，应该逐层分析。因为层厚仅为 1.5～2.0mm，所以，冠状动脉断面在两层或两层以上观察到狭窄者，可以明确诊断。由于冠状动脉钙化及金属支架伪影影响支架内腔的显示、冠状动脉管腔细小及末梢有静脉显影，常常影响诊断，应该结合血流检查进行评价。

（2）三维重建是计算机辅助诊断方法，用于评价 PTCA-Stent 冠状动脉，采用最大密度投影（MIP）、多层重组（CPR）及中心线法多层重组（MAR）显示的是冠状动脉内腔，对于 PTCA-Stent 术后评价有重要价值。根据三维重建血管直径进行直接测量，以评价血管狭窄及狭窄程度。但是，金属支架伪影影响三维重建，不能显示支架内腔，但是可以良好显示支架以外的冠状动脉，辅以血流检查可以辅助评价支架开通情况。

（3）血流扫描是重要的辅助诊断方法，用以弥补由于管腔细小、金属支架伪影影响观察的缺点。血流检查各项指标中以血流峰值、峰值时间及血流曲线下面积最为敏感。我们一组前降支及右冠状动脉血流比较研究结果见下表。并提出血流峰值（Hu）＜均值－1.645 标准差（sd）视为狭窄诊断标准。乳内动脉血流特性参数可以作为参考，特别是其峰值时间可以作为其他 3 支冠状动脉特别是前降支是否存在狭窄的重要参考。

表 15-1-13 前降支正常、狭窄的血流比较分析

	峰值（Hu）	峰值比	峰值时间（s）	增高值（Hu）	曲线下面积
正常组	213.80±92.83	0.64±0.20	1.78±1.30	166.75±39.69	5984.08±768.66
狭窄组	189.75±26.15	0.60±0.06	2.06±1.47	137.20±45.00	3710.78±2611.33
P 值	＜0.05	＞0.05	＜0.05	＞0.05	＞0.05

表 15-1-14 右冠状动脉正常、狭窄的血流比较分析

	峰值（Hu）	峰值比	峰值时间（s）	增高值（Hu）	曲线下面积
正常组	261.75±82.54	0.78±0.19	0.26±0.84	179.50±108.58	5863.55±1275.31
狭窄组	195.50±14.85	0.59±0.15	3.69±1.31	95.00±45.25	2916.70±1383.53
P 值	＜0.05	＞0.05	＜0.05	＞0.05	＞0.05

3. EBCT 临床评价 EBCT 冠状动脉造影二维横断扫描、三维重建中心线重组（MAR）及血流检查分别可以对冠状动脉 PTCA-Stent 术后血管开通情况进行评价。但是根据阜外医院一组对照研究得出二维横断扫描与中心线重组（MAR）辅以血流检查综合评价检出冠状动脉狭窄准确性达 91.4%（表 15-1-15），显著提高检出率，较任何一项单独方法评价高出 3%～11%（$P<0.01$）。

表 15-1-15 EBCT 不同检查方法评价冠状动脉狭窄比较

EBCT 检查方法	敏感性	特异性	准确性
二维横断扫描	62.5%	85.2%	80.0%
二维＋三维重建（MAR）	71.4%	92.9%	88.6%
二维＋三维 MAR＋血流检查	85.7%	92.9%	91.4%

通过我们一组研究，提出冠状动脉及支架通畅或狭窄的诊断要点（图 15-1-12，13）：

冠状动脉开通、支架无狭窄的诊断要点：

（1）二维图像各层面冠状动脉管腔（包括支架两端）呈规则圆形、圆柱形，无狭窄。

（2）三维（中心线法）重建图像冠状动脉全程管径无狭窄，或仅有<50%的狭窄。

（3）血流检查的血流曲线形态与同层左心室腔相似，峰值（Hu）$>\bar{x}-1.645sd$，峰值时间与同层乳内动脉峰值时间相近（主要指前降支）。

冠状动脉狭窄、支架狭窄（>50%）的诊断要点：

（1）二维图像显示两层及两层以上层面冠状动脉管腔或支架两端管腔断面不规则，>50%（直径）狭窄。

（2）三维中心线法（MAR）或其他三维重建方法（如 MIP，CPR 或 VR）重建管腔狭窄或支架两端呈"包糖纸"样狭窄>50%（直径）。

（3）血流检查示血流曲线形态低平，峰值（Hu）$<\bar{x}-1.645sd$，峰值时间较同层乳内动脉峰值时间明显后移（主要指前降支）。

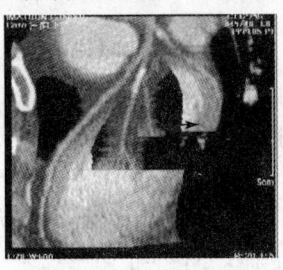 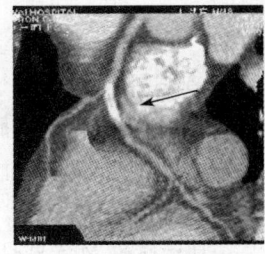 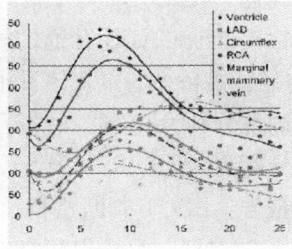

图 15-1-12

a. 对角支 Stent（MAR）   b. 右冠状动脉 Stent（MAR）   c. 血流检查正常

（二）冠状动脉搭桥血管（CABG）的 EBCT 评价

1. EBCT 检查方法

1）增强单层容积扫描：

层厚：层厚 1.5mm 或 3mm，床进 2mm 重叠 1mm。扫描时间：扫描时间 100ms。造影剂用量：约 120～150ml。延迟时间根据循环时间而定。采用 R 波触发心电图门控。层面的选择：检查者必须熟知手术的方式及搭桥血管的空间位置，方能准确界定扫描范围及辨认搭桥血管。目前临床多采用以下两种手术方式，即升主动脉－冠状动脉大隐静脉搭桥，乳内动脉－冠状动脉吻合，其中以前者方法最常用。术中多条大隐静脉搭桥在升主动脉侧吻合的顺序是：左前壁自上而下为钝缘支、回旋支、对角支、前降支，右前壁自上而下为后降支、左室后支、右冠主干。这与 EBCT 断层解剖所见吻合，即头侧至足侧搭桥血管的排列顺序为回旋支、对角支、前降支及右冠。对于大隐静脉搭桥血管，扫描层面应从定位片第一个金属夹开始，这一般就是搭桥血管的上界，对于看不清或无金属夹者可从主动脉弓水平开始。对于乳内动脉搭桥血管，扫描层面应从胸腔入口或主动脉弓上 1cm 开始。至于扫描下界，Bateman 认为，如果扫描最低层面不在搭桥血管与冠状动脉吻合处 4cm 以下，则须第二次注药，再向下扫描 8 层。重新作定位扫描时，需确保前次扫描的最低层面与后次扫描的最高层面重叠。

2）血流扫描：血流检查是评价搭桥血管血流灌注特性，是重要的辅助诊断方法。采用多层扫描方式，扫描层数多选为 8 层，每层厚 7mm，心电图门控采用 R 波触发，造影剂可选用非离子造影剂（300mgI/ml），总量为 35～45ml，流速 7～9ml/s，采像延迟时间可选循环时间的 50%～75%。

3）三维重建：因大隐静脉桥较粗大，对 CABG 的重建以选取表面阴影显示（SSD）或容积再现（RV）是可以的，对复杂的血管分布有一定应用价值。

2. EBCT 检查 CABG 的评价　对于检查结果的正确诠释依赖于对冠状动脉搭桥血管解剖的知识。单层扫描于升主动脉前缘可以显示桥血管吻合口，逐层跟踪血管走行。乳内动脉桥，由于有金属夹的伪影而影响血管的观察。对于血流检查，由于整个扫描过程包括了造影剂开始注入搭桥血管，形成高峰，并从血管内清除的全过程，而且血流序列可以电影方式动态检查，因此，不难观察到搭桥血管的位置及开通与否。如果在两个不连续的层面上，显示搭桥血管与升主动脉密度同时增高或减低，表明该搭桥血管通畅，若搭桥血管密度始终无变化，则为梗阻。EBCT 的软件可绘制时间密度曲线，可对不同搭桥血管在扫描过程中密度随时间的变化进行定量分析。如其时间密度曲线与升主动脉一致，高峰相似，则可判定其通畅，若曲线低平，无明确高峰则为梗阻。

血流检查诊断 CABG 开通的敏感性、特异性及准确性：Bateman 一组 68 例大隐静脉及 12 例乳内动脉搭桥血管的 EBCT 血流检查与冠状动脉造影的对照研究报告，其敏感性、特异性及准确性分别为 96%、97% 及 96%。其中对大隐静脉搭桥血管的诊断敏感性、特异性及准确性分别为 95%、97% 及 96%，而对乳内动脉搭桥血管则均为 100%。Stanford 一组多中心研究报告：EBCT 判断搭桥血管开通的敏感性为 93%，判断其梗阻的特异性为 89% 诊断准确率为 92.1%。另一组研究报告，其敏感性及特异性分别为 94% 和 100%。

表 15-1-16　EBCT 判断搭桥血管开通的敏感性及特异性

作者	搭桥支数	敏感性（%）	特异性（%）
Stanford	127	93	89
Betaman	39	95	86
Betaman	80	96	97
Stanford	21	94	100

EBCT 评价搭桥血管有重要意义，对于术后治疗方案的选择有着重要的价值。甚至已有人将其成功地用于评估搭桥血管内金属支架的开通状况。EBCT 作为无创性检查手段，其成像速度快，痛苦少，易于为患者所接受。

阜外医院根据一组 150 例 CABG 的 EBCT 三维重建及血流检查研究提出诊断标准：

CABG 通畅标准：

①大隐静脉搭桥血管在多个层面上显影，其时间—密度（T-D）曲线与主动脉曲线一致（图 15-1-13、14）；

②三维重建显示搭桥血管全程包括两端吻合口（图 15-1-15）；

③搭桥血管近段显示良好，而远端因扫描范围不够未显示，其近端搭桥血管 T-D 曲线与主动脉一致；

④乳内动脉桥（IMA）因金属伪影仅部分显示，但其时间—密度（T-D）曲线与主动脉一致。

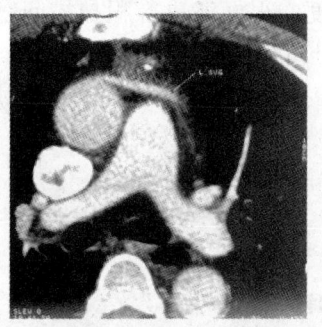 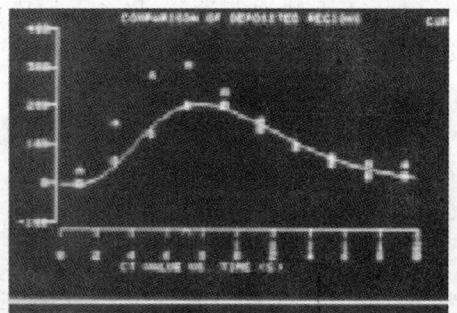 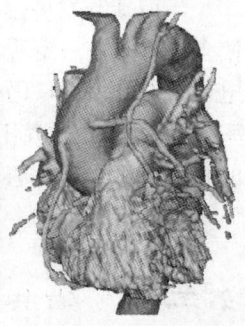

图 15-1-13　大隐静脉搭桥层面显影　　　图 15-1-14　时间—密度曲线与主动脉曲线一致　　　图 15-1-15　搭桥血管三维重建

CABG 梗阻的标准：

①搭桥血管未显影，或其时间—密度（T-D）曲线低平；

②搭桥血管近端吻合口处显影呈残根状，其血流时间—密度（T-D）曲线低平，远端搭桥血管未显影。为 CABG 梗阻诊断依据（图 15-1-16、17）。

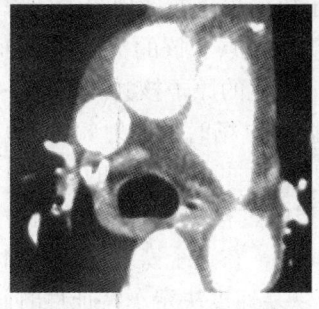 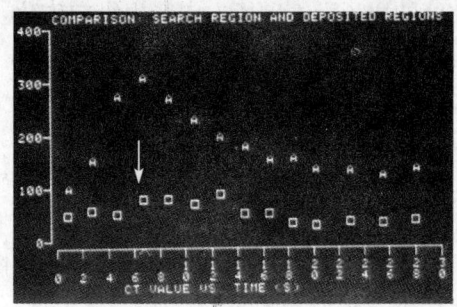

图 15-1-16　大隐静脉桥开口部闭塞血管未显影（←）　　　图 15-1-17　时间—密度曲线低平（↓）

EBCT 评价冠状动脉 PTCA-Stent 及 CABG 开通的限度：EBCT 对于诊断完全开通及重度狭窄—完全梗阻较容易，且准确。但是，对判断轻—中度狭窄困难；评价固有冠状动脉尚存在一定限度。然而,动物实验已证明,EBCT可准确分析冠状动脉的血流储备,从而易于区分狭窄及无狭窄搭桥血管。随着技术进步,这一无创性检查方法可望更加完善,用于临床,造福人类。

四、电子束CT(EBCT)在心血管病诊断中应用评价

EBCT于1983年由美国学者Boyd D发明并应用于临床。由于采用电子束技术,大大提高了X线扫描速度,从而实现了CT对心脏的检查。至目前,EBCT已有四代更新产品,最新一代产品eSpeed具有更高时间分辨率达33ms(扫描时间为33/50/100ms)、更高空间分辨率达14pl/cm,由于实行前ECG门控技术,对X线利用率达100%,输出功率大大提高,减少射线计量。由于新一代eSpeed更新70%硬件,90%软件,因此,对于心脏血管解剖、心脏运动功能、血流灌注诊断检查功能有更大提高,应用更加广泛,目前公认是最理想的、尚无法替代的、无创的心脏检查专用机,有着重大发展前景。

当前新开发多排螺旋CT(16排检测器),提高了扫描速度,很好解决容积扫描问题,使多排CT在一定程度上实现心脏检查。但是,其360°扫描速度仍为320~450ms,无法与电子束CT相比,仍存在心脏运动伪影;由于采用ECG后门控图像处理,因此,X线利用率仅为10%,患者相对接受射线量大。目前还没能实现电影检查,因此,对心脏诊断检查的临床应用尚不完善,有待进一步提高。

(戴汝平)

第二节 磁共振成像在冠心病诊断中的应用

一、核磁共振成像的基础知识

(一)核磁共振成像的基本原理和图像特点

1. 基本原理 某些原子核,包括氢原子(广泛存在于人体内的许多细胞里,如水和脂肪)因原子序数为奇数的质子具有自旋特性而产生微弱的磁场,日常质子按自然状态排列,置于外加磁场时,它们可重新取向沿顺磁或逆磁场方向排列。当人体置于强磁场内时,体内组织及体液的质子沿着磁场方向产生纵向磁化,磁化的原子核产生磁共振现象,即磁化原子核运动有一个特殊的频率(与外磁场成正比),这种特殊频率因原子核的类型不同而不同,如氢质子共振频率为42.58mHz/T。在稳定的平衡状态下,磁化的原子核共同形成一个沿着外磁场方向的净磁化矢量,当外加一个共振频率相匹配的振动磁场时(即射频脉冲),原子核的磁化方向将旋转偏离平衡状态,因此通过施加适当的射频脉冲,原子核的磁化方向可被旋转到任何所需角度(如90°或180°)。使旋转偏离平衡状态的过程称"激励"。当停止射频脉冲后,偏离平衡状态的磁化矢量以一定速度恢复至平衡状态,在这个恢复过程中向周围释放能量,产生MR信号(图15-2-1)。这个过程叫弛豫。其恢复速度决定了特征性时间常数,即弛豫时间。弛豫时间有两种:T_1弛豫时间,即自旋—晶格弛豫时间,又称纵向弛豫时间;T_2弛豫时间即自旋—自旋弛豫时间,又称横向弛豫时间。T_1、T_2弛豫时间决定于组织特性及其状态,是决定MR图像中组织信号强度对比的重要因素。

总之,MR成像是外加磁场使原子核产生磁化,通过发射射频脉冲使之吸收能量,停止射频脉冲后释放能量,转化为无线电信号,为体表接受线圈接受,即MR信号,由此进行

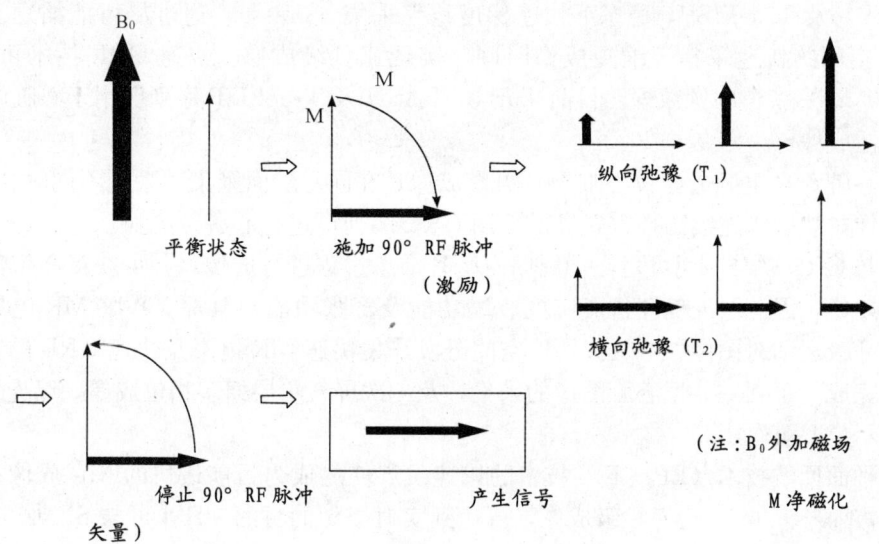

图 15-2-1　MR 信号产生过程简图

MR 成像。

2. 基本序列及图像特点　MRI 常用的基本序列有自旋回波序列（spin echo，SE）和梯度回波序列（gradient echoe，GRE）。

SE 序列是 MR 基本的常用序列，其过程是先发射 90°射频脉冲，间隔数至数十毫秒发射 180°脉冲，两个 90°脉冲之间时间间隔为重复时间 TR，180°脉冲后 10～100ms，获得回波信号，首次 90°脉冲至获得回波信号的时间称为回波时间 TE，TR 及 TE 时间的长短可决定图像为 T_1 加权、T_2 加权或质子加权像。SE 序列主要用于显示组织特性及形态学改变。在 SE T_1WI 上脂肪呈高信号，心肌呈中等信号，流动血液呈流空信号（无信号）。不同方位成像可显示心腔大小及血管、室壁的厚度，房、室连接关系。

GRE 序列，采用小翻转角的射频脉冲（<90°），缩短 TR 及 TE 时间，减少成像时间，提高成像速度。GRE 法常用于电影 MR 成像显示心脏的运动及功能变化，并可显示心脏、血管的血流动态变化。GRE 序列正常血流信号呈高信号，通过狭窄处的血流因速度快，形成喷射血流及涡流以及返流等，均呈低信号。

（二）心脏 MR 成像技术

1. 心脏 MRI 扫描序列

（1）SE 序列：检查时间需数分钟至十余分钟，因心脏搏动及呼吸运动产生伪影，影响心脏 MR 图像质量。心电门控及呼吸门控技术可减少伪影。快速 SE 序列（TSE 序列）是在 SE 序列基础上增强单次激发内的信号采集量，从而提高成像速度。主要获得重 T_2 加权像，具有伪影少，T_2 权重稳定、准确的特点。TSE 序列具有明显的流空效应，是目前常用的"黑血"序列之一。TSE 序列属 SE 序列的改进序列，其他改进序列尚有半付理叶采集单次激发快速自旋回波（half-fourier acquisition single-shot turbo-SE，HASTE）序列等，其成像原理及特点与 TSE 序列相同。其中 TSE 及 HASTE 序列是心脏、大血管常用的序列。

（2）GRE 序列：目前临床上常用的几种 GRE 序列有：快速小角度激发（fast low angle shot，FLASH）及 Turbo FLASH。稳态进动梯度回波（fast imaging with steady procession，FISP）及 TrueFISP，稳态下快速梯度重聚采集（grass），通过尽可能缩短 TR、TE 以达到 K 空间的快速采集，缩短成像时间，实现亚秒级成像。快速 GRE 技术可在 1s 内（300～1000ms）获得图像数据。目前 Turbo FLASH 及 TrueFISP 序列已用于心脏电影 MRI 及心肌灌注成像。

（3）心脏 MR 电影成像：心脏 MR 电影成像是在同一层面采集一系列不同时相"静止"的心脏图像，然后以连续循环方式显示。用 GRE 序列可进行心脏"亮血"电影成像，反向心电门控与 GRE 联合应用可对心动周期内所有动态过程进行成像，并可获得心室舒张末期及收缩末期像，因此可准确评价心脏的收缩功能及舒张功能。但常规心脏 MR 电影成像时间较长，呼吸运动对图像影响较大，K 空间分段采集快速 MR 电影是快速 GRE 的应用，在一次屏气完成一系列磁共振心脏图像的采集，及一次屏气单层面多相位成像，以连续动态方式快速显示成心脏电影。

（4）平面回波技术（EPI）EPI 技术的快速发展使之成为目前最快的 MR 成像技术，每层成像仅需 40～50ms，为亚秒级成像，可达到实时成像的目的。EPI 可与 SE 或 GRE 结合应用，形成 SE-EPI 和 GRE-EPI 成像。预脉冲可增加 EPI 的 T_1 权重，反转恢复 EPI，对缩短 T_1 弛豫时间的 MR 对比剂非常敏感，目前 EPI 技术已用于心肌灌注成像及心脏形态、电影成像。

2. 心脏 MR 成像体位　垂直于体轴的横轴位是心脏 MRI 的基本成像体位，辅以冠状位及矢状位能较好地显示心脏各腔室及大血管的形态及位置关系。

因心脏有自身固有的轴向，与人体的横轴、冠、矢状体位并不一致；所以根据心脏自身轴向成像才能避免容积效应，更确切地显示心脏的形态和功能。因此，心脏长轴位及短轴位是另两种常用的体位。

在横轴位上，沿左室心尖至二尖瓣中点的连线成像即可获得平行于室间隔的长轴位（两腔心）亦称心室长轴位。在两腔心上沿左室心尖至二尖瓣中点连线获得垂直于室间隔的长轴（四腔心），亦称水平长轴。用平行、垂直于室间隔的长轴像作为定位图像，沿垂直于室间隔方向成像，即短轴位。

因此，心脏 MR 成像主要包括横轴位、冠状位、矢状位、心脏长轴位（二腔心、四腔心），心脏短轴位等，可根据诊断需要适当选择应用。

3. 心脏 MR 成像层厚、间隔和矩阵　一般心脏 MR 成像层厚为 8～10mm，间隔依诊断需要可定为 0～10mm 不等，矩阵为 256×256 或 128×256。

二、正常心脏 MR 表现

1. 横轴位　心底部横轴位成像可显示大血管的位置关系，主动脉根部位于右室流出道的右后方，在适当层面多可显示主动脉 3 个瓣的形态，对肺动脉瓣的显示限度较大。右房耳宽大，呈三角形以较宽的出口与右心房相连，右房耳位于主动脉根部的右前方。左房体部位于主动脉根部的后方。在左房水平多层成像（2 个层面以上）可显示 4 条肺静脉进入左房的入口，左侧肺静脉在左侧支气管前方，左房体的头侧入左心房，经右心房下部多层成像可显示冠状静脉窦引流入右心房（图 15-2-2）。在多数情况下，横轴位成像能清晰显示各部房间隔，呈细线样信号将左、右心房分开，因卵圆窝处房间隔很薄，有时很难显示。在横轴位上亦可区分室间隔的流入道部、流出道部、膜部、小梁部、膜周部间隔薄，有时难以显示，所以在诊断膜部室间隔缺损及卵圆窝处房间隔缺损时需结合电影 MRI 和血流测量法，以防误诊。另外在心底附近的横轴位上常可显示冠状动脉起始部及其近段。心包膜在 SE 序列呈低信号结构，周围可见高信号的心包外及心外膜下脂肪，在 MRI 上正常心包厚度不超过 4mm。

2. 冠状位和矢状位 前者可显示上肺静脉进入左心房的入口，还可显示左室膈面及大血管根部。后者可显示上、下腔静脉与右心房的连接，在连续多层扫描中可显示 Valsalva 氏窦、升主动脉、主动脉弓、右室流出道及主肺动脉。

3. 心脏长轴位 分为二腔心的长轴位和四腔心的长轴位。前者用于评价左室结构，即左室前壁、心尖、下壁及下后壁的形态和功能；后者主要用于显示 4 个心腔的相互关系及各自的结构以及二尖瓣、三尖瓣和房、室间隔等。高分辨率 MR 成像，可较清楚地显示心室肌小梁结构，如右心室可见心腔内肌束如调节束，如在左心室内出现则称假腱索。

4. 心脏短轴位 能够显示左、右心室真正短轴面的大小及房、室间隔。心底部短轴位成像可显示主动脉根部位于左室流出道前方，左心房位于后方。心室中部的短轴位成像可显示左室前、后组乳头肌。短轴位 MR 电影是评价左室容积、室壁厚度及室壁运动的理想成像方位，舒张末期及收缩末期像可用来测量局部室壁功能及收缩期室壁增厚。正常心脏 MR 表现见图 15-2-2 a～f。

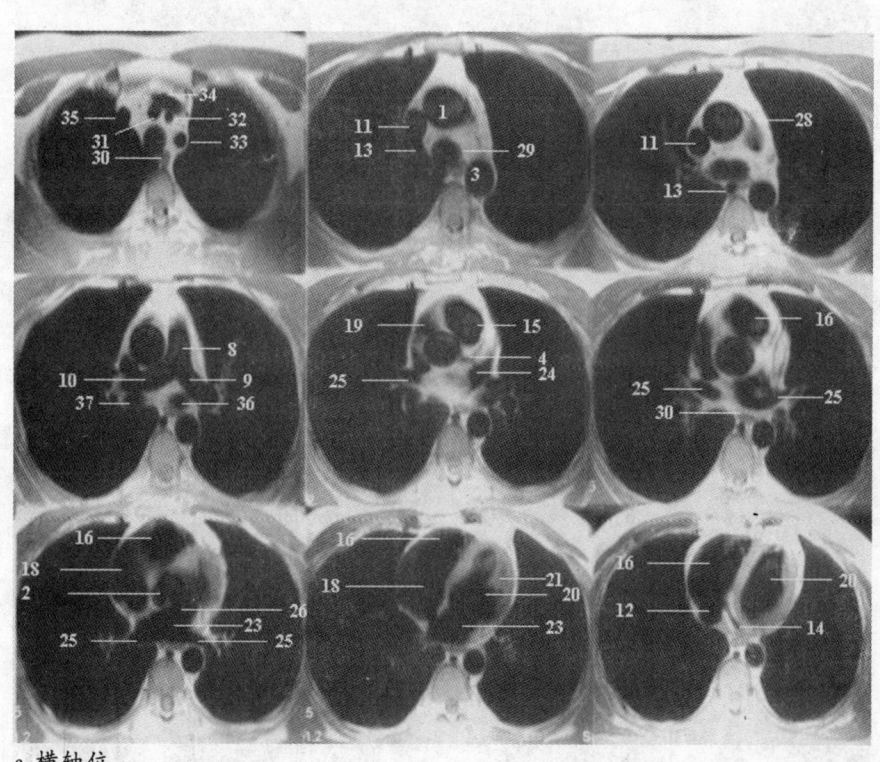

a 横轴位

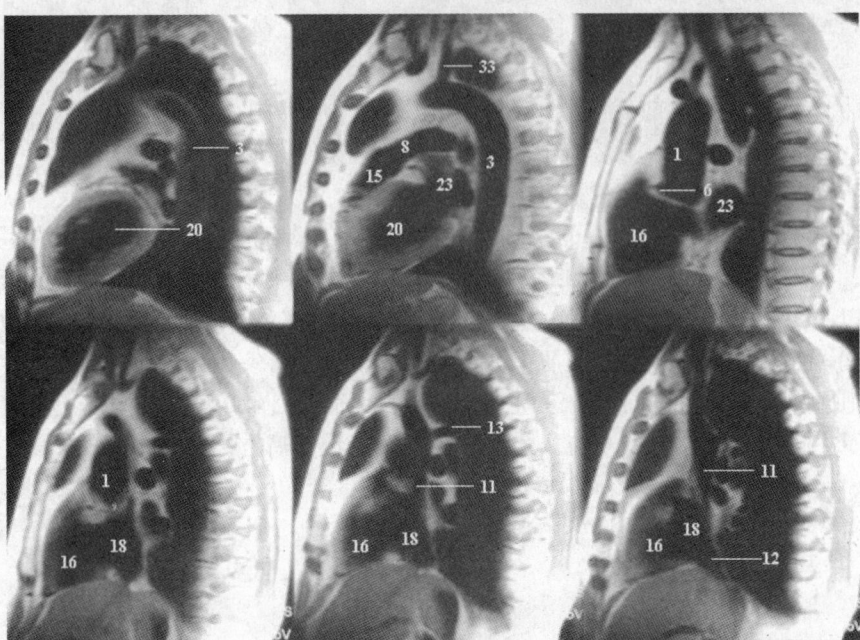
b 矢状位

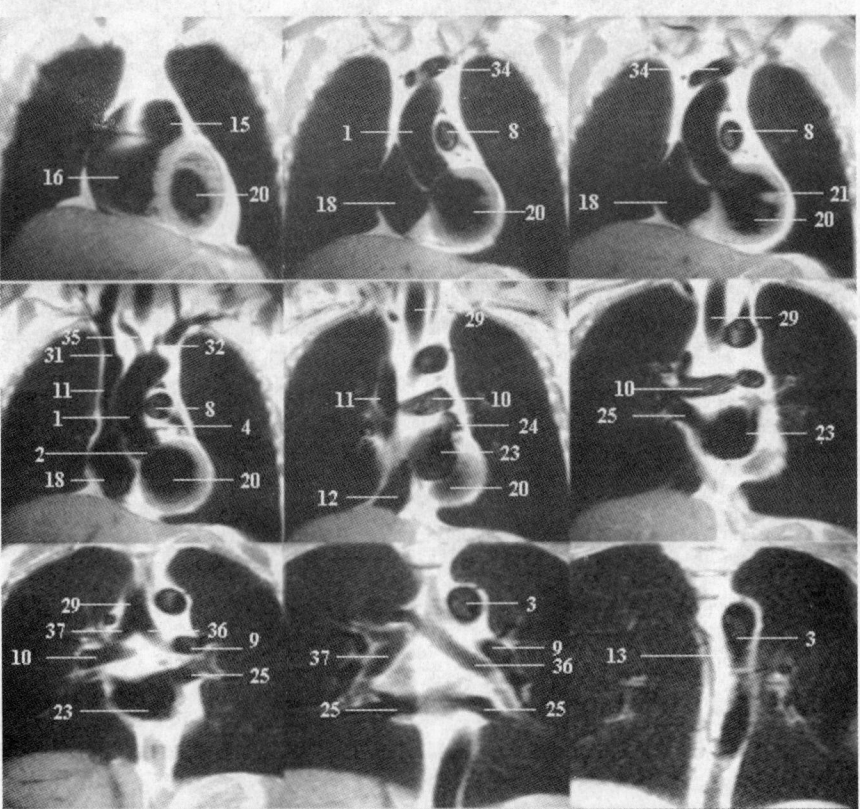
c 冠状位

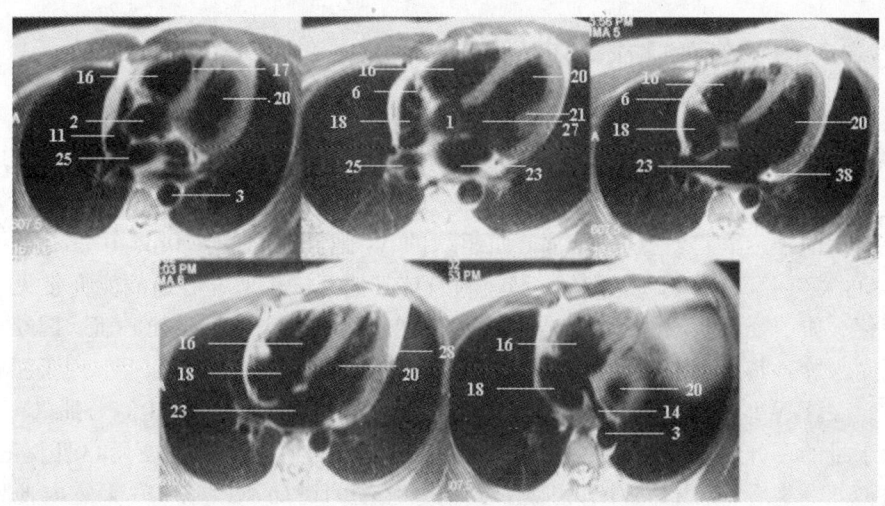

d 垂直室间隔长轴

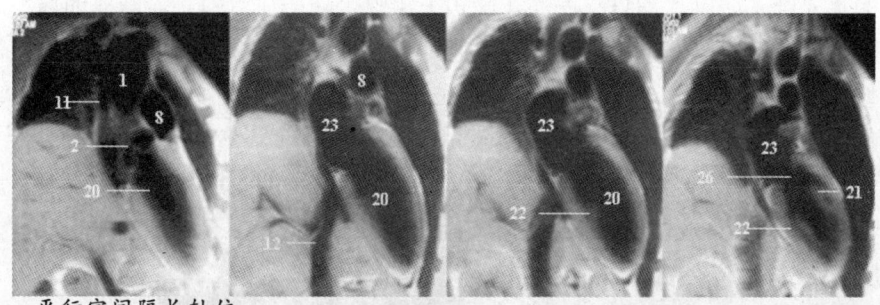

e 平行室间隔长轴位

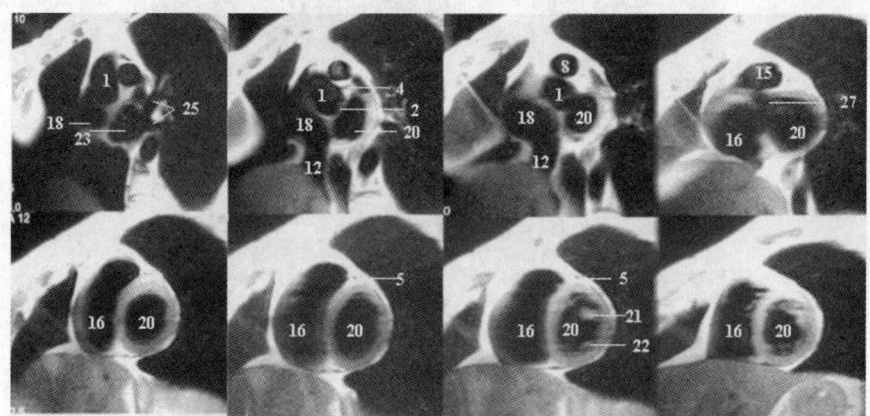

f 心脏短轴

图 15-2-2 正常心脏 MR 解剖图

1. 升主动脉 2. 主动脉瓣 3. 降主动脉 4. 左冠状动脉 5. 左前降支 6. 右冠状动脉 7. 降主动脉 8. 主肺动脉 9. 左肺动脉 10. 右肺动脉 11. 上腔静脉 12. 下腔静脉 13. 奇静脉 14. 冠状静脉窦 15. 右室流出道 16. 右心室 17. 调节束 18. 右心房 19. 右房耳 20. 左心室 21. 前组乳头肌 22. 后组乳头肌 23. 左心房 24. 左房耳 25. 肺静脉 26. 二尖瓣口 27. 左室流出道 28. 心包 29. 气管 30. 食管 31. 右无名动脉 32. 左颈总动脉 33. 左锁骨下动脉 34. 左无名静脉 35. 右无名静脉 36. 左主支气管 37. 右主支气管 38. 左回旋支

三、冠心病 MRI 诊断的临床应用及评价

(一) MR 心脏形态和功能改变

1. **缺血性心脏病心肌信号的异常** 在 SE 序列 MR 图像上，心肌为中等信号强度，类似骨骼肌的信号强度，呈"灰白色"，明显区别于周围心外膜下脂肪的高信号，而相邻心腔内血流的低、无信号，呈"黑色"。正常心肌组织的 T_1 弛豫时间约 800ms（1.5T MR 系统），T_2 弛豫时间大约 45ms（1.0T MR 系统），与身体其他部位相似，心肌病变亦常见质子弛豫时间的变化。质子弛豫时间的组织特异性差别，可用于区别正常及梗死心肌。因缺血，梗死心肌及周围水肿，其 T_1 及 T_2 弛豫时间延长，（T_1 弛豫时间的差异临床上仅用于注射顺磁性对比剂时）在 T_2WI，心肌呈高信号。Higgins 等研究发现，在 T_2WI 上，心肌 T_2 弛豫时间与心肌含水量的百分比呈线性相关。根据心肌信号强度的增加可区分梗死心肌及正常心肌。急性心肌梗死发生后，$24hT_2WI$ 即可观察到信号强度的增加，1 周～10 天之内梗死区呈高信号强度。而且随 T_2 权重越大，梗死与正常心肌之间对比越强。然而在急性期因梗死心肌周围存在明显水肿，所以高信号强度变化面积大于真正的梗死范围，亚急性期梗死心肌信号异常与心肌梗死范围相当接近，慢性期，心肌梗死区的信号强度低于正常心肌组织，其原因可能是与纤维瘢痕组织内水含量较低有关。因此，陈旧性心肌梗死，梗死心肌区域呈低信号，在 T_2WI 较 T_1WI 信号减低更明显（图 15-2-3）。

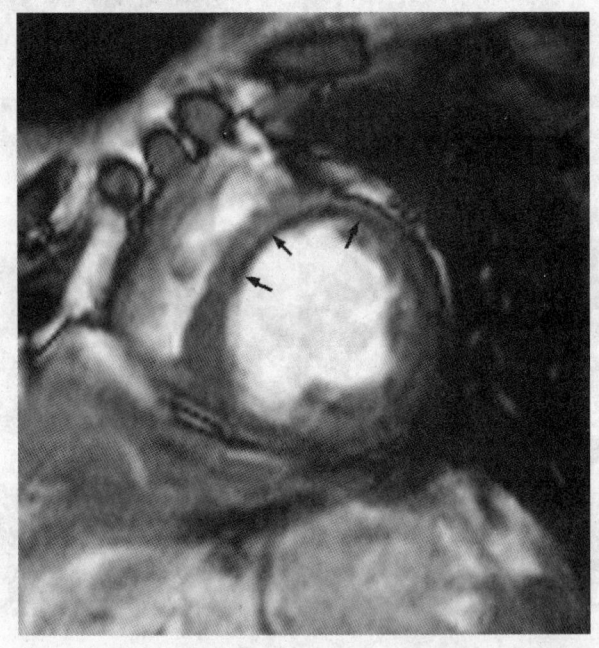

图 15-2-3 前间壁陈旧性心肌梗死

T_2WI 心脏短轴位 MR 成像示：左心室前壁及前上间隔壁心内膜下心肌呈低信号（→所示）

2. **缺血性心脏病室壁厚度异常** 节段性室壁变薄是缺血性心脏病心肌梗死形态学的特征性表现，SE 序列及 GRE 序列均能清楚显示节段性室壁变薄，判断标准为：梗死区室壁厚度小于或等于同层面正常心肌节段室壁厚度的 65%。心肌梗死部位因坏死心肌组织的吸收、纤维瘢痕形成，梗死心肌段较相邻正常心肌局限性突变薄。前降支阻塞所致的陈旧性心肌梗死，前侧壁或（和）前间隔壁变薄，右冠状动脉阻塞者，后壁或（和）下壁膈段变薄。MRI

可覆盖整个心脏,所以根据变薄心肌的空间分布可估计心肌梗死范围。由于 MRI 可直接显示心肌的厚度及其变薄的程度,所以可估计因梗死而损失的心肌量。严重的节段性室壁变薄,结合 MR 电影所显示的收缩期室壁增厚消失,是无活性心肌的特征。李坤成等分析了 45 例陈旧性心肌梗死的 MRI 所见与超声心动图对照研究的结果显示,MRI 在显示室壁局限性变薄,特别是左室后下壁和心尖病变优于超声心动。

3. 缺血性心脏病并发症的 MRI 表现 MRI 对心肌梗死后的并发症,包括真、假性室壁瘤、左室附壁血栓、室间隔破裂、因乳头肌断裂导致的二尖瓣关闭不全以及心包积液等诊断具有重要价值。

(1) 左室室壁瘤:表现为舒张期左室壁异常膨凸,室壁明显变薄(室壁厚度<2mm),舒张收缩期反向运动或反向消失(图 15-2-4)。真性室壁瘤多位于左室前侧壁和心尖部,发生于左心室膈段或后段者少见。假性室壁瘤少见,多发生于左室后壁或膈段,瘤体与心腔相连的破口较小,但一般瘤体较大,MRI 可清楚的显示破口的直径,假性室壁瘤破口直径多小于瘤体最大直径的一半。

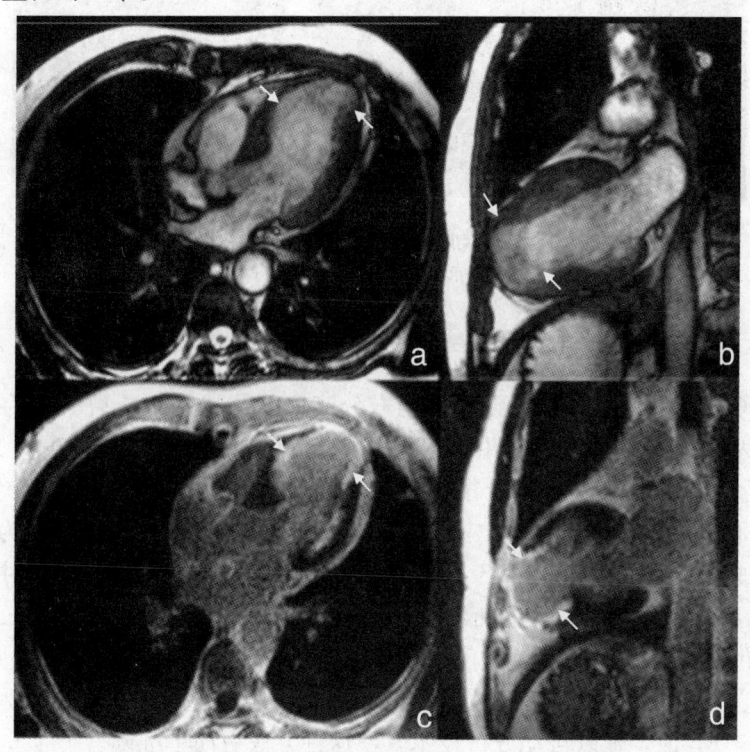

图 15-2-4 陈旧性广泛前壁心肌梗死,心尖部室壁瘤
心脏长轴位成像,a、c. 垂直于室间隔长轴位 b、d. 平行于室间隔长轴位 a、b. 形态学检查,GRE 序列示心尖部异常膨凸,室壁变薄(<2mm) c、d. MR 心肌灌注延迟期成像是前、间隔壁、心尖及侧壁透壁增强

(2) 左室附壁血栓:表现为附着于心室壁或充填在室壁瘤内的团块样占位。SE 系列血栓的信号强度随血栓形成的时间(即血栓的年龄)而异。亚急性血栓 T_1WI 常表现为中等至高信号,T_2WI 呈高信号;而慢性血栓在 T_1WI 和 T_2WI 均呈低信号。经胸超声心动图常常遗漏心尖部室壁瘤内的附壁血栓,SE 序列结合 MR 电影有助于区别附壁血栓及该部的缓慢或停滞的血流。延迟心肌灌注成像,因梗死心肌增强可更清晰显示心室腔内附壁血栓(图 15-2-5)。

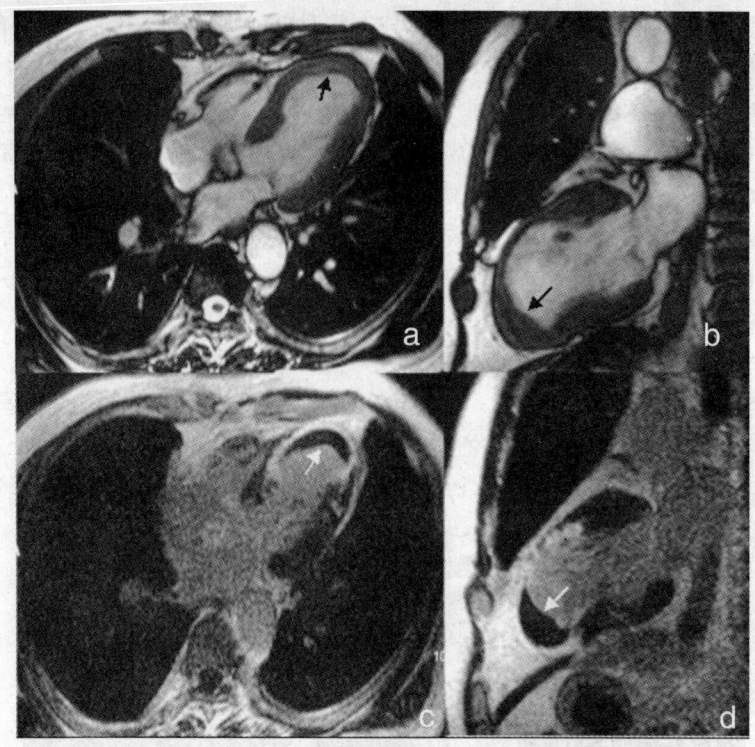

图 15-2-5 广泛前壁心肌梗死，心尖部室壁瘤并附壁血栓

心脏长轴位成像，a、c 垂直室间隔长轴位，b、d 平行室间隔长轴位，a、b 梯度回波序列 MR 电影示：前壁及心尖部异常膨凸并心尖部占位性改变，c、d MR 心肌灌注延迟期成像示：心尖及前壁心肌透壁增强，心尖部充盈缺损

MRI 电影可显示室间隔破裂导致的左向右分流，以及乳头肌断裂所致的二尖瓣关闭不全，后者表现为左房内于心室收缩期可见起自二尖瓣口的条、片状低信号，速度编码 MRI 尚可对瓣膜关闭不全的程度进行定量分析。

4. 缺血性心脏病 MRI 功能变化　MRI 能准确地检测心室功能，现已成为评价缺血性心脏病的重要组成部分。利用快速 GRE 技术，一次屏气即可获得具有较高的时间及空间分辨率的动态图像，MR 电影可清楚地显示心内膜及心外膜的边界。短轴及双向长轴位为检测心室整体功能（包括射血分数、EF 值）及局部功能（收缩期节段面积缩小率及半径缩短率）常用的体位。心脏短轴位连续多层电影 MR 成像，可获得三维数据，不需要任何假设即可评估心室体积及 EF 值，辅以自动分析技术，使这种方法更简单准确。

MR 电影成像可获得心动周期中收缩末期及舒张末期像，用以显示室壁增厚程度。正常心肌室壁增厚率为 60%，室壁增厚的绝对值大于 2mm，心肌梗死后出现局部室壁增厚率及室壁增厚绝对值降低陈旧性心肌梗死，局部室壁变薄，收缩期增厚率下降（<30%），甚至消失。负荷 MR 电影成像，例如，多巴酚丁胺负荷试验可用于评价心肌收缩储备，其原理类似多巴酚丁胺负荷超声心动图，是检测缺血心肌损害及心肌收缩功能对药物的反应。收缩功能异常的心肌段，负荷后收缩功能改善，即属于收缩储备的活性心肌。BAER 等研究证明，舒张末期室壁厚度≥5.5mm 负荷试验时收缩期室壁增厚≥2mm，血运重建术后心肌功能异常可恢复正常。以 ^{18} 氟标记脱氧葡萄糖正电子发射断层（^{18}F-FDG PET）为标准，负荷 MRI 检测活性心肌的敏感度与特异度分别为 81% 和 100%。经食管超声心动图的敏感度及

特异度则分别为77%和94%。因此负荷MRI可增加检测早期心肌缺血的敏感性,用于评价心肌缺血中的顿抑心肌及冬眠心肌,为血运重建治疗提供依据。目前,国内负荷MRI电影尚在研究中,未用于临床。

心肌标记MRI电影是在心脏图像上,交叉的标记线形成网络,将大体的室壁运动变形分隔成更基本的单位,所以可在心动周期内追踪心肌收缩运动变形,更精确地判断室壁运动异常(图15-2-6)。但此项技术的临床常规应用需计算机辅助分析。

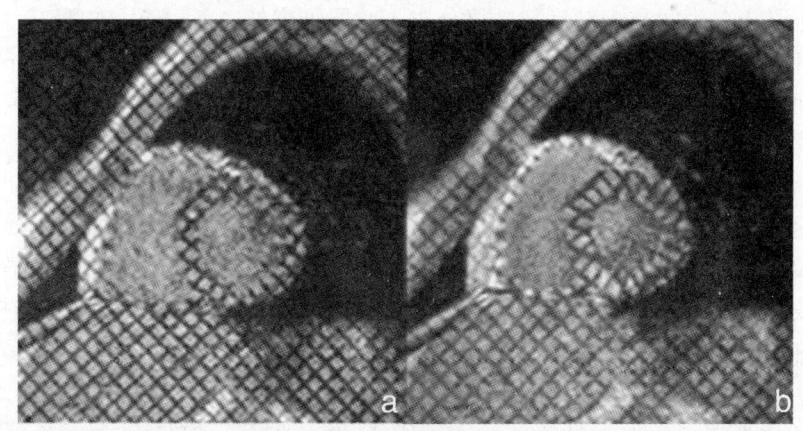

图15-2-6 正常心脏心肌标记MR短轴位成像

a 舒张期　　b 收缩期

(二) MR心肌灌注成像及应用

1. MR心肌灌注成像 (MR myocardial perfusion imaging, MRMPI) 的基本原理

MRMPI是经静脉推注对比剂,当对比剂通过心肌不同时期进行MR成像,分析心肌信号的强度改变。借此判断心肌血流灌注及心肌活性异常。

目前临床常用的对比剂为顺磁性化合物如Gd-DTPA,可引起明显的心肌T_1弛豫时间缩短,故在T_1WI上呈高信号。增强后心肌的信号强度取决于组织灌注、血流量、细胞外间隙的大小及对比剂的分布状态。成像技术采用心电门控快速或超快速MRI技术,可在一个心动周期同时采集多个层面,图像可覆盖心室的大部分,其空间及时间分辨率高,能够较好地显示对比剂进入至排出心肌的动态变化。

2. MRMRI心肌灌注成像方法,包括首过法及延迟扫描法

(1) 首过法 (first-pass): 经外周静脉推注对比剂同时迅速成像,获得对比剂通过时心肌的动态变化图像。图像分析包括目测定性法和半定量法。目测定性法是检查者凭视觉分辨心肌信号的改变,为排除干扰因素,以2~3位检查者进行双盲分析,可获得更为客观的结论。首过法正常心脏表现为,对比剂到达之前,心脏(心腔及心肌)在预饱和脉冲后呈低信号,静脉注入对比剂后的几个心动周期,对比剂进入右心室腔呈高信号,之后5~6个心动周期,对比剂进入肺血管,左心室仍为低信号,随后左心室腔被增强,1~2个心动周期的延迟后,心肌信号强度开始升高,心肌强化的峰值通常出现在对比剂到达左心室腔后的10个心动周期内,正常心肌的增强是均匀一致的,即自心外膜至心内膜信号强度一致。部分正常病例对比剂到达左心室后的最初几幅图像,其心内膜附近表现为"黑色"信号伪影,通常出现在心肌增强峰值到达前,这种现象与因注对比剂时心肌对左室腔内高浓度的Gd-DTPA敏感有关。由于心腔与心肌之间有显著的信号强度差形成化学位移伪影。这种伪影是短暂

的，随着心肌强化高峰的到来而消失。正常情况下乳头肌可表现为低度强化，信号强度低于正常心肌。

半定量图像分析：在 MR 心肌灌注首过法采集的图像上选择兴趣区测量信号强度，绘制时间—信号强度曲线，从曲线中获得心肌增强的峰值，到达峰值的时间（峰时），以及上升斜率等心肌缺血参数，正常人心肌各节段的参数无显著差异。

(2) 延迟扫描法：心肌灌注成像延迟扫描法是对比剂通过心肌后 5~30 分钟进行 MR 成像。因 Gd-DTPA 为间质型对比剂，仅分布于心肌细胞外，所以正常心肌在注射对比剂后出现短暂强化，5 分钟内心肌强化显著减弱，心肌信号迅速降低。而坏死心肌或瘢痕心肌细胞结构包括细胞膜破坏，细胞间质容积扩大，注药 5 分钟后病变心肌 T_1 弛豫时间显著低于注射对比剂早期，信号强度明显高于正常心肌。原因是分布于细胞外的对比剂经破损的细胞膜进入细胞内，并且对比剂分布容积增大，并排出延迟，出现延迟期增强。因此延迟扫描法可检测心肌细胞的损伤程度，识别可逆性与不可逆性心肌损伤。

3. MRMPI 的临床应用　心肌血流直接关系到心肌氧的供给。心肌血流灌注的减少是心肌缺血的灵敏指标。心肌缺血发生后，灌注缺损的发生比室壁运动异常出现的早，灌注异常的检测也比室壁运动异常更灵敏。因此心肌灌注检查是缺血性心脏病的一项重要检查指标。

目前，临床常用的心肌灌注及心肌活性的检查方法有放射性核素的单光子发射断层 (single photon emission computed tomography, SPECT) 及正电子发射断层 (Positron Emission Tomography, PET)。近几年，MR 软、硬件的迅速进步，使 MRMPI 检查迅速发展成为缺血性心脏病的一项常用的技术。其优势是无辐射，具有较高的空间分辨率，可检测心肌缺血和梗死的透壁程度。

(1) MRMPI 心肌血流灌注异常的表现：心肌血流灌注异常形成的原因是心外膜下冠状动脉或（和）其小血管的狭窄阻塞，导致心肌缺血。重度冠状动脉狭窄（80%~90%）在静息状态下，可出现灌注异常，而冠状动脉狭窄程度呈轻—中度 50%~80% 时，由于代偿性血管扩张储备，即小血管进行性扩张，可维持冠状动脉血流，所以静息状态下心肌灌注可无异常变化。此时如注射血管扩张剂进行负荷试验，因狭窄冠脉供血区心肌小血管已经处于扩张状态，所以血管扩张剂不能诱发该处的冠状动脉血流储备，相反血管扩张剂可诱发正常冠脉血管扩张，血流迅速增加，造成冠脉狭窄远端的心肌血流相对或绝对减少，形成"冠脉窃血"而变成缺血心肌，显示其冠状动脉病变具有血流动力学意义。

MRMPI 首过法是检测心肌缺血的有效方法。首过法目测分析心肌缺血表现为：心肌强化高峰期缺血区心肌信号强度低于同层正常心肌呈低强化，称灌注减低；严重心肌缺血表现为持续固定的极低强化和无强化，称灌注缺损；除严重灌注缺损外，多数灌注减低在晚期图像上都会出现强化，即缺血区心肌强化高峰迟于正常心肌，称灌注延迟。灌注异常区多数与冠脉供血区相吻合。

首都医科大学附属北京安贞医院自 2000 年 10 月至 2002 年 10 月已对 1000 余例已确诊冠心病或怀疑有冠心病的患者进行了心肌灌注成像检查，发现心肌血流灌注异常首过期表现为：

①静息状态各段心肌灌注正常，负荷状态心内膜下心肌或全层心肌透壁性灌注减低或缺损；

②静息状态缺血心肌灌注减低或延迟，负荷状态灌注缺损（图 15-2-7、8）；

③静息状态缺血心肌灌注缺损。

首过法半定量分析：首过灌注的时间—信号强度曲线可提供评价心肌缺血的半定量参数，包括心肌增强的峰值、峰时及上升斜率，最大上升斜率（线性上升斜率），是评价心肌灌注的最可靠的参数。心肌缺血时最大上升斜率下降。近年来部分学者在研究中使用心肌灌注储备指数（myocardial perfusion reserve index，MPRI）来评价心肌血流灌注具有更高的可靠性及灵敏度。部分研究表明，MPRI可有效评价血运重建的治疗效果。目前，首过法半定量分析检测心肌血流灌注异常在国内外均处于研究阶段，尚未用于临床。

（2）MRMPI 心肌梗死的表现

首过法：心肌梗死的表现为①心肌灌注减低、缺损；②心肌灌注正常。首都医科大学附属北京安贞医院苗翠莲等，在47例陈旧心肌梗死的MRMPI分析中，发现首过灌注减低占

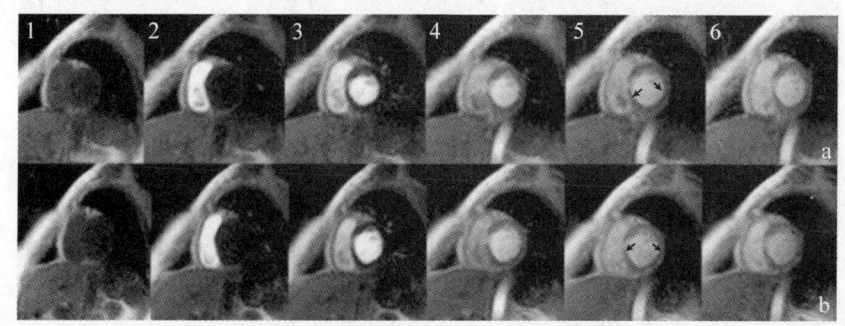

图 15-2-7　冠心病，右冠状动脉中段狭窄80%。心脏短轴位 MRMPI（首过法）
a. 静息 MRMPI 示下壁心肌灌注略减低　b. 负荷 MRMPI 示下壁心肌灌注缺损
1～6 分别为：1. 注入对比剂前　2. 对比剂到达右心室　3. 对比剂到达左心室　4. 心肌开始灌注
5. 心肌灌注达高峰　6. 首过延迟期

61.7%。北京大学人民医院王屹等，在55例急性冠脉综合征的研究结果显示，首过灌注减低占69%。其意义依梗死心肌是否为再灌注心肌而不同。灌注减低或缺损，对于未进行溶栓治疗或血运重建治疗的非再灌注心肌，为心外膜下冠状动脉狭窄，阻塞或（和）微血管损伤。而对于经成功的溶栓治疗或血运重建治疗后的再灌注心肌，只反映微血管损伤、闭塞，（即无复流现象），导致对比剂流入时间延迟或不能进入梗死心肌组织。灌注正常的梗死心肌是无微循环损伤或损伤较轻的再灌注心肌，另外小冠状动脉阻塞伴充分的侧支血流也表现为均匀心肌增强即心肌灌注正常。存在微循环损伤的心肌梗死预后差。

延迟扫描法：心肌梗死表现为心肌增强，MR心肌灌注成像具有较高的空间分辨率，可清晰显示自心内膜至心外膜的全层心肌。按心肌增强的透壁程度分为如下类型（图15-2-9）：

① 透壁增强：全层心肌增强，可为均匀增强或中央低或无增强的边缘增强，反映微循环阻塞。

② 非透壁增强，心内膜下心肌或心内膜下至中层心肌增强，心外膜下至中层心肌或心外膜下心肌无增强，后者属存活心肌。

③ 混合型增强，同一心肌段内透壁和非透壁增强并存。

苗翠莲等，分析了47例陈旧性心肌梗死患者，延迟增强形式分别为透壁增强占10例，非透壁增强占15例，混合型增强占21例。王屹等，研究发现55例急性冠脉综合征MRMPI，51例患者梗死心肌内可见延迟增强。

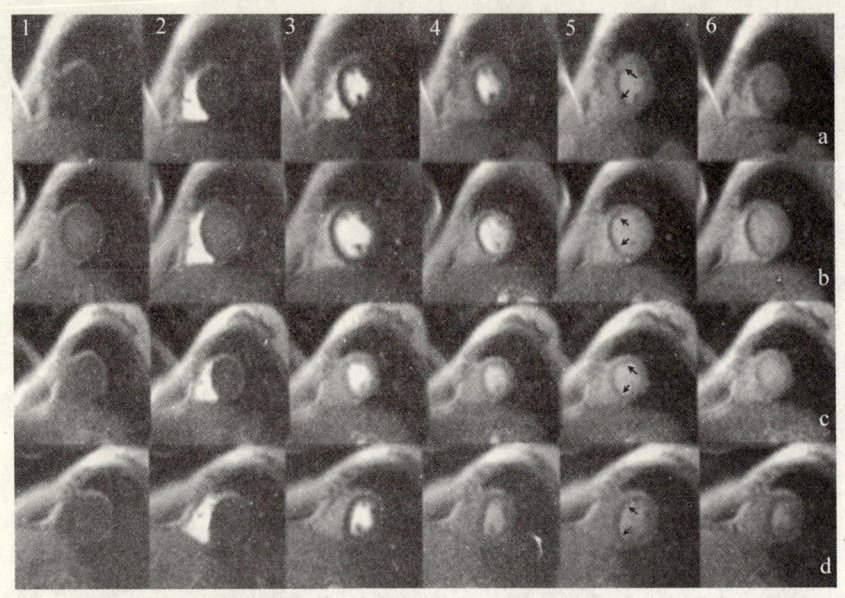

图 15-2-8 冠心病左前降支近段狭窄 95%。心脏短轴位 MRMPI（首过法）
a、b. 介入治疗前　c、d. PTCA 并支架置入后
a. 静息 MRMPI 示前间隔壁心肌灌注减低
b. 潘生丁药物负荷 MRMPI 示前间隔壁心肌灌注缺损
c. 静息 MRMPI 心肌灌注均匀
d. 潘生丁药物负荷 MRMPI 与介入治疗前比较，前、间隔壁心肌灌注恢复正常

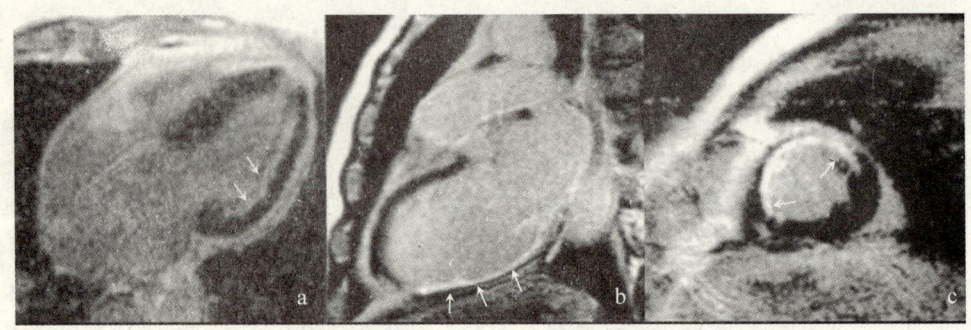

图 15-2-9　心肌梗死 MRMPI 延迟期成像，心肌增强类型
a. 垂直室间隔长轴位成像，侧壁非透壁增强
b. 平行室间隔长轴位成像，下壁透壁性增强
c. 短轴位成像示前壁呈混合性增强

延迟增强的透壁程度反映不同程度的梗死及存活心肌的含量，与血清心肌酶水平及局部运动功能相关，具有重要的预后意义。KIM 等运用 MRI 对 50 例梗死心肌增强透壁程度不同的病人进行血运重建术前、后心肌运动功能恢复的研究，结果发现，随心肌增强透壁程度的增加，心肌收缩功能的恢复率降低，58 个强化透壁程度大于 75% 的心肌段，血运重建术后，仅一个收缩功能改善。心肌强化的类型可为血运重建治疗提供参考依据，心内膜下心肌梗死表明梗死面积小，其心外膜下心肌为存活心肌，血运重建治疗术预后好，中央低增强或无增强的心肌梗死与严重微血管阻塞的梗死相符（即无复流现象），预后差。对于急性冠状

动脉闭塞，MRMPI 结合电影 MRI 可鉴别梗死心肌、运动异常但有活性的心肌、正常心肌。对于慢性冠状动脉病变两种方法结合应用可区别瘢痕心肌、冬眠心肌和正常心肌。其表现见表 15-2-1。目前新的 MR 序列，如反转恢复梯度回波序列（IR-FLASH，IR-FFE），其反转恢复预脉冲 200～300ms 可抑制正常的心肌，增加了正常与病变心肌的对比差，可灵敏检测无运动心肌区的活性及无活性心肌，有助于识别冬眠心肌（图 15-2-10）。

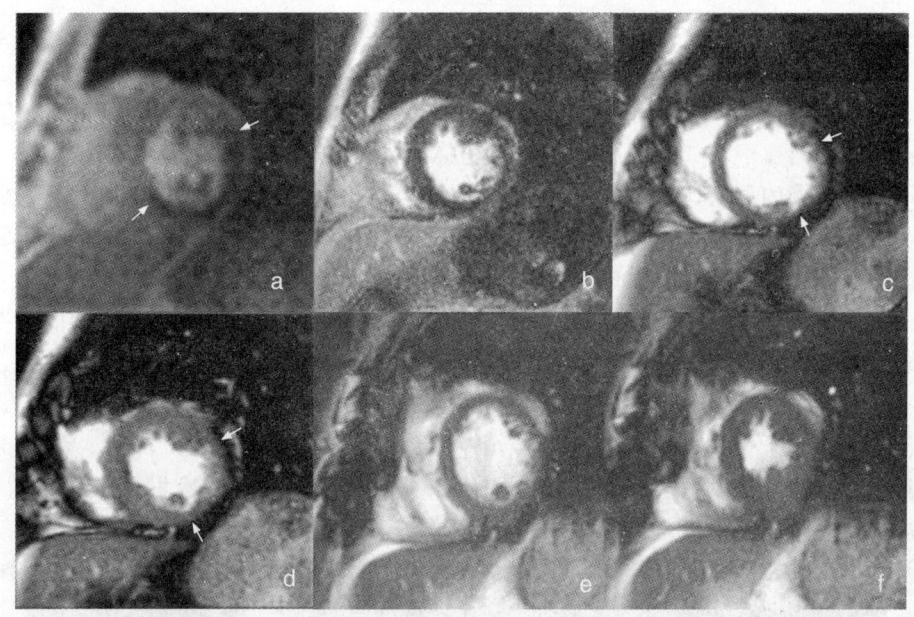

图 15-2-10 冠心病，慢性心肌缺血，冬眠心肌（心脏短轴位 MR 成像）

a、b. MRMPI a 首过期成像示下壁及下、外侧壁心肌灌注缺损 b 延迟期成像示心肌内未见异常增强信号

c、d. GRE 序列电影 MR 成像 c. 舒张末期 d. 收缩末期示左室下外侧壁运动减弱（→所示）

e、f. 冠状动脉搭桥术后 3 个月，短轴位电影 MR 成像 e. 舒张期 f. 收缩期示与术前（c,d）比较，左室下、外侧壁心肌收缩功能恢复

表 15-2-1　MRMPI 结合电影 MRI 评价心肌活性标准

	MRI 心肌活性	MRMPI 心肌增强	电影 MRI 心肌收缩功能异常
急性冠状动脉闭塞	梗死心肌	＋	＋
	运动异常但有活性心肌	－	＋
慢性冠状动脉病变	瘢痕心肌	＋	＋
	冬眠心肌	－	＋
	正常心肌	－	－

（三）MR 冠脉成像及其评价

目前每年尚有大量冠心病人进行心导管检查和 X 线冠脉造影指导治疗。后者是显示冠状动脉及分支解剖的可靠方法，但是此项检查，属有创性技术且不能提供冠脉血流心肌灌注信息，为其不足之处。

MR 冠脉血管成像技术自 20 世纪 90 年代早期首次报道以来，已在显示冠状动脉及诊断冠心病的方面做了大量研究。最近 MR 软、硬件的快速发展使得 MR 冠状动脉成像已能显示主要的心外膜下冠状动脉近中段，并可无创评价冠脉血流和血流储备。

MR冠脉血管成像方法有2D及3D法成像和对比增强冠脉MRA。

2D法MR冠脉成像最初是利用呈层流的冠脉血流与相对静止的周围组织间的对比增强效应获得图像。K-空间分段法于20世纪90年代初被用于冠脉成像,结合应用屏气法,进行冠脉成像可最大限度地减少呼吸运动伪影,本法中序列包括脂肪抑制、除去心外脂肪信号,可较好地显示冠脉近段情况。但2D法MR冠脉成像的障碍在于,迂曲走行的血管因离开采集平面而形成的局部信号缺失会被误认为局部狭窄病变。另外还有信噪比较低,多层屏气血管位置不同导致层采集错误。3D法则弥补了2D的不足。3D成像结合对比剂应用使血池及心肌间产生良好的对比,获得较好的冠脉成像图像。3D法对比增强MR冠脉成像目前使用对比剂为间质型对比剂,如GD-DTPA可快速弥散于血管外间隙,需进行首过成像,且配合屏气。新一代血管内型对比剂,如:铁氧化物,MS-325及NC 100150可在血池内长时间保持高浓度,配合呼吸导航技术获得更长段冠脉图像。这些对比剂的使用仍处于探索阶段。

1. 正常MR冠脉成像 目前MR冠脉成像能够显示大的心外膜下冠脉的起源及近中段,一般来说,左前降支和右冠脉MR成像相对容易,原因是血管较少迂曲,可估计其走行,距接收线圈近,因此显示左前降支及右冠脉的长度较左旋支长。首都医科大学附属北京安贞医院对47例健康志愿者进行MR冠脉成像(图15-2-11),冠状动脉显示率为100%。最佳的显示长度为左主干全程,左前降支9cm,左回旋支6cm,右冠脉13.5cm。另有多项研究证实正常志愿者冠脉磁共振成像所显示的血管直径与解剖资料中的数据相似,并与传统X-线冠脉造影所测数据相关性良好。由于目前空间分辨率不足所以无法对冠脉远段成像。

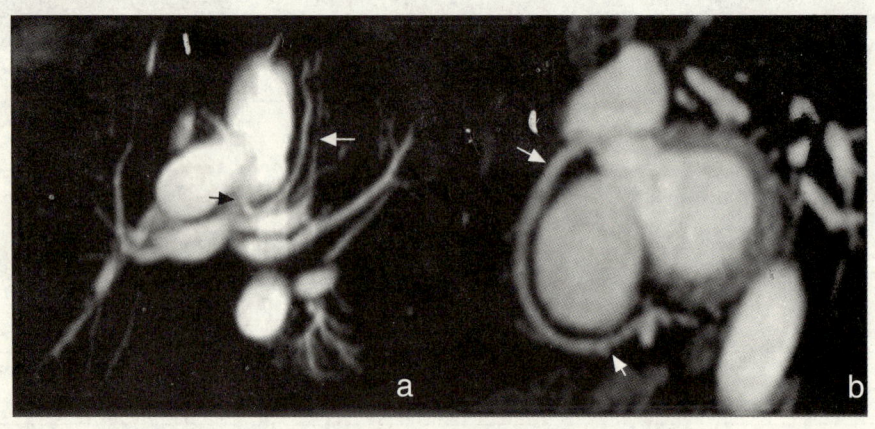

图15-2-11 正常人磁共振冠脉成像
a. 左主干(黑箭头)及前降支(→)　　b. 右冠状动脉(→)

2. 冠状动脉狭窄、阻塞的MR冠脉成像 尽管MR冠脉成像空间分辨率不如X线冠脉造影,各种MR冠脉成像方法已可正确判断近、中段冠状动脉的狭窄,但难以对远段及侧支血管成像,国外,利用MR冠脉成像检测冠脉狭窄进行了大量研究,对于该方法正确判断冠脉狭窄的敏感性和特异性无一致性报告,敏感性在50%～100%,特异性在80%～90%,其中左回旋支因位置远离胸壁而最难以显示。MR冠脉成像有望成为诊断冠脉病变的一种无创而有效的手段,但现阶段尚不能取代传统的X线冠脉造影。

3. 先天性异常MR冠脉成像 MR冠脉成像是适合于某些先天异常冠状动脉的无创检查。具有血流动力学意义的先天性冠脉起源及走行异常虽然少见,但因其起源及近心段走行异常,例如,左冠脉起源于右窦,左主干—左前降支走行在主动脉与右心室流出道或主肺动脉之间，因血管搏动压迫可引起急性心肌缺血甚或猝死。因此正确识别这些血管起源、走行及与周围结构的关系是重要的。MR 冠脉成像除可显示冠脉起源及走行异常外，还可显示周围结构及相互的解剖关系。这一点则优于常规 X 线冠脉造影。多数研究证实 MR 冠脉成像可作为一项无创方法显示已知或可疑冠脉起源及心段走行异常及其周围结构的血管解剖关系。

4. 血运重建术后的 MR 冠脉成像

(1) 冠脉内支架术后 MR 冠脉成像：MR 成像对于冠脉内支架术后的病人既不引起支架的移动也不会产生热效应，内支架术后的 MR 冠脉成像是安全的。但因金属物质如支架在 MR 成像中表现为信号缺失，如其近心段和远端的冠脉显示血流信号，则说明内支架是开通的。但不能对支架内狭窄或开通程度进行评估。

(2) 冠脉搭桥术后，桥血管（如大隐静脉、乳内动脉）走行迂曲度小，位置相对固定（相对随心脏搏动的冠状动脉），所以常规 MR 技术即可对其成像。SE"黑血"技术及 GRE "亮血"技术均可用于评价桥血管是否通畅。在桥血管可能走行路径上进行横轴成像（至少两个层面），在 SE 序列上有流空信号，在 GRE 序列上呈高信号，为桥血管通畅的表现，对于 SE 序列如仅在一个层面出现流空信号不能确定桥血通畅——可能存在重度狭窄，如在任何层面均无流空信号则表示桥血管闭塞。最近有报告 MR 血流图及 3D Gd-DTPA 对比增强 MR 血管成像在显示桥血管的通畅性上具有良好的效果。3D Gd-DTPA 对比增强 MR 血管成像，可结合最大密度投影（maximum identity projection，MIP）后处理技术显示桥血管全貌，结合多层面重建（mutiple planer reconstruction，MPR）的应用，可逐层显示桥血管断面（图 15-2-12）。

首都医科大学附属安贞医院自 2000 年 10 月应用 3D 增强 MR 血管造影检测冠状动脉桥血管的通畅性，范占明等对 20 例冠脉搭桥患者的 47 支桥血管进行 3D 增强血管 MR 成像研究，结果显示桥血管开通状态与临床资料相符，其中 7 例 15 支桥血管同时与 X 线血管造影进行双盲分析，显示二者完全一致。搭桥血管 MR 成像显示桥血管与自体冠脉的吻合口及吻合口以远冠脉的狭窄仍有局限性。另外需注意识别血流信号缺失或是手术过程中植入金属物（如止血夹、固定环等）的人工伪影。

5. MR 冠脉成像评价血流和血流储备　MR 冠脉成像既可对冠脉解剖形态进行成像又可测量冠脉血流，有其一定优势。

MR 冠脉成像测量血流是根据血流通过成像层面时，流动血液的 MR 信号改变。有两种方法，相位对比法即 PC 法（phase contrast，PC）和时间飞跃法 TOF 法（time of flow，TOF）。静息状态和应用扩张血管药物后评价冠脉血流可无创检测冠心病人需要血运重建治疗的心肌区。研究表明，冠心病人 MR 冠脉血流测量值与血管内多普勒超声的测量值相关性良好。静脉注射腺苷或潘生丁后或等量运动负荷后，测量冠状动脉血流储备也已用于正常人和冠脉狭窄的病人，正常人冠脉负荷状态下血流速度超过静息状态的 3~5 倍，而冠脉狭窄和肥厚性心肌病者冠脉血流储备受损（血流速度增加低于 2 倍）。国外一项对健康人与前降支狭窄患者的对照研究，显示病例组的冠状动脉血流储备明显低于对照组。SaitoY 等利用快速 MR 成像研究了冠状动脉狭窄球囊成形并置入支架术后 1、6 个月冠脉血流速度储备的变化，结果显示 X 线造影证实无再狭窄的患者介入术后 1、6 个月冠脉血流储备逐渐上升，而有再狭窄者则逐渐下降。另一项 MR 冠脉血流储备检测冠脉介入治疗术后再狭窄与冠脉造影对照研究，结果显示当再狭窄程度≥70%时，其敏感度和特异度分别为 100% 和

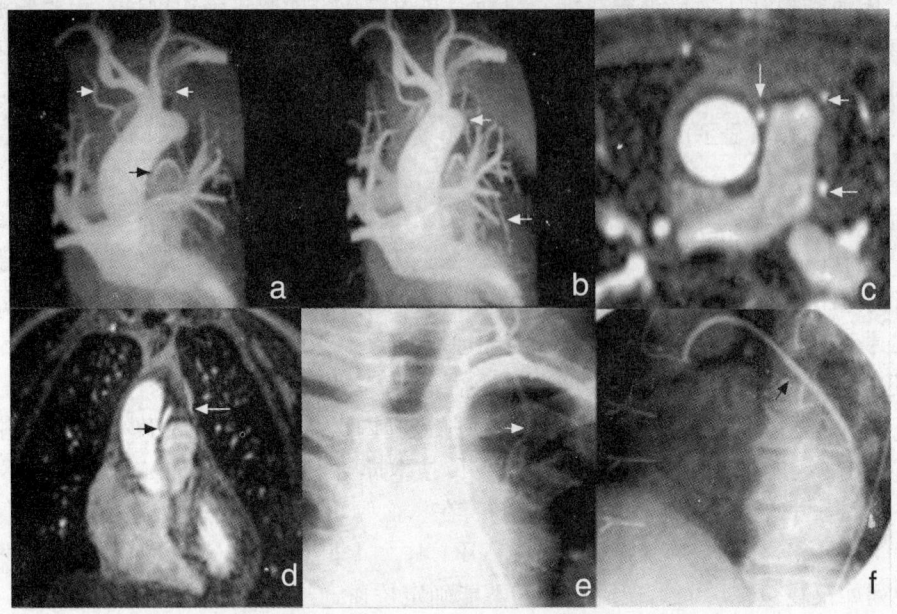

图 15-2-12　3D GD-DTPA 对比增强 MR 桥血管成像，MIP、MPR 重建（冠心病冠脉搭桥术后 1 年）
a. MIP（正位）显示左乳内动脉桥（箭标），左侧静脉桥（箭头）血流信号连续，右乳内动脉显示清晰（→）
b. MIP（右前斜 30°）显示左乳内动脉全程直达心肌（箭标）
c. MPR 横轴位显示左乳内动脉桥（箭标）及静脉桥（箭头）血管的横断面
d. MPR 冠状位显示左乳内动脉桥血管（箭标）及静脉桥血管（箭头）的部分走行
e、f. 同一病人 X 线桥血管造影图　　　e. 左乳内动脉通畅　　　f. 静脉桥通畅

89%，显示本法有较好前景，但国内未见研究报告。MR 冠脉血流测量也可用于大隐静脉及乳内动脉桥血管的血流测量。国外多数研究显示，桥血管舒张期与收缩期血流速度比能有效识别桥血管的开通或狭窄、阻塞。目前，MR 冠脉成像评价血流和血流储备仍处于研究阶段，未广泛应用于临床。

（苗翠莲　张兆琪　刘玉清）

参 考 文 献

第一节

1. 戴汝平，吕滨，张少雄等．电子束 CT 血管造影及三维重建在冠状动脉搭桥术后的临床应用．中华放射学杂志，1998，32（2）：90-95
2. 戴汝平，吕滨，张少雄等．电子束计算机断层血管造影及三维重建在冠状动脉搭桥术后的临床应用．中华医学杂志，1998，78（6）：444-448
3. 戴汝平，白桦，吕滨等．超高速 CT 在心血管病诊断中的应用．中华放射学杂志，1997，31（2）：81-85
4. 张少雄，戴汝平，高润霖等．电子束 CT 对冠状动脉钙化的定量研究．中华心血管病杂志，1998，26（4）：289-292
5. 吕滨，戴汝平，张少雄等．电子束 CT 血管造影及三维重建在主动脉病变诊断中的临床应用．中华放射学杂志，1998，32（2）：95-100
6. 张少雄，戴汝平，刘秀杰等．电子束 CT 检出冠状动脉钙化及其与心肌灌注显像的对比

研究．中华放射学杂志，1998，32（2）：100-103

7. 吕滨，戴汝平，张少雄等．电子束 CT 在健康国人心血管正常径线测量及功能值分析中的应用．中华放射学杂志，1998，32（5）：313-316
8. 崔炜，戴汝平，蒋世良等．电子束 CT 与常规心血管造影计算左心室容积准确性的比较．中华放射学杂志，1998，32（1）：12-14
9. 张少雄，戴汝平，吕滨等．冠状动脉钙化超高速 CT 检查及与冠状动脉造影的对比研究．中华放射学杂志，1997，31（6）：388-391
10. 崔炜，戴汝平，郭玉印等．超高速 CT 评价心室容积准确性的研究．中华放射学杂志，1997，31（2）：93-95
11. 吕滨等．电子束 CT 在心血管系统疾病诊断中的应用．国外医学（临床放射学分册），1998，21（2）：78-82
12. 张少雄，戴汝平．超高速 CT 评价搭桥血管的价值．国外医学（临床放射学分册），1997，20（3）：153-155
13. 何沙，白桦，戴汝平．电子束 CT 三维重建方法．CT 理论与应用研究，1998，7（4）：4-11
14. 张少雄，戴汝平．超高速 CT 在冠心病诊断中的应用．见：刘伊丽，刘秀杰主编：现代冠心病影像诊断学．北京：人民军医出版社，1998，233-267
15. 崔炜，戴汝平，高润霖等．电子束计算机断层摄影术检出冠状动脉钙化诊断冠心病的再评价．中国循环杂志，1998，13：259-261
16. 戴汝平．电子束 CT 新进展．中华放射学杂志，1998，32（2）：75
17. 张少雄，戴汝平．电子束计算机断层摄影术对冠心病的诊断价值．中国循环杂志，1999，14：126-128
18. 何沙，戴汝平．用中心线重组新方法处理和显示血管三维图像．中华放射学杂志，1999（9）：633
19. 韦云青，戴汝平，崔炜．成人瓣膜病患者电子束 CT 检出冠状动脉钙化．中国动脉硬化杂志，2003，1（1）：50-53
20. Dai Ruping（戴汝平），Zhang Shaoxiong（张少雄），Lu. Bin（吕滨），et al. Three dimensional reconstruction of electron beam computed tomography angiography for evaluating coronary artery bypass grafts. Chin Med J，1998，111（7）：588-592
21. Dai RP（戴汝平），Zhang SX（张少雄），Lu. B（吕滨），et al. Three dimensional reconstruction of electron beam computed tomography angiography for evaluating coronary artery bypass grafts. Academic Radiology，1998，5（12）：854-857
22. Dai RP（戴汝平），Zhang SX（张少雄），Lu. B（吕滨），et al. Three dimensional reconstruction of electron beam computed tomography angiography for evaluating coronary artery bypass grafts. Cardiovas. and Interv. Radio，1998，(21) suppl. (1)：317
23. Lu B（吕滨），Dai RP（戴汝平），Zhuang N（庄囡），Budoff MJ：Noninvasive assessment of coronary artery bypass graft patency and flow characteristics by electron-beam tomography. J Invasive Cardiol，2002，Jan，14（1）：19-24
24. Lu B（吕滨），Dai RP（戴汝平），Jiang SL, Bai H, He S, Zhuang N, Sun X, Budoff MJ. Effects of window and threshold levels on the accuracy of three-dimensional rendering techniques in coronary artery electron-beam CT angiography. Acad Radiol，2001，

Aug, 8 (8): 754-61
25. Lu B (吕滨), Dai RP (戴汝平), Bai H, He S, Jing BL, Jiang SL, Zhuang N, Sun XG, Budoff MJ. Coronary artery stenoses: a phantom study using contrast enhanced three-dimensional electron beam tomography. Clin Imaging, 2001, Mar-Apr, 25 (2): 95-100
26. Lu B (吕滨), Dai RP (戴汝平), Jing BL, Bai H, He S, Zhuang N, Sun ZH, Budoff MJ. Electron beam tomography with three-dimensional reconstruction in the diagnosis of aortic diseases. J Cardiovasc Surg (Torino), 2000, Oct, 41 (5): 659-668
27. Lu B (吕滨), Dai RP (戴汝平), Jing BL, Bai H, He S, Zhuang N, Wu QY, Budoff MJ. Evaluation of coronary artery bypass graft patency using three-dimensional reconstruction and flow study on electron beam tomography. J Comput Assist Tomogr, 2000, Sep-Oct, 24 (5): 663-670
28. Consigny PM. Pathogenesis of atherosclerosis. AJR, 1995, 164: 553-558
29. Rumberger JA, sheedy PF, Breen JF, et al. Coronary calcium, as determined by electron beam computed tomography, and coronary disease on arteriogram. Circulation, 1995, 91: 1363-1367
30. Agaston AS, Janowitz WR, Hildner FJ, et al. Quantification of coronary artery calcium using UFCT. J Am Coll Cardiol, 1990, 15: 827-832
31. Zhang Shaoxiong, Dai Ruping, Lu Bin. A comparison study of UFCT and myocardial perfuson imaging in assessment of coronary artery disease—A preliminary report. Am J of Cardiac Imaging, 1996, 10 (suppl): 8
32. Nyman MA, Schwartz RS, Breen JF, et al. Ultrafast computed Tomographic scanning to assess patency of coronary artery stents in bypass grafts. Mayo Clin Proc, 1993, 68: 1021-1023
33. MacCollough CH, Kaufmann RB, Cameron BM, et al. Electron-Beam CT: Use of a calibration phantom to reduce variability in calcium quantitation. Radiology, 1995, 196: 159-165
34. Consigny PM. Pathogenesis of atherosclerosis. AJR, 1995, 164: 553-558
35. Yamaoka O, Ikeno K. Fujioka H, et al. Detection of palmaz-schatz stent by ultrafast CT. J Comput Assist Tomogr, 1995, 19: 128-130
36. Rumberger JA, sheedy PF, Breen JF, et al. Coronary calcium, as determined by electron beam computed tomography, and coronary disease on arteriogram. Circulation, 1995, 91: 1363-1367
37. Janowitz WR, Agatston AS, Kaplan G, et al. Differences in prevalence and extent of coronary artery calcium detected by ultrafast computed tomography in asymptomatic men and women. Am J Cardiol, 1993, 72: 247-254
38. Mautner SL, Mautner GC, Froehlich J, et al. Coronary artery disease: prediction with in vitro electron beam CT. Radiol, 1994, 192: 625-630
39. Agatston AS, Janowitz WR, Hildner FJ, et al. Quantification of coronary artery calcium using ultrafast computed tomography. J Am Coll Cardiol, 1990, 15: 827-832

40. Stanford W, Thompson BH, Wiess RM. Coronary artery calcification: Clinical significance and current methods of detection. AJR, 1993, 161: 1139-1146
41. Wong ND, Kouwabunpat D, Detrano RC, et al. Coronary calcium and atherosclerosis by UFCT in asymptomatic men and women: relation to age and risk factors. Am Heart J, 1994, 127: 422-430
42. Wong ND, Anthony V, Abrahamson D, et al. Detection of coronary artery calcium by UFCT and its relation to clinical evidence of coronary artery disease. Am J cardiol, 1994, 73: 223-227
43. Zhang Shaoxiong (张少雄), Dai Ruping (戴汝平), Lu. Bin (吕滨). A comparison study of UFCT and myocardial perfuson imaging in assessment of coronary artery disease —A preliminary report. Am J of Cardiac Imaging, 1996, 10 (suppl): 8
44. Stanford W, Galvin JR, Skorton DJ, et al. The evaluation of coronary bypass graft patency: Direct and indirect techniques other than coronary arteriography. AJR, 1991, 156: 15-22
45. Moshage EL, Achenbach S, Seese B, et al. Coronary artery stenosese: Three-dimensional imaging with electrocardiographically triggered, contrast agent-enhanced, EBCT. Radiol, 1995, 196: 707-714

第二节

1. Charles B. Higgins, Hedvig Hricak, Clyde A. Helms. Magnetic resonance imaging of the body. (Third edition) U.S.A.: Lippicott-Raven Publisher
2. 刘玉清主编：心血管病影像诊断学．安徽科学技术出版社、辽宁科学技术出版社，1999，227-230
3. 李坤成，刘玉清等．陈旧性心肌梗死的影像学诊断（MRI 与超声心动图、放射性核素对照研究）．中华放射杂志，1992，26（1），41-45
4. 李坤成主编：心血管磁共振成像诊断学．北京：人民卫生出版社，1997，83-91
5. 刘伊丽，秦建新，侯玉清等．磁共振成像对正常人左心收缩功能的分析．中华放射学杂志，1992，26（87）：511-514
6. Baer FM, Theissen P. Schneider CA, et al. Dobutaimine magnetic resonance imaging predicts contractile recovery of chronically dysfunctional myocardium after successful revasualization. J Am Coll Cardial, 1998, 31-46
7. Geskin G, Kramer CM, Rogers WJ, et al. Quantitative assessment of myocardial viability after infarction by dobutamine magnetic resonance tagging. Circulation, 1998, 98: 217-222
8. Martin J. L, Jan B., Larry M. B., et al. imaging of ischemic heart disease. Eur Radiol, 2002, 12: 1061-1080
9. Nidal AS. Eike N. Michael G. et al. Noninvasive detection of myocardial ischemia from perfusion reserve based on cardiovascular magnetic resonance. Circulation, 2000, 101: 1379-1383
10. Andrew E. A. Magnetic resonance first-pass myocardial perfusion imaging. Topics in

magnetic resonance imaging, 2000, 11 (6): 383-398
11. Nidal Al-Saad, Eike N., Michael G., et al. Improvement of myocardial perfusion reserve early after coronary intervention: Assessment with cardiac magnetic resonance imaging. J Am Coll Cardiol, 2000, 36: 1557-64
12. Yokota C, Nonogi H, Miyazaki S, et al. Gadolinium-enhanced magnetic resonance imaging in acute myocardial infarction. Am J Cardiol, 1995, 75: 577-581
13. 苗翠莲, 张兆琪, 刘玉清. 心肌活性 MRI 研究及进展（综述), 2001, 20 (7): 546-548
14. 苗翠莲, 张兆琪, 王珏等. 心肌灌注 MRI 检测心肌存活的研究（附 47 例分析). 中华放射学杂志, 2002, 36 (8): 707-711
15. 张竹花, 朱杰敏, 刘玉清. 冠脉动脉搭桥术后磁共振血管成像的初步探讨. 中华放射学杂志, 1999, 7: 468-472
16. 王屹, 杜湘珂, 刘健等. 心肌灌注 MRI 和 MR 电影在急性冠状动脉综合征中的应用. 中华放射学杂志, 2002, 36 (8): 702-706
17. Kim R. J, Wu E., Rafael A. et al. The use of contrast-enhanced magnetic resonance imaging to identify reversible myocardial dysfunction. N Engl J Med, 2000, 343: 1445-53
18. 江利, 冯敢生, 孔祥泉等. 急性心肌梗死 MR 心肌灌注成像实验及临床应用研究. 中华放射学杂志, 2001, 35 (7): 499-503
19. Nathaniel Reichelk. Cardiology Clinics: Cardiac magnetic resonance imaging. 1998, W. B. SAUNDERS COMPANY A Division of Harcourt Brace & Company.
20. Peter G. D., Warren J. M. Coronary MR Angiography: Current Status. Herz, 2000, 25 (4): 431-439
21. 范占明, 张兆琪, 王永梅等. 三维增强 MR 血管成像对冠状动脉桥血管的评价. 中华放射学杂志, 2002, 36 (11): 1017-1020
22. Hajime S, Nanaka K, Kan T, et al. Invited MR Measurement of Coronary Blood Flow, 1999, 10: 728-733
23. Saito Y, Sakuma H, Okinaka T, et al. Assessment of coronary flow reserve using cine phase contrast Mri for noninvasive detection of restenosis after angioplasty and stenting. Circulation (Suppl), 1998, 98: I-372

第十六章 冠心病与心脏标志物
(Myocardial markers and coronary heart disease)

第一节 心肌酶·················(391)　　第四节 脑钠肽·················(394)
第二节 肌红蛋白···············(392)　　第五节 C-反应蛋白···········(396)
第三节 心肌肌钙蛋白·········(392)　　第六节 小结···················(396)

急性冠状动脉综合征是不稳定的冠状动脉粥样硬化斑块破裂，在此基础上血栓形成导致急性冠状血管事件的临床综合征。如果血栓形成将冠状动脉完全闭塞，临床上表现为 ST 段抬高的心肌梗死；冠状动脉没有完全闭塞，临床表现为非 ST 段抬高的急性冠状动脉综合征。非 ST 段抬高的急性冠脉综合征，根据 TNT（TNI）是否升高可以区分为不稳定性心绞痛（TNT、TNI 不升高）和 NSTEMI（TNT、TNI 升高）。NSTEMI 根据 CK-MB 的不同变化，又可以分为两种：①CK-MB 不升高，为微梗死，由于病变冠脉内膜附壁的以血小板为主要成分的血栓脱落栓塞远端微血管导致微梗死。②CK-MB 升高，经典的 NSTEMI，为冠脉内血栓造成不完全闭塞所致。亦有作者认为微梗死的存在可以作为不稳定性心绞痛高危患者的分层指标。

急性冠状动脉综合征的病理基础是冠状动脉粥样硬化，而粥样硬化病变的发生、发展和转归与危险因素的作用强度和斑块本身的炎症反应相关。非 ST 段抬高的急性冠状动脉综合征的病理生理改变包括 3 个方面，斑块不稳定（破裂）和不同程度的心肌梗死；血管炎症和心脏功能损害。

在已经发生急性冠状动脉综合征的患者，存在将来再发生同类事件的可能性，临床预测高危患者将来再发事件的可能性非常重要。

在未发生急性冠状动脉综合征的患者，心脏标志物可作为评价斑块稳定程度和发生斑块破裂的可能性的指标，如 C-反应蛋白（CRP）；在已经发生了急性血管事件的患者，对其进行危险分层，根据危险分层进行治疗决策（如肌钙蛋白）；在已经发生了急性冠状动脉综合征的患者，预测再发生事件的风险（如肌钙蛋白、脑钠肽和 CRP）。评价的内容包括斑块炎症和稳定性（CRP、CD40L）、心肌损伤和坏死（肌钙蛋白）、心脏功能（脑钠肽）和病因学指标（如 D-二聚体）。

对于 ST 断抬高心肌梗死的早期，应注意和变异性心绞痛鉴别，后者 CTNT 不升高。

第一节 心肌酶

心肌坏死的血清标志物对于诊断心肌梗死起到一定的积极作用，但天冬氨酸氨基转移酶（AST）、乳酸脱氢酶（LDH）、肌酸激酶（CK）和 α-羟丁酸脱氢酶（HBDH）作为心肌坏死的标志物，其敏感性尤其特异性非常差，应为检验科淘汰的指标。

CK 在心肌梗死后 4~8 小时升高，2~3 天后恢复正常。CK 的特异性很差，各种肌病、肌肉创伤或者肌肉炎症、酒精中毒、糖尿病、剧烈运动、惊厥或者抽搐、胸廓出口综合征等都可以升高。如果采用电泳的方法，可以分离出 CK 的 3 种同工酶，即 CK-MB、CK-MM 和 CK-BB，其中 CK-MB 主要存在于心肌组织，其他组织较少存在。

CK-MB 作为心肌坏死的标志物，其敏感性和特异性较之以上指标有很大的提高，以往被认为是诊断心肌梗死的所谓金标准（golden standard），尤其是既往非 Q 波心肌梗死的诊断；在 ST 段不抬高的患者，如果 CK-MB 大于或者等于正常上限的 2 倍诊断为非 Q 波心肌梗死，如果小于正常上限的 2 倍，则诊断为不稳定性心绞痛。

CK-MB 大量存在于心肌细胞中，分子量 86 000，心肌梗死发病 6 小时后增高，持续约 24~48 小时；但 CK-MB 的敏感性仍然不够高，不能诊断微栓塞导致的微小心肌梗死；CK-MB 的心肌特异性较差，亦存在于骨骼肌中，骨骼肌损伤时增高；正常人血中存在一定量的 CK-MB，正常存在与病理性增加之间有交叉，即所谓的灰区（grey zone）；另外，CK-MB 测定通常采用催化活力单位（U/L）的方法，容易受到 CK-BB、CK-MM 亚单位，尤其巨 CK 的干扰，使得测定结果偏高，甚至 CK-MB 测定值超过总的 CK。

CK-MB 质量测定法部分解决了活性测定带来的异常 CK-MB 增高，如推广肌钙蛋白困难，可以质量测定代替活性测定；但质量测定法仍然存在特异性问题，长时间剧烈运动、骨骼肌损伤、肾功能衰竭者 CK-MB 均可增高；另外，质量法测定的是抗原，单位是 μg/L，所得数据难以和活性法一起比较和统计。CK-MB 亚型（isoform）在心肌坏死后早期出现（6 小时以内），一般在 24 小时内消失，可作为急性心肌梗死早期标志物；但尚未普遍应用；同样存在敏感性和特异性不强的问题。

第二节 肌红蛋白

肌红蛋白是存在于心肌和骨骼肌胞浆中的亚铁血红素蛋白，因此肌红蛋白无心肌特异性；心肌或者骨骼肌坏死时能迅速释放入血，具有高度的敏感性，因此，肌红蛋白的阴性有助于早期排除急性心肌梗死的诊断。

肌红蛋白甚至在心肌梗死发生后 1~2 小时即出现在血中，24 小时后即消失，是心肌损伤的早期标志物；但肌红蛋白诊断心肌梗死的特异性差，骨骼肌损伤、创伤、肾功能衰竭等疾病，都可导致其升高；在胸痛或者胸部不适的数小时以内，如果肌红蛋白阴性可以基本排除心肌梗死的可能性，但不能排除冠心病，甚至不能排除急性冠状动脉综合征。由于在血液中消失早，肌红蛋白可用于再梗死的诊断，结合临床，如肌红蛋白重新升高，应考虑为再梗死或者梗死延展。

第三节 心肌肌钙蛋白

心肌肌钙蛋白（cTn）是心肌的收缩蛋白，包括 I、T 和 C 3 个亚单位，在心肌细胞没有损伤的状态下，外周血中几乎不含或者只含微量的肌钙蛋白，即不存在正常与异常之间的所谓灰区问题。多数肌钙蛋白 T 或者 I 以结构蛋白（三聚体）的形式附着于细肌丝上，心肌细胞浆中只有少量游离的肌钙蛋白（2%~6%），在心肌缺氧发生损伤或者坏死时释放出来。心肌肌钙蛋白 T 或者 I 与骨骼肌肌钙蛋白有一定的结构同源性，但可以制成针对心肌肌钙蛋白 T 或者 I 特异性的抗体，用于测定心肌肌钙蛋白。

肌钙蛋白在心肌损伤（坏死）后 4～6 小时即可出现在血中，持续增高的时间在 cTnT 为 5～14 天，cTnI 为 4～10 天；肌钙蛋白增高的幅度大，典型心肌梗死升高幅度达到正常参考上限的 20～50 倍，因此肌钙蛋白可作为 ST 段抬高心肌梗死较晚期的确定诊断。肌钙蛋白（T 或者 I）是迄今心肌损伤最特异的标志物；敏感性高，可诊断微栓塞导致的微小心肌梗死；并可方便地进行床旁检测。

血中 cTnI 抗原以多种形式存在，可以有单体、二聚体（cTnI-cTnC、cTnI-cTnT）和三聚体（cTnI-cTnC-cTnT），氧化型和还原型磷酸化的程度也不相同，测定结果受到影响；不同厂家的抗体针对不同的抗原决定簇，有的为单克隆抗体，有的为多克隆抗体，使得参考上限和最小检出限差别巨大，难以标准化，测定结果无法一起统计和进行比较；同样的临床标本使用不同的商业 cTnI 测定，其结果间相关性（理想上 $r>0.950$）较差。溶血、纤维蛋白原浓度异常和类风湿因子的存在，使得 cTnI 的检测可能出现假阳性结果。

就临床应用来讲，cTnT 与 cTnI 的敏感性和特异性及其临床价值并无大的差别，测定一种就可以了。cTnT 的测定已经标准化，第三代抗体已经解决了与骨骼肌 TnT 部分交叉的问题，即不存在特异性问题。

肌钙蛋白可以有两个诊断的切割点（cutoff point），即正常参考上限（upper reference limit）和诊断经典心肌梗死的决定限（decision limit）。参考上限指 97.5% 可信限的上限，决定限是诊断经典心肌梗死的标准，一般指 CK-MB 升高达到诊断心肌梗死标准时的最低肌钙蛋白水平。现欧洲心脏病学会和美国心脏病学院推荐一个使用切割点，即只要肌钙蛋白大于 99% 可信限的上限就说明有心肌梗死了，有心肌坏死就有预后的价值。

我们与卫生部临检中心合作，在国内 7 家单位进行了 cTnT 参考上限的调查，结果 cTnT 99% 可信限的上限为 <0.01 ng/ml，与厂家推荐的参考上限和国外文献报道完全一致，中国人 cTnT 的参考上限与欧美人种并无差别。既然参考值人为规定为 99% 可信限的上限，那么用肌钙蛋白判断心肌坏死（损伤）的敏感性和特异性实际上不是 100%。另外，也有建议使用变异系数（CV）为 10% 的上限为肌钙蛋白的参考值，此值在 cTnT 为 0.35 ng/ml。

在非 ST 段抬高的急性冠状动脉综合征，肌钙蛋白是否升高（大于 99% 可信限的上限）是区别非 ST 断抬高心肌梗死和不稳定性心绞痛的诊断标准；即便不作为诊断标准，肌钙蛋白也是不稳定性心绞痛主要的危险分层因素，肌钙蛋白增高与不良心脏事件（死亡或者非致命性心肌梗死）相关，是不稳定性心绞痛中的高危患者，而且随着肌钙蛋白水平的升高，心脏事件风险越来越大；肌钙蛋白也是临床治疗决策的主要依据，肌钙蛋白升高的患者更能够从积极的药物或者介入干预获益，如低分子肝素（LMWH）、血小板膜糖蛋白 GPⅡb/Ⅲa 受体拮抗剂和早期（入院 48 小时以内）经皮冠状动脉介入干预。欧洲心脏病学会 2002 年指南推荐非 ST 抬高的急性冠状动脉综合征患者入院后常规进行肌钙蛋白检测，如果阳性或者升高，则归为高危患者，应进行积极的药物或者介入干预；如果阴性，应该间隔 6 小时后再次测定肌钙蛋白，如果第二次结果阳性，仍归入高危患者，如果再次阴性，则为低危患者。

肌钙蛋白不是心肌梗死的早期标志物，不能用于心肌梗死的早期诊断；由于在血液中存留时间长，不能用于诊断再梗死；肌钙蛋白难以区别 ST 段抬高的心肌梗死与非 ST 段抬高心肌梗死；对于溶栓是否出现再灌注也有相当困难；由于再灌注疗法，难以用肌钙蛋白确定心肌梗死面积。另外，不能单凭心肌标志物诊断心肌梗死，心肌损伤还有其他原因。

对于 ST 段不抬高的急性冠状动脉综合征，在有条件的地方可以肌钙蛋白作为非 ST 段抬高心肌梗死的（NSTEMI）诊断标准，如果沿用 CK-MB，则肌钙蛋白是危险分层因素。

在急诊室，肌钙蛋白可以帮助区分胸痛的原因是心肌损伤（坏死）还是其他原因，一旦发现肌钙蛋白升高，一定在 6~12 小时后重新检测，并做相应检查，确定胸痛的原因。

有人观察到，PTCA 后肌钙蛋白升高与不良心脏事件增加有关。冠状动脉旁路移植手术（冠状动脉搭桥，CABG）术后肌钙蛋白升高不能诊断为心肌梗死，这类患者心肌梗死的诊断主要依据临床缺血性胸痛症状、心电图和血流动力学变化。

肌钙蛋白是心肌损伤敏感而特异的标志物，但肌钙蛋白升高不只见于冠心病心肌缺血导致的心肌损伤，任何导致心肌损伤的因素都可以引起肌钙蛋白升高，如：

（1）心内膜小的心肌损伤：如充血性心力衰竭或者高血压左室肥厚导致的室壁应力增加、心动过速和血流动力学损害（如休克）、肺栓塞导致的右室损害等；

（2）心脏创伤和心肌毒性物质：如阿霉素、败血症释放的内源性毒性物质；

（3）机械损伤：如体外循环、手术操作、射频消融、植入式复律除颤器放电、心脏电转复；

（4）病毒感染可引起肌钙蛋白短暂轻度升高；

（5）心肌炎、心肌病。

床旁检测的目的是在急诊室或者胸痛中心区分胸痛患者是心肌损伤还是其他原因导致，可以用来对 ST 段不抬高的患者进行早期危险分层。床旁检测可以在数分钟内得到结果，但敏感性和特异性不如中心实验室的测定。现有床旁检测仪器有定性或者半定量的，一般采用胶体金法；也有定量的床旁仪器，可以同时检测 CK-MB、肌红蛋白和肌钙蛋白，采用的方法为免疫荧光定量法。

TIMI ⅡA 试验在 597 例不稳定性心绞痛或非 Q 波心肌梗死患者同时进行床旁和实验室 cTnT 测定，结果显示床旁测定 cTnT 阳性组 14 日复合终点事件（死亡、非致命性心肌梗死或缺血复发）发生率为 33.6%，阴性组为 22.5%（$P = 0.01$）；住院天数在阳性组为 5 日，而阴性组只有 3 日（$P=0.002$），说明床旁肌钙蛋白检测具有同样的预后价值。

另一项研究在连续入选的 773 个 ST 段抬高的急性胸痛患者，胸痛发作 6 小时以内床旁检测了 cTnT 和 cTnI。结果 94% 的患者 cTnT 阳性，100% 患者 cTnI 阳性，两者的特异性分别为 89% 和 83%。

我们在连续收入院的 124 例心内科住院患者，其中 17 例诊断为 ST 段抬高心肌梗死，56 例诊断为非 ST 段抬高急性冠状动脉综合征，另外 50 例为其他心脏病患者。入院后即刻采血，同时送中心实验室（德国德灵公司，DADE BEHRING INC，Opus™ plus 免疫生化仪）和行床旁定量（美国博适公司，Biosite Dignostics，Triage®）检测，观察两种检测方法各标志物的相关性，探讨床旁定量 TnI 诊断非 ST 段抬高急性冠状动脉综合征的价值。结果在冠心病患者，定量床旁检测的 TnI、肌红蛋白和 CK-MB 与中心实验室测定结果相关性良好。在 ST 段抬高心肌梗死，床旁 TnI 与中心实验室检查的结果符合率 100%；但在非 ST 抬高急性冠状动脉综合征患者，虽然床旁定量 TnI 诊断非 ST 段抬高心肌梗死的特异性接近 100%（97.06%），但敏感性过低只有 68.18%。因此，床旁定量检测 TnI 不宜用于急性冠状动脉综合征的危险分层或者非 ST 段抬高心肌梗死的诊断。

第四节　脑钠肽

与心钠素（atrial natriuretic peptide，ANP）主要由心房分泌不同的是，脑钠肽

(brain-type natriuretic peptide，BNP）主要由心室肌细胞分泌，是心脏应激、损伤和负荷增加的标志物，是心功能不全唯一客观标志物。在心肌细胞内完成翻译后，是以前激素原（pre-proBNP）的形式存在，去掉一段信号序列后，变成 proBNP。在外周血中，proBNP 分解成具有 32 个氨基酸有活性的 BNP 和无活性的 NT-proBNP，测定血中两者之一皆可反映 BNP 的水平。

NT-proBNP 具有更长的血浆半衰期（60～120 分钟），BNP 的血浆半衰期只有 20 分钟；NT-proBNP 具有更高的血浆浓度，更容易被检测到，体外保存也更稳定，因此 NT-proBNP 更适合中心实验室定量检测，而 BNP 只适合床旁定量检测。NT-proBNP 测定不受病人应用合成 BNP 的影响，合成 BNP 的注册名 Natrecor® (nesiritide，Scios)。

脑钠肽的分泌与心室肌受牵拉有关，其他如心动过速、糖皮质激素、甲状腺激素和血管活性肽也可以使脑钠肽分泌增加。脑钠肽的主要功能是排钠利尿，扩张动静脉血管，降低心脏的前后负荷，拮抗交感神经和肾素—血管紧张素—醛固酮系统（RAAS）的活性，并且具有抗增殖和抗纤维化的作用。

脑钠肽与反映心脏收缩功能的指标，如纽约心脏病学会心功能分级、左室射血分数和 6 分钟行走试验结果高度相关；脑钠肽增高与心衰病人随访生存率高度相关，而且随着脑钠肽水平的升高，心衰病人的生存率越来越低，需要进行心脏移植的可能性也越来越大；脑钠肽对慢性充血性心力衰竭病人死亡的预测价值高于超声心动图的左室射血分数；失代偿心衰经过利尿、ACE 抑制剂治疗缓解后，脑钠肽可以明显下降；脑钠肽可以协助对心衰病人进行治疗的决策。

脑钠肽在出现临床有症状的心衰之前即可升高，可以用来预测将来发生临床有症状心衰的可能性。舒张功能不全也可以引起脑钠肽升高，但升高的水平不及收缩功能不全；右心功能不全，如肺栓塞、原发性肺动脉高压、肺心病脑钠肽也可升高，脑钠肽可以对肺栓塞病人进行危险分层，决定哪些病人（脑钠肽升高）需要进行溶栓治疗，哪些病人（脑钠肽不升高）单纯抗栓治疗就可以了。在急诊室，脑钠肽可用于呼吸困难病人的鉴别诊断，因为脑钠肽具有很高的阴性预测价值，脑钠肽阴性可以排除心衰。

脑钠肽反映心肌缺血应激的范围和程度，并与缺血应激后病人的预后相关。在急性冠状动脉综合征病人，出院前脑钠肽水平可以预测病人将来发生死亡、心肌（再）梗死或者发生心衰的可能性，脑钠肽的预后价值独立于病人的年龄、性别、左室射血分数、是否有心衰病史、是否已经存在心衰、是否存在心肌坏死（肌钙蛋白升高与不升高，ST 段抬高与不抬高），随访 10 个月的结果依然如此。脑钠肽属于神经内分泌因素，反映在急性冠状动脉综合征患者神经内分泌激活，因此 β-受体阻滞剂、ACE 抑制剂治疗能有效地改善预后。

脑钠肽的潜在临床应用包括：
1. 心力衰竭的早期诊断（还未出现血流动力学变化）；
2. 心力衰竭的排除诊断（高的阴性预测值）；
3. 心力衰竭的危险分层；
4. 心衰治疗效果的评估；
5. 心脏移植术的指征；
6. BNP 可能对确定哪些病人需要安装 ICD 有帮助；
7. 各种心脏相关因素心脏功能的评价；
8. 对不稳定性心绞痛患者、介入治疗等进行危险分层分析（可与 Troponin T 联合检测）；

9. AMI后采取个性化的恢复措施；
10. ACS病人中远期预后的判断；
11. 识别药物的心脏毒性作用（如肿瘤和精神病治疗时）；
12. 急诊病人心衰的筛选和甄别；
13. 呼吸困难和水肿病人的甄别。

第五节 C-反应蛋白

1941年，在急性炎症病人血清中出现的可以结合肺炎球菌细胞壁C-多糖的蛋白质命名为C-反应蛋白（CRP）。CRP由肝细胞所合成，是炎症标志物，是急性期反应蛋白。作为急性时相反应的一个极灵敏的指标，血浆中CRP浓度在急性心肌梗死、创伤、感染、炎症、外科手术、肿瘤浸润时迅速显著地增高，可达正常水平的2000倍。

CRP不但是炎症的标志物，还是体内重要的炎症物质，具有致动脉粥样硬化和致血栓的作用，并且与动脉粥样硬化斑块不稳定或者破裂有关。C-反应蛋白具有直接的致动脉粥样硬化和血栓作用：诱导单核细胞产生组织因子，促进巨噬细胞摄取低密度脂蛋白，诱导人内皮细胞表达血管细胞粘附分子。此外，C-反应蛋白还诱导内皮细胞表达单核细胞趋化蛋白-1。CRP的致炎作用包括以下几点：促进粘附分子（VCAM-1、ICAM-1和E-选择素）表达；与单核细胞和中性粒细胞受体特异地结合（CRP-R、FcγRⅡa/CD32），促使单核细胞吞噬LDL/eLDL颗粒和参与泡沫细胞形成；激活补体系统。

CRP既是危险因素，也是血管事件的预测因子。CRP（尤其hs-CRP）可以作为无心脑血管疾病病人整体心血管危险（血管性死亡、心肌梗死和脑梗死，以及外周血管疾病）独立的预测因子，其预测价值甚至高于低密度脂蛋白胆固醇，CRP与低密度脂蛋白胆固醇/高密度脂蛋白胆固醇一起具有更大的预后价值，并可能用来指导一级预防。新近研究表明，在女性病人中，高水平的CRP病人颈内动脉壁增厚的危险增加，而后者是整体动脉粥样血栓形成的标志。CRP水平增高可能预示着中年男性血栓性脑卒中的风险增加。甚至有研究认为，CRP升高的个体将来患高血压的可能性会增加。CRP还与代谢综合征和胰岛素抵抗有相关性，而二者是致动脉粥样硬化的主要危险因素。

在冠心病尤其急性冠状动脉综合征病人，CRP血浆水平是死亡、心肌（再）梗死和PCI后血管事件独立的预测因子。在已经发生脑卒中的病人，CRP水平增高意味着更大的血管性死亡和其他心脑血管事件的风险。

他汀类药物干预可以降低血浆CRP水平，是他汀类药物抗炎作用和稳定动脉粥样硬化斑块的一个佐证。氯吡格雷干预可以使CRP水平明显下降，而且在CRP升高的病人，氯吡格雷的获益更大。

第六节 小 结

对于急性冠状动脉综合征的分型，应基于病理生理基础、心电图ST段变化和心脏肌钙蛋白（图16-6-1）。对于非ST段抬高的急性冠状动脉综合征，应根据肌钙蛋白分为非ST段抬高的心肌梗死和不稳定性心绞痛和肌钙蛋白比较，CK-MB既不够敏感，也不够特异，而且难以用于治疗的决策。肌红蛋白作为敏感的早期标志物和高的阴性预测值，应保留作为早期心肌梗死排除和再梗死的指标。其他心肌酶学指标特异性太差,只能带来混淆和增加额外费用和负担。以心电图和肌钙蛋白作为分型使得急性冠状动脉综合征的诊断线路和治疗决策愈加清晰和具有可操作性,治疗更加优化和合理,病人的获益更大,价效比值更趋合理。

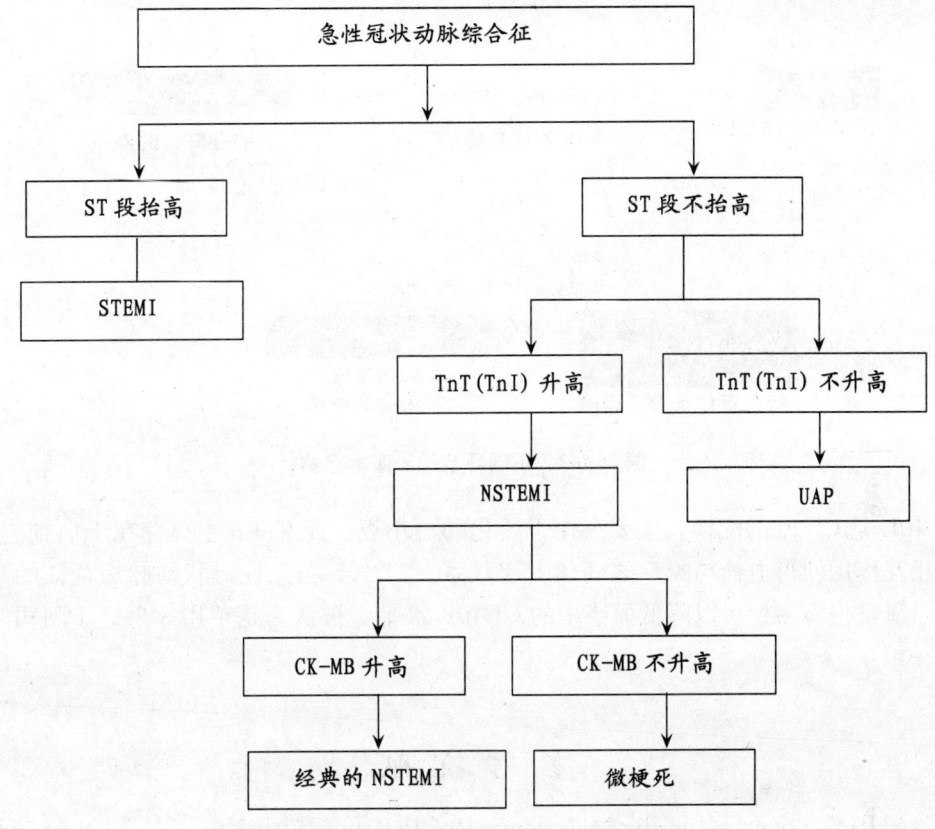

图16-6-1 急性冠状动脉综合征的cTnT（cTnI）分型

脑钠肽和CRP作为心脏功能和炎症标志物尚未被正式推荐用于指导急性冠状动脉综合征的治疗,但两者从不同角度对发病和预后的风险进行评估和预测,为临床一级预防、急性治疗和二级预防措施提供额外的决策手段。

肌钙蛋白、脑钠肽和CRP都具有独立的预后价值,有研究显示,结合不同的标志物可以提高急性冠状动脉综合征血管事件的预测价值。虽然三者都可以预测死亡,但三者的预测价值有所不同,如脑钠肽不能预测将来的血管重建,CRP难以预测心衰的发生。不同的终点事件也应采用不同的预测指标或者这些不同指标的组合。可以预测,将来在急诊室,心肌肌钙蛋白+脑钠肽+D-二聚体也许是胸痛和（或）呼吸困难患者病因诊断、分型和危险分层及心脏功能评价的合理检验组合（图16-6-2）。

除CRP可以用来间接判断斑块不稳定外,妊娠相关的血浆蛋白A（pregnancy-associated plasma protein A,PAPP-A）是一种金属蛋白酶和致动脉粥样化胰岛素样生长因子的活化剂。PAPP-A在破裂的或者腐蚀的斑块中表达,而在稳定斑块中无表达。在急性冠状动脉综合征患者,循环PAPP-A水平明显增加。PAPP-A识别肌钙蛋白和C-反应蛋白不升高的ACS,因此PAPP-A能够在心肌细胞坏死之前或者独立于心肌细胞坏死,检测存在斑块破裂或者腐蚀危险的患者。

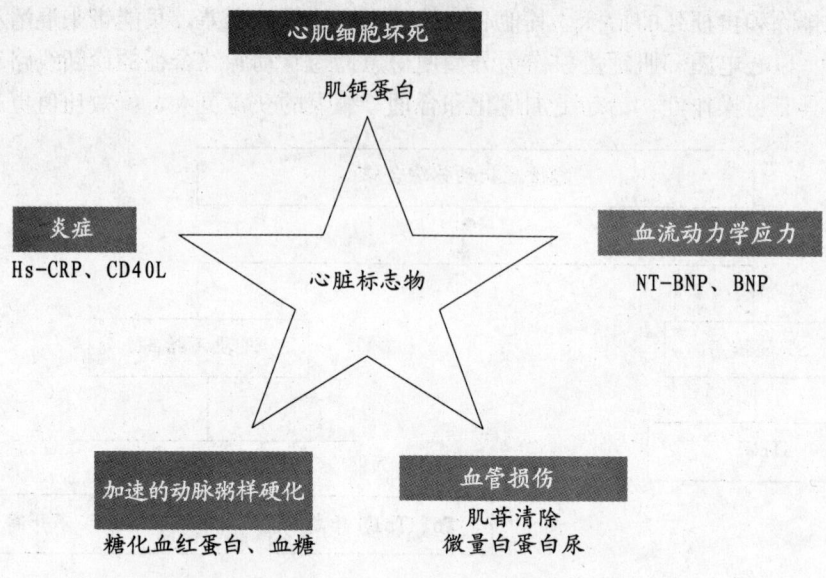

图 16-6-2 不同环节的心脏标志物

CD40L 是 CD40 的配体，主要存在于活化的血小板，而 CD40 主要存在于白细胞表明，两者的相互作用使得血栓与炎症之间建立起联系。CD40L 与急性冠状动脉综合征的不良事件相关，氯吡格雷治疗可以降低血浆中的 CD40L 水平，被认为是单用效果好于阿司匹林的机制之一。

（许俊堂　胡大一）

参 考 文 献

1. ACC/AHA Guidelines for the Management of Patients With Unstable Angina and Non-ST-Segment Elevation Myocardial Infarction. A Report of the American College of Cardiology/American Heart Association Task Force on Practice Guidelines. JACC，2000，36：970-1062
2. Wu AHB, Apple FS, Jesse RL, et al. National Academy of Clinical Biochemistry standard of laboratory practice: recommendations for the use of cardiac marker in coronary artery diseases. Clin Chem，1999，45：1104-1121
3. IFCC Committee on Standardization of Markers of Cardiac Damage: Premises and Project Presentation. Clin Chem，1998，36：887-893
4. Jaffe AS, Ravkilde J, Roberts R, et al. It's Time for a Change to a Troponin Standard. Circulation，2000，102：1216-1220
5. Hamm CW, Braunwald E. A Classification of Unstable Revisited. Circulation，2000，102：118-122
6. Management of acute coronary syndromes: acute coronary syndromes without persistent ST segment elevation. Recommendations of the Task Force of the European Society of Cardiology. European Heart Journal，2000，21：1406-1432
7. Braunwald et al. ACC/AHA Guideline Update for the Management of Patients With Un-

stable Angina and Non-ST-Segment Elevation Myocardial Infarction. A Report of the American College of Cardiology/American Heart Association Task Force on Practice Guidelines, 2002, American College of Cardiology - www. acc. org

8. 许俊堂，胡大一．抗栓药物及其再冠状动脉疾病中的应用．心血管疾病的溶栓与抗栓疗法．许俊堂，胡大一，丛玉隆，主编：人民卫生出版社，2000 年，第一版，第 1-72 页
9. Fragmin and Fast Revascularization during In Stability in Coronary artery disease (FRISC-II) Investigators. Long-term low-molecular-mass heparin in unstable coronary-artery disease. Lancet, 1999, 354: 701-707
10. Hamm CW, Goldmann BU, Heeschen C, et al. Emergency room triage of patients with acute chest pain by means of rapid testing for cardiac troponin T or troponin I. N Engl J Med, 1997, 337: 1648-1653
11. De Lemos JA, Morrow DA, Bentley JH, et al. The prognostic value of B-type natriuretic peptide in patients with acute coronary syndromes. N Engl J Med, 2001, 345: 1014-21
12. Bayes-Genis A, Conover CA, Overgaard MT, et al. Pregnancy-associated plasma protein as a marker of acute coronary syndromes. N Engl J Med, 2001, 345: 1022-1029
13. 许俊堂，胡大一．对急性冠状动脉综合征分型的看法．中华心血管病杂志，2001，29：566-568
14. 杨振华，潘柏申，许俊堂．中华医学会检验学会文件心肌损伤标志物的应用准则．中华检验医学杂志，2002，25：185-190
15. Morrow DA, Braunwald E. Future of biomarkers in acute coronary syndromes. Moving towards a multimarker strategy. Circulation, 2003, 108: 250-252
16. Lemos JA, McGuire DK, Drazner MH. B-type natriuretic peptide in cardiovascular disease. Lancet, 2003, 362: 316-322
17. Kucher N, Goldhaber SZ. Cardiac biomarker for risk stratification of patients with aucte pulmonary embolism. Circulation, 2003, 108: 2191-2194
18. Braunwald E. Application of current guidelines to the management of unstable angina and non-ST-elevation myocardial infarction. Circulation, 108 (suppl III): III-28-III-37
19. Management of acute coronary syndrome in patients presenting without persistent ST-segment elevation. Eur Heart J, 2002, 23: 1809-1840
20. 许俊堂，胡大一．心脏标志物与急性冠状动脉综合征．中国医刊，2002，37：47-49
21. Khosravi J, Diamandi A, Krishna RG, et al. Pregnancy associated plasma protein-A: ultrasensitive immunoassay and determination in coronary heart disease. Clin Biochem, 2002, 35: 531-538
22. Heeschen C, Dimmeler S, Hamm CW, et al. Soluble CD40 ligend in acute coronary syndromes. N Engl J Med, 2003, 348: 1104-1111

第十七章 无创性检查技术的选择和临床应用的问题

(Relative Merits of non-invasive Diagnostic Techniques)

第一节 冠心病的诊断……………………(400)
　一、休息心电图的价值和限制……………(400)
　二、动态心电图…………………………(401)
　三、负荷心电图…………………………(401)
　四、多巴酚丁胺超声心动图（DSE）……(402)
　五、负荷放射性核素心肌灌注显像………(403)
第二节 休息心功能的测定………………(403)
　一、超声心动图…………………………(403)
　二、放射性核素心室造影（RNA）………(404)
　三、门电路 SPECT 显像 …………………(404)
　四、磁共振成像（magnetic resonance imaging, MRI）…………………………(404)
第三节 无创性方法评定心肌存活………(405)
　一、低剂量多巴酚丁胺超声心动图试验（LDDSE）…………………………(405)
　二、放射性核素心肌灌注显像……………(406)
　三、正电子发射断层显像 PET ……………(406)

随着科学技术的迅速发展，先进的仪器和检查方法日益增多，这对于冠心病诊断和治疗水平的提高起着很大的推动作用，但是也带来了不可忽视的负性影响：对于基本的问诊，体检的忽视和不适当地滥用昂贵的诊断技术而浪费有限的资源。先进的仪器不能代替问诊和体检，如对于心绞痛的诊断，只有通过正确的，细致的问诊才能明确是否心绞痛，是劳力型还是自发型的？是稳定型的还是不稳定型的？

近年来，新的无创性检查不断出现，各具优点和不足，根据不同需要，如何选择最适当的检查方法，是临床医师面临的问题，以下资料可提供参考。

第一节 冠心病的诊断

一、休息心电图的价值和限制

1. 多数稳定型和部分不稳定型的心绞痛病人发作间期的心电图是正常的，临床上常把冠心病伴发病，其中常见的是高血压心脏病的心电图 ST 段和 T 段的改变误认为是冠心病心肌缺血。只有重度的多支冠脉（或左主干）病变患者，休息心电图才有持续存在的心肌缺血性改变，这种病人稍有活动即发作心绞痛，诊断不难。

心绞痛发作时的心电图改变：多数病人在心绞痛发作时心电图可出现典型的 ST 段水平下降，或 T 波倒置或两者兼有的心肌缺血表现，ST-T 下降程度、出现导联的数目、持续时间的长短和心肌缺血的程度和范围成比例。故及时捕捉心绞痛发作时的心电图对于明确胸痛原因具有决定性意义。

但是，有少数病人在心绞痛发作时，甚至重度心绞痛发作时，心电图无心肌缺血改变。

故心绞痛发作时心电图无心肌缺血改变不能除外心绞痛，这一点也是值得注意的。

2. 血管痉挛性心绞痛和变异性心绞痛　变异性心绞痛是血管痉挛性心绞痛重度发作的一种表现，其特点是发作时，ST 段抬高，其机制是冠脉重度痉挛引起冠脉闭塞或接近闭塞，心肌全层缺血，心电图表现为 ST 段抬高，是变异性心绞痛诊断最重要的根据。如冠脉痉挛只引起冠脉狭窄，心内膜下缺血，心电图表现为 ST 段下降，此时诊断为血管痉挛性心绞痛。

3. 缺血心肌的心电图衍变　大多数心绞痛发作表现为一过性心电图 ST 段水平下降及（或）T 波倒置，持续时间为数分钟到数小时，超过 24 小时不恢复认为是"非 Q 波心梗"心电图表现，近年来，发现较重的心绞痛发作，尤其引起顿抑心肌者（stunned myocardium），T 波倒置的衍变可长达数周，文献报告一例长达 90 天才恢复。本文作者亦观察到一次心绞痛发作，T 波倒置有似冠状 T，心肌标志物（包括 TNI）正常，超声心动图检查室壁运动正常，T 波倒置长达数周才恢复。由此可知，心绞痛发作后 T 波倒置超过 24 小时不恢复者，不是非 Q 波心梗所特有的。

二、动态心电图

24 小时动态心电图监测对于冠心病诊断的主要贡献是发现无痛性心肌缺血及有痛性心肌缺血，根据其发作次数、持续时间及 ST 段下降程度可以计算出"缺血总负荷"，这成为各种抗心绞痛治疗的一个更为精确的疗效指标。但是必须指出，无痛性心肌缺血不能仅根据动态心电图出现无症状的 ST 段水平下降$\geqslant 1mm$ 作出，因为类似变化在正常人屡见不鲜。这一诊断只适用于已肯定诊断为冠心病病人的身上。

动态心电图另一重要作用是发现各种心律失常包括缓慢心律失常和快速心律失常。冠心病人 24 小时心电图监测有多源的，频发的室早以及室性心动过速是冠心病人猝死的危险因素之一。

动态心电图连续记录了心率变化是心率变异的计算基础，心率变异认为是评价自主神经功能的有价值指标。

三、负荷心电图

运动心电图是最常用的负荷心电图试验，如果因故（如下肢骨关节病）不能运动，可采用药物负荷，其中最常用的是潘生丁（双嘧达莫）心电图试验。

运动心电图从二级梯试验（MASTER 试验）发展到分级运动试验，其目的已不仅是为了明确冠心病诊断，对于诊断已明确的冠心病人（稳定性心绞痛，无并发症的急性心梗病人恢复期）。也需要做分级运动试验，目的是：①评估冠脉储备功能；②评价各种治疗疗效；③预后评价；④选择病人作介入治疗；⑤为康复治疗开运动处方的根据等。

运动心电图试验诊断冠心病的价值和影响因素：运动心电图诊断冠心病的敏感性受冠脉病变支数、狭窄程度、冠脉张力和病变位置（近端 VS 远端）的影响：3 支病变或左主干病变，敏感性可达 90% 以上，单支病变，尤其是回旋支，敏感性低至 30%～40%。文献报告的敏感性差别甚大，这主要由于病人病情的不同。运动心电图的特异性主要受性别的影响，其次和年龄及自主神经功能也有一定关系，40 岁以下的男性，特异性在 90% 左右，而年轻女性特异性仅 60% 左右，老年女性的特异性接近于男性。故对中青年女性病人，运动心电图试验阳性很可能是假阳性，而阴性则有助于排除冠心病。休息心电图有下列异常者运动心电图结果难以判定，故不宜做本试验；完全性束支阻滞、预激征候群、完全性房室传导阻滞、起搏器心律、高血压左心室肥厚心电图、休息心电图R波向上导联ST下降≥1mm以及各种原因引起的ST-T变化者。此数类病人可做负荷超声心动图或负荷核素心肌显像等试验。以辅助冠心病诊断。

运动心电图试验结果评定标准：现已公认在运动中或运动后恢复期，出现ST段水平或下垂型下降达到或大于0.1mV者为阳性。这是经过多年的、大数量的与冠脉造影作对比研究的结果。这个诊断标准具有相对高的敏感性和特异性，为大多数作者所接受，但这并不意味着运动心电图试验阳性就是冠心病，阴性就排除冠心病。运动试验结果要结合病人年龄、性别、胸痛症状以及其他冠心病危险因素综合分析，才有助于冠心病的诊断。

ST段下垂型下降认为较水平下降缺血更重，ST段下降深，出现越早，运动停止后ST恢复时间越长，出现ST段下降的导联数越多，说明心肌缺血越重，范围越大。

运动中血压不升或下降提示诱发了大面积的心肌缺血，是重度冠脉病变的指标，也是中止运动的重要指标，继续运动将出现严重后果，必须注意。

运动心电图的预后价值：近年来运动心电图更多用于冠心病劳力性心绞痛及急性心肌梗死无严重并发症的恢复期病人，以作出危险分层诊断，指导治疗。如CASS研究对4 083名冠心病人根据运动心电图试验结果，分为：高危组：ST↓≥1mm，运动耐量＜4METS（Bruce 1级），5年随诊，年死亡率5%；低危组：运动试验（－），运动耐量≥Bruce 3级，年死亡率＜1%。对于无并发症的急性心梗恢复期患者，能完成5～6 METS（Bruce 3级）运动量而无ST下降及心绞痛者，预后良好，年死亡率1%～2%。

冠心病人运动中出现高级别的室性心律失常，虽不作为运动试验阳性指标，但是一个预测猝死的危险因素。

综上所述，由于分级运动心电图试验设备较低廉，对男性病人及绝经期后女性病人特异性较高。安全，可多次重复，故为临床上应用最广泛的无创性诊断方法。

四、多巴酚丁胺超声心动图 (DSE)

当前多巴酚丁胺超声心动图应用较多，这是由于DSE有如下优点：

1. 多巴酚丁胺的剂量由 $5\mu g/(kg·min)$ 逐渐增加，最大剂量 $30\mu g/(kg·min)$，容易找到诱发缺血的最小剂量，可以避免不同病人一次性接受相同剂量（如潘生丁试验），对少数人可能有因剂量过大，副作用较重的弊端，多巴酚丁胺半衰期仅1～2分钟，即使引起不良作用，亦可很快恢复。这一点优于双嘧达莫超声心动图。后者剂量固定（0.56mg/kg），一次性（4分钟）静注，引起副作用者多达60%，个别有严重心绞痛发作，虽可用静注氨茶碱迅速控制，但也给病人带来不适。

2. 运动超声心动图由于运动引起的呼吸加深加快，身体转动，约30%患者超声图像不够清晰，影响结果的判断，药物负荷没有这个缺点。

3. 与负荷心电图比较，DSE可用于青中年女性病人的检查，其特异性和男性病人相同；虽有休息心电图异常，亦不影响负荷超声心动图的检查。

多巴酚丁胺超声心动图与运动心电图检出心肌缺血的敏感性，特异性比较：

据21个研究结果综合结果，DSE诊断冠心病的敏感性84%（71%～97%），特异性为64%～100%，平均86%，皆高于运动心电图试验。

多巴酚丁胺超声心动图和血管扩张剂（腺苷，潘生丁）超声心动图比较，前者诊断冠心病的敏感性高于后者,这也是前者临床应用多于后者的原因。此外,腺苷、潘生丁不宜用于哮喘患者。

DSE 诊断冠心病的敏感性和冠脉病变的支数有关,据 Geleijnse ML 等报告:敏感性:1 支病变 74% ($n=512$),2 支病变 86% ($n=228$),3 支病变 92% ($n=157$),总平均 80% ($n=897$);而运动心电图的敏感性,据某作者报告,分别为 1 支病变 40%,2 支病变 73% 和 3 支病变 83%,皆低于 DB-2DE,尤其是 1 支病变。

负荷超声心动图和微血管心绞痛:微血管心绞痛病人接受负荷超声心动图检查,阳性(敏感性)甚低,远低于负荷心电图,这和其他类型冠心病迥然不同,有作者提出根据这些特点有助于微血管心绞痛的诊断。

负荷超声心动图的限制和注意点:

1. 检查者要求有熟练的技术和丰富的经验,这对于结果的可靠性至关重要。
2. 肥胖、肺气肿、老年等病人由于声窗(acoustic window)过小,影响影像的采取,无法得出正确结论,这部分人占 30% 左右。
3. DSE 诱发的局部室壁运动障碍恢复时间较长,Tusks A 报告:3 支病变者需 25 分钟;2 支病变者需要 20 分钟;1 支病变者需要 15 分钟,认为是心肌顿抑现象。宜延长观察时间直至室壁运动恢复,以保证安全。

五、负荷放射性核素心肌灌注显像

负荷方式可根据病人特点选用运动或药物(多巴酚丁胺或双嘧达莫或腺苷),放射性核素现多采用 ^{99m}Tc MIBI,因其物理性能佳,影像清晰。单光子发射断层显像(SPECT)结合门电路技术(gated ^{99m}Tc SPECT Imaging)不仅提高了诊断冠心病的敏感性和特异性,尚可检测心脏整体功能(EF)和局部室壁收缩期增厚的变化,结合负荷试验可检测心脏收缩功能储备。

负荷引起的心肌缺血表现为可逆性灌注缺损,诊断冠心病的敏感性为 80%~96%,特异性为 83%~93%,皆高于负荷心电图试验。尤其对于 1 支病变的诊断敏感性,前者为 74%,后者仅 40%。对于青中年女性病人,运动心电图假阳性很高,可达 40%,而负荷 ^{99m}Tc SPECT 显像无此性别差异。休息心电图异常不宜做负荷心电图者,并不影响其负荷 ^{99m}Tc SPECT 显像结果。

女性乳房和肥胖者可造成局部影像衰减的伪差,用门电路技术可观察收缩期增厚,在影像衰减局部如室壁收缩期增厚正常,即可认为是伪差造成。

和负荷超声心动图比较,负荷核素心肌灌注显像诊断冠心病的敏感性略高,而特异性稍低,比较研究说明,平均敏感性前者(负荷超声心动图)为 74%,后者为 80%,对于 1 支冠脉病变的诊断敏感性,前者 67%,后者为 76%;特异性前者为 88%,后者为 78%。负荷超声心动图与负荷核素灌注显像比较,前者具有费用较低,设备较轻便,普及程度大等优点。

第二节 休息心功能的测定

一、超声心动图

如果有满意的"声窗"对于休息室壁局部心功能测定有较高价值,这是放射性核素心血管造影或心室造影所不及的,超声心动图通过检测室壁运动和局部收缩期增厚了两个指标诊断心功能,其中以收缩期增厚更有价值。除超声心动图外,只有门电路磁共振造影(gated MRA)在测定收缩期增厚优于超声心动图,但前者价昂,且设备不能移动。

射血分数(EF)是临床应用最广泛的定量心功能指标,超声心动图虽可测定EF,但缺乏一种准确的、可重复的定量EF技术。EF的测定以放射性核素心血管造影(RNA)计数法(count-based)最为准确,因为计数法避免了心室形态变化所带来的容量计算的困难。心室造影和门电路SPECT显像法测定EF亦优于超声心动图。

超声心动图仪器较轻便,可在急诊病人床旁作检查,通过有无室壁运动障碍鉴别胸痛病人是否心肌缺血或梗死引起;对急性心肌梗死病人的机械并发症如室间隔穿孔、乳头肌断裂或功能不全会引起的急性二尖瓣关闭不全,心室穿孔引起的心包填塞以及对右心室梗死,皆有很高的诊断准确性。

食道超声对于升主动脉夹层,肺动脉栓塞的诊断有很高的准确性,可部分代替有创性检查方法。

二、放射性核素心室造影(RNA)

分别测定左、右心室的EF:应用首次通过法、RNA可分别测定右心室、左心室的EF;应用计数法,使EF的测定达到很高的准确性,因此,应用有心肌毒性的抗癌药如阿霉素治疗过程中常反复应用RNA测定EF,如EF下降为心肌毒性的有力指标。

RNA亦用于观察室壁运动障碍,结合EF的改变,是冠心病人有力的预后指标。

三、门电路SPECT显像

应用门电路技术作核素^{99m}Tc MlBl心肌断层显像可以避免一般断层显像中舒张期和收缩期的影像重叠,造成边缘模糊,分辨率下降。此外,由于门电路断层显像可以显示心肌在心动周期中从舒张末到收缩末的系列影像,因此可同时观察室壁运动及室壁收缩期增厚;准确计算EF及观察心肌灌注缺损。结合负荷诱发心肌缺血,对于冠心病诊断的敏感性和特异性优于负荷心电图。对于有运动障碍心肌的存活性的诊断有重要价值:存活心肌仍保留有不同程度的心肌灌注和收缩期增厚。

四、磁共振成像(magnetic resonance imaging,MRI)

1. 准确测定休息及负荷条件下的心脏整体功能(EF)和室壁局部功能,但考虑到价一效比,目前仍以放射性核素技术(RNA,SPECT)及超声心动图技术为首选。

2. 高速MRI技术结合对比剂(Gd-DTPA 钆二乙烯三胺五醋酸)的应用,尚可同时观察心肌灌注状态,是目前唯一能观察负荷条件下心内膜下缺血的技术,有助于微血管性心绞痛的诊断。

3. MRI对于心血管的解剖有很高的分辨率,对于室壁厚度、心室容量、心肌质量的评定较为准确,有助于心梗后心室重塑的诊断和系列随诊。可以测定急性心肌梗死和陈旧性梗死的部位和大小。

4. 对于右室发育不全(right ventricular dysplasia),先天性冠脉异常、主动脉病变(如主动脉夹层)、先天性心脏病的诊断,优于其他无创性技术。

第三节 无创性方法评定心肌存活

室壁局部运动障碍,原因有三:①急性心肌梗死或陈旧性梗死的纤维化组织;②冬眠心肌;③顿抑心肌。实际上这三者常不同程度混合存在。

冬眠心肌是由于严重冠脉狭窄,心肌血流灌注低下,虽未造成心肌坏死,但却使心肌失去收缩功能。顿抑心肌是一过性心肌缺血,造成较长时间(数日至数周)的收缩功能的丧失,虽然缺血已不复存在。

鉴别这三者对于治疗方法的选择和病人的预后至关重要。冬眠心肌、顿抑心肌虽然和坏死心肌一样,失去收缩功能,但经过适当治疗,可以恢复,属存活心肌。如冬眠心肌在血运重建术(PTCA 或搭桥手术)后,大多可以恢复收缩功能,从而明显改善整体心脏功能和预后。

不运动心肌如果尚存在下列功能之一,提示可能是存活心肌:①心肌细胞膜完整,膜的离子运转功能正常;②心肌细胞内线粒体膜正常;③尚存在收缩功能储备;④心肌细胞代谢功能正常。当前检测存活心肌的方法,利用上述原理,依次为:①放射性核素心肌灌注显像;②应用钆-DTPA 为显像剂的磁共振心血管造影(gadolinium-DTPA MRA);③低剂量多巴酚丁胺超声心动图试验(LDDSE);④^{18}F-氟脱氧葡萄糖正电子发射断层显像(^{18}F-FDG PET)。

一、低剂量多巴酚丁胺超声心动图试验(LDDSE)

由于超声心动图设备较普及,检查费用较低廉,结果可靠、安全,故 LDDSE 为我国应用最多的检测存活心肌的方法,LDDSE 识别存活心肌的生理基础是心肌收缩储备功能的存在。

多巴酚丁胺的剂量为 $1\sim10$ μg/(kg·mm),由低剂量开始,渐增。以避免由于剂量过大引起不必要的副作用,平均剂量为 5 μg/(kg·mm),对于严重狭窄的冠脉供血心肌,由于多巴酚丁胺增加心肌耗氧量,即使上述剂量也可引起心绞痛,但多巴酚丁胺的半衰期仅 1~2 分钟,故副作用会很快消失。

多巴酚丁胺对运动障碍心肌的作用可能是双相性的,在较低剂量时表现室壁收缩期增厚及运动改善,再增加剂量诱发心肌缺血,收缩功能恶化,这种表现是血运重建术后能改善心脏功能的最敏感指标,另一敏感指标是舒张末期室壁厚度能达到 5mm 或以上,此指标预测心肌存活的敏感性和心肌灌注显像相当。

LDDSE 识别心肌存活的敏感性 80%左右,特异性 88%左右。有资料说明 LDDSE 结合硝酸酯(硝酸异山梨醇 240~300 μg/min+多巴酚丁胺 $3\sim5$ μg/(kg·min),可提高准确率,敏感性为 85%,特异性为 84%。

一般认为陈旧性心肌梗死部位的心肌都是死亡心肌,但 LDDSE 检查发现某些病例其中50%左右的心肌是存活心肌,仍有血运重建价值。

本方法的限制是在肺气肿等病人不能得到满意的影像而限制其应用。其次是对于检查者的经验,技术要求较高。

二、放射性核素心肌灌注显像

^{201}Tl 延迟显像时间：对 2~5 小时延迟影像呈现不可逆缺损者，于注射 ^{201}Tl 后 24 小时再行延迟显像，如缺损区出现放射性填充，表明心肌仍然存活，或对 2~5 小时延迟影像呈现不可逆缺损者，立即静脉注入 ^{201}Tl 1 mci（37MBg）10~30 分钟再行显像，出现放射性充填，提示心肌存活。

冬眠心肌或顿抑心肌时心肌细胞浆膜尚完整，其单价阳离子运输系统正常，故尚可摄取 ^{201}Tl，只是血流量少，需要更长时间完成。本方法诊断存活心肌的阳性预测价值为 69%，阴性预测价值为 92%，敏感性较低（60%~70%）。

^{99m}Tc Mibi 即使在低灌流区域亦可被高度摄取而显像，而提示室壁运动障碍区为存活心肌。具体方法：静息 ^{99m}Tc Mibi 影像出现放射性缺损者，24 小时后舌下含服硝酸甘油或静脉滴注硝酸异山梨醇，5 分钟后静脉注射 ^{99m}TC Mibi 20mCi，1 小时后再行心肌显像，如原缺损区出现填充，则表明心肌存活。几个临床研究认为，其识别存活心肌的敏感性和特异性和 ^{201}Tl 相似，应用 Gd-DTPA 门电路 SPECT 显像（MRA）可同时评估局部收缩期增厚，结合多巴酚丁胺滴注，可提高其敏感性。

三、正电子发射断层显像 PET

正电子发射断层显像是评估存活心肌的"金指标"。

冬眠心肌和顿抑心肌虽然丧失收缩功能，但仍可摄取葡萄糖（^{18}F-FDG）为示踪物，^{18}F-FDG 为正电子发射体，故必须用正电子发射探测仪 PET 进行显像。

^{18}F-FDG PET 识别存活心肌的正确率达到 80%~85%，阳性预测价值 87.5%，阴性预测价值 71.5%。

本方法设备昂贵，故目前未能推广。

（邵　耕）

参 考 文 献

1. 林景辉. 冠心病核医学检查. 见：邵耕. 现代冠心病. 北京：北京医科大学、协和医科大学联合出版社，1994，171-196
2. Brown K. Diagnostic and Prognostic use of noninvasive imaging in Patients with known or suspected coronary artery disease Comparison of stress myocardial Perfusion imaging and echocardiography. Cardio Rev，1998，6：90
3. Beller GA. Relative Merits of Cardiovascular Diagnostic Techniques in E. Braunwald ed. Heart Disease 6th Ed. Philadelphia W. B. Saunders，2001，422-442
4. 杨跃进.（2）梗死区内存活心肌识别方法. 中国循环杂志，2000，15：68
5. 刘秀杰.（1）梗死区内存活心肌识别方法. 中国循环杂志，2000，15：3

第三篇

冠心病各论

绪 言

一、定 义

关于冠心病的名称，1979年国际心脏病学会和协会及世界卫生组织临床命名标准化联合专题组的报告主张用缺血性心脏病或冠状动脉性心脏病，其他名称不再沿用。该报告对缺血性心脏病的定义作了如下规定："缺血性心脏病的定义是：由于冠状循环改变引起冠状动脉血流和心肌需求之间不平衡而致的心肌损害。缺血性心脏病包括急性暂时性的和慢性情况，可由于功能性改变或器质性病变引起。"本书采用冠状动脉心脏病简称冠心病（coronary heart disease）。

冠状动脉器质性病变最常见的是动脉粥样硬化，这是冠心病一词通常的含义。当冠状动脉因粥样硬化病变而致管腔狭窄达到或超过其直径的50%时，即可引起劳力性心绞痛，亦即在休息状态下，冠脉供血尚可满足心肌代谢需要，可以不出现心肌缺血；当冠脉狭窄程度不足50%，并不出现症状，亦即尚未造成冠心病。

值得注意的是上述WHO的定义明确提出了冠状动脉"功能性改变"是冠心病发病机制之一。在20世纪30~40年代只强调冠状动脉固定性狭窄对于冠心病的重要性。1959年Prinzmetal提出冠脉痉挛导致变异性心绞痛，引起临床学家注意到冠状动脉动力性狭窄对各型冠心病发病机制的重要性。现在知道冠状动脉痉挛不仅引起变异性心绞痛，它对不稳定性心绞痛、急性心肌梗死，甚至劳力性心绞痛的发病都起着重要作用。劳力性心绞痛由于在冠状动脉固定狭窄基础上，有冠脉动力性狭窄的参与而改变了某些症状特点：如心绞痛的阈值发生变化，引起劳力性心绞痛的活动量在一天中可有较大的不同，如初次用力心绞痛（first effort angina）。

冠心病亦可由于非粥样硬化病变引起，它们包括冠脉畸形、结缔组织病、风湿病、川崎病（Kawasaki's病）、梅毒性心血管病、冠脉栓塞、大动脉炎等，本书将有专章讨论。

二、冠心病的临床类型和病理

冠心病是临床上最常见的心脏病，也是当前国内外危害最大的心脏病，在工业发达国家已成为人口死亡的主要原因。在我国，冠心病的发病率有明显增加趋势，成为死因构成中的重要原因之一。故临床上早期诊断、适当治疗冠心病是重要课题。

冠心病的临床类型大致可分为5型，其中以心绞痛、心肌梗死更为常见。冠心病患者首先出现的症状以心绞痛占首位，较以心肌梗死作为最早表现者多1倍（Russek，1968），其他临床类型尚有猝死、缺血性心肌病、无症状心肌缺血。猝死、缺血性心肌病、无症状心肌缺血可以独立存在，但大多是和心绞痛及（或）心肌梗死同时存在。

冠心病的自然病程并不是连续不断发展的，而是停顿、进展交替出现，多数心绞痛病人表现为间歇性心绞痛，可以几个月无症状，也可突然加重而发展为心肌梗死。开始发病为心绞痛者约 1/4 发生心肌梗死。心绞痛发生猝死者约 10%～15%。猝死同样也是心肌梗死主要死因之一。

冠心病出现症状时冠状动脉粥样硬化造成的冠状动脉狭窄程度一般要超过冠状动脉直径的 50%，临床表现和病变程度大致平行，但尚受冠脉痉挛、侧支循环状态、心肌内微循环、心肌代谢、血液流变性改变等因素的影响。

冠心病的临床类型：

1. 心绞痛。
2. 心肌梗死。
3. 原发性心脏骤停（猝死）。
4. 缺血性心肌病。
5. 无症状心肌缺血。

既往曾有隐性冠心病的病名，指未出现症状和体征但冠状动脉造影有显著冠脉固定狭窄，心脏负荷试验可显示心肌缺血，此可归入无症状心肌缺血的Ⅰ型。

第十八章　稳定性劳力性心绞痛
(Stable Effort Angina Pectoris)

第一节　心绞痛征候群……………………(411)
　一、心绞痛的定义………………………(411)
　二、心绞痛的症状学……………………(411)
　三、心绞痛症状与冠状动脉病变的关系
　　………………………………………(413)
　四、诊断和鉴别诊断……………………(413)
　五、冠心病心绞痛的分型………………(415)
第二节　稳定性劳力性心绞痛……………(416)
　一、临床表现……………………………(416)
　二、劳力性心绞痛的分级………………(416)
　三、体格检查……………………………(417)
　四、静息心电图和动态心电图…………(417)
　五、运动心电图…………………………(418)
　六、休息超声心动图和负荷超声心动图
　　………………………………………(419)
　七、运动放射性核素心肌灌注显像……(419)
　八、冠状动脉造影和心室造影…………(420)
　九、危险分层（risk stratification）……(420)
　十、稳定性劳力性心绞痛的诊断………(421)
　十一、稳定性劳力性心绞痛的治疗……(422)
　十二、预后………………………………(426)

第一节　心绞痛征候群

一、心绞痛的定义

心绞痛是一组症状，由于一过性心肌缺血所致。心肌缺血可由于心肌氧的需求增加超过病变冠状动脉供血能力引起（劳力性心绞痛），或由于冠状动脉供血减少造成（自发性心绞痛），或两者同时存在；即在冠状动脉固定狭窄基础上，有冠状动脉张力改变或冠脉痉挛同时存在（动力性狭窄）所致的心绞痛（混合性心绞痛）。

心绞痛的发病率：50岁男性心绞痛年发病率为0.2%，女性0.08%。国人心绞痛发病率远远低于此数。

心绞痛极大多数是冠状动脉粥样硬化所致；少数心绞痛可由非冠状动脉心脏病所致如肥厚性心肌病、严重的主动脉瓣狭窄、关闭不全、甲状腺功能亢进、严重贫血及非粥样硬化性冠状动脉病所致。

二、心绞痛的症状学

由于心绞痛是患者的自觉症状，故详尽收集病史是诊断心绞痛的主要方法。尽管目前许多实验室检查有助于冠心病诊断，但不能代替准确的病史采集。

心绞痛症状包括5个方面，应逐一询问：

1. 诱因　劳力型心绞痛是各型心绞痛中最常见的，其发作常由体力活动引起。体力活动时，心率加快、血压升高、心肌收缩力加强，导致心肌耗氧量增大，超过病变冠状动脉供血能力而出现心绞痛，故劳力性心绞痛的发作是在体力活动的当时而非其后，那种因白天工作忙，晚间休息时胸部不适感，不像心绞痛。

凌晨、寒冷、饱餐、精神紧张皆可诱发心绞痛，使体力活动耐量下降。

精神紧张、情绪激动时可出现心绞痛，其作用机制是两方面的：心率加快、血压上升使心肌耗氧量增加，属于劳力型心绞痛；但精神紧张、情绪激动也可以引起冠状动脉张力增高，冠状动脉痉挛使供血减少，属于自发性心绞痛。

寒冷使周围血管收缩，血压上升，心脏后负荷加重，心肌耗氧量增加引起心绞痛；寒冷也可使冠状动脉张力增高，心肌供血减少，发生心肌缺血。

自发性心绞痛的发作常无明显诱因，如变异心绞痛。后者常有定时（凌晨）发作的倾向。

2. 部位及放射　大部分心绞痛位于胸骨后、左胸前区、咽部，放射到下颌、左肩、背部、左上肢内侧，直至左腕、无名指、小指。也可向下放射到上腹部；放射到头部、大腿、肛门罕见。少数病人以放射部位为主要不适部位，如以上腹痛、头痛为主，常致误诊。心绞痛的部位在不同的病人虽多样化，但在同一患者一个时期内，其部位固定不变，如部位扩大、放射部位增多提示病变加重。胸痛位置多变不支持心绞痛。心绞痛范围小如一拳，大成一片、遍及前胸。如胸痛呈点状，线状分布，不支持心绞痛。

3. 性质　心绞痛是一种钝痛，为压迫、憋闷、堵塞、紧缩、发热等不适感，程度可轻可重，重度发作可伴出汗、濒死感。针刺样、触电样锐痛不像心绞痛。

4. 持续时间及发作过程　心绞痛发作由轻到重，在高峰可持续数分钟，如诱因消除，则逐渐缓解，全过程一般为 3～5 分钟，重度发作可达 10～15 分钟。超过 30 分钟者少见，应与心肌梗死鉴别。断断续续的胸痛或与心跳一致的跳痛、一过性持续数秒钟的胸痛不像心绞痛。长达半天、一天的胸部不适如为慢性症状也不像心绞痛。

5. 缓解方法　在体力活动时发生的心绞痛如停止活动、原位站立数分钟即可缓解。心绞痛发作时，病人喜取立位或坐位，不喜卧位；因卧位回心血量增多、心肌耗氧增加，心绞痛不易缓解。舌下含服硝酸甘油 1～3 分钟可使心绞痛缓解，如 5～10 分钟才"有效"者，就不一定是硝酸甘油的作用。重度心绞痛发作如休息心绞痛，硝酸甘油疗效差。硝酸甘油储存半年以上，疗效逐渐减退，应予注意。

详细收集以上 5 方面的资料对于心绞痛的诊断十分重要，需要时间、耐心和技巧。启发性提问常导致错误诊断，应避免。

不典型心绞痛：指心绞痛症状某些方面不典型。如部位，有些病人以左前臂、头或上腹痛为主；诱因不典型而多变，有时与劳力有关有时又无关；疼痛性质不是钝痛而为锐痛；或仅表现为呼吸困难而无疼痛。胸痛时间有时为数分钟、有时长达数十分钟，难以肯定也难否定心绞痛诊断。不典型心绞痛临床常见，是诊断难题。必须指出，对不典型心绞痛这一名词的含义，各家尚无一致意见。有人认为应属于心绞痛，只是某些方面的症状不典型；也有作者以此泛指模棱两可的胸痛。本文作者同意前者看法，对模棱两可的胸痛主张用不典型胸痛这一名称。

Diamond GA 提出的胸痛分类法如下：

1. 典型心绞痛（肯定）　①胸骨后胸痛其性质和持续时间符合心绞痛的特点；②由体力活动或情绪紧张引起；③休息或硝酸甘油可缓解。

2. 不典型心绞痛（可能）。

满足上述 3 条中的 2 条。

3. 非心源性胸痛。

上述 3 条中的 1 条。

此分类法被 ACC/AHA/ACP-ASIM 制订的"慢性稳定性心绞痛处理指南"所引用。

三、心绞痛症状与冠状动脉病变的关系

Diamond 和 Forrester 综合文献资料，分析 4 952 名胸痛病人冠状动脉造影结果：典型心绞痛 88.9%（1874/2108）有冠状动脉病变；不典型心绞痛 50%（963/1931）有冠状动脉病变；非心绞痛胸痛 16%（146/913）有冠状动脉病变；完全无症状者冠状动脉疾病患病率为 3.4%（冠脉造影结果）～4.5%（尸解结果）。

Cohn 等对 60 名经冠状动脉造影证实为冠心病者，分析心绞痛症状与冠状动脉病变的关系，提出如下看法：心绞痛症状短于 1 年，尤其仅限于胸部者常提示单支病变。餐后心绞痛、夜间心绞痛、无明显诱因的心绞痛，放射部位多达 2～3 处的心绞痛，3 支病变的可能性很大。心绞痛发作时疼痛程度与冠状动脉病变支数无关。

心绞痛症状诊断价值因性别而有差别，Detry 等报道 278 例心绞痛病人，有典型心绞痛症状者，男性经冠状动脉造影证实有冠心病者 94%，女性为 62%；心绞痛症状不典型者，男性 18%，女性 11% 有冠心病。

心绞痛症状的诊断价值与年龄密切相关：有典型心绞痛者冠心病的患病率：30～39 岁，男：76%、女：26%；40～49 岁，男：87%、女：55%；50～59 岁，男：95%、女：79%；60～69 岁，男：94%、女：90%；60 岁以后两性冠心病患病率接近（表 18-1-1）。

表 18-1-1　有症状病人患冠心病的可能性(%)，按年龄、性别分组

年　龄	非心绞痛胸痛		不典型心绞痛		典　型	
	男	女	男	女	男	女
30～39 岁	4	2	34	12	76	26
40～49 岁	13	3	51	22	87	55
50～59 岁	20	7	65	31	93	73
60～69 岁	27	14	72	51	94	86

☆　表内数字是经冠造有明显病变的百分数

数据来源　(1) Diamond GA, Forrest JS. N. Engl J Med. 1979；300；1350－1358

(2) Chaitman BR，Bourassa MG，Davis K. et al Circulation 1981 64；360－369

四、诊断和鉴别诊断

心绞痛诊断主要依靠症状，症状典型诊断即可成立。但心绞痛并不全由粥样硬化性冠状动脉心脏病所致，需除外其他原因引起的心绞痛如非粥样硬化性冠状动脉病及非冠状动脉心脏病后，冠状动脉粥样硬化性心脏病心绞痛诊断才能成立。

心绞痛的鉴别诊断：

1. 神经循环衰弱（neurocirculatory asthenia NCA）和血管调节衰弱（vaso-regulatory asthenia）　患者症状常易与心绞痛混淆，可能是临床最需与心绞痛鉴别的疾病。

胸痛为常见症状，性质可为锐痛如针刺样、撕裂样、触电样，常位于左前胸，疼痛呈

点、线状分布，常伴局部皮肤过敏，历时数秒或间断反复发生，有时为与心跳一致的跳痛。胸部不适有时也可表现为前胸部发闷、持续数小时或整天不适。在阴雨天易发作，喜长出气，在人多处更感难受，觉空气不够用而开窗通气、过度呼吸。病人自觉衰弱无力、能感觉到自己的心跳。

心电图可有非特异性 ST-T 改变，如 J 点下降，T 波低平倒置。运动试验可出现假阳性。

与心绞痛鉴别不难，神经循环衰弱的症状与运动无关，持续时间与典型心绞痛不符，疼痛性质不同，硝酸甘油无效或 10 分钟以上"见效"。心得安可改善部分患者心电图或使运动试验正常。

血管调节衰弱是自主神经功能紊乱所致，临床表现和神经循环衰弱相似，多见于中青年妇女。除上述症状外，尚可有血压、心率的波动，有晕厥史，常于夜间睡眠中因胸闷憋醒、心悸、苍白、脉弱、血压低、恶心、有便意，历时数十分钟或 1～2 小时逐渐缓解。

2. 返流性食管炎及食管裂孔疝

(1) 返流性食管炎：由于食管下端括约肌松弛，酸性胃液返流，引起食管炎症、痉挛，表现为胸骨后烧灼感，压迫感，并可向背部放射而疑似心绞痛。但本病常于饭后平卧位时发生，抗酸药使之缓解。酸滴注试验可重复胸部症状：病人取坐位，插入胃管 30cm，滴入 0.1N 盐酸（HCl）100 滴/分，可使症状再现。

(2) 食道裂孔疝：常伴胃液返流，其症状类似食管炎，常于饱餐后弯腰或半卧位时发作，有胸骨后堵塞、压迫感，胃肠造影可明确诊断。

3. 弥漫性食管痉挛　这是一种神经肌肉运动疾病，也可伴发返流性食道炎。症状为胸骨后痛，放射至背部、上肢及下颌，持续数分钟或几小时。疼痛性质可以是收缩性或锐痛，服用硝酸甘油有效，麦角新碱可诱发，故易疑为心绞痛发作。与心绞痛不同点是：常于进食尤其冷饮时或饭后发作，发作时有吞咽困难，与劳力无关。食管镜、食管造影、食道压力计监测食道内压力变化可明确诊断。

4. 胆绞痛　常突然发病，疼痛较剧烈，一般位于右上腹。如有胆囊炎症，右上腹可有压痛，有时疼痛位于上腹部、心前区，可放射到右肩胛下区，或沿肋缘放射到背部。可伴有巩膜黄染、发热、白细胞增高，腹部 B 超常可明确诊断。

5. 胸壁疼痛如肋软骨炎（Tiestze's 综合征）　可引起左心前区痛，疑似心绞痛。仔细触诊胸肋部可有局部压痛，明显肿胀并不多见。局部注射普鲁卡因或皮质激素可减轻疼痛。

其他胸壁疼痛可由肋间肌劳损、胸壁外伤、病毒感染等引起。疼痛特点与心绞痛不同，为锐痛，胸壁运动如咳嗽、深呼吸可加重之。

6. 颈椎骨关节病　疼痛分布与神经走行相符，可引起左上肢疼、胸痛，颈部运动或其他操作可诱发。与体力活动无关，颈椎正侧位 X 线像可显示颈椎唇样增生、椎间盘脱出。

7. 带状疱疹　在出疹前可出现胸痛、局部皮肤过敏，可有发烧、乏力、头痛，4～5 天带状疱疹出现，诊断可明确。

8. 心包炎　疼痛位于胸骨部或胸骨旁、心前区，可延及颈部、肩部。疼痛可因咳嗽、深呼吸、平卧位而加重，仔细听诊如发现心包摩擦音，诊断可确立。

9. 二尖瓣脱垂　常有胸痛及其他神经循环衰弱的表现，心电图可出现 ST 段下降，多见于 Ⅱ、Ⅲ、aVF 导联。仔细听诊可听到喀喇音及（或）收缩期杂音，超声心动图检查可进一步明确诊断。

五、冠心病心绞痛的分型

1979 年国际心脏病学会和协会及世界卫生组织临床命名标准化联合专题组的报告，主要根据发病机制将心绞痛分为两型：劳力性心绞痛、自发型心绞痛（简称世界卫生组织分型）。

(一) 劳力性心绞痛

心肌需氧量增加，超过病变冠状动脉供血能力时发生的心绞痛。

劳力性心绞痛可分为：

1. 初发劳力性心绞痛　既往无心绞痛病史，在 1 个月内（Braunwald：2 周）新出现劳力性心绞痛。此种心绞痛有加重倾向，易发生心肌梗死及猝死。

2. 稳定劳力性心绞痛　心绞痛在 1 个月以上，发作的诱因（体力活动强度）、疼痛的严重程度、发作次数、硝酸甘油服用量稳定不变者。

3. 恶化劳力性心绞痛　原为稳定性劳力性心绞痛。近期内症状加重，心绞痛阈值显著下降，轻度活动甚至休息状态下也可出现心绞痛。心绞痛发作次数增加、程度加重、持续时间延长，含服硝酸甘油增多，但心电图及血心肌酶检查不支持急性心肌梗死。

(二) 自发性心绞痛

自发性心绞痛是由于冠状动脉痉挛（冠状动脉动力性狭窄），冠脉供血减少导致心肌缺血，心绞痛发作与心肌需氧量的增加无明显关系。与劳力性心绞痛相比，这种心绞痛一般持续时间较长、程度较重、发作时心电图 ST 段压低或 T 波变化，某些自发性心绞痛患者在发作时出现暂时性 ST 段抬高，常称为变异性心绞痛（prinzmetal 心绞痛）。

此分型报告提到初发劳力性心绞痛、恶化劳力性心绞痛及自发性心绞痛常统称为"不稳定性心绞痛"。但主张不如选用各自特异的名称。

1980 年 12 月中华医学会第一届内科学术会议期间，心血管病专业组对冠心病的临床诊断问题进行了讨论，建议采用此命名及诊断标准。

但此种分型并未在国际上普遍采用，习惯用的分类将心绞痛分为 3 型：稳定性心绞痛、不稳定性心绞痛及变异性心绞痛。此 3 型心绞痛各有其不同的冠状动脉病理特点、发病机制、临床表现、预后及治疗原则，对临床医师进行处理有重要的指导意义，故国际上仍广泛采用。

不稳定性心绞痛包括初发劳力性心绞痛、恶化性心绞痛，有些作者把恶化性心绞痛中的重型——休息心绞痛独立出来；也有人称之为心肌梗死前状态或中间征候群，着重指出已濒临心肌梗死。

急性心肌梗死后早期出现的心绞痛被称为梗死后心绞痛，为一种不稳定的心肌缺血状态，也有人将其归类于不稳定性心绞痛。

变异性心绞痛由于其独特的发病机制而自成一型。

此外，尚有一些发病机制尚未完全阐明的重度心绞痛包括卧位心绞痛、餐后（休息）心绞痛，其中发作频繁者属于不稳定性心绞痛。本书将独立成节加以叙述。

Maseri 提出另一种心绞痛分类法：①继发性心绞痛，继发于冠状动脉固定狭窄，心肌耗氧量增加超过冠状动脉供血能力时出现的心绞痛，心绞痛阈值固定。②原发性心绞痛，由于冠状动脉动力性狭窄（冠状动脉痉挛、冠状动脉张力异常增加），心肌供血减少，引起心绞痛，与劳力无关。③混合性心绞痛，上述两种心绞痛不同比例的混合，或以继发性心绞痛为主，或以原发性为主，或两者平衡。

（邵 耕）

第二节 稳定性劳力性心绞痛

一、临床表现

（一）典型表现

稳定性劳力性心绞痛的特点是在一段时期内（1～3个月以上）心绞痛阈值相对不变，即引起心绞痛发作的体力活动量是可以预测的。如以心率血压双乘积作为心肌耗氧量的粗略指标，则每次引起心绞痛的双乘积值是接近的。重复作运动心电图试验，每次引起心绞痛发作或出现水平型 ST 段下降≥1mm 的运动量大致相同。心绞痛阈值相对固定的病理基础是稳定的冠状动脉粥样硬化病灶，粥样斑块表面光滑、无溃疡、裂缝、出血、血栓等急性因素存在，因而其形成的狭窄也比较固定。

情绪激动、精神紧张可使血压上升、心率加快、心肌收缩力加强心肌耗氧量增加，引起心绞痛发作，属于劳力性心绞痛；但情绪、精神因素的改变也可引起冠状动脉痉挛、冠状动脉血流减少而导致心绞痛发作，故情绪激动、精神紧张引起心绞痛的机制可能是混合的。

（二）特殊表现

稳定性劳力性心绞痛的阈值不总是固定的，在稳定的冠状动脉狭窄基础上如有轻度的冠脉张力改变，即可使冠状动脉血流量明显减少，运动耐力明显下降，出现一些特殊的临床表现。

1. 初次用力心绞痛（first effort angina） 晨起穿衣、洗漱、如厕等轻微体力活动可引起心绞痛发作，但过此时间，一般日常活动可无不适，这是由于清晨冠状动脉张力增高之故。冠状动脉造影证实清晨冠状动脉管腔较其他时间为小。

2. 走过心绞痛（walking through angina） 在步行时出现心绞痛，患者仅需略减慢速度，继续步行心绞痛可消失，以后恢复原来步行速度，心绞痛不发作。此种现象与开始步行时冠状动脉张力增高有关。

3. 稳定性劳力心绞痛患者在冷空气中活动更易发作。冷空气对心绞痛发病机制的影响也是两方面的：寒冷使血管收缩、周围阻力上升，左心室压力负荷加重，心肌耗氧量增加，诱发心绞痛。寒冷也可引起冠状动脉收缩，减少冠状动脉供应引起心绞痛。

二、劳力性心绞痛的分级

1972 年加拿大心血管协会（CCS）根据劳力性心绞痛发作时的劳力量进行分级，对评价病情有一定帮助，目前已为国际间采用。

Ⅰ级：一般日常活动不引起心绞痛发作，费力大、速度大、时间长的体力活动引起发作。

Ⅱ级：日常体力活动受限制，在饭后、冷风、着急时更明显。

Ⅲ级：日常体力活动显著受限，在一般条件下以一般速度平地步行一个街区，或上一层楼即可引起心绞痛发作。

Ⅳ级：轻微活动可引起心绞痛，甚至休息时也有发作。

选择病人做经皮冠状动脉腔内成形术或冠状动脉搭桥术时，心绞痛分级是临床上重要的考虑因素。Ⅲ、Ⅳ级心绞痛如药物治疗无效即应做冠状动脉造影来决定做经皮冠状动脉腔内成形术或冠状动脉搭桥术。心绞痛分级Ⅲ、Ⅳ级、有高血压史、休息时心电图有 ST 段下移为高危险组，6 年病死率 40%；无上述危因素的低危险组为 8%，说明心绞痛分级对预后有一定参考价值。

三、体格检查

体格检查对稳定性心绞痛的诊断、鉴别诊断皆有一定意义。首先通过体检可排除其他原因引起的心绞痛，如主动脉瓣狭窄、关闭不全、严重贫血、甲状腺功能亢进等。其次，某些体征的出现，尤其当心绞痛发作时出现的体征，对心绞痛诊断有重要意义。

稳定性心绞痛患者，平时体检大多为正常所见。心绞痛发作时，可出现一系列阳性体征。重症患者，当心脏因慢性缺血或长年反复缺血而发生缺血性心肌病理改变或心脏舒张及收缩功能障碍时，心绞痛不发作时也可出现某些阳性体征。

心绞痛发作时可有心率加快、血压升高、出现第四心音（S_4）甚至第三心音（S_3）、乳头肌功能不全、第二心音逆分裂、交替脉等因心肌缺血而引起的心功能改变的体征。这些都是一过性的，可随心绞痛缓解，而随之消失。

S_4 是心室顺应性下降的结果，也可见于正常人，须加以鉴别。病理性 S_4 清晰、较响亮，若同时触诊，可扪及收缩前期震动。S_3 是心脏收缩功能不良的结果，老年正常人很少听到，故有较重要的病理意义。

乳头肌功能不全可以是乳头肌缺血（心绞痛发作时出现）或乳头肌纤维化（慢性缺血）的后果，于心尖部附近可听到收缩期喀喇音及（或）收缩期杂音。急性缺血所致者，杂音及喀喇音的响度多变，时有时无。乳头肌纤维化所致者，收缩期杂音持续存在，常是广泛冠状动脉病变，或是既往心肌梗死的结果。

心绞痛发作时血压一般升高，但偶有血压下降者，其原因可能是疼痛引起血管-迷走反射所致，或由于广泛心肌缺血引起左室功能异常所致，两者预后不同，应予鉴别。

心绞痛严重发作可引起一过性肺淤血，病人有呼吸困难、听诊有肺底湿啰音，这是由于心肌缺血引起顺应性下降，左心室舒张末压上升、肺毛细血管压增高所致，属舒张型心力衰竭，左心室收缩功能可以是正常的。

部分心肌慢性缺血、纤维化时，正常心肌可发生肥厚，此时心尖搏动可呈抬举性。冠心病人合并高血压常见，抬举性心尖搏动也可以是高血压的后果。

四、静息心电图和动态心电图

典型心绞痛的病人休息心电图正常者占 50%～83%，可能见到的心电图改变有：ST-T 改变、异常 Q 波、束支传导阻滞以及各种心律失常等。

异常 Q 波（Q 波宽>0.04 秒）提示既往有过心肌梗死，其中某些可无相应症状，梗死 Q 波可伴有或不伴 ST-T 改变。

完全性左束支传导阻滞提示有广泛冠状动脉病变及左室功能不良，不完全右束支传导阻滞似不影响预后。

左前分支阻滞及左后分支阻滞可见于冠心病、左心室肥厚及心脏位置改变，故无特异性，如见于心绞痛发作时，有诊断价值。

心绞痛发作时立即记录心电图可见ST段水平或下斜形下降，ST段下降程度、累及导联的多少、持续时间长短可以反映心肌缺血的严重程度及范围。心绞痛发作时ST段抬高，提示变异性心绞痛或急性心肌梗死超急期，其后的演变可鉴别二者，变异性心绞痛发作过后心电图恢复正常，也可有短时间的T波倒置。

部分心绞痛发作时可仅表现为T波倒置，原有T波倒置者，心绞痛发作时T波变为直立（伪正常化），这种现象可能由于严重缺血引起室壁运动障碍所致。

但是，也有少数心绞痛发作时无任何心电图改变，故不能以胸痛发作时心电图正常而排除心绞痛的诊断。

动态心电图监测（holter monitoring）对诊断有重要意义。动态心电图可以观察到日常活动中心肌缺血发作的频度、持续时间。不仅可观察伴有胸痛的心肌缺血，也可发现无症状心肌缺血。通过监测，已知无症状心肌缺血的发作次数约占心肌缺血发作总数的2/3，其临床意义与心绞痛相同，故提出心肌缺血总负荷的概念。本检查对检出各种心律失常有重要价值，复杂的室性心律失常影响冠心病预后。

必须指出，休息心电图及动态心电图发现的ST-T改变，即使是水平下降>1mm也不是特异的，可见于冠状动脉正常者。不能单根据心电图ST-T改变诊断冠心病。对心绞痛诊断肯定者，如休息心电图有ST-T改变或其他异常，提示病情较重。动态心电图ST-T改变如总是伴随胸痛发作出现，则有重要诊断价值。

五、运动心电图

稳定性劳力性心绞痛病人作运动心电图检查的目的在于进行危险度分层（risk stratification），以选择病人做经皮腔内冠脉成形术（PTCA）或冠脉旁路移植术（CABG）并对预后作出评价。

心电图缺血性改变是指在运动中或运动后出现ST段水平型或下斜型下降≥0.1mV。ST段下降越多，持续时间越长，出现ST段下降的导联数越多提示缺血程度越重或范围越广泛。ST段上升、U波倒置也认为是严重缺血表现。

除心电图外，在运动中观察血压变化也十分重要。重度冠心病病人，运动可诱发广泛心肌缺血，可明显影响心肌收缩力，使收缩压下降，或运动中血压不增加，或开始时上升、运动过程中又下降超过1.33kPa（10mmHg），都是重度冠状动脉病变、心室功能异常的表现，预后较差。

出现缺血性ST段下降时间和预后密切相关。在Bruce一级即出现强阳性结果者提示多支冠状动脉病变或左主干病变，预后较差。

运动中出现心绞痛，尤其重度心绞痛致停止运动者为预后较差的指标。

对重症病人应进行冠状动脉造影，选择病人做血运重建手术（PTCA或CABG），以控制症状、改善预后。运动试验阴性或在高运动量才出现缺血性ST段改变者，预后较好，可继续内科治疗。

运动心电图的敏感性与冠状动脉病变支数密切相关，一支冠脉病变的阳性率在50%以下，3支冠脉病变、左主干或前降支近端有明显狭窄者，阳性率可达90%。其中右冠脉病变、左回旋支病变最易出现假阴性。有无侧支循环存在可影响运动试验结果，侧支循环的存在可使冠状动脉有明显病变者运动试验呈阴性结果（请参阅第十一章运动心电图）。

六、休息超声心动图和负荷超声心动图

1. 休息超声心动图可用于诊断其他原因引起的心绞痛如重度主动脉瓣病变、肥厚性心肌病、二尖瓣脱垂综合征等。

2. 在胸痛发作的当时及发作后 30 分钟内,超声心动图可鉴别胸痛是否心绞痛:缺血心肌表现为室壁运动异常。

负荷超声心动图(运动,多巴酚丁胺)。

多巴酚丁胺超声心动图(DSE)应用最普遍,和运动心电图比较具有以下优点:①特异性不受性别影响,即中青年女性接受 DSE 检查并不显示较男性为多的假阳性。②不受休息心电图异常的影响。

DSE 诊断冠心病的敏感性平均 84%,特异性 86%,其敏感性和冠脉病变支数有关(1 支,2 支,3 支分别为 74%,86% 和 92%),高于运动心电图。

DSE 要求有较熟练的技术;对于肥胖、肺气肿、老年等病人由于声窗过小,不易采取满意的影像。

七、运动放射性核素心肌灌注显像

放射性核素 ^{201}Tl、^{99m}Tc MIBI 等静脉注射后心肌初始摄取放射性核素量主要取决于心肌血流量。正常心肌摄取是均匀的。应用 γ 照相机作不同角度的平面显像或单光子发射计算机断层显像(SPECT),正常心肌显像均匀;运动诱发心肌缺血、放射性核素在缺血区摄取减少,形成局部放射性稀疏或缺损,但由于缺血心肌局部洗脱 ^{201}Tl 明显减慢,3~4 小时后其放射性活度恢复或接近正常,缺血区显像,称为"再分布"。这是心肌一过性缺血的表现,根据其缺血范围大小、部位,对冠心病的严重程度可作出恰当评价。

^{201}Tl 物理半衰期长、γ 射线能量偏低,价格昂贵,国内尚未生产。^{99m}Tc MIBI 属异腈类化合物,与 ^{201}Tl 有相似的生物学及药理学特性,国内可以生产,价格较低,故应用广泛。其他异腈类化合物有 ^{99m}Tc TBI、^{99m}Tc CPI,但其临床应用效果不如 ^{99m}Tc MIBI。

运动放射性核素心肌灌注显像的临床应用适应证与运动心电图相同,与运动心电图比较,运动 ^{201}Tl 心肌灌注显像有如下优点(表 18-2-1,表 18-2-2)。

(1) 敏感性较高。

(2) 特异性较强,假阳性较少,对女性更适用(青、中年女性运动心电图假阳性率很高)。

表 18-2-1 运动放射性核素心肌灌注像和运动心电图敏感性比较

敏感性 冠脉病变	运动 ^{201}Tl 心肌灌注显像	运动心电图
1 支	80%	40%
2 支	83%	72%
3 支	96%	83%

表 18-2-2 运动放射性核素心肌灌注显像和运动心电图比较

	运动 ^{201}Tl 心肌灌注显像	运动心电图
敏感性	79%	32%
特异性	88%	41%

(3) 休息心电图异常如束支传导阻滞、预激征候群等,运动心电图结果无法判断,此时可做运动放射性核素心肌灌注显像。

运动放射性核素心肌灌注显像对于诊断回旋支病变的敏感性明显低于前降支及右冠状动脉病变,平面显像的敏感性为33%～49%。

预后价值:运动^{201}Tl心肌灌注显像对于已明确诊断的冠心病患者可提供重要的预后信息。在低运动量出现范围大的显像缺损,发生冠心病意外可达78%/年;虽有冠心病,运动量达到预期心率,不出现显像缺损,冠心病意外仅0.4%/年。对高危病人,应及时做冠状动脉造影以选择病人做介入性治疗。

限制:(1)偶尔3支病变时,显像均匀变淡,误认为正常。(2)回旋支的边缘支、前降支的对角支病变不易被查出。(3)以下情况易误为阳性:乳房影、心尖部较薄时,左室流入道、流出道位置有变化时。

八、冠状动脉造影和心室造影

冠状动脉造影是冠心病诊断方法中最可靠的"金指标"。它可以明确冠状动脉有无临界性狭窄(≥50%冠状动脉直径)、其病变形态(中心型或偏心型、表面光滑或不规则、有无血栓形成等)、分布范围、有几支冠状动脉病变等,从而为临床诊断、治疗方法的选择、预后判定提供了重要资料。

并不是所有的冠心病人都需要做冠状动脉造影,但有以下情况时做此检查是必要的:

1. 临床症状、无创性检查方法不能肯定有无冠心病,冠状动脉造影可明确诊断。

2. 临床症状或无创性检查方法提示冠状动脉病严重(左主干病变、3支病变)应及时进行冠状动脉造影,以便选择病人做血运重建手术、改善预后。

3. 心绞痛症状较重,而内科治疗不满意,影响日常生活者。冠状动脉造影检查的目的是选择病人做经皮冠状动脉内成形术(PTCA)或冠状动脉搭桥术(CABG)。

4. 年轻病人有典型心绞痛,无冠心病危险因素,某些无创性检查(如运动心电图)(+),疑为X综合征或其他非粥样硬化性心脏病(冠脉畸形、川崎病,原发性冠脉夹层,放射性诱发血管病变)应做冠状动脉造影明确诊断。

5. 疑为冠脉痉挛引起的胸痛、冠状动脉造影及诱发试验可能是需要的。

6. 某些职业如飞机驾驶员,为了确定诊断,可做冠状动脉造影。

临床和冠状动脉造影的对比研究深化了对冠心病的认识:(1)冠状动脉病变支数与劳力性心绞痛的关系:重度劳力性心绞痛(心绞痛分级CCS Ⅲ、Ⅳ级)以左主干病变或多支病变多见。(2)劳力性心绞痛1支、2支、3支病变的发生率大致相同,但各家报道不一。国内报道单支病变较多(36%～48.4%)二支、三支其次。(3)左主干病变国内报道7%～14%、国外报道5%～10%。(4)约10%的典型心绞痛病人冠状动脉造影可正常或无重要病变,其中一部分麦角新碱试验阳性提示冠状动脉痉挛,麦角新碱试验阴性者可能是小冠状动脉舒张功能不全所致,如X综合征。

左心室造影:是评价左心室功能的主要方法,可计算EF值、发现局部室壁运动异常(运动低下、不运动、矛盾运动),对选择病人做血运重建手术有重要价值。

冠状动脉造影的安全性:大量资料证明本检查方法是安全的,死亡率0.1%～0.45%,合并心肌梗死0.61%,血栓栓塞并发症0.23%。

九、危险分层 (risk stratification)

对已明确诊断为冠心病劳力性心绞痛的病人还要作出危险分层的诊断,目的是选择高危病人作进一步有创性检查及血运重建治疗，对于低危病人可只用药物治疗。

根据既往对于冠心病劳力性心绞痛的早期随诊资料，已知下列因素是发生死亡或心肌梗死的不良危险因素：

1. 老年及男性　冠心病的发病率随年龄增长而增加，呈线性关系。女性与绝经期前的冠心病发病率明显低于男性，60岁以后逐渐接近男性的发病率。

2. 加拿大心脏病协会（CCS）对于稳定性劳力性心绞痛的分级评定标准，根据引发心绞痛发作的体力活动量将心绞痛分为4级。CCS3级和CCS4级病人冠状动脉病变较重，左主干病变（LM）和3支病变（3V）明显增多。

3. 休息心电图有心肌缺血改变者提示冠脉病变严重，大多数劳力性心绞痛病人在发作间期心电图是正常的。

4. 既往有心梗史者（症状或心电图）。

5. 心脏扩大。

6. 心室壁瘤（X线，超声心动图）。

7. 心力衰竭　舒张型或收缩型。

8. EF<45%（超声心动图、核素心室造影）。

9. 心脏负荷试验（负荷心电图、负荷超声心动图、负荷核素心肌灌注显像等），提示大面积心肌缺血者。

最常用是运动心电图，最有价值的预测冠心病事件的指标是：①运动诱发的ST下降，下降毫米数；②诱发心肌缺血的运动量，可以最大氧耗量（最大MET），最大运动时间或最大运动心率表示；③运动诱发心绞痛。

Duke活动平板计分法（Duke treadmill score）：Duke根据活动平板的结果，将病人分为低危组、中危组、高危组。随诊4年，4年生存率分别为0.99，0.95，每年死亡率分别为0.26%；1.25%；50%；（参阅第十一章运动心电图）。

Hubbard BL等（Arch Intern Med 1992；152：309-312）根据5个危险因素①年龄；②性别——男性；③有典型心绞痛；④有心梗史；⑤糖尿病史；每个危险因素给1分，无上述危险因素给0分。以年龄为横坐标，以发生LM或3V的几率为纵坐标，绘制成正常图Normognam，从曲线可以看出：①相同年龄，发生3V和LM的几率随得分增加而增多；②得分相同者，发生3V和LM者，随年龄增加而增多。根据5分记分法显示严重冠脉病变（3支病变或左主干病变）发病可能性的正常图，以下变数各得1分：男性，典型心绞痛，心肌梗死史，糖尿病，用胰岛素治疗，每条曲线皆说明：严重冠脉病变皆随年龄增长而增加。

10. 冠脉造影　冠脉病变支数和EF是影响长期生存的最主要因素，根据CASS（coronary artery surgery study）对于内科治疗病人长达12年的随诊，生存率和冠脉病变支数密切相关：1支病变，91%；2支病变，74%；3支病变59%。和LVEF的相关也十分密切，12年生存率如下：EF50%~100%，73%；EF35%~49%，54%；EF<35%，21%。

十、稳定性劳力性心绞痛的诊断

稳定性劳力性心绞痛的诊断主要依靠问诊，这是任何其他诊断方法所不能取的。如果症状典型，心绞痛的诊断可以成立。（关于心绞痛征候群的特点、诊断、鉴别诊断参阅本章第一节）。

稳定性劳力性心绞痛应注意与初发劳力性心绞痛鉴别，两者的主要不同点是后者的发病在一个月以内,且有发作加重的倾向,心绞痛症状可以不严重,因而易于误诊。

由于劳力性心绞痛亦可见于其他疾病如肥厚性心肌病、主动脉瓣狭窄等,应注意原发病诊断。排除了其他疾病,劳力性心绞痛可认为是冠心病所致。

稳定性劳力性心绞痛诊断成立后,应进一步作分层诊断:首先根据症状作出劳力性心绞痛的分级(1~4级),其次如无运动试验禁忌证,可作运动心电图试验,根据结果可对患者作出危险性分层诊断。运动试验强阳性者,提示左主干或多支冠状动脉严重病变,应建议患者接受冠状动脉造影,根据造影结果选择患者作 PTCA 或 CABG 以改善预后,这对药物治疗不满意者尤其需要。

劳力性心绞痛与自发性心绞痛并存并不罕见,以劳力性心绞痛为主,但有时心绞痛发作与劳力无关(和心肌耗氧增加无关),此类患者应诊断为混合性心绞痛。该诊断对治疗有重要意义。混合性心绞痛患者应采用或合并应用钙拮抗剂治疗。

对胸痛症状模棱两可,不能肯定是否为心绞痛者应进一步检查。对男性中老年患者可作运动心电图试验,如阳性尤其强阳性者可按冠心病心绞痛处理,必要时行冠状动脉造影检查。对女性患者及因心电图有束支传导阻滞等不宜作运动心电图的男性患者可作运动放射性核素(^{99m}TcMIBI 或 ^{201}Tl)心肌显像试验,结果阳性者可诊断为冠心病心绞痛。但运动心电图或运动放射性核素试验阴性,尚不足以据此排除冠心病心绞痛的诊断,应结合冠心病危险因素综合考虑。无冠心病危险因素者,负荷试验阴性,有助于排除诊断;有几项冠心病危险因素者,一种负荷试验阴性不能排除诊断,可作另一种负荷试验,如阴性有助于排除诊断,阳性者应进行冠状动脉造影检查以明确诊断。

如症状典型,冠状动脉造影正常并不能作出否定诊断,应作麦角新碱试验排除冠状动脉张力增高(痉挛)引起的心绞痛。如麦角新碱试验阴性,尚需排除冠状动脉小血管病(X综合征)(参阅第二十五章 第四节 微血管性冠心病)。

十一、稳定性劳力性心绞痛的治疗

(一)一般治疗

1. 向病人解释疾病的性质、预后、治疗方案以取得病人的合作,解除思想顾虑。
2. 控制冠心病危险因素如高血压、高脂血症、吸烟、糖尿病、痛风、肥胖,可以少量饮酒。
3. 避免过度劳累,生活要有规律,保证充分休息,根据病情安排适当的体力活动。
4. 治疗并发的其他系统疾病,如胆囊疾病、溃疡病、颈椎病、食道炎等。这些疾病的发作常可诱发心绞痛,使其难以控制。

(二)药物治疗

1. 硝酸酯类 扩张静脉、减少回心血量而降低心脏的前负荷;大剂量时也降低周围阻力而降低后负荷;扩张冠状动脉、增加侧支循环而增加心肌灌注,故此类药物可有效地控制心绞痛。

舌下含服硝酸甘油起效迅速(3分钟内),常在心绞痛发作时用。一般可含服 0.3~0.6mg。重度发作有时需含服 0.6mg 以上。

硝酸甘油也可预防性应用。某些活动如讲课、骑车、上楼等根据经验可能引起心绞痛而不能避免的活动,可事先含服硝酸甘油,以防心绞痛发作。

作用时间较长的二硝酸异山梨醇酯(isosorbide dinitrate,消心痛)对重度发作病人可每 4~6 小时服用一次，每次 10mg~40mg，每日剂量可达 240mg 始能控制症状，故剂量应个体化。对一般病人，为避免硝酸酯耐药性，可白天应用，晚上不用。

单硝酸异山梨醇酯（isosorbide mononitrate）无首过效应，生物利用度高，作用时间长（8 小时），可减少服药次数。40~120mg/d，8~12 小时一次。

硝酸甘油膜（nitroderm TTS）贴在皮肤上，此剂可通过其释放膜释放硝酸甘油，经皮肤吸收，作用持续 24 小时。每剂含硝酸甘油 25mg（或 50mg），24 小时释放量 5mg（或 10mg）。

硝酸甘油耐药性问题：24 小时用药，经过一段时间后可出现耐药，除非十分必要，可在夜间停止用药，以避免耐药性发生。

2. β-受体阻滞剂　通过减慢心率、降低血压、减弱心肌收缩力而使心肌耗氧量下降，即在完成相同功量的运动时心率×血压（HR×BP）二者乘积较前减少。本剂用于治疗稳定性劳力性心绞痛，在 20 世纪 70 年代初疗效即已肯定。主要表现在心绞痛发作次数减少、硝酸甘油用量减少、活动耐力增加。心电图运动试验说明，β-受体阻滞剂可延长达到 ST 段下降≥1mm 时间及总运动时间，在完成最大功量时，HR×BP 的乘积不变或有下降。其机制不是增加冠状动脉血流量而是降低心肌耗氧量。长期观察说明 β-受体阻滞剂减少心肌梗死发生率和死亡率。

在一定范围内，β-受体阻滞剂的疗效是剂量依赖性的，即小剂量发挥部分作用；大剂量发挥充分作用。故对每一病人的剂量必须个体化、从小剂量开始、逐渐增量使心率保持在 55 次/分左右，直到疗效满意或出现明显副作用止。重症心绞痛有时需将心率控制在 50 次/分左右。老年人用药剂量较中年人小、心脏明显扩大、心功能差者对药物耐受性差。

普萘洛尔（propranolol，心得安）为最早应用于临床的 β-受体阻滞剂之一，迄今仍广泛应用。为治疗心绞痛积累了丰富的经验，其疗效确切，常用剂量 40~240mg/d，分 3~4 次服用。因其对心脏无选择性、无内源性拟交感活性作用，故禁用于慢性阻塞性肺疾患及周围动脉闭塞性疾病（Raynaud's 病、Buerger's 病等）。糖尿病患者慎用。

美托洛尔（metoprolol，美多心安）为心脏选择性 β-受体阻滞剂，较少引起支气管及周围动脉痉挛，其对劳力性心绞痛的疗效已经被充分肯定，为目前临床上广泛用于治疗劳力性心绞痛的药物之一。常用剂量 50~200mg/d，分次服用。

阿替洛尔（Atenolol，氨酰心安）长效（半衰期 6~9 小时）、有心脏选择性的 β-受体阻滞剂。由于其主要从肾脏排泄，个体剂量差别较小。广泛用于治疗劳力性心绞痛，疗效肯定。常用剂量 25~100mg/d，日服一次或二次。

比索洛尔（bisoprolol）为高度 β_1 选择性，长作用（半衰期 7~15 小时）的 β-受体阻滞剂，口服吸收好，生物利用度达 90%。每日口服一次，作用可维持 24 小时，剂量：2.5mg~10mg/d，一般病人 5mg/d，个别病人 20~40mg/d（参阅 27 章第一节 β 肾上腺素能阻滞剂）。

β-受体阻滞剂常和二硝酸异山梨醇酯、硝酸甘油联合应用，既可增强疗效又可减轻各自的不良反应（表 18-2-3）。

表 18-2-3 β-受体阻滞剂和硝酸酯联合应用的有利作用

	硝酸酯类	β-受体阻滞剂
心率	↑	↓
血压	↓	↓
射血时间	↓	↑
心肌收缩力	↑	↓
心脏大小	↓	↑
心排血量	↓	↓
冠脉流量	↑	↓

β-受体阻滞剂不宜用于病窦综合征、房室传导阻滞、低血压慎用于心功能不良者。

3. 钙拮抗剂（calcium antagonist）

常用制剂包括地尔硫䓬（diltiazem 硫氮䓬酮）、维拉帕米（verapamil 异搏定）。治疗劳力性心绞痛机制：①降低心脏后负荷。②扩张冠状动脉及侧支循环，增加冠脉流量。③地尔硫䓬、维拉帕米可减慢心率，抑制心肌收缩力，降低血压，从而减少心肌耗氧量。

和 β-受体阻滞剂的对照研究说明：硫氮䓬酮、维拉帕米对稳定性劳力性心绞痛的疗效与普萘洛尔相同。减少了心绞痛发作的次数和硝酸甘油的用量，延长了运动时间，减少 24 小时总缺血时间，并可维持长期疗效。其降低心肌梗死发生率和死亡率的作用接近 β-受体阻滞剂。

硝苯地平对于稳定劳力性心绞痛的疗效尚有争论。几个临床病例对照研究硝苯地平治疗高血压结果说明硝苯地平增加死亡率，虽然未得到其他临床研究证实，目前仍应避免单用此药治疗劳力性心绞痛，硝苯地平具有强大的扩张周围血管作用，可反射性引起交感神经兴奋，表现为心率加快，心肌收缩力增强，结果是心肌耗氧增加。临床实践说明，在应用 β-受体阻滞剂基础上，加用硝苯地平，可加强抗心绞痛作用，而较少出现硝苯地平上述不良作用。同属双氢吡啶类的氨氯地平（amlodipine 络活喜），半衰期长达 30～50 小时，无上述硝苯地平的不良作用，尤宜用于治疗合并高血压的劳力性心绞痛及伴有心功能不良的劳力性心绞痛。

常用剂量：

硫氮䓬酮：30～90mg，每日 3 至 4 次

异搏定：80～120mg，每日 3 至 4 次

氨氯地平：2.5～10mg/d

联合用药：β-受体阻滞剂与钙拮抗剂联合用药可选用硝苯地平或氨氯地平，因为地尔硫䓬、维拉帕米减慢心率、抑制心肌收缩力的作用与 β-受体阻滞剂有相加作用。有少数报告 β-受体阻滞剂与硝苯地平合用可进一步提高抗心绞痛疗效。Pedersen TR 等在应用阿替洛尔 100mg/d 治疗稳定性劳力性心绞痛取得疗效的基础上，加用硝苯地平 20mg，一日三次，可显著延长 ST 段下降 1mm 的运动时间、总运动时间。Stone PH 等对混合性心绞痛 55 例分析 在 β-受体阻滞剂基础上加用硝苯地平可进一步减少心绞痛的发作。

治疗稳定性劳力性心绞痛时，β-受体阻滞剂、钙拮抗剂的选择：

（1）心绞痛阈值稳定的劳力性心绞痛首选 β-受体阻滞剂或维拉帕米或地尔硫䓬，心绞痛阈值不稳定的劳力性心绞痛选用维拉帕米或地尔硫䓬。

（2）合并有窦性心动过缓、房室传导阻滞、心功能不全的劳力性心绞痛宜用氨氯地平。

（3）合并室上性快速心律失常的劳力性心绞痛宜用维拉帕米，合并室性早搏者宜用 β-受

体阻滞剂。

（4）合并肾功能不全者宜用钙拮抗剂或水溶性 β-受体阻滞剂如何替洛尔，但应减少用量。

（5）合并有胰岛素依赖型糖尿病者宜用钙拮抗剂。

（6）合并高脂血症、高尿酸血症者以选用钙拮抗剂为宜。

（7）合并支气管哮喘、阻塞性肺病者首选氨氯地平，其次为维拉帕米、地尔硫䓬。

4. 阿司匹林　小剂量阿司匹林可减少稳定性心绞痛患者发生心肌梗死的可能性。Ridker PM 等报告 178 名稳定性心绞痛患者隔日口服阿司匹林 325mg，观察 60 个月，对照组 155 名服安慰剂，结果治疗组心肌梗死（7/178）发生率明显低于对照组（20/155）$P=0.003$，但非致死性脑卒中多于对照组（11/178 比 2/155）。国内常用剂量 50～100mg/d。

5. 经皮腔内冠状动脉成形术（percutaneous transluminal coronary angioplasty PTCA）

PTCA 自 1979 年用于治疗心绞痛以来，由于其临床疗效显著、创伤性较小已得到迅速发展。20 余年来，积累了丰富经验，导管及设备也不断得到改善，故适应证不断扩大，从开始只做单支病变到现在进行复杂病变的 PTCA。随着支架置放技术的开展（PTCA＋支架），急性并发症进一步减少，复杂病变的成功率显著提高，因此适应证也相应扩大。术后的再狭窄问题得到了部分的解决。临床实践说明。若术后 6 个月仍保持通畅，以后发生再狭窄是不多见的，这就保证了多数病人良好的远期疗效，美国国立心肺血研究所 5 年以上随访资料表明出院后年病死率为 1%，非致死心肌梗死发生率为 2%，4 年仍无症状者 70%，单支病变 5 年存活率 93.2%，双支病变 88.8%，3 支病变 86%，弗明汉心脏研究证明稳定心绞痛年死亡率为 4%。上述数字说明 PTCA 延长了病人的生存。

稳定劳力性心绞痛 PTCA 适应证：

（1）充分药物治疗后仍有心绞痛发作，且冠脉病变解剖特点适于 PTCA，预期成功率高者。

（2）多支血管病变包括前降支近端重度狭窄，合并有左心功能障碍，如病变特点适于 PTCA，仍可进行 PTCA。

（3）虽心绞痛症状不重，或为无症状心肌缺血，负荷试验（负荷心电图、超声心动图，核素灌注显像）在低负荷水平（如 Bruce 1 级）即出现中到大面积心肌缺血，冠脉病变适于 PTCA，预期成功率高者。

左主干病变，多支血管弥漫病变不宜 PTCA（参见第三十章第二节 PTCA）。

6. 冠状动脉旁路移植术（coronary artery bypass graft，CABG，又称冠脉搭桥术）

冠状动脉旁路移植术是一种血运重建手术，多数采用大隐静脉及乳内动脉，一端连接于主动脉根部，另一端连接于狭窄的冠状动脉远端，以解决心肌缺血问题。应用内乳动脉作搭桥手术，较少发生桥的闭塞。

随着手术经验的积累，麻醉、体外循环技术的提高；术中、术后心肌保护措施的改进，手术死亡率（手术后一个月内）明显下降，国内外报告一般在 2%～4% 左右。在少数经验丰富的医疗中心可降至 1% 以下。影响手术死亡率的主要因素为①年龄：20～29 岁组手术死亡率为 0，70 岁以上组为 7.9%。②女性手术死亡率明显高于男性，其原因可能是女性身材较小、冠状动脉较细、心脏较小。③心功能差者手术死亡率高。④病变的冠状动脉支数多者手术死亡率增加，左主干严重狭窄者手术死亡率高达 28%。⑤急诊手术死亡率高于择期手术（分别为 1.7% 及 10.8%）。

另一个手术并发症是围术期心肌梗死,其发生率约 5%～6.4%。一般范围是小的。心房纤颤发生率高达 20%～30%。其他尚有术后高血压、心室内传导阻滞(提示心肌损伤重)。

疗效:搭桥手术的最显著疗效是使心绞痛症状明显减轻,约一半病人心绞痛症状完全消失,体力改善;大部分病人心绞痛症状明显减轻,但在术后 5 年,心绞痛症状仍然显著减轻者降到 40%～50%。再手术率约每年 5%,术后 10 年心绞痛症状与内科治疗相近,其原因是由于静脉桥逐渐狭窄闭塞,或由于其他冠状动脉粥样硬化病变的发展,或两者皆有。

CABG 与内科治疗的比较:

长期存活率:国际间进行了大规模的临床对照研究,比较了内科与手术治疗对长期存活率的影响。

(1) 左主干病变,尤其是狭窄较严重、伴左心室功能下降者,手术可以延长长期(7～8 年)存活率,各家报告意见一致。

(2) 2 支病变,其中一支为前降支近端病变,8 年存活率手术优于内科治疗(分别为 90% 及 79%)。

(3) 3 支病变,且 $EF>0.35$、<0.5 者,7 年随诊外科治疗组存活率 88%、内科治疗 65%。

有以下因素者可能得益于手术治疗较多:

心功能 NYHA Ⅲ～Ⅳ级、高血压史、心肌梗死史、休息心电图 ST 段下移、左室 EF 低都是不良的预后因素,手术一旦成功得益较多,但手术本身危险性增加。

对心肌梗死发生率的影响:搭桥手术并不能使心肌梗死发生率下降,平均年发生率为 2.8%,与内科治疗为 2.2% 相似。

心肌收缩力储备(contractile reserve):严重冠状动脉病在休息状态下有局部运动异常的原因既可能是心肌坏死也可以是冬眠(hibernation)心肌或顿抑(stunning)心肌。心肌坏死搭桥手术不能改善,冬眠或顿抑心肌则可改善。对其正确判断,有利于预测手术疗效。多巴酚丁胺可使冬眠心肌或顿抑心肌暂时改善其收缩性能,而坏死心肌则不能。可借此鉴别。

静脉桥的闭塞和预防:术后一个月早期闭塞率为 18%,主要为血小板血栓堵塞,左回旋支及右冠状动脉更易发生。阿司匹林及潘生丁可能使之减少。一年末远端吻合闭塞约 16%～26%,主要由于血小板血栓、内皮增生。阿司匹林及潘生丁可能有效。以后静脉桥可发生粥样硬化病变而致闭塞。5 年末闭塞率约 25%～35%、10 年末 40%～50%,桥的闭塞与高胆固醇血症、低 HDL-C 有关,故术后治疗血脂异常实属重要。

CABG 与 PTCA 的比较:

由于 CABG 和 PTCA 在适应证上有重叠,在 20 世纪 90 年代有几个研究组进行了随机分组的长期疗效对比研究,RITA(心绞痛随机介入治疗试验)试验,入选 1011 例。随诊 6.5 年,无心肌梗死的生存率,CABG 为 84%,PTCA 83%;两组相似,但 PTCA 组因心绞痛而再次血运重建术达 45%,说明 CABG 组心绞痛疗效较 PTCA 佳。其他几个研究组结果与此相似。

十二、预 后

弗明汉心脏研究结果说明稳定性心绞痛自然年死亡率平均为 4%,对预后起不良作用的因素为：心绞痛发作严重、合并高血压或周围动脉阻塞性病变、患过心肌梗死、心脏扩大、心功能不良、休息心电图 ST 段下降、吸烟等。

冠状动脉造影可对预后作重要的评价：冠状动脉病变和左心功能的受累情况对预后起重要影响，其中尤以心脏功能的影响更为明显。3 支冠脉中某支有 50% 以上狭窄的有症状病人年死亡率为 2%。前降支近端病变、远端病变由于所引起的缺血心肌范围大小不同，故对预后的影响不同。前降支病变的 5 年存活率（92%）低于右冠状动脉病变（96%）。

两支病变伴有症状或患过心肌梗死者 5 年死亡率 9% 左右；3 支病变者为 15%。另一报告观察内科治疗 15 年的存活率：单支病变 48%；两支病变 28%；3 支病变 18%；左主干病变 9%。冠状动脉狭窄的程度对于预后也有影响，狭窄超过管径 75% 以上者预后较狭窄在 75% 以下者差。

左主干病变造成严重狭窄者对生命威胁很大，有报告两年死亡率高达 39%，5 年死亡率 43%。

症状的严重性对预后也起着重要作用，虽有一支或两支病变，但无症状或轻微症状，年死亡率在 1.5% 左右。

心脏功能对于预后起着重要的作用，同为 3 支病变的 570 名病人，运动耐量仅为 Brauce 方案 I 级者，其 4 年存活率为 53%，能达 IV 级者为 100%。

（邵　耕）

参 考 文 献

第一节

1. 第一届全国内科学术会议心血管病组．关于冠状动脉心脏病命名及诊断标准的建议．中华心血管病杂志，1981，9（1）：75
2. Fowler NO. Clinical diagnosis. Cirulation，1972，46：1079
3. Diamond GA et al. Analysis of probability as an aid in the clinical diagnosis of coronary artery disease. N Engl J med，1979，300：1350
4. Yasue H. Pathophysiology and treatment of coronary arterial spasm. Chest，1980，78：216
5. Russek HI. Natural History of coronary atherosclerosis in; Brest AN Ed. Cardiovascular disorder Philadelphia PA，FA Davis，1968
6. Detry JMR et al. Diagnostic value of history and maximal exercise eletrocardiography in men and women suspected of coronary heart disease. Circulation，1977，56：955
7. Cohn LS et al．Coronary heart disease, Clinical cineangiographic and metabolic correlations. Am J Cardiol，1966，17：153

第二节

1. Gibbons RJ, Chatterjee K. Daley J. et al. ACC/AHA/ ACP-ASIM Guidelines for the managemenr of Patients with chronic stable Angina：Executive Summary and Recommendations. Circulation，1999，99，2829-2848
2. Gersh BJ. Braunwald E. Bonow RO. Chronic Coronary artery disease in Braunwald E. Ed. Heart Disease 6th Ed. Philadelphia Saunders，2001，1273-1323

3. Mathews MB. Clinical diagnosis In: Julian DG Ed. Angina Pectoris. Edinberg Churchill levingstone, 1977, 37
4. Yasue H. Pathophysiology and treatment of coronary arterial spasm. Chest, 1980, 78: 216
5. Hamly RL et al. Left bumdle branch block: a predictor of poor left ventricular function in coronary artery disease. Am Heart Dis, 1983, 106: 471
6. Froelicher VF. Exercise testing and training. J Amer Coll Cardiol, 1983, 1: 114
7. 冯建章等．应用动态心电图检出冠心病无症状心肌缺血的初步研究．中华内科杂志, 1989, 28 (7): 390
8. 张树彬等．潘生丁二维超声心动图试验对冠心病诊断的评价．中华心血管杂志, 1990, 18: 293
9. 吴锡桂等．北京市首都钢铁公司男工冠心病危险因素前瞻性研究——血压、血清胆固醇及吸烟与冠心病关系．中国循环杂志, 1991, 6 (2): 127
10. Anderson KA. A practical guide to nitrate use. Postgrad. Med, 1991, 89 (1): 67
11. Bassenge E et al. Interdependence of pharmacologically-induced and endothelium-mediated couonary vasodilation in antianginal therapy. Cardiovas Drugs Ther, 1998, 2: 27
12. 张仁清．β-受体阻断药的药理和临床应用．南京：东南大学出版社, 1996, 219-231
13. de Muinck ED, Buchner-Moell; van de Veen LLM chal. Comparative of the safty and efficacy of bisoprolol Vesus atenolol in stabl exercise-induced angina pectoris (MIRSA). J Cavdiovasc Phavnacol, 1992, 19: 870
14. Deaufield et. al. Amlodipine reduces Transieut myocardial ischemia with corouay artery disease. Double bliud. Circadian anti-ischemia Program in Europe (CAPE Trial). JACC, 1994, 24: 1460
15. Miller A J et al. The long-term treatment of stable angina pectoris with verapamil J Clin Pharmacol, 1990, 30: 916
16. Aumen D P et al. Clinical response and effects on left ventricular function of isosorbide added to propranolol or diltiazem monotherapy in patients with chronic stable angina. Can J Cardiol, 1991, 7 (2): 74
17. Khurmi N S et al. Comparative effects of prolonged therapy with four calcium ion antagonists (Diltiazem, nicardipine, tiapamil and verapamil) in patients with chronic stable angina pectoris. Cardiovas. Drugs Ther, 1987, 1: 81
18. Ardissino D et al. Transient myocardial ischemia during daily life in rest and exertional angina pectoris and comparison of effects of metoprolol versus nifedipine. Amer J Cardiol, 1991, 67 (11): 946
19. Ridker PM et al. Low dose aspirin therapy for chronic stable angina A randomized placebo-controlled clinical trial. Ann Intern. Med, 1991, 114: 835
20. Weiss RJ et al. A double-blind, placebo-controlled trial of snstained-release diltiazem in patients with angina. Clin Therap, 1993, 15: 1069
21. Furberg CD et al. Nifedipine dose-related increase in mortality in patients with Coronary Heart Disease. Circulation, 1995, 92: 1326

22. Davis KB. Comparison of 15 years survival for men and Women after initial medical or surgical treatment for Coronary artery disease: A CASS reqistry study IACC, 1995, 2515: 1000
23. Killip T et al. Coronary Artery Surgery Study (CASS): a randomized trial of coronary bypass surgery. Eight years follow-up and survival in patients with reduced ejection fraction. Circulation, 1985, 72 (Suppl V): 102
24. 陈酚等. 冠状动脉造影与冠心病临床诊断对比分析. 中国循环杂志, 1989, 4 (3): 213
25. 高润霖等. 冠心病和冠状动脉及左心室造影所见与临床表现的联系. 中华内科杂志, 1985, 24: 210
26. Adams DF et al. The complications of coronary arteriography. Circulation, 1973, 48: 609
27. Brunelli C. et al. Long-term survival in medically treated patients with ischemic heart disease and Prognostic importance of clinical and electrocardiographic datd (The Italian CNR multicenter prospective. study ODI) Eur Heart J, 1989, 10: 292

第十九章 急性冠脉综合征
（Acute Coronary Syndrome, ACS）

第一节　ACS 冠脉粥样硬化斑块的演变……（430）
第二节　ACS 冠脉内血栓……………………（431）
第三节　不稳定性心绞痛和 NSTEMI 的区别
　　　　…………………………………………（431）
第四节　不稳定性心绞痛的危险分层…………（431）
第五节　不稳定性心绞痛、NSTEMI、STEMI
　　　　的临床诊断……………………………（432）
第六节　治疗……………………………………（432）

急性冠脉综合征包括不稳定性心绞痛（U.A）、非 Q 波心肌梗死（非 ST 段抬高心肌梗死 NSTEMI）及 ST 段抬高心肌梗死（STEMI）。

提出这个综合征的原因是由于不稳定性心绞痛，NSTEMI，STEMI 有共同的病理、病生理改变，它们都是由于不稳定粥样硬化斑块破溃，继发血栓形成，引起不同程度的冠脉狭窄直至完全闭塞。因此，抗血小板药物，抗凝药物是其治疗上的共同重点。至于溶栓治疗仅适用于 ST 段抬高的急性心肌梗死，为了突出这点，把 Q 波梗死称为 STEMI，非 Q 波梗死称为 NSTEMI。

第一节　ACS 冠脉粥样硬化斑块的演变

粥样硬化斑块从开始形成到出现临床症状需 20~30 年，冠心病危险因素高胆固醇血症，高血压、吸烟、糖尿病等损伤冠脉内皮启动了粥样硬化过程。内皮损伤及功能异常导致巨噬细胞在局部的聚集和进入内皮，同时，氧化的低密度脂蛋白（ox-LDL）也损伤内皮，并渗入到内皮下，巨噬细胞吞食 ox-LDL 形成泡沫细胞，脂质在局部堆积形成脂质池，平滑肌细胞从中层转移到内皮形成胶原，覆盖脂质池形成纤维盖。这是稳定的粥样硬化斑块——是稳定劳力性心绞痛的病理基础。

ACS 的粥样硬化斑块的特点是斑块的裂缝、溃疡→斑块内脂质进入血流→血小板聚集、激活，分泌多种活性物质，进一步引起血小板血栓（白血栓）及纤维素血栓（红血栓）→管腔迅速狭窄，闭塞而引起 ACS。

一个稳定的斑块变成不稳定的斑块主要原因是由于斑块内脂质的大量堆集和纤维盖因种种因素的影响而变薄，巨噬细胞通过其生成的金属蛋白酶使纤维盖的胶原降解，在削弱纤维盖引起破裂的过程中起了重要作用。此外，斑块的复杂形态和偏心位置，冠脉局部的痉挛（由激活的血小板产生的物质如血栓素 A_2 诱发），局部血流的切引力等皆对斑块破裂起一定作用。近年来发现斑块局部的炎症对于不稳定斑块的破裂、血栓形成起着重要作用，肺炎衣原体是其中之一，认为是引起 ACS 的原因之一，有可能通过肺炎衣原体感染而控制 ACS。全身的高凝状态自然对于局部血栓形成起重要作用。

第二节　ACS 冠脉内血栓

1. STEMI　90%为堵塞性血栓，10%冠脉造影正常。（可能由短暂的严重冠脉痉挛引起，亦可能血栓自溶）

2. 不稳定性心绞痛和 NSTEMI 冠脉内有血栓者40%~75%，闭塞性血栓10%~25%，且多为白血栓（血小板血栓）和 STEMI 多为红血栓（纤维素血栓）不同，故前者不宜溶栓治疗而应重点抗血小板，抗凝治疗。

NSTEMI 有急性冠脉闭塞者占10%~25%，未引起 STEMI 的可能原因：①血栓很快自溶；②冠脉痉挛缓解；③有效的侧支循环形成的保护作用。

不稳定性心绞痛和 NSTEMI 的冠脉粥样硬化病变造成的冠脉狭窄比 STEMI 者严重。不稳定性心绞痛和 NSTEMI 的不同，可能是量的差别。但病理检查说明 NSTEMI 常有收缩带坏死和梗死部位出血（再灌注损伤的表现），提示冠脉一度有完全闭塞以后自发再灌注，再灌注的原因可能是血栓自溶，痉挛解除。

第三节　不稳定性心绞痛和 NSTEMI 的区别

二者的区别在理论上是明确的：前者仅有心肌缺血而无坏死，后者则有不同程度和范围的缺血性坏死。但实际情况要复杂得多：①临床诊断为不稳定性心绞痛者做^{99m}TcPYP检查，20%有心内膜下坏死；②不稳定性心绞痛30%~40% CTNI, CTNT升高而CK-MB正常，提示"微梗死"（microinfarction）的存在。微梗死是由于粥样硬化斑块破溃，脂质释放及血栓破碎堵塞远端的微血管启动的，随后的炎症反应、凝血机制促成梗死形成。

不稳定性心绞痛患者 CTNI, CTNT 升高的原因尚有另一看法——缺血损伤说：CTNI, CTNT 有小部分游离于心肌细胞的胞浆中，细胞膜因严重缺血受到损伤时，此部分 CTNI, CTNT 即可逸出细胞，引起血液中浓度轻度升高。此两种说法何者正确尚难定论，但有一点是肯定的，CTNI 和 CTNT 升高的不稳定性心绞痛预后较差；其近期死亡率和发生 STEMI 较正常者高3倍左右。

第四节　不稳定性心绞痛的危险分层

危险分层目的是为了指导治疗，高危组及中危组宜于早做血运重建（PTCA，CABG），低危组可药物治疗，以后选择病人做血运重建手术，以减少 MI 的发生和延长生命。

决定不稳定性心绞痛病人危险分层的主要因素是心肌缺血的严重性和广泛性。左主干或前降支近端有90%的狭窄可引起广泛的严重的前壁心肌缺血，即属重危组，可以心绞痛的严重程度，心电图表现、体格检查和实验室检查表现出来（表19-4-1）。

表 19-4-1　不稳定性心绞痛危险分层

	心绞痛类型	发作时心电图改变，心绞痛持续时间	发作时体检所见	实验室检查 肌钙蛋白　CRP	
低危组	初发、恶化劳力性心绞痛 无休息性心绞痛	少数导联 ST 段压低≥1mm 持续时间＜5 分	无广泛心肌缺血引起的心衰表现	阴性	阴性
中危组	a. 有劳力性心绞痛史，近 4 周出现休息心绞痛，但 48 小时内无 b. 梗死后心绞痛，原位△ c. 继发性不稳定性心绞痛☆	少数导联 ST 段压低≥1mm 持续时间＞5 分 ＜20 分	无广泛心肌缺血引起的心衰表现	弱阳性或阴性	阴性
高危组	a. 48 小时内反复休息心绞痛 b. 梗死后心绞痛，不同部位△	多数导联 ST 段压低≥1mm 持续时间＞20 分	发作时呼吸困难、肺底部湿啰音 S_3，BP↓，心尖部出现 BSM	阳性	阳性

说明：1. △梗死后，梗死区周围缺血引起心绞痛；△在另一部位，由另一冠脉病变引起的心绞痛

2. 水平方向项目结果，一致者以较重的为准

3. 其他影响危险分层因素亦应考虑：EF＜40%；有陈旧性心梗史，脑卒中史，周围动脉病史，肺功能不全、肾功能不全、高血压左心室肥厚

4. ☆继发性不稳定性心绞痛：指 CHD 患者因甲亢、贫血、心动过速、高血压、缺氧等引起的不稳定性心绞痛

第五节　不稳定性心绞痛、NSTEMI、STEMI 的临床诊断

1. 不稳定性心绞痛包括初发劳力性心绞痛、恶化劳力性心绞痛、继发性心绞痛及梗死后（2 周）心绞痛。重症常有休息时发作的心绞痛，持续时间一般小于 20～30 分钟。如超过 20～30 分钟应怀疑心肌梗死；心绞痛发作时心电图多数有 ST 段下降及或 T 波倒置，于 24 小时内恢复。UA 病人生物标志物（CK-MB、TNT、TNI）正常、高危组可有 TNT、TNI 轻度升高，但 CK-MB 正常；如 TNT、TNI、CK-MB 皆升高，可诊断为 NSTEMI。

2. STEMI　心绞痛发作超过 20～30 分钟，发作时 ST 段升高，以后出现 Q 波及 ST-T 演变，CK-MB、TNT、TNI 皆明显升高，且其演变曲线符合急性心梗的特点（参见第 24 章急性心肌梗死）。

第六节　治　疗

1. STEMI 治疗：参见第 24 章急性心肌梗死。

2. NSTEACS-非 Q 波心肌梗死和不稳定性心绞痛治疗（参见 20 章 心绞痛）。

过去 10 多年以来，治疗 NSTEACA 有两种方法：①保守药物治疗，②早期有创性治疗，即在发病后 24～48 小时内进行冠脉造影，进行经皮冠脉腔内成形术（PTCA）加支架，如不宜 PTCA，则行冠脉旁路术（CABG）。

对这两种治疗方案，国际间进行了许多深入的随机、对照研究，其中重要的有 4 个：心肌梗死溶栓（TIMI）ⅢB；退伍军人事务局非 Q 波梗死医院策略（VANQWISH）；法安明和血运重建用于不稳定冠状动脉病（FRISC-11）；及 Aggrastat 治疗心绞痛及有创性和保守疗法费用测算（TACTICS）-TIMI18。

从这 4 个大规模临床试验的结果似可引出以下几个结论：

1. NSTEACS应根据病情分为低危、中危、高危。中危和高危患者得益于有创性治疗较大。低危患者药物疗法，其疗效和有创性治疗者同。

据 FRISC-11 长期随诊结果：以心梗或死亡为终点，6个月时有创组明显低于药物组（9.4% vs 12.1%），主要由于心梗发生率下降明显，死亡两组相差未达显著性。得益最大的是有心肌缺血心电图表现的或伴有 TNT、TNI 升高的中危高危组病人。

1年随诊疗效继续存在，2年随诊部分存在。

2. 所谓"有创性治疗"并不是入院后立即送入导管室治疗，FRISC-11 试验规定入院48小时后才随机分组（药物组或有创治疗组），分到有创治疗组者在7天内进行冠造和血运重建，所有的病人都接受过阿司匹林、静脉硝酸甘油、β-受体阻滞剂及低分子肝素的治疗达4~6天。故"有创性治疗组"的疗效并不是单纯血运重建术的效果，也包含着药物治疗的效果。

3. 早期有创性治疗可使2周内的 MI 增加 60%，主要由于抗血小板治疗不够充分造成的，术前应用 tirofiban（一种 GP/ⅡB/ⅢA 拮抗剂）可以减少 MI。

4. 药物治疗组何时作冠造：①恢复期出现心绞痛；②运动心电图或运动 ^{99m}TcMIBI、SPECT 或运动超声心动图显示有较大面积的一过性心肌缺血者，应及时做冠造，并选择 PTCA 或 CABG。

（邵　耕）

参 考 文 献

1. Canon CP Bnaunwald E. Unstable Argina in Bnaunwald E. Ed. Heart Disease 6th Ed. W. B. Saunder, Philadelphia. USA, 2001, 1232
2. 陈纪林. 心绞痛的危险分层. 见：陈在嘉，高润霖. 冠心病. 北京：北京人民卫生出版社，2002，772-773
3. Bnaunwald E. Antman EM. Benetey JW. ACC/AHA Guidelines for the management of patients with unstable angina and Non-ST segment elevation myocardial infarction. Circulation, 2000, 102: 1193-1209
4. Yarlagadda RK Boden WE Editorial Comment Cardioprotection effect of an early invasive strategy for non-ST-segment elevation Acute Coronary Syndrome JACC, 2002, 40 (11): 1902-1918
5. Lagerqvist B. Naslund U Wallentin L. A long term prospective on the protective effects of an early invasive strategy in unstable Coronary artery disease-Two year Follow-up of the FRISC-11 Invasive Study. JACC, 2002, 40 (11): 1902-1914

第二十章 不稳定性心绞痛
(Unstable Angina Pectoris)

第一节 定义和发病率……………………(434)
　一、不稳定性心绞痛定义………………(434)
　二、不稳定性心绞痛发病率……………(435)
第二节 病理……………………………(435)
　一、冠状动脉病变………………………(435)
　二、心肌病变……………………………(435)
第三节 发病机制………………………(436)
第四节 临床表现………………………(436)
　一、症状…………………………………(436)
　二、体格检查……………………………(437)
第五节 静息心电图和动态心电图……(437)
　一、休息心电图…………………………(437)
　二、Holter 监测…………………………(438)
第六节 实验室检查……………………(438)
第七节 诊断……………………………(438)
第八节 危险分层………………………(439)
　一、高危病人……………………………(439)
　二、中危病人……………………………(439)
　三、低危病人……………………………(439)
第九节 不稳定性心绞痛的治疗………(440)
　一、一般治疗……………………………(440)
　二、抗血小板、抗凝治疗………………(440)
　三、抗缺血治疗…………………………(441)
　四、主动脉内反搏动……………………(442)
　五、血运重建……………………………(442)
　六、内外科治疗比较……………………(443)
第十节 不稳定性心绞痛的预后………(443)

第一节 定义和发病率

一、不稳定性心绞痛定义

不稳定性心绞痛（unstable angina pectoris，UA）中的休息心绞痛重症曾称为心肌梗死前状态、急性冠脉机能不全、中间征候群等。从这些命名可知它是介于心绞痛和心肌梗死之间的一种不稳定的心肌缺血综合征，现统称为不稳定性心绞痛。由于其易发展急性心肌梗死或猝死，故及时诊断、正确治疗是至关重要的。

不稳定性心绞痛包括哪些临床类型目前尚未完全统一，多数作者认为不稳定性心绞痛包括初发心绞痛（angina of new onset）、恶化心绞痛（crescendo Angina）及休息心绞痛（angina at rest）。变异性心绞痛虽也可归属于不稳定性心绞痛，但由于其独特的发病机制，本文将另设专节介绍。亦有作者将心肌梗死后早期心绞痛（early pos-tinfarction angina）分属为不稳定性心绞痛，本文也将另设专节讨论。

在稳定性劳力性心绞痛的基础上，某些患者可出现餐后（休息）心绞痛、卧位心绞痛，其中发作频繁者属于不稳定性心绞痛范围。由于这些心绞痛发病机制尚不明确，本文也另节讨论。

二、不稳定性心绞痛发病率

由于不稳定性心绞痛定义尚未统一,年发病率尚不清楚。据 Duncan 报告,男性 35~69 岁组年发病率为 0.35%。

第二节 病 理

一、冠状动脉病变

不稳定性心绞痛常有较严重的冠状动脉粥样硬化病变,所造成的固定性狭窄超过管腔直径的 50%~70%,由于不稳定性心绞痛包括哪些临床类型尚未统一,其所选择的病例病情不同等原因,故各家报告的冠状动脉病理并不完全一致。Lauson 等报告 200 例不稳定性心绞痛冠脉造影的结果如下:至少有一支冠脉腔径狭窄≥70%者占 92%;冠脉正常或狭窄未达显著程度者 8%;一支病变 22%;两支病变 24%;三支病变 46%;左主干病变 17%,即大部分为多支病变及左主干病变。

Robert 对 22 名不稳定性心绞痛因冠脉旁路手术死亡者,尸解时将冠状动脉切成 5mm 节段作定量研究,结果表明:冠脉狭窄达 76%~100%的节段占 47%;狭窄达 51%~75%的节段占 29%,即 76%的冠脉有显著狭窄。狭窄大于 75%的冠状动脉在前降支、回旋支、右冠脉及左主干的分布大致相同。在前降支及右冠状动脉近端的病变多于远端病变。此报告的冠状动脉病变程度严重,原因是所选的病例是接受冠状动脉旁路手术且死亡者。病情皆较严重之故。

冠状动脉病变的形态:在不稳定性心绞痛和稳定心绞痛有所不同,前者以偏心狭窄多见(分别为 71%及 16%),表面不规则、有裂缝;可有血栓;而后者以同心性狭窄多见,表面光滑、多无血栓形成。不稳定性心绞痛者冠脉内血栓形成在尸解中所见较少,仅 29%。而 Ramee 等对 16 名不稳定性心绞痛患者作了冠状动脉镜检查发现 8 名(50%)有血栓形成、7 名有内皮夹层(intimal dissection)。

在不稳定性心绞痛患者中另一病理改变是有侧支循环形成,但不如稳定心绞痛多见,冠状动脉粥样硬化病灶进展较稳定心绞痛快。

二、心肌病变

有些较重的休息心绞痛患者,其症状和急性心肌梗死已无区别,但因心电图及血清酶学检查无心肌梗死表现而被诊为不稳定性心绞痛。事实上,传统的急性心肌梗死心电图和酶学的诊断标准并不能把急性心肌梗死和不稳定性心绞痛截然分开。已有许多证据说明某些重度不稳定性心绞痛已有心内膜下的或小灶的心肌梗死,只是根据传统的诊断标准不能诊断为心肌梗死。Guthrie 等报告 12 名不稳定性心绞痛患者因冠状动脉搭桥术死亡者中 4 名尸解结果证明术前已有心肌梗死;而 34 名稳定性心绞痛因冠脉搭桥术死亡者无类似病变。Willerson 等对 9 名不稳定性心绞痛患者作了^{99m}Tc 焦磷酸盐心肌扫描,发现 7 名患者心内膜下呈弥漫的阳性显像,提示心内膜下心肌梗死。但这些患者临床上并无心电图或血清酶学的典型改变。

由于长时间的慢性缺血或反复多次短暂缺血的累加可使心肌形成冬眠心肌或顿抑心肌。心室造影或二维超声心动图(2DE)可发现局部室壁运动障碍,用硝酸甘油可以改善室壁运动。提示这些心肌并未坏死，一旦血运重建可以恢复。

第三节 发病机制

心肌缺血可因心肌耗氧量增加（心率快、血压高）及或冠脉血流减少而发生、不稳定性心绞痛以血流减少为主，耗氧增加为辅，尤其是重症。

近年来的研究认为不稳定性心绞痛属于急性冠脉综合征（ACS）之一，ACS的共同发病机制是富含脂质的斑块因种种原因而裂缝、破溃、溃疡、激活血小板，引起血小板聚集，形成血小板血栓（白血栓），并致少量红血栓形成，从而使血管腔迅速狭窄而未完全闭塞，引起心肌缺血的发作（参见第十九章急性冠脉综合征）。值得注意的是破溃斑块所在的冠脉局部狭窄程度多属轻度（不到管径的50%）。

引起斑块破裂的因素：①富含脂质的斑块易破裂；②局部冠脉痉挛的挤压；③偏心斑块引起的血流对于斑块施加的剪切力；④局部的炎症或感染，如肺炎衣原体感染，可使斑块纤维盖破坏。

血小板在UA的发病中起着关键性作用：斑块破溃后首先引起血小板在局部粘附、聚集，形成血小板血栓，使管腔变狭；血小板被激活后释放TXA_2，血清素（serotonin），引起冠脉痉挛和促进凝血机制，形成血栓，使管腔进一步狭窄。并已证明，UA时血栓以血小板血栓（白血栓）为主，红血栓为辅；血栓是分层的，提示其形成是分阶段的，故以抗血小板为主的治疗，取得了很大成功。

Braunwald提出的"继发性不稳定性心绞痛"的诊断范畴是很重要的，因为这一组UA病人的发病机制和治疗与上述的UA有很大的不同。

继发性不稳定性心绞痛是指原有冠状动脉狭窄的基础上并发了下列疾病而使心肌耗氧量增高及/或冠脉供氧减少，诱发心绞痛加重，如不处理这些合并症，一般抗心绞痛治疗难以奏效。引起继发性不稳定性心绞痛的疾病为：快速心律失常如快速房颤等、甲状腺功能亢进、发热、肾上腺功能亢进状态（hyperadrenergic state）以及左室后负荷增高如高血压、主动脉瓣狭窄等，这些疾病通过增加心肌氧耗量而加重心绞痛。而贫血、低氧血症（由于肺炎，各种原因引起的肺功能不全，心力衰竭），高凝状态，低血压通过减少心肌氧供给而加重心绞痛。

继发性不稳定性心绞痛的预后较差，年死亡或心梗发生率高达14.1%。

有一部分不稳定性心绞痛的发病是冠状动脉粥样硬化病变缓慢发展而致管腔严重狭窄（90%以上狭窄）引起的。

第四节 临床表现

一、症状

不稳定性心绞痛的胸痛部位、性质与稳定性劳力性心绞痛相似。以胸骨后、心前区及咽部的压迫感、憋闷感、烧灼感为多见，只是程度加重、范围扩大、放射部位更广泛、持续时间更长。引起心绞痛发作的体力活动量下降，轻微甚至不活动也出现心绞痛。严重心绞痛的发作伴有大汗、心悸、血压改变。一般发作不超过半小时。也有长达一小时以上而心肌标志物、心电图无心肌梗死表现者。

1. 恶化劳力性心绞痛 有数月数年稳定劳力性心绞痛病史，近期内（一个月）运动耐量下降，发作次数增多，持续时间延长、硝酸甘油用量增多，疗效下降，偶尔也在休息时发作，此时应注意与心肌梗死鉴别。

2. 休息心绞痛 也称为急性冠状动脉机能不全、中间征候群、心肌梗死前状态、濒临梗死等。既往多有劳力性心绞痛史，近期加重。胸痛症状可与急性心肌梗死相似，即在休息状态下，无明显诱因发作心绞痛。此种心绞痛较严重、持续时间较长、可超过半小时，常伴大汗，血压可下降，硝酸甘油疗效差，应与急性心肌梗死鉴别。

严重卧位心绞痛可归于此类（参阅本章第六节）。

3. 初发劳力性心绞痛 既往无心绞痛史，在一个月内开始出现劳力性心绞痛，有逐渐加重的倾向，休息、含硝酸甘油可使胸痛迅速缓解。少数重症者可在轻微活动或休息时发生心绞痛。

这一类型早期常被误诊为稳定性劳力性心绞痛，详细询问心绞痛开始发作的时间极为重要。

初发劳力性心绞痛的冠状动脉病变和其他类型不稳定性心绞痛有所不同。以单支病变多见，累及前降支最多（43%），三支病变及左主干病变较少（分别为23%、5%），且常无侧支循环，故易发生心肌梗死及猝死。其发作亦可能有冠脉动力狭窄的因素参与。

上述三种不稳定性心绞痛所占比例因病人来源不同及诊断标准不同而有差别。我院分析218例不稳定性心绞痛住院患者中，初发劳力性心绞痛91例（41.7%）、恶化劳力性心绞痛119例（54.6%）、休息心绞痛8例（3.7%），后两者合计127例（58.4%），这与某合作研究组报告相近：150名不稳定性心绞痛患者中，初发心绞痛69名（46%）、恶化心绞痛和休息心绞痛合计81名（56%）。

二、体格检查

心绞痛发作时触诊心尖搏动可有双搏动或心前区反常搏动，提示左心功能不全或左室室壁运动异常。听诊可闻第四心音、第三心音，也可有急性乳头肌功能不全表现，如一过性心尖部收缩杂音、喀喇音。重度发作时可有呼吸困难、肺部啰音，血压及心率一般升高，在重度发作时血压可下降。上述体检所见大多亦可见于稳定性劳力性心绞痛发作时，故缺乏特异性。

鉴于继发性心绞痛的可能性，体检时应注意有无贫血、甲亢、紫绀等体征。

第五节 静息心电图和动态心电图

一、休息心电图

在心绞痛不发作时，休息心电图大多正常。如合并有高血压、陈旧心肌梗死史，心电图可出现左心劳损、肥厚图型及异常Q波。心绞痛发作时最常见到的心电图改变为ST段水平或下斜下降，提示心内膜下缺血。其下降程度与缺血严重程度有关。有时仅表现为直立T波变以倒置（冠状T波）。如ST段水平下降同时伴有冠状T波存在，此为严重缺血的表现。ST-T波改变一般在发作终止后数十分钟或数小时内恢复正常。如超过6～12小时未恢复，应想到非Q波心肌梗死的可能。

少数心绞痛严重发作者可表现为ST段抬高，提示心肌全层缺血。常由冠脉痉挛所致。与心肌梗死超急期心电图改变不同的是发作过去ST段即恢复原状，少数继之以短时间的T波倒置。如T波倒置超过12小时应与非Q波心肌梗死鉴别。

个别患者心绞痛发作时除出现ST-T改变外，还可出现异常Q波。此种Q波为一过性，发作终止后，在短时间内逐渐消失，故可据此与心肌梗死鉴别。

心绞痛发作时可出现束支传导阻滞、分支传导阻滞、房室传导阻滞以及各种快速心律失常。

休息心电图如有T波倒置者，在心绞痛发作时T波可变为直立（T波伪改善），发作过后又恢复原状。

应该指出，少数心绞痛发作时心电图可无明显改变，从而造成诊断的困难。诊断应主要根据典型的临床症状、反复多次记录发作时的心电图，终将会出现心肌缺血性改变。

二、Holter监测

24小时Holter监测发现不稳定性心绞痛患者的心电图上心肌缺血的表现最常见为ST段压低（50%），其次是ST段抬高（31%），其他变化包括T波增高变大（9%）、T波伪改善（4%）。一过性缺血平均时间14±24分，最短30秒、最长11小时55分。18%伴发室性心律失常，个别伴发II度～III度房室传导阻滞。引人注意的是心绞痛伴心电图缺血性改变仅占20%，其余为无症状心肌缺血，另有少数心绞痛无心电图改变。

另外值得注意的是在心电图发生缺血性改变前，仅10%的患者心率先加快，90%的患者发作前心率无改变，提示不稳定性心绞痛患者的心肌缺血发病机制以灌注减少为主。灌注减少的原因可能是冠脉张力增高（痉挛）、血栓形成及一过性血小板血栓等。

第六节 实验室检查

肌钙蛋白I（TNI），肌钙蛋白T（TNT）及CK-MB：TNT，TNI是心肌细胞的结构性收缩蛋白，仅当心肌细胞破坏时才得以进入循环血液，故具有高度心脏特异性，TNT TNI有很少部分游离在细胞胞浆中（TNT 2%～3%，TNI 6%），在心肌细胞膜因缺血较重，细胞膜受损，膜的通透性增高时，这部分TNT，TNI可逸出细胞外，使血液中的含量轻度升高，且历时较短。

任何原因的心肌损伤，达到一定数量时皆可引起TNT，TNI升高，除心肌梗死外，其他尚有：各种原因引起的心肌炎、心肌损伤、心肌外伤、严重的心力衰竭等。

CK-MB也有较高的心脏特异性，但不如TNT、TNI，其他一些组织器官也有少量存在如骨骼肌、舌、横膈、小肠、子宫、前列腺。在肌炎时除CK有明显增高外，CK-MB也可高达心肌梗死时的水平，但仍明显低于CK的水平（CK/CK-MB>2.5）。

第七节 诊 断

前已述及不稳定性心绞痛和心肌梗死尤其是小范围心肌梗死之间，在临床上并不能把它截然分开（见本章第二节病理之心肌病变）。自高灵敏度的TNT、TNI应用于临床以来，使问题更加复杂化。焦点集中在一部分 UA 病人仅有 TNI、TNT 升高而 CK-MB 不高，是否应该诊断为心肌梗死？一种意见是：只要 TNI、TNT 升高即诊断为心肌梗死，这使心肌梗死的病人大量增加，带来的社会问题、经济问题等是很复杂的。另一种意见是单纯的 TNT、TNI 轻度升高，CK-MB 正常可以由两种情况引起：

1. 严重缺血，引起心肌细胞膜的损害，膜的通透性增加，一部分游离于胞浆中的 TNT（约占总 TNT 的 2%～3%）TNI（约占总 TNI 的 6%）可以逸出，使其血浓度轻度升高。

2. 微梗死（micro infarction）或微小心肌损伤（minor myocardial injury）说：前已述及 ACS（包括 UA）的发病机制是粥样斑块破裂，血小板血栓形成；破裂的斑块碎片和脱落的血小板血栓堵塞这端的微动脉，以及随后的炎症反应，使之形成微梗死，引起 TNT、TNI 轻度升高而 CK-MB 正常。主张将 TNT、TNI 升高划分为两个层次：

1. 危险分层指标　TNT、TNI 轻度升高根据血浓度高于正常的第 97.5 个百分点，CK-MB 正常，为 UA 高危病人。

2. 诊断指标　TNT、TNI 明显升高，高于正常高限 10 倍，CK-MB 常/同时升高，为心肌梗死的诊断指标。当前临床上接受这种看法者占多数。

第八节　危险分层

近期内 UA 病人发生非致死性心梗或死亡的危险分层：

一、高危病人

1. 病史　48 小时内有休息心绞痛发作，且逐渐加重，持续时间超过 20 分钟。
2. 体检　心肌缺血诱发的肺水肿；S_3，新出现的 MR 杂音；低血压；心动过缓、过速。
3. 年龄　>75 岁。
4. 心电图　休息心绞痛发作时 ST 改变>0.1mV；束支传导阻滞；持续性室速。
5. 心肌标志物　明显升高（TNT 或 TNI>0.1ng/ml）。

二、中危病人

1. 病史　既往 MI 史；周围动脉或颈动脉狭窄体征；CABG 史，服用 Aspirin 史，既往（1 个月内）有休息心绞痛发作>20 分钟，但最近 48 小时无发作。
2. 年龄　>70 岁。
3. 心电图　T 波倒置>0.2mV 或 ST 下降>0.05mV 陈旧性 Q 波。
4. 心肌标志物　轻度升高（TNT>0.01 但<0.1ng/ml）。

三、低危病人

1. 两周内的初发劳力性心绞痛或其他类型心绞痛 CCSⅢ-Ⅳ级。无休息心绞痛。
2. 心绞痛发作时心电图可有或无 ST 下降。
3. 心肌标志物-TNT、TNI 正常（至少是两次结果）。

亦有作者把 CRP（+）列为危险指标。

Brawnwald 把继发性不稳定性心绞痛列为危险指标之一。

作危险分层的目的是指导治疗，选择病人早期作介入治疗。

第九节 不稳定性心绞痛的治疗

一、一般治疗

不稳定性心绞痛病人住院观察治疗,使身体及精神得到安静休息。医生应解除其紧张、恐惧情绪,可给予镇静剂如安定。发作严重者鼻管吸氧。

约有10%~15%的不稳定性心绞痛患者,其发作与某些能增加心肌耗氧量的诱因有关,常见为高血压、肺部感染、甲状腺功能亢进、贫血、心律失常(快速房颤、缓慢心律失常)等,控制这些因素对治疗十分必要。

对休息心绞痛病人应予以心电图监测。发现心律失常及时处理。每日至少一次常规记录心电图及取血查心肌酶谱以早期发现心肌梗死。应注意记录心绞痛发作前后的心电图改变,以及时发现病情变化。

二、抗血小板,抗凝治疗

鉴于血小板在不稳定性心绞痛发病机制中的关键作用,故抗血小板药物的早期应用至关重要。

1. 阿司匹林 不稳定性心绞痛1266例,多中心双盲安慰剂设计,以阿司匹林325mg/d,治疗12周,结果阿司匹林组发生急性心肌梗死或死亡者较对照组分别低50%左右(阿司匹林组31名,对照组65名)。

长期疗效也是显著的,CarisA等以阿司匹林325mg 1日1次治疗555例不稳定性心绞痛,观察时间平均18个月。结果:阿司匹林组发生非致死心肌梗死或心脏死亡者较对照组下降51%,而硫氧唑酮(sulfinpyrazon)无效。

阿司匹林剂量问题:作为二级预防,阿司匹林小剂量40~50mg/d已证明是有效的,但在不稳定性心绞痛,为更快完全抑制血小板聚集功能,最初3天用300mg/d,继以50mg/d。

2. 噻氯匹定(ticlopidine)和氯吡格雷(clopidogrel)通过抑制ADP介导的血小板激活,干扰纤维蛋白原结合血小板膜糖白Ⅱb/ⅢA而抑制血小板聚集和形成血小板血栓。

临床试验说明噻氯吡啶和氯吡格雷作为心肌梗死二级预防,减少再梗和死亡与阿司匹林相仿。故宜用于不能耐受阿司匹林的病人(消化性溃疡等)或阿司匹林效果不佳的病人。

阿司匹林加用噻氯匹定或氯吡格雷可进一步提高抗血小板作用,降低心肌梗死和死亡率。常用于PTCA+支架,预防支架狭窄。

噻氯吡啶有降低白细胞血小板、肝功异常的不良副作用,氯吡格雷较少(白细胞降低发生率:2.4% vs0.8%)。

剂量:噻氯吡啶250mg,1日2次(饭中服,减少副作用,增加吸收)。

氯吡格雷75mg/d。

3. 血小板膜糖蛋白Ⅱb-Ⅲa(GPⅡb-Ⅲa)受体阻滞剂,是血小板聚集形成血小板血栓的最后共同通道的受体阻滞剂,是最强有力的抗血小板药。

目前常用的有三种制剂:阿昔单抗(Abcixmab)、埃替巴肽(Eptifibatide)和Tirofiban。都是静脉用药。大多在肝素(或低分子肝素)和阿司匹林的基础上加用本剂。已有10个左右临床试验说明Ⅱb-ⅢA阻滞剂对于NSTEACS的有益作用。总数达32 135名病人的结果,死亡率下降 30%(48~96 小时);对于 PTCA+支架的病人,本类药物亦有降低死亡率的有利作用。

主要的合并症是出血,价格昂贵,目前国内未应用。

4. 肝素和低分子肝素(LMWH) 对于急性冠脉综合征(ACS),肝素类抗凝剂已成为常规用药。低分子肝素由于其疗效稳定,不需监测 APTT 或 ACT,出血、血小板减少等合并症少等优点得到更广泛的应用。LMWH 用于不稳定性心绞痛减少 MI 及死亡已由几个小时临床试验证实。

LMWH 与 AT-Ⅲ结合后,其抗 X_a 的作用大于抗 $Ⅱ_a$ 的作用(2~4∶1);对血小板的抑制作用远较肝素弱,故出血并发症低于肝素;半衰期长达 200~300 分钟(5 小时),但其抗 X_a 的作用长达 24 小时,只需每天皮下注射 1~2 次。

不同的 LMWH 制剂其抗 X_a 的活性不同,常用的几种 LMWH 剂量如下:

1. 伊诺肝素(enoxaparin)(又名 clexane 克西)抗 $X_a/Ⅱ_a$ 活性比值为 3.9,1mg(0.01ml)=100 抗 X_a 活性,剂量 1mg/kg,皮下注射,每 12 小时一次;

2. 速避凝(Fraxiparin)又名 Nadroparin 抗 $X_a/Ⅱ_a$ 活性比值为 3.5,按体重 70kg 以上 0.4ml(1ml≈9500IU 抗 X_a 活性);78kg 以上 0.6ml,皮下注射,12 小时一次;

3. 法安明(Fragmin),又名 Dalteparin;抗 $X_a/Ⅱ_a$ 活性比值 2.2。剂量:按体重每公斤 120IU 抗 X_a 活性,最大剂量 10000 抗 X_a 活性,每 12 小时皮下注射一次;

4. 吉派林(国产) 抗 $X_a/Ⅱ_a$ 活性比值 3.4,剂量:按体重每公斤 70~80 抗 X_a 活性,每 12 小时一次。上述药物在急性期用 5~6 天。

实验室检测:若剂量不超过 75IU/kg,一般不需要实验室监测。一般主张用抗 X_a 活性法进行监测,可用全血凝固法(Heptest)测定其抗 X_a 活性。此法的正常值为 7.8~15.2s,用 LMWH 后应延长 5~7 倍,达 111s。

三、抗缺血治疗

1. 硝酸酯类

(1)硝酸甘油:对发作频繁的病人应用静脉途径给药,多数病人心绞痛症状可显著减轻或得到控制。适当的剂量对取得满意疗效是关键性的,通常自 10μg/分开始,在严密监测血压的条件下,每 5~10 分钟增量 10μg/min,最大剂量可达 240μg/min。如血压下降且低于 16kPa(120mmHg),终止增量。静脉点滴硝酸甘油可连续应用 3~4 天,不致产生耐药性。如需较长时间应用,可根据病人心绞痛的发作规律,每日给药 12 小时,停用 12 小时,以免产生耐药现象。

(2)心绞痛发作不是很频繁的病人,可口服长效硝酸酯如硝酸异山梨醇酯(isosorbide dinitrate,消心痛)10mg,每日 4 次,根据情况可逐渐加量,每日总量可达 240mg(40mg,一日 6 次),剂量个体化对于取得满意疗效是很重要的。总的来说我国应用剂量不足。将服药时间集中于心绞痛好发时间,有一半时间不服药,可避免发生硝酸甘油耐药现象。

2. β-肾上腺素能受体阻滞剂

包括卧床休息、吸氧、β-受体阻滞剂、硝酸酯的综合治疗已积累了丰富的经验,可使多数病人心绞痛症状明显减轻,发生急性心肌梗死、猝死者减少。MiEgala 以双盲法对 72 例不稳定性心绞痛病人观察 β-受体阻滞剂疗效。普萘洛尔剂量 80~480mg/d,结果普萘洛尔组发生心肌梗死及死亡者较安慰剂组减少。

应用β-受体阻滞剂治疗不稳定性心绞痛,掌握适当剂量及给药时间是取得满意疗效的保证。可根据休息时的心率和血压调整剂量,使心率保持在60次/分左右、血压在正常范围。要根据心绞痛发作的时间调整给药时间,如原已应用β-受体阻滞剂,发病后可根据病情适当增加剂量,或加用硝苯地平。不稳定性心绞痛可能合并肺淤血,其机制为心肌缺血使心肌顺应性下降或收缩功能下降所致。β-受体阻滞剂抑制心肌收缩力过度也可诱发肺淤血,尤其易发生于既往心肌梗死史、心脏明显扩大的病人。

β-受体阻滞剂疗效不佳者,心绞痛发作时一过性ST段抬高者均提示冠脉痉挛是其主要发病机制,宜及时应用钙拮抗剂治疗。

3. 钙拮抗剂

硝苯地平、地尔硫䓬、维拉帕米皆曾用以治疗不稳定性心绞痛而取得肯定的疗效。

(1) 硝苯地平:单用硝苯地平对不稳定性心绞痛疗效较地尔硫䓬、维拉帕米差。有个别报告硝苯地平使不稳定性心绞痛加重,这是其反射性加快心率所致。在β-受体阻滞剂和硝酸酯的基础上加用硝苯地平可显著提高疗效。一个研究报告证明加用硝苯地平使不稳定性心绞痛治疗成功率由34%提高到64%。目前认为不宜采用单独硝苯地平治疗劳力性心绞痛。

(2) 地尔硫䓬:治疗不稳定性心绞痛的疗效与普萘洛尔相近。Theroux P. 以双盲法比较地尔硫䓬和普萘洛尔的疗效。一个月内两药减少心绞痛发作次数相同,五个月后发生心肌梗死、死亡、接受外科治疗者亦相同。

地尔硫䓬既有扩张冠脉、解除痉挛、增加冠脉血流量的作用,又有减少心肌耗氧量的作用,故对不稳定性心绞痛有双重发病机制者(固定狭窄和冠脉动力性狭窄)疗效可能更好。

(3) 维拉帕米:Parodia等对于维拉帕米治疗不稳定性心绞痛进行了随机、多次交叉对照研究,说明维拉帕米的疗效与普萘洛尔相似,都能显著减少心绞痛的发作次数及硝酸甘油的含服量。

维拉帕米的心血管作用与地尔硫䓬相似,但其心肌收缩力和房室传导的抑制作用较强,不宜和β-受体阻滞剂联用。

四、主动脉内反搏动

对于药物治疗无效的重症病例如心绞痛不能控制、血压不稳定,主动脉内反搏动可通过降低左心排血阻力、减少心肌耗氧量、提高冠脉灌注压、增加心肌血流量而减轻心绞痛。稳定血流动力学状态。本疗法常用以为进一步作冠状动脉造影、选择病人作急症PTCA或冠脉旁路手术创造条件。

五、血运重建

根据本章上述"危险分层"诊断为高危组及某些中危组病人可在入院后7天内做冠脉造影,选择病人作PTCA+支架或作CABG。(参阅第十九章急性冠脉综合征)

某些重症心绞痛患者,药物反应不佳;或有明显心力衰竭者;血压偏低者应在IABP支持下进行冠脉造影及PTCA。

不稳定性心绞痛PTCA的成功率与稳定心绞痛PTCA相似,在90%左右,可迅速缓解症状,稳定血流动力学,使心功能明显改善。一年后85%无心绞痛症状发生。

六、内外科治疗比较

不稳定性心绞痛研究组（unstable angina pectoris study group）前瞻性地对比了内科治疗和急诊旁路手术治疗不稳定性心绞痛（其中90%为休息心绞痛，发作时有ST段上升或下降者）的疗效，结果两组住院病死率无差别。合并心肌梗死者，手术组明显高于内科治疗组（分别为17%及8%）。在2.5年随诊观察期中，严重心绞痛在内科治疗组明显增高，其中36%不得不接受旁路手术，此组病人40%为多支病变。

某作者将468名不稳定性心绞痛患者随机分为手术组和内科治疗组，结果两年内发生非致死性心肌梗死者，外科组11.7%、内科组12.2%，两组无显著不同；外科组发生心肌梗死大多在围手术期。两年总成活率内外科组也无明显差别。但对于左心EF下降者，外科成活率较内科治疗组高。

Parisi等将486例不稳定性心绞痛患者随机分为内科治疗组和外科治疗＋内科治疗组，结果5年生存率两组相似（84%对81%），但对于EF下降者、3支病变者，外科组五年生存率高于内科组（89%对76%），再次住院率降低、抗心绞痛药物量减少。

以上结果提示：并非所有不稳定性心绞痛皆需外科治疗，对以下病人外科治疗可能有利：

(1) 内科治疗无效者。
(2) 左室EF降低者。
(3) 多支病变者。

第十节 不稳定性心绞痛的预后

与稳定心绞痛相比不稳定性心绞痛预后较差。住院死亡率3%~5%，发生心肌梗死者8%~10%，第一年死亡率7%~8%（稳定心绞痛平均死亡率4%）。我院收治不稳定性心绞痛218例，住院期间发生心肌梗死7例（3.2%），无住院死亡者，可能因诊断标准、病情不同之故。严重的休息心绞痛患者多，则发生心肌梗死及死亡者必然增多。

长期预后：Gazes等对140名不稳定性心绞痛患者长期随诊，结果5年死亡率39%，10年死亡率52%。

影响预后的因素：

性别：男性病人预后差。Swahn等报告男性不稳定性心绞痛276名，1年内发生冠心病事件49名（17.7%），女性患者118名仅5名（4.2%）发生冠心病事件。

影响男性预后的危险因素：心绞痛持续时间长、对药物治疗反应不佳、心电图ST段下降程度重，持续时间长，而且波及的导联多并伴有T波倒置。有多支冠脉病变，心室功能差，出院前运动试验在低运动量时即出现阳性结果。

另一影响预后的重要因素为是否能得到及时的诊断及正确的治疗。我院352例急性心肌梗死病人，由不稳定性心绞痛发展而来的207例。其中80例误诊为其他疾病，皆未能及时住院治疗，此部分病人如能及时诊断并住院治疗应可以减少心肌梗死发生。

（邵 耕）

参 考 文 献

1. Duncan B et al. Prognosis of new and worsening angina pectoris. British Medical J, 1976, 1: 981
2. Lawson R M et al. Acute coronary insufficiency. British Heart J, 1975, 37: 1053
3. Robert WC et al. Quantitation of coronary arterial narrowing in clinically isolated unstable angina pectorisan analysis of 22 neorcpsy patients. Amer J Med, 1979, 67: 792
4. Ramee SR et al. Percutaneous angioscopy during coronary angioplasty using steerable microangioscope. J Amer Coll Cardiol, 1991, 17 (1): 102
5. Moise A et al. Unstable angina and progression of coronary atherosclerosis. N Engl J Med, 1983, 309: 685
6. Ambrose J A et al. Angiographic demonstration of a common link between unstable angina pectoris and non-Q wave acute myocardial infarction. Amer J Cardiol, 1988, 61: 244
7. Gartin R et al. Anatomic-phyrilogic links acute coronary syndromes (Editorial). Circulation, 1986, 74: 6
8. Cannon cp, Braunwald E. Unstable Angina in Braunwald E ed. Heart Disease 6th Ed. WB Saunder phkladelphia USA, 2001, 1232
9. Braunwald E. Anteman EM. Beasley JW ACC/AHA Guidelines for the management of patients with unstable angina and non-ST Segment elevation myocardial infarction. Circulation, 2000, 102: 1193-1209
10. Willetson J T et al. Technetium stannous pyrophosphate myocardial scintigrams in patients with chest pain of varying etiology. Circulation, 1980, 51: 1046
11. 丁文惠等. 不稳定性心绞痛诊治问题回顾分析. 中国循环杂志, 1990, 5: 361
12. Nademanee K et al. Characeristics and clinical significance of silent myocardial ischemia in unstable angina. Amer J Cardiol, 1986, 58: 26B
13. 倪士珍等. 不稳定性心绞痛100例临床及随访观察. 中华心血管杂志, 1980, 8: 189
14. Sclarocsky S et al. Unstable Angina: ST segment depression with positive versus negative T wave deflctions-clinical correlation Amer Heart J, 1988, 116: 933
15. Duncan B et al. Prognosis of new and worsening angina pectoris. Brit Med J, 1976, 1: 981
16. Fischl S et al. The intermediate coronary syndrome. Clinical angiographic and therapeutic aspects. N Engl J Med, 1973, 288: 1193
17. Cairs J A et al. Aspirin Sulfinpyrazone or both in unstable angina. Results of Canadian Multicenter Trial. N Engl J Med, 1985, 313: 1369
18. 徐文枢. 抗凝药物. 见: 陈在嘉, 高润霖. 冠心病. 北京: 北京人民卫生出版社, 2002, 615-622
19. White HD, Gersh BJ, Opie LH. Antithrombotic Agents: platelet inhibitors, Anticoagulants, and. Fibrinolysis in Opie LH Gersh BJ Druqs for the Heart Fifth ed. Saunders Philadelphia, 2001, 273-313
20. CAPTURE Investigator. Randomiged Placeb-controlled Trial of Abciximab before and

during Coronary intervention in refractory unstable angina: the CAPTURE Study Lancet, 1997, 349: 1429-1435
21. Cohen M, Bigongi F, Louer VL, et al. For the ESSENCE Group. One Year follow-up of the ESSENCE Trial (enoxaparin Versus heparin in unstable angina and non-Q-wave myocardial infarction) (Abstract) J Am Coll Cardiol, 1998, 31 (SUPPIA): 79A
22. EPISTENT Investigators. Randomiged Placebo-controlled and balloon-angioplasty-Controlled trial to assess Safty of Coronary stenting with use of Platelet glycoprotein. II b-III a blockade. Lancet, 1998, 352: 87-92
23. 王淑娟. 抗凝疗法的实验室监测及有关进展. 见：丛玉隆，王淑娟. 今日临床检验学. 北京：中国科学技术出版社，1997，182-187
24. Theroux P et al. A randomized study comparing propranolol and diltiazem in the treatment of unstable angina. J Amer Coll Cardiol, 1985, 5: 717
25. Parodi O et al. Comparison of verapamil and propranolol therapy for angina pectoris at rest. A randomized multipe cross over controlled trial in the coronary care unit. Amer J Cardiol, 1986, 57: 899
26. Lorch RI et al. Comparison of medical and surgical treatment for unstable angina pectoris. N Engl Med, 1987, 316: 977
27. Hammer Merister KE et al. Coronary bypass for stable angina and unstable angina pectors. Cardiol Clin, 1991, 9 (1): 135
28. Parisi A F et al. Medical compared with surgical management of unstable angina 5 years mortality and morbidity in the Veterans Administration Study. Circulation, 1989, 80 (5): 1176
29. Hilton TC et al. The prognosis in stable and unstable angina Cardiol Clin, 1991, 9 (1): 27
30. Swahn E et al. Predictive importance of clinical finding and a predischarge exercise test in patients with suspected unstable coronary artery disease. Am J Cardiol, 1987, 99: 208
31. Mulcahy R et al. Natural history and prognosis of unstable angina Amer Heart J, 1985, 109: 753

第二十一章 心肌梗死后（早期）心绞痛
(Early Postinfarction Angina)

第一节 定义 …………………………（446） 　　第四节 诊断 …………………………（447）
第二节 临床表现 ……………………（446） 　　第五节 治疗 …………………………（448）
第三节 冠脉病变和发病机制 ………（446）

第一节 定 义

急性心肌梗死胸痛消失 24 小时后，在急性期内（起病后 30 天）又重新出现的心绞痛，称为梗死后心绞痛或梗死后早期心绞痛，以与伴发于陈旧性心肌梗死的心绞痛区别。

梗死后心绞痛虽包括梗死后 30 天内的心绞痛，但大多数发生于发病后 10 天内。多数发生在休息时，提示除冠状动脉严重病变外，动力性狭窄起着重要作用，另外也可发生在室内轻微活动时。由于梗死后早期心绞痛易再发生心肌梗死，故也可将其归入不稳定性心绞痛范畴。

梗死后早期心绞痛明显多见于非 Q 波心肌梗死，约占 35%～50%。Q 波梗死占 18%～31%。这是由于两种心肌梗死的冠状动脉病变不同所致。

第二节 临床表现

梗死后心绞痛大多为自发性，发作时心电图表现为：ST 段水平下降、T 波倒置、T 波伪改善等。如心肌梗死由变异性心绞痛所致者，也可出现 ST 段抬高。

根据发作时出现缺血性心电图改变的导联与心肌梗死图形导联的关系，梗死后早期心绞痛分为两型：Ⅰ型：心电图缺血改变的导联与梗死导联相同，提示为梗死周围缺血，多见于非 Q 波梗死，约占梗死后心绞痛的 40%。Ⅱ型：心电图缺血改变的导联和梗死导联无关，提示缺血部位远离梗死部位（Ischemia at a distance），约占梗死后心绞痛的 60%，多见于 Q 波梗死。Ⅰ型和Ⅱ型比较，梗死范围较小，心功能分级较轻，死亡原因多由于缺血引起的心律失常。

第三节 冠脉病变和发病机制

冠脉造影及尸解资料说明梗死后心绞痛多为 2 支、2 支冠脉病变。Singh AK 等报道，冠脉造影显示 70% 以上狭窄者，1 支病变仅 4%，2 支病变 20%，3 支病变 59%，左主干病变 17%。

发病机制：梗死后心绞痛患者的冠状动脉病变特点尚不清楚。Ⅰ型患者可能由于梗死有关冠脉血栓自溶而再通（recanalization），保存了一部分本应梗死的心肌，但由于冠脉残存严重狭窄，此部分心肌的供血是不充分的，易发生缺血。当冠状动脉张力增高、血小板血栓或心肌耗氧量增加即可出现心绞痛。Ⅱ型患者除梗死有关冠脉发生闭塞性病变外，尚有另一冠脉存在严重病变，其供血范围内的心肌在心肌梗死发生前尚无缺血表现，发生心肌梗死后，未发生梗死的心肌需加强心缩代偿，故而使心肌耗氧量增加，尤其当有室壁瘤、乳头肌功能不全时，心肌耗氧量增加更多，更易发生心绞痛。另一可能是此冠脉原依靠梗死有关冠脉提供侧支循环，发生梗死后侧支循环被阻断而发生心肌缺血（图21-3-1）。

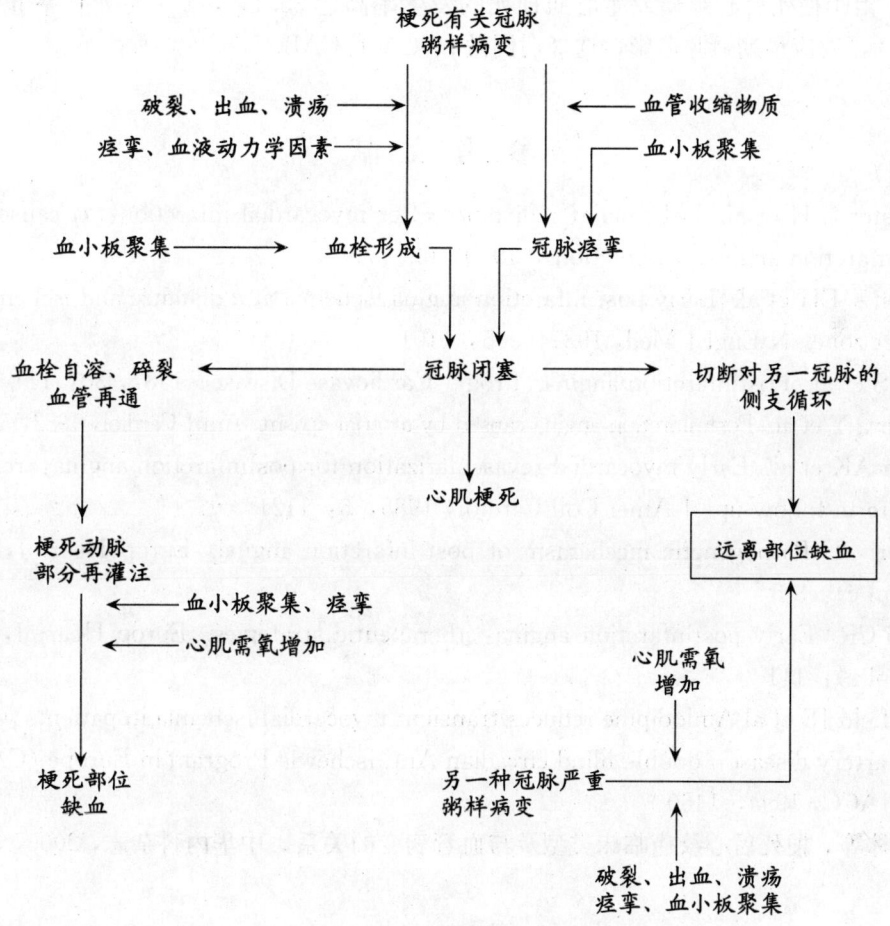

图 21-3-1 早期梗死后心绞痛发病机制示意图

梗死后心绞痛的发作可因冠脉供血减少或心肌耗氧量增加而出现。供血减少的原因是冠脉张力的改变（或冠脉痉挛），暂时的血小板聚集或血栓形成。心肌耗氧量增加的常见原因为心率加快（心动过速）、血压增高、代谢增高（甲状腺功能亢进）、高血容量、心脏机械合并症（室壁瘤、乳头肌功能不全、室间隔穿孔等）。

第四节 诊 断

心肌梗死病人胸痛缓解后，发病后4周内再次出现心绞痛即为梗死后（早期）心绞痛，大多为自发性，少数为劳力性。应在心绞痛发作时及时做心电图，如在原梗死部位导联出现

ST段T波改变则为Ⅰ型梗死后心绞痛;如在非梗死导联出现缺血性改变,为Ⅱ型心绞痛。应做TNT、TNI、CK-MB、CRP检验,以便做危险分层和及时发现心肌梗死。

第五节 治 疗

休息心绞痛给予静脉滴注硝酸甘油,原因β-受体阻滞剂者酌情加量,或加用氨氯地平;原用阿司匹林者可加用氯吡格雷75mg/d或噻氯吡啶250mg1天2次。应用肝素或低分子肝素抗凝。由于梗死后心绞痛发生心肌梗死的发生率高达35.1%,1个月死亡率Ⅱ型44%,Ⅰ型15%,故应早期冠脉造影,选择病例做PTCA或CABG。

(邵 耕)

参 考 文 献

1. Schuster E H et al. Ischemia at a distance after myocardial infarction: A cause of early postinfarction angina. Circulation, 1980, 62: 509
2. Schuster EH et al. Early post-infarction angina ischemia at a distance and ischemia in the infarct zone. N Engl J Med, 1981, 305: 1101
3. Lo YS et al. Postinfarction angina. Progr. Cardiovasc Disease, 1987, 30: 111
4. Koiwava Y et al. Postinfarction angina caused by arterial spasm. Am J Cardiol, 1982, 50: 197
5. Singh AK et al. Early myocardial revascularization for postinfarction angina: results and long-term follow-up. J Amer Coll Cardiol, 1985, 6: 1121
6. Maseri A. Pathogenetic mechanism of post-infarction angina. Europ Heart J, 1986, 7 (Suppl c): 3-5
7. Conti CR. Early postinfarction angina: therapeutic strategies. Europ Heart J, 1986, 7 (Suppl c): 111
8. Deanfield JE et al Amlodipine reduces transient myocardial ischemia in patients with coronary artery disease: double-blind circadian Anti-ischewia Program in Europe (CAPE Trial). JACC, 1994, 1460
9. 陈纪林等. 梗死后心绞痛临床类型及与血管病变的关系. 中华内科杂志, 2000, 39: 594

第二十二章 血管痉挛性心绞痛和变异性心绞痛

(Vasospastic Angina and Variant Angina)

第一节 定义和发病机制……………（449）	第四节 治疗……………………………（451）
第二节 临床表现……………………（450）	第五节 预后……………………………（452）
第三节 诊断…………………………（450）	

第一节 定义和发病机制

变异性心绞痛和血管痉挛性心绞痛是由于冠脉痉挛引起不同程度和范围的心肌缺血而发生的心绞痛和心肌耗氧量增加无关，这两者的不同仅是心肌缺血量的差异：痉挛严重引起心肌全层（内膜到心外膜）缺血，心电图表现为 ST 段抬高者为变异心绞痛；痉挛稍轻，冠脉未完全闭塞仅引起心内膜下心肌缺血，心电图表现为 ST 段下降者为血管痉挛性心绞痛。

变异性心绞痛由于半年内发生心梗，死亡者多，故某些作者将其列为不稳定性心绞痛之一。

发病机制：

冠状动脉内膜粥样硬化病变破坏了内皮的正常功能，使内皮产生的血管活性物质（收缩血管和舒张血管）的比例失调，导致冠状动脉处于易发生痉挛的倾向，在某一种正常的或异常的刺激因素启动下即可发生冠脉痉挛。

正常内皮细胞产生内皮依赖舒张因子（EDRF 即 NO）前列环素（PGI_2）等舒张血管物质，同时也分泌内皮素、TXA_2 等收缩血管因素，以此调节血管张力，适应各种生理需要。冠状动脉因粥样硬化病变而受损，NO、前列环素生产不足，易受激活的血小板释放的 TXA_2，血小板生长因子的刺激而发生血管收缩。

粥样硬化的动脉对某些生理性刺激的反应也发生了方向性的变化：①交感神经兴奋，神经末梢分泌的去甲肾上腺素对正常的冠状动脉产生扩张作用，而对于内膜受损的冠脉即产生收缩作用；②乙酸胆碱（acetylcholin AC）血清素、凝血酶、ADP，注入正常动脉产生扩血管作用，而对内膜受损的动脉即产生收缩血管作用。

变异性心绞痛大多有定时发作的倾向，好在凌晨发作。一种解释是：这个时段是体内代谢最低的阶段，H^+ 离子产生减少，血液 H^+ 离子浓度下降，Ca^{2+} 进入细胞，对一个已处于好发血管痉挛倾向的病人即可诱发冠脉痉挛。

上述现象说明，冠脉痉挛是一种失去内膜功能后的一种病理性反应，表现为病变局部对缩血管物质的高度敏感性和对某些正常血管呈扩张作用物质表现为异常的血管痉挛，变异性心绞痛的冠脉病理改变：冠脉多有粥样硬化病变。Maseri A 等报道：106 名变异性心绞痛作冠脉造影者，冠脉无显著狭窄8名（7.5%），1支病变38名（35.8%）、2支病变34例（32%）、3支病变26名（24.5%）。但也有不同报道。郑宗锷等列举文献报道本病210例，其中冠脉有病变91例（43%）、冠脉无显著病变者119例（57%）。

第二节 临床表现

Prinzmetal 1959年首次描述变异性心绞痛特点如下：①心绞痛发生于休息时，运动、情绪激动不会诱发；②发作较一般心绞痛重、时间长；③发作呈周期性，常在一定时间发生（特别在半夜、凌晨）；④发作时ST段上升，严重发作时R波增高变宽；⑤ST段上升导联符合一支大冠脉分布，以后发生心肌梗死也在同部位；⑥发作时可出现心律失常，特别是室性心律失常；⑦β-受体激动剂及Nylidrin可能防止发作；⑧病人的一支冠脉有狭窄，并认为其机制是在冠脉粥样硬化基础上张力增高引起严重狭窄所致。

上述是典型变异性心绞痛的特点，但是随着临床病例积累和观察的深入，发现某些病例的发作并不总是如此。某些病例虽多在凌晨休息时定时发作，但同时又可在白天体力活动时发作，表现为混合型心绞痛的特点。心绞痛发作较一般心绞痛为重，但也有较轻的发作，在5分钟内自行缓解。24小时动态心电监测甚至有ST段上升而无胸痛发作。

严重心律失常可见于发作高峰时，称为闭塞性心律失常（occlusive arrhythmia），也可见于刚缓解时，称为再灌注心律失常（reperfusion arrhythmia）。

心律失常可分为快速室性心律失常，包括频发室性早搏、RonT、室速、室颤，此种心律失常多见于前壁缺血时。缓慢心律失常包括窦性心动过缓、Ⅱ度~Ⅲ度房室传导阻滞，此类心律失常多见于下壁缺血时。

心电图改变：ST段上升是变异性心绞痛的必有改变。实际上，同一病人在不同发作时间有时为ST段上升、有时为ST段下降、有时为T波倒置、T波伪改善或U波倒置。ST段上升为透壁性心肌缺血，ST段下降为心内膜下缺血，此已为^{201}Tl心肌灌注显像证实：ST段上升时为分界明确的大片心肌灌注缺损；ST段下降时是边缘模糊的灌注缺损。因此，ST段改变的不同表现是冠脉痉挛严重程度的不同，并非本质上的不同。有作者提出变异性心绞痛是冠脉痉挛性心绞痛临床谱中最突出的一种表现。

ST段上升是一过性的，发作过去即回复到等电位线。少数病人ST段下降后可有短时间的T波倒置。

第三节 诊 断

心绞痛发作时应立即记录心电图。如发作时ST段上升，发作后ST段恢复正常，诊断即可确立。24小时心电监测有助于及时检测到诊断性心电图改变，并可发现心绞痛发作时亦有ST段压低、T波倒置等改变。确定诊断有赖于检测出发作时的ST段抬高。

重症变异性心绞痛的胸痛和ST段抬高和急性心肌梗死极为相似，难以鉴别，把变异性心绞痛当作急性心肌梗死而予溶栓治疗病例已屡见不鲜。有几点可能有助于诊断变异性心绞痛的诊断：①既往有几次类似的发作，包括发作时间、胸痛性质、胸痛持续时间和这次相同；②舌下含服粉状硝苯地平10mg可迅速缓解胸痛、ST段下降；③床旁快速法检测心梗三项，肌红蛋白、TNT、CK-MB。变异性心绞痛前二项可能增高，而CK-MB正常。

对某些难以确诊的病人可做诱发试验。

(一) 麦角新碱激发试验

作用于冠脉α受体和5-羟色胺能受体而诱发痉挛，宜用于冠脉造影无明显病变者，术前停用硝酸酯类及钙拮抗剂48小时。阳性结果包括出现胸痛、心电图ST段抬高，冠脉造影显示局部严重狭窄。心绞痛严重可自冠脉注射硝酸甘油0.2mg迅速缓解。常用静脉注射法：剂量为：第一次0.05mg，每5分钟增加0.05～0.1mg，总量为0.4mg。多数病人诱发剂量为0.2mg。本试验敏感性、特异性均达90%，基本上是安全的，少数病人出现心肌梗死、心律失常及死亡。

为了提高安全性，近来主张冠脉内小剂量注射角新碱以免引起多支冠脉同时痉挛引起严重后果。方法：将0.2mg麦角新碱溶于20ml生理盐水中，即浓度为10μg/ml，以1ml/min速度缓慢注射，随时观察病人反应，如出现胸痛、ST上升立即停止注射，总剂量不超过50μg（5ml）。

麦角新碱试验的禁忌证：

绝对禁忌证：妊娠、严重高血压、明显左心衰、主动脉瓣狭窄（中、重度）、高度左主干狭窄。

相对禁忌证：不稳定性心绞痛、心律失常、冠状动脉病变严重。

麦角新碱试验的安全性取决于：①严格的病例选择；②采用低剂量方案，递增剂量小。③严密观察、迅速处理。

(二) 乙酰胆碱试验

仅对内皮功能不正常的冠脉引起痉挛，对于内皮正常的冠脉，促使内皮产生NO，而导致冠脉扩张，本试验副作用少，乙酰胆碱半衰期短，右冠内注射后可引起短时间的缓慢心律失常，敏感性80%～90%，特异性90%。

剂量：左冠脉内注射20μg、50μg、100μg。
右冠脉内注射20μg、50μg。

(三) 其他试验

过度换气试验、冷加压试验、运动心电图试验皆可使一部分变异性心绞痛出现反应敏感性不高，临床少用。

第四节 治 疗

1. 硝酸酯类通过其扩张冠状动脉作用可有效地终止心绞痛发作，也可预防发作。由于多数病人在夜间、凌晨时发作，宜每6小时服用硝酸异山梨醇加以预防，也可应用其他长效硝酸酯类如单硝酸异出梨醇酯。

2. 钙拮抗剂 用于治疗变异性心绞痛是重大进展，可明显改善预后。钙拮抗剂阻断Ca^{2+}内流，降低平滑肌细胞内Ca^{2+}浓度，从而使冠状动脉扩张。其作用机制不同于硝酸酯类，两类药配合有相加作用。

硝苯地平（nifedipine）具有强大的冠脉扩张作用。定时服用可大幅度减少变异性心绞痛发作。嚼服可迅速终止发作，其作用和含服硝酸甘油相似，通常剂量是每次10～40mg，每6小时1次。

地尔硫䓬（diltiazem）：其冠脉扩张作用类似硝苯地平。对变异性心绞痛的疗效同样非常显著。虽同为钙拮抗剂，但其作用位点不同于硝苯地平，故两药合用可加强疗效。常用剂量为30～90mg，每6小时1次。

维拉帕米（verapamil）对变异性心绞痛的疗效较硝苯地平和地尔硫䓬稍弱，但维拉帕米由于具有抑制心肌收缩力、减慢心率、抑制传导的作用,故对变异性心绞痛合并劳力性心绞痛者,疗效更好。常用剂量为40～120mg,每6小时1次。心功能差者、心率缓慢及传导阻滞者慎用,此类病人宜选用硝苯地平。

第二代拮抗剂氨氯地平(半衰期35～50小时),非洛地平(felodipine)(半衰期25小时),皆为血管选择性钙拮抗剂,作用时间长,日服一次可维持作用24小时,已有临床观察报告此二药对于变异性心绞痛有良好疗效。

钙拮抗剂治疗变异性心绞痛应连续应用半年,以后可根据情况逐渐减量直至停药。

3. 其他

α-阻断剂哌唑嗪,钾通道开放剂尼可地尔(nicorandil)。皆有明显血管扩张作用,用以治疗变异性心绞痛取得一定疗效。阿司匹林对于变异性心绞痛病人可能有不利作用,因其抑制具有血管扩张作用的PGI_2的完成。β-受体阻滞剂由于有加重冠脉痉挛的可能,一般不宜用于变异性心绞痛。

对药物治疗不满意,冠脉有显著狭窄的患者,可根据病变特点,选择PTCA或CABG治疗。

第五节 预 后

变异性心绞痛发作6～12个月后可转入无症状阶段,在此期间有20%发生心肌梗死、10%死亡(由于心律失常)。影响预后的因素包括:冠脉有严重病变者、左室功能不良者、重度心绞痛、持续时间长者。有作者报告单支病变者1年存活率99%、5年为95%;多支病变者,1年存活率87%、5年为77%。

(邵 耕)

参 考 文 献

1. Prinzmental M et al. Angina pectoris pectoris I a variant form of angina pectoris prelimiminary report. Amer J Med, 1959, 27:375
2. Yasue H. Pathophysiology and treatment of coronary arterial spasm Chest, 1980, 78:216
3. Yasue H. et al. Prinzmetal's variant form of angina as a manifestation of alpha-adrenergic receptor mediated coronary artery spasm:Documentation by coronary arteriography. Amer Heart J, 1976, 91:148
4. Maseri A et al. "variant" angina. one aspect of a continous spectrum of vasospasic myocardium ischemia Pathogenetic mechanism estimated incidence and clinical and coronary arerilgraphic finding in 138 patients. Am J Cardiol, 1978, 42:1019
5. 陈纪林等. 变异心绞痛23例临床发病特点. 中国循环杂志, 1986, 1:85
6. Kerin NZ et al. Arrhythmias in variant angina pectoris Relation ship of arrhythmias to ST segment elevation and R-wave changes. Circulation, 1979, 60:1343
7. Previtatali M et al. Ventricular tachyarrhythmias in prinzmetal's variantangina:Clinical significance and relation to the degree and time course of ST segment elevation. Am J Cardiol, 1983, 52:19

8. 郑宗锷. 冠状动脉痉挛. 中华内科杂志, 1984, 23: 179
9. Luch RJ et al. Coronary artery spasm. Ann Intern Med, 1979, 23: 179
10. Schroeder JS et al. Multicenter controlled trial of diltiazem for prinzmetal angina. Amer J Med, 1982, 72 : 227
11. Grestenblith G et al. Nifedipine in unstable angina a double blind randomized trial. N Engl Med, 1982, 306: 885
12. Walling A et al. Long term prognosis of patients with variant angina. Circulation, 1987, 76: 991
13. Opie LH. Calcivm Channel Blockers in Opie LH ed. Drugs for the Heart Saunder Philade/phia, 2000, 53: 70
14. Harding MB, Leithe ME, Mark DB et al. Ergonovine maleate testing during cardiac catheterigation: A 10-year Perspective in 3447 patients without significant coronary artery disease or Pringmetal Variant angina J Am Coll cardiol, 1992, 20: 107
15. Suzuki Y, Tokunaga S, Ikeguchis, et al. Induction of coronary artery spasm by intracoronary Acetylcholine: comparison with intracoronary ergonovine Am. Heart J, 1992, 124: 39
16. Sueda S, Ochi N, Kawada H, et al. Usefulness of intracoronary injection of acetylcholin and ergonovine in patients with Variant angina J Cardiol, 1998, 1: 145-150

第二十三章 卧位心绞痛及餐后心绞痛
(Angina Decubitus and Post Prandial Angina at Rest)

第一节 卧位心绞痛	(454)	第二节 餐后心绞痛(休息)	(455)
一、发病机制	(454)	一、发病机制	(455)
二、治疗	(455)	二、治疗	(455)

第一节 卧位心绞痛

卧位心绞痛(angina decubitus)系指卧位引起的心绞痛发作,发作时须坐起甚至站立以减轻胸痛,夜间发作多在平卧位后 1~3 小时内。白天尤其是在餐后平卧也可诱发。此类患者常先有或同时有重度劳力性心绞痛,冠状动脉造影常有多支冠状动脉严重病变或左主干病变。卧位心绞痛由于多在夜间发作故亦称夜间心绞痛(nocturnal angina)。变异性心绞痛虽也可在夜间发作,但不归入此类。

休息心绞痛虽可在卧位发生,但机制是供血减少引起,不论坐位卧位都可发作,不同于本病。夜间因偶发因素(噩梦、阵发血压升高、心动过速)引起心绞痛发作亦不属本病。

一、发病机制

卧位心绞痛的发作机制尚无统一看法,利用漂浮导管连续监测心绞痛发作前后的血流动力学改变并与心电图及症状作相关分析,提供了有关发病机制的重要资料及看法。

陈氏对 18 例卧位心绞痛患者进行漂浮导管连续监测。这些病人皆有严重多支冠脉病变及舒张功能异常,但 EF>45%。发作前后血流动力学改变有三种不同类型:①发作前肺动脉舒张压(PADP)无明显改变(3例),平卧后至发作前心搏量增加,心率、血压上升,心肌耗量增加,超过冠脉储备而引起心绞痛。引起上述改变的原因是:平卧位使回心血量增加,左心室舒张容量和室壁张力上升,心室容量增加,根据 Starling 定律,使心脏收缩力加强,心搏量加大,血压、心率上升。②轻、中度舒张功能异常(12例):发作前有不同程度的 PADP 升高,但收缩功能正常。平卧位使左心室容量增加,使原有的舒张功能障碍加重,进一步提高左心室舒张末压及左房压力,反射性地引起心率、血压上升。这些因素的综合作用引起心肌耗氧量增加和心绞痛发作。③左室舒张压心力衰竭(3例):发作前 PADP 明显升高,并出现左心舒张型心力衰竭表现,心室容量,血压、心率急剧上升而引起心绞痛。

心绞痛发作时病人立即坐起或站立,心绞痛可在数分钟内缓解,说明立位可迅速减少左心室容量负荷而降低心肌耗氧量。

因此,卧位心绞痛应分类为劳力型心绞痛。

平卧位后下肢水肿液的回吸收,使血容量增加,从而使左室容量负荷进一步加重,这一过程需要时间,这是卧位心绞痛患者需在平卧后1~3小时才发作心绞痛的原因之一。

卧位心绞痛的病理学基础是严重得多支冠脉病变,心肌有不同程度的缺血性损伤,是引起舒张功能不全的主要原因。卧位心绞痛在几周、几月过程中时轻时重,是反复发作,这和某些CHD病人在夜间因某些偶然因素如阵发心动过速、高血压、交感神经兴奋而引起的夜间心绞痛不同。

二、治疗

发作频繁者可静脉点滴硝酸甘油,剂量由 $10\mu g/min$ 递增。

多数病人宜用 β-受体阻滞剂加消心痛治疗。同样应注意剂量个体化。由于多在夜间发病,睡前应加服一次药。

在应用 β-受体阻滞剂疗效不满意时可加用硝苯地平,或换用地尔硫䓬或维拉帕米。

有收缩型心衰表现者加用地高辛和利尿剂治疗。

阿司匹林每日 100mg,可防止血小板聚集。

发作频繁者可给予肝素抗凝。

病情稳定后,应争取作冠状动脉造影,选择病人作 PTCA 和 CABG。

第二节 餐后心绞痛(休息)

某些劳力性心绞痛患者可在餐后休息状态下发生心绞痛,大多发生在餐后 20~30 分钟时,称为餐后心绞痛(postprandial angina at rest)。

一、发病机制

其发病机制尚不明确。有人提出饭后常有心率加快、血压升高、心排血量增加,故饭后心肌耗氧量增加可能是诱发心绞痛的原因。但仔细观察,心绞痛发作多在饭后 25 分钟时,此时心率、血压已降至餐前水平,故难以单用心肌耗氧量增加解释。Figueras 等对餐后心绞痛患者作连续血流动力学及心电图观察,发现心绞痛发作前先有肺小动脉嵌入压上升和心电图缺血改变,然后心绞痛发作,在此前并无心率-血压双乘积的增加,故认为心肌耗氧量增加不是主要原因。作者认为可能饭后胃的充盈反射地引起冠脉收缩而致心绞痛。

Chung 对 20 例前降支或左主干有显著狭窄的病人在饭前和饭后 15、30、45、60 分钟应用多普勒超声测定前降支远端舒张期远端的冠脉舒张期血流。在 20 名正常人,在饭后 45 分钟和饭前比冠脉血流量增加最多;而在患者,不仅不增加反而减少($P<0.002$)其中 6 名病人在血运重建术后,冠脉血流恢复正常。作者认为其机制可能"冠脉窃血"现象。

进食高脂食物发生饭后心绞痛者,其发作时间在饭后 3~5 小时,因此时血甘油三酯上升、血粘度增加、冠脉血流下降(高脂血症可使冠脉血流减少 20%)而引起心绞痛发作。

餐后心绞痛患者多有严重多支冠脉病变。

二、治疗

原为稳定性劳力性心绞痛者初次发生餐后心绞痛应按不稳定性心绞痛处理。可在餐前服用 β-受体阻滞剂或钙拮抗剂。餐后服用硝酸甘油及肝素抗凝。病情稳定后择期作运动心电图或运动核素试验,显示重度缺血者应进一步做冠脉造影以选择病人做 PTCA 或 CABG。

(邵 耕)

参 考 文 献

1. Nowlen JB et al. The association of nocturnal angina with dreaming. Ann Interm Med,1965,63:1040
2. Quyyumi AA et al. Nocturnal angina: precipitating factors in patients with coronary artery disease and factors in patients with coronary artery disease and those with variant angina. Brit Heart Dis,1986,56:345
3. Lichestein E et al. Significance and treatment of nocturnal angina preceeding myocardial infarction. Amer Heart Dis,1977,93:723
4. Figueras J et al. Mechanism and nocturnal angina. Observation during continuous hemodynamic and electrocardiographic monitoring. Circulation,1979,59:955
5. 陈在嘉. 对卧位心绞痛的重新认识. 中华内科杂志,1991,30(12):739
6. 陈纪林等. 心脏做功和心绞痛发作间的关系. 中华内科杂志,1983,10:618
7. Figueras J et al. Hemodynamic and electrocardiographic accompaniment of resting postprandial angina. Brit Heart J,1979,42:402
8. Cowly AJ et al. Postprandial worsening of angina: all due to changes in cardiac output? Brit Heart J,1991,66:147
9. Chung WY, Sohn DW, Kim YJ et al. Absence of postprandial surge in coronary blood flow distal to significant stenosis: a possible mechanism of postprandial angina J AM Coll cardiol,2002,40:1976-1983

第二十四章 急性心肌梗死
（Acute Myocardial Infarction）

前言 …………………………………… (458)
第一节 急性心肌梗死的病理和发病机制
　　…………………………………… (459)
　一、AMI 的冠脉病变特点 …………… (459)
　二、AMI 的病理改变 ………………… (461)
　三、冠脉血栓形成与 AMI …………… (463)
　四、冠脉痉挛与 AMI ………………… (465)
　五、内皮功能障碍与 AMI …………… (465)
　六、冠脉侧支循环与 AMI …………… (466)
　七、非 ST 段抬高的 AMI …………… (467)
　八、非冠状动脉粥样硬化的 AMI …… (468)
　九、冠状动脉造影正常的 AMI ……… (470)
第二节 急性心肌梗死的病理生理 …… (471)
　一、心肌收缩功能的改变 …………… (471)
　二、心肌舒张功能的改变 …………… (473)
　三、左室重构对心脏功能的影响 …… (473)
第三节 急性心肌梗死的临床表现 …… (474)
　一、急性心肌梗死的促发因素 ……… (474)
　二、急性心肌梗死的临床症状 ……… (475)
　三、急性心肌梗死的体格检查 ……… (477)
　四、急性心肌梗死的实验室检查 …… (480)
　五、急性心肌梗死的血流动力学监测 … (489)
第四节 急性心肌梗死的诊断及鉴别诊断
　　…………………………………… (491)
　一、急性心肌梗死的诊断 …………… (491)
　二、急性心肌梗死的鉴别诊断 ……… (494)
　三、梗死面积的评估 ………………… (496)
第五节 急性心肌梗死的常规治疗 …… (498)
　一、入院前的任务 …………………… (498)
　二、急诊初步诊断的建立、早期危险分层和
　　处理 ……………………………… (499)
　三、住院后的治疗 …………………… (501)
第六节 急性心肌梗死的溶栓治疗 …… (510)
　一、再灌注治疗 ……………………… (510)
　二、溶栓药物的作用机制和分类（包括大
　　规模溶栓试验） ………………… (510)
　三、溶栓治疗的适应证和禁忌证 …… (516)
　四、常用溶栓药物的剂量和用法 …… (517)
　五、溶栓疗效的评价方法与标准 …… (517)
　六、溶栓的效果和对病人临床预后的影响
　　…………………………………… (518)
　七、溶栓药物的副作用和溶栓疗法的局限性
　　…………………………………… (519)
　八、溶栓治疗的辅助或联合药物治疗 … (520)
　九、心肌组织水平再灌注和溶栓剂的促凝
　　作用 ……………………………… (520)
第七节 急性心肌梗死的介入治疗 …… (521)
　一、急性心肌梗死介入治疗的分类及评价
　　…………………………………… (521)
　二、急性心肌梗死的冠脉内支架置入术
　　…………………………………… (525)
　三、冠状动脉联合介入治疗 ………… (525)
　四、急性心肌梗死患者行 PCI 的常见并发症
　　…………………………………… (526)
第八节 急性心肌梗死合并症的诊疗 … (528)
　一、心律失常 ………………………… (528)
　二、心力衰竭和心源性休克 ………… (537)
　三、乳头肌功能不全和乳头肌断裂 … (545)
　四、室间隔穿孔 ……………………… (547)
　五、心室游离壁破裂与假性室壁瘤 … (549)
　六、心室室壁瘤 ……………………… (552)
　七、左室附壁血栓和体循环栓塞 …… (554)
　八、静脉血栓形成与肺栓塞 ………… (555)
　九、心包炎与心包积液 ……………… (556)
　十、Dressler's 综合征 ……………… (558)
　十一、心肌梗死延展 ………………… (559)
　十二、心肌梗死伸展 ………………… (562)
第九节 急性心肌梗死后早期危险性评价及二
　　级预防 …………………………… (564)
　一、急性心肌梗死后早期危险性评价 … (564)

二、急性心肌梗死的二级预防 …………(568)	三、心房梗死 ……………………………(591)
第十节 冠心病的康复治疗……………(571)	四、再梗死 ………………………………(592)
一、冠心病康复治疗简述………………(571)	第十二节 年轻人心肌梗死……………(594)
二、冠心病康复治疗的目的和作用……(572)	一、危险因素……………………………(594)
三、运动对心血管系统的影响…………(573)	二、病因及发病机制……………………(595)
四、冠心病康复方案的组成和制定……(574)	三、临床特点……………………………(595)
第十一节 特殊类型心肌梗死…………(581)	四、治疗…………………………………(596)
一、非Q波心肌梗死……………………(581)	五、预防…………………………………(596)
二、右室梗死……………………………(586)	

前 言

急性心肌梗死（acute myocardial infarction，AMI）是危害人类健康的世界范围性问题。其发病率及死亡率均高。在工业发达的美国每年接近有 150 万人患 AMI。在美国死亡者中四分之一是由 AMI 引起，其中 60% 是 AMI 发作一小时内在院外发生猝死。与世界各国相比，我国目前仍是冠心病的低发区。但近年来随着人民生活水平的不断提高，AMI 的发病率亦呈上升趋势，根据卫生部一些流行病学资料统计，表明 1957 年城市居民心血管病（包括心脏病和脑血管病）死亡占总死亡人数的 12.07%；到 1985 年上升为 44.4%。北京地区防治冠心病协作组，1991 收治的患者为 1972 年的 2.47 倍，这可能反映在北京市急性心肌梗死有明显增长趋势。以阜外心血管医院为例，1972~2000 年收治急性心肌梗死住院病例数，从 1972~1974 年每年收治 61~63 例至 1999~2000 年每年收治 340~350 例，增加 5 倍以上，其住院病死率从 1972 年 24.5% 至 20 世纪 90 年代后半期年病死率多数在 5% 左右。北京地区 1977~1986 年急性心肌梗死病人住院病死率已基本降到 12% 左右，根据我院心内科 CCU 近年每年收治 AMI 约 200 例左右，住院病死率在 7%~8%。从上述资料可看出国内冠心病发病率的升高，从病理解剖的研究亦证明我国冠状动脉粥样硬化发生年龄较解放前提前 5~10 年，且北方高于南方，城市高于农村。

AMI 确实是威胁人类生命的重要疾病。降低其死亡率是多年来心脏病学者们最为关注和为之奋斗的目标。几十年来，急性心肌梗死的治疗显示了几个不同阶段。其死亡率也随之有大幅度的下降。20 世纪 60 年代以前 AMI 的治疗措施是消极的，主要包括卧床休息、吸氧、镇痛和观察血压、尿量等。治疗的目的是对症治疗、预防心脏破裂和一些合并症。当时的死亡率高达 30%。60 年代末 70 年代初普遍成立了冠心病监护室（coronary care unit，CCU）。开始了对 AMI 的强化监护，采用了床边及中心的持续性心电监护。及时的应用了电除颤，抗心律失常药物利多卡因，使许多 AMI 早期电不稳定引起的恶性心律失常，特别是原发性室颤得以控制。此后床边血流动力学监测、尖端带有气囊的 Swan-Ganz 漂浮导管的应用，可及早、正确地观察到 AMI 的病理生理变化。从而使一些合并症得到及时和正确的处理。此期间 AMI 的住院死亡率降低到 15% 左右。近年来提出了一个新的概念，集中在如何限制和缩小梗死面积。这一概念是改变 AMI 近期及远期预后的关键。一方面是降低心肌氧耗量、保护受损心肌；另一方面则是对缺血心肌恢复再灌注，使血运重建。溶栓治疗则使 AMI 治疗史上出现了戏剧性变化。血运重建尚包括 AMI 的急诊 PTCA、急诊搭桥术等。这些治疗使得 AMI 的住院死亡率近 30 年来下降超过了 80%，达到目前的 10% 左右。回顾我国及我院 AMI 治疗的轨迹，也完全是沿着这三个历史发展阶段进行的。只不过解放初期引进的先进技术太慢太少,如床边血流动力学比国外晚10年左右。近年来由于加强了国际间学术交流,引进了国外先进技术,我们的步伐业已基本赶上世界医学新时代的进展——溶栓及急诊PTCA和冠脉搭桥治疗这样一个积极进取的新时代。

当前我们面临的挑战是:降低急性心肌梗死的发病率;加强降低冠心病发病的多种危险因素的一级预防;降低住院前及住院时的死亡率;积极开展二级预防;特别要不失时机地开展心脏介入性治疗及药物治疗。

(张钧华)

第一节 急性心肌梗死的病理和发病机制

动脉粥样硬化是急性心肌梗死(acute myocardial infarction,AMI)的主要原因,在冠脉粥样硬化病变基础上并发血管腔内血栓形成或完全闭塞性血管痉挛,造成血管腔持久性闭塞,血流中断,如该动脉与其他冠脉分支血管之间尚未建立充分的侧支循环,即可导致该动脉所供应的心肌严重而持久地缺血,最终发生心肌坏死,即心肌梗死。有少数心肌梗死是由于非动脉粥样硬化的病因所造成的,如冠脉栓塞(血栓栓子、气栓、菌栓、瓣膜赘生物等栓塞)、冠状动脉炎、冠状动脉夹层动脉瘤(介入诊断与治疗过程中)等。

随着科学技术的进步,人们对AMI的认识不断变迁。在溶栓治疗时代以前,临床医师根据AMI后数天内的心电图变化,将AMI分为Q波AMI与非Q波AMI,两者分别对应于透壁性AMI与非透壁性AMI(即心内膜下AMI)。20世纪90年代以来由于对AMI病理生理认识的不断深入,提出了急性冠脉综合征(acute coronary syndromes,ACS)这一概念,其疾病谱包括不稳定性心绞痛、Q波AMI与非Q波AMI,其共同的病理生理基础是斑块破裂。根据患者心电图ST段是否抬高将ACS分为ST段抬高的ACS,即ST段抬高的AMI和无ST段抬高的ACS,后者包括不稳定性心绞痛及无ST段抬高的AMI,两种类型的AMI在发病机制、临床表现及干预对策上均不尽相同。

一、AMI的冠脉病变特点

(一)冠脉闭塞与AMI

1. 冠脉完全闭塞并非总伴随AMI发生。1912年,Herrick提出AMI是由心外膜冠状动脉突然闭塞所造成的,在以后的30年中,冠脉闭塞的重要性逐渐为人们所认识。尽管还有许多争论,但AMI的临床表现使人们相信其起源于突然的冠脉闭塞,闭塞的原因通常是由于急性血栓形成,因此冠脉内血栓形成和AMI这两个名称几乎就成为同义词。直到40年代初才有人提出这一概念的缺陷,他们发现当冠脉侧支循环建立能够维持心肌的营养供给时,即使某一支冠脉突然闭塞也不会造成AMI。此外其他因素如心肌代谢水平、其他冠脉分支狭窄的存在及其部位、由阻塞血管供血的心肌数量等均能影响闭塞血管远端心肌细胞的存活。

2. AMI也可在冠脉没有完全闭塞的情况下发生。这些病人都有严重的冠状动脉狭窄,虽然没有完全闭塞,但出现了斑点状的、心内膜下梗死。有人进一步明确指出内膜下梗死很少合并冠脉闭塞,相反透壁性AMI常见有冠脉闭塞。AMI的尸检资料证实了上述观点,据统计90%的透壁性梗死合并有冠脉血栓性闭塞,而心内膜下心肌梗死只有30%有冠脉闭塞存在。在后一种情况的病人中大多有明显的多支冠脉狭窄和低血流量的状况,可能与多支冠脉严重狭窄部位的血小板集聚引起微血栓形成有关。

（二）冠脉狭窄与 AMI

AMI 的尸检资料显示 75% 以上患者的冠脉有 1 支以上存在严重狭窄，其中 3 支血管病变者占三分之一到三分之二，其余患者单支血管病变与两支血管病变者各占一半，这与临床观察的结果有所不同，冠脉造影显示的 AMI 存活患者的单支血管病变的比例要更高些。此外大量冠脉造影及尸检结果证实约 10% 的 AMI 患者的冠状动脉是正常的，此类病人冠脉血流量减少的原因可能是持续的、严重的冠脉痉挛，或者虽有冠脉内血栓形成，但血栓很快溶解。

虽然一般认为冠状动脉有高度狭窄病变的比有轻度狭窄病变的更易发生 AMI，而实际上多数 AMI 是由于原有轻度狭窄病变（小于 50%）的冠脉血管闭塞所造成的，由原有高度狭窄病变的冠脉血管闭塞所造成的 AMI 只占极小部分。研究表明早期小的软斑块较后期大的狭窄斑块更易破裂，由于没有侧支循环保护，一旦小斑块破裂其临床症状更加严重。随着对冠脉造影、尸检及动物实验的大量研究，目前已经证实稳定与不稳定斑块是粥样硬化斑块存在的两种状态，AMI 的发生取决于冠脉内粥样斑块的不稳定性，斑块破溃致冠脉腔内血栓形成，而与斑块造成的冠脉狭窄无肯定的相关性。研究表明高度冠脉狭窄病人其病变 60% 已纤维化较稳定，发生血栓的危险性反而较少。

（三）AMI 部位的判定

左冠状动脉前降支阻塞通常会造成左室前壁、心尖部心肌的 AMI，前间壁、左室前侧壁、左室前外乳头肌、左室下壁心尖部也可以受累。左冠状动脉回旋支阻塞可以造成左室侧壁、后下壁 AMI。右冠状动脉阻塞一般会造成左室后下壁、后间隔、左室后内乳头肌及右室的梗死。梗死的部位与面积部分地也是由阻塞的冠状动脉的分布情况所决定的，例如当右冠优势型的患者右冠闭塞时，远端的后降支部位及左室后壁、后下壁会出现梗死，相反当左冠优势型的患者左回旋支闭塞时，也会在同样的区域发生梗死。

当心室某个区域由侧支循环供血时，闭塞的血管与 AMI 部位之间的关系就比较复杂。例如当右冠状动脉管腔因粥样硬化病变而逐渐闭塞时，由于左前降支的侧支循环供血，左室下壁心肌仍然可能保持存活，在这种情况下一旦左前降支闭塞，则可造成膈面心肌梗死。反之，左前降支病变使血管腔逐渐闭塞，由于右冠状动脉侧支循环供血使前间壁、左室前壁，心肌得以存活，一旦右冠状动脉发生闭塞，则出现前间壁及左室前壁心肌梗死。在上述情况下发生梗死的部位与急性闭塞的冠状动脉相隔了一段距离，实际上这类情况并非罕见。

（四）特殊部位的 AMI

1. 右室 AMI　长期以来人们对右室的作用认识不足，认为其仅是小循环一系列器官中的一个不起眼的小角色。直到 20 世纪 70 年代人们才认识到严重右室梗死时伴有的血流动力学紊乱的重要意义。与左室相比，右室不易发生梗死，可能的机制有右室冠脉间的侧支循环系统要比左室丰富、右室耗氧量较低以及右室壁薄，使其可直接从右室腔内的血液中得到营养供给等。右室梗死一般是由于右冠状动脉阻塞性病变所引起，但即使右冠状动脉闭塞，发生的右室梗死也比预计的要少。当有肺动脉高压和右心室肥厚时，右室梗死才容易发生，因为在这种情况下右室的耗氧量有所增加。左室下壁透壁梗死中的 30%～50% 合并有右室不同程度的受累，而右室梗死几乎肯定伴有邻近的室间隔及左室受累，单独右室梗死约占死亡病人尸解的 3%～5%，通常见于慢性肺部疾患和右室高压的患者。

2. 心房 AMI　心房 AMI 约占死亡病人尸解的 7%～17%，常见于左室梗死的病人，甚至可以见到心房壁的破裂。一般说来，右心房梗死比左心房多见，这可能是因为左心房血液中氧含量要高得多的缘故。心耳部位的梗死比心房的侧壁、后壁多见。另外，由于右心室梗死常伴随有窦房结动脉阻塞，因此常有房性心律失常发生。

二、AMI的病理改变

（一）大体病理改变

肉眼观察下，AMI 主要分为两型：透壁性心肌梗死及心内膜下心肌（非透壁性）梗死，前者心肌坏死累及到心室壁的全层，后者指心肌坏死仅累及到心内膜下心肌，壁间心肌，而没有贯穿全层心肌到心外膜。

透壁性心肌梗死多由急性冠脉血栓形成引起，梗死局限于某一支冠脉的血流分布区域。非透壁性心肌梗死常发生于存在严重狭窄但还未完全闭塞的冠状动脉内，如患者同时合并肺栓塞、高血压、低血压、贫血、主动脉狭窄、外科手术或脑血管意外等可造成心肌代谢需要增加的疾患则更易发生。非透壁性心肌梗死发生的另一种情况是由于血栓形成阻塞血管，但很快血栓又自发溶解，或经溶栓、PTCA 治疗后血管很快再通，因而没有出现心肌全层坏死。一般说来，非透壁性心肌梗死病人在梗死前，与梗死相关的冠脉病变程度往往要比透壁性心肌梗死病人的冠脉病变程度严重得多，这看起来似于有些矛盾。但这一发现提示：梗死前严重的冠脉狭窄病变的存在，保护了心肌使之不发生透壁性心肌梗死，其机制可能与促进侧支循环发展有关。非透壁性梗死与透壁性梗死的组织学类型有所不同，前者的收缩带坏死几乎是后者的两倍。

AMI 发生至少 6 小时后才能见到心肌的肉眼病理变化，最初心肌受累的区域呈现苍白、发紫、稍有肿胀。18～36 小时后心肌呈棕褐色或紫红色，透壁性心肌梗死的心外膜可有浆液性（纤维性）渗出，这些变化约持续 48 小时。梗死部位接着变为灰色，出现黄色条纹，周围有中性粒细胞浸润，并且这个区域逐渐增宽，在以后几天内扩展到整个梗死区。梗死 8～10 天后，梗死区坏死的心肌由于单核细胞的吞噬而清除，使得梗死部位的心壁变薄，这时梗死部位病理切片可见梗死区呈现黄色，周围由紫红色肉芽组织条状带围绕。到梗死后 3～4 周，肉芽组织伸展到整个梗死区。再经过 2～3 个月，梗死区逐步呈现灰色、胶质样、毛玻璃样，最终变为皱缩的、薄而硬的瘢痕，并随着时间的推移而变白变硬。这一过程从梗死区的边缘开始，逐渐向中央部位移行。梗死区下的内膜厚度增加，颜色变灰色且不透明。

（二）组织学与超微结构改变

用光学显微镜观察，严重缺血还未至不可逆时，病灶出现肿胀，同时有水肿、脂肪变性。以前一直认为血流阻断 8 小时以后梗死心肌才能在光镜下看到变化，后来有人注意到梗死发生很短时间后即出现的心肌细胞的波浪型变化，并可看到收缩带及细胞与细胞之间的微小空隙，这可能是心肌细胞处于濒死前的收缩状态所致。8 小时后，间质水肿变得明显了，脂肪在肌纤维中沉积增多并伴有中性多核粒细胞与红细胞浸润，肌细胞核皱缩而后出现核溶解（即细胞核肿大并逐渐失去染色质），并且有小血管坏死。到梗死 24 小时，胞浆凝集及十字条纹消失，并可见在受累的心肌纤维内有灶性透明变性和不规则的十字形带，细胞核皱缩甚至消失，受累部位的毛细血管扩张，多形核白细胞聚集，先出现在梗死的周边然后波及到中心部位。在起初的 3 天里，除间质组织水肿外，红细胞可以有外渗。一般在梗死后第 4 天，坏死组织的清除就开始了，先是从病灶的周边开始，而后淋巴细胞、巨噬细胞、成纤维细胞（结缔组织细胞）浸润在肌细胞间，使之变为碎片。8 天内，坏死的肌纤维被溶解。大约经过 10 天，多形核白细胞减少，并有肉芽组织开始在周边出现，伴随着坏死肌细胞的清除，血管向内生长，结缔组织细胞向内延伸。以上过程持续到梗死后的第 4～6 周，此时大部分坏死心肌已被清除，同时梗死区胶原纤维增加。到第6周，梗死区通常已成为牢固的结缔组织瘢痕，其间散布有未受损害的心肌纤维。

应用一些组织化学方法在梗死发生6小时之内，即普通显微镜可见到有明显变化之前就能发现可疑的心肌坏死区域。在严重的心肌缺血发生3～4小时内糖原储备可消耗尽，故应用循环酸-schiff染色（PAS）和琥珀酸脱氢酶活性测定糖原，可检出可疑的坏死区域。硝基蓝吡咯染色技术可识别心肌尚存活的区域，使其染成深蓝，以区别不能染色的坏死心肌，这个反应可辨别梗死发生后6～8小时的梗死心肌。

应用电子显微镜可在实验性心梗动物标本上观察到最早的心肌内超微结构变化。在冠脉结扎后20分钟内，可见糖原颗粒的数量和体积减少，细胞内水肿形成，横向管道系统、肌浆网和线粒体肿胀及变形，这些早期改变是可逆的。冠脉闭塞60分钟以后的变化包括细胞肿胀、线粒体异常（肿胀和内部结构破坏）、核染色质集聚和着边现象（粘于四周壁上）以及肌原纤维的松解等。一般缺血20分钟到2小时后，上述变化在有些细胞中变得不可逆，并呈进行性发展。其他变化尚有：肌浆网小囊肿胀、线粒体极度扩张，几乎看不到嵴、肌丝的变细和分裂、异染色质消失、常染色质稀疏及核内染色质在周边集聚、肌原纤维排列紊乱和线粒体成团聚集。缺血所造成的不可逆损伤通常是细胞肿胀、肌质肌浆网腔扩大、肌纤维膜从细胞上剥脱、肌浆膜的缺损以及线粒体的破碎。

由心肌缺血所造成的肿胀的线粒体内含有磷酸钙沉积和致密的无定形基质，当血流恢复时，这些改变中有许多会变得更明显。线粒体结构与功能的变质，成为缺血性损伤的标志，也似乎成了心肌细胞死亡的最初的介体。在实验性梗死中，缺血的区域在40～60分钟后再灌注，可造成细胞剧烈的肿胀并有胞浆内空泡形成及线粒体明显肿胀，细胞膜与肌纤维脱离，肌纤维膜有气泡出现。缺血部位在再灌注早期很快就出现的形态学改变，说明了缺血造成了心肌细胞容量调节功能的紊乱。

（三）心肌坏死类型

凝固性坏死：由严重、持久缺血所致，通常出现在梗死的中央区域，在缺血心肌细胞处于松弛状态和被动伸展时，造成心肌细胞功能丧失。光镜下可见肌原纤维伸展，许多细胞伴有胞核固缩、血管充血，以及肌细胞坏死而产生的愈合，线粒体损害并有明显的不定形（絮状）改变，但没有钙化。

凝固性肌细胞溶解：又称收缩带坏死。主要是由于心肌细胞严重缺血然后再灌注所造成的。原因是濒死细胞的钙离子内流增加，造成细胞在收缩状态时功能停止，多见于大的梗死区域的靠周边部位，并且其范围在非透壁心肌梗死比透壁心肌梗死要大。在实验性再灌注或外科手术时，梗死的整个区域都可以呈现这种类型的坏死。在成功的溶栓治疗导致再灌注后亦可看到散在的收缩带坏死区。但未接受溶栓治疗的有大片梗死区的患者也有这一现象，表明通过自发性溶栓或痉挛血管松弛或两者共同作用已使再灌注恢复。其特征有肌原纤维过度收缩并有收缩带形成和线粒体损害，常伴钙化，有明显的血管充血，可由肌细胞溶解而愈合。

肌细胞溶解：常由时间较长的、中等程度的缺血造成。像凝固性肌细胞溶解一样，也常见于梗死的边缘部位。在梗死区域内呈现片状分布，往往见于慢性缺血性心脏病患者中。其特点为：细胞肿胀和水肿，早期出现肌原纤维溶解，晚期有核溶解，没有嗜中性反应，通过坏死肌细胞的溶解和吞噬作用而愈合，最终形成瘢痕。

三、冠脉血栓形成与 AMI

AMI 的发生大都经历了这样一个过程：在动脉粥样硬化自然发展进程中，尤其是那些含有脂质的斑块，发生了破裂和急剧变化，形成斑块溃疡或裂隙，使内膜下基质如胶原组织与血液接触，激活血小板，释放或激活某些介质，最终导致冠脉血栓形成，血管阻塞，其中斑块破裂是 AMI 发生的病理生理基础。

（一）冠脉血栓形成与 AMI

透壁性 AMI 发生几小时内所做的冠脉造影显示：与梗死相对应的血管中近 90% 是完全闭塞的，随着梗死后时间的推移，冠脉造影可看到血管完全闭塞的发生率逐渐减少，一是因为一部分血栓自发溶解，二是可能有一些血管闭塞的病人已死亡。一般在梗死 1 天时，血管完全闭塞的占 67%，2 周时占 53%，4 周时占 15%，以后变化就不明显了。非透壁性 AMI 中冠脉血栓形成的发生率究竟有多少还不十分清楚，由于血栓可以机化或有血管腔再通，此时从病理特征上很难与非闭塞性的动脉粥样硬化斑块加以区别，而冠状动脉造影研究所提供的仅仅是血栓形成的非直接证据，因此造影结果所提示的非透壁性 AMI 冠脉血栓形成的发生率变化范围很大，从 20%～90%。但越来越多的证据说明，血栓形成在冠脉综合征中起了主要作用，提示非透壁性 AMI 时血栓形成的发生率实际上可能比人们原先估计的要高。极少数情况下，冠脉血栓也可以导致多灶的梗死，而后者更常是心肌氧的供给与氧的需求之间严重不平衡的结果。如果冠状动脉有多处固定的粥样硬化病变造成的严重狭窄，当心动过速、心室壁张力增加或心肌收缩力增强等情况下，心肌氧的需求增加而由此造成心肌坏死。

血栓形成的速度和侧支循环的范围决定了急性冠状动脉闭塞造成的是透壁性 AMI 还是非透壁性 AMI，或者甚至没有发生 AMI。如果了解了血栓形成的时间与梗死发生时间的关系，就能搞清冠脉血栓形成与 AMI 之间的确切关系。但是应用组织学的标准来估计血栓形成和心肌梗死的时间是很不精确的，有些指标仅可作为间接的依据，如纤维蛋白肽、血小板因子等含量的增高，可以认为有急性凝血过程的存在，这些迹象表明血栓是最近形成的。冠脉造影结果提供了进一步的证据，AMI 发作数小时内所做的冠脉造影研究表明：大多数病人供给梗死部位血流的冠状动脉是完全闭塞的，假如给予溶栓治疗血管再通的比率很高。溶栓治疗后血管造影表明有残留狭窄，而此狭窄部位又恰恰是原先冠状动脉闭塞的部位，提示血栓已被溶解。在冠状动脉搭桥手术中出现 AMI 的大部分病人中，可以发现有新鲜的血栓。在不稳定性心绞痛病人的冠状动脉镜检查中可以直接观察到血栓，这种情况常是导致 AMI 的先兆。

在尸体解剖中，冠状动脉血栓在大部分病例中约近 1cm 长，附着在动脉管腔内表面。血栓成分有血小板、纤维蛋白、红细胞与白细胞。在动脉不同的位置上血栓的成分也不同：动脉近端的血栓是白血栓，主要由血小板组成；远端的血栓是红血栓，主要由红细胞、纤维蛋白组成。早期的血栓通常较小，不栓塞血管，几乎全由血小板组成。

（二）斑块破裂与 AMI

1. **不稳定斑块的特点**　无论是稳定型心绞痛、不稳定性心绞痛，还是 AMI 的发生，前提必须有粥样斑块存在，值得注意的是大部分粥样斑块是静止的，并不产生临床症状。冠脉造影资料表明，斑块大小即血管的狭窄程度不能对急性冠脉综合征的发生作预测，而斑块内各种组成成分可以以任何比例存在，其与临床症状具有相关性。因此根据斑块内组成成分及分子生物学反应程度，将斑块分为稳定与不稳定斑块已得到普遍共识。可粗略认为急性冠脉综合征代表不稳定斑块，稳定型心绞痛代表稳定斑块。尸解与动物模型研究表明典型的不稳定性动脉粥样硬化斑块结构与分子特征为：①较大的脂质坏死中心（>40%）；②分隔斑块与血液的纤维帽较薄；③斑块本身多为导致管腔轻度狭窄的病变；④局部内皮功能紊乱，促凝活性增加，粘附分子表达增加；⑤炎症细胞丰富，巨噬细胞、活化T淋巴细胞、肥大细胞增加；⑥平滑肌细胞激活，表达移植抗原 HLA-DR、基质金属蛋白酶表达；⑦微血栓形成、局部血流动力学紊乱等。柔软的斑块是没有血管的，但致密的毛细血管丛（新生血管）常常从外膜穿过中层延伸至斑块的基底部，可致少量出血。

2. 斑块破裂与血栓形成　心肌梗死的病人中，冠状动脉血栓通常附着在动脉粥样硬化斑块上，或在它的附近。在与梗死有关的血管中，合并血栓形成和血管闭塞的动脉粥样硬化斑块的情况，一般比没有造成心肌梗死的血管中的动脉粥样硬化斑块要更复杂、更不规则。这些病变部位的组织学研究常显示有斑块破裂或有裂隙。在血管造影中，斑块破裂与溃疡形成显示为狭窄部位有不规则的边缘和腔内透明区（后者可能由于动脉粥样硬化损害伴血栓形成）。这种斑块破裂的形态学改变，可以在大多数与 AMI 或突然加重的不稳定性心绞痛有关的血管狭窄部位见到。这种改变却很少在与心肌梗死不相关的血管中见到。目前认为：在发生斑块破裂时，如果有足够数量的致血栓形成的物质暴露，就可触发一连串的连锁反应导致冠状动脉血栓形成。斑块破裂的动态变化过程可以发展到血栓使冠状动脉完全闭塞，最终形成心室壁完全坏死，即透壁性 AMI。使管腔不完全闭塞的血栓和/或主要由血小板组成的白色血栓形成不稳定性心绞痛及心内膜下 AMI。由于动脉粥样硬化的内膜损伤处的变性变化，而其周围又有组织支撑着，因而造成了附着在上面的斑块破裂，有时还伴有斑块内出血。这种情况可以造成斑块的体积增大，以至于闭塞血管腔而没有血栓形成。

综上所述，斑块破裂的原因包括：血流动力学的损伤、冠状动脉、血管内膜或内膜下的炎症或化学损伤、出血渗入斑块或其他原因造成斑块内压力升高以及冠状动脉痉挛等。动脉粥样硬化斑块破裂的造影特征、冠状动脉血栓形成的组织病理变化，可以从理论上解释不稳定性心绞痛和 AMI 的临床症状。

（三）血小板激活与 AMI

目前认为血小板在冠脉血栓形成中发挥了重要作用。用放射性元素标记血小板，当冠脉血栓形成时，用放射性同位素技术可以在血栓中发现带标记的血小板。冠脉内膜损伤、斑块破裂及内膜下胶原暴露，使血管舒张物质如前列环素 I_2（PGI_2）、内皮舒张因子（EDRF/NO）生成减少，血管收缩物质如血栓素 A_2、内皮素生成增加，并促进血小板迅速附着、聚集、激活，形成血小板聚集体，释放或激活某些介质，如血栓素 A_2、血清素（5HT）、二磷酸腺苷（ADP）、血小板激活因子（PAF）、凝血酶、组织因子和氧自由基等。其中血栓素 A_2、5HT、PAF 及凝血酶可促进血小板聚集，且在内皮损伤处有收缩血管作用，ADP、5HT 及组织因子有促有丝分裂效应，促进内膜处细胞增殖，因而这些介质的积聚促进血小板聚集、血栓形成、血管收缩及内皮细胞增殖，使狭窄的动脉发生机械性阻塞。同时血小板激活后其表面膜糖蛋白Ia与Ib激活，对血小板的始动接触起重要作用；血小板膜 GPⅡb/Ⅲa 受体激活、暴露后，成为纤维蛋白与 von Willebrand 等的结合部位，导致血小板间的连接并促进血小板聚集体形成。可见在 AMI 形成中，血小板的特点是具有高集聚性及高反应性，血小板高反应性的程度甚至可以作为冠状动脉可能出现进一步变化的一个有用的指标，并且这种血小板的高反应性，与冠状动脉痉挛有着密切关系。

此外局部凝血系统功能紊乱亦与 AMI 的发生有关。如凝血酶原活性增加，高凝状态甚至可在一些没有动脉粥样硬化病变的病人中导致 AMI；AMI 病人尿纤维肽 A 浓度升高，提示凝血系统活动增强，凝血酶作用于纤维蛋白原使新近生成的纤维蛋白增多。另外局部纤维蛋白溶解系统功能减弱，如在冠脉狭窄或内膜损伤局部可能有组织纤维蛋白溶解酶原激活剂（tPA）、前列环素及内皮松弛因子（EDRF）减少；在某些病人中，AMI发生的主要原因是存在tPA的血浆抑制物，使纤维蛋白溶解能力减弱。

四、冠脉痉挛与AMI

冠状循环在正常生理条件下受机体神经、体液、内皮细胞及代谢等因素的调节，处于动态舒缩状态以适应心肌耗氧量的需求。若冠状循环发生紊乱，则可致冠脉痉挛，引起心肌缺血缺氧损伤。冠脉痉挛好发于心外膜大血管，临床上主要表现为变异性心绞痛，严重痉挛者可引发AMI，甚至猝死。

冠脉痉挛在AMI的发病中起着重要的作用。冠脉痉挛可以造成血管内膜的损伤而导致动脉粥样硬化斑块的形成。冠脉痉挛在冠状动脉有固定的粥样硬化狭窄的病人发生心肌梗死前、梗死时和梗死后均可见到。AMI常发生在经血管造影证实原先有痉挛的部位。在AMI发生数小时内的血管造影中，向完全闭塞或几乎完全闭塞的冠状动脉内注射硝酸甘油，一部分病人（约18%）的血管闭塞可以缓解或改善，并且在溶栓治疗后，常常还需要大剂量的硝酸甘油以保持血流和扩张再通的血管。在AMI发生数周内，如给予麦角新碱，则在一部分病人（约20%）中可诱发出冠状动脉病变部位的闭塞性痉挛。有些长期服用硝酸甘油类药物的病人，在药物撤除后会发生冠状动脉痉挛而导致心肌梗死。据统计，10%左右的AMI是由冠状动脉痉挛造成的。冠状动脉痉挛造成心肌梗死的机理，多数可能合并有冠状动脉血栓形成，即冠状动脉痉挛的病灶部位形成血栓，导致心肌梗死。

在急性冠脉综合征患者中，血管痉挛与血栓形成有密切联系。血栓一般发生在原有痉挛的部位。在血管造影及血管镜检查中，急性冠脉综合征者的冠状动脉内常可看到复杂斑块，合并壁内出血或血栓形成，这在稳定型心绞痛病人中不多见。斑块破裂合并出血，刺激血小板附着、聚集和激活，释放血栓素A_2、内皮素等血管收缩物质，激发和维持冠状动脉的痉挛。冠状动脉局部对血管收缩刺激的高反应性是变异性心绞痛产生闭塞性冠状动脉痉挛的基本原因。在变异性心绞痛病人，当自发或诱发冠状动脉痉挛时，尿中纤维肽A明显增高，说明由局部的高反应性所诱发的一过性冠状动脉闭塞部位能产生凝血酶原和形成血栓。由血管收缩物质所产生的冠状动脉痉挛、动脉粥样硬化斑块内和附壁血栓内的凝血酶，是形成血栓阻塞血管的决定性因素。冠脉痉挛和冠脉血栓形成的关系在临床上也已得到证实。

五、内皮功能障碍与AMI

内皮细胞是损伤反应学说的核心，其功能障碍启动了动脉粥样硬化的发生发展。自1980年Furchgott等发现血管内皮细胞释放内皮依赖性舒张因子（EDRF）以来，对内皮细胞的研究取得突破性进展。近年研究表明血管内皮细胞是人体最大的内分泌及旁分泌器官，是一个重要的多功能界面，可产生和分泌几十种生物活性物质，并可摄取、转化或灭活血循环中或局部产生的多种活性介质，通过保持局部各种活性物质的平衡，行使重要的调节功能。内皮细胞的生理功能有：①调节血管张力：通过合成、释放血管收缩因子如内皮素（ET）、血管紧张素Ⅱ（AngⅡ）及血管舒张因子如NO、PGI_2、血管内皮细胞超极化因子（EDHF），并与来自血液循环的活性物质共同作用，调控平滑肌细胞的收缩或舒张，以维持血管壁一定的紧张度或改变血管口径，调节至各组织器官的血流量；②调节平滑肌细胞生长：除内皮细胞分泌的各种生长因子如血小板衍生生长因子（PDGF）、转化生长因子（TGF）、成纤维细胞生长因子（FGF）等外，凡使平滑肌收缩的物质均能刺激平滑肌细胞增殖，而使平滑肌舒张的物质均能抑制平滑肌细胞增殖，正常的内皮细胞可调节上述两类物质的平衡，维持血管壁的正常结构；③抗血栓：内皮细胞通过合成、释放 NO、PGI_2、t-PA、硫酸已酰肝素等形成一个抗血栓形成内腔面，当内皮受损，NO、PGI_2 分泌减少，纤溶酶原激活物抑制物-1（PAI-1）释放增加，致血小板聚集，血栓形成作用增强；④抗白细胞粘附：内皮细胞通过合成、释放 NO、PGI_2 等形成一个抗白细胞粘附的内腔面，内皮受损，NO 生成减少、粘附分子表达增加，有利于单核细胞粘附于内皮并迁移至内皮下，参与动脉粥样硬化的早期发生。

多种疾病和心血管疾病易患因素可损伤血管内皮，不仅可导致冠状动脉血流异常，促进心肌缺血发生，并且在炎症、血栓形成等动脉粥样硬化的演变过程中发挥中心作用。在不稳定性心绞痛与 AMI 等急性冠脉事件中冠脉内皮功能障碍可能起着更为重要的作用，研究表明，在狭窄程度相同的情况下，梗死相关冠脉较非梗死相关血管内皮舒张功能损伤更为严重。在急性冠脉事件时，粥样硬化的冠脉内皮一方面产生 NO 减少，局部 ET、AngⅡ及其他缩血管物质增加，使冠脉严重收缩，同时 NO 的抗血小板作用丧失以及内皮正常合成及分泌的 PA、PAI 等其他活性因子失调，致使血小板聚集，血栓形成，从而促进不稳定性心绞痛与 AMI 发生。

六、冠脉侧支循环与 AMI

1. 冠脉侧支循环的建立　正常心脏具有广泛的动脉间吻合血管网，血管直径大于 $60\mu m$，形成心外膜、心肌和心内膜之间的连接。这个侧支循环网在出生时就已存在，作为冠状动脉循环的储备部分，它的范围随着人的生长而增大。正常情况下预先存在的侧支循环是关闭的、无功能的，冠状动脉闭塞后远端的压力急剧下降，预先存在的侧支循环立即打开以灌注缺血心肌。冠状动脉闭塞的严重程度是决定冠脉侧支循环是否出现的决定因素，研究表明狗冠状动脉狭窄的横截面积至少减少 80%，才会刺激侧支循环生长，而人至少要在冠状动脉狭窄 70% 时，侧支循环才会形成，且超过 70% 这个阈值，侧支血管的生长与冠脉狭窄程度直接相关。此外内源性血管扩张因子、血流剪切力及缺血、缺氧等均可刺激侧支循环进一步发展。冠脉侧支循环明显发展通常见于以下几种情况：

（1）冠脉闭塞性疾病：一支或多支主要血管的管腔截面积减少 70% 以上，阻塞性冠脉疾病的程度不同，所造成的侧支循环的范围也有很大不同。

（2）慢性缺氧：如严重贫血、慢性阻塞性肺部疾病、紫绀型先天性心肌病等。

（3）左室肥厚：使冠脉侧支循环得以增强。

从 AMI 的早期及以后为追踪闭塞血管再灌注的效果而进行的一系列造影结果，可以仔细了解和研究侧支循环的建立情况。在急性冠状动脉完全闭塞的病人中，有近 40% 可见到不同程度的侧支循环，其中很多是在完全闭塞发生后不久就可以见到的。AMI 发生后 1 到 2 周内，侧支循环的发生率变化相当大，在梗死血管持续完全闭塞的病人中可高达 75%～100%，而在几乎完全闭塞的病人中可低达 17%～42%。

在进行冠状动脉球囊扩张成形术时可见到侧支循环的出现与完全闭塞血管的存在有密切关系。当球囊扩张突然地、暂时地闭塞冠状动脉，在 1～2 分钟内，即可见到侧支循环血管的充盈增加。同样在一过性冠状动脉痉挛造成血管完全闭塞时，可见到痉挛前看不到的侧支循环血管。

2. 冠脉侧支循环与 AMI　现已明确，冠脉侧支循环对心肌有保护作用，可减轻心肌缺血的程度、减少心肌梗死的范围及并发症发生。在侧支循环已经建立的情况下，冠状动脉阻塞时可以不发生心肌梗死，临床上可见患主要冠状动脉完全闭塞的患者可没有心肌梗死的表现，静息时左室功能正常；冠状动脉左前降支完全闭塞并伴侧支循环供血差，可形成前壁心肌梗死和左室室壁瘤，但若这类患者有较好的侧支循环供血，就可能避免室壁瘤形成；冠状动脉造影显示在闭塞的冠状动脉供应范围内，有侧支循环供血的心肌收缩功能较好，纤维化程度较轻；而无侧支循环的闭塞动脉供血范围的心肌收缩功能较差，纤维化较重；此外侧支循环程度不同，则心肌梗死后血流动力学改变、心律失常发生率及预后亦不同。最新研究结果显示，在心肌梗死数天或数周后，再成功地恢复前向冠状动脉血流，也能改善局部室壁活动，应用心肌造影剂作超声心动图显示侧支循环血流量和心肌存活相关，故推测是冠状动脉造影不能显示的低水平侧支循环血流量，可维持心肌存活使之处于"冬眠"状态。由此可见冠脉由狭窄逐渐加重以至完全阻塞与突然阻塞两者造成的后果是不一样的，前者有机会建立侧支循环，而后者没有机会建立，这可解释临床上常见的长期稳定性心绞痛患者发生心肌梗死时预后较好，而平时没有症状突发心肌梗死者预后较差。

3. 增加冠状侧支循环的方法及意义　增加侧支循环形成是治疗 AMI 的有效手段。研究显示重复运动训练结合注射肝素，可提高缺血的阈值并改善侧支循环血流量，而给予心肌梗死患者肝素治疗可增加侧支循环血流量。目前分子生物学的进展已将基因治疗引入治疗性血管生成领域，作者所在科室在此方面已经并正在进行大量工作，取得了令人可喜的成果，既往研究表明转染血管内皮生长因子（VEGF）可使心肌梗死动物模型心肌内毛细血管数目明显增加，而联合转染 VEGF 及血管生成素Ⅰ（Ang-Ⅰ）可有效防止单独转染 VEGF 时的血管渗漏，使基因治疗更加安全有效。提高对血管生成的细胞及分子水平的认识，有助于找到增加侧支循环血流量的新方法，从而更有效地治疗 AMI。

七、非 ST 段抬高的 AMI

非 ST 段抬高的 AMI 是指心肌梗死灶累及左室壁的内层或散在的坏死灶，心电图上 ST 段不抬高或只有轻微抬高，包括心内膜下 AMI 及小面积 AMI。目前将临床上有心肌缺血症状，同时有心肌坏死的生化指标（如肌钙蛋白 T 升高），而心电图上并无明显 ST 段抬高者称为非 ST 段抬高的 AMI。

左室内膜下心肌对缺血、缺氧十分敏感，易发生缺血、缺氧性损伤，这与该部位的冠脉灌注特点密切相关。①内膜下心肌灌注主要受室壁张力影响：分配于内膜下心肌的冠脉为直进型血管，在从外膜到内膜下走行的过程中管腔直径几乎不变，故冠脉内灌注压变化梯度不明显，即在外膜冠脉内灌注压相对恒定时，内膜下心肌灌注主要受室壁张力的影响；②收缩期内膜下心肌的室壁张力大于外膜：在狗的心脏，当左室壁平均张力为 130mmHg 时，外膜下、中层及内膜下心肌的压力分别为 6mmHg、6mmHg 及 140mmHg，可见当左室心肌收缩时，由外层心肌到内层心肌形成一个由小到大的张力梯度，内膜下冠脉灌注阻力最大，冠脉血流最少，当室壁对冠脉的挤压力大于其灌注压时，内膜下心肌冠脉灌注甚至可完全停止；③绝大部分内膜下心肌灌注发生于舒张期：当心室舒张时上述由小到大的室壁张力梯度逐渐变小，在舒张期末甚至翻转过来，此时狗的外膜下及内膜下心肌室壁张力分别为 20mmHg、5mmHg，同时内膜下心肌灌流明显高于外膜。因而在一个心动周期中，左室外膜下与内膜下心肌灌脉流量大致相等，但外膜下心肌冠脉血流相对平稳，而内膜下心肌灌注几乎完全依赖于舒张期冠脉灌流。故室壁张力增加，尤其是舒张期室壁压力增加将进一步减少心外膜到心内膜的灌注压力差，从而明显阻碍心内膜下心肌的血液供应。

非ST段抬高AMI的病理生理基础仍是斑块破裂与血栓形成，但其具有如下特点：

1. 粥样硬化病变程度重　冠脉造影及尸检病理证实心内膜下AMI患者冠状动脉多支血管有重度粥样硬化病变，其中约60%有2～3支血管病变。此时虽有部分侧支循环形成，但冠脉储备能力已显著下降，若同时伴有心肌耗氧量增加、冠脉阻力增高或心室壁张力增加等情况，则会导致心内膜下心肌缺血、缺氧进一步加重，直至引起心内膜下AMI；

2. 冠脉非完全性闭塞多见　非ST段抬高AMI的粥样硬化病变程度虽重，但斑块破裂后形成的血栓多导致非完全性冠脉闭塞，而冠脉闭塞性改变仅为10%～30%。非完全性闭塞性冠脉病变产生心肌坏死的原因可能是由于血小板激活，释放血栓素A_2和血清素引起一过性血管痉挛所致；

3. 所形成的血栓多为白色血栓，主要成分是血小板，而非纤维蛋白。上述特点决定非ST段抬高AMI的治疗原则是抗栓而不是溶栓，随机临床实验已经证实对非ST段抬高AMI进行溶栓弊大于利，可能增加AMI或死亡的风险。抗栓治疗应使用抗血小板聚集及抗凝血酶的药物，应用纤溶药物可能使病情进一步恶化。

八、非冠状动脉粥样硬化的AMI

许多不是动脉粥样硬化的病理过程偶尔也累及到冠状动脉并造成AMI，详见附表。例如，冠状动脉闭塞可以是冠状动脉栓塞的结果，栓子多数停留在冠状动脉前降支分布的部位，通常是远端的心外膜、心壁内分支。冠状动脉栓塞的原因有：感染性心内膜炎、附壁血栓脱落、瓣膜修补术后栓子、肿瘤、心脏外科手术时产生的气栓、手术操作不当造成钙化瓣膜上的钙沉积物脱落、继发于胸腔外伤的冠状动脉内血栓形成等。关于正常妇女长期口服避孕药也有可能患AMI的问题，目前还有争论，持肯定观点的人认为这种联系的机制可能是由于造成了血栓形成的倾向性增加。

多种炎症过程与冠状动脉异常有关，其中有些类似动脉粥样硬化病变，并且可以促使发生真正的动脉粥样硬化。流行病学资料显示，病毒感染，特别是柯萨奇B病毒感染可能是AMI的罕见原因之一。先前有病毒感染的年轻人AMI，其后造影可显示正常的冠状动脉。

梅毒性主动脉炎可造成冠状动脉显著狭窄或闭塞，而大动脉炎（肉芽肿性动脉炎，Takayasu's病）也可以有冠状动脉闭塞。坏死性动脉炎、结节性多动脉炎、粘膜皮肤淋巴结综合征（川崎病，Kawasaki综合征）、系统性红斑狼疮和巨细胞动脉炎等也有冠脉闭塞发生。纵隔放射治疗的治疗量有可能造成冠状动脉壁的增厚和透明变性而随后发生梗死。梗死也可以是淀粉样变性、粘多糖症、假性弹力纤维黄色瘤和高胱氨酸尿等疾病累及到冠状动脉的结果。

许多疾病过程可累及小动脉（直径0.1～1.0mm），使血管内膜和中层增生、坏死、分离和血栓形成，从而使血管闭塞而形成灶性梗死区，最后纤维化。由于纤维化病灶的部位和范围不同，可出现心律失常（异位节律，传导阻滞等）及心力衰竭。由于滥用可卡因的人数增多，使得应用可卡因后发生AMI的报告也随之增多。可卡因可以导致冠状动脉正常的人、冠心病病人、曾经患过心肌梗死的病人发生AMI。在鼻中隔成形术后表面局部使用可卡因的病人发生AMI以及母亲使用可卡因的新生儿发生AMI均有报道。可卡因至少从3个方面导致 AMI：（1）通过增加心率和血压，增加心肌氧耗量；（2）通过引起冠状动脉痉挛和/或血栓形成，使冠脉血流减少；（3）急性心肌炎（高敏感性或中毒性所致）。尸检资料显示心肌坏死范围与血中或尿中的可卡因浓度相关。大剂量可卡因对心脏肌肉有直接的毒性作用，可造成心力衰竭和猝死，同时伴有广泛的心肌坏死。

附表　非动脉粥样硬化心肌梗死的原因

1. 冠状动脉疾病（非动脉粥样硬化）
    (1) 动脉炎
        梅毒性动脉炎
        肉芽肿性动脉炎（Takayasu's病）
        结节性多动脉炎
        粘膜皮肤淋巴结综合征（川崎病，Kawasaki 综合征）
        播散性红斑狼疮
        风湿性动脉炎
        强直性脊椎炎
    (2) 冠状动脉创伤
        撕裂伤
        血栓形成
        医源性创伤
        辐射（肿瘤放射治疗）
    (3) 冠状动脉壁增厚（代谢性疾病或血管壁增生性疾病）
        粘多糖症（Hurler 病）
        高胱氨酸尿
        Fabry 病
        淀粉样变性
        幼儿血管内膜硬化症（婴儿特发性动脉钙化）
        内膜增殖症（与避孕类固醇药物或哺乳期有关）
        假性弹力纤维黄色瘤
        放射治疗的所致的冠状动脉纤维化
    (4) 其他机制引起的管腔狭窄
        冠状动脉痉挛（变异性心绞痛伴正常冠状动脉）
        硝酸甘油撤药后的痉挛
        主动脉夹层
        冠状动脉夹层
2. 冠状动脉栓塞
    感染性心内膜炎
    非细菌性心内膜血栓形成
    二尖瓣脱垂
    附壁血栓（来自左房、左室或肺静脉）
    瓣膜修补后栓子
    心脏粘液瘤
    心肺分流术或冠状动脉造影引起
    非常规的栓子

续表

　　主动脉瓣的乳头状纤维弹力组织瘤（固定栓子）
　　由心脏导管或指引钢丝产生的栓子
3. 先天性冠状动脉异常
　　左冠状动脉发自肺动脉
　　左冠状动脉发自主动脉前窦
　　冠状动静脉瘘和动脉心室瘘
　　冠状动脉瘤
4. 心肌氧的需求与供给不平衡
　　各种原因所致的主动脉狭窄
　　主动脉瓣分化不全
　　主动脉瓣关闭不全
　　一氧化碳中毒
　　甲状腺功能亢进
　　持续的低血压
5. 某些血液病（可有血栓形成）
　　真性红细胞增多症
　　血小板增多症
　　弥漫性血管内凝血
　　高凝状态、血栓形成、原发性血小板减少性紫癜
6. 其他原因
　　滥用可卡因
　　心肌挫伤
　　心脏导管合并症

九、冠状动脉造影正常的 AMI

AMI 的病人中有 6%，而年龄小于 35 岁的 AMI 病人中近四分之一冠状动脉造影或尸体解剖时没有发现动脉粥样硬化病变。这些人中有一半可以找到病因，由一系列其他疾病（见附表）累及到冠状动脉，而其他的病人则无冠状动脉病变。冠状动脉正常的 AMI 病人一般较年轻，除了他们大多吸烟外，一般很少有其他冠心病的危险因素存在。这些病人通常没有梗死前心绞痛病史，发病前也没有什么前兆。但是这些病人的临床过程、实验室检查、心电图特征，与绝大多数典型的阻塞性冠状动脉粥样硬化造成的 AMI 病人相比，则没有什么明显区别。冠脉造影正常的 AMI 病人存活下来的一般愈后很好，仅极少数死亡。在存活的病人中，左室造影常可见到心室局部有运动障碍和运动减弱。左心室的梗死面积一般是 5%～33%（平均 18%）。

冠状动脉造影正常的心肌梗死发生的机制可能是：

1. 冠脉痉挛和血栓形成。血管痉挛性心绞痛有发生心肌梗死的危险，正常人（冠状动脉正常）应用某些药物，如麦角新碱、乙酰胆碱等有可能诱发冠脉痉挛导致心肌梗死。但在正常冠状动脉的心肌梗死病人中，可诱发出冠脉痉挛的只占少数，许多这样的病人在心肌梗死时，紧急冠状动脉内给予血管扩张药常常无效，而过后（溶栓治疗后）冠状动脉造影正

常。因此，一般认为这些病例中的大部分人发病是由冠脉痉挛和血栓形成这两个原因共同造成的，或许还伴有内皮功能异常或存在冠脉造影时未能显示的小斑块。

2. 冠状动脉栓塞（栓子可能来自小的附壁血栓或脱垂的二尖瓣、粘液瘤）。

3. 冠状动脉病变发生在很小的血管，造影无法显示。

4. 各种血液疾患造成冠状动脉内血栓形成（真性红细胞增多症、紫绀型心脏病伴红细胞增多、镰刀型细胞贫血、弥漫型血管内凝血、血小板溶解、伴血栓形成的原发性血小板减少性紫癜等）。

5. 氧需求的增加（甲状腺功能亢进、安菲太明的应用等）。

6. 继发于败血症、失血或药物应用造成的低血压。

7. 解剖的变异，如冠状动脉开口异常、冠状动静脉瘘或心肌桥。

长期追踪观察冠状动脉造影正常的心肌梗死存活病人，他们的预后要明显好于有阻塞性冠状动脉病变的心肌梗死病人。大多数人心电图运动试验阴性，只有少数人发生心绞痛，而发生再梗死、心力衰竭和死亡的情况，在冠状动脉正常的 AMI 病人中是很少见的。

（张钧华　吴早敏　唐朝枢　陈　宇）

第二节　急性心肌梗死的病理生理

AMI 的发生与发展是一个动态过程。在动物模型上结扎冠状动脉，完全阻断血流后 15～20 分钟即可发生心肌坏死。坏死首先位于缺血区心内膜下，并逐渐向四周及心外膜方向扩展，至结扎后 6 小时缺血危及区域的心肌 20%～80% 发生坏死。如果冠脉结扎呈次全闭塞或有侧支循环供应缺血区，心肌坏死进展速度慢且可局限于心内膜下。在人类发生心肌梗死时，心肌坏死过程与实验动物相似。但因疾病过程中冠脉内血栓形成与自发溶解、冠脉痉挛的参与、侧支循环的有无和程度、以及诸多影响心肌氧耗的因素、每个病人冠脉病变的部位和程度均各异，所以每个患者心肌坏死速度、透壁程度及范围变异很大，这也决定了梗死急性期和恢复期及以后患者的心功能状态。本节将讨论：①心肌收缩功能的改变；②心肌舒张功能的改变；③梗死后左室重构对心功能的影响。

一、心肌收缩功能的改变

完全阻断冠脉血流后数秒钟缺血部位心肌收缩力降低，大约于阻断血流后 30 秒钟，该部位心肌不再发生有效收缩。几分钟后，缺血心肌于等容收缩期向外膨出，整个射血期不运动，于等容舒张期可见到该节段呈反常缩短。完全阻断血流 15～20 分钟心肌即可发生不可逆性损害。可见当冠脉血流中断，心肌依次发生四种异常收缩形式：①收缩不协调，即相邻心肌节段收缩时间不一致；②收缩减弱，即心肌收缩范围减少；③收缩消失，即心肌收缩中止；④反常收缩，心肌反常扩张，收缩期膨出。

在梗死部位心肌发生功能异常的同时，梗死周围区心肌常因缺血有程度不等的收缩运动减弱，即使不缺血，也可因梗死区的牵张使其收缩运动降低。另外由于 AMI 后交感神经系统激活及受到 Frank-Startling 机制的影响，远离梗死区心肌在 AMI 早期呈现代偿性收缩增强，因为非梗死部位心肌收缩使梗死区发生反常收缩，所以部分代偿性收缩为无效做功。AMI 发生后 2 周，特别是梗死部位有再灌注时，非梗死区的代偿收缩消退，梗死区心肌部分收缩恢复。但在多支血管病变的患者，远离梗死区的心肌也常处于低灌状态，此时便不能有效地代偿。

影响 AMI 后心脏收缩功能的因素主要有：

1. 缺血心肌功能损害的程度及恢复的快慢与缺血程度及时间有关。在有一定侧支循环供血时，即使梗死相关动脉完全闭塞，其缺血程度常较轻并可能保存一定程度的收缩功能，有时完好的侧支循环可使由完全闭塞的冠状动脉供血的心肌免于坏死，静息状态下收缩功能完全正常。缺血可能因血栓自溶或冠脉痉挛解除而自发血液再灌注，也可能因外界因素使血管再通，如溶栓药物、PTCA 或紧急搭桥术。此时缺血部位尚未坏死的心肌功能恢复与血流阻断的时间有关。如再灌注于十几分钟内发生，则缺血心肌收缩功能常迅速恢复，缺血心肌局部功能和整体心脏功能变化不明显。相反，较长时间（>1 小时）心肌缺血后再灌注，心肌收缩功能常需数小时、数日或数周以上方能完全恢复，这时局部心肌和整体泵功能异常并不能因血管再通而迅速纠正。这种因短时间严重缺血后再灌注过程导致的虽然存活但暂时丧失功能的心肌被称为顿抑心肌（stunned myocardium）。血管再通后一段时间，这些心肌最终会恢复正常功能。

2. 整体心脏收缩功能异常程度与坏死心肌和缺血心肌范围大小直接相关。一般左室局部收缩异常面积<左室 10% 时，左室射血分数无明显变化；当异常面积>10% 时，射血分数降低；当该面积>15% 时，左室舒张末压和左室舒张末期容量增加；当心肌丧失面积>25% 时，临床上常有左心衰发生，发生心源性休克者心肌功能异常面积>40%。除坏死和缺血导致总心肌功能异常的面积外，该部位心肌的功能异常程度对整个心脏泵功能也有重要影响，反常收缩对整体收缩功能不利影响最大，其次为运动消失。

3. 梗死部位不同对心脏收缩功能的影响程度也不一样，但主要与缺血坏死面积的关系更密切，而非单纯部位本身。因为前壁心梗时病变血管为前降支，前降支供应左室心肌约 40%~50% 的血液，一旦完全闭塞，心肌坏死范围大。而右冠或回旋支闭塞时发生的下壁、后壁心梗范围较小，所以前壁心梗易于发生左心功能异常。右室梗死时可发生心衰或心源性休克，但这时的收缩功能异常可仅限于右室，而左室功能可能完全正常或仅轻度受损，其病理生理、临床表现、治疗和预后均有别于左室大面积梗死时的泵衰竭。梗死若累及乳头肌可产生乳头肌功能不全或乳头肌断裂，此时即使梗死范围小，也会因为急性二尖瓣返流或三尖瓣返流产生左右心室前负荷增加而引起左或右心衰。其他机械并发症如室间隔穿孔或游离壁破裂也可产生不利的血流动力学影响。

视以上各因素的综合作用，梗死后整个心脏收缩功能差异很大。如梗死面积小，梗死范围缺血不重，也无机械并发症，心脏收缩功能正常或处于代偿阶段，此时 EF 值正常或稍有降低，心室舒张末压和舒张末期容量正常或轻度增高，SV、CI 仍正常。相反，梗死面积大或伴有严重梗死周围缺血、或因梗死机械并发症心室收缩功能明显降低，此时舒张末压常明显增高，EF 明显降低，SV、CI 下降，组织灌注受到影响，特别是心肌灌注不良，可使已缺血的心肌坏死，梗死面积扩大，这将会使 EF 进一步下降，形成恶性循环。

AMI 恢复期及出院后心脏收缩功能与 AMI 早期相比常有改变，但也可能无明显变化。此与梗死部位、梗死范围大小、梗死周围缺血心肌的转归、梗死局部功能异常程度变化等因素有关。一般下壁、后壁较小范围的心肌梗死随着组织纤维化和周围缺血心肌功能的恢复，左室整体收缩功能常有不同程度的改善。而左室前壁较大面积梗死易发生梗死伸展和重构，严重者形成室壁瘤，此时左室收缩功能不但不能改善，反而会因功能性梗死面积扩大，心功能进一步恶化。右室梗死者右室在恢复期常常缩小，右室收缩功能逐渐增强，EF 增加，其恢复速度快于左室，这可能与右室射血阻力小、做功少、右室壁张力小等因素有关。

二、心肌舒张功能的改变

舒张功能是正常心脏泵功能的一部分。在急性心肌缺血及 AMI 时，舒张功能也受到损害，且发生于收缩功能异常之前。产生舒张功能异常的机制仍不清楚。现认为心脏松弛（relaxation）是一个主动耗能过程，需要肌浆网主动摄取钙，使胞浆钙浓度下降，心肌细胞舒张，缺血时这一过程受损。此外 AMI 时坏死心肌和间质僵硬度增加、收缩功能受损后，心室舒张期容量及压力增加，限制血液从心房流向心室；右室梗死时右室压力增高挤压室间隔使之凸向左室，限制左室舒张，以及右室梗死扩张，心包的限制等均可能与心脏舒张功能不全有关。

心脏舒张功能不全表现出多种参数的变化，如舒张期压力下降速度峰值（$-dp/dt\ max$）降低、舒张期单位容积的增加使压力升高幅度（dp/dv）加大，即心肌僵硬度增加，舒张期心室容积变化峰值（$dy/dt\ max$）下降，等容舒张期等时间常数改变。到底哪一参数更能反映心肌的舒张功能异常尚无一致意见。舒张功能不全将使心室舒张期充盈受限、舒张末压力增高，产生肺瘀血、肺水肿。舒张末压增高会增加心室壁张力，增加心肌氧耗量，并对心肌灌注不利，同时可能有 SV 下降。因舒张早期、中期充盈减少，晚期心房收缩增强，可在舒张晚期从心房排出更多的血液到心室进行代偿，以保证足够的左室舒张末容量。所以在明显舒张功能异常时，协调有效的心房收缩十分重要。一旦有效的心房收缩丧失，如心房颤动，或房室收缩协调性改变，如房室分离，均会使代偿性心房收缩消失，此时心室舒张末期容量更加减少，SV 下降。

AMI 后大部分患者舒张功能逐渐恢复，这时即使收缩功能仍然异常，肺毛压也会程度不同地下降。部分患者梗死范围大，心功异常可持续存在。

三、左室重构对心脏功能的影响

AMI 特别是大面积透壁性梗死，常可引起左室梗死区与非梗死区形态及结构变化，导致左室腔（局部或整体）扩大或变形，称为左室重构。重构过程包括梗死伸展（infarction expansion）和心室扩张（ventricular dilatation）。

梗死伸展是指 AMI 早期由于坏死心肌细胞相互滑动，肌束重排导致梗死区室壁横断面细胞数减少，以致室壁持续、不成比例地变薄与扩张，虽然没有新的心肌细胞坏死，但梗死段与整个心室周长之比升高，使功能梗死区增大。这种变化一般在 AMI 后数小时内开始，1 周左右最重，多在 3 周内结束。发生梗死伸展的几乎都是前壁心尖处梗死，其他部位罕见。约 40% 前壁心尖处透壁性梗死患者发生梗死伸展，其中 70% 可能在 30 天内死亡。梗死伸展有别于梗死延展（infarction extension），后者是指梗死范围扩大，即坏死心肌数量增加，实际上是一种早期再梗死的表现，其发生机制是梗死冠脉出现自发再通后再次完全闭塞，因此更常见于梗死范围小的病人。

心室扩张是指 AMI 愈合过程中，室壁张力增加，梗死伸展与非梗死区延长而造成心室整体大小增加与室腔几何形态的扭曲变形。部分患者除了梗死区发生上述不利变化外，非梗死区正常室壁周长延长，与梗死区不同，非梗死区室壁延长并不伴随室壁变薄，而是心肌容量增加，这种变化类似于容量负荷过重时产生的离心性心肌肥厚。在早期重构期，梗死伸展与非梗死心肌组织延长共同导致心室扩张；而晚期重构期，心室扩张几乎均系非梗死心肌组织延长和心室几何形态改变所致，在已形成瘢痕的梗死区无明显变化。心室扩张可以并有左室压力-容积曲线右移，导致在一定的舒张压下左室的容积更大。心室扩张的程度与梗死范围、梗死相关动脉的开放迟早及心室非梗死区局部肾素-血管紧张素系统的激活程度有关。使用 ACEI 治疗可以有效缓解心室扩张，甚至在缺乏左心功能不全症状时也有效。

左室重构对心脏功能的影响主要有：

1. 梗死伸展易形成室壁瘤，两者可产生相似的后果，均可使功能性梗死面积扩大、EF值降低，同时对邻近心肌的牵张作用可诱发心肌缺血。

2. 梗死伸展易发生心脏破裂，一组尸检资料表明 96% 的心脏破裂发生于梗死伸展基础上，心脏破裂可认为是梗死伸展极其严重的后果。

3. 梗死伸展患者左室进行性扩大的危险性增高，而进行性左室扩大是明显充血性心力衰竭的前兆，是死亡的独立预测因素。

4. 左室变形的重要性为变形处心肌纤维排列方向异常，破坏了正常收缩方式，引起明显的收缩功能障碍，易致泵衰竭。

5. 室壁运动异常、变薄与扩张使局部易形成附壁血栓，一旦发生血栓脱落则可发生体循环栓塞。

（张钧华　冯大力　唐朝枢　陈　宇）

第三节　急性心肌梗死的临床表现

一、急性心肌梗死的促发因素

（一）促发因素

回顾性分析发现约有二分之一的急性心肌梗死患者发病有促发因素。体力活动和精神压力对促使 AMI 的发生起重要作用。Phipps 曾指出 AMI 发作时，病人在重体力活动中发病者占 13%；中等或一般活动时为 18%；外科手术后为 6%；休息时占 51%；睡眠中约有 8%。新近研究表明，很多 AMI 患者发病前其个人或家庭都发生过令人沮丧或不安的生活事件，如亲属的死亡、失业等。从发病机制的分析中，在粥样硬化的冠状动脉管腔狭窄的基础上，发生心排血量骤减如出血、休克或严重心律失常或由于心肌氧耗量明显增加，如重体力活动、精神紧张、情绪激动、血压突然升高、用力大便时，这些均可能触发粥样硬化斑块破裂，血栓形成，导致持续性心肌缺血、坏死；非心脏手术操作由于麻醉、容量丢失等因素也是 AMI 的重要促发因素。此外，饱餐，进食大量脂肪食物后可使血脂增高，血液粘度增加，引起局部血流缓慢；血小板聚集性增加而致血栓形成。冠状动脉痉挛也是 AMI 的促发因素之一。如有报道在高浓度三硝酸甘油环境中工作的军工人员，当离开这种场地时，冠状动脉痉挛，可能导致心肌梗死。此外，呼吸系统感染，任何原因的低氧血症、肺栓塞、低血糖、麦角制剂、可卡因、拟交感神经药物应用，血清病，过敏等诱发急性心肌梗死也有报道。我国的流行病学调查发现急性心肌梗死发病与天气和气候的变化有一定关系。在寒冷季节发病率明显增加，寒冷刺激一方面是交感神经兴奋，心肌耗氧量增加，另一方面使冠脉收缩，减少心肌血供，均促发心梗。促发因素在动脉粥样硬化斑块形成的基本病因基础上，在不同环节起到触发 AMI 的作用，Muller 曾详细描述冠状动脉粥样硬化病变、血栓形成、冠脉痉挛及促发因素之间的相互联系及与 AMI 发生的关系（图 24-3-1）。

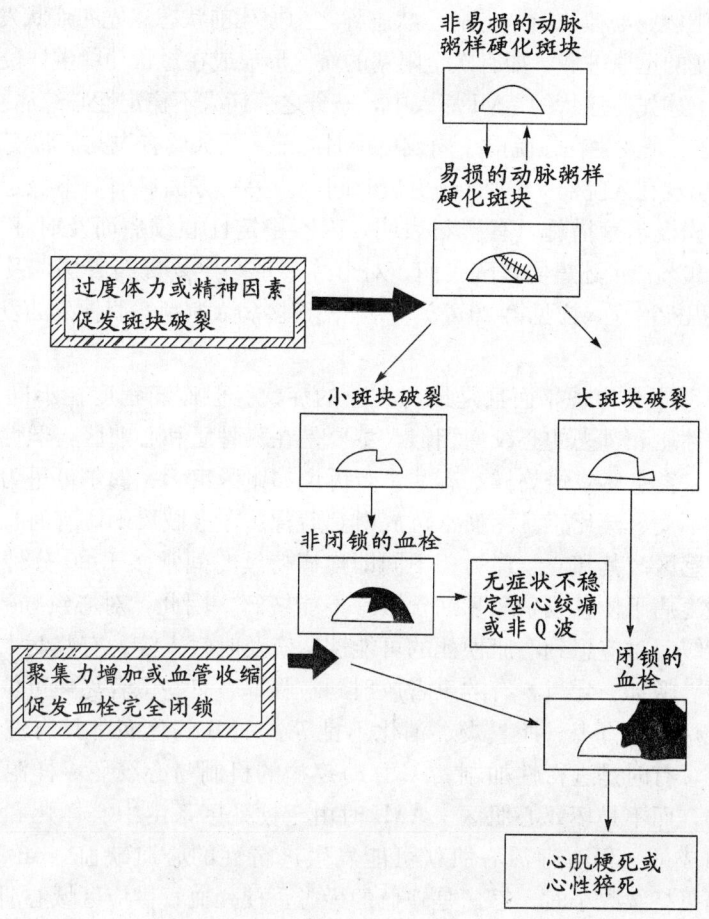

图 24-3-1　冠脉血栓形成的触发过程

（二）AMI 发生的生理周期性

Muller 等在大系列的限制心肌梗死面积多中心研究（MILIS）中分析观察了大量 AMI 住院病人，发现急性心肌梗死的发作时间有一显著的生理周期，发病的高峰时间是上午 6 时～中午 12 时左右。这种生理节奏同样存在于心脏骤停，血栓发作和暂时性心肌缺血的发作之中，这与很多生理、生化参数的变化有关，因为在此时常伴有血浆儿茶酚胺和激素的升高及血小板聚集性增加等。而在服用 β-受体阻滞剂或阿司匹林的病人中则不存在这种发病时间的规律。所以有人认为清晨给以 β-受体阻滞剂可减少心肌梗死及猝死的发生。

二、急性心肌梗死的临床症状

近年来，尽管实验室检查有了很大进展，但准确的病史采集对 AMI 的早期发现和及时确诊仍有极为重要的价值。

（一）先兆症状

在 20%～60% 的 AMI 患者中，可于发病之初出现先兆症状，但其中 50% 左右在出现先兆症状时未能及时就医或就医时未被及时收入院。先兆症状主要表现为突然发生的初发性心绞痛或出现较以往更为剧烈而频繁的心绞痛，其发作时间较长，诱因不明显，多在安静休息时而非在活动时,含服硝酸甘油疗效差,即表现为不稳定性心绞痛。这种心绞痛发作甚至可伴出汗、恶心、呕吐、心律失常、低血压状态称之为梗死前状态。先兆症状发生的病理机制可能是冠状动脉病变的迅速进展,如有次全阻塞的血栓形成或在冠状动脉粥样硬化斑块基础上发生血管痉挛。有上述先兆症状的AMI病人中,三分之一病人不稳定性心绞痛发生在住院前1~4周,其余三分之二是发生在住院前一周或更短时间前,而大约有先兆症状病人的20%其不稳定性心绞痛症状出现在入院前24小时或更短时间内。另一方面目前对不稳定性心绞痛患者有许多行之有效的积极治疗措施,有资料表明,因不稳定性心绞痛而及时住院治疗的患者中AMI的发生率<10%。上述事实提醒我们,对上述表现一定要提高警惕,及早筛查出高危患者,早期收入院积极治疗(详见第20章),将能使许多病人避免心肌梗死的发生。

(二)症状

1. 胸痛 常为最早出现,而且是最为突出的症状。但疼痛程度在不同病人可有很大的差异。其部位和性质和过去的心绞痛相似,主要是在胸骨后和心前区,但性质严重,常呈难以忍受的压榨感、窒息感或烧灼样。有些患者诉说如钳紧束感、偶尔可呈刀割样,严重者多伴有大汗、恐惧不安、濒死感。疼痛常可放射到后背、左上肢尺侧,有时在左腕、左手和手指发现一刺痛敏感区。其和心绞痛另一不同即疼痛持续时间常多于30分钟,且经常可长达几小时。梗死性疼痛于休息或硝酸甘油含服常不能缓解。因此,对心绞痛患者含服2~3片硝酸甘油仍不能缓解时应想到心肌梗死的可能性,应及时收入院。有些病人梗死性疼痛可放射到颈部、下颌、咽部、牙齿,有的患者放射到右胸部。有些患者疼痛可位于上腹部,而被误诊为消化系统疾病如胃炎、胆囊炎、消化不良等。AMI的疼痛常具有波动性特点,即时有增强时有减轻,有时是进行性加剧。AMI时疼痛的机制与心绞痛一样源于缺血或损伤心肌区域神经末梢,而不是坏死心肌区。AMI时由于梗死区系由中心坏死和周边存活缺血两部分心肌共同组成的,仍有存活心肌就可能发生进行性的心肌缺血(on going ischemia),因此,有时疼痛可持续数小时。疼痛是缺血的标志,梗死血管供应区域心肌如全部坏死或梗死血管重新开通缺血解除后则疼痛消失。AMI患者胸痛持续存在提示有存活心肌及持续缺血存在,是及时再灌注治疗的重要指征之一。

大约25%的病人无疼痛症状。这多发生在老年人、糖尿病、高血压患者,原因之一是由于感觉迟钝、神志不清,另一部分则由于伴有休克等急性循环衰竭,疼痛被其他严重症状所掩盖。

2. 全身症状 包括发热、出汗、全身乏力。一般发病后24~48小时出现发热伴血白细胞增加,血沉快,这些是机体对坏死物质吸收引起的全身性反应,与梗死范围、程度有关。一般体温升高38℃左右,很少超过39℃,可持续一周左右。

3. 胃肠道症状 透壁心梗或有严重疼痛的患者,50%伴有恶心、呕吐,多见于下壁心梗。原因系缺血或坏死心肌刺激了迷走神经或左心室受体所致,即贝佐尔德-雅里施反射(Bezold-Jarish reflex),也和心排血量降低,组织灌注不足有关。若AMI的发病以上腹痛为主,且伴恶心、呕吐,则容易误诊为胆囊炎、急性胰腺炎或溃疡病。此外极少见有腹泻以及由于梗死刺激了膈神经而产生顽固性呃逆。

4. 心律失常 是极为常见的,在冠心病监护室,心电监测观察AMI患者大约72%~96%的病人出现心律失常。这是急性心梗早期死亡的重要原因之一。多在心梗早期头1~2周,特别是24小时内发生。可将其分为快速心律失常、缓慢心律失常。

快速心律失常中常见的是室性心律失常,包括室早、室速和室颤,24小时监护的AMI

病人中发现室早的可占85.7%，所谓警报性心律失常包括频繁的室早（>5次/分），多源性的、成对出现的和R波落于T波易损期上（R on T），以往认为这些情况容易引起室颤，发生猝死，是一类严重的心律失常，应紧急处理。但目前也有流行病学资料表明，这些所谓报警性心律失常并不增加发生持续性室速和室颤的危险。急性心肌梗死病人的原发性室颤发生率在当今再灌注治疗的时代明显降低，可能是由于发病后早期迅速采用了梗死相关血管再通措施，从而改善了心肌缺血，缩小心肌梗死面积和广泛应用β-受体阻滞剂的结果。与以前的看法相反，虽然原发室颤患者住院死亡率高，但是那些存活出院病人的远期预后与没有发生原发室颤的患者相同。AMI合并的一系列快速室性心律失常，反应了缺血心肌的电不稳定性，其发生系由于心肌梗死导致的不应性离散，而易于发生折返所致。

室上性心律失常包括房性早搏、室上性心动过速、房扑、房颤，室上性心律失常被认为可能是心力衰竭的表现之一，或心房梗死及心电不稳定等原因所致。其中房性早搏发生率较高可见于20%~25%的患者。与急性心肌梗死有关的心房颤动最常发生在发病后24小时内，发生率为10%~16%，且可为一过性，但可复发。心房扑动或室上性心动过速则少见。心房颤动的发生率随年龄的增长而增高，59岁以内发生率为4.2%，而70岁以上发生率为16%。心房颤动易发生在较大面积前壁心肌梗死患者，并发心力衰竭、复杂室性心律失常、进行性房室传导阻滞、心房梗死或心包炎等，是由于主要供血于心房的窦房结动脉受累，心房颤动也可见于右冠状动脉近端闭塞的下壁心梗患者。非阵发性交界区心动过速常为一过性的，对血流动力学影响不大，有时可不处理。

缓慢性心律失常包括窦性心动过缓、窦房阻滞、房室传导阻滞，多伴发于急性下壁心肌梗死。并伴有迷走神经张力增高的表现如恶心、呕吐、低血压，经一般处理，数日常可恢复。这种房室传导阻滞部位常在希氏束以上，常为可逆的。大约10%~20%的AMI患者合并有束支传导阻滞，严重时亦可引起Ⅲ度房室传导阻滞。阻滞部位多位于希氏束以下，常为广泛前壁心肌梗死引起，多为不可逆的，可发展发生猝死。总之，前壁心梗常易引起快速心律失常，下壁心梗易引起缓慢性心律失常。

关于AMI与心脏性猝死，这是大家极为关注的问题。猝死之前可能有一部分病人有些先兆表现，如上述的一些警报性的室性心律失常或缓慢心律失常，如双束支阻滞引起的Ⅲ度房室传导阻滞。但也确实有一部分病人前瞻性的心电图监测并未发现有异常而突然发生猝死。这部分将另有章节（25章第5节）详述。

此外，AMI晚期如5~6周以上出现的一些室性心律失常，特别是持续性室速，这常是广泛前壁心肌梗死形成室壁瘤、心室瘢痕、心功能不全引起的，也是心脏性猝死的根源之一。

5. 心力衰竭及心源性休克　心力衰竭及心源性休克是AMI的表现，有些作者将其放在AMI的临床表现中描述。本书集中在合并症中详述（见本章第8节）。

三、急性心肌梗死的体格检查

AMI患者根据其病情轻重不一，体检可以是完全正常的，没有特殊发现，但也可有如下发现。

（一）一般情况

AMI患者多处于焦虑和痛苦状态，有些患者经常抓着自己的胸部，有心源性休克的患者常呈卧位，面色苍白、口唇轻度发绀、冷汗，有心力衰竭者呈半坐位伴有咳嗽，有泡沫痰。

(二) 心率和血压

心率快慢变化很大，1/3～1/2患者发病早期窦性心动过速>100次/分，这主要与疼痛，焦虑和心力衰竭有关，而有些患者则为窦缓。在没有合并症的患者，血压多数是正常的。但有些在早期可有高血压反应，动脉压可超过 21.3/13.3 kPa（160/100mmHg）。这可能与疼痛，激动及儿茶酚胺释放有关。过去有高血压的病人，相当多的一部分病人未用降压药血压可下降至正常，但其中三分之二的病人于梗死后 3～6 个月血压有恢复再度升高。有广泛前壁心梗的病人，特别是左前降支近端堵塞者，由于大面积心肌坏死，常有血压急剧下降，造成心源性休克，死亡率极高。而下壁心梗和右室梗死的病人常由于迷走神经张力反射性增高，患者除恶心、呕吐外同时伴低血压、心率慢，这种病人治疗及时常可迅速转危为安，预后较好。另外还有一种情况，开始时血压只轻微偏低，随梗死面积延展，经数小时或数天后始发生心源性休克。因之如梗死后疼痛一直不缓解，或反复发生梗死后心绞痛；抬高的 ST 段不恢复；都是梗死尚未完成的表现，若不及时处理，常有发生心源性休克的可能。总之，梗死的部位、范围常和血压、心率变化关系密切。心梗时常有自主神经兴奋性改变。下壁心梗一半以上患者有迷走神经兴奋性增高，表现伴有低血压和（或）心动过缓，而大约一半左右前壁心梗的患者表现有交感神经过度兴奋，有轻度高血压和（或）心动过速。

(三) 体温和呼吸

前已述及多数患者有轻到中度体温升高，在梗死后 24～48 小时出现，多在 38℃ 以下，更高时应考虑到合并有感染存在。退烧多数在梗死后 5～10 天。

梗死后呼吸速度常有增加，不伴心衰的患者主要是由于疼痛和焦虑引起；而合并有左心衰的患者，呼吸次数的增加常是心衰的最早表现。呼吸频率与心衰程度相关，肺水肿患者呼吸次数可达 40 次/分，若有心源性休克则无须评价其呼吸频率。老年患者特别是伴有泵衰竭患者，在应用过吗啡制剂或有过脑血管病的患者甚至可出现陈-施氏（Cheyne-Stokes）呼吸。

(四) 颈静脉怒张和搏动

在 AMI 时颈静脉一般没有异常表现。颈静脉有否怒张，其搏动的高度和形态常反映右房和右室舒张压的情况。在下述几种情况常可见颈静脉怒张或异常搏动，最常见的是在右室梗死时由于右室顺应性差，可见颈静脉怒张且伴有异常搏动；此外当右室乳头肌缺血或坏死时，可出现三尖瓣关闭不全；心脏破裂和心包填塞时均可突然发现颈静脉怒张和/或异常搏动。另外检查颈静脉情况对鉴别 AMI 病人是由于容量不足引起的低血压、还是低灌注抑或是心源性休克也有一定意义，前者颈静脉不充盈。

颈动脉搏动：一般无特殊发现，但在合并有乳头肌功能不全或室间隔穿孔伴左→右分流时，常可触到短暂的，明显的颈动脉搏动。

(五) 胸部检查

当有左室衰竭和/或左室顺应性减弱时，可听到肺部湿性啰音。有严重左心衰竭的病人，甚至可听到弥漫性哮鸣音。1967 年 Killip 根据入院时查体所见提出 AMI 病人心功能分级法：Ⅰ级没有心功能不全征象，肺内无啰音；Ⅱ级为轻度左心功能不全，可有 S_3 奔马律，有肺淤血表现，肺部可闻及啰音；Ⅲ级为较重的急性左心衰和有肺水肿表现；Ⅳ级为心源性休克。这种分类法在临床应用较为方便，至今仍在使用，常作为一些群体观察的标准。

(六) 心脏检查

尽管有时 AMI 面积广泛，但令人惊奇的是部分病人心脏检查可无特殊表现。半数以上患者心浊音区有轻度至中度扩大，这是由于伴有心力衰竭或以往有高血压病史。很多窦性心律的患者常可触到收缩期前的搏动。前壁心梗患者有时在心尖部或胸骨左缘 3~4 肋间可触及迟缓的收缩期反向矛盾运动,收缩期向外运动,这是急性室壁瘤形成的表现,心尖部室壁瘤可以表现为心尖搏动范围的明显扩大。

听诊约 1/3~2/3 的患者在发病早期心率增快甚至超过 100 次/分,常可伴有各种心律失常,特别是在前壁心肌梗死患者。而下壁心肌梗死心率较慢,前已述及过故不在此赘述。AMI 时心尖部第一心音(S_1)常减弱,与心肌收缩力减弱、血压下降及 P-R 间期延长有关。当恢复期时期 S_1 亦可随之增强。有显著心功能不全和/或左束支传导阻滞时可能有第二心音(S_2)逆分裂。有梗死后心绞痛病人在心绞痛发作时由于左室射血期延长,也可能发生暂时性的 S_2 逆分裂。几乎所有 AMI 患者在窦性心律时都伴有心尖部第四心音(S_4),这与上述的收缩期前搏动伴存,均是由于在心室顺应性下降、左室舒张终末压升高使左房强有力的收缩而引起。在合并有心力衰竭时可听到 S_3 奔马律(室性奔马律),偶尔可听到 S_3,S_4 的重叠性奔马律。这反映了左心室舒张中期和舒张终末容量增高。有人报告有 S_3 奔马律者急性期死亡率高。

AMI 急性期时胸骨左缘 3~4 肋间或心尖部有时可听到收缩期吹风样杂音,有或无喀喇音,这种杂音常呈一过性变化,突然出现、突然消失,这是乳头肌缺血、坏死、功能不全造成的急性二尖瓣关闭不全引起的。我们曾见到一例 AMI 患者反复出现心绞痛及心前区杂音,在血流动力学监测下每逢杂音出现,肺动脉楔压(PWP)即显示巨大"V"波,提示乳头肌缺血引起二尖瓣关闭不全(图 24-3-2)。上述杂音若出现在胸骨左缘 3~4 肋间同时伴有震颤常提示可能有室间隔穿孔造成的左→右分流,这种杂音常呈渐进性加重,未行手术者,最终常以左心衰日渐加重而死亡。

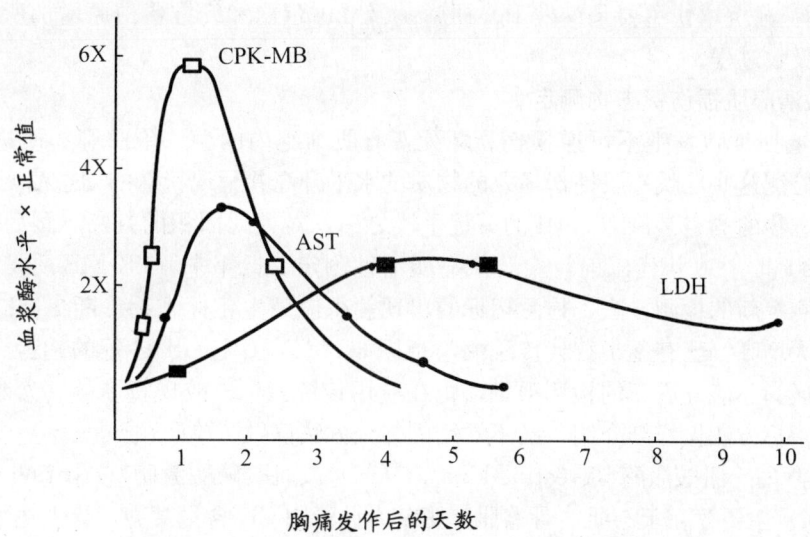

图 24-3-2 急性心肌梗死时血清酶的衍变曲线图
(摘自 Hearse DJ, Myocardial enzyme leakage, J Molec Med, 1977;2:185)

约 10%~20% 的 AMI 患者,特别是在透壁性心梗的患者,在发病后 2~3 天,迟发者亦可在两周左右,在胸骨左缘或心前区可听到响亮的心包摩擦音。下后壁心梗的患者,响亮的摩擦音有时可能在整个心前区听到甚至可传到后背。约 40% 有摩擦音的患者可伴心包渗液。上述情况可考虑有梗死后综合征,它是心肌坏死波及心包而引起的,或是由于坏死心肌的变态反应造成。

心脏游离壁破裂，血流入心包，患者主诉胸痛突然加剧、呼吸困难、血压急剧下降出现一系列心包填塞的体征，如颈静脉怒张，脉压变小，有时可听到粗糙的收缩期杂音和震颤，窦性心动过缓，继之以缓慢的交界性心律，心电图上有QRS波形，但无心音和脉搏，这就是所谓的"电－机械分离"现象。这是心脏游离壁破裂的较有价值的改变，常迅速发生心脏停搏而死亡。我们曾注意到有些患者在发生这类急性事件之前，首先出现静脉输液管内血液回流现象，这恐与上述心包填塞同出一理。心脏破裂约占心肌梗死总死亡数的10%，能及时识别颇为重要。

总之，当今冠心病监护室中持续的心电监护、血流动力学的监测使我们对AMI的自然病程、病理生理有了更深入的了解，但临床上对患者进行严密的观察和细致体检仍十分重要。这对于及时发现合并症、给予恰当治疗以及预后判断都有很大价值。

四、急性心肌梗死的实验室检查

（一）一般检查

1. 血白细胞计数　血白细胞计数可增至$10\sim20\times10^9$/L。一般在疼痛发作几小时即可升高，高峰为2～4天，一周左右恢复正常。中性粒细胞亦有增加，多在75%～90%，嗜酸粒细胞减少或消失，这些可能反应心肌组织的坏死，也可能由于肾上腺糖皮质激素分泌增加。但白细胞增加很少超过20×10^9/L，亦很少有明显的核左移，若有这些情况应考虑是否合并有肺部或其他部位感染。

2. 红细胞沉降率（血沉）　梗死后头1～2天多为正常的，第4～5天增高，升高亦可持续3～4周。血沉增快主要是继发于心梗后α_2及β球蛋白和纤维蛋白原增加所致。它反映坏死组织的吸收过程。

（二）血清心肌损伤标志物测定

AMI时心肌细胞发生不可逆损伤、坏死，心肌细胞内的酶、蛋白等物质进入血循环，在血清中可检测这些反映心肌损伤坏死的物质的水平升高并呈现特殊的动态演变规律。血清心肌损伤标志物的测定是诊断AMI的关键手段之一，对梗死面积的判断、预后的评估也有一定价值。20世纪90年代以前，主要依靠酶活性测定，近年来，CK-MB质量测定、心肌肌钙蛋白检测等新的检测方法、检测指标的出现使得应用生化标志物诊断AMI的敏感性及特异性都大大增高，已有逐步替代传统酶学指标如AST、CK、LDH等的趋势。但在我国，仍有不少地区尚不能开展新的检测项目，仍在应用传统指标，故现将新的、诊断价值高的、广泛应用的指标方法做详细介绍，已不常用的传统方法仅做简单回顾。

1. 肌酸激酶　肌酸激酶（creatine kinase，CK）或肌酸磷酸激酶（creatine phosphatase kinase，CPK）主要存在于心肌、骨骼肌。正常人血清中CK含量甚微，当上述组织受损时，CK进入血液，则其血清含量明显升高。血清CK活性在AMI后6小时内开始升高，高峰时间差异较大，可在疼痛发作后8～58小时，平均20小时，一般于发病48～72小时恢复正常。再灌注成功者可发生峰时前移。CK是诊断AMI叫敏感的酶学指标但其心肌特异性差，CK升高可见于剧烈活动、肌肉损伤（甚至肌肉注射）、肺栓塞、休克等多种临床情况，应注意鉴别。

2. CK同工酶　CK分子是由M或B两个亚单位组成的二聚体，有CK-BB，CK-MM，CK-MB三种同工酶，检测同工酶的不同类型，对确定血清CK升高的组织来源有一定帮助。

骨骼肌中主要含有 MM 同工酶，脑和肾主要含有 BB 同工酶，而心肌中则存在有 MB 和 MM 同工酶。AMI 时 CK-MB/CK>5%。CK-MB 在 AMI 发病 4~8 小时其血清浓度升高，12~20 小时达到高峰，2~3 天恢复正常。其升高的幅度、持续时间、峰时等特点对心肌梗死的诊断、评估梗死面积、再灌注效果具有一定价值。但需注意除 AMI 外其他心肌损伤如心肌炎、心肌创伤、心外科手术等也出现 CK-MB 的升高。在严重肌肉损伤时也出现 CK-MB 增高。但在这些情况下升高的 CK-MB 均不具有心肌梗死时出现的动态演变特点。CK-MB 是传统心肌酶学标志物中对 AMI 诊断敏感性和特异性较高的，是以往检测心肌坏死的金标准。近年来，CK-MB 在 AMI 诊断中的"金标准"地位有逐步被心肌特异性更高的心肌肌钙蛋白取代的趋势。

20 世纪 80 年代以来，应用单克隆抗体的放免分析法检测 CK-MB 质量（CK-MB mass），单位为 ng/ml，不仅进一步提高了诊断特异性，还使得在 AMI 发病 2~4 小时即可检测出 CK-MB 升高，可作为 AMI 诊断的早期标志物，有条件的单位建议以此方法替代传统的酶活性测定法。此外血浆中 CK-MB 的 M 亚单位的羧基可经血浆羧基肽酶水解，从而使血浆中可检出 CK-MB1（无羧基）和 CK-MB2（原型，组织型）两个异型，在 AMI 后 1 小时内即可检测到血清含量的升高。有助于心梗早期诊断。

3. 肌红蛋白（myoglobin，Mgb） 肌红蛋白是存在于心肌和骨骼肌细胞胞浆中的亚铁血红素蛋白，不存在于平滑肌中。其分子量较小，为 17800，AMI 后，肌红蛋白迅速从坏死心肌中释放出来，在 AMI 发病 1~4 小时就可在血中检测到升高，6~7 小时达到峰值，18~30 小时，多数于 24 小时内回复正常，自 20 世纪 70 年代开始应用，至今仍是代表心肌坏死的升高最早的生化标志物。AMI 后 2 小时，肌红蛋白阳性率约 50%，发病 4 小时其敏感性则接近 100%。肌红蛋白阴性特别有助于排除 AMI 诊断。但肌红蛋白在心肌和骨骼肌中含量均很丰富，骨骼肌微小损伤甚至剧烈运动（如马拉松赛跑）后血中肌红蛋白亦升高，故其心肌特异性很低，单纯肌红蛋白升高不能确诊为心肌坏死。血中肌红蛋白能迅速地被肾脏廓清，半衰期约 15 分钟，AMI 后较快恢复至正常水平，所以在 AMI 病程中连续测定肌红蛋白如有再次升高有助于发现早期再梗死发生。

4. 心肌肌钙蛋白 肌钙蛋白（Troponin，Tn），是位于横纹肌收缩单位细肌丝上，横纹肌收缩的重要调节蛋白，由三个亚基组成：肌钙蛋白 C（TnC），肌钙蛋白 I（TnI）及肌钙蛋白 T（TnT）。

其中 TnC 是肌钙蛋白的 Ca^{2+} 结合亚基。骨骼肌和心肌中的 TnC 结构完全相同，无心肌特异性，不用作心脏标志物。TnI，为肌动蛋白-ATP 酶抑制亚基，结合于肌动蛋白，在无钙离子时抑制肌动蛋白和肌球蛋白的相互作用，分子量 23kDa。TnI 有三种亚型，由三种不同的基因编码，分别存在于不同种类的横纹肌中，即快骨骼肌亚型、慢骨骼肌亚型和心肌亚型。心肌亚型，即心肌肌钙蛋白 I（cTnI）相对两种骨骼肌亚型（sTnI）的不同源性约 40%，人的 cTnI 氨基末端比 sTnI 多 31 个氨基酸残基，这种氨基酸结构的差异使人们可用特异的单克隆抗体识别 cTnI，而与 sTnI 无交叉反应。用单克隆抗体免疫法测定发现在胎儿发育、骨骼肌损伤及再生等阶段骨骼肌均不表达心肌肌钙蛋白 I（cTnI），cTnI 仅局限于心肌，具有高度的心肌特异性。

TnT，为原肌球蛋白结合亚基，分子量 33kDa。TnT 也有三种亚型，即快骨骼肌亚型、慢骨骼肌亚型和心肌亚型（cTnT）。它们在骨骼肌或心肌中的表达也分别受不同的基因调控。

心肌肌钙蛋白复合物是心肌结构蛋白，主要结合于心肌肌纤维中，仅少量（cTnI 的

2.8%~4.1%，cTnT 的 6%~8%）在心肌细胞胞浆中以游离形式存在。生理条件下，用现有的免疫学方法不能测出这些蛋白在循环血液中存在。在心肌不可逆损伤或坏死时，细胞膜的完整性受损，这些细胞内的蛋白从心肌肌细胞中释放入血，可能被检测出来。现有技术可检出＜1g 的坏死心肌，检测灵敏性相当高。由于此过程中大部分肌钙蛋白需从心肌细胞细丝结构上解离下来，故其释放动力学不同于 CK 等主要存在于胞浆中的酶，释放持续时间较长。研究表明，cTnT 在急性心梗患者胸痛发生 3.5 小时左右即可升高，略早于 CK-MB。持续升高可达 10~14 天，2~5 天为平台期。其升高值较正常参考值上限平均高出 30~40 倍，明显高于其他心脏标志物。cTnI 的释放动力学与 cTnT 相似，可持续升高 7~10 天（表 24-3-1）。

表 24-3-1 AMI 时心脏标志物的释放动力学及应用

标志物	开始升高的时间（h）	平均达峰时间（非溶栓治疗者）	恢复正常时间	应用
肌红蛋白	1~4	6~7	24h	早期标志物/再梗死监测
hFABP	1.5	5~10h	24h	早期标志物
cTnI	3~12	24h	5~10d	确定标志物
cTnT	3~12	12h~2d	5~14d	确定标志物
CK-MB	3~12	24h	48~72h	质量法测定时可作为早期标志物，在不能测定 cTn 时可做确定标志物使用
CK-MB2	2~6	18h		

心肌肌钙蛋白（cardiac troponin，cTn），包括 cTnT、cTnI，以其高敏感性和高特异性，优于传统生化标志物如 CK-MB 等成为判断心肌损伤坏死的新的确定标志物。

5. 乳酸脱氢酶及其同工酶 乳酸脱氢酶（lactic dehydrogenase，LDH）是一种糖酵解酶，广泛存在于多种人体组织。以心肌、骨骼肌和肾脏内含量最丰富，其次以肝脏、脾脏、胰腺及肺组织内较多，红细胞内含量也很丰富。此外，肿瘤组织也含有 LDH。AMI 时 LDH 升高较 CK 及 AST 升高稍迟。于发病 8~12 小时开始升高，2~3 天达高峰，1~2 周左右恢复至正常水平。因此 LDH 对 AMI 的早期诊断价值较小，但对一些延误诊断或发病后数天方就诊的患者其升高对确定诊断有一定价值。但 LDH 特异性很差，许多其他脏器疾病如肺梗死、肝病、肾病、溶血、白血病、各种肿瘤、骨骼肌疾病等均可升高。AMI 后 LDH 应升高，如不升高应重新考虑诊断。LDH 有 5 种同工酶，心脏中主要含有 LDH1，肺脏中主要含有 LDH2 和 LDH3，而肝脏和骨骼肌中主要含有 LDH4 和 LDH5。测定 LDH 同工酶有助于病变组织的定位。AMI 时 LDH1 升高较总 LDH 出现早，可见于心梗后数小时，持续升高约 10 天。总 LDH 升高且 LDH1/LDH2＞1 有较高的诊断价值。

6. 其他 天门冬氨酸氨基转移酶（aspartate aminotransferase，AST），亦称谷氨酸草酰乙酸转氨酶（glutamic oxalo-acetic transaminase，GOT）在心肌中含量最高，亦广泛分布于肝、脑、肾、骨骼肌中。AST 在 AMI 后 6~12 小时即开始急剧升高，约在 24~48 小时达高峰，3~6 天后恢复正常。除 AMI 外，肝胆疾病、骨骼肌损伤、脑卒中、肺栓塞、急性胰腺炎、心肌炎、肝淤血、休克等病人 AST 均可升高。作为 AMI 诊断指标其特异性不及 CK（图 24-3-3）。

α-羟丁酸脱氢酶（α-HBDH）是 LDH 活力的间接反映，其活力变化与 LDH 总活力相

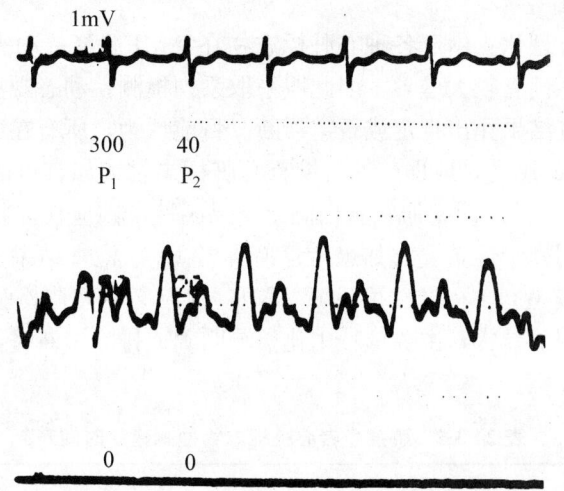

图 24-3-3　AMI 合并急性二尖瓣关闭不全（急性乳头肌功能不全引起）
下行为 PWP 曲线图，上行为心电图，图示 PWP 中可见巨大 "V" 波

平行，在 AMI 发病后 12 小时开始升高，48～72 小时达峰，持续 14～21 日后恢复正常。

目前还发现了其他一些较新的心脏标志物，如血栓前体蛋白（thrombus precursor protein，TpP）、可溶性纤维蛋白（soluble fibrin）、P-选择素（p-selectin）等。它们均为冠心病病理过程中血栓形成的标志物，不稳定性心绞痛或 AMI 时这些标志物水平升高，AMI 时升高程度大大高于不稳定性心绞痛患者水平，同时其出现明显早于心肌酶学改变。如 P-选择素在胸痛发作后 1 小时即有明显升高。但这些标志物心肌特异性较差，测定值变异较大，临床应用经验不多。主要有助于排除 AMI 或了解 AMI 的病理进程，在判断是否应选用抗凝抗血小板药物治疗及疗效判断、预后估计方面有一定价值。

此外，脂肪酸结合蛋白（fatty acid-bineding protein，FABP）是一组重要的细胞内脂肪酸载体蛋白，在脂肪酸代谢中起重要作用。FABP 在心脏、肝、小肠等不同脏器中有不同的类型。心脏 FABP 因其分子量小、心肌含量高、存在于胞浆等特点，在 AMI 早期，通常在发病 1.5 小时就有升高，5～10 小时达到峰值，24 小时恢复正常。也是心肌坏死的早期生化标志物。但其心肌特异性不高。

因此总得来看，这些标志物的应用价值尚比不上现有的标志物如肌红蛋白、CK-MB 及 cTn。

7. 血清心肌损伤标志物应用注意事项

（1）根据不同临床需求选择合理的检测方案：目前可供临床应用的血清标志物较多，在 AMI 诊断治疗中应根据不同临床需求，充分考虑各项标志物的特性，选择检测价/效比较高的一种或几种标志物。如在急诊室要求早期发现 AMI 患者时，可进行 CK-MB 异型或肌红蛋白测定。在国外，前者因诊断敏感特异性相对较高，更为常用。而在没有创伤的病人，用肌红蛋白进行早期诊断也有一定价值。发病 6 小时内连续两次肌红蛋白均阴性对排除 AMI 诊断有较大价值。对就诊时症状发作时间较长，通常>10 小时者，可选择检测 CK-MB，或 TnT/TnI。后者的心肌特异性较前者为高，尤其适用于有合并骨骼肌损伤的情况。但通常在有骨骼肌损伤时，CK-MB 升高超过总 CK 的 5%，也可考虑心肌坏死的存在。一般不需要合用两种同类标志物，如已常规提供一项心肌肌钙蛋白测定，可不必同时进行 CK-MB 质量测定。

(2) 检测时间的合理化：由于各种心脏标志物在 AMI 后释放动力学不同，在症状发生后不同时间点诊断敏感性有较大差异，因此应采取系列检测，动态观察策略以提高诊断准确性。不能仅凭一次检查结果作出肯定或否定诊断。目前认为，所有在急诊怀疑为急性冠脉综合征，尤其怀疑 AMI 的患者，应即刻抽血检查心脏标志物。如有可能，同时记录患者胸痛发作的时间。如早期（<6 小时）肌钙蛋白测定结果阴性，则应在症状发作后 6～12 小时再次测定。心电图检查同样十分重要，如患者已有异常 ECG 检查结果，如 ST 段抬高，出现 Q 波或左束支阻滞时按 WHO 标准已可诊断 AMI，则无必要等待检验结果确证诊断后才开始治疗。如心电图无明显异常，主要依赖生化检测明确或排除诊断时，也可参照下表时间采集标本（表 24-3-2）。

表 24-3-2 胸痛患者心脏标志物检测建议时间表

距症状发作时间	肌红蛋白	CK-MB	cTnT/TnI
入院即刻	X	X	X
2-6 小时	X		
6-12 小时		X	(X)
12-24 小时		X	X
用途	阴性预测价值高以排除心梗	AMI 诊断	AMI 诊断/ACS 危险分层

一旦 cTn 已测得阳性结果，或对根据其他临床资料已确诊 AMI 的患者，除非需定性判断梗死部位的大小，检查有无再梗死，判断溶栓治疗效果等，否则没有必要再继续频繁抽取样本检查心脏标志物。

对发病 6 小时后的就诊患者，一般不需要检测早期标志物，只需测定确定标志物如心肌肌钙蛋白，但当需明确有无再梗死时除外。

(3) 检验标准化：目前心脏标志物检测的方法越来越灵敏，使得微小的心肌损伤坏死都可能被发现。检测试剂的种类也较多。因此必须十分重视检测中的标准化问题。否则不能得到准确的测定结果，或不能将不同测定结果进行比较及合理解释，势必给心脏标志物的临床应用造成混乱。

不同生产厂家应在检验学术团体等指导下尽可能规范统一其各自的检测体系。开展心脏标志物检测的实验室应制定相应措施，严格标准化操作规程，保证检测结果及时准确。此外，因为 AMI 的诊治分秒必争，作为诊断重要依据的心脏标志物检测应保证做到随到随检，从样本抽取到结果报告的样本周转时间（TAT）应小于 1 小时。或使用床旁检验（point-of-care testing, POCT）的仪器，定量或定性测定肌红蛋白、CK-MB、cTnT 或 cTnI。

(三) 心电图检查

在及时、系列的检查下，绝大多数 AMI 患者都可发现心电图的异常改变。其中显著的和特征性的改变，对 AMI 的诊断具有重要的意义，特别是对症状不典型甚至"无痛性"心肌梗死价值更大。但心电图诊断 AMI 的敏感性和特异性仍有一定局限性。有临床与病理对照研究显示，心电图对心肌梗死诊断的可靠性仅为 62%，系列心电图检查可提高诊断价值，但可靠性也在 83% 以下。梗死部位、梗死范围的大小、梗死时间、非特异性改变等因素都影响到心电图诊断的准确性。但迄今为止，心电图仍是 AMI 诊断的常规手段之一，尤其在早期识别患 AMI 的病人，初步判定梗死部位等方面有其临床应用优势。为准确全面的获取 AMI 患者的心电图信息，应对所有怀疑 AMI 的病人进行系列的标准 12 导联的心电图检查。

1. 急性心肌梗死心电图表现的基本形式　AMI 是由于冠状动脉的急性闭塞，使其供血区域的心肌，在侧支循环未建立的情况下，发生缺血、损伤直至坏死。心电图也呈现相应的 T 波、ST 段及 QRS 波群的系列变化。

(1) ST 段的抬高—损伤型改变：冠状动脉阻塞的早期，几小时之内常可出现超急期高耸 T 波。以后是 ST 段的抬高与直立的 T 波融合呈弓背向上的单向曲线。ST 段抬高在肢体导联和左胸前导联 V_4、V_5 超过 0.1mV 以上，而在 V_1~V_3 抬高大于 0.25mV 才有意义。梗死区出现 ST 段的抬高对诊断 MI 急性期有较高价值，目前根据 AMI 患者心电图是否出现 ST 段抬高可分为 "ST 段抬高的 AMI" 和 "无 ST 段抬高的 AMI" 两种类型，其急性期治疗措施、预后等有所不同。但 ST 段抬高改变也可见于急性心包炎、变异性心绞痛等情况，除动态观察心电图变化，结合症状和血清心脏标志物检测等综合分析外，当心电图上 ST 段抬高与异常 Q 波及 T 波倒置三种征象同时出现时，几乎可以确定诊断。

此外在 Q 波心梗患者梗死部位以外的导联常出现 ST 段压低。如下壁梗死时前壁常可见到 ST 段明显压低。其原因可能为前壁缺血，后壁心梗及对应改变（镜影关系）。超声心动图观察有无前壁运动障碍对判断这种心电图改变是否为严重前壁缺血的表现，而不仅仅是对应改变有很大帮助。但无论引起这种 "远处缺血心电图改变" 的原因究竟是什么，只要出现这种心电图表现，患者的预后都比没有该种表现的患者差。

(2) 异常 Q 波出现—坏死型改变：为异常的 Q 波或 QS 波改变。Q 波的振幅多超过同一导联 R 波的 25%，宽度在 0.04 秒以上，一般均持久存在。如症状和血清学检查均符合 AMI 特征，但 ECG 上无异常 Q 波出现，则称为 "非 Q 波心梗"。

(3) T 波倒置—缺血型改变：T 波低平倒置，有时呈现 T 波两肢对称、波底尖端正中的 "冠状 T"。单纯 T 波改变特异性差，在心室肥厚、心肌病、药物影响等情况下也可见到。但在 AMI，T 波呈规律性的动态变化，T 波倒置由浅逐渐变深，又由深逐渐变浅的衍变，则有意义。在非 Q 波心梗患者，心电图可表现为这种 T 波的改变，与心绞痛时心电图相比，T 波演变时间往往大于 24 小时。

2. AMI 时心电图的演变及分期　AMI 的心电图变化存在动态演变，这也是心电图诊断 AMI 的关键。如能自最早期序列观察急性心肌梗死患者的心电图变化，可以大致分为 4 期（图 24-3-4、5）：

(1) 早期（超急期）：在心梗患者发病 10 多分钟到数小时出现，表现为高耸 T 波。此期历时短暂，只有少数病人可以记录到。

(2) 急性期：在心梗后数小时到数天，从 ST 段抬高呈单向曲线，异常 Q 波出现，T 波倒置，直至 ST 段回到等电位线。此期缺血、损伤和坏死三种图形可同时出现，诊断较易。一般几天内 ST 段可回至等电位线，如 ST 段持续抬高超过两周常提示有记性室壁瘤形成。

(3) 演变期：从 ST 段回至等电位线开始，至 T 波倒置最深后缓慢恢复至正常或恒定的倒置 T 波。可历时数周，甚至数月。

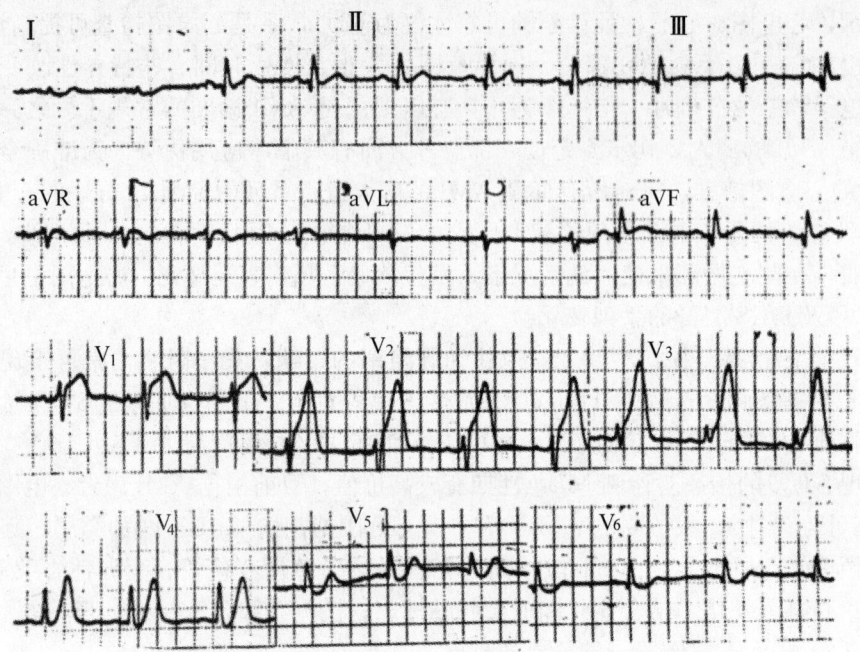

图 24-3-4　急性心肌梗死超急期改变
V_1、V_2、V_3、V_4 高 T 波

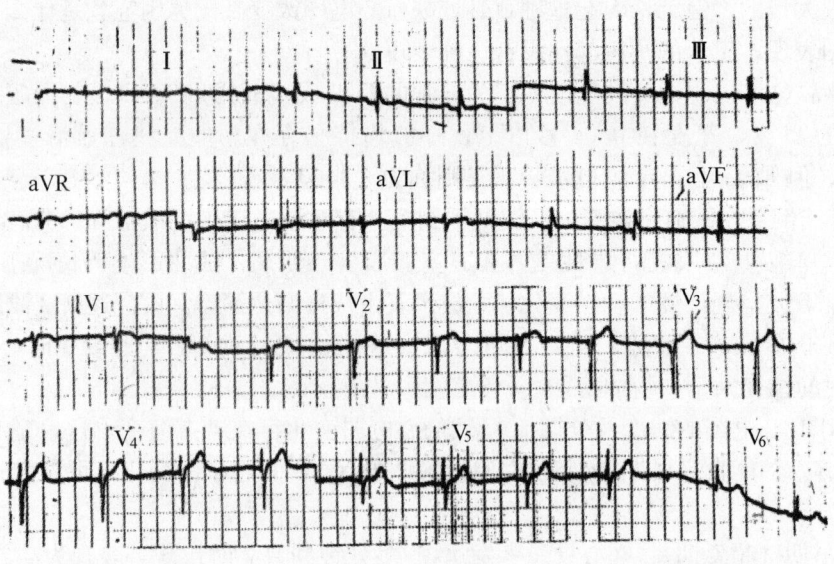

图 24-3-5　与图 24-3-4 为同一患者，V_3、V_4、V_5 呈 qrs 型且 R 波均变小
此患者同时有陈旧下壁心肌梗死；Ⅱ、Ⅲ、aVF QRS 呈 qR 型

（4）陈旧期：梗死后数月至数年，倒置 T 波恢复或长期无变化，多数留有异常 Q 波或 QS 波。少数病人由于坏死心肌纤维化，收缩，Q 波可逐渐变小甚至完全消失。q 波前有时可出现小 r 波—胚胎 r，在下壁心梗时容易见到这种情况。

随着再灌注治疗的普及，上述 AMI 心电图的演变规律常常发生变化，如溶栓成功的患者 ST 段可很快回至等电位线，坏死 Q 波可不出现等。

以上是典型的 Q 波心肌梗死心电图的变化，不典型的或特殊部位心梗的心电图变化详见本章第 4 节。

3. 心电图梗死区定位、梗死范围估计及梗死相关冠状动脉定位　AMI 时面向梗死区的探查电极可记录到"心肌梗死典型图形"。根据心电图上出现坏死型指标即异常 Q 波或坏死区对应导联异常 R 波的情况可以进行心肌梗死部位的诊断（表 24-3-3、图 24-3-6）。心电图判断前壁和下壁心梗的准确性较高，对侧、后壁心梗诊断可靠性较差。近年来随 AMI 冠脉造影检查的开展，对 AMI 心电图改变与梗死相关血管的相关性进行了一些观察。下壁心梗患者如出现 V_1 导联异常 R 波 [R 波时限大于 0.04 秒，和（或）R/S>1]，提示正后壁梗死，则回旋支阻塞的可能性大于右冠阻塞。同为下壁心梗，回旋支闭塞所致者预后较右冠闭塞者差。

表 24-3-3　冠状动脉闭塞与心肌梗死的定位关系

心电图改变	梗死部位	梗死相关冠状动脉
$V_{1\sim2}$	前间隔	LAD
$V_{3\sim4}$	前壁	LAD
$V_{5\sim6}$	前侧壁	LAD
I、aVL	广泛前壁	LAD
$V_{1\sim6}$	高侧壁	LCX
$V_{7\sim9}$	后侧壁、正后壁	LCX
II、III、aVF	下壁	RCA
$V_{3R}\sim V_{7R}$	右心室	RCA

LAD 闭塞时有时可同时有下壁（近心尖部）梗死图形（$V_{1\sim5}$、II、III、aVF）
RCA 闭塞时有时可同时有间隔梗死（II、III、aVF、$V_{1\sim2}$）
RCA 闭塞时有时可同时有右室梗死（II、III、aVF、$V_{3R}\sim V_{7R}$）
前壁梗死必定为 LAD 闭塞所致，下壁梗死可以是 RCA 或 LCX 或 LAD 闭塞引起

4. 非梗死 Q 波和 ST-T 改变　心电图出现 Q 波还可见于非 AMI 患者，如左右心室肥厚、左右束支阻滞、预激综合征、肥厚型心肌病、心肌炎、扩张型心肌病、肺梗死等。与 AMI 患者的鉴别主要依赖重复心电图检查时 AMI 有特征性的心电图动态演变。

单纯 ST-T 改变诊断 AMI 的特异性较低。ST 段抬高可见于变异性心绞痛，但持续时间短，无 Q 波出现。ST 段抬高亦可见于早期复极综合征，但无动态改变。此外，电解质紊乱、服用洋地黄制剂亦可出现 ST-T 改变。对可疑病例，需结合临床、血清生化标志物改变、系列心电图演变来明确或排除 AMI 诊断。

（四）影像学检查

1. 胸部 X 线　重症患者可能出现左心衰竭或心脏增大的征象。但应注意肺淤血征象往往在左室充盈压升高 12 小时后才出现，治疗好转后胸片异常可能还需 1~2 天方会消失。

2. 放射性核素心肌显像

利用一些放射性核素，注入血流中进入梗死区或不进入梗死区，因而在正常心肌与坏死

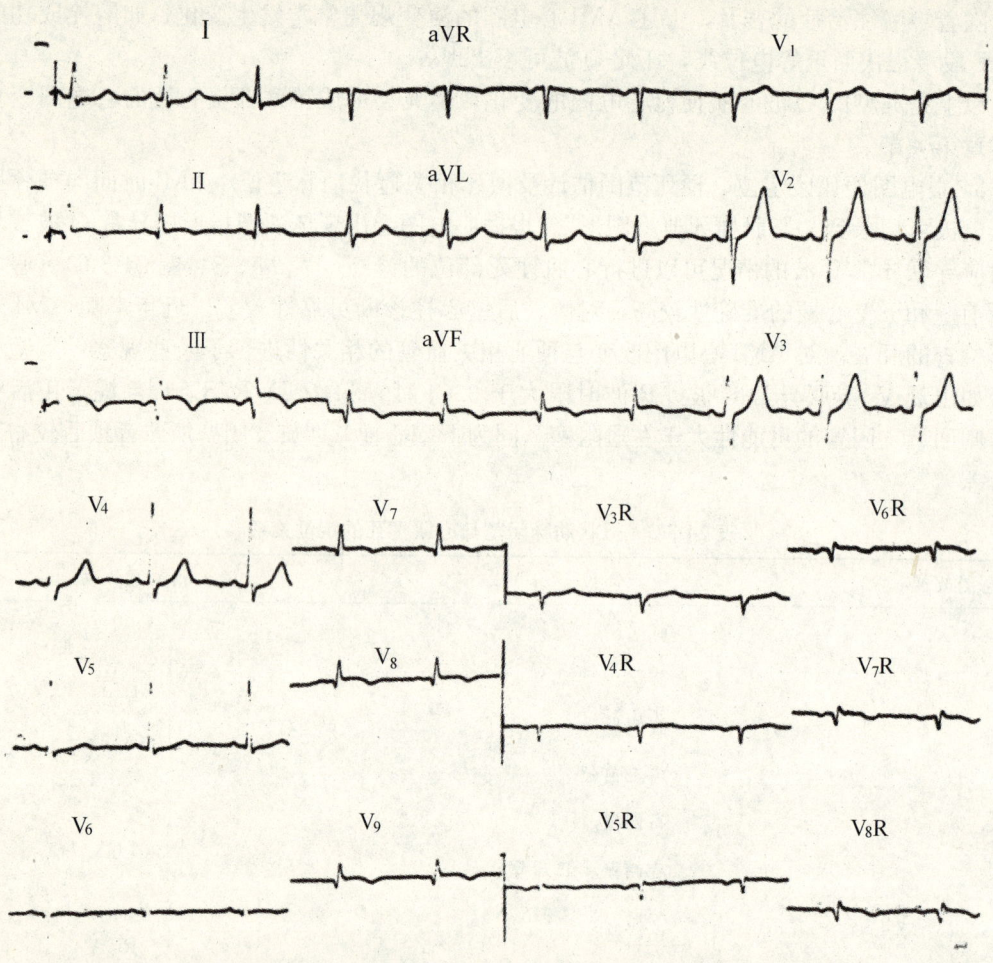

图 24-3-6 急性下壁、正后壁及右室梗死的心电图

Ⅱ、Ⅲ、aVF 导联 ST 段抬高，QRS 波群呈 qR 型，T 波倒置

V_{7-9} 导联 ST 段抬高，QRS 呈 qR 型，T 波倒置，V_2 导联大 R 波及高 T 波

V_{5R}-V_{7R} 导联 ST 段抬高，QRS 呈 Q r 型

心肌组织中有不同放射性浓度分布的特点，进行心脏扫描或照相来判断梗死的部位和范围。常用如 ^{201} 铊注入体内后仅使正常心肌显影，缺血坏死的心肌和瘢痕组织均不显像造成"冷点"，可用于陈旧心梗梗死区的判定。而 ^{99m} 锝焦磷酸盐可选择性地与缺血和梗死区高浓度钙结合，使梗死区显影，正常心肌不显影，成为"热点"显像，可用于 AMI 急性期辅助诊断。有关此部分内容可详见第二篇第 10 章。

3. 超声心动图检查（详见第 2 篇第 9 章）

AMI 患者进行床旁超声心动图检查的目的：

（1）测定左室射血分数，早期判断心脏功能、室壁运动情况，对近期及远期预后起一定提示作用。

（2）对 AMI 各种机械并发症进行早期诊断和鉴别诊断，如室间隔穿孔，急性乳头肌功能不全及心室游离壁破裂造成的心包填塞。

（3）准确及时地发现急性或慢性室壁瘤形成和梗死后综合征。

（4）有助于诊断右室梗死。

(5) 除外主动脉夹层等需鉴别诊断的疾病。

(6) 超声声学造影等有助于判断存活心肌。

4. 其他影像检查　有报道 CT 检查在检出心腔内血栓，MRI 对判断梗死组织、存活组织、心肌水肿、纤维化等方面有一定价值，但由于检查操作复杂，目前在 AMI 尤其急性期实际应用意义不大。

五、急性心肌梗死的血流动力学监测

血流动力学监测现已广泛应用于危重症监护治疗。冠心病监护室是较早发展和应用此技术的部门，对急性心梗患者进行血流动力学监测不仅加深了对心肌梗死病理生理过程的认识，其所提供的及时准确的各种病理生理参数对重症心梗的预后判断，指导治疗也发挥重要作用。血流动力学检测在 AMI 中的应用价值总结如下：

1. 同时精确评价左右心功能，可识别具有高危险性的病人，如潜在的循环衰竭。

2. 有助于各种合并症的诊断和鉴别诊断。对右室梗死的诊断具有重要意义。

3. 观察药物如血管扩张剂、正性肌力药及 β-受体阻滞剂等的治疗反应，并可制定出确切的治疗方案。

4. 急性心肌梗死预后的评估。左室充盈压升高，伴有低心排出量及外周血管阻力增高者，常提示预后不良。

(一) 急性心肌梗死血流动力学分型

血流动力学监测的具体方法见第 2 篇第 16 章。AMI 血流动力学分型参照 Forrester-Swan 的分类方法（表 24-3-4）。

表 24-3-4　AMI 临床和血流动力学分型标准

临床分型		血流动力学分型	
肺淤血[1]	周围血管[2]灌注不良	心脏指数 L/min·m²	肺动脉楔入压 kPa (mmHg)
Ⅰ	无	无	≥2.2	<2.4 (18)
Ⅱ	有	无	≥2.2	≥2.4 (18)
Ⅲ	无	有	<2.2	<2.4 (18)
Ⅳ	有	有	<2.2	≥2.2 (18)

[1] 肺淤血表现为呼吸困难，肺部啰音，胸片显示肺淤血征
[2] 周围灌注不良：血压下降，平均动脉压<9.33kPa (70mmHg)，尿少<30ml/h，皮肤湿冷，紫绀

Ⅰ型无肺淤血和周围灌注不足的临床表现，此时 CI 及 PWP 可轻度异常，CI 在 2.2~2.7L/(min·m²) 及 PWP 1.6~2.4kPa (12~18mmHg)，为亚临床改变。与 AMI 后一定程度的代偿机制有关。Ⅱ型表现为肺淤血，主要血流动力学异常是 PWP 超过 2.4kPa (18mmHg)；Ⅲ型表现为低血压，组织灌注不良，主要改变是 CI<2.2L/(min·m²)，PWP 尚<2.4kPa (18mmHg) 故无肺淤血改变。CI 下降的烟瘾并非左室收缩力下降，而与血容量不足（ⅢA 型）或右心室梗死（ⅢB）型有关。Ⅳ型患者表现为心源性休克和肺淤血，CI<2.2L/(min·m²)，PWP>2.4kPa (18mmHg)。国外报道上述临床和血流动力学分型符合率约为 80%。血流动力学表现常先于临床表现，在血流动力学异常阶段即给予相应治疗，对防止梗死面积的进一步扩大具有重要价值。此外在有效的治疗过程中，血流动力学指标亦先于临床表现出现改善。如 X 线及临床肺淤血症状体征的改善可能在数小时到 48

小时之后，此阶段称为延迟相（phase Lag）。了解此情况有重要的临床意义。如肺淤血病人给予速尿注射后，PWP首先下降，但临床表现尚无改变，如据此再用速尿，PWP下降过低将导致血压下降及CO降低，反使病情恶化。所以对AMI合并肺淤血的病人宜采用血流动力学监测，以利指导治疗。无论采用何种药物治疗（如血管扩张剂、利尿剂等），均应注意使PWP下降到2.0～2.4kPa，（15～18mmHg）左右，不宜使PWP下降到正常12mmHg以下，因为AMI合并心衰患者需要较正常为高的左心室充盈压，才能保证最大的心排血量。PWP15～18mmHg相当于starling心脏作功曲线的平台阶段，心脏作功能力为最佳状态。

Forrester曾对200例AMI患者发病72小时内进行血流动力学分型及急性期死亡率的观察：Ⅳ型死亡率高达60%；Ⅲ型死亡率为18%；Ⅱ型为11%；Ⅰ型为1%。说明血流动力学分型对AMI早期预后估价有重要意义。目前在IABP支持和早期介入治疗的情况下，合并心源性休克的患者死亡率也在50%左右。

（二）AMI合并症的血流动力学变化

1. 心力衰竭　属于血流动力学Ⅱ型，主要表现是左室舒张终末压增高，PWP≥2.4kPa（18mmHg），PWP是驱使肺血管内液体向血管外间质及肺泡内流动的静水压力。当PWP达2.4～2.67kPa（18～20mmHg）时开始出现肺淤血；2.67～3.33kPa（20～25mmHg）为中度肺淤血；3.47～4.0kPa（26～30mmHg）时为严重肺淤血；超过4.0kPa（30mmHg）出现肺水肿。左心衰竭的临床表现为呼吸困难、肺部啰音、胸片肺淤血表现等，但临床表现的出现往往晚于监测到的血流动力学异常，即存在延迟现象。所以如对心衰发生可能性大的患者如梗死范围较大者或可疑患者进行血流动力学监测，可及时准确的发现潜在的或早期的心功能异常使之能及早治疗。反之，有时AMI患者肺部出现啰音疑及合并心衰，但测PWP不高，则应寻找其他原因如是否合并气管或肺部感染。此外临床观察到部分患者临床及X线有肺淤血表现而PWP不高甚至偏低，未给予抗心衰治疗，密切监测下啰音也可消失。可能于AMI时血小板聚集，毛细血管通透性增加等原因引起血管内水分外渗有关。AMI合并左心衰时左室舒张末压增高的机理主要是左室收缩功能不良，但少部分可能为左室顺应性下降，舒张功能受损所致。后者也有肺部啰音，PWP升高，听诊有奔马律，但收缩功能指标如EF值、SV、CO等正常。两者治疗不同。

2. 低血容量　AMI患者常存在低血容量，即血流动力学Ⅲ型。其临床表现与心源性休克类似，但后者为血流动力学Ⅳ型，鉴别不困难，低血容量时PWP在2.4kPa（18mmHg）以下，而心源性休克时PWP升高。此两型治疗和预后有很大差别，因此在AMI合并低血压，周围循环衰竭时血流动力学监测是十分必要的。

ⅢA型的发病机制是由于血容量的相对或绝对不足，除PWP较低外，右房压也下降。绝对血容量不足可由于出汗、呕吐、摄入不足引起。相对血容量不足多见于下壁心肌梗死时常见的血管迷走反射，血管扩张而血容量相对不足。临床上除有灌注不足的表现外，常同时有心动过缓、房室传导阻滞等迷走神经亢进表现。

ⅢB型患者的发病机制为低心排综合征和右心衰竭。与ⅢA型的主要区别是右房压升高。临床上除血压下降周围灌注不足表现外，尚有颈静脉怒张、肝淤血肿大等。临床上此型主要见于右室心梗，其他血流动力学特点详见本节右室梗死部分。

3. 心源性休克　血流动力学表现为Ⅳ型，心排血量低且有肺淤血表现，$CI<2.2$ L/min/m^2，PWP≥2.4kPa（18mmHg），体循环阻力增加。常见于左室心肌梗死范围超过40%～50%时，病死率很高。当体循环阻力>1500达因·秒·厘米$^{-5}$时，特别是在应用血管收缩剂时使用袖带法测量血压往往有误差，为反映真实的灌注状态应采用动脉内测压法。

4. 急性乳头肌断裂及室间隔穿孔　这两种均为 AMI 的机械并发症。其临床表现均为突然出现的心尖部或胸骨左缘下部的收缩期吹风样杂音，且可伴左室功能不全。但两者预后及治疗截然不同。除超声心动图检查是鉴别诊断的重要手段外，血流动力学检查结果也有不同特点，可以鉴别。室间隔穿孔时，右室血氧饱和度升高，证明心室水平存在左→右的分流。乳头肌断裂引起的急性二尖瓣关闭不全，在 PWP 记录中呈现有收缩早期巨大的"V"波。

（三）右室心梗

在 AMI 病人的血流动力学检查中右室梗死的发生率约为 8%。其诊断敏感性显著高于临床诊断，且特异性强。右室梗死特征性的血流动力学改变为右房压增高，常 $\geq 1.33 \text{kPa}$（10mmHg），右室充盈压（以右房压或 CVP 为指标）比左室充盈压（以 PWP 或肺动脉舒张压表示）>0.65，右室压力呈现平方根样改变即舒张早期凹陷，舒张晚期平台改变，右室心搏工作指数 $<5 \text{g} \cdot \text{m/m}^2$。

右室梗死时上述血流动力学改变的机理是由于右心室收缩能力下降，右室顺应性下降，右心排血量下降。故左心室充盈压不足引起左心排血量下降，血压下降。PWP 和左室充盈压接近，故单纯右室梗死时 PWP 常偏低。当然右室梗死常与左室下壁、后壁梗死同时存在，如左室梗死范围广泛，引起左室收缩力明显下降，同时伴左室衰竭则 PWP 可增高。此外，右室梗死范围很小，血流动力如学各参数也可能在正常范围，仅在容量负荷试验时才出现右室梗死的血流动力学特点。

总之，我们体会到血流动力学监测确实有助于深入了解 AMI 的病理生理过程；对一些特殊类型的心肌梗死如右室梗死的确诊；对某些心梗合并症的早期发现及鉴别诊断；对指定确切合理的治疗方案；评估 AMI 预后等方面都可提供有利的直接依据，对 AMI 的诊治具有特殊价值，尤其对梗死面积较大，心肺功能较差，怀疑右室梗死等病人，主张早期进行血流动力学监测，以及时准确反应病情变化及治疗效果，调整诊治方案，提高患者生存率，改善预后。

（张钧华　邢德智　曹　静）

第四节　急性心肌梗死的诊断及鉴别诊断

一、急性心肌梗死的诊断

AMI 早期及时的诊断对病人的治疗，改善近期及远期预后及心功能的保护均至关重要。

根据急性心肌梗死（Acute myocardial infarction, AMI）患者发病过程中心电图面向梗死区导联 ST 段是否抬高，可以将 AMI 分为 ST 段抬高和非 ST 段抬高的心梗。过去人们在临床工作中很少使用这一分类方法，但近年来一些大规模临床试验研究，如 Thrombolysis in myocardial infarction（TIMI）ⅡB 的结果已证实只有 ST 段抬高的 AMI 患者可从溶栓治疗中获益。与血管造影的对比研究表明 ST 段抬高的 AMI 患者梗死相关血管为 100% 闭塞，非 ST 段抬高 AMI 梗死相关血管管腔高度狭窄但仍开放。非 ST 段抬高的 AMI 从血管病变表现和治疗上更类似于不稳定性心绞痛。从病生理改变及治疗决策角度考虑，目前这一新的分类方法在临床工作中的价值已被逐渐认可。

（一）典型的急性（ST段抬高）心肌梗死的诊断

1. 传统AMI的诊断采用20世纪70年代WHO制定的诊断标准，包括以下3项条件

（1）典型的临床表现，即有严重而持续的胸痛；

（2）特征性的心电图改变，即有节段性分布的持续出现的Q波及QS波，持续一天以上的ST段抬高、回降及T波的演变；

（3）肯定的血清酶学异常（包括CK及同工酶CK-MB、LDH及其同工酶、γ-羟丁酸脱氢酶、AST）及其典型的演变曲线。只要具备上述三方面中的两项，即可诊断AMI。

患者就诊时，医生马上对其病史、症状及体征进行评估，判断是否有可能为心肌缺血，如怀疑为心肌缺血或心梗即应马上行心电图及血清生化标志物检查。有典型持续性缺血性胸痛的患者，上述两项检查任一有特征性改变即可明确AMI诊断。

2. 心电图检查简便易行，是AMI诊断的重要依据之一，心电图的特征性改变也是AMI按ST段是否抬高进行分类的依据并有助于AMI定位诊断。每一位临床可疑心肌缺血或心梗的患者均应马上行常规12导联心电图检查，并在已显示急性下壁心梗时加做$V_7 \sim V_9$及$V_{3R} \sim V_{5R}$导联以争取及早发现有无合并后壁和右室心梗，在V_1、V_2导联出现R波增高，ST段压低怀疑后壁心梗时加做$V_7 \sim V_9$导联。但只有50%的AMI患者在就诊时有典型的心电图表现，一次心电图正常并不能排除AMI诊断。心电图的动态演变，往往也是AMI诊断的关键。所有可疑患者都应间隔一定时间进行系列的心电图复查，仔细观察有无图形变化及演变规律。目前人们还习惯于根据心电图是否出现病理性Q波，将AMI分为Q波心梗和非Q波心梗。大多数ST段抬高心梗多为Q波心梗，少数为非Q波心梗。因Q波的出现可晚至AMI后数天，迟于ST段的改变，该分类方法多为回顾性诊断，对指导早期治疗的价值不如ST段是否抬高。但该分类在预后估计及择期治疗决策等方面仍有一定临床价值。如非Q波心梗面积一般小于Q波心梗，对心功能影响小，住院期死亡率低于Q波心梗，但梗死后心绞痛及再梗死发生率高，宜择期行介入检查和治疗。

3. 心肌坏死标志物的检查是AMI诊断一项非常重要的客观指标。WHO的标准中采用的是传统的心肌酶谱检查，主要是CK及CK-MB。CK-MB心肌特异性高于CK，确诊价值高。但其升高也可见于心肌炎、心脏于术、除颤等非缺血性心肌损伤及肌病、甲状腺疾病、慢性肾衰等非心脏疾病，所以检查结果还应结合病史、体检及其他检查结果综合分析。近年来更具心脏特异性的心肌坏死标志物心肌肌钙蛋白（cardiac tropnin，cTn）T或I检测在国外普遍应用，有取代CK-MB作为AMI诊断标准的趋势，也被称为心肌坏死确定标记物。近来心肌坏死生化标志物在心梗诊断中的地位越来越受到重视，如ESC/ACC2000年发表了AMI新的诊断标准，建议将心肌坏死生化标志物作为AMl诊断的主要条件，而将心电图异常、缺血症状等列入次要条件。

ESC/ACC急性、演进性、或新近心肌梗死的临床诊断标准：

有反映心肌坏死的生化标志物（CK-MB质量、心肌肌钙蛋白）的典型升高和下降及具备下列条件中至少一项：

（1）心肌缺血症状；

（2）心电图出现病理性Q波；

（3）心电图有缺血性改变（ST段升高或降低）；

（4）最近做过冠脉介入治疗。

目前国内开展cTn检测的医院也越来越多。但在临床应用中应注意：

1. 了解所用检测方法的正常参考值、心梗诊断临床决定限等指标及可能影响测定结果的相关因素，如抗凝剂的使用等资料。目前对不同检测方法规范化的工作正在进行中。

2. CTn 也是检测心肌坏死的敏感指标，目前研究发现一部分不稳定性心绞痛患者（CK-MB 不升高）也可出现 CTn 升高，但升高程度，持续时间与传统 AMI 不同，且 CK-MB 正常，有观点认为可诊断为"心肌微梗死（microinfarction）"，但是否接受这部分病人为 AMI 患者尚有争论。另外无论 CK-MB 或 cTn 在发病 6 小时尤其 4 小时内诊断 AMI 敏感性并不高，此期间阴性结果并不能排除心梗诊断。此时如依据其他资料仍不能确诊，可于发病 4 小时后重复化验。

除对急性（ST 段抬高）心肌梗死作出定性诊断外，在临床工作中，还应尽可能作出其他相关诊断，以对预后估计、长期随访等工作提供重要而精练的信息。完整的诊断可包括：

（1）病因诊断：如冠状动脉粥样硬化性心脏病；

（2）解剖及病理诊断：如急性前壁心肌梗死；

（3）心电图特征：如 ST 段抬高，Q 波心梗；

（4）心脏大小：如心脏扩大；

（5）心律情况：如频发室性期前收缩，短阵室速；

（6）心功能及血流动力学后果：如心功能Ⅳ级（Killip 分级）、心源性休克；

（7）合并症及伴随疾病诊断：如室壁瘤。

（二）不典型 AMI 的诊断

1. 症状的不典型

（1）疼痛部位的不典型：大多数 AMI 患者胸痛表现是典型的，但少数不典型患者梗死性疼痛常以牙痛、咽痛、上腹痛等放射部位疼痛为主。笔者了解到有因牙痛而去拔牙致死者，亦有因咽痛误诊为急性扁桃腺炎，作青霉素皮试而突然猝死，初始尚考虑为青霉素过敏所致，经尸解证实为 AMI，使诊断真相大白。有些患者以上腹疼为主伴休克而误诊为急腹症如胆囊炎、急性胰腺炎，上述情况屡见不鲜。但值得提出的是，追问这些患者的既往史常有与体力活动有关的牙痛、咽痛、上腹痛，而心电图亦曾提示过有关心肌缺血的表现。

（2）无痛性心肌梗死：也是临床较常见的，Framingham 的研究显示：完全无症状的心肌梗死中男性占 28%；女性占 35%。一般平均约 25% 的患者可无明显疼痛。有人认为无痛性心肌梗死中下壁心梗多见，单支病变较多。但也报道无症状心肌梗死为 3 支病变，因之不能肯定认为无痛心肌梗死患者病变轻。

（3）以初发的心力衰竭或休克为主要表现：凡老年人无明显诱因突然首次出现心力衰竭、休克，血压突然下降，甚至突然出现抽搐，意识障碍者皆应考虑到有 AMI 的可能，应及时作心电图以资确诊。

2. 心电图的不典型

（1）非 Q 波心肌梗死（Non-Q wave lnfarction）：约在全部 AMI 病人中 20%～38% 的患者其心电图无 Q 波出现，主要表现为：①ST 段水平下降≥1mm；②ST 段上升随后 T 波倒置，不出现 Q 波；③T 波倒置呈冠状 T 且有动态演变；④心电图正常。上述 1～3 同样见于心绞痛的心电图，不同点是：心电图的演变超过 12～24 小时才恢复正常，故非 Q 波梗死的诊断主要依靠血清酶的改变。非 Q 波心梗面积一般小于 Q 波梗死，其冠脉病变支数和 Q 波梗死相似，不同于 Q 波梗死之处是非 Q 波梗死冠脉因血栓形成而完全闭塞者少见（20%～40%）。一般认为以 ST-T 改变为主的梗死大多数为非透壁心梗或心内膜下心肌梗死，但经尸解证实无 Q 波的以非透壁心肌梗死多见，也有一部分为透壁心肌梗死；有 Q 波的多为透壁心梗，但也有相当部分为非透壁心肌梗死，这表明仅根据心电图作出透壁或非透壁心肌梗死的诊断是不可靠的。

(2) 正后壁梗死时 V_1、V_2 导联 R 波逐渐抬高、增宽，特别是 V_2 导联，V_1 导 R/S>1 且 STV_1、V_2 下降，T 波直立；而 $V_{7\sim 9}$ 可出现弓背向上的 ST 段抬高和异常 Q 波，但其敏感性不如 V_1、V_2 导的改变明显。

(3) 右室梗死：主要是在 $V_{3R}\sim V_{7R}$ 的 ST 段抬高，随之以 T 波倒置，当下壁心梗合并右室梗死时常可见 ST 段抬高，L_{III} 导>L_{II} 导。右室梗死的诊断主要依靠血流动力学变化。

(4) AMI 与心电图 R 波改变：有时 AMI 的心电图仅有 R 波改变，如一系列心电图的监测。发现 R 波逐渐变小，对比所获资料常有助于 AMI 诊断。其表现可为 a. 在 $R_{V_1}\sim R_{V_3}$ 导中 R 波增长不良或 $R_{V_2}\sim R_{V_3}$，振幅<2mm。且 R_{V_2} 或 R_{V_3} 小于 R_{V_1}，有时 r 波变窄直上直下呈细线状，r 宽度在 0.01 秒，这种情况与 q 波有同等意义，应疑及前间隔心梗，但需与肺气肿心电图鉴别。B. V_2、V_3 呈 qrS，q 波细小，此时应与左前分支阻滞（LAH）时因 QRS 向量环初始向下、后移相鉴别，此时可在下一肋间投照 EKG，若 V_1、V_2 仍有小 q 波则可疑 AMI。

(5) 左束支阻滞与 AMI：左束支阻滞（LBBB）心电图可掩盖 AMI 的 Q 波，故 LBBB 合并 AMI 时诊断困难。因为 LBBB 时心室开始除极向量已发生变化，室间隔除极由右向左，因之左心室梗死也不会在相应导联上出现 Q 波。因之有些患者突然出现 LBBB 应高度怀疑 AMI，观察数日 EKG 上 LBBB 消失，心梗图形出现。

反之，LBBB 图形也容易误认为 AMI，如 V_1、V_2 导联 ST 上升且可呈现宽大而深的 QS 或 rs 图形，有时可误认为前间隔心梗。有人指出若 STV_1、V_2 升高>0.8mV 应高度怀疑，再观察到升高的 ST 段有 T 波倒置，且有动态演变，则诊断 AMI 的可能性大。

(6) 左前分支阻滞（LAH）合并下壁心梗时：II、III、aVF 导联可无 Q 波而呈 rS 波，r 波可有切迹粗钝。

(7) 梗死中间状态：有极少数 AMI 患者在发病的头 3 天到一周梗死心电图完全恢复正常，但以后追踪几天后又可出现心梗图形，其机制不清，可能由于侧支循环短期内有所改善。

(8) 期外收缩：在主波向上的导联中出现异常 q 波，应结合临床情况怀疑 AMI 的可能性。

总之，根据上述应特别注意一些 AMI 患者症状并不典型，特别是以腹痛、牙痛、带状疱疹等为表现，他们中部分可发生无痛性心肌梗死，而误诊去外科、口腔科、皮科等，以上情况较多见于老年人，糖尿病人。此外对不明原因的突发心衰、休克、心律失常，尤其是发生于老年初发患者时亦应考虑有无 AMI 可能。上述情况下 AMI 确诊主要依赖心电图和生化检查。

二、急性心肌梗死的鉴别诊断

1. **不稳定性心绞痛** 胸痛性质、部位与 AMI 相似，但每次发作时间<15 分钟，发作次数频繁，含硝酸甘油有效，发作常因体力活动或情绪激动而诱发，其中特别要注意的是初发劳力性心绞痛，因过去无心绞痛历史，其性质及持续时间有时与稳定型心绞痛相似，易被医师忽视，再次来诊时已发展为 AMI。对不稳定性心绞痛应住院监护、处理，最终的鉴别主要是依靠心电图的演变及心肌酶学及其他生化标志物的改变。

2. **变异性心绞痛** 自发性心绞痛发作时，心电图出现暂时性 ST 段抬高定义为变异型心绞痛，又称 Prinzmetal's variant angina pectoris，其临床特点为发生于休息时和一般日常活动时，发作常呈周期性，常在每天的同一时间发生，尤其后半夜、清晨多见。持续时间短则十几秒，长则20~30分钟，发作时ECG可见ST段暂时性升高，对应导联ST段压低，发作缓解后ST段迅速恢复正常。在溶栓疗法时代，偶见ST段抬高即予以溶栓治疗，这是常犯的错误，短时间的ST段升高应多考虑变异性心绞痛，此时仍应看心脏标志物，如正常可进一步证实诊断。

3. 早期复极综合征（early repolarization syndrome，ERS） 首先有人注意到，在部分受检心电图中ST段有持续性抬高，但部分患者临床无器质性心脏病的证据，此后由Meyers和Coldman将上述心电图命名为早期复极综合征。目前检出率有增加趋势，在健康人中ERS约占2%，多见于中青年，发生机制尚未明，可能与迷走神经张力增加有关。

早期复极综合征心电图酷似急性心肌梗死或变异性心绞痛。其心电图ST段抬高为凹面向上抬高，即弓背向下。ST段抬高可持续多年，T波高耸或倒置。其临床意义是一种良性心电图改变。首次发现还需结合心肌标志物及心电图的衍变。

4. 主动脉夹层 常与AMI诊断混淆，二者均有剧烈的胸痛，有时甚至有休克，但仔细收集病史，主动脉夹层的胸痛常为撕裂样，迅速达到高峰且多放射至背部、腹部、腰部和下肢。疼痛持续不缓解，虽可有"休克"症状，但病程中常出现高血压。主动脉夹层可产生动脉压迫症状，两侧上肢的血压和脉搏常不一致，此为重要体征，少数可出现主动脉关闭不全的听诊所见。X线和超声心动图可出现主动脉明显增宽，大多数没有AMI心电图的特征性改变及血清酶学的变化。但如果夹层动脉瘤压迫冠状动脉起始部，可引起心肌缺血和心肌梗死，使诊断更加复杂化。我院曾有一例老年女性患者因胸痛、恶心、呕吐、休克而住院，作血流动力学监测发现有右室梗死的改变，疑及AMI，但病程中出现如下特点：①血压纠正后反复出现高血压表现，需硝普钠控制；②入院后两上肢血压、脉搏不一致；③血清酶不高，心电图有ST段抬高但无典型演变，尽管超声心动未探到主动脉增宽及夹层，临床仍考虑主动脉夹层的可能性大。后尸解证实主动脉夹层广泛撕裂至肾动脉，主动脉夹层动脉瘤压迫右心房而引起上述血流动力学改变，死亡原因是主动脉夹层破裂入心包。

5. 肺动脉栓塞 急性的肺动脉大块栓塞常可引起胸痛、呼吸困难、休克等表现。常有急性肺源性心脏病改变；右心室增大、P2亢进、分裂和右心衰体征。心电图可出现电轴右倾，肺性P波、右室扩大及典型的心电图$Q_{III}T_{III}S_I$。异常Q波常较窄，主要在III导联上，而很少在II导发现。其心电图变化常于3~4日内恢复正常。与AMI心电图的演变迥然不同，肺梗死时血清酶主要为乳酸脱氢酶（LDH）增高，特别是LDH3增加，而AMI时LDH1升高，且肺梗死时CPK及其同工酶均在正常范围可资鉴别。长期卧床尤其骨科手术后患者易有肺动脉栓塞。

6. 急腹症 急性胆囊炎、胆石症、急性坏死性胰腺炎、溃疡病合并穿孔常有上腹痛及休克的表现，可能与放射至上腹部的梗死性疼痛相混淆，但常有典型急腹症的体征，心电图检查及酶学检查可助确诊。

7. 急性重症心肌炎 有些可伴随胸痛，ST抬高和异常Q波多见于青年，有咽部感染病史，但动态追踪心电图的演变规律同AMI不同，心肌坏死标志物的水平较长时间持续升高，其时间曲线是鉴别诊断的重要依据。

8. 急性心包炎 特别是急性非特异性心包炎，亦可有严重胸疼及ST段抬高，与AMI有时难以区别。但急性心包炎在病前病初常有上呼吸道感染情况，发烧、血WBC增加，且疼痛于咳嗽及深吸气时加重，听诊可听到心包摩擦音，心电图改变常为普遍导联ST段弓背向下抬高，无 AMI 心电图的演变过程，亦无血清酶学改变。

9. 肥厚型心肌病　特别是特发性肥厚性主动脉瓣下狭窄（IHSS），这是一种家族性心肌病。临床可有胸疼。但一般不太重，含硝酸甘油后反而可加重。胸骨左缘或心尖可听到 S_4 及 Ⅲ～Ⅳ 级收缩期吹风样杂音，心电图可有 Q 波，但其 Q 波的特点是窄而深。持久不变且无 AMI 的 ST-T 演变。亦无酶学变化。超声心动图可见心肌肥厚，鉴别不难。

鉴别诊断主要通过详细询问病史，了解疼痛特点，伴随症状，既往史以及认真体检，结合必要辅助检查来进行，尤其对一些潜在致命性的疾病，如主动脉夹层等，如误为 AMI 而进行溶栓治疗，可造成不堪设想的后果，需倍加警惕！

此外对 AMI 不典型患者，有时需经一定时间的动态观察，进行特殊深入的检查并作全面综合分析所有临床信息，才能尽快明确诊断以达到早期诊断和治疗，改善预后。

三、梗死面积的评估

AMI 发生后，梗死面积的定量与患者预后密切相关。梗死面积大时易发生泵衰竭，包括心源性休克及充血性心力衰竭。而且大面积梗死与难治性致命性心律失常的发生有关。近年来，人们通过测定梗死面积来评价溶栓治疗等血管再通术治疗的效果。因此采用无创方法估计梗死面积对临床有重要意义。

目前临床上常用的无创方法包括酶测定，放射性心肌显像及胸前区多导联心电图标测，这些方法各有其优越性，也有一定局限性。

（一）利用酶学改变估计梗死面积

通过坏死心肌酶系列测量 CPK 和 CPK-MB 的峰值在确定梗死面积中是有帮助的，特别是 CPK-MB 反映心肌坏死有较高的特异性。通过建立 CPK 向循环血中释放、分布、含量和清除的数学模型发现：在均匀坏死的心肌中，1 克心肌可释放等量的 CPK。利用累积释放的 CPK、CPK-MB 与尸解时坏死区域比较相关性是好的。因之在一些多中心临床试验中可采用酶学的方法对 AMI 某种治疗作出评价。也可据此对预后作出估计。此外利用酶学估计的梗死面积可预测泵衰竭及室性心律失常的发生。利用 CPK-MB 估计梗死面积也与区域性左室壁运动异常及左室射血分值有直接关系。

利用酶学改变估计梗死面积有一定的局限性：①大面积心肌梗死时，由于通过梗死中心区血量严重减少，CPK 释放量减少，造成估计值偏低；②对于发生梗死后数小时内的透壁性心肌梗死使用溶栓疗法，当冠脉再灌注后每克梗死组织提前大量释放 CPK；③冠脉痉挛（或血栓形成造成心梗时，痉挛）缓解或血栓自溶发生自发性再灌注时，CPK 释放量也增多。因此无论是溶栓疗法、PTCA、解痉药物或血栓自溶造成的冠脉再灌注，用 CPK 或 CPK-MB 酶学方法来测量梗死面积均不可靠。

此外 CPK 从心肌清除通过静脉和淋巴管两条途径，任一途径释放增多均可造成梗死面积估计过大。心得安、镇静剂和麻醉剂均可改变组织 CPK 的释放量，影响心肌梗死面积的估计值。CPK 的血浆清除率存在明显的个体差异，而且单用 CPK 值作为估计梗死面积的指标有时易估计过大。如高血压患者、原有骨骼肌疾病及发生休克时，其他组织 CPK 释放增多。测定血清 CPK 及 CPK-MB 浓度需时较长，要在梗死后 24～36 小时内每 4～6 小时连续取血测定，故不能早期得出结论。

目前尚有利用抗肌球蛋白的单克隆抗体技术测定血清心肌肌球蛋白轻链（CMLC）来评估梗死面积。我院 1990 年曾对 29 例 AMI 病人进行测定，发现其对 AMI 诊断特异性强、灵敏度高、与 SPECT 测算的梗死范围相关性高（r=0.95），此外再灌注对 CMLC 的释放影响很小。与 CPK 不同，无论再灌注存在与否，CMLC 均能准确地反映梗死面积和临床预后，唯操作方法较为复杂。

(二) 核心脏病学技术

同位素心肌显像技术不仅可用于急性期心肌梗死面积的测定，也可用于亚急性期或陈旧期测定，有较大应用价值，常用的有以下几种：

1. 采用梗死区亲合性同位素进行心肌显像测定梗死面积。

最常用的方法为 ^{99m}锝焦磷酸盐心肌显像。焦磷酸盐向梗死区的转运与梗死区血流量密切相关。当冠脉血流量降至正常的 10%～40%时，心肌有最大摄取量。焦磷酸盐主要聚集于不可逆损伤或坏死的心肌细胞。与心肌细胞内 Ca^{2+}结合形成复合物。在显像图上形成"热点"。心肌摄取通常在梗死后 12 小时出现异常。24～72 小时达到高峰，两周后转为阴性。反映梗死心肌的敏感性达 90%。但特异性较低，其他情况如室壁瘤、心肌创伤及放射治疗后心肌内均可出现阳性改变。单光子发射断层显像技术（SPECT）可改善诊断心梗及估计梗死面积的敏感性与特异性。可精确估计小范围心梗，与酶学测定估计的梗死面积有良好的相关性。

近年来应用 ^{111}铟标记的抗肌凝蛋白进行梗死区心肌显像，测得的梗死面积与左室射血分数、CPK-MB 峰值及 ^{201}铊显示的梗死面积均有良好相关性，而且可测定再灌注治疗后，右室梗死、左束支传导阻滞及再梗死的梗死面积。尤其当不能使用酶学方法、心电图及 LVEF 估计梗死面积时可用本法评估梗死面积，与焦磷酸盐方法相似。在急性心肌炎及同种移植心脏发生移植排斥反应时均可出现异常。^{111}铟在心血池中也有分布，其显像条件还不理想，需在梗死发生后 48 小时才能确定诊断。

2. 同位素心肌闪烁显像

常用 ^{201}铊方法，静脉注射后，^{201}铊随冠脉血流分布于心肌中，梗死区分布减低或缺血，称"冷点"显像。梗死面积通过测定灌注区占左室的百分比来确定。^{201}铊闪烁显像显示梗死面积的大小对估价预后及评价再灌注治疗的效果有较大意义。需要指出的是：静息梗死早期的灌注缺损既可为梗死区，也可能是缺血区，只有排除缺血区后才能精确表示梗死面积。

3. ^{99m}锝标记的 Sestamibi（^{99m}Tc-MiBi）心肌显像

其优点是 γ 散射能量大，较 ^{201}铊改善了显像质量，其在正常心肌中的分布也与区域心肌血流量明显相关，在极少再分布的心肌也有缓慢清除，延迟 4～6 小时显像。在给药治疗后仍可显示心肌灌注的分布情况，故特别适用于急性心肌梗死后溶栓治疗效果的评价。溶栓前及溶栓后 24 小时显像可帮助了解闭塞冠脉是否再通。通常缺损面积缩小 30%强烈提示冠脉已再通，这种方法也能良好地评价紧急介入性治疗术的效果。

^{201}铊单光子发射计算机断层（SPECT）：可在三维立体确定心梗的存在及梗死面积的大小。诊断心梗的敏感性增加，敏感性高于 γ-相机平面显像。梗死面积以梗死心肌占总心肌的百分比表示，与酶学估计的梗死面积一致性良好。

4. 正电子散射断层（PET）

利用 ^{11}C 标记的软脂酸作为反映脂肪酸代谢的标记。测定其在心肌内的浓度，估计梗死面积，以低于最大软脂酸摄取量的 50%作为急性梗死区。测定切面图上梗死区的几何形态，并将其叠加起来确定总的梗死面积。与酶学测定的梗死面积相关性为 0.92。由于同时显示心肌的代谢活性，因此可区分缺血心肌与梗死心肌，从而能准确地评估梗死面积。其估计预后的价值更大。但因其价格昂贵，临床应用尚少。

5. 核素心血管造影术（RNA）

是一种精确估计静态与动态心室功能的无创方法。同时测定心梗后左室射血分数及室壁运动异常。静态 RNA 显示的室壁运动异常不能区分缺血区、梗死区及心肌瘢痕，其最大价值在于测定心梗后 LVEF，帮助估计预后。

（三）磁共振成像技术（MRI）

MRI 是一种新的诊断急性心梗后梗死心肌解剖范围及室壁功能异常的方法，为一种高分辨断层显像技术。通过测定舒张时间指数、区域室壁厚度、显示梗死区，也可利用 5-乙酸三胺二乙烯钆（Gd-DTPA）作为造影剂清楚显示梗死区心肌。此方法价格昂贵，设备较复杂，不利于床边检查，其应用有局限性。

（四）胸前多导联心电图标测

Maroko 和另外一些作者早期的研究是从多个心前区导联测量 ST 抬高的总和。主要是评价前壁 MI 病人心肌损伤程度。近年也有人提出利用胸前导联 ST 段抬高区域的 R 波幅度及 Q 波产生的情况来评估梗死面积。测定时应在 AMI 发生后尽早在胸前放置 35 个以上电极记录心电图，并在一周后重复胸前标测观察心肌梗死区的 QRS 综合波的变化。

此方法仅适用于透壁性前壁及侧壁心肌梗死。当存在有室内传导阻滞、心包炎、心脏复律或陈旧性广泛心肌梗死情况下，利用此法不能估计梗死面积。

（五）二维超声心动图

可无创测定室壁运动异常，重复性强，通过所测区域内室壁厚度及运动情况，反映心肌梗死区变化，但不能区分缺血、急性梗死与陈旧性心肌梗死。对存在严重肺疾病、肥胖患者无法取得满意效果，其应用价值有限。

（张钧华　邢德智）

第五节　急性心肌梗死的常规治疗

在过去的三十年里，虽然在 AMI 的诊断和治疗上取得了长足进步，但 AMI 仍然是发达国家、也是发展中国家所面临的一个重要的公共卫生问题。据世界心脏联盟的全球调查显示 AMI 在发展中国家的患病率已接近发达国家。大约 50% AMI 患者死于发病后 1 小时内，其中多数是由于心室颤动。通过几代人的努力，特别是自 60 年代以来，由于出现了专门的冠心病监护室（CCU）对 AMI 患者心脏电活动的不稳定性进行监测与控制，可及时发现和治疗原发性心室颤动，使 AMI 的病死率明显降低，70 年代以来，随着 Swan-Ganz 漂浮导管、血管扩张剂、非洋地黄正性变力性药物和主动脉内球囊泵的临床应用，和 80 年代静脉溶栓治疗和急诊介入治疗等再灌注治疗的开展，以及循证医学的发展，大大改善了本病急性期和远期预后。有关再灌注治疗，心律失常、泵衰竭、心源性休克等并发症的治疗将在其他章节详述。本节重点介绍 AMI 的一般治疗，它起始于入院前、急诊室，是 AMI 急性期治疗中重要的组成部分，与预后密切相关。

一、入院前的任务

造成 AMI 患者早期死亡的原因大多是由于心律失常所致。AMI 患者的早期再灌注治疗能改善左心室收缩功能和提高存活率。因此，尽可能缩短患者入院前的延误时间、迅速诊断和治疗至关重要。业已证明，大多数病人在症状发作后长达 2 小时或更长时间未就诊，造成发病至治疗的拖延，原因为：①病人缺少对此疾病的常识；②入院前的检查、治疗和转运；③在医院做出诊断和开始治疗所用时间。实际上多数情况是由于病人自身原因造成拖延时间最长，但以上每一种因素均可使病人丧失最佳治疗时间。

1. 普及教育　普及有关 AMI 常见的缺血性胸痛症状的特点，除要使患者了使患者了解胸部不适的沉重或压迫感强于疼痛，还应知道胸部不适可放射至臂、咽、下颌、面颊，并可伴呼吸困难、出汗、濒死感，以及出现症状后自救的知识；对已知心脏病或 AMI 高危病人和家属在再次就诊时，帮助复习可能出现的症状和应采取的行动。告诉病人和家属缺血性胸痛发作时迅速舌下含服 1 片硝酸甘油，5 分钟后再含服 1 片，共 3 片，若胸痛不缓解，应与急救中心联系。

2. 医疗急救体系　由于 AMI 病人在症状发作后头 1 小时内因室性心律失常猝死的危险性较高，当缺血诱发心室颤动发生时如能即刻除颤成功，几乎所有病人都能存活并且完全康复。因此，每一辆运送心脏病患者的救护车上均应备有一台除颤器。最理想的是配备体外自动除颤器，以缩短作出反应的时间。

应有高度熟练的入院前医疗救护人员，他们有能力在发病现场 20 分钟内得到经过分析的病史、物理检查、入院前的心电图和初步治疗，并且迅速将病人转送给急诊科医生以做出解释与处理，这将会进一步加速病人到达急诊科以后的初步诊断和溶栓剂的使用。另外，社区医疗保健人员和大型企业和事业单位医疗卫生医务人员的积极介入，心脏科医生与急诊科医生的积极协作，以及医院必须配备 24 小时随叫随到、有这样能力的医护人员。目前，我国大中城市的急救中心以及大型心脏专科与综合医院的心脏中心基本具有上述设备的救护车和急救工作队伍。

3. 入院前的溶栓　国内外大规模临床试验已证明缺血性胸痛发作后尽快开始溶栓治疗的益处。因此，理论上认为如能在入院前检查时就开始溶栓治疗，应能挽救更多生命，但是目前还没有一项试验显示入院前溶栓能降低死亡率。已有研究表明，通过提高医院鉴别诊断水平，将就诊一开始溶栓治疗的时间（door-to-needle time）缩短到 30 分钟以下，即相当于入院前开始溶栓所节约的时间。因此，目前建议入院前的救护人员应将其工作重点放在早期诊断上，而不是治疗上。在某些特殊情况下，如入院前的转运长达 90 分钟以上，且救护车上有专业医生或则可考虑溶栓治疗。

二、急诊初步诊断的建立、早期危险分层和处理

（一）初步诊断和治疗策略的确定

由于对 AMI 患者尽早开始再灌注治疗患者受益最大，所以对于到达急诊科胸痛的患者，应迅速做出评价和初步处理。最理想的目标是，在患者到达 10 分钟之内完成有关评价，20 分钟内确诊，将就诊一开始溶栓治疗时间缩短至 30 分钟内。

因此，急症科的医生应熟练掌握和应用以下检测措施。

1. 心电图检查　典型缺血性胸痛和 12 导联心电图（ECG）仍然是筛查 AMI 患者的主要手段。是诊断和指导治疗策略的关键，ST 段的抬高提示冠状动脉血栓性闭塞，这一有力证据不仅可以确认出能从再灌注治疗中获益的患者，并且提示死亡率随着显示 ST 段抬高的 ECG 导联数的增加而增高。但是需与变异性心绞痛和早复极综合征鉴别。急诊科医生应努力达到合适的患者在 30 分钟内行溶栓治疗、60 分钟内到达导管室行急诊 PCI 这一目标（静

脉溶栓治疗、直接 PCI 或急诊冠状动脉搭桥术参见有关章节）。虽然已认识到非 ST 段抬高的心肌梗死（NSTEMI）为冠脉非闭塞性血栓形成，但现有资料没有显示此组患者能从溶栓中获益，直接 PTCA 的价值仍不清楚，但是对于 NSTEMI 患者的处理同样非常重要，应收入 CCU 进一步行心电监护，以便医务人员及时发现心律失常或 ST 段抬高，因为 40%～50% 的 AMI 患者基于最初的 ECG 诊为 NSTEMI 而不能进行溶栓治疗，而其中一些患者可能因缺血性胸痛加重逐渐表现为 ST 段抬高（罪犯冠状动脉由次全闭塞发展为完全闭塞），此时则需再灌注治疗。

2. 血清心肌标志物的测定　根据世界卫生组织（WHO）的定义，诊断 AMI 至少符合下列 3 条标准中的 2 条：①缺血性胸痛病史；②ECG 的动态演变；③血清心肌标志物的动态曲线。尽管在大多数（75%～80%）AMI 病人中表现有缺血性胸痛，但是不到 25% 因缺血性胸痛入院的病人后来被诊断为 AMI。尽管 ECG 出现 ST 段抬高而提示 AMI，但约有 50% 的 AMI 病人并不表现为 ST 段抬高，此时诊断可能不明确，而医生必须区分病人是不稳定性心绞痛还是 NQMI 时，血清心肌标志物对确定诊断非常有用，而对 ST 段抬高的 AMI 的预后判断有重要价值，并且是对溶栓治疗后梗死相关动脉再灌注评价的重要依据。

传统的血清心肌标志物 CK 和其同工酶 CK-MB 虽然不像肌钙蛋白那样有极高的心脏特异性，但他们常常在梗死后 24～36 小时恢复正常。再次升高可能提示再梗死。如果医生单纯依赖肌钙蛋白，不在病人发病 12～24 小时同时测定 CK 或 CK-MB 就不能诊断复发性心肌梗死。

CK-MB 亚型是另一种血清心肌标志物，只有一种形式（CK-MB）存在于心肌组织中，但在血浆中有不同亚型。CK-MB2 绝对值＞1u/L 或 CK-MB2/CK-MB1 比值为 15，与 CK-MB 比较，诊断发病 6 小时内的 AMI 有更高特异性和敏感性。

肌红蛋白是一种低分子量的血红素蛋白，在心肌和骨骼肌中均可见到，为心脏非特异性标志物，但它从梗死心肌释放出来比 CK-MB 快，在心梗后 2 小时即可测到，有利于早期诊断。

肌钙蛋白 T 和肌钙蛋白 I 有高度的心脏特异性，并且在血中存在的时间长（肌钙蛋白 I 7 天，肌钙蛋白 T 10～14 天），但在胸痛发作 6 小时内可能测不到。如胸痛发作早期出现肌钙蛋白 I 和肌钙蛋白 T 水平增高，应怀疑早先的不稳定性心绞痛实际上是心肌梗死，此类病人死亡的风险较不稳定性心绞痛明显增高。

根据不同心肌标志物特点，早期（6 小时内）诊断 AMI 肌红蛋白和 CK-MB 亚型最适合；肌钙蛋白 T 和肌钙蛋白 I 则有高度的心脏特异性，对晚期心梗和微小心肌梗死的诊断最有效；而 CK、CK-MB 有助于复发性心肌梗死的诊断。

快速床旁试剂条在临床上已用于测定肌红蛋白、肌钙蛋白 I、肌钙蛋白 T 和 CK-MB。小型台式快速分析仪也可用于相同目的。用快速试剂条测定时，医生将病人少量血液或血清放在样品池中，应当记录色带出现时间和色带深度。色带深度和标本中心肌标志物浓度相关。如测定肌钙蛋白 T 很快出现红线条，提示肌钙蛋白 T 的浓度高，病人死亡危险性增高。当检测出现阳性结果，应当用传统定量测定法予以确认。目前，已有几种快速高压电泳系统用于测定 CK-MB 亚型。

3. 心脏超声心动图和核素心肌灌注成像　二维超声心动图和心肌灌注成像对 ECG 不具诊断性的病人极其重要。冠状动脉闭塞后几秒钟内，在心肌坏死前即会出现室壁运动异常。但室壁运动异常对心肌梗死并不特异，也可由于心肌缺血和陈旧心梗所致，但如未观察到显著的室壁运动异常，可排除大面积心肌梗死，并且对于鉴别急性主动脉夹层、心包积液、大块肺栓塞有特殊价值。

尽管核素心肌灌注成像目前应用尚不广泛，也由于条件所限难以急诊应用，但已有成功用于急性胸痛患者鉴别诊断的资料。静息状态^{99m}Tc心肌灌注显像的结果正常，能有效排除大面积心肌梗死，但单次显像异常并不能诊断为AMI，除非有既往检查结果提示显像正常作为对照。

（二）急诊常规处理

对所有拟诊AMI的病人必须迅速做出临床和ECG评价，重点评价是AMI还是其他可能具有高度风险且有可能致死的有类似表现的疾病，如主动脉夹层、急性肺栓塞、急性重症心肌炎或自发性气胸。对确诊的AMI患者应在短时间内完成住院手续，同时迅速给予一些静脉通道之外的特殊治疗。

1. 给氧　即使无并发症的AMI患者，发病初期也存在中度缺氧，这可能是由于通气-血流灌注失衡所致。实验研究显示，吸氧可限制缺血性心肌损伤范围，给氧还可降低AMI患者的ST段抬高。因此，即使无并发症的AMI患者也应在住院前常规鼻导管吸氧。

2. 硝酸甘油的应用　硝酸甘油除有确切的扩张冠状动脉、增加冠状动脉血流、减轻心肌缺血的作用外，还能扩张周围动脉和静脉容量血管，对AMI具有明的显应用价值。因此，在缺血性胸痛发作时应舌下含服硝酸甘油；由于静脉滴注，可通过经常测量血压和心率，更精确地控制硝酸甘油有效用量。因此，应持续静脉滴注硝酸甘油。

大剂量硝酸甘油可造成体循环血压降低，因而使心肌缺血加重，这是硝酸甘油治疗最严重的潜在并发症。因此，对于收缩压<90mmHg、心率<50次/分时，应避免使用硝酸甘油，在拟诊右室梗死病人，也应极其谨慎使用。因为右室梗死患者尤其需依赖足够的右心室前负荷维持右心室灌注和心输出量。因此，使用硝酸甘油可能会导致低血压发生。有关AMI硝酸甘油的具体应用方法和注意事项参见本节中住院后的治疗一节。

3. 止痛剂的应用　AMI的疼痛是由于持续缺血的心肌所致，并非心肌完全坏死的结果。因此，控制疼痛的措施应是抗缺血治疗，除早期再灌注治疗外，还应给氧、应用硝酸甘油、β-受体阻滞剂，甚至应用主动脉内球囊反搏。但是，剧烈疼痛常使病人焦虑不安、无法休息，致使心肌耗氧量增加，也易诱发心律失常。因此，在诊断确立后，可迅速给予有效止痛剂，如吗啡、度冷丁，有关止痛剂的应用方法参见本节中住院后的治疗一节。

4. 阿司匹林的应用　已有资料显示，160mg以上的阿司匹林通过即刻和近乎完全抑制血栓素A2（TXA2）的产生，迅速发挥其临床抗血栓疗效。ISIS-2试验结果最终显示，AMI治疗中单独应用阿司匹林可降低35天死亡率23%。因此，阿司匹林是目前所有拟诊AMI病人早期治疗的一部分，应在住院前迅速给予160～300mg，之后每天继续同样剂量。嚼服阿司匹林比吞服吸收和起效更快。有关阿司匹林的应用详见本节中住院后的治疗一节。

三、住院后的治疗

（一）一般处理

对于住院后的AMI患者除迅速给予再灌注治疗及其他能改善心肌缺血的措施外，重点还有监测和识别不良事件，包括心律失常、泵功能衰竭和心源性休克等。这些不良事件的处理将在有关章节中详述，本节主要介绍一般处理和其他改善心肌缺血的措施。

1. 监测不良事件　早期一般处理措施的重点是监测不良事件，防止不良事件的发生及其对发生的不良事件进行处理。因此，要求CCU医务人员要有非常熟练的监测和处理技能并且需有敏捷的反应能力。

(1) 心电监测：心电监测是 CCU 人员最基本的工作，当 AMI 患者到达 CCU 后，必须尽快进行持续心电监测，应根据梗死部位和心律选择导联，并能熟练地解释心律。一般监测 48～72 小时，对血流动力学不稳定、持续性或间歇性心肌缺血、心律失常、溶栓或 PCI 的患者监测应＞72 小时。

(2) 呼吸和血氧饱和度监测：AMI 患者早期，由于左心泵功能不全或原有肺部疾患和肺炎导致通气血流灌注异常而发生低氧血症。呼吸频率和血氧饱和度的监测可及时发现这些异常。一般需监测 48～72 小时。

(3) 血流动力学监测：血流动力学监测包括袖带血压监测、动脉内血压监测和肺动脉压力监测。

动脉内血压监测是将导管置入桡动脉连续监测血压，其适应证为：

A. 严重低血压如动脉收缩压＜10.6kPa（＜80mmHg）和心源性休克患者；

B. 血流动力学不稳定患者接受血管活性药物治疗。

动脉内血压监测对于低血压或心源性休克病人非常有用，因为这样的患者用袖带所测的血压是不准确的，不能反映病人的真实血压。导管留置在桡动脉监测血压既能反映患者的真实血压，又较安全。对有严重低血压或休克的病人由于外周血管强烈收缩有时需监测中心动脉压力，如股动脉血压。由于动脉血栓和感染问题，同一部位导管留置不能大于 48～72 小时。

肺动脉压力监测是将 Swan-Ganz 球囊漂浮导管由股静脉、左锁骨下静脉或右颈内静脉插入肺动脉连续监测肺动脉压力，反复球囊充气监测肺毛细血管楔入压力。从而能够更科学的评价左心泵功能状态，指导用药以及评价预后（有关内容参见 AMI 合并症治疗章节中心力衰竭和心源性休克的诊治一节）。肺动脉压力监测的适应证为：

A. 严重或进行性心力衰竭或肺水肿；

B. 心源性休克或进行性低血压；

C. 可疑 AMI 合并机械性并发症如室间隔穿孔、乳头肌断裂或心包填塞；

D. 无肺淤血证据，但对输液治疗无效的低血压患者。

漂浮导管插入对于 AMI 病人是较安全的。但可能也会有些合并症发生，包括感染、肺栓塞和肺动脉破裂。如短期放置，加之技术熟练，并且在严密监测下，其并发症的发生率很低。对于接受溶栓治疗的病人由于锁骨下或颈内静脉放置是相对禁忌证，导管应由容易压迫止血的部位插入。

2. 缓解疼痛　在 AMI 早期，精神紧张和疼痛可使交感神经过度兴奋，引起循环高动力状态，心动过速、血压升高使心肌耗氧量增加。由于胸痛与心肌持续缺血有关，而不是坏死心肌所致，因此，对提高心肌供氧量和降低心肌需氧量的治疗措施均可以缓解与 AMI 相关的疼痛，因此在治疗上常采用吸氧、硝酸盐类、止痛药物和 β 受体阻滞等联合治疗措施。

镇痛剂以吗啡和度冷丁最为常用。吗啡常用量为静脉 2～4mg，必要时 5～15 分钟后可重复。吗啡是解除 AMI 疼痛最有效的药物，其作用除中枢镇痛作用外，尚可阻断中枢交感冲动传出使外周动静脉扩张从而降低心脏前后负荷，降低心肌耗氧量，由于解除疼痛、解除焦虑也降低了周围循环中的儿茶酚胺含量使心律失常发生率下降。吗啡的副作用包括低血压、心动过缓、恶心呕吐和呼吸抑制，老年和慢性肺部疾患者应慎用，但对严重疼痛和急性肺水肿时很少发生呼吸抑制，但当 AMI 患者的心功能改善后，可能发生通气障碍，应提高警惕呼吸抑制的发生，当呼吸抑制发生时，可静脉给予纳络酮 0.2～0.4mg，若需要，15 分钟后可重复，总量＜1.2mg。吗啡导致低血压、心动过缓时，可给以阿托品 0.5～1.5mg，抬高下肢，可纠正这些副作用。已存在心动过缓和低血压的患者应慎用吗啡。恶心呕吐可给予胃复安对症。

度冷丁的镇痛作用较吗啡稍弱，副作用较少，但可导致心动过速和呕吐作用。可与吗啡交替使用，度冷丁肌注一般不影响心率，25～50mg 肌注，4～6 小时重复一次。对于严重烦躁病人可使用亚冬眠疗法。度冷丁 25mg 和非那根 12.5mg 肌注或静注，4～6 小时可重复。对于急性下壁心肌梗死患者，选用度冷丁更为合适。

烦躁不安的患者也可给予静脉安定 10mg 或咪唑安定 3～5 mg 以镇静安眠。

3. 氧气治疗　在急性心肌梗死早期，由于左心衰竭、原有肺部疾患和肺炎导致肺通气—灌注异常而发生低氧血症；即使未合并有上述疾患，也常有不同程度的低氧血症，可能是由于细支气管周围水肿，使小气道狭窄，增加小气道阻力，造成通气和换气障碍；有些患者虽未监测出低氧血症，但由于肺间质液体增加使肺顺应性一过性降低，可有气短症状。通常对于轻度低氧血症的 AMI 患者，可以使用鼻导管或面罩吸氧 24～48 小时，流量 2～4L/min，从而有利于提高心肌供氧量，如果效果不佳，可增加氧流量，并应积极寻找低氧原因。对于合并左心泵衰竭、休克或肺部疾患者，应根据血气分析的结果进一步处理，可根据病情使用无创通气或气管插管呼吸机械辅助通气（参见急性心肌梗死合并症治疗章节中心力衰竭和心源性休克证治一节）。而对于非低氧血症的 AMI 患者，有资料表明吸氧治疗并不显著提高心肌供氧量，反而有可能增加外周血管阻力，使血压升高从而轻度降低心排血量。因此，基于这些考虑，应监测患者的氧饱和度，如果正常则不需吸氧。

4. 饮食和活动　为减少恶心、呕吐和误吸的发生，AMI 患者入院后 4～12 小时应禁食或进流食，逐渐过渡到半流食、软食，饮食要清淡易消化，热量的 50%～55% 为碳水化合物，30% 不饱和脂肪酸，需低钠但富含钾、镁、纤维素。少量多餐。可常规给润肠通便药物，以保持大便通畅。

AMI 患者活动量因病情、年龄的不同而差异较大。对于无并发症者，可以卧床休息 1 天，早期进行活动（如：床上坐起、床边或椅子上坐、站立、床边活动），此时并不引起血压、心率和 PWP 的显著变化。在站立活动时，虽然心率轻度升高（通常小于 10%），但 PWP 反而有所下降。早期活动一般不引起任何不适症状。如有不适，则多与低血压有关，因此只要活动量循序渐进，并仔细观察血压、心率的变化，不会有明显风险，而对患者的心理和生理健康有益。对于有合并症者则需延长卧床时间，护理人员帮助患者进食、洗漱及大小便，下肢作被动活动以防止静脉血栓形成，而后随着病情的好转逐步增加活动量，以不感到疲劳为限。

5. 实验室检查　取血检测血糖、肌酐、尿素氮、血清心肌标志物（CK、CK-MB、TnI 或 TnT、LDH 及其同工酶、AST）、电解质和血气分析，对溶栓治疗患者和抗凝患者应测定血小板、凝血酶原时间及部分凝血活酶时间、尿便常规。并且，根据所采用的再灌注方式确定投照 ECG 的时间和频率（参见有关章节）。

（二）不良事件的处理

尽管不主张在 AMI 后 24 小时内预防性使用抗心律失常药物，但是备好阿托品、利多卡因、起搏电击板、起搏器、除颤器及肾上腺素，随时对严重心律失常的发生做出反应和迅速处理将至关重要。利多卡因（1.0～1.5mg/kg，静脉注射），可作为血流动力学不稳定的持续性室性心动过速的第一线治疗药。有关进一步的处理参见急性心肌梗死合并症诊治章节中、心律失常的诊治一节。肾上腺素在循环停止伴心室颤动、心脏停搏或电机械分离后的生命支持中起重要作用。阿托品通过抗胆碱能活性降低迷走神经张力，增加窦房结放电频率和促进房室传导，因而在应用吗啡出现恶心呕吐时可用作辅助治疗，在 AMI 早期或心肌缺血时窦性心动过缓伴心输出量减低和周围循环灌注不良者，静脉注射阿托品特别有效。

(三) 限制心肌梗死面积

经多年的基础与临床医学研究已证实 ST 段抬高的急性心肌梗死患者 80% 或更多比例的患者是由于血栓形成而导致完全性冠状动脉闭塞，若闭塞持续超过 30 分钟心肌细胞即开始发生不可逆坏死，随着闭塞时间延长，坏死由心内膜呈波阵面向心外膜延伸。闭塞超过 4～6 小时，绝大数会形成全层心肌透壁性坏死。若坏死面积超过 25% 会发生心功能不全，若超过 40% 即不可避免地发生心源性休克。如想降低 AMI 患者住院死亡率并延长生存期、改善远期预后，关键在于限制和缩小梗死梗死面积，保存左心室功能、预防泵衰竭和心源性休克的发生。限制和缩小梗死面积的主要措施有梗死相关血管重建，即再灌注治疗以及早期 β-受体阻滞剂的应用。

1. 再灌注疗法的应用　再灌注治疗是指在 AMI 起病后一定时间范围内开通梗死相关血管使得一度丧失血流灌注的心肌实现再灌注可部分挽救由于缺血而濒临死亡的心肌，使梗死面积得以缩小，从而改善心室的重塑及预后。梗死相关血管重建或再灌注的措施包括：急诊溶栓疗法、急诊经皮冠状动脉介入治疗、急诊冠状动脉旁路的移植术。有关这些再灌注治疗的具体内容参见有关章节。

2. β-受体阻滞剂的应用　已证明 AMI 头几个小时心肌损伤数量还没固定，早期静脉注射 β-受体阻滞剂可通过减慢心率和使舒张期延长而增加了受损心肌尤其是心内膜下心肌的灌注；并且减低体循环动脉压、减少交感神经对心室肌的过度刺激和心肌代谢。总的净效益是使心肌耗氧量下降，从而使胸痛减轻，使发展为致命心肌梗死的患者比例减少，并且这些机制可能起到预防室颤和心源性猝死的功效。基础研究表明，β_1 受体阻滞剂和高度亲脂性的 β-受体阻滞剂（美托洛尔）能更有效地预防心源性猝死。另外，血循环中游离脂肪酸升高可使心肌耗氧量增加，使心律失常发生增加，而 β-受体阻滞剂具有拮抗儿茶酚胺分解脂肪的作用而使血循环中游离脂肪酸减少。循证医学表明，AMI 急性期使用 β-受体阻滞剂使心肌酶释放减少，心电图示 R 波存留以及 Q 波减小而缩小梗死面积。至少有 29 个使用 β-受体阻滞剂的随机试验，共入选 28 970 例患者，早期静脉注射 β-受体阻滞剂，而后口服，使死亡危险性相对降低 13%。只有早期应用 β-受体阻滞剂（胸痛发生 4 小时内）才能缩小梗死面积。对 AMI 急性期死亡率降低的原因，可能是由于 ISIS-1 试验观察到的早期应用 β-受体阻滞剂可减少第一天心脏破裂或电机械分离的发生。综上研究表明，发病 12 小时以内的 AMI 患者，无论是否接受溶栓、急诊 PCI 等治疗，如无禁忌证能早期应用 β-受体阻滞剂皆有限制梗死面积作用，特别是对于存在反复缺血性胸痛的患者、AMI 后早期心动过速者以及心肌酶又升高提示梗死面积扩大者。

给药方法为：美托洛尔静脉注射 5mg，每隔 5 分钟给予 1 次，共 15mg，继以口服每 6 小时 12.5～50mg，共 48 小时，在此期间应根据血压、心率和心功能状态调整剂量，如不能耐受即减量或停用，48 小时以后每日两次口服。

β-受体阻滞剂拮抗交感神经的作用有可能使隐匿性心衰加重，但在选择适当 AMI 患者中，只观察到大约 3% 的患者发生充血性心力衰竭或房室传导阻滞，2% 发生心源性休克。一旦发生心动过缓、传导阻滞、心衰及其他副作用应及时停药。应此，应用中必须严密观察。

β-受体阻滞剂的禁忌证为窦性心动过缓，心率<60 次/分；收缩压<100mmHg；房室传

导阻滞，PR>0.22秒，Ⅱ度Ⅰ型房室传导阻滞或完全性房室传导阻滞；急性左心衰竭；周围循环低灌注；严重慢性阻塞性肺气肿。

（四）抗血小板治疗

1. 阿司匹林　阿司匹林通过抑制血小板内环氧化酶活性、抑制TXA2生成，从而抑制血小板通过TXA2受体途径激活。ISIS-2试验结果表明AMI治疗中单独使用阿司匹林，可以降低35天死亡率达23%；与链激酶合用，死亡率降低42%。对ISIS-2试验的随访证实，早期收益至少可持续数年以上。ISIS-2同时还证实，接受1个月阿司匹林治疗可使再梗死和脑卒中的发生危险下降近一半。汇总分析证明，用链激酶或tPA溶栓后，阿司匹林可以减少冠脉再闭塞和再发缺血事件。160mg以上的阿司匹林通过抑制环氧化酶而即刻和近乎完全抑制血小板的TXA2的产生而迅速发挥其临床抗血栓效应。因此，阿司匹林是目前拟诊AMI患者早期治疗的重要部分，并且应该在发病的24小时内迅速给予。国内曾对比阿司匹林小剂量40mg与300mg，发现连续7天40mg抑制血小板聚集和改善前列环素与血栓素A2的比值优于300mg。除对阿司匹林过敏或有其他禁忌证（如活动性消化性溃疡）外，目前建议最初3天服用300mg/d，易于吸收的水溶片以尽快达到充分抑制血小板功能的作用，以后50~150mg/d维持量，需长期服用除非不能耐受。

2. 噻氯匹定和氯吡格雷　噻氯匹定和氯吡格雷均是ADP受体拮抗剂，通过拮抗血小板ADP受体的作用而抑制血小板聚集。噻氯匹定用于急性冠脉综合征（ACS）的研究很少。一项临床试验显示，单用噻氯匹定与安慰剂比较，可降低不稳定性心绞痛病人6个月的血管性死亡，但由于起效慢，两组事件的差别出现在7~10天以后，且连续使用2周以上，可出现可逆性中性粒细胞减少症，还可引起血栓性血小板减少性紫癜（TTP），未经治疗的TTP患者约有50%死亡，经积极治疗者也有25%死亡。因此，一般不常规用于心肌梗死患者。

氯吡格雷为一新型ADP受体拮抗剂，起效快，口服后2小时即开始起效，一次口服负荷量300mg后3小时可抑制血小板聚集70%，口服吸收迅速，不受食物和制酸剂的影响。CAPRIE（clopidogrel versus aspirin in patients at risk of ischemic events）研究表明氯吡格雷75mg/d较阿司匹林325mg/d，每年多减少终点事件26%，减少心肌梗死相对危险19.2%，减少心血管死亡相对危险7.6%。且粒细胞减少症发生率与阿司匹林无差别，胃肠出血副作用较阿司匹林少，胃肠耐受好。

CURE研究是对不稳定性心绞痛或非Q波心梗患者应用随机、双盲、平行、对照临床研究的方法，比较了氯吡格雷负荷量300mg，以后75mg/d加标准治疗的阿司匹林75~325mg/d与标准治疗的阿司匹林75~325mg/d对心血管死亡、心肌梗死、卒中或顽固性缺血主要终点的影响。结果12个月时主要终点的相对危险性在氯吡格雷加阿司匹林较阿司匹林降低20%，并且获益在用药后数小时即可出现，12个月内持续增加。重要出血的发生率两组无显著差别。在CURE研究中接受PCI患者，在包括阿司匹林在内的标准治疗基础上，应用氯吡格雷12个月可使心血管死亡和心肌梗死联合终点相对危险降低31%。根据这些研究结果，对于接受了再灌注治疗的AMI患者，如有条件可在阿司匹林等标准治疗基础上加用氯吡格雷75mg/d，并长期服用12个月；对于阿司匹林抵抗的患者或阿司匹林过敏的患者，氯吡格雷优选于噻氯匹定。

（五）抗凝血治疗

肝素被广泛应用于溶栓治疗中及其后，尤其是在应用组织纤溶酶原激活剂进行治疗时（参见AMI溶栓治疗一节）。未溶栓者使用肝素有益的最好资料是来自再灌注时代之前完成的一系列临床随机试验，总的结果表明使用肝素降低死亡率17%，降低再梗死危险率22%。这些试验的对照组未做其他治疗，特别是现在常规使用的阿司匹林。使用肝素可防止冠状动脉血栓向近端延伸和冠状循环中产生新血栓；预防心室腔附壁血栓形成，特别是前壁心肌梗死患者以及体循环栓塞；减少静脉血栓和肺栓塞；防止梗死延展，特别是有心梗后心绞痛患者。目前临床应用的有两种类型的肝素，普通肝素和低分子肝素。

1. 普通肝素　自1916年以来，肝素一直作为抗凝剂。肝素在药理学上是一种分子量在5 000～20 000之间的混合物，其不同的分子量对抗凝系统具有不同作用。肝素与抗凝血酶Ⅲ（AT-Ⅲ）形成一种复合物，肝素-AT-Ⅲ复合物主要作用于凝血酶和活化的X因子（Xa）从而发挥其抗凝血作用。给予肝素后，实际测得的对凝血的作用受以下因素的调节：所给剂量中混合的不同分子的量、AT-Ⅲ的循环水平、血小板第4因子和其他能激活肝素的血浆蛋白浓度。因此，对治疗反应的个体差异较大，需监测激活全血凝固时间（ACT）或激活部分促凝血活酶时间（aPTT）。

用法为，首剂静脉注入5 000U，继以静脉点滴800～1 000U/h，每4～6小时测ACT或aPTT，需延长至对照的1.5～2倍。

2. 低分子肝素　新的低分子肝素制剂，其分子量在4 000～6 000之间，较普通肝素有许多优点：抑制Xa因子活性更强，抗Ⅱa因子作用弱。Xa/Ⅱa活性的比率明显高于普通肝素（普通肝素为1：1，不同低分子肝素为2：1～4：1）。因此，引起出血的可能性较小。低分子肝素血浆半衰期（2.8～4.1小时）较普通肝素（1小时）长，皮下注射生物利用度较普通肝素好，与血浆蛋白和内皮细胞的结合率低，对血小板因子4的敏感性降低，较少引起肝素诱导的血小板减少症，减少了出血并发症。每日2次皮下注射，不需监测凝血指标。TIMI ⅡB和ESSENCE试验表明低分子肝素（Enoxaparin）在不稳定性心绞痛或NQMI患者皮下注射减低心脏事件的效果优于或等于普通肝素静脉用药。

低分子肝素的用法为：依诺肝素（克塞）1mg/kg，2次/日，皮下注射，持续2～7天。速避凝7 500～10 000Axa ICU，2次/日，皮下注射，持续2～7天。

有出血倾向、活动性溃疡、脑出血病史、血压高于180/110mmHg、肝肾疾患、极度虚弱的癌症和老年人应忌用肝素或低分子肝素。

（六）硝酸酯类

硝酸酯类药物不能开通阻塞的冠脉。但可扩张静脉、减少回心血量，大剂量亦扩张小动脉，使周围血管阻力降低、平均动脉压下降，因而心脏前后负荷降低，使心腔容积缩小、室壁张力减小、心脏作功减轻、心肌耗氧量降低。硝酸酯类药物还可扩张较大冠脉及侧支血管，扩张狭窄的冠脉节段，并能解除冠脉痉挛，虽然不增加总冠脉血流量，但可增加缺血区域流量，无窃血现象。另外，由于其减少心肌耗氧量，继发性增加非缺血区血管阻力，而缺血区血管因代偿性极度扩张，因而使冠脉血流由非缺血区向缺血区灌流。硝酸甘油由于能扩张冠脉侧支血管，逆转冠脉闭塞病变远段的小冠状动脉收缩从而减少血小板聚积。静脉给予硝酸酯类可以缓解胸痛，降低PWP、收缩压、左室容量，改善心肌缺血，缩小梗死面积，降低机械并发症的发生。对于高危患者，如大面积前壁心梗，硝酸甘油可减少心室重构，获益更大。

在溶栓前时代的有关硝酸甘油和硝普钠的10个随机临床试验，共入选2042例，荟萃分析表明给予硝酸甘油可使死亡率减低35%。在溶栓时代的两个有关硝酸甘油治疗AMI的大规模临床试验GISSI-3和ISIS-4，GISSI-3对短期死亡率无影响，但梗死后心绞痛减少，休克发生率降低（$P=0.009$）。ISIS-4 试验中，5-单硝对 35 天死亡率亦无影响。综合分析口服硝酸酯类的 22 个临床试验，入选 80 000 例 AMI 患者，对照组死亡率 7.7%，硝酸酯类组死亡率下降至 7.4%，大约每治疗 1000 例患者死亡减少 3～4 个。虽然，临床试验并未证实早期应用硝酸酯类可降低 AMI 患者的死亡率，但可减轻心肌缺血，使休克发生率降低。因此，并不支持对 AMI 无并发症患者长期使用硝酸甘油。但对再发心肌缺血、有心力衰竭患者可静脉应用 24～48 小时，对有心力衰竭和大面积透壁心梗患者应继续口服。对于下壁 AMI 患者，尤其是合并右室梗死时，前负荷降低的病人对硝酸甘油非常敏感，因为，此类患者常需依赖足够的右室前负荷来维持心排血量。因此，使用硝酸甘油时，可发生严重低血压，使冠脉血流下降而加重心肌缺氧，故应慎用或充分补足血容量后再用。

使用硝酸甘油时，要注意逐渐加量则可避免引起低血压或反射性心动过速。硝酸甘油的初始剂量为 5～10μg/min，每 5～10 分钟调整一次剂量，可递增 10μg/min，直至正常血压者血压下降值达到至其基础血压的 10%，高血压者下降 30%，但应避免低于 90mmHg。在 AMI 早期，由于患者的血流动力学不稳定应避免使用长效的硝酸酯制剂。通常静点硝酸甘油 24～48 小时，若患者有心绞痛或心衰，则可适当延长时间。AMI 早期持续静脉点滴硝酸甘油 24～48 小时，药物短期应用的耐药性并不常见，其疗效通常在停药后 12 小时得以恢复。

（七）β-受体阻滞剂

β-受体阻滞剂治疗冠心病。心绞痛已在心绞痛一节中阐述，治疗 AMI 出于两个目的：

1. 梗死头几个小时可缩小梗死面积/和降低死亡率（如前所述）；
2. 梗死完成后应用可减少再梗死/和降低死亡率（二级预防）。

因此，对于发病大于 12 小时的患者如无禁忌证可口服美托洛尔由 12.5～25mg 开始每日两次或阿替洛尔从 6.25mg 每日两次开始逐渐加量。应密切观察血压心率和心功能状态以此来调整用量。

如果患者有相对禁忌证，如：轻度哮喘、窦缓、隐匿心衰和 I 度房室传导阻滞，可使用艾司洛尔（半衰期为 9 分钟，30 分钟内作用消失），有助于判断此类患者是否能耐受 β-受体阻滞剂。

（八）血管紧张素转换酶抑制剂

自 1992 年 SAVE 试验后，血管紧张素转换酶抑制剂（ACEI）列入了 AMI 治疗中。实验和临床试验表明 ACEI 有益于左心室重构、改善血流动力学状态和降低充血性心衰的发生率。现有的随机安慰剂对照的死亡率试验表明，ACEI 降低 AMI 的病死率。这些试验分为两类：一类随机入选高死亡率的 AMI 患者，如：$LVEF<40\%$，有充血性心力衰竭的临床症状和体征，前壁心肌梗死和存在室壁运动异常。除 SMILE 试验外，所有选择性试验均于 AMI 发病后 3～16 天开始 ACEI 治疗，持续 1～4 年。二类是非选择性试验，包括 ISIS-4、GISSI-3、CONSENSUS-II 和中国的开搏通研究，随机入选收缩压 $>100mmHg$ 的 AMI 患者，于发病后 24～36 小时使用 ACEI，持续治疗 4～6 周。除 CONSENSUS-II 试验外（唯一在 AMI 早期使用静脉制剂的试验），其他所有试验均有益于生存，短期应用 ACEI，约 1000 患者减少死亡 5 人，前壁心肌梗死的亚组分析，早期使用 ACEI 获益较大，每 1000 患者能挽救 11 条生命；在长期治疗的选择性患者中，每 1000 人挽救 42～76 条生命，获益更大。死亡的危险性平均下降 20%，死亡率的下降伴随充血性心力衰竭明显减少，更进一步表明 ACEI 类可改善血流动力学。另外，有资料表明 ACEI 使缺血事件包括反复心肌梗死、冠脉再血管化治疗减少。

ACEI类的主要禁忌证包括有充足前负荷的低血压、过敏者、妊娠妇女、双侧肾动脉狭窄和明显肾功能不全（血肌酐＞3mg）。其副作用有低血压，特别是发生在首剂之后；长期用药后可出现不能耐受的咳嗽；很少发生血管神经性水肿。

ACEI的使用剂量和时限要依据患者的具体情况而定，AMI早期应从小剂量开始，在48小时内逐渐增加以达到足量。卡托普利从6.25mg开始，密切观察血压，逐渐加量至25mg每日2～3次；依那普利一般2.5mg每日两次起始。如果发生不能耐受的咳嗽，可换用血管紧张素受体拮抗剂。对于高危人群（高龄、前壁心梗、有陈旧心肌梗死病史、Killip分级Ⅱ级或以上、左心功能不全、LVEF＜40%者）主张出院后长期使用。心肌梗死后的随访和HOPE试验表明，即使无心功能不全，连续应用ACEI 4～5年以上，也是有益的，尤其是在发生AMI的糖尿病患者中获益更大。心梗后，长期服用ACEI，同时并用阿司匹林和β-受体阻滞剂，如耐受性良好，是可支持的。目前正在进行的研究（EUROPA和PEACE）可能会进一步确认心梗后长期服用ACEI治疗的益处。

（九）钙拮抗剂

钙拮抗剂包括一组结构和药理作用不同的药物，选择性地影响心肌和动脉，分为二氢吡啶类和非二氢吡啶类，常用治疗冠心病的制剂为硝苯地平、维拉帕米和地尔硫䓬，硝苯地平扩张心外膜冠状动脉比维拉帕米和地尔硫䓬明显，均增加冠脉血流量；三种制剂都有负性肌力作用，其作用强度维拉帕米＞地尔硫䓬＞硝苯地平。

硝苯地平：在入选5 000例以上的大宗试验中，短效硝苯地平不能缩小梗死面积、限制梗死进展、控制反复缺血发作和降低死亡率。荟萃分析结果表明AMI住院死亡率的增加与剂量有关（特别是剂量大于80mg），出院后死亡率未增加；即使与溶栓治疗或与β-受体阻滞剂合用也未发现有利。AMI患者使用短效硝苯地平有害的潜在机制是：硝苯地平扩张外周血管使血压突然下降进而使冠脉灌注减少，也可反射性使肾素血管紧张素系统和交感神经兴奋引起心动过速，增加心肌耗氧量。因此在AMI早期不宜使用短效硝苯地平，迄今为止尚无有关AMI患者应用缓释硝苯地平的临床试验。

维拉帕米和地尔硫䓬：除了控制室上性心律失常的发作外，在AMI急性期使用这类药物无缩小梗死面积的作用，对AMI终点没有影响；虽然在NQAMI的头几天应用维拉帕米和地尔硫䓬对预防再梗可能有效，但没有有力的统计学证据。应用维拉帕米和地尔硫䓬的MDPIT和DAVIT-Ⅱ试验的亚组分析提示可使无心力衰竭者死亡率下降。但在MDPIT亚组中50%的患者使用了安慰剂，而地尔硫䓬组的患者也同时服用了β-受体阻滞剂，虽然DAVIT-Ⅱ试验排除了有使用β-受体阻滞剂指证的患者，但是在MDPIT和DAVIT-Ⅱ试验的时代，阿司匹林、ACEI的使用以及对反复缺血的患者实施早期再灌注治疗还没有现在这样普遍，因此这些结果对现今处理AMI的指导意义即不能确定。后来的INTERCEPT试验证实缓释地尔硫䓬可使溶栓的AMI患者的死亡率和心肌缺血事件减少。

基于现有的资料，不管是QAMI还是NQAMI，不常规使用维拉帕米和地尔硫䓬。某些AMI发病机制中，冠脉痉挛起主要作用，则宜应用钙拮抗剂。对于有β-受体阻滞剂禁忌证或使用无效的患者，维拉帕米和地尔硫䓬可以改善缺血或降低心房颤动患者的快速心室率。KILLIP分级Ⅱ级或更差的患者应避免使用维拉帕米和地尔硫䓬。

（十）镁

由于饮食减少、高龄和使用利尿剂，AMI患者往往存在镁不足，也可能由于AMI发生后，儿茶酚胺使脂肪分解释放的游离脂肪酸与镁结合，造成脂肪细胞扣押镁而引起镁的功能性缺失。

AMI患者心肌和尿中镁的丢失，需要镁的补充。镁离子是细胞内数量占第二位的阳离子，在300种以上的细胞内酶反应过程中起关键作用。镁剂可以扩张体循环血管和冠状动脉，具有抗血小板作用，抑制部分去极化细胞的自律性，并且通过抑制钙内流（尤其是在再灌注时），在缺血情况下防止心肌细胞钙负荷过重。至少有4个不同种类的AMI动物模型表明在冠脉闭塞前、闭塞过程中、再灌注和再灌注后短期（15～45分钟）补充镁可缩小梗死面积预防再灌注所致的心肌顿抑；但是再灌注后15～60分钟给予镁剂没有减少心肌损伤的任何效应。

1992年荟萃分析了1984年～1991年发表的7项随机试验的结果对接受镁的患者的死亡危险降低45%，LIMIT-2试验中镁治疗组比安慰剂组的4周病死率减少24%。在ISIS-4试验前发表的临床试验总的结果提示，对高死亡危险的患者给予镁剂治疗的效果最大，当对照组的危险性下降时，患者获益显著下降。ISIS-4试验入选了58 050例患者，35天时镁剂组死亡7.64%，对照组死亡7.24%，提示镁剂对死亡率无益，甚至有害。镁剂在ISIS-4中的阴性结果并不能完全排除它在AMI治疗中的益处，已有的信息提示在ISIS-4中给予镁剂的时间相对较晚，这可能是阴性结果的偏倚所在。Shechter及其同事报道，对于不适合溶栓治疗的194例高危人群给予镁剂可使死亡率下降（4.2% vs 17.3%，$P<0.01$），主要是由于心源性休克和心衰的发生率降低。近年国内AMI早期应用门冬氨酸钾镁治疗的多中心、随机、开放对照研究，入选QAMI和NQAMI共3 179例发病24小时以内的患者，镁治疗组最初5天静脉点滴，门冬氨酸镁2.0g和门冬氨酸钾2.27g/500ml，5天后改为口服制剂服用10天，结果镁剂组较对照组急性期病死率降低33%（6.0% vs 9.0%，$P=0.001$），主要减少了心室颤动和心脏骤停。正在进行中的MAGIC试验将进一步评价镁在AMI中的价值。

由于在AMI早期电解质紊乱使心律失常的危险性增加，AMI患者在发病早期应测定血镁，如果血镁低，应补充至2.0mmol/L或以上。如果出现低血钾（<4.0mmol/L）应复查血镁，必要时进行补充，否则低钾血症难以纠正。多形性室性心动过速发作时，应5分钟以内静脉推注1～2g镁。对于老年、高危或不适合再灌注治疗的患者早期（发病6小时以内）应用镁剂可能有益，对于选用何种剂量最有效还需进一步研究。对没有电解质紊乱、无并发症的AMI患者晚期（发病>6小时）应用镁剂无效。镁剂可使血管扩张引起低血压，对于收缩压小于80～90mmHg的患者不应使用镁剂，肾功能衰竭的患者由于不能正常排泌镁，也不能应用镁剂，另外，窦性心动过缓、房室传导阻滞者亦慎用。

（十一）葡萄糖－胰岛素－钾离子（GIK）

GIK（葡萄糖300g+胰岛素50U+氯化钾80mmol/L）以1.5ml/(kg·h)的速度静脉点滴可以降低血浆游离脂肪酸的浓度，提高左心室功能使动脉血压升高、心输出量和每搏量增加、室性早搏减少。Fath-Ordoubadi和Beatt荟萃分析了1965～1987年间进行的9个研究，共入选1932例患者，GIK使死亡率下降，安慰剂组为21%，GIK组16.1%（OR值0.72，95%CI0.57～0.9，$P=0.004$）。随后的ECLA试验，在发病后共治疗24小时，死亡率由对照组的15.2%下降至GIK组的5.2%（OR值0.34，95%CI0.15～0.77，$P=0.01$）。DIGAMI研究报道，患糖尿病的AMI患者接受24小时的GIK输注，并在以后的3个月内接受每日4次的皮下胰岛素治疗，与标准治疗相比，其1年的死亡率相对下降30%。这些实验室以及近年来少量的临床研究提示，葡萄糖－胰岛素－钾离子可能有利于缺血心肌的代谢，但是否将其作为常规治疗有待于正进行的大规模死亡率的研究。

(丁文惠 杨俊娟)

第六节 急性心肌梗死的溶栓治疗

一、再灌注治疗

ST段抬高心肌梗死再灌注治疗的原则是"尽早、充分、持久"开通梗死相关动脉。这也是近年来的研究热点。其中"尽早"是关键，"充分"是基础，"持久"是保障。实现再灌注治疗的手段包括：溶栓治疗、介入治疗和冠状动脉旁路移植术，后者由于时间窗的限制临床应用较少。

有关溶栓治疗的随机对照实验已经证明了缺血性胸痛发作后尽快开始再灌注治疗的益处。开始治疗的时间越早，获益越大。

急诊是急性心肌梗死救治的关键环节，在急诊应该完成的任务包括诊断、初步处理和再灌注治疗。既往AMI的诊治模式为救护车→急诊室→心内科高年资医生→CCU→溶栓或导管室，近年来提出的新的AMI诊治模式绿色通道为救护车→胸痛中心→导管室或溶栓→CCU，这一模式大大缩短了AMI患者door-to-needle或door-to-balloon时间，即从入门到溶栓时间或入门到球囊扩张时间。

缩短治疗前延误时间的价值，不仅取决于节约了多少时间，还取决于是在何时节约时间。现有的证据表明，在症状发作后的前1~2小时内节约时间，较AMI后期节约时间具有更重要的生物学意义。以往心脏病医生将工作的重点主要集中在缩短院内时间延误上，忽略了院前的时间延误，实际上后者占整个时间延误的比例更大，同时工作的难度也最大。

有关"充分"开通梗死相关动脉的研究热点主要集中在无复流现象、心肌水平的再灌注上。近年来逐渐认识到不仅要开通大血管，使前向血流达到TIMI3级，还要评价心肌的灌注情况，采用的指标有心电图ST段回落幅度、心肌声学造影、磁共振、多普勒导丝、blush评分、PET等。无复流现象仍是目前的研究难点，发生机制尚未完全明确。但是远端保护装置的应用的确大大改善了心肌水平的灌注，改善了患者的预后。

二、溶栓药物的作用机制和分类（包括大规模溶栓试验）

溶栓治疗始于1933年，当时Tillett和Garner描述了β-溶血性链球菌的纤维蛋白溶解活性，而1948年Tillett和Sherry首次尝试溶解胸膜渗出液中的纤维蛋白。链激酶并非酶类，此命名只是对其性质进行描述；链激酶与纤溶酶原按1:1比例形成化学复合物，此复合物使纤溶酶原转化为纤溶酶。链激酶是最先研发出来的溶栓蛋白，也是至今研究最广泛的药物；对其溶栓和抗原机制进行了大量的研究，以便在溶栓领域中开发出更强、更有效的蛋白酶。

纤溶酶原激活剂是溶栓药的一种，属于丝氨酸蛋白酶，直接或间接溶解纤维蛋白。这种药物中特异性溶栓药有组织型纤溶酶原激活剂（t-PA），单链尿激酶型纤溶酶原激活剂（suc-PA），替尼普酶（TNK-tPA），葡激酶（staphylokinase）。相对非特异性蛋白酶药物有链激酶（streptokinase），乙酰化纤溶酶原－链激酶激活剂复合物（Anistreplase、APSAC），和尿激酶（urokinase）。新的纤溶酶原激活剂如瑞替普酶（reteplase，r-PA）和拉诺普酶

（lanoteplase，n-PA）具有中等纤维蛋白特异性。尽管如此，目前使用的溶栓剂尚无一种显示其绝对靶纤维蛋白特异性。

（一）尿激酶（UK）

20世纪50年代初从人尿中发现并分离纯化了一种对碱性氨基酸肽键比胰蛋白酶更为专一的蛋白水解酶—尿激酶。在生理条件下，除纤溶酶原外，它没有其他底物，通过水解Arg^{560}-Val^{561}肽键，将血液循环中大量存在的纤溶酶原激活为纤溶酶，进而由纤溶酶来降解血管中聚集凝结的血纤维蛋白。尿激酶有54kD和31.6kD两种分子，可直接激活纤溶酶原，半衰期18~22分，但降解纤维蛋白原和凝血因子的作用可持续到12~24小时。UK无抗原性，不引起过敏反应。

急性心肌梗死尿激酶溶栓试验，国外报道较少，国内有两项大规模临床试验。国家"八五"攻关课题组，对1138例急性ST段抬高心肌梗死进行尿激酶溶栓试验，其中1 023例发病6小时以内的AMI患者分为：低剂量组（2.2万IU/kg）539例和高剂量组（3.0万IU/kg）484例，两组临床血管再通率为67.3%和67.8%，4周死亡率分别为9.5%和8.7%。轻度和重度出血并发症，低剂量组为6.68%和0.95%，高剂量组为8.06%和1.65%，无显著性差异；高剂量组2例发生致命性脑出血，认为2.2万IU/kg是安全有效的剂量。发病后6~12小时的AMI患者115例（2.6万IU/kg）与发病6小时内用药组相比，血管再通率低（40.0%对67.5%），4周死亡率高（13.9%对9.1%，但$P>0.05$），重度心力衰竭发生率高（13.0%对6.6%，$P<0.02$），说明尿激酶延迟治疗组疗效低于发病6小时内治疗者。另一项大规模试验为尿激酶（天普洛欣）多中心试验，对1 406例急性ST段抬高心肌梗死发病12小时内患者，用尿激酶溶栓，其中124例行90分钟冠脉造影。结果，梗死血管临床再灌注率为73.5%，90分钟冠脉造影血管开通率为72.6%，5周死亡率为7.8%（109/1406），轻度出血10.2%，中重度出血0.43%，脑出血0.50%。提示UK的合适剂量可能为150万IU左右，尿激酶治疗AMI有效。

（二）链激酶（SK）

链激酶是一种蛋白质，由C组β溶血性链球菌的培养液提纯精制而得，分子量为47kD，血浆半衰期18~33分钟，血池衰减率每小时20%。SK不直接激活纤溶酶原，而是通过与纤溶酶原结合成链激酶-纤溶酶原复合物，此复合物使纤溶酶原转化为纤溶酶，溶解血栓及激活循环中纤溶系统。链激酶具有抗原性，如体内抗体滴度高，便可中和一部分SK，因此输注SK可引起过敏反应（2%~4%），发热、皮疹和低血压（4%~10%）。患者接受SK治疗后，体内抗SK抗体滴度迅速增加，可达到用药前5~100倍，故重复使用至少间隔4年。而基因重组链激酶，虽然不是从链霉菌中产生，但因具有完整的链激酶抗原性而无法避免上述副作用。

GISSI-Ⅰ研究为随机、多中心、单盲临床试验，入选胸痛发作12小时以内的急性心肌梗死患者11806例，其心电图ST段抬高或降低，入选者随机分为SK治疗组（SK 150万IU静滴60分钟）和对照组。结果，14~21天的死亡率，SK组（10.7%）显著低于对照组（13.0%），死亡率降低18%（$P=0.0002$）；胸痛1小时以内治疗者，SK组住院死亡率为8.2%，对照组15.4%，死亡率降低47%（$P=0.0001$）；ST段降低的患者住院死亡率，SK组20.5%，对照组16.3%，无显著性差异。1年内的总死亡率，SK组（17.2%）较对照组（19.0%）明显降低（$P=0.008$）；但ST段下移者1年内的死亡率，SK组（34.0%）较对照组（24.2%）增加（$P=0.02$）。该研究显示SK可降低心肌梗死患者21天内的死亡率，且不增加严重合并症发生率,SK 组大出血和过敏性休克发生率很低(0.3%和0.1%),脑卒中发生率低于1%,SK 组再梗死和心包炎发生率高于对照组。

ISIS-2 为双盲、安慰剂对照试验,入选疑似心肌梗死症状发作 24 小时以内患者 17000 余例,随机分为 SK 输注(150 万 IU,静滴 60 分钟)加阿司匹林组(入选后立即阿司匹林 162.5mg 嚼服,然后每日 162.5mg 服用 1 个月)、SK 输注加安慰片剂组、安慰剂输注加阿司匹林组、安慰剂输注加安慰片剂组。主要终点事件为 35 天死亡率,SK 加阿司匹林组(8.0%)较双安慰组(13.2%)降低 42%($P<0.00001$),两药合用组较 SK 单用组(10.4%,$P<0.0001$)和阿司匹林单用组(10.7%,$P<0.001$)均明显降低。亚组分析显示 SK 并不降低 ST 段正常和下移患者的死亡率。SK 和对照组相比,低血压和心动过缓(10%对2%)、过敏反应(4.4%对0.9%)、大出血(0.5%对0.2%)、脑出血($n=7$ 对 $n=0$)和其他脑卒中($n=20$ 对 $n=13$)增加,早期之后卒中减少($n=34$ 对 $n=54$),再梗死增加(3.8%对2.9%),但 SK 加阿司匹林较单用阿司匹林组再梗死无增加(1.8%对1.9%)。说明 SK 或阿司匹林均降低 ST 段抬高患者 5 周的死亡率,SK 所致的出血较多,阿司匹林显著降低非致死性再梗死和非致死性脑卒中的发生率。

国产重组链激酶(r-SK)协作组的研究显示,r-SK 静脉溶栓血管再通率高,过敏反应和低血压的发生率低、程度轻,出血并发症少。但对胸痛发作 7~12 小时 AMI 患者,重组链激酶未明显降低其近期及 1 年的死亡率。

(三)乙酰化纤溶酶原-链激酶激活剂复合物(anistreplase,APSAC)

APSAC 是链激酶先与纤溶酶原结合形成复合物,并茴香酰化,酰化的复合物可避免非特异性失活,同时并不阻断与纤维蛋白的结合位点,以减少在循环血中被酶降解。复合物与纤维蛋白结合后发生去酰化,成为活化的纤溶酶原激活剂。由于去酰化是一个缓慢过程,以至于使 APSAC 具有长的纤溶半衰期 40~60 分钟,可单次静脉用药。APSAC 为直接纤溶酶原激活剂,介导血栓纤维蛋白多聚体酶解的同时也使循环血中纤维蛋白原降解,出现全身性纤溶激活状态,血浆纤维蛋白原水平可降低 60%~80%。循环中纤维蛋白降解产物具有内源性抗凝作用,参与 APSAC 的溶栓作用,APSAC 具抗原性,可引起过敏反应,1 年内不可重复使用 APSAC。

AIMS 为多中心、随机双盲安慰剂对照研究,入选胸痛发作 6 小时以内 ST 段抬高的 AMI 患者,随机分为安慰剂治疗组和 APSAC 治疗组(30U 与 5ml 液体混合,5 分钟输入),并 6 小时后用皮下肝素抗凝,1 周后改为华法林治疗 3 个月。30 天死亡率 APSAC 组(6.4%)较对照组(12.2%)下降 43.5%($P=0.016$);1 年内死亡率 APSAC 组仍较低。但 APSAC 组出血增多,低血压和脑出血两组无差异。

(四)组织型纤溶酶原激活剂(t-PA)

t-PA 是人体内的一种纤维蛋白溶解酶活化物,它与纤维蛋白结合,使血栓局部的纤溶酶原转化为纤溶酶,从而使血栓溶解。血管内皮细胞除生成纤溶酶原激活剂外,同时还生成一种快速作用的 t-PA 抑制剂,两者处于平衡状态。生理情况下,t-PA 具较弱的纤溶酶原激活作用,当结合纤维蛋白后,致构形变化,使 t-PA 与纤溶酶原结合力增加 600 倍,所以生理情况下 t-PA 具相对纤维蛋白特异性,溶栓的同时不引起全身纤溶激活状态。

t-PA 是一种丝氨酸蛋白酶,分子量 70kD,半衰期 5 分钟左右,以致其首次静推后,必须持续静滴 90 分钟。基因重组的组织型纤溶酶原激活剂(rt-PA)是一种分子量为 65kD 的糖蛋白,含 527 个氨基酸,其具有血栓溶解快,纤维蛋白特异性高及对时间较久的血栓仍有作用的特点。rt-PA 无抗原性，重复使用效价不降低，激活全身纤溶系统不显著，但血管早期再闭塞率高。

t-PA 是最经典的纤溶酶原激活剂，它自 N 端由 5 个不同的结构功能区组成，分别为指区（F）、生长因子区（EGF）、主区 1（K1）、主区 2（K2）和丝氨酸蛋白催化区（P）。这些结构区的缺失或变异就是其变异体，包括 Reteplase（r-PA）、TNK-tPA、n-PA 等。①r-PA 是 t-PA 的非糖基化缺失变异体，其缺失了 t-PA 的 K1、F 和 EGF 三个结构区，分子量为 39.6kD，通过 DNA 重组技术在大肠杆菌表达，并于体外折叠具有活性。其纤维蛋白特异性较 rt-PA 降低，但动物实验显示溶解血栓更强、更快。由于 r-PA 缺失 K1 和 EGF 区而使其半衰期延长至 11～19 分，所以 rPA 可间隔 30 分钟两次静脉推注。②TNK-tPA（Tenecteplase、Metalyse）是 t-PA 的多点变异产物，t-PA 结构的三个位点氨基酸被取代，这些取代使产品的半衰期延长至 17±7 分钟，可单次静脉推注，纤维蛋白特异性增加，抗纤溶酶原活化物抑制剂（PAI）活性增强，血管再通更迅速，血栓溶解作用更强，这些作用在富含血小板的血栓中更明显。③n-PA（Lanoteplase）是 t-PA 的缺失和点突变体，其缺失了 t-PA 的指区和生长因子区，故降低了纤维蛋白的亲和力和肝脏的清除率，但其溶栓活性增强。117 位氨基酸的突变是其糖基修饰化，以致于其半衰期延长至 30～45 分钟，可单次静脉给药。治疗后血浆 PAI-I 的水平略低于 t-PA，因而再闭塞率可降低。④ds-PA 是一种新的 t-PA 变异体，只具有与 t-PA 主区 1 相似的单个主区，纤维蛋白特异性强，半衰期长达 190 分钟，较强的抗 PAI-I 活性，但无大规模临床试验证实。⑤Monteplase 是 t-PA 的点突变体，仅 EGF 区 84 位的胱氨酸被丝氨酸替代，在叙利亚幼仓鼠肾细胞表达，半衰期为 20 分钟以上。⑥TM866 是 t-PA 的缺失突变体，缺失 t-PA K1 区的 92-173 氨基酸，275 位的精氨酸被谷氨酸替代，具有长的半衰期。

ASSENT 为双盲安慰剂对照试验，观察 rt-PA（alteplase）对胸痛发作 5 小时以内疑似 AMI 患者的疗效。1 月的死亡率 rt-PA（7.2%）较对照组（9.8%）降低 26%（$P=0.0011$）；6 个月死亡率分别为 10.4%对 13.1%（$P=0.0026$）；rt-PA 致出血及心动过缓增加。但 rt-PA 不降低心电图正常患者的死亡率。

ISG 试验（包括 GISSI-Ⅱ试验病人），对比 rt-PA（100mg 静脉用药 3 小时）和 SK（150 万 IU 静滴 30～60 分钟）对胸痛发作 6 小时以内 AMI 的疗效，两组住院死亡率分别为 8.9%（rt-PA）和 8.5%（SK），无显著性差异；非卒中性出血发生率 rt-PA（0.6%）较 SK（0.9%）少，卒中发生率 rt-PA（1.3%）较 SK（0.9%）多；6 个月死亡率两组无差异（rt-PA 12.3%对 SK 11.7%）。但认为试验中未用肝素及肝素延迟使用对结果有影响，在未用肝素期，rt-PA 的促栓作用易致血管闭塞。

ISIS-3 为双盲、安慰剂对照试验，对比三种溶栓剂的疗效，SK（150 万 IU 静滴 1 小时）、APSAC（30IU 静滴 3 分钟）、t-PA（duteplase 60 万 IU/kg，静脉给药 4 小时），用阿司匹林及皮下注射肝素。入选胸痛发作 6 小时内的 AMI 患者。35 天的死亡率三组分别为 10.6%、10.5%、10.3%，无显著性差异。非卒中性出血率 APSAC（5.4%，$2P<0.00001$）和 t-PA（5.2%，$2P<0.01$）较 SK（4.5%）多，卒中发生率 APSAC（1.26%，$2P=0.08$）和 t-PA（1.39%，$2P<0.01$）较 SK（1.04%）多。试验中肝素未静脉使用对结果有影响，加用肝素比单用阿司匹林有一些近期好处，但最终 duteplase 未获准在美国使用。

GUSTO-Ⅰ对比加速输注法（标准用法）alteplase、SK 及两药合用对胸痛发作 6 小时内AMI的疗效。Alteplase（100mg 90分钟）用法为，15mg静推，0.75mg/kg静滴30分钟，剂量不超过50mg，最后0.5mg/kg静滴1小时，剂量不超过35mg。SK 150万IU静滴1小时。两药联合为alteplase 90mg和SK 100万IU静滴90分钟。肝素用法为先静推5000IU，然后静滴肝素48小时，调整肝素剂量使APTT维持于60～85秒（体重小于80kg者1000IU/h，体重大于80kg者1200IU/kg），SK组半数患者皮下使用肝素。结果，30天死亡率alteplase（6.3%）较SK（7.3%）下降1%（$P<0.001$），两药合用组（7.0%）30天死亡率多于alteplase（$P=0.04$）。90分钟TIMI 3级血流率，alteplase（54%）较SK（31%）明显高（$P<0.001$），5～7天后两组TIMI 3级血流开通率相似（58%对54%）。严重出血发生率alteplase和SK相等，卒中发生率alteplase（1.55%）似较SK（1.31%）增加，但无显著性差异（$P=0.09$）。出血性卒中alteplase（0.7%）多于SK（0.52%）（$P=0.03$）。非致死性脑卒中和总死亡率alteplase（7.2%）仍显著低于SK（8.1%，$P=0.006$）。一年内死亡率alteplase（9.1%）仍较SK（10.1%）降低1%（$P=0.003$），SK组肝素静脉和皮下应用疗效无差异。结果alteplase加速静脉输注法在改善AMI患者死亡率方面明显优于SK，但仍有争议。

INJECT试验对比reteplase和SK对胸痛发作12小时内AMI患者的疗效，reteplase为两次分别静注10IU，间隔30分钟。SK为150万IU静滴1小时。肝素用法为首次静推后持续静滴24小时。结果，35天死亡率，reteplase为9.0%，SK为9.5%，无显著性差异，显示两种溶栓剂疗效相似。GUSTO-Ⅲ对比reteplase与alteplase对胸痛发作6小时内AMI患者的疗效，reteplase用法同INJECT，alteplase用法同GUSTO-Ⅰ，肝素用法为5000IU静推后，持续静滴维持使APTT保持于50～70秒（体重≥80kg 1000IU/h，体重<80kg 800IU/h）。结果，30天死亡率reteplase与alteplase相似（7.47%对7.24%），出血性脑卒中和总脑卒中发生率两组无显著性差异。虽然RAPID-2试验发现60分和90分冠脉造影TIMI 3级血流率reteplase明显高于alteplase，4～15天两组开通率相似。而基于GUSTO-Ⅲ结果，reteplase并不一定优于alteplase。

TIMI 10B对比TNK-tPA和rt-PA对胸痛发作12小时内AMI患者的早期冠脉再通率和安全性，TNK-tPA使用三个剂量（30mg、40mg、50mg单次静注），rt-PA同GUSTO-Ⅰ，所有患者给予阿司匹林150～325mg。肝素用法为，体重大于67kg者，首次经静脉5000IU，以1000IU/h静滴维持；体重小于67kg者，首次静推4000IU或5000IU，再以800IU/h静滴维持。肝素持续静滴48～72小时，保持APTT 55～80秒。结果，90分钟TIMI 3级血流率，TNK-tPA 40mg为62.8%，rt-PA为62.7%，无显著性差异；TNK-tPA 30mg为54.3%较rt-PA低（$P=0.035$）；TNK-tPA 50mg为65.8%与rt-PA无差异。脑出血及严重出血发生率，TNK-tPA随剂量增大而增加。表明TNK-tPA 40mg的90分钟TIMI 3级血管开通率与rt-PA相似，TNK-tPA的合适剂量有待于第三期临床确定。

ASSENT-2对比TNK-tPA与alteplase对胸痛6小时内AMI疗效和安全性。TNK-tPA单次5～10秒静注，根据体重调整剂量，<60kg者给予30mg，60～69.9kg者35mg，70～79.9kg者40mg，80～89.9kg者45mg，≥90kg者50mg。Alteplase用药同GUSTO-Ⅰ。所有患者给予150～325mg阿司匹林。肝素用法为，体重小于67kg者，4000IU静推后以800IU/h静滴维持；体重大于67kg者，4000IU静推后以1000IU/h静滴维持。肝素持续静滴48～72小时，调整其剂量，使APTT保持于60～85秒。结果，30天死亡率TNK-tPA与alteplase相似（6.18%对6.15%），脑出血发生率两组无差异（0.93%对0.94%），但

TNK-tPA 非卒中出血率低（26.43%对 28.95%，$P=0.0003$），非致死性脑卒中和死亡率两组相似（7.11%对 7.04%）。

InTIME 研究发现，n-PA 的再灌注率与剂量有关，最佳剂量为 n-PA 单次静注 120Ku/kg。其 90 分钟的 TIMI 2/3 级血管再通率较 t-PA（100mg，90 分）显著增加（83%对 71%，$P<0.05$），其中 TIMI 3 级血流率也略高于 t-PA（57%对 46%，$P=0.11$）。两药中重度出血并发症相似（8.1%对 10.5%）。InTIME-II 研究发现，n-PA 颅内出血发生率比 t-PA 更高（1.13%对 0.62%，$P=0.003$）。

（五）葡激酶（staphlokinase）

葡激酶是特殊金黄色葡萄球菌种的蛋白产物，具有抗原性，葡激酶不直接激活纤溶酶原，而需与纤溶酶原形成 1:1 复合物并转化成葡激酶－纤溶酶原复合物，才能被激活，同时激活其周围的纤溶酶原，溶解纤维蛋白。无纤维蛋白时，该复合物迅速被血浆中 α_2-抗纤溶酶中和，当纤维蛋白存在时，其中和速度大大降低，所以该药具有纤维蛋白特异性。葡激酶初始血浆半衰期为 6.3 分，不能单次静脉注射。目前已研制出葡激酶的变异体，使其抗原性下降，半衰期延长。

STAR 试验评价葡激酶 10mg 或 20mg 的溶栓疗效，葡激酶先注射 10%，余量在 30 分钟内静滴。90 分钟 TIMI 3 级血流率葡激酶 10mg、20mg 均与 rt-PA 相当（50%、70%、58%），出血并发症略少于 rt-PA（21%对 31%）。葡激酶两次静脉注射法（各 15mg，间隔 30 分钟）得 90 分钟 TIMI 3 级血流率与 rt-PA 相似（68%对 57%），90 分钟纤维蛋白原定量葡激酶（105±4%）较 rt-PA（68±7.5%）高（$P<0.0001$），不降解循环中纤维蛋白原，但诱发血液内的中和抗体产生。CAPTOR 试验发现葡激酶 15mg、30mg、45mg 溶栓 90 分钟 TIMI 3 级血流率相当（62%、65%、63%），其产生的葡激酶中和抗体持续几个月，初步表明其具有良好的疗效和安全性，尚需进一步证实。

（六）尿激酶原（pro-urokinase）

尿激酶原系由 411 个氨基酸组成的单链尿激酶型纤溶酶原激活剂，具有酶原和酶的双重性，本身具有尿激酶 0.2%～0.5%的内在催化活力，当被纤溶酶或激肽酶等水解成双链尿激酶时，催化活力提高 250～500 倍。它在血浆中（2～3μg/ml）是惰性的，当血栓栓塞前部产生纤维蛋白 Y/E 片段时，尿激酶原与 Y/E 片段的 C 末端结合，激活纤溶酶原诱导血栓溶解，同时激活的纤溶酶将血栓附近的尿激酶原转化为尿激酶，使血栓上结合的及周围游离的纤溶酶原大量激活，致血栓迅速溶解。该过程中，通过血液中的蛋白水解酶抑制剂（α_2-抗纤溶酶、PAI-I、PAI-3 等）的作用，使该部分尿激酶与纤溶酶的作用局限于血栓附近，故尿激酶原诱导的溶栓是血栓专一性，缓慢起始，然后急剧加速的变速反应。其特殊的血栓栓塞专一性防止系统性纤溶激活导致的全身出血和出血性脑卒中，尿激酶原尚具抗血小板聚集功能可防止溶栓成功后再血栓形成。尿激酶原初始半衰期为 7 分钟，主要通过肝脏清除，无抗原性，可先以 20mg 静推，然后 60mg 静滴 1 小时。

PRIMI 试验发现尿激酶原较 SK，梗死相关冠脉再通率高，产生再灌注早，出血并发症和凝血障碍发生率低。SUTAMI 试验发现重组尿激酶原与尿激酶 24～72 小时 TIMI 2/3 级血流率相似。SESAM 试验发现重组尿激酶原（80mg/h）与 rt-PA（100mg 3 小时）在 45、60、90 分钟的再通率相似。COMPASS 试验发现，重组尿激酶原 30 天总死亡率低于 SK（5.7%对 6.7%，$P<0.01$），但颅内出血发生率 0.9%高于 SK 0.3%。

三、溶栓治疗的适应证和禁忌证

(一) 溶栓治疗的适应证

1. 溶栓治疗的明确适应证

(1) 胸痛持续 30 分钟以上不缓解。

(2) 心电图变化：①至少两个相邻导联 ST 段抬高>0.1mV；②新发生的左束支传导阻滞；③R 波为主的导联（V_2、V_3）ST 段压低，怀疑后壁心肌梗死时（除外不稳定性心绞痛）。

(3) 自发病时间：

①<6 小时获益最大；②6~12 小时，获益较小但仍值得溶栓；③>12 小时获益不大，但对有持续性胸痛或间断胸痛者有益。

(4) 年龄：生理年龄比生物年龄更为重要。

2. 高龄患者的溶栓治疗　高龄患者代表常规治疗后心肌梗死死亡危险最高的亚组之一。同时，一般认为这组患者接受全身溶栓治疗严重出血并发症的危险性增高。在 ISIS-3 和 GUSTO-Ⅰ试验中，75 岁及以上的患者占 14%。虽然高龄患者发生严重出血并发症的风险之高令人担忧，但降低死亡率的净获益也十分显著。高龄是预测死亡率最重要的独立人口统计学危险因素。一项荟萃分析研究了 8 个大型试验，其最新结果显示，随着年龄增长，对照组死亡率明显增加。年龄在 65~74 岁之间的患者溶栓治疗后获益最大（绝对风险降低）。超过 75 岁时，溶栓治疗虽可降低死亡率，但汇总分析的结果显示这种获益的统计学意义已不明显。然而，绝对获益还是特别显著的（每治疗 1000 例患者可挽救 18 条生命）。

有一点已达成共识，高龄患者（>75 岁）溶栓治疗后由于出血并发症较多，因此其获益非常有限。然而，根据一些随机试验的结果推论出溶栓治疗对高龄患者无益则是错误的。因此目前合理的作法是，溶栓时应考虑患者的整体风险，因人而异的权衡可能从溶栓得益和严重出血并发症风险间的比率，作出是否溶栓的决策。

3. 不稳定性心绞痛和非 Q 波心肌梗死的溶栓治疗　大规模随机临床试验结果显示，溶栓治疗对不稳定性心绞痛和非 Q 波心肌梗死有害无益。

(二) 溶栓治疗的禁忌证

1. 绝对禁忌证　既往任何时候的出血性卒中，1 年内的其他卒中或脑血管事件；已知的颅内肿瘤；活动性内脏出血（月经除外）；可疑的主动脉夹层。

2. 相对禁忌证　入院时严重且不能控制的高血压（BP>180/110mmHg）；既往脑血管意外病史或上述禁忌证未列入的已知脑内疾病；目前在使用治疗剂量的抗凝药（INR≥2~3）；已知的出血倾向；近期创伤（2~4 周内），包括头外伤，或创伤性 CPR 或较长时间（>10 分钟）的 CPR 或外科大手术（<3 周）；不能压迫的血管穿刺；近期（2~4 周）脏器出血；曾使用（尤其在 5 天~2 年）链激酶或曾对其过敏；妊娠；活动性消化性溃疡；慢性严重高血压病史。

在大多数的溶栓治疗方案中均列有长系列溶栓禁忌证，实际上合理的绝对禁忌证为活动的内脏出血。随着溶栓治疗临床研究的深入，临床经验的积累，有必要对该疗法的禁忌证重新考虑。

迄今尚没有一个试验令人信服地显示，高血压患者溶栓治疗后风险增加。然而，已证实入院时血压水平是预测发生脑出血风险的重要因素。越来越多的荟萃分析显示，收缩压>

150 mm Hg 时脑出血风险增加，≥175 mm Hg 时风险进一步增加。现在仍不清楚，入院后用药物控制血压后是否能改变严重高血压患者的不良结果。

一项研究对相关试验总结发现，住院时 t-PA 溶栓后应用华法林的患者可发生脑出血。与此相反，对于心肺复苏患者，若复苏时间不长（≤10 分钟），且徒手胸外按压未造成胸部大面积创伤时，仍是溶栓治疗良好适应证。最近进行的一项试验也强烈支持 AMI 患者在心肺复苏后进行溶栓治疗。糖尿病不是溶栓的禁忌证；已明确，有活动性视网膜病变的糖尿病患者溶栓后并未出现后遗症。溶栓唯一的绝对禁忌证是活动性大出血。这种患者不适合溶栓治疗，但相当一部分患者曾有溃疡病史或痔疮引起的直肠出血史，这一部分患者不应被排除。近期卒中（<6 个月）、创伤或外科大手术是溶栓的相对禁忌证，但这种有意义的建议并没有足够的资料支持。既往发生的任何类型的中枢神经系统疾病，包括动静脉畸形或肿瘤，都是重要的相对禁忌证。中心静脉特别是颈内静脉穿刺，溶栓后能导致气管压迫，因此对于这类不能压迫止血的穿刺患者，仅在没有其他治疗可选择时，才能考虑溶栓治疗。如果一位患者适合再灌注治疗，而又有 1 个或更多的相对禁忌证时，应行直接血管成形术。既往曾行冠状动脉旁路移植术的患者适合溶栓治疗，但由于在静脉桥中有较多血栓负荷，因此他们对溶栓药物的反应性降低。在有条件的医院，这类患者应行直接血管成形术。

四、常用溶栓药物的剂量和用法

1. 尿激酶 根据我国的几项大规模临床试验结果，目前建议剂量为 150 万 U 左右，于 30 分钟内静脉滴注，配合肝素皮下注射 7 500~10 000 U，每 12 小时 1 次，或低分子量肝素皮下注射，每日 2 次。

2. 链激酶或重组链激酶 根据国际上进行的几组大规模临床试验及国内的研究，建议 150 万 U 于 1 小时内静脉滴注，配合肝素皮下注射 7 500~10 000 U，每 12 小时 1 次，或低分子量肝素皮下注射，每日 2 次。

3. 重组组织型纤溶酶原激活剂（rt-PA） 国外较为普遍的用法为加速给药方案（即 GUSTO 方案），首先静脉注射 15mg，继之在 30 分钟内静脉滴注 0.75mg/kg（不超过 50mg），再在 60 分钟内静脉滴注 0.5mg/kg（不超过 35mg）。给药前静脉注射肝素 5000U，继之以 1000U/h 的速率静脉滴注，以 aPTT 结果调整肝素给药剂量，使 aPTT 维持在 60~80 秒。鉴于东西方人群凝血活性可能存在差异，以及我国脑出血发生率高于西方人群，我国进行的 TUCC 临床试验证实，应用 50mg rt-PA（8mg 静脉注射，42mg 在 90 分钟内静脉滴注，配合肝素静脉应用，方法同上），也取得较好疗效，出血需要输血及脑出血发生率与尿激酶无显著差异。

五、溶栓疗效的评价方法与标准

（一）冠状动脉造影

冠状动脉造影可直观评价溶栓治疗后梗死相关血管的再通率（再灌注率）或开通率。现大多数采用 TIMI 分级的标准。TIMI 分级：0 级表示无再灌注或闭塞远端无血流；1 级表示造影部分通过闭塞部位，但梗死区供血的冠状动脉充盈不完全；2 级表示造影剂能完全充盈冠状动脉远端，但造影剂进入及清除的速度较完全正常的冠状动脉要慢；3 级表示完全再灌注，造影剂能在冠状动脉内完全迅速充盈及清除。标准的观察时间是溶栓治疗开始后 90 分钟，梗死相关动脉的血流为 TIMI2~3 级。近来多数学者认为 TIMI2 级病不能代表有效的再灌注。TIMI3级血流在减少梗死面积、降低短期和长期死亡率方面优于TIMI2级。

在心脏表面的冠状动脉再灌注成功后,仍有一定的住院死亡率,而且有些患者的心功能并没有得到相应的改善,这主要是由于在心肌组织水平没有得到充分的再灌注。为此制定了一套心肌组织灌注程度的分级方法:TIMI心肌灌注分级系统(TIMI Myocardial Perfusion grading,TMP grades),共分4级。TMP0级:无造影剂进入心肌,没有或有极少的一过性造影剂心肌染色;TMP1级:造影剂缓慢进入心肌,但微血管的心肌染色不消失,呈"毛玻璃样",或罪犯血管供应区心肌的造影剂染色在下一个序列造影时(间隔30秒)仍然存在;TMP2级:造影剂进入心肌组织及排空延迟。即进入心肌的造影剂呈"毛玻璃样",或在罪犯血管供应区心肌密度增高,持续3个心动周期不消失或仅有少许密度降低;TMP3级:造影剂在心肌组织中进入和排空正常。即进入心肌组织的造影剂呈"毛玻璃样"或在罪犯血管分布区心肌组织密度增高,排空正常(在3个心动周期内完全排空,与非梗死相关血管相似。或仅有轻中度造影剂染色,在3个心动周期内肉眼可见密度明显减轻)。

在心肌梗死患者中,尽管心脏表面的动脉已恢复了血流,仍有些患者的心肌灌注仍旧延迟,这种心肌组织的灌注障碍导致了死亡率的升高。如果冠状动脉的血流为TIMI3级,而心肌的TMP为0或1级,则死亡率高达5.4%。相反,随TMP分级的改善,死亡率则下降:TMP2级时,死亡率为4.4%,TMP3级时,死亡率为2.0%。因此,冠状动脉血流达到TIMI3级时,患者的死亡率取决于心肌微循环的灌注程度。

(二) 临床评价标准

1. 自溶栓开始2小时以内胸痛较溶栓前缓解>70%;
2. 自溶栓开始2~4小时内ST段迅速回降>50%;
3. 血清CK-MB峰值前移,距发病14小时以内;
4. 自溶栓开始2~4小时内出现再灌注性心律失常。

以上4项中具备两项或两项以上者判定为再通。但1和4为例外,不判定为再通。

临床判断的缺点是指标大多缺乏特异性,不够直观明确。但临床判断的上述标准可能反映溶栓后梗死相关血管关闭的动态变化。例如ST段的升降、胸痛的加重与缓解,CK-MB的动态曲线都有利于了解溶栓后病情的衍变。

六、溶栓的效果和对病人临床预后的影响

(一) 血管再通率和开通率

20世纪80年代许多研究者都选择了以90分钟梗死血管再通率作为研究终点,其方便、易行、具有代表性。而且,TIMI研究者将TIMI 2或3级定义为血管再通。实际上,多年来,再通都包括了TIMI 2级(造影剂的次佳充盈和排空)和TIMI 3级(血流通畅)。在血管造影灌注研究数年以后,才逐渐清楚此种随意的相对晚期(采用90分钟而非60分钟)的再通评价是不适当的。有研究对三种溶栓药的60分钟再通率进行了评价,汇总显示仅有61%的再通率。同样,将TIMI 2和3级分开定义,发现近20%的患者血管不能正确判为再通。而且,再闭塞和间歇性再通使再通的定义变得更为复杂。现已清楚早些年代我们对再通的描述和评价的方法过于简单,20世纪90年代将此定义进一步修改为"早期"、"充分"、"持续"再通。

(二) 溶栓对住院死亡率的影响

溶栓治疗对死亡率的影响是评价疗效的标准终点。这是一"硬"终点,是溶栓治疗多重

疗效的总和，如早期再灌注、挽救心肌、晚期再灌注和预防恶性心律失常以及致死性脑卒中的发生。

临床上 5 项关于静脉溶栓对死亡率影响的随机双盲试验表明溶栓药物的确可明显降低急性心肌梗死病人住院死亡率。但这些试验的设计不同。ISIS-2 和 ASSET 两个试验，没有入选病人的心电图资料。自症状起始至开始溶栓治疗的时间在 ASSET 为 5 小时，在 ISIS-2 为 24 小时。在 GISSI、ASSET 或 AIMS，阿司匹林不是治疗方案的组成部分，在 ISAM 试验仅头几天用阿司匹林，之后由香豆类（Coumadin）取代之。肝素的用法也大不相同。

溶栓治疗可使住院死亡率下降 27%±3%，可望使溶栓治疗前 10%～15% 的住院死亡率下降至 6%～8%。

以上列举的 5 项试验不能直接对比不同溶栓药物对住院死亡率下降的程度，回答不同溶栓药物对死亡率降低作用比较的大规模多中心随机试验 GISSI-2 和 ISIS-3 已结束。这两个实验一致说明就降低死亡率而言，t-PA、SK、APSAC 的作用没有显著差异。t-PA 组的脑出血并发症反而多于 SK 组。SK 组的过敏反应多于 t-PA，但少于 APSAC，并且 SK 与 APSAC 的过敏反应均不严重。而 t-PA 的价格大约为 SK 的 10 倍。美国一个国家如果用 SK 代替 t-PA，每年可节省药费开支 1 亿美元。

（三）溶栓对心功能的影响

溶栓治疗可挽救濒临死亡的心肌，又易于保存左心室功能。

安慰剂对照溶栓试验显示溶栓治疗改善左室功能，溶栓治疗对射血分数的改善程度变异较大。汇总结果显示在每个评价时间点如 4 天，7～10 天和 14～21 天，左室射血分数都有显著的改善，但随着时间的推移溶栓治疗和安慰剂治疗的差距趋于缩小。

梗死血管再通率的提高与射血分数改善之间有良好的相关性，如 Schroder 等人的试验结果显示，溶栓治疗梗死血管再通越充分，射血分数改善度越高。然而，在射血分数恶化与死亡率降低之间无良好相关性。9 个安慰剂对照溶栓试验的资料显示，两者之间缺乏显著相关性或有意义的联系。

有几种原因可以解释不能以射血分数作为溶栓治疗中死亡率降低的有效或理想替代指标。第一，3%～13% 的患者死亡而无射血分数数据，5%～20% 患者未做检查，10%～20% 存在检查技术上的缺陷。Van de Werf 指出了溶栓治疗的矛盾性，认为溶栓后心室功能减低实际上可能是溶栓治疗的良好指征，如果这些患者不行溶栓治疗可能会死亡。第二，射血分数改善和溶栓治疗时间之间缺乏相关性，除非在发病 1 小时内治疗。遗憾的是这只有极少数患者。由于非梗死区运动代偿性增强，使心脏射血分数对梗死区功能不全的敏感性下降，射血分数在数周和数月内仅有轻微变化。TAPS 和 RAPID 试验便是例证，其中在早期梗死血管再通和存活率方面，t-PA 加速给药法优于 APSAC，但二者在射血分数方面无差异。

七、溶栓药物的副作用和溶栓疗法的局限性

（一）溶栓药物的副作用

1. 出血　溶栓药物的出血并发症可分为严重出血（脑出血或需输血的大出血）和不需特殊治疗的轻度出血，如皮肤粘膜出血、镜下血尿等。严重出血发生率约 1%，脑出血大约 0.5%，轻度出血发生率约 5%。

肝素使用积极，如溶栓前或溶栓同时静脉使用肝素时，出血并发症增多。

2. 过敏反应　临床大规模临床试验结果表明 SK 的过敏反应发生率虽高于 t-PA、UK，

但低于 APSAC。严重过敏反应少见。国外有研究对比使用激素和不用激素时使用 SK 过敏反应的发生率，结果表明使用激素并不能预防或减少过敏反应。目前的临床实践中，用 SK 之前不作皮试。

3. 低血压　SK 应用中出现低血压（收缩压<80mmHg）是其值得注意的副作用。在 ISIS-2 中接受 SK 得 8 500 例病人比安慰剂组低血压发生率多 5%。累积的资料表明接受 SK 的病人，明显低血压的发生率 5%~10%。低血压的严重程度和发生部位与给药剂量过大、给药速度过快有关。其机制可能是激活激肽和补体系统。我们用药的体会是：SK 产生的低血压不难处理，补充血容量后血压多可回升，少数病人可在补充血容量同时使用多巴胺。在下壁、右室梗死病人中使用 SK 时，尤其应注意病人的血容量补充。

（二）溶栓疗法的局限性

溶栓疗法存在明显的局限性：①75% 左右的梗死相关血管开通率为所有现有溶栓药物的极限；②静脉用药后至血管开通间的时间延迟≥45 分钟；③床旁难以准确判断血管再通；④多发缺血事件的发生率高（15%~20%），并且难以预测；⑤左心室功能改善程度有限；⑥适应证的范围不够宽，相对禁忌证较大，限制了可从溶栓得益的病人数。GLSSI 和 ASSET 试验在选择溶栓病人时，确诊和疑有 AMI 的病人中，仅 35% 符合 ST 段抬高和 6 小时以内入院的标准。不能溶栓的原因包括 ST 段下降和 T 波倒置（15%），入院过晚（20%），年龄>75 岁（10%）和有出血并发症危险（20%）。

八、溶栓治疗的辅助或联合药物治疗

参见第五节急性心肌梗死的常规治疗。

九、心肌组织水平再灌注和溶栓剂的促凝作用

恢复心肌组织水平的血流仍是当代再灌注治疗所面临的挑战之一，而不是简单再通心外膜的罪犯冠状动脉。恢复心肌组织水平再灌注之所以是一项挑战，是因为在一些试验中 ST 段恢复正常的比例较低，如在 GUSTO-V 试验中，治疗 60 分钟后仅 30% 的患者 ST 段回落>70%。实际上，纤溶酶原激活剂不能溶解血栓，而仅仅溶解纤维蛋白原，因此使游离的凝血酶暴露出来，从而产生促凝作用。凝血酶是一个非常强的血小板聚集激动剂，而且也可通过自身催化作用形成凝血酶。因此，虽然常使用溶栓剂这一术语，但实际上是措辞并不准确，而且人们对纤溶酶原激活剂的理解过于简单化。应用强的抗血小板抑制剂如阿昔单抗，阻断这种致凝作用，从而促进 ST 段恢复是非常有前景的。

预计到溶栓剂产生促凝作用后，相当一部分患者会形成血栓，使微血管栓塞。血栓不完全溶解可能带来不良后果，而且来自于受损的炎症冠状动脉所产生的不稳定动脉粥样硬化碎片或微粒也可导致血管栓塞，特别是在这种情况下进行 PCI 时。未来的治疗策略可通过应用非常有效的治疗方法，使血栓完全溶解而解决组织水平再灌注，如应用以下药物：Xa 因子抑制剂、组织因子通道抑制剂或新的血小板抑制剂（如 P2Y1 抑制剂或 CD39 酶）。除了可增强血栓溶解外，还可应用选择素或特异性细胞因子抑制剂阻断微血管中的白细胞反应。这些药物也有助于稳定受累冠状动脉的炎症节段，从而预防血管进一步受损或斑块破裂。

（胡大一　彭建军）

第七节 急性心肌梗死的介入治疗

急性心肌梗死（AMI）是导致冠心病病人死亡的最主要原因。20 世纪前半叶，AMI 病人的住院期死亡率高达 20%～30%，20 世纪 70 年代以来，经过整个医学界的不懈努力，其住院期死亡率已降至 10% 以内。这一成就的取得应归功于以下两个方面：一是从 20 世纪 70 年代开始，冠心病重症监护室（CCU）的广泛建立，为防治 AMI 后的恶性心律失常提供了基本条件；更主要的是 20 世纪 80 年代在 AMI 的病理生理机制上取得了里程碑式的进展，即认识到冠脉内不稳定的斑块破裂诱发血栓形成导致冠脉急性闭塞，是 AMI 发生的主要机制，并在此基础上 Lamas 等人提出了"梗死相关血管再通"学说，为 AMI 开创新的治疗策略奠定了基础，及时重建梗死相关动脉血流成为 AMI 病人治疗的关键。从 20 世纪 80 年代中期开始，静脉溶栓治疗首先被大规模地用于 AMI 病人重建梗死相关动脉血流，大量临床研究显示，它为 AMI 治疗带来了革命性的进展，成为 AMI 治疗的基石。与此同时人们也注意到了静脉溶栓治疗的局限性，其主要表现在以下几个方面：①由于受到 AMI 病人就诊时间和适应证的限制，静脉溶栓治疗的临床应用率不足 40%；②梗死相关动脉再通率较低，即使目前使用的第三代溶栓药物再通率也仅 70%～80%，而且有 40%～50% 的病人血流未完全恢复（TIMI≤2 级）；③再灌注时间长，平均约需 45 分钟；④在实际应用中缺乏可准确判断再灌注的临床标志；⑤仅作用于 AMI 发生时的血栓形成，未能解决冠脉残余狭窄问题；⑥存在 15%～30% 的再缺血和 0.5%～1.5% 的颅内出血发生率。

1983 年 Hartzler 等首先报道急性心肌梗死患者未经溶栓治疗，而直接行经皮冠状动脉球囊成形术（PTCA）获良好效果。但当时未被大多数学者所接受，仅少数心脏中心继续进行该方面的研究。在后来大约 10 年期间共有 10 项随机对照研究，就直接经皮冠状动脉介入治疗（PCI）与静脉溶栓治疗的效果进行比较。同时有多项研究对比溶栓治疗后早期和晚期进行介入治疗的效果。

一、急性心肌梗死介入治疗的分类及评价

根据急性心肌梗死发生后行 PCI 的时间及与溶栓的关系分为：①直接 PCI（primary PCI）；②补救 PCI（salvage PCI）；③即刻 PCI（immediate PCI）；④延迟 PCI（delayed PCI）。近年还研究新的介入治疗技术（如支架植入术）及联合使用新的抗血小板药物（abciximab）的疗效。

1. 直接 PCI（primary PCI）

直接 PCI 是指 AMI 病人未接受静脉溶栓治疗而直接行 PCI，其目的是在于恢复梗死相关动脉血流，挽救濒死心肌。临床研究显示，与静脉溶栓治疗相比，直接 PCI 梗死相关动脉再通率更高（95%～99% vs 70%～80%），可进一步提高病人的生存率，降低死亡率；直接 PCI 后病人再缺血和重复血运重建术发生率较低；对溶栓禁忌和高危（如心源性休克）病人同样适用，故更有治疗价值。

早期的一系列非随机化单中心研究显示，直接 PCI 的急性期再通率为 83%～97%，住院期死亡率为 1.5%～9.3%，再闭塞率为 2%～13%。预测住院期死亡的独立因素有心源性休克、三支冠脉病变、左室射血分数降低、高龄、前壁心肌梗死和 PCI 失败。Waldecker 等对 300 例 AMI 后直接 PCI 的病人进行了长期随访，结果显示 95% 的病人获得 TIMI 3 级血

流，术后1个月、1年和3年的死亡率为5%、9%和13%。TIMI研究对3750例AMI病人进行了3年以上的随访，其中包括653（17%）例行静脉溶栓的病人和441（12%）例行PTCA术的病人，PCI成功率为88%。与静脉溶栓治疗相比，直接PCI卒中发生率低（0.6% vs 2.1%，$P=0.12$），住院期缩短（7.0天 vs 8.1天，$P<0.001$），再缺血发生率较低（20% vs 30%，$P=0.009$）。

(1) 不适合静脉溶栓病人的直接PCI：根据TIMI 2B的标准，70%~75%的AMI病人不适合行静脉溶栓治疗。与适合溶栓治疗的病人相比，这些病人大多为老年、女性，既往有MI史、多支冠脉病变、左室射血分数降低和较高的住院期死亡率（18.7% vs 3.9%，$P<0.001$）。研究显示，不论是否有溶栓适应证，直接PCI可适用于大多数的AMI病人，当然不适合溶栓病人由于存在基础性疾病，其手术相关的死亡率相对较高。倘若根据TIMI 2B标准来定义溶栓适应证，则直接PCI可比tPA溶栓治疗获得更佳的近期和远期疗效。

下列病人更适合于直接PCI：①高龄病人（比溶栓治疗较少发生颅内出血）；②症状发生后间隔时间较长病人（与溶栓治疗相比能获得更高再通率）；③静脉旁路血管闭塞病人（由于存在大的血栓负荷和血流停滞溶栓治疗再通率低）；④无ST段抬高的病人（有助于明确诊断和及时治疗）。随机化SMART研究比较了不愿和不适合溶栓治疗病人PCI和药物治疗的结果，显示PCI术后缺血和再梗死率低。目前，比较一致的观点认为，所有不适合静脉溶栓治疗的病人在AMI后12小时内行直接PCI，即使当地缺乏技术熟练的心导管医师和设备，也应转院行急症PCI。

(2) 心源性休克病人的直接PCI：AMI后伴有心源性休克的病人死亡率极高，也是静脉溶栓治疗的禁忌证。非随机化研究显示，倘若PCI成功建立再灌注，则有利于病人生存。此类极端高危病人的生存率为PCI术后40%~86%、溶栓治疗后30%和药物治疗后仅10%。在GUSTO-1研究中，尽管早期介入治疗和球囊反搏不经常使用，但仍显示积极的PCI或CABG血管重建术与AMI后30天较佳的生存率独立相关。

对于伴有休克表现的AMI病人目前一般主张送至心导管室接受冠脉造影检查，行PCI或CABG的急症血运重建治疗。直接PCI风险虽较大，但仍值得尝试。同时积极的术前准备和术中支持治疗十分重要，IABP的应用虽并不改善此类病人的预后，但为进行介入治疗的安全提供了保证。

(3) 溶栓适应证病人的直接PCI：非随机化研究报道的手术成功率为92%~97%，住院死亡率为2%~4%，再闭塞率为2%~3%，再缺血率为2%~12%。这些结果与溶栓治疗后60%~80%的再通率、3.7%~10.7%的死亡率和30%的再闭塞率相比令人满意。

直接PCI和溶栓治疗的随机化比较研究显示，在即刻再通、TIMI 3级血流、再缺血、再闭塞、再梗死、卒中、死亡和住院时间上，直接PCI优于溶栓治疗。在Michels的汇总分析（meta-analysis）中，PCI组病人死亡率（危险度0.56）、非致死性MI（危险度0.53）较低。另一组汇总分析显示接受直接PCI的1290例病人术后30天的死亡率为4.4%，优于1316例接受静脉溶栓病人的6.5%；而卒中的整体发生率（0.7% vs 2.0%，$P=0.007$）和出血性卒中的发生率（0.1% vs 1.1%，$P<0.001$）也明显减少。高危病人（年龄>70岁、前壁MI、心率>100次/分钟或Killip心功能分级>1级）的死亡（3.2% vs 9.8%，$P=0.005$）和卒中（0.5% vs 3.6%，$P=0.04$）的发生率更是显著减少。低危病人PTCA术后再缺血、再梗死较少，住院期缩短。最近，GUSTO-2B亚组研究显示，直接PTCA术在减少再缺血、颅内出血（0% vs 1.4%，$P=0.008$）和死亡、再梗死、致残性卒中联合终点（9.6% vs 13.1%，$P=0.06$）上优于加速型 tPA 溶栓治疗。

(4) 直接 PCI 比静脉溶栓治疗改善 AMI 病人疗效的机制：

①提高再通率和血流分级：TIMI 3 级血流是决定左室功能恢复和生存的一个重要因素。溶栓治疗后冠脉造影的汇总分析和 GUSTO 研究冠脉造影亚组报道，急性期再通率为 50%（应用链激酶）和 80%（应用加速型 tPA）；溶栓治疗后仅 40%～52% 的病人获得 TIMI 3 级血流。相反，直接 PCI 可获得 98%～99% 的急性期再通率，93%～94% 的 TIMI 3 级血流和 93%～97% 的＜50% 的残余狭窄。

②减少再闭塞：晚期冠脉造影随访显示，成功静脉溶栓后 30%～40% 的病人会发生再闭塞，而 PCI 病人则为 5%～13%。

③早期明确诊治：急症冠脉造影是早期明确冠脉解剖、危险分层和选择最佳治疗的主要方法。在 PAMI 研究中，随机接受 PCI 治疗的病人有 5% 因严重的多支血管病变或左冠脉主干病变需要冠脉旁路移植术，5% 的病人自发再灌注、且无高度狭窄，无需介入治疗而可早期出院。根据临床和冠脉造影结果的不同，高危和低危病人的死亡率存在 18 倍的差异。

④费用：行直接 PCI 的患者总的住院费用并不高于行静脉溶栓治疗的患者。在 PAMI-2 研究中，低危病人（年龄≤70 岁、1～2 支冠脉病变、射血分数＞45%、病变血管行 PCI 成功，无严重心律失常）随机接受传统治疗（收住 CCU、5 天住院期、无创伤性检查）或积极治疗（遥测监护、3 天后出院、无非创伤性检查），其住院期死亡率仅为 0.4%（类似于择期 PCI），且积极治疗可使每个病人节约 4 000 美元的费用。

⑤再灌注时间：病人到达急诊室至完成冠脉造影的时间在 PAMI-I 研究和 GUSTO-2B 研究中分别为 60 分钟和 75 分钟。相对于血管再通可能性高度取决于再灌注时间的溶栓治疗，直接 PCI 即使在血管再通延迟 2 小时仍对生存有积极作用。多中心、国际化 AIR-PAMI 研究选择 430 例高危 MI 病人（当地医院内不能进行 PCI）随机进行转院 PCI 或不转院行静脉溶栓治疗，二者比较同样显示，尽管转院 PCI 需要一定的时间，但病人总的受益仍大于静脉溶栓治疗。

综上所述，直接 PCI 对不适合静脉溶栓治疗和高危病人（前壁 MI、年龄＞70 岁、心率＞100 次/分钟、血压＜100 mmHg 或 Killip 心功能分级＞1 级）有显著指征。即使对有静脉溶栓适应证的低危病人，PCI 鉴于其可以减少再缺血、再梗死、住院时间和费用，也是一种合理的血运重建策略。

2. 补救 PCI（salvage PCI）

补救 PCI 是指在溶栓治疗失败后的补救性 PCI，与溶栓治疗后血流正常的病人相比，血流受损（TIMI≤2）多表现为左室功能不良、机械性并发症更多和死亡率更高。补救 PCI 施行于此类病人可重建正常前向血流，挽救心肌组织，改善左室功能。补救 PTCA 术的研究显示，溶栓治疗失败后闭塞的冠脉急性期再通率为 71%～100%，然而再闭塞发生率为 18%（3%～29%），比直接 PCI 高 2 倍；住院死亡率为 10.6%（0～17%）；射血分数无变化。虽然成功溶栓治疗和溶栓治疗失败后成功补救 PCI 病人的住院期和晚期死亡率相似，但补救 PCI 失败病人的死亡率高达 28%～39%（在心源性休克或多支血管病变病人死亡率明显增高）。

补救 PCI 成功与否虽与溶栓剂类型无关，但在早期研究中 tPA 后的再闭塞较高（20%～30%），可能与 tPA 诱发血小板聚集有关。在认识到应用阿司匹林、大剂量肝素和 ACT 监测的重要性后，补救 PCI 的再闭塞率开始下降。在 GUSTO 冠脉造影亚组中，各种溶栓方法间的即刻再通率和住院期再闭塞率无差异。在 TIMI-4 研究中，24 小时的再闭塞发生率仅 4%。

补救 PCI 与药物治疗的随机化比较研究较少。在 TAMI-5 研究中，补救 PCI 与药物治疗相比，出院前血管再通率更多，梗死区室壁活动更佳，再缺血较少。在多中心国际化的 RESCUE 研究中，与药物治疗相比，补救 PCI 病人左室功能更佳，充血性心力衰竭较少，1 个月和 1 年的死亡率较低。因此，溶栓治疗后即刻冠脉造影检查，对存在闭塞的冠脉行补救 PCI 是一种安全合理的治疗策略。补救 PCI 可改善局部室壁运动和左室功能，减少大面积心肌梗死病人心力衰竭、休克和死亡的危险性。成功行补救 PCI 的病人预后与成功静脉溶栓治疗相似。然而相对于直接 PCI 和成功静脉溶栓治疗病人，需要补救 PCI 病人再闭塞的危险性增加，倘若补救 PCI 失败，则早期死亡率增高。

综上所述，再灌注无冠脉造影证实是不可靠的，我们建议对急性心肌梗死溶栓治疗后仍有进行性胸痛和（或）血流动力学问题，或前壁 MI 无症状病人和 ST 段持续性抬高 90 分钟的病人应行急症冠脉造影检查，然后对血流受损（TIMI<2）的高度狭窄病变的梗死相关血管行 PTCA 术。

3. 即刻 PCI（immediate PCI）

即刻 PCI 是指对溶栓治疗成功后无症状的病人即刻行 PCI。即使溶栓治疗获得成功，在大多数病人中其梗死相关血管仍存在高度的残余狭窄，即刻 PCI 的潜在价值在于防止再闭塞和改善左室功能。但对于即刻 PTCA 术的价值一直存在着争议。一些成功静脉溶栓治疗后的即刻 PCI 研究显示，即刻 PCI 常伴随更多的输血和急症 PCI，有死亡率增高的趋势，出院前射血分数无改善。当然这些研究存在着明显的局限性。更重要的是未明确溶栓治疗后极易发生急性闭塞的冠脉残余狭窄临界值。在部分研究中，PCI 施行于中度狭窄（>60%）病变，这使病人只承受 PCI 的风险而无任何预期获益。最近，Grech Ed 研究指出，溶栓治疗后冠脉残余直径狭窄>85% 是进行即刻 PCI 的指征。该类病人早期（5 天内）急性缺血事件（再梗死和不稳定性心绞痛）发生率比溶栓治疗后冠脉残余狭窄直径<85% 的病人高 9 倍（54% vs 6%），最有可能从介入治疗中受益。

目前，由于在成功静脉溶栓治疗后即刻冠脉病变尚不稳定，故介入治疗并发症较多，所以一般并不常规推荐 PCI。当然，对存在进行性缺血和（或）血流动力学不稳定仍建议行急症冠脉造影检查；当存在有意义的高度残余狭窄（>85%）和血流受损（TIMI≤2）可施行 PCI。

4. 延迟 PCI（Delayed PCI）

(1) 成功溶栓治疗后无症状病人的延迟 PCI：该术是指在溶栓治疗后 1～7 天施行的 PCI。鉴于静脉溶栓治疗仅解决血栓问题，而冠脉残余狭窄仍然存在将不利于病人的长期预后，所以延迟 PCI 的目的在于处理残余狭窄，防止再闭塞和改善左室功能。

随机研究比较了静脉溶栓成功后的介入性（出院前常规 PCI）和保守性（仅对存在自发性或可诱发缺血者行 PCI）治疗，结果显示两组之间在死亡率、再闭塞或射血分数上无差异。然而保守治疗病人在出院前的运动试验显示存在更多的残余缺血，既往有 MI 史的病人用保守治疗，住院期死亡率更高（12% vs 4%，$P<0.001$）。相反，无既往 MI 史的糖尿病病人保守治疗的住院期死亡率较低（4% vs 15%，$P<0.001$）。但随机研究也存在局限性，如 TIMI-2B 研究，PCI 在有创组施行仅占 54%（46% 病人未施行 PCI），在保守治疗组施行仅占 13%，所以结果分析显示可能不利于 PCI 的有益作用。该研究中 40% 的死亡是发生在施行 PCI 之前，有创组所有死亡中 69% 的病人从未接受过 PCI 或 CABG 术。而事实上，不

管是随机分为有创组还是保守组,接受机械性血管重建术治疗的病人住院期死亡率较低(2.6% vs 6.7%,$P=0.0001$)。

目前,虽已有资料不支持在溶栓后无症状病人行延迟 PCI,然而鉴于上述资料存在明显的局限性,同时溶栓治疗后存在较高的再闭塞率(25%~30%),所以有以下情况时血运重建术仍应予以考虑:①既往有 MI 史;②TIMI 2 级血流;③多支冠脉病变;④供应中等或大面积心肌的血管存在≥90%的狭窄;⑤血管内超声或多普勒显示病变冠脉仍有功能意义。

(2) 溶栓治疗失败后无症状病人的延迟 PCI:溶栓治疗失败后,闭塞动脉的延迟 PCI 成功可改善左室功能和生存率。其机制在于改善瘢痕愈合,减少左室扩张、动脉瘤形成和腔内血栓形成,从而减少发生心律失常,鉴于研究资料有限,不能给出绝对的建议。一般认为在无症状病人中,若梗死累及大量的心肌组织和(或)存在心肌存活迹象(侧支、室壁活动存在、R 波恢复,PET 存在存活心肌)可对闭塞血管行晚期 PCI。由于再闭塞较常见,作者建议延长抗凝和噻氯匹啶治疗,对重要血管行支架置入术。

二、急性心肌梗死的冠脉内支架置入术

1986 年,Puel 在法国图卢兹完成了世界上首例冠脉内支架置入术,使现代冠心病介入治疗发生了质的飞跃。大量的临床研究已证实,冠脉内支架置入术可显著地降低介入治疗后急性再闭塞和再狭窄的发生率,并取得更佳的临床效果。

在急性心肌梗死介入治疗早期,由于梗死相关动脉内存在血栓,易致使支架急性闭塞,故一度将 AMI 列入冠脉内支架置入术的禁忌证。近年来,随着有效的抗血小板治疗策略的建立(阿司匹林+噻氯匹啶)和支架置入技术的改进,进一步降低了 PCI 急性闭塞和远期再狭窄的较高发生率,冠脉内支架置入术又开始被用于 AMI 病人的再灌注治疗,大量的临床研究已证实,与择期介入治疗一样,AMI 病人的冠脉内支架置入术不仅安全有效,更重要的是比单纯 PCI 可提高手术的成功率,减少急性闭塞、再缺血、再梗死和晚期再狭窄的发生率,使病人获得更佳的疗效。

非随机化研究结果显示,AMI 后直接冠脉内支架置入术安全可行,手术成功率>90%,支架内血栓发生率在 0~9.6%。这些结果为支架置入术在 AMI 病人的广泛应用奠定了基础。随机化研究结果进一步显示,与单纯 PCI 相比,AMI 后行冠脉内支架置入术不仅可获得同样高的手术成功率,而且由于及时闭合球囊扩张后的夹层和内膜撕裂,减少了急性血栓形成和再闭塞,从而获得更大和更稳定的术后管腔面积,可明显减少住院期和晚期再缺血、再梗死和再狭窄的发生,降低了不良心脏事件的发生率,使病人获得更佳的疗效;同样在 AMI 后进行补救性和延迟性介入治疗中,冠脉内支架置入术的疗效也优于单纯 PCI。

目前,在 AMI 病人的介入治疗中,为获得最佳疗效,减少再闭塞、再狭窄和重复血运重建的发生率,一致认为应努力达到以下的理想结果:管腔残余狭窄<30%,TIMI 血流 3 级,存在心肌再灌注迹象。鉴于此,当单纯 PCI 疗效不满意时(如残余狭窄>30%、存在明显的夹层和内膜撕裂),对条件许可的病变可采用冠脉内支架置入术。

三、冠状动脉联合介入治疗

冠状动脉联合介入治疗(facilitated PCI,或联合 PCI)是指 AMI 溶栓、血小板 GP Ⅱb/Ⅲa 受体阻滞剂和介入联合的三联治疗(Triple therapy),三者优势互补以达到最为理想的早期和最终冠脉再灌注,是新近提出的 AMI 再灌注治疗的新方法。冠脉联合介入治疗实际

上是指减量溶栓剂、GPⅡb/Ⅲa受体阻滞剂和介入治疗联用,其优势在于既改善AMI早期,也改善AMI晚期的心肌再灌注。

虽然TAMI和TIMIⅡA研究因AMI溶栓治疗后立即PCI增加病死率、需急诊搭桥和再次PCI的发生率,而曾经否定了溶栓和介入联合治疗的策略,但在过去10年中,随着新一代血小板抑制剂(GPⅡb/Ⅲa受体阻滞剂)的问世和临床应用,以及介入器械改进、技术的完善和经验的提高,又使得溶栓+介入联合治疗AMI的策略成为可能。晚近,在PACT研究初步证明在支架和血小板GPⅡb/Ⅲa受体阻滞剂应用的时代,AMI溶栓后早期行介入治疗是安全的基础上,SPEED和TIMI 14两项临床试验均证明了其有效和安全性。

SPEED研究主要对比评价了小剂量溶栓治疗+abciximab+早期PCI的三联治疗对AMI患者的疗效和安全性。重点对比:①早期PCI与非PCI的结果;②PCI前TIMI 0~Ⅰ级与Ⅱ~Ⅲ级血流的结果;③3个不同治疗方案的结果。结果显示早期PCI($n=323$)的成功率为88%,置入支架者为78%,30天时主要心血管事件均比非PCI者($n=162$)显著为低,其中死亡率分别为3.4%和3.7%($P>0.05$),再梗死分别为1.2%和4.9%($P<0.05$),和急诊血运重建术分别为1.6%和9.3%($P<0.05$)。临床成功率(30天时无死亡、再梗死和急诊血运重建术)在PCI组也显著高于非PCI组(94.4%对83.8%,$P<0.001$)。有294例评价了TIMI血流,发现TIMIⅡ~Ⅲ级血流率从PCI前的66%增加到PCI后的98%($P<0.001$)。特别是联用abciximab和减量r-tPA溶栓的PCI使90分钟时TIMIⅢ级血流率达到86%;也使死亡、再梗死和紧急血运重建复合终点(5.9%)低于单纯abciximab(8.1%)和r-tPA(7.1%)组。可见联合介入治疗是安全和有效的。

TIMI 14研究中有12%的患者($n=105$)在90分钟冠脉造影后经受了PCI,其中与abciximab和溶栓治疗联用的PCI患者的ST段迅速回落(为组织再灌注指标)率比单用溶栓治疗显著增高(49%对8%,$P=0.002$);这种差别在PCI前已有TIMIⅢ级血流的患者中更明显(57%对1%,$P=0.04$);同样,在既联合用药又有TIMIⅢ级血流的患者中,ST段迅速回落率在早期PCI患者也显著高于非PCI患者(57%对24%,$P=0.006$)。这些结果均提示与abciximab和溶栓联合的PCI有助于提高心肌再灌注,即使在PCI前已达TIMIⅢ级血流的患者中也不例外。联合PCI具有如下优点:①因联合给药更早,可使AMI患者更快获得TIMIⅢ级血流再通;②因早期PCI可使AMI患者最终获得TIMIⅢ级血流者更多;③因事先已使用溶栓剂和血小板GPⅡb/Ⅲa受体阻滞剂使更多患者获得冠脉再通、病情更稳定,而使AMI PCI的预后明显改善;④心肌灌注明显改善。可见联合PCI的优势在于既改善AMI早期也改善AMI晚期的心肌再灌注,代表了AMI介入治疗的新方法和新策略。当然,为了确定联合PCI的优势能进一步降低AMI的病死率,还需大规模临床试验GUS-TO-5和FINESSE(Facilitated Intervention with Enhanced Reperfusion Speed to Stop Events)来证实。

四、急性心肌梗死患者行PCI的常见并发症

1. 再灌注心律失常 闭塞的冠脉,尤其是右冠脉,在PCI术后可发生明显的低血压、心动过缓(来自迷走神经刺激的Bezold-Jarisch反射)或突发心室颤动。Bates和Gacioch报道指出,在PCI介导的再灌注心律失常发生率较高,而这些病人大多数是溶栓治疗失败后行补救性PCI的。Kahn JK报道,右冠脉直接PCI后轻微事件更加常见,而严重事件(死亡、CPR、除颤、心脏复律、IABP或急症外科手术)较少见,除非是心源性休克者。PAR

研究报道，右冠脉闭塞持续性低血压、缓慢型心律失常和心动过速/心室颤动的发生率为16%，而其他心肌梗死的发生率为5%。在PAMI-Ⅰ研究中，PCI治疗病人心室颤动的发生率为6.7%，而下壁心肌梗死较前壁更常见（为9.7% vs 1.4%，$P=0.03$）。在PAMI-2研究中，采用慢灌注和Ⅳ类抗心律失常药β-受体阻滞剂减少了再灌注心律失常，心室颤动发生率（6.7% vs 3.8%，$P=0.01$）。

为了使急性心肌梗死病人减少再灌注心律失常，一般可采取以下措施：①在PTCA术前应用Ⅳ类抗心律失常药β-受体阻滞剂；②用钢丝缓慢灌注，在球囊充盈前解决再灌注心律失常；③对于心律失常或严重左室功能不全者应用低渗透性非离子型造影剂；④保持血氧饱和度、冠脉充盈压和电解质平衡状态。

2. 出血并发症　据报道，直接PTCA术后因出血需要输血的约为14%，与溶栓剂类型、外科手术、抗凝剂应用延长和动脉鞘留置均有关。所以，应尽可能避免延长抗凝治疗，尽早拔除动脉鞘。

3. 缺血并发症　溶栓治疗后住院期再梗死是导致MI后死亡的常见原因。早期再闭塞的住院死亡率从4.0%增至12.8%，并导致更多的心力衰竭、低血压、呼吸衰竭、心脏传导阻滞、心源性猝死、再次血运重建术和费用。与溶栓治疗相比，直接PCI伴随较少的再缺血（10.6% vs 31.4%）和再梗死（1.9% vs 8.1%）。直接PCI术后再缺血发生率较低，应归功于术前应用阿司匹林、积极肝素化、闭塞的相关动脉充分再通等治疗。然而，PCI也有明显的局限性：即微循环栓塞和无复流现象，与择期PCI不同，Bocksch W等通过血管内超声研究显示，AMI病人直接行PCI的作用机制主要在于显著减少低回声斑块（富含脂质）和血栓性物质的数量，而斑块撕裂和血管扩张的作用较少。这也就导致了介入治疗术中、术后较多微循环栓塞和无复流现象，使冠脉血流灌注和心肌收缩失去匹配，影响治疗的价值。

新一代的血小板糖蛋白Ⅱb/Ⅲa（GPⅡb/Ⅲa）受体拮抗药的应用为改善微循环血流和减少无复流现象提供了可能。同时在介入治疗方法上，人们也在尝试着不断地进行改进，例如，应用远端保护装置如PercuSurge，Angioguard等，将血栓过滤并吸出体外，防止远端血管栓塞。

经皮冠脉成形术疗效较溶栓治疗有更好效果，对AMI患者应送至有条件行PCI的医院还是先接受溶栓治疗的问题，最近完成的PRAGUE试验、AIR-PAMI试验和Zwolle试验的子试验均得出相似的结果：运送组30天MACE较溶栓治疗组低，因而支持早期运送至有条件的医院行PCI。

小结：①与溶栓治疗比较，直接PCI治疗急性心肌梗死可获得较高的梗死相关血管开通率、较低的心梗复发率和较低的死亡率，同时可减少梗死面积，保护心功能。对高危患者（如心源性休克，心衰，前壁心梗），直接PCI疗效更显著；②补救性PCI获较高的成功率，但其不良事件发生率介于溶栓成功者和不成功者之间，补救性PCI是否可保护心功能尚没有定论；③即刻PCI没有益处，不应于溶栓治疗后常规进行；④成功进行溶栓治疗后如有自发或可诱发心肌缺血，可安全的进行延期PCI，既往有心梗病史者或为多支血管病变者，可能受益于PCI治疗。对于持续性闭塞病变进行延期PCI是否有益尚无定论；⑤与直接PCI相比，急性心梗直接支架植入术死亡率与前者相似，但再梗死率和再次血运重建术降低，因此疗效较前者佳；⑥AMI直接PCI合并使用糖蛋白Ⅱb/Ⅲa受体拮抗剂可使MACE下降。

（霍　勇　王日胜）

第八节　急性心肌梗死合并症的诊疗

一、心律失常

急性心肌梗死症状出现后极早期，心律失常的发生是急性心肌梗死早期死亡的主要原因。许多严重心律失常发生在住院前甚至发生在患者能得到监护以前。在冠心病监护室（CCU）持续心电监护和治疗的急性心肌梗死患者中大约有72%～96%患者发生心律失常。

（一）心律失常发生的机制

许多因素均可导致心律失常的发生。由于缺血或坏死组织使心房和心室肌内感受器激活反射性地引起交感传出的活性增强，循环中和心脏局部儿茶酚胺浓度增高。缺血心肌对肾上腺素致心律失常作用非常敏感，而交感的刺激也增强了缺血的浦肯野氏纤维的自主性，儿茶酚胺也促进了钙介导的慢反应细胞的传导。这些变化解释了为什么肾上腺素能受体阻滞剂对室性心律失常有效。在心肌梗死发病早期，也可见到有窦性心动过缓，有时伴房室传导阻滞和低血压。这些均反应了迷走神经的活性增高。

实验研究和临床研究均提示，电解质紊乱，如低血钾、低血镁、酸中毒、自由脂肪酸和氧自由基增高也能促使心律失常发生。这些异常的严重性，心肌梗死的范围以及梗死相关血管灌注状态决定了患者发生更严重心律失常——原发性室颤的危险性。已有证据表明低的室颤阈和恶性心律失常的发生受到心肌梗死范围的影响。

急性心肌梗死导致心律失常可分为以下几种类型：

1. 由于电不稳定引起的室性心律失常如室早、室速、室颤、加速性室性自主心律、非阵发性结性心动过速。

2. 由于泵衰竭或交感过度刺激引起的窦性心动过速、房颤和（或）房扑、阵发性室上性心动过速。

3. 由于窦房结或房室结，束支及分支兴奋传导的异常引起的窦性心动过缓、房室传导阻滞及束支阻滞。

急性心肌梗死合并心律失常出现下述情况时需积极处理：

1. 出现血流动力学改变。
2. 心肌耗氧量增加使心肌损伤加重。
3. 易发展为恶性室性心律失常，如室速、室颤或心脏停搏。

（二）室性心律失常

1. **室性过早搏动**　在广泛采用再灌注治疗、阿司匹林、β-受体阻滞剂和静脉输注硝酸甘油以前，频发室性早搏（VPBS）即 VPB>5次/分，多源性，成对出现的和R波落在T波易损期上，（R on T 现象），这些情况易于引发室颤。然而，目前的流行病学资料表明，这些所谓报警性心律失常并不增加发生持续性室速和室颤的危险。

治疗　在当今再灌注治疗时代，CCU 中急性心肌梗死患者室颤的发生率降低。因此，预防性应用抑制VPBS的抗心律失常药物不再有必要。实际上，这些抗心律失常药物有增加致死性心动过缓和心脏停搏的可能性。当观察到有 VPBS 出现时，首先应纠正缺血，电解质或代谢紊乱，而不常规选用抗心律失常药物。如有必要用时，药物选择、用量、用法同室性心动过速。心肌梗死早期如室性心动过速同时出现 VPBS，常常提示与交感肾上腺素兴奋性增高有关。如无禁忌证，应选用 B-受体阻滞剂。已有研究表明，心梗早期静脉应用 β-受体阻滞剂可降低室颤发生率。

心肌梗死后期的 VPB 预后意义是一个长期争论的问题，尽管急性心肌梗死的头几个小时或几天发生的室性心律失常与心肌梗死晚期发生的室性心律失常几乎没有关系，而出院后频发 VPB 或室速是一个与猝死有关的独立危险因素。有关心肌梗死后预防性抗心律失常的治疗参见有关急性心肌梗死二级预防的章节。

2. 加速性室性自主心律　加速性室性心律一般心率在 60～125 次/分，常称为非阵发性室性心动过速。见于 8%～20% 的急性心肌梗死病人中，一般在发病的头两天内出现，在下壁或前壁心肌梗死中的发生率相同。有一半的病人在窦性心动过缓时发生，另一半病人由早搏诱发，也常发生于再灌注治疗成功后。大多数发作持续时间短暂，可能会自行消失。终止前逐渐缓慢或因基础心律加速而被超速抑制。急性心肌梗死时加速性室性自主心律可能由于浦肯野纤维的自律性增加所致。尚无肯定的证据表明不治疗会增加室颤或死亡的危险。因此，不常规治疗加速性室性心动过速。在极个别伴有血流动力学恶化或反复发生的心绞痛与加速性室性心动过速有关时，这种心律失常需要纠正，可用阿托品或心房起搏提高窦性心率。如果有发生更严重的室性心动过速的可能性时，可应用利多卡因消除心室异位起搏点。

3. 室性心动过速　非持续性室性心动过速是指 ≥3 个或连续的室性异位节律，频率 >120 次/分，并且持续 <30s；持续性室性心动过速是指连续的室性异位节律，持续 >30s 或引起需要立即处理的血流动力学障碍。在急性心肌梗死发病的头 12 小时连续心电图记录分析发现，非持续性、阵发性的单形或多形的室性心动过速发生在 67% 的患者中，这些心律失常并不增加住院期间或第一年死亡的危险。在发病 48 小时内发作持续性室性心动过速常常是多形的，并且伴有 20% 住院死亡率。

急性心肌梗死晚期发生的室性心动过速更常见于透壁性心肌梗死和心功能低下患者，常常为持续性的、且引起明显的血流动力学障碍，住院和远期的死亡均增高。

治疗　低血钾增加了室性心动过速的危险，住院后血清钾降低的病人应迅速纠正，保持血钾水平在 4.5mol/L，血清镁在 2mol/L 以上。急性心肌梗死出现持续性室性心动过速时应迅速消除，因室速会影响泵功能并常恶化为室颤。

对不伴血流动力学改变的持续性室性心动过速可采用下列药物治疗：

利多卡因：首剂 1.0～1.5mg/kg，用 5% 葡萄糖液稀释后静脉推注，无效时每隔 5～10 分钟重复注射 0.5～0.75mg/kg，直至室性心动过速停止或总负荷量最大达 3mg/kg 后，静脉滴注维持量 1～4mg/min [20～50μg/(kg·min)] 48～72 小时，每日总量不超过 3000mg。利多卡因为有效的、较安全、副作用小的抗心率失常药物，但由于有室内和房室传导和心肌收缩抑制作用，对严重心功能不全、休克、严重窦性心动过缓、房室传导阻滞的患者应慎用。对于用量过大或高龄、有脑血管病史的患者，可能会出现中枢神经系统的毒性反应，包括精神异常、定向力障碍、谵妄、肌肉震颤等，一般停药后可消失。但严重者可出现抽搐，甚至呼吸停止。我们曾遇到过 3 例高龄患者常规用量时出现精神异常；1 例用量大时导致呼吸停止。

普鲁卡因酰胺：用于利多卡因效果不佳或不能耐受、血压正常者。负荷量 12～17mg/kg 20～30 分钟内输入，继以 1～4mg/min 滴注。用药过程中应严密观察血压和心电变化。目前国内不生产普鲁卡因酰胺。如利多卡因无效，可选用乙胺碘呋酮。

乙胺碘呋酮：是一种具有四类作用的复合性抗心律失常药物。短期内给药的作用机制尚未阐明，但有非竞争性β-受体阻滞；钙通道阻滞；阻滞交感传出纤维；可能的Ⅰa类作用。短期静脉给药与长期口服不同，可能几乎无Ⅲ类作用。近年来的研究表明，乙胺碘呋酮既可有效控制急性心肌梗死后的室性心律失常，又能降低死亡率。

乙胺碘呋酮用量存在个体差异，应根据病人的反应确定。推荐的负荷量150mg，10分钟内快速滴注；我们常用方法为：先用75mg稀释10ml，10分钟内静脉推注，需要时，10分钟后再次推注75mg继以800～1000μg/min持续滴注6小时，后以0.5mg/min维持滴注。虽然乙胺碘呋酮耐受性良好，但静脉注射过快或用量过大时可出现低血压、心动过缓、房室传导阻滞的副作用。乙胺碘呋酮已被批准用于治疗和预防频繁发生的心室颤动和血流动力学不稳定的室性心动过速。如治疗成功，可继续长期口服。对伴有血流动力学改变的持续性室性心动过速，可立即进行电复律术。快速的多形性室性心动过速与心室纤颤的治疗原则一样，给予200J的非同步复律。而对于<150次/分单形性室性心动过速，一般给予100J同步电复律。如病人血流动力学稳定，可首选试验性短期给药（利多卡因或乙胺碘呋酮）治疗。如果心率<150次/分，无需立即电复律治疗。

4. 心室纤颤（室颤）原发性室颤常突然发生，难以预测。急性心肌梗死发病头4小时原发性室颤的发生率为3%～5%，之后则明显降低。流行病学资料表明，急性心肌梗死的原发性室颤的发生率在当今的年代降低，这可能是由于采取了早期减少梗死面积的措施、纠正电解质和使用β-受体阻滞剂的结果。继发性室颤常发生于严重心力衰竭或心源性休克进行性恶化末期。一般发生在心梗发病48小时以后。

室颤的重要诱发因素可能包括交感神经张力增高、低钾、低镁血症、细胞内高钙血症、酸中毒、游离脂肪酸产物和缺血心肌再灌注后的自由基产物。但是，针对其中多个因素采取积极的措施能否降低此心心律失常的频度目前还不清楚。虽然原发性室颤的住院死亡率高，但如抢救成功，并不影响预后，而继发性室颤住院期间死亡率高达40%～60%。由于乙胺碘呋酮和新的抗心律失常措施的应用，继发性室颤的预后正在获得改善，而由于心功能恶化和再缺血引起的危险可能比心律失常更多地影响其预后。

室颤的预防

心梗后24小时内，原发性室颤仍然是导致死亡的一个重要原因。早年认为，报警性心律失常与原发室颤的发生有关。因此，当报警性心律失常发生时，即给予抗心律失常治疗。对于已知或怀疑急性心肌梗死的患者，预防性应用利多卡因成为常规。然而后来发现，报警性心律失常并不能预测室颤的危险，并且，已经发现住院心肌梗死的心律失常和室颤的发生率在降低，这可能与迅速抗缺血、抗心力衰竭治疗、再灌注措施缩小了梗死面积、β-阻滞剂的早期应用、电解质紊乱的积极处理有关。荟萃分析有关利多卡因预防室颤的随机试验表明，虽然原发性室颤的死亡约下降33%，但总死亡率有增高趋势，可能是由于致命性心动过缓和心脏停搏所致。鉴于这些原因，在当今CCU住院的心肌梗死病人中预防性应用利多卡因的方法已基本废除。除非在没有监护和没有除颤器的情况下，在发病12小时内可考虑预防性应用利多卡因（负荷量1.0～1.5mg/kg，继1～4mg/min静脉滴注）。

室颤的治疗

在CCU发生的室颤，应迅速采用非同步电除颤治疗。在无监护的条件下，对突然神智丧失、没有脉搏、抽搐的病人应采用盲目除颤（可能90%为室颤）。起始能量为200J若不成功，第二次电击能量取200～300J，必要时，第三次取360J。在此过程中，不能停止人工呼吸、心外按压等维持生命体征的抢救措施。需要注意，室颤是有"向量"的，其方向和大小依心电图的导联和颤动波的大小而异,所以室颤在心电图上有时可记录为室性停搏。因此,在心电图上至少应有两个导联记录为直线,心室停搏的诊断才能确立。如果细颤波与停搏不能区别,应采取电除颤。

影响电除颤成败的因素很多,其中最关键因素是首次电击前室颤的持续时间和酸中毒、低钾血症、缺氧的严重程度。如果有长时间严重的低氧血症、酸中毒、电解质紊乱,则室颤较顽固且反复发生。在这种情况下,除继续进行心肺复苏外,应迅速应用药物及机械通气纠正这些异常。5%碳酸氢纳100ml静注1~2次,以后根据二氧化碳结合力和pH值补充使用,直至酸中毒纠正。抗心律失常药物如利多卡因(1.5mg/kg);溴苄胺(5~10mg/kg);肾上腺素(1mg),也可给予乙胺碘呋酮(75~150 mg)。如果电除颤后出现同步的心电活动,但无效收缩—即电机械分离,常常是由于广泛的心肌缺血或坏死或心室游离壁或室间隔破裂。如果无心室肌破裂发生,可予心内注射葡萄糖钙或肾上腺素,可能有助于迅速恢复心肌收缩。

目前还没有确切的资料证明,对心肌梗死时首次发生持续性室颤的病人能够采取一种预防室颤复发的理想手段。最好是纠正电解质、酸碱平衡紊乱,并且使用β-受体阻滞剂,以抑制增高的交感神经张力且也可预防心肌缺血。如果用利多卡因1~2mg分钟静滴,则应维持6~12小时后停用,重新评价病人是否继续要抗心律失常治疗。

(三) 室上性心律失常

1. **窦性心动过速** 几乎1/3的病人在发病第一天发生窦性心动过速。最常见原因为持续胸痛、焦虑、左心衰竭。其他原因有发热、心包炎、低血容量、心房缺血、梗死、肺梗死,以及某些药物如阿托品、异丙肾上腺素或多巴胺使用不当。窦性心动过速多见于前壁心肌梗死。由于前壁心肌梗死早期常伴有交感-肾上腺素能系统活性增高,血中儿茶酚胺和游离脂肪酸浓度增加,不仅引起窦性心动过速及其他心律失常,还可由于心肌耗氧量增加,冠状动脉灌注时间缩短,而使梗死面积扩大。因此,对于剧烈胸痛伴窦性心动过速、血压正常或偏高、无心功能不全表现、也无低血容量证据应给予β-受体阻滞剂(用法用量参见心肌梗死治疗章节)。用药期间应严密监测血压和心率,并注意β-受体阻滞剂可诱发心功能不全。如发生以下情况之一,应考虑停药:①收缩压<12kPa(90mmHg);②P-R间期≥0.24秒;③肺底出现湿啰音;④出现支气管痉挛;⑤心率<60次/分。

大多数心肌痛觉纤维位于交感神经系统内,因此疼痛会反射性地引起血中儿茶酚胺增高从而导致窦性心动过速和暂时性血压增高,不仅增加了梗死边缘区心肌的耗氧量,也使室颤阈降低。因此,迅速控制疼痛,不仅可纠正窦性心动过速,而且能防止梗死面积扩大和室性心律失常发生。最有效的方法是迅速采取再灌注治疗,迅速开通闭塞血管,缓解心肌缺血。必要时,也可给予镇痛药物,最有效的是吗啡,其次是度冷丁(具体用法、用量参见心肌梗死治疗章节)。

窦性心动过速也是低血容量或心功能不全的代偿形式之一,通过提高心率使心排血量增加。因此,窦性心动过速应考虑这两种可能性,因为处理是不同的。血容量不足临床表现为口渴、皮肤弹性减低、少尿、血红蛋白及尿比重增高。明显的左心功能不全容易诊断。然而对于老年患者,既往有慢性支气管炎或此次有肺部炎症存在时,临床判断肺内啰音是由于心功能不全还是炎症所致,有时会有困难。必要时需行床旁血流动力学监测,测定肺毛细血管楔入压和心排血量,以确定诊断,进行相应处理。

2. **房性过早搏动** 房性过早搏动在AMI病人中,见于半数的病人。房性过早搏动和房性心动过速（阵发性室上性心动过速、房扑和房颤）可能与左房压力增高或左房扩大有关。左房改变是由于左室舒张压力增高，也可由于心包炎、心房缺血性损伤或窦房结的缺血引起。房性过早搏动并不影响血流动力学，不降低心排血量，故不增加死亡率，无需特殊处理。但需警惕，因为频发房性早搏提示可能会发生心力衰竭。此时，应做体格检查、胸部X线片甚至超声心动图进行评价。

3. 阵发性室上性心动过速 在AMI后发生率为2%～11%，趋向于一过性或反复性发作，可导致心肌耗氧量增加，加速的心室率可使心室功能受损，死亡率增加。

用按压颈动脉窦或刺激咽后壁等刺激迷走神经的方法常能使发作终止。无效时如无心功能不全的证据，可静脉注射维拉帕米5～10mg或地尔硫䓬15～20mg，也可静脉注射美托洛尔5～15mg。对于已出现心功能不全或低血压患者应迅速给予电复律或经食道或静脉左房起搏以停止发作。洋地黄能通过增强迷走神经张力而使心律失常停止，但作用常常延迟。

4. 心房扑动和颤动（房扑、房颤） 在心肌梗死病人中房扑比较少见，约占1%～3%。常常是一过性的、发生在心功能不全或肺栓塞的病人中。在此组病人中，心房扑动促进了血流动力学的恶化。

房颤远较房扑常见，在急性心肌梗死中发生率为10%～16%，常常为一过性，但可以复发。房颤的发生率随年龄的增长而增高，59岁以内发生率为4.2%，70岁以上发生率为16%。以往有高血压病史者较易发生。房颤易发生于大面积心肌梗死患者，前壁较下壁梗死者更易发生；也多发生在有左心功能不全、心房梗死、心包炎、复杂室性心律失常、进行性房室传导阻滞者。房颤也可见于右冠状动脉近端闭塞后的下壁心肌梗死患者，是由于主要供血于心房的窦房结动脉受累。大量儿茶酚胺释放、低钾、低镁血症、低氧血症、合并肺部疾患和窦房结动脉及左心房旋支动脉的缺血，常常伴发房颤。然而，急性心肌梗死后心房纤颤的发生率在溶栓治疗的病人中有所下降。

房颤和房扑常常发生于心肌梗死发病后头24小时。由于心室率过快，心房到心室的血流减少。结果使心排血量明显降低。特别是在广泛前壁梗死时更易出现血流动力学恶化，常常伴有病死率和卒中的增加。

治疗

在心肌梗死时，快心室率的房颤或房扑或者已有低血压时，会使心肌梗死面积扩大。并且，对于心肌梗死病人，心房收缩对维持心排血量起着重要作用。因此，必须迅速处理。严重血流动力学障碍是即刻心脏电复律指征，起始能量100J，如果失败，采用200～300J，对于清醒病人，可行短暂麻醉。

如果没有血流动力学障碍，首先应该减慢心室率。在没有心力衰竭或严重肺部疾病时，降低心室率的最有效方法是静脉注射β-受体阻滞剂，它既有抗心肌缺血作用，又有降低交感神经张力的作用。如美托洛尔2～5分钟内静脉注射2.5～5.0mg，10～15min内总量为15mg，或阿替洛尔2min内2.5～5.0mg，10～15分钟内总量为10mg。应监测心率、血压和心电图。若达到治疗效果或用药期间若收缩压＜100mmHg或心率＜50次/分，即终止用药。如果对阻滞剂的耐受性有顾虑时，可选用超短速的β-受体阻滞剂：艾司洛尔。

维拉帕米可迅速减慢心室率，2分钟内静脉注射5～10mg（0.075～0.75mg/kg），并且可在30分钟后重复使用。也可选用地尔硫䓬2分钟内静脉注射20mg（0.25mg/kg）后静脉滴注10mg/h。若心率仍快，15分钟后，在2分钟内再次给予25mg（0.35mg/kg），然后以10～15mg/h静脉滴注。尽管地尔硫䓬能有效地减慢心率，但由于其负性肌力作用和近年来对于急性心肌梗死使用钙通道阻滞剂的担忧，因此，不主张将其作为一线药物使用。

乙胺碘呋酮也是一个治疗房颤非常有效药物，并且可抑制房颤反复发作。静脉用法参见本节室性心律失常的处理一节。为防止房颤复发，必要时在用静脉维持量，同时口服乙胺碘呋酮 600mg/d，三天后停用静脉用药，一周后减量至 400mg/d，一周后用维持量 200mg/d，6 周后可停用，因为心肌梗死后期房颤发生的危险会明显降低。当急性心肌梗死出现房颤、房扑，并且伴心力衰竭时，洋地黄是减慢心室率首选的药物。快速短效制剂西地兰 0.2～0.4mg 静脉注射。但洋地黄的有效作用会延迟出现。对于快心室率房颤，且有轻度心功能不全者，在应用洋地黄基础上，加用小量 β-阻滞剂如心得安 1～4mg，可非常有效减慢心室率，并且有良好的耐受性。

5. 交界区心律　常常是一过性，发生于心肌梗死头 48 小时。QRS 波群同窦性心律相同。但有逆行 p 波或交界区心律超过窦性心律时，出现房室分离。

交界性心律可表现两种类型：

（1）房室交界性心率在 35～60 次/分，一般是保护性的异位心律，见于下壁心肌梗死伴窦房结功能低下。窦性心动过缓伴有血流动力学障碍时需经静脉持续房室起搏治疗，以维持足够心搏出量和外周灌注。

（2）加速性交界区心律（非阵发性交界区心动过速），心率在 70～130 次/分，不常发生，一般发生于交界区的自律性增高时，多见于下壁心肌梗死患者，不引起血流动力学改变，无需特殊处理。

（四）缓慢心律失常

1. 窦性心动过缓　窦性心动过缓在 AMI 早期最常见，特别多见于下壁和下后壁心肌梗死患者。症状发作第一个小时发生率为 25%～40%，4 小时下降到 15%～20%。55% 的病例可能是由于迷走神经张力介导（Bezold-Jarisch 反射）；可发生于右冠状动脉再灌注期间。

许多窦性心动过缓的病人没有症状，另外一些有低心排血量及低血压发生。窦性心动过缓时由于心室的舒张期延长使房室交界区或心室的异位兴奋点活动增强，促使原发性室性心律失常，如室早、室速或室颤发生。

治疗取决于窦性心动过缓发生的时间、严重性以及临床表现。如不伴有低血压或室性心律失常，开始可观察而不需要治疗。在心肌梗死 4～6 小时内，如心率非常慢（<40 次/分），可静脉注射阿托品 0.5～1.0mg，每 10～30 分钟一次（总量不超过 2mg），使心率上升到 60～70 次/分。此时，伴随窦性心动过缓出现的室性早搏常消失。如窦性心动过缓伴有低血压，阿托品常使动脉血压恢复而增加冠状动脉灌注，有可能使抬高的 ST 段下降。此外，抬高下肢，使外周静脉的血液回到胸腔，增加了回心血量，使心排血量增加，血压升高。

阿托品用量大时可引起一些副作用，如口腔粘膜干燥、尿潴留和青光眼加重，甚至出现精神异常和谵妄。静脉用阿托品也可引起室速和室颤。

654-2 为人工合成的山莨菪碱，与阿托品类似。其增快心率的作用稍弱于阿托品，毒副作用小，抑制唾液分泌、扩张瞳孔和中枢兴奋作用仅为阿托品的 1/2，有解血管痉挛和改善循环的作用。在伴有休克时可能效果更好。可一次静脉或皮下注射 10～20mg，必要时可重复注射。

多巴胺可兴奋 β 受体，增快心率作用较异丙肾上腺素弱，但诱发室心律失常的机会也更少，且正性肌力作用较强，能使肾血管和肠系膜血管扩张，有利于改善泵衰竭和休克时的重要脏器供血。对急性心肌梗死并窦性缓慢心律失常伴泵衰竭的病人和休克的病人有较好的疗效，可与阿托品或异丙肾上腺素合用。一般在 2～3μg/(kg·min) 开始，根据病情调整用量。

如阿托品、654-2 不能显著增加心率，可用异丙肾上腺素 1μg/min 开始持续静脉滴注使心率维持在 60～70 次/分。异丙肾上腺素能引起房性或室性心动过速，还可使外周血管扩张，血压降低，通过增强心肌收缩力使氧耗量增加。

窦性心动过缓在急性心肌梗死发病 6 小时以后发生，是由于窦房结功能低下或心房缺血而不是由于迷走神经张力增高。如不伴有低血压，无室性心律异常时不需要治疗。当病人有症状或和低血压而阿托品又无效时是安装起搏器的适应证。对于心室功能减低的病人心房起搏或房室顺序起搏优于简单的心室起搏。

2. 窦性心律不齐或游走性节律不需要治疗。

3. 窦房传导阻滞和窦性静止　如果应用了心脏抑制的药物，应该立即停药。如窦性停博大于连续的 2 个心动周期或者有血流动力学异常，应使用阿托品或异丙肾上腺素，无效时安装心脏起搏器。

（五）房室和室内传导阻滞

缺血性损伤能够造成房室或室内传导系统任何水平的阻滞。如阻滞发生在房室结，可产生不同程度的房室传导阻滞；阻滞在束支会产生左或右束支传导阻滞；阻滞发生在左束支的前或后分支，会产生左前或左后分支阻滞；也可能上述几种情况同时存在。

1. 第一度房室传导阻滞（Ⅰ度 AVB）　Ⅰ度 AVB 可见于 4%～14% 的 CCU 内的急性心肌梗死病人。希氏束电生理研究表明，几乎所有Ⅰ度 AVB 病人的传导紊乱都发生在希氏束以上。若阻滞发生在希氏束以下，容易产生完全性房室传导阻滞和心室停搏，这种情况最常见于前壁心肌梗死合并束支阻滞发生时。

Ⅰ度 AVB 一般不需要特殊治疗。如果怀疑由洋地黄中毒引起，应该立即停用洋地黄、β-受体阻滞剂、钙拮抗剂（除二氢吡啶类外）延长房室传导，也可引起Ⅰ度 AVB。由于停用这些药物会潜在地增加缺血和缺血性损伤的危险，对单纯的Ⅰ度 AVB 可考虑减少这些药物的用量而不停用，如出现高度 AVB 或血流动力学不稳定状态时，应立即停止使用。老年病人出现Ⅰ度 AVB 时也应停用。如果阻滞是迷走神经张力过高的表现且伴有窦性心动过缓或低血压时，可选用阿托品治疗。上述的情况也有可能发展为高度 AVB。因此，仔细的监护非常重要。

2. 第二度房室传导阻滞（Ⅱ度 AVB）

（1）Mobitz Ⅰ型：见于 4%～10% 的急性心肌梗死病人，占急性心肌梗死伴Ⅱ度 AVB 病人的 90%，此型的特点为：a. 通常阻滞发生在房室结内；b. 一般呈窄的 QRS 波群；c. 可能继发于缺血性损伤；d. 更多发生在下壁心肌梗死的病人；e. 通常为一过性的，持续时间不会>72 小时；f. 也可能为间歇性的，极少发展为完全性房室传导阻滞。Ⅰ度和Ⅱ度Ⅰ型房室传导阻滞很少影响预后，大多数是由于右冠状动脉闭塞引起房室结缺血所致。

一般不需要治疗，观察即可。如果心率很慢<50 次/分或同时伴有心力衰竭，也可用抗胆碱药物提高心率。

（2）Mobitz Ⅱ型：此型 AVB 在 AMI 中较少见。文献报道在 AMI 中总的发生率<1%，占所有Ⅱ度 AVB 的 10%，与Ⅱ度Ⅰ型对比，它的特点为：a. 阻滞发生在希氏束远端分支系统；b. 呈宽 QRS 波群；c. 可突然发展为完全性房室传导阻滞；d. Ⅱ度Ⅱ型 AVB 几乎总是在前壁心肌梗死而不是下壁心肌梗死的病人中发生。

此型的治疗选用阿托品或异丙肾上腺素类改善传导，有一定疗效。但是，由于有潜在的发展为完全性房室传导阻滞的危险，如有条件，应该使用临时起搏器治疗。

3. 完全性房室传导阻滞（Ⅲ度 AVB） 房室传导系统受冠状动脉的双重供血，除有右冠状动脉的房室结支外还有由左前降支发出的穿隔支供血。因此，下壁及前壁心肌梗死时均可发生Ⅲ度 AVB。部分Ⅲ度 AVB 在 AMI 中的发生率文献报告为 5%～15%。在右室梗死中发生率更高。在这些病人中，大约有 1/3 传导阻滞发生在发病后的几小时，而大多数的病人发生在 48 小时以内，发生在发病后的第 4 天后罕见。

大多数 AMI 合并Ⅲ度 AVB 的病人见于下壁心肌梗死。这是因为供应左室下壁血流的右冠状动脉也供应房室结。因此，下壁心肌梗死的病人常伴有继发于窦房结动脉低灌注的房室结缺血或损伤，但一般无希氏束—浦肯野氏纤维损伤。

部分Ⅲ度 AVB 是由Ⅰ度或Ⅱ度Ⅰ型 AVB 逐渐演变而来。在 70% 的病人中逸搏心律一般是稳定的，没有停搏发生。常是交界区心律，窄 QRS 波群，频率＞40 次/分。这种形式的 AVB 经常是一过性的，在 1 周内即可恢复。Ⅲ度 AVB 病人作为下壁心肌梗死的合并症并不使下壁心肌梗死的死亡率增加。如合并右室梗死、心功能不全、休克、晕厥、心跳停搏或原发性室性心律失常，死亡率会增加。因此，当这些合并症发生时需使用心脏起搏器治疗，用阿托品疗效不佳，一旦这些合并症发生，即使应用起搏器治疗死亡率也可能增高一倍。

发病 6 小时内发生Ⅲ度 AVB，阿托品可使 AVB 消除或使逸搏心率加速。这样的Ⅲ度 AVB 多与一过性迷走神经张力增高有关。

前壁心肌梗死合并Ⅲ度 AVB 一般是由于前壁间隔广泛缺血坏死所致，常由于希氏束右主支损伤和左分支的部分损伤。常出现低位的室性自主心律，不稳定的宽 QRS 波群，频率＜40 次/分，室性逸搏可能发生。同时由于前壁心肌广泛坏死常伴有左心衰竭，甚至心源性休克，虽然使用起搏器治疗，存活率也较低。

4. 室内传导阻滞 室内传导阻滞指发生在希—浦系统中的 1 支或 3 支阻滞（左前分支、左后分支和右束支传导阻滞）。AMI 中发生率为 10%～20%。

左束支与左室前壁血液供应同源，故前壁心肌梗死时常并发左束支传导阻滞（LBBB）。右束支和左后分支由左前降支和右冠状动脉双重供血。如左室梗死面积广泛，前壁心肌梗死亦可能影响右束支中远端，引起右束支传导阻滞（RBBB）和左后分支传导阻滞（LPFB）。左前分支血供也来自左前降支的第 1～4 穿隔支，故左前降支受累常发生 RBBB 或 RBBB＋左前分支传导阻滞（LAFB）。

(1) 左前分支阻滞在 CCU 急性心肌梗死病人中发生率为 3%～5%，并不增加死亡率。有 5% 的病人合并有右束支阻滞，此时，死亡率增加。

(2) 左后分支阻滞仅占 CCU 急性心肌梗死病人的 1%～2%，由于左后分支比左前分支粗大，一般来讲，大面积的心肌梗死才使其损伤而发生阻滞，故死亡率明显增加。

(3) 右束支传导阻滞在 AMI 病人中发生率为 2%，常发生房室传导阻滞，是由于前间隔梗死损伤束支所致，即使不发生完全性房室传导阻滞，死亡率也是高的。

(4) 左束支传导阻滞发生在 5% 的 AMI 病人中，尽管不常发生为Ⅲ度 AVB，死亡率和右束支阻滞及其他双束支阻滞的死亡率同样高。

(5) 双束支阻滞即右束支阻滞伴左前或左后分支阻滞或者左前分支合并左后分支阻滞（左束支阻滞），如阻滞发生在 3 支中的 2 支，发生完全性房室传导阻滞的危险性很大。由于广泛的心肌坏死导致了广泛的室内传导阻滞，以及严重泵衰竭，因此死亡率很高。

(6) 完全性束支传导阻滞（左或右束支阻滞）、右束支并左前分支阻滞和不同形式的 3 支阻滞常见于广泛前壁心肌梗死和老年病人中，且常常有发展为完全性房室传导阻滞和心脏停搏而猝死的危险。如发展为完全性房室传导阻滞或仅在急性期发生一过性完全性房室传导阻滞，出院后猝死的危险性仍然很大。因此，应在出院前安装永久起搏器替代临时起搏器。

（六）心脏停搏

在 CCU 的急性心肌梗死病人中心脏停搏的发生率为 1%～4%。发病率由于定义不同差别很大。原发或继发于房室或室内传导异常的心脏停搏发生率低，而作为某些合并症（如室颤、泵衰竭、心脏破裂等）的临终状态发病率高。心脏停搏一旦发生死亡率非常高，可达 90%。

心脏停搏后应立即实施心肺复苏术，临时非创伤性体外起搏可赢得时间，以便静脉内放置临时起搏器，有可能挽救病人生命。

（七）急性心肌梗死起搏器的应用

1. 临时起搏　新型经皮起搏和除颤系统可提供备用的起搏。由于经皮起搏可引起不适，特别应用时间较长时。因此，主要用于那些无需即刻起搏者，仅有中度演变为房室传导阻滞危险者，不想承担静脉经皮穿刺引起的并发症危险和困难者以及在紧急情况下使用，以赢得静脉内放置临时起搏器的时间。主要适用于窦性心动过缓（HR<50 次/分）伴低血压（收缩压<80mmHg）和药物治疗无效，莫氏Ⅱ度 AVB；Ⅲ度 AVB；双束支传导阻滞（交替性束支传导阻滞或 RBBB 和交替性左前分支传导阻滞，左后分支传导阻滞；新发或与年龄无关的 LBBB，LBBB+左前分支传导阻滞，RBBB+左后分支传导阻滞）；LBBB 或 RBBB 和Ⅰ度 AVB。

经静脉临时起搏对于急性心肌梗死合并Ⅲ度 AVB、对阿托品无反应的反复发生的窦性停搏（>3s）、窦性心动过缓伴低血压、Ⅱ度Ⅰ型 AVB 伴对阿托品无反应的低血压患者均是适应证。起搏器可以逆转这些心律失常导致的低血压和恶性心律失常发生的危险性以及预防心脏停搏，使这部分患者度过危险期。而临时起搏器引起的合并症如心律失常、心室穿孔、血气胸、感染并不常见。临时起搏器也可抑制室性心动过速、转复室上性心动过速。对于新发生的双束支阻滞，如 RBBB 伴左前分支或左后分支阻滞和交替性 RBBB 和 LBBB 阻滞伴Ⅰ度 AVB，有很高的发展为完全性房室传导阻滞的危险，也是临时起搏器置入的适应证。对于新发生的左前半或左后半分支阻滞甚至伴Ⅰ度 AVB 或原已有的双束支阻滞而不伴 P-R 延长者，发生完全性房室传导阻滞危险性相对较少，应当严密监测，除非发展为高度房室传导阻滞时才需置入临时起搏器。

2. 永久起搏器　永久起搏器对于改善急性心肌梗死合并传导异常患者愈后仍然是一个争论的问题。下壁心肌梗死合并Ⅲ度或完全性房室传导阻滞不合并室内传导阻滞时，经急性期治疗可完全恢复，不需永久起搏器治疗。一些研究表明，急性心肌梗死合并束支阻滞伴一过性房室传导阻滞置入永久起搏器后对其远期生存几乎无影响。而另一回顾性研究显示，发生束支阻滞并有Ⅱ度Ⅱ型或Ⅲ度 AVB 有很高的再次发生高度 AVB 和猝死的危险。永久起搏器降低了再发心律失常和猝死的风险。然而，在心肌梗死患者中合理的应用永久起搏器是一个复杂的问题，事实上不是所有猝死的患者都是由于再发了高度传导阻滞，许多患者起搏器治疗后仍不能免于死亡，原因是由于广泛前壁心肌梗死在后期室速或室颤的发生率高，广泛心肌坏死引起的泵衰竭也是永久起搏器不能真正改善这些患者的远期存活率的原因之一。因此，预防性永久起搏器的置入需要审慎。目前建议以下情况应为置入永久起搏器的适应证：急性心肌梗死后发生于希氏—浦肯野系统的持续Ⅱ度 AVB；伴双束支传导阻滞或完全性 AVB；一过性高度（Ⅱ度或Ⅲ度）AVB 伴束支传导阻滞；任何水平的 AVB 伴有有明显的临床症状。

(丁文惠)

二、心力衰竭和心源性休克

在当前再灌注治疗时代，急性心肌梗死住院期间病死率显著降低。但由于心肌坏死导致泵衰竭仍然是急性心肌梗死患者近期和远期死亡的独立危险因素。因此早期识别泵衰竭的发生和采取积极有效的治疗措施仍然是提高急性心肌梗死生存率的关键。右室梗死导致右心衰竭和心源性休克已在右室梗死一章详述，本章主要讨论左室梗死导致左心泵功能衰竭。

(一) 泵衰竭的病理生理和代偿机制

急性心肌梗死后发生左心泵功能衰竭主要由于严重的心肌缺血和坏死所致，其发生机制为：

1. 左室收缩功能不全　当心外膜冠状动脉闭塞，前向血流中断，相关部位心肌收缩做功立即丧失，表现为：①和相邻非缺血区运动的不协调；②运动低下；③不运动；④反向运动。此时，由于早期代偿机制，包括交感神经系统活性增强和 Frank-starling 机制，使非梗死区的运动增强，然而，这种代偿性部分是无效的，因为非梗死区节段性运动增强而使梗死区运动低下。这种代偿机制在心梗 2 周内减退，其间梗死区心肌运动会有某些程度的恢复，特别是得到再灌注的心肌，并且顿抑心肌也减少。另外，在急性心肌梗死时，也可见到非梗死区心肌收缩功能减退。是由于供应非梗死区冠状动脉原有狭窄，当梗死相关血管闭塞时，早已形成的至非梗死区冠脉的侧支循环被中断，导致了远离梗死区的缺血所致。反之，如果在梗死前，梗死相关血管已有侧支循环建立，就有可能很大程度的保护梗死相关血管供血部位的收缩功能，改善心梗后早期左室射血分数。假如有足够范围的心肌发生缺血性损伤，左室泵功能会严重受损。心排血量，每搏量，血压和 dp/dt 峰值均会降低，舒张末容量增加。这些左室泵功能衰竭的血流动力学征象的出现，发生于左室室壁异常达 $20\%\sim25\%$ 的急性心肌梗死患者。如果这种异常$>40\%$时将发生心源性休克。

2. 左室舒张功能不全　在心肌梗死和缺血时，左室顺应性最初增加，但随后即减退，左室舒张末压力增加。在几周内，舒张末的容量增加而且舒张压逐渐降低恢复到正常。由于伴有收缩功能的损坏。因此，舒张功能异常的程度仍然和梗死范围相关。

3. 循环衰竭　冠状动脉闭塞，导致供血区域的心肌缺血，如果缺血持续存在，或者梗死范围足以使左室功能明显受损时，左室每搏量降低，灌注压增高，严重时动脉压降低，冠状动脉灌注压下降，此时，心肌缺血进一步加重，因此而形成了最初的恶性循环。由于左心室收缩功能受损，排血能力减退。使收缩末残余血量增加，从而使前负荷增加，这种代偿使每搏量维持正常水平，但是左室射血分数减少。然而左室的扩张也使左室后负荷增加。因为按照 Laplace 定律及通过扩张心室提高动脉压，必定会出现动脉壁张力增高。这种后负荷的增加，不仅降低了左室每搏量，也增加了心肌耗氧量，因而增加了心肌缺血。假如，受损的心肌是有限的，剩余的心肌功能正常，这些代偿机制会维持正常左心功能。但是，如果左室心肌大范围坏死，泵衰竭发生，即整个左心功能显著降低，尽管残余有限心肌扩张，但不足以维持循环，发生循环衰竭。

4. 左心室重塑　心肌梗死后左心室梗死区和非梗死区的心肌结构和形态发生一系列变化，包括心室扩张和残余非梗死区心肌肥厚，使得左心室大小形状和容积改变，称为左心室重塑。这样的过程，明显地影响了左室功能和预后（详见本章有关内容）。梗死伸展（infarction expansion），即没有进一步心肌坏死而是梗死区的急性扩张和进展。发生于急性心肌梗死后最初几小时，更严重伸展发生于心肌梗死 5 天后。梗死的伸展主要见于前壁透壁性心肌梗死患者。梗死的伸展常常会促发左室功能障碍和远离梗死区的缺血，促发室壁瘤形成，附壁血栓和心脏破裂，死亡明显增加。心室整体扩张（globe ventricular dilation），是由于梗死伸展和非梗死区有限心肌拉长，而使整个心室扩张和形态改变。主要表现为左室收缩末和舒张末期容积增加以及左室椭圆形态消失和球形样改变。心室扩张发生于急性心肌梗死即刻，持续数月或数年。整个心室扩张是左室重塑的特点，是针对大面积心肌梗死维持每搏量的代偿机制。然而，心室扩大会导致冠状动脉储备能力下降，心肌顺应性降低，收缩力改变。当心室扩张到一定程度时，得益的潜力已被挖尽，按照 Frank-starling 定律则出现每搏量下降和收缩功能减退。室壁张力增加导致非梗死组织的进一步扩张，形成恶性循环，最终导致心力衰竭。

5. 其他因素　机械性并发症包括乳头肌功能不全或断裂、室间隔穿孔；阻力负荷过重；快速或缓慢心律失常；电解质紊乱；酸碱平衡失调；低氧血症和使用负性肌力药物均可诱发或加重心力衰竭。急性心肌梗死期间导致心力衰竭的原因见表 24-8-1。

表 24-8-1　急性心肌梗死期间导致心力衰竭的原因

大范围心肌梗死	多见于前降支或左主干病变未
坏死心肌范围不大但同时有远离梗死区心肌严重缺血	行血流重建或血流重建失败者
陈旧心肌梗死基础上再梗死	见于多支血管病变
室间隔穿孔	
急性二尖瓣返流、缺血导致乳头肌功能不全、坏死导致乳头肌断裂	常见于前壁或前间壁梗死者
不稳定的心律失常（如持续性室速、快速房颤）	
梗死延展（心肌坏死数量逐渐增多）	

然而，决定心脏功能状态最重要因素是坏死心肌和缺血心肌面积大小。80% 之多的心源性休克患者是由于左心室广泛损伤所致；其余是由于机械性并发症，如室间隔穿孔，乳头肌断裂或严重右心室梗死（右室梗死合并心源性休克参见右心室梗死一章）。心源性休克为最严重类型的泵衰竭。病理研究表明，心源性休克死亡患者心肌梗死面积至少占左心室面积的 40%，2/3 之患者 3 支主要冠状动脉狭窄达 75% 或更严重。几乎所有心源性休克患者梗死部位相关血管完全闭塞。死于心源性休克患者心肌进行性坏死，即从梗死区逐渐扩展至梗死边缘的缺血区，常常伴有血清 CK、CK-MB 持续性增高；但在一些患者中，是由于广泛心室收缩产生的剪切力导致坏死心肌肌束断裂以及失去收缩力部位的室壁变薄，导致坏死心肌的伸展，从而使整个左心室功能严重受损。当休克发生时，冠状动脉灌注压降低，从而使坏死心肌进一步伸展，并且加重了两侧心室心内膜下心肌缺血。这种进行性心肌缺血和梗死进一步导致了心室功能衰竭以至于不能维持生命。部分患者由于主要冠状动脉如前降支或左主干闭塞而表现为首发大面积心肌梗死而迅速死亡。

（二）泵衰竭的临床分型

合理的临床分型有助于指导治疗、判定预后。1967 年 Killip 等根据入院时查体所见将 AMI 病人心功能状态分为四级：Ⅰ级无心力衰竭征象；Ⅱ级有肺淤血，肺内可闻及啰音和 S_3 奔马律，为轻度左心衰；Ⅲ级为急性肺水肿，是较重的急性左心衰；Ⅳ为心源性休克。按照 Killip 分级，急性心肌梗死这四种心功能类型的构成分别为 40%~50%，30%~40%，10%~15%，及 5%~10%，相关的住院死亡率为 6%，17%，38% 和 81%。

(三) 泵衰竭的血流动力学分型与临床的联系

Swan 和 Forrester 等心脏病学专家在 20 世纪 70 年代通过右心球囊漂浮导管监测对急性心肌梗死患者进行了大系列的血流动力学观察，不仅从临床上加深了对急性心肌梗死病理生理过程的认识，而且对降低急性心肌梗死死亡率作出了贡献。Swan 和 Forrester 根据心指数（CI）和肺毛细血管楔压（PCWP）将急性心肌梗死病人的心功能分为四种类型（表 24-8-2）。

Ⅰ型：临床上无肺淤血征象及周围低灌注现象；血流动力学改变为 CI>2.2L/（min·m^2），PCWP>1.6kPa（12mmHg），<2.4 kPa（18mmHg）。

Ⅱ型：为心力衰竭，临床上有肺淤血，但无周围低灌注表现；血流动力学改变为 CI>2.2 L/（min·m^2），PCWP>2.4 kPa（18mmHg）。此型虽已有左心室功能减退，但尚未显著影响心排出量。但如不及时治疗或梗死范围扩大很可能进展为心源性休克（Ⅳ型）。

Ⅲ型：临床表现为低血压，周围低灌注，但无肺淤血表现。又可分为两个亚型：Ⅲa 型为低血容量，CI<2.2 L/(min·m^2)，PCWP<2.4 kPa（18mmHg），右房压（RAP）<0.67 kPa（5mmHg）。Ⅲb 型为右心室梗死，CI<2.2 L/(min·m^2)，PCWP<2.4 kPa（18mmHg），右房压（RAP）>1.33 kPa（10mmHg）。

Ⅳ型：为心源性休克，临床表现为有肺淤血及周围灌注不良表现；血流动力学改变包括有动脉血压下降≤80/50mmHg，CI<2.2 L/(min·m^2)，PCWP>2.4 kPa（18mmHg）。此型为急性心肌梗死最严重类型。由于大面积心肌梗死（左心室坏死面积>40%）所致，或其他类型未经适当治疗心功能进一步恶化的结果。

表 24-8-2　急性心肌梗死的血流动力学分型

	临床分型		血流动力学分型		死亡率 (%)
	肺淤血	周围灌注不良	CI L/（min·m^2）	PCWP kPa（mmHg）	
Ⅰ	无	无	>2.2	<2.4 (18)	3
Ⅱ	有	无	>2.2	>2.4 (18)	9
Ⅲ	无	有	<2.2	<2.4 (18)	23
Ⅳ	有	有	<2.2	>2.4 (18)	51

Ⅲ型根据 RAP 分为两个亚型：Ⅲa 型，RAP<0.67 kPa（5mmHg）为低血容量；Ⅲb 型 RAP>1.33 kPa（10mmHg）为右心室梗死。

上述临床分型与血流动力学分型符合率约为 80%，我们的研究结果符合率为 68%，而临床分型预示单项血流动力学异常的准确率 CI 及 PCWP 分别为 84% 和 82%。因此，通过仔细临床观察，大部分病人不需要血流动力学检测即能正确判断心功能状态，但少数患者的临床与血流动力学不符合可能与以下因素有关：

1. 临床表现滞后于血流动力学变化　即肺淤血、肺水肿的发生与消退均在 PCWP 升高或降低后一段时间。该时间长短与 PCWP 水平，肺毛细血管通透性，血浆胶体渗透压高低和淋巴管引流状态有关。

2. 吸烟、慢性支气管炎、麻醉药物抑制呼吸或卧床使肺泡膨胀不全均可在肺部出现啰音，有时被误认为肺淤血、肺水肿。

3. 病人可自发地从一种心功能类型转变为另一种心功能类型；也可因治疗后转变，如利尿剂、血管扩张剂的使用，使 PCWP 降低，而补液会使其增高。

虽然，血流动力学监测能更迅速准确地帮助临床做出诊断，评价对治疗的反应，从而避免因临床"滞后"造成的错误判断，并且对预后的评估也具有重要意义。但因其属于创伤性检查，对于操作者的技术以及护理人员的要求高，价格也较昂贵，不应对所有急性心肌梗死患者常规应用，其主要适应证为：

1. 严重或进行性心衰或肺水肿。
2. 心源性休克或进行性低血压。
3. 可疑的急性心肌梗死机械性并发症，如室间隔穿孔、乳头肌断裂或心包填塞。
4. 无肺淤血证据，但对补充液体治疗无反应的低血压。

对于无上述指征者，临床医生应通过仔细观察，监测血压、心率、心律、奔马律有无、肺啰音、尿量、神志和皮肤色泽变化，胸部X线片是否有肺淤血、肺水肿征象，对大部分患者的心功能状态可作出正确的估价。

（四）不同类型血流动力学异常的临床表现和治疗

急性心肌梗死发展为心力衰竭与左室梗死范围密切相关。在未接受溶栓治疗的急性心肌梗死患者中，大约有25%发生心力衰竭。即使是在当今再灌注治疗时代，左心功能不全仍然是急性心肌梗死后死亡最重要的独立预测因子。因此，及时地发现，予以适当治疗甚为重要。

1. **单纯肺淤血为表现的心力衰竭** 它相当于ForresterⅡ型。临床尚可无症状或仅有气短，严重时不能平卧。查体发现呼吸频率快，两肺底可闻湿啰音，心率快，常有S_3奔马律；血气示低氧血症，胸部X线片有肺淤血征象。应当注意此型在仅有轻度肺淤血时，肺内并无啰音，而不能用其他原因解释的呼吸频率增快和轻度低氧血症是其主要表现，极易忽略或误诊，处理不及时可使其心功能不全逐渐加重或恶化。如行血流动力学监测PCWP常为2.4~3.3KPa（18~25mmHg），CI>2.2 L/（min·m^2），动脉收缩压>100mmHg。

治疗应保证适当的血氧饱和度，降低PWP，减轻肺淤血。应给患者行鼻导管或面罩吸氧，使血氧饱和度保持在≥95%的水平，适当氧疗有助于降低PWP减轻肺水肿。静脉给利尿剂，如速尿10~20mg，利尿剂通过增加肾脏尿量和钠排泄使有效血容量减少，PWP下降，肺淤血改善。与此同时，利尿剂使左室舒张末容量减少，左室舒张末压力降低，心室壁张力减小，心肌耗氧量减少，同时改善舒张期心肌灌注，有利于缺血心肌功能恢复。但应避免过度利尿，需根据自觉症状，呼吸频率和血氧分压是否改善和肺内啰音的动态变化进行综合判断。不应根据仍有啰音就再予利尿，因即使PWP已降至正常，肺内啰音也需要一定时间才能完全吸收消失。如有血流动力学监测，PWP应不低于15mmHg。过度利尿不但使电解质紊乱，而且会因低血容量产生低心排血状态。

对严重肺淤血或肺淤血合并高血压或乳头肌功能不全者应首选血管扩张剂；对于利尿剂效果不佳者应加用血管扩张剂。血管扩张剂通过以下机制降低PWP、减轻肺淤血：①扩张阻力血管、减轻心脏后负荷，使心排血量增加，左室舒张末压力下降；②扩张容量血管，使回心血量减少；③对有机械性并发症者可减轻二尖瓣返流，减少室间隔穿孔时左向右分流。此外，硝酸甘油扩张静脉的强度远强于硝普钠，并且通过扩张心外膜的冠状动脉来缓解心肌缺血。在急性心肌梗死前数小时，缺血是导致左心功能不全的主要因素，肺淤血合并缺血性胸痛时，硝酸甘油是最佳的治疗选择。但对于存在低血容量和右室梗死患者硝酸甘油应慎用，需要补足血容量后应用，以免导致低血压而加重心肌缺血；脑出血、颅内高压患者为硝酸甘油禁忌证，它可扩张颅内血管使颅内压进一步增高而诱发脑疝。

血管扩张剂应从小剂量开始逐渐加量，体循环动脉平均血压必须≥9.33kPa

(70mmHg)，以免引起心肌灌注不良，加重缺血和坏死。如使用得当，PWP下降，SV增高，血压不变或稍有下降，心肌耗氧量降低，无反射性心率增快。应当注意最佳前负荷状态应使PWP保持在2.2～2.4kPa（15～18mmHg）左右，此时心脏做功最好。过低的前负荷使心脏处于不利做功状态，使SV减少。

硝酸甘油应从5～10μg/min开始滴注，每10分钟增加5～10μg/min，直至发挥疗效或出现副作用为止。

硝普钠从5～10μg/min开始滴注，每10分钟增加5～10μg/min，一般在100～200μg/min左右即可达到满意治疗效果。主要用于对硝酸甘油或利尿剂治疗不能控制的肺淤血。对于高血压或合并二尖瓣返流的肺淤血应首选。硝普钠给药后立即发挥作用，停药后数分钟作用消失，对于肾功能不全或用量大、时间长者应监测血中代谢产物硫氰酸盐浓度以防中毒。在应用上述药物血流动力学稳定后应逐渐减量并停用血管扩张剂，改用口服血管紧张素转换酶抑制剂，以降低心脏负荷、阻止心肌梗死后的左心室重塑，从而降低心力衰竭的发生和死亡。

2. 急性肺水肿　急性肺水肿不伴休克时相当于较重的Forrester Ⅱ型。临床常表现为突然发生的严重呼吸困难、躁动不安、大汗，更严重时咯粉红色泡沫样痰。查体可见呼吸浅速或呈哮喘状，血压增高，这与过度的交感神经兴奋，外周血管收缩有关；皮肤紫绀、湿冷，双肺满布干湿啰音，有时可以哮鸣音为主，称之为"心源性哮喘"；心率增快，可闻及S_3或S_4奔马律。血气检查常示严重低氧血症，可同时伴有呼吸性碱中毒（是由于呼吸浅促，过度换气，二氧化碳排出过多所致）和代谢性酸中毒。血流动力学检测示PWP显著增高＞3.3kPa（25mmHg），CI多＞2.2 L/（min·m^2）。此型心力衰竭主要由于如下原因所致：①大面积心肌梗死使左室收缩功能严重受损；②小面积心肌梗死伴大范围心肌缺血而导致左室舒张功能严重受损；③机械性并发症如乳头肌功能不全或断裂导致严重的急性二尖瓣返流或室间隔穿孔。

治疗原则：采取有效措施维持适当的血氧浓度，迅速降低PWP，缓解肺水肿症状，减轻心脏前负荷，使血压、心率控制在理想水平，保证心肌灌注。应尽早查明心力衰竭的诱发因素，是否有可逆的心脏缺血及心脏机械并发症并及早采取相应措施。

具体处理如下：

（1）维持适当血氧浓度：应给予鼻导管或面罩吸氧，如给氧浓度在50%以上仍不能使PO_2在8kPa（60mmHg）以上，PCO_2增高或pH下降时应予机械通气治疗。对于神清能配合者，可采用密闭面罩进行无创性机械通气，这会明显降低机械通气的并发症发生。一旦无创性机械通气失败，需改用气管插管方式进行。由于患者有自主呼吸，基本的机械通气方式为同步间歇指令通气（SIMV）。在SIMV的基础上可根据患者情况与其他一种或几种通气方式联合使用，如呼气末正压（PEEP），持续气道正压（CPAP），压力支持通气（PSV），此外较高的双水平气道正压通气（BiPAP）也可应用。这些方式的机械通气能明显减少呼吸做功，减轻心脏负担，减少心肌耗氧量。但机械通气使胸腔内压力升高，导致静脉回流受阻和心脏受压使CO下降。特别在使用呼气末正压（PEEP）可减少回心血量，从而减轻左心室充盈压；还可促进肺泡膨胀，从而减轻肺水肿。但过高的PEEP会明显影响体循环血液回流，使CO下降，影响组织灌注。故人工通气时，需采用确保有效通气的最小气道压力，降低平均胸内压力（采用吸/呼比在1∶2以上等）。特别在应用PEEP时应密切观察病人的一般情况如：血压、心率、血流动力学参数和血气变化，根据对治疗的反应调整呼吸机，病情稳定后逐渐撤机。有气道痉挛者可给予支气管扩张剂，如选择性$β_2$受体激动剂，经气道吸入。激素类药物对坏死心肌修复不利易促发心脏破裂、梗死伸展和室壁瘤形成，不宜应用。对于躁动不安，极度呼吸困难者可给予吗啡 5~10mg 静脉注射。吗啡除有中枢镇静作用外，尚可阻断中枢交感冲动传出，使外周动脉和静脉扩张，从而降低心脏前后负荷、降低心肌耗氧量，也有助于改善肺水肿，但需注意观察呼吸变化，对于单纯心源性肺水肿患者，由于吗啡上述有益的血流动力学效应，一般不易导致呼吸抑制。

（2）应用血管扩张剂迅速降低 PWP，缓解肺水肿：硝普钠为急性肺水肿首选，由于其对容量血管和阻力血管均有较强扩张作用，故可①迅速减少回心血量，使血液从肺循环移向体循环，起到内放血作用；②由于扩张阻力血管，减轻后负荷，降低左室射血阻抗，从而增加 CO，使左室舒张压力降低，PWP 降低；③左室舒张末压力降低，心室壁张力下降，舒张期供血改善，从而有助于减轻心肌缺血；④扩张阻力血管，心脏做功减少，心肌耗氧量降低，有机械并发症时可降低分流或返流。硝普钠具体用法和用量见本章单纯肺淤血的治疗。

硝酸甘油以扩张容量血管为主，且能直接扩张冠状动脉，增加狭窄血管直径，还能扩张冠脉侧支血管，改善缺血心肌的供血，抵消硝普钠的窃血现象，对急性心肌梗死后的急性肺水肿需与硝普钠联合应用。其用法与注意事项见本节单纯肺淤血的治疗。

（3）利尿剂：利尿剂的作用已在肺淤血中详述。在急性肺水肿时，用利尿剂降低心脏容量负荷的速度较慢，不能迅速降低 PWP，缓解肺水肿，只作为一种辅助手段，协同血管扩张剂使 PWP 尽快降至 2.2~2.4kPa（15~18mmHg）。

（4）正性肌力药物：该类药物可增强非缺血心肌的收缩力，使左室射血分数和 CO 增加，同时使左心室残余血量减少，降低左室舒张末压，从而降低氧耗量，如使用得当，有效的血流动力学作用可抵消心肌收缩力增强所增加的心肌耗氧量。临床上将正性肌力药物分为 3 类（表 24-8-3）：儿茶酚胺类 β 受体激动剂——有明显收缩血管作用的正性肌力药物多巴胺和去甲肾上腺素，无血管收缩作用的正性肌力药物多巴酚丁胺；磷酸二酯酶抑制剂——具有明显血管舒张作用的正性肌力药物氨力农和米力农；洋地黄类具有正性肌力作用的地高辛。

表 24-8-3　正性肌力药物分类，作用机理及特点

药物	作用机理	强心作用	血管效应	主要适应证
儿茶酚胺类				
多巴胺	小量：兴奋多巴胺受体 中量：兴奋 β_1 受体 大量：兴奋 β_2 受体	++	肾血管扩张 收缩 强烈收缩	组织灌注不足伴收缩压＜90mmHg 或低于平时 30mmHg 以上
去甲肾上腺素	兴奋 β_1、α 受体	++	强烈收缩	多巴胺不能纠正的严重低血压
异丙肾上腺素	兴奋 β_1 受体	++	扩张	心动过缓所致低血压无起搏时
多巴酚丁胺	兴奋 β_1 受体	++	轻度扩张	收缩压＞90mmHg 的低心排血量
磷酸二酯酶抑制剂				
氨力农	抑制心肌磷酸二酯酶活性，使 CAMP 降解减少	++	扩张	多巴胺、多巴酚丁胺治疗失败后的二线药物
米力农	同氨力农	++	扩张	
洋地黄	抑制细胞膜 Na-K-ATP 酶使细胞内 Ca^{2+} 增高	++	不定	左室收缩功能障碍和心衰的长期治疗

儿茶酚胺类的β受体激动剂：

多巴胺：通过直接兴奋α和β肾上腺素能受体和通过刺激神经末梢释放去甲肾上腺素，增强心肌收缩力和增快心率。小剂量1～3μg/(kg·min)主要兴奋多巴胺受体，使肾血管和肠系膜动脉扩张，增加肾血流量。5～10μg/(kg·min)剂量时主要作用于β受体，使心肌收缩力和心率增加，但增加CO的作用小于多巴酚丁胺，这与其刺激神经末梢释放去甲肾上腺素兴奋$α_1$受体，增加周围血管阻力有关。大剂量时以兴奋α受体为主，导致血管收缩。对心力衰竭同时有低血压或希望增加肾血流量时可选用多巴胺。

多巴酚丁胺：系人工合成的儿茶酚胺衍生物，主要作用于$β_1$受体，正性肌力作用较强，而对血压和心率影响较小，对于血管扩张剂、利尿剂治疗仍不能控制的血压正常的心力衰竭可首选。一般开始剂量为2～3μg/(kg·min)，根据治疗反应逐渐加量至5～10μg/(kg·min)。

磷酸二酯酶抑制剂：它具有增加心肌收缩力同时有血管扩张作用的特性。应用于临床的有氨力农和米力农。氨力农一般先以负荷量0.75mg/kg缓慢静脉注射，继之以5～10μg/(kg·min)静滴。米力农先以负荷量50μg/kg缓慢静脉注射，继之以0.25～0.5μg/(kg·min)静滴。该制剂的副作用为低血压、室性心律失常和胃肠道反应。对血压已低者不宜应用。

急性心肌梗死发生急性肺水肿时需联合应用上述各种治疗措施，仍无效时应考虑使用主动脉内球囊反搏（IABP）。

3. 不伴肺淤血的低血压状态

此为Forrester Ⅲ型，血流动力学表现为CI<2.2 L/(min·m^2)，PCWP常<2.4 kPa（18mmHg）。临床表现为休克状态即皮肤湿冷、紫绀、尿少、神志淡漠、肺内多无啰音。心率加速，血压常低于12/8kPa（90/60mmHg），脉压小，但也可由于代偿而正常。因强烈的外周血管收缩，此时，袖带血压往往不能反映真实的动脉压，需要应用创伤性动脉内血压检测方式，直接检测动脉压力。此类患者的血流动力学和临床异常表现可由以下原因单独或联合所致：①迷走神经张力过高；②低血容量；③右心室梗死。与这三种原因有关的休克状态常为可逆的良性过程，与真正心源性休克预后截然不同，应及早识别，以免因低血压，低灌注导致恶性循环形成而发生不可逆的损害。为避免重复，关于右心室梗死导致的低血压参见右心室梗死一节，本节只讨论前两种原因导致的低血压状态。

（1）迷走神经张力过高：常见于下壁心肌梗死，一方面由于迷走神经张力过高导致周围血管扩张，造成相对血容量不足，使回心血量减少；另一方面由于心动过缓，两者共同导致了低心血排量和低血压。此时，肺内无啰音。右房压力降低，应采取头低脚高位，并给予阿托品0.5～1.0mg静脉注射。随着心率增快，低血压常可逆转，如无效可同时补液。假如这些措施均不能纠正低血压可用多巴胺和其他正性肌力药物。

（2）低血容量性低血压：由于胸痛，焦虑而摄食减少或呕吐（常见于下壁心肌梗死），也可为医源性（过度利尿）导致有效血容量降低。此时，PWP常常为1.1～1.6kPa（8～12mmHg），右房压也低于正常；有些患者，即使血管内有效血容量正常，但由于急性心肌梗死使左室顺应性降低，可能会发生相对左心室灌注不足，此时左心室灌注压需达到18～20mmHg，才为理想的前负荷状态。治疗应尽快补充血容量，应首选胶体液、血浆或血浆代用品，过多补充晶体液使血浆胶体渗透压下降，易诱发肺水肿。扩容后PWP虽已>2.67kPa（20mmHg），但仍有持续性低血压，是使用正性肌力药物指征。如多巴酚丁胺，可增加心肌收缩力，而不增加心率和心室射血阻力（用法参见急性肺水肿一节）。

4. 心源性休克 此型为最严重类型的心力衰竭,多年来急性心肌梗死合并心源性休克的发生率为29%,近年来由于介入性技术的应用,及主动脉内球囊反搏术(IABP),经皮腔内冠状动脉成型术(PTCA),溶栓治疗以及对缺血心肌早期治疗使心源性休克的发生率下降至7%。在心源性休克患者中大约10%患者在入院时即发生休克,90%的患者在住院期间发生。80%之多是由于左心室广泛损伤所致,其余是由于机械性并发症,如室间隔穿孔,乳头肌断裂或严重右心室梗死所致(右心室梗死合并心源性休克参见右室梗死一节)。

心源性休克的特征为:显著的和持续性(>30分钟)低血压和组织的低灌注。临床表现有少尿(<20ml/h),皮肤湿冷、紫绀或有意识障碍,肺淤血或水肿的表现。血流动力学相当于 Forrester Ⅳ型。动脉收缩压 10.6kPa (<80mmHg),CI<2.2 L/(min·m²),PCWP>2.4 kPa (18mmHg),外周血管阻力增高。

心源性休克一旦发生预后极差。处理原则为保证足够的组织灌注,尽早恢复冠脉血流,改善心肌缺血,阻断恶性循环。对此类患者应密切监测血压(此时动脉内血压监测能真实的反映动脉压力)、心率、心律、神志状态、尿量和肺部啰音变化和心脏体征,注意有无心脏机械性并发症的征象;床旁的血流动力学监测是基本和必要的,因为它能指导治疗使患者保持理想的血流动力学状态。最初的血流动力学监测也有助于机械性并发症的诊断或排除,因为乳头肌断裂和室间隔穿孔导致的心源性休克可经外科手术修复而取得良好的治疗效果。

(1) 一般治疗:应保证适当的血氧浓度,方法见本节急性肺水肿的治疗。纠正电解质和酸碱平衡失调。纠正心律失常以保证房室生理性顺序收缩而不降低心排出量。避免使用负性肌力药物。躁动不安时会增加心肌耗氧量,应予适当镇静。

(2) 药物治疗:目的在于达到在最低水平的心肌耗氧量下获得最理想的心功能状态。然而,心源性休克最突出的问题是低血压。研究表明,冠状动脉灌注压在<8.0kPa (60mmHg) 以下时,冠状动脉萎陷。因此,需努力使冠状动脉灌注压维持在 8.0~10.6kPa (60~80mmHg) 之间,尽管这样的压力将是以增加心肌耗氧量为代价的。另外,为使前负荷或左心室灌注压维持在 2.0~2.4kPa (15~18mmHg) 之间,正性肌力药物的使用非常重要。多巴胺和多巴酚丁胺能增加左心室收缩,改善左心室射血分数(LVEF)而很少增加外周阻力,可能暂时维持冠状动脉灌注和心排血量。因此,常常作为最初选择的药物。多巴胺和多巴酚丁胺用法参见本节肺水肿的治疗。对多巴胺不能纠正的低血压应给予静脉点滴去甲肾上腺素,从1μg/min 开始,逐渐增加剂量到能维持正常血压的最低剂量为止,因该药物主要兴奋α和β$_1$受体,能使小动脉、小静脉强力收缩,使心脏以外的组织灌注明显减少,加重组织损害。此时应当考虑应用 IABP 治疗。

血管扩张剂虽能增加心排血量,降低 PWP,但是如果动脉血压进一步下降将显著降低冠状动脉灌注压,可使心肌灌注进一步恶化,加速了恶性循环。然而,血管扩张剂可以与 IABP 和正性肌力药物联合应用,在维持和提高冠脉灌注同时增加心排出量。血管扩张剂硝普钠的用法参见本节肺水肿的治疗。

(3) 衰竭心脏的机械支持:无论是机械性并发症或是严重左心功能不全所致的心源性休克,单纯药物治疗不能维持正常血压,临床和血流动力学疗效不佳时应用 IABP 辅助治疗。IABP 的装置是由一放置于降主动脉内的球囊导管和体外控制泵相连构成,通过心电信号触发,使气囊交替放气充气。当左室收缩射血主动脉瓣开放时球囊放气凹陷,使主动脉压力下降,左室射血阻抗减小,心肌耗氧量减小,LVEF 增高,心排血量增加;当左室舒张充盈,主动脉瓣关闭时,气囊充气,使主动脉内压力上升,从而增加血流向冠脉、心肌和其他组织,改善了心肌缺血。对于合并乳头肌断裂和室间隔穿孔患者能降低返流量和分流量,使前向射血增加。同时与正性肌力和血管扩张剂合用可迅速改善和稳定其血流动力学。但单用IABP联合药物治疗并不能显著降低心源性休克的死亡率。当血流动力学稳定后,经血管再通疗法使血运重建,可以打断由于冠状动脉灌注进行性下降所致的心肌进行性坏死,心功能进行性恶化的恶性循环,最终使功能受损但仍存活的心肌完全恢复正常功能。此外,对梗死面积不大但同时合并机械性并发症如乳头肌断裂、室间隔穿孔者,在血流动力学稳定后行手术修复可使其预后明显改善。

IABP的禁忌证包括:主动脉瓣返流、主动脉夹层和严重的外周血管疾病。IABP的并发症常见有下肢缺血、血管损伤、感染、栓塞和血栓形成;溶血和血小板减少偶见。

还有循环支持装置包括人工心室、左心室涡轮(血泵)及经皮体外循环,它们均已应用于急性心肌梗死后心源性休克病人,可改善其他器管灌注,作为血管重建术的过渡。但目前还无随机的临床试验评价上述机械支持方法的疗效。

(4)血运重建疗法:单纯药物和(或)使用IABP,均不能明显降低心源性休克的死亡率。20世纪70年代中期对进展期急性心肌梗死合并心源性休克的患者紧急行冠状动脉搭桥术(CABG)实现血管再通使得住院期间死亡率下降至55%,大部分存活患者出院后心功能状态较好。对急性心肌梗死患者广泛应用静脉溶栓治疗可使心源性休克的发生率明显下降,再次表明,早期积极再灌注治疗可挽救濒临死亡的缺血心肌,缩小梗死面积,保存心肌功能,对防止心源性休克的发生极为重要。静脉溶栓治疗对已发生心源性休克的作用有限,但溶栓治疗结合IABP可以提高疗效,在无条件进行PTCA或CABG时,不失为一种有意义的选择。近期非随机回顾性研究表明,对闭塞冠状动脉行PTCA或CABG的机械性再灌注治疗,可以提高心肌梗死和心源性休克病人的生存率。在大规模的临床试验中对这种病人行静脉溶栓治疗时其住院生存率为20%~50%,在其他个别病例系列,PTCA可使其住院生存率高达70%。多中心随机前瞻性研究还在进行中。急诊PTCA已经应用于急性心肌梗死合并心源性休克而其他治疗措施失败或不适宜时。

SHOCK注册登记资料表明,在一些病人中,急诊CABG治疗急性心肌梗死合并心源性休克的死亡率(19%)低于急诊PTCA(60%)。在其他非随机试验中,手术死亡率为12%~40%,但一般优于其他治疗措施。心源性休克急诊CABG的有效性的临床实验仍然在进行中。基于较早的临床试验的结果,对于左主干病变、多支血管严重病变或有心源性休克的急性心肌梗死,不适合溶栓治疗和溶栓治疗不成功或PTCA未成功的患者发病4~6小时内可行CABG治疗。

(丁文惠)

三、乳头肌功能不全和乳头肌断裂

乳头肌功能不全是急性心肌梗死(AMI)的常见并发症,发生率约20~50%,是由于乳头肌缺血或乳头肌邻近的心肌缺血、坏死等使收缩功能发生障碍而造成不同程度的瓣膜返流。乳头肌断裂则是少见且严重的并发症,如不及时处理,病人血流动力学及临床情况常迅速恶化,可在数日内死亡,其发生率约1%,但却占AMI总死亡率的5%。

(一)病理与病理生理

乳头肌位于心内膜下,属心内膜下心肌,呈指状凸向心腔。左室分前外和后内两组乳头肌,前外组位于左室前侧壁中部,连接二尖瓣前、后叶外侧腱索;后内组位于左室前、中三分之一下壁近室间隔处，连接二尖瓣内侧腱索。前外乳头肌由对角支及回旋支双支供血，而后外乳头肌由右冠脉后降支供血，因此，后内侧乳头肌更易发生缺血、断裂，其发生率为前内侧乳头肌的3～6倍。右室有前乳头肌、隔乳头肌及后乳头肌三组，右室乳头肌断裂较左室少见。

乳头肌为心内膜下心肌，主要由冠脉终末支供血，且收缩期张力高，耗氧量大，易受缺血缺氧损害。同其他机械并发症不同，乳头肌断裂可发生于非Q波心肌梗死，且病人梗死面积相对较小，冠脉病变也相对较轻，有报道约50%的乳头肌断裂发生于单支冠脉病变。因后内侧乳头肌由右冠后降支供血，因此，乳头肌功能不全及断裂多继发于下壁心肌梗死。

乳头肌功能不全或断裂主要病理生理改变为乳头肌失去有效收缩，瓣叶两侧乳头肌不平衡，导致瓣叶收缩期错位，造成血液返流。二尖瓣返流时收缩期大量血液流入左房，可使左房压及肺动脉嵌顿压（PCWP）升高，导致肺淤血、肺水肿；同时左室前向射血减少，可使体循环血压降低，严重时可致心源性休克。血压降低可反射性的使左室收缩增强、心率增加、外周血管扩张，以保证重要脏器的灌注；同时左室容量负荷增加，舒张末期压力升高，这些均可增加心肌耗氧，加重心肌缺血，诱发梗死面积进一步扩大。血流动力学变化的程度主要与乳头肌病变程度有关。单纯的乳头肌缺血导致的功能不全多为轻度返流，而乳头肌完全断裂常致严重返流，可迅速导致肺水肿及心源性休克。

（二）临床表现

1. 乳头肌功能不全 常于心肌缺血发作时出现，缺血缓解后消失。多数为轻度的二尖瓣返流，可无明显临床症状。少数亦可引起重度返流而致急性左心衰竭。查体可于二尖瓣听诊区闻及收缩中晚期或全收缩期杂音，杂音多不响亮，很少超过Ⅲ、Ⅳ级，可伴有喀喇音；杂音多于缺血终止后消失。

2. 乳头肌断裂 多发生在AMI后2～7天。病人常突然出现心力衰竭、肺水肿及心源性休克。完全肌腹断裂的病人常在24小时内死亡。体检可见心尖搏动增强，二尖瓣听诊区可闻及响亮、粗糙的全收缩期吹风样杂音，但通常不伴震颤。后乳头肌断裂者杂音常向心底部传导。部分病人由于二尖瓣严重返流导致左房压急剧升高，使二尖瓣口扩大而不能形成有效湍流，可听不到杂音。三尖瓣乳头肌断裂可出现右心衰竭，体检可见颈静脉怒张、收缩期搏动，三尖瓣听诊区可闻及收缩期杂音。

（三）辅助检查

1. 超声心动图 是主要的无创检查手段。二维超声心动图可观察到心室壁与瓣叶的形态和运动情况。乳头肌功能不全时可见收缩后期瓣叶脱入左房，瓣叶闭合不严，但瓣尖始终指向心室；而乳头肌断裂者可见断裂的乳头肌在心腔内自由摆动，瓣叶于收缩期脱入左房，瓣尖指向心房侧，而舒张期回至左室，瓣尖重新指向心室侧，即所谓"连枷状二尖瓣"（Flail mitral valve）。心室壁由于代偿作用可见收缩增强。如具有以上改变，即使未探及彩色返流，亦可提示乳头肌断裂诊断。彩色多普勒超声则可在收缩期二尖瓣口探及返流，彩色返流在左房内呈偏心性。并可根据返流面积判断返流程度。

2. 漂浮导管 乳头肌功能不全或断裂导致的血流动力学改变包括：肺动脉压（PAP）、PCWP增高，CI降低，血压正常或降低。另PWP图形中出现巨大V波，并且V波出现时间与ECG的T波相关，V波出现在收缩早期，而室间隔穿孔时高V波出现较晚。乳头肌功能不全的高V波可伴随缺血的发作而出现或消失，或由于乳头肌梗死或断裂而持续存在。

(四) 治疗和预后

乳头肌缺血导致的轻度二尖瓣返流预后好，而乳头肌断裂导致的严重返流预后差，内科保守治疗8周的死亡率可达90%以上，而早期手术可使死亡率降为30%~40%。

由于乳头肌功能不全主要是由乳头肌缺血引起，因此，充分的抗缺血治疗可在一定程度上减少乳头肌功能不全的发作。除硝酸酯类药物外，如病人无禁忌应根据临床情况加用足量的β受体阻断剂和（或）钙拮抗剂。

乳头肌功能不全或断裂发作后内科治疗主要为减少瓣膜返流，增加前向血流量，从而改善肺淤血，稳定血压。可首选动脉扩张剂如硝普钠，其可有效扩张阻力血管，减少后负荷，增加心室前向射血量，从而使返流减少，肺动脉压力下降。硝酸甘油主要扩张肺静脉而改善前负荷，只有大剂量时才有降低后负荷作用，且疗效不如动脉扩张剂，但硝酸甘油可同时改善心肌（包括乳头肌）血供，因此亦可考虑应用或与动脉扩张剂合用。一般缺血引起的乳头肌功能不全可经药物治疗好转。乳头肌断裂导致的严重返流病情凶险，常迅速出现低血压休克，此时应首选主动脉气囊反搏（IABP），IABP可明显降低左室射血阻抗，使返流减少，左室每搏量（SV）增加，PWP降低，肺水肿减轻，并减少心肌耗氧量，升高体循环血压；IABP还可使舒张期主动脉压增加，改善心肌灌注。如血压允许，可联合应用血管扩张剂。IABP虽可使部分病人临床情况改善，但大多为暂时性，其症状往往突然恶化，因此应尽快行外科手术治疗。外科手术主要为缝合修复断裂的乳头肌或瓣膜置换，可同时行冠脉搭桥术。延迟手术常导致各种严重并发症的发生，如感染、ARDS、梗死延展、肾衰等。在乳头肌部分断裂（肌头断裂）经IABP及药物治疗血流动力学稳定者，可考虑延迟手术至2~4周后进行，以利于梗死心肌及心功能的恢复。

（王志坚　丁文惠）

四、室间隔穿孔

室间隔被认为是血管密度最高的心脏组织，其内包含有传导系统等许多重要的组织结构，并对左、右室起机械支持作用。室间隔破裂、穿孔是急性心肌梗死（AMI）少见且严重的并发症，临床报道其发生率约为1%~2%，占AMI总死亡率的5%。其多发生于AMI后的第1周内。

(一) 病理与病理生理

室间隔穿孔多继发于透壁梗死伴室间隔梗死，且在前壁心梗中多见。继发于前壁心梗者穿孔多位于心尖部或前间隔与游离壁相邻处；而继发于下壁梗死者多位于基底间隔。穿孔面积自数毫米至数厘米不等，临近穿孔部位的室间隔可变薄，甚至形成室间隔瘤膨向右室。根据形态特点，室间隔穿孔可分为简单穿孔和复杂穿孔：简单穿孔指穿孔通道较直，穿孔口于室间隔左、右室侧的部位大致相同；复杂穿孔指穿孔在室间隔内蜿蜒匍行，室间隔左、右室侧开口部位相距较远。两种类型的穿孔发生率大致相等，但发生于基底间隔部位的穿孔多为复杂性。因此，基底间隔部穿孔较前间隔穿孔预后差。

增加室间隔穿孔的危险因素包括侧支循环的缺乏、多支病变、高龄、高血压等。

室间隔穿孔使收缩期大量血液经穿孔由左室射入右室，肺-体循环比率常超过2:1，这使左室前向血流急剧减少，SV及CI下降，造成体循环低血压，甚至休克；而右室接受左室的部分血流，使右室容量负荷增加，右房、右室压力及肺毛压均升高，这反过来又加重左室的容量负荷。因此，室间隔穿孔的后果往往为全心衰。血流动力学改变的程度主要与穿孔的面积及体循环阻力有关。室间隔穿孔时由于交感神经兴奋，常常伴体循环动脉收缩，这使左室射血阻力升高，左右分流增加，血流动力学进一步恶化。如病人合并三尖瓣返流，提示右室舒末压明显升高，此时常伴右左分流，病人预后更差，死亡率极高。

（二）临床表现

半数以上的病人有严重的胸痛，血流动力学异常程度与穿孔面积有关。小面积穿孔分流量少，临床情况可进展缓慢；大面积复杂穿孔因分流量大，病人常迅速出现严重的全心衰竭及心源性休克。体检可在胸骨左缘闻及新出现的、粗糙的全收缩期杂音，多数伴有震颤。偶有室间隔穿孔时杂音最响部位在心尖区，易误诊为乳头肌断裂，但后者少伴有震颤，可助鉴别。

（三）辅助检查

超声心动图是诊断室间隔穿孔的最重要的手段，床旁超声可帮助我们对病情做出最快捷的诊断。二维超声可直视室间隔连续及断裂情况，并可判断穿孔的部位及大小；小面积穿孔及复杂的匍行穿孔利用二维超声可能诊断困难，此时彩色多谱勒超声可提供帮助，其可根据室间隔部位有无彩色分流判断穿孔情况，并可根据分流面积判断穿孔大小。室间隔穿孔时彩色多谱勒超声探及的彩色血流位于右室心腔内，可与二尖瓣关闭不全相鉴别。在经胸超声不能确定诊断时，可考虑应用经食道超声。

右心导管血流动力学监测对诊断及指导治疗具有重要意义。室间隔穿孔最主要的改变是右心室及肺动脉内血液的氧饱和度较左房明显增加，说明心室水平存在左右分流。此可与二尖瓣乳头肌断裂导致的瓣膜返流相鉴别。根据血氧分析结果可判断分流量的大小。其余的变化包括右房、右室、肺动脉压及肺毛压均升高，SV及CI下降等。

此外，胸片可发现左右室增大、肺淤血、肺水肿等征象；部分病人室间隔穿孔发生前心电图可有右束支传导阻滞或完全房室传导阻滞出现。但这些均无特异性，并不作为主要诊断手段。

（四）治疗与预后

病人预后主要决定于室间隔穿孔面积及心功能受损情况，后基底部穿孔预后差。但总起来说室间隔穿孔的预后很差，一般内科保守治疗的死亡率超过90%。

内科治疗主要为减轻左室后负荷，增加左室前向射血量，减少左右分流，包括药物治疗及应用IABP支持。药物治疗首选血管扩张剂，尤其是动脉扩张剂，如硝普钠、压宁定等。应注意对肺循环阻力降低的程度不应大于对体循环阻力降低的程度，否则会导致分流量增加。也可应用正性肌力药物，但可加重心肌耗氧，不作为首选。IABP可明显降低左室后负荷，增加左室CI及SV，减少左右分流，并降低心肌耗氧量。虽IABP可使病人临床情况好转，但大多为暂时性，因此，治疗关键是尽快行外科手术治疗。延迟手术可使死亡率上升，有报道在穿孔48小时内手术者存活率为71%，而手术延迟至48小时后进行者存活率仅为36%。对少数穿孔小，血流动力学变化轻，单纯用药即可控制病情的病人，可考虑延迟手术至3~6周后进行，此时坏死心肌已形成瘢痕，手术成功率高，但延迟手术会导致感染、多脏器功能衰竭等并发症，并且病人血流动力学有继续恶化的可能，因此，目前多主张一旦确定诊断，所有的室间隔穿孔病人均应尽快手术，以避免出现不可逆转的血流动力学恶化而使手术死亡率增加。

（王志坚　丁文惠）

五、心室游离壁破裂与假性室壁瘤

心室游离壁破裂是急性心肌梗死（AMI）致命的并发症。由于心室游离壁梗死区破裂，心室腔与心包腔直接相通，从而血液迅速由心室腔流入心包腔内形成心包填塞，导致严重的血流动力学异常。少数破裂口周围形成心包粘连，可不造成心包填塞而形成假性室壁瘤。因为临床资料与尸检资料结果相差较大，因此心室游离壁破裂的具体发生率尚不清楚。但综合大多数文献报道，左心室游离壁破裂发生率约为 AMI 病人的 1%～3%，其所致的死亡率应约占 AMI 总死亡率的 10%～15%左右。心室游离壁破裂是心脏破裂中最常见的一种，约占心脏破裂的 90%，它是乳头肌断裂或室间隔穿孔发病率的 8～10 倍。大多数游离壁破裂发生于 AMI 发病后 1 周内，临床观察的结果表明 32%的病例发生于前 24 小时内，84%发生于前 1 周内，平均发生时间约为 AMI 后第 4 天。破裂发生前可有先兆，最常见的先兆症状为持续的或反复发作的顽固性胸痛，而心电图并无梗死延展的证据。

（一）病理

心室破裂多发生于左室前壁或侧壁近心尖处，因为此区域为前降支终末供血区，血供差，侧支循环少，且近心尖处心室肌薄，因此易发生破裂。右室壁及心房破裂少见，但亦可见报道。据报道左室游离壁破裂的发生率是右室壁破裂的 7 倍。大面积梗死伴梗死伸展、心室壁变薄或有急性室壁瘤形成者更易发生破裂，Schuster 等对 110 例患者的尸检报道显示心室破裂在发生梗死伸展的患者发生率为 43%，而在无梗死伸展的患者发生率仅为 1%。破裂多发生于梗死伸展/室壁瘤区与正常心肌交界处，这可能与心室肌收缩力不平衡有关。慢性室壁瘤由于瘤壁纤维组织致密不易发生破裂。

约半数的游离壁破裂为迂回、匍行的孔道而并非简单的内外直接相通。这表明部分室壁破裂并非突然的全层破裂，而是由心内膜下或室壁内夹层血肿逐渐进展而成，临床上可表现为"亚急性"病程。由于梗死区室壁的急性膨胀，可先发生心内膜的破裂，血液由破口处流入形成心室壁的夹层血肿；或由于心肌内的血管在收缩期被牵拉伸展而破裂，导致室壁内的血肿。如不及时处理，夹层血肿可渐进展至心外膜而发生全层破裂，此过程可持续数小时至十数小时不等。在进展过程中患者临床上可有剧烈的胸痛，并可发生血压的急剧下降，由于血液的缓慢渗漏听诊可有心包摩擦音，患者对内科药物治疗反应差，病情进展迅速直至最后出现心包填塞。对此类亚急性破裂如能早期识别并及时手术可望获得成功。

（二）临床特点

1. 高龄者多见，70 岁以上最多见，尤其是发病后血压高或未及时休息者；女性更易发生，女性发生率高于男性 4 倍；
2. 多为首发的心肌梗死，仅 15%～25%的病人有既往梗死史；
3. 多为大面积、透壁性心肌梗死，尤其是梗死面积大于 20%者；
4. 高血压在心脏破裂中占重要地位，梗死后血压持续上升至 150/90mmHg 以上者易发生破裂；
5. 多为多支病变，一项对 27 例游离壁破裂的病人进行的尸检报告表明其中 3 支病变者约占 78%；
6. 心室肥厚者不易发生心室壁破裂；
7. 早期溶栓成功可通过减少梗死面积降低破裂发生率，而晚期（晚于发病后 17 小时）溶栓可增加心脏破裂危险，因此，对于急性心肌梗死发病时间较长者，尤其是老年患者，应慎重选择溶栓治疗；亦有抗凝剂增加心室破裂的报道；

8. AMI 急性期应用甾醇类激素及非甾醇类抗炎药据认为可增加游离壁破裂的发生率，推测这类药物可妨碍坏死心肌的愈合及纤维化，但文献报道结果并不一致。

（三）诊断

心室游离壁破裂病情凶险，且进展迅速，内科保守治疗的死亡率高达 90%。因此，应强调早期诊断，早期外科干预，以提高患者的存活率。

1. 临床表现 游离壁破裂的后果常常是灾难性的。患者心腔内的血液大量涌向心包腔，病人由于心包填塞可迅速呈现休克状态甚至死亡；典型临床表现为突然脉搏、血压、神志丧失，而心电图却持续显示为窦性心律（提示电机械分离）；部分病人心室游离壁破裂、心包填塞可为 AMI 的首发表现，成为"心源性猝死"的原因之一；如破裂为亚急性，病人可表现为持续不缓解的胸痛、憋气、烦躁等，查体可闻及心包摩擦音，晚期出现为心包填塞的体征，如颈静脉怒张而血压降低等。因为亚急性破裂病人尚有进行外科干预的机会，因此早期诊断的意义更加重大。

2. 心电图 游离壁破裂晚期常表现为电机械分离与心动过缓，早期及进展中的游离壁破裂的心电图改变尚未有具体的标准。但仍有不少临床实验对此进行了一些有益的探讨，可供参考，以助于早期临床识别。Figueras 等对 227 例死亡及 150 例存活的 AMI 病例进行对比发现前壁心梗病人中早期游离壁破裂者胸前导联 ST 段抬高的幅度明显高于较晚期游离壁破裂的病人；在另一项实验中，发现全导联 ST 段广泛抬高的 AMI 病人游离壁破裂的发生率较其余 AMI 病人增加了 9.2 倍；Oliva 等发现 61% 的游离壁破裂病人表现为持续地、进行性地、反复地 ST 段抬高大于 0.3mV，即以此为标准诊断游离壁破裂的敏感性为 61%，特异性为 72%；另外，他们发现 94% 的游离壁破裂病人 T 波不符合预期的演变过程，而这一比例在对照组为 34%（敏感性 94%，特异性 66%）。

3. 超声心动图 为主要检查手段。二维超声可于相应切面发现心室壁连续性回声中断。由于裂口多继发于梗死伸展，所以可显示破裂部位心肌较薄，收缩、舒张功能减弱或丧失。心包腔内可见不同程度液性暗区，严重者可呈心包填塞特征；彩色多谱勒超声可于相应切面发现由破口至心包腔的红色或蓝色血流束。心包积液量大时心包腔压力较高，心室舒张受限，收缩减弱，因此穿孔的血流速度多较低，血流束色彩较暗淡。根据血流束的方向性、流动性及血流束的宽度可判断破裂的部位及大小。

（四）假性室壁瘤

假性室壁瘤是心室游离壁破裂的一种特殊情况。在假性室壁瘤发生时，心包、心室壁及血栓等由于炎症反应在破裂口周围形成局部粘连，限制了心包积液的扩展，使血液局限在破裂口周围的一个巨大的瘤样空腔内，空腔借助破裂口与心室腔相交通，即形成所谓假性室壁瘤（pseudoaneurysm 或 false aneurysm）。假性室壁瘤多发于下、后壁。与真性室壁瘤不同，假性室壁瘤的瘤壁主要由纤维组织及机化的血栓组成，不含心室壁成分，且与心室相连的开口较窄。随着时间推移，瘤体可以变得很大，甚至体积可超过左室腔。巨大的瘤腔与心室腔通过细小的开口连接，极易形成湍流，从而于瘤体内形成附壁血栓。表层的血栓脱落则可造成体循环栓塞。由于心室射血量很大一部分射入瘤腔内，前向射血量减少，有效心排量降低。周围心室肌可通过收缩增强部分代偿，但这反过来又增加了心肌耗氧量，加重心肌缺血。

假性室壁瘤临床表现无特异性。由于血液限制在瘤腔内，病人暂时不会造成心包填塞，但表现为顽固性心力衰竭，心功能分级通常为Ⅳ级（New York Heart Association class）。附壁血栓脱落可表现为反复发作的体循环栓塞。与真性室壁瘤不同，假性室壁瘤极易破裂。破裂多发生于急性期，但可发生于假性室壁瘤形成后的任何时候。文献中有假性室壁瘤形成6年后发生破裂的报道。Vlodaver曾报道2例病人死于陈旧的小体积的假性室壁瘤破裂，这说明瘤腔体积小并不预示着破裂的危险性减少。体征包括心尖搏动减弱，心尖区可闻及第三或第四心音奔马律，由于开口处易形成湍流，于心尖区可闻及粗糙的收缩期或双期杂音。有时可闻及心包摩擦音。这些临床体征均缺乏特异性，与真性室壁瘤难以鉴别。

ECG可表现为持续的ST段抬高，但敏感性及特异性均低。胸部X线检查可发现心室壁局限膨出，且体积可随时间推移逐渐增大。但由于假性室壁瘤多发生于下、后壁，部位隐蔽，不易发现。确诊有赖于超声心动测定。M型超声可发现左心室下、后侧心腔外的无回声区，但不易与单纯心包积液鉴别。如发现心室壁连续性中断则有助鉴别，但由于瘤开口较小，M型超声下不易发现。二维超声可提高诊断率。通过对瘤开口与瘤体内径的测量可有助于对真、假性室壁瘤进行鉴别，真性室壁瘤瘤开口与瘤体内径比值平均为0.9～1.0，而假性室壁瘤平均为0.5。彩色多谱勒下可发现开口处血流信号呈双向：收缩期由心室腔流向瘤腔，而舒张期则又由瘤腔回流入心室腔。瘤体内血流缓慢、紊乱。有时可发现瘤体内的附壁血栓。冠脉造影及心室造影虽对假性室壁瘤诊断不是必需，但可指导手术中是否应对病人行冠脉搭桥术。

表24-8-4 真性室壁瘤与假性室壁瘤的鉴别要点

	假性室壁瘤	真性室壁瘤
病因	继发于心室游离壁破裂	继发于梗死伸展
好发部位	下、后壁	前壁近心尖处
瘤壁成分	纤维组织及机化的血栓	由心室壁构成
超声心动检查		
开口大小	小，开口/瘤体平均0.5	大，开口/瘤体平均0.9～1.0
心室壁连续性	连续性中断	连续性无中断
开口处血流	因开口狭窄，血流速度快，为双向血流	因开口宽，血流速度慢
临床特点	易发生破裂，可发生于任何时候	不易破裂
治疗	尽快手术	可内科治疗，特定病人需手术治疗

（五）治疗

心室游离壁破裂的治疗关键在于早期发现及迅速采取积极措施。但多数破裂病人常在数分钟内导致休克及死亡，来不及进行进一步治疗。部分病例破裂口较小，表现为"亚急性"病程，使进一步治疗成为可能。因此，对亚急性病例的及早识别尤为重要。确定有效的治疗只有外科手术，据报道内科药物治疗的死亡率高达90%。因此一经确诊，应立即稳定血流动力学并积极准备手术。假性室壁瘤因极易破裂，因此一经发现后亦应尽快手术。辅助治疗包括扩容、应用正性肌力药物及升压药物、纠正酸中毒等。心包穿刺、心包持续引流及主动脉气囊反搏（IABP）可助于稳定血流动力学，为手术赢得时间。根据破裂的轻重手术可选择破裂口缝合或修补术，并可根据冠脉情况行搭桥术。手术死亡率高，但急性期存活的病人长期预后良好。

(王志坚　丁文惠)

六、心室室壁瘤

心室室壁瘤（ventricular aneurysm）是急性透壁心肌梗死重要的并发症，发生率大约为AMI病人的5%～10%，多发生于透壁心肌梗死。广义的室壁瘤还包括心室游离壁破裂形成的假性室壁瘤（pseudoaneurysm），而将上述狭义上的室壁瘤称为真性室壁瘤（true aneurysm）。二者临床上易混淆，但治疗及预后迥异，因此尽快对二者进行鉴别对指导临床治疗非常重要。本文所述的室壁瘤主要指真性室壁瘤。

(一) 病理及病理生理改变

室壁瘤多发生于首次发作的透壁心肌梗死，室壁瘤的出现往往证明患者冠脉完全闭塞，且缺乏侧支循环。多次发作的多支病变由于多有侧支循环形成反而不易形成室壁瘤。室壁瘤多发生于前壁及心尖处，这与假性室壁瘤多发生于下、后壁不同。在Gueron等人的回顾分析中显示假性室壁瘤约50%位于下壁或后壁，而在Loop的另一报道中表明真性室壁瘤仅有3%发生于后壁。室壁瘤壁通常由纤维组织及坏死心肌细胞组成，也可含有少量存活的心肌细胞。室壁瘤形成原因可能是由于透壁梗死后坏死区心肌失去收缩作用，由于周围正常心肌的牵拉作用，加上由于心室腔压力原因，梗死区室壁变薄、膨出，形成所谓"梗死伸展"，此时如经治疗血流动力学改善，梗死伸展可在3周内结束。但如梗死伸展持续存在，随着心脏周而复始的收缩作用，变薄的心室壁内纤维组织变的愈加致密，且室壁进一步被拉伸，即形成室壁瘤。早期室壁瘤经临床治疗可恢复正常，因此又称"功能性室壁瘤"。晚期的慢性室壁瘤则不可逆转。室壁瘤周围的心包可与室壁瘤壁紧密粘连，随着时间的延长可发生部分钙化。瘤内室壁由于收缩功能丧失，血液处于相对静止状态，易形成附壁血栓，血栓脱落可形成体循环栓塞。急性梗死伸展期由于室壁被牵拉、变薄易发生室壁破裂，破裂多发生于梗死区与非梗死区交界处；但室壁瘤一旦形成后由于纤维组织致密极少发生破裂。室壁瘤一般直径约1～8cm，且开口部较大，开口内径与瘤体内径比值接近1，此点也与假性室壁瘤不同。

由于室壁瘤区室壁失去收缩作用，且收缩期时由于心室腔压力增大而瘤壁膨出更加明显，瘤体内的血液不能有效射出，从而心室的无效容积增大，舒张末期容量及室壁张力增加。如瘤体不大，则可籍周围正常心肌收缩增强以代偿，病人可无明显血流动力学异常；但如瘤体过大，则周围心肌代偿不完全，则会出现心排量降低，心室舒张末期容量及心肌耗氧量增加，病人可出现反复发作的心力衰竭、心源性休克或梗死后心绞痛。室壁瘤形成后由于梗死区心肌细胞被纤维组织代替，但其中可能存在岛状分布的存活心肌细胞，并且梗死区与周围正常心肌组织交错，组织结构极不均匀，这即构成了电活动不同步的基础。在一定的诱因下，如急性心肌缺血、电解质紊乱、拟肾上腺素类药物，甚至吸烟、剧烈运动等，易发作快速室性心律失常，也是心肌梗死后期猝死的重要原因。

(二) 临床表现

轻症病人可无特殊临床表现，常通过影像学检查发现。重症病人可表现为顽固性充血性心衰、心源性休克；反复发作的梗死后心绞痛，心绞痛发作时可伴血压降低；反复发作的快速室性心律失常，如室性心动过速甚至室颤；病人亦可出现多发性体循环栓塞。

体检可发现第一心音减弱，可闻及第三心音奔马律，少数病人可闻及心包摩擦音及心尖区收缩期杂音（伴二尖瓣返流）。如室壁瘤较大，触诊可发现心尖搏动弥散（心尖部室壁瘤），或心尖搏动内侧出现另一收缩期向外的搏动（左室前壁室壁瘤），都是最有价值的体征。

（三）辅助检查

心电图 表现为持续性 ST 段抬高，有学者认为如 ST 段升高持续 4～8 周以上，可考虑有室壁瘤可能。室壁瘤产生持续性 ST 段抬高的机理尚未完全阐明。Gaunt 认为，可能是由于心脏收缩时贴近室壁瘤边缘的正常心肌的反常运动产生电流所致；Sodi-Pallares 则认为 ST 段向量异常缘于室壁瘤瘢痕组织与邻近正常心肌间矛盾运动导致的损伤电流。应当指出，单凭心电图的改变不能确诊室壁瘤，必须结合临床体征，但体征如因肥胖、肺气肿等原因而不能取得，则必须依靠超声心动图、左室造影等影像学手段。

超声心动图 正常心室腔 M 超声下由基底到心尖部腔径逐渐减小，而如果在扫查过程中发现心尖部内径突增大，反而大于基底部，应怀疑室壁瘤可能。二维超声下在心肌梗死相应切面，可发现心室壁呈瘤样膨出，瘤壁与心室壁连续。瘤体壁较薄，失去正常收缩、舒张功能，运动消失甚至呈现矛盾运动。室壁瘤开口处内径较大，而假性室壁瘤开口处多较窄。Catherwood 等用超声测量结果示室壁瘤开口处内径与瘤腔内径比值约为 0.9～1.0，而假性室壁瘤比值仅为 0.25～0.5，此可助于二者鉴别。彩色多谱勒超声可发现瘤体内血流减慢、淤滞呈涡流状，色彩暗淡且方向不定。

心室造影 心室造影被认为是诊断室壁瘤的"金标准"。造影可发现室壁瘤瘤壁膨出，且失去正常收缩运动，或呈矛盾运动。如同时行冠脉造影可发现有室壁瘤患者多为前降支病变。Spindola-Franco 等通过观察发现心室造影结合冠脉造影可助于真、假性室壁瘤的鉴别：因真性室壁瘤瘤壁为心室壁，因此冠脉走行于瘤腔之外；而假性室壁瘤瘤腔则多位于冠脉走行之外。

核磁共振成像 分辨率高，且可从多个角度、多个解剖层面对心脏进行整体观察。核磁成像可清晰地显示心外膜、心肌层、心室腔及附壁血栓，可对真、假室壁瘤进行明确鉴别，并能对室壁瘤的大小及部位进行精确测定。但设备不可移动，不够方便快捷。

同位素成像 同位素心室造影亦可发现心室壁局部的膨出及运动异常，但由于其分辨率较低，敏感性差，且检查程序较繁杂，因此临床应用少，目前积累的经验较少。

（四）治疗及预后

室壁瘤患者的死亡率是无室壁瘤患者的 6 倍。主要死亡原因为突发的快速室性心律失常。

因大面积透壁心肌梗死，尤其是伴梗死伸展者更易发生室壁瘤，因此，急性期积极行再灌注治疗、减少梗死面积、预防梗死伸展均有益于减少室壁瘤发生率。室壁瘤形成后内科治疗目的主要在于改善血流动力学，防止左室重构进一步恶化；防治并发症，减少死亡率。

1. **ACE-I** 动物及临床试验均证实其可减少梗死伸展，从而减少室壁瘤发生率，且可改善血流动力学，减轻症状，阻止左室重构的进展。急性期应用应以短效制剂为宜，且从小剂量用起，并监测血压情况（具体用法可参照相关章节）。

2. **抗凝剂** 由于室壁瘤室壁运动异常，极易形成室壁血栓，栓子脱落后造成体循环栓塞。早期的临床试验证实足量肝素（静脉或皮下应用）与低剂量肝素（皮下应用）相比，可明显降低超声下附壁血栓的发生率（分别为 11% 及 32%）。在预防或治疗心室附壁血栓中未发现低分子肝素优于普通肝素。

对于已形成心室附壁血栓的病人,在一个小规模的临床观察中发现口服华法林3个月可促进已形成的附壁血栓的溶解。虽然目前仍缺乏大规模随机对照试验的证实,但仍建议在已形成心室附壁血栓的病人,应口服华法林3~6个月,控制INR在2.0~3.0之间。6个月后即使附壁血栓仍然存在,其发生体循环栓塞的几率极低。

3. 抗心力衰竭　心力衰竭是室壁瘤最重要的临床表现。室壁瘤引起的心力衰竭主要是由于心室的无效射血增加,前向射血减少,从而导致心室舒张末容量及心室耗氧增加,造成恶性循环。因此,治疗上应强调应用动脉扩张剂以减轻后负荷,增加前向射血,从而打断恶性循环。其他与一般心衰治疗相同。但重症患者往往内科治疗效果差,表现为顽固性的心力衰竭。

4. 抗心律失常（参见抗心律失常章节）。

5. 外科手术治疗　并非所有室壁瘤病人均需手术治疗,事实上近年来随着再灌注治疗及其他治疗的进展,需行室壁瘤手术的病例在逐渐减少。手术指征为:顽固的心力衰竭,顽固的室性心律失常,及反复发作的体循环栓塞。根据临床情况可选择室壁瘤成形术、室壁瘤切除术等。当残存心肌功能较好,并且有病变冠状动脉供血区域经旁路重建血运时,则预后较好,死亡率10%~20%。

（王志坚　丁文惠）

七、左室附壁血栓和体循环栓塞

（一）左室附壁血栓

在抗凝剂临床应用以前,急性左室心肌梗死病人左心室附壁血栓的发生率达40%以上,如梗死范围累及左室心尖部,附壁血栓的发生率则高达60%。抗凝治疗的出现使这一比率降低了50%（20%~25%）。附壁血栓形成的机制主要为心肌坏死造成的心内膜炎症反应促进了血小板于心内膜面粘附、聚集。另外,梗死的心室壁运动减弱甚至丧失,造成局部血流缓慢、紊乱,亦促进了附壁血栓的形成。因此,室壁瘤患者由于室壁运动异常更易形成血栓,据报道在接受手术治疗的左室室壁瘤患者附壁血栓的发生率达50%~60%。附壁血栓的形成与梗死面积及梗死部位有关:大面积透壁AMI更易形成血栓;前壁AMI,尤其是心尖区受累时更易发生,这可能与心尖区心室壁较薄易形成室壁瘤有关。Meltzer等用超声观察结果显示前壁附壁血栓的发生率为33%,而其他部位的发生率仅为5%~10%。

心室附壁血栓的发现主要借助二维超声心动。超声下血栓多附于运动异常的心室内膜面,形态可为扁平状,亦可呈丘状突向心腔。边缘不规整,回声不均匀,新鲜的血栓回声较弱,而陈旧机化的血栓由于纤维组织密度高而回声较强,偶可见钙化形成。

血栓大多数发生于AMI发生后5~7天内,但二维超声发现50%左右的血栓可发生于前48小时内。约20%病人不用抗凝剂附壁血栓可自行溶解。前瞻性研究显示早期形成血栓（前48~72小时内）的病人预后差,但病人死因更多是其他继发于大面积梗死的并发症,如:心源性休克、再梗死、心室壁破裂、快速室性心律失常等,而不是血栓脱落造成的体循环栓塞。

（二）体循环栓塞

室壁附壁血栓的患者发生体循环栓塞的危险性增加,但总起来说AMI后体循环栓塞的发生率较低。据报道,抗凝剂应用之前AMI患者体循环栓塞的平均发生率为5%~6%,而左室附壁血栓患者体循环栓塞的发生率为10%~15%。其中85%的栓塞为脑卒中。超声下血栓突起于心腔内、活动度大、从多个角度均可探及以及血栓邻近室壁无运动的患者发生体循环栓塞的危险性增加。大多数体循环栓塞发生于 AMI 后数周内，慢性室壁瘤患者附壁血栓机化，不易脱落，因此体循环栓塞的发生率降低。

（三）治疗

几个非随机临床试验验证了溶栓治疗对左室附壁血栓的影响，综合几个试验结果，溶栓治疗可使左室附壁血栓的发生率降低至 8%～28%。但这些结果里同时混合有肝素的影响，因此结果的意义有限。左室附壁血栓形成后行溶栓治疗可增加致死性栓塞的发生率，因此不予提倡。

自 20 世纪 80 年代以来共有 6 项共涉及 560 例病人的小规模随机临床试验验证了抗凝治疗是否可减少附壁血栓的发生率。总结这些临床试验结果显示抗凝治疗（静脉或皮下注射肝素）可使附壁血栓的发生率降低近 50%。而且，足量肝素与低剂量肝素相比血栓发生率更低（分别为 11% 与 32%）。而肝素延迟至溶栓治疗（链激酶或重组组织型纤溶酶原激活剂）12 小时后应用与不应用肝素的对照组相比并未能显著降低前壁 MI 患者附壁血栓的发生率（分别为 27% 与 30%）。因此，肝素应足量、尽早应用。对于已形成附壁血栓的病人，在一个小规模随机试验中显示口服足量抗凝剂醋硝香豆素 3 个月可促进附壁血栓的溶解。目前尚无口服华法林对附壁血栓的影响的报道。虽然尚缺乏溶栓治疗对左室附壁血栓影响的专门报道，但汇总几个溶栓试验的资料显示成功溶栓治疗可减少左室附壁血栓的发生率，这可能与其能减少心肌梗死的面积有关。在既往临床试验中未见阿司匹林在减少心室附壁血栓中的益处。

几个大规模临床试验均显示出抗凝治疗在预防体循环栓塞中的益处。在溶栓前及溶栓后时代，抗凝治疗均可使体循环栓塞的发生率降低超过 50%。在 SAVE（Survival and Ventricular Enlargement）临床观察中显示对于 LVEF＜40% 的 MI 病人，长期华法林治疗可明显降低脑卒中的发生率 [rr, 0.19 (rang 0.13 to 0.27); $P<0.001$]，同样的结果亦见于阿司匹林 [rr, 0.49 (rang 0.29 to 0.65); $P<0.001$]。

Braunwald 建议在以下病人应给予抗凝治疗（静脉注射肝素，维持 aPTT 于正常的 1.5～2.0 倍，后口服华法林至少 3～6 个月）：①已发生体循环栓塞者；②大面积前壁 MI 者，不管是否可经超声发现附壁血栓。对于前壁以外的其他部位的 MI，如发现附壁血栓或大面积室壁运动异常亦倾向于进行上述抗凝治疗。Topol 认为除大面积前壁 MI 外，其他部位的 MI 如伴心房颤动、心衰症状、LVEF 明显降低（尤其是＜30%）也应给予华法林治疗。阿司匹林虽不能促进附壁血栓的溶解，但其可抑制血小板沉积，减少心肌缺血事件的发生，且有试验证实可降低体循环栓塞的危险性，因此，应与华法林合用，长期口服。

应当指出的是，低剂量华法林与阿司匹林 80mg 联用与单用阿司匹林 160mg 相比并未表现出明显益处，而剂量过高则出血的危险性增加，因此必须定期对 INR 进行监测，控制 INR 于 2.0～3.0 之间。然而国内许多医院，尤其是基层医院并无监测 INR 的条件，因此应根据当地条件权衡利弊，选择最佳治疗方式。

（王志坚　丁文惠）

八、静脉血栓形成与肺栓塞

尸检报告证实 AMI 病人卧床 3 周而不用抗凝治疗血栓栓塞性疾病所致的死亡率占 AMI 总死亡率的 16%，而仅仅减少卧床时间即可使这一比率明显减少，因此，长时间卧床导致的血液淤滞是 AMI 病人发生静脉栓塞的重要原因。通过 [125]I 纤维蛋白原扫描发现，AMI 病人深静脉血栓的发生率约为 34%～38%，明显高于非 MI 的胸痛病人（7%～10%），而与手术后深静脉血栓的发生率相近。可见，与术后病人一样，高凝状态也是 MI 病人静脉血栓形成的重要因素。伴发心力衰竭、心源性休克的病人发生静脉血栓的危险性增加,据报道伴发心力衰竭的 MI 病人静脉血栓的发生率可增为 40%～50%,而伴休克的病人增加为 50%～60%。大多数病人静脉血栓形成于 AMI 发病后 5～7 天内,而近 50%～60% 的血栓形成于发病后 72 小时。因此,抗凝剂应早期应用。

早期对 AMI 的治疗强调长期卧床,进行尸检的 AMI 病人中有 20% 伴有明显的肺栓塞。而近期提倡 AMI 病人应早期活动,并且由于肝素的应用,肺栓塞在 AMI 病人中的发生率已较前明显降低。几乎所有肺栓塞的栓子均来源于下肢深静脉血栓,少数来源于右心室附壁血栓。而大约 10% 的深静脉血栓可脱落而导致症状明显的肺栓塞。静脉栓子脱落多发生于血栓形成 3 天后。因此,AMI 发病后 3 天内进行下肢活动不仅可减少深静脉血栓的发生率,而且可减少栓子脱落的几率。

深静脉血栓可以毫无局部临床症状,而首先表现为肺栓塞的症状。静脉血栓多为单侧,血栓累及髂、股静脉时可表现为患肢肿胀、疼痛,皮肤由于静脉血淤滞可呈紫色,皮温多高于对侧。浅静脉由于回流受阻而明显扩张,并可见到明显的侧支循环。轻度肺栓塞可无明显临床症状或被 AMI 其他症状掩盖。大块肺栓塞可突然发作胸闷、呼吸困难、憋气等,与一般肺栓塞相同。也可表现为胸痛易与再梗死混淆。严重时栓子阻塞肺动脉主干可导致明显血流动力学异常,病人血压急剧下降,表现为休克甚至猝死。体征可有呼吸急促、发热、P_2 亢进、颈静脉充盈等,病人可有各种心律失常。但这些临床体征的敏感性及特异性均不高。

下肢静脉血栓的辅助检查包括静脉压测定、超声多普勒、深静脉造影等,同位素检查可同时对下肢静脉及肺部进行扫描,可提高诊断率。

肺栓塞动脉血气分析可表现为低氧血症,肺泡－动脉氧分压差 $[P_{(A-a)}O_2]$ 增大。心电图异常多为非特异性,包括 V_1～V_4 的 T 波改变和 ST 段异常,部分病例可出现 $S_IQ_{III}T_{III}$ 征(Ⅰ导 S 波加深,Ⅲ导出现 Q/q 波及 T 波倒置)其他改变包括不完全右束支传导阻滞、电轴右偏、顺钟转位等;观察心电图的动态改变对诊断肺栓塞的意义更大。胸部 X 线检查可有区域性肺血管稀疏、纤细,透亮度增加;出现肺梗死时出现肺野局部浸润性阴影,尖端指向肺门的楔形影;大面积、次大面积肺栓塞可出现右下肺动脉干增宽、肺门截断征;肺动脉段膨隆及右室增大征等,但这些均缺乏特异性。超声心动图可发现右室壁局部运动幅度降低、右室右房扩大、室间隔左移等右室高负荷征象,并可发现肺动脉高压;超声可根据右室功能不全的有无成为划分次大面积肺栓塞的依据,但超声尚不能作为肺栓塞的诊断依据。胸部螺旋 CT、电子束 CT 与同位素肺灌注/通气扫描可明确栓塞的部位和范围,且准确、无创,是现在诊断肺栓塞的常用手段。MRI 有潜在的识别新旧血栓的能力,有可能为将来确定溶栓方案提供依据。肺动脉造影是诊断肺栓塞的"金标准",敏感性和特异性均高达 95% 以上,但其为有创检查,发生致命性和严重并发症的几率分别为 0.1% 和 1.5%。因此,在可应用其他无创方法诊断时,尤其是拟采用内科治疗时,肺动脉造影不作为首选。

AMI 病人尽早行下肢活动,并早期应用抗凝剂,可明显预防下肢静脉血栓和肺栓塞的发生。治疗与一般下肢静脉血栓和肺栓塞相同,在此不再详述。

(王志坚　丁文惠)

九、心包炎与心包积液

(一) 心包炎

心包炎可能是未进行再灌注治疗的急性透壁心肌梗死后胸痛的最常见原因。心包炎可发生于 AMI 24 小时内至 6 周后的任何时间。有学者建议将心包炎分为早期心包炎（发生于 AMI 后 24 至 72 小时内）及晚期心包炎或 dressler's 综合征（多发生于 AMI 数天至数周后），有时二者在临床上相互混杂，不易分辨。但有学者认为此种分类方法并不科学，因为早期心包炎与 dressler's 综合征在发病机制（前者为机械原因，主要由于透壁性心肌梗死延伸至心外膜导致局部急性纤维素性炎症；后者为自身免疫原因）、临床特点及治疗原则上均有较大不同，因此，多数学者仍将其看作是两个独立病症。本文仅述及前者。

1. 临床表现

心包炎典型的症状即为胸痛，临床容易与梗死后心绞痛及再梗死混淆，但心包炎的疼痛多向颈、背、肩部放射，且可随呼吸及体位不同而变化，即深呼吸、咳嗽或身体后仰时疼痛加重，坐起或身体前倾时减轻。

体征主要为心包摩擦音，多于胸骨左缘 4、5 肋间或心尖靠内侧最为响亮。摩擦音多于心梗后第 2 或第 3 天出现，90% 以上的摩擦音出现于心梗后 4 天之内。在一个临床观察中显示 70% 的心包炎病人于心包炎性胸痛发生后 4～48 小时出现心包摩擦音。但心包摩擦音持续时间多较短暂，临床上易被漏诊。因此，反复对可疑病人进行听诊非常必要。

过分强调心包摩擦音作为心包炎的诊断标准可能会造成临床上的漏诊。文献报道，心包炎病人 92% 到 100% 的病人会出现典型胸痛，而仅有 47%～74% 的病人会产生心包摩擦音。如果仅以心包摩擦音为诊断标准，未行溶栓治疗的透壁梗死病人心包炎的发生率为 14%，而以典型的胸痛伴或不伴心包摩擦音为诊断标准，则该发生率上升至 25%，与尸检结果报道的 28%～40% 相近，因此，对于心包炎的临床诊断，典型的胸痛更为重要，并不必过分依赖心包摩擦音的有无。

2. 心电图

心包炎心电图的改变可能与心外膜下心肌受累有关。典型的心电图表现为两个以上肢体导联及大多数胸前导联广泛地 ST 段弓背向下抬高，但常常被 AMI 本身的心电图改变所掩盖。并且，对于已发 AMI 的病人，心包炎导致的 ST 段抬高常被认为是梗死后心绞痛或再梗死。心包炎心电图与 AMI 本身心电图改变一个重要的鉴别要点是心包炎缺乏定位性，如：Ⅱ、Ⅲ、aVF 可同时伴 I 导的 ST 段抬高。PR 段压低亦可提示心包炎的发生，但敏感性较低。T 波的改变包括两种形式，一种表现为心梗发病后 48 小时 T 波仍持续正立（Ⅰ型），另一种为发病前倒置的 T 波发病后变为正立并持续至心梗发病后 48 小时（Ⅱ型）。Oliva PB 报道以 T 波改变诊断梗死后心包炎的敏感性和特异性分别达 100% 及 77%。

3. 治疗及预后

心包炎多发生于大面积透壁心肌梗死，早期溶栓治疗可使其发生率降低 50%。心包炎的主要治疗为对症止痛。疼痛较重者可每天口服阿司匹林 2～3g，分 4～6 次口服，临床证明是安全和有效的。应尽量避免应用甾醇类及其他非甾醇类抗炎药物，因有实验证明其可抑制梗死心肌的修复。抗凝剂可增加 AMI 后血性心包积液的发生率，但仍无足够证据表明出现心包炎后需停用抗凝剂。在高血栓并发症危险的患者，如溶栓治疗后、血管成形术后、肺栓塞或左室附壁血栓的患者，应继续抗凝治疗，但应严密监测出、凝血时间及心包积液情况的变化。

心包炎本身并不是死亡率增加的独立危险因素。但心包炎的发生常预示着梗死面积较大，因此病人并发症多，预后差。伴发心包炎的 AMI 病人常较其他病人 ST 段抬高的更加明显，心肌酶水平更高，射血分数更低，且更易发生房颤及各种室性心律失常。在 MILIS 试验中显示：出现心包炎的 AMI 病人与其他 AMI 病人相比早期及晚期死亡率均增加。

（二）心包积液

梗死后3天内心包积液的发生率大约为25%，前壁、大面积心梗及合并心力衰竭者心包积液的发生率高。积液大多为少量，不会造成明显血流动力学异常，临床无明显症状；少数大量心包积液可造成心包填塞，多为心脏破裂造成的血性心包积液。M型超声及二维超声是诊断心包积液的主要手段。少量心包积液一般不需特殊治疗，但应密切观察临床情况尤其是心包填塞的体征，并定期行超声观察积液发展情况；大量心包积液引起的心包填塞应予心包穿刺或心包持续引流，如合并心脏破裂则需尽快行外科治疗。多数学者建议出现心包积液应停用抗凝药物，但如病人有强烈的抗凝指征（见前），则应在密切监测出、凝血时间的情况下进行，并严密观察临床情况，如出现心包填塞则立即停药。

心包积液一般吸收缓慢，常需数月才能完全吸收。梗死后心包积液与梗死后心包炎并不等同，虽然二者可同时发生，但多数情况下心包积液并不伴有心包炎的其他证据。

（王志坚　丁文惠）

十、Dressler's综合征

Dressler's综合征又称梗死后综合征，1956年由Dressler首先进行描述。它发生较晚，多发生于急性心肌梗死后2~11周，因此有人称其为"晚期心包炎"。它主要特点为发热、反复发作的心包炎、胸膜炎、肺炎、白细胞增高、血沉增快等。因其有时在临床上与早期心包炎难以明确区分，因此具体发生率难以准确估计。早期报道其发生率约占AMI的3%~4%，近期发生率较早先明显减少。发生早期心包炎的病人发生dressler's综合征的危险性增加。

（一）发病机制

Dressler最初设想本综合征是由于心肌坏死产生自身抗原而产生的自身免疫反应。后来的文献报道虽均未得出结论性推断，但提示Dressler's综合征确存在多种自身免疫异常。Gery I及后来多位学者均发现Dressler's综合征体液中存在类似心包切开综合征的心脏特异抗体，但这些抗体均缺乏特异性。Versey与Gabirel对45例AMI病人的补体系统进行了测定，发现共有4人血液中存在补体系统的异常激活，而这4人中的3人后来发生了Dressler's综合征。这提示补体系统可能在Dressler's综合征的发病中起到一定作用。有人认为自身免疫反应来源于心包腔，抗凝剂的应用可促进血细胞渗透至心包腔从而促进Dressler's综合征的发生。这可以部分解释近年来由于口服抗凝剂应用的减少导致的Dressler's综合征发生率的降低。有文献报道Dressler's综合征除体液免疫异常外，细胞免疫系统也存在异常。综上所述，虽然目前尚无确切的结论，但基本认为Dressler's综合征与自身免疫反应有着密切关系。

（二）临床特点

病人多有发热，但体温很少超过39℃，如AMI发病10天后仍发热且无感染证据，应怀疑Dressler's综合征的可能。胸痛性质与早期心包炎相似，呈体位性，深呼吸、咳嗽时可加重，病人为求症状缓解而常呈前倾位。且症状常反复发作。心包积液的发生较常见，约为50%，发生中、大量心包积液的比率亦高于早期心包炎。积液可呈浆液性、浆液血性，少数可呈血性。对积液进行培养结果常为阴性。68%的病人可出现胸膜炎或胸腔积液，积液量较少，且多为单侧，血性胸腔积液并不常见。约28%~61%的病人胸部X线检查会出现下肺野斑片状或线性的浸润。

(三) 辅助检查

实验室检查可发现白细胞增多,且主要是多形核细胞增多,红细胞沉降率增快,病人可有轻度贫血;心电图可为广泛的 ST 段弓背向下抬高等一般心包炎的表现;胸部 X 线可发现心界两侧扩大,并可发现胸腔积液及肺浸润;超声心动发现心包积液可有助诊断。

(四) 治疗

Dressler's 综合征常为自限性,治疗多限于止痛治疗。但少数病例可呈慢性反复发作病程。文献报道可应用阿司匹林,650mg,每 4～6 小时一次,临床证明是安全有效的。如效果不理想可谨慎考虑应用吲哚美辛、保泰松等非甾醇类抗炎药。但注意 AMI 急性期 4 周内应尽量避免应用甾醇及非甾醇类抗炎药物,以免影响坏死心肌修复、增加心脏破裂的发生率。4 周后如症状严重,且反复发作,可考虑应用甾醇类抗炎药。可予泼尼松口服,Dressler 建议初始剂量予 40～60mg 共持续 1 个月,如每于减量或停药时症状复发,可考虑小剂量 5～10mg 长期口服。较小初始剂量 30～40mg,每天一次,持续 14 天亦被证明是有效的。因抗凝剂可增加血性心包积液及心包填塞的发生率,因此应禁止应用。如病人有强烈应用抗凝剂的指征如心室附壁血栓或肺栓塞,则在抗凝治疗同时放置心包引流管持续引流心包积液。

(王志坚　丁文惠)

十一、心肌梗死延展

心肌梗死延展 (myocardial infarction extention) 是与心肌梗死伸展 (myocardial infarction expantion) 不同的概念,它实际上是早期再梗死。而近年来文献中对早期再梗死的提法更为常见。心肌梗死的延展是指急性心肌梗死后 24 小时至四周内又发生新的心肌坏死,使坏死组织增加,梗死面积扩大。一般认为住院期间发生的再梗死为心梗延展,而出院后发生的为再梗死。除了上述的人为规定的时间划分外,延展指新发生的梗死区与原梗死区为同一冠状动脉供血区。而再梗死既可以发生于原梗死区,也可发生于远离原梗死区的另一冠脉供血区。少见于在住院期间发生的再梗死是由与原梗死相关血管不同的冠脉病变所致,这样的情况称为再梗死更为合适。梗死延展多发生于首发梗死的 1 到 17 天,平均发生时间为 2.4 到 10 天。

(一) 病理生理与发病机制

近年来随着对急性冠脉综合征病理生理机制的研究的发展,斑块破裂被认为是急性冠脉综合征的共同病理生理基础。而由斑块破裂到不同程度的血栓形成所致的不同程度的心肌缺血,反映了由不稳定性心绞痛到非 Q 波心肌梗死到 Q 波心肌梗死的动态演变过程。这一过程即由短暂心肌缺血到心内膜下心肌梗死,而后逐渐向心外膜及四周扩散,如冠脉长时间完全闭塞又无侧支循环供血,该区域心肌必将完全坏死,没有存活心肌,则不可能出现梗死延展。但是如在心肌未完全坏死前冠脉前向血流恢复 (血栓自溶,溶栓成功或冠脉痉挛缓解) 或存在侧支循环,梗死相关血管供血区域仅部分心肌坏死,仍有存活心肌,而次全闭塞的梗死相关血管由于斑块的不稳定性极易再次发生闭塞。因此,所谓的不完全心肌梗死更容易发生梗死延展。据报道发生梗死延展的患者的初始梗死的 CK 及 CK-MB 峰值均明显低于无梗死延展发生的患者,这也说明小面积的非透壁心肌梗死更易发生梗死延展。发病机制除了上述的解剖学的基础外,尚有病理生理上的基础,即心肌氧耗量的增加。所以心率及心室负荷的增加等均可增加梗死延展的危险。

（二）心肌梗死延展的病理

心肌梗死延展的特征性病理表现是正在愈合的旧梗死区为新坏死灶包围。这些新坏死灶分布于透壁性心肌梗死灶周围；而在心内膜下心肌梗死，新梗死灶分布于旧梗死灶对应的心外膜下或周围。这些新旧不等的梗死灶是由同一梗死相关血管供血的。组织学研究发现在这一新旧不等的梗死灶内通常可见到收缩带坏死，收缩带坏死是缺血心肌再灌注损伤的典型表现。再灌注可来源于原梗死相关血管的自行开通或来自于侧支循环。收缩带坏死的发现也从一个侧面验证了梗死延展的发病机制。

（三）发病情况

一项来源于尸解的报道认为梗死延展的发生率为17%。临床报道梗死延展的发生率随诊断标准的不同而有很大差异，从10%到86%。高发生率可源于仅用单一诊断标准来诊断，例如仅采用ST段改变来诊断梗死延展，就可能将其他影响ST段的情况如心包炎，代谢改变及药物影响等包括在内；有些早期的文献用ST段改变和非心肌特异的血清总CK的再升高作为诊断标准，这亦可高估梗死延展的发生率（其报道的发生率为56%~86%）。用ST段改变结合血清CK-MB的再升高作为诊断标准则可提高诊断的敏感性和特异性，根据梗死类型的不同，报道的发生率约为10%~40%，平均14%~30%，与尸检结果大体相近。不同的心肌梗死类型之间梗死延展的发生率也有较大不同，据报道，所谓的非透壁性心肌梗死梗死延展的发生率高达40%，而完全的透壁梗死梗死其发生率仅为10%左右。随着近来对心肌梗死的治疗进展，梗死延展的发生率有所下降。

（四）危险因素

梗死区仍有存活心肌是发生梗死延展的病理生理基础，所以非Q波心肌梗死，成功溶栓后的心肌梗死，梗死后心绞痛等均是梗死延展的主要危险因素。此外血压过高或过低，长时间反复发作性胸痛，肥胖，女性，心功能不全，心源性休克，糖尿病等均是梗死延展的危险因素。

（五）临床表现与诊断

急性心肌梗死胸痛完全缓解后再发缺血性胸痛，持续时间长，出现并发症或原有并发症再发或加重，尤其是原梗死伴有心功能不全，心源性休克，心律失常的突然再发或加重。突发的室颤、心脏性猝死或心脏破裂等在梗死延展患者中并非少见。心电图可表现为原梗死部位或梗死相邻部位导联ST段抬高或原有抬高者抬高程度加剧，可出现新Q波或R波幅降低。上述胸痛症状和ST-T改变对诊断梗死延展均有较高的敏感性（二者敏感性分别为90%和80%），而特异性较差（分别为46%和36%）。结合血清心肌酶的再度增高可提高诊断的敏感性和特异性，尤其是CK-MB及TnT，TnI再度升高特异性更大。^{99m}Tc闪烁扫描和放射性核素心室造影亦可有助于梗死延展的诊断，但由于检查过程繁杂，而此时患者病情多较危重，因此临床实际应用价值不大。

（六）预后

由于梗死延展有坏死心肌数量的增加，所以有此并发症的患者比无此并发症的患者无论是近期预后还是远期预后均差。严重的心力衰竭及心律失常是梗死延展患者常见的早期并发症。许多患者死于心源性休克后或心脏骤停。Maisel等报道有梗死延展者住院期间死亡率为18%，而无延展者为7%。有梗死延展者一年生存率亦明显降低。非Q波心肌梗死患者发生梗死延展可同时导致梗死伸展从而增加其晚期死亡率。近年来由于心肌梗死的治疗进展，梗死延展的发生率有所降低，预后也有所改善。

(七) 预防和治疗

与梗死伸展不同,梗死延展多发生于小面积非透壁的心肌梗死。梗死延展的发生取决于患者梗死区是否存在处于缺血状态的存活心肌,以及处于次全闭塞的梗死相关血管（IRA）是否处于不稳定状态。对ST段抬高的心肌梗死进行传统的溶栓治疗并不能减少梗死延展的发生率,相反,成功的溶栓治疗可使梗死延展的发生率增加。因为,成功的溶栓治疗虽可挽救大量心肌免于坏死而使梗死面积减小,但梗死区边缘大量存活心肌的存在同时为梗死延展的发生提供了基础;而解剖学意义上"再通"的IRA虽然血栓被溶解,但粥样斑块本身的不稳定状态并没有解除,随时可能再次发生闭塞。因此,溶栓后加强抗凝及抗血小板治疗对预防梗死延展的发生尤为重要。相反,未进行再灌注治疗的心肌梗死IRA持续处于闭塞状态,梗死区心肌完全坏死而没有存活心肌的存在,虽然梗死面积较大,但由于没有梗死延展的基础,反而不易发生梗死延展。急诊经皮冠脉介入术（PCI）可克服溶栓治疗的上述缺点。一项对几个随机临床试验进行的荟萃分析显示急诊PCI患者的30天再梗死率可由溶栓治疗患者的11.9%降至7.2%。

因为梗死延展的患者预后差,因此应强调早期识别高危人群,积极纠正上述的梗死延展的危险因素,防止延展的发生。与透壁心肌梗死相比,非透壁心肌梗死坏死面积相对较小,住院死亡率相对较低,但由于其梗死区存在有存活的心肌,且梗死相关血管大多处于次全闭塞状态,发生梗死延展的危险性大于透壁梗死。因此,对于小面积的非透壁心肌梗死临床上绝不能轻视。相反,对此类患者更应给予充分的抗凝及抗血小板治疗,以防止再次冠脉事件的发生。对有反复梗死后心绞痛发作或早期运动试验阳性的患者,应早期行冠脉造影明确冠脉情况。已明确梗死后早期行PTCA或冠脉搭桥术可减少梗死延展的发生。

近年来国际上进行了大量有关心肌梗死治疗的大规模随机、双盲临床试验,评价了多种药物的在心肌梗死中的治疗效果。与预防早期再梗死有关的药物治疗可归结如下:

1. 抗血小板治疗　血小板在动脉粥样硬化斑块破裂后的血栓形成过程中起着重要作用,抗血小板治疗能减少急性心肌梗死住院死亡率及早期再梗死率。常用的抗血小板药物包括阿司匹林,噻氯匹定及新型ADP受体拮抗剂氯吡格雷。尚有作用于血小板聚集的最后共同通路的GPⅡb/Ⅲa受体拮抗剂,一些临床试验认为GPⅡb/Ⅲa受体拮抗剂静脉制剂在接受介入治疗的ACS患者中疗效肯定,而在非介入治疗的ACS患者中疗效不肯定,口服制剂在非ST段抬高的患者中疗效并不优于阿司匹林。

2. 抗凝治疗　无论是作为溶栓治疗的辅助用药还是对于非ST段抬高的急性心梗患者肝素均可降低梗死延展。

3. β-受体阻滞剂用于急性心梗可减少心肌氧耗,从而预防梗死延展的发生。近期的TIMI-Ⅱ实验证实,在梗死后2小时应用β-受体阻滞剂可明显降低6周内死亡率及再梗死发生率。

4. 硝酸酯类药物可缩小急性心梗的梗死范围,对梗死延展疗效不肯定,但可用于控制梗死后心绞痛。

5. 钙离子拮抗剂中仅硫氮䓬酮被明确证实可降低无心功能不全（LVEF>40%, X线无肺瘀血）的急性心梗病人的死亡率及再梗死率,对伴心功能不全者反而有害。

（王志坚　丁文惠）

十二、心肌梗死伸展

心肌梗死伸展（myocardial infarction expansion）是指梗死区心室壁不适当地变薄、伸长，并弧形膨出，导致心室形态学的改变。尸解研究发现其发生率约占单次心梗的40%。心电图可表现为Q波的导联数增多，但心肌坏死的数量无增多，因此，心肌酶无再升高。虽然梗死伸展无新的心肌坏死，但却使梗死区占心室总面积的比例增加，造成功能梗死区增加，从而对心功能及心室重构产生不利影响。

（一）病理与病理生理

急性心肌梗死于发病24小时内即可发生梗死伸展，但严重的伸展多发生于发病5天后，常于1~2周达最大限度，一般认为多在梗死后3周内结束。若梗死伸展长期不消失，膨出部分被纤维瘢痕组织代替，可形成慢性室壁瘤。

对梗死伸展机制的确切阐释多源于动物实验。实验表明两种因素为梗死伸展的必需条件：①透壁心肌梗死；②坏死心肌数目须达一定数量，一般认为梗死面积大于10%才有可能发生伸展，面积愈大发生率愈高。其余的危险因素还有：①部位：前壁多见，因前壁为LAD供血，易发生大面积梗死，且前壁心尖区心肌最薄，曲率半径最小，容易在缺血时发生伸展；②心脏负荷：心脏负荷重如伴高血压病者更易发生伸展，减少负荷可减少伸展的发生；③室壁厚度：心室肥厚者不易发生伸展；④药物：心梗后早期应用甾醇及非甾醇类消炎药物可减少心肌间质水肿和炎症细胞浸润，抑制胶原纤维合成，使心室壁机械抵抗力降低，促进伸展的发生。

梗死伸展的病理学组织学基础可能为：①坏死的心肌细胞被牵拉伸长；②由于间质细胞坏死吸收，细胞间隙变小；③心肌细胞坏死，坏死物质吸收；④心肌细胞滑动，心肌纤维束重新排列。以上前两种情况在使室壁伸长变薄的同时可使梗死区心肌细胞的密度增加，而后两种情况反过来可使梗死区心肌细胞的密度减少；因此，最终梗死区心肌细胞密度的变化取决于哪种情况起主导作用。在梗死伸展的大鼠模型中发现仅有20%的伸展区心肌细胞密度较对照组增加；在人的尸解研究中也发现大部分伸展区变薄是由于室壁横断面心肌细胞数量的减少所致，因此，心肌细胞坏死及细胞间的滑动可能在梗死伸展中占更重要的作用。

梗死伸展虽无坏死心肌数量的增加，但由于梗死区占心室面积的比例增大，使功能梗死区增加，周围正常心肌的负荷加重，同样对心功能产生不利影响；梗死区局部膨胀扩张，可造成整个心室腔增大，研究表明，梗死伸展是梗死后早期左心室扩张的最主要原因。在梗死后前3天，左室扩张主要是由于梗死区的扩张，即梗死伸展所致。梗死区的这种扩张往往可持续至AMI后3周。根据Laplace公式，随着心室腔半径增大，室壁张力增加，后期使非梗死区心室也随之扩张，非梗死区心肌伸展是晚期心室扩大的主要原因。心室的几何形态学可渐发生变形，我们称这种变化为心室重构（ventricular remodeling）。现已证实MI后左室扩大是心力衰竭的重要决定因素，且与预后及生存率呈密切相关。因此，即使梗死面积相同，发生梗死伸展者预后显著劣于无伸展者。由于伸展部位室壁薄，运动弱，易发生心室破裂及附壁血栓。

梗死伸展应与梗死延展（myocardial infarction extension）相鉴别，后者发生多较晚，为在原心肌梗死区周围又出现了新的梗死灶，坏死的心肌细胞数量增加，其不仅有ECG的改变，而且有心肌酶谱的再升高（表24-8-5）。

表 24-8-5　梗死伸展与梗死延展的鉴别

梗 死 伸 展	梗 死 延 展
常见并发症，发生率约 40%	不常见并发症，约 17%
梗死后 5～7 天多见	较梗死伸展晚，但可发生于梗死后任何时候
多发生于大面积透壁心梗	多发生于非 Q 波心梗
继发于坏死心肌纤维的断裂、滑动	继发于梗死区周围心肌灌注的再次降低
无明显临床症状，或表现为血流动力学异常的症状	临床表现为反复胸痛
为梗死区牵拉、变薄，无新的梗死心肌形成，因此无心肌酶的再次升高	为梗死区周围心肌的再梗死，心肌酶再次升高

（二）临床表现

无特异性临床症状。由于功能梗死面积增大，病人可有心功能下降，如运动耐力的下降等，为发生心力衰竭的原因之一；病人一般无再胸痛的发生，ECG 可见梗死范围扩大，但心肌酶无再升高。发生心脏破裂时可出现心包填塞的症状；如发生附壁血栓脱落，可发生体循环栓塞。

（三）辅助检查

超声心动图是诊断梗死伸展的主要手段，其使用方便快捷，利用床旁超声可对梗死伸展做出及时和比较准确的诊断。利用二维超声可测量梗死区室壁长度及厚度，可发现伸展区心室壁明显变薄，伸长，并可局限膨出。但超声仅可进行二维测量，且测量时与心室壁垂直线总有一定角度，从而使测量的室壁厚度偏大；而且，超声测量干扰因素多，并非每个病人均能得出清晰图像以供测量。MRI 可对心脏进行三维立体观察，可更精确地测量心室壁厚度及长度，但 MRI 价格昂贵，检查程序繁杂，限制其应用。

（四）治疗及预防

梗死伸展易发生于大面积透壁心肌梗死，因此，AMI 急性期采取溶栓、早期 PTCA 等积极再灌注治疗缩小梗死面积，减少透壁心梗的发生率，可有效预防梗死伸展的发生。临床实验证明，即使梗死面积相同，梗死相关血管（IRA）通畅的病人左室收缩末容积小于 IRA 持续闭塞者，因此，保持 IRA 开通不仅可减少梗死面积，而且可阻止梗死后的左室扩张。此外，有血压增高者应积极控制血压，以减轻心脏负荷。避免应用甾醇及非甾醇类消炎药物，但阿司匹林等抗血小板药物应除外。

多项临床研究均表明在 AMI 后数天内应用 ACE-Ⅰ类药物可减少梗死伸展的发生率，减轻左心室肥厚及扩张，长期服用至 1 年后仍可减轻左室重构，改善心功能，降低心力衰竭及再梗死的发生率，减少心血管死亡率及总死亡率。有实验比较在梗死后 24～48 小时内应用与推迟至 1 周后应用卡托普利（Captopril）对心室容积的影响，结果证明早期应用更好。应用 ACE-Ⅰ应强调剂量个体化，从小剂量用起，以避免低血压的发生。

（王志坚　丁文惠）

第九节 急性心肌梗死后早期危险性评价及二级预防

一、急性心肌梗死后早期危险性评价

患者发生急性心肌梗死（AMI）后一个很重要的工作就是识别可能会发生再次心肌梗死或死亡事件的高危人群。对这类患者发生心血管不良事件的危险性大小的评价十分重要，它对采取适当的治疗措施以减少或防止不良事件的发生有重要的指导意义。研究表明 AMI 后幸存者在早期发生心血管不良事件的危险性较大，但随时间的延长其危险性逐渐降低，因此，很有必要对 AMI 患者进行早期的危险性评估。

在心肌梗死发生后的早期（24～48h 内），应尽快进行患者的临床评价及心肌缺血、心肌梗死范围与左心室功能的评估。运动心电图检查通常是在 AMI 后 6 周内进行，以明确有无可诱发性心肌缺血存在；扩血管药物负荷心肌灌注显像与低剂量多巴酚丁胺负荷超声心动图检查是近来常用的有效的早期评价方法，它们可以识别梗死区外其他部位的心肌缺血或梗死区的存活心肌，用以指导该患者有无必要行冠状动脉造影、是否可以安全出院或是否需要采取药物治疗。

当 AMI 患者施行直接经皮冠状动脉介入干预（PCI），已成功开通梗死相关血管、且病情相对稳定者，则这部分患者的早期危险性评价的意义相对较小，此时评价的关键是了解患者有无非梗死区潜在缺血的可能。这部分患者可于心肌梗死后 6 周行运动心电图或负荷影像学评价。

（一）临床评价

凡是 AMI 患者伴发低血压状态、左心功能不全、持续性心力衰竭、恶性心律失常、持续性胸痛或轻微活动诱发的心绞痛等，临床上均属于高危的 AMI 患者。具有这些临床高危特征的患者多为老年患者，存在多种冠心病的危险因素或既往有心肌梗死病史，这类患者有必要行早期冠状动脉造影评价，若冠状动脉病变适合行血运重建治疗、且其供血的区域存在存活心肌，则考虑积极的介入治疗或冠状动脉旁路移植术（CABG）。若 AMI 患者无高危的临床特征，则临床评价系低危组人群，但他们仍有可能出现心血管不良事件，因此，对这部分患者仍需要进一步的评价，可采用无创性评价检查方法，以了解患者有无缺血情况，若负荷试验评价结果呈阳性，则需按高危患者处理，若为阴性，则提示发生心血管事件的危险性极低，可考虑药物保守治疗。急性心肌梗死后临床危险性评价的流程见图 24-9-1。

急性心肌梗死后患者的预后与左心心功能不全的程度以及心肌缺血的范围及严重性密切相关，心肌灌注扫描或超声心动图检查可用以评价左室心功能不全与心肌缺血的状况，研究显示左室射血分数及左室收缩末期容积是预测患者死亡事件的重要变量，心肌灌注扫描对心功能不全患者的检测很有价值，因可鉴别出心功能不全是由于坏死心肌抑或冬眠心肌顿抑心肌所致，后者为存活心肌，可从积极的干预中获益。

以影像学检查出的高危患者多系左室射血分数低下（如<35%）或存在广泛的心肌缺血客观证据的患者，这类患者也应积极行冠状动脉造影检查，其处理对策与具有临床高危特征的患者一致。通过影像学检查评估为低危的患者，其左室射血分数通常在 50% 以上或缺血范围较局限，其治疗以药物干预为主，但有症状者可考虑有创治疗以缓解临床症状。

新近有报道从急性心肌梗死早期静脉溶栓试验（In TIME Ⅱ）患者的临床变量与预后关系分析中创建了对死亡危险具有预测意义的床旁简易危险评分系统（TIMI risk score sys-

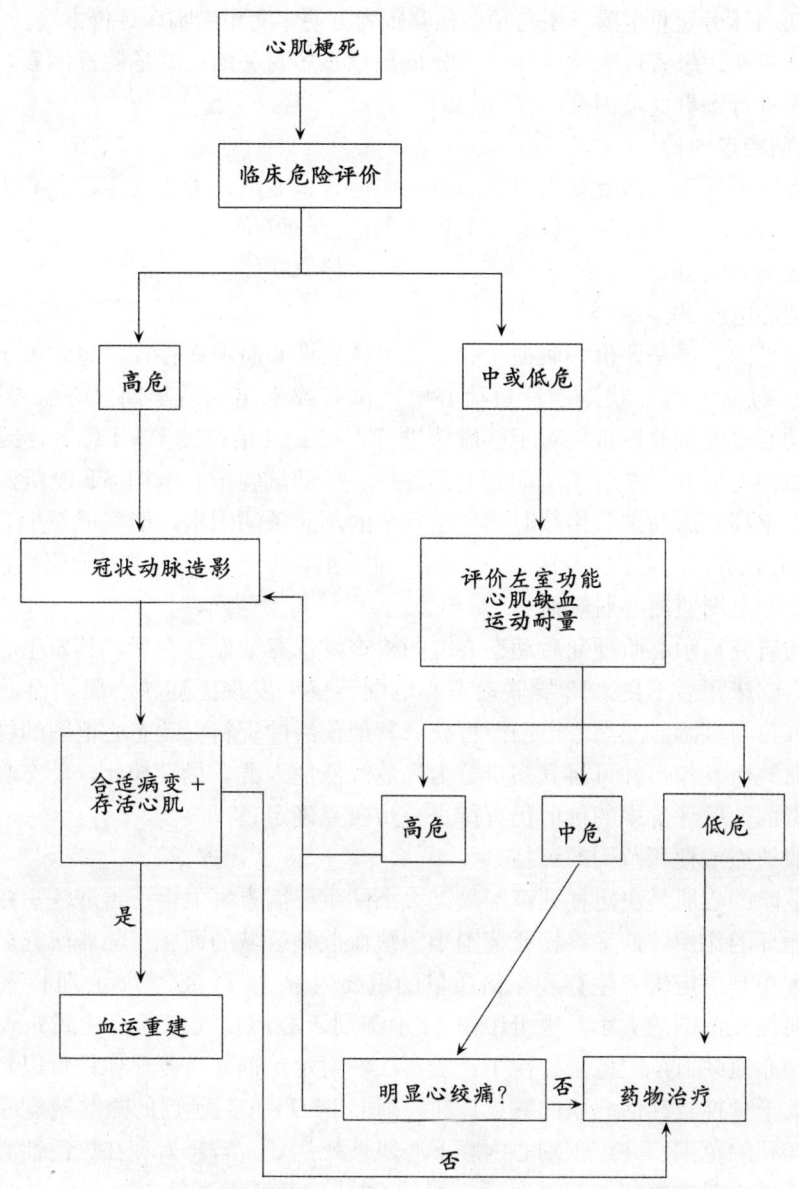

图 24-9-1 急性心肌梗死后临床危险性评价的流程图

tem),该系统对急性心肌梗死患者的危险分层以及 30 天或 1 年的死亡危险性预测有实用价值。已筛选出的对临床预后有重要预测性的主要临床变量及相应的评分值包括:①年龄 65～74 岁/≥75 岁(2/3 分);②收缩压<100mmHg(3 分);③心率>100 次/分(2 分);④Killip Ⅱ～Ⅳ级(2 分);⑤前壁 ST 段抬高(1 分);⑥糖尿病、高血压或心绞痛病史(1 分);⑦性别:女性(1 分);⑧发病至再灌注时间>4 小时(1 分)。评分值范围为 0～14 分,累计患者入院时上述变量的评分值,将患者分成不同的危险层次。我们新近研究将 TIMI 危险评分用于入院时 ST 段抬高的心肌梗死(STEMI)患者的危险性评估及预后预测,显示入院时 TIMI 危险评分值越高,其临床危险性越大,临床预后越差,而评分≥8 分者的心血管事件发生是评分为 0 的 8 倍,心脏性病死率也增高。可见,TIMI 危险评分法可能是对

STEMI患者进行床旁定量危险分层与预后预测较为方便、实用的临床评价方法。

对急性心肌梗死患者还需常规检查,分析与冠心病有关的一些危险性因素,如血脂、血糖水平,以便进行多重危险因素的综合防治。

(二)无创检查评价

对急性心肌梗死患者恢复期无明显心肌缺血症状、血流动力学稳定、无心力衰竭及严重室性心律失常者,在有条件的单位应行下列无创检查与评价:

1. 心肌缺血的评价

(1) 运动心电图试验:

该试验的目的主要是评价心肌梗死后有无可诱发性心肌缺血存在。患者可于出院前(心肌梗死后10~14天)行症状限制性负荷心电图试验或于出院后早期(心肌梗死后10~21天)进行运动心电图试验评价。对于已成功进行直接PCI治疗的AMI患者,因病情相对稳定,可于心肌梗死后6周左右予运动心电图评价。运动试验示心电图ST段压低者较无压低者1年的死亡率高;运动试验持续时间也是重要的预后预测因素,能完成至少5个代谢当量(METS)而无早期ST段压低及运动中收缩期血压正常上升,具有重要的阴性预测价值。

(2) 动态心电图监测心肌缺血:

长期随访研究显示心肌梗死后动态心电图检查发现有缺血存在者,其发生心血管事件的危险性增加,临床预后不良。12导联动态心电图不仅可发现无症状心肌缺血,而且可提示心肌缺血的部位与范围。动态心电图尚可获取其他预后的资料。动态心电图的检测有助于预测患者的心肌缺血发作,并可将其初步分为高危或低危人群。尽管如此,动态心电图在所有心肌梗死患者的预后评价中的价值仍有待进一步研究确定。

(3) 心肌缺血或梗死范围的评估:

有缺血危险的心肌是决定梗死范围最终大小的主要因素,但由于再灌注治疗、自发性再灌注及侧支循环的作用,使最终梗死范围小于缺血危险区域的面积。临床研究显示最终心肌梗死范围的大小是决定患者生存和生活质量的重要因素。^{201}Tl或^{99m}Tc心肌核素灌注显像可用以评价心肌梗死范围的大小。也可用^{99m}Tc示踪剂于心肌梗死患者溶栓或介入干预前行显像检查,明确心肌缺血危险范围,待干预后再次注射示踪剂并重复显像评价以判断积极的溶栓治疗或介入干预挽救存活心肌的数量。在注射Gd-DTPA后延迟的磁共振显像可确认患者急性期心肌坏死的范围,并可识别心内膜下心肌梗死病灶。若患者存在广泛性心肌缺血(负荷试验提示诱发心肌缺血范围超过存活心肌的50%)者属于高危人群,易出现心血管不良事件,适合积极的有创评估与干预。心肌缺血或梗死范围的评估对患者的预后预测与指导治疗有重要价值。

(4) 若静息心电图有异常,如束支阻滞、ST-T异常、WPW或使用洋地黄、β-受体阻滞剂治疗者,用心电图方法难以评价其有无心肌缺血状态,此时应考虑选择运动核素心肌灌注显影或负荷超声心动图检查;对不能运动的患者可以药物负荷心肌灌注显影或多巴酚丁胺负荷超声心动图检查。

2. 存活心肌的评价

心肌梗死后存活心肌(viable myocardium)的影像学检测方法与心肌缺血的评价基本类似。急性心肌梗死后左室心功能下降主要与心肌坏死、梗死区存活心肌的顿抑(stunning)、存活心肌的冬眠(hibernation)或以上三种情况并存有关。单纯的心肌顿抑是指急性心肌缺血或恢复血流后心功能仍低下、但无心肌细胞结构损伤的一种病理生理改变,若无持续性缺血存在，顿抑心肌大约于缺血事件发生后2周内恢复正常；而所谓心肌冬眠是指部分存活的心肌因持续性缓慢低流量的血流而使心功能下降，若心肌存在长时间缺血或心肌顿抑反复发作，则易导致心肌冬眠，需要血运重建以恢复心功能。

目前有几种检查方法可评价存活心肌。临床中通常采用心肌灌注显像或负荷超声心动图检查，若评价结果仍不能肯定，可应用更为复杂的检查技术，如心肌核磁振或正电子发射断层扫描（PET）以进一步评价。PET可通过应用18F-脱氧葡萄糖的代谢定量分析心肌组织的灌注水平及存活心肌的情况。以^{201}Tl或^{99m}Tc核素心肌显像可检测心肌组织的灌注水平及心肌细胞膜受损情况。多巴酚丁胺负荷超声心动图检查与磁共振显像可评估静息状态下心肌室壁的厚度、增厚情况及收缩功能储备，若静息状态下心肌室壁的厚度<5mm，则提示有存活心肌的可能性不大，但这也并非绝对。相比之下，在注射Gd-DTPA后延迟的磁共振显像可显示心肌坏死的范围，并可明确有无心内膜下心肌梗死的存在。

上述几种检查方法中，PET检测的敏感性最高，但价格昂贵，核素显影也具有重要的价值，而多巴酚丁胺负荷超声心动图检查有较高的阳性预测价值。心肌声学造影超声心动图检查与心肌灌注磁共振显像对心肌微血管水平及心肌组织的灌注水平的检测也很有价值，但仍需要进一步研究。临床研究显示部分患者因心肌缺血导致左心室功能障碍的患者可通过存活心肌的检测与相应的血运重建术而得到改善。

3. 心功能评价

研究表明心肌梗死后左心室功能状态对未来发生心血管事件的危险性有较准确的预测作用。目前用来评估左心室功能状况的多种临床指标或检测技术，如患者的症状（劳累性呼吸困难等）、体征（湿啰音、颈静脉压升高、心室肥大、第三心音奔马律）、运动持续时间（活动平板时间）以及用左室造影、放射性核素心室显影及二维超声心动图测定的左室射血分数等均显示对AMI患者的预后有显著的预测价值。心肌梗死后左心室射血分数及左室收缩末期容积是预测患者死亡危险性大小的强烈预报因子；左心室造影显示心肌梗死后左室收缩末期容积>130ml，甚至比左室射血分数<40%或舒张末期容积增加在预测死亡率方面有更好的评估价值。通过影像学评价为高危的AMI患者，多数系左室射血分数<35%，这部分患者心血管事件的几率较大，应尽早行冠状动脉造影检查以决定是否需血运重建治疗。

4. 室性心律失常检测与评价：

在心肌梗死后1年内，若出现恶性室性心律失常者，其危险性较大，它是猝死发生的重要预测因子。出院前动态心电图检测若发现频发室性早搏或更严重的室性异位心律（如非持续性室速），都与死亡率增加相关。

信号平均心电图可识别梗死区内延迟的碎裂电信号（心室晚电位），表现为QRS波群终末的晚电位。新近研究显示再灌注治疗可减少AMI后晚电位发生率，但在再灌注治疗时代，信号平均心电图的预测意义尚不肯定。

心率变异性（HRV）反映心脏交感与迷走神经的相互作用。心率变异减低，反映迷走张力减低，是心肌梗死后死亡率增加的预测因素，尽管如此，其单独使用时的预测价值有限。

总之，这些对室性心律失常的无创评价方法，单独试验的阴性预测值高（>90%），但阳性预测值偏低（<30%）；若几项检测结合起来，可能一定程度增加它们的阳性预测值，但阳性结果对临床治疗的指导价值仍不明确，因而目前尚不能推荐为心肌梗死后临床常规检

查与评价方法。

(三) 有创检查评价（冠状动脉造影）及血运重建治疗选择

AMI后有自发性或轻微活动所诱发的心肌缺血发作者或在确定治疗心肌梗死后机械合并症前（如二尖瓣返流、室间隔穿孔、假性动脉瘤或左室室壁瘤者），或血流动力学持续不稳定或有左室收缩功能降低（LVEF<40%）者，在有条件的单位应考虑行有创检查评价（冠状动脉造影），并根据冠状动脉病变特点及存活心肌情况分别予以经皮冠状动脉介入干预（PCI）、冠状动脉旁路移植术（CABG）或药物保守治疗。

1. 挽救 PCI

挽救 PCI（rescue PCI）是指对溶栓治疗后梗死相关血管仍闭塞的冠状动脉实施的介入干预。近年来，由于介入治疗临床经验的不断丰富、冠脉内支架的置入，使溶栓治疗失败的患者行挽救 PCI 治疗有效，可挽救缺血心肌、改善心功能；但若患者已接受全剂量溶栓药物及抗血小板药物的应用（如血小板糖蛋白Ⅱb/Ⅲa受体拮抗剂），对患者行挽救 PCI 可能会导致出血并发症增多，应特别注意。

2. 溶栓治疗后延迟 PCI

成功的溶栓治疗后数天至数周（7～14 天），因梗死相关动脉病变处血栓斑块的溶解及重构，使残存的冠状动脉狭窄趋于稳定，不易形成血栓或再闭塞，此时对有狭窄的冠状动脉行 PCI（延迟 PCI）可能比较安全，且有可能改善生存率。但目前仍无大规模临床研究的证据以肯定支持。其他一些小规模试验提示延迟 PCI 与保守治疗对溶栓成功后无症状的 AMI 患者的生存率影响无差异，因而认为对无缺血症状的患者实施延迟 PCI 可能无益或益处不大。但是，近来有研究提示对心肌梗死溶栓后仍有自发或可诱发性缺血症状者行心导管检查及血管重建治疗可减少心绞痛发作及非致命性心肌梗死发生。近来，因支架的置入或血小板糖蛋白Ⅱb/Ⅲa受体拮抗剂的临床应用对这类患者是否会改善疗效仍需进一步研究。

3. 溶栓治疗后立即介入干预（支架置入）

新近报道 SIAM Ⅲ（The Southwest German Interventional Study in Acute Myocardial Infarction）研究入选 197 例 AMI 静脉溶栓治疗的患者，AMI 患者以 Reteplase 溶栓治疗（分两次静脉推注，间隔 30min）后随机分成即刻支架置入组（溶栓后的患者在 6 小时内转运至导管室行冠状动脉造影，对梗死相关血管行支架置入）与择期支架置入组（溶栓后 2 周行冠状动脉造影，包括对梗死相关血管行支架置入），6 个月时随访显示即刻支架置入较择期支架置入能显著降低复合终点事件（缺血事件、死亡、再次心肌梗死、靶病变血运重建）发生率（25.6%比50.6%，$P=0.001$）。研究表明对社区或基层医院治疗 AMI 患者，可先行静脉溶栓，并尽快转运至有条件的医疗机构行积极的冠状动脉造影评价与支架置入，这较延迟的冠状动脉造影评价与支架置入有优势。

4. AMI 未溶栓者恢复期择期 PCI

(1) 有自发或可诱发性缺血症状者可考虑择期 PCI；

(2) 既往有心肌梗死者可考虑行择期心导管检查及 PCI 或 CABG。

(3) 对未溶栓或溶栓未成功，梗死相关动脉仍闭塞，虽无临床症状但仍有存活心肌的患者，也可行 PCI。

二、急性心肌梗死的二级预防

急性心肌梗死（AMI）发作后，因其存在冠状动脉病变，或出现其他合并症，因而有可能出现再次心肌梗死或心脏性死亡等严重心血管事件，加强 AMI 患者的二级预防，减少心血管事件的发生具有十分重要的意义。

（一）改变生活方式

许多流行病学调查与研究显示冠状动脉粥样硬化性心脏病的发生与生活方式的改变有密切的关系。随着人们生活条件的改善，吸烟、高脂饮食、少于运动、肥胖等因素，使冠心病的发病越来越多，发病年龄也有年轻化的趋势。AMI 发作后的存活患者，若这些不良的生活方式未予改变，其发生再次心肌梗死或心脏性死亡的危险性较大，应引起足够的重视。

1. 戒烟　戒烟在 AMI 患者的生活方式改变中极为重要，有研究表明低于 55 岁的男性在停止吸烟 2 年内，其患非致命性心肌梗死的危险性与从未吸烟的男性人群一致。已患心肌梗死的患者停止吸烟，其心脏病死率低于继续吸烟患者的一半。在 AMI 的急性期及疾病的康复期是教育或劝告患者停止吸烟的最好时机，多数患者因 AMI 事件的发生而放弃吸烟，但也有部分患者于出院后、或在康复阶段，又重新开始吸烟。因此，加强对患者及患者家属的宣传教育尤为重要。一项随机研究显示由护士直接参与的停止吸烟计划有助于患者改变吸烟的不良习惯，值得各家医疗单位参考。

2. 饮食　给 AMI 患者提供健康的饮食方式降低总热量、控制体重以及摒弃不良的饮食习惯的教育十分重要。有研究报道表明患 AMI 后，若患者采取地中海型的饮食方式，即食用低饱和脂肪酸、高多聚非饱和脂肪酸以及丰富的水果与蔬菜，对减少心血管事件复发有利。一项大规模的临床研究显示饮食中每日给予补充鱼油 n-3 多聚非饱和脂肪酸而非维生素 E，能明显降低心肌梗死发作后的总死亡率及心脏性猝死率。

3. 加强体力活动与减轻体重　对所有的心肌梗死后的患者，应根据每个人心肌梗死发作前的体力活动水平、体力活动的受限情况及年龄等因素，制定一个较为适合的运动计划，加强体力活动，不仅有助于减轻体重（尤其对于肥胖患者）、一定程度的改善血脂异常，而且还可改善缺血心肌的侧支循环，降低死亡率。在对 AMI 患者的危险性评估后，对存在有心功能不全的高危患者，应加强有步骤的运动康复，其运动频度因人而异，一般以 3～5 次/周为宜。已研究证明，在患者能耐受的情况下，逐渐增加患者的体力活动有利于降低死亡风险。因此，对伴有心功能异常的心肌梗死后患者，应劝告其参与适合于自己的康复运动计划。（参见本章第十节心肌梗死的康复治疗）

（二）抗血小板及抗凝治疗

根据 11 个随机试验（包括 20000 例患者）荟萃资料分析显示心肌梗死后的患者应用阿司匹林（75～325mg/d）长期治疗，能使再次心肌梗死、脑卒中及心血管死亡的危险性降低 25%，即每治疗 1000 例患者，可减少 36 个心血管事件发生。动物实验研究也显示，对于急性心肌梗死后晚期再灌注的大鼠，经阿司匹林治疗后，其梗死区心肌组织的再灌注率增加，同时心肌梗死区的伸展减轻，梗死区室壁厚度变薄也相对减轻。在广泛应用阿司匹林之前的一些临床试验研究提示急性心肌梗死后幸存者口服华法林治疗在防止再次心肌梗死及心脏性死亡方面有一定作用，然而新近 AFTER 临床研究表明心肌梗死后常规早期应用口服华法林或阿司匹林的比较，并未显示出口服华法林优于阿司匹林，可能在一些亚组，如广泛前壁心肌梗死、房颤、超声心动图提示有左室附壁血栓形成的患者，可能会从口服华法林治疗中获益，但这仍缺乏大规模随机对照研究的资料以作证。心肌梗死后应用阿司匹林或华法林或二者联合应用的临床研究，在 ASPECT-2 以及 WARIS-2 试验中显示二者联合抗栓可减少死亡、再次心肌梗死以及脑卒中的复合事件，但其非致命性出血并发症显著增加；另有研究表明阿司匹林加低剂量华法林在防止心肌梗死后的心肌缺血事件发作方面并不比单用阿司匹林有优势。因此，目前对 AMI 后的抗栓治疗中仍未积极主张阿司匹林与华法林的联合应用，单用阿司匹林已有明确的临床疗效，阿司匹林在无禁忌证的所有患者均应长期应用。只有当患者不能耐受阿司匹林治疗时可适当考虑口服华法林治疗。另一种抗血小板制剂——噻氯匹啶与氯吡格雷，属于血小板 ADP 受体拮抗剂，其作用机制与阿司匹林不同，其在无 ST 段抬高的急性冠状动脉综合征患者的二级预防中已显示出明确的疗效，它与阿司匹林联合应用具有协同抗血小板效应。但在 AMI 再灌注治疗后在阿司匹林治疗基础上常规加用噻氯匹啶或氯吡格雷作为二级预防，目前尚无资料支持。然而若患者有严重的胃肠道反应，或对阿司匹林过敏，则可选用氯吡格雷抗血小板治疗。

（三）β-受体阻滞剂

几个大规模的临床研究及荟萃资料分析显示 AMI 后存活的患者应用 β-受体阻滞剂可降低再次心肌梗死及心脏性死亡事件 20%～25%，心肌梗死后早期应用 β-受体阻滞剂可缩小心肌梗死范围。受体 β-受体阻滞剂长期应用于心肌梗死后的患者，其降低心血管死亡率的效应可能主要与其抗心律失常作用（防止心脏性猝死）及减少再次心肌梗死事件有关。因此，对于无特殊禁忌证的 AMI 患者早期并长期使用 β-受体阻滞剂有益于患者降低心血管不良事件，改善临床预后。研究还表明伴有左室功能不全或室性心律失常的心肌梗死患者，长期应用 β-受体阻滞剂，在死亡率降低方面尤为显著。可见，β-受体阻滞剂在 AMI 后二级预防中占重要位置。β-受体阻滞剂的种类较多，有研究显示有内源性拟交感活性的 β-受体阻滞剂对 AMI 患者无明显益处，因而在选用药物种类时应尽可能选择无内源性拟交感活性的 β-受体阻滞剂。

（四）钙拮抗剂

目前尚没有足够的证据支持钙拮抗剂用于急性心肌梗死的二级预防有助于改善临床预后，因此在 AMI 后不主张常规使用钙拮抗剂。以往曾有一些试验提示地尔硫䓬及维拉帕米可防止心肌再次梗死及心脏性死亡，但新近在一个入选 874 例 AMI 溶栓、且无心功能不全的患者随机对照的临床试验中显示连续应用地尔硫䓬 6 个月，仅显示此种治疗可减少需行冠状动脉介入干预的需求。因而目前较为一致的看法是，地尔硫䓬、维拉帕米仅用于 AMI 后不能耐受 β-受体阻滞剂，且心功能状况良好的患者。至于二氢吡啶类钙拮抗剂则基本上对 AMI 的二级预防无益。

（五）硝酸酯类

在 AMI 后使用硝酸酯类药物并不能改善患者的临床预后，但若患者伴有反复发作的心绞痛时，仍可考虑选择该类药物。

（六）血管紧张素转换酶抑制剂

在 AMI 后伴有左室功能不全的患者，应用血管紧张素转换酶抑制剂（ACEI）可明显降低患者的死亡率。在 AIRE 试验中，心肌梗死后有心功能不全的患者被随机分组，应用 ramipril 治疗，随访 15 个月时其死亡率从 22.6% 降到 16.9%（相对降低 27%）。在 TRACE 研究中，伴有左室心功能不全的患者于心肌梗死后平均 4 天随机分成 trandolapri 治疗组和安慰剂组，平均随访 108 周，则 trandolapril 治疗组的死亡率为 34.7%，而安慰剂为 42.3%；该研究组人员继续随访患者 6 年，则 trandolapril 治疗的患者生存期延长平均 15.3 个月。上述研究提示 ACEI 对心肌梗死急性期有左心功能不全临床特征的患者，或虽无临床表现但左室射血分数低于 40% 者均有应用指征。对无明显禁忌证的患者自入院后即可开始应用。但在小范围的下壁心肌梗死患者急性期应用，获益较小、且易出现低血压等并发症。

从一些心肌梗死后的随访资料分析和新近报道的 HOPE 试验的研究结果均显示在无禁忌证情况下,长期应用(至少 4 至 5 年)ACEI 可使患者明显获益,即使是在心功能状态良好的心肌梗死患者也是如此。HOPE 试验亚组分析显示对于伴有糖尿病的心肌梗死患者应用 ACEI 其获益更大。只要患者能很好的耐受,ACEI 可以像阿司匹林及 β-受体阻滞剂那样长期使用,并可与阿司匹林及 β-受体阻滞剂在 AMI 患者中联合应用。新近报道的 EUROPA 研究也进一步支持急性心肌梗死后应长期应用 ACEI。

(七) 调脂药物

调脂药物,尤其是他汀类药物在 AMI 后二级预防中占十分重要的地位。北欧辛伐他汀生存试验入选 4444 例心肌梗死或心绞痛的患者,其总胆固醇水平达 212~308mg/dl,平均随访 5.4 年,总死亡率下降 30%(从 12% 降至 8%,相当于每治疗 1000 例患者挽救 33 个生命),心脏性死亡及需心外科冠状动脉旁路移植术的病例也明显减少;60 岁以上的老年患者的获益与年轻患者相似。CARE 研究入选 4000 多例心肌梗死患者随机接受每日普伐他汀 40mg 或安慰剂治疗 3~20 个月,其总胆固水平平均 209mg/dl,包括一些胆固醇水平正常范围的心肌梗死患者,结果显示普伐他汀组致命性心血管事件或再次心肌梗死的相对危险性下降 24%,实施心肌血运重建的患者也同样获益。LIPID 试验入选了胆固醇水平范围更广(42% 患者≤213mg/dl、44% 患者在 213~250mg/dl 之间、13% 患者≥251mg/dl)、例数更多(9000 例)的心肌梗死或不稳定性心绞痛患者,随机以每日 40mg 普伐他汀或安慰剂治疗 6 年,随访结果显示普伐他汀治疗组心脏性死亡减少 24%,再次心肌梗死的危险性下降 29%。

调脂药物中另一类药物吉非罗奇,对于高甘油三酯,低 HDL-胆固醇的患者也是有益的。有资料显示吉非罗奇作为 AMI 后的二级预防可使死亡率下降 24%。因此,在低 HDL-胆固醇或伴有高甘油三酯的患者可考虑应用贝特类药物。

对于血脂正常或不高的 AMI 患者,新近 HPS 研究表明他汀类药物作为二级预防也是十分有效,它甚至可适用于老年性患者。国家胆固醇教育计划Ⅲ(NCEP Ⅲ)提出将胆固醇降低至/40mg/dl 的水平。可见,他汀类调脂药物在 AMI 患者二级预防中尤为重要。至于何时开始应用他汀类药物治疗目前仍有争议,但一些观察性研究,尤其是新近瑞典注册登记资料显示对 AMI 后早期积极的他汀类药物治疗是有益的。

(八) 激素替代治疗

有观察性资料研究显示激素替代治疗(hormone replacement therey,HRT)具有一定的防止冠状动脉事件的作用,但 HRT 的随机对照试验——HERS 研究对心血管终点事件无明显影响。迄今的资料表明,绝经期后的妇女有应用 HRT 的适应证,但作为冠心症的二级预防仍缺乏可靠的证据。

(胡大一 赵明中)

第十节 冠心病的康复治疗

一、冠心病康复治疗简述

早在 20 世纪 40 年代,Dock 等人就已经发现冠心病病人长期卧床会引起消化道和心血管系统合并症;1956 年 Brummer 等人开始让病人在心梗 2 周内进行早期活动。1973 年出现了以运动疗法为基础的程序化心梗病人康复治疗方案。而进入20世纪90年代后,随着冠心病监护、治疗手段的不断进步,大量病人通过急诊溶栓、PTCA（percutaneous transluminal coronary angioplasty）、CABG（coronary artery bypass graft）等方法恢复了健康,心肌梗死住院时间不断缩短,使医疗费用得以降低,并且有利于病人早期返回工作岗位,但是住院时间的缩短也对病人在住院期间接受充分的康复锻炼和相关知识教育产生了不利影响,而目前采用的传统治疗方法不能满足病人患病后恢复正常生活、从生理上和心理上重返社会的需要。因此,目前的心脏病康复治疗（cardiac rehabilitation）已经从院内扩展到院外,由单纯的运动指导发展成为一门包括积极的健康教育、咨询服务和高度个体化的运动训练方案的综合学科。一项在美国进行的研究表明,冠心病患者接受康复治疗组由于再入院次数减少、每次入院费用降低,再入院治疗费用比对照组低739美元/人,同时在整个21个月的随访期间内,康复组因为胸痛住院的次数也降低42%。另一项研究发现参加康复治疗的冠心病患者重返工作时间较早,出院后相关治疗费用也较低。

ACC（American College of Cardiology）将冠心病康复治疗定义为:能够减少症状或改善心功能的运动和咨询服务。这种治疗方法是长期而复杂的,由病人病情的医学评价、运动处方、心血管危险因素控制、病人教育和咨询等多个方面组成,并且需要多个专业进行合作。随着对疾病的认识和治疗手段的进步、先进监护设备的出现以及对康复治疗重视程度的提高,冠心病康复治疗的应用由原来仅仅适用于心梗病人已经扩大到包括冠状动脉搭桥手术（coronary artery bypass graft，CABG）后、稳定的劳力性心绞痛、PTCA术后以及心脏移植术后的患者。荟萃分析发现:坚持进行康复训练并积极控制心血管危险因素的心肌梗死患者3年生存率优于对照组25个百分点。但是被收入分析的临床试验大多在康复训练的同时也控制其他心血管危险因素,这一结果并不单纯代表康复训练的效果。进一步分析表明,单纯运动康复治疗能够降低心血管相关病死率15%,而在康复训练基础上进行心血管危险因素控制能够降低心血管病死率达26%。但是没有证据说明康复治疗对非致死性再梗死发生的影响。

国外基于循证医学证据的心脏病康复指南指出心脏病康复治疗能够肯定的改善心绞痛、心肌梗死、CABG术后、PTCA以及代偿性心功能不全病人的运动耐量。这一作用同样适用于老年人。而且能够每周至少训练3次,坚持12周以上的病人获益最大。每次运动训练中有氧运动阶段从20～40分钟不等,其运动强度以达到先前运动试验最大心率70%～85%为度。对于那些不能适应常规训练的病人,低强度训练也同样能够增加运动耐量,并且更加安全。但是这一益处只有通过坚持不懈的训练才能够保持下去。目前的临床试验并没有发现适当的运动训练对心血管疾病并发症或其他不良反应有显著的影响。

二、冠心病康复治疗的目的和作用

冠心病病人住院期间长期卧床或因为惧怕症状发作、恶化而过度限制活动都会对病人产生不利影响,可以出现体力活动耐力下降,体位性低血压和心动过速,血液粘度增加和肺通气量下降;并且由于废用,肌肉容量下降,收缩效率降低,完成相应动作耗氧量增加。康复训练能够使冠心病病人在通过运动进行功能恢复的同时,改善机体运氧能力,增加最大心排量,降低心率和收缩压,并由此降低心脏在静息及次极量工作时的氧耗量,还能够减少胸痛、憋气、乏力、甚至间歇跛行等活动相关症状。对于冠心病患者来说,运动相关的缺血症状是他们进行日常活动最大的障碍,许多病人因为活动受限而产生抑郁情绪。而在积极治疗基础上，进行适度的运动训练能够改善病人运动耐量，促进功能恢复，通过运动训练有可能使病人更快的恢复日常活动，重返工作岗位，并且能够参加娱乐活动。能够独立的进行日常活动是病人能够自立的标志，病人每在康复过程中取得即便是很小的一个进步，也对自信心的恢复有很大帮助。通过训练，病人将会掌握安全简便的锻炼方法，仅仅通过坚持进行轻度活动（比如四肢的适应性运动）就可以达到较好的康复目的。

三、运动对心血管系统的影响

在病人接受康复训练的过程中，为了适应运动的需要，在多种神经体液因素的调节下，其心血管系统发生了十分复杂的变化。为了更好地理解冠心病康复治疗，下面简要介绍一下运动对心血管系统的作用。

1. 心率

在运动开始时，心率迅速增加，可以达到160~180次/分，甚至有240次/分的记录。心率的增加与：①中枢神经系统调节；②骨骼肌机械刺激感受器（mechanoreceptors）激活；③迷走神经张力下降、交感神经张力增高；④肺牵张感受器激活进一步反射性增高交感神经张力，降低迷走神经张力；⑤血液中儿茶酚胺水平增高等因素有关。据研究发现早期心率增加主要是与迷走神经张力下降有关，而随后的心率变化主要与肺牵张反射有关。在运动过程中，心输出量主要与心率有关，受每搏输出量影响较小。

2. 每搏输出量（stroke volume）

在运动过程中，每搏输出量的增加主要与①由于静脉回流增加导致心脏前负荷增加，进而心肌收缩力增加（Frank-Starling定律）；②神经体液因素调节心肌收缩力增强有关。在平卧位时，由于静脉回心血量增加，每搏输出量明显增加，其水平与立位运动时相当，心肌耗氧量增高，而卧位运动并不能明显增高每搏输出量。而在立位静息状态下，由于回流血量减少，每搏输出量和心输出量（cardiac output）明显降低，心肌耗氧量也明显降低。

3. 运动与心输出量的再分配

运动时迷走神经张力降低，交感神经张力增高，血浆儿茶酚胺浓度增加，在这些神经体液因素调节下，除心、脑及运动肌肉群的血管外，其他组织、器官血管床收缩，血流量减少。由于心肌在静息时就已经摄取冠脉血供中75%的氧，因此当运动时，心肌需氧量增加，冠脉流量增加近4倍，这是提高心肌供氧量的主要方式。而肾脏和其他内脏器官静息时约摄取血供中10%~25%的氧，在运动时，能够通过提高摄取氧气的能力而减轻供血减少的负面影响。在轻中度强度的运动中，皮肤血流量增加，以增强散热能力；但是进一步增加运动强度则会因为交感神经缩血管作用使皮肤血流量减少。在运动中，脑循环血流也有25%~30%的增加，但是在剧烈运动时，由于过度换气和呼吸性碱中毒的影响，脑血流减少。

4. 运动后低血压

当运动结束时，交感神经张力下降，迷走神经张力增强，心率和心输出量显著降低，但是由于此时骨骼肌内阻力血管仍在一定时间内保持舒张状态，造成外周阻力下降，导致运动后血压下降，而且通常会低于运动前水平，然后逐渐恢复正常。这种变化最长甚至可以持续12小时。因此，对于冠心病患者，尤其是老年患者，在进行运动前后应该注意进行适当的热身和恢复性活动，以防止严重的血流动力学波动引发身体不适。

图24-10-1表现了心率和每搏输出量的关系，可以看到当氧耗量仅增加到最大值的一半时，每搏输出量已经达到最大。

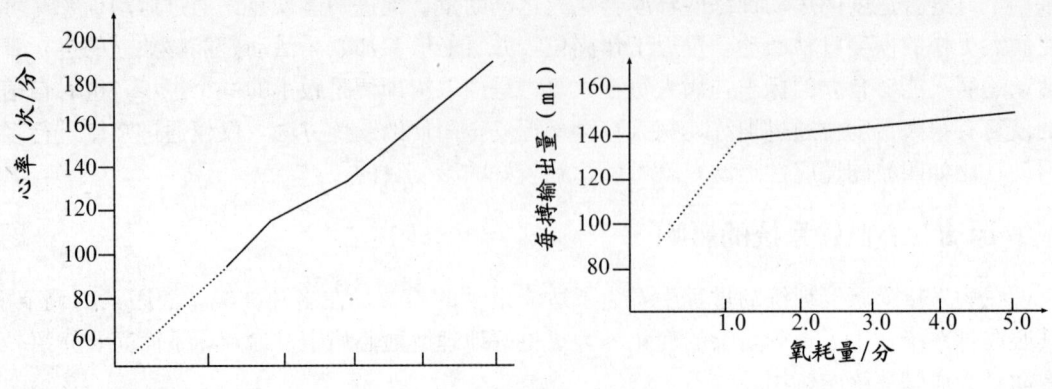

图 24-10-1 心率和每搏输出量与心肌氧耗量的关系

四、冠心病康复方案的组成和制定

冠心病住院病人康复训练的主要内容包括：逐渐恢复病人的体力和日常活动（早期活动）以及对病人和家庭的教育和咨询。高度个体化的运动处方是康复治疗的一个标志，许多组织和机构都制定了相应的标准和指南，在实际使用中可以参照。运动处方的内容包括：运动的类型、强度、频度、持续时间以及运动强度增加的速度。

1. 康复训练的安全性和病人选择

对于心脏病病人来说，进行康复训练在获益的同时也有一定的危险性。其中 3 个主要的危险因素是：年龄、心脏病变和运动强度。临床医师的任务就是在争取病人最大获益的同时，尽可能减少相关危险的发生。在早期，冠心病的康复治疗主要是针对低度危险的病人进行的，但是随着治疗和监护手段的不断进步，康复的安全性得到进一步保障，接受康复训练的对象也不断的扩大。冠心病临床实践指南（Cardiac Rehabilitation）指出，通过对 4500 名冠心病患者进行的随机对照研究发现，康复训练对冠心病发病率和病死率没有明显影响。而对美国 1980～1984 年间 142 个康复项目的问卷调查发现：非致命性心梗发生率很低，为 1/294 000 病人·训练小时，死亡率为 1/784 000 病人·训练小时，其中共发生 21 次冠心病事件，抢救成功 17 人。尽管冠心病的康复训练是相对安全的，但是正确掌握病人进行康复锻炼的适应证，并根据病情选择适当的运动量是保证安全性的重要因素，而且安全性也与监护人员和设备的水平密切相关。

对于多数病人来说，通过对病史、体检、静息 ECG 以及简单的功能测定，就足以判断病人进行康复训练的危险性，并识别高危病人。常用的功能检查方法包括：往返走试验（shuttle walking test，参见附 2）和 6 分钟走试验（six minute walking test）。

高危病人包括：
- 急性心肌梗死，伴有心衰、心源性休克和或室性心律失常
- 在低强度运动时出现心绞痛或气短等症状
- 静息心电图 ST 段压低大于等于 1mm
- 运动试验运动量 <5METs 即出现 ST 段显著压低大于等于 2mm 或出现心绞痛症状

文献中提及的冠心病康复治疗禁忌证包括：
(1) 急性全身性疾病，或发热 >38℃。

(2) 急慢性血栓性静脉炎或新出现栓塞。

(3) 静息收缩压>200mmHg，或舒张压>110mmHg。

(4) 严重的体位性低血压。

(5) 运动时收缩压下降。

(6) 急性心包炎或心肌炎。

(7) 严重主动脉瓣狭窄（压差>50mmHg）。

(8) 不稳定性心绞痛。

(9) 安静时ECG ST段水平下移>1.5mm。

(10) 新近发生的心肌梗死，病情不稳定者。

(11) 夹层动脉瘤。

(12) 严重房性或室性心律失常。

(13) Ⅲ度房室传导阻滞，未装起搏器的。

(14) 失代偿充血性心力衰竭。

(15) 糖尿病，血糖未控制。

(16) 严重骨关节疾病。

(17) 严重精神、神经系统疾病。

2. 冠心病康复治疗的监护

通过冠心病危险分层（见相应章节）有助于发现高危患者，并确定适当的康复方案和监护治疗方案。如果病情允许，冠心病病人通常需要先进行运动试验（具体方案见运动心电图一章），以便评定病人的运动耐量并确定其最大安全心率。高危患者运动耐量降低，最大运动强度小于4～6METs，在低强度运动中出现心绞痛、缺血性ST改变、运动导致低血压、严重的心律失常（室性心动过速，以及其他有症状或影响血流动力学稳定性的心律失常）、运动试验异常（运动相关ST段压低大于等于2mm，或运动时出现收缩压较基线降低10mmHg以上）。这部分病人在制定运动方案时应该更加谨慎，并且康复活动一定要在专业人员和仪器的监护下进行，以便发生缺血事件时能够及时发现、处理，保证病人的安全。冠心病病人运动试验应该每年至少进行一次，这样有助于连续评价其运动耐量的改善程度，并对病人的危险性做出评价。

如果病人在运动试验中测定的运动强度能够达到最大氧耗量（maximum oxygen consumption，O_{2max}）的50%～80%，则可以鼓励病人进行无监护的院外康复训练，在运动实验中能够安全达到7～8METs的冠心病病人进行无监护锻炼是安全的。对于这部分低危者，则可以制定相应运动量较大、运动方式更加丰富的方案，并可以相应减少运动时的监护措施，以便增强顺应性，减少花费。低危者进行适当的康复训练能够减轻心梗后对体力活动的恐惧感，有助于重返工作岗位。

在早期的院外康复训练实践中，由于设备所限，对一些冠心病病人不能进行有效的监护，这使一些病人失去了从康复训练中获益的机会。近年来，由于ECG遥测技术的发展，病人在院外活动室也可以得到有效的连续心电监护，为这些冠心病病人提供了安全保障。但并不是所有的病人都需要持续ECG监护。使用远程ECG监护系统能够使在家中或社区康复机构中参加锻炼的病人间断地自行使用便携的心电信号记录器记录心电图，并通过电话（固定电话或移动电话）向医疗机构传送运动前后的心电图资料，以便医务人员及时了解病人对康复方案的反应。这种方法能够有效的提高病人锻炼的安全性，减轻病人对有专门人员监护

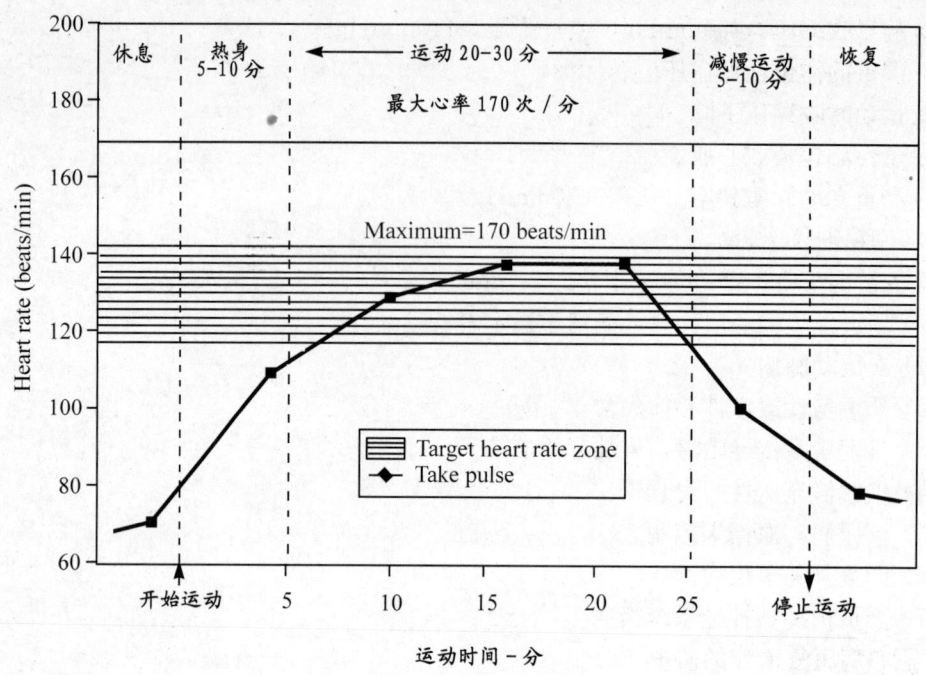

图 24-10-2 康复运动单元的组成

的康复设施的依赖，增加对康复训练的顺应性，并且有助于减少医疗人员和设备的支出。尤其是对于那些不方便到医疗机构进行康复训练的病人来说，远程 ECG 监护是很好的解决方案。对于没有条件的病人或低危病人，在运动中也应该注意经常检查脉搏是否是在目标心率范围内，或使用 Borg 指数（图 24-10-2）来判断运动量。在进行没有监护条件的康复运动时，冠心病病人可以使用一种简单的"说话试验"来判断运动强度是否适当，即训练的最高强度以能够在活动中保持与同伴的正常谈话为限度，超过这个强度，意味着运动强度过大，使呼吸次数代偿增加过快。

3. 冠心病康复运动训练的步骤

（1）目标心率的估计：早先康复训练的目标心率是通过年龄推算得到的，但是由于患者本身的疾病、治疗以及先前的训练情况都会影响到病人的心率反应，所以单纯使用年龄预期的目标心率并不适合，不能保证病人运动的安全。而运动试验作为冠心病病人进行危险因素分层的一部分，同时也能够为随后开展康复训练提供参照指标，确定病人能够耐受的最大运动量。冠心病病人接受训练的目标心率应该是通过运动试验确定的，训练强度应该低于上述运动试验测定的安全范围。在一些康复方案中所建议的目标心率范围是运动试验最大峰值心率（指在运动试验过程中，病人开始出现缺血症状、心电图 ST 段压低、心律失常前的最大心率）的 60%~80%，但是目前认为将目标心率设定在最大心率的 50%~70% 也能够得到相似的运动效果，而且有助于提高病人的顺应性，明显降低其发生心血管并发症的危险，有助于病人进行没有监护的运动训练。研究发现病人更易于接受低强度的运动方案，但是应该注意的是，为了达到相同的训练效果，低强度方案的持续时间应相应延长。对于已经开始服用 β 受体阻断剂或其他抑制心率药物的病人，也可以使用另一种目标心率的估算方法：目标心率＝静息心率＋70%～80%×（最大运动心率－静息心率）。

（2）冠心病病人院内康复训练：冠心病康复治疗早至病人入院早期就可以开始，具体的训练方案应该因地制宜，高度个体化。对于仍在监护室治疗的病人，康复活动应该从低强度活动开始［1～2METs，1MET等于3.5ml氧摄量/(kg·min)］，并逐渐增加做功量。在活动中，必须加强监护，注意缺血症状等不良反应的发生。在这段时间中，可以鼓励病人自己进食，洗漱等简单的日常活动，进而短时间垂腿坐于床边。实际上，病人处于坐位时心脏做功低于卧位，而且每天进行2～3次的坐位训练有助于减轻长期卧床造成的体位性低血压。对低强度体力活动不适应的主要表现为：活动中出现胸闷、气短、心悸、心动过速或过缓、心电监护ECG出现ST段变化、心律失常、收缩压降低10～15mmHg以上（应该注意除外降压药物的作用）、或血压过度增高（收缩压大于180mmHg或舒张压大于110mmHg）。如果病人在低强度活动中出现上述情况，则应该立即停止活动，重新评价病人的心功能，并对治疗方案做出调整。如果病人能够适应，则应该逐渐增加活动强度。住院期间最为简便有效的活动是步行，并随活动耐力增加，逐渐增加病人步行的距离。多数家务活动的强度都在2～3METs之间，病人在出院前应该进行相应的强度的适应性训练，如爬楼梯等活动，以便适应出院后的日常生活。对于有恶性心律失常或无症状心肌缺血发作史的病人需要特别注意，在活动中需要进行心电遥测监护以保证安全（表24-10-1，2，3）。

表24-10-1 日常活动运动量估计值

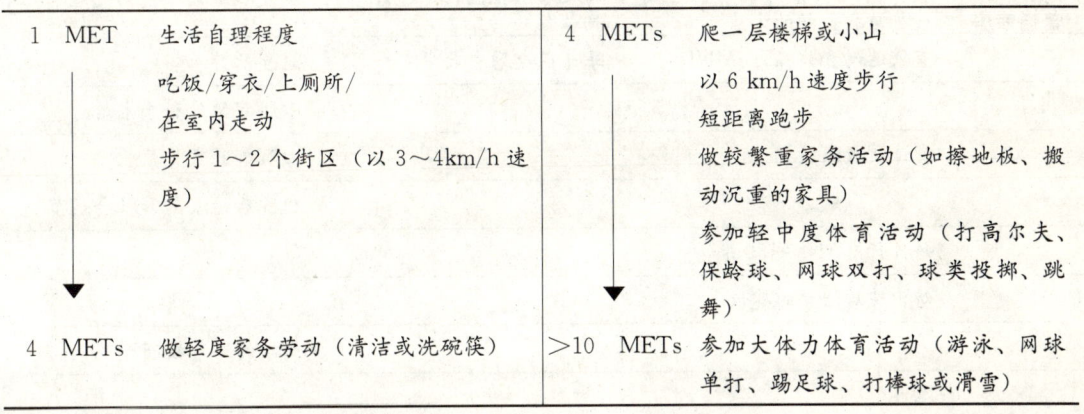

1 MET	生活自理程度 吃饭/穿衣/上厕所/ 在室内走动 步行1～2个街区（以3～4km/h速度）	4 METs	爬一层楼梯或小山 以6 km/h速度步行 短距离跑步 做较繁重家务活动（如擦地板、搬动沉重的家具） 参加轻中度体育活动（打高尔夫、保龄球、网球双打、球类投掷、跳舞）
4 METs	做轻度家务劳动（清洁或洗碗筷）	>10 METs	参加大体力体育活动（游泳、网球单打、踢足球、打棒球或滑雪）

表24-10-2 5步法心梗病人住院康复程序

	活动内容（监护下）	病人配合活动	病人教育
第1步	在病床上进行四肢的主动/被动活动	生活部分自理	熟悉CCU环境
CCU			
		自己进食	可能需要社工服务
*	教会病人进行脚踝的屈伸活动，并在清醒时不断重复	将下肢悬垂于床边	
		使用床旁便器	
		床旁座椅，15分钟/次，1～2次/日	床旁教育（由CCU人员进行）

续表

	活动内容（监护下）	病人配合活动	病人教育
第2步 CCU	座在床边或座椅上，进行四肢的主动活动	床旁座椅，15分钟/次，2~3次/日	进入常规康复程序
		病人自行进食、大小便	动员病人戒烟
			对病人进行疾病相关的知识讲座
	准备从CCU转出		
第3步 普通病房	轻度热身运动（2~2.5METs）	病人可以借助轮椅活动	讲授正常心脏结构和功能
		病室内走动	
	伸展运动	在监护下，可以走到教室听讲座	动脉硬化的发生和发展
	简单的体操		
	缓步在病区内往返行走20~30米	在能够耐受的条件下，尽量不卧床	心肌梗死相关知识
			冠心病危险因素及其控制
			冠心病的饮食调节
第4步 普通病房	教会病人测量脉搏、血压等进行自我监护的方法	病人可以在监护下进行温水浴	突发心脏病事件的处理
	有氧运动和体操，3METs	每日在走廊中散步	康复治疗
			心脏病的外科手术治疗
	尝试爬数级楼梯		心脏病的常见症状
			出院后的家庭和社会调节
	每日行走100~150米		
	对出院后活动的建议		
			简单的工作技巧
	准备出院		
第5步 出院前	继续进行上述活动		出院计划
			冠心病治疗药物、饮食和活动的教育
	能够爬上一整段楼梯	出院前运动试验	
	每日行走150米，bid		确定出院时间
	继续进行家庭康复训练的指导		定期复查
			返回工作
			充分利用社区资源
			参加教育讲座
			携带用药卡

表 24-10-3 运动处方的要素

通过运动试验获得最大运动心率

确定目标心率（最大运动心率×60%～80%）

目标心率从低水平开始，在4～6周时间内根据病情，逐渐增加目标心率，心功能较好的年轻病人可以达到最大运动心率的80%左右

康复锻炼每次持续30～60分钟，应该注意坚持进行

运动单元应该包含适当的热身和恢复运动阶段，并由有氧运动组成（如走步、慢跑、蹬车等）

静力活动（如轻度负重训练）可以少量进行，如每周2～3次

早期活动和早期出院对相应冠心病患者的短期和长期发病率和病死率都没有负面影响，有助于病人的一般情况好转，减少肺不张和栓塞的发生，减轻焦虑和抑郁，并且这部分病人更易于重返工作岗位。

（3）冠心病病人院外康复治疗：在冠心病病人出院前应该再次进行运动试验，确定病人所能安全耐受的运动量，并且有助于冠心病患者的危险分层，协助制定出院后的康复方案。对于成功进行了血运重建术的低危冠心病患者来说，康复训练是很安全的，应当在出院后短时间内就开始进行。与以往不同，冠心病患者院外康复训练的运动方式、器械要求、持续时间以及是否需要监护等都不是一成不变的，而是基于对病人进行冠心病危险因素评价的基础上的，并且应该根据病人的反应和要求不断做出调整，不应该要求病人去适应一套固定的康复程序。院外康复训练一般持续8～12周，开始可以进行一些慢走等轻体力活动，逐渐适应后，渐渐增加运动强度和持续时间，过渡到步行/慢跑交替或蹬车等活动。

（4）运动方式的选择

①有氧运动（aerobic/dynamic exercise）和等长运动（strength/isometric exercise）：有氧运动训练主要进行大肌肉群收缩和舒张交替的节律性运动，如步行，这是冠心病患者最为常用的运动方法。青年、中年患者接受这种运动方法训练时，心率随训练强度增加而加快，每搏输出量增加；而多数老年人在心率增加的同时，每搏输出量的变化并不明显。随着运动强度的增加，收缩压逐渐增高，舒张压保持不变或轻度降低，脉压差增大。

而静力运动（等长运动）是肌肉持续收缩的运动，如握力试验，伴有轻度心率增加，心输出量的增加也很轻微。高强度静力运动引起继发收缩压增高，进而诱发心绞痛、心功能不全或心律失常。因此对于冠心病患者，应该慎重进行单纯的静力运动。但是有研究表明，对于年龄<70岁、心功能接近正常、运动耐量大至正常的冠心病患者在有氧运动的基础上进行静力运动没有诱发心肌缺血和血流动力学改变。这表明在进行恰当的有氧运动的基础上，适当增加静力运动训练是安全的，有助于增加训练效果，增强肌肉力量。但是由于实验观察对象所限，目前没有老年人（>70岁）及合并严重的心血管危险因素的患者进行静力运动训练的安全性证据。对于这部分病人，进行运动训练应该更加谨慎。

②上肢和下肢运动的兼顾：在运动康复训练中，多数运动方式是对应特定肌肉群的，因此应该注意到兼顾上、下肢肌肉群。比如在前面提到的行走/慢跑交替、蹬车和运动平板等方式主要是作用与下肢肌肉群，相应的就应该加入肩部训练器（shoulder wheels）和臂力器等上肢训练内容。由于目标心率一般是通过下肢运动确定的，上臂训练目标心率应该有所调整，大约是比下肢运动减少10次/分。

(5) 训练单元的组成：一个训练单元的基本组成包括：5~10 分钟热身运动，一般是进行一些肢体拉伸等适应性活动，使躯体骨骼肌肉系统和循环系统为即将进行的运动做好准备；20~40 分钟强化训练阶段，一般是进行行走－慢跑交替、蹬车或运动平板训练，在训练中要求尽量避免涉及技巧性活动，因为技巧能够降低训练强度；最后是 5~10 分钟的恢复性活动阶段，在这个阶段中，要求逐渐降低运动强度，使心率逐渐下降，并应该注意运动后低血压的发生。运动训练不应该过于频繁，研究表明每周进行 3 个单元的训练就已经足够了，增加训练频度并不能显著提高运动耐力。而当运动空间狭小时，可以充分利用蹬车、臂力器、划船机和跑步机等器械进行训练。

随着训练水平的增加，在训练内容中可以逐渐加入一些有一定技巧性的活动，比如：跳绳、骑自行车、游泳、滑冰、舞蹈等。这些运动方式能够增加训练的乐趣和顺应性，并且有助于上肢的训练，但是其运动强度与技巧熟练程度和被训练者的竞争意识强弱有很大关系，因此在运动训练的开始阶段不宜进行。

在进行康复锻炼前，预防性服用抗心绞痛药物有助于减轻病人运动训练时心肌缺血症状的发生，并有助于减轻病人的畏惧情绪，增强训练的顺应性。许多冠心病病人都在服用 β 受体阻断剂，在设计目标心率时应该考虑到其对心率和血压的影响，但是对运动训练的效果没有负面影响。

(6) 对住院病人及其家属的教育和咨询：住院时间的缩短在一定程度上减少了病人及其家属接受相关医学知识的机会。现在的病人教育可以早在监护室中就已经开始，包括对药物治疗或手术的简单解释，预期将进行的检查项目的目的，对各种操作和设备的说明等，这有助于帮助病人熟悉环境，减轻焦虑，并且对疾病的严重程度和治疗方案有正确的认识。对于所采用的临时监护措施和各种活动限制也应该向病人解释清楚，以便其更好的配合治疗。在日常工作中，应该不断增加病人对于疾病的知识，尤其应该熟悉其所服用药物的用途、预期效果、剂量和副作用。

康复锻炼是一项长期的工作，当病人达到预期的康复目标后，仍应该在社区康复中心或家中继续进行锻炼。终生进行一定程度的锻炼对于病人保持体质是十分必要的，病人应该独立的参与一些有助于接触社会、有趣而简单易行的活动，并定期向社区医疗机构咨询。成功的康复训练能够改善病人的运动耐量，减少抑郁情绪的出现，使病人从心理上、生理上重返社会，在日常生活和工作中重新体现自己的价值，减轻家庭和社会的负担。

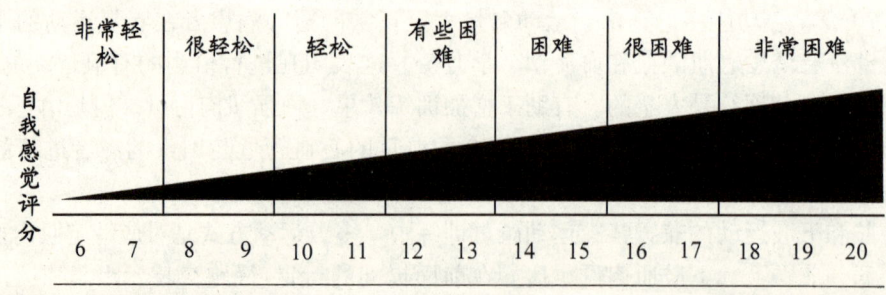

图 24-10-3 Borg 自觉劳累程度表

表 24-10-4　往返走试验方案

设　备
- 经过校正的放音机和往返走试验专用磁带
- 2个用于标记的圆锥，一条至少10m长，防滑平直的通道
- 心率监护仪和记录设备

方　案
- 所有参试病人都应该经过康复小组进行安全性评估
- 在间距9m的距离两端各摆放一个标记物，参试病人实际标记物行走的距离为10m左右
- 病人听从磁带内容的指示，并且应改作出重复，并按录音提示围绕标记物行走，并逐渐增加运动量
- 全部试验含12个运动级别，约为1.9km/h～5.3km/h，每个级别持续1分钟

终止标准
- 出现任何形式的心绞痛症状或气短
- 自觉头晕
- 腿痛不能坚持行走
- 自觉劳累水平达到或超过Borg指数15
- 心率大于最大心率预期值的85%
- 不能跟上磁带提示的速度

试验后
- 参试病人应该继续保持低速行走，以防止出现突然停止运动出现不适症状
- 随后，病人应该静坐，并追问不适主诉
- 记录总步行距离，心率和劳累指数，最大心率以及中止试验原因
- 如果病人出现心绞痛症状或其他急症，应改及时处理

（周国鹏　邵　耕）

第十一节　特殊类型心肌梗死

一、非Q波心肌梗死

非Q波心肌梗死（NQMI）是指ECG上无病理性Q波形成，仅有ST-T变化的心肌梗死。其与Q波心肌梗死（QMI）在病理生理、临床特点、预后及治疗原则上都有很大不同。

（一）心肌梗死分类概念的演变

1. 透壁心肌梗死与非透壁心肌梗死　透壁与非透壁梗死其实均为病理学概念。由于冠状动脉为终末动脉，由心外膜向心内膜供应，因此处于终末部的心内膜供血较少。心内膜下的心肌由于与心室腔相邻，无论在收缩期还是舒张期均受到较大的挤压或张力，比心外膜下心肌需氧更多。且心内膜下心肌的氧分压低，血供易受收缩期影响，其灌注在收缩期时几乎

停止。因此，心内膜下心肌易受缺血、缺氧的损害。一旦发生心肌坏死则先从心内膜下开始，随着缺血时间的延长，坏死渐向心外膜发展，最终演变为透壁心肌梗死。如仅累积心内膜层 1/2 或 1/3，则称为心内膜下心肌梗死。早年的动物试验发现局限于心内膜下的心肌梗死不影响心外膜电极记录的 QRS 波形，ECG 上无 Q 波形成，因此把心内膜下心肌认为是电隐匿区，而把 NQMI 等同于心内膜下心肌梗死。因此，20 世纪 80 年代以前临床上一直根据 ECG 上有无 Q 波形成将心肌梗死分为透壁心肌梗死和心内膜下心肌梗死。

2. Q 波心肌梗死与非 Q 波心肌梗死　20 世纪 80 年代早期后大量的试验均发现 ECG 上所谓的"透壁"与"非透壁"心肌梗死与病理解剖学结果并不一致。有作者发现仅为 1mm 厚的心内膜下心肌坏死即可出现 Q 波；而透壁心肌梗死未必出现 Q 波。甚至有学者发现非透壁梗死的病人有 50% ECG 会有 Q 波出现，认为 QMI 与 NQMI 其实并无本质区别，没有必要将 NQMI 单独归类。但是，大多数学者均认为 Q 波的出现与否仍具有一定的意义，NQMI 在病理及病理生理基础、临床特点、预后及对治疗的反应上均有别于 QMI。相比之下，除心肌酶升高外，NQMI 与不稳定性心绞痛（UA）在临床过程及预后等很多方面更相近，因此，近年来将 NQMI 与 UA 同列为非 ST 段抬高的急性冠脉综合征。

3. ST 段抬高的心肌梗死（STEMI）与无 ST 段抬高的心肌梗死（non-STEMI）

近年的临床研究发现，ECG 是否有 Q 波出现对再灌注治疗的指导意义不如 ST 段是否抬高更重要。因为一般情况下，Q 波要在症状发生 12 小时后，甚至可延迟到 2～3 天后出现。在病人胸痛早期入急症科就诊时，我们无法准确预测哪个病人的 ECG 上会出现 Q 波。因此，我们无法根据 Q 波的有无迅速及时地对早期胸痛病人作出治疗决定。许多溶栓试验均证实，心肌梗死病人 ECG 早期如有 ST 段抬高，溶栓治疗可肯定获益。因此，将急性心肌梗死分为 STEMI 与 non-STEMI 对急性期再灌注治疗的指导意义更大。但与 QMI 相比，NQMI 在很多方面确有很大不同，因此，将 NQMI 作为一个单独的临床类型进行讨论仍有重要的意义。

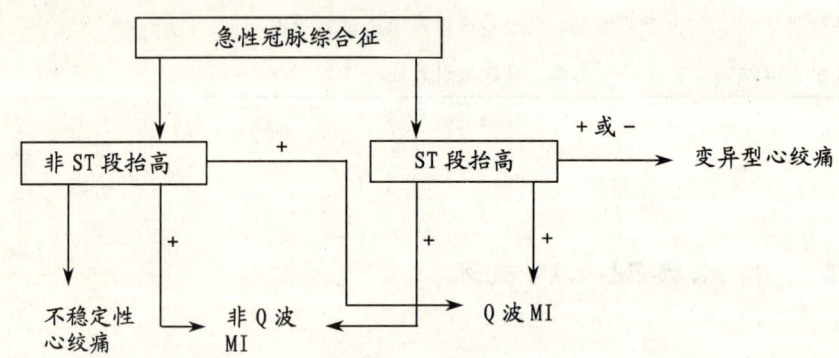

图 24-11-1　急性冠脉综合征患者可能的临床转归
（注："+"血清心肌标记物阳性）

（二）NQMI 的发病机制

近年将 UA、NQMI、QMI 同列为急性冠脉综合征，三者具有共同的病理生理学基础，即在冠状动脉粥样硬化基础上，由于内皮功能低下、斑块内富含脂质、局部炎症改变、不规则斑块部位剪切应力、血小板功能以及凝血状态异常等多种改变导致粥样斑块破裂、溃疡，继发冠脉中膜出血或腔内血栓形成，阻塞管腔导致心肌缺血。而粥样斑块与血栓的情况决定了三者临床症状的不同。UA 的斑块破坏程度轻，继发的血栓小，不完全阻塞管腔，而且易自溶；QMI 的粥样斑块破坏程度重，继发的血栓大，完全阻塞管腔而且稳定不易自溶；而 NQMI 的冠脉情况介于两者之间：血栓较 UA 大，虽多数为不完全阻塞管腔，但足以使冠脉血流减少而导致心肌坏死；或管腔完全阻塞，但缺血区血流可在数分钟至数小时自行恢复，原因可能为：①血栓自溶；②冠脉痉挛解除。另外，在管腔完全阻塞时，侧支循环可发挥作用，部分缓解心肌缺血，有报道 NQMI 后的侧支循环比例可达 47%（而 QMI 为 3%）。由于以上机制，NQMI 产生了早期冠脉再灌注，从而挽救了部分濒临死亡的心肌，阻止了梗死过程的进展，形成所谓"不完全"梗死。

（三）NQMI 的病理生理学基础

1. 冠脉病变

（1）NQMI 多支血管病变的比例与 QMI 相近，综合几个临床试验的结果二者平均均为 55%。

（2）NQMI 大多数为冠脉管腔不完全阻塞。De Wood 等在两个临床试验中分别对 QMI 与 NQMI 的冠脉情况进行了对比，虽然两个试验观察的时间不完全一样，但仍可体现出二者间的不同。在 QMI 病人发病 4 小时内的冠脉造影显示 87% 的 IRA 完全闭塞，而发病 12～24 小时内完全闭塞的比例为 65%；对 NQMI 主要观察了发病 24 小时到 7 天的冠脉情况，其中发病 24 小时内 IRA 完全闭塞的比例为 26%，远低于 QMI 的 65%。Keen 等在 AMI 发病 6 小时内进行冠脉造影证实：仅有约 39% 的 NQMI 血栓完全阻塞管腔，而 QMI 则高达 91%。

（3）NQMI 的冠脉内血栓少见。有研究发现冠脉内血栓仅见于 43% 的 NQMI，而 QMI 的比例为 84%。

（4）梗死后冠脉造影的结果证实，NQMI 的梗死相关血管（IRA）的通畅率高于 QMI，综合几个研究结果显示：NQMI 的梗死相关血管的通畅率为 45%～77%，平均为 53%；而 QMI 的 IRA 通畅率为 9%～46%，平均为 26%。国内阜外医院对 1996～2000 年入院的 NQMI 患者的冠脉影像学分析显示 NQMI 患者 IRA 完全闭塞率为 23.1%，而≥95% 者占 37.5%，与完全闭塞例数相加所占比例超过 60%，可见 NQMI 患者冠脉血栓阻塞程度仍较高，明显高于不稳定性心绞痛。

（5）NQMI 的 IRA 侧支循环的比例远大于 QMI，其分别为 45% 比 19%。

2. NQMI 的梗死范围一般较 QMI 小，但存在更多的处于缺血状态的危险心肌，这决定了其与 QMI 不同的临床过程。

（四）临床表现及心电图特点

1. 临床特点　NQMI 与 QMI 一样常表现为长时间的胸痛，但由于病理生理基础的不同，其临床特点与 QMI 亦有很大不同：

（1）NQMI 的住院死亡率显著低于 QMI，分别为 9.5% 与 18.3%。住院合并症的发生率亦低于 QMI，心力衰竭、心源性休克的发生率分别为 25% 与 18%，均低于 QMI。这可能与 NQMI 的梗死面积小，左室功能良好有关。虽然 NQMI 的住院总死亡率低于 QMI，但早期再梗死造成的死亡率却高于 QMI，且 NQMI 病人的梗死延展更加常见。高龄（≥70 岁）、梗死前有心绞痛发作、既往心肌梗死病史、ECG 或超声心动图示左室肥厚均为决定 NQMI 预后的危险因素。前壁 NQMI 的近、远期死亡率及合并症发生率均高于其他部位的 NQMI。另外，ECG 的改变也与预后有关（详见后）。

(2) 虽然 NQMI 的出院生存率高，但由于其存在较多的缺血心肌，因此其出院后心绞痛及再梗死发生率高于 QMI，总死亡率与 QMI 相近或高于 QMI。Gibson 总结了 35 个研究的结果显示：NQMI 与 QMI 出院后死亡率分别为 29% 比 22%（$P<0.01$）。

2. 心电图特点

NQMI 的 ECG 可根据 ST-T 的变化分为 3 型：

Ⅰ型：发病时 ST 段压低；

Ⅱ型：发病时 ST 段抬高；

Ⅲ型：发病时仅有 T 波改变，无 ST 段改变。

3 型中以 ST 段压低最为多见，而 ST 段抬高者多演变为 QMI。在大规模临床试验中，只有 ST 段抬高者被证实可在溶栓或急症血管成形术中受益。再灌注治疗措施的出现使 ECG 的演变更加难以预测：在 Q 波出现之前即进行再灌注治疗可阻止心肌缺血的进展，从而阻止了 Q 波的出现，使部分本来演变为 QMI 的患者演变成为 NQMI。需指出的是 ST 段抬高者除可演变为 QMI、NQMI 外，部分病人可不发生心肌梗死，而在相对短的时间内 ST 段回复，成为临床上的变异性心绞痛；其在早期常与 STEMI 难以区分，但尽早对两者进行鉴别对指导进一步治疗意义重大。

ECG 的类型与 NQMI 的预后有很大相关。其中 ST 段压低者预后最差。据报道，ST 段压低者住院死亡率及早期再梗死率约为 18%，而 ST 段抬高者仅为 8%，T 波改变者为 6%；ST 段压低者出院后死亡率及再梗死发生率为 22%，而 ST 段抬高者仅为 9%，T 波改变者为 16.5%；而且，ST 段压低的患者的梗死后心绞痛及心力衰竭的发生率均明显高于其余两型患者。NQMI 的 ECG 除 ST-T 改变外，尚有 QRS 波变化，如 R 波振幅降低，R 波低电压，胸前导联 R 波增长不良等，部分患者 ECG 正常。

（五）非 Q 波心肌梗死的诊断

由于 NQMI 发病时的心电图改变与一过性心肌缺血的改变相同，因此不能单纯根据最初的心电图改变诊断 NQMI。NQMI 的诊断标准：

1. 缺血时胸痛持续大于 30 分钟。
2. 心电图 ST-T 的演变大于 24 小时。
3. 血清心肌酶学异常改变符合心肌梗死的曲线。

（六）治疗

治疗目标是迅速缓解胸痛症状，并预防再次心肌缺血事件及再梗死的发生。

1. 一般治疗　同 QMI 一样，NQMI 来院后应立即开始一般治疗，治疗目的在于监测并防止并发症的发生，并同时进行危险分层。一般治疗包括卧床、吸氧、监测、开放静脉通道，严重胸痛病人可给予镇痛治疗。硝酸酯类虽未证实可影响死亡率，但早期应用可改善心肌缺血，缓解胸痛症状，因此仍在临床上普遍应用。β 受体阻断剂在 NQMI 中的疗效还不确定。几个临床试验均未发现 β 受体阻断剂在 NQMI 中的益处。但其可通过阻断 β 受体降低心脏做功和心肌耗氧，并通过减慢心率以延长舒张期冠脉灌注时间。因此，如病人心功能耐受、临床上无禁忌仍建议应用。NQMI 包含广泛的病人谱，其治疗及预后有很大不同，因此，在对病人进行一般治疗的同时应对病人进行危险分层，以决定进一步治疗，尤其是侵入性治疗。

2. 关于再灌注治疗

(1) 溶栓治疗：临床试验中对溶栓病人的筛选是以 ST 段为标准的：早期 ECG 表现为

ST 段抬高的病人溶栓治疗可显著降低死亡率及合并症发生率；而无 ST 段抬高的病人未见在溶栓治疗中获益。大多数 NQMI 病人早期表现为 ST 段压低。早期的溶栓治疗使部分 ST 段抬高的 QMI 转变成为了 NQMI。因此，Q 波对早期溶栓治疗的指导意义有限。

(2) 早期侵入性治疗：详见急性冠脉综合征章节。

3. 抗血小板治疗与抗凝治疗 血小板活化、聚集是 NQMI 的病理生理基础之一。早在 20 世纪 70～80 年代即验证了环氧化酶抑制剂阿司匹林在心肌梗死中的作用。不仅早期应用阿司匹林可降低 NQMI 住院死亡率及心血管合并症的发生率；而且梗死后长期应用阿司匹林可使 NQMI 的远期再梗死率及心脏性死亡率明显降低。阿司匹林小剂量（75mg/d）即显示出明显的益处。因此在发病早期即刻用药，并持续应用。

ADP 受体拮抗剂噻氯吡啶有与阿司匹林相当的或稍弱的降低心血管事件的作用，适用于对阿司匹林过敏或因胃肠道疾患不能耐受的患者。但由于其作用延迟至 2～3 天后出现，且临床上出血、过敏、血小板及白细胞降低等副作用较多，不宜作为初始治疗首选用药。氯吡格雷（商品名为玻利维）化学结构与噻氯匹啶相似，但前者口服后起效快，副反应亦低于噻氯匹啶，现已成为噻氯匹啶的替代药物。有多个临床试验已验证了氯吡格雷在 NQMI 中的益处，比较有名的为 CURE 试验，试验在 12500 例 UA 及 NQMI 病人中证明氯吡格雷（初始负荷剂量 300mg，后 75mg/d）联用阿司匹林（75～325mg）与单用阿司匹林相比总心血管死亡、中风及心肌梗死的发生率平均降低 20%。这种效应最快可在服药 2 小时后即可出现，且持续存在。

血小板糖蛋白（GP）Ⅱb/Ⅲa 受体拮抗剂可通过拮抗血小板聚集的最终途径－GPⅡb/Ⅲa 受体使 80% 的血小板聚集受抑。目前临床应用的 GPⅡb/Ⅲa 受体拮抗剂主要有 3 种：阿昔单抗（abciximab，商品名为 ReoPro）、依替非巴肽（eptifibatide）及替罗非班（tirofiban）。几个大规模的临床试验已经验证了静脉应用 GPⅡb/Ⅲa 受体拮抗剂在 UA/non-STEMI 中的益处：早期应用可使早期死亡率和心肌梗死的发生率降低 34%，在早期侵入性治疗的病人获益最大，死亡率及再梗死率降低了 41%。GPⅡb/Ⅲa 受体拮抗剂的最大的副作用为出血的发生率增加，但未见增加大出血事件的发生率。目前建议 GPⅡb/Ⅲa 受体拮抗剂用于持续胸痛或有其他有高危特征患者以及准备早期介入治疗的患者。此类患者可行三联抗血小板治疗，即：阿司匹林＋静脉肝素＋静脉 GPⅡb/Ⅲa 受体拮抗剂。遗憾的是目前尚无临床试验证明口服 GPⅡb/Ⅲa 受体拮抗剂制剂在 non-STEMI 患者中优于阿司匹林。由于 GPⅡb/Ⅲa 受体拮抗剂目前价格昂贵，国内尚少供应。

早期的试验中未见单独应用肝素在 NQMI 中的益处。但肝素与阿司匹林联用可降低 3 个月后的死亡率与再梗死率。低分子肝素（LMWH）可选择性抑制Ⅹa 因子而不必常规监测 aPTT，与普通肝素相比，LMWH 受 PF4 因子影响小，生物利用度高，半衰期长，因此可皮下注射。联合 TIMI 11B 和 ESSENCE 两个随机的临床试验结果表明：LMWH 可使 UA/non-STEMI 的近期死亡率及非致死性心肌梗死的发生率降低 20%，疗效优于普通肝素。对于确定的 NQMI 病人，应尽早应用 LMWH 抗凝治疗。

4. 钙通道拮抗剂（CCB） CCB 改善心肌缺血的作用可能通过两个途径：①拮抗冠脉痉挛；②通过负性肌力及负性变时作用减少心肌氧耗。几个随机试验涉及急性冠脉综合征应用 CCB。最大样本的是 DAVIT 试验，异搏定和安慰剂比较，结果有降低死亡率及非致死性心梗的趋势。HINT 试验在 515 例患者中以 2×2 因素设计对硝苯地平和美多洛尔与安慰剂比较，结果单用硝苯地平使心梗或复发性心绞痛的危险达 16%，美多洛尔则降低 24%，两者联合应用降低20%。DRS试验将NQMI后24~72小时的567例患者随机分为地尔硫䓬和安慰剂组，结果显示：地尔硫䓬可降低CK-MB水平和14天时顽固性心绞痛发生率，而死亡率无明显增加。回顾分析MEPIT试验中NQMI亚组病人，结果与DRS试验相似，而无有害证据。现有二氢吡啶随机试验资料在对死亡率或梗死复发率方面的受益并不一致，但已提供了早期应用快速释放的短效制剂而不合用β受体阻断剂时这些严重事件的发生率增高的证据。关于异搏定和地尔硫䓬对急性冠脉综合征伴左室功能障碍者是否总会造成心功能进一步损害结果也不一致。因此，目前建议，对于不能使用β受体阻断剂的患者，可选用减慢心率作用的钙拮抗剂如异搏定或地尔硫䓬；需要控制顽固性缺血症状时，即使是有轻度左心室功能障碍的患者，住院早期也可使用这些制剂；二氢吡啶类钙拮抗剂和β受体阻断剂联用可加强β受体阻断剂的抗缺血作用，并可对抗β受体阻断剂对心功能的不利影响，因此可作为使用硝酸甘油和β受体阻断剂后的第二或第三选择，但应选择缓/控释制剂如拜心同或长效制剂如氨氯地平（络活喜）等。

5. **血管紧张素转化酶抑制剂（ACE-I）** 临床试验证明NQMI早期应用ACE-I不仅可改善心室重构，降低心力衰竭的发生率及死亡率，且有改善心肌缺血的作用。Sogaard等应用Holter对58例心肌梗死病人进行随访观察，发现卡托普利可使NQMI发病后6个月时Holter中ST段压低持续的时间明显缩短，这种抗缺血作用独立于左室功能的改变，且未见于QMI病人。ACEI也特别适用于那些应用β受体阻断剂和硝酸甘油不能控制缺血症状的高血压病人。

6. **调脂药物** 控制危险因素是预防心脏性死亡及再梗死发生率的关键。他汀类调脂药物在大规模临床试验中显示在心肌梗死后3~20个月应用可显著改善临床预后。并且，其临床效益不仅限于调脂作用，还在于其改善内皮功能、抑制炎症反应、改善凝血纤溶系统的"多效性"，这为其早期应用于急性冠脉综合征奠定了理论基础。近期的随机临床试验显示在UA/non-STEMI入院24~96小时内即开始应用大剂量他汀药物至16周可使首要终点（死亡、非致死性再梗死、心跳骤停、再发的症状性心肌缺血）发生率降低16%。他汀类药物在NQMI中的应用前景广阔。

(七) 总结

与QMI相比，NQMI有着不同的病理生理特点、临床特点和预后。虽然现代再灌注治疗的出现使早期将AMI分为STEMI和NSTEMI更为重要，但加深对NQMI的认识对指导后期治疗及二级预防仍非常重要。由于NQMI与QMI相比有更高的再缺血及再梗死的发生率，因此对NQMI患者出院前均应进行心肌缺血情况的再评价。梗死后4周内行[201]铊运动心肌显像可预测出院后早期的死亡率及再梗死率。对有梗死后心肌缺血证据的患者均建议行冠状动脉造影，并根据冠脉情况选择行血管重建术。对无再缺血证据的患者不推荐常规行冠脉造影，且没有证据证明对此类患者进行预防性血管重建可防止再梗死的发生。

二、右室梗死

既往心肌梗死的概念指的是左心室梗死，这一概念Sanders在1930年尸解研究中首次提及。之后，右室梗死（RVI）仅作为心肌梗死合并症在尸解中不断报道。直到1974年Cohn等才首次对右室梗死的临床表现、血流动力学特征以及预后作了详细的描述。此后随着对右室心梗的认识不断深入，人们注意到右室梗死为急性心肌梗死（AMI）的一个特殊类型，从病理生理、临床表现、治疗到预后均不同于左心室心肌梗死。小面积右室梗死并不产生血流动力学异常无需特殊治疗，而大面积右室梗死或右室心肌缺血常常导致右心衰竭，同时伴低血压和低心排状态。此时治疗与左心室梗死合并左心衰竭完全不同。因此早期诊断非常重要，如能给予适当治疗其预后相对良好。

（一）右室梗死的解剖学基础

右心室主要由右冠状动脉（RCA）供血。RCA自主动脉右冠状窦发出后走行于右侧房室沟，在近中段依次发出圆锥支、窦房结动脉，一到数支右室支、锐缘支、至远段后十字交叉处右冠状动脉发出房室结动脉、后降支、最后延续为后侧支。起始于RCA近中段的圆锥动脉，右室支和锐缘支分别供应右室漏斗部、右室前壁及右室下壁血液，而继续前行的后降支和后侧支供应室间隔后下1/3，在右冠优势型还供应左室下壁、正后壁。右室前壁除接受右室支供血外，还接受左前降支（LAD）发出的1～2支右室支的供血，因此，右室前壁为双重供血。一般窦房结动脉90%起源于RCA，房室结动脉60%起自RCA。鉴于这些冠脉供血特点，右室梗死绝大多数见于RCA近、中段闭塞；病变导致前壁或前间壁梗死伴右室梗死少见。由于右室与左室下壁、后壁同由RCA供血，故右室梗死大多和左室下壁或下后壁伴发；单纯右室梗死罕见。有研究表明左回旋支在左冠状动脉优势型患者中供应右室下壁的部分心肌，因此，回旋支闭塞也可引起右室梗死。由于大多数人窦房结动脉和房室结动脉起源于右冠状动脉，故右室梗死常常合并各种慢性心律失常。

（二）右室梗死的病理生理

在生理情况下：①右室室壁较薄，正常情况下右室室壁厚度仅为左室的二分之一，因此其耗氧量较少；②在收缩期右室腔内压力较低，因此有收缩、舒张双相供血的特点；③肺循环阻力明显低于体循环阻力，故右室做功明显低于左心室。④右室前壁接受来自RCA与LAD的双重供血，侧支循环丰富。鉴于上述生理特性，使右心室耗氧量与供氧量的比值明显低于左心室，因此，当RCA闭塞时常常发生左心室梗死，而右心室梗死相对少见。

大面积右室梗死将导致体循环瘀血、低心排、低血压状态。其发生机理为：

1. 右室心肌缺血、坏死以及周围大量顿抑心肌，导致右室顺应性降低，收缩功能受损，从而使右室射血减少，左室充盈下降，心排量减少，导致低血压和低心排。同时，右室收缩末残余血量增加，右室压力增高，使体循环静脉血回流受阻导致体循环淤血。

2. 右室梗死后扩张，使心包腔内压力升高，限制了左室充盈。实验表明，对狗的右室梗死模型进行心包切除术后其血流动力学改变可部分改善，说明心包限制作用在右室梗死的血流动力学改变中起较大作用。

3. 右室容量扩大挤压室间隔，使之向左侧移位，阻碍了左室充盈，使射血减少。近来有研究表明，右室梗死时室间隔左移及曲度改变可使左室几何学形状发生改变，从而使收缩功能受损。这种血流动力学改变在有室间隔梗死时尤为明显。实验表明，电灼狗的右室游离壁产生大面积右室心肌坏死并不出现右室功能不全和低心排状态，这可能与室间隔仍保持完整有关。

以上因素共同作用，导致体循环瘀血和低血压，低心排状态。

（三）右室梗死的发生率

右室梗死多合并左心室下壁及后壁心肌梗死，单纯右室梗死少见，尸检发现单纯右室梗死发生率仅为2.5%～4.6%；在下壁心肌梗死病人中约43%合并右室梗死，在致死性下壁梗死中发生率约为24%～34%。小面积右室梗死并不产生血流动力学改变，临床易漏诊，这也是右室梗死发生率报道不一致的原因。

（四）临床表现

小面积右室梗死无特殊表现，较大面积右室梗死除 AMI 的一般表现外，尚有其特殊的临床表现。

1. 体循环瘀血征象　主要表现为颈静脉怒张及 Kussmaul 征（深吸气时颈静脉充盈或怒张明显）。Kussmaul 征是由于吸气时胸腔呈负压，回心血量增加，但由于右室收缩与舒张功能低下使静脉回流受阻，静脉压在深吸气时会进一步增高。在急性下壁心梗中如出现颈静脉压（JVP）升高及 Kussmaul 征，高度提示大面积右室梗死（其敏感性为 88%，特异性为 100%）。单纯 JVP 升高在下壁心梗中诊断大面积右室梗死的敏感性为 88%，特异性为 69%。因此，床旁颈静脉情况监测对及时发现右室梗死并评估其严重程度具重要意义。可有肝大，但不立即出现慢性右心衰的下肢浮肿。

2. 低血压、低心排状态　由于左室前负荷下降，导致左室射血减少，出现血压降低。可表现为四肢冰凉、少尿，严重时可有意识模糊等。但此时并呼吸困难及肺内啰音，X 线胸片示肺野清晰，提示右心衰系原发于右心而并非继发于左心衰竭，低血压系由于右室梗死所致。

3. 体检除右心衰竭体征外，可在胸骨左缘Ⅲ、Ⅳ肋间闻及右室 S_3、S_4，于吸气时增强。如右室明显扩张或梗死累及右室乳头肌，可闻及三尖瓣关闭不全的返流性杂音。

4. 对硝酸甘油等扩血管药物反应异常敏感，小剂量即可使血压下降，这与血管扩张剂减少回心血量，使左室前负荷进一步降低有关。所以下壁心梗患者对硝酸甘油异常敏感者要考虑到右室梗死可能。

因孤立性右室梗死罕见，多同时累及左室下壁，故左心功能状态也要考虑。如左室梗死面积小，左心功能受损不重则主要表现为右心功能不全；如果左室梗死面积大，左心功能受损严重，则有全心衰表现，血流动力学监测对指导治疗很重要。

右室梗死引起的低血压、低心排状态应与下壁心肌梗死时的迷走神经反射和低血容量所致的低血压相鉴别。后两者常不伴随颈静脉怒张、Kussmaul 征等右心衰的体征，迷走神经反射时常伴心率慢等其他迷走神经兴奋的表现；血流动力学监测可发现后两者右房压（RAP）及肺动脉嵌楔压（PCWP）均低于正常，可与右室梗死鉴别。

（五）辅助检查

右心功能可于发病后迅速改善，因此诊断性检查应尽快进行。

1. 胸片　胸片对诊断右室梗死帮助不大。可有右房、右室扩大，但敏感性、特异性均很低。但如出现右心衰竭和休克时而两肺清朗，则对右室梗死的诊断具有重要价值。

2. 心电图　心电图是诊断右室梗死最简单易行的检查，因此，有许多诊断右室梗死的心电图标准，这些标准具有不同的敏感性和特异性。在下壁和正后壁心梗患者，右胸导联 $V_{4R} \sim V_{6R}$ ST 段抬高 $\geqslant$ 1mm 是诊断右室梗死的较可靠的指标，其敏感性和特异性均在 90% 左右。其中 V_{4R} ST 段抬高 $\geqslant$ 1mm 诊断右室梗死的敏感性为 80%，特异性为 88%，阳性预测值为 87%。且 V_{4R} ST 段抬高是预测右室梗死主要合并症与住院死亡率的独立指标。有报道在 V_{4R} ST 段抬高的病人，其住院死亡率及主要合并症，包括室颤和三度房室传导阻滞的发生率均增加。在评价右胸导联 ST 段抬高时应注意除外胸前导联的影响：如 $V_1 \sim V_3$ ST 段抬高伴右胸导联 ST 段抬高不应诊断为右室梗死，而应诊断为前间隔梗死，此时右胸导联 ST 段抬高应视为受胸前导联的影响；但如 V_1 或 V_1、V_2 导联 ST 段抬高，而其余胸前导联 ST 段正常或压低同时伴右胸导联 ST 段抬高，则为右室梗死的有力证据。右室梗死中右室导联 ST 段抬高持续时间短暂，在胸痛发生 12 小时后约 1/2 的病人 ST 段改变消失，3 天内全部 ST 段降至正常，随着 ST 段下降可出现 T 波倒置。因此应尽早检查。其余 ECG 诊断标准，包括：①ST_{V_2}下降，ST_{aVF}抬高，且 ST_{V_2}下降＜ST_{aVF}抬高的 50％。②右室导联 Q 波形成。③Ⅱ、Ⅲ导联 ST 段抬高≥1mm 且 $ST_Ⅱ/ST_Ⅲ$＞1，这些 ECG 标准的敏感性和特异性均较右胸导联 ST 段抬高为差。我们的研究表明：头胸导联 ECGHV_{3R}～V_{6R} ST 段抬高对右室梗死的诊断价值优于常规 ECG 右胸导联 ST 段抬高。且 ST 段抬高的幅度大，持续时间平均＞24 小时，5 天内方降至正常。故对入院较晚患者更有诊断价值。另外，头胸导联受 ST V_2/V_3 缺血性下移的影响小，因此，使得常规右胸导联 ECG 受左胸缺血性 ST_{V_2/V_3} 的影响而漏诊的右室梗死通过头胸导联检出。此外，右室梗死可伴右束支传导阻滞，完全房室传导阻滞，房颤，窦性心动过缓等。

右室梗死以外的很多疾病亦可表现为右胸导联 ST 段抬高，如在已有 ST 段向量前移的情况下，右胸导联 ST 段抬高不能用于诊断右室梗死，这包括左束支传导阻滞，急性前间壁心梗，心包炎等。相反，一些引起 ST 段向量左移的情况如侧壁心梗可掩盖右室梗死的右胸导联 ST 段抬高。在前壁有缺血性 ST 段下移时（V_2、V_3），也可使右胸导联 ST 段抬高幅度降低而掩盖右室梗死图形。此外，右胸导联 ST 段抬高可为右室透壁心肌缺血所致，并不一定都进展为心肌坏死，不出现 ST-T 动态演变可助鉴别。

3. 超声心动图　M 型超声心动图诊断右室梗死的价值有限。二唯超声心动图可发现右室扩大（内径＞25mm），右室室壁节段性运动不良。因右室梗死血流动力学变化有时酷似心包填塞或缩窄性心包炎表现，超声心动图有重要的鉴别诊断价值。此外，超声心动图还可发现室间隔凸向右室的弧度减小、消失甚至反向。这可解释一些右室梗死患者的奇脉现象。当吸气时，静脉回流增加，室间隔变平或凸向左室，妨碍左室充盈，使左室射血减少，血压下降，呼气时变化相反，血压升高。多谱勒超声可有助于右室梗死合并症的发现，如三尖瓣关闭不全，室间隔缺损等。

4. 放射性同位素　放射性核素心室造影可发现右室扩大、右室射血分数降低及室壁运动异常（不运动或反向运动）。有研究表明，用放射性核素心室造影发现在急性下壁心梗病人中，右室扩大与右室射血分数＜40％的比率占 40％～50％。但是正常右室射血分数的变化范围较大，单独右室射血分数下降不能作为诊断右室梗死的特异指标。如结合右室室壁运动异常，二者共同诊断右室梗死的敏感性达 92％，特异性为 82％。[99]锝焦磷酸盐闪烁成像可发现坏死心肌区呈"热区"。其诊断右室梗死的特异性较高，但敏感性很低，有报道其诊断临床有血流动力学异常的右室梗死的特异性为 94％，而敏感性仅为 25％。而且，成像必须在发病后 24～36 小时内进行。

5. 血流动力学监测　血流动力学改变是右室梗死诊断的关键。右室梗死是否发生血流动力学异常和异常的程度如何与右室受损程度有关，轻者可无任何异常或于容量负荷后出现。血流动力学监测对有临床意义的右室梗死的诊断、严重程度的判断及评价伴随的左心功能状态及指导治疗均至关重要。从右室梗死的血流动力学监测可发现：

(1) 右房（RA）压力升高，RA 平均压（RAP）＞10mmHg，RAP/肺动脉嵌楔压（PCWP）＞0.65（正常＜0.6）。

(2) 右房右室压力波形改变：右房压力曲线 X 降支和 Y 降支明显而呈现"W"或"M"型。右室舒张期压力图形呈早期低垂、晚期平台状，即"平方根"样改变。这种图形主要系右室顺应性下降、充盈压升高所致，除右室梗死外，还可见于缩窄性心包炎、限制型心肌病、肺栓塞和慢性阻塞性肺气肿等，应注意鉴别。

(3) CI 明显下降，<2.2 升/分/平方米，右室心搏工作指数<5 克·米/平方米。

(4) PCWP 正常或降低。如合并左室衰竭时 PCWP 可增高≥18mmHg。

(六) 右室梗死的诊断

目前右室梗死尚无统一的诊断标准。当患者为急性下壁、正后壁心梗时，如出现颈静脉怒张、Kussmaul 征、低血压而无左心衰表现，临床上应高度怀疑右室梗死可能。ECG 发现右胸导联 ST 抬高>1mm 及其后的 T 波倒置诊断可基本成立。对诊断不明确，特别是有低血压，低心排状态同时怀疑左心功能不全者应行血流动力学监测以协助诊断并指导临床治疗。RAP>10mmHg，RAP/PCWP>0.65 是诊断右室梗死的可靠指标。

(七) 处理

根据右室梗死后右心功能不同及左室梗死面积大小不同所导致的左室功能不全程度，治疗应区别对待兼顾左右心室功能。右室梗死范围不大且无右心衰征象者治疗同一般 AMI，右室梗死本身不需特殊治疗。

1. 扩容　对右室梗死病人，如有低血压而无肺循环瘀血，应首先进行扩容。常选用胶体液或生理盐水，胶体液常选用低分子右旋糖酐。此时右室功能丧失，仅起"通道"作用，补液后增加右室充盈压，使右室到左房的压力梯度增高，促进血液从右室到肺循环，从而增加左室前负荷，提高左室的充盈及射血量。扩容过程中应密切观察血压、周围灌注、心率、呼吸及双肺啰音的变化。如病人对初始扩容治疗（补液 1 000ml 以上）无反应，应进行血流动力学监测以指导治疗。扩容应使 PCWP 控制在 15~18mmHg，以保证适当的左室前负荷。如 PCWP>18mmHg，应停止扩容；如 PCWP<15mmHg，可继续扩容。当左室及右室射血更依赖其前负荷时，应避免应用减轻前负荷的药物，如利尿剂、血管扩张剂。如右室梗死合并严重左室功能不全及肺瘀血，右室后负荷增加，射血量会进一步降低。此时，可考虑应用减轻后负荷的药物如硝普钠，或进行主动脉气囊反搏以减少左室后负荷，并顺而减少右室后负荷。

2. 正性肌力药物治疗　常静脉应用多巴酚丁胺。当右室梗死初始扩容 1~2L 后心输出量无明显增加时，可考虑应用多巴酚丁胺。临床研究表明静脉应用多巴酚丁胺可增强右室梗死病人室间隔收缩，增加左室收缩压，使室间隔收缩期右移，从而减轻右室扩张，并有助于保持左室几何学形状，明显改善病人的心指数及右室射血。多巴酚丁胺还可减轻肺血管床阻力，从而减少右室后负荷。

3. 控制心率及心律　右室梗死常合并各种缓慢心律失常，并可导致房室不同步，进一步加重血流动力学异常。部分病人应用阿托品后可恢复正常心律，有报道氨茶碱对部分对阿托品无反应的房室传导阻滞病人可能有效。药物治疗无效的病人应考虑置入临时或永久起搏器。因右室梗死时右室泵功能受损，心房收缩对右室心排量就尤为重要，完整的右房功能可部分抵消右室梗死血流动力学异常，此时单纯右心室起搏可造成房室不同步而使血流动力学异常进一步恶化。因此，对于严重心动过缓而房室传导功能正常的病人，宜行心房起搏，对于Ⅱ度Ⅱ型或Ⅲ度房室传导阻滞的病人，宜行房室顺序起搏以纠正房室不同步。有报道对于房颤病人，如出现心力衰竭、低血压等血流动力学异常，应考虑即刻转复。

4. 再灌注　急性下壁心梗再灌注治疗获益不如前壁心梗确切。急性下壁心梗合并右室梗死是否可作为再灌注治疗的指征仍不清楚。但大量临床研究证实再灌注治疗可明显改善右室功能。因此，如有再灌注治疗指征且无禁忌，右室梗死病人应尽早行再灌注治疗。其再灌注治疗措施同前壁心梗。

(八) 预后

度过急性期的右室梗死病人长期预后良好。大多数病人的右室功能可在数周到数月恢复，提示右室梗死更多的是心肌顿抑而不是不可逆的心肌坏死。我院近十余年来经血流动力学监测确诊和治疗的右室梗死约 100 余例。在血流动力学监测下指导治疗，绝大多数存活，右室梗死死亡者常同时伴有大面积左心室梗死。

三、心房梗死

心房梗死是临床过程不同于心室梗死的一种独立的疾病。由于其缺乏特征性临床表现，缺乏准确的诊断手段，且常被并存的心室梗死掩盖，因此临床对其了解较少，诊断率低。1925 年首次报道经尸解证实的心房梗死。迄今，心房梗死的发生率各家报道极不一致，尸检发现为 0.7%~40%，差别较大，可能与是否对心房进行了详细检查有关。一般认为，如以 PR 段移位作为诊断标准的话，心房梗死的发生率约占 AMI 的 10%，且多与心室梗死伴随，单独的心房梗死少见。

心房梗死多发生于右心房，且多发于心耳部。右房梗死约为左房梗死的 5 倍。左右差异可能与左心血液的氧含量大大高于右心有关。心房梗死的原因主要为冠状动脉粥样硬化，少数见于肺心病、原发性肺动脉高压、肌营养不良和遗传性共济失调。

心房梗死缺乏特异性临床表现，多为伴随的心室梗死症状掩盖。但出现下列症状，应考虑心房梗死的可能。

1. 突然出现的房性心律失常　心房梗死的心律失常非常常见，且常常突发突止。常见心律失常为：房颤、房性早搏、房速、游走心律等。

2. 心房附壁血栓形成，血栓脱落后可形成循环栓塞。心房梗死约有 84% 发生附壁血栓，由于右房梗死多见，因此肺栓塞发生率多于体循环栓塞。

3. 心房破裂　发生率达 4.5%。心房破裂可迅速发生心包压塞，如不及时处理，常在 24 小时内死亡。

4. 血流动力学异常　心房梗死时心房收缩功能降低，可导致心室充盈压下降，心排血量减少。尤其是见于伴快速室上性心律失常时，房室协调收缩丧失，易产生低血压。

心房梗死目前尚缺乏统一的诊断标准，客观检查的诊断价值有限。ECG 目前仍是主要诊断手段。

Liu 等提出了心房梗死的 ECG 诊断标准，可供临床参考。

1. 主要标准

(1) V_5、V_6 导联 PTa 段抬高 >0.05mV，伴对应导联 V_1、V_2 PTa 段压低；

(2) Ⅰ 导联 PTa 段抬高 >0.05mV，伴对应导联 Ⅱ、Ⅲ PTa 段压低；

(3) 胸前导联 PTa 压低 >0.15mV，以及 Ⅰ、Ⅱ、Ⅲ 导联压低 >0.12mV，可伴随各种房性心律失常。

2. 次要标准

P 波形态异常，可增宽、高尖、M 型、W 型、不规则或有切迹。

需指出的是上述 PTa、P 波形态及房性心律失常既不敏感也不特异。常规 ECG 常常不能反应出心房梗死，这可能是由于心房壁薄产生的电压低，且常被心室除极掩盖。经食道超声、心脏核素检查及体表心房标测对心房梗死的价值仍有待于研究。

心房梗死的治疗同一般心室梗死，主要是处理心律失常、心房破裂、心房血栓及栓塞等并发症，本身无特殊处理。心房梗死可产生类似右室梗死的低心排，因此可在监测下进行扩容治疗。临床怀疑心房梗死者因易发生心房破裂，若需放置右心导管时（如临时起搏或血流动力学监测）操作宜轻柔；明确右心房梗死时，右心导管应列为相对禁忌。

四、再梗死

再梗死一般是指既往心肌梗死4周后或出院后发生的再次心肌梗死。有些文献中把AMI 4周内或住院期间发生的再梗死称为早期再梗死，而发生在原梗死部位的早期再梗死则称为梗死延展，本文主要讨论前者。再梗死发生率约为10%～20%，发生时间自首次梗死后数周至数年不等，也偶有长达十几年者。但大多数再梗死发生于出院后头半年内。再梗死的病死率及心力衰竭、心源性休克等合并症的发生率均明显高于首次梗死，其病死率约为首次梗死的2～3倍，约占梗死后心脏性死亡的25%左右。因此，预防再梗死是AMI后的首要任务之一。本文主要讨论再梗死的危险因素、临床表现、诊断、预防及治疗。

（一）危险因素

梗死后心绞痛是发生再梗死的一个独立危险因素。梗死后心绞痛的发生说明梗死相关血管供应的心肌区域仍有存活的缺血心肌或有其他不稳定冠脉分支病变存在。冠脉造影表明，绝大多数梗死后心绞痛患者为多支病变。存在梗死后心绞痛的AMI病人再梗死率平均为35.1%，为无梗死后心绞痛者的近10倍。非Q波心梗由于其心肌坏死不完全及冠脉本身特点，更易发生梗死后心绞痛及再梗死。相比较而言，前壁的非Q波心梗更易发生再梗死。Kao等对非Q波心梗进行了近10个月的随访，发现前壁非Q波心梗的再梗死发生率明显高于下壁患者，估计可能因为前降支较右冠供应区域有更多的缺血心肌存在。有些梗死后的反复心肌缺血可能无症状，这些梗死后的无症状心肌缺血病理生理基础及预后与梗死后心绞痛相同，因此，及时行Holter或运动试验发现缺血心肌的存在对再梗死的预防非常重要。

其次，高脂血症、高血压病、糖尿病及吸烟均为再梗死的危险因素。左室射血分数在大多数试验研究中均未见与再梗死有明显相关。与冠心病易患因素不同，女性患者较男性患者更易发生再梗死。

另外，心梗后麻醉和外科手术也是一个重要的危险因素。一般AMI后头半年，特别是3个月内手术更易发生再梗。据报道3个月内再梗死率为30%，3～6个月为15%，半年后围手术期再梗死率约为5%。

（二）临床表现

再梗死症状与初次心肌梗死相似，但也可不典型，仅表现为心律失常，心功能不全或猝死。其非Q波心梗的发生率高于初次心梗。由于多次梗死的累积作用，再梗死使坏死心肌范围进一步扩大，因此预后差。其死亡率及住院合并症的发生率均明显高于初次梗死，并且，其再次发生心肌梗死的几率亦大于初次梗死。再梗死的ECG变化常不如初次心梗明显，可出现新部位的Q波，原有部位的Q波加深或R波幅度减小。也可因为向量互相抵消，原有的Q波消失。有些患者仅在原ECG基础上出现新的ST段或T波改变，甚至完全正常。故再梗死的ECG的诊断价值小于初次梗死。因此，怀疑再梗死者需结合心肌酶学及肌钙蛋白T/I的变化。

（三）再梗死的诊断

在既往有明确心肌梗死证据的基础上有以下两项异常者可诊断为再梗死：

1. 有再次 AMI 的典型胸痛症状。
2. 在原 ECG 基础上出现新的 ECG 改变（见前述），且符合 AMI 的动态演变。
3. 血清心肌酶学及肌钙蛋白 T/I 异常改变符合 AMI 的演变规律。

（四）再梗死的治疗及预防

再梗死治疗原则同一般 AMI，（参见"急性心肌梗死的治疗"章节）。但再梗死病人预后差，住院死亡率及合并症发生率均高于初次梗死。因此，应强调积极识别高危人群，控制危险因素，积极预防再梗死的发生。

1. 识别高危人群　关键在于发现残存的缺血心肌。存在梗死后反复心肌缺血的病人多表现为梗死后心绞痛，但也可无症状，因此需进行辅助检查予以识别。原则上，所有 AMI 病人应在发病 1 月后临床情况相对稳定时进行低负荷运动试验。高危人群可表现为低运动耐力，运动时收缩压较静息时无升高，低运动量时（心率≤135 次/分）即出现心绞痛症状或在原梗死区外的导联 ST 段明显下移≥2mm。高危病人 1 年内再梗死的发生率明显高于低危病人，因此应考虑行冠脉造影明确冠脉情况以指导进一步治疗。如试验中无上述发现，则发生心脏性死亡事件及再梗死的几率很低，不需再行其他检查。

心脏同位素检查对识别再梗死高危人群亦有帮助。运动^{201}铊心肌显像如观察到再分布则说明有残存心肌缺血，能准确预测再梗死的发生。但同位素检查价格昂贵，且需严格的质控，对工作人员的要求也较高，不适宜普及，因此，一般不作为心梗后的常规检查。但在病人有束支传导阻滞或运动试验结果不确定时，运动同位素心肌显像可提供较大帮助。当病人不能运动时，可考虑行起搏下或潘生丁^{201}铊心肌显像。此外，可在出院前行运动心血池扫描，对比运动前后 EF 变化，运动后左室 EF 增加低于 5% 是预测出院后 6 个月内再梗死的敏感和特异指标。

冠脉造影并不能准确预测再梗死，临床研究证明心脏性事件包括再梗死的发生率与冠脉管腔的狭窄程度并无明显相关。因为冠脉内是否易形成血栓并不在于管腔狭窄程度，而主要与粥样斑块的不稳定程度有关。因此，形态学的冠脉造影在再梗死的预测上有其局限性。

2. 控制危险因素　主要包括戒烟、控制高血压、降低血脂。此外，心梗后应尽量避免手术，如需择期手术，病人应推迟到梗死后 6 个月进行。

3. 药物预防　再梗死较初次梗死有明显高的死亡率与并发症的发生率，因此重在预防。目前发现可减少再梗死发生率的药物有：

β受体阻断剂　超过 25 个临床试验，涉及>20 000 例病人的资料已确凿证实 AMI 后应用 β 受体阻断剂可明显减少死亡率及非致死性再梗死的发生率。在 TIMI-Ⅱ 试验中 AMI 症状发作 2 小时内予静脉应用 β-受体阻滞剂可使 6 周内的死亡率及再梗死率由 13.7% 降低为 5.4%。不仅如此，长期慢性应用 β-受体阻滞剂亦可降低远期再梗死率。在无禁忌证的情况下，β-受体阻滞剂应用于所有 AMI 后病人，但对伴左心功能不全或室性心律失常的病人获益更大。

血管紧张素转化酶抑制剂（ACE-I）　大规模临床试验亦证实 ACE-I 可明显减少再梗死的发生率。在 SAVE 试验中，AMI 后 3～16 天给予卡托普利口服，可使发病后 42 月内的再梗死率降低 25%。

钙拮抗剂（CCB）　在 MDPIT（The Multicenter Diltiazem Postinfarction Trial）试验中，AMI 后应用地尔硫䓬组的死亡率、心脏性事件及再梗死率较安慰剂组降低 11%，但并无显著差异；在对亚组病人的研究中发现在 LVEF>40% 及无肺淤血的病人中，地尔硫䓬组的死亡率及再梗死率降低了30%,而在存在肺淤血的病人中,地尔硫䓬组的死亡率及再梗死率反而增加了25%。在临床试验中未发现二氢吡啶类有降低再梗死发生率的作用。维拉帕米对再梗死预防中的作用不尽一致:在DAVIT-I试验中维拉帕米组与对照组6个月的死亡率及再梗死率均无显著差异。但在更近期的DAVIT-II中,AMI 1~2周后始应用维拉帕米可使无心力衰竭的病人发病后18个月的再梗死率明显降低。由此可见,二氢吡啶类在AMI的二级预防中未发现任何益处,而地尔硫䓬与维拉帕米在无心功能不全的AMI病人中可能有预防再梗死率的作用。

抗血小板药物 自ISIS-2试验发现阿司匹林在AMI中可取得与链激酶等同的预防心血管事件的效果后,又有大量大规模多中心临床试验验证了阿司匹林在AMI二级预防中的益处。这些临床资料发现:阿司匹林可使再梗死率降低20%~30%。国内阜外医院的资料也证明服用阿司匹林每日50mg可使男性AMI病人的再梗死率降低65%,而在女性AMI病人中的二级预防作用尚缺乏临床试验的进一步验证。

调脂药物 临床试验中主要证实了他汀类药物的二级预防作用。4S、LIPID及CARE试验分别发现AMI后3~20个月后应用辛伐他汀、普伐他汀、普伐他汀可明显降低远期再梗死率。其中,LIPID及CARE试验中病人血胆固醇水平均处于正常水平。因此,他汀类药物的二级预防作用并不完全依赖于其调脂作用,随后的试验发现他汀类药物具有改善内皮功能、拮抗粥样斑块的炎症反应、改善凝血纤溶系统等多种作用,即其"多效性"。他汀类在AMI急性期应用对再梗死率的影响还不清楚。目前未发现其他调脂药物有类似他汀类的"多效性"。

其他 有些临床试验发现AMI后长期应用华法林抗凝治疗可明显降低再梗死发生率。但长期应用华法林抗凝需定期查凝血酶原时间,用药不方便,且出血危险性增加,一般不作为常规治疗。但在伴有心室壁血栓、大面积心室壁运动不良或心房颤动的AMI病人可考虑应用。应用期间应监测国际标准化比值(INR),控制于2~3之间以防止出血。

4. 介入干预 AMI后存在梗死后心绞痛或运动试验强阳性者应行冠脉造影以明确冠脉情况,根据情况考虑行经皮冠状动脉成形术(PTCA)或冠脉搭桥术(CABG),可明显降低再梗死率。

第十二节 年轻人心肌梗死

急性心肌梗死(AMI)多发于老年人,在年轻病人中少见。在过去30年中,不同的临床研究总结的青年人AMI占AMI总人群的比例差异较大,约为2%~10%,其中以男性为主,女性约占5%~10%。1995年美国冠状动脉外科研究小组(the Coronary Artery Surgery Study,CASS)总结<40岁的AMI病人占总AMI人群的4%;而1994年国内有学者总结的比例为10.3%。这些数据差异的原因仍不清楚,可能与研究人群的种族不同有关。青年人的AMI在危险因素、临床特点、预后等许多方面都有着不同于老年AMI的特点。

一、危险因素

1. 吸烟 吸烟是心血管疾病的一个独立危险因素,青年人AMI中吸烟者约占70%~>90%,并且有相当数量的病人在吸烟时发病。研究证明,吸烟可增强血小板黏附、聚集,促进冠脉内血栓形成;吸烟虽不能诱发正常的冠脉痉挛,但可使血管内皮依赖性舒张作用受损，因此，慢性吸烟的青年AMI病人冠脉造影可正常，但对酒精、可卡因等诱发血管痉挛的物质敏感性增加。

2. 家族史　大多数临床研究均证实AMI家族史为青年人AMI的独立危险因素。

3. 酗酒　首次发病的青年AMI病人酗酒比例较老年AMI病人明显增高。

4. 高脂血症　部分临床研究中高胆固醇血症也为青年人AMI的危险因素。

5. 高血压病、糖尿病在青年AMI病人中的发病率较少。

二、病因及发病机制

青年人AMI病因较多，但仍以冠状动脉粥样硬化为主要原因。

1. 冠状动脉粥样硬化　仍然是青年人AMI的主要原因。在对自杀或枪决的青年人的尸检中发现，15~19岁的男性青年中，明显冠状动脉粥样硬化的比率为2%（女性为0），而在30~34岁的人群中，20%的男性及8%的女性患有明显的冠状动脉硬化。高脂血症、高同型半胱氨酸血症、吸烟、高血压病、胰岛素抵抗、肥胖等均可加速冠状动脉粥样硬化的进程。

2. 非冠状动脉粥样硬化

血液高凝状态：文献报道较多的为肾病综合征与抗磷脂综合征。肾病综合征时大量蛋白尿可导致小分子蛋白丢失，凝血因子Ⅸ、Ⅺ、Ⅻ等浓度降低，肝脏代偿性合成Ⅱ、Ⅶ、Ⅷ、Ⅹ、ⅩⅢ及纤维蛋白原增加，抗凝血酶Ⅲ浓度降低，均可至高凝状态。高凝状态可致冠脉内血栓形成，血白蛋白低于25g/L时发生动静脉血栓形成的危险性明显增加。其他如血液浓缩、高脂血症、血小板黏附聚集性增加均加重高凝状态。动静脉血栓形成是抗磷脂综合征的主要特点之一，其具体机制尚不清楚，但有报道抗心磷脂抗体可增加血小板的黏附性。

冠脉痉挛：冠脉痉挛可导致血管内膜损伤，继而血小板聚集，凝血系统激活致血栓形成而导致AMI。冠脉痉挛据认为是可卡因诱发的AMI的主要机制，其他原因还有吸烟、酗酒、剧烈运动等。

冠脉栓塞：最常见原因为心内膜炎，主动脉瓣或二尖瓣赘生物脱落导致冠脉栓塞；心内膜炎可为感染性，也可为其他原因，如抗磷脂综合征和系统性红斑狼疮性心内膜炎。

冠状动脉夹层：夹层导致冠脉内膜损伤及夹层突向管腔可导致冠脉阻塞，心肌血供中断。原因多见于冠脉粥样斑块撕裂，也可为原发性，多累及前降支，也可多支受累。少数情况下主动脉夹层累及冠脉亦可导致AMI。

冠状动脉瘤、冠脉扩张或冠脉起源异常：冠状动脉瘤或冠脉扩张多见于先天性或川崎病（Kawasaki's disease），常为青少年儿童AMI的病因。亦有因冠脉起源异常导致AMI的报道，其原因可能与畸形的冠脉起源角度异常及受压迫有关。

三、临床特点

青年AMI以男性多见，多有明确的危险因素；多突然发病，发病前多有吸烟、酗酒等诱因；因缺乏侧支循环，青年AMI以Q波心梗多见，有报道<46岁的AMI病人Q波心梗约占2/3，而在>55岁的AMI病人中，Q波心梗的比例约为50%；多以AMI作为冠心病的首发表现，仅21%的病人发病前有心绞痛病史，因此对无冠心病史的年轻胸痛病人应警惕AMI的可能，部分病人以猝死为首发表现；冠脉造影示正常冠脉或单支冠脉病变的比例较老年病人高，其正常冠脉比率高达15%左右；心源性休克、心力衰竭、心跳骤停等合并症发生率及住院死亡率均低，有报道住院死亡率约 0~2.9%，并且在长期随访中，其 5 年死亡率、再住院率、病情需行 PTCA 及 CABG 的比率均明显低于老年病人。

四、治疗

青年人 AMI 病因除冠状动脉硬化外，还有许多其他病因，因此所有病人有条件均应行冠脉造影以确定病因指导治疗。目前仍无专门的临床实验指导青年 AMI 人群的治疗，因此其治疗与一般 AMI 病人人群相似。

溶栓：除冠状动脉内血栓形成外，有在抗磷脂综合征所致的高凝状态下进行成功的溶栓治疗的报道；在可卡因诱发的冠脉痉挛时，如给予足量舒张血管药物如硝酸甘油、钙拮抗剂等症状及心电图仍无明显改善，亦可考虑行溶栓治疗。

血管成形术：急诊血管成形术对于有动脉粥样硬化、急性闭塞性血栓形成的患者可明显改善预后，疗效优于溶栓治疗。

抗血小板及抗凝治疗：可应用阿司匹林、GPⅡb/Ⅲa 受体拮抗剂及肝素，具体同一般 AMI 病人。

β-受体阻断剂：应慎用于可卡因或苯丙胺诱发的冠脉痉挛所导致的 AMI，因其有可能通过兴奋 α 受体加重冠脉痉挛。

五、预 防

预防青年人 AMI 重点在于控制危险因素，如戒烟、戒酒、控制血脂等，并鼓励适当进行体育锻炼；对无典型心绞痛或冠状动脉粥样硬化病史的年轻病人，如出现典型的缺血性胸痛，不能忽略 AMI 可能，应及时行 ECG、心肌酶、肌钙蛋白等检查以尽快明确诊断。

（王志坚　丁文惠）

参 考 文 献

第一节

1. Miller R, et al. Myocardial infarction with and without acute coronary occlusion: A pathologic study. Arch Intem med, 1951, 88: 597
2. Roberts WC, et al. Mode of death. Frequency of healed and acute myocardial infarction. number of major epicardial coronary arteries severely narrowed by atherosclerotic plaque and heart weight in fatal atherosclerotic coronary artery disease: analysis of 869 patients studied at necropsy. J AM Coll. Cardial, 1990, 15: 196
3. Bvja LM, et al. Clinicopathologic correlates of acute ischemic heart disease syndromes. Am J Cardial, 1981, 17: 313
4. Ellis S, et al. Prediction of risk of anterior myocardial infarction by lesion severity and measurement method of stenosis in the left anterior descending coronary distribution: a CASS registry study. J Am Coll. Cardial, 1988, 11: 908
5. Ellis S, et al. Morphology of left anterior descending coronary territory lesions as a predictor of anterior MI: A CASS registry study. J Am Coll Cardial, 1989, 13: 1481
6. Little WC, et al. Can coronary angiography predict the site of a subsequent myocardial in-

farction in patients with mild-to-moderate coronary artery disease. Circulation, 1988, 78: 1157

7. Ludbrook P. Acute right ventricular infarction: implication with regarded to biventricular interaction. Coronary Artery Disease, 1990, 1: 283
8. Haupt HM, et al. Right ventricular infarction: Role of the moderator band artery in determining infarct size. Circulation, 1983, 67: 1268
9. Shah PK, et al. Scintigraphically detected predominant right ventricular dysfunction in AMI: clinical and hemodynamic correlates and implications for therapy and prognosis. J Am Coll Cardiol, 1985, 6: 1261
10. Kopelman HB, et al. Right ventricular MI in patients with chronic lung disease: possible role of right ventricular hypertrophy. J Am Coll Cardiol, 1985, 5: 1302
11. Lowe T D, et al. Myocardial infarction. Br Heart J, 1941, 6: 115
12. Kloner RA, et al. Effect of a transient period of ischemia on myocardial cells: fine structure during the first few minutes of reflow. Am J Pathol, 1974, 74: 399
13. Kloner RA, et al. Studies of experimental coronary artery reperfusion, effect on infarct size, myocardial function, biochemistry, ultrastructure and microvascular damage. Circulation, 1983, 168 (suppl): 8
14. Willerson JT, et al. Convesion from chronic to acute coronary artery disease: Speculation regarding mechanism. Am J Cardial, 1984, 54: 1349
15. Ridolfi RL, et al Relationship between coronary artery lesions and myocardial infarcts: ulceration of atherosclerotic plaques precipitating coronary thrombosis. Am Heart J, 1977, 93: 468
16. Dewood MA, et al. Coronary artereographic finding soon after non-Q-wave myocardial infarction. N Engl J Med, 1986, 315: 417
17. Falk E. Morphologic features of unstable atherothrombotic plaques underlying acute coronary syndrome. Am J Cardial, 1989, 63: 114E
18. Gagnon RM, et al. The role of coronary thrombosis in myocardial infarction: Further evidence shown by intracoronary thrombolysis with streptokinase. Cathet Cardiovase Diagn, 1982, 8: 393
19. Kragel AH, et al. Morphometric analysis of the composition of atherosclerotic plaques in the four major epicardial coronary arteries in acute myocardial infarction and in sudden coronary death. Circulation, 1989, 80: 1747
20. Roberts WC. Qualitative and quantitative comparison of amounts of narrowing by atherosclerotic plagues in the major epicardial coronary arteries at necropsy in sudden coronary death, transmural acute myocardial infarction transmural healed myocardial infarction and unstable angina pectoris. Am J Cardial, 1989, 64: 324
21. Davies MJ, et al. Plaque fissuring-the cause of AMI, sudden ischemia death and crescendo angina. Br Hert J, 1985, 53: 363
22. Trip MD, et al. Platelet hyperactivity and prognosis in survivors of myocardial infarction. N Engl J Med, 1990, 322: 1219

23. Mucller HS, et al. Systemic and transcardiac platelet activity in acute myocardial infarction in man; resistance to prostacyclin. Circulation, 1985, 72: 1336
24. Conti CR. MI: Thoughts about pathogenesis and the role of coronary artery spasm. Am Heart J, 1985, 110: 187
25. Vincent GM, et al. Coronary spasm producing coronary thrombosis and myocardial infarction. N Engl J Med, 1983, 309: 220
26. Habib GB, et al. Influence. R (eds.); Nonatherosclerotic ischemic heart disease. New York, Raven press, 1989
27. Virmani R, et al. AMI temporally related to cocaine: an autopsy study of 40 patients. Am Heart J, 1988, 115: 1068
28. Treasure CB, et al. AMI with acetylcholine-induced vasoconstriction in the absence of a positive ergonovine test. Am J Cardial, 1990, 65: 255
29. Salem BL, et al. AMI with "normal" coronary arteries: clinical and angiographic profiles, with ergonovine test. Texas Heart Inst J, 1985, 12: 1
30. Lindsay J, et al. Acute myocardial in action with normal coronary arteries. Am J cardial, 1984, 54: 902
31. Vasam RS, et al. Myocardial infarction associated with a myocardial bridge. Int J Cardial, 1989, 25: 902
32. Raymond R, et al. Myocardial infarction and normal coronary arteriography; a 10 year clinical and risk analysis of 74 patients. J Am Coll Cardiol, 1988, 11: 471
33. Braunwald. Heard Disease -A Textbook of Cardiovascular Medicine, (5th Edition) 1999
34. 韩启德等. 血管生物学. 北京: 北京医科大学, 中国协和医科大学联合出版社, 1997
35. Kenneth R, et al. Molecular Basis of Cardiovascular Disease, 2001
36. Furchgott RF, et al. The obligatory of endothelial cells in the relaxation of arterial smooth muscle by acetylcholine. Nature, 1980, 288: 373-376
37. Bogaty P, et al. Vasoreactivity of the culprit lesion in unstable angina. Circulation, 1994, 90: 5
38. Julian PJ, et al. Coronary vascular endothelial function and myocardial ischemia: Why should we worry about endothelial dysfunction. Coronary Artery Diseases, 2001, 12: 475-484
39. Hellstrom HR, et al. Multiple plaque rupture in acute coronary syndrome. Circulation, 2003, 107 (9): e64
40. Pollack CV Jr, et al. 2002 update to the ACC/AHA guidelines for the management of patients with unstable angina and non-ST-segment elevation myocardial infarction: implications for emergency department practice. Ann Emerg Med, 2003, 41 (3): 355 (Review)
41. Ross R. Atherosclerosis-an inflammatory disease. N Engl J Med, 1999, 340: 115
42. Jorge P. Atherosvlerotic plague rupture: Emerging insights and opportunities. Am J Cardiol, 1999, 84 (1A): 15J
43. Falk E, et al. Coronary plaque disruption. Circulation, 1995, 92: 657

第二节

1. Dewood A, et al. Prevalence of total coronary occlusion during the early hours of myocardial infartion. N Engl J Med, 1980, 303: 897
2. Freifeld AG, et al. Non-transmural versus transmural myocardial infarction: A morphologic. Am J Med, 1983, 75: 123
3. Lanakee M, et al. Salvage of myocardial function by coronary artery reperfusion 1,2 and 3 hours after occlusion in conscious dogs. Cir Res, 1983, 53: 235
4. Dell talia LJ, et al. Hemodynamically important right ventricular infarction: evaluation of right ventricular systolic function at rest and during exercise with radionuclide ventriculagraphy and respiratory gas exchange. Circulation, 1987, 75: 996
5. Recuto LA, et al. Left ventricular diastolic performance at rest and during exercise in patients, with coronary artery disease: Assessment with first-pass radionuclide angiography. Circulation, 1981, 63: 1228
6. Diamond G, et al. Effect of coronary artery disease and acute myocardial infrasound on left ventricular compliance in man. Circulation, 1972, 45: 11
7. Hess OM, et al. Diastolic myocardial wall stiffness and ventricular relaxation during partial and complete coronary occlusions in the conscious dogs. Cir Res, 1983, 52: 387
8. Marray DP, et al. Natural evolution of left ventricular hemodynamies following uncomplicated acute myocardial infarction. Int J Cordial, 1986, 11: 175
9. Pirzada. FA, et al. Experimental myocardial infarction A II, Sequential changes in left ventricular pressure length relation in the acute phase. Circulation, 1976, 300: 970
10. Lamas GA, et al. Increased left ventricular volume following my caramel infarction in man. Am Heart J, 1986, 111: 30
11. Slager CJ, et al. Quantitative assessment of regional left ventricular motion using endocardial landmarks. JACC, 1980, 7: 317
12. Duchatellier T, et al. Late coronary artery reperfusion has additive beneficial effects on infarct expansion when combined with early angiotensin converting enzyme inhibitor therapy post myocardial infarction. Cardiovasc Drugs Ther, 2001, 15 (1): 49-54
13. McKay RG, et al. Left ventricular remodeling after infarct expansion: Acorollary to infarct expansion. Circulation, 1986, 74: 693

第三节

1. Antman EM, Braunwald E. Acute myocardial infarction in Braunwald E. ed. Heart disease: A textbook of cardiovascular Medicine, 5th Ed. W. B. Saunders Philadelphia, 1997, 1184-1289
2. 陈在嘉. 高润霖主编: 冠心病, 人民卫生出版社, 2002, 848-877
3. Muller JE, et al. Circadian variation and triggers of onset of acute cardiovascular disease. Circulation, 1989, 79: 733
4. Tofler GH, et al. Analysis of possible triggers of acute myocardial infarction (the MILIS

study). Am J Cardil, 1990, 66: 22
5. The joint European Society of Cardiology/American College of Cardiology Committee. Myocardial infarction redefined-A consensus document of the joint European Society of Cardiology/American College of Cardiology Committee for the redefinition of myocardial infarction. Eur Heart J, 2000, 21 (18): 1502-1513
6. Ryan TJ, Antman EM, Brooks NH, et al. 1999 update: ACC/AHA guidelines for the management of patients with acute myocardial infarction: a report of the American College of Cardiology/American Heart Association Task Force on Practice Guidelines (Committee on Management of Acute Myocardial Infarction). J Am Coll Cardiol, 1999, 34: 890-911
7. ACC/AHA guidelines for the management of patients with unstable angina and non ST segment elevation myocardial infarction. J Am Coll Cardiol, 2000, 36: 970-1056
8. Wu AHB, Apple FS, Gilber WB, et al. National Academy of Clinical Biochemistry standard of laboratory practice: recommendations for the use of cardiac makers in coronary artery diseases. Clin Chem, 1999, 45: 1104-1121
9. Sgarbossa EB, Birnbaum Y, Joseph EP. Electrocardiographic diagnosis of acute myocardial infarction: Current concepts for the clinician. Am Heart J, 2001, 141: 507-517
10. 张钧华主编: 临床血流动力学, 第1版, 北京医科大学出版社, 1999.
11. Forrester SS, et al. Correlative classification of clinical and hemodynamic function after acute myocardial infarction. Am J Cardiol, 1977, 39: 137
12. Kouvaras G, et al. Q and Non Q Wave myocardial infarction. Current views. Angiology the J of vascular disease, 1988, 39: 333

第四节

1. 陈在嘉, 高润林主编: 冠心病. 北京, 人民卫生出版社, 2002, 808
2. The joint European Society of Cardiology/American College of Cardiology Committee. Myocardial infarction redefined-A consensus document of the joint European Society of Cardiology/American College of Cardiology Committee for the redefinition of myocardial infarction. Eur Heart J, 2000, 21 (18): 1502-1513
3. Ryan TJ, Antman EM, Brooks NH, et al. 1999 update: ACC/AHA guidelines for the management of patients with acute myocardial infarction: a report of the American College of Cardiology/American Heart Association Task Force on Practice Guidelines (Committee on Management of Acute Myocardial Infarction). J Am Coll Cardiol, 1999, 34: 890-911
4. ACC/AHA guidelines for the management of patients with unstable angina and non ST segment elevation myocardial infarction. J Am Coll Cardiol, 2000, 36: 970-1056
5. Kouvaras G, et al. Q and Non Q Wave myocardial infarction. Current views. Angiology the J of vascular disease, 1988, 39: 333
6. Bujia Lm. Infarct size - can it be measured or modified in humans. Progress in Cardiovascular disease, 1987, 29: 271

7. Wall EVD. Infarct sizing by scintigraphic techniques and nuclear magnetic resonance imaging. Eur J nucl med, 1990, 17: 83
8. 钱学贤，戴玉华，孔华宇主编：现代冠心病学．北京，人民军医出版社，1999，1222

第五节

1. Tunstall-Pedoe H, Mahonen M, Tolonen H, et al, for the WHO MONICA (monitoring trends and determinants in cardiovascular disease) Project: Contribution of trends in survival and coronary-event rates to changes in coronary heart disease mortality: 10-year results from 37 WHO MONICA Project populations. Lancet, 1999, 353: 1547-1557
2. Mauri F, Gasparinni M, Barbonaglia L, et al. Prognostic significance of the extent of myocardial injury in acute myocardial infarction treated by streptokinase (the GISSI trial). Am J Cardial, 1989, 63: 1291-1295
3. Kannel W, Prevalence and clinical aspects of unrecognized myocardial infarction and sudden unexpected death. Circulation, 1987, 75 (suppl II): II-4-II-5
4. Grimm R, Tillingshast S, Daniels K, et al. unrecognized myocardial infarction: experience in the multiple risk factor intervention trial (MRFIT). Circulation, 1987, 75 (suppl II): II-6-II8
5. Hedges JR, Young GP, Henkel GF, et al. Serial ECGs are less accurate than serial CK-MB results for emergence department diagnosis of myocardial infarction. Ann Emerg Med, 1922, 1445-1450
6. Gibler WB, Young GP, Hedges JR, Henkel GF, et al. Acute myocardial infarction in chest pain patients with nondiagnisis ECGs: serial CK-MB sampling in the emergency department. The Emergency Medicine Cardiac Research Group. Ann Emerg Med, 1992, 21: 504-512
7. Goldberg R, Gore J, Alpert J, et al. Incidence and case fatality rates of myocardial infarction (1975-1984): the Worcester Heart Attack Study. Am Heart J, 1988, 115: 761-767
8. Lee TH, Goldman L: Evaluation of the patient with acute chest pain. N Engl J Med, 2000, 342: 1187
9. Pope JH, Aufderheide TP, Ruthazer R, et al: Missed diagnoses of acute cardiac ischemia in the emergency department. N Engl J Med, 2000, 342: 1163-70
10. Cannon CP, Sayah AJ, Walls RM: Prehospital thrombolysis: An idea whose time has come. Clin Cardiol, 1999, 22: IV10-IV19
11. Cannon CP, Gibson CM, Lambrew CT, et al: Longer thrombolysis door-to-needle times are associated with increased mortality in acute myocardial infarction: An analysis of 85, 589 patients in the National Registry of Myocardial Infarction 2 & 3. J Am Coll Cardiol, 2000, 35 (Suppl. A): 376A
12. Cannon CP, Gibson CM, Lambrew CT, et al: Relationship of symptom-onset-to-balloon time and door-to-balloon time with mortality in patients undergoing angioplasty for acute myocardial infarction. JAMA, 2000, 283: 2941-7

13. Puleo PR, Meyer D, Wathen C et al. Use of a rapid assay of subform of creatine kinase MB to diagnose rule out acute myocardial infarction. N Engl J Med, 1994, 331: 561-566
14. Polanczyk CA, Kuntz KM, Sacks DB, et al: Emergency department triage strategies for acute chest pain using creatine kinase-MB and troponin I assays: A cost-effectiveness analysis. Ann Intern Med, 1999, 131: 909-918
15. Ohman EM, Armstrong PW, Weaver WD, et al. Prognostic value of whole-blood qualitative troponin T testing in patients with myocardial infarction in the GUSTO-III trial (abstr). Circulation, 1998, 96: I-216
16. Antman EM, Sack DB, Rifain, et al. Time to sensitivity of a rapid bedside assay for cardiac specific troponin T predicts prognosis in acute coronary syndromes: a thrombolysis in myocardial infarction (TIMI) IIA study. J Am Coll Cardial, 1998, 31: 326-330
17. Tanasijevic MJ, Cannon CP, Antman EM, et al: Myoglobin, creatine-kinase-MB and cardiac troponin-I 60-minute ratios predict infarct related artery patency after thrombolysis for acute myocardial infarction: Results from the Thrombolysis in Myocardial Infarction study (TIMI) 10B. J Am Coll Cardiol, 1999, 34: 739-747
18. Hauser AM, Gangadharan V, Ramos RG, et al. Sequence of mechanical electrocardiographic and clinical effects of repeated coronary arterial occlusion in human beings: echocardiographic observation during coronary angioplasty. J Am Coll Cardiol, 1985, 5: 193-197
19. Tatum JL, Jesse RL, Kontos MC et al. Comprehensive strategy for the evaluation and triage of the chest pain patient. Ann Emerg Med, 1997, 29: 116-125
20. Heller GV, Stower SA, Hendel RC et al. Clinical value of acute rest technetium-99^m tetrofosmin tomographic myocardial perfusion imaging in patients with acute chest pain and nondiagnostic electrocardograms. J Am Coll Cardial, 1998, 31: 1011-1017
21. Gibbons RJ, Miller TD, Christian TF: Infarct size measured by single photon emission computed tomographic imaging with (99m) Tc-sestamibi: A measure of the efficacy of therapy in acute myocardial infarction. Circulation, 2000, 101: 101-108
22. Goff DC Jr, Feldman HA, McGovern PG, et al: Prehospital delay in patients hospitalized with heart attack symptoms in the United States: The REACT trial. Am Heart J, 1999, 138: 1046-1057
23. Madias JE, Hood WB Jr. Reduction of precordial ST-segment elevation in patients with anterior myocardial infarction by oxygen breathing. Circulation, 1976, 53 (suppl I): I-198-200
24. ISIS-2 (second International study of infarction survival) collaborative Group. Randomised trial of intravenenous streptokinase, oral aspirin, both, or neither among 17187 cases of suspected acute myocardial infarction: ISIS-2. lancet, 1988, 2: 349-360
25. Saketkhou BB, Conte FJ, Noris M, et al: Emergency department use of aspirin in patients with possible acute myocardial infarction. Ann Intern Med, 1997, 127: 126-129
26. Calverly DC, Roth GJ: Antiplatelet therapy. Aspirin, ticlopidine/clopidogrel, and anti-

integrin agents. Hematol/Oncol Clin North Am, 1998, 12: 1231-1249
27. Baigent C, Collins R, ISIS-2: 4-year mortality follow up of 17187 patients after fibrinolytic and antiplatelet therapy in suspected acute myocardial infarction. Circulation, 1993, 88 (suppl I): I-291
28. The Global Use of Strategies to Open Occluded Coronary Arteries (GUSTO III) Investigators: A comparison of reteplase with alteplase for acute myocardial infarction. N Engl J Med, 1997, 337: 1118-1123
29. Assessment of the Safety and Efficacy of a New Thrombolytic (ASSENT-2) Investigators: Single-bolus tenecteplase compared with front-loaded alteplase in acute myocardial infarction: The ASSENT-2 double-blind randomised trial: Assessment of the Safety and Efficacy of a New Thrombolytic Investigators. Lancet, 1999, 354: 716-722
30. Yusuf S, Peto R, Lewis J, et al. Beta blockade during ang after myocardial infarction: an overview of the randomized trials. Prog Cardiovase Dis, 1985, 27: 335-371
31. Chamberlain D: B-blockers and calcium antagonists. *In* Julian D, Braunwald E (eds): Management of Acute Myocardial Infarction. London, WB Saunders, 1994, pp 193-221
32. Ambrosioni E, Borghi C, Magnani B, on behalf of the SMILE Study Investigators: Effects of the early administration of zofenopril on mortality and morbidity in patients with anterior myocardial infarction. Results of the Survival of Myocardial Infarction Long-Term Evaluation Trial. N Engl J Med, 1995, 332: 280-285
33. Needleman P, Takschik B, Johnson EM Jr. Sulfhydyl requirement for redlaxation of vascular smooth muscle. J Pharmacol Exp Ther, 1973, 187: 324-331
34. Kober L, Torp-pedersen C, Carlsen JE et al. A clinical trial of the angiotensin-converting-enzyme inhibitor trandolapril in patientd with left ventricuar dysfunction after myocardial infarction, Trandolapril cardiac evaluation (TRACE) study group. N Engl J Med, 1995, 333: 1670-1676
35. Flather MD, Yusuf S, Kober L, et al. Long-term ACE inhibitor therapy in patients with heart failure of left ventricular dysfunction: a systematic overview of data from individual patients. ACE inhibitor myocardial infarction collaborative group. Lancet, 355: 1575-1581
36. Yusuf S, Sleight P, Pogue J et al. Effects of an angiotensin-converting-enzyme inhibitor, ramipril on cardiovascular events in high-risk patients. The Heart Outcomes Prevention Evaluation Study Investigators. N Engl J Med, 2000, 342: 145-153
37. ISIS-4 Collaborative Group: ISIS-4: A randomized factorial trial assessing early oral captopril, oral mononitrate, and intravenous magnesium sulphate in 58,050 patients with suspected acute myocardial infarction. Lancet, 1995, 345: 669-685
38. Swedberg K, Held P, Kjekshus J, et al, on behalf of the CONSENSUS II Study Group: Effects of early administration of enalapril on mortality in patients with acute myocardial infarction. Results of the Cooperative North Scandinavian Enalapril Survival Study II (CONSENSUS II). N Engl J Med, 1992, 327: 678-684
39. Chinese Cardiac Study Collaborative Group: Oral captopril versus placebo among 13,634

patients with suspected myocardial infarction: Interim report from the Chinese Cardiac Study (CCS-1). Lancet, 1995, 345: 686-687

40. Yusuf S, Held P, Furberg C: Update of effects of calcium antagonists in myocardial infarction or angina in light of the second Danish Verapamil Infarction Trial (DAVIT-II) and other recent studies. Am J Cardiol, 199, 67: 1295-1297

41. Boden WE, van Gilst WH, Scheldewaert RG: Diltiazem in acute myocardial infarction treated with thrombolytic agents: A randomised placebo-controlled trial. Incomplete Infarction Trial of European Research Collaborators Evaluating Prognosis post-Thrombolysis (INTERCEPT). Lancet, 2000, 355: 1751-1756

42. Antman E: Magnesium in acute myocardial infarction: Overview of available evidence. Am Heart J, 1996, 132: 487-494

43. MAGIC Steering Committee: Rationale and design of the Magnesium in Coronaries (MAGIC) study: A clinical trial to reevaluate the efficacy of early administration of magnesium in acute myocardial infarction. Am Heart J, 2000, 139: 10-14

44. Fath-Ordoubadi F, Beatt KJ: Glucose-insulin-potassium therapy for treatment of acute myocardial infarction: An overview of randomized placebo-controlled trials. Circulation, 1997, 96: 1152-1156

45. Apstein CS: Glucose-insulin-potassium for acute myocardial infarction: Remarkable results from a new prospective, randomized trial. Circulation, 1998, 98: 2223-2226

46. Malmberg K, Ryden L, Efendic S, et al: Randomized trial of insulin-glucose infusion followed by subcutaneous insulin treatment in diabetic patients with acute myocardial infarction (DIGAMI Study): Effects on mortality at 1 year. J Am Coll Cardiol, 1995, 26: 57-65

第六节

1. Task Force Report. Management of acute coronary syndromes: acute coronary syndromes without persistent ST segment elevation. Recommendations of the Task Force of the European Society of Cardiology. Eur Heart J, 2000, 21: 1406-32

2. Consensus Document. The Joint European Society of Cardiology/American College of Cardiology Committee. Myocardial infarction redefined-A consensus document of the Joint European Society of Cardiology/American College of Cardiology Committee for the Redefinition of Myocardial Infarction. Eur Heart J, 2000, 21: 1502-13

3. ACC/AHA Practice Guidelines. A Report of the American College of Cardiology/American Heart Association Task Force on Practice Guidelines (Committee on the management of patients with unstable angina). ACC/AHA Guidelines for the management of patients with unstable angina and non-ST-segment elevation myocardial infarction: Executive summary and recommendations. Circulation, 2000, 102: 1193-209

4. Ryan TJ, Anderson JL, Antman EM, et al. ACC/AHA guidelines for the management of patients with acute myocardial infarction: a report of the American College of Cardiology/American Heart Association Task Force on Practice Guidelines (Committee on Man-

agement of Acute Myocardial Infarction). 1999 update. Available at: http://www.acc.org/clinical/guidelines/ami.html. Accessed August 30, 1999

5. Gunnar RM, Bourdillon PDV, Dixon DW, et al. Guidelines for the early management of patients with acute myocardial infarction: a report of the American College of Cardiology/American Heart Association Task Force on Assessment of Diagnostic and Therapeutic Cardiovascular Procedures (Subcommittee to 2. Cheitlin MD, Alpert JS, Armstrong WF, et al. ACC/AHA guidelines for clinical application of echocardiography. Circulation, 1997, 95: 1686-744

6. Task force on the management of chest pain: Eur Heart J, 2002, 23: 1153-1176

7. Working Group on Educational Strategies to Prevent Prehospital Delay in Patients at High Risk for Acute Myocardial Infarction. The physician's role in minimizing prehospital delay in patients at high risk for acute myocardial infarction: recommendations from the National Heart Attack Alert Program. Ann Intern Med, 1997, 126: 645-651

8. Task Force of the European Society of Cardiology and the European Resuscitation Council. The pre-hospital management of acute heart attacks. Eur Heart J, 1998, 19: 1140-1164

9. Task Force ReportManagement of acute myocardial infarction inpatients presenting with ST-segment elevation European Heart Journal, 2003, 24: 28-66

10. Intravenous NPA for the treatment of infarcting myocardium early. In TIME-II, a double-blind comparison of singlebolus lanoteplase vs accelerated alteplase for the treatment of patients with acute myocardial infarction. Eur Heart J, 2000, 21: 2005-2013

11. Thiemann DR, Coresh J, Schulman SP et al. Lack of benefit of intravenous thrombolysis in patients with myocardial infarction who are older than 75 years. Circulation, 2000, 101: 2239-2246

12. Berger AK, Radford MJ, Wang Y et al. Thrombolytic therapy in older patients. J Am Coll Cardiol, 2000, 36: 366-374

13. White H. Thrombolytic therapy in the elderly. Lancet, 2000, 356: 2028-2030

14. Morrison LJ, Verbeek PR, McDonald AC et al. Mortality and prehospital thrombolysis for acute myocardial infarction: a meta-analysis. JAMA, 2000, 283: 2686-2692

15. Bottiger BW, Bode C, Kern S et al. Efficacy and safety of thrombolytic therapy after initially unsuccessful cardiopulmonary resuscitation: a prospective clinical trial. Lancet, 2001, 357: 1583-1585

16. Barbash GI, Birnbaum Y, Bogaerts K et al. Treatment of reinfarction after thrombolytic therapy for acute myocardial infarction: an analysis of outcome and treatment choices in the global utilization of streptokinase and tissue plasminogen activator for occluded coronary arteries (GUSTO I) and assessment of the safety of a new thrombolytic (ASSENT 2) studies. Circulation, 2001, 103: 954-960

17. Strategies for Patency Enhancement in the Emergency Department (SPEED) Group. Trial of abciximab with and without low-dose reteplase for acute myocardial infarction. Circulation, 2000, 101: 2788-2794

18. Brener SJ, Adgey JA, Zeymer U et al. Combination low-dose t-PA and eptifibatide for acute myocardial infarction. Final results of the INTRO-AMI study. Circulation, 2000, 102: 11-559
19. Antman EM, Louwerenburg HW, Baars HF et al. Enoxaparin as adjunctive antithrombin therapy for ST-elevation myocardial infarction: results of the ENTIRE-Thrombolysis in Myocardial Infarction (TIMI) 23 Trial. Circulation, 2002, 105: 1642-1649
20. Ohman M. The FASTER Study, presented at the TCT congress in Washington DC, September, 2002
21. Topol EJ, The GUSTO V investigators. Reperfusion therapy for acute myocardial infarction with fibrinolytic therapy or combination reduced fibrinolytic therapy and platelet glycoprotein IIb/IIIa inhibition: the GUSTO V randomized trial. Lancet, 2001, 357: 1905-1914
22. The Assessment of the Safety and Efficacy of a New Thrombolytic Regimen (ASSENT) -3 investigators. Efficacy and safety of tenecteplase in combination with enoxaparin, abciximab, or unfractionated heparin: the ASSENT-3 randomised trial in acute myocardial infarction. Lancet, 2001, 358: 605-613
23. Granger CB, Hirsch J, Califf RM et al. Activated partial thromboplastin time and outcome after thrombolytic therapy for acute myocardial infarction: results from the GUSTO-I trial. Circulation, 1996, 93: 870-878
24. Giugliano R, McCabe CH, Antman EM et al. The Thrombolysis in Myocardial Infarction (TIMI) Investigators. Lower dose heparin with fibrinolysis is associated with lower rates of intracranial hemorrhage. Am Heart J, 2001, 141: 742-750
25. Kontny F, Dale J, Abildgaard U et al. Randomized trial of low molecular weight heparin (dalteparin) in prevention of left ventricular thrombus formation and arterial embolism after acute anterior myocardial infarction: the Fragmin in Acute Myocardial Infarction (FRAMI) Study. J Am Coll Cardiol, 1997, 30: 962-969
26. Ross AM, Molhoek P, Lundergan C et al. Randomized comparison of enoxaparin, a low-molecular-weight heparin with unfractionated heparin adjunctive to recombinant tissue plasminogen activator thrombolysis and aspirin: second trial of Heparin and Aspirin Reperfusion Therapy (HART II). Circulation, 2001, 104: 648-652
27. Wallentin L, Dellborg DM, Lindahl B et al. The lowmolecular-weight heparin dalteparin as adjuvant therapy in acute myocardial infarction: the ASSENT PLUS study. Clin Cardiol, 2001, 24 (3 Suppl): I12-14
28. Simoons ML, Krzemin. ska-Pakula M, Alonso A et al. Improved reperfusion and clinical outcome with enoxaparin as an adjunct to streptokinase thrombolysis in acute myocardial infarction. The AMI-SK study. Eur Heart J, 2002, 23: 1282-1290
29. Wallentin L, The ASSENT-3 PLUS trial. Presented at the 75th Scientific Sessions of the American Heart Association in Chicago, November 2002
30. 胡大一，崔亮，魏好等，直接经皮冠状动脉腔内成形术与溶栓治疗急性心肌梗死近期疗效分析 [J]. 中华心血管病杂志，1998，26 (6): 420-422

第七节

1. Zaman AG, Helft G, Worthley SG, et al. The role of plaque rupture and thrombosis in coronary artery disease. Atherosclerosisi, 2000, 149: 251-266
2. Lamas GA, Flaker GC, Mitchell G, et al. Effect of infarct artery patency on prognosis after acute myocardial infarction. Circulation, 1995, 92: 1101-1109
3. ISIS-3 Collaborative Group. ISIS-3: a randomised comparison of streptokinase vs tissue plasminogen activator and of aspirin plus heparin vs aspirin alone among 41, 299 cases of suspected acute myocardial infarction. Lancet, 1992, 339: 754-769
4. The GUSTO lnvestigators. An international randomized trial comparing four thrombolytic stratergies for acute myocardial infarction. N Engl J Med, 1993, 329: 673-682
5. Grines CL, Stone GW, O'Neill WW, et al. PTCA in unstable ischemia syndromes. Book chapter. The new manual of interventional cardiology. Ed. Freed M M. D. Biringham: Physician'press, 1999, 107-145
6. Waildecker B, Wass W, Haberbosch W, et al. Long-term follow-up (2. 5years) of 300 consecutive patients with primary angioplasty for acute myocardial infarction. Cirulation, 1995, 92: 1-461
7. Maynard C, Weaver D, Litwin PE, et al. Hospital mortality in acute myocardial infarction in the era of reperfusion therapy (the Myocardial Infarction Triage and Intervention Project). Am J Cardiol, 1993, 72: 877-882
8. Cragg DR, Friedman HZ, Bonema JD, et al. Outcome of patients with acute myocardial infarction who are ineligible for thrombolytic therapy. Ann Int Med, 1991, 115: 173-177
9. McKendall CR, Drew TM, Kelsey SF, et al. What is the optimal treatment for thrombolytic ineligible AMI Preliminary results of the Study of Medicine vs. Angioplasty Reperfusion, Trial (SMART). J Am Coll Cardiol, 1994, 1A-484A: 225A
10. Aderson RD, Stebbins AL, Bates E, et al. Underutilization of aortic counterpulsation in patients with cardiogrnic shock: Observations from the GUSTO-1 study. Circulation, 1995, 92: I-139
11. O'Neill WW, Brodie BR, Ivanhos R, et al. Primary Coronary Angioplasty For Acute Myocardial Infarction (The Primary Angioplasty Registry). Am J Cardiol, 1994, 73: 627-634
12. Weaver WD, Simes J, Betriu A, et al. Comparison of primary coronary angioplasty and intravenous thrombolytic therapy for acute myocardial infarction. A, quantitative review. JAMA, 1997, 278: 2093-2098
13. Ellis S, Gusto 2B angioplasty Substudy. Presented at the ACC Scientific Sessions, March, 1996
14. Donohue BC, O'Neill WW, Jackson EJ, et al. Cost analysis of different management strategies for myocardial infarction. J Am Coll Cardiol, 1996, 27: 221A
15. Ellis SC, Ribeiro da Silva E, Heyndrickx G, et al. Randomized comparison of rescue

angioplasty with conservative management of patients with early failuer of thrombolysis for acute anterior myocardial infarction. Circulation, 1994, 90: 2280-2284

16. Grech ED, Sutton AGC, Campbell PG, et al. Reappraising the role of immediate intervention following thrombolytic recanalization in acute myocardial infarction. Am J Cardiol, 2000, 86: 400-405

17. Suryapranata H. van't Hof AW, HoomUtje JC, et al. Randomized comparison of coronary stenting with balloon angioplasty in selected patients with acute myocardial infarction. Circulation, 1998, 97: 2502-2505

18. Rodriguez A, Bemardi V, Fernandez M, et al. In-hospital and late results of coronary stents versus conventional balloon angioplasty in acute myocardial infarction (GRAMI trial). Gianturco-Roubin in Acute Myocardial Infarction. Am J Cardiol, 1998, 81: 1286-1291

19. Saito S, Hosokawa G, Tanaka S, et al. Primarg stent implantation is superior to balloon angioplasty in acute myocardial infarction (PASTA) trial, PASTA Trial Investigators. Catheter Cardiovsc Interv, 1999. 48: 262-268

20. Mallos LA, Sousa AG, C Neto C, et al. Primary coronary angioplasty and stent implantation in acute myocardial infarction. Comparative analysis of the in-hospital results in the CENIC/SBHCI registry. National Center of Cardiovascular Interventions members. Arq Bras Cardiol, 1999, 73: 475-484

21. Katz S. Green SJ, Kaplan BM, et al. Nonrandomized comparison between stent deployment and percutaneous transluminal coronary angioplasty in acute myocardial infarction. Am Heart J, 2000, 139 (1 Pt 1): 44-51

22. Nishida Y, Nonaka H, Ueda K, et al. In-hospital outcome of primary stenting for acute myocardial infarction using Wiklor coil stent: result from a multicenter randomized PRISAM study. Circulation, 1997, 96 (Suppl I): I-397

23. Autoniucci D. Santoro GM, Bolognese L, et al. A clinical trial comparing primary stenting of the infarct-related artery with optimal primary angioplasty for acute myocardial infarction: results from the Florence Randomized Elective Stenting in Acute Coronary Occlusions (FRESCO) trial. J Am Coll Cardiol, 1998, 31: 1234-1239

24. Grines CL, Cox DA, Stone GW, et al. Coronary angioplasty with or without stent implantation for acute myocardial infrction. Stent Primary Angioplasty in Myocardial Infarction Study Group. N Engl J Med, 1999, 341: 1949-1956

25. Maillard L, Hamon M, Khalife K, et al. A comparison of systematic stenting and conventional balloon angioplasty during primary percutaneous translumianl coronary angioplasty for acute myocardial infarction. STENTIM-2 Investigators. J Am Coll Cardiol, 2000, 35: 1729-1736

26. Zijlstra F. Primary angioplasty for acute myocardial infarction: the Zwolle approach to reperfusion. In: Ellis SG, ed. Strategic approaches in coronary intervention. 2nd ed. Lippincolt Williams & Wilkins, 2000, 471-475

27. Bocksch W, Scharti M, Beckmann S, et al. Intervascular ultrasound assessment of

direct percutaneous transluminal coronary angioplasty in patients with acute myocardial infarction. Coron Artery Dis, 1997, 8: 265-273

28. Erbel R, Heusch G. Coronary microembolization-its role in acute coronary syndromes and interventions. Herz, 1999, 24: 558-575

29. Giri S, Mitchel JF, Hirst JA, et al. Synergy between intracoronary stenting and abciximab in improving angioplastic and clinical outcomes of primary angioplasty in acute myocardial infarction. Am J Cardiol, 2000, 86: 269-274

30. Hamon M, Richardeau Y, Lecluse E, et al. Direct coronary stenting without balloon predilation in acute coronary syndromes. Am Heart J, 1999, 138 (Pt 1): 55-59

第八节

1. Pantridge, J. F., and Adgey, A. A. J. Pre-hospital Coronary Care: The mobile Coronary Care unit. Am. J. Cardiol, 1969, 24: 666

2. Kidwill, G. A., and Chung, M. K. Ischemic Ventricular arrhythmias. In Fuster, V., Ross, R., and Topol, E. J. (eds). Atherosclerosis and Coronary Atery Disease. Philade lphia, Lippincott-Raven, 1996, 995

3. Corr, P. B., and Gillis, R. A.: Autonomic neutal influences on the dysrhythmias resulting from myocardial infarction. Circ. Res, 1978, 43: 1

4. Geltman, E. M., Ehsani, A. A., Camphell, M. K., et al. The influence of location and extent of myocardial infarction on long-term ventricular dysrhythmia and mortality. Circulation, 1979, 805: 60

5. Roque, F., Amuchastegui, L. M., Lopez Morillos, M. A., et al. Beneficial effects of tinolol on infarct size and late ventricular tachycardia in patients with myocardial infarction. Circulation, 1987, 76: 610

6. El-sherif, N., Myerburg, R. J., sherlag, B. J., et al. Electrocardiographic antecedents of primary ventricular fibrillation: value of the R-on-T phenomenon in myocardial infarction. Br. Heart J, 1976, 38: 415

7. Lee, K. J., Wellens, H. J. J., Dorsnar, E., et al. observetions on Patients with primary ventricular fibrillation complicating acute myocardial infarction. Circulation, 1975, 755: 52

8. Hine, L. K., Lajrd, N., Hewitt, P., et al. Meta-analytic evidence against prophylactic use of lidocaine in acute myocardial infarction. Arch Infern. Med, 1989, 149: 2694

9. Yusuf, S., Sleight, P., Rossi, P., et al. Reduction in infarct size, arrhythmias and chest pain by early intravenous beta blockade in suspected acute myocardial infarction. Circulation, 1983, 67: 12

10. Norris, R. M., Barnaby, P. F., Brown, M. A., et al. Prevention of ventricular fibrillation during acute myocardial infarction by intravenous propranolol. Lancet, 1984, 92: 883

11. Gressin, V., Gorgels, A., Louvard, Y., et al. St-segement normalization time and ventricular arrhythmias as electrocardiographic markers of reperfusion during intrave-

nous thrombolysis for acute myocardial inferction. Am. J. cardiol, 1993, 71: 1436
12. Gressin, V. , Gorgels, A. P. , Louvard, Y. , etal. Is arrhythmogenicity related to the speed to reperfusion during thrombolysis for myocardial infarction. Am. J. Cardial, 1993, 14: 516
13. Bigger, J. T. , Jr. , Dresdale, R. J. , Heissenbuttel, R. H. , etal. Ventricular arrhy thmias in ischemic heart disease. Mechanism, prevalence, significance, and management. Prog. Cardiovasc. Dis, 1997, 19: 255
14. Campbell, R. W. F. , Murray, A. , and Julian, D. G. Relation of ventricular arrhythmias to ventricular fibrillation. Br. Heart J, 1980, 43: 109
15. Eldar, M. , sievner, Z. , Goldbourt, U. , etal. Primary ventricular tachycardia in acute myocardial infarction: Clinical Characteristics and mortality The SPRINT study Group. Ann. Intern. Med, 1992, 117: 32
16. Keleiman, R. B. , Miller, J. M. , Buxton, A. E. , etal. Prognosis following sustained ventricular tachycardia occurring early after myocardial infarction. Am, J. Cardial, 1998, 62: 528
17. Campbell RWF. Arrhythmias. In: Julian DG, Braunwald E, eds. Management of Acute Myocardial infarction. Br Heart J, 1983, 50: 525
18. Naccarelli GV. , Dougherty AH. Amiodarone: a review of its pharmacologic antiarrhythmic and adverse effects. In: Podrid PJ, Kowey PR, eds. cardiac Arrhythmia: mechanisms, Diagnosis, and management. Baltimore, Md: Williams and wilkins, 1995, 434
19. Emergency Cardiac Care Committee and subcommittees, Amercian Heart Association. Guidelines foy Cardiopulmonary resuscitation and emergency Cardiac care, Part III: adult advenced cardiac life support. JAMA, 1992, 268: 2199
20. Volpi A. , Santoro E. , tognoni G. Incidence and prognosis of secondary ventricular fibrillation in acute myocardial infarction: evidence for a protective effect of thrombolytic therapy. GISSI Investigators. Circulation, 1990 , 82: 1279
21. Campbell RW, Murray A, Julian DG. Ventricular arrhythmias in first 12 hours of acute myocardial infarction: natural history study. Br heart J, 1981, 46: 351
22. Antman EM, Berlin JA. Declining incidence of ventricular fibrillation in myocardial infarction: implications for the prophylactic use of lidocaine. Circulation, 1992, 86: 764
23. Behar S. , Goldbout U. , Reicher-Reiss H. , etal. Prognosis of acute myocardial infarction complicated by primary ventricular fibrillation: Principal investigators of the SPRINT study. Am J cardiol, 1990, 66: 1208
24. Nordrehaug JE. , vonder Lippe G. Hypokalaemia and ventricular fibrillation in acute myocardial infarction. Br Heart J, 1983, 50: 252
25. Higham PD. , Adams PC. , Murray. , etal. Plasma potassium, serum magnesium and ventricular fibrillation: a prospective study. QJ Med, 1993, 86: 609
26. Behar, S. , Reicher Ress, H. , Schecher, M. , etal. Frequency and prognostic signifi-

cance of secondary ventricular fibrillation complicating acute myocardial inforction. Am. J. Cardiol, 1993, 715: 152

27. Berisson, M. Z., Carratino, L., Ferront, A., etal. Frequency, characteristics and significance of supraventricular tachyarrhythmias detected by 24-hour electrocardiographic recoding in the late hospital phase of acute myocardial infarction. Am. J. Cardiol, 1990, 65: 1064

28. Desanctis, R. W., Block, P., Hutter, A. M. Tachycarrhythmias in myocardial infarction. Circulation, 1972, 45: 681

29. Goldberg R. J., Seeley D., Becker R. C., etal. Impact of atrial fibrillation on the inhospital and long-term survival of patients with acute myocardial infarction: a communitywide perspective. Am. Heart J, 1990, 119: 996

30. Behar S., Zahavi Z., Goldbout U., etal. Long-term prognosis of patients with paroxysmal atrial fibrillation complicating acuta myocardial infarction: SPRINT Study Group. Eur Heart J, 1992, 13: 45

31. Kyriakidis M, Barbetseas J., Antonopoulos A., etal. Early atrial arrhythmias in acute myocardial infarction: role of the sinus node artery. Chest, 1992, 101: 944

32. Nielsen F. E., Sorensen H. T., Christensen J. H., etal. Reduced occurrence of atrial fibrillation in acute myocardial infarction treated with streptokinase. Eur Heart J, 1991, 12: 1081

33. Pantridge, J. F., and Adgey, A. A. J., Pre-hospital coronary care: the mobile coronary care unit. Am. J. Cardior, 1969, 24: 666

34. Graner, L. E., Gershen, B. J., orlando, M. M., etal. Bradycardia and its complications in the pre-hospital phase of acute myocardial infarction. Am. J. Cardial, 1973, 32: 607

35. Mark, A. L. The Bezold - Jarisch reflex revisited: clinical implications of inhibitory reflexes originating in the heart. J. Am. Coll. Cardiol, 1983, 1: 90

36. Koren, G., Weiss, A. T., Ben-David, J., etal. Bradycardic and hypotension following reperfusion with streptokinase (Bezold-Jarisch reflex): A sign of coronary thrombolysis and myocardial salvage. Am. Heart J, 1986, 112: 468

37. Berger, P. B., Ruocco, N. A., Jr., Ryan, T. J., etal. Incidence and prognostic implications of heart block complicating inferior myocardial infarction treated with thrombolytic threrapy: Results from TIMI II. J. Am. Coll. Cardiol, 1992, 20: 533

38. Mc Donald, K., O'sullivan, J. J., Conroy, R. M., etal. Heart block as a predictor of in-hospital death in both acute inferior and acute anterior myocardial infarction. Q. J. Med, 1990, 74: 277

39. Klein, R. C., Vera, Z., and Mason, D. T. Intraventricular conduction defects in acute myocardial infarction: Incidence, Prognosis and therapy. Am. Heart J, 1984, 108: 1007

40. Scheinman, M. M., and Gonzalez, R. P. Fascicular block and acute myocardial infarction. JAMA, 1980, 244: 2646

41. Mullins, C. B., and Atkins, J. M. Prognoses and management of ventricular conduction blocks in acute myocardial infarction. Mod. concepts cardiovasc. Dis, 1976, 45: 129
42. Ginks, W. R., Sutton, R., Oh, W., etal. Long-term prognosis after acute inferor infaction with atrioventricular block. Br. Heart. J, 1977, 39: 186
43. Tennant R and Viggins C. J The effect of coronary occlusion on myocardial contraction. Am J Physiol, 1935, 112: 351
44. Theroux P, Franklin D, Ross J, Jr, et al. Reginal myocardial function during acute coronary artery occlusion and its modification by pharmacologic agents in the dog. Circ Res, 1974, 35: 896
45. Low WY, Chen Z, Guth B, et al. Mechanisms of augmented segment shortening in nonischemic areas during acute ischemia of the canine left ventricle. Circ Res, 1985, 56: 351
46. Bourdillion PDV, Broderick TM, Williams ES, et al. Early recovery of regional left ventricular function after reperfusion in acute myocardial infarction assessed by serial two-dimensional echocardiograph. Am J Cardiol, 1989, 63: 641
47. Cortina A, Ambrose JA, Prieto-Granada J, et al. Left ventricular function after myocardial infarction and angiographic correlations. J Am Col. Cardiol, 1985, 5: 619
48. Vaughan DE and Pfeffer MA. Ventricular remolding following myocardial infarction and angiotension-coverting enzyme and ACE inhibitors. In Fuster V, Ross R, Topol EJ. (eds.): Atherosclerosis and coronary Artery Disease. Philadelphia, Lippincott-Raven, 1996: 1193-1205
49. Pfeffer MA and Braunwald E. Ventricular remolding after myocardial infarction: Experimental observations and clinical implications. Circulation, 1990, 81: 1161
50. Waters DD, Daluz P, Wyatt HL, et al. Early changes in regional and global left ventricular function induced by graded reduction in regional coronary perfusion. Am J Cardiol, 1977, 39: 537
51. Abernathy M, Sharpe N, Smith H, et al. Echocardiographic prediction of left ventricular volume after myocardial infarction. J Am Coll Cardiol, 1991, 17: 1527
52. Forrester JS, Diamond G, Chatterjee K, et al. Medical therapy of acute myocardial infarction by application of hemodynamic subsets. N Engl J Med, 1976, 295: 1365
53. Gane W, Shah PK, Forrester JS. Acute myocardial infarction: the role of hemodynamic assessment. In Fuster V, Ross R and Topol EJ. (eds.): Atherosclerosis and coronary Artery Disease. Philadelphia, Lippincott-Raven, 1996, 895
54. 张钧华、袁家钠、许玉韵等, 急性心肌梗死50例临床及血流动力学相关分型. 中国循环杂志, 1986, 1: 5
55. Forrester JS. Correlative classification of clinical and hemodynamic function after acute myocardial infarction. Am J Cardiol, 1979, 39: 137
56. O'Gara PT. Acute myocardial infarction: Primary pump failure. In Fuster V, Ross R and Topol EJ. (eds.): Atherosclerosis and coronary Artery Disease. Philadelphia, Lip-

pincott-Raven, 1996, 1051
57. Califf RM, Topol EJ, George BS, et al. Characteristics and outcome of patients in whom reperfusion with intravenous tissue - type and Angioplasty in myocardial Infarction (TIMI) trial. Circulation, 1988, 77: 1090-1099
58. Lee L, Bates ER, Pitt B, et al. Percutaneous transluminal coronary angioplasty improves survival in acute myocardial infarction complicated by cardiogenic shock. Circulation, 1988, 78: 1345-1351
59. Goldberg RJ, Gore JM, Alpert JS, et al. Cardiogenic shock after a cute myocardial infarction. Incidence and mortality from a community - wide perspective, 1975-1988. N Engl J Med, 1991, 325: 1117-1122
60. Bengtson JR, Kaplan AJ, Piepet KS, et al. Prognosis in cardiogenic shock after acute myocardial infarction in the interventional era. J Am Coll cardiol, 1992, 20: 1482-1489
61. Hochman JS, Boland J, Sleeper LA, et al. Current spectrum of cardiogenic shock and effect of early registry. SHOCK Registry Investigators. Circulation, 1995, 91: 873-881
62. Allen BS, Rosenkranz E, Buckberg GD, et al. Studies on prolonged acute regional ischemia, VT: myocardial infarction with left ventricular power failure. A medical/surgical emergency requiring urgent revascularization with maximal protection of remote muscle, J Thorac cardiovasic surg, 1989, 98: 691-703
63. Allen BS, Buckberg GD, Fontan FM, et al. Superiority of controlled surgical reperfusion versus percutaneous transluminal coronary angioplasty in acute coronary occlusion. J Thorac cardiavasic surg, 1993, 105: 864-884
64. O'Connor GT, Plame SK, Olmsteo EM, et al. Multivariate prediction of in -hospital mortality associated with coronary artery bypass graft surgery: Northern New England cardiovascular Disease Study Group. Circulation, 1992, 85: 2110-2118
65. Lemmer JH, Ferguson DW, Rakel BA, Rossi NP. Clinical outcome of emergency repeat coronary artery bypass surgery. J cardiovasc sugr (Torino), 1990, 31: 492-497
66. Farrar DJ and Hill JD. Univentricular and biventricular thoratec VAD support as a bridge to transplantation. Ann Tharac Surg, 1993, 55: 276-282
67. Moritz A, Wolner E. Circulatory support with shock due to acute myocardial infarction. Ann Tharac Surg, 1993, 55: 238-244
68. Lincoff AM, Popma JJ, Bates ER, et al. Successful coronary angioplasty in two patients with cardiogenic device. Am Heart J, 1990, 120: 970-972
69. Shawl FA, Domanski MJ, Hernandez TJ, et al. Emergency percutaneous cardiopulmonary bypass support in cardiogenic shock from acute myocardial infarction. Am J Cardiol, 1989, 64: 967-970
70. Pae WE Jr and Pierce WS: Intra-aortic balloon counterpulsation ventricular assist pumping and the artificial heart. In Bave AE, Geha AS, Hammond GL, et al. (eds.): Glenn's thoracic and cardiovascular surgery. East Norwalk, Conn, Appletou and Lange, 1991: 1585

71. Tepe NA, and Edmunds LH Jr. Operation for acute postinfarction mitral insufficiency and cardiogenic shock. J Thorac cardiavasic surg, 1985, 89: 525
72. Chwa E, Gonzalez A, Bahr RD, et al. Papillary muscle rupture: A reversible cause of cardiogenic shock.. Maryland Med J, 1992, 41: 893
73. Barbour DJ, Roberts WC. Rupture of a left ventricular papillary muscle during acute myocardial infarction: Analysis of 22 necropsy patients. J Am Coll Cardiol, 1986, 8: 588
74. Nishimura RA, Schaff HV Shub C, et al. Papillary muscle rupture complicating acute myocardial infarction. Am J Cardiol, 1983, 51: 373
75. Sharma SK, Seckler J, Israel DH, et al. Clinical angiograghic and anatomic findings in acute severe ischemic mitral regurgitation. Am J Cardiol, 1992, 70: 277
76. Dresdale AR, Paone G. Surgical treatment of acute myocardial infarction. Henry Ford Hosp Med J, 1991, 39: 245
77. Kishon Y, Oh JK, Schaff HV, et al. Mitral valve operation in postinfarction rupture of papillary muscle: immediate results and long-term follow-up of 22 patients. Mayo Clin Proc, 1992, 67: 1023
78. Lundberg S, Soderstrom J. Perforation of the interventricular septum in myocardial infarction: a study based upon an autopsy material. Acta Med Scand, 1962, 172: 413-418
79. Loisance DY, Lordez JM, Deleuze PH, et al. Acute postinfarction septal rupture: long-term results. Ann Thorac Surg, 1991, 52: 474-478
80. Edwards BS, Edwards WD, Edwards JE. Ventricular septal rupture complicating acute myocardial infarction: identification of simple and complex types in 53 autopsied hearts. Am J Cardiol, 1984, 54: 1201-1205
81. Helmcke F, Mahan EF III, Nanda NC, et al. Two-dimensional echocardiography and Doppler color flow mapping in the diagnosis and prognosis of ventricular septal rupture. Circulation 1990, 81: 1775-1783
82. Kotler MN, Goldman AP, Parry WR. Acute consequences and chronic complications of acute myocardial infarction. In: Kerber RE, editor. Echocardiography in coronary artery disease. Mount Kisco, NY: Futura Publishing, 1983: 31-51
83. Zachariah ZP, Hsiung MC, Nanda NC, et al. Diagnosis of rupture of the ventricular septum during acute myocardial infarction by Doppler color flow mapping. Am J Cardiol, 1987, 59: 162-163
84. Muller O, Humerfelt S, Rasmussen H, et al. Perforation of the ventricular septum following myocardial infarction. Acta Cardiol, 1950, 5: 633-640
85. Montoya A, Mckeever L, Scanlon PJ, et al. Early repair of ventricular septal rupture after infarction. Am J Cardiol, 1980, 45: 345-348
86. Scanlon PJ, Montoya A, Johnson SA, et al. Urgent surgery for ventricular septal rupture complicating acute myocardial infarction. Circulation, 1985, 72 Suppl II: II-185-90
87. Render GS. Identification and treatment of complications of myocardial infarction. Lan-

cet, 1995, 70: 880

88. Rasmussen S, Leth A, Kjoller E, et al. Cardiac rupture in acute myocardial infarction: A review of 72 consecutive cases. Acta Med Scand, 1979, 205: 11
89. Shapira I, Isakov A, Burke M, et al. Cardiac rupture in patients with acute myocardial infarction. Chest, 1987, 92: 219
90. Silverman HW, Pfeifer MP. Relation between use of anti-inflammationtory agents and left ventricular free wall rupture during acute myocardial infarction. Am J Cardiol, 1987, 59: 363
91. Salem BI, Lagos JA, Haikal M, et al. The potential impact of thrombolytic era on cardiac rupture complicating acute myocardial infarction. Angiology, 1994, 45: 931
92. Pohjola-Sintonen S, Muller JE, Stone PH, et al. Ventricular septal and free wall rupture complicating acute myocardial infarction: Experience in the Multicenter Limitation of Infarct Size. Am Heart J, 1989, 117: 809.
93. Schuster EH, Bulkley BH. Expansion of transmural myocardial infarction: A pathophysiologic factor in cardiac rupture. Circulation, 1979, 60: 1532
94. London RE, London SB. Rupture of the heart: A critical analysis and of 47 consecutive autopsy cases. Circulation, 1965, 31: 202
95. Figueras J, Curos A, Cortadellas J, et al. Relevance of electrocardiographic findings, heart failure, and infarct site in assessing risk and timing of left ventricular free wall ruputure during acute myocardial infarction. Am J Cardiol, 1995, 76: 543
96. Oliva PB, Hammill SC, Edwards WD. Cardiac rupture, a clinically predictable complication of acute myocardial infarction: report of 70 cases with clinicopathologic correlations. J Am Coll Cardiol, 1993, 22: 720
97. 吴雅峰，张桂珍主编．实用心脏超声诊断学．中国医药科技出版社，1996, 70
98. Gueron M, Wanderman MD, Hirsch M, et al. Pseudoaneurysm of the left ventricle after myocardial infarction. J Thorac Cardiovasc Surg, 1975, 69: 736
99. Vlodaver Z, Coe JI, Edwards JE. True and false ventricular aneurysms: propensity for the latter to rupture. Circulation, 1975, 51: 567
100. Gatewood RP, Nanda NC. Differentiation of left ventricular pseudoaneurysm from true aneurysm with two-dimensional echocardiography. Am J Cardiol, 1980, 46: 869
101. Coletti G, Torracca L, Zogno M, et al. Surgical management of left ventricular free wall rupture after acute myocardial infarction. Cardiovasc Surg, 1995, 3: 181
102. Schoen FJ. Ischemic heart disease. In Interventional and surgical cardiovascular pathology. Clinical Correlations and Basic Principles. Edited by Schoen FJ, 1989, 58
103. Forman MB, Collins HW, Kopelman HA, et al. Determinants of left ventricular aneurysm formation after acute anterior myocardial infarction: A clinical and angiographic study. J Am Coll Cardiol, 1986, 8: 1256
104. Hirai T, Fujita M, Nakajima H, et al. Importance of collateral circulation for prevention of left ventricular aneurysm formation in acute myocardial infarction. Circulation, 1989, 79: 791

105. Gueron M, Wanderman MD, Hirsch M, et al. Pseudoaneurysm of the left ventricle after myocardial infarction. J Thorac Cardiovasc Surg, 1975, 69: 736
106. Loop FD, Effler DB, Webster JS, et al. Posterior ventricular aneurysms: etiologic factors and results of surgical treatment. N Engl J Med, 1973, 288: 237
107. Meizlish JL, Berger HJ, Plankey M, et al. Functional left ventricular aneurysm formation after acute anterior transmural myocardial infarction: Incidence, natural history, and prognostic implications. N Engl J Med, 1984, 311: 1001
108. Abrams DL, Edelist A, Luria MH, et al. Ventricular aneurysm: A reappraisal based on a study of 65 consecutive autopsied cases. Circulation, 1963, 27: 164
109. Antman EM, Braunwald E. Acute myocardial infarction. In Braunwald E. (eds) Heart Disease, 5th edition, 1997, 1184
110. 黄宛主编. 临床心电图学. 第5版. 人民卫生出版社, 1998, 72
111. 吴雅峰, 张桂珍主编. 实用心脏超声诊断学. 中国医药科技出版社, 1996, 70
112. Spindola-Franco H, Kronacher N. Pseudoaneurysm of the left ventricle: radiographic and angiocardiographic diagnosis. Radiology, 1978, 127: 29
113. Turpie AG, Robinson JG, Doyle DJ, et al. Comparison of high-dose with low-dose subcutaneous heparin to prevent left ventricular mural thrombosis in patients with acute transmural anterior myocardial infarctin. N Engl J Med, 1989, 320: 352
114. Tramarin R, Pozzoli M, Febo O, et al. Echocardiographic assesssment of therapy efficacy in left ventricular thrombosis post myocardial infarction. Circulation, 1983, 68 (suppl 3): 331
115. Hochman JS, Gerch BJ. Acute myocardial infarction complications. In Topol EJ. (eds) Textbook of cardiovascular medicine, 1998, 437
116. Keeley EC, Hillis LD. Left ventricular mural thrombus after acute myocardial infarction. Clin Cardiol, 1996, 19: 83
117. Halperin JL, Petersen P. Thrombosis in the cardiac chambers: Ventricular dysfunction and atrial fibrillation. In Fuster V, Verstraete M, (eds): Thrombosis in Cardiovascular Disorders. Philadelphia WB Saunders Company, 1992, 215
118. Swan HJC, Magnusson PT, Buchbinder NA, et al. Aneurysm of the cardiac ventricle: its management by medical and surgical intervention. West J Med, 1978, 129: 26
119. Reeder GS, Lengyel M, Tajik AJ, et al. Mural thrombus in left ventricular aneurysm: incidence, role of angiography, and relation between anticoagulation and embolization. Mayo Clin Proc, 1981, 56: 77
120. Favaloro RG, Effler DB, Groves LK, et al. Ventricular aneurysm: clinical experience. Ann Thorac surg, 1968, 6: 227
121. Loop FD, Effler DB, Navia JA, et al. Aneurysms of the left venticle: survival and results of a ten-year surgical experience. Ann Surg, 1973, 178: 399
122. Meltzer RS, Visser CA, Fuster V. Intracardiac thrombi and systemic embolization. Ann Intern Med, 1986, 104: 689
123. Asinger RW, Mikell FL, Elsperger J, et al. Incidence of left ventricular thrombosis af-

ter acute transmural myocardial infarction: serial evaluation by two-dimensional echocardiography. N Engl J Med, 1981, 305: 297

124. Funke Kupper AJ, Verheugt FWA, Peels CH, et al. Left ventricular thrombus incidence and behavior studied by serial two-dimensional echocardiography in acute anterior myocardial infarction: left ventricular wall motion, systemic wall motion, systemic embolism and oral anticoagulation. J Am Coll Cardiol, 1989, 13: 1514

125. Hilden T, Iversen K, Raaschou F, et al. Anticoagulants in acute myocardial infarction. Lancet, 1961, 2: 327

126. Veterans Administration Cooperative Investigators: Anticoagulants in acute myocardial infarction: results of a cooperative clinical trial. JAMA, 1973, 225: 724

127. Turpie AG, Robinson JG, Doyle DJ, et al. Comparison of high-dose with low-dose subcutaneous heparin to prevent left ventricular mural thrombosis in patients with acute transmural anterior myocardial infarction. N Engl J Med, 1989, 320: 352.

128. Vecchio C, Chiarella F, Lupi G, et al. Left ventricular thrombus in anterior acute myocardial infarction after thrombosis. A GISSI-2 connected study. Circulation, 1991, 84: 512

129. Loh E, St John Sutton M, Wun CCC, et al. Ventricular dysfunction and the risk of stroke after myocardial infarction. N Engl J Med, 1997, 336: 251

130. 吴雅峰,张桂珍主编. 实用心脏超声诊断学. 北京. 中国医药科技出版社, 1996, 70

131. Antman EM, Braunwald E. Acute myocardial infarction: Hemodynamic disturbances in acute myocardial infarction. In Braunwald E (eds): Heart Disease: a textbook of cardiovascular medicine. 5th edition. Washington. W. B. Saunders Company, 1997, 1233

132. Hochman JS, Gerch BJ. Acute myocardial infarction: complications. In Topol EJ (eds): Textbook of cardiovascular medicine. Washington. Lippincott-Raven publishers, 1998, 437

133. Hilen T, Iversen K, Raaschou F, et al. Anticoagulants in acute myocardial infarction. Lancet, 1961, 2: 327

134. Kakkar V. The diagnosis of deep vein thrombosis using the ^{125}I fibrinogen test. Arch Surg, 1972, 104: 152

135. Murray TS, Lorimer AR, Cox FC, et al. Leg-vein thrombosis following myocardial infarction. Lancet, 1970, 2: 792

136. Nicolaides AN, Kakkar VV, Renney JTG, et al. Myocardial infarction and deep-vein thrombosis. Br Med J, 1971, 1: 432

137. Maurer BJ, Wray R, Shillingford JP. Frequency of venous thrombosis after myocardial infarction. Lancet, 1971, 2: 1385

138. Simmons AV, Sheppard MA, Cox AF. Deep venous thrombosis after myocardial infarction: predisposing factors. Br Heart J, 1973, 35: 623

139. Juneau M, Cooes P, Theroux P, et al. Symptom-limited versus low level exercise testing before hospital discharge after myocardial infarction. J Am Coll Cardiol, 1992, 20:

927

140. Kakkar VV, Howe CT, Flanc C, et al. Natural history of postoperative deep-vein thrombosis. Lancet, 1969, 2: 230
141. 中华医学会呼吸病学分会. 肺血栓栓塞症的诊断与治疗指南. 中华结核和呼吸杂志, 2001, 24: 5
142. Gersh BJ, Chesebro JH, Clements JP. In: Cardiology: Fundamentals and Pranctice. Edited by Giuliana EP, Fuster VJ, Gersh BJ, et al St Louis, Mo: Mosby Year Book Inc: 1991: 1423
143. Gersh BJ, Chesebro JH, Clements JP. Acute myocardial infarction: management and complications. In Cardiology: Fundamentals and Practice. Vol 2 . Edited by RO Brandenburg, V Fuster, ER Giuliani, et al. Chicago. Year Book Medical Publishers, 1987, 1153
144. McGuire J, Kotte JH, Helm RA. Clinical progress: acute pericarditis. Circulation, 1954, 9: 425
145. Roeske WR, Savage RM, O'Rourke RA, et al. Clinicopathologic correlations in patients after myocardial infarction. Circulation, 1981, 63: 36
146. Oliva PB, Hammill SC, Edwards WD. Electrocardiographic diagnosis of postinfarction regional pericarditis: ancillary observations regarding the effect of reperfusion on the rapidity and amplitude of T wave inversion after acute myocardial infarction. Circulation, 1993, 88: 896
147. Antman EM, Braunwald E. Acute myocardial infarction: hemodynamic disturbances in acute myocardial infarction. In Braunwald E (eds): Heart Disese: a textbook of cardiovascular medicine. 5th edition. Washington. W. B. Saunders Company, 1999, 1233
148. Tofler GH, Muller JE, Stone PH, et al. Pericarditis in acute myocardial infarction: characterization and clinical significance. Am Heart J, 1989, 117: 86
149. Galve E, Garcia Del Castillo H, Evangelista A, et al. Pericardial effusion in the course of myocardial infarction: Incidence , natural history, and clinical relevance. Circulation, 1986, 73: 294
150. Sugiura T, Iwasaka T, Takayama Y, et al. Factors associated with pericardial effusion in acute Q wave myocardial infarction. Circulation, 1990, 81: 477
151. Barrington W, Smith JE, Himmelstein SI. Cardiac tamponade following treatment with tissue plasminogen activator: An atypical hemodynamic response to pericardiocentesis. Am Heart J, 1991, 121: 1227
152. Clemmensen P, Grande P, Saunamaki K, et al. Evolution of electrocardiographic and echocardiographic abnormalities during the 4 years following first myocardial infarction. Eur Heart J, 1995, 16: 1063
153. Dressler W. A post-myocardial infarction syndrome: preliminary report of complication resmbling idiopathic, recurrent, benign pericarditis. JAMA, 1956, 160: 1379
154. Dressler W. The post-myocardial syndrome: a report of forty-four cases. Arch Intern Med, 1959, 103: 28

155. Dressler W, Yurkovsky J, Starr MC. Hemorrhagic pericarditis, pleurisy, and pneumonia complicating recent myocardial infarction. Am Heart J, 1957, 54: 42
156. Northcote RJ, Hutchinson SJ, McGuinness JB. Evidence for the continued existence of the postmyocardial infarction (Dressler's syndrome). Am J Cardiol, 1984, 53: 1201
157. Toole JC, Silverman ME. Pericarditis of acute myocardial infarction. Chest, 1975, 67: 647
158. Weiman H F, et al. Infarct expantion, extention, and reinfarction. Prog Cardiovascular Dis , 1987, 30: 73
159. Barbagelata A, Granger CB, Topol EJ, et al. Frequency, sinificance, and cost of recurrent ischemia after thrombolytic therapy for acute myocardial infarction. Am J Cardiol, 1995, 76: 1007-1013
160. Hudson MP, Granger CB, Topol EJ, et al. Early reinfarction after fibrolysis: Experience from the Global Utilization of Streptokinase and Tissue Plasminogen Activator (Alteplase) for Occluded Coronary Arteries (GUSTO I) and Global Use of Strategies To Open Occluded Coronary Arteries (GUSTO III) Trials. Circulation, 2001, 104: 1229-1235
161. Weaver WD, Simes RJ, Betriu A, et al. Comparison of primary angioplasty and intravenous thrombolytic therapy for acute myocardial infarction. JAMA, 1997, 278: 2093-2098
162. Roberts R, Rogers WJ, Mueller HS, et al. Immediate versus deferred beta-blokade following thrombolytic therapy in patients with acute myocardial infarction. Results of the Thrombolysis in Myocardial Infarction (TIMI) II-B Study. Circulation, 1991, 83: 422-437
163. ISIS-4: A randomised factorial trial assessing early oral captopril, oral mononitrate, and intravenous magnesium sulphate in 58, 050 patients with suspected acute myocardial infarction. ISIS-4 (Fourth International Study of Infarct Survival) Collaborative Group. Lancet1995, 345: 669-685
164. The Multicenter Diltiazem Postinfarction Trial Research Group. The effect of diltiazem on mortality and reinfarction after myocardial infarction. N Engl J Med, 1988, 319: 385-393
165. 中华医学会心血管病学分会. 中华心血管病杂志编辑委员会. 中国循环杂志编辑委员会. 急性心肌梗死诊断和治疗指南. 中国循环杂志, 2001, 6: 407-422
166. Erlebacher JA, Weiss JL, Weisfeldt ML, et al. Early dilation of the infarcted segment in acute transmural myocardial enlargement. J Am Coll Cardiol, 1984, 4: 201-208
167. Pirolo JS, Hutchins GM, Moore GW. Infarct expansion: pathologic analysis of 204 patients with a single myocardial infarct. J Am Coll Cardiol, 1986, 7: 349-354
168. Schlicher J, Hellerstein HK, Katz LA. Aneurysm of the heart: a correlative study of one hundred and two proved cases. Medicine (Baltimore): 1954, 33: 43-86
169. Eaton LW, Bulkley BH. Expansion of acute myocardial infarction: its relationship to infart morphology in a canine model. Circ Res, 1981, 49: 80-88

170. Hochman JS, Bulkley BH. Expansion of acute myocardial infarction: an experimental study. Circulation, 1982, 65: 1446-1450
171. Janicki JS, Weber KT, Gochman RF, et al. Three dimensional myocardial and ventricular shape: a surface representation. Am J Physiol, 1981, 241: H1-H11
172. Eaton LW, Weiss JL, Bulkley BH, et al. Regional cardiac dilatation after acute myocardial infarction. N Engl J Med, 1979, 300: 57-62
173. Weisman HF, Bush DE, Mannisi JA, et al. Cellular mechanisms of myocardial infarct expansion. Circulation, 1988, 78: 186-201
174. Beyar R, Shapiro EP, Graves WL, et al. Quantification and validation of left ventricular wall thickening by a three-dimensional volume element magnetic resonance imaging approach. Circulation, 1990, 81: 297-307
175. Marino P, Zanolla L, Zardini P. Effect of streptokinase on left ventricular modeling and function after acute myocardial infarction: the GISSI (Gruppo Italiano per Io Studio della Streptochinasi nell'Infarto Miocardico) trial. J Am Coll Cardiol, 1989, 14: 1149-1158

第九节

1. Mahmarian JJ, Mahmarian AC, Marks GF, et al. Role of adenosine thallium-201 tomography for defining long-term risk in patients after acute myocardial infarction. J Am Coll Cardiol, 1995, 25: 1333-1340
2. Morrow DA, Antman EM, Charlesworth A, et al. TIMI risk score for ST-elevation myocardial infarction: A convenient, bedside, clinical score for risk assessment at presentation. An intravenous nPA for treatment of infarcting myocardium early II trial substudy. Circulation, 2000, 102: 2031-2307
3. 赵明中，胡大一，马志敏等. TIMI 危险评分对急性心肌梗死介入治疗患者危险分层与预后预测的价值. 中华心血管病杂志，2003, 31 (3): 204-205
4. Gibbons RJ, Miller TD, Christian TF. Infarct size measured by single photon emission tomographyic imaging with (99m) Tc-sestamibi: a measure of the efficacy of therapy in acute myocardial infarction. Circulation, 2000, 101: 101-108
5. Camici PG, Gropler RJ, Jones T, et al. The impact of myocardial blood flow quantitation with PET on the understanding of cardiac disease. Eur Heart J, 1996, 17: 25-34
6. Scheller B, Hennen B, Hammer B, et al. Beneficial effects of immediate stenting after thrombolysis in acute myocardial infarction. J Am Coll Cardiol, 2003, 42: 634-641
7. Moss AJ, Benhorin J. prognosis and management after a first myocardial infarction. N Eng J Med, 1990, 322: 743-753
8. Rosenberg L, Kaufman DW, Helmrich, SP, et al. The risk of myocardial infarction after quitting smoking in men under 55 years of age. N Eng J Med, 1985, 313: 1511-1514
9. Aberg A, Bergstrand R, Johanssons, et al. Cessation of smoking after myocandial infarction. Effects on mortality after 10 years. Br. Heart J, 1983, 49: 416-422

10. Taylor CB, Houston-miller N, Killen JD, et al. Smoking cessation after acute myocarolial infarction: effects of a nurse-managed intervention. Ann Intern Med, 1990, 113: 118-123
11. Dietary supplementation with n-3 polyunsaturated fatty acids and vitamin E after myocardial infarction: results of the GISSI prevenzione trial. Gruppo Italiano per Lo studio della sopravivvenza nell infarto miocardico. Lancet, 1999, 354: 447-455
12. Dorn J, Naughton J, Imamura D, et al. Results of a multicenter randomized clinical trial of exercise and long term survival in myocardial infarction patients: the National Exercise and Heart Disease Project (NEHDP). Circulation, 1999, 100: 1764-1769
13. Antithrombotic Trialists' Collaboration. Collaborative meta-analysis of randomized trials of antiplatelet-therapy for prevention of death, myocardial infarction, and stroke in high risk patients. BMJ, 2002, 32: 103-105
14. Alhaddad IA, Tkaczevski L, Siddiqui F, et al. Aspirin enhances the benefits of late reperfusion on infarct shape: A possible mechanism of the beneficial effects of aspirin on survival after acute myocardial infarction. Circulation, 1995, 91: 2819-2823
15. Julian DG, Chamberlain DA, Pocock SJ. A comparison of aspirin and anticoagulation following thrombolysis for myocardial infarction (the AFTER study): a multicenter unblinded randomized clinical trial. BMJ, 1996, 313: 1429-1431
16. Van Es RF, Jonker JJ, Verheugt FW, et al. Antithrombotics in the secondary Prevention of Events in Coronary Thrombosis-2 (ASPECT-2) Research Group. Aspirin and coumadin after acute coronary syndromes (the ASPECT-2 study): a randomized controlled trial. Lancet, 2002, 360: 109-113
17. Hurlen M, Abdelnoor M, Smith P, et al. Warfarin, aspirin, or both after myocardial infarction. N Engl JMed, 2002, 347: 969-974
18. Freemantle N, Cleland J, Young P, et al. Beta blockade after myocardial infarction: systematic review and meta regression analysis. BMJ, 1999, 318: 1730-1737
19. Chadda K, Goldstein S, Byington R, et al. Effect of propranolol after acute myocardial infarction in patients with congestive heart failure. Circulation, 1986, 73: 503-510
20. Kostis JB, Byington R, Friedman LM, et al. Prognostic significance of ventricular ectopic activity in survivors of acute myocardial infarction. J Am coll cardiol, 1987, 10: 231-242
21. The Acute Infarction Ramipril Efficacy (AIKE) study Investigators. Effect of ramipril on mortality and morbidity of survivors of acute myocardial infarction with clinical evidence of heart failure. Lancet, 1993, 342: 821-828
22. Torp-Pedersen C, Kober L. Effect of ACE inhibitor trandolapril on life expectancy of patients with reduced left ventricular function after acute myocardial infarction. TRACE Study Group. Trandolapril cardiac Evaluation. Lancet, 1999, 354: 9-12
23. Yusuf S, Sleight P, Pogue J, et al. Effects of an angiotensin converting-enzyme inhibitor, ramipril, on cardiovascular events in nigh-risk patients. The Heart Outcomes Prevention Evaluation Study Investigators. N Engl J Med, 2000, 342: 145-153

24. The Scandinavian simvastatin survival study Group. Randomised trial of cholesterol lowering in 4444 patients with coronary heart disease: the Scandinavian simvastatin survival study (4s). Lancet, 1999, 344: 1383-1389
25. Sacks FM, Pfeffer MA, Moye LA, et al. The effect of pravastatin on coronary events after myocardial infarction in patients with average cholesterol levels. Cholesterol and Recurrent Events Trial Investigator. N Eng J Med, 1996, 335: 1001-1009
26. The Long-Term Intervention with Pravastatin in Ischemic Disease (LIPID) Study Group. Prevention of cardiovascular events and death with pravastatin in patients with coronary heart disease and broad range of initial cholesterol levels. N Eng J Med, 1998, 339: 1349-1357
27. Rubin SHB, Robins SJ, Collins D, et al. Gemfibrozil for the secondary prevention of coronary heart disease in men with low levels of high-density lipoprotein cholesterol. Veterans Affairs High-Density lipoprotein cholesterol Intervention Trial Study Group. N Eng J Med, 1999, 341: 410-408
28. Heart Protection Study Collaborative Group. MRC/BHF Heart protection study of cholesterol lowering with simvastatin in 20536 high-risk individuals: a randomised placebo-controlled trial. Lancet, 2002, 360: 7-22
29. Executive Summary of the Third Report of the National Cholesterol Education Program (NCEP) Expert Panel on Detection, Evaluation, and Treatment of High Blood Cholesterol in Adults (Adult Treatment Panel III). JAMA, 2001, 285: 2486-249
30. Stenestrand U, Wallentin L. Early statin treatment following acute myocardial infarction and 1-year survival. JAMA, 2001, 285: 430-436

第十节

1. Ades PA, Huang D, Weaver SO: Cardiac rehabilitation participation predicts lower rehospitalization costs. Am Heart J, 1992, 123: 916-921
2. Dennis C, Houston-Miller N, Schwartz RG, et al: Early return to work after uncomplicated myocardial infarction. Results of a randomized trial. JAMA, 1988, 260: 214-220
3. American College of Cardiology. Position report on cardiac rehabilitation: Recommendations of the American College of Cardiology on cardiovascular rehabilitation. J Am Coll Cardiol, 1986, 7: 451
4. O'Connor GT, Buring JE, Yusuf S, et al. An overview of randomized trials of rehabilitation with exercise after myocardial infarction. Circulation, 1989, 80: 234
5. Oldridge NB, Guyatt GH, Fischer ME, et al. Cardiac rehabilitation after myocardial infarction: Combined experience of randomized clinical trials. JAMA, 1988, 260: 945
6. Wenger NK, Froelicher ES, Smith LK, et al. Cardiac Rehabilitation. Clinical Practice Guideline No. 17, AHCPR Publication No. 96-0672. Rockville, MD: U. S. Department of Health and Human Services, Public Health Service, Agency for Health Care Policy and Research and the National Heart, Lung, and Blood Institute; October, 1995
7. Haskell WL, Alderman EL, Fair JM, et al. Effects of intensive multiple risk factor re-

duction on coronary atherosclerosis and clinical cardiac events in men and women with coronary artery disease. The Stanford Coronary Risk Intervention Project (SCRIP). *Circulation*, 1994, 89: 975

8. Rechnitzer PA, Cunningham DA, Andrew GM, et al. Relation of exercise to the recurrence rate of myocardial infarction in men: Ontario Exercise-Heart Collaborative Study. *Am J Cardiol*, 1983, 51: 65

9. Blumenthal JA, Rejeski WJ, Walsh-Riddle M, et al. Comparison of high and low-intensity exercise training early after acute myocardial infarction. *Am J Cardiol*, 1988, 61: 26

10. Goble AJ, Hare DL, Macdonald PS, et al. Effect of early programmes of high and low intensity exercise on physical performance after transmural acute myocardial infarction. *Br Heart J*, 1991, 65: 126

11. Ades PA, Waldmann ML, Gillespie C. A controlled trial of exercise training in older patients. *J Gerontol*, 1995, 50A: M7

12. Lavie CJ, Milani RV, Littman AB. Benefits of cardiac rehabilitation and exercise training in secondary coronary prevention in the elderly. *J Am Coll Cardiol*, 1993, 22: 678

13. Ades PA, Grunvald MH. Cardiopulmonary exercise testing before and after conditioning in older coronary patients. *Am Heart J*, 1990, 120: 585

14. Ades PA, Hanson JS, Gunther PGS, et al. Exercise conditioning in the elderly coronary patient. *J Am Geriatr Soc*, 1987, 35: 121

15. Ades PA, Waldman ML, Polk DM, et al. Referral patterns and exercise response in the rehabilitation of female coronary patients aged 62 years. *Am J Cardiol*, 1992, 69: 1422

16. Williams MA, Maresh CM, Esterbrooks DJ, et al. Early exercise training in patients older than age 65 years compared with that in younger patients after acute myocardial infarction or coronary artery bypass grafting. *Am J Cardiol*, 1985, 55: 263

17. Bevegard S, Holmgren A, Jonsson B: Circulatory studies in well-trained athletes at rest and during heavy exercise, with special reference to stroke volume and the influence of body position. Acta Physiol Scand, 1963, 57: 26

18. Rowell LB: Human Cardiovascular Control. New York, Oxford University Press, 1993

19. Thomas SN, Schroeder T, Secher NH, Mitchell JH: Cerebral blood flow during submaximal and maximal dynamic exercise in humans. J Appl Physiol, 1989, 67: 744-748

20. Pescatello LS, Fargo AE, Leach CN Jr, Scherzer HH: Short-term effect of dynamic exercise on arterial blood pressure. Circulation, 1991, 83: 1557-1561

21. Kjekshus J, Gilpin E, Cali G, et al: Diabetic patients and beta-blockers after acute myocardial infarction. Eur Heart J, 1990, 11: 43-50

22. Balady GJ, Fletcher BJ, Froelicher ES, et al. Cardiac rehabilitation programs: A statement for healthcare professionals from the American Heart Association. *Circulation*, 1994, 90: 1602

23. American College of Sports Medicine Position Stand. Exercise for patients with coronary artery disease. *Med Sci Sports Exerc*, 1994, 26: I

24. NIH Consensus Development Panel on Physical Activity and Cardiovascular Health.

Physical activity and cardiovascular health. *JAMA*, 1996, 276: 241
25. Van Camp SP, Peterson RA. Cardiovascular complications of outpatient cardiac rehabilitation programs. *JAMA*, 1986, 256: 1160
26. Tobin D, Thow MK. The 10m Shuttle Walk Test with Holter monitoring: an objective outcome measure for cardiac rehabilitation. Coronary Health Care, 1999, 3, 3-17
27. Demers C, McKelvie RS, Negassa A, Yusuf S. Reliability, validity, and responsiveness of the six-minute walk test in patients with heart failure. Am Heart J, 2001, 142: 698-703
28. 陈在嘉，高润霖主编：冠心病．北京，人民卫生出版社，2002年，1089-1090
29. Fletcher GF, Balady G, Froelicher VF, et al: Exercise standards. A statement for healthcare professionals from the American Heart Association Writing Group. Circulation, 1995, 91: 580-615
30. Dennis C, Houston-Miller N, Schwartz RG, et al. Early return to work after uncomplicated myocardial infarction: Results of a randomized trial. *JAMA*, 1988, 260: 214
31. Borg GA. Psychophysical bases of perceived exertion. *Med Sci Sports Exerc*, 1982, 14: 377
32. DeBusk RF, Haskell WL, Miller NH, et al. Medically directed at-home rehabilitation soon after uncomplicated acute myocardial infarction: A new model for patient care. *Am J Cardiol*, 1985, 55: 251
33. Wenger NK. In-hospital exercise rehabilitation after myocardial infarction and myocardial revascularization: Physiologic basis, methodology, and results. In: Wenger NK, Hellerstein H, eds. *Rehabilitation of the Coronary Patient*, 3d ed. New York: Churchill-Livingstone, 1992: 351
34. Raymond J. Gibbons, MD. ACC/AHA 2002 Guideline Update for Exercise Testing. A Report of the American College of Cardiology/American Heart Association. Task Force on Practice Guidelines (Committee on Exercise Testing), 2002
35. Revised 1996, Grady Memorial Hospital / Emory University, School of Medicine
36. Rowe MH, Jelinek MV, Liddell N, et al. Effect of rapid mobilization on ejection fractions and ventricular volumes after acute myocardial infarction. *Am J Cardiol*, 1989, 63: 1037
37. Kelemen MH. Resistive training safety and assessment guidelines for cardiac and coronary prone patients. *Med Sci Sports Exerc*, 1989, 21: 675
38. Sparling PB, Cantwell JD, Dolan CM, et al. Strength training in a cardiac rehabilitation program: A six-month follow-up. *Arch Phys Med Rehabil*, 1990, 71: 148
39. tewart KJ, Mason M, Keleman MH. Three-year participation in circuit weight training improves muscular strength and self-efficacy in cardiac patients. *J Cardiopulm Rehabil*, 1988, 8: 292
40. Wilke NA, Sheldahl LM, Levandoski SG, et al. Transfer effect of upper extremity training to weight carrying in men with ischemic heart disease. *J Cardiopulm Rehabil*, 1991, 11: 365

41. Braunwald et al. Heart Disease. VI edition, chapter 39. W. B. Saunders Company

第十一节

1. Prinimetal M, et al. Study on the mechanism of ventricular activity. VI. The depolarization complex in pure subendocardial infarction role of the subendocardial region in the normal electrocardiogram. Am J Med, 1954, 16: 469-489
2. Spodik DH. Transmural vs. non-transmural infarction. Circulation, 1980, 62: 447-448
3. Phibbs. "Transmural" versus "subendocardial" myocardial infarction: An electro-cardiographic myth. J Am Coll Cardiol, 1983, 1: 561-564
4. Dacanay S, Kennedy HL, Uretz E, et al. Morphological and quantitative angiographic analysis of progression of coronary stenosis. A comparison of Q-wave and non-Q-wave myocardial infarction. Circulation, 1994, 90: 1739-1746
5. Keen WD, Savage MP, Fischman DL, et al. Comparison of coronary angiographic findings during the first six hours of non-Q-wave and Q-wave myocardial infarction. Am J Cardiol, 1994, 74: 324-328
6. 陈纪林, 高润霖, 张峻等, 急性非Q波心肌梗死冠状动脉病变特点分析. 中华心血管杂志, 2001, 29 (12): 705-706
7. Gibson RS. Non-Q-wave myocardial infarction, in Fuster V, Ross R, Topol EJ (eds): Atherosclerosis and Coronary Artery Disease. Philadelphia, PA. Lippincott Raven, 1996, 1097-1123
8. Maisel AS, Ahnves, Gilpin E, et al. Prognosis after extention of myocardial infarct: The role of Q wave or non-Q-wave infarction. Circulation, 1985, 72: 211-217
9. Kao W, Khaja F, Goldstein S, et al. Cardiac event rate after non-Q-wave acute myocardial infarction and the significance of its anterior location. Am J Cardiol, 1989, 64: 1236-1242
10. Kim CB, Braunwald E. Potential benefits of late reperfusion of infarcted myocardium: The open artery hypothesis. Circulation, 1993, 88: 2426-2436
11. Morais J. Insights from CURE: using clopidogrel on top of standard therapy. Cerebrovasc Dis, 2002, 13 Suppl 1: 17-21
12. Fragmin and Fast revascularization during Instability in Coronary artery disease (FRISC II) Investigators. Invasive compared with non-invasive treatment in unstable coronary-artery disease. FRISC II prospective randomized multicentre study. Lancet, 1999, 354: 708-715
13. Cannon CP, Weintraub WS, Demopoulos LA, et al, for the TACTICS-Thrombolysis in Myocardial infarction 18 Investigators. Comparison of early invasive and conservative strategies in patients with unstable coronary syndromes treated with the glycoprotein II b / III a inhibitor tirofiban. N Engl J Med, 2001, 344: 1879-1887
14. 中华医学会心血管病学分会, 中华心血管病杂志编辑委员会, 中国循环杂志编辑委员会. 急性心肌梗死诊断和治疗指南. 中国循环杂志, 2001, 6: 407-422
15. Boersma E, Akkerhuis M, Theroux P, et al. Platelet glycoprotein II b / III a receptor in-

hibition in non-ST-elevation acute coronary syndromes. Circulation, 1999, 100: 2045-2048
16. Assessment of the treatment effect of enoxaparin for unstable angina/non-Q-wave myocardial infarction. TIMI 11B-ESSENCE Meta-Analysis. Circulation, 1999, 100: 1602-1608
17. The Multicenter Diltiazem Postinfarction Trial Research Group: The effect of diltiazem on mortality and reinfarction after myocardial infarction. N Engl J Med, 1988, 319: 385-392
18. Soggard P, Nogaard A, Gotzche CO, et al. Therapeutic effect of captopril on ischemia and dysfunction of the left ventricle after Q-wave and non-Q-wave myocardial infarction. Am Heart J, 1994, 127: 1-7
19. Schwartz GG, Olsson AG, Ezekowitz MD, et al. Effects of atorvastatin on early recurrent ischemic events in acute coronary syndromes. The MIRACL Study: a randomized controlled trial. JAMA, 2001, 285: 1711-1718
20. Gibson RS, Boden WE, Therous, P, et al. Diltiazem and reinfarction in patients with non-Q-wave myocardial infarction: results of a double-blind randomized multicenter trial. N Engl J Med, 1986, 315: 423-429
21. Lubsen J, Tijssen JG. Efficacy of nifedipine and metoprolol in the early treatment of unstable angina in the coronary care unit: findings from the Holland Interuniversity Nifedipine/metoprolol Trial (HINT). Am J Cardiol, 1987, 60: 18A-25A
22. Pepine CJ, Faich G, Makuch R. Verapamil use in patients with cardiovascular disease: an overview of randomized trials. Clin Cardiol, 1998, 21: 633-641
23. The Danish Study Group on verapamil in myocardial infarction. Verapamil in acute myocardial infarction. Eur Heart J, 1984, 5: 516-528
24. Held PH, Yusuf S, Furberg CD. Calcium channel blockers in acute myocardial infarction and unstable angina: an overview. B M J, 1989, 219: 1187-1192
25. Boden WE, Krone RJ, Kleiger RE, et al. Electrocardiographic subset analysis of diatiazem administration on long-term outcome after acute myocardial infarction. The Multicenter Diltiazem Post-infarction Trial Research Group. Am J Cardiol, 1991, 67: 335-342
26. Cohn JN, Harrison DG, Reimer KA, et al. Right ventricular infarction: Clinical and hemodynamic features. Am J Cardiol, 1974, 33: 209-214
27. Wartman WB, Hellerstein HK. The incidence of heart disease in 2,000 consecutive autopsies. Ann Intern Med, 1948, 28: 41-65
28. Isner EA, Kearns WM. Right ventricular infarction secondary to coronary heart disease: Frequency, locations, associated findings and significance from analysis of 236 necropsy patients with acute or healed myocardial infarction. Am J Cardiol, 1978, 42: 885-894
29. Ratliff NB, Hackel DB. Combined right and left ventricular infarction: pathogenesis and clinicopathologic correlations. Am J Cardiol, 1980, 45: 217-221
30. Goldstein JA, Vlahakes GJ, Verrier ED, et al. Volume loading improves low cardiac

output in experimental right ventricular infarction. J Am Coll Cardiol, 1983, 2: 270-278
31. Siniorakis EE, Nikolaou NI, Sarantopoulos CD, et al. Volume loading in predominant right ventricular infarction: Bedside hemodynamics using rapid response thermistors. Eur Heart J, 1994, 15: 1340-1347
32. Brookes C, Ravn H, White P, et al. Acute right ventricular infarction dilatation in response to ischemia significantly impairs left ventricular systolic performance. Circulation, 1999, 100: 761-767
33. Dell'Italia LJ, Starling MR, O'Rourke RA. Physical examination for exclusion of hemodynamically impartant right ventricular infarction. Ann Intern Med, 1983, 99: 608-611
34. Goldstein JA, Barzilai B, Rosamond TL, et al. Determinants of hemodynamic compromise with severe right ventricular infarction. Circulation, 1990, 82: 359-368
35. Garg S, Mittal SR. Status of chest x-ray in diagnosing right ventricular infarction. Int J Cardiol, 1996, 57 (3): 283-285
36. Robalino BD, Whitlow PL, Underwood DA, et al. Electrocardiographic manifestations of right ventricular infarction. Am Heart J, 1989, 118: 138-144
37. Zehender M, Kasper W, Kauder E, et al. Right ventricular infarction as an independent predictor prognosis after acute myocardial infarction. N Eng J Med, 1993, 328: 981-988
38. Klein HO, Tordjman T, Ninio R, et al. The early recognition of right ventricular infarction: Diagnostic accuracy of the electrocardiographic V_4R lead. Circulation, 1983, 67: 558-565
39. 丁文惠等. 急性右室梗死的血流动力学及头胸导联心电图改变. 中华内科杂志, 1992, 31: 217
40. 丁文惠, 王晓真, 张钧华等. 右室梗死冠脉阻塞部位与血流动力学异常程度的探讨. 中华内科杂志, 1997, 36: 676-679
41. Dell'Italia LJ, Starling MR, Crawford MH, et al. Right ventricular infarction: Identification by hemodynamic measurements before and after volume loading and correlation with noninvasive techniques. J Am Coll Cardiol, 1984, 4: 931-939
42. Morgera T, Albert E, Silvestri F, et al. Right precordial ST and QRS changes in the diagnosis of right ventricular infarction. Am Heart J, 1984, 108: 13-18
43. Guiha NH, Limas CJ, Cohn JN. Predominant right ventricular dysfunction after right ventricular destruction in the dog. Am J Cardiol, 1974, 33: 254-258
44. Love JC, Haffaajee CI, Gore JM, et al. Reversibility of hypotension and shock by atrial or atrioventricular sequential pacing in patients with right ventricular infarction. Am Heart J, 1984, 108: 5-13
45. Goodfellow J, Walker PR. Reversal of atropine-resistant atrioventricular block with intravenous aminophylline in the early phase of inferior wall acute myocardial infarction following treatment with streptokinase. Eur Heart J, 1995, 16: 862-865
46. Zhender M, Kasper W, Kauder E, et al. Eligibility for and benefit of thrombolytic therapy in inferior myocardial infarction: Focus on the prognostic importance of right ventricular infarction. J Am Coll Cardiol, 1994, 24: 362-369

47. Ventura T, Colantonio D, Leocata P, et al. Isolated atrial myocardial infarction: pathological and clinical features in 10 cases. Cardiologia, 1991, 36: 345.
48. Alonso-Orcajo N, Izquierdo-Garcia F, Simarro E. Atrial rupture and sudden death following atrial infarction. Int J Cardiol, 1994, 46: 82
49. Iga K, Konishi T, Kusukawa R. Intracardiac thrombi in both the right atrium and right ventricle after acute inferior-wall myocardial infarction. Int J Cardiol, 1994, 46: 169
50. Moss AJ, Benhorin J. Medical progress: Prognosis and management after a first myocardial infarction. N Engl J Med, 1990, 322: 743-753
51. Kao W, Khaja F, Gokdstein S, et al. Cardiac event rate after non-Q-wave acute myocardial infarction and the significance of its anterior location. Am J Cardiol, 1989, 64: 1236-1242
52. Schutel EH, et al. Early post-infarction angina. Ischemia at a distance and ischemia in the infarct zone. N Engl J Med, 1981, 305: 1101
53. Goldman L, et al. Cardiac risk and complication of non cardial surgery. Ann Intern Med, 1983, 98: 504
54. DeBusk RF. Specialized testing after recent acute myocardial infarction. Ann Intern Med, 1989, 110: 470-481
55. Weiss AT, Tzivoni D, Sagie A, et al. Atrial pacing thallium scintigraphy in the evaluation of coronary artery disease. Isr J Med Sci, 1983, 19: 495-504
56. Leppo JA, O'Brien J, Rothendler JA, et al. Dipyridamole-thallium-201 scintigraphy in the prediction of future cardiac events after acute myocardial infarction. N Engl J Med, 1984, 310: 1014-1018
57. McNamara RF, Carleen E, Moss AJ. Estimating left ventricular ejection fraction after myocardial infarction by various clinical parameters. Am J Cardiol, 1988, 62: 192-196
58. Little WC, Constantinescu M, Applegate RJ, et al. Can coronary angiography predict the site of a subsequent myocardial infarction in patients with mild-to-moderate coronary artery disease? 1988, 78: 1157-1166
59. Robert R, Rogers WJ, Mueller HS, et al. Immediate versus deferred beta-blockade following thrombolyic therapy in patients with acute myocardial infarction. Results of the Thrombolysis in Myocardial Infarction (TIMI) II-B Study. Circulation, 1991, 83: 422-437
60. Rutherford JD, Pfeffer MA, Moyé LA, et al. Effect of captopril on ischemic events after myocardial infarction. Results of the Survival and Ventricular Enlargement (SAVE) Trial. Circulation, 1994, 90: 1731-1738
61. The Multicenter Diltiazem Postinfarction Trial Research Group. The effect of diltiazem on mortality and reinfarction after myocardial infarction. N Engl J Med, 1988, 319: 385-393
62. The Danish Study Group on Verapamil in Myocardial Infarction: Verapamil in acute myocardial infarction. Eur Heart J, 1984, 5: 516-528
63. The Danish Study Group on Verapamil in Myocardial Infarction: Effect of verapamil on

mortality and major events after acute myocardial infarction (The Danish Verapamil Infarction Trial Ⅱ —DAVIT Ⅱ). Am J Cardiol, 1990, 66: 779-785
64. Randomised trial of cholesterol lowering in 4444 patients with coronary heart disease: the Scandinavian Simvastatin Survival Study (4S). Lancet, 1994, 344: 1383-1389
65. Sacks FM, Pfeffer MA, Moye LA, et al. The effect of pravastatin on coronary events after myocardial infarction in patients with average cholesterol levels. Cholesterol and Recurrent Events Trial investigators. N Engl J Med, 1996, 335: 1001-1009
66. Prevention of cardiovascular events and death with pravastatin in patients with coronary heart disease and a broad range of initial cholesterol levels. The Long-Term Intervention with Pravastatin in ischaemic Disease (LIPID) Study Group. N Engl J Med, 1998, 339: 1349-1357
67. Effect of long-term oral anticoagulant treatment on mortality and cardiovascular morbidity after myocardial infarction. Anticoagulants in the Secondary Prevention of Events in Coronary Thrombolysis (ASPECT) Research Group. Lancet, 1994, 343: 499-503

第十二节

1. Zimmerman F, Cameron A, Fisher L, et al. Myocardial infarction in young adults: angiographic characterization, risk factors, and prognosis (Coronary Artery Surgery Study Registry). J Am Coll Cardiol, 1995, 26: 654-661
2. Hong MK, Cho SY, Hong BK, et al. Acute myocardial infarction in young adults. Yonsei Med J, 1994, 35: 184-189
3. Penny WJ, Colvin BT, Brook N. Myocardial infarction with normal coronary arteries and factor XII deficiency. Br Heart J, 1985, 53: 230-234
4. Doughty M, Mehta R, Bruchman D, et al. Acute myocardial infarction in the young: the University of Michigan experience. Am Heart J, 2002, 143: 56-62
5. Garoufalis S, Kouvaras G, Vitsias G, et al. Comparison of angiographic findings, risk factors, and long term follow-up between young and old patients with a history of myocardial infaction. Int J Cardiol, 1998, 67: 75-80
6. Wolfe MW, Vacek JL. Myocardial infarction in the young. Chest, 1988, 94: 926-930
7. Imazio M, Bobbio M, Bergerone S, et al. Clinical and epidemiological characteristics of juvenile myocardial infarction in Italy: the GISSI experience. G Ital Cardiol, 1998, 28: 505-512
8. Fullhaas JU, Rickenbacher P, Pfisterer M, et al. Long-term prognosis of young patients after myocardial infarction in the thrombolytic era. Clin Cardiol, 1997, 20: 993-998
9. Ho YL, Chen MF, Wu CC, et al. Successful treatment of acute myocardial infarction by thrombolytic therapy in a patient with primary antiphospholipid antibody syndrome. Cardiology, 1996, 87: 354-357
10. Osula S, Bell GM, Hornung RS. Acute myocardial infarction in young adults: cause and management. Postgrad Med J, 2002, 78: 27-30

第二十五章 其他类型冠心病

第一节 缺血性心肌病……………………(631)
　一、病因……………………………(631)
　二、发病机制………………………(631)
　三、病理解剖………………………(631)
　四、临床表现………………………(632)
　五、鉴别诊断………………………(633)
　六、治疗……………………………(634)
　七、预后……………………………(637)
第二节 无症状心肌缺血………………(638)
　一、无症状心肌缺血的定义与分型…(638)
　二、无症状心肌缺血的病理生理机制…(638)
　三、无症状心肌缺血的检测方法……(639)
　四、无症状心肌缺血的临床意义及治疗
　　　价值……………………………(640)
　五、无症状心肌缺血的诊断…………(641)
　六、无症状心肌缺血的治疗对策及评价
　　　…………………………………(641)
第三节 顿抑心肌与冬眠心肌…………(644)
　一、顿抑心肌………………………(645)
　二、心肌冬眠………………………(648)
　三、存活心肌的评价………………(650)
第四节 微血管性心绞痛——X综合征…(653)
　一、临床表现………………………(653)
　二、发病机制………………………(654)
　三、预后……………………………(655)
　四、诊断和鉴别诊断………………(655)
　五、治疗……………………………(656)
第五节 冠心病猝死……………………(657)
　一、定义及流行病学………………(657)
　二、危险因素………………………(657)
　三、临床表现和病理………………(658)
　四、危险分层………………………(660)
　五、预防……………………………(663)
第六节 女性冠心病……………………(668)
　一、临床特点………………………(668)
　二、危险因素………………………(669)
　三、雌激素替代治疗………………(670)
第七节 高龄冠心病……………………(671)
　一、概述……………………………(671)
　二、动脉粥样硬化与老年冠心病…(671)
　三、冠心病相关的实验室检查……(673)
　四、老年心绞痛表现………………(674)
　五、稳定心绞痛……………………(674)
　六、急性冠状动脉综合征（ACS）………(675)
　七、老年ST段抬高的心肌梗死（STEMI）
　　　…………………………………(675)
　八、老年AMI患者的预后…………(679)
　九、老年冠心病的一级预防………(679)
　十、老年冠心病的二级预防………(679)
第八节 小儿冠心病……………………(680)
　一、小儿动脉硬化所致冠心病……(680)
　二、川崎病继发冠状动脉损害……(685)
　三、先天性冠状动脉异常…………(689)
第九节 非动脉粥样硬化性冠心病……(691)
　一、先天性畸形或结构异常………(691)
　二、血管炎…………………………(692)
　三、抗磷脂抗体综合征……………(703)
　四、冠状动脉栓塞…………………(705)
　五、动脉夹层………………………(705)
　六、血液系统疾病…………………(705)
　七、自发性冠脉痉挛………………(705)
　八、其他……………………………(706)

第一节 缺血性心肌病

缺血性心肌病(ischemic cardiomyopathy, ICM)的定义为冠状动脉粥样硬化狭窄、闭塞导致心肌长期、慢性缺血引起以心肌局限性或弥漫性纤维化为主要病理改变,造成心肌损害、心脏扩大或僵硬、心脏收缩和(或)舒张功能减退及心律失常等一系列临床表现的临床综合征。此病属于特异性心肌病范畴,其本质是由冠心病引起的严重的心肌功能失常。多见于多支冠状动脉病变,冠状动脉小分支和微血管弥漫性病变也可导致缺血性心肌病。临床上表现为充血性心力衰竭与心律失常,其左室射血分数常≤35%,而心绞痛和呼吸困难可有可无,但需除外左心室室壁瘤、室间隔穿孔、二尖瓣关闭不全引起的上述改变。

Raftery于1969年首先描述由冠状动脉粥样硬化引起,并酷似扩张型心肌病的一组临床症候群,并以心肌缺血导致弥漫性纤维化为其特征性的病理表现。其后虽有作者对疾病名称提出异议,但多数同意采纳Burch(1970)推荐命名的缺血性心肌病。这一名称曾经被广泛的用于描述由于心肌缺血所引起的各种异常的心脏表现。1984年Pantely等将缺血性心肌病定义为在排除了如室壁瘤、室间隔穿孔、二尖瓣关闭不全等结构性异常以后,由于收缩功能降低和(或)舒张功能改变引起的急性或慢性心室功能的损害。1986年Dash等认为,缺血性心肌病是冠状动脉疾病引起的充血性心力衰竭为主的综合征,也可称为"充血性缺血性心肌病"。1995年WHO/ISCF对缺血性心肌病的定义为表现为扩张性心肌病,伴有收缩功能损害,其他的临床表现不能完全用既往的心肌梗死和现有的心肌缺血症状来解释者。

一、病因

缺血性心肌病最常见的原因是冠状动脉粥样硬化,其次有冠状动脉痉挛、冠状动脉血栓,造成冠状动脉动力性和(或)阻力性异常引起的冠状动脉狭窄或闭塞性病变,使心肌供氧和需氧之间不平衡,导致心肌细胞减少、坏死、心肌纤维化、心肌瘢痕和心力衰竭。

二、发病机制

缺血性心肌病的发病机理是冠状动脉粥样硬化狭窄、闭塞、微血管病变、微血管痉挛,而导致心肌供氧和需氧之间的不平衡,既而造成心肌细胞坏死、心肌纤维化、心肌瘢痕。一次重度缺血可造成顿抑心肌,长期的缺血造成冬眠心肌。顿抑心肌和冬眠心肌虽未死亡,但失去了收缩功能,在缺血性心肌病心衰的发生中起着重要作用。缺血性心肌病患者发生心力衰竭的最主要启动因素是心肌缺血,慢性心肌缺血的后果是功能性心肌细胞的减少和坏死。因缺血性心肌病病人常发生多次心肌梗死,从急性心肌梗死发展到慢性缺血性心肌病的临床过程要经过数年时间,而且是多次心肌梗死所造成的左室壁心肌损害的结果。急性心肌梗死造成功能性心肌细胞的丧失、心肌纤维化和心室重构过程,随之造成心室腔扩大和神经激素系统激活,特别是交感神经系统和肾素-血管紧张素-醛固酮系统的激活,引起心肌功能的进行性恶化。此外反复发作的可逆性心肌缺血、顿抑心肌和冬眠心肌也会加重心功能的损害,从而加速心力衰竭的发生和发展,心肌血运重建手术有可能减轻症状和改善预后。

三、病理解剖

弥漫而严重的冠状动脉粥样硬化为缺血性心肌病的主要病理损害,可导致冠状动脉管腔狭窄和血栓形成，且以多支病变及程度严重为特点，血管病变还累及冠状动脉小分支和微血管，有时冠状动脉主干可正常。病人可多次发生心肌梗死，因长期的心肌弥漫性缺血、缺氧，使心肌变性、坏死和纤维瘢痕形成，心室壁被大片瘢痕组织代替，正常心肌可出现代偿性肥厚和左室扩大，亦可累及右室。组织学检查可见心肌细胞呈萎缩变性伴局灶性（代偿性）或弥漫性（间质性）纤维化、瘢痕，主要累及左室。心肌线粒体内膜破坏、嵴减少，线粒体呼吸链相关酶活性下降，心肌纤维可见I带增宽。病理改变使心肌收缩力减低、心室顺应性下降，导致心功能不全。随着病情的进展和心力衰竭的反复发作，多数患者心房和心室不仅形态明显增大，呈球形结构，而且重量可增至450~830g，平均625g。心室壁厚薄交错不均，增厚者与代偿性肥厚有关，变薄者则系纤维化或瘢痕所致，厚薄不均在某些无坏死或纤维化的部分也如此，这与梗死的心肌面积大小不一有关，至少有大约20%的左室心肌坏死。分布范围以左室游离壁受累最著，其次为心室间隔者，与正常人比较心室壁仍呈变薄趋势。左心腔扩大为主，严重者双室均扩张致心形呈球状。少数病人可以出现类似于限制型心肌病的改变。约有半数患者心室检查有附壁血栓。血流动力学的改变与扩张型心肌病相似，以左室射血分数减低为特征，常低于0.40。

四、临床表现

缺血性心肌病的临床表现可以是多种多样的。主要的表现是严重的心力衰竭，它很难与扩张型心肌病鉴别。缺血性心肌病的病人可无心绞痛的表现，而扩张型心肌病的病人又可有类似与冠心病的表现如可有心前区不适，活动后气短。有部分患者还可以没有症状，或出现限制性心肌病的严重症状。

（一）扩张型缺血性心肌病

1. 表现　常见于中、老年人，以男性居多，男：女约为5~7：1。

（1）多有明确的冠心病史，42%~76%的病人有心绞痛发作，64%~85%曾经发生过1~2次或更多的心肌梗死，70%心电图可见Q波。但糖尿病患者可出现无痛性心肌梗死。少数病人可表现为X综合征，可能与微小血管病变有关。

（2）多为心力衰竭的临床表现。75%发生左心力衰竭，33%为右心力衰竭，90%~100%发生长期难治性心力衰竭，症状的发生常为渐进性发展。表现为劳力性呼吸困难，严重者可表现为夜间阵发性呼吸困难和端坐呼吸等左心衰竭的表现，可伴有乏力、心悸、浮肿。心力衰竭往往是缺血性心肌病发展到一定阶段必然出现的表现，早期进展缓慢，一旦发生心力衰竭进展迅速。

2. 查体可有颈静脉充盈、两肺底可闻及湿性啰音、肝大、下肢水肿甚至出现腹水。血压可正常或偏低，血压升高较少见。心脏普遍扩大，常以左心室扩大为主。心尖搏动向左下移位，S1低钝，常可闻及病理性第三心音和第四心音，如有肺动脉高压可有P_2亢进。88%的患者出现收缩期杂音，多继发于左室扩大的二尖瓣反流及合并乳头肌功能不全所致。与心脏瓣膜病的解剖学改变相比，其瓣膜关闭不全的损伤程度通常较轻，多为轻至中度。

3. 心电图　100%有心电图表现，心电图中可见有病理性Q波，对与扩张型心肌病鉴别意义不大，缺血性心肌病心梗者可无异常Q波，扩张性心肌病则可有异常Q波；有时可出现暂时性的Q波，待缺血好转后，Q波可消失；也可出现缺血性ST-T改变；二者的心电图中还可出现各种心律失常，如窦性心动过速、心房颤动、多源频发室性早搏、阵发性室性或室上性心动过速、束支传导阻滞和房室传导阻滞等心律失常。

4. X线检查 心脏普遍扩大，以左室扩大为主，还可见心脏搏动减弱和肺淤血、间质水肿或胸水。冠状动脉钙化提示缺血性心肌病的可能。

5. 超声心动图 发现心脏普遍扩大，以左心室扩大为主，收缩末期和舒张末期内径、容积增加，射血分数减低；并显示局部多节段的室壁运动减弱、消失或室壁僵硬，对缺血性心肌病的诊断有意义，但有时也可见于其他原因的扩张型心肌病，值得注意的是虽然心肌弥漫性运动减弱常见于扩张型心肌病，但也可见于严重的冠心病。进行性心力衰竭者可有右室增大和心包积液。有时可见心腔内附壁血栓形成。小剂量多巴酚丁胺超声心动图负荷试验可刺激心肌收缩，观察心肌的贮备能力，用于判断存活心肌。此诊断方法对评估存活心肌的敏感性为80%～85%，特异性为85%。存活心肌的评估对陈旧性心肌梗死患者血管重建的必要性至关重要。有存活心肌的患者，血管重建可有效改善左室功能。

6. ^{201}铊灌注心肌核素显像 在缺血性心肌病多见为节段性充盈缺损，并大于心肌影像的40%，而在扩张型心肌病多为均匀的摄取减少，可呈花斑样改变，当缺损为局部时，多小于影像的20%。静息状态延迟进行（0、4、8至12小时）^{201}铊显像见到示踪剂再分布，说明即使无心绞痛，也存在存活的缺血心肌。正电子发射X线断层扫描有助于研究心肌灌注和代谢，可对梗死和缺血心肌的鉴别以及缺血性心肌病和非缺血性心肌病的鉴别提供线索。

7. 心导管检查 扩张型缺血性心肌病发现左室舒张末压、左房压和肺动脉楔压增高。心室造影可见局部或弥漫性室壁运动异常，射血分数下降和二尖瓣反流等。有些病人需行冠状动脉造影检查确诊，缺血性心肌病的病人往往是多支冠状动脉病变发生严重的粥样硬化性狭窄，有人报道三支病变者占71%，两支病变占27%，单支病变极少见。几乎所有的病人均有左前降支的病变，右冠状动脉病变占88%，左回旋支病变占79%。冠状动脉造影不能判断是否存在存活心肌。

8. 心肌活检病理检查 心肌细胞肥大、萎缩、肌原纤维消失等，即使在光镜下"正常的心肌"组织在电镜下也可发现广泛的细胞损害。

（二）限制型缺血性心肌病

少数病人可表现为限制型心肌病，临床表现以舒张期左室功能异常为特点，又称为僵心综合征或硬心综合征。常有劳累性呼吸困难和心绞痛，活动能力明显受限，部分患者可无心肌梗死病史，但反复出现肺水肿表现。在静息状态和心室容积固定时，左室舒张末压可高于正常；心肌急性缺血发作时，心室顺应性进一步降低，僵硬度增加，使左室舒张末压进一步增高，达到了肺水肿的程度，此时收缩功能仍可正常或仅有轻度的损害。X线检查提示肺水肿表现，但无心脏扩大。心电图无左心室肥厚的表现。超声心动图为舒张受限，心室收缩力轻度减低，射血分数正常或接近正常，以舒张期功能异常为主。很少见室壁瘤或局部室壁运动障碍。心导管检查可发现左室舒张末压轻度增高、舒张末期容积增加和射血分数轻度减少，冠状动脉造影检查常有两支以上的弥漫性血管病变，心室造影示心室呈普遍性轻度收缩力减低，但多无室壁瘤和二尖瓣反流等。在肺水肿消退后仍可出现左室舒张末压轻度升高，舒张末期容量增加，射血分数轻度下降。

五、鉴别诊断

（一）扩张性心肌病

二者鉴别较困难，临床上均有心脏扩大，心功能下降，心力衰竭与心律失常。超声心动图与心血池造影心肌呈弥漫性运动减弱。主要鉴别在于原发性扩张型心肌病多见于中青年，无明确冠心病史,即使有心绞痛(仅有10%~20%)和类似心肌梗死图形改变的不到10%,其发生率较低,是一种弥漫性心肌病变。超声心动图检查提示室壁运动常呈普遍性减低而非节段性减弱。核素心肌显像呈普遍性灌注减低,并非呈节段性或区域性灌注缺损。冠状动脉造影无明显冠状动脉狭窄。心肌活检可见心肌灶性坏死和纤维化,无炎症细胞浸润。还有报道发现,测定右室功能有助于鉴别二者。扩张型心肌病者右室功能与左室功能常同时受损,而缺血性心肌病右室功能通常损害较轻。

(二)高血压性心脏病

二者均可心脏扩大、心功能不全、心律失常,主要鉴别点在于缺血性心肌病有冠心病的其他证据。高血压性心肌病患者多有长期而明确的高血压病史,在心力衰竭发生时仍有血压升高的表现,超声心动图检查可发现室间隔和左室后壁对称性肥厚,并结合其他检查可供鉴别。但部分病人可出现二者并存的可能,鉴别困难,常最终需要行冠状动脉造影检查来明确。

(三)心肌炎

多为病毒引起,发生于急性病毒感染之后,病人常首先出现呼吸道症状,轻者仅有胸闷、心悸、心前区不适和乏力等,重者可出现心脏扩大、心力衰竭或严重的心律失常(房室传导阻滞、室性心动过速、心房颤动或室性颤动)而致死。少数病人可在炎症急性期后逐渐进展发展成心脏扩大和心力衰竭。其心电图、超声心动图、核素心肌显像的表现与缺血性心肌病的表现相似易于混淆。但心肌炎多见于中、青年患者,血清中病毒感染的相关抗体增高,咽拭子培养或便培养中分离出病毒,从心肌活细胞检查中分离出致病病毒是诊断心肌炎的有利证据。其冠状动脉造影无冠状动脉狭窄。

(四)甲状腺功能减退性心肌病

甲状腺功能减退性心肌病患者也可出现心脏扩大、心肌收缩力减弱、心力衰竭的表现,也与缺血性心肌病不易鉴别。这种病的患者多有怕冷、表情淡漠、迟缓、毛发稀疏、黏液性水肿等表现,还可出现活动后胸闷、气短、乏力,甚至出现心绞痛症状。但查T_3、T_4降低,TSH增高,血浆蛋白结合碘降低,甲状腺吸碘率低于正常,可以鉴别。

六、治 疗

由于缺血性心肌病的最主要病因是冠心病,其治疗主要以早期诊断、早期治疗心肌缺血为主,防治冠心病的危险因素,积极治疗心绞痛和各种形式的心肌缺血(包括无症状心肌缺血),延缓心力衰竭的发生和发展,防止心功能的进一步恶化。

(一)内科治疗

1. 控制冠心病的危险因素如高血压、糖尿病、高胆固醇血症、肥胖、超重、吸烟等。

2. 改善心肌缺血 对于存在心绞痛和心电图中有心肌缺血改变的病人,在无低血压的情况下,可给予血管扩张剂改善心肌缺血。如硝酸盐类药物、钙拮抗剂和β受体阻滞剂。

3. 心力衰竭的治疗 一旦发生心力衰竭,治疗目标不仅仅是改善症状,应重点纠正呼吸困难、外周水肿和防治原发病,防止心功能进一步恶化,改善活动耐受性,提高生活质量,更重要的是针对心肌重塑的机制,防止和延缓心肌重塑的发展,从而降低心力衰竭的病死率和住院率。

(1) 利尿剂：缺血性心肌病常伴水钠潴留、血容量增加，可导致肺淤血、肺水肿及外周水肿，引起水、电解质紊乱。利尿剂可遏制钠潴留，减少静脉回心血量，减轻肺淤血和水肿、体重，也可降低血压而减轻心脏后负荷，增加心排血量而改善心功能，能有效改善症状和提高运动耐量。

(2) 洋地黄制剂：洋地黄制剂能改善症状和心功能，尤其是对有储备能力的心肌作用明显。但在缺血性心肌病的治疗中疗效较差，洋地黄制剂更适宜用于心力衰竭伴有快速心室率的心房颤动患者。

(3) 血管紧张素转换酶抑制剂（ACEI）：ACEI能减轻心脏前后负荷，增加心排出量，改善心功能；同时还可以扩张冠状动脉，改善冠脉循环，延缓心室重塑，防止心室扩大的发展。对已有左室功能不全者，不论是否伴有症状，应用ACEI均可防止发展成严重心力衰竭的危险性。

血管紧张素Ⅱ受体阻滞剂（ARB）与ACEI不同，此类药物对血管紧张素Ⅱ不良作用的阻断比ACEI更直接、更完全。故应用ARB治疗心力衰竭，其疗效至少等同于ACE抑制剂，而不良反应更少。

(4) β-受体阻滞剂：心力衰竭时交感－肾上腺素系统过度兴奋，血儿茶酚胺水平增高，导致心肌缺血；而且心脏去甲肾上腺素的浓度足以产生心肌细胞的损伤，均可使心功能进一步恶化。因而，应用β-受体阻滞剂可对抗交感神经系统对心力衰竭的过度反应和儿茶酚胺的释放，并控制心力衰竭患者过快的心率，以改善预后。现已有20个以上随机对照试验显示，长期应用β-受体阻滞剂治疗慢性心力衰竭，改善心力衰竭患者的预后，如能改善临床情况、左室功能，减少猝死的危险，降低病死率（死亡危险性下降36%）和住院率。这些试验都是在应用ACEI和利尿剂的基础上加用β-受体阻滞剂。

(5) 钙拮抗剂：目前大规模随机生存的前瞻性的钙拮抗剂研究未能证实其对缺血性心肌病心力衰竭患者的预后有益的作用。在心力衰竭患者，大多数钙拮抗剂也应避免使用。只有氨氯地平和非洛地平可考虑用于伴随高血压或心绞痛的慢性心力衰竭病人，但证据表明它们对生存率无不利影响，但不能提高生存率。

(6) 环腺苷酸依赖性正性肌力药

①β肾上腺素能受体激动剂：如多巴酚丁胺和多巴胺。多巴酚丁胺小剂量（<10μg/kg·min）时可使具有活性的缺血心肌如顿抑心肌和冬眠心肌收缩功能改善，局部室壁运动改善，且对心率、血压变化影响很小，短期内有助于心功能的改善。多巴胺中等剂量[2～5μg/(kg·min)]时激活$β_1$受体引起心肌收缩力增加，同时体循环阻力不变或下降；但大剂量时[5～10μg/(kg·min)]则激活α受体和五羟色胺受体，增加冠脉及外周血管阻力及心率。因此，多巴胺的应用关键是掌握好剂量，剂量适当，既能增加心输出量，又能使肾脏排钠增多，严重心衰时不能用大剂量多巴胺。短期应用β肾上腺素能受体激动剂对缺血性心肌病改善缺血心肌收缩功能可取得较好疗效。

②磷酸二酯酶抑制剂，如米力农。这两类药物均通过提高细胞内cAMP水平而增加心肌收缩力，而且兼有外周血管扩张作用，短期应用均有良好的血流动力学效应，数天后由于β受体反应减弱而易产生耐受性。不主张对慢性心力衰竭者长期、间断静脉滴注。其适用于严重心力衰竭患者的急性加重期并间断使用，在初期可使血流动力学得到改善，但长期使用使死亡率增加。对于心力衰竭终末期的病人在心脏移植前，心脏手术后心肌抑制所致的急性心力衰竭、以及难治性心力衰竭，持续或间断使用此类药物可能对病人有益，可考虑短期支

持应用3~5天。

(7) 血管扩张剂：缺血性心肌病患者动静脉血管阻力增高，血管扩张剂可降低前负荷，减轻肺淤血表现，也可降低后负荷增加每搏量和心排出量，能增强心功能和减轻症状，但目前长期用药对提高病人的存活率和改善预后的影响不显著。曾有一项研究显示联合应用肼苯哒嗪和消心痛可有效地增加缺血性心肌病患者的心排血量，延长其存活时间。

4. 缺血性心肌病并心律失常治疗　缺血性心肌病心力衰竭患者可伴有频发而复杂的室性心律失常，并可能发生猝死。几乎所有抗心律失常药物均可有效地抑制心力衰竭患者的室性异位心律，但并不降低猝死危险，由于这类药物具有负性肌力和促心律失常作用，反使病死率增高。因此，对无症状、非持续性室性及室上性心律失常，不主张积极抗心律失常药物治疗。胺碘酮是唯一没有负性肌力作用的抗心律失常药物，可抑制心律失常且并不增加死亡危险，还可以改善左室收缩功能，并具有潜在的对预后有益作用。因此，胺碘酮是心力衰竭心律失常药物治疗中较好的选择。

在心力衰竭猝死生存者中，应用体内自动电复律器（ICD）对猝死预防有益，但尚无证据说明，对无症状心律失常的心力衰竭患者在预防猝死或延长生存中的好处，有关的临床试验尚在进行中。有明确的持续性室速和室颤的病人，应用ICD可通过抗心动过速起搏或电转复除颤器来终止室速或室颤，使生存期延长。ICD与传统的抗心律失常药物如胺碘酮相比，在无症状性左室功能异常、轻-中度心力衰竭患者应用时，可改善生存率。对重度心力衰竭伴持续性快速室性心律失常者，ICD可作为心脏移植前的过渡，其疗效尚未证实。

快速室率的心房颤动可使心功能进行性恶化。尽管复律并维持窦性心律可以显著改善心脏功能，但由于心力衰竭房颤复律后难以维持窦性心律，且持续应用抗心律失常药对心功能不利，因此，不主张积极将房颤纠正为窦性心律。复律和维持窦性心律的药物首选胺碘酮。对不宜复律或复律后难以维持窦性心律的患者，应控制心室率，并持续抗凝治疗，以尽可能避免脑栓塞的发生。降低心室率药物首选洋地黄（静脉及口服），慎用β-受体阻滞剂及钙拮抗剂。房颤抗凝治疗，至今仅有华法林经临床试验所证实，其剂量及用法，以使国际标准化比值维持在2~3之间为宜。

5. 起搏器治疗

自20世纪90年代开始，逐渐将起搏疗法试用于心力衰竭的治疗。起搏器在心力衰竭治疗中有多种作用，除可纠正病态的缓慢性心律失常外，通过基于左心室的多部位起搏优化房室、心室内及左、右心室间电兴奋传导的顺序，使其收缩与舒张运动更加协调从而增加心脏输出量，改善心功能。一些的临床试验表明，它可有效改善部分心力衰竭病人的血流动力学指标与生活质量，明显降低门诊率，缩短住院率，并对该疗法的安全性与有效性作了肯定。双室起搏和左室起搏在心力衰竭治疗中的作用正在研究中，最近大规模研究表明，双室式左室起搏对心力衰竭病人有益。

(二) 外科手术治疗及其他

缺血性心肌病心力衰竭患者伴有心绞痛，左室功能低下者，如能证实有存活心肌存在，若有PTCA或CABG的适应证，可选择性应用冠状动脉血管重建术，可望对改善心肌缺血和心功能有很大益处，并可降低病死率，但其血运重建的效果较其他类型差。

1. 经皮腔内冠状动脉成形术（PTCA）　虽可开通狭窄冠脉血管，改善心肌供血，缓解症状，在某些患者可改善预后。但缺血性心肌病患者的冠脉血管病变多弥漫并累及多支血管，左室功能较差，PTCA 的风险大，多数病人无法接受此治疗。

2. 冠状动脉旁路移植手术（coronary artery bypass graft surgery，CABG） 可改善心肌血液供应，达到缓解心绞痛症状，改善心功能，提高病人的生活质量，延长寿命。由于缺血性心肌病多为多支病变，故大多数病人可能需要行 CABG 手术。CABG 适于有心绞痛症状和心功能仅有中等受损的病人。手术效果好的通常是那些保留心肌收缩储备能力、有大量冬眠心肌或顿抑心肌的患者。故在术前应对运动不良的心肌究竟为坏死心肌抑或冬眠心肌或顿抑心肌作出评价。成功的 CABG 可以使大量的冬眠心肌或顿抑心肌区域的血流得以恢复，这些心肌在血流恢复后可以"苏醒"，心功能得到改善。手术的死亡率与左室射血分数呈负相关，故对心功能差的患者死亡率很高。缺血性心肌病患者常有心脏扩大、心脏收缩无力，可以施行左心室减容术（left ventricular reduction），使心室腔缩小而改善心脏泵血功能，但该手术的远期预后尚在观察中。

3. 心脏移植术（heart transplantation） 已经成为对缺血性心肌病患者终末期心力衰竭治疗的手段之一。对晚期心力衰竭（诊断明确并经过正规治疗仍处于 NYHA Ⅳ级的病人）病人应当考虑心脏移植，接受心脏移植的患者年龄多在 55 岁以下，没有其他严重的疾病和需要使用胰岛素治疗的糖尿病，肺血管阻力不宜过高。选择合适的病人行心脏移植手术，可显著增加生存率、运动耐力、改善生活质量。术后 5 年存活率约为 70%～80%。在心脏移植前，除了上面所列出的药物治疗以外，晚期心力衰竭病人可以间断使用正性肌力药物（静脉注射拟交感神经药物，多巴胺受体激活剂和/或磷酸二酯酶类药物），但应当明确这些临时治疗的目的是将来能进行对病人的有益治疗。等待心脏移植的病人，有时使用主动脉内气囊泵或心室辅助设施（left ventricular assist device）、血滤或血透等循环支持也是必要的，还必须有病人长期配合治疗的前提。

4. 细胞移植（cell transplantation） 通过细胞移植来增加心肌梗死区域功能性心肌细胞数量，从而增强心肌活力，改善左心室功能。其改善心功能的机制可能与植入的心肌细胞可产生收缩，抑制心肌梗死面积进一步扩展，植入的细胞可能分泌血管再生因子从而诱导血管再生，改善心脏侧支循环，胚胎期细胞分泌生长因子促进收缩有关。移植细胞的来源可以是胚胎期心肌细胞、造血干细胞和骨骼肌细胞。此项实验性研究尚处于研究阶段，但已经在一定程度上显示出较好的效果和可行性，是一项很有前途的治疗心力衰竭的方法，但在应用于临床实践前仍有很多问题需要解决。

七、预　后

缺血性心肌病预后不良，多认为该病的自然病史为五年存活率为 45%，病死率为 50%～80%。七年存活率为 34%。预后不良的预测因素包括：左室射血分数越低，预后越差；显著性心脏扩大，尤其是进行性心脏扩大者，约有 50% 的患者在 2 年内死亡；存在室性心律失常者其病死率较高，但目前尚不肯定。如果射血分数严重降低，不管病变血管的数目多少，预后均不佳。在射血分数中等度下降的病人中，三支血管病变较单支或双支血管病变患者的预后相对差，主要死因为进行性心力衰竭、心肌梗死、继发严重心律失常和猝死，而栓塞和非心脏病引起的死亡较少见。

（郑　华　胡大一）

第二节 无症状心肌缺血

心肌缺血发作时临床可表现为心绞痛、心绞痛等同症状和无任何症状，1979年Cohn将后者正式命名为无症状心肌缺血（asymptomatic myocardial ischemia），亦称静息性心肌缺血（silent myocardial ischemia, SMI）。作为心肌缺血的一种表现形式，SMI普遍存在于冠心病的各种不同类型之中，休息或活动时均可发生，且占据各种形式缺血发作的多数。研究表明，各种类型的SMI均显著影响着冠心病患者的预后，同样可引起猝死和非致死性心肌梗死，因此使过去以心绞痛为治疗指征的冠心病治疗决策暴露出其局限性。近20年来，SMI受到国内外心脏病学者的极大关注，并对其发生机制、检测方法、临床意义和预后、治疗价值和对策评价等方面进行了大量研究，目前尽管有些问题尚不清楚或存在争议，但已取得了可喜的进展，为临床医师加强对SMI的认识、及早识别发现、积极治疗和治疗方法的合理选择提供了重要依据。

一、无症状心肌缺血的定义与分型

SMI是指存在冠状动脉病变或冠状动脉痉挛的患者具有心肌缺血的客观证据，而临床无心绞痛或心绞痛等同症状。1981年为便于流行病学、检测、治疗及预后等工作，Cohn建议将SMI分为三种临床类型。

（一）临床完全无症状的心肌缺血（Ⅰ型）

此型是指无任何心血管疾病的临床症状而偶然被发现有心肌缺血的客观表现者，通常在评价心血管病危险因素的工作中或因某些特殊职业（如飞行员等）而行常规体格检查时发现。有人估计美国至少有100~200万中年人有Ⅰ型SMI。一项尸检结果显示，在无症状而发生猝死的病人中，有近25%的病人存在严重的冠状动脉粥样硬化病变。

（二）心肌梗死后的无症状心肌缺血（Ⅱ型）

此型是指心肌梗死患者急性期或恢复期后出现自发或诱发的心肌缺血客观表现，而缺血发作时无症状。Epstein等估计美国每年出院的50万心肌梗死患者中有30万无症状，而其中1/3患者运动试验阳性。有人报告心肌梗死后患者运动试验中SMI的发生率为39%~58%。国内研究发现心肌梗死后SMI的发生率是有症状的4倍。

（三）心绞痛同时伴有的无症状心肌缺血（Ⅲ型）

此型是指心绞痛患者无症状时出现的心肌缺血客观表现或在负荷试验中出现的SMI。Johns-HoPkins医学中心研究报告有70%~80%的心绞痛患者存在SMI，且SMI的发作频度为心绞痛发作的3倍。有人用动态心电图检查SMI在不同类型心绞痛患者中的发生率，其中劳力性心绞痛为54%，自发性心绞痛为71.9%，混合性心绞痛为71%，变异性心绞痛为79.4%。国内资料表明，用不同方法对心绞痛患者SMI的检出率分别为：心电图运动试验52.9%，运动^{201}铊心肌显像75.3%，动态心电图58.4%。

二、无症状心肌缺血的病理生理机制

SMI发生的确切机制虽仍不十分清楚，但缺血发作的根本原因即心肌供氧与需氧量之间的不平衡已取得共识。心肌需氧量可因周围环境刺激、精神紧张和体力活动而增加，一些研究已证实了心肌需氧量增加在SMI发生机制中起着显著甚至不可缺少的作用，其中一项

研究通过对 24 名稳定型心绞痛患者 24~48 小时动态血压和动态心电图监测结果表明，心率明显增快和收缩压显著升高均先于 SMI 的发作。心肌氧供应减少的因素包括冠状动脉固定性病变、冠状动脉张力增高或冠状动脉痉挛，在 SMI 发生中也起着重要作用。有人观察了 PTCA 术中球囊扩张造成心肌缺血后的一系列病理生理变化，发现短暂的冠状动脉阻塞后首先出现心室舒张和收缩功能障碍，继之出现血流动力学异常，即心室舒张期充盈压升高，然后可监测到心电图缺血性 ST 段改变，最后出现心绞痛症状（图 25-2-1）。

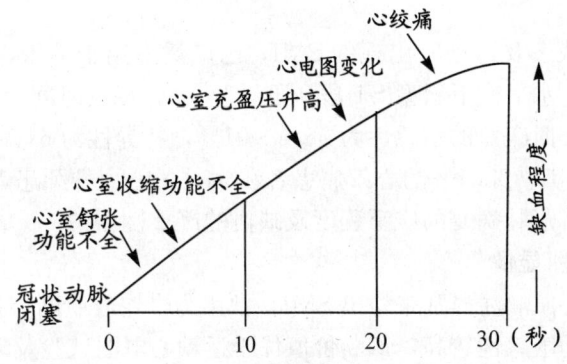

图 25-2-1　心肌缺血的病理生理变化过程

大多数患者 SMI 常发生于脑力劳动而非体力劳动时，这一事实提示思维活动可通过中枢神经系统且很可能通过儿茶酚胺的作用而引起 SMI。另外 β 肾上腺素能受体的激活亦被认为在引起缺血和其他机制所致缺血的持续中起介导作用。

目前对于心肌缺血发作时不发生心绞痛症状的机制尚无满意的解释，一般认为可能与下列因素有关。

（一）心肌缺血时间短、程度轻不足以引起疼痛

上述（图 25-2-1）对心肌缺血病理生理变化过程的观察结果表明，冠脉血流减少后心绞痛症状通常是继心室功能障碍、血流动力学异常和心电图变化之后出现，由此推测，短时间心肌缺血程度较轻可以不发生心绞痛症状。

（二）痛觉感受及神经传导系统异常

有些持续时间较长、程度严重的心肌缺血仍可以无症状，而糖尿病患者的 SMI 发生率明显增高，考虑与这些患者痛觉传入神经末梢或传导纤维发生变性而使疼痛阈值升高有关，但尚缺乏更直接的证据。

（三）内源性镇痛物质水平差异

国内外均有研究报道 SMI 患者血浆内源性镇痛物质，即内源性阿片类物质（β-内啡肽、脑啡肽）水平较高，但也有许多资料得出相反的结论，这些结果的差异可能与在病例选择以及研究和测定方法上缺乏统一标准有关，故尚需进一步研究证实。

三、无症状心肌缺血的检测方法

准确的检测方法是积极、合理地治疗 SMI 的前提。目前临床上可采用多种无创和有创的方法来诊断 SMI，包括心电图、运动心电图、动态心电图、负荷超声心动图、运动核素心肌显像及心血池显像、负荷正电子发射计算机断层显像（PET）等。其中以 PET 的敏感性和特异性为最佳，但其价格昂贵，难以推广使用，而国内常用的 SMI 检测方法有以下几

种。

(一) 运动心电图试验

主要观察运动负荷增加时心电图 ST 段的变化,是目前诊断冠心病及评价其治疗效果和预后的最常用的方法,对诊断运动诱发的 SMI 亦有重要价值。有资料表明,其诊断冠心病心肌缺血的敏感性为 47%~80%,特异性为 69%~96%。其敏感性与冠脉病变的部位和累及范围有关,特异性与性别和年龄等因素有关。

(二) 动态心电图

可同时观察静息状态及运动时出现的 SMI,已广泛应用于临床,目前国内外统一的诊断标准是 J 点后 80 ms 水平或下斜型 ST 段压低≥1 mm,持续时间≥1 mm。按此标准,国外报道其诊断冠心病心肌缺血的敏感性为 55%~91%,特异性为 61%~100%;国内报道分别为 55% 和 76.9%,其中 53.1% 的心绞痛患者和 54% 的心肌梗死患者可检测到 SMI。其心肌缺血的检出率与患者冠脉病变的广泛程度及缺血的严重性相关。

(三) 运动核素心肌显像

通过观察运动后心肌灌注异常来检出 SMI,常用为 ^{201}铊心肌断层显像或 ^{99m}锝-MIBI,其诊断冠心病心肌缺血的敏感性较高,诊断价值优于运动心电图试验及动态心电图监测。国外报道其敏感性为 70%~100%,特异性为 75%~100%;国内报道其敏感性在心绞痛组为 88.7%,心肌梗死组为 91.1%,其中分别有 68.8% 和 75.3% 的患者表现为 SMI,其特异性达 90%。

上述检测方法常用于诊断 SMI,但均有其局限性,分析检测结果时应密切结合临床。尤其对 1 型 SMI 的诊断最好以冠状动脉造影结果作为充分依据。

四、无症状心肌缺血的临床意义及治疗价值

研究证实,各种类型的 SMI 均伴有较高的冠脉事件发生率,与心绞痛有着同样甚至更为不良的预后意义。有人经过平均 4.6 年的随访发现,临床上完全无心血管疾病的症状或体征,而心电图及核素心肌显像结果异常的患者,其心绞痛、心肌梗死和碎死的总发生率为 48%,而无心电图 ST 段压低或 ^{201}铊灌注缺损者为 7%。无心绞痛症状并不能排除多支冠脉病变的存在,而三支冠脉病变的患者,尽管无心绞痛症状并不意味着预后良好,其年死亡率仍可接近 5%。其他研究还表明,冠心病患者即使心绞痛症状得到控制,残余 SMI 的存在仍可增加死亡的危险。心肌梗死后持续无症状,而心电图显示有活动性 SMI 也使患者心脏事件和死亡的危险性增加。而那些同时存在心绞痛和 SMI 的患者则预后更差,其中一项研究显示,由动态心电图监测证实存在 SMI 的心绞痛患者死亡的危险性比无 SMI 者高 3 倍。

由上述结果可见,单以心绞痛症状作为治疗指征有着很大的局限性。其一,心绞痛是一种主观症状而非短暂性心肌缺血发作的可靠指征;其二,心绞痛的轻重并不能预测病变的程度、进展及远期预后;其三,在发生心脏事件的患者,其心绞痛症状可能已得到良好的控制,而仅存在 SMI。因此,冠心病的治疗终点已不能仅局限于控制心绞痛,还要努力去消除 SMI 的发作。

SMI 与心脏事件的发生率和死亡率的相关性虽然得到普遍证实,但对于治疗 SMI 可否降低其发生率和死亡率尚无最后的研究结论。20 世纪 90 年代早期就有研究试图回答这个问题。其中最早的一项是仅有 34 例患者的小样本非随机性研究。经过 4 周的抗心肌缺血治疗后,根据运动核素心肌显像有无 SMI 存在将患者分为两组,其中一组经治疗消除了 SMI,

另一组 SMI 持续存在。随访 9 个月后，无 SMI 组（$n=10$）仅 1 例发生不良事件，而有 SMI 组（$n=22$）发生 10 例（$P<0.025$）。虽然这只是一个短期的小样本试验，但其首次显示了消除 SMI 可减少心脏事件的发生。

ASIST 研究（The Atenolol Silent Ischemia Study）评价了在运动试验阳性和 48 小时动态心电图监测有 SMI 存在的无症状或轻微症状的冠心病患者，用阿替洛尔与安慰剂对控制缺血及临床结局的不同作用。研究结果尽管缺乏显著的统计学意义，但显示出阿替洛尔治疗 SMI 有降低心脏并发症的趋势，包括降低死亡、室速或室颤、心肌梗死或因不稳定性心绞痛而住院治疗的几率。

至于治疗 SMI 所需的费用是否可通过显著影响患者的住院率、死亡率和病变的进展等因素而取得效益，尚待大规模临床试验研究证实。对 SMI 患者进行治疗的依据，有些已经得到证实，有些尚在研究当中（表 25-2-1）。

表 25-2-1　无症状心肌缺血的治疗依据

已经证实
- SMI 是不良结果的独立危险因素
- 治疗 SMI 可预防或减少日常生活中的缺血发作
- SMI 与基本的疾病过程有关
- SMI 可以准确检测

尚在研究
- 治疗 SMI 可否预防或减少不良事件
- 经治疗控制 SMI 发作者与未控制者相比，可否降低不良结果的危险性
- 治疗 SMI 的费用可否通过减少不良事件而取得效益

五、无症状心肌缺血的诊断

Ⅰ型、Ⅱ型 SMI 的诊断：由于这两型病人冠心病的诊断已经明确，故只要以上述检测方法出现无症状心肌缺血的证据，即可诊断。

Ⅲ型 SMI 的诊断：由于上述检测方法——包括 24 小时 Holter 监测，各种负荷试验（心电图、核素显像等）——出现阳性结果（提示心肌缺血）皆有一定的假阳性（特异性不是 100%），故不能单纯依靠这些检查阳性即诊断为Ⅲ型 SMI，必须要有冠脉造影结果，显示有意义的固定狭窄（痉挛），诊断才能成立。

六、无症状心肌缺血的治疗对策及评价

随着对 SMI 的深入认识，对冠心病的治疗目的已不仅在于控制心绞痛，还要积极消除 SMI 发作，并采用先进的冠脉血管重建术，包括冠脉成形术（PTCA）和外科冠脉搭桥术（CABG）等去改变冠状动脉病变本身，而对 SMI 的治疗应根据其不同类型及患者的意愿和对药物治疗的反应而采取相应的对策（表 25-2-2）。

表 25-2-2 无症状心肌缺血治疗建议

类型	定义	治疗建议
Ⅰ型	完全无症状心肌缺血	保守治疗：去除危险因素，抗缺血药物，很少需血管重建
Ⅱ型	心肌梗死后的无症状心肌缺血	酌情治疗：抗缺血药物，某些情况下行血运重建
Ⅲ型	心绞痛同时伴有的无症状心肌缺血	积极治疗：大剂量抗缺血药物，药物治疗失败者行血管重建

对于Ⅰ型 SMI，去除危险因素，避免发作诱因和适当的抗缺血药物治疗通常已充分，仅对少数冠脉严重病变，多支血管病变的患者考虑血管重建治疗；Ⅱ型 SMI 首先给予完善的抗缺血药物治疗（包括硝酸酯类、β-受体阻滞剂及钙拮抗剂），其中冠脉病变显著者宜采用血管重建术；Ⅲ型 SMI，尤其不稳定性心绞痛者则需应用大剂量抗心肌缺血药物积极治疗，药物治疗失败者行血管重建术（PTCA 或 CABG）。

近年来，国外学者做了大量研究，对 SMI 的各种治疗方法进行了评价（表 25-2-3）。

表 25-2-3 有关无症状心肌缺血治疗意义的临床研究

研究	时间	病例	治疗策略	结果
Lin et al	1992	冠脉造影证实的 34 例 SMI 患者	常规药物治疗	常规药物治疗消除运动试验诱发的 SMI 可改善近期预后
ASIST	1994	运动试验或动态心电图证实有 SMI 的无症状或轻微症状冠心病患者 306 例	阿替洛尔、安慰剂	用 β-受体阻滞剂治疗无症状或轻微症状的冠心病患者可降低不良事件的危险性
CASIS	1995	运动试验及动态心电图证实有心肌缺血的 100 例冠心病患者	氨氯地平、阿替洛尔、阿替洛尔＋氨氯地平	氨氯地平抑制运动试验诱发的缺血更有效，阿替洛尔抑制动态心电图监测中的缺血更有效，而二者合用优于任何单一用药
TIBET	1996	608 例稳定型心绞痛患者，动态心电图显示 60% 只有 SMI，30% 同时有心绞痛和 SMI	阿替洛尔、硝苯地平、阿替洛尔＋硝苯地平	动态心电图监测中有无缺血发作、发作频度及时间与发病率及死亡率无关，三个治疗组结果无显著差异
APSIS	1996	稳定型心绞痛患者 809 例	美托洛尔、维拉帕米	两种药物对死亡率、心血管终点事件或生活质量的影响无差异
ACIP	1997	同意接受血管重建治疗并经 48 小时动态心电图证实有至少一次 SMI 发作的冠心病患者 558 例	以心绞痛为指证采用药物治疗，以缺血为指征采用药物治疗冠脉血管重建治疗	血管重建治疗优于药物治疗方案，但采用药物治疗的两组间无显著差别

（一）消除危险因素

治疗缺血性心脏病，首先应调整患者的生活方式，去除危险因素，无论进一步采取何种治疗方式时都不应忽视。MRFTT 研究（The Multiple Risk Factor Intervention Trial）表明，对存在冠心病高危因素，由运动心电图试验显示有显著 ST 段下降的无症状"健康"男性，积极去除危险因素（降血脂、降血压、戒烟等）可明显降低其冠心病死亡率。

(二) 抗心肌缺血药物

1. β受体阻滞剂 SMI 的药物治疗应以 β-受体阻滞剂为首选，单独或联合应用钙拮抗剂或硝酸酯类。β-受体阻滞剂主要通过减慢心率、降低心肌需氧量，并延长心脏舒张期、增加冠脉灌注量而起作用。另外，尚被证实有抗血小板作用。ASIST 研究结果提示应用阿替洛尔治疗轻微症状的 SMI 患者可降低其不良心脏事件的危险性，美托洛尔也曾被证实可明显降低 SMI 的发作频度和缺血总时间。一项回顾性资料表明 β-受体阻滞剂治疗 SMI 的作用优于传统的钙拮抗剂，二者对 SMI 的发作次数和时间的降低分别为 60%～80% 和 40%（图 25-2-2）。另外一项研究比较了普奈洛尔、地尔硫䓬和硝苯地平对 50 名冠心病患者心肌缺血发作的影响，结果只有普奈洛尔可明显减少动态心电监测到的 SMI，地尔硫䓬仅有减少趋势，而硝苯地平无效。但也有不同的研究结果，APSIS 研究（The Angina Prognosis Study in Stockholm）通过对 809 例稳定性心绞痛患者 3～4 年的观察，证实美托洛尔与维拉帕米对死亡率、心血管终点事件及生活质量的影响均无差异。TIBET 研究（The Total Ischemia Burden European Trial）通过观察阿替洛尔、硝苯地平及二者合用对 608 例稳定型心绞痛患者运动试验及动态心电图缺血总负荷的影响，也未能证实两类药物的效果差异。而 CAPE 研究（The Circadian Anti-Ischemia Program in Europe）和 CASIS 研究（Canadian Amlodipine/Atenolo in Silent Ischemia Study）则通过比较阿替洛尔与氨氯地平对心肌缺血发作频度和时间的作用，表明二者合用优于单独用药。β-受体阻滞剂在临床应用中存在的问题，一是其负性肌力作用，二是"停药综合征"（突然停药可导致急性心肌梗死、不稳定性心绞痛或猝死）。

2. 钙拮抗剂 传统的钙拮抗剂以硝苯地平、维拉帕米、地尔硫䓬为代表，它们虽系不同种类的化合物，但均通过阻断 L 型钙通道而抑制钙离子移动。三者分别有不同程度的血管扩张及负性肌力和负性频率作用。三种药物控制心绞痛发作、减少硝酸甘油用量及提高运动耐量的作用虽有大量研究证实，但其治疗 SMI 的作用却逊于 β-受体阻滞剂。然而，最近一种选择性作用于 T 型钙通道的新钙拮抗剂 mibefradil 显示出控制 SMI 的优势，其降低 SMI 发作频度和时间的作用优于其他钙拮抗剂，且能与 β-受体阻滞剂的最佳研究结果相比。一项 mibefradil 与氨氯地平的对比研究表明，mibefradil（10 mg）可显著降低 SMI 发作次数和时间的 88% 和 69%；而氨氯地平（10 mg）仅能降低 SMI 发作次数的 38%。这种新钙拮抗剂能否达到与 β-受体阻滞剂同样的效果，尚需在药物耐受性方面做进一步研究。

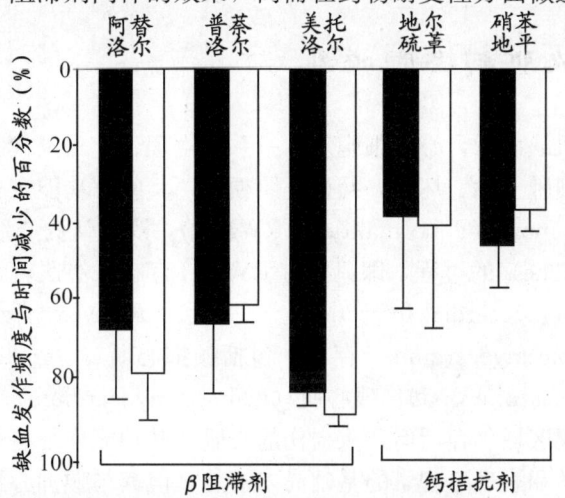

图 25-2-2 β-受体阻滞剂与钙拮抗剂减少日常生活中缺血发作的比较

3. 硝酸酯类与阿司匹林　硝酸酯类是治疗心肌缺血的基础药物,既能扩张冠脉以增加心肌供血,又能扩张静脉以降低心脏前负荷及室壁张力,并有抗血小板作用,尤其在伴有明显心功能不全的患者,仍作为主要治疗药物。改善血液流变学及抗血小板治疗可改善冠心病患者的近期和远期结果。阿司匹林(80～325 mg/d)在 SMI 患者应常规推荐使用。

(三) 心肌血管重建术

对心肌血管重建术在 SMI 治疗中作用的研究开始于 20 世纪 80 年代后期,早期研究普遍证实了 PTCA 治疗 SMI 的安全性,但对其有效性的研究缺乏明确的结果;而 CABG 被证实并明确推荐为治疗 SMT 的一项有效措施,尤其对于左主干病变、三支病变或伴左心功能不全的患者。

ACIP 研究(The Asymptomatic Cardiac Ischemia Pilot Study)是评价血管重建术对 SMI 治疗效果的第一个随机性临床试验,其结果提示,心肌血管重建术对控制 SMI 发作及改善远期预后均优于抗缺血药物治疗。由冠脉造影证实至少有一支冠脉狭窄,运动心电图试验阳性,动态心电图监测有 SMI 的稳定型心绞痛患者 558 例,随机分为三组,接受不同的治疗方案。第一组是以心绞痛为指征采用药物治疗,第二组是以任何形式的心肌缺血为指征采用药物治疗,第三组则采用血管重建治疗征 PTCA 或 CABG)。12 周时第三组 SMI 消除率为 55%,明显高于第一组(39%)和第二组(41%),进一步行亚组分析表明 CABG 较 PTCA 能更大程度上减少 SMI 发作;随访 1 年时第三组死亡率及死亡和心肌梗死的总发生率分别为 0 和 2.6%,明显低于第一组(4.4%,8.8%),与第二组(1.6%和 6.0%)相比无显著差异;随访 2 年时第三组死亡率及死亡和心肌梗死的总发生率分别为 1.1%和 4.7%,均明显低于第一组(6.6%,12.1%)和第二组(4.4%,8.8%);第一组与第二组之间无显著差异。从 ACIP 研究的结果令人鼓舞,但因是一个小规模的预试验,终点事件的例数很小,缺乏统计学效力,故尚未得出十分明确的结论,也未证实 SMI 发作减少是预后改善的一个独立因素。就此,大规模的 ACIP Ⅱ 研究将入选 5000 例患者,以期对上述问题做出进一步回答。

总之,目前对于 SMI 仍以药物治疗为主,但血管重建治疗,尤其对某些亚组的患者将起到越来越重要的作用。

(霍　勇　王贵松)

第三节　顿抑心肌与冬眠心肌

多种原因导致心肌缺血后,心肌细胞发生一系列生理、生化及代谢变化。严重而持久的心肌缺血可导致心肌细胞变性、坏死,乃至心肌梗死,其收缩功能丧失,表现为节段室壁运动异常(regional wall motion abnormalities, RWMA)。既往认为心肌缺血造成的坏死是一个"全或无"(all or none)的过程,即只要有 RWMA 存在,心肌就无存活。然而,近年来的研究证明心肌梗死(myocardial infarction, MI)后的 RWMA 区域除了坏死心肌外,还可能有存活心肌(viable myocardium)存在,包括顿抑心肌(stunned myocardium)、冬眠心肌(hibernating myocardium)和伤残心肌(maimed myocardium)。伤残心肌是指在急性心肌梗死再灌注后梗死区域仍存活但严重损伤的心肌,其功能恢复延迟且不完全。伤残心肌的组织细胞学、生化学和病理生理学的基础尚未清楚,但其与顿抑心肌和冬眠心肌的根本区别是有部分心肌坏死。这样就可以满意地解释 AMI 再灌注后心肌功能延迟且不完全恢复的现象。

由于存活心肌与心肌缺血密切相关，正确认识顿抑心肌及冬眠心肌现象对于指导冠心病临床、评价溶栓治疗、指导冠状动脉血运重建（coronary revascularization，CRV）如经皮冠状动脉腔内成形术（PTCA）或冠状动脉旁路搭桥术（CABG）、估价冠心病心功能异常患者的预后有极为重大的意义。

一、顿抑心肌

（一）顿抑心肌的定义

顿抑心肌，又称缺血后心功能不全（postischemic dysfunction），是指心肌缺血再灌注后，当冠状动脉血流恢复正常或接近正常时，由于缺血的程度轻、时间短，心肌细胞虽未坏死，但由此引起的功能异常或丧失却需要数小时、数天甚至数周才能恢复，这种无收缩功能但存活的心肌称为顿抑心肌。其特点为：①局部心肌血流正常；②心肌代谢（^{18}FDG 摄取）正常；③收缩功能障碍发生在缺血再灌注后；④功能障碍是可逆的，在 CRV 后需要数小时、数天甚至数周才能恢复。

1975 年 Heyndricx 就注意到结扎冠状动脉造成心肌缺血，持续一定时间松开结扎使冠状动脉血流恢复后，缺血心肌的收缩功能异常并不能马上恢复，而需数小时后才逐步恢复。80 年代以来，由于溶栓治疗、CRV 的应用及对冠状动脉痉挛缓解、冠状动脉血栓自溶等心肌缺血事件后心肌功能异常的认识，使顿抑心肌问题引起了广泛的重视，1982 年 Braunwald 将这种现象称为顿抑心肌。

（二）顿抑心肌的实验室证据

动物实验中，冠状动脉闭塞时间在 20 分钟以内者，可不发生心肌细胞坏死，但可产生持续时间较长的心肌收缩功能异常。冠状动脉闭塞 5 分钟后再通，心脏收缩功能异常可持续 3 小时；闭塞 15～20 分钟，则恢复血运后心功能异常需数天才能完全恢复。多次重复冠状动脉闭塞可引起进行性左室功能不良，尤以第一次冠状动脉闭塞为明显，此后重复冠状动脉闭塞，再通后这种左室功能异常相对较轻，提示顿抑心肌的存在。反复心肌缺血后，顿抑心肌有累积现象。顿抑心肌功能异常的程度与缺血持续时间、组织血流量、缺血后心肌灌注速度及原有冠状动脉狭窄程度有关。

（三）顿抑心肌的发生机制

关于人类顿抑心肌的发生机制目前了解尚少。实验室证据表明：顿抑心肌的产生有三个主要机制：①氧自由基的产生；②钙超载；③兴奋—收缩失偶联或同时存在心肌纤维对钙敏感性降低。

1. 氧自由基学说 体内外的研究均表明：缺血心肌再灌注后产生大量的毒性氧代谢产物——氧自由基（Oxygen Free Radical，OFR），如超氧阴离子（O_2^-）、羟自由基（$-OH$）和过氧化氢（H_2O_2）等。这些氧自由基可通过氧化作用损伤细胞、组织和器官的功能。缺血再灌注后的氧自由基主要来自内皮细胞及多形核白细胞，主要产生于再灌注过程的最初几秒钟内。心肌缺血越严重，氧自由基产生越多。文献报告：心肌缺血再灌注后 30～60 分钟内冠状静脉窦血中脂质过氧化产物明显增加，而膜抗过氧化物质减少，再灌注后冠状窦内氧化态谷胱甘肽（GSSG）的释放量与心指数呈负相关，这些结果提示自由基损伤与再灌注后心功能不全有关。临床上冠心病急性心肌梗死采用溶栓治疗或 PTCA 前给予自由基清除剂，如超氧化物歧化酶（SOD）、过氧化氢酶、二甲硫脲及谷胱甘肽可减轻再灌注后顿抑心肌，采用黄嘌呤氧化酶抑制剂（如别嘌醇）可改善顿抑心肌的效果。

总之，冠状动脉闭塞再灌注后心肌可产生氧自由基，由氧自由基产生的组织损伤可认为是再灌注损伤的一种表现形式。但自由基与顿抑心肌的关系尚缺乏直接证据。也许自由基本身在顿抑心肌中不起直接作用，但由其引起的钙超载可能有重要作用。

2. 钙超载学说

下列结果表明钙代谢异常在顿抑心肌发生中起着重要作用。①短暂心肌缺血后，心肌细胞内 Ca^{2+} 浓度增加 2～4 倍，再灌注晚期则迅速下降；②采用低钙灌注液对缺血心肌实现再灌注，则缺血后心肌收缩功能异常明显减轻；③药物里若丁（Ryanodine）抑制细胞内钙超载后，顿抑心肌减轻；④将心肌细胞置于钙超载环境，尽管不发生心肌缺血，也可出现与顿抑心肌完全相同的机械功能与代谢异常；⑤再灌注早期，细胞内的酸中毒可使顿抑心肌相对较轻，目前认为酸中毒可通过抑制 Na^+-Ca^{2+} 交换及抑制慢通道而抑制钙内流，同时也抑制钙在细胞内的结合过程。

心肌缺血后细胞内游离 Ca^{2+} 浓度增加的原因可能有反应性氧自由基系（reactive oxygen species，ROS）依赖因素和非 ROS 依赖因素。ROS 依赖因素造成钙超载有两种可能的机制：

(1) ROS 能促进肌膜的损伤，使肌膜丧失对钙离子选择性通透性；ROS 还可破坏钙激活 ATP 酶的活性，使钙离子不能转运至细胞外，造成钙超载。ROS 还可破坏 Na^+-K^+ ATP 酶的活性导致细胞内钠离子超载，最终 Na^+-Ca^{2+} 交换一过性增强造成钙超载。

(2) ROS 破坏钙激活 ATP 酶同时还可破坏钙离子转运至肌浆网的能力，导致了结合钙的降低和胞内游离钙浓度的升高，最终导致钙超载。非 ROS 依赖因素引起钙超载的原因，主要是由于缺血期心肌糖原分解产生的 ATP 进一步水解引起细胞内 H^+ 净增加，并且缺血期大量 ATP 消耗使依赖 ATP 的膜离子泵功能降低，导致 Na^+-Ca^{2+} 交换抑制，而 H^+-Na^+ 交换增强，造成缺血期细胞内 Na^+ 超载，再灌注后，心肌细胞 pH 值和 ATP 再合成迅速恢复，并激活 Na^+-Ca^{2+} 交换，由于糖酵解持续产生 H^+，造成细胞内 H^+ 不断聚集并通过 H^+-Na^+ 交换使 Na^+-Ca^{2+} 超载持续存在，最终 Na^+-Ca^{2+} 交换增强造成钙超载。钙超载导致心肌收缩功能异常的机制还不清楚，目前已知胞浆 Ca^{2+} 浓度的增加可激活蛋白激酶、磷脂酶和一些降解酶，其中以钙依赖性蛋白酶（calpain）尤为重要。钙依赖性蛋白酶可使肌原纤维的收缩蛋白 TnI 发生部分选择性降解，使肌丝对钙反应性下降，可能是引起顿抑心肌的直接原因。

3. 肌浆网功能异常导致兴奋－收缩失偶联

肌浆网转运 Ca^{2+} 的能力明显地受缺血的影响，有人认为：顿抑心肌内肌浆网转运 Ca^{2+} 能力下降及其 Ca^{2+}、Mg^{2+}-ATP 酶活性降低导致肌浆网摄取 Ca^{2+} 的能力下降是细胞内钙超载的发生机制之一，肌浆网内 Ca^{2+} 储存减少及转运 Ca^{2+} 功能异常可能导致心肌兴奋－收缩偶联过程异常，从而引起心肌收缩功能不全。

再灌注后氧自由基的产生与钙超载过程存在相互作用。心肌短暂的可逆性缺血再灌注导致了 ROS 产物的增加和钙超载。ROS 产物产生的氧化应激（oxidative stress）直接损害肌纤维收缩蛋白，或间接造成细胞内钙超载均可导致心肌肌丝对钙离子反应性下降。因此氧自由基损伤与钙超载以及肌丝对钙反应性下降在顿抑心肌的发生机制中有着密不可分的联系，是顿抑心肌病理生理过程和发病机制的不同组分，故氧自由基学说与钙超载学说在顿抑心肌的发病机制中是相互作用的。

(四) 临床心肌缺血发生后的顿抑心肌现象

顿抑心肌在临床上十分常见，而且可能与心血管疾病的发生及死亡率有关，其导致的心功能不全可影响心脏病患者的预后。正确认识顿抑心肌现象对临床及早预防与纠正顿抑心肌；正确评价再灌注治疗及 CRV 的效果；正确选择 PTCA 及 CABG 等均有非常重要的意义。

1. 急性心肌梗死早期溶栓治疗冠状动脉再灌注后的顿抑心肌问题

急性心肌梗死溶栓成功、血栓自溶或紧急 PTCA 术后，冠状动脉血流的恢复可挽救部分濒于死亡的心肌组织，而使可能的透壁心梗面积缩小或仅表现为心内膜下心梗，但由再灌注引起的心功能改善并不发生于冠状动脉再通后即刻，而是几天后才逐渐出现，这一点与动物实验结果一致。溶栓后心功能恢复的准确时间过程还不十分清楚。一般来讲，区域性心功能的恢复主要在再灌注后前十天，随后六周仍有逐渐改善。溶栓成功后左室射血分数的变化可反映溶栓后区域顿抑心肌的严重性及程度。急性心肌梗死溶栓后的心功能不全只有在溶栓成功后才逐步得以恢复，未实现再灌注的心肌功能是不可能恢复的。

2. PTCA 术后的顿抑心肌问题

PTCA 术中的球囊扩张，一方面使冠状动脉管腔扩大，另一方面由于球囊堵塞造成暂时性心肌缺血，而后由于球囊排空，突然恢复冠状动脉血流造成心肌再灌注，这种再灌注可引起顿抑心肌。但由于 PTCA 术中冠状动脉闭塞时间短（通常 2 分钟以内），缺血后心功能恢复极快，常无明显心功能不全，临床常用方法很难发现。多次球囊扩张对心功能的影响有累积作用，但仍很少持续影响心功能。PTCA 术造成的舒张功能异常往往恢复不全，室壁僵硬度增加、顺应性下降，这种改变较收缩功能异常更常见，但其发生率、严重性及持续时间目前还不清楚。在术前存在基础心功能不全、不稳定性心绞痛、严重的多支病变或接受复杂 PTCA 术的患者，术后顿抑心肌现象可能更为严重，临床应予以注意。

3. 不稳定性心绞痛患者的顿抑心肌问题

不稳定性心绞痛患者通常存在短暂而严重的心肌缺血，缺血缓解后可发生顿抑心肌。已发现不稳定性心绞痛患者的室壁运动异常在未发作心绞痛期间也持续存在，特别是平时心电图有持续性倒置 T 波的患者，采用药物或 CRV 可消除这种心功能异常。这种心功能异常可能是由前一次心肌缺血引起的顿抑心肌现象，但临床上必须区分是否存在冬眠心肌或无症状心肌缺血引起的心功能异常。

4. 变异性心绞痛患者的顿抑心肌问题

变异性（Prinzmetal's）心绞痛是由心外膜冠状动脉痉挛导致透壁性心肌缺血引起的，这种短时间的冠状动脉痉挛解除后发生再灌注可引起顿抑心肌。其对心功能的影响取决于缺血发作的频度、严重性及持续时间。单次发作并立即使用血管扩张剂通常顿抑心肌不明显，长时间反复发作的变异性心绞痛特别是伴有倒置 T 波者常可有顿抑心肌的发生。

5. 运动诱发心肌缺血后的顿抑心肌问题

运动后心肌缺血恢复过程中，顿抑心肌的发生率和严重性与运动强度、运动时间、冠状动脉病变对血流的影响程度有关。临床上需要与冬眠心肌及缺血性心功能不全区别开来。运动诱发的心肌缺血持续时间短，故顿抑心肌较轻。单次运动后心肌缺血仅产生很轻的缺血后收缩功能异常，但短时间内多次缺血发作可产生相加作用，从而产生严重而持续的心功能异常。

6. 心外科手术后的顿抑心肌问题

心外科手术中尽管采用了多种心肌保护措施，但术中夹闭主动脉而后再灌注，虽不发生心肌坏死，但术后的心功能异常很可能提示顿抑心肌的存在。心肺旁路术后心肌收缩功能不全甚为常见，通常在24～48小时后恢复正常。CABG术后，许多病人接受正性肌力药物或同时采用降低心脏负荷药物，而且其血浆儿茶酚胺水平较高，顿抑心肌的发生及其严重性受上述因素的掩盖。在低危患者，这种术后心功能不全状况可完全纠正，但在一些高危患者如术前基础心功能较差、主动脉夹闭时间过长、左主冠状动脉动脉疾病和需同时进行瓣膜置换的患者，术后严重的心肌顿抑现象可增加术后患者的死亡率。因此对这类患者，正确预防与治疗顿抑心肌对改善手术效果会有很大作用。

7. 心脏移植术后的顿抑心肌问题

心脏移植前后发生全心缺血及心肌再灌注，术后暂时性血流动力学不稳定状况仍很常见，这部分与顿抑心肌有关。术后给予正性肌力药物会改善这种血流动力学状况，缩短心脏移植前储存时间，术后合理使用药物可减轻顿抑心肌。

（五）顿抑心肌的预防与治疗

1. 顿抑心肌的预防

（1）消除缺血原因，尽可能在再灌注损伤发生前恢复血流，避免再灌注损伤。

（2）冠状动脉血流恢复前应用自由基清除剂，以减轻氧自由基对心肌的损害。别嘌呤醇可抑制黄嘌呤氧化酶，阻断超氧阴离子的产生，预期能限制心肺手术及区域性心肌缺血后的心室功能不全。

（3）再灌注前使用钙拮抗剂（如维拉帕米、硫氮䓬酮、硝苯地平等），能有效防治细胞内钙超载，减轻心肌受损程度，促进心肌顿抑恢复。这些治疗的可靠性尚无充分的对照研究，但有其合理性。

2. 顿抑心肌的治疗　顿抑心肌的治疗与心功能不全的治疗相似，治疗效果良好。通常采用的药物有多巴酚丁胺、异丙肾上腺素、钙剂及其他一些正性肌力药物。给药期间心功能可恢复正常，但远期效果还不完全清楚。适当增加心脏前负荷或静滴硝酸甘油降低周围血管阻力减轻后负荷也可显著改善顿抑心肌的收缩能力。血管紧张素转换酶抑制剂对改善顿抑心肌也有良好的效果。临床上在可能发生顿抑心肌的情况下及时应用正性肌力药物及降低心脏前后负荷治疗有重要意义，可改善心功能、减轻顿抑心肌严重性，从而改善与后。顿抑心肌对药物治疗的反应性也可帮助我们估计病情与预后。

必须注意的是：正性肌力药物的刺激可增加心肌的氧耗量，从而不利于存在严重冠状动脉狭窄、冠状动脉血流量明显低下的心肌再灌注后的恢复过程。这些药物还具有潜在的致心律失常作用，而且使用正性肌力药物及血管扩张剂时，需血流动力学监测。因此，临床上对于基础心功能正常，对顿抑心肌有较强承受能力者可以不需治疗，但对一些术前存在严重左室功能不全或其他因素的高危患者，顿抑心肌有潜在危险性，应给予积极的预防与治疗。

二、心肌冬眠

（一）冬眠心肌的定义

冬眠心肌是指由于长期持续冠状动脉供血减少产生的可逆性功能障碍的心肌，冠状动脉血流一旦恢复如CRV术后，该心肌的功能即可部分或完全地恢复。其特点为：①局部心肌血流降低，但尚足以维持组织的存活；②心肌代谢（^{18}FDG摄取）正常或增加；③收缩功能障碍发生在持续缺血期；④功能障碍是可逆的，在CRV后可立即恢复或需要数天甚至数周恢复。

冬眠心肌由 Diamond 提出，Rahimtoola 推广，用来解释冠状动脉有固定狭窄、供血不足的心肌依然能够存活，但收缩功能持续受损的现象。冬眠心肌的发生很可能由于静息状态下冠状动脉血流原发性减少，心肌发生下行性调节作用，使心肌血供与功能之间在低水平上达到平衡，从而避免心肌坏死及出现心肌缺血的症状。在这种情况下，一旦心肌氧供与需要量之间在低水平上的平衡被打破，则会出现心绞痛的症状与体征，甚至发生心肌梗死。这种心脏降低收缩功能以适应冠状动脉供血不足的状态，目前认为是心肌的一种自我保护反应，是"少供血就少工作"（little blood, little work）的"聪明心肌"。对冬眠心肌的认识对指导冠心病治疗有重要意义。

（二）冬眠心肌存在的证据

尸体解剖发现：临床核素心室造影发现的室壁运动异常，包括不运动或低运动区心肌，有 7%～52% 心肌结构完全正常。正电子放射断层影像（PET）也显示收缩异常的心肌虽灌注降低，但仍有代谢活动，表明这些心肌仍然存活，有恢复的可能。当实施 CABG 术后，这部分心肌功能即恢复正常。而且在给予硝酸酯类药物后，原来存在的静息室壁运动异常也可得到恢复。动物实验也证实：心肌细胞低灌注时功能降低，恢复灌注后则功能可恢复正常。

（三）冬眠心肌的发生机制

由于建立冬眠心肌模型极为困难，故其产生机理尚不清楚。研究表明，长期慢性缺血导致的冠状动脉侧支形成，残余血流维持了心肌存活，冬眠心肌仍处于有氧代谢状态，无乳酸堆积及肌酸磷酸激酶的释放；另外，冬眠心肌细胞的可利用 Ca^{2+} 明显减少，说明血流减少和可利用 Ca^{2+} 减少可能是冬眠心肌收缩功能受损的原因。但目前尚有不同意见。以往认为心肌冬眠是以代谢降低的形式来应答心肌血流的慢性降低，当节段性收缩功能降低以保存能量来适应节段性血流减少时，冬眠心肌产生了新的灌注－收缩匹配。然而近几年 PET 显像结果显示，冬眠心肌的 18-氟-脱氧葡萄糖（^{18}FDG）显像代谢活性是正常或增加的，而 ^{13}N-氨显像心肌灌注是降低的，呈代谢－血流不匹配，从而对心肌血流慢性降低并导致代谢降低的概念提出了异议。最近认为，冬眠心肌的收缩功能障碍是一种功能性改变，是由于需氧量增加产生多次严重心肌缺血发作引起的慢性顿抑心肌所致，如运动、血流量减少或冠状动脉痉挛后继之再灌注，这样可导致心肌持续顿抑和收缩障碍。而且，在大动物如猪的心脏上可以复制出这一模型。研究表明：再灌注后短暂缺血发作可导致几种翻译因子的表达，引起多种细胞浆蛋白（如热休克蛋白）和生长因子的高调节。尽管这只是推测，但缺血引起心肌基因表达可能是缺血预适应和心肌冬眠的基础。

（四）临床缺血性心脏病的冬眠心肌现象

下列情况可能存在冬眠心肌的问题：

1. 不稳定性心绞痛　这类患者常同时存在大量的无症状心肌缺血，临床单纯控制心绞痛症状不能明显降低死亡率。这类患者虽未发生心肌梗死，静息状态下心肌灌注仍然很差，室壁运动低下。而且这些室壁运动异常在 CABG 术后 40% 可以恢复，提示是由于冬眠心肌存在的结果。

2. 心肌梗死患者　当存在远离梗死区的心肌功能异常时，可能提示冬眠心肌的存在。室壁运动异常处，供血冠状动脉狭窄常在 70% 以上，体表心电图无病理性 Q 波，R 波亦正常。当室壁运动异常处冠状动脉狭窄≥90%或几乎完全闭塞而区域性血液供应主要来自侧支循环时存在冬眠心肌的可能性更大。

3. 慢性稳定性心绞痛患者存在的心功能不全，行 CABG 术后常显著改善。60% 和 66% 的不稳定性心绞痛及稳定性心绞痛患者 CABG 术后短期内局部室壁运动改善不明显。但其左心功能（LVEF）仍有明显改善，而且 3 个月后会有进一步改善，术后生存率也有提高，这些结果可能与冬眠心肌存在有关。

4. 不明原因的左室功能不全　临床上从无心绞痛发作史的心衰患者，当存在严重冠状动脉狭窄及运动后心肌缺血时，CABG 术后心功能可显著改善。部分缺血性心肌病患者，组织学检查常无严重的心肌细胞坏死，因此不能用心肌细胞坏死来解释其严重的心功能不全，这种心功能不全很可能与严重而大面积的心肌冬眠或同时合并顿抑心肌有关。

5. 某些高血压性心脏病、左室肥厚或心源性猝死复苏成功者也可能存在冬眠心肌现象，有待于进一步认识。

（五）冬眠心肌的治疗

冬眠心肌与心肌缺血密切相关，采用药物增加冠状动脉血流、改善心肌缺血可短期内改善左室功能异常，但远期疗效有待于证实。长期给予 β 受体阻滞济可降低心肌耗氧量，改善由于冬眠心肌造成的静息左室功能异常，可与增加冠状动脉血流的药物联合应用。PTCA、支架、旋磨、旋切、激光等介入治疗及 CABG 可显著改善由冬眠心肌引起的左室功能异常，提高存活率。

三、存活心肌的评价

存活心肌存在与否、存在时间及其数量的多少与 CRV 治疗的效果密切相关，而合并左心室功能不全的冠心病患者接受 CRV 治疗者日益增多，故有关存活心肌评估手段的研究日益受到重视。存活心肌的识别与评估对 CRV 治疗适应证、手术时机、CRV 治疗策略和方法的选择乃至预后的改善或预测均有着重要的指导意义。目前用来识别和评估存活心肌的方法主要有以下几类：

（一）评估存活心肌代谢

正电子发射断层（positron emission tomography PET）心肌显影　PET 评估存活心肌的基本原理是根据存活心肌局部血流灌注正常或减低，但代谢仍存在这一特点，通过代谢显像（心肌葡萄糖代谢和脂肪酸代谢）结合灌注显像评价心肌的代谢/血流灌注是否匹配来识别存活心肌。由于心肌缺血时，对脂肪酸的利用减少，而对葡萄糖的利用增加，故目前主要应用葡萄糖代谢结合血流灌注显像来评估心肌存活，最常用的示踪剂为 18-氟－脱氧葡萄糖（^{18}FDG）。^{18}FDG 是葡萄糖的模拟物，在己糖激酶作用下参与心肌细胞的糖代谢。^{18}FDG-PET 显像中，顿抑心肌表现为血流正常而^{18}FDG 代谢降低，冬眠心肌表现为血流降低与^{18}FDG 代谢增高，而坏死心肌或瘢痕心肌表现为血流减少与^{18}FDG 代谢降低，即血流－代谢匹配。目前^{18}FDG-PET 被认为是评估存活心肌最可靠的无创性检查方法，是检测存活心肌的"金标准"，但由于设备条件要求高，价格昂贵，限制了其临床应用。

（二）评估存活心肌细胞膜的完整性

1. ^{201}铊（^{201}Tl）单光子发射断层（single photon emission computed tomography SPECT）心肌显像

^{201}Tl SPECT 心肌显像是基于存活心肌细胞膜的完整性来识别的。细胞死亡的标志是代谢活动的停止和细胞完整性的消失。前者表现为心肌细胞不能摄取、利用葡萄糖；后者表现

为心肌细胞膜的正常功能丧失，使细胞内基本成分不能保存，特别是钾离子。

^{201}Tl 是钾的类似物，通过 Na^+-K^+-ATP 酶的主动转运及被动扩散为心肌细胞所摄取，静脉注射后，心肌对其摄取与心肌局部血流量及心肌对^{201}Tl 的摄取分数成正比，随后心肌和血液中的^{201}Tl 不断交换，心肌中的^{201}Tl 不断地从正常心肌中释出，心肌又不断地从血液循环中摄取，这是形成^{201}Tl 再分布的基础。在血流灌注减低但心肌存活的区域，延迟显像出现再分布图像，而瘢痕及坏死组织则无再分布图像。

（1）常规运动-再分布心肌显像：理论上，^{201}Tl 心肌显像对于评价心肌存活能力与^{18}FDG PET 心肌显像相似，但一些对比研究显示，常规的运动 3~4 小时后再分布^{201}Tl 显像评价存活心肌有明显低估存活心肌的局限性。

（2）运动-再分布-再注射心肌显像：为克服常规运动-再分布心肌显像低估存活心肌的缺点，目前已对^{201}Tl 心肌显像进行了改良。

①延迟再分布显像：即在运动后 24~72 小时进行延迟的再分布显像，结果在常规 4 小时再分布图像上的不可逆缺损区有 1/3 出现再分布，提示有存活心肌。但仍低估存活心肌，而且延迟再分布图像质量明显下降，因此，并非理想方法。

② 再注射显像：在常规的^{201}Tl 运动-再分布显像的当日或次日再注射^{201}Tl 后进行静态心肌显影。可使运动后转运至心肌的^{201}Tl 增加，从而提高识别存活心肌的敏感性。它可使常规运动-再分布图像中的"不可逆"缺损区，再检出 50% 的存活心肌。

③ 静态-再分布心肌显像：^{201}Tl 静态-再分布心肌显像是近几年开发研究出来的另一个很有前途的识别存活心肌的方法。静态注入^{201}Tl，10 分钟后显像，3~4 小时再显像，无须运动、再注射和延迟再分布显像。主要用于左心室功能低下或临床有明显心力衰竭而不宜做运动试验患者的存活心肌的评价。

和 PET 相比，运动-再分布-再注射和静态-再分布^{201}Tl SPECT 显像识别存活心肌的敏感性偏高，特异性偏低，从而预测存活心肌收缩功能改善的阴性预测值高，阳性预测值偏低。

2. ^{99m}锝（^{99m}Tc）甲氧基异丁异腈 SPECT

^{99m}锝（Tc）甲氧基异丁异腈（^{99m}Tc-MIBI）是单价亲脂性阳离子化合物，它在心肌中的摄取是通过跨膜被动扩散，进入心肌细胞，主要存在于线粒体中；心肌不可逆损伤后，膜的完整性及其代谢功能受到损害，对其摄取能力显著降低，清除加快，说明^{99m}Tc-MIBI 的心肌浓聚与心肌的存活性和细胞膜的完整性密切相关。只要心肌细胞尚存活，就可以摄取这种示踪剂，故可用来评估存活心肌。（参阅第十章"冠心病核医学检查"）

（三）评估存活心肌收缩功能储备

目前二维超声心动图（2-dimension echocardiography，2DE）是观察 RWMA 的首选可靠方法。RWMA 提示存活心肌或坏死心肌，但存活心肌具有收缩功能储备，给予正性肌力药物或调节血流再分布药物负荷时可使其恢复收缩功能，这是药物负荷超声心动图评估存活心肌的基本原理。药物负荷 2DE 试验是通过检测收缩功能储备来评估存活心肌，常用负荷药物有多巴酚丁胺（dobutamine，Dob）、硝酸酯和潘生丁。

1. 小剂量多巴酚丁胺负荷超声心电图（low dose dobutamine stress echocardiography，LDDSE）试验

多巴酚丁胺负荷超声心动图（dobutamine stress echocardiography，DSE）试验是经典的药物负荷超声心动图试验，多巴酚丁胺小剂量 [$5\sim10\mu g/(kg\cdot min)$] 时用于检测存活

心肌，大剂量［20～40μg/（kg·min）］时用于检测心肌缺血。LDDSE 是在小剂量 Dob 负荷下用超声心动图直接观察室壁运动异常节段的收缩功能储备，以检测存活心肌，目前已成为评估存活心肌的常规方法。

Dob 是 β 肾上腺素能受体激动剂，是人工合成的儿茶酚胺类药物，具有较强的 $β_1$ 受体兴奋作用即正性肌力作用，对 $β_2$ 受体和 α 受体的兴奋作用较弱（对周围血管张力影响较小）。实验结果表明，小剂量［<15μg/（kg·min）］Dob 可使缺血心肌的收缩力呈剂量相关性增加，对心率和血压影响较小，心肌需氧量无明显增加；大剂量［>20μg/（kg·min）］Dob 则同时兴奋 $β_1$、$β_2$ 和 α 受体使心肌收缩力过度增强，心率、血压升高，心肌需氧量增加，流向狭窄冠状动脉的血流量减少，从而加重心肌缺血，使缺血心肌功能恶化。这是小剂量［5～10μg（kg·min）］Dob 用于检测有活心肌，大剂量［20～40μg（kg·min）］Dob 用于检测缺血心肌的实验基础。

方法：在安静状态下测心率（HR）、血压（BP），取三次均值，记录心电图（ECG），用 2DE 记录标准左心室长轴、短轴和心室切面图像作为基础对照，其后用微量泵连续分级静脉输注小剂量［5～10μg（kg·min）］Dob，每一剂量维持 5 分钟后 HR、BP 和上述多切面标准 2DE 图像。根据室壁运动异常节段对小剂量 Dob 的收缩增强反应可检测出存活心肌。①单相反应：即心肌收缩持续增强；②双相反应：即低剂量时心肌收缩增强，高剂量时反而加重室壁运动障碍，诱发了心肌缺血，两者均提示有收缩功能储备，即存在存活心肌；③无变化，为坏死瘢痕心肌。

2. 小剂量多巴酚丁胺－硝酸酯负荷超声心动图试验

硝酸酯既能增加缺血心肌的供血，又能增强室壁运动异常节段的收缩功能，可以通过检测收缩功能储备来评估存活心肌。将硝酸酯和小剂量 Dob 合用，可使 LDDSE 更安全。方法是：在 DSE 时，泵入亚硝酸异山梨醇酯，以 60μg/（kg·min）起始，并递增剂量至收缩压降低 5～10mmHg 或心率增加 3～5 次/min，或达到最大量 300μg/min 时维持输注，同时用另一个泵连续分级输注小剂量 Dob［3～5μg/（kg·min）］。多巴酚丁胺和硝酸酯联合应用既可避免前者诱发心肌缺血的副作用，又可使存活心肌的收缩作用更强，是识别存活心肌较为理想的方法。

3. 小剂量多巴酚丁胺－潘生丁负荷超声心动图试验

潘生丁是腺苷 A_2-受体激动剂，是冠状动脉扩张剂。其诱发心肌缺血的机理主要是由于扩张血管导致冠状动脉窃血现象。方法：潘生丁 0.56mg/kg 缓慢静脉推注 4 分钟，如为阴性结果（无 RWMA 发生），可再静脉推注潘生丁 0.28mg/kg 持续 2 分钟，10 分钟内总量为 0.84mg/kg。大剂量［0.84mg/（kg·10min）］因扩张冠状动脉产生窃血作用可用于检测心肌缺血，小剂量［0.56mg/（kg·4min）］在扩张冠状动脉时有增加心肌收缩力的作用，可用于检测存活心肌，特别是与小剂量［5～10μg/（kg·min）］Dob 联合应用可提高识别存活心肌的敏感性。

（四）评估心肌微血管的完整性

心肌声学造影（myocardial contrast echocardiography，MCE）：MCE 是将含有微气泡的造影剂直接经冠状动脉或经外周静脉注入抵达冠状循环后，在 2DE 上可见心肌显影。由于微气泡通过心肌时完全保存在血管内，又由于微气泡的大小和变形性与红细胞相当，可视作红细胞流动的示踪剂。造影剂使心肌对比显影或成像，在超声心动图上可见到心肌内云雾状影像增强，反应心肌微血管的完整性和心肌灌注存在，通过是否具有完整的心肌微血管灌注来区分存活心肌和坏死心肌。

（彭建军　邵　耕）

第四节　微血管心绞痛—X综合征

1973年Kemp对具有以下一组临床表现的胸痛患者称为X综合征：典型心绞痛，冠脉造影正常，运动心电图（−），麦角新碱试验（−）。其后Cannon对于这组患者作了冠脉血液储备检查和放射性核素心血管造影的观察，发现在起搏负荷下出现微动脉舒张功能受限和运动负荷下左室功能障碍，认为微动脉舒张功能受限是引起缺血性胸痛的主要机制，故提出微血管性心绞痛的诊断名词，显然较X综合征这一含意不明的诊断前进了一步。随着冠脉造影的普及，发现有典型心绞痛而冠脉造影无显著狭窄者并不少见，估计约占因疑似心绞痛而做冠脉造影者的10%～20%左右，其中一部分麦角新碱试验（＋），为心外膜冠脉痉挛引起的心绞痛，其余可能为本病患者。

一、临床表现

女性多于男性，女性平均年龄50岁，围更年期者约占女性患者80%。

冠心病危险因素：与心外膜冠状动脉病患者比较，本病患者危险因素较少。

胰岛素抵抗：本病患者60^+%有胰岛素抵抗，认为与本病的发病机制有密切联系。

心绞痛症状：大多为典型劳力性（心肌耗氧量增加时）心绞痛，但也有自发性或混合性者。心绞痛的部位、放射、范围、心绞痛的性质，其发生、发展的过程和心外膜冠脉病的心绞痛相同，这是诊断的基础，但也有某些不典型处，如有时发作时间较长，超过15～30分钟；休息及硝酸甘油疗效不是很好，只能有所减轻等。心绞痛发作时只部分患者出现ST段缺血性改变（水平下降≥0.1mv），少于心外膜冠心病心绞痛发作时所见。国外个案报道微血管心绞痛发作时ST段抬高，和大冠脉痉挛所见相同，易误诊为变异性心绞痛、不稳定性心绞痛和急性心梗早期，值得注意。最有效的鉴别方法是冠脉造影和麦角新碱试验，微血管心绞痛皆为（−）。

24小时Holter监测可在50%～60%的微血管心绞痛患者发现有ST段下降的心电图改变，且可见到在ST段下降前15分钟先有心动过速。在ST段下降达1mm时，平均心率在100^+次/分，出现ST段下降时仅少数伴有心绞痛症状。

放射性核素心肌灌注显像负荷试验（负荷方式：运动、多巴酚丁胺），出现一过性灌注缺损者约占微血管心绞痛一半左右。灌注缺损区的分布呈区域性，不符合大冠脉的供血分布特点，且浓淡不一，说明其局部分布的特点和供血减少的不均匀性。

Panting IR等应用磁共振显像观察20例微血管心绞痛患者滴注腺苷前后心肌灌注的变化，计算出心肌−灌注储备指数（myocardial-perfusion reserve index），发现微血管心绞痛患者注射腺苷后心内膜下层此指数未增加，并对95%（19/20）的患者诱发了胸痛（正常对照组10例亦有4例诱发胸痛），提示微血管心绞痛患者心肌缺血易发生在心内膜下心肌。

利用超声心动图观察心肌缺血指标（室壁运动异常）的负荷试验（如潘生丁超声心动图，运动超声心动图），出现阳性结果者仅占少数。此点和心外膜冠脉病变引起的缺血迥异。大冠脉病变引起的心肌缺血级联（Ischemic Cascade）是缺血−室壁运动障碍−心电图ST段下降−心绞痛，微血管心绞痛患者则为：胸痛−心电图ST段下降或心肌灌注显像异常，很少出现室壁运动障碍，部分患者接受运动心电图试验时仅出现心绞痛而无ST段下降，似可说明本病患者可能存在对痛觉感知的敏感性提高，或局部腺苷由于前微动脉（Prearteolar）的轻度局部收缩而增高，腺苷是一种致痛物质。

微血管心绞痛的缺血级联为何与大冠脉病变的不同目前尚乏满意解释，可能的原因为：①微血管心绞痛引起的心肌缺血程度轻，分布不均匀；②中枢性痛觉感知异常，或由于致痛物质（腺苷）局部产量增多，以致轻微刺激亦产生明显胸痛。

正因为微血管性心绞痛的缺血级联不同于心外膜冠脉，故正规的抗缺血治疗对前者的疗效较差。

心律失常

微血管心绞痛发生高级别室性心律失常和心外膜冠状动脉病相似。心室晚电位（ventricular late potential）阳性和室性心律失常有关。5例这类患者做了心肌活检，显示心肌有灶状纤维化，提示其为VLP（+）的组织学根据。

QT离散度在微血管心绞痛亦有变化。某作者比较20例微血管心绞痛患者和19例单支冠脉病变患者的QT离散度（dQT）和QT离散度指数（dQTC）的变化，发现这二组患者的变化是相同的；休息时dQT正常，dQTC增大，运动时dQT和dQTC皆增大。

左束支传导阻滞（LBBB）和微血管心绞痛同时存在提示病情较重，收缩功能下降、超声心动图E/A比值下降，提示舒张功能不正常。这组患者和无LBBB的微血管心绞痛患者比较ET-1水平较高。

二、发病机制

1. 冠脉血流储备能力下降

近年来已有大量研究说明微血管心绞痛患者的主要发病机制是冠脉血流储备下降，冠脉储备能力是以最大冠脉流量和休息状态下流量的比值来表示的。正常可达7倍，而微血管心绞痛的冠脉储备常<2.5，这提示冠脉微动脉（arteriol）和/或冠脉小动脉（small artery）的舒张功能异常。正常冠脉阻力60%来自冠脉微动脉，40%来自冠脉小动脉，微血管心绞痛认为是冠脉微动脉或小动脉异常所致。

利用冠脉内多普勒流量导线（Doppler flow wire）或正电子发射体层显像（PET）观察休息状态下和利用起搏或注射腺苷诱发冠脉最大扩张时的血流量比值即可取得冠脉储备指标。微血管心绞痛患者常常显示由于心肌内小动脉舒张功能异常而致冠脉储备下降（<2.5）。

2. 部分微血管心绞痛可由微血管痉挛引起。

某作者对117例血管痉挛性心绞痛患者作冠脉内乙酰胆碱试验发现大冠脉痉挛63例（54%），微血管痉挛29例（25%），可见微血管痉挛不是少见现象。此29例微血管痉挛发作时出现心绞痛及心电图缺血改变，9/11例并有乳酸产生。少数微血管痉挛发作时可出现ST段抬高，一如大冠脉痉挛，此种病例的诊断大多在导管室内确定，即时冠脉造影未见到大冠脉痉挛，故推测ST段抬高由小冠脉痉挛引起。

3. 血管内膜功能异常。

微血管的舒张和收缩主要由内皮依赖血管舒张物质—NO调节。内皮素-1（ET-1）亦由血管内皮分泌，具有强大的血管收缩作用。已有文献报道微血管心绞痛患者血中NO水平较正常对照低，ET-1则明显增高，支持血管内皮功能异常是微血管心绞痛的基本病生理改变之一。

4. 危险因素

（1）雌激素缺乏：微血管心绞痛多见于更年期女性，平均年龄 50 岁左右，故对女性微血管心绞痛，雌激素缺乏可能与发病有关。雌激素有维护内皮功能，增加 NO 产生的作用。

（2）胰岛素抵抗：约 64^+ ％的微血管心绞痛患者有胰岛素抵抗，有胰岛素抵抗者常有 ET-1 水平升高。胰岛素抵抗引起脂质代谢紊乱，高胆固醇血症直接损伤内皮功能。

（3）其他：老年、糖耐量下降、糖尿病、高血压、吸烟、缺乏体力活动等皆可导致内皮功能障碍。

5. 心肌内小动脉的病理改变

Mangieri E 等对 10 例微血管心绞痛患者，冠脉造影时显示造影剂流动缓慢者作了左心室心肌活检检查，10 例患者皆显示小动脉管壁增厚，管腔狭窄。Mosseri 等对 16 例同样患者作右心室心肌活检，结果显示心肌内小动脉纤维肌肉增生，毛细血管肿胀，毛细血管数量减少。Strauer 对 220 例微血管心绞痛患者作心内膜心肌活检，其中 85 例显示小动脉血管炎及各种胶原病血管炎的表现，如系统性免疫复合物血管炎（systemic immune complex vasculasitis）、硬皮病，动脉周围炎血管炎，其余 135 例则显示有高血压及高血压性小动脉肥厚改变。Yahamato S 等对 11 例微血管心绞痛作了心肌活检，显示有心肌细胞肥厚及间质纤维化。电镜检查：心肌细胞核有显著的细胞凋亡改变以及毛细血管肿胀，提示缺血－再灌注损伤。

这些资料说明部分微血管心绞痛是有心肌内小动脉为主的病理改变为基础的。虽然病理改变的性质不同，有些是增生，有些是炎症，有些是免疫复合物沉积引起的，后果使小动脉内膜功能受损，NO 减少，ET-1 增多，管腔变窄，血流受阻，表现为冠脉血流储备下降。当心肌耗氧增加超过冠脉储备时引起缺血性心绞痛，伴随小动脉器质性狭窄的存在，还有调节血管运动的神经体液因素异常以及痛觉感知的异常的参与，使得临床表现更加多样化。

三、预后

长期随诊微血管心绞痛预后良好，随诊期内无死亡，仅有少数患者数年后出现心脏扩大，或室壁肥厚。Sun SS 等对 59 例微血管心绞痛患者随诊 10 年发现，运动 ^{201}Tl 心肌灌注显像异常者 33 例中 9 例发展为心脏扩大，而运动结果阴性者 21 例中仅 1 例心脏扩大。经过适当治疗，心绞痛症状可以减轻但难以完全控制，说明胸痛不完全是由心肌缺血引起。

四、诊断和鉴别诊断

微血管心绞痛的诊断条件：①劳力性心绞痛；②运动心电图（＋）；③冠脉造影（－）；④麦角新碱试验无大冠脉痉挛。满足这 4 条诊断条件者可确定诊断。冠脉造影无显著狭窄，而造影剂流动缓慢提示心肌内小动脉狭窄的存在。

1. 心绞痛的鉴别

食道疾病：食道下端的传入神经和心脏相同，故食道疾病（痉挛）引起的胸痛，其部位、放射、性质和心绞痛同，且亦可因含服硝酸甘油而缓解。麦角新碱试验和过度呼吸试验可诱发食道痉挛而致胸痛。引起食道性胸痛的常见原因是反流性食道炎和食道运动异常。常见症状是上腹部、胸骨下部烧热感，沿胸骨向咽部放射，平卧位尤其是夜间平卧位加重。食道镜检查或吞钡食道造影常可明确诊断，困难病例需作食道压力 24 小时动态监测或食道酸滴注 24 小时 pH 动态监测，有时还需作诱发试验才能明确诊断。

其他较常见的非缺血性胸痛需与心绞痛鉴别的有：颈椎病、各种胸壁结构疾病如纤维组织炎综合征（亦称纤维肌痛或筋膜综合征）、肋-胸骨综合征、肋软骨炎；心包炎；心脏神经症等。这些胸痛皆不具备心绞痛的全部特点，如与体力活动的密切关系，疼痛持续时间常为数分钟到15分钟，少有超过30分钟者等，只要仔细从心绞痛的5个要素（诱因、疼痛持续时间、疼痛性质、疼痛部位和缓解方法）逐一询问，不难鉴别。

2. 非冠状动脉性心脏病引起的心绞痛

严重主动脉瓣狭窄、关闭不全；各种心肌病尤其是肥厚性心肌病；肺栓塞等。

3. 已知病因的微血管性心绞痛。其中最重要的是高血压左心室肥厚，可有典型的劳力性心绞痛，运动心电图（+），冠脉造影（-），麦角新碱试验（-），但高血压患者亦可合并冠状动脉粥样硬化而有劳力性心绞痛。据某作者报告101例高血压心绞痛患者冠脉造影结果，大冠脉病变引起者占56%，其余的为小冠脉病变。

高血压患者左心室心肌内小动脉管壁肥厚，管腔狭窄，这是引起微血管心绞痛的病理基础。这种病例宜诊断为高血压微血管心绞痛而不宜称为"X-综合征"。

由于微血管病引起的缺血常为区域性，程度较轻，很少引起室壁运动障碍，故负荷超声心动图结果常为（-），而心外膜冠状动脉病引起的心肌缺血，负荷超声心动图诊断敏感性达90%左右，可借此和心外膜冠状动脉病变引起的缺血鉴别。

除高血压外，糖尿病性心肌病亦有心肌内小血管病变。

五、治　疗

药物治疗可以减轻症状，改善生活质量，但其疗效不及心外膜冠脉病变引起的心绞痛。

1. 控制危险因素，改善内皮功能。高脂血症、高血压、吸烟、肥胖、糖尿病、缺乏体力活动皆损害内皮功能，故控制这些因素十分重要。如Baller D等报告18例微血管心绞痛患者，伴有轻度LDL-胆固醇增高（168±33 mg/dl），经6个月舒降之治疗后，血脂明显下降，心绞痛减轻，冠脉储备明显改善。

循序渐进的体育锻炼亦可明显改善患者的运动耐力（增加34%）和诱发胸痛的运动时间（增加100%）。

2. β-受体阻滞剂，钙拮抗剂都是治疗微血管心绞痛的第一线药物，可以减轻症状，硝酸酯类的疗效较差。有文献报道硝酸酯类可使舒张功能下降，尚待证实。

3. 尼可地尔（nicorandil）-钾通道开放剂，直接作用于微血管使血管扩张。一个研究报道经2周的治疗后，尼可地尔明显延长达到ST下降1mm的运动时间及总的运动时间。

4. 雌激素替代治疗。对于绝经期后女性，体内雌激素水平低的患者，补充雌激素可以明显改善症状，包括心绞痛症状和焦虑状态，但运动耐力未有改善，但雌激素有增加乳腺癌、静脉血栓栓塞病的危险，似乎得不偿失。

5. L-精氨酸，是内皮依赖NO的前体。已有初步报道，L-精氨酸可以改善微血管舒张功能，尚待进一步证实。

6. ACEI。试用于微血管心绞痛，其疗效接近于β-阻滞剂，和钙拮抗剂联合应用治疗微血管痉挛引起的心绞痛可加强其抗心绞痛的作用，单用钙拮抗剂治疗3年有效率64%，加用ACEI后，有效率达90%。

（彭建军　邵　耕）

第五节 冠心病猝死

一、定义及流行病学

心脏性猝死这一术语已经应用了几个世纪，但其定义尚未完全统一。近年来，多数学者认为心脏性猝死的定义如下："由于心脏原因的自然死亡，以急性症状发作1小时之内意识突然丧失为特征；可能存在已知的心脏病，但死亡的时间和方式是意外的"。75%~80%的心脏性猝死由于室颤所致，而缓慢性心律失常占心脏性猝死的小部分，其他原因还包括心脏破裂、心脏穿孔等。冠状动脉粥样硬化性心脏病是导致成年人心脏性猝死地最重要原因。

心脏性猝死的发生率据报道每1000个居民每年为0.36到1.28之间。心脏性猝死的发生率随着年龄、性别而不同，60到69岁既往有心脏病史的男性，心脏性猝死的比例高达8/1000/年。在Maastrich，一项人群基线研究监测发生在院外的20到75岁的心脏骤停的所有病例，心脏性猝死总的年发生率是1/1000。总之，男性所有死亡的21%是猝死和意外死亡，女性是14.5%。80%的院外病例发生在家里，15%发生在街上或公共场所。40%心脏性猝死无目击者。冠状动脉疾病及其并发症是绝大多数死亡的病因。院外冠心病死亡证明的准确性由内科医生和尸检来评价。根据死亡证明诊断比真实的冠心病比例低估5%。已发表的研究显示的心脏性猝死患者由于急性冠状动脉病变（斑块破裂或血栓形成）造成的可能性不尽一致，但总体表现为随着死亡前前驱症状持续的时间而增加。大多数西方人群中年和老年人冠状动脉粥样硬化的发生率高。因为冠状动脉疾病通常是无症状或未被发现的，一般人群不能确定有多少比例的个体有冠状动脉疾病。流行病学研究也报道社区中未被发现的心肌梗死和左室功能不良的发生率高。因此，目前所有的资料可能低估了心脏性猝死中冠心病猝死所占的比例。

二、危险因素

1. 高血压和左室肥厚　高血压易患心脏性猝死的主要机理是左室肥厚（LVH）。心电图LVH的表现随着电压增加和复极异常而表现明显，其与男性33%的5年死亡率，女性21%的5年死亡率相关。最近的研究表明通过超声测定的左室重量增加或LVH也增加心脏性猝死的危险性。Framingham研究，在矫正其他危险因素后，左室重量每增加$50g \cdot m$，心脏性猝死的风险率是1.45（95%可信区间1.10~1.92，$P=0.008$）。通过超声或心电图确定的LVH是心血管的独立的危险因素，两种方法均出现LVH比单独两种方法之一检测出LVH的危险性更高。近40年LVH的发生率呈下降趋势，这与控制血压有关。

2. 血脂　低密度脂蛋白增高和包括心脏性猝死在内的有临床表现的冠状动脉疾病的危险性之间的流行病学相关性已经很明确。如果我们假定心脏性猝死危险性的减少与冠状动脉疾病和非致命性心肌梗死危险性的减少相平行，用他汀类治疗预期能减少30%~40%的相对危险性。

3. 体力活动　强体力劳动和冠心病猝死之间的相关性已经很明确，但是主要的机理尚未可知。猝死男性的尸检研究，将25例死于强体力劳动或精神紧张的患者与年龄相匹配的116例在休息时死亡的患者相比，活动时死亡的25例中有17例（68%）有斑块破裂证据，安静时死亡的116例中有27例（23%）（$P<0.001$）。活动时死亡的大多数男性（21/25）

没有进行规律的体育活动。因为心脏性猝死和心肌梗死的危险性在高强度体力活动的急性期是瞬间增加的，公众健康的一个重要问题是规律的中等强度的体力活动能否提供心脏性猝死的全面保护。华盛顿 King County 一项人群基线对照研究，333 例初发为心脏骤停的业余时间体力活动的患者与来自同一社区的年龄性别相匹配的 503 例对照者相比，矫正其他的冠状动脉危险因素后，中等强度（如庭院维护，步行）或高强度的体力活动一周超过 60 分钟的受试者与没有进行体力活动的受试者相比发生心脏性猝死的几率是 0.27～0.34。新西兰奥克兰市的一项研究发现在控制了高血压，吸烟和酒精消耗后，43% 的冠脉事件（95% 可信区间 26～60）是由于缺乏体力活动。

4. 酒精消耗　如体力活动一样，酒精消耗与心脏性猝死的危险性相关。大量饮酒尤其是狂饮增加了心脏性猝死的危险性。这种相关性可能通过饮酒者的 QT 间期延长得到解释。相反，病例对照研究发现中等量的酒精消耗起保护性作用，能够对抗心脏性猝死。前瞻性的英国区域心脏调查表明中等量饮酒与首次冠状动脉事件死亡率的减少相关（几率 0.61，$P<0.05$）。

5. 心率和心率变异性　在许多研究中，心率增加是心脏性猝死的独立的危险因素。该关系的主要基础尚未可知，但可能是由于减少了副交感神经活动。对 6693 例有急救心电图记录的患者的研究发现，在矫正了年龄，心衰和心肌梗死史之后，随后 2 年猝死的 245 例受试者的心率变异性与 268 例随机选择的对照者相比，短期 RR 间期变异性异常的患者心脏性猝死的相对危险性是 2.6（95% 可信区间，1.4～5.1），长期 RR 间期变异性异常的患者心脏性猝死的相对危险性是 2.2（95% 可信区间，1.2～4.1）。最慢心率≥65 次/分的矫正的相对危险性是 2.1（95% 可信区间，1.3～1.6）。

6. 吸烟　社区研究显示，吸烟是心脏性猝死独立的危险因素。大量的研究得到支持，吸烟是冠心病猝死的有力的预测因子。持续吸烟是院外心脏骤停存活者复发心脏性猝死的独立的危险因素。

7. 糖尿病　文献中关于糖耐量异常或糖尿病是否是心脏性猝死独立的危险因素存在争议。18733 例心脏性猝死的美国研究发现糖尿病是已知有冠状动脉疾病患者心脏性猝死的危险因素，而芬兰和大不列颠的其他前瞻性研究分析糖尿病不是独立的危险因素。

8. 心电图改变　心电图异常如 ST 段压低和 T 波改变常提示未被发现的冠状动脉疾病或左室肥厚。许多前瞻性研究报道 ST 段压低或 T 波改变和心血管死亡的危险性增加相关。如，9117 例无心绞痛或心肌梗死史的男性和女性的比利时研究发现年龄标准化的"缺血"心电图（明尼苏打编码 1～3，4～1 到 4～3，5～1 到 5～3 或 7～1）男性发生率是 8.4%，女性是 10.6%。矫正其他心血管疾病危险因素后，男性心血管死亡的危险性比率是 2.45（95% 可信区间 1.70～3.53），女性是 2.16（95% 可信区间 1.30～3.58）。5781 受试者的鹿特丹研究发现，与异常 T 波相关的心脏性猝死危险性的风险比率是 4.4（95% 可信区间 2.6～7.4）。与异常 T 波相关的心血管危险性高于其他任何危险因素。

三、临床表现和病理

1. 心肌梗死　既往无心肌梗死的主要冠状动脉分支急性血栓堵塞的患者，心脏骤停大多数由于室颤，但是也可能由于心脏传导阻滞或心搏停止尤其是当右冠有病变时。然而，尽管心肌梗死后患者心脏性猝死时终点事件通常是心律失常，它可能是由于新的缺血或又一次梗死或这些因素的综合。每一个机理所占的比例间接地通过心脏性猝死者心肌的病理研究，监护期间发生猝死的缺血性心脏病受试者急救监测和对急性心肌梗死后的患者进行的临床研究的流行病学资料来评估。

在有血栓溶解剂之前，心肌梗死后随访的第一个2.5年期间预计的死亡率不足15％，所有死亡的3/4是由于心律失常，其中70％有目击者。在心律失常性死亡中，大约60％的病例终点事件之前有心肌缺血的症状。因此，心肌梗死康复患者，经过2.5年的随访，心律失常性死亡高达10％，新的缺血是重要的病因。

在血栓溶解剂期间进行的最近研究的资料表明心肌梗死后经过2.5年的随访心脏性和心律失常性死亡的发生率实质上减少，分别是5％和2％。另外，以前无缺血的室速和室颤预计占患者的2.5％和0.5％。

心肌梗死后高危患者的心律失常累积死亡率1年时为5％，2年时为9％，而同期内的非心律失常性心脏死亡率大约是4％和7％。有趣的是，进行有效的溶栓治疗后心律失常对非心律失常心脏死亡比例似乎没有改变。

2. 尸检资料　冠心病猝死者尸检研究发现活动性冠脉病变的发生率从<20％到>80％。对90个心脏的一项研究，21％有AMI，41％有愈合的心肌梗死，38％没有心肌梗死。活动性冠脉病变（斑块破裂和/或冠脉血栓）占冠心病猝死整个组的57％。89％的AMI心脏发现该变化，46％有愈合的心肌梗死的心脏有该变化，50％的没有急性的或愈合的心肌梗死的心脏有该变化。这些资料表明心肌缺血是冠状动脉疾病患者心脏性猝死主要的病因，它可能是既往无心肌梗死患者的唯一原因或触发室颤。试验研究表明如果缺血在以前梗死部位的远端，室颤的易患性增加。然而，在其他系列中，由于冠状动脉疾病死亡的500例中只有13.4％发现肉眼可见的冠状动脉血栓，另外一项研究报道由于缺血引起心脏性猝死的206例中49％有急性冠脉血栓。

报道系列活动性冠脉病变非常不同的发生率可能是由于病例选择的多样性，心脏性猝死从出现症状到死亡时间定义，尸检小组和组织胚胎技术。然而，他们提供了冠状动脉疾病患者心脏性猝死的原因。现代的治疗减少了急性冠脉病变的发生率，其减少的程度和有血栓溶解剂之前的尸检研究报道的较高活动性冠脉病变的发生率（81％~95％）相接近。

3. 急救心电图资料　临终时的心电图记录很罕见。然而，在复苏期间得到的心电图资料价值有限。例如，复苏期间记录到的室颤可能是由于缓慢性心律失常引起。同样地，心脏骤停时的心脏无收缩不能排除事先有室颤的可能性。

157例心脏性猝死的由于临床原因正在监测的急救患者，62.4％死亡由于室颤，16.5％由于缓慢性心律失常，12.7％由于尖端扭转室速，8.3％由于原发性室性心动过速。心律失常前有缺血性ST段改变不常见。总之，12.6％有ST段改变。这种小比率不能代表急性缺血心律失常真实发生率，因为研究只包括由于临床原因因为进行心律失常评价正在进行监测的患者，而不代表心肌梗死后的一般人群。

缓慢性心律失常作为心脏性猝死的机理，其发生率和重要性难以评估。即使评价埋藏式除颤复律器的记忆数据也没有帮助，因为这些装置不能起搏不收缩的心脏，这样掩盖了缓慢性心律失常的出现。严重的心动过缓，无收缩或电-机械分离一般占心脏性猝死的25％。预计要进行心脏移植的严重心力衰竭的患者，这个比例高达62％。支持1/4心脏性猝死患者有缓慢性心律失常的资料主要来源于患者在死亡时正在进行长期ECG记录的小组。Panidis和Morganroth发现急救心电图记录的15例患者有3个由于完全心脏传导阻滞引起心脏骤停。

Roelandt 等发现，在动态 ECG 记录期间发生猝死的 10 例患者中有 2 例出现缓慢性心律失常而后心脏停跳，而 Kempf 和 Josephson 发现在长期 ECG 监测中 27 例猝死患者其中 7 例出现缓慢性心律失常。尽管存在双束支及三束支阻滞强烈预示猝死，但死亡并非由心动过缓引起，因为传导系统疾病可能只反映更广泛的心肌损伤而使快速性心律失常的发生率增加。2021 名植入永久起搏器的患者中有 220 名（11%）在平均起搏 50.5±7 个月后死亡。35% 的双束支和三束支阻滞患者在随访期猝死，而不伴束支阻滞的患者只有 18% 死亡。

与曾有晕厥发作（猝死发生率 15%）或病窦综合征（17%）的患者相比，伴有严重心动过缓（猝死发生率 28%）、高度房室阻滞（25%）或房颤伴缓慢心室率（25%）的患者在安装起搏器之前更有可能出现猝死。

四、危险分层

心肌梗死（MI）后的危险分层旨在识别死亡高危患者，即那些需要预防性治疗的具有心律失常或猝死风险的患者。现代心肌梗死后治疗已降低心源性死亡率并改变大多危险因素的预测价值。所以现在不宜沿用溶栓前时代得到的结论。另外，死亡率的降低使有较高预测价值的指标不易被发现。

1. 人口统计学变量

尽管复杂的危险分层指标有助于识别心肌梗死后有猝死危险的患者，但人们却普遍忽略了基线的人口统计学因素，它同样也是心肌梗死后猝死或心律失常事件的强有力预测因子。EMIAT、CAMIAT、SWORD、TRACE 和 DIAMOND-MI 研究中安慰剂组患者的汇总资料显示，人口统计学特征是 EF≤40% 或出现频发室早的心肌梗死后患者的心律失常事件（包括猝死）重要的预测因子。值得注意的是，过去的心肌梗死或心绞痛病史可能反映多支血管病变从而提示预后不良。

2. 左室射血分数（LVEF）

LVEF 减低仍是总死亡率和猝死最重要的危险因素。LVEF 严重下降（<15%~20%）时患者心脏病死亡的主要方式是非突发的，或出现常由缓慢心律失常或电机械分离引起的猝死，而与快速性室性心律失常无关。

来自 EMIAT、CAMIAT、SWORD、TRACE 和 DIAMOND-MI 研究中安慰剂组患者资料的荟萃分析，评价了心肌梗死后幸存 45 天以上患者的死亡危险。依据治疗及其他与生存相关的人口统计学因子对 EF 值的预后价值予以校正。荟萃分析证实，LVEF 有效预测了 2 年所有原因、心律失常和心脏死亡。EF 值绝对增加 10% 降低了 2 年死亡率，危险比 0.61（95%C.I.：0.48~0.78，$P<0.001$）。EF 值 31%~40%，21%~30% 及 <20% 的患者心律失常死亡率分别为每人年 3.2%，7.7% 和 9.4%。另一研究显示 EF<40% 的心肌梗死后幸存者 3.5 年死亡率是 20%，且死亡病例中有一半是猝死。EF 低于 35% 预测心性死亡的敏感性 40%，特异性 78%，阳性预测价值 14%。

EF 值常同其他危险因子联合应用。在当前的溶栓时代尚不清楚哪一些因子的联合能提供最强的风险预测，但将猝死相关的不同因子的变量，如底物（EF），触发物（室早，非持续性室速）或调节物（自律性异常）结合起来似乎是符合逻辑的。ATRAMI 研究显示，较低的自律性指标和减低的 EF 值可联合识别心肌梗死后猝死的最高危人群。

3. 室性早搏

溶栓前时代，室性心律失常在心肌梗死患者危险分层中的预后价值已经明确，新近的一些研究对此又进行了重新评价。一项研究入选的 680 名患者中有 379 名接受了早期溶栓治疗，这 680 名患者于心肌梗死后 6～10 天在未服药的状态下进行了 24 小时 Holter 监测，并随访 1～8 年。在因心脏原因死亡、发生猝死及在随访第 1 年发生心律失常事件的患者中，平均 PVC 数量显著升高。这个结果不受溶栓的影响，但溶栓组患者其 PVC 频率的阳性预测价值较高。在 40% 的敏感性水平，PVCs 对溶栓组心源性死亡率和心律失常事件的阳性预测价值分别是 19.4% 和 25.8%。

GISSI-2 研究显示，在溶栓时代频发 PVCs 是心肌梗死后 6 个月发生猝死的独立危险因素。在校正了其他危险因素后，PVCs＞10 次/h 仍可以独立预测心肌梗死后 6 个月的总死亡率和猝死（总死亡率：RR=1.62；95%C.I.=1.16−2.26；猝死：RR=1.20；95%C.I.=0.80−1.79）。

对预测心肌梗死后的心律失常事件而言，PVCs＞10 次/h 的敏感性和特异性分别是 42%～54% 和 74%～82%。通过提高每小时 PVCs 的阈值数可增加其特异性，却使其敏感性下降。

4. 非持续性室速

在溶栓前时代，非持续性室速是预测心肌梗死后所有原因死亡率及心律失常所致死亡率的良好指标。而在溶栓时代，同非持续性室速相关的危险变得模糊起来。例如大规模的 GISSI-2 研究报道，非持续性室速的发生率是 6.8%，而且它并不能预测心肌梗死后 6 个月的猝死。在另一项 325 名患者随访 30±22 个月的研究中，AMI 后非持续性室速的发生率也很低（9%）。多变量分析显示，非持续性室速并非独立预测指标，与 HRV, EF 值或梗死相关血管的状况不同。在现代心肌梗死后治疗条件下，有关非持续性室速预后价值的资料相对较少。

然而，联合应用非持续性室速和其他变量，包括 AMI 后减低的 EF 值和电生理检查，可有效识别梗死后心律失常死亡危险较高的患者，如 MADIT 和 MUSTT 研究的结果证实，这部分患者可从预防性植入 ICD 获益。在 MADIT（Multicenter Automatic Defibrilllator Implantation Trial）研究中，预防性治疗挽救了高危心肌梗死患者的生命，这些患者 EF≤35%，有非持续性室速，在电生理检查中可诱发不能用药物控制的室性心动过速（总死亡率的风险比 0.46；95%C.I.：0.26～0.82，P=0.009）。MUSTT（The Multicenter Unsustained Tachycardia Trial）试验用 EF≤40%、非持续性室速及可诱发的室速对 CAD 患者进行危险分层，发现植入 ICD 可显著降低（76%）高危患者发生心跳骤停或死于心律失常的危险（相对危险度 0.24；95%C.I.：0.13～0.45，P＜0.001）。在 ICD 治疗组 5 年的总死亡率约为 42%（相对危险 0.80；95%C.I.：0.64～1.01）。

联合 EF 值减低及非持续性室速所确定的高危患者只占心肌梗死后幸存者的 3.2%。然而，MADIT 和 MUSTT 研究是显示这些危险参数临床价值仅有的确凿证据，该研究以一种对应用该参数的病人产生有利于生存的影响为依据。

5. 晚电位

心肌梗死后信号平均心电图（SAECG）方面的研究大多在溶栓前时代完成。一项荟萃分析汇总了所有溶栓前时代进行的以心肌梗死后 SAECG 为基础的前瞻性研究，发现不依赖于左室功能 SAECG 预测心律失常事件的危险增加了 6 倍；不依赖于 Holter 结果，这种危险增加了8倍。溶栓治疗使SAECG异常的频率下降37%,且在这种情况下晚电位失去其预测价值。

新近,越来越多的研究支持SAECG是心肌梗死后心律失常事件的独立预测指标这一观点。在一项心肌梗死后幸存者的系列研究中,有68%的患者接受了溶栓治疗,其中301名进行了SAECG检查。平均随访约1年,有13名患者(4.3%)发生心律失常事件(猝死或持续性室速)。对于预测心律失常事件,出院时SAECG的敏感性为64%(95%C.I.:36%~92%),特异性81%(95%C.I.:76%~86%),有较好的阴性预测值98%(95%C.I.:96%~100%)及较低的阳性预测值11%(95%C.I.:3%~19%)。溶栓时代另一项入选了222名AMI患者的前瞻性研究表明,出院时晚电位阳性可预测梗死后第一年的心律失常事件(猝死、持续性室速和晕厥),其敏感性94%,特异性72%。

其较低的阳性预测值限制了SAECG的使用;而晚电位阴性则有较高阴性预测值。

6. 自主神经活性标志

这些标志可提供自主神经平衡方面的信息。通常危险随心脏迷走活性的降低而增加。

心率加快使危险增加的观点在GISSI-2研究中得以证实。在8915名心肌梗死后患者中,出院时的心率是总死亡率的独立预测物,猝死占了总死亡人数的几乎50%。

入选了1284名患者的前瞻性研究ATRAMI(Autonomic Tone and Reflexes After Myocardial Infarction)评价了HRV和BRS 2项指标。发现心肌梗死后第一个月的HRV和BRS可以预测心脏死亡。在21个月的随访期中,HRV(SDNN<70ms)和BRS(<3.0ms mmHg)的降低分别提示3.2和2.8的心脏死亡多变量危险。低HRV联合降低的BRS更提高了这种风险;当两项指标保持正常时一年死亡率为1%,当两项指标均降低时一年死亡率增加到15%。更具有实践意义的是,LVEF<35%连同低HRV甚至低BRS进一步增加了这种危险。对于65岁以上的患者,BRS预测效力的减低较HRV更为显著;因此,对65岁以下患者BRS有更特异的预测价值而对65岁以上患者HRV的价值更大。

ATRAMI已证实心肌梗死后自主神经活性标志的分析有显著的预测价值,且这种预测作用独立于已明确的临床预测物如EF和室性心律失常。联合应用低值的自主神经指标和减低的EF值能发现一批心肌梗死后有高度猝死或非突然心性死亡危险的患者。这一点在EMIAT得到进一步证实,在心肌梗死后EF<40%及低HRV的患者死亡尤其是猝死的危险增加。这些病人中,胺碘酮治疗与安慰剂相比能显著降低(66%)心律失常死亡率(4.4%比12.8%,$P=0.005$)。尽管它也可使所有原因死亡率下降23.2%,但无统计学显著性(17.5%比22.8%,$P=$ns)。

7. 复极变量

QT间期延长同心肌梗死后猝死危险增加有关。然而,它对预后的价值大多来自重复性测量,其可行性及有效性有限,因而人们便开始使用QT离散度,这是一项新近研究出来的反映复极异质性的指标。由于观察者间可重复性较差(相对误差25%~42%),并缺乏一种标准化测量技术,QT离散度的临床及预后价值尚不确定。目前为止,只发表了一个前瞻性研究;表明QT离散度用于危险分层的价值极小。

微伏T波交替,是一个纤颤前现象。一个术后入CCU的混合心脏病患者群研究显示,在预测针对VT或VF的首次ICD治疗方面其具有明显作用。尽管这方面研究的兴趣逐渐增加,但目前为止微伏T波交替只应用于一小群心肌梗死后患者。在一项入选了102名心肌梗死后患者的前瞻性研究中,单因素分析显示,微伏电交替预测了随访13±6个月期间的持续性 VT 或 VF（敏感性 93%，阴性预测值 98%，阳性预测值 28%）。当 T 波交替同晚电位联用时可得到最高的阳性预测值。

8. 电生理学检查

电生理学检查仍是一种有效的用于心肌梗死后早期危险分层的侵入性工具，在溶栓时代逐渐失去其优势。作为研究的终点，持续单形性室速的诱发率在溶栓前时代超过 5%，而现在已显著下降。已发表的试验几乎有一半发现程序刺激诱发的持续性室速无益于预测后期死亡率或心律失常事件。许多发生猝死的梗死后病人出院前的电生理检查阴性，表明这种检查较低的阴性预测准确性。另外，对于预测 AMI 后的心律失常事件，单用 EF 值要优于单用电生理学检查。因此，不推荐在无自发性室速的普通心肌梗死人群采用程序心室刺激来预测猝死。

一种首先采用 EF≤40% 和 Holter 监测到的室性心律失常（≥20PVCs.h^{-1}，≥10 个成对室早/天或室速周期≤600ms），继而进行电生理学检测的两步策略，可显著改善危险分层过程的阳性预测准确性，但也只能达到中等水平 18.2%。然而，来自 MADIT 和 MUSTT 的证据表明，一种采用减低的 EF 值<40% 和非持续性室速作为入选标准，继之行电生理检查的两步危险分层法，有助于选出高危的亚组患者，预防性的 ICD 植入可防止其猝死发作，尽管室速可诱导性的确切价值尚不明确。

9. 开通梗死相关的冠状动脉

梗死相关动脉（IRA）成功的再灌注可以降低快速性室性心律失常及猝死的发生率，这可能是由于再灌注增加了梗死边缘区心肌的电稳定性。一项多变量分析评价了 173 名心肌梗死后患者闭塞的 IRA，EF≤40%，晚电位，室性心律失常和临床变量的作用，发现在 12 个月的随访期中，只有 IRA 的开通与否是心律失常事件（猝死，被复苏的室颤，持续性室速）的独立预测指标。一项研究用冠脉造影（CAG）评价了闭塞的 IRA，发现对于预测心律失常事件（猝死，持续性室速和不明原因的晕厥）其敏感性为 78%，特异性 58%。在 244 名心肌梗死后患者中进行的另一项研究显示闭塞的 IRA 对室速和猝死联合终点具有相似的预测价值，但不如 EF 值，且阳性预测价值较低。

10. 结论

已采用无创的和有创的检测手段对心肌梗死后患者猝死的危险进行分层。溶栓时代心脏死亡率的下降增加了危险分层内在的限制性，即低阴性预测值。联合应用上述检测方法可部分克服这种限制性，但不可避免地会降低其敏感性。尽管不同方法的联合应用改善了它们的预测价值，但在一个合理的敏感性水平，其阳性预测准确性很少超过 40%。

现有资料提示，强有力的联合是反映结构损伤的标志（如低 EF 值）和反映与电不稳定性有关的自主神经失衡的标志（如低 HRV 或低 BRS）相关联的结果。

只有灵活、均衡的使用危险分层指标，才有可能成功选取适宜的治疗策略以降低猝死的发生率。

五、预 防

由于猝死尤其是快速性室性心律失常的机制复杂，我们需要寻找一些治疗的靶点。包括限制梗死面积和预防新发缺血事件（由冠心病病情进展及斑块的不稳定性引起）乃至调节神经内分泌激活，抗心律失常及抗纤颤治疗，所有这些均用以预防或终止快速性室性心律失常的发生。

对于室性心律失常而言,"一级预防"和"二级预防"这两个词有不寻常的意义。对于尚未发作威胁生命的室性心律失常但有这些心律失常倾向的高危患者,我们常将用来预防其发生持续性室性心律失常的治疗称为一级预防。将类似的用于已发作心脏停跳或晕厥/低血压性室速患者的预防性治疗称为二级预防。

1. 一级预防

(1) 无电生理学特性的药物:一些对心脏电生理学基础没有直接或只有间接效应的制剂,已显示可改善 MI 后患者的临床预后。

①血管紧张素转换酶抑制剂(ACEI):ACEI 治疗延缓向有症状性心力衰竭的进展,降低由于进行性心力衰竭和猝死引起的死亡。值得注意的是,ACEI 降低猝死的范围在 30%~54%,在一些研究中有统计学显著性。另一些研究可能低估了 ACEI 的作用,因为患者在有症状性心衰阶段发生心脏停跳常被认为是死于心力衰竭进行性加重。晚近的 EUROPA 研究表明,即使没有合并心力衰竭或心肌梗死,在低危的冠心病患者治疗中加入培哚普利也可以显著降低死亡率和心梗发生率。

②降脂药物:4S (Scandinavian Simvastatin Survival Study), CARE 研究和 LIPID (the Long-term Intervention with Pravastatin in Ischaemic Disease) 试验中,接受降脂治疗的患者其所有原因死亡率的下降与猝死的减少平行。在 4S 试验中,辛伐他汀治疗组的患者心衰发生率降低,这主要由于预防了其复发性心肌梗死;尽管没有提供有关猝死对总死亡率特殊作用的资料,入选患者的获益似乎部分依赖于急性冠脉闭塞和猝死的强烈相关。

新近证实,补充的 n-3 多不饱和脂肪酸但不是维生素 E(300mg)可有效改善 CAD 患者的临床结果。

③硝酸酯类:一些研究显示硝酸酯类的抗缺血效力并不能降低 AMI 患者的发病率和死亡率。事实上,溶栓前时代的资料提示,AMI 早期静脉应用硝酸酯可减少 35% 的所有原因死亡率。更多来自溶栓时代的资料证实硝酸酯类对 AMI 后第一个月生存的影响很小,约可减少 3~4 例死亡/1000 人。

④镁剂治疗:静脉使用镁剂的有效性尚有争议。在可疑心肌梗死患者中所行对照研究的荟萃分析表明,早期给予镁治疗可以使所有原因死亡的危险降低 45%。在大多数这样的研究中,死亡率的降低似乎是由 CHF 发生减少。更多最近的研究未能证实镁剂的益处。早期研究和新近研究有争议的结论似乎与新近研究中入选病人相对低危以及自症状产生到治疗的延迟(平均 12 小时)有关。

⑤溶栓及抗栓治疗:最近的几十年,溶栓治疗急性心肌梗死可降低 18%~50% 死亡危险的事实无可辩驳。约有 1/2~2/3 的 AMI 患者因相对禁忌、就诊较晚或缺乏有诊断价值的 ECG 改变而失去溶栓机会,这是溶栓治疗最大的局限性。

一部分溶栓的益处基于猝死的降低,尽管不同的试验中并没有这方面专门的资料。早期服用阿司匹林后溶栓治疗的益处可增加到 25%,而额外加用肝素并无裨益。大规模试验的直接对比显示现有不同溶栓药之间的益处无显著差别。

长期服用阿司匹林可使心肌梗死后患者的所有原因死亡率下降 25%。尽管这些结果由汇总资料而非单一试验所证实,但已证实心肌梗死后常规使用阿司匹林可以预防非致命性再梗死以及脑卒中的发生。尽管抵克力得不能增加缺血性心脏病患者的生存率,但由于它能降低中风的发生率,所以不宜使用阿司匹林的患者可以服用抵克力得。在预防死亡而非未来心血管事件方面,长期抗凝治疗的效果不如抗栓治疗。

⑥冠脉血运重建治疗：血运重建治疗可通过两种机制减少猝死：预防急性缺血和改变触发室性心律失常的心肌基础。经皮冠脉介入（PCI）或冠脉旁路移植（CABG）术都可以实现血运重建。

a. 慢性稳定性心绞痛：证实血运重建治疗能降低慢性稳定性心绞痛患者死亡危险的唯一证据来自20多年前进行的内科保守治疗与外科治疗的对比研究。这些研究没有把猝死从所有原因死亡中单列出来，但由于接受血运重建治疗的患者后期主要死于心脏原因，所以可以合理地推测冠脉旁路移植术可以降低猝死和非突然心脏死亡（non-猝死）的危险。

b. 不稳定性心绞痛：新近的试验显示，对不稳定性心绞痛患者早期积极的行CAG及血运重建治疗能进一步降低早期死亡、心肌梗死或复发缺血等联合终点的危险。一项研究证实，一年死亡率在介入治疗组显著下降，但无猝死的专门报道。这可归于与心肌梗死后左室功能不良相关的后期猝死患病数的下降。

c. 急性心肌梗死：急性心肌梗死后室颤通常出现较早，典型者在发病2小时内出现。除非患者就诊极为迅速，否则不论采用纤维蛋白溶解药或机械性血运重建，再灌注治疗在预防室颤中的作用有限。然而，由于再灌注治疗可降低室颤引起的心律失常死亡以及心源性休克、继发性室颤或心脏破裂所致的机械性死亡，所以它可明确降低心肌梗死住院期间的死亡率。另外，成功的血运重建及TIMI 3级血流可保存左室功能，防止心室扩大并减少引起室性快速性心律失常和猝死的基础。

PCI过程中血栓播散可导致点片状坏死，这些区域的VTs被认为是猝死的潜在机制之一。糖蛋白Ⅱb/Ⅲa受体拮抗剂的应用可降低干预后即刻至30天内不良事件的发生率，尤其可降低非Q波AMI的发生率。这一作用可以解释长期随访过程中该类药物的持续有益效应——主要体现PTCA后3年和支架置入1年的心脏死亡率明显下降，其原因可能涉及猝死发生率下降。当血栓负荷过重或退化斑块（如静脉桥的病变）而致糖蛋白Ⅱb/Ⅲa受体拮抗剂疗效不佳时，其他预防远端血管栓塞的措施（栓子剥除、抽吸系统、滤网）的疗效仍需进一步证实。

d. 心脏猝死的存活者：严重的冠状动脉粥样硬化是猝死存活者的常见病理改变，因而急性心肌缺血常为促发因素。在可诱发多形性室性心动过速、室颤、或存在已知的致心律失常的病理状态如左室室壁瘤的患者，成功的血运重建并不足以预防心脏骤停的发生。单独的冠状动脉血运重建治疗仅能抑制50%的持续性室性心律失常，而且，电生理检查阴性的患者同样为心律失常的高危人群。接受ICD治疗的心脏猝死存活者的记录分析提示其中包括很多心肌血运重建后未能诱发出持续性室性心律失常的患者。

（2）具有电生理特性的药物

近年来，临床研究的证据一致表明用抗心律失常药物抑制自发性、非持续性室性心律失常通常情况下并不能使危险性的降低。在某些情况下，如心肌梗死后，使用抗心律失常药物如钠通道阻滞剂则有害无益。

①钠通道阻滞剂：没有证据表明静脉注射利多卡因对预防急性MI患者的致命性心律失常的发生有效，实际上，同安慰剂相比，利多卡因的使用可导致一些与药物相关的损害。由于其促心律失常作用，预防性使用钠通道阻滞剂可增加所有原因的死亡率。这种有害效应的最确切的证据来自对恩卡尼、氟卡尼和莫雷西嗪的研究。总之，对MI后发现有室性心律失常的患者预防性地使用钠通道阻滞剂肯定无益，并可能是有害的。

②β-受体阻滞剂

过去20年中获得的证据令人信服地表明，β-受体阻滞剂治疗可改善心肌梗死患者的临床预后。对31个β-受体阻滞剂研究的分析显示只有13个研究报道猝死发生率下降，治疗组为43%（$n=7219$），而对照组为51%（$n=6956$）。有充血性心力衰竭病史或左室功能减退的患者死亡率的降低能达到最大的程度。选择性并不是决定疗效的关键因素，但选择药物时应考虑目前大多数资料都来自脂溶性药物的研究。这类药物改善预后的机制同猝死发生率大幅度减低（40%～55%）有关。β-受体阻滞剂也可降低再梗死的危险。最近问世的一些药物如溶栓药、ACE抑制剂、醛固酮受体拮抗剂以及血运重建治疗或阿司匹林并不能影响β-受体阻滞剂所带来的独立的临床预后的改善，研究显示危险性降低30%～50%。

总之，β-受体阻滞剂应该被作为急性MI、MI后患者的常规预防性治疗药物。目前MI后患者β-受体阻滞剂使用率仅为35%，需进一步提高。

③胺碘酮：已经进行的大量的研究明确胺碘酮可用于包括左室功能受损在内的高危患者的预防性治疗。早期的研究提示胺碘酮治疗可改善临床预后，但最近的随机研究显示对总的死亡率没有或只有很小的影响。不过，胺碘酮可使猝死发生率显著降低（约30%），其原因尚不清楚，这一效应可能被与药物相关的非猝死死亡率的增加所抵消。胺碘酮治疗中断的比例高达41%（尤其在双盲研究中，在开放研究GESICA中则较低），这可能导致低估了药物的疗效。回顾性分析显示药物治疗在MI后的死亡的一级预防中所得到的疗效，除胺碘酮外，其余部分的大多数来自与其合用的β-受体阻滞剂。胺碘酮对MI后患者临床预后的影响正在进行前瞻性研究。不过，如果为改善患者的预后，不推荐胺碘酮作为首选药物。

④钙通道阻滞剂

对照研究的资料显示，MI后接受钙通道阻滞剂治疗的患者所有原因死亡率总体上可能轻度升高。实验室的资料显示钙通道阻滞剂具有抗缺血作用，但尚缺乏该类药物治疗急性心肌梗死是否有益的决论性证据。可减慢心率的钙通道阻滞剂治疗冠心病可降低患者将来心肌梗死的危险，但对所有原因死亡率没有影响。相反，同样的患者接受可增快心率的钙通道阻滞剂治疗则有降低所有原因死亡率的趋势。总之，不推荐将钙通道阻滞剂用作有致命性室性心律失常危险患者的预防性治疗。

(3) 埋藏式心脏复律除颤仪

ICD最初是用来预防可威胁生命的猝死和持续性室性心律失常的发作，很快认识到ICD可有效地转复持续性室速和室颤。但直至进行了用所有原因的死亡率作为主要终点的临床研究后，人们才充分认识到这一装置的临床价值。因心律失常死亡的患者中，约30%～50%存在失代偿的充血性心力衰竭或急性缺血，这种基础病理状况意味着不同的预后，因此进行以死亡率为终点的研究是必需的。

MADIT是第一个有对照的一级预防研究，它入选了射血分数<36%和无症状性非持续性VT的患者。如程序电生理刺激可诱发持续性室速并不能被静脉注射普鲁卡因酰胺终止，该患者随机进入ICD治疗组或最佳药物治疗组。由于ICD治疗使总死亡率下降54%，该研究提前终止。这是装置治疗对死亡率的影响优于药物治疗的第一个确切的证据。随后进行的MUSTT研究也支持MADIT的结果。CABG-Path研究采用信号平均心电图监测的晚电位阳性和左室射血分数减低为危险标志，患者随机进入选择性CABG及ICD治疗组或无治疗组。中期分析显示各组间死亡率无差别，研究提前终止。该研究的两年死亡率为18%，而MADIT为32%。MUSTT为28%（对照组）。这一研究提出了一个问题，即晚电位作为危

险标志的价值如何。另一方面,血运重建对降低心律失常的危险起了重要作用。MADIT Ⅱ 的结果显示,ICD 治疗使 EF≤30% 的心肌梗死后患者的所有原因死亡率下降了 31%,提示应将 ICD 置入作为这类患者的一级预防治疗措施。但 ESC 专家工作组认为,在推荐将 ICD 置入作为这类患者的一级预防治疗措施前,还需要更加令人信服的循证依据,故目前仅将其推荐为 Ⅱa 适应证。

总之,ICD 和最佳药物治疗的一级预防研究令人信服地证明了 ICD 治疗在高危人群(即左室功能减退、非持续性 VT 和程序刺激可诱发持续性室速的患者)中较药物治疗能更明显地降低所有原因的死亡率。

2. 二级预防

(1) 具有电生理特性的药物

传统上,MI 后发生 VF 复苏成功的患者总是接受具有电生理特性的药物治疗。所采用的药物总是依据其是否可抑制 VT 发作或使 VT 不能被诱发,这种模式更依赖经验而不是用对照的方法。一些研究结果认为胺碘酮是猝死二级预防的最有效的药物。然而,由于最近研究认为 ICD 治疗对这组患者有较好疗效,极大地限制了将抗心律失常药物作为猝死的二级预防的首选方法。

(2) 埋藏式心脏复律除颤仪

三个前瞻性随机研究评价 ICDs 作为猝死高危患者二级预防的疗效。入选这些研究的患者中,约 80% 为冠心病(超过一半的病例由心肌梗死病史),约 10% 为非缺血性心肌病(主要是扩张型心肌病),约 5% 没有原发心脏病。

这些研究中规模最大的是 AVID,在 3 年研究随访中,较胺碘酮相比,ICD 治疗使死亡率明显降低,达 31%。另一方面,其他两个研究也观察到 ICD 治疗使死亡率下降(CIDS 研究 5 年随访为 18%,CASH 研究 9 年随访为 23%),但都无统计学意义。最近,有人将上述三个研究的每个患者个体的真实资料汇总为一个数据库进行 meta-分析,将接受 ICDs 治疗的 934 名患者和接受胺碘酮治疗的 923 名患者进行对比。汇总分析得到的结论同每一个研究的结果是一致的。在该研究中,6 年的随访数据表明 ICD 与胺碘酮在预防所有原因死亡方面疗效的精确估计为相对危险度减少 0.27(95% C.I.:0.11~0.41)。

自从导管消融方法引入临床后,对 MI 后药物治疗无效的顽固性室速的起源部位进行消融已取得了 60%~90% 的治愈率;但这一治疗方法有约 40% 的复发率,还有约 2% 的急性并发症发生率。这一治疗被推荐用于持续性、药物治疗无效和血流动力学稳定的 VT,临床治疗成功似乎并不能改善长期生存率。

最初采用手术治疗同冠心病相关的室性心律失常是因为手术可能减低和冠心病相关的猝死的内在危险。由于最近 ICD 的应用,重新评价了手术治疗的作用。手术治疗可能改善长期的生活质量,因此当心律失常对其他治疗措施无效且手术风险低的患者可考虑接受手术治疗,但手术并不能显著地改善预后。

(胡大一)

第六节 女性冠心病

冠心病已成为工业化国家女性死亡的主要原因,尤其在绝经期后女性其危险性迅速而显著增加。在美国,女性冠心病年死亡人数达25万。女性患者在心肌梗死发生后数周内死亡的危险性是男性患者的2倍,在心肌梗死后1年内死亡的人数亦多于男性。然而,大多有关冠心病的研究常以男性为主要对象,对女性冠心病患者进行预防、监测和治疗方面的资料主要基于对中年男性患者的研究结论,而后者能在多大程度上适用于老年绝经期后女性患者,尚不明确。因此,在冠心病的诊断和处理上便出现了性别偏倚问题,也成为近年来冠心病学领域研究和争论的热点之一。本章主要从女性冠心病的临床特点、危险因素和近年来人们所关注的雌激素替代治疗问题进行讨论。

一、临床特点

(一)女性冠心病患者发病年龄晚

女性冠心病患者发病年龄晚,病死率则高于男性。Framingham心脏研究表明,女性冠心病患者出现症状平均晚于男性10年,心肌梗死或猝死平均晚20年,35岁至94岁人口中冠心病死亡率女性为23%,男性为34%,65岁以前差别更大,分别为17%和39%,65岁以后则分别为26%和31%。而在各年龄段急性心肌梗死患者中女性患者病死率均高于男性。

(二)女性冠心病症状不典型

女性冠心病患者多以心绞痛为首发表现,而首先表现为心肌梗死和猝死者较少,且症状不典型。男性心肌梗死患者典型表现为胸骨后压榨样疼痛,伴出汗和气短;而女性患者往往缺少典型症状,多表现为后背痛、周身疲乏、下颌痛以及上肢麻木刺痛等;女性胸痛患者去看心脏科急诊者少于男性,女性心肌梗死发病后30分钟内接受首次体格检查者亦少于男性,从发病到开始溶栓治疗的平均时间较男性延迟14分钟;首次负荷试验异常的可疑冠心病患者中接受其他诊断措施者女性较男性少,而且,女性患者不易接受冠状动脉造影检查以及静脉硝酸甘油、肝素和溶栓治疗等措施,而较多应用安慰剂和镇静剂等药物。

(三)女性患者对各种冠心病诊断措施的敏感性和特异性与男性不同

心电图运动负荷试验(EET)对诊断女性冠心病的可靠性明显低于男性,有资料显示,EET诊断冠心病的真阳性率女性与男性分别为33%和89%,假阳性率则分别为69%和8%。核素心肌灌注显像(MPI)可以直接显示心肌灌注,因此,核素运动负荷MPI对冠心病诊断的敏感性和特异性高于EET,对诊断冠心病的可靠性女性与男性近似。由于乳腺对核素的衰减作用,核素MPI在女性假阳性率略高于男性,但其特异性在90%以上。在有典型胸痛的女性中冠状动脉造影阳性率仅35%~62%,不典型者<20%;而90%典型胸痛的男性患者冠状动脉造影均显示有意义的冠状动脉病变。

(四)女性冠心病对各种治疗措施的反应不同于男性

无论药物治疗还是外科治疗,女性患者均有较高的死亡率。女性患者接受溶栓治疗者一般少于男性,可能因女性患者入院较迟、年龄较大,因此符合溶栓适应证的女性病例较少;此外,接受溶栓治疗的女性并发症发生率和病死率亦高于男性。多项研究证实女性患者行血运重建治疗的风险性较高。尽管远期预后是好的,但女性患者经皮冠状动脉成形术的手术并发症率高于男性,主要由于基础的心血管危险因素较多,且冠状动脉直径较小;手术死亡率女性较男性高 3 倍。女性患者行外科搭桥手术的并发症及死亡的风险性亦较高，且住院时间较长，主要由于女性患者行外科搭桥手术的时机往往迟于男性患者。不过，女性患者搭桥术后的长期预后好，其病情恢复和改善的过程与男性相似。近年来情况有所改善，急诊介入治疗在女性冠心病患者的应用显著增加，只是女性患者往往要到临床症状比较严重时方能被识别，因此，应用适当的诊断措施早期识别症状可疑的高危女性冠心病患者值得高度重视。

二、危险因素

冠心病主要危险因素包括血浆低密度脂蛋白胆固醇（LDL-C）水平升高、高密度脂蛋白胆固醇（HDL-C）水平降低、吸烟、高血压和糖尿病，肥胖和久坐的生活方式亦被认为是冠心病危险因素，其中 HDL-C 水平降低，糖尿病和绝经等危险因素对女性患者尤其重要。

（一）吸烟

有研究显示，在中年女性心肌梗死患者中吸烟者占 50%，吸烟者甚至少量吸烟者（每天少于 5 支）冠心病发病的危险性是不吸烟者的 2~3 倍，而在戒烟后 3~5 年内其冠心病危险性可降到不吸烟者同等水平。因此，吸烟是女性冠心病患者可预防的一个主要因素。

（二）肥胖

肥胖女性较保持理想体重的女性罹患心肌梗死的可能性高出 35%~60%。有资料显示，体重指数（BMI）在 29 以上的女性冠心病危险性升高 3 倍，甚至轻中度肥胖（BMI 25~28.9）的妇女冠心病危险亦近乎高 2 倍。研究表明，肥胖是心血管疾病的独立预测因素，尤其腹部肥胖是女性冠心病的重要危险因子。

（三）血浆脂蛋白

血浆脂蛋白是心血管危险的主要决定因素，而且越来越多的证据表明，女性对降脂治疗反应良好。血浆 LDL 和 HDL 是女性冠心病危险的独立预测因素。无论基础血脂水平或年龄如何，女性和男性同样获益于 LDL-C 水平的降低。4S 研究和 LIPID 研究结果显示，胆固醇水平降低的临床益处在男性和女性冠心病患者相似；而 CARE 研究则表明，对降低胆固醇的反应女性优于男性，女性患者主要冠脉事件降低 46%，而男性为 20%。

HDL-C 水平在女性尤为重要。HDL-C 水平降低对女性和男性冠心病均有预测作用，尤其对 65 岁以上的女性较同龄男性为更强的危险因素。Framingham 研究表明总胆固醇（TC）与 HDL-C 之比与男性和女性冠心病危险之间均具有密切关系。TC/HDL-C 之比在 7.5 以上的男性和女性冠心病发生率相似。甘油三酯（TG）水平升高亦是 65 岁以上男性和女性冠心病危险的预测因子，而且在女性似乎具有更显著意义。高甘油三酯血症可能是"代谢综合征"的一个标志，其危险可能与所伴随的胰岛素抵抗、纤溶酶原激活剂抑制因子-1 等促凝因素水平升高以及 HDL-C 水平降低有关。

（四）绝经期

女性冠心病危险性随雌激素水平下降而显著增加，无论是因手术切除卵巢还是自然绝经所致。有研究表明，激素替代治疗（HRT）可降低冠心病危险 50%。尽管雌激素的心脏保护机制尚未完全明确，但已证实 HRT 可降低 LDL-C 和 LPaα，升高 HDL-C，保护内皮功能。

（五）糖尿病

对女性而言，糖尿病是比对男性更强的危险因素，可显著增加中年女性冠心病、缺血性中风和心血管死亡的危险。糖尿病可加剧其他冠心病危险因素，抵消雌激素的心脏保护作用,使冠心病危险在女性增加3～7倍,而在男性增加2～3倍。合并糖尿病的女性冠心病患者较无糖尿病者死亡率高3～7倍,而在男性患者高2～4倍。前瞻性研究资料表明,糖尿病可增加非致死性心肌梗死和致死性冠心病的危险性;在存在吸烟、高血压、肥胖等其他心血管危险因素情况下,因糖尿病增加的冠心病危险性较大。一项病例对照分析表明,患有糖尿病而无其他危险因素的55岁以下的女性较无糖尿病者冠心病死亡危险增加15倍。在胰岛素依赖型糖尿病患者严格控制血糖可降低进一步发生糖尿病并发症的危险。由于其他冠心病危险因素如肥胖、高血压和吸烟通常与糖尿病有一定关系,因此,建议糖尿病患者积极改善生活方式是冠心病预防的重要环节。

三、雌激素替代治疗

冠心病是世界范围内绝经后女性死亡的主要原因,探索治疗和预防冠心病的最佳方法一直是人们所关心的问题。多年来,雌激素因其对血管内皮功能和胆固醇水平的有益作用似乎成为这样一种很好的治疗手段。然而,新近的临床试验表明长期雌激素替代治疗(HRT)对降低有明确冠心病的女性患者主要心血管事件的危险性无益。

虽然与同年龄绝经期前女性相比,男性心血管死亡率较高,但在整个女性人群中经年龄校正后的心血管死亡率超过男性,这种差异在于绝经期后女性心血管事件发生率较绝经期前女性显著升高。有研究者推测内源性雌激素丧失可能加速动脉粥样硬化进程,从而增加未来冠脉事件的危险性。

长期以来,HRT一直被认为具有心脏保护作用,因为大量研究证实应用雌激素可减少心血管事件。另外,动物实验和临床试验资料均显示雌激素对血管内皮、心肌和心血管危险因素(血脂和脂蛋白)具有有益作用。

但在HERS研究完成后的过去几年中,有关雌激素对心血管疾病预防作用的观点发生了很大变化。HERS研究是第一个评价HRT对心血管疾病二级预防效果的临床试验,尤其着重于观察HRT对非致死性心肌梗死和冠心病死亡的影响。该研究是一项多中心、随机、双盲、安慰剂对照的临床试验,共入选2763例绝经后女性冠心病患者,予HRT治疗平均4.1年,结果冠心病事件包括非致死性心肌梗死和冠心病死亡的总体发生率与安慰剂相比并无降低,几个次要终点亦无显著性差异,甚至在第一年中冠脉事件在治疗组是增加的,而在随访3～5年时呈现减少趋势。因此,HERS研究不仅表明HRT对心血管疾病的二级预防总体上无益,而且提示HRT可能在某些女性患者开始治疗的短时间内可能增加心血管事件的危险性。

在HERS研究之前,很少有研究注重HRT对冠心病危险的早期影响,其中两项对无心肌梗死病史的女性患者的研究显示,应用HRT 1年以内对心肌梗死发生的危险无影响,而另一项对住院患者一级预防的病例对照研究表明,短期应用HRT可增加心脏事件的危险。近年一些前瞻性研究结果均支持HERS研究所得出的HRT增加早期危险的结论。对此结果的解释包括其可能的促凝作用、致炎作用、合并用药的影响以及雌激素所引起的高甘油三酯血症等。ERA研究、WAVE研究和PHASE研究是另外三项HRT二级预防的临床试验,ERA研究表明HRT对至少一支冠脉狭窄≥30%的绝经后女性的平均最小冠脉直径无影响,WAVE研究表明HRT和抗氧化剂对绝经后女性冠心病患者均不能提供心脏保护作用,而PHASE研究则提示给药途径不是造成口服雌激素缺乏心脏保护作用的原因。正在进行的WELL-HART和EAGAR研究将进一步对相关问题作出评价。

EPAT 是已经公布的有关 HRT 一级预防的临床试验，其结果提示 HRT 仅对未服用降脂药的患者可减慢其亚临床动脉粥样硬化，而使用降脂药的女性不能再从 HRT 中获益。正在进行的 WHI 和 WISDOM 研究的结果将阐明长期 HRT 治疗的总体效果。

总之，现有资料提示 HRT 对心血管系统可能有正反两方面的复杂影响，对考虑 HRT 治疗的女性应根据个体化原则充分评价其危险和获益，目前不推荐在所有的绝经后女性冠心病患者常规应用 HRT。

（霍　勇　王贵松）

第七节　高龄冠心病

一、概　述

WHO 定义年龄大于 65 岁为老年人，而我国定义年龄大于 60 岁为老年人。我国已进入老龄化社会，1999 年我国 60 岁以上的老年人口已占总人口的 8.5%，60 岁以上的老年人口已达 1.5 亿，并以 3% 的速度快于人口增长的速度增长，目前中国 60 岁及以上的老年人已达到 1 亿 3 千多万，占全国人口总数的 10% 以上。本世纪中叶将达到 4 亿多。预计 2025 年和 2040 年，我国老龄人口分别达到 2.8 亿和 3.9 亿，可达人口总数的 19% 和 25%。

冠心病是严重威胁人类健康和生命的疾病，是多数发达国家成人最主要的死亡原因。据美国年 NHIS 调查结果显示，2001 美国心血管疾病的病死率占总病死率的 60%，由于心血管疾病而死亡的人数占总死亡人数的 38.5%。2001 年 6440 万名患心血管疾病美国人中，估计有 2530 万人年龄在 65 岁以上；新发生的心肌梗死 56.5 万例，再梗死 30 万例；冠心病的死亡率是 177.8/10 万人口；冠心病总的死亡人数 66.9 万，心肌梗死总的死亡人数 23.3 万。死于冠心病的患者 84% 年龄在 65 岁以上。在 75 岁以下的人群，冠心病占心血管事件的一半以上。有资料显示美国 65 岁以上人群有半数是因冠心病死亡。由于冠心病而死亡者，75% 是于老年人。在我国，冠心病的患病率和死亡率均有上升趋势。随人口的老龄化，老年人冠心病的发病率逐年增高，老年人的心肌梗死成为致死的最常见疾病。我国首钢居民冠脉事件调查显示，45～54 岁年龄组心肌梗死发病率男性 85.76/10 万人，女性 26.95/10 万人，心肌梗死死亡率男性 13.12/10 万人，女性 2.52/10 万人，冠心病猝死男性 31.5/10 万人，女性 6.73/10 万人；55～64 岁年龄组心肌梗死发病率男性 154.2/10 万人，女性 92.25/10 万人，心肌梗死死亡率男性 23.9/10 万人，女性 16.1/10 万人，冠心病猝死男性 43.03/10 万人，女性 21.96/10 万人；65～74 岁年龄组心肌梗死发病率男性 236.84/10 万人，女性 261/10 万人，心肌梗死死亡率男性 38.82/10 万人，女性 72/10 万人，冠心病猝死男性 135.89/10 万人，女性 90/10 万人；≥75 岁年龄组心肌梗死发病率男性 162.84/10 万人，女性 150.65/10 万人，心肌梗死死亡率男性 74.03/10 万人，女性 84.74/10 万人，冠心病猝死男性 177.67/10 万人，女性 112.99/10 万人。由此可见，老年人冠心病的发病率，死亡率和并发症均非常高。

二、动脉粥样硬化与老年冠心病

我国动脉粥样硬化病理普查发现，在 30～39 岁组约有 32% 冠状动脉发生粥样硬化，而在 60～79 岁年龄组，冠状动脉发生粥样硬化的比例约 87%，其中造成冠状动脉管腔 50% 以上狭窄的病变占40%。

现已知冠心病的发生与以下危险因素有关：

（一）年龄

年龄大于60岁的老年人是冠心病的高危人群。年龄是动脉粥样硬化的独立的危险因素。男性45岁以后，女性55岁或女性绝经期后，动脉粥样硬化的程度加重。

（二）高血压

据统计，年龄大于60岁的人群高血压的患病率可达三分之一，而年龄大于65岁的人群，患病率可达二分之一。有研究提示，收缩压对冠心病发病的影响强于舒张压。老年人的高血压约有65%是收缩期高血压。收缩期高血压在老年冠心病的发病因素中起重要作用。血压水平越高，发生冠状动脉粥样硬化的危险性也就越大。收缩压大于160毫米汞柱和或舒张压大于95毫米汞柱，冠心病的患病率比正常血压者升高4倍。高血压是冠心病的一个独立的危险因素。心肌梗死的发病率与死亡率随血压的升高而升高。

（三）高胆固醇血症

近年来，高胆固醇血症在老年冠心病中所起的作用日益受到重视。血清总胆固醇和低密度脂蛋白胆固醇水平随增龄而变化，在20~50岁男性稳定上升，至50~60岁达到高峰，然后血清浓度保持恒定，直至70岁以后开始下降；女性55~60岁与男性水平相当，60~70岁达到高峰。低密度脂蛋白胆固醇（LDL-C）水平升高，高密度脂蛋白胆固醇（HDL-C）水平降低，是粥样硬化的主要危险因素。有研究发现，老年冠心病患者血清总胆固醇水平高于非老年冠心病患者，但低于中青年患者，而老年冠脉病变支数却多于中老青患者，可能与老年人糖尿病、高血压病的患病率增加，并同时有吸烟、抗血栓、抗氧化能力下降和血管内皮更易损伤等多种危险因素共存有关。

有研究显示老年人血清总胆固醇水平升高1%，冠心病的发生率升高2%~3%，65岁以上老年男性，血清总胆固醇水平升高是冠心病的一个独立危险因素。LDL-C升高和HDL-C降低是老年冠心病强有力的预测因子。在老年人中，HDL-C水平可预测冠心病的发生和冠脉事件的发生。有研究发现，血浆HDL-C<0.9mmol/L的患者，患冠心病的相对危险是HDL-C>1.54mmol/L者的2.5倍。

（四）糖耐量异常和糖尿病

老年糖尿病患者的心肌梗死发病率高于无糖尿病者，在女性尤为明显。男性糖尿病患者心肌梗死发病率约为无糖尿病者的2倍，而在女性则为3.5倍。糖耐量减低的老年患者心肌梗死发病率也增高。糖尿病患者动脉粥样硬化的发生率是非糖尿病者的2~3倍。除了常见的糖尿病微血管合并症外，动脉硬化大血管合并症是糖尿病患者死亡的重要原因。特别是糖尿病患者经常伴随胰岛素抵抗、高甘油三酯血症、HDL-C降低、向心性肥胖和高血压，可以加速动脉粥样硬化的进程。高血糖症可以促进LDL的非酶糖化，经过这种方式修饰的LDL，像氧化的LDL（OxLDL）一样，可引发动脉硬化。其他脂蛋白，如富含甘油三酯的颗粒或apo(a)也可以加速糖尿病患者的动脉粥样硬化进程。另外糖尿病患者的血栓前状态与纤溶异常有关，也参与了动脉粥样硬化的进程。

（五）吸烟

研究表明，在男性，吸烟可以降低HDL-C水平12%；在女性，HDL-C水平可以降低7%。此外，吸烟可以引起冠脉痉挛影响冠状动脉血流。吸烟可以损伤内皮细胞功能，影响纤维蛋白原水平及血小板的聚集。研究资料显示，戒烟后可以迅速降低心血管事件的发生率，提示吸烟可以促进血栓的形成或与斑块的稳定性及粥样硬化病变的进程有关。例如吸烟者纤维蛋白原水平升高，与粥样硬化和急性心血管事件有关。吸烟者的自由基产生增加，可以导致内皮细胞的功能障碍，通过这一途径参与动脉粥样硬化的发生。

（六）体力活动减少

Zutphen 研究表明：64~84 岁的老年人体力活动越多，心血管病的死亡率越低。缺少运动的生活方式可以使 HDL-C 降低，体重增加，血压升高，发生胰岛素抵抗。

由此可见，冠心病的危险因素在高龄老人中非常常见，这可以解释老年冠心病的发病率升高的原因。老年冠心病的特点除发病率高、死亡率高外，其临床表现也有其特殊性。

三、冠心病相关的实验室检查

（一）心电图

老年患者常见 ST-T 改变。此外，可见电轴左偏，房性或室性早搏，Ⅰ度房室传导阻滞，束支传导阻滞及心房颤动。左前分支阻滞的发生率随年龄而增加，70 岁时发生率可达 20%，80 岁时可达 30%。约一半以上的稳定心绞痛患者静息心电图正常。

心电图在高龄老年人中心肌梗死的诊断率仅为 57%，而在非老年人可达 67%。

老年人心肌梗死应注意正后壁高侧壁心梗和非 Q 波心梗。此外，再梗死和多部位梗死的发生率较高。

（二）运动负荷试验

可用于判断心肌缺血，并可了解心功能储备，判断冠状动脉病变严重程度，评价预后及治疗效果。老年人运动心电图异常的发生率明显增高，可能与老年人冠状动脉病变的发生率明显增高，病变的严重程度也高于年轻人有关，因此心脏事件的危险性显著增高。

（三）24 小时心电图监测（Holter）

可以发现老年人的无症状心肌缺血和心律失常，有研究提示无症状心肌缺血的发生率是有症状的 4 倍。

（四）超声心动图检查

可以发现缺血局部室壁运动减弱或消失，室壁瘤时可见矛盾运动。80 岁以上的高龄老人多存在运动耐量受限，对于运动受限的老年人如无禁忌可考虑超声心动图药物负荷试验。

（五）核素心肌灌注显像

放射性核素检查可以提供有价值的资料，特别对早期诊断、梗死部位与大小、左右心室功能的测定等。目前，核素在急性心肌梗死的应用有三种技术：心肌灌注显像、急性心肌梗死"热区"显像，核素心室造影。

1. 心肌灌注显像　对急性心肌梗死的早期诊断有价值，特别是对某些心电图改变不典型的病例，^{201}铊更有价值。如心肌梗死合并左束支传导阻滞，对右室梗死的诊断，^{201}铊心肌显像也有帮助。此外，^{201}铊心肌显像对急性心肌梗死的定位诊断和心肌梗死范围大小的确定，均可提供有价值的资料，特别是系统观察可以鉴别缺血区与真正梗死区的大小。

2. 急性心肌梗死"热区"显像　常用的有 ^{99m}Tc 焦磷酸盐，对急性心肌梗死诊断的阳性率为 90%~95%，特异性为 80%~92%，特别对下述情况临床价值比较大：①症状不典型，尤其老年患者；②小灶穿透性心肌梗死或非穿透性心肌梗死；③心肌梗死合并心律失常如完全性左束支传导阻滞；④再梗死病人其心电图无典型心肌梗死演变过程者；⑤右室梗死；⑥冠状动脉搭桥术、PCI 后疑有急性心肌梗死时。

3. 核素心室造影　可以监测急性心肌梗死后病人左右心室的功能，其中包括整体射血分数与局部射血分数，室壁运动、心室舒张期功能如高峰充盈率（PFR）与高峰充盈时间等。这不仅对疗效的观察、预后的估价有十分重要的意义，而且对某些并发症的诊断如室间隔穿孔、乳头肌功能不全、室壁瘤等可提供有价值的信息。

（六）冠状动脉造影和心室造影

老年患者冠状动脉复杂病变比例高，弥漫病变多，冠脉钙化程度重，老年急性心梗患者冠脉常为多支多处病变，再狭窄率发生率高。冠状动脉造影了解冠状动脉病变情况，诊断冠心病，并可指导冠心病的治疗。一项关于高龄冠心病患者的冠状动脉病变的造影特点研究提示，年龄大于75岁的高龄老人以多支病变为主，且侧支循环较丰富；高血压，糖尿病及心肌梗死病程对冠状动脉病变程度有重要影响。

（七）心脏损伤标志物

由于老年患者的临床症状不典型，并且高龄患者的心肌梗死的心电图诊断率较低，因此，心脏损伤标志物在急性冠脉综合征的诊断中有重要价值。

美国心脏病学会（AHA）和美国心脏病学院（ACC）都倾向于使用TnT（TnI）诊断心肌梗死，结合临床TnT或者TnI升高可以诊断心肌梗死。有研究发现，在CK-MB正常的急性冠状动脉综合征病人，有30%～40%的急性病人肌钙蛋白增高，认为这些病人发生了微小心肌梗死（microinfarction），其心脏事件的危险性增加5～10倍，强化抗凝治疗（低分子肝素或者血小板膜糖蛋白Ⅱb/Ⅲa受体拮抗剂）的获益也最大。

四、老年心绞痛表现

（一）症状

仅有不到1/3的老年患者出现典型的心绞痛症状，而多数呈非典型表现。最常见的症状是呼吸困难，其次是头晕、眩晕、乏力、神志障碍、腹痛、上腹部不适或胸骨后烧灼感，谵妄或晕厥，左肩臂痛或颈部紧束感，心悸等不典型症状。

（二）评估

老年人胸部不适，呼吸困难及乏力是常见症状，但对其评估有一定难度。老年人体力活动减少，高龄老人对缺血性疼痛的感觉减退。对≥65岁的老年人，不管心绞痛症状典型与否，3年心血管病的死亡率相似。

五、稳定心绞痛

稳定心绞痛是指心绞痛症状发生数周内严重程度无变化。发生于心肌灌注与心肌氧需求平衡失调时，其病理基础几乎都是冠状动脉粥样硬化性狭窄。通常认为冠状动脉腔径狭窄至少为50%～70%，冠状动脉血流不能满足体力活动所需要的心肌供血。狭窄严重程度不仅取决于腔径的减小，还取决于狭窄的长度和狭窄病变的数目。多数慢性稳定型心绞痛病人的预后相对较好，研究显示平均年死亡率约为2%～3%，每年非致死性心肌梗死发生率约为2%～3%。然而，由于老年人心脏储备能力下降，易合并左心室功能严重受损及心衰，属于高危病人。

冠心病的发病率随年龄而增高，老年患者的病情可能较为严重，症状更不典型。在老年慢性心绞痛患者，使用阿司匹林、β-受体阻滞剂、ACEI和他汀类药物至少与非老年人一样获益。TIME研究将305名≥75岁慢性心绞痛患者分为血运重建组和强化药物治疗组，随访6个月后发现，血运重建组较药物治疗组症状和生活质量改善更明显，主要心脏事件的发生更低（19% vs. 49%），但两组间死亡率或非致死心肌梗死的发生无差异。

对于老年慢性心绞痛、有症状的患者行PCI和冠脉搭桥术（CABG），可改善症状和患者的生活质量，但PCI和CABG相关的并发症和死亡率随年龄而增高。

六、急性冠状动脉综合征（ACS）

急性冠脉综合征包括不稳定性心绞痛、非ST段抬高的心肌梗死（NSTEMI）、ST段抬高的心肌梗死（STEMI）和冠心病所致猝死的一系列临床急性事件。以下与年龄有关的因素影响急性冠脉综合征：大血管硬化、舒张早期充盈受损、内皮功能受损、缺血预适应调节受损、心肌细胞凋亡、血管生成减少、β-肾上腺素能受体的反应性降低。

不稳定性心绞痛是指原心绞痛症状无任何原因地突然恶化，或发生在活动量较小或静息状态时的新发心绞痛，与动脉粥样硬化斑块破裂、随后冠状动脉内血栓形成有关。

急性冠状动脉综合征可分为ST段抬高和非ST段抬高的急性冠状动脉综合征两大类，这种分类对于治疗非常重要。ST段抬高的病人尽早实现冠状动脉血流的再灌注（溶栓疗法、PCI或者CABG）；非ST段抬高的病人不宜溶栓治疗，应在住院观察和充分的抗凝和抗缺血的基础上，进一步进行危险分层。

不稳定性心绞痛患者TnT（TnI）升高是发生心血管事件的高危人群，应该使用低分子肝素、血小板膜糖蛋白Ⅱb/Ⅲa受体拮抗剂，并应积极进行介入干预。对充分抗凝和抗缺血治疗48小时仍不能满意控制心绞痛发作、新出现的心功能不全或发作时血压下降的高危病人，应紧急行血运重建措施如急诊PCI或者CABG；非ST段抬高的急性冠状动脉综合征病人应尽早行冠状动脉造影，以确定进一步的干预措施。

CURE研究表明，对不适于血运重建治疗的患者，使用氯匹格雷加阿司匹林可获益。对拟行PCI的患者，除使用阿司匹林和肝素外，PCI前应加用氯吡格雷。氯吡格雷的作用机制和效果与噻氯匹定相当，但比噻氯匹定更安全，可以广泛、有效和安全的用于急性冠状动脉综合征。CAPRIE试验证实氯吡格雷疗效可能优于阿司匹林。CURE和PCI-CURE试验证实，在非ST段抬高的ACS病人，无论是否行介入治疗，无论是高危还是低危病人群，在阿司匹林和肝素/低分子肝素基础上加用氯吡格雷可以带来额外获益。氯吡格雷在ACS首剂应为300 mg，以后每日75 mg，至少应用一个月，推荐用9个月或者根据病情更长。

七、老年ST段抬高的心肌梗死（STEMI）

在急性心肌梗死的患者中，约60%年龄超过75岁。急性心肌梗死21天内的病死率随年龄而增高：<65岁为7.7%，65～75岁为18.1%，>75岁为33.1%。

（一）临床表现

1. 急性心肌梗死典型的症状是疼痛位于胸骨后或心前区，性质可与往日的心绞痛相似，程度更剧烈可放射至颈部、下颌、咽部和牙齿，时间大于30分钟，休息和含服硝酸甘油症状不缓解，常伴烦躁不安、出汗。

老年急性心肌梗死的首发症状往往不典型，出现典型症状者不到40%。老年心肌梗死最常见的症状是气短、呼吸困难，这可能是由于左心室舒张末压升高而引起肺静脉压升高所致。

在80岁以下病人中，疼痛仍是老年性心肌梗死的主要表现，除一部分表现为胸痛外，疼痛可发生于其他部位,如约10%表现为上腹部疼痛,可伴有恶心呕吐;部分患者的疼痛可发生于头颈部,咽喉和下颌部,还有部分是以牙痛、颈痛、肩背痛等为首发症状。

部分患者可无疼痛表现。无痛性心肌梗死是老年人心肌梗死的重要特征。国内外报道老年人无痛性心肌梗死约占15%~75%。老年患者、糖尿病或高血压患者无疼痛症状,可能与以下原因有关:老年人对疼痛感觉迟钝,伴有脑功能障碍神志欠清,或因心肌梗死的其他严重合并症而掩盖症状。真正的无痛需具备以下标准:①无典型的胸痛,包括刺痛、隐痛、钝痛、灼痛、闷痛等任何形式的胸痛;②无左肩左臂疼痛;③无背痛;④除外意识丧失、偏瘫、突发的严重并发症造成神志恍惚而不能诉说症状者。按以上标准,80岁以上所占比例较高,有报道小于60岁者10.25%,60~79岁为25.11%,大于80岁者为50%。

由于老年人心肌梗死症状不典型,当出现以下症状时应注意心肌梗死的发生:突然出现的胸闷、气短、呼吸困难、上腹痛、恶心、呕吐等消化道症状而无原发病可以解释;单纯肩背部颈部疼痛;突发的急性心功能不全或原有心功能不全加重;无原因突然发生的休克;严重心律失常;头晕,晕厥;极度疲乏;出现上述情况应进行连续心电图和血清酶学检测,警惕急性心肌梗死的发生。

2. 心力衰竭和休克 老年患者急性心梗时约有30%~40%以心力衰竭和休克为表现。国内外报道老年性急性心肌梗死临床首发症状表现为心功能不全者占20%~74%,国外学者检查370例75岁以上患者,发现有心衰的患者中48%有心肌梗死。因此,当老年人突发不明原因的呼吸困难、胸闷、气喘、心悸等,要注意除外急性心肌梗死的存在。老年人心衰表现可以不明显,因高龄老人卧床无活动很难发现劳力性呼吸困难;有些老人活动时无心慌气短,仅有极度疲倦;如老年人有不同寻常的大汗,尤其是发生于面部和颈部,应注意有无心衰。老年患者发生面积较大的透壁心肌梗死,常发生心力衰竭,可在短时间内因急性肺水肿和心源性休克而死亡。老年AMI合并心力衰竭易加重或诱发肝肾功能障碍,甚至诱发多器官衰竭,临床表现复杂多变。休克多见于广泛前壁心肌梗死或不同部位的再梗患者。

3. 严重心律失常 老年急性心肌梗死早期由于心肌电活动不稳定,易发生严重心律失常及猝死。常见的心律失常为室性心律失常和缓慢心律失常。

4. 以脑部症状为突出表现 老年人急性心肌梗死时心排血量下降,可使脑血管血流减少,由于神经反射的调节,动脉痉挛,加重老年人的脑供血不足,或出现脑血管破裂、脑血管血栓栓塞。临床上由于老年人的脑部症状突出而掩盖了急性心肌梗死的症状。老年人突然出现的神志不清,意识丧失并不少见,出现精神意识障碍时应除外急性心肌梗死。

5. 晕厥 多见于急性下壁心梗的早期迷走神经张力高的患者,因出现严重的窦性心动过缓或高度房室传导阻滞,表现为心率慢,血压降低,晕厥。

6. 猝死 有文献报道,在老年人的猝死原因中冠心病占60%~70%。猝死的发病年龄高峰为55~65岁,随年龄增加猝死的发生率有所下降,但在老年人因猝死为首发表现的急性心梗亦不少见。因急性心肌梗死出现室颤或心脏停搏,多发生于院外,复苏后证实为急性心肌梗死。

7. 胃肠道表现 下壁心肌梗死可有消化道症状。表现为恶心、呕吐、上腹痛,体检时可有上腹压痛和腹肌紧张等。当老年人意识清醒,未用过吗啡、度冷丁等镇痛剂及过去从无消化道疾病者突然出现上述胃肠道症状时,应想到心肌梗死的可能。

(二) ST段抬高的心肌梗死STEMI的治疗

急性心肌梗死是在冠状动脉硬化斑块破裂基础上形成血栓使管腔闭塞,心肌血供中断,心肌发生坏死。因此急性心肌梗死的治疗的关键是及时恢复冠状动脉血流，即心肌再灌注疗法，开通梗死相关动脉，限制梗死面积，明显减少心肌梗死病死率，改善远期预后。

老年患者的再灌注治疗：在年龄小于 75 岁的患者，符合溶栓适应证，溶栓治疗可降低死亡率；急诊 PCI 至少与溶栓效果相当。在年龄大于 75 岁的患者，急诊 PCI 不论是否放置支架，在一些临床试验中的效果优于溶栓治疗。溶栓治疗可明显降低年龄小于 75 岁患者 ST 段抬高的急性心肌梗死死亡率。

阿司匹林、低分子肝素、血小板膜糖蛋白Ⅱb/Ⅲa 拮抗剂、氯吡格雷、β-受体阻滞剂、ACEI 在治疗老年急性冠脉综合征患者时，至少与治疗年轻患者一样有效。

1. 心肌梗死的一般治疗

（1）卧床休息：老年人应注意肺部感染和深静脉血栓形成。

（2）止痛：使用吗啡应注意老年人出现呼吸抑制的情况，剂量宜小，如出现可用纳洛酮对抗。如出现烦躁不安，应注意脑缺氧，因老年人易出现脑功能障碍，避免过多使用镇静剂。

（3）吸氧。

（4）保持大便通畅：老年人胃肠蠕动差，易发生便秘。

（5）硝酸酯类药物：硝酸盐类药物对急性心肌梗死的死亡率的影响为中性。由于其抗缺血作用，是治疗缺血性胸痛和心功能不全的重要药物。

（6）抗血小板药物：阿司匹林最常用。ISIS-2 结果证明，单独使用阿司匹林可明显降低急性心肌梗死的死亡率；与链激酶合用，不增加出血并发症，对死亡率的降低有相加作用。在急性心肌梗死发病后应尽早使用阿司匹林，首次剂量不应小于 150mg。此外，氯吡格雷、噻氯匹定、血小板糖蛋白Ⅱb/Ⅲa 拮抗剂也有很好的效果。氯吡格雷起效快，安全性好。对于不能使用阿司匹林的患者推荐使用氯吡格雷。

（7）抗凝：肝素，尤其是低分子肝素可以预防溶栓后血栓再形成和血管再闭塞。

（8）β-受体阻滞剂：可以用于急性心肌梗死早期，以限制梗死面积。有人提出 β-受体阻滞剂有提高室颤阈的作用。因此急性心肌梗死的患者若无禁忌证，应尽早应用 β-受体阻滞剂，从小量开始逐渐加量。

（9）ACEI：可以预防或减轻梗死区伸展，SAVE 研究提示 ACEI 可以减少再梗死，减少梗死后的心律失常。HOPE 研究提示 ACEI 可降低心血管死亡 26%，降低非致死性心肌梗死 20%，降低总死亡率 16%。ACEI 可以减少 AMI 病死率，减少猝死的发生率。在年龄小于 75 岁患者早期使用血管转换酶抑制剂有益，对老年高危患者可长期服用。

（10）镁盐：ISIS-4 结果表明镁盐并不降低 AMI 的死亡率，近期的 MAGIC 结果提示，对高危或不适合再灌注治疗的急性心梗患者，镁治疗组和安慰剂组 30 天的死亡率二组间无差别，因此无低镁证据是否应常规使用镁盐仍需进一步明确。

（11）抗心律失常药物：仅用于严重心律失常的患者，在老年患者利多卡因应注意呼吸抑制和精神症状的发生。

2. 心肌梗死的溶栓治疗　减少限制梗死面积，保护心功能

AMI 的静脉溶栓治疗是近 20 年来心血管病学的一个重要进展。大规模临床试验证实，溶栓治疗可使 AMI 病死率明显下降。溶栓同样可使老年人急性心肌梗死的死亡率下降。但老年人溶栓治疗效果较年轻人差。研究发现：采用最有效溶栓药物，溶栓后 90 分钟和 3 小时仅有 54%～60% 达 TIMI 血流 3 级，溶栓后再梗死率和再缺血发生率较高。75 岁以上老

年人一般不采用溶栓治疗，主要因为易发生出血，特别是致命性脑出血。老年人急性心肌梗死溶栓治疗除注意年龄因素外，更重要的是注意有无高血压、TIA、脑血管意外史等脑卒中的危险因素和出血的并发症。一项老年ST段抬高的急性心肌梗死多中心溶栓研究多因素分析结果显示：共7864名患者入选，年龄65～86岁，有69.5%的患者接受溶栓治疗；65～75岁患者溶栓治疗组30天的死亡率较未溶栓治疗患者低12%，而在76～86岁溶栓组患者30天的死亡率较未接受溶栓治疗患者高38%。大规模的溶栓试验荟萃分析结果表明，年龄55～64岁组溶栓35天死亡率为7.5%，对照组的死亡率为9.6%；年龄65～74岁组溶栓死亡率为14.1%，对照组的死亡率为16.5%；年龄≥75岁溶栓组死亡率为24.2%，对照组的死亡率为26.0%。一项年龄大于65岁的急性心肌梗死回顾性研究分析了2659名，其中入选的719名患者中的63%采用溶栓治疗，结果发现年龄小于80岁的患者采用溶栓治疗，住院死亡率较低，而年龄大于80岁的患者溶栓治疗后住院死亡率增加40%。GUSTO等大规模的临床试验发现，老年急性心肌梗死采用溶栓治疗可明显降低死亡率。但≥75岁t-PA溶栓组脑出血的发生率明显增高，≥70岁溶栓后出血的发生率是<65岁者的2～4倍，脑出血的发生最高可达3.9%。超高龄AMI患者预后较差有以下原因：心肌梗死症状和心肌酶表现不典型，到达医院较晚，错过最佳的挽救心肌的时间窗；肝肾功能障碍；溶栓后达到TIMI-3级血流较少；心梗前心肌凋亡增加；老年人存在多种出血性疾病和出血倾向，出血，包括脑出血的发生率增加；心肌破裂的危险性增加等。

3. 心肌梗死的介入治疗

虽然老年急性心肌梗死采用溶栓治疗可明显降低死亡率，但由于老年急性心肌梗死早期溶栓受到一定的限制，仅不到三分之一的患者可采用溶栓治疗；且溶栓后仅50%～60%梗死相关动脉IRA达到TIMI3级血流，远期约有1/3的已开通的血管发生再闭塞，因此老年急性心肌梗死的急诊介入治疗越来越受到重视。Berger观察了80356名AMI患者发现：在到达医院6小时内仅23.2%采用溶栓治疗，2.5%的患者采用急诊PCI治疗。急诊PCI组30天（8.7% vs 11.9%，$P=0.001$）和1年的死亡率较低（14.4% vs 17.6%，$P=0.001$）。校正其他危险因素后30天和1年生存率改善。Soumerai等比较老年急性心肌梗死患者直接介入治疗和溶栓治疗的死亡率发现：年龄小于70岁，溶栓治疗组死亡率为5%，直接介入组为1.90%，二组间无统计学差异；而年龄大于70岁的患者，溶栓治疗组为16%，直接介入组为3.50%，两组间有极显著差异。目前国内外研究提示，直接PCI治疗AMI的临床效果和远期预后可能优于溶栓治疗。对于70岁以上的AMI患者，PCI可替代溶栓治疗，特别是有溶栓禁忌证或溶栓失败患者。

老年患者急诊经皮腔内冠状动脉成形术（PTCA）多数能早期开通梗死相关血管。早在1989年已发现：急诊PTCA治疗≥65岁的急性心肌梗死和不稳定性心绞痛患者，手术成功率为82%，与年龄<65岁患者手术成功率相近（88%）；围手术期并发症发生率及死亡率两组间亦无差别；术后平均随访10个月，≥65岁组症状改善率为88%，而<65岁组症状改善率为80%。急性心肌梗死患者行急诊PTCA近期和远期疗效研究显示：即刻成功率年龄≤65岁和≥70岁组分别为82%和85%；但≥70岁组住院死亡率为11%，明显高于≤65岁组的3%；平均4.2个月随访再狭窄率，≥70岁组为50%，明显高于≤65岁组的28%。GUSTO-Ⅱb分析了年龄与t-pA溶栓或直接PTCA对急性心肌梗死患者的30天死亡率的影响，结果表明：<40岁的患者，溶栓组死亡率为4.8%，PTCA组为0；而年龄70～79岁的患者，溶栓组死亡率为14.3%，PTCA组为5%。如将30天的死亡率、致残性中风和再

梗死作为联合评价终点，<40岁组溶栓死亡率为9.5%，PTCA组为0；而年龄70～79组溶栓死亡率为20%，PTCA组为10.1%；>80岁组溶栓死亡率为37.8%，PTCA组为29.6%。由此可见老年组急性心肌梗死急诊介入治疗的效果优于溶栓治疗。

随着冠脉内支架和强效抗血小板药物的发展，使老年急性心肌梗死急诊介入手术的成功率大为提高。研究显示AMI支架置入可降低再狭窄发生率，效果优于PTCA。有研究显示，年龄是影响冠脉内支架术后远期预后的独立危险因素。80岁以上患者的1年病死率高于80岁以下患者，但总的心脏事件的发生率各组间无显著性差异，提示：年龄是80岁以上患者冠脉内支架术后1年死亡的主要危险因素。

老年人由于肾功能衰退、肾动脉硬化、药物影响及低血容量等因素，易发生肾功能不全。因此，对于老年AMI患者行介入治疗时应特别注意肾功能情况，力争早发现肾功能不全，并给予积极治疗。

4. 心肌梗死的外科治疗

冠脉搭桥术（CABG）治疗老年三支冠脉病变和双支冠脉严重病变的疗效优于内科药物治疗和介入治疗。现已证明，年龄是CABG的独立的危险因素之一。有文献报告，CABG的死亡率≥70岁组为3.9%，而<70岁组仅为1.3%。由于高龄患者全身并存疾病较多，器官储备能力下降，过去对于年龄≥70岁的患者行CABG有一定的顾虑。近年来由于微创心脏外科的发展，非体外循环冠脉搭桥术（OPCAB）在年龄≥70岁老年冠心病患者安全可行，临床效果好，可降低手术死亡率，缩短监护时间和住院时间。

八、老年AMI患者的预后

据1999年美国出院调查结果显示年龄大于65岁的患者占急性心肌梗死患者的61.4%，占急性心肌梗死死亡人数的80%以上。年龄大于75岁的患者占急性心肌梗死患者的37%，占急性心肌梗死死亡人数的60%以上。年龄大于70岁，急性心肌梗死和急性心肌梗死死亡人数男女之间无差异。老年人AMI的病死率高，主要与老年人AMI的并发症如心衰、心律失常、休克和肺部感染等较多因素有关。老年急性心梗死亡率与是否进行再灌注治疗有关。有研究报告未进行再灌注治疗的患者死亡率，在65～75岁为8.8%，75～85岁为16.1%；4小时内溶栓的患者的死亡率在65～75岁为6.8%，75～85岁为14.8%；当日介入治疗的患者的死亡率在65～75岁为5.6%，75～85岁为11.7%。与采用的治疗方法有关。心肌梗死和CABG后的心脏康复治疗可改善老年患者的运动耐量和生活质量。

九、老年冠心病的一级预防

除戒烟，适当运动，健康饮食，控制体重等生活方式外，应注意控制血压及糖尿病、降低血脂。

老年冠心病一级预防试验AFCAPS/TexCAPS共6605人参加，其中大于65岁者1416人，证实他汀类药物对胆固醇轻度升高或正常者显著降低主要冠脉事件37%，降低致死或非致死性心肌梗死40%，并且老年人与中青年人相似。没有发生明显的药物副作用。

十、老年冠心病的二级预防

在一项观察了24 723例首次急性心肌梗死患者的瑞典回顾性研究中，有6273例早期应用他汀类治疗，与未用他汀类的患者相比，1年病死率降低34%。GUSTO Ⅱ和PURSUIT

两项大规模试验,将急性冠脉综合征生存出院的 20 809 例患者分为他汀类药物组(3653例),与无他汀类药物组比较,随访 30 天,他汀类药物组总死亡率下降 33%,6 个月时降低 52%。

PROSPER 试验中 5804 名年龄 70~82 岁的患者入选,证实普伐他汀减少主要终点冠心病死亡、心肌梗死或卒中 15%,冠心病的死亡率降低 24%。虽然相对益处不如青年组明显,但绝对益处十分明显。

除降低血脂外,阿司匹林、β-受体阻滞剂、戒烟、运动、控制血压和使用 ACEI,均可降低冠心病的死亡率。

(赵 玮 刘梅林)

第八节 小儿冠心病

冠心病在儿科并非罕见。研究表明有些动脉粥样硬化、冠心病起源于儿童青少年时期,与血脂异常密切相关,严重的原发性高脂血症在小儿即可有冠心病的表现,甚至发生心肌梗死。川崎病(Kawasaki disease)是一种病因未明的全身血管炎综合征,好发于 5 岁以下的婴幼儿,多侵犯冠状动脉,部分患儿形成冠状动脉瘤,其中少部分患儿冠状动脉可发生狭窄或血栓,甚至导致心肌梗死。日本和美国的统计资料表明,川崎病已经取代风湿热而成为儿童获得性心脏病中最常见的疾病,而川崎病合并冠状动脉损害后继发的缺血性心脏病也日益引起了学者们的重视。此外,先天性冠状动脉异常也可导致缺血性心脏病的发生。

一、小儿动脉硬化所致冠心病

研究表明动脉粥样硬化、冠心病起源于儿童青少年时期。近年来随着我国生活水平的提高,动脉粥样硬化和冠心病等心血管疾病的发生率逐年增加,这要求我们必须从儿童青少年期就开始重视高脂血症和动脉粥样硬化,从儿童开始采取预防措施,从而降低我国人群冠心病的发病率和死亡率。

(一)冠状动脉粥样硬化可始于儿童青少年期

研究发现,动脉粥样硬化和冠心病的临床表现常常发生在中年以后,但是冠状动脉病理改变可从儿童早期开始,动脉粥样硬化斑块沉着在生命早期已经开始出现,这个过程同升高的血浆胆固醇水平相关。Enos 等对在侵朝战争中死亡的年轻美国士兵的冠状动脉损伤的描述是对青少年动脉粥样硬化认识的一个里程碑,在 77% 平均仅 22 岁的士兵身上存在冠状动脉疾病。

脂肪条纹是动脉粥样硬化过程中最早肉眼可见的动脉病灶,它由脂质、结缔组织和其他物质组成。研究发现,在许多儿童早期均发现有主动脉脂肪条纹,但对于其与冠心病的关系尚有争议。进一步的研究显示,在许多 10 余岁儿童的冠状动脉发现有脂肪条纹,其多少与发生冠心病的危险性是一致的。

纤维性斑块由脂肪条纹发展而来,隆起于内膜表面,可造成血管狭窄或闭塞,引起临床症状。据 Stary 等人对 1160 例足月婴儿到 29 岁成人的尸体解剖发现,婴儿中已有 45% 可见到动脉内膜增厚,内膜下有散在的单核巨噬细胞所形成的泡沫细胞。Stary 等人还发现 50% 以上的 10~14 岁儿童出现特征性巨噬泡沫细胞,大约 8% 的 10~14 岁儿童有更明显的细胞外脂质聚积性改变,此为向纤维斑块过渡的病变,又为成年后粥样硬化斑块的特征。

近年还有人认为冠心病可能起源于胎儿时期，胎儿在其自身发育过程中对母体提供的宫内环境的反应可能决定个体是否在成年后发展成为冠心病。冠心病可能是宫内不良生长环境对人体产生的远期影响，即产生冠心病的环境因素可能在胚胎时期就已经形成。人体的大部分组织器官是在宫内发育成熟的，孕妇营养不良等不良的宫内环境对人体产生的损伤很严重。有研究者提出了冠心病、糖尿病等成人疾病的胎源假说，认为胎儿对宫内营养不良的反应使其自身代谢和器官的组织结构发生适应性调节，如果营养不良得不到及时纠正，这种适应性调节将导致包括肝脏、胰腺等机体组织和器官在代谢结构上发生永久性改变，进而演变为成人期疾病。这一漫长程序化的变化可被诸多后天的环境因素放大，进而增强和加速成人疾病的发展。

有研究者在一系列群体追踪研究中发现，低出生体重和婴儿期低体重的群体在成年期冠心病的死亡率非常高，且高血压、非胰岛素依赖型糖尿病和血脂代谢异常等均与低出生体重相关。日本在长达20年的随访中发现，低出生体重与儿童期身高增长速率低有关，并与成年人的血压和血浆胆固醇水平相关，提示低出生体重和生长迟缓是冠心病的危险因素。低出生体重增加了成人冠心病的危险，可能与其在儿童期内皮功能受损有关。

（二）危险因素

动脉粥样硬化症的发病往往与多种致病因素共同作用有关，目前认为那些在成人期危害健康的危险因素，在儿童期同样危害儿童的健康，冠心病的一些危险因素在儿童期即可存在并且能加剧儿童动脉粥样硬化发展的病理过程。

1. 高脂血症

大量研究证实，脂质代谢紊乱在动脉粥样硬化与冠心病独立危险因素中居首要地位，防治脂质代谢紊乱被看作防治冠心病的重要措施。近年来大量基础研究、病理研究、临床研究和流行病学研究均证实高胆固醇血症是成人冠心病发病最重要的独立危险因素。虽然还缺乏纵向性资料说明儿童时期高胆固醇血症能增加个体在成人时期发生冠心病的危险性，但是有大量间接证据表明二者密切关联：①在对各个国家膳食摄入、血脂水平与冠心病的研究中发现，摄取较多的饱和脂肪酸和胆固醇国家的儿童和青少年血胆固醇水平较高，同时成年人的血胆固醇水平亦较高，冠心病的发病率和死亡率均较高。②高水平血总胆固醇、LDL-C和VLDL-C和低水平HDL-C与青少年和中年人动脉粥样硬化病灶的程度有关。③胆固醇水平增高的儿童和青少年比正常的儿童和青少年更可能在成年期发生高胆固醇血症。④高血胆固醇的儿童与青少年大多来自成年人冠心病发病率高的家族，高胆固醇血症儿童的亲属，特别是父亲，多数有高胆固醇血症而且冠脉疾病死亡率高。

高脂血症可分为原发性和继发性两种。原发性高脂血症主要由于先天遗传基因缺陷或与环境因素如饮食习惯、生活方式等相互作用引起，严重的家族性高脂血症，在儿童期即可发现有明显的血脂异常，并可能引起儿童青少年期严重的动脉粥样硬化和心绞痛、心肌梗死等冠心病的临床表现。继发性高脂血症是由于全身系统疾病引起的血脂异常，在儿科常见原因包括肥胖、饮食和药物的影响、肾病综合征、甲状腺功能低下、皮质醇增多症、肝炎等，很少在儿童期即出现心肌缺血的表现。

儿童期高脂血症以原发性多见，包括家族性高胆固醇血症（familial hypercholesterolemia，FH）、家族性高甘油三酯血症、家族性混合性高脂血症、家族性异常β脂蛋白血症、家族性脂蛋白过多症、家族性载脂蛋白B_{100}缺陷症、家族性高乳糜微粒血症、家族性心脏脂质沉积症、先天性β脂蛋白缺乏症等。

FH又称家族性高β脂蛋白血症,是儿童期最常见的遗传性高脂血症,也是脂质代谢疾病中最严重的一种。FH是一种常染色体显性遗传性疾病,包括杂合子型和纯合子型,人群患病率为1/500。FH的发病机制已经明确,是由于基因突变致细胞膜表面控制LDL正常摄入的LDL受体缺如或异常,导致体内LDL代谢异常,血浆LDL分解代谢障碍,从而使富含胆固醇的LDL生成增加或清除障碍,造成血浆总胆固醇水平和LDL-C水平增高。

FH患者临床表现为高胆固醇血症、特征性黄色瘤、早发心血管疾病和阳性家族史,轻重取决于LDL受体缺陷的严重程度。纯合子FH患者几乎无功能性LDL受体,症状明显,而杂合子症状则较轻。一般来说,FH男性患者早发冠心病的危险性是正常男性的8~10倍,患者30~40岁以前就有可能出现冠心病的临床表现,60岁以前有1/20的患者死于心肌梗死。纯合子FH患者常较早发生动脉粥样硬化,多在10余岁时就出现冠心病的临床症状和体征,如得不到有效治疗,这些患者很难活到30岁。我国1995年报道1例11岁的FH,皮肤黄色瘤9年,发作性心前区疼痛1年入院。检查双角膜外缘有灰色环,心脏扩大有杂音,血总胆固醇11.90mmol/L,β脂蛋白10.15g/L,脂蛋白电泳β脂蛋白占98%。心电图示左室肥厚,心肌劳损,心脏超声示各腔室均增大,二尖瓣回声粗糙,活动范围小。经积极治疗效果不明显,半年后死于心衰。其父亲和弟弟均为FH患者。

常规诊断FH的实用方法是测定血浆胆固醇和甘油三酯浓度。纯合子FH患儿血浆胆固醇水平常常超过15.6mmol/L（600mg/dl）,其亲生父母也有高胆固醇血症,常出现特征性皮肤黄色瘤。杂合子FH患儿血浆胆固醇为6.5~9.1mmol/L（250~350mg/dl）之间,若同时伴有黄色肌腱瘤,第一代亲属中有高胆固醇血症,则可作出FH诊断。确诊实验有赖于LDL受体功能的分析和LDL受体基因的检测。

多数高脂血症患者在儿童期仅表现血浆中脂质水平增高或正常,而无冠心病的表现,但是他们成年后发生早发冠心病的危险性明显增加,因此应监测血脂变化,饮食或者药物调节血脂于正常水平,预防冠心病的发生。

2. 肥胖

近年来由于不良的饮食和生活习惯,如过度摄食、运动量减少、摄食行为不科学等,儿童肥胖症的患病率日渐增多。肥胖小儿有患高血压和冠心病的高度危险性。大量研究表明,儿童体重、体脂和体脂分布确实与血浆脂质、脂蛋白及血压有关。近年国内在对单纯性肥胖儿童的系列研究中发现,单纯性肥胖儿童有明显的血脂、脂蛋白及载脂蛋白水平的异常,且随着肥胖程度的增加血脂代谢紊乱加重。研究发现,作为冠心病遗传标记的载脂蛋白ε4等位基因频率在肥胖儿童增高。载脂蛋白E基因多态性影响单纯性肥胖儿童的血脂代谢,且较健康儿童更明显。进一步研究证实,在儿童期即开始肥胖,尤其是中心性脂肪分布,将导致成年后的冠心病等危险性增加。Dietz等50年随访发现,儿童期肥胖中有30%将导致成人期肥胖,而且其心血管疾病的患病率和死亡率明显高于成人期发生肥胖者。因此,预防小儿肥胖症的发生,在预防动脉粥样硬化性心脏病的发生发展方面有更重要意义。

3. 高血压

小儿时期高血压多为继发性高血压,如继发于肾脏疾病或内分泌疾病。近年来由于肥胖发生率增加,原发性高血压的发病率也有所增加。高血压易引起动脉内皮细胞机械性损伤,受损伤的内皮细胞通透性增加,使更多的LDL、VLDL及甘油三酯转运进入内皮细胞内,使动脉内膜结缔组织增多变厚,易有脂斑形成,而发展为动脉粥样硬化症。动脉粥样硬化症又常伴高血压,二者互为因果。

4. 吸烟

是冠心病重要的危险因素，青少年吸烟尤为有害。长期吸烟能损伤动脉内皮细胞，吸烟者血浆内碳氧血红蛋白增加，组织易于缺氧，细胞溶酶体的分解代谢能力降低，使 LDL 容易进入受损的动脉内膜细胞内，促使发生脂斑，以致过早发生动脉粥样硬化症。

5. 遗传因素

许多研究表明，冠心病常表现为家族聚集性。冠心病患者其子女发生冠心病的危险性比无冠心病者的子女高 5~7 倍，而且这些子女发生冠心病的时间比他们父母更早。此外，有冠心病家族史的儿童常常有脂代谢的异常，提示儿童期血浆脂类水平与冠心病家族史关系密切，成年后发生冠心病的危险性显著增高。家族性高脂血症呈单基因或多基因遗传，这些家族中冠心病的发生率明显增加，发生时间明显提前。

6. 其他

如年龄、男性、长期静坐、从事体力活动少常有紧迫感的工作、常进食高热量的饮食、种族、糖耐量减低等也是冠心病的促发性危险因素。

(三) 防治

许多冠状动脉病理改变在儿童已经出现，并且动脉粥样硬化一旦形成，消退极为困难，因此冠心病的预防应从儿童时期开始，努力控制冠心病危险因素，特别是预防和治疗高脂血症。儿童期冠心病的预防主要是一级预防，防治动脉粥样硬化的发生和发展。对尚无动脉粥样硬化表现者，防止冠心病的发生，主要是对高脂血症的防治，包括群体预防和个体防治两部分。

1. 群体预防

群体战略是预防冠心病的基本手段，即在全社会（包括学校、家庭、各级卫生和保健机构）进行宣教，使人人都了解冠心病的危险因素及改变这些危险因素的重要性。通过鼓励低饱和脂肪酸、低胆固醇饮食降低整个社会儿童和青少年血胆固醇平均水平，不仅能防止与年龄相关的总胆固醇和 LDI-C 水平的增加，减少成人高脂血症的发生，从而降低冠心病的发病率，而且能改善人群的营养状况，预防与高血压、糖尿病、冠心病密切相关的肥胖以及各种慢性疾病。群体战略的原则如下：

(1) 食物的多样化：通过摄取各种食物来保证均衡营养。

(2) 避免能量摄入不足或超量摄入：保证正常生长发育并且能维持理想的体重。生长发育为小儿所特有，热量摄入不足将影响其生长发育，超量摄入能量可导致肥胖及高脂血症，均应避免。

(3) 营养素的需要量：摄入的总脂肪产热平均不多于总热量的 30%。饱和脂肪酸供应的能量应少于总热量的 10%，饮食中胆固醇少于 300mg/d，避免高胆固醇饮食。碳水化合物供应的热量应增加到总热卡的 55%。总热量的 10%~15% 来源于蛋白质以保证正常组织生长和修复。食物中纤维素含量应在 3%~5% 或更高。

(4) 膳食方式：低脂肪、低饱和脂肪酸、低胆固醇的膳食方式。如多吃水果、蔬菜、谷物、面食、豆类等，多吃低脂奶制品、适量精肉、去皮的家禽肉，去除富含饱和脂肪酸部分的鱼、蛋黄。食用富含不饱和脂肪酸的植物油和植物油加工的食品。

必须强调的是，以上只适用于 2 岁以上的健康儿童和青少年。出生到 2 岁的小儿生长发育旺盛，需要从脂肪中获得更多的热量，不应限制脂肪和胆固醇的摄入，只对那些血清胆固醇明显升高的年幼儿童才考虑给予低脂饮食。

除饮食干预外，应提倡健康的生活方式，劳逸结合，坚持不懈的体力活动尤为重要，户外运动更佳，戒烟，控制情绪波动等。

2. 个体防治

个体战略是识别和治疗那些有明显高脂血症的儿童和青少年（包括遗传性疾病所致的胆固醇水平升高），降低血浆胆固醇水平，最终防治动脉硬化和冠心病。

(1) 选择性筛查：以往曾建议2岁以上儿童都应进行血脂普查，但目前多数学者持反对意见。1992年，美国国家胆固醇教育计划专家委员会提出了一套用以发现高脂血症和冠心病高危儿童的选择性筛查方案。目前我国和其他多数国家同意该方案。主要筛查对象包括：①早发心血管疾病的家族史，即父母或祖父母在55岁以前就患冠脉粥样硬化、心绞痛、心肌梗死等；②双亲胆固醇水平＞6.2mmol/L（240mg/dl）。次要筛查对象包括：①高脂肪、高胆固醇饮食；②高血压（收缩压或舒张压＞第90百分位）；③肥胖［体重（kg）/身高（cm）×l000］≥第85百分位；④吸烟（≥10支/d）；⑤应用影响血脂的药物（如皮质激素等）；⑥糖尿病。筛查血脂时，最初测血总胆固醇、必要时做脂蛋白分析，并定期复查。

(2) 饮食干预：饮食治疗的基本目的是降低升高的血胆固醇水平并且保证足够的营养摄入。强调减少饱和脂肪酸、总脂肪、胆固醇的摄入，获得并保持理想的体重。饮食干预治疗分为两步：第一套膳食方案和第二套膳食方案。

第一套膳食方案要求饱和脂肪酸平均摄入少于总热量的10%，总脂肪产热平均不多于总热量的30%，胆固醇摄入少于300mg/d，这与群体战略中推荐的营养摄入相同，但须由医疗机构计划、监测和随访，定期检查血脂、脂蛋白水平以判断疗效。如严格按该方案治疗3个月以上未见效，则须改用第二套膳食方案，即饱和脂肪酸摄入进一步减少至总热量的7%以下，胆固醇摄入小于200mg/d，同时确保足够的营养、维生素和矿物质。

膳食治疗的最低目标是血总胆固醇、LDL-C水平低于治疗前水平，理想目标：LDL-C＜2.86mmol/L（110mg/dl），总胆固醇＜4.42mmol/L（170mg/dl）。血总胆固醇≥5.2mmol/L（200mg/dl），LDL-C≥3.38mmol/L（130mg/dl）的儿童和青少年可能存在家族性血脂代谢异常，如FH、家族性混合性高脂血症等，需积极治疗。如3个月后，LDL-C≥3.38mmol/L，将实施第二套膳食方案。

高脂血症的儿童和青少年进行饮食干预治疗时，需仔细地进行营养评价、生长发育判断、监测和定期随访。须特别强调的是儿童不主张素食，因其难以保证足够的营养。

(3) 药物治疗：对于10岁以上的儿童，饮食治疗6个月到1年无效，LDL-C≥4.94mmol/L（190mg/dl）或者LDL-C≥4.16mmol/L（160mg/dl）且伴有①确切早发冠心病家族史（55岁以前）；②同时存在两个或两个以上的冠心病危险因素［如早发冠心病、脑血管意外或突发外周血管疾病的家族史、吸烟、高血压、肥胖、糖尿病、缺乏锻炼、HDL-C＜0.91mmol/L（35mg/dl）］且控制这些危险因素的努力失败后，可考虑药物治疗。要注意以下几点：①考虑到药物副作用、费用等因素，只有少部分儿童和青少年将采用药物治疗，不可滥用；②在某些情况下，如小儿血总胆固醇水平相当高（≥10mmol/L），药物治疗的年龄可提前；③当进行药物治疗时，继续膳食干预治疗，使治疗有效且持久；④药物治疗最低目标是LDL-C＜4.42mmol/L（170mg/dl），理想目标是LDL-C＜2.86mmol/L（110mg/dl）；⑤进行监测和定期随访以考查疗效。

降脂药物的选择方面，胆汁酸螯合物因其降脂作用明显，副作用小而且安全是目前治疗儿童和青少年高脂血症首选药物。而烟酸、吉非贝齐、三羟甲基戊二酰辅酶A还原酶抑制剂、对氨基水杨酸、右旋甲状腺素和安妥明没有推荐作为儿童和青少年常规降脂药物。

常用胆汁酸螯合剂为消胆胺、降胆宁，药物的剂量与体重无关，而与经适当饮食治疗后总胆固醇和和LDL-C水平有关，故主张从小剂量开始，根据病儿反应，然后逐步调整。药物有特殊臭味和刺激性，常引起胃肠道反应。在儿童和青少年，须特别注意的是脂肪、脂溶性维生素、叶酸吸收不良。因此，除了密切监测身高、体重外，必要时须补充维生素A、D。

烟酸仅用于胆汁酸螯合剂疗效不佳时，常与胆汁酸螯合剂联合应用，如患儿对胆汁酸螯合剂不能耐受，方考虑单独应用。烟酸治疗纯合子及杂合子FH患儿，短期应用未见严重毒副作用，长期服用安全性尚未得到证实，故主张慎用。

对氨基水杨酸和安妥明已试用于小儿，但副作用大，疗效欠佳。吉非贝齐、丙丁酚刚用于儿童，经验不多。胆固醇生物合成限速酶抑制剂（三羟甲基戊二酰辅酶A还原酶抑制剂）治疗成人高脂血症疗效显著，但对小儿缺乏长期用药经验。

（4）其他治疗：一般来说，采用饮食和药物联合治疗，大多数患儿血总胆固醇及LDL-C水平能减少到临界水平。严重FH患儿，可考虑血浆置换或层析柱除去LDL-C治疗。手术治疗（回肠部分旁路术）在成年人取得成功，小儿由于副作用大，疗效欠佳未被推荐。在纯合子FH，门脉－下腔静脉分流对某些病人疗效尚可，肝移植能有效降低LDL-C水平，抑制脂肪沉着。此外，基因治疗有广泛的前景。

二、川崎病继发冠状动脉损害

川崎病又名皮肤粘膜淋巴结综合征，1967年由日本川崎富作医师首次报道，好发于婴幼儿，80%在5岁内发病，8岁后发病极少。其病因和发病机制不清，主要病理改变为全身非特异性血管炎。临床上以持续5天以上的发热、球结膜充血、口腔粘膜弥漫性潮红、颈部非化脓性淋巴结肿大、指（趾）端的硬性水肿及膜样脱皮和多形性红斑样皮疹为主要临床表现。可合并多脏器损伤。最常见的是心血管系统受累，尤其是冠状动脉损害，合并冠状动脉炎、冠状动脉扩张、冠状动脉瘤、冠状动脉狭窄、血栓闭塞，继发缺血性心脏病，甚至发生心肌梗死。

（一）病因和发病机制

川崎病病因至今未明，其临床和流行病学特征支持其发病与感染有关。川崎病的许多临床特征与感染性疾病相吻合，如发热、皮疹、球结膜充血、颈淋巴结肿大、疾病呈自限性等。其流行病学特征也支持感染机制，如在冬春季节多见、地域性流行、幼儿高发而成人不发病。以上提示川崎病可能是由自然界普遍存在的微生物所致。它能引起大多数个体无症状性感染，从而在成人期具有获得性免疫，6个月以下的婴儿因为有来自母亲的抗体而获得被动免疫力，很少发病。此外，日本一项对川崎病儿童进行的研究发现，一个家庭里有一例发病后1年内，第二例的发病率明显高于同年龄儿童整体人群的发病率，并且半数以上发生于第一例发病后10天以内，提示具有遗传易感性的人群暴露于共同的感染因素参与川崎病的发生。但是，近30年来曾经有许多病毒和细菌被提出来作为川崎病的病因，但未找到直接证据。

多年来对川崎病的研究表明，川崎病具有大多数发热出疹性疾病所没有的免疫系统异常活化，T淋巴细胞、B淋巴细胞和单核巨噬细胞被激活，支持免疫机制在川崎病发病中起主要作用。川崎病的发热和主要临床表现与一些明确由细胞毒素引致的疾病有重叠之处，如中毒性休克综合征和猩红热。因此许多学者认为，川崎病是微生物毒素以超抗原介导机制所引起的免疫性血管炎综合征，引起川崎病免疫系统异常激活的毒素主要包括葡萄球菌肠毒素类的中毒性休克综合征毒素和表皮剥脱性毒素以及链球菌致热外毒素等。具有 TCR-Vβ 序列的 T 细胞大量增殖是超抗原毒素激活 T 细胞的标志。研究表明，川崎病急性期 Vβ2$^+$ 和 Vβ8.1$^+$ 的 T 细胞水平显著增高，而在恢复期 Vβ2$^+$ 和 Vβ8.1$^+$ 的 T 细胞水平下降，提示川崎病可能是超抗原作用所致。但是也有一些研究对超抗原学说提出质疑，认为川崎病的刺激抗原是普通抗原。

川崎病伴随 B 淋巴细胞激活，急性期产生多种多克隆抗体，患者外周循环中存在多种自身抗体。川崎病时单核巨噬细胞被激活也为许多研究所证实，急性期患者循环中由巨噬细胞释放的细胞因子，如 TNF-α、IL-1 和 IL-6 等增加，这些细胞因子能够导致内皮细胞的激活，这在冠状动脉瘤的病理形成中起重要作用。

（二）病理改变

川崎病主要病理改变为全身中、小动脉血管炎，心血管、消化、神经、肾脏等部位的血管均可受累，尤其冠状动脉最易受损。未经治疗的病例冠状动脉病变一般分为四期：急性期（1~11 天）：微血管炎，小动脉内膜炎，血管周围炎；亚急性期（11~21 天）：冠状动脉全层广泛炎症细胞浸润，动脉瘤形成，瘤内有血栓形成时可引起栓塞和血管腔的狭窄；恢复期（21~60 天）：炎症消退，出现肉芽组织，内膜增厚，管腔狭窄；慢性期（数年）：发生瘢痕、钙化、狭窄和闭塞，后遗缺血性心脏病。

（三）冠状动脉损害及其辅助检查

在川崎病起病的 1~6 周，可出现心内膜炎、心包炎、心肌炎和心律失常，大多很快恢复，预后良好。而冠状动脉损害则是川崎病最严重的心血管并发症，部分冠状动脉瘤的病例发展为冠状动脉狭窄、闭塞，导致缺血性心脏病或心肌梗死，并可引起猝死。

1. 冠状动脉瘤

冠状动脉炎多致冠状动脉扩张，其中一部分发展为冠状动脉瘤。日本 1009 例川崎病研究提示，一过性冠状动脉扩张达 47%，冠状动脉瘤约为 21%。国内资料显示冠状动脉瘤发生约为 20%~30%。冠状动脉瘤多在起病 10 天左右急性期和亚急性期发生，其临床表现常无心血管系统症状和体征，胸部 X 线和心电图无特异性改变，除非发生瘤破裂或合并冠脉狭窄和闭塞。目前诊断冠状动脉瘤的方法有二维超声心动图、冠状动脉造影和电子束 CT。

冠状动脉造影可观察冠状动脉全貌，是诊断冠状动脉瘤、狭窄及闭塞的最精确方法，但系有创性检查，可引起冠状动脉堵塞、室性心律失常等严重并发症，不宜常规应用。根据冠状动脉造影，可确定冠状动脉瘤的类型，包括弥漫型、球囊状型、梭状型及小瘤或扩张型。冠状动脉瘤大多数病例发生于冠状动脉主支近端，远端的动脉瘤总是伴随近端动脉瘤而存在。左冠状动脉主支近段是动脉瘤形成最常见部位。其次受累部位为右冠状动脉近段、左前降支、右冠状动脉中段（或水平段）及左回旋支。

上世纪 80 年代以来，二维超声心动图检查成为诊断冠状动脉瘤最实用有效的无创性方法，安全，简便，重复性好，其诊断左冠脉瘤的敏感性和特异性分别为 98% 和 95%，而诊断右冠脉瘤的敏感性稍差。目前二维超声心动图已常规应用于川崎病的早期诊断及远期随访。正常冠状动脉主干内径：0~3 岁＜2.5mm；4~9 岁＜3mm；10~14 岁＜3.5mm。冠状动脉内径＞正常范围或冠状动脉内径与主动脉根部内径之比＞0.3 提示冠状动脉扩张。冠状动脉壁的辉度增强、扩大提示冠状动脉炎。冠状动脉病变一般分为 3 级：1 级，冠状动脉内径<4mm；2级，冠状动脉内径4～8mm；3级，冠状动脉内径>8mm，广泛，累及1支以上。由于川崎病的冠状动脉损害多发生在病理变化的极期，约起病的10天左右，所以过早检查可能其损害尚未出现。另外，超声心动图只能发现冠状动脉起始部的病变，而对冠状动脉远端以及狭窄或阻塞病变并不敏感。

冠状动脉瘤的转归与其大小密切相关。冠状动脉扩张及轻度冠状动脉瘤多于3～6个月消退。中度冠状动脉瘤约50%于1～2年消退，不消退者可遗留阻塞性病变如冠状动脉狭窄或闭塞。重度冠状动脉瘤又称巨瘤，多不能恢复，并形成阻塞性病变。大约4%川崎病最终发生缺血性心脏病。女性比男性冠脉瘤易于消退，<1岁婴儿冠脉瘤易恢复。冠脉瘤消退的病理机制是由于内膜增生且不伴随血栓的大量形成，这种内膜增生能否最终导致冠脉阻塞尚不清楚，曾有学者在冠脉瘤消退后10～20年内未发现缺血性心脏病的发生。

2. 冠状动脉狭窄

狭窄病变多在发病后4～7周开始出现，经数月、数年或10几年缓慢进展，一般发生于冠状动脉瘤的流入口或流出口处。有研究者通过冠状动脉造影，发现395例冠状动脉病变的病例中，有62例冠状动脉分支呈节段性狭窄，占6.37%，主要是右冠状动脉，其次是左前降支、左回旋支。川崎病并发的冠状动脉狭窄多导致缺血性心脏病，但引起劳力性心绞痛少见，多为无症状心肌缺血。与成人动脉硬化所致的冠状动脉狭窄相比，川崎病合并冠状动脉狭窄的侧支或吻合支发育良好。

二维超声心动图检查对于冠状动脉狭窄不敏感，但是高频探头的应用和细致的检查提高了狭窄的检出率，冠状动脉管腔完整性的丧失和动脉壁的不规则并伴随回声增强提示狭窄的存在。冠状动脉造影对于诊断冠状动脉狭窄最为敏感和准确，但因其为有创性检查，不能反复重复应用。运动试验能够检测到心肌缺血的改变，易重复，但其敏感性差，而且不能应用于年龄小的儿童。药物负荷（双嘧达莫或多巴酚丁胺）的心电图、超声心动图和放射性核素心肌显像在年幼儿可以应用，其中药物负荷的单光子反射计算机断层显像（SPECT）被认为诊断心肌缺血最为准确，并能够定量分析，有利于反复应用比较缺血的严重程度。此外，电子束CT、血管内超声和MRI等技术也被尝试用来检测冠脉狭窄和心肌缺血，但仪器价格昂贵，技术要求高，不宜普遍推行。

3. 心肌梗死

川崎病并发心肌梗死约占1%～2%，多于病程1年发生。根据Kato等对川崎病并发心肌梗死195例的临床分析，其临床表现有以下特点：①多在夜晚，病人休息或睡眠中突然发生；②经常有休克的表现，面色苍白、烦躁哭闹、呕吐、腹痛等症状，婴幼儿诉胸痛者少，大于4岁儿童和存活者胸痛多见，亦可表现为呼吸困难、心力衰竭及心律失常等；③无症状者占较大比例（37%）。心肌梗死的诊断主要依靠心电图检查，可出现特征性改变，心肌酶谱也会有相应连续的变化。

川崎病并发心肌梗死的高危因素包括：①冠状动脉瘤的最大直径>8mm以上；②冠状动脉瘤为串状、念珠状、香肠状；③急性发热持续3周以上；④发病年龄在2岁以上；⑤急性期单独使用激素。

心肌梗死的预后与再梗死次数和梗死部位有关。反复发作者死亡率增高，第一次心肌梗死发作22%病人死亡，第二次发作63%死亡，第三次发作83%死亡。心肌梗死病人中，大多数死亡病例为左冠脉主干或者右冠脉主干和左前降支阻塞，而存活者多为单支血管病变，尤其是右冠脉单支病变。

4. 川崎病与动脉粥样硬化

川崎病发生数年后，冠状动脉的病理检查发现明显的内膜增生，增厚内膜中蛋白样的钙化沉积物和玻璃样变性等病理改变与动脉粥样硬化斑块的改变类似。最近血管内超声的检查也证实，川崎病病人冠状动脉瘤内血管内膜明显增厚、钙化，与冠状动脉硬化改变相似。此外，川崎病血管免疫损伤所致的血管内皮功能失调，在病后数年内仍持续存在。残存的冠状动脉瘤以及血管壁纤维组织增生，使冠状动脉的僵硬度增加，这些病理改变被认为是青少年到成人阶段发生动脉粥样硬化新的危险因素和成人缺血性心脏病发生的基础。有报告对24例幼年曾患川崎病的青少年血脂进行了测定，结果胆固醇、甘油三酯及LDL均较对照组明显增高，提示川崎病可能是成人冠心病的高危因素，但尚进一步探讨。

（四）冠状动脉损害的治疗

1. 抗血小板药物　川崎病患者处于高凝状态，血小板计数增加，聚合能力增强。抗血小板药物可纠正此病理异常。常用的药物包括阿司匹林和潘生丁等。阿司匹林可每天1次给药，最常应用 5mg/(kg·d)，用至冠状动脉完全恢复正常。研究显示，在大剂量丙种球蛋白用于川崎病治疗以前，阿司匹林的应用使川崎病病死率从 1.35% 下降到 0.36%。

2. 抗凝药物　轻中度冠状动脉瘤单纯应用一种抗血小板药物可有效防止冠状动脉血栓形成和闭塞性病变。而对于直径超过 8mm 的巨瘤，单纯的阿司匹林治疗，其冠状动脉阻塞性病变发生率仍然很高。因此，近年提倡以抗凝剂联合抗血小板药物共同治疗巨大冠状动脉瘤。小剂量华法林联合阿司匹林 [3~5mg/(kg·d)]，根据 INR 调整华法林剂量，将 INR 调至 2.0~2.5，研究发现联合治疗较单独阿司匹林治疗使巨瘤病例冠脉阻塞性病变的发生明显减少。

3. 溶栓治疗　在急性心肌梗死发生 6 小时以内，或者虽无心梗发生但是超声心动图在冠状动脉瘤内发现大量血栓形成时，应紧急溶栓。常用药物包括尿激酶（UK）、链激酶（SK）和组织型纤溶酶原激活剂，同时应用肝素抗凝。

4. 导管介入治疗　与成人冠心病不同，川崎病合并的缺血性心肌病多无症状，难以预测心肌缺血事件的发生，因此预防性应用介入治疗很重要。介入治疗川崎病合并冠状动脉狭窄或闭塞的方法主要有经皮冠状动脉成型术（percutaneous transluminal coronary anginoplasty，PTCA）、经皮冠状动脉旋磨术（percutaneous transluminal coronary rotational ablation，PTCRA）、定向冠状动脉旋切术（DCA）和放置支架术（stent implantation）。综合以往的研究，目前认为：①对于冠状动脉无严重钙化或介入治疗距起病时间少于 6 年的严重冠状动脉狭窄病例，可选择应用 PTCA。冠状动脉瘤和狭窄处内膜的增厚和血管的钙化使冠状动脉的顺应性明显下降，将影响 PTCA 的成功率，并且在术后容易发生再狭窄或形成新的动脉瘤。早期血管壁的重塑性好，手术成功率高，并发症少。最近球囊导管技术的改进使婴儿期 PTCA 成为可能，因此目前认为 PTCA 对于具有严重冠状动脉狭窄的年幼儿是第一线治疗方案。②对于冠状动脉已出现了严重钙化、血管顺应性明显下降的较大年龄患儿，PTCRA 可能是唯一有效的介入治疗方法，成功率很高。术后新冠脉瘤的形成可能是由于高压球囊扩张所致，而非旋磨的作用，这已为血管内超声所证实，因此应尽量在 PTCRA 后减少使用球囊扩张，如必须使用压力应降低。虽然 PTCRA 的应用例数不多，但是由于它对钙化病变的有效作用，认为它可能是介入治疗川崎病冠状动脉合并症的最合适的方法。③对于冠状动脉狭窄段较长的病例，为预防 PTCA 术后的再狭窄和新冠脉瘤的形成，在年龄稍大的患儿可考虑应用放置支架术。④对于 DCA，由于其导致形成新冠脉瘤的几率较高，故不适宜对川崎病的治疗。总之，虽然近年来应用导管介入治疗川崎病合并冠状动脉狭窄或血栓性闭塞的报道逐渐增多，但对于其适应证和合并症的认识尚不足，尚需大样本对比研究。

5. 冠状动脉旁路移植术或称冠脉搭桥术

川崎病合并冠状动脉病变患者的外科手术指征：①三支血管阻塞；②左冠状动脉主干严重闭塞；③左冠状动脉前降支和右冠状动脉严重闭塞。由于许多心肌缺血患者无症状，而一旦发生心肌梗死则死亡率很高，因此手术指征并非依赖于是否有心肌缺血的症状或者是否有心肌梗死的发生，而应在发现上述严重广泛冠脉病变后尽早行冠脉搭桥术。术前应行同位素检查了解心肌存活情况，评价远端冠状动脉是否通畅。与静脉血管相比，动脉血管在移植后，其长度及内径能够随着患儿的生长而增长，故搭桥再通率好，患儿生存率亦明显提高，因此搭桥血管目前主张选用动脉血管，有作者指出应用胸内动脉治疗左侧冠状动脉阻塞及应用胃网膜动脉治疗右侧冠状动脉阻塞是较好的选择。血管的再通率亦与患儿的年龄有关，小于5岁的患儿由于其血管再通率低，冠脉搭桥为相对禁忌。

6. 心脏移植

对于因严重缺血性心脏病而导致进行性心功能不全或者冠状动脉旁路移植术后血管再通失败的患儿，可行心脏移植，但对于心脏移植术后患儿长期预后还有待观察。

(五) 冠状动脉损害的预防

1984年川崎病治疗研究取得突破性进展，许多大样本临床研究表明，在发病的10天内静脉注射大剂量丙种球蛋白2g/kg，同时加服阿司匹林[30～50mg/(kg·d)]，可达到预防冠状动脉并发症的最佳效果，使冠状动脉瘤的发生率减少到5%左右，并可防止巨大冠状动脉瘤的产生。研究表明防止冠状动脉病变主要依赖于大剂量丙种球蛋白的剂量，而非阿司匹林的剂量。目前国际上多主张丙种球蛋白2g/kg，一次性在10～12小时内输入，认为在退热和防止冠脉瘤形成方面明显优于传统的分3～5天输入的方法。

虽然采用上述的治疗方案对于大多数的川崎病患儿非常有效，但仍有大约10%的患儿对于上述治疗无反应，表现为应用大剂量丙种球蛋白治疗48～72小时后，患儿仍发热，冠状动脉病变进展。对于这些病例有下列方法可以考虑应用：①重复一次大剂量丙种球蛋白；②应用皮质激素，甲基强的松龙冲击；③乌司他丁（蛋白酶抑制剂），3000～5000U/kg，每日3次，静脉连续应用5～7天；④抗细胞因子疗法，血浆置换疗法。

关于应用激素治疗川崎病一直有争议。1979年日本报道一组病人单独应用强的松治疗促进了冠脉瘤的形成。但近年越来越多的研究显示，强的松和阿司匹林合用治疗川崎病，可减少冠状动脉病变的发生。甲基强的松龙冲击治疗用于大剂量丙种球蛋白治疗无反应的患儿，疗效显著，未发现明显的副作用。

三、先天性冠状动脉异常

先天性冠状动脉异常可单独发生，也可与其他先天性心脏异常同时存在。单纯冠状动脉异常的发生率大约为0.3～1.3%。先天性冠状动脉异常患者有的临床经过良好，但是也有许多有缺血性心肌病、心力衰竭和猝死等临床表现。单纯从患者的症状和体征往往很难作出诊断，往往需要行心血管造影等辅助检查。先天性冠状动脉异常主要包括以下几种类型：

(一) 冠状动脉发育不良

表现为冠状动脉管腔均匀性狭窄或走行过短，可表现在主干部，也可见于分支，通常仅见于一支血管受累，有时很难与动脉粥样硬化所致管腔狭窄相区别。大多数患者有劳力性心绞痛，可发生心律失常、充血性心力衰竭甚至猝死等严重的心源性事件。其静态心电图可完全正常，但运动心电图检查常常为阳性。对这类病人往往以内科治疗为主，丰富的侧支循环和/或健侧血管功能、形态的代偿是维持正常生活的条件。

（二）冠状动脉异位主动脉来源

左前降支和左回旋支单独开口和冠状动脉开口位置过高等常为无害变异，如不影响PTCA，则无临床意义。具有严重后果或潜在严重性的变异主要包括：

左冠状动脉起源于右窦

按起源于右窦的左冠状动脉主干与升主动脉和肺动脉之间的关系，分为五种类型：中间型、间隔型、肺动脉前型、升主动脉后型和复合型。大多数有引起严重心源性事件的危险性。运动心肌显像可能有助于对高危病人的筛选。

左回旋支起源于右窦或右冠状动脉为最常见类型，多为良性病变。

左前降支起源于右窦和右冠状动脉，多与先天性心脏病合并存在，尤其在法洛四联征时常见。

右冠状动脉起源于左窦

可引起心绞痛、心力衰竭、心律失常。猝死多见于青少年或青年人，但是也有猝死于婴儿和新生儿的报道。

（三）冠状动脉异位肺动脉来源

又称 Bland-White-Garland 综合征，在先天性冠状动脉异常中临床经过最严重。主要指左冠状动脉起源于肺动脉，而右冠状动脉起源于肺动脉者极少见。右冠状动脉明显扩张，血液经侧支循环分布到左冠状动脉区域。大约87%在婴儿期发病，大都在2～6个月开始发病，常见以充血性心力衰竭起病，表现为发作性的面色苍白、多汗、青紫、气促及心跳加快，表情痛苦，可能为心绞痛所致，常发生于哺乳时，数分钟后可缓解。以后出现左心衰竭或全心衰竭，心肌损害可累及乳头肌，引起二尖瓣关闭不全。大多在1岁以前死亡，如能存活至成年，则主要表现为劳力性心绞痛或充血性心力衰竭，伴随二尖瓣关闭不全的表现。

X线显示心脏普大或呈瘤样膨出。心电图检查显示，T波在肢体导联和左心前导联倒置，显示心肌缺血；AVL上出现Q波，心前导联的QRS波呈QS型或QR型，显示心肌坏死。多普勒超声心动图为最简便易行的无创性诊断方法，可显示左冠状动脉起源的异常连接，血流频谱对于诊断意义也很大。另外，MRI可用于诊断，其敏感性很高。对于经上述检查仍不能确定诊断者，应行心导管造影，逆行主动脉造影最初仅见右冠状动脉显影。

由于此种冠状动脉异常预后极差，症状不重者也易猝死，因此一经确诊，应立即手术，主要包括三种术式：①左冠状动脉根部结扎；②左冠状动脉根部结扎，并以锁骨上动脉或大隐静脉移植后再通。③直接将左冠状动脉与主动脉连接。目前多采用第三种术式，手术效果良好，手术后心脏变小、心衰缓解、心功能好转。

（四）单支冠状动脉

有三种类型：①左冠状动脉或右冠状动脉只有一个解剖行径，即整个心脏由一支冠状动脉供血；②异常的冠状动脉源于正常的左冠状动脉或右冠状动脉近端，常沿固有行径越过心底部；③左前降支、回旋支分别起源于正常的右冠状动脉近端。大多临床经过良好，但患者有发生猝死或心肌梗死的可能，具有潜在危险。

（五）冠状动脉瘘

包括冠状动脉-心腔瘘和冠状动脉-血管瘘两种，90%冠状动脉瘘与右心室或肺动脉相联。临床症状取决于瘘管的大小和分流量的大小。如果瘘管小，分流量小，多数在20～30岁前无症状，但是也有在婴幼儿和儿童期发生充血性心力衰竭的报道。而大的瘘管，分流量大，并且促进冠状动脉硬化的发生，可导致充血性心力衰竭、呼吸困难、疲乏、心绞痛，甚至心肌梗死。听诊心前区可闻及杂音，与动脉导管未闭的杂音有时不易区分。心导管造影是诊断本病最可靠的手段，多普勒超声也可诊断部分病例，但需认真细致的检查。冠状动脉瘘自然闭合机会很少，随年龄的增加，心内膜炎、心力衰竭、心肌损伤的危险性逐渐增加，外科干预的合并症也增加，因此确诊后应尽早手术。

（齐建光　杜军保）

第九节　非动脉粥样硬化性冠心病

动脉粥样硬化是冠状动脉受累的最常见的原因，但不是唯一的病因。多种非冠状动脉硬化的病变可侵犯冠状动脉以及引起急性冠状动脉功能障碍。引起冠脉病变有先天性畸形；急性冠状动脉栓塞；胸壁外伤导致相关冠状动脉血栓形成；纵隔放射治疗造成相关的冠状动脉纤维化或血栓形成导致冠脉闭塞引起心肌梗死；主动脉夹层可延伸至主动脉根部进而压迫堵塞冠脉；或是心导管检查损失造成冠脉夹层；多种类型的血管炎，如大动脉炎、梅毒性大动脉炎、结节性多动脉炎、川崎病（Kawasaki's disease）、药物性动脉炎等；抗磷脂抗体综合征；血液系统疾病（真性红细胞增多症、镰刀状贫血、播散性血管内凝血）；自发性冠脉痉挛；空中旅行等。

至于心肌内微血管病变或微循环功能障碍不属于本章讨论范围，可参阅有关章节。

综上所述，对有些年轻患者临床症状、心电图或实验室检查提示有心肌缺血表现，而缺乏动脉粥样硬化的危险因素及其他特征，应考虑非冠状动脉粥样硬化性冠心病的可能。现分述如下：

一、先天性畸形或结构异常

（一）冠状动脉瘘

冠状动脉及其分支与心腔、血管之间的异常相通。可见任何年龄，多为冠脉造影时发现，临床可有连续性杂音，心绞痛，心肌梗死，猝死，心衰，心内膜炎，心律失常，上腔静脉综合征。右冠状动脉瘘更为常见，90%的瘘流入静脉循环，多为单通道。

（二）冠状动脉瘤

先天性冠状动脉瘤多见于右冠状动脉，而后天获得性冠状动脉瘤多见于动脉粥样硬化。成年人严重的冠脉病变很可能来自幼年时曾患过结节性多动脉炎，川崎病或是大动脉炎。

（三）其他畸形

1. 心肌桥　冠状动脉的部分节段埋入心肌内，形成肌桥。占所有因胸痛行冠状动脉造影的患者的0.5%～7.5%，有报道认为是年轻运动员猝死的原因之一。最易受肌桥压迫的是左前降支。多数患者无症状，少数患者可有心绞痛，极个别患者出现心肌梗死。心肌缺血可见室性心律失常，左前降支和第一穿行支阻塞可引起高度房室传导阻滞，优势冠脉近端受压时，可导致猝死。该类患者回旋支和右冠较细，且少有侧支循环，受损冠脉供血区多为缺血性坏死。

2. 单支冠状动脉　单支冠状动脉的患者在临床上可无症状，因此生前诊断主要靠血管造影，本病需与一侧冠状动脉开口处由于动脉粥样硬化或血栓完全阻塞相鉴别。当单支冠状动脉的主干或主要分支沿肺动脉与主动脉之间走行时，由于主动脉或肺动脉的机械压迫，可使心肌缺血甚至猝死。

3. 冠状动脉口狭窄　冠状动脉口狭窄的非动脉粥样硬化原因包括梅毒，大动脉炎，由羟甲丙基甲基麦角酰胺（Methysergide）治疗所致的纤维肌肉增生，主动脉瓣手术和口瓣样脊。非动脉粥样硬化纤维壳样脊能从主动脉壁凸向左主冠脉口内，可致慢性心肌缺血和心肌梗死。

4. 冠状动脉闭锁　在婴儿和儿童中，两个主冠状动脉口之一闭锁可伴发心肌缺血或梗死。受累血管靠对侧冠状动脉发出的侧支供血。

5. 冠状动脉异位　在婴儿和儿童，冠状动脉异位起源于肺动脉干可引起心肌缺血和梗死，其中左冠状动脉为异位动脉的占90％，左心室前隔部和前侧部心肌极易受损。该类患者常表现为收缩期杂音或心电图异常，甚或猝死。

6. 冠状动脉走行异常　左右冠状动脉源于同一冠状窦，其中有约2/3以上的患者可发生猝死和心肌梗死。

二、血管炎

（一）大动脉炎

大动脉炎又称Takayasu's综合征，Martorell综合征，Raeder-Harbitz综合征，是一种慢性进行性的血管炎性病变，以大中动脉的狭窄和闭塞为主要表现，主动脉及其主要分支受累多见，肺动脉和冠状动脉亦可受累。临床因病变部位的不同表现各不相同。冠脉受累约占10％左右，动脉瘤形成及其少见。

1. 发病情况　本病好发于年轻女性，男女比例各国报道不一，总的来说为1：6～10，我国在20世纪90年代初为1：2.4。本病报道开始在中国、日本、韩国和泰国等亚洲国家较多，但在近年来非亚洲地区如欧洲，北美等国家报道日益增多，目前认为为非亚洲所特有的疾病。

2. 病因　尚不明确，目前认为可能与链球菌或病毒感染后诱发体内免疫失衡有关。而遗传和免疫因素也可能起着重要作用，其中细胞介导的免疫活动可能在血管损伤中起决定作用在本病急性期临床多有血沉增快，蛋白电泳γ蛋白以及α_1和α_2球蛋白升高。C反应蛋白和抗"O"均升高。近年发现anti-endothelial cell antibodies（AECA）升高由于与自身免疫性肝炎、慢性甲状腺炎、Sjgren syndrome关系密切，现认为是一种自身免疫性疾病。此外还有学者发现与内分泌因素有关。本病患者雌激素排泄明显升高。而雌激素增高与营养不良因素如结核相结合可能导致本病的发病率升高。此外，遗传因素可能是重要原因之一，在某些特定的HLA表型中发病率较高。

近年来大动脉炎患者冠状动脉受累的报道日益增多。冠脉受累约占10％，受累冠脉管壁增厚变硬，管腔由于内膜不规则增厚有不同程度的狭窄，狭窄后扩张以及血栓形成，导致管腔严重狭窄或闭塞。部分冠脉可以因弹力纤维和平滑肌受损形成动脉瘤。临床有报道一位46岁女性Takayasu's综合征患者左主干发现巨大动脉瘤，随访直至71岁死亡。冠脉外膜常呈广泛的纤维性增生，并与周围组织有纤维粘连。动脉外膜的纤维化和动脉壁增厚，导致冠脉的狭窄闭塞，尤其是主动脉入心室口狭窄。临床因冠脉狭窄或闭塞出现心绞痛或心肌梗死。在印度的Calcutta进行了为期13年的关于Takayasu's arteritis的研究。有225个患者入选，男女比例为1:7，平均年龄为19+/-4，75位患者有心脏症状，这部分患者行冠状动脉造影，其中有9位患者冠脉完全闭塞。在这个研究中有冠脉损害（狭窄大于50%）的患者占12%。

3. 临床表现　由于其非特异性改变和临床表现不典型，临床医生极易误诊。由于受累动脉以及冠脉程度和位置不同，临床表现各种各样。

早期主要为非特异性全身症状，如低热，心悸，乏力，关节和病变动脉疼痛，体重减轻。

主要血管受累引起相应症状。颈动脉受累可有视觉障碍，脑缺血症状如TIA发作，或是晕厥、偏瘫。锁骨下动脉病变发生"锁骨下动脉窃血症"，表现为椎基底动脉供血不足，如眩晕、视觉障碍和晕厥等。四肢动脉缺血出现相应肢体麻木无力、疼痛、发凉，以及间歇性跛行。肺动脉受累可有心悸、气急、右心衰竭。肾动脉受累出现肾性高血压。临床查体发现早期的病变节段局部有压痛，主动脉弓和降主动脉狭窄后可出现无脉，上肢血压较下肢明显升高，下肢动脉搏动减弱。相应部位可闻及血管杂音。如主动脉弓和降主动脉狭窄可在胸骨旁、腋下、肩胛区，患侧锁骨下动脉移行部位，腹主动脉病变可在腹部和背部，肺动脉病变可在肺动脉瓣区闻及血管杂音。

冠脉受累表现心肌缺血症状与CHD相似，如劳力型或自发性心绞痛，心电图为ST-T改变，严重者可出现心肌梗死。

4. 诊断要点　Takayasu's arteritis（TA）的诊断根据血管造影显示血管病变并且有炎性改变，血沉升高（>40 mm/h），免疫球蛋白高于正常水平。近年来无创检查如螺旋CI，MRI发展迅速，亦能较为准确的判断受累血管的损伤程度。

（1）冠脉病变存在应注意其他主要动脉有无病变，查体时应注意有无血管杂音，应在不同部位鉴别，主动脉弓和降主动脉狭窄应在胸骨旁、腋下和肩胛区，锁骨下动脉移行部位，腹主动脉病变应在腹部和背部，肺动脉病变应在肺动脉瓣区。

（2）应注意患者有无全身非特异性症状如发热、关节痛和病变动脉疼痛等，有无轻度贫血和白细胞增多，血沉加快，蛋白电泳 γ 和 α_2 球蛋白增高。

（3）在经冠脉搭桥或是介入治疗重建血运后，冠脉病变进展迅速或是反复出现再狭窄应除外大动脉炎。

（4）冠脉病变合并有肾性高血压的存在，应注意除外TA。有研究调查了近15年来的4190位高血压患者，其中有139位肾性高血压，结果显示在15位患者中发现患有TA，4位男性和11位女性，平均年龄为36.3+/-9.8岁，TA患者患者10.9%有肾性高血压。

（5）冠状动脉性疾病与其他病变共同存在，眼底动脉、无脉、不典型的主动脉缩窄、动脉瘤和肺动脉。在多数患者必须注意其存在两种或两种以上的表现，有可能是TA。

（6）在年轻的女性患者中出现冠脉病变和主动脉瓣反流应想到Takayasu's arteritis。

5. 治疗　在疾病的急性期应给予免疫治疗，在急性期过后如为血管孤立性病变应给予血管纠正措施。

激素和免疫抑制剂治疗，在病变活动时全身症状明显，可用泼尼松30~60mg/d或硫唑嘌呤50~100mg/d，分次口服，必要时可加用环磷酰胺，血沉正常后可逐渐停用。

抗凝和抗血小板治疗，防止病变进展或是血栓形成。应用肠溶阿司匹林抗凝，同时还有抗炎作用。抵克力得（ticlopidine）和氯比格雷（clopidogrel）能通过抑制血小板ADP受体而有效减少血小板的激活和聚集。可有效地减少心肌梗死、心性死亡、缺血性脑卒中和其他血管病的进展。

扩血管和改善微循环治疗，如β-受体阻滞剂，钙离子拮抗剂可改善心肌及其他缺血组织血供。可予低分子右旋糖酐静点降低红细胞聚集。

介入治疗和手术治疗主要针对并发症，解除阻塞及重建血运。TA 由于症状不典型早期诊断困难，其 5 年死亡率为 35%，经皮内血管成形术（percutaneous transluminar balloon angioplasty, PTBA）目前被认为是一项有效安全的非手术治疗措施。在心脏超声和血管造影尽可能早地明确诊断的情况上，PTBA 可有效改善 TA 预后。经皮内冠脉成形术和支架置入治疗目前已较为成熟，有研究证明，在术前应用皮质激素，阿司匹林和噻氯匹定，分别在在颈动脉、主动脉、肾动脉、锁骨下动脉根据病变需要进行球囊扩张和或支架置入，取得了很好的效果。研究发现，PTBA 和或支架置入术手术治疗则根据病情需要采用动脉内膜剥脱术、动脉瘤切除、血管旁路移植术、动脉外周增生的纤维组织等。有报道，大动脉炎累及冠脉后，冠脉外膜常呈广泛的纤维性增生，并与周围组织有纤维粘连。动脉外膜的纤维化和动脉壁增厚，导致冠脉的狭窄闭塞，尤其是主动脉入心室口狭窄，通过去除增生的纤维组织可有效的改善冠脉狭窄。虽然主动脉壁的慢性炎症可能会导致血管桥闭塞，但手术治疗在中短期的临床治疗中仍然会明显改善患者的疗效。

有学者报道了IV型 Takayasu's arteritis 合并有肺动脉狭窄的病例。经过 30 个月的皮质激素治疗肺静脉狭窄症状消失，但可以看见主动脉缩窄、主动脉瓣反流、双侧肺动脉狭窄、左主干狭窄。该病例显示了 Takayasu's arteritis 可发生广泛的心血管症状，肺动脉瓣狭窄是炎性反应的继发表现。

有报道一位青年男性反复的呼吸道感染表现为发热，咳嗽和呼吸急促，同时发现有急性主动脉瓣功能障碍和冠状动脉供血不足，最后确诊为 Takayasu's arteritis，这种少见疾病诊断的关键在于超声心动显示主动脉瓣的急性关闭不全，鉴别诊断在于血沉加快。医生应保持高度的警惕性，对于反复发作的亚急性疾病没有想到少见的疾病，而陷于经验主义治疗中。

（二）结节性多动脉炎

结节性多动脉炎（Polyarteritis nodosa PAN），又称 Kussmul-Maier 动脉炎。PAN 是指累及中小动脉的广泛性、进行性、坏死性全层动脉炎，临床表现因受累动脉部位不同而不同，可引起多系统病变，以肾脏、心脏、神经和皮肤受累最为常见。其中肾脏损害发生率为 75%～85%。近年来发现冠状动脉受损较其他动脉更为常见，各种报道日益增多。

1. 病因和发病机理

病因尚不清楚，可能与抗体介导的免疫反应有关。部分患者因对某些药物如磺胺、青霉素、硫氧嘧啶等过敏而发病。许多资料证实病毒感染与结节性多动脉炎关系密切，已有报道 30%～50% 的患者有乙肝病毒感染，血清中可检出乙型肝炎表面抗体（HBsAg）。其他病毒如巨细胞病毒、副病毒、人类免疫缺陷病毒（HIV）可能也与血管炎发生相关。部分患者发现类风湿因子和冷球蛋白等抗体阳性。

血管壁的炎性浸润可能会诱发冠状动脉壁呈坏死性变化，伴有纤维素样物质沉积，引起无粥样硬化的冠状动脉的血栓形成。坏死部位可形成动脉瘤，病变血管内膜增厚，管腔狭窄，血栓形成乃至闭塞。由于 PAN 冠状动脉炎重度改变，主要见于心包膜下血管进入心肌尚不深处，故发生的心肌梗死多范围较小，常为小面积梗死灶。

2. 临床表现

男女均可发病，男性多见，由于多脏器受累，临床表现复杂多样，发病早期以不典型的全身症状为多见，也可以以皮肤、肾脏、心脏和消化系统及神经系统等单一脏器或系统为主要表现。

(1) 心血管系统的临床表现

心脏受累后由于 PAN 冠状动脉炎重度改变于心包膜下血管进入心肌尚不深处，故心肌梗死多为小面积梗死灶。一般临床症状不典型，胸痛不明显，心电图亦少见典型图形。但心绞痛、心肌梗死、心力衰竭和各种心律失常均可出现，以室上性心动过速常见，心力衰竭也可为本病主要死亡原因之一。

结节性多动脉炎在冠脉受累后，最常见的临床表现为心绞痛，其原因主要由于炎性病变引起血管内膜增厚，管腔狭窄，炎性浸润导致非粥样硬化性血栓形成，从而出现心肌缺血引发心绞痛。有报道一位老年女性，死后发现患有全身系统的免疫系统失调，合并有动脉炎。入院时临床发现主要问题是腹部症状，包括腹膜炎和慢性肝疾患、肾功能衰竭，X 线显示肺的透光度差，未作出准确的临床诊断。患者在入院后 15 日死于心律失常。尸解发现了典型的 Wegener 肉芽肿，全身系统的动脉炎，表现为纤维素样坏死和多脏器梗死，病理诊断最后为 Wegener 肉芽肿性-结节性多动脉炎重叠综合征。由于 PAN 冠状动脉炎重度改变虽然可以无相应的心脏症状，但冠状动脉及其分支的炎性浸润，可引起多发性的血栓导致冠脉闭塞。由于临床表现不典型，发病后症状严重，病程较短并且因患者的年龄不同常常导致诊断的不恰当。老年患者应注意排除免疫系统疾病，后者可能是致命性的。突然出现的系统性疾病如肾功能衰竭、肝肿大、肺的片状阴影或是肺的浆膜炎应马上想到这些疾病。如果能恰当诊断，心血管症状应怀疑来自免疫系统，即使是在初期临床并未表现出心血管症状或是被其他系统的问题所掩盖。在我们这个病人，心脏受累决定了患者的转归，如果不是尸解证实了冠状动脉壁的特征性病变以及血栓形成导致死亡，诊断目前还是不能确立。

结节性多动脉炎可能会导致冠状动脉痉挛从而引发心绞痛或是心肌梗死。有报道一位有 20 年心脏病史的老年患者，在广泛前壁心肌梗死后合并有急性左心衰竭反复发作，选择性动脉造影显示在肾脏、肠系膜和肝动脉存在多发的动脉瘤同时在右肾的下极有梗死灶，化验显示血液中乙肝表面抗原阳性，使人想到结节性多动脉炎的诊断。但是最后行冠脉造影结果正常，因此心肌的血管炎诊断不能成立，提示血管痉挛可能是梗死的原因。由于本病为多脏器病变，临床症状复杂，可能会提示不同的治疗和诊断，可能不会首先想到结节性多动脉炎的诊断。

结节性的多动脉炎可以以急性心肌梗死为首要表现，发病年龄相对年轻，可有多发的动脉瘤形成，一位 34 岁的男性白人患者平常身体健康，突然患急性前壁心肌梗死，心功能 II 级，冠脉正常。未行溶栓治疗。选择性动脉造影显示肾动脉和肠系膜动脉有多发的动脉瘤。最后诊断结节性多动脉炎。在该病合并的心梗原因多为动脉炎症导致血栓形成或是激素治疗引起动脉粥样硬化。主要见于心包膜下血管进入心肌尚不深处，故发生的心肌梗死多范围较小，常为小面积梗死灶。一般临床症状不典型，胸痛不明显，心电图亦少见典型图形。

亦有结节性动脉炎患者在心血管系统受累后平时可无任何临床症状及其他病史，初次发病即表现为猝死。1990 年有报道一位芬兰患者突然死亡，死前一年有非特异性的胸腹部症状，疼痛和乏力。尸解显示左主干为结节性的多动脉炎，该患者为已报道的第二例导致猝死的孤立性的结节性多动脉炎。Miyamae, T 等人报道了一位结节性多动脉炎的年轻女性，初始症状为高热和皮疹，相关化验指标一过性升高，口服泼尼松龙治疗，但仍表现为面色潮红、胸痛约 40 天左右，心电图显示 ST-T 抬高和低电压，化验显示 CK、WBC、AST、

LDH升高。当时怀疑为全身性血管炎和冠状动脉和心肌损害。最后通过心肌活检证实为结节性多动脉炎，而冠造检查未发现任何异常冠脉。治疗在采用环磷酰胺加血浆置换后病情缓解。

发生于心外膜的冠状动脉炎可导致心梗引发猝死，已有3例报道，为年轻的结节性多动脉炎患者。平时身体健康，突然出现胸痛和呼吸急促，随后很快死亡。

(2) 其他系统表现

皮肤：可有0.5~1.0 cm大小的结节，单发或是多发，沿浅表动脉排列或不规则聚集在血管旁。呈红色或是与皮肤颜色相近，有压痛，结节中心可发生坏死形成溃疡，边缘不整。

肾脏：有蛋白尿和血尿，甚至可有肾病综合征表现。当肾内小动脉广泛受累后，可出现严重肾损害，肾内动脉瘤破裂或肾梗死时可出现剧烈肾绞痛和大量血尿。肾性高血压常见，有时可为临床唯一表现。尿毒症为主要死因之一。

消化系统：以腹痛最为常见，可出现呕吐和便血。小动脉破裂可出现消化道或腹腔内出血，可有剧烈腹痛和腹膜炎体征，肝脏受累可有转氨酶升高，黄疸，部分患者因合并乙肝表现为慢性活动性肝炎。胆囊和胰腺亦可出现相应症状。

神经系统：表现为周围神经系统和中枢神经系统受累，以多发性单神经炎和多神经病常见。中枢神经系统有头痛，头晕，脑动脉血栓形成和动脉瘤破裂。

3. 治疗　皮质类固醇为首选药物，及早应用可改善预后。病情轻无内脏受损者，以单独使用糖皮质激素治疗，通常为泼尼松1mg/(kg·d)。如病情较重，激素治疗一个月效果不佳，可采用免疫抑制剂联合应用，如环磷酰胺和硫唑嘌呤。环磷酰胺常用剂量为2mg/(kg·d)口服。同时可用阿司匹林治疗血栓形成。如出现血管狭窄可加用钙拮抗剂等扩张血管。

(三) 巨细胞动脉炎

巨细胞动脉炎（giant cell arteritis，GCA）是大中动脉炎的肉芽肿和巨细胞坏死性全动脉炎。本病是一种系统性血管疾病，能累及多处动脉，最好侵犯颈总动脉的一个或多个分支，包括颞动脉。病变常呈节段性，组织学表现为动脉全层单核细胞浸润，肉芽肿形成，血管内膜增生，血栓形成。大部分病例于内弹力层可见巨细胞。

1. 发病情况　多见于老年人，平均发病年龄为70岁，女性为男性的2倍。发病率为17.4%（50岁以上）。

2. 发病机制　有研究认为基质金属蛋白酶-2,-9，（matrix metalloproteinase，MMP-2 and-9）和基质金属蛋白酶抑制因子-1和-2（tissue inhibitor of matrix metalloproteinase，TIMP）在组织内失衡是引起最初的组织增生和狭窄的关键因素，几乎所有的组织活检均显示颞动脉内有淋巴细胞浸润和内中层弹力纤维断裂，导致血管腔几乎完全闭塞。尸解显示GCA时降主动脉，主动脉主要分支和冠状动脉受累最为常见。

3. 临床表现

起病隐袭，临床表现为发热，头痛，下颌关节疼痛，乏力，纳差，体重减轻，失眠，视力障碍/部分病人表现为突然起病，剧烈头痛，尤其局限于颞动脉区的持续性或间歇性刀割样疼痛，少数患者累及上肢动脉，表现为上肢乏力，缺血性疼痛，神经性变和雷诺征。

约10%~15%病例发生颅动脉以外的血管损害，主要累及主动脉弓及其主要分支，其中冠状动脉炎可引起心绞痛、心力衰竭和心肌损害，心肌梗死患者发热持久者应怀疑本病。最常见的症状心律失常和传导阻滞，为12.2%，心肌病和心肌梗死为7.4%，后者可使病情进一步恶化。心肌梗死是巨细胞动脉炎患者的早期较为常见的重要并发症，无论是否给予大剂量的激素治疗均可能发生。心脏症状的发病机制主要为冠脉的炎性病变导致心肌缺血。本病的心脏症状严重而常见，应是诊断，治疗和预后的中心问题。

最重要的体征为颞动脉明显压痛，肿胀和条索样改变，化验检查可见血沉明显加快，轻度贫血，白细胞增高，蛋白电泳显示 α_2 及 γ 球蛋白增加，C 反应蛋白，IgG，补体 C3，肝功能异常和碱性磷酸酶升高。

4. 诊断　年龄 50 岁以上，有发热、头痛、肌痛、颌关节疼痛、颞动脉压痛，血沉增快应怀疑本病。确诊须通过颞动脉或其他血管组织活检。

5. 治疗　皮质激素应用，常用泼尼松 40～60mg/d，一个月减量。维持量 10mg/d，疗程 6 个月，长者可达 2 年。少数患者停药可复发。

一位 74 岁的老年女性突然死亡，无明确病史，死前仅表现为多发性肌痛，无典型的巨细胞动脉炎的症状。治疗试验性的应用泼尼松，多发性肌痛并未明显改善或加重。尸体解剖发现巨细胞炎性浸润累及全身多处动脉，如左颞动脉、左颈总动脉、降主动脉、冠状动脉的左前降支。病理发现有典型的肉芽肿（granulomatous）巨细胞浸润，冠脉内血栓形成导致冠脉闭塞，引起心肌梗死。巨细胞动脉炎为多系统受累的动脉炎，好发于成年人，一般为颅内动脉首先受累，但内脏和外周的动脉均可受累。冠状动脉受累后引起猝死是巨细胞动脉炎的常见表现，在文献中屡有报道。

（四）类风湿性关节炎

类风湿性关节炎（Rheumatoid Arthritis，RA）是一种以关节滑膜炎为特征的慢性全身性的自身免疫性疾病。反复发生的滑膜炎破坏关节内软骨和骨组织，导致关节功能障碍。血管炎可累及全身各系统。主要表现为非化脓性关节炎、浆膜炎、类风湿结节和血管炎等病理改变，可导致心脏受累。常伴有冠状动脉炎，RA 冠状动脉炎易累计小冠状动脉分支，动脉内膜呈斑点状突出，血管壁常有环状损害，但无坏死灶，可有细胞浸润、充血、纤维化、内膜增厚和血栓形成。随病情演变可以出现动脉管腔狭窄，引起心肌缺血性病变。RA 患者血管内皮功能障碍，早期抑制炎性反应可改善血管内皮的功能，避免更严重的损害。

在全球均有发病，不同国家和地区的发病率不同，平均发病率为 1% 左右并且与年龄，性别相关。发病率随年龄增长而增高，40～50 岁多发。女性发病率是男性的 2 倍。在美国，年龄、缺乏教育、社会经济地位较低，与发病率和预后相关。发病 10 年后，多数患者面临功能障碍，丧失工作能力，收入明显降低，给患者带来精神和经济上的重要影响。患者的预期寿命普遍比正常人群偏低。

1. 与心血管系统关系

目前已经公认，心血管疾病导致的死亡是 RA 死亡的首要死因，大约占到总死亡的一半。但很难估计 RA 患者的心血管病发病率的准确数字，因为在 RA 患者中心血管症状常不典型。在瑞典调查了 46917 为 RA 患者，1964～1994 年，因冠脉病变导致的死亡占总死亡的首要原因。因此冠心病是提高 RA 患者死亡的主要因素，尤其是对于那些处于疾病早期的患者。RA 患者的冠心病的高发病率原因并不清楚，仅用传统的心血管病的危险因素并不能解释。在美国的一项最新的研究表明，患有 RA 的女性发生心肌梗死的相对危险度 RR 较为患有 RA 的患者为 2.0（CI 1.23～3.29）。而在患病 10 年内发生心梗的风险为 3.10（95% CI，1.64～4.87）。研究认为在冠心病的防治中应注意除外患者是否还患有 RA。

2. 发病机制　内皮功能障碍现已发现，RA 和动脉粥样硬化的炎性反应和免疫反应惊人的相似,当然粘附分子和细胞因子,肿瘤坏死因子都是调节炎性反应,影响内皮功能以及影响血管动脉硬化程度的关键因素。

最近有报道,新发现的冠心病危险因素可能与之有关。此外,半胱氨酸可能是RA患者合并冠心病的高风险标志物。

3. 心血管系统症状

冠脉受累导致心肌缺血症状:患者可有心绞痛,胸闷气短,心电图显示ST-T改变。有报道一位在15岁时诊断为RA的患者,在一年内发展为恶性类风湿(malignant RA,MRA)。并发了多发性单神经炎和皮肤小的坏死灶。激素治疗无法控制神经炎进展。后并发肺浸润、胰腺炎、肠出血,最后死于DIC。尸解显示全身类风湿性血管炎,包括冠状动脉、胰腺、肝脏、小肠、大肠、肾脏和肺。

少数患者表现为心脏瓣膜炎症:仅以瓣膜炎为主要表现的患者少见。有报道一位62岁老年女性多次心梗发作最后死亡。临床仅以发热为主要表现,类风湿因子阳性,并无关节方面的症状。尸体解剖显示在主动脉瓣和左冠状动脉的起始段炎性损害严重,伴有类风湿小结。在左室的中隔部和前侧壁有大面积的梗死心肌。

4. 治疗

非甾体类抗炎药:抑制环氧化酶是前列腺素生成受抑制而起作用,以达到消炎止痛的作用。

皮质激素和免疫抑制剂:肾上腺皮质激素可控制血管炎症,减轻关节肿痛。应在应用其他抗类风湿药物控制病情的基础上加用小剂量皮质激素。严重患者可加用免疫抑制剂硫唑嘌呤(50mg,2~3次/日)或环磷酰胺(50mg,2次/日)。待症状或实验室检查改善后减量,维持量为治疗量的1/3~1/2。

静脉注射免疫球蛋白不仅是免疫缺陷的替代治疗,也是自身免疫性疾病治疗的一种有效手段,免疫球蛋白可减少冠脉异常的发生,减轻临床症状,如皮疹、发热、提高血小板、白细胞和血清白蛋白。

白介素-1(interleukin-1,IL-1)和肿瘤坏死因子(tumor necrosis factor TNF):目前的发病机制假设动脉粥样硬化是一种炎性反应,如血沉、C反应蛋白和纤维蛋白原升高。自身抗体,免疫复合物包括抗心磷脂抗体,氧化的LDL及内皮细胞。由激活的T细胞产生的细胞因子,针对于细菌和病毒的一种免疫反应,产生热休克蛋白。在治疗结缔组织病是,延缓动脉粥样硬化的发生,应早期干预危险因素并控制炎性反应。白介素-1(interleukin-1,IL-1)和肿瘤坏死因子(tumor necrosis factor TNF)常用来治疗RA,但可使冠脉出现粥样损害,引起心肌缺血和心梗。目前有临床试验正在研究。

(五)川崎病

川崎病,是由1967年由日本川崎(Kawasaki)报告50例以婴幼儿发病为主的疾病,表现为长期发热、皮疹、淋巴结肿大和结膜炎或是口腔粘膜病变,又称之为皮肤粘膜淋巴结综合征。常累及心血管系统,尤其冠状动脉,可发生猝死和缺血性心脏病。也可引起心包炎和瓣膜病。

1. 病理生理

主要病理改变为微血管炎和全心炎,主要为动脉中性坏死性全血管炎。冠状动脉几乎均有受累,严重损害处可有肌纤维的破坏,内外弹力板断裂,局部形成动脉瘤。多见于冠状动脉主干和分支近端,直径多在数毫米,多发的动脉瘤可呈念珠状。受累的冠状动脉尤其是动脉瘤内可有血栓形成，冠状动脉内膜常有增厚，内皮增殖但无巨细胞浸润。冠状动脉狭窄处以形成血栓，可发生心肌梗死，乳头肌功能不全，二尖瓣关闭不全，心力衰竭。除冠状动脉外，约半数患者可有其他大中型动脉受累，尤以髂动脉受累多见。

2. 临床表现

(1) 心血管系统

本病散发，半数以上患者为 2 岁以内幼儿，成人少见。50%～90% 的患者可发生心血管病变。20%～30% 的患者可发生冠状动脉瘤，5%～10% 可发展为缺血性心脏病，1%～3% 发生心肌梗死。多数冠脉受累的患者可无明显临床症状，甚至胸片和心电图大多正常。常于产后 3～4 周发生猝死，多与冠脉病变，尤其是冠脉血栓性动脉炎继发心肌梗死、乳头肌功能不全、二尖瓣关闭不全、心力衰竭、心律失常、心源性休克和动脉瘤破裂造成致命性心包填塞等有关。

(2) 辅助检查

①核磁共振：3928 经胸超声在观察冠状动脉瘤时图像常不够清晰，有研究显示通过吸入 3D 行冠脉的核磁共振能更清楚显示动脉瘤的大小与位置。

②食道内超声：可以通过经食道内超声判断冠脉血流的储备。

③血管内超声：在评价冠脉管壁的形态及功能情况，以及选择最佳治疗方面，血管内超声很有帮助。

3. 治疗

治疗多采用 PTCA 或是冠状动脉搭桥重建血运，等人于 1994 年进行了对 169 位川崎病患者的多中心研究，对其再行冠状动脉搭桥术后进行长期随访，发现术后 90 个月后，采用内乳动脉搭桥的患者较采用大隐静脉搭桥的患者生存率高，而相关分析显示死亡率与未采用内乳动脉和手术时间选择有关。采用内乳动脉搭桥的患者生活质量和预期寿命可明显改善。

药物治疗：目前推荐使用丙种球蛋白，可以减少冠脉狭窄的发生及程度，并可能使部分病变恢复正常。减轻临床症状，如皮疹、发热、提高血小板、白细胞和血清白蛋白。日本有研究证实通过静脉注射大剂量的丙种球蛋白可使 84% 的患者的冠脉后遗症明显减少，但是约有 7%～13% 的患者在急性期后仍遗有动脉瘤，多发生于冠脉的近端，与远端冠脉的动脉瘤相关。大部分动脉瘤可在急性期后消失，部分动脉瘤可逐渐导致血管闭塞，引起心源性猝死或是心肌梗死。通过长期随访监测，日本九州大学的 Takahashi，N 报道了 1973～1994 年 313 名川琦病患者，24.3% 的患者存在冠状动脉后遗症，其中 40 位患者只有左冠状动脉病变，10 人有右侧冠状动脉病变，26 人双侧均有。认为左侧冠脉更易逐渐形成狭窄。在 66 位患者中只有 2 人左侧冠脉完全闭塞，占 3.0%。右侧冠脉的动脉瘤进展更快，在 36 位患者中有 9 人完全闭塞或是形成阶段性狭窄，比左冠的发生率高。虽然有严重的冠脉病变，但儿童和青少年的心血管症状非常少见。

4. 预后及转归

冠脉病变多在 3 个月内恢复正常，但是由于受累的冠脉因管腔狭窄及动脉瘤的形成管壁变得僵硬而失去弹性，目前认为是动脉粥样硬化的重要危险因素。无冠脉后遗症的患者冠脉血流储备下降，提示微循环功能可能存在障碍。冠状动脉遗留的病变可使患者成年后冠心病发生年龄明显提前，这部分患者表现为极其年轻，或没有任何可以解释的危险因素。估计约有 4% 的患者最终会患上缺血性心肌病。

（六）系统性红斑狼疮

系统性红斑狼疮（systemic lupus erythematosus，SLE），是一种多发于青年女性的累及多脏器的自身免疫性的炎症性结缔组织病。发病年龄以青壮年为多，约占半数，育龄男女比例为1：8～9，老年与幼儿男女比例为1：2～3。病因不明，由于本病疫免疫反应异常为主要表现，可能与多种因素有关。SLE有遗传倾向性，家系调查显示患者的一级和二级亲属中约10%～20%由本病的发生。药物可诱发SLE症状，如青霉素、鲍泰松、磺胺类和金制剂等。

心血管受累情况：常累及全身结缔组织和多脏器损害，在20世纪早期SLE的心血管受累情况便已有报道，可累及心脏的各个部位，包括传导系统，心包、心肌、瓣膜和冠状动脉。心血管病变多于发病后1～2年出现，约一半患者可以发生，是除肾功能衰竭、继发感染之外致死的主要原因。其中年轻患者尤其女性发生冠状动脉病变非常常见。有人在总结了1980～2000年的所有研究，指出在年龄35～44岁的SLE女性患者中冠状动脉性心脏病的发病率为正常对照的50倍以上。在这些患者中动脉粥样硬化非常常见，而SLE的典型改变如冠状动脉炎或其他原因非常少见，因此认为SLE是独立的冠心病危险因素。有研究显示粥样硬化的危险因素除传统的在伯明翰研究（Framingham study）提到的老年、高胆固醇、高血压、糖尿病、肥胖，加上长期的糖皮质激素治疗，女性的绝经后，心衰、SLE本身便是独立危险因素。

冠脉炎症多发生在小动脉、内膜纤维增生、内皮细胞变性、管腔坏死、血栓形成发生心肌梗死。血管造影可提示动脉炎的诊断，如光滑的灶性病变、动脉瘤样扩张，以及原来正常的动脉突然发生明显的改变等均有助于诊断。

1. 发病机制　通过超声发现SLE患者的前臂动脉内皮功能明显减低，血管扩张血流速度降低，提示为早期的动脉粥样硬化表现。SLE的继发病变在出最初的炎性损伤外，还与治疗乳激素的应用有关。同时长期激素治疗诱发加速动脉粥样硬化的形成。研究显示SLE导致冠脉病变如心绞痛和心肌梗死占总数的6%～12%。通过心肌灌注显像和颈动脉超声显示动脉粥样硬化发生的比例为40%。

SLE患者体内脂代谢异常，VLDL和TG偏高，HDL偏低，研究发现脂质代谢异常与血管炎相关，在抗心磷脂抗体阳性的患者中，HDL水平较低，在排除了疾病影响之后，结果仍是如此。研究认为SLE加重了脂质代谢的异常，这将加剧了冠心病发病的危险性。

SLE的病程的进一步研究，如免疫因素可能是动脉粥样硬化加剧的原因之一。对初诊为SLE的患者随访3年，有75.4%的患者TC升高。

有人报道了一位37岁的女性患者，有SLE病史23年用泼尼松龙治疗，7年后，突患急性下壁心梗，冠造显示右冠近段有动脉瘤合并明显狭窄。组织学检查显示动脉瘤再通和纤维化，提示在SLE合并心梗的原因可能与动脉瘤有关，而动脉瘤的形成则为动脉炎的后遗症。一位8岁的黑人女孩患有SLE和继发抗心磷脂综合征（APS），有雷诺现象、溶血性贫血和致命性的心梗。病理学报告显示这次急性透壁性心肌梗死与回旋支血栓形成有关壁内的小动脉血栓和冠脉纤维肌性发育不良。而炎性病变和冠脉的粥样硬化为发现。这个病例再次证实了APS激活了凝血酶原引起血栓形成。

2. 影响SLE患者冠心病发病的危险因素

为确定SLE患者的冠心病发病率和与之相关的危险因素，有研究调查了229位SLE患者冠心病的发生情况，冠心病是指有心绞痛、心肌梗死和猝死的发生。每3个月调查一次冠心病的危险因素，用多元回归分析。在229位患者中，有19位发生了冠心病，占8.3%，在死亡的10人中有3人因冠心病死亡占3%。与无冠心病的患者相比，合并冠心病的SLE患者确诊SLE的年龄较大（37.1 years versus 28.9 years，$P=0.004$），进入试验的年龄较大（47.1 years versus 34.7 years，$P<0.0001$），应用泼尼松治疗的时间更长（14.3 years versus 7.2 years，$P<0.0001$）。多元回归分析显示SLE的冠心病发病与诊断时的年龄，应用泼尼松的疗程，抗高血压治疗是否达标，最高的血胆固醇水平和肥胖有关。因此提出，在SLE患者应注意控制高血压，高血脂，肥胖和其他已知的冠心病危险因素。

3. 诊断　应及时确定SLE患者是否合并冠心病。心血管病变多于发病后1~2年出现，约一半患者可以发生，是除肾功能衰竭、继发感染之外致死的主要原因。其中年轻患者可发生冠状动脉病变。冠脉炎症多发生在小动脉，内膜纤维增生、内皮细胞变性、坏死、血栓形成、发生心肌梗死。

首先应注意患者有无长期应用激素治疗的病史，后者可诱发加速动脉粥样硬化的形成。

根据颈动脉内中膜厚度评价SLE患者的动脉粥样硬化程度。有研究显示175位SLE女性患者，平均年龄为44.9岁（SD 11.5），其中有15%的人有动脉事件发作史，包括心梗和心绞痛，中风和短暂性脑缺血发作，测量颈动脉的内中膜厚度和各种与病变有关的因素，包括LDL、CHO、纤维蛋白原、和C-反应蛋白，应用激素治疗的时间和累积剂量。多元回归显示，决定病变的独立变量为老年，收缩期高血压，高LDL水平，泼尼松治疗时间长，及冠脉事件发生史。结果显示通过超声测量颈动脉内中膜厚度可以评价有心血管疾病高风险因素的SLE患者的动脉粥样硬化程度。

应用^{99m}Tc心肌灌注显像^{99m}Tc-sestamibi myocardial perfusion，SPECT）是确定无心血管临床症状的SLE患者有无冠心病的有效手段。

血管造影可提示动脉炎的诊断，如光滑的灶性病变，动脉瘤样扩张，以及原来正常的动脉突然发生明显的改变等均有助于诊断。

近年来SLE的预后明显改善，90%以上的患者生存延至10年以上。有研究对65位SLE患者进行了回顾性分析，在10年内调查了患者的症状和实验室指标，用药，恶化情况，慢性器官衰竭。其中系列指标呈下降趋势，ANAs（TD：95.6%；>10Y：78.6%），双链DNA抗体（TD：78.0%；>10Y：46.7%）and 补体C3（TD：72.7%；>10Y：42.9%）在诊断是非常典型的症状如蝶形皮疹；蝴蝶疹（TD：50.0，%；>10Y：36.8%），盘形皮损（TD：38.8%；>10Y：23.5%）在10年后减少，关节痛频率减少（TD：61.2%；>10Y：57.9%），肌痛（TD：26.1%；>10Y：26.3%）和乏力（TD：63.0%；>10Y：64.7%）无明显变化。其中肾损害，冠状动脉疾病（TD：6.0%；>10Y：23.0%）和神经血管疾病增加。临床症状与双链DNA水平的升高和补体C3成分的降低有关。

有研究调查了130位SLE的女性患者心肌灌注不足的发生率，平均年龄45.1岁（11.1），患病时间为14.6（9.4）年，通过单光子放射计算机断层显像术和心肌核素灌注显像发现，其中10%的患者有心绞痛或心肌梗死病史，52人（40%）有心肌灌注不良，包括心绞痛心梗11人（85%）。在无冠状动脉性心脏病病史的患者中，有41（71%）人发现有冠脉的异常，结果显示40%的SLE患者和35%的无冠脉病变病史的女性患者有心肌灌注不良，提示在SLE患者冠心病发病较早，SLE将促进动脉粥样硬化发生，故对SLE患者应注意危险因素的预防和治疗。

4. 治疗

是否需要特殊治疗取决于冠脉病变的严重程度。平时可给予阿司匹林口服，病情较重者加用皮质激素，泼尼松口服治疗。同时应注意加强护理，预防感染，控制如照射、寒冷等可加重病情的因素。女性患者无明显心肾等重要脏器损害者，缓解期可以怀孕，由于可加重病情，强调妊娠指导，加强围产期护理和监测。

（七）病毒性冠状动脉炎

从 20 世纪 60 年代起 Burchd 等人以 EMCV（encephalomyocarditis virus）和 CVB4 感染数和后造成了动物冠状动脉炎，以后有陆续报道了 MDV（Marek's disease virus），EBV（Epstein-barr virus），MV（measles virus）以及流感病毒感染患者的冠状动脉炎。近年来，通过分子生物学技术在患者炎性改变的冠状动脉及周围浸润的淋巴细胞中检测到病毒的存在，才真正证实了病毒感染与冠状动脉炎之间的关系。

1. 病理改变　Burch 等报道病毒感染造成冠状动脉炎，包括广泛的毛细血管以及大动脉损伤，促使血栓形成，导致冠状动脉血流阻塞以及最终引起心肌细胞缺血坏死。冠状动脉组织学显示冠状动脉广泛损伤，动脉内皮破坏，内膜脱落、水肿，炎性细胞浸润，有大量致密核，形态不规则。Murakami 报道病毒感染导致冠状动脉内膜严重增厚，中层弹性纤维呈蚕食样损伤，动脉壁缺血坏死常见，可见 T 淋巴细胞、单核细胞和浆细胞浸润。EMC 病毒可在心脏和血管中形成病毒颗粒。Burch 发现细小脱氧核糖核酸病毒造成所有组织包括动脉一种特征性的细胞坏死，该坏死可能与病毒颗粒有关。Silver 发现 CVB3 感染造成广泛的微小冠状动脉狭窄，血管轮廓不清，局部充盈缺损，可见突发的末端终止现象。

2. 发病机制　目前推测动脉损伤可能是病毒直接感染所致，也可能是通过 T 例靶细胞介导的炎症反应，或是病毒感染间接激活了一种自身免疫反应。最近又发现病毒在细胞内复制时期蛋白酶切割细胞骨架蛋白，造成细胞离子交换的异常，这可能是冠状动脉平滑肌在病毒感染后发生痉挛的原因。其确切的机制尚待进一步研究。

病毒性冠状动脉炎与心肌梗死的关系

早在 1967 年 James 猜测病毒和细菌引起的心脏病与动脉炎有关。人们在很早一项也注意到许多心肌梗死患者发病前曾有病毒性的上呼吸道感染史，可能与冠状动脉炎的发生有关。目前已有诸多实验证实病毒感染与心肌梗死相关。病毒感染引发冠状动脉炎性病变，血管痉挛，血小板聚集，病毒本身损伤血小板功能，病毒可吸附引起不可逆转的血小板聚集，损伤的血小板释放活性物质，最终引起血栓形成，导致心肌梗死的发生。

病毒感染引起广泛的毛细血管和动脉损伤，同时瓣膜受累引起血流动力学改变，可能会加重血管壁的损伤，使机体难以修复，引起动脉粥样硬化。Burch 报道过一例 19 岁患者，发病前几周曾有严重的上呼吸道感染，免疫学检测有病毒 CVB4 感染，免疫荧光显示冠状动脉壁 CVB4 抗原阳性。冠状动脉呈慢性改变，水肿，细胞坏死和肌纤维形态改变。电镜显示细胞损伤，平滑肌细胞，巨噬细胞和成纤维细胞中有大量脂质聚集，所有这些改变均与动脉粥样硬化有关。

3. 临床表现　冠脉痉挛导致心绞痛和心肌梗死的发生。有报道一位 41 岁女性因反复发生的心绞痛入院，后出现室性心动过速，实验室检查显示 Coxsackie B 病毒 IgM 效价明显升高。冠脉造影显示冠状动脉正常，但随后的冷加压试验出现冠脉痉挛，并且回旋支的分支出现血栓阻塞管腔，导致心肌梗死。作者认为冠脉痉挛与病毒感染有关，在这一类患者中应避免冷加压试验，同时在治疗中应注意抗血栓和抗痉挛。

4. 诊断　临床常见患者在病毒性感冒后出现明显的心绞痛症状，心电图显示心前区 ST

段压低明显，检测 RNA 阳性，治疗后症状消失，心电图恢复正常，提示病毒性的冠状动脉炎。

HIV 感染的患者心血管受累情况各不相同，由临床无任何症状到直接心性死亡均可能出现，分别为 1%～6%，心包积液、心包炎、心肌梗死、心肌病和心内膜炎等在 HIV 患者中较为常见。以往的观点认为冠状动脉粥样硬化性心脏病不是 HIV 患者的并发症，但近年来许多文献报道 HIV 感染者动脉粥样硬化提前出现并有早发的冠脉病变。其中蛋白水解酶抑制因子被认为在继发的冠心病的发生发展中起重要作用。通过近 7 年的文献检索，Mehta NJ 等人发现在无冠心病危险因素（吸烟除外）的 HIV 患者中，患急性冠脉综合征的有 10 例报道，冠心病的最终确诊均经冠状动脉造影或是尸体解剖证实。在 HIV 感染者在继发冠心病的平均时间约为 7.5 年。

（八）贝赫切特综合征（Behcet's syndrome）及家族性地中海热

Behcet's syndrome（又称白塞综合征）：是一种合并有生殖器，口腔溃疡和眼色素层炎的三联症。可以累及各种血管。可引起动脉病变和静脉血栓，年轻患者或男性患者预后可能会更差。免疫抑制治疗可能会改善预后。2003 年 1 月中华心血管病杂志吴忠等报道 11 例白塞病中有 1 例 31 岁男性因突发胸痛，心电图提示急性下壁 Q 波心肌梗死，8 个月后冠脉造影示右冠慢性闭塞并有侧支形成。家族性地中海热的患者可能也会以血管炎为主要表现，最常见的症状有舍-亨二氏紫癜（Schönlein-Henoch purpura），为过敏性紫癜，以及结节性多动脉炎。少数诊断为血管炎的儿童患者在成年后可演变为家族性地中海热和川崎病。幼年时期患病后引起冠脉后遗症是造成以后发生冠心病的基础。在许多情况下，如粘液瘤、胆固醇性的栓塞，钙化可类似于血管炎综合征。应注意这些病的治疗和发病机制与血管炎的是不同的。

（九）药物性动脉炎

近年来，药物引起的动脉炎逐渐增多，主要原因为药物滥用和吸食毒品者增多。近年来报道可卡因有心脏毒性，可引起冠脉痉挛和心肌梗死。主要机理为可卡因可增强心脏交感活性，收缩冠脉，导致心肌缺血；同时可增强血小板聚集性导致血栓形成。此外，动物实验也发现给予多巴胺受体激动剂甲磺酸非诺多泮（fenoldopam mesylate，FM），或是环磷酸腺苷磷酸二酯酶抑制剂（PDE Ⅲ）如茶碱（theophylline），咖啡因使大鼠患动脉炎。有研究证明，UK61260，一种通过抑制磷酸二酯酶活性的影响肌肉收缩的药物，予 SD 大鼠口服或皮下注射，分别在当时和 28 天时处死，发现可引起肠系膜，肾动脉和冠状动脉等的动脉炎，逐渐出现动脉狭窄，同时发现长期给予上述药物可以引起结节性多动脉炎。其发生机制可能与药物引起细胞内 cAMP 升高，从而导致血管内皮损害有关。

三、抗磷脂抗体综合征

抗磷脂抗体综合征（Antiphospholipid antibodies syndrom，APS）表现为反复出现的动静脉血栓形成，心脏或是脑缺血，习惯性流产，血小板减少症（thrombocytopenia），心脏瓣膜损害，上述症状可单一存在或是多个存在。可与自身免疫性疾病同时出现，患者血清中可检出狼疮抗凝因子（LA）或抗心磷脂抗体（aCL）。抗磷脂抗体（Antiphospholipid antibodies APA）最初可能会在 SLE、RA、SSc 和 SS 等疾病的患者中发现，也可能在无结缔组织病的患者中出现。临床主要分为原发性 APS 和继发性 APS。还有一种极为少见的临床类型，称为恶性 APS，表现为短期内进行性出现广泛的血栓形成，累及多个重要脏器，可造成器官功能衰竭及死亡。本病基本病理改变为血管内血栓形成,各级动脉、静脉及心内膜、胎盘。

1. 临床表现

(1) 冠脉病变:APS主要临床表现为冠脉血栓形成引起心肌缺血症状,以及致命性和非致命性心肌梗死,为主要致死原因。

(2) 其他的动静脉血栓:临床表现取决于受累血管的种类、部位、大小。下肢深静脉血栓为最常见的临床表现。肝静脉和下腔静脉血栓引起布-加氏(Budd-Chaiari)综合征,脑动脉血栓形成引起短暂性脑缺血发作和年轻人的脑中风,肾动脉血栓形成引起蛋白尿、肾病综合征和血尿等;肢体或内脏动脉栓塞引起肢端缺血坏死、各器官包括肝、肠、肾上腺和心脏等,继发性脏器功能低下,视网膜动静脉亦可受累,网状青紫可为深部大血管病变的皮肤表现,青斑样血管病是由浅表皮肤小动脉的阻塞引起浅表皮肤溃疡、坏死和萎缩。

习惯性流产 胎盘血管的血栓可导致胎盘功能不全,导致习惯性流产、先兆子痫、胎儿宫内窘迫、胎儿发育迟缓或死胎。

血小板减少症 血小板减少是APS的另一重要临床表现。

2. 辅助检查

APS的特异的实验室检查为LA阳性,aCL阳性,呈中高低度。原发性APS除血沉可增高、免疫球蛋白增高外,其他实验室指标往往正常。继发性APS的实验室指标同原发病相似。

其他检查 可根据血栓所累及的部位做有关检查,CT,核磁共振、数字减影血管造影术、血管造影等检查。

3. 临床诊断 对于那些临床无明确危险因素的年轻患者,既往有血栓病史,出现心肌缺血或是心肌梗死时,应想到APS。必要时应进行特异性的临床检查已明确诊断。在所有的冠心病患者中,以APS为原发病因的确切比例目前尚不清楚。临床早期诊断确实存在一定困难,但临床医生应意识到APS与冠心病相关,应尽可能做到早期发现,早期治疗,从最大限度上挽救生命。

APS合并SLE的病例报道:一位65岁男性,用氢化可的松治疗SLE 11年,后由于左主干和左前降支狭窄病变引起不稳定性心绞痛转至我院治疗。当时采用左乳内动脉搭桥,术后超声显示血管桥畅通。另一位67岁SLE女性患者,用氢化泼尼松治疗8年后因急性心梗入院,证实为左主干和回旋支狭窄,急诊搭桥采用大隐静脉,血管桥一支畅通,一支闭塞。有无APS是缺血性心脏病的关键因素,在术后抗血栓治疗中要非常注意。一位22岁女性患者诊断为SLE合并有乙型肝炎,后出现心绞痛,心肌灌注显像SPECT显示左室前壁有严重的灌注缺损,冠状动脉造影显示在左前降支有多个冠状动脉瘤,并且整个冠脉因此闭塞,可能也与抗磷脂综合征所致的血管炎和血栓形成有关。一位21岁男性患有SLE但是并未发现和治疗,因急性心肌梗死住院,冠造显示右冠近段偏心性狭窄,2周后狭窄消失。故认为冠脉闭塞是由于血栓形成所致,与动脉粥样硬化、血管炎和栓子无关。他没有任何危险因素。实验室检查显示淋巴细胞减低,蛋白尿,抗核抗体阳性,LE细胞阳性,确诊为SLE。后来发现心磷脂抗体阳性。故认为抗心磷脂抗体和其他凝血因素异常是SLE冠脉闭塞性血栓形成的原因。有学者在观察了24位SLE患者,其中有19位在随访2年内合并有心肌梗死或心肌缺血,研究发现影响SLE患者发生冠脉事件的危险因素有高血压、肥胖、吸烟、高脂血症,以及类固醇的应用。这些因素在发生事件前是可以控制的,风湿病学家认为更合理的治疗 SLE，应尽量减少激素的剂量。

4. 治疗

针对 APS 的血栓形成的治疗可分为急性期治疗，器官血循环重建和预防血栓再形成的治疗。

急性期治疗：对于心肌梗死应尽早采取溶栓或是介入治疗。抗栓治疗可用普通肝素或低分子肝素阻断血栓的继续形成，继以华法林口服使 INR 维持在 2～2.5。

中远期治疗：应注意预防血栓再形成。皮下注射低分子肝素或采用大剂量华法林口服治疗，将 INR 维持在 2.6～3.5 之间。视网膜动静脉血栓、脑血管的血栓和习惯性流产可用小剂量华法林和用小剂量阿司匹林，INR 应在 2.5～3.0，可加用低分子肝素。

四、冠状动脉栓塞

冠状动脉栓塞（coronary artery embolism），近年来由于介入检查和心脏手术的增加，发病率逐渐提高。病因可继发于心内膜炎，心房颤动和并附壁血栓，心脏粘液瘤，以及心肌梗死后附壁血栓破裂或是外伤后合并脂肪栓塞；医源性的原因多为心导管术或心脏手术后，以及心外按压后。栓塞多发生于左冠状动脉系统。到多数栓塞位于动脉远端，但大部分会出现透比梗死。栓塞可发生机化，并可在动脉腔内发展为小管道，少数情况可形成有弹性层的大管道，造影类似正常。中远端大栓塞更易出现心肌梗死和心律失常。临床可表现为心肌缺血和心肌梗死症状，小栓塞可无症状。有报道在反复发作的心绞痛而造影显示冠脉正常的患者，临床通常解释为冠脉痉挛，目前认为痉挛原因很可能是冠脉栓塞。部分患者冠状动脉造影正常很可能是栓塞自动溶解。临床应注意应用抗凝剂，抗血小板药物，必要时行冠脉内溶栓，急性期可行冠脉内栓塞切除术。

五、动脉夹层

主动脉夹层可延伸至主动脉根部，进而压迫堵塞冠脉或是心导管检查损伤造成冠脉夹层。原发性冠脉夹层可见于年轻人，多产妇生育晚期多见，患者可表现为急性心肌梗死或猝死。

六、血液系统疾病

真性红细胞增多症：由于血容量增多，血液粘稠度增高，导致血液流速减慢，可有冠状动脉血栓形成引起心肌梗死。

播散性血管内凝血：凝血系统激活导致微血栓形成，可发生于冠脉和心肌内微血管。

镰刀状贫血：溶血后亦有冠脉内微血栓形成。

七、自发性冠脉痉挛

可无任何诱因出现短暂的冠状动脉的直径缩小，痉挛冠脉可有病变存在，亦可为正常血管。冠脉痉挛可促进纤维蛋白原转为纤维蛋白，促进血栓形成。痉挛亦可诱导冠脉循环中的白细胞粘附而启动炎症反应。

八、其他

(一) 胸壁外伤

胸壁外伤可导致相关冠脉损伤以及血栓形成,引起急性冠脉综合征。我院曾有过两个病例,因车祸剧烈撞击胸壁后,引起右冠状动脉挫伤以及腔内血栓形成,发生急性下壁心肌梗死。

(二) 代谢紊乱

异常代谢产物沉积可导致冠状动脉狭窄,严重者堵塞血管引起心肌缺血坏死。如 Hunter 病、Hurler 病、原发性草酸盐沉积症 (ocalosis)、Fabry 病、Sandhoff 病和高胱氨酸尿,可因中度内膜增生影响小的冠状血管。

(三) 纵隔放射治疗

造成相关的冠状动脉纤维化,血栓形成导致冠脉闭塞引起心肌梗死。

(五) 空中旅行

空中旅行目前认为可诱发静脉血栓形成和肺栓塞,同时可能会引起心梗的发生。台湾有医生报道,一位 37 岁女性患者无任何冠心病危险因素,在长时间坐飞机后突发急性心梗合并有心室颤动。冠脉造影显示左前降支的近端腔内不清晰,左室造影显示心尖部运动障碍合并心尖局部血栓形成,认为该患者为劳累后冠脉血栓形成所致。而真正原因尚需更多病例的观察证实。

(许玉韵 刘梅颜)

参 考 文 献

第一节

1. Pantely GA, Bristow JD. Ischemic cardiomyopathy. Prog Cardiovasc Dis, 1984, 27 (2): 95-114
2. Anversa P, Sonnenblick EH. Ischemic cardiomyopathy: pathophysiologic mechanisms. Prog Cardiovasc Dis, 1990, 33 (1): 49-70
3. 邵耕主编. 现代冠心病. 北京医科大学,中国协和医科大学联合出版社,1994: 428-329
4. Follath F. Nonischemic heart failure: Epidemiology, Pathophysiology and Progression of Disease. J Cardiovasc Pharmacol, 1999, 33 (suppl 3): s31-s35
5. 慢性收缩性心力衰竭治疗建议. 中华心血管病杂志,2000,30 (1): 7-23
6. 张志寿. 心肌病的诊断与治疗. 人民军医出版社,2001: 115-142
7. Francis GS, Pierpont GL. Pathophysiology of congestive heart failure secondary to congestive and ischemic cardiomyopathy. Cardiovasc Clin 1988, 19 (1): 57-74
8. Hunt S. A. ACC/AHA Guidelines for the Evaluation and Management of Heart Failure
9. Bolli R. Mechanism of myocardial "stunning". Circulation 1990 Sep; 82 (3): 723-738
10. Fishbein MC. Reperfusion injury. Clin Cardiol 1990 Mar; 13 (3): 213-217
11. Massie BM. Myocardial hypertrophy and cardiac failure: a complex interrelationship. Am J Med 1983 Sep 26, 75 (3A): 67-74
12. Remme WJ. Congestive heart failure—pathophysiology and medical treatment. J Cardiovasc Pharmacol 1986, 8 Suppl 1: S36-52

13. Maisch B. Ventricular remodeling. Cardiology 1996, 87 Suppl 1: 2-10
14. Francis GS, Chu C. Post-infarction myocardial remodelling: why does it happen? Eur Heart J 1995 Dec; 16 Suppl N: 31-6
15. 龚兰生，施仲伟，于金德．充血性心力衰竭．上海科学技术出版社，2002：51-69
16. 汪丽蕙，吴树燕．现代心血管疾病诊疗手册．北京医科大学、中国协和医科大学联合出版社，1994：167-168
17. 陈在嘉，高润霖．冠心病．人民卫生出版社，2002：1127-1152
18. 严铭玉，王鸣和．缺血性心肌病的发病原理及治疗对策研究进展．中国综合临床，2000，16（12）：
19. 郭航远．心肌病学．浙江科学技术出版社，2000：109-105

第二节

1. Chon P. Silent myocardial ischemia: To treat or not to treat? Hops Pract, 1994, 29: 107-116
2. Pepine C. β-blockers or calcium antagonists in silent ischemia? Eur Heart J, 1993, 14 (Suppl F): 7-14
3. Pepine C, Cohn P, Deedwania P, et al. Effects of treatment on outcome in mildly symptomatic patients with ischemia during daily life: The Atenolol Silent Ischemia Study (ASIST). Circulation, 1994, 90: 762-768
4. Fox K, Mulcahy D, Findlay I, et al. For the TIBET Study Group. Total Ischemia Burden European Trial (TIBET). Effects of atenolol, nifedipine SR and their combination on the exercise test and the total ischemia burden in 608 patients with stable angina. Eur Heart J, 1996, 17: 96-103
5. Rehnqvist N, Hjemdahl P, Billing E, et al. Effects of metoprolol versus verapamil in patients with stable angina pectoris: The Angina Prognosis Study in Stockholm (APSIS). Eur Heart J, 1996, 17: 76-81
6. Davies RF, Habibi H, Klinke WP, et al. Effect of amolodipine, atenolol and their combination on myocardial ischemia during treadmill exercise and ambulatory monitoring. Canadian Amlodipine/Atenolol in Silent Ischemia Study (CASIS) Investigators. J Am Coll Cardiol, 1995, 25: 619-625
7. Tzivoni D, Kadr H, Braat S, et al. Efficacy of mibefradil in comparison to amlodipine in suppressing exercise-induced and daily silent ischemia: Reesults of a multicenter, placebo-controlled trial. Circulation, 1997, 96: 2557-2564
8. Davies RF, Goldberg AD, Forman S, et al. Asymptomatic Cardiac Ischemia pilot (ACIP) Study two-year follow-up: outcomes of patients randomized to initialstrategies of medical therapy versus revascularization. Circulation, 1997, 95: 2037-2043

第三节

1. Braunwald E, et al. The stunned myocardium: prolonged, postischemic ventricular dysfunction. Circulation, 1982, 66: 1146

2. Heyndricx GR, et al. Regional myocardial functional and electrophysiological alterations after brief coronary artery occlusion in conscious dogs. J Clin Invest, 1975, 56: 978
3. Bode WE, Brooks WW, Conrad CH, et al. Incomplete, delayed functional recovery late after reperfusion following acute myocardial infarction: "Maimed myocardium". Am Heart J, 1995, 130: 922
4. Scott BD, et al. Clinical and experimental aspects of myocardial stunning. Prog Cardiovasc Dis, 1992, 35: 61
5. Kusoda H, et al. Cellular mechanism of myocardial stunning. Annu Rev Physiol, 1992, 35: 61
6. Bolli R, Marban E. Molecular and cellular mechanisms of myocardial stunning. Physiol Rev, 1999, 79 (2): 609-634
7. Taegtmeyer H, Goodwin GW, Doenst T, et al. Substrate metabolism as a determinant for postischemic functional recovery of the heart. Am J Cardiol, 1997, 80 (3A): 3-10
8. Gao WD, Liu Y, Mellgren R, et al. Intrinsic myofilament alterations underlying the decreased contractility of stunned myocardium, a consequence of Ca^{2+}-dependent proteolysis? Circ Res, 1996, 78 (3): 455-465
9. Gao WD, Atar D, Liu YG, et al. Role of troponin I proteolysis in the pathogenesis of stunned myocardium. Circ Res, 1997, 80 (3): 393-399.
10. Van Eyk JE, Powers F, Law W, et al. Breakdown and release of myofilament proteins during ischemia and ischemia/reperfusion in rat heart, identification of degradation products and effects on the pCa-force relation. Circ Res, 1998, 82 (2): 261-271
11. Gao WD, Liu Y, Marban E, et al. Selective effects of oxygen free radicals on excitation-contraction coupling in ventricular muscle: implications for the mechanism of stunned myocardium. Circulation, 1996, 94 (10): 2597-2604
12. Klawitter PF, et al. Reactive oxygen species generated during myocardial ischemia enable energetic recovery during reperfusion. Am J Physiol Heart Circ Physiol, 2002, 283 (4): H1656-61
13. Kim ST, Depre C, Vatner SF. Novel mechanisms mediating stunned myocardium. Heart Fail Rev, 2003, 8 (2): 143-153
14. Annane D, et al. Transient left ventricular dyskinesia as a consequence of myocardial stunning. Am Heart J, 1992, 124: 1377
15. Kloner RA, et al. Altered myocardial state. the stunned and hibernating myocardium. Am J Cardilol, 1989, 86: (suppl 1A): 14
16. Ross Jr J. Myocardial perfusion-contraction matching. implications for coronary heart disease and hibernation. Circulation, 1991, 83: 1076
17. Futterman LG, Lemberg L. Hibernating myocardium, stunning, ischemic preconditiong: clinical relevance. Am J Crit Care, 2000, 9 (6): 430-436
18. Ferrari R. Metabolic disturbances during myocardial ischemia and reperfusion. Am J Cardiol, 1995, 76 (6): 17-23 B
19. Kim ST, Peppas A, Hong SK, et al. Persistent stunning induces myocardial hiberna-

tion and protection: flow/function and metabolic mechanisms. Circ Res, 2003, 13, 92 (11): 1233-9

20. Kluge A, Zimmermann R, Munkel B, et al. Insulin-like growth factor II an experimental stress inducible gene in a porcine model of brief coronary occlusions. Cardiovasc Res, 1995, 29 (2): 708-716

21. Braunwald E, et al. Reversible ischemic left ventricular dysfunction: evidence for the "hibernating myocardium". J Am Coll Cardiol, 1986, 83: 1467

22. Dilsizian V, Bacharach SL, Khin MM. Fluorine-18-deoxyglucose SPECT and coincidence imaging for myocardial viability: Clinical and technologic issues. J Nucl Cardiol, 2001, 8 (1): 75-88

23. Brigger P, Bacharach SL, Srinivasan G. Segmentation of gated Tl-SPECT images and computation of ejection fraction: a different approach. J Nucl Cardiol, 1999, 6 (3): 286-297

24. Saeed MA, Saeed S, Hyder SW. Enhanced ^{99m}Tc-MIBI SPECT detection of hibernating myocardium following the use of sublingual nitroglycerine. Nucl Med Commun, 2001, 22 (1): 65-72

25. Leoncini M, Marcucci G, Sciagra R. Prediction of functional recovery in patients with chronic coronary artery disease and left ventricular dysfunction combining the evaluation of myocardial perfusion and of contractile reserve using nitrate-enhanced technetium-99m sestamibi gated single-photon emission computed tomography and dobutamine stress. Am J Cardiol, 2001, 87 (12): 1346-1350

26. Sawada S. Dobutamine echocardiography for detection of viable myocardium in ischemic cardiomyopathy. Echocardiography, 2000, 17 (1): 69-77

27. Zoghbi WA. Evaluation of myocardial viability with contrast echocardiography. Am J Cardiol, 2002, 90 (10A): 65J-71J

第四节

1. Epstein SE, Canon RO 3 rd Bonow RO. Exercise testing in patients with microvascular angina. Circulation, 1991, 83 (5 Suppl): 11173-11176

2. O Kapcow J, Hrnciar J. Insulin resistance and the coronary syndrome. Vnitr Lek, 1999, 45 (1): 3-10

3. Murakami H, Urabe K, Nishimura M. Inappropriate microvascular constriction produced transient ST-segment elevation in patients with Syndrome X. J Am Coll Cardiol, 1998, 32 (5): 1287-1294

4. Lanza GA, Manzoli A, Pasteri V, et al. Ischemic like ST-segment changes during Holter monitoring in patients with an angina pectoris and normal coronary artery but negative exercise testing. Am J Cardiol, 1997, 79 (1): 1-6

5. Wirneke H, Zander C, Eising EG, et al. Non-invasive characterization of cardiac microvascular disease by nuclear medicine using single photon emission tomography. Herz, 1999, 24 (7): 515-521

6. Ho YL, Wu CC, Yeo RF, et al. Comparison of ischemic patterns in myocardial bridge and Syndrome X evolution by dobutamine stress echocardiography and stress SPECT. J. Formor Med Assoc, 2001, 10 (2): 83-88
7. Picano E. The alternative "ischemic" cascade in coronary microvascular disease. Cardiologia, 1999, 44 (9): 791-795
8. Schwartz L, Bourassa MG. Evaluation of patients with chest pain and normal coronary angiograms. Arch Intern Med, 2001, 161: Aug 13-27
9. Rosen SD, Pauleau E, Wise RS, et al. Central neural contribution to the perception of chest pain in cardiac Syndrome X. Heart, 2002, 87 (6): 513-519
10. Kostin VI, Guliava EN, Efremov SD, et al. Characteristics of arrhythmia and late ventricular potentials in patients with cardiological Syndrome X. Ter Arkh 2001, 73 (12): 44-8
11. Tomiewicz-Pajak L, Olezow-Ska M, Przewlocki T, et al. Changes in QT dispersion during exercise test in woman with Syndrome X. Przegl Lek, 2001, 58 (3): 117-119
12. Pudek D, Rzeszatko L, Petkow DP, et al. Circulating N-terminal brain natriuretic peptide precursor and endothelin levels in patients with Syndrome X and LBBB with preserved systolic function. Int J Cardiol, 2001, 79 (1): 25-30
13. Mohri M, Koyanagi M, Egashira K, et al. Angina pectoris caused by coronary microvascular spasm. Lancet, 1999, 351 (9110): 1165-1169
14. Kaski JC. Overview of gender aspects of cardiac Syndrome X. Cardiovas Res, 2002, 53 (3): 602-603
15. Piatti P, Fragasso G, Monti LD, et al. Endothelial and metabolic characteristics of patients with angina and angiographically normal coronary arteries comparison with subjects with insulin resistance syndrome and normal controls. J Am Coll Cardiol, 1999, 34 (5): 1452-1460
16. 周胜华，刘启明，祁述善等. 血脂和内皮功能异常在微血管性心绞痛发病学中的意义. 中华心血管病杂志，2002, 30 (5): 269-71
17. Yamamoto S, James TN, Kawamura K, et al. Cardiocylic apoptosis and capillary endothelial swelling as morphological evidence of myocardial ischemic in ventricular hiopsies from patients with angina and normal coronary angiograms. Coron artery Dis, 2002, 13 (1): 25-35
18. Goel PK, Gupta SK, Agarwal A. Slow coronary flow: a distinct angiographic subgroup in Syndrome X. Angiology, 2001, 52 (8): 507-514
19. Fragsso G, Luc, Dabroski P, et al. Comparison of stress/rest myocardial perfusion tomography, dipyridamol and dobutamine stress echocardiography for the detection of coronary disease in hypertensive patients with chest pain and positive exercise test. J Am Coll Cardiol, 1999, 34 : 2, 441-447
20. Baller D, Gleichmann V, Notohamiprodjo G, et al. Improved coronary vasodilatory capacity by drug lipid lowering therapy in patients in the lazy stage of coronary atherosclerosis with reduced coronary reserves and moderate LDL hypercholesteroemia. Z Kardiol,

1998, 87 Suppl 2: 136-144

21. Chen JW, Lee WL, Hsu NW, et al. Effects of short-term treatment of nicorandil on exercise induced myocardial ischemic and abnormal autonomic activity on microvascular angina. Am J Cardiol, 1997, 80 (1): 32-38

22. Masumoto A, Mohri M, Takeshita A. Three years follow-up of the Japanese patients with microvascular angina attribute to coronary microvascular spasm. Int J Cardiol, 2001, 81 (2-3): 151-156

23. Sun SS, Huang JL, Tsai SC, et al. The higher likelihood of developing cardiomegaly during follow-up in patients with Syndrome X and abnormal Tl-201 myocardial perfusion SPECT. Int J Cardiovasc Imaging, 2001, 17 (4): 271-278

24. Panting JR, Catehouse PD, Yang GZ, et al. Abnormal subendocardial perfusion in cardiac Syndrome X by cardiovascular magnetic resonance imaging. N Engl J Med, 2002, 346 (25): 1948-1953

第五节

1. Myerburg RJ, Castellanos A, . Cardiac arrest and sudden cardiac death. In: Braun-Wald E, ed., Heart disease: a textbook of cardiovascular medicine. New York: WB Saunders Publishing Co, 1997: 742-79

2. Carveth SW, Olson D, Bechtel J. Proceedings: Emergency medical care system. Lincoln (Beb) mobile heart team. Arch Surg 1974, 108: 528-30

3. Vertesi L. The paramedic ambulance: a Canadian experience. Can Med Assoc J 1978, 119: 25-9

4. Bachman JW, McDonald GS, O'Brien PC. A study of out-of-hospital cardiac arrests in northeastern Minnesota. JAMA, 1986, 256: 477-83

5. Becker LB, Smith DW, Rhodes KV. Incidence of cardiac arrest: a neglected factor in evaluating survival rates. Ann Emerg Med, 1993, 22: 86-91

6. Sans S, Kesteloot H, Kromhout D. The burden of cardiovascular diseases mortality in Europe. Task Force of the European Society of Cardiology on Cardiovascular Mortality and Morbidity Statistics in Europe. Eur Heart J, 1997, 18: 1231-48

7. Vreede-Swagemakers JJ, Gorgels AP, Dubois-Arbouw WI et al. Out-of-hospital cardiac arrest in the 1990's: a population-based study in the Maastricht area on incidence, characteristics and survival. J Am Coll Cardiol, 1997, 30: 1500-5

8. Thomas AC, Knapman PA, Krikler DM, Davies MJ. Community study of the causes of 'natural' sudden death. BMJ, 1988, 297: 1453-6

9. Leach IH, Blundell JW, Rowley JM, Turner DR. Acute ischaemic lesions in death due to ischaemic heart disease. An autopsy study of 333 cases of out-of-hospital death. Eur Heart J, 1995, 16: 1181-5

10. Goraya TY, Jacobsen SJ, Belau PG, Weston SA, Kottke TE, Roger VL. Validation of death certificate diagnosis of outof-hospital coronary heart disease deaths in Olmsted County, Minnesota. Mayo Clin Proc, 2000, 75: 681-7

11. Davies MJ, Thomas A. Thrombosis and acute coronaryartery lesions in sudden cardiac ischemic death. N Engl J Med, 1984, 310: 1137-40
12. Kannel WB, Abbott RD. Incidence and prognosis of unrecognized myocardial infarction. An update on the Framingham study. N Engl J Med, 1984, 311: 1144-47
13. McDonagh TA, Morrison CE, Lawrence A et al. Symptomatic and asymptomatic left-ventricular systolic dysfunction in an urban population. Lancet, 1997, 350: 829-833
14. Jouven X, Desnos M, Guerot, C, Ducimetiere P. Predicting sudden death in the population: the Paris Prospective Study I. Circulation, 1999, 99: 1978-83
15. Suhonen O, Reunanen A, Knekt P, Aromaa A. Risk factors for sudden and non-sudden coronary death. Acta Med Scand, 1988, 223: 19-25
16. Kannel WB, Cupples LA, D'Agostino RB, Stokes J. Hyper-tension, antihypertensive treatment, and sudden coronary death. The Framingham Study. Hypertension, 1988, 11: II45-II50
17. Shepherd J, Cobbe SM, Ford I et al. Prevention of coronary heart disease with pravastatin in men with hypercholestero-lemia. West of Scotland Coronary Prevention Study Group. N Engl J Med, 1995, 333: 1301-7
18. Burke AP, Farb A, Malcom GT, Liang Y, Smialek JE, Virmani R. Plaque rupture and sudden death related to exertion in men with coronary artery disease. JAMA, 1999, 281: 921-6
19. Lemaitre RN, Siscovick DS, Raghunathan TE, Weinmann S, Arbogast P, Lin DY. Leisure-time physical activity and the risk of primary cardiac arrest. Arch Intern Med, 1999, 159: 686-90
20. Scragg R, Stewart A, Jackson R, Beaglehole R. Alcohol and exercise in myocardial infarction and sudden coronary death in men and women. Am J Epidemiol, 1987, 126: 77-85
21. Wannamethee G, Shaper AG, Macfarlane PW, Walker M. Risk factors for sudden cardiac death in middle-aged British men. Circulation, 1995, 91: 1749-56
22. Algra A, Tijssen JG, Roelandt JR, Pool J, Lubsen J. Heart rate variability from 24-hour electrocardiography and the 2-year risk for sudden death. Circulation, 1993, 88: 180-85
23. Escobedo LG, Caspersen CJ. Risk factors for sudden coronary death in the United States. Epidemiology, 1997, 8: 175-80
24. De Bacquer D, De Backer G, Kornitzer M, Myny K, Doyen Z, Blackburn H. Prognostic value of ischemic electrocardio-graphic findings for cardiovascular mortality in men and women. J Am Coll Cardiol, 1998, 32: 680-5
25. Kors JA, de Bruyne MC, Hose AW et al. T-loop morphology as a marker of cardiac events in the elderly. J Electrocardiol, 1988, 31 (Suppl): 54-9
26. Marcus FI, Coob LA, Edwards JE et al. Mechanism of death and prevalence of myocardial ischemic symptoms in the terminal event after acute myocardial infarction. Am J Cardiol, 1988, 61: 8-15

27. Farb A, Tang AL, Burke AP, Sessums L, Liang Y, Virmani R. Sudden coronary death. Frequency of active coronary lesions, inactive coronary lesions, and myocardial infarction. Circulation, 1995, 92: 1701-9
28. Patterson E, Holland K, Eller BT, Lucchesi BR. Ventricular fibrillation resulting from ischemia at a site remote from previous myocardial infarction. A conscious canine model of sudden coronary death. Am J Cardiol, 1982, 50: 1414-23
29. Di Maio VJ, Di Maio DJ. Incidence of coronary thrombosis in sudden death due to coronary artery disease. Am J Forensic Med Pathol, 1993, 14: 273-75
30. Davies MJ, Bland JM, Hangartner JR, Angelini A, Thomas AC. Factors influencing the presence or absence of acute coronary artery thrombi in sudden ischaemic death. Eur Heart J, 1989, 10: 203-8
31. Bayes dl, Coumel P, Leclercq JF. Ambulatory sudden cardiac death: mechanisms of production of fatal arrhythmia on the basis of data from 157 cases. Am Heart J, 1989, 117: 151-9
32. Yap Y, Duong T, Bland M et al. Left ventricular ejection fraction in the thombolytic era remains a powerful predictor of long-term but not short-term all-cause, cardiac and arrhythmic mortality after myocardial infarction-asecondary metaanalysis of 2828 patients. Heart, 2000, 83: 55
33. Copie X, Hnatkova K, Staunton A, Fei L, Camm AJ, Malik M. Predictive power of increased heart rate versus depressed left ventricular ejection fraction and heart rate variability for risk stratification after myocardial infarction. Results of a two-year follow-up study. J Am Coll Cardiol, 1996, 27: 270-6
34. La Rovere MT, Bigger, JT, Jr, Marcus FI, Mortara A, Schwartz PJ. Baroreflex sensitivity and heart-rate variability in prediction of total cardiac mortality after myocardial infarction. ATRAMI (Autonomic Tone and Reflexes After Myocardial Infarction) Investigators. Lancet, 1998, 351: 478-84
35. Maggioni AP, Zuanetti G, Franzosi MG et al. Prevalence and prognostic significance of ventricular arrhythmias after acute myocardial infarction in the fibrinolytic era. GISSI-2 results. Circulation, 1993, 87: 312-22
36. Mushlin AI, Hall WJ, Zwanziger J et al. The coste. effectiveness of automatic implantable cardiac defibrillators: results from MADIT. Multicenter Automatic Defibrillator Implantation Trial. Circulation, 1998, 97: 2129-35
37. Buxton AE, Lee KL, Fisher JD, Josephson ME, Prystowsky EN, Hafley G. A randomized study of the prevention of sudden death in patients with coronary artery disease. Multicenter Unsustained Tachycardia Trial Investigators. N Engl J Med, 1999, 341: 1882-90
38. Wellens HJ, Doevendans P, Smeets J et al. Arrhythmia risk: electrophysiological studies and monophasic action potentials. Pacing Clin Electrophysiol, 1997, 20: 2560-5
39. Caruso AC, Marcus FI, Hahn EA, Hartz VL, Mason JW. Predictors of arrhythmic death and cardiac arrest in the ESVEM trial. Electrophysiologic Study Versus Electro-

magnetic Monitoring. Circulation, 1997, 96: 1888-92
40. Hohnloser SH, Franck P, Klingenheben T, Zabel M, Just H. Open infarct artery, late potentials, and other prognostic factors in patients after acute myocardial infarction in thethrombolytic era. A prospective trial. Circulation, 1994, 80: 1747-56
41. de Chillou C, Sadoul N, Bizeau O et al. Prognostic value of thrombolysis, coronary artery patency, signal-averaged electrocardiography, left ventricular ejection fraction, and Holter electrocardiographic monitoring for life-threatening ventricular arrhythmias after a first acute myocardial infarction. Am J Cardiol, 1997, 80: 852-8
42. Ambrosioni E, Borghi C, Magnani B. The e. ect of the angiotensin-convertingenzyme inhibitor zofenopril on mortality and morbidity after anterior myocardial infarction. The Survival of Myocardial Infarction Long-Term Evaluation (SMILE) Study Investigators. N Eng J Med, 1995, 332: 80-5
43. Kober L, Torp-Pedersen C, Carlsen JE et al. A clinical trial of the angiotensin-converting-enzyme inhibitor trandolapril in patients with left ventricular dysfunction after myocardial infarction. Trandolapril Cardiac Evaluation (TRACE) Study Group. N Engl J Med, 1995, 333: 1670-6
44. Fox KM, EURopean trial On reduction of cardiac events with Perindopril in stable coronary Artery disease Investigators. Efficacy of perindopril in reduction of cardiovascular events among patients with stable coronary artery disease: randomised, double-blind, placebo-controlled, multicentre trial (the EUROPA study). Lancet, 2003, Sep 6; 362 (9386): 782-8
45. Marchioli R, Valagussa F. The results of the GISSIP revenzione trial in the general framework of secondary prevention. Eur Heart J, 2000, 21: 949-52
46. Yusuf S, Zucker D, Peduzzi P et al. E. ect of coronary artery bypass graft surgery on survival: overview of 10-year results from randomised trials by the Coronary Artery Bypass Graft Surgery Trialists Collaboration. Lancet, 1994, 344: 563-70
47. Invasive compared with non-invasive treatment in unstable coronary-artery disease: FRISC II prospective randomized multicentre study. FRagmin and Fast Revascularization during InStability in Coronary artery disease Investigators. Lancet, 1999, 354: 708-15
48. Moss AJ, Zareba W, Hall WJ et al. Prophylactic implantation of a defibrillator in patients with myocardial infarction and reduced ejection fraction. N Engl J Med, 2002, 346: 877-83

第六节

1. McFetridge J, Hanley J, Allen DM, et al. Women and cardiovascular disease. Nurs Clin North Am, 2000, 35: 833-839
2. Lerner DJ, Kannel WB. Patterns of coronary heart disease morbidity and mortality in the sexes: a 26-year follow-up of the Framingham populations. Am Heart J, 1986, 111: 383-390
3. Lehmann JB, Wehner PS, Lehmann CU, et al. Gender bias in the evaluation of chest

pain in the emergency department. Am J Cardiol, 1996, 77: 641-644
4. Penque S, Halm M, Smith M, et al. Women and Coronary Disease: Relationship between descriptors of signs and symptoms and diagnostic and treatment course. Am J Crit Care, 1998, 7: 175-182
5. Jain A, Murray DR, Detection of myocardial ischemia. Curr Probl Cardiol, 1999, 20: 773-824
6. Steingart RM, Packer M, Hamm P, et al. Sex differences in the management of coronary artery disease. N Engl J Med, 1991, 325: 226-230
7. McPherson R. Coronary artery disease and women: applying the guidelines for risk factor management. Can J Cardiol, 2000, 16 (Suppl A): 5A-10A
8. Nair GV, Klein KP, Herrington DM. Assessing the role of oestrogen in the prevention of cardiovascular disease. Ann Med, 2001, 33: 305-312

第七节

1. Shepherd J, Blauw G J, Murphy M B et al on behalf of the PROSPER study group. Pravastatin in elderly individuals at risk of vascular disease (PROSPER): a randomised controlled trial. Lancet, 2002, 360: 1623-1630
2. Abizaid AS, Mintz GS, Abizaid A, et al. Influence of patient age on acute and late clinical outcomes following Palmaz-Schatz coronary stent implantation. Am J Cardiol, 2000, 85: 338-343
3. 唐祈祝,张永珍,刘昌慧. 临床老年心脏病学. 北京:科学技术文献出版社,2000: 10
4. 王士雯,钱方毅. 老年心脏病学,第2版. 北京:人民卫生出版社,1999
5. 陈在嘉,高润霖. 冠心病. 北京:人民卫生出版社,2002
6. ACC/AHA 2002 guideline update for the management of patients with unstable angina and non-ST-segment elevation myocardial infarction: a report of the American College of Cardiology/American Heart Association Task Force on Practice Guidelines, 2002
7. Pearson TA, Blair SN, Daniels SR, et al . AHA guidelines for primary prevention of cardiovascular disease and stroke: 2002 update. Circulation, 2002, 106: 388-391
8. Mehta SR, Yusuf S, Peters RJ, et al . Effects of Pretreatment with Clopidogrel and Aspirin Followed by Long-term Therapy in Patients Undergoing Percutaneous Coronary Intervention: The PCI-CURE Study. Lancet, 2001, 358: 527-533
9. M Gent, D Beaumont, J Blanchard, et al . A randomized, blinded, trial of clopidogrel versus aspirin in patients at risk of ischaemic events. Lancet, 1996, 348: 1329-1339
10. Trial of Invasive versus Medical therapy in Elderly patients with chronic symptomatic CAD: TIME. Lancet, 2001, 358: 951-957
11. Mehta SR, Yusuf S, Peters RJ, et al. Effects of Clopidogrel in Addition to Aspirin in Patients with Acute Coronary Syndromes without ST-segment Elevations. N Engl J Med, 2001, 345: 494-502
12. Fibrinolytic therapy trialists' (FTT) collaborative group. Indications for fibrinoletic therapy in suspected acute myocardial infarction: collaborative overview of early mortali-

ty and major morbidity results from all randomised of more than 1000patients. Lancet, 1994, 343: 311-322
13. Thiemann DR, Coresh J, Schulman SP, et al. Intravenous Thrombolysis in Patients With Myocardial Infarction Who Are Older Than 75 Years. Circulation, 2000, 101: 2236-2246
14. Soumerai SB, . McLaughlin TJ, Ross-Degnan D, et al. Effectiveness of Thrombolytic Therapy for Acute Myocardial Infarction in the Elderly: Cause for Concern in the Old-Old. Arch Intern Med, 2002, 162 (5): 561-568
15. Graham MM, Ghali WA, Faris PD, et al. Survival after coronary revascularization in the elderly. Circulation, 2002, 105: 2378-2384
16. Berger AK, Schulman KA, Gersh BJ, et al . Primary Coronary Angioplasty vs Thrombolysis for the Management of Acute Myocardial Infarction in Elderly Patients JAMA, 1999, 282: 341-348
17. Downs JR, Clearfield M, Weis S, et al. Primary prevention of acute coronary Events with lovastatin in men and women with average cholesterol levels: results of AFCAPS/TexCAPS. Air Force/Texas Coronary Atherosclerosis Prevention Study. JAMA, 1998, 279: 1615-1622

第八节

1. Tracy RE, Newman WPIII, Wattigney WA, et al. Histologic features of atherosclerosis and hypertension from autopsies of young individuals in a defined geographic population: The Bogalusa Heart Study. Atherosclerosis, 1995, 116 (2): 163-179
2. Stary HC, The sequence of cell and matris changes in atherosclerosis lesions of coronary arteries in the first forty years of life. Eur Heart J, 1990 (suppl E): 3-19
3. Barker DJ. Fetal origins of coronary heart disease. BMJ, 1995, 311: 171-174
4. 徐腾达,向伟,赵水平. 小儿高脂血症的危害. 见:向伟,赵水平主编:小儿血脂异常—基础与临床. 北京:人民卫生出版社,2001,92-118
5. Mascarenhas MR, Tershakovec AM, Stettler N. Nutritioin interventions in childhood for the prevention of chronic diseases in adulthood. Curr Opin Pediatr, 1999, 11 (6): 598-604
6. 向伟. 小儿高脂血症及其防治. 国外医学儿科学分册,1997,24 (4): 197-201
7. Rowley AH, Shulman ST. Kawasaki disease. In: Behrman RE, Kliegman RM, Arvin AM, et al. Nelson textbook of pediatrics. Philadelphia: Saunders, 2000, 725-727
8. Meissner HC, Leung DM. Superantigens, conventional antigens and the etiology of Kawasaki syndrome. Pediatr Infect Dis, 2000, 19 (2): 91-94
9. Kato H, Akagi T. Ischemic heart disease in Kawasaki disease. Prog Pediatr Cardiol, 1997, 6: 219-226
10. Takahashi M, Mason WH. Long-term follow-up of patients with Kawasaki disease, 1997, 6: 227-236
11. Akagi T, Ogawa S, Ino T, et al. Catheter interventional treatment in Kawasaki dis-

ease: A report from the Japanese pediatric interventional cardiology investigation group. J Pediatri, 2000, 137: 181-186
12. Kuramochi Y, Ohkubo T, Takechi N, et al. Feasibility of percutaneous transluminal coronary angioplasty to patients with Kawasaki disease as an early management strategy. Pediatr Cardiol, 2001, 22: 183-188
13. 杜军保,张清友. 川崎病治疗的若干新观点. 实用儿科临床杂志,2001,16 (5): 339-341
14. 李万镇. 加强对川崎病诊治的研究. 中华儿科杂志,2002,40 (2): 65-67
15. Dale RC, Saleem MA, Daw S, et al. Treatment of severe complicated Kawasaki disease with oral prednisolone and aspirin. J Pediatr, 2000, 137: 723-726
16. Steinberger J. Cardiac valvar anomalies. In: Moller JH, Hoffman JIE. Pediatric cardiovascular medicine. Philadelphia: Churchill Livingstone Inc, 2000, 665-672

第九节

1. Stvrtinova, V. Vasculitides of the coronary arteries, Bratislavske Lekarske Listy, 1995, 96: 544-51
2. Rees, A. H. Pediatric autoimmune cardiovascular disease. J Ky Med Assoc, 2000, 98: 289-95
3. Marina Noris, Chem PharmD, Erica Daina, et al. Interleukin-6 and RANTES in Takayasu Arteritis A Guide for Therapeutic Decisions? Circulation, 1999, 100: 55-60
4. Jens Eichhorn, MD; Dagmar Sima, MD; Bernhard Thiele, MD; et al. Anti-Endothelial Cell Antibodies in Takayasu Arteritis Circulation, 1996, 94: 2396-2401
5. Suzuki, H. Daida, H. Tanaka, M. et al. Giant aneurysm of the left main coronary artery in Takayasu aortitis. J Heart (British Cardiac Society), 1999, 81: 214-7
6. Panja, M. Sarkar, C. Kar, A. K. et al. Coronary artery lesions in Takayasu's arteritis—clinical and angiographic study. J Assoc Physicians India, 1998, 46: 678-81
7. Isomatsu, Y. Hoshino, S. Tsukui, H. et al. Regression of left main coronary ostium stenosis after surgical revascularization and steroid therapy, 2000, 48: 594-6
8. Viecili, P. R. Pamplona, D. Cesena, F. H. et al. Unstable angina due to communication between the coronary artery and the right pulmonary artery in patient with Takayasu's arteritis. Arq Bras Cardiol, 1997, 69: 129-32
9. Nishiyama, A. Matsubara, S. Toyama, J. et al. Takayasu arteritis with multiple cardiovascular complications. J Heart Vessels, 2001, 16: 23-71
10. Arima, M. Kanoh, T. Kawano, Y. et al. Isolated coronary ostial stenosis associated with coronary vasospasm. Japanese Circulation Journal, 2000, 64: 985-7
11. Cardon, A. Leclercq, C. Brenugat, S. et al. Coronary subclavian steal syndrome after left internal mammary bypass in a patient with Takayasu's disease. J Cardiovasc Surg (Torino), 2002, 43: 471-3
12. Salah D. Qanadli, MD; Jean-François Sissakian, MD; Paulo Rocha, MD; et al. Takayasu's Arteritis Spiral CT Angiography Findings. Circulation, 2000, 101: 345

13. Makowiecka _ Ciea, M. Florczak, E. Takayasu's arteritis: underestimated cause of hypertension. J Przegl Lek, 2001, 58: 490-4
14. Vijayalakshmi. Recent advances in the management of non-specific aorto-arteritis. Indian J Pediatr, 2002, Jun 69: 523-6
15. Lie, J. T. Pathology of isolated nonclassical and catastrophic manifestations of Takayasu arteritis. J Int J Cardiol, 1998, 66: S11-21
16. Kohout, A. Steiner, I. Zakravska, N. et al. Coronary arteritis with marked fibrous periarteritis: case report. J Cardiovasc Pathol, 9: 297-9
17. Lall, K. S. Dombrowicz, E. Pillay, T. M. et al. Coronary ostial patch angioplasty in children. J Ann Thorac Surg, 1999, 67: 1478-80
18. Gerhardt, R. T. De _ Lorenzo, R. A. T Takayasu arteritis presenting as a recurrent respiratory tract infection: a diagnosis facilitated by bedside echocardiography and increased erythrocyte sedimentation rate. J Mil Med, 2002, 167: 170-1
19. Morbini, P. Dal _ Bello, B. Arbustini, E. et al. Coronary artery inflammation and thrombosis in Wegener's granulomatosis-polyarteritis nodosa overlap syndrome. J G Ital Cardiol, 1998, 28: 377-82
20. Rajani, R. M. Dalvi, B. V. D _ Silva, S. A. et al. Acute myocardial infarction with normal coronary arteries in a case of polyarteritis nodosa: possible role of coronary artery spasm. J Postgrad Med J, 1991, 67: 78-80
21. Kastner, D. Gaffney, M. Tak, T. et al. Polyarteritis nodosa and myocardial infarction. J Can J Cardiol, 2000, 16: 515-8
22. Badui, E. Rangel, A. Ramos, M. A. et al. Acute myocardial infarction with normal coronary arteries as initial manifestation of polyarteritis nodosa. A case report. J Arch Inst Cardiol Mex, 1998, 67: 411-3
23. Paul, R. A. Helle, M. J. Tarssanen, L. T. et al. Sudden death as sole symptom of coronary arteritis, 1990, J Ann Med 22: 161-2
24. Miyamae, T. Imagawa, T. Katakura, S. et al. A case of classical polyarteritis nodosa diagnosed by myocardial biopsy. Japanese Journal of Clinical Immunology, 2002, 25: 184-90
25. Swalwell, C. I. Reddy, S. K. Rao, V. J. et al. Sudden death due to unsuspected coronary vasculitis. J Am J Forensic Med Pathol, 1991, 12: 306-12
26. Srinivasan, G. ％A Boschman, C. Roth, S. I. et al. Unsuspected vasculitis and intracranial hemorrhage following thrombolysis. J Clin Cardiol, 1997, 20: 84-6
27. Tomita, T. Imakawa, K. Matrix metalloproteinases and tissue inhibitors of metalloproteinases in giant cell arteritis: an immunocytochemical study. J Pathology, 1998, 30: 40-50
28. Freddo T, Price M, Ka Myocardial infarction and coronary artery involvement in giant cell arteritis. Optom Vis Sci, 1999, Jan 76: 14-8
29. Tomita, T. Imakawa, K. Matrix metalloproteinases and tissue inhibitors of metalloproteinases in giant cell arteritis: an immunocytochemical study. J Pathology, 1998, 30:

40-50
30. Vintil? M. Teanu, S. Luca, R. et al. Is cardiac involvement in collagen diseases important? A clinical study in 917 patients. J Med Interne, 1991, 28: 219-27
31. Robert Bergholm; Impaired Responsiveness to NO in Newly Diagnosed Patients With Rheumatoid Arthritis
32. Wenger, M. Schneider, J. Sudden cardiac death in giant cell arteritis. J Vasa, 1996, 25: 373-7
33. Karrar, A. Sequeira, W. Block, J. A. Coronary artery disease in systemic lupus erythematosus: A review of the literature. J Semin Arthritis Rheum, 2001, 30: 436-43
34. Rahman, P. Urowitz, M. B. Gladman, D. D. Contribution of traditional risk factors to coronary artery disease in patients with systemic lupus erythematosus. J Rheumatol, 1999, 26: 2363-8
35. David Hürlimann, MD; Adrian Forster, MD; Anti-Tumor Necrosis Factor-Treatment Improves Endothelial Function in Patients With Rheumatoid Arthritis
36. Goodson, N. Coronary artery disease and rheumatoid arthritis. J Curr Opin Rheumatol, 2002, 14; 2: 115-20
37. Hidaka, T. Suzuki, K. Kawakami, M. et al. An autopsy case of malignant rheumatoid arthritis (MRA) which was difficult to distinguish from polyarteritis nodosa (PN). J Ryumachi, 1992, 32: 318-24
38. Fujita, M. Abe, M. Itoh, T. et al. Non-arthritic rheumatoid valvulitis with coronary arteritis causing myocardial infarction. J Virchows Arch A Pathol Anat Histopathol, 1992, 420: 109-12
39. Barron, K. S. Sher, M. R. Silverman, E. D. Intravenous immunoglobulin therapy: magic or black magic. J Rheumatol Suppl, 1992, 33: 94-7
40. Meyer, O. Atherosclerosis and connective tissue diseases. J Joint Bone Spine, 2001, 68: 564-75
41. Dinarello, C. A. Pomerantz, B. J. Proinflammatory cytokines in heart disease. J Blood Purif, 2001, 19: 314-21
42. Nemec, J. Garratt, K. N. Schaff, H. V. et al. Asymptomatic occlusion of the left main coronary artery by an aortic pseudoaneurysm. Mayo Clin Proc, 2000, 75: 1205-8
43. Stvrtinova, V. Vasculitides of the coronary arteries. J Bratisl Lek Listy, 1995, 96: 544-51
44. Karrar, A. Sequeira, W. Block, J. A. Coronary artery disease in systemic lupus erythematosus: A review of the literature. J Semin Arthritis Rheum, 2001, 30: 436-43
45. Rapp, C. A. Berner, B. Muller, G. A. et al. Long-term analysis of clinical disease activity and chronic organ damage in patients with systemic lupus erythematosus. J Z Rheumatol, 2002, 61: 521-31
46. Takayanagi, K. Nakamura, Y. Kishimoto, M. et al. Cardiac rupture following acute myocardial infarction in systemic lupus erythematosus: case report. J Angiology, 1990, 41: 662-6

47. Borba, E. F. Bonfa, E. Dyslipoproteinemias in systemic lupus erythematosus: influence of disease, activity, and anticardiolipin antibodies. J Lupus, 1997, 6: 533-9
48. Stumpe, K. O. Overlack, A. Angiotensin-converting enzyme inhibition in mild hypertension with concomitant diseases and therapies: an efficacy, safety, and compatibility study of novel design, the Perindopril Therapeutic Safety Study. J Am J Med, 1992, 92: 98S-101S
49. Manzi, S. Selzer, F. Sutton_Tyrrell, K. et al. Prevalence and risk factors of carotid plaque in women with systemic lupus erythematosus. J Arthritis Rheum, 1999, 42: 51-60
50. Sun, S. S. Shiau, Y. C. Tsai, S. C. et al. The role of technetium-99m sestamibi myocardial perfusion single-photon emission computed tomography (SPECT) in the detection of cardiovascular involvement in systemic lupus erythematosus patients with non-specific chest complaints. J Rheumatology (Oxford), 2001, 40: 1106-11
51. Miller, T. D. Tazelaar, H. D. Cardiac involvement in systemic lupus erythematosus. J Mayo Clin Proc, 1999, 74: 275-84
52. Koh, H. K. Yoo, D. H. Yoo, T. S. et al. Coexistence of coronary aneurysms and total occlusion of coronary arteries in systemic lupus erythematosus. J Clin Exp Rheumatol, 1999, 16: 739-42
53. Greil, G. F. Stuber, M. Botnar, R. M. et al. Coronary magnetic resonance angiography in adolescents and young adults with kawasaki disease. Circulation, 2002, 105: 908-11
54. Sugimura, T. Yokoi, H. Sato, N. et al. Interventional treatment for children with severe coronary artery stenosis with calcification after long-term Kawasaki disease. Circulation, 1997, 96: 3928-3933
55. Petri, M. Genovese, M. Incidence of and risk factors for hospitalizations in systemic lupus erythematosus: a prospective study of the Hopkins Lupus Cohort. J Rheumatol, 1992, 19: 1559-65
56. Gill, E. A. Kong, Y. Horwitz, L. D. An oligosaccharide sialyl-Lewis (x) analogue does not reduce myocardial infarct size after ischemia and reperfusion in dogs. Circulation, 1996, 94: 542-6
57. Arai, H. Yoshida, T. Hasegawa, S. et al. Bilateral surgical coronary ostial angioplasty with a superficial femoral artery patch in Takayasu aortitis. J Thorac Cardiovasc Surg, 2002, 124: 845-7
58. Wu, J. R. Hwang, K. P. Tu, J. G. et al. Study on coronary artery lesions in patients with Kawasaki disease: recent 9 years' experience. Gaoxiong Yi Xue Ke Xue Za Zhi, 1993, 9: 27-38
59. Fujiwara, T. Nogami, A. Yamane, H. et al. An adult case of anomalous origin of left coronary artery from pulmonary trunk: left coronary artery blood flow after closing of origin of left coronary artery. Kyobu Geka, 1993, 46: 477-81
60. de_Zorzi, A. Colan, S. D. Gauvreau, K. et al. Coronary artery dimensions may be

misclassified as normal in Kawasaki disease. J Pediatr, 1998, 133: 254-8
61. Takahashi, N. Angiographic evaluation of coronary artery lesions due to Kawasaki disease-natural history and coronary artery obstruction. Fukuoka Igaku Zasshi, 1995, 86: 92-8
62. Vogel, M. Smallhorn, J. F. Freedom, R. M. Serial analysis of regional left ventricular wall motion by two-dimensional echocardiography in patients with coronary artery enlargement after Kawasaki disease. J Am Coll Cardiol, 1992, 20: 915-9
63. Sato, T. Isomura, T. Hayashida, N. et al. Coronary artery revascularization in an adult with coronary aneurysms probably secondary to childhood Kawasaki disease. Eur J Cardiothorac Surg, 1997, 12: 312-4
64. Haberbosch W, Roerich N, Neuzner. Cold pressure test producing coronary spasm, coronary thrombosis and myocardial infarction in a patient with IgM antibodies against Coxsackie B virus. J Cardiology, 1999, 92: 278-81
65. Mehta NJ, Khan IA, Mehta RN, Gowda RM Acute coronary syndrome in patients with human immunodeficiency virus disease. Angiology 53: 545-9
66. Hamuryudan, V. Ozdon, H. Yazici, H. Other forms of vasculitis and pseudovasculitis. Baillieres Clin Rheumatol, 1997, 11: 335-55
67. Liang, H. Y. Lin, C. C. Lee, C. S. et al. Acute myocardial infarction with patent coronary artery after a long-distance flight—a case report. Kaohsiung J Med Sci, 2002, 18: 35-8
68. Thrombosis Buerger's disease, Eur Heart J%B European Heart Journal%V 14 Suppl K%P 24-9%D 1993
69. Hanton, G. Le_Net, J. L. Ruty, B. et al. Characterization of the arteritis induced by infusion of rats with UK-61, 260, an inodilator, for 24 h. A comparison with the arteritis induced by fenoldopam mesylate. Arch Toxicol, 1995, 69: 698-704
70. 临床病例讨论第4例——发热、发作性胸痛、心电图异常．中华心血管病杂志，2002，30卷9期，p365
71. 临床病例讨论：溶血性贫血、血小板减少伴急性心肌梗死，30卷9期
72. 杨英珍主编：病毒心脏病学．上海：上海科学技术出版社，2001
73. 王士雯，钱方毅．老年心脏病学．第2版．北京：人民卫生出版社，1998
74. 毛焕元．杨心田．心脏病学．北京：人民卫生出版社．

第二十六章 冠心病心律失常的诊断和治疗
(Diagnosis and Treatment of Arrhythmia in Coronary Heart Disease)

第一节 慢性冠心病的心律失常……………(722)
 一、房性心律失常…………………………(722)
 二、室性心律失常…………………………(724)
 三、缓慢心律失常…………………………(725)

第二节 围梗死期的心律失常………………(725)
 一、房性心律失常…………………………(726)
 二、室性心律失常…………………………(727)
 三、缓慢心律失常…………………………(729)

  冠状动脉粥样硬化所致的冠状动脉管腔狭窄或/和闭塞，引起供血区域心肌缺血或/和坏死，则可以导致心肌兴奋性的改变，从而诱发各种心律失常，即为本章讨论主题。冠心病是心律失常的常见原因，而心律失常是冠心病的常见临床表现之一。冠心病心律失常可以合并有心绞痛、心肌梗死、心脏扩大等，也可以独立存在。严重的心律失常不仅可以损害心脏泵功能，更可以直接危及生命。

  心律失常的病因多种多样，有功能性的，也有器质性的。在全部心律失常患者中，仅有10%~15%检出冠状动脉直径狭窄超过50%。除非造影证实存在冠状动脉管腔狭窄，否则不能主观臆断是冠心病并发的心律失常。理论上，冠心病可以合并有非冠心病所致的心律失常，因此确诊冠心病心律失常还需排除其他多种心律失常的原因。

第一节 慢性冠心病的心律失常

  冠状动脉慢性阻塞性病变可以引起心肌的慢性缺血，而慢性缺血可以通过减低心肌能量代谢、破坏细胞膜完整性、脂质过氧化、增加氧自由基以及心肌纤维化等病理过程改变心肌的电生理特性，从而引起心律失常。慢性冠心病患者出现的心律失常，如果未发现其他心律失常的诱发因素，临床上就可以按照冠心病心律失常处理。如果没有冠心病史，尤其对于合并多项危险因素的患者，则须首先排除冠心病。

一、房性心律失常

  1. 房性早搏和房性心动过速

  偶发的房性早搏对血流动力学影响较小，通常不引起症状，临床上多不需处理。如果房性早搏频发或联发，则可以产生临床症状，影响血流动力学，还可以演化成房性心动过速和心房颤动，因而通常需要抗心律失常治疗。备选药物有β-受体阻滞剂、非二氢吡啶类钙拮抗剂以及Ic类抗心律失常药物。

  慢性冠心病并发的房性心动过速多是自律性房性心动过速。发生机制为异位节律点4位相舒张期除极速率加快所致。心房率通常为150~200次/分。如果房性心动过速合并一定程度的房室阻滞，心室率通常不太快，无须紧急处理。如果心室率快，不仅影响血流动力学，同时也影响冠状动脉供血，应该设法及时终止发作或有效减慢心室率。用于转复窦性心律的药物包括Ⅰa类、Ⅰc类以及Ⅲ类抗心律失常药物。减慢心室率的药物有洋地黄、β-受体阻滞剂和钙拮抗剂。临床难治病例可以借助于射频消融术。

2. 心房颤动

冠心病是心房颤动的重要致病因素，临床冠心病患者的心房颤动发生率高达9.1%。然而，心房颤动是老年人最常见的心律失常，心房颤动的病因也多种多样，因此老年人出现心房颤动并不一定是冠心病所致，更不能以此为据而诊断为冠心病。冠心病并发的心房颤动可以表现为阵发性、持续性和永久性。心房颤动所致的临床症状主要缘于紊乱的心律和快速的心室率，及其对心功能和心肌供血的影响。

心房颤动的临床处理主要包括四个方面，即病因治疗、恢复窦性心律、控制心室率和预防体循环血栓栓塞。

病因治疗对于冠心病患者即为改善心肌供血。然而，心肌的缺血损害往往是慢性的过程，虽然可以通过介入或手术方法达到血管重建的目的，但是对心房颤动的疗效并不理想。

恢复窦性心律包括两方面，其一是转复，其二是预防复发。恢复窦性心律，心输出量可以提高约30%，同时也改善了冠状动脉供血。对于心房颤动发作时心室率过快、临床症状明显（尤其是胸痛）、血流动力学不稳定、心力衰竭加重以及合并血栓栓塞病史的冠心病心房颤动患者，临床上应首先考虑转复治疗。转复方法有电转复和药物转复。电转复又有体外和腔内之分，特点是转复率高（可达90%以上），但依从性差。复律药物主要有Ⅰa类、Ⅰc类和Ⅲ类抗心律失常药物。关于预防复发，年轻、无心肌梗死病史、无心力衰竭的患者可以选用普罗帕酮和莫雷西嗪，心肌梗死后或心力衰竭的患者则首选胺碘酮。

对于冠心病并发的心房颤动，通常转复和维持窦性心律较为困难，减慢心室率往往是首选处理方案。控制心室率的药物主要是洋地黄、β-受体阻滞剂和非二氢吡啶类钙拮抗剂。地高辛可以延长房室结的功能不应期，因而能降低平均心室率。地高辛同时可以改善左室功能和血流动力学，间接降低心室率，有时血流动力学改善后还可能有助于恢复和维持窦性心律。然而，要达到满意静息心室率，地高辛往往需要较大剂量，常超过标准的每日0.25mg。此外，地高辛对运动心率的控制不好。用于心房颤动的心率控制，经静脉和口服β-受体阻滞剂的疗效颇高，特别是并存高肾上腺素状态，如甲状腺素机能亢进、日常活动中出现的不适度心动过速、手术后和冠心病。但β-受体阻滞剂可以导致运动耐量的降低。钙拮抗剂直接作用于心脏，维拉帕米和地尔硫䓬都可延长不应期以及延缓房室结传导，从而减慢心室率。钙拮抗剂的优点是其可以改善运动耐量和/或最大摄氧量。难治病例可以借助于消融治疗，即房室结改良或房室结消融，同时植入永久起搏器。

慢性心房颤动的严重并发症之一是体循环血栓栓塞。Framingham研究发现，不论风湿性还是非风湿性心房颤动，每年脑卒中的发生率是相似的。已有多项临床试验证实，抗栓治疗可以显著减少非风湿性心房颤动患者脑卒中的发生率。目前临床上用于长期抗栓治疗的药物主要是华法林和阿司匹林。心房颤动脑卒中预防试验（SPAF）-Ⅱ、哥本哈根心房颤动阿司匹林抗凝试验（AFASAK）和欧洲心房颤动试验（EAFT）直接对比了华法林和阿司匹林的疗效。三个试验的汇总分析显示，华法林比阿司匹林受益更多，$P<0.001$。但评价华法林预防缺血性脑卒中的受益时，必须考虑到其增加大出血风险。大出血发生率华法林组为每年2.8%，阿司匹林组为0.9%，安慰剂组为0.7%。华法林的出血风险随年龄、INR值增

加而增加。根据 EAFT，INR<2.0 较少治疗作用，大出血并发症大多发生在 INR≥5.0 的患者；INR 在 2.0~3.9 范围内，血栓栓塞事件的发生率最低。多中心试验资料还表明，有统计学意义的脑卒中多元预报因素包括：脑卒中/TIA 史、高龄（≥65 岁）、左房增大、高血压、充血性心力衰竭、心肌梗死和糖尿病。目前临床上的推荐用法为：对于并有上述脑卒中危险因素的患者，首选华法林抗凝（年龄≤75 岁患者 INR 目标值 2.5，年龄>75 岁患者 INR 目标值 2.0）；对于不存在危险因素但年龄≤75 岁的患者，华法林（INR 目标值 2.0）优于阿司匹林；对于不并危险因素且年龄 75>岁的患者，可以选择阿司匹林。

二、室性心律失常

1. 室性早搏

室性早搏是冠心病心律失常最常见的类型。偶发室性早搏多无症状，也无重要预后意义，则无须处理。频发室性早搏可能是心肌缺血严重的表现，可以引起血流动力学障碍，进一步加重心肌缺血，并有恶化为室性心动过速、心室颤动的风险。室性早搏是预测远期心源性猝死的独立危险因素。

对于冠心病所致的室性心律失常，如果患者没有心腔扩大或/和心力衰竭，首选 β-受体阻滞剂。CAST 试验提示，对于心肌梗死后的室性早搏患者，Ⅰ类抗心律失常药物虽可以显著抑制室性心律失常，但死亡率明显增加。然而，国家"八五"攻关课题"普罗帕酮、莫雷西嗪、美西律的疗效和安全性再评价"的结果表明，对于非心肌梗死的冠心病室性心律失常患者，这三种Ⅰ类抗心律失常药物的疗效较好，且较安全。心脏不良事件以传导阻滞为主，未见恶性心脏事件。对于心肌梗死后或心力衰竭并发室性心律失常的高危患者，可以选择胺碘酮，每天 100~400mg 可以减少 30% 的心律失常/猝死，降低 13% 的总死亡率。对于猝死复苏或持续性室性心动过速患者，索他洛尔每天 5.59mg/kg 长期治疗可以预防室性心律失常的复发，以及减少恶性心律失常的死亡率，且不良反应停药率低。

2. 室性心动过速

慢性心肌缺血还可以导致室性心动过速。室性心动过速的危险程度取决于心动过速的频率、持续时间、血流动力学后果以及基础心脏病情况，严重的可致心排量迅速下降，出现晕厥、休克、心室颤动等。

持续性室性心动过速通常需要立即干预。终止发作的药物包括Ⅰa类、Ⅰc类和Ⅲ类抗心律失常药物。药物无效，则电转复。

3. 埋藏式自动复律除颤器

埋藏式自动复律除颤器（ICD）为抗心律失常治疗开辟了新途径，是目前唯一经过严格评价的治疗室性心律失常的非药物方法。目前应用临床的第三代 ICD 体积小、重量轻，信息存储、程控功能和遥测功能强大，可以实施抗心动过速起搏（ATP）、低能同步/高能非同步复律/除颤的阶梯治疗以及抗心动过缓起搏。AVID 试验比较了随机接受 ICD 和药物治疗的心室颤动（45%）和室性心动过速患者，结果 ICD 组死亡率显著降低。CASH 试验仅入选了心室颤动的患者，结果 ICD 使总死亡率降低 37%。CIDS 试验也入选了心室颤动和血流动力学不稳定的室性心动过速患者，虽然 ICD 组患者的危险率降低了 19.5%，但差异无统计学意义。然而，ICD 不能预防心律失常的发作，这就需要与抗心律失常药物合用。此外，ICD 的裨益主要源于心功能低下（左室射血分数<35%）的患者。按照 ACC/AHA1998 年 ICD 应用指南，明确（Ⅰ类）适应证有：①非一过性或可逆性原因所致的心室

颤动或室性心动过速引起的心脏骤停；②自发性持续性室性心动过速/心室颤动；③原因不明晕厥患者在电生理检查时诱发出伴有血流动力学障碍的持续性室性心动过速/心室颤动，药物无效/不可取/不能耐受；④伴发于冠心病、左室功能不全的非持续性室性心动过速，电生理检查诱发出持续性室性心动过速/心室颤动，不能被Ⅰ类抗心律失常药物所抑制。

三、缓慢心律失常

1. 窦房结功能不良

冠状动脉的慢性供血不足可以影响窦房结的功能，而窦房结功能不良（SND）患者中有15%~48%可以检出冠状动脉狭窄病变。心动过缓又可加重心肌缺血，可以引起严重的血流动力学障碍，甚至心脏骤停致死。

首先考虑抗心肌缺血治疗，无效则植入永久起搏器。根据ACC/AHA有关永久起搏器植入指南，明确（Ⅰ类）适应证——证明有症状的心动过缓/窦性静止和症状性变时功能不全；Ⅱa类适应证——心室率<40次/分，但没有证明心动过缓与症状之间存在因果联系。需要注意的是，植入起搏器之前，冠心病合并SND不可使用影响房室传导的药物，如β-受体阻滞剂和非二氢吡啶类钙拮抗剂。

2. 房室阻滞

临床上单纯缘于慢性心肌缺血的房室阻滞较少，高度房室阻滞尤为少见。但是高度阻滞对血流动力学的影响较大，不仅加重了心肌缺血，随时可以导致心脏骤停和猝死。

Ⅰ度、Ⅱ度Ⅰ型房室阻滞的患者不需特殊治疗。即使是Ⅱ度Ⅱ型或Ⅲ度房室阻滞的患者，如果心室率>50次/分，无明显症状，还应首先考虑改善心肌供血的治疗。永久起搏器植入的明确（Ⅰ类）适应证有：Ⅱ度房室阻滞伴有症状性心动过缓；或者，Ⅲ度房室阻滞伴有症状性心动过缓、清醒时心室停搏≥3秒或逸搏心率<40次/分。

3. 束支阻滞

慢性心肌缺血同样会导致束支传导的障碍。

单侧束支阻滞（左束支阻滞或右束支阻滞）或无症状的双侧束支阻滞（右束支阻滞合并左前分支或左后分支阻滞）患者通常不需植入永久起搏器。对于慢性冠心病双侧束支或三分支阻滞患者，考虑植入永久起搏器的情况有：合并间歇性完全性房室阻滞或Ⅱ度Ⅱ型房室阻滞（Ⅰ类适应证）；或者，合并晕厥但不是由房室阻滞、室性心动过速等其他原因所致（Ⅱa类适应证）。

第二节 围梗死期的心律失常

心律失常是急性心肌梗死（AMI）最常见的并发症，起病初48小时之内，几乎所有患者都会发生心律失常。距AMI起病时间越短，心律失常的发生率越高。许多严重的心律失常发生在患者到达医院之前。心律失常可以直接导致血流动力学障碍，更是急性期死亡的主要原因。及时发现和恰当处理并发的心律失常是挽救AMI患者生命的关键。

缺血、坏死心肌组织内的受体激活，交感传出神经兴奋，导致循环儿茶酚胺浓度升高。同时心脏局部神经末梢儿茶酚胺的分泌也增多。缺血心肌对去甲肾上腺素致心律失常作用的敏感性增加。交感兴奋也使得缺血浦肯野纤维的自律性增加。儿茶酚胺还促进了钙离子介导的慢传导及其导致的心律失常。透壁心肌梗死还使得远端存活心肌失去神经控制，而自主神经调节的失衡进一步促进了心律失常的发生。这是为什么β-受体阻滞剂可以抑制AMI的室性心律失常。AMI早期的自发性或治疗性血管再通还可以引起缺血-再灌注性心律失常。此外，AMI并发的电解质和酸碱平衡紊乱，特别是低钾血症、低镁血症和酸中毒，可能引起严重的心律失常，甚至心室颤动或停搏。

一、房性心律失常

1. 房性早搏和房性心动过速

AMI患者的监护发现，有50%出现房性早搏。房性早搏通常无须治疗。但房性早搏可能诱发房性心动过速和心房颤动，此时可以试用洋地黄和β-受体阻滞剂。

房性心动过速发生于20%的AMI患者。多数房性心动过速发作为一过性的，也不需特别用药。持续性房性心动过速不多见，但可以影响血流动力学，加重心肌缺血，应及时转复。如果血流动力学变化不大，可以试用药物治疗，如胺碘酮。对于伴有严重血流动力学障碍的患者，应及时进行同步直流电转复。此外，心房超速起搏也是安全、有效的方法之一。

2. 心房颤动

心房颤动是AMI并发的最常见的快速房性心律失常，发生率为10%~16%。心房颤动易发于高龄、大面积梗死、前壁梗死和心房梗死的患者，以及合并心力衰竭、复杂室性心律失常、房室阻滞和心包炎的患者。大量儿茶酚胺释放、低钾血症、低镁血症、低氧血症也易诱发心房颤动。与AMI有关的心房颤动最常发生在前24小时，通常是一过性的，但可能反复发作。

心房颤动时，心房丧失了同步收缩，加之不规则的心律和快速心率都可能恶化血流动力学。此外，心房颤动患者发生体循环血栓栓塞多于不并心房颤动的患者（0.6%对1.7%），其中一半栓塞发生在住院第一天，约90%发生在前四天。因此，心房颤动常需要积极处理。

AMI患者心房颤动持续时，首先考虑快速洋地黄化，以降低心室率，改善心功能。静脉地高辛的用法是，总量0.6~1.0mg，先给半量，4小时后给余下剂量。洋地黄减慢心室率的作用不如β-受体阻滞剂快，静脉地高辛需1.5~2小时才能见效。如果不并左心功能不全、严重肺部疾病、支气管痉挛或房室阻滞，降低心房颤动心室率最有效的手段之一是静脉β-受体阻滞剂。美托洛尔的用法是，2~5分钟内静脉注射2.5~5.0mg，10~15分钟内总量为15mg。同时监测心率、血压和心电图，收缩压<100mmHg或心率<50次/分应停止用药。如果β-受体阻滞剂禁忌使用或无效，非二氢吡啶类钙拮抗剂是另一个选择。异搏定的用法是，2分钟内静脉注射5~10mg，30分钟后重复使用。地尔硫䓬的用法是，2分钟内静脉注射20mg，随后每小时10mg静脉滴注维持；如果心率仍快，15分钟后静脉注射25mg，每小时10~15mg维持。

关于持续性心房颤动的转复，目前尚未制定出药物和电转复的指导原则。对于有严重血流动力学障碍或难治性缺血的患者，应及时进行同步直流电复律。电复律的起始能量通常选用100焦耳，然后200~300焦耳，甚至360焦耳。清醒患者可予短暂麻醉。住院期间心房颤动反复发作提示预后较差，但是否应当使用抗心律失常药物预防复发还不清楚。如果使用，建议使用胺碘酮或索他洛尔，疗程不超过6周。

AMI并发心房颤动属于体循环血栓栓塞高危，应优选静脉肝素抗凝。开始肝素用量为1000U/小时，监测aPTT维持在对照时间的1.5~2.0倍（50~70秒），48小时后应考虑每天两次皮下注射普通肝素（7500U）或低分子肝素（1mg/kg），也可口服华法林，疗程不超过6周。

二、室性心律失常

1. 室性早搏

CCU中室性心律失常的发生率为34%～100%。室性心律失常的发病主要与微折返有关，自律性增高和触发活动的作用并不确定。一般而论，室性心律失常更多见于梗死面积大、合并低血压、休克、充血性心力衰竭和传导障碍的患者，而与年龄、性别、梗死部位无明显的相关性。诱发因素还有交感神经张力增高、低钾血症、低镁血症、酸中毒等。

AMI起病后1小时内58%的患者有室性早搏，起病后4小时93%的患者有室性早搏。起病后48小时内发生率最高，随后下降，1～3周发生率再次升高。临床观察发现，AMI后室性早搏R on T、频发（≥5次/分）、多形性、成对出现、短阵室性心动过速可以促发心室颤动。这些特殊类型的室性早搏曾被认为是预测原发性心室颤动的"警报性心律失常（warning arrhythmias）"。但预测的敏感性不够，特异性也差，并不能作为指导AMI患者抗心律失常治疗的独立指标。比如，R on T室性早搏并不比舒张晚期早搏恶性程度高。一方面舒张晚期室性早搏同样可以触发原发性心室颤动，另一方面无心室颤动发作史的患者中，有大约半数可以出现R on T室性早搏。

根据ACC/AHA指南，AMI并发的单发和成对室性早搏都不主张治疗。

曾经作为AMI后室性心律失常的首选预防用药，利多卡因能够有效抑制室性早搏，并减少原发性心室颤动的发生。后者可能得益于利多卡因升高心室颤动阈而非抑制室性早搏。然而，文献综述提示，利多卡因虽然可以降低心室颤动的发生率，但是未能降低总死亡率，甚至早期死亡率有增加趋势。此外，利多卡因可以引起意识障碍、抽搐、呼吸骤停、窦性心动过缓、消化道症状等诸多不良反应。故不主张常规应用利多卡因治疗或预防AMI并发的室性心律失常，除非不具备及时除颤和转运条件。推荐用法：静脉注射1.0～1.5mg/kg，必要时每5～10分钟重复半量，直到总负荷剂量达到3mg/kg；之后2～4mg/kg[20～30μg（kg·min）]静脉滴注维持。高龄、心力衰竭、肝肾功能异常患者应酌情减量。每分钟1mg的小剂量利多卡因不能降低原发性心室颤动的发生率。而预防性使用普鲁卡因酰胺、双异丙吡胺、苯妥因钠、奎尼丁、安搏律定等抗心律失常药物的疗效都未得到证实。

由于AMI早期肾上腺素能活性增高，可能是室性心律失常的致病因素，这是早期静脉应用β-受体阻滞剂的理由。MIAMI研究汇总分析了AMI应用美托洛尔的27个临床试验，结果显示β-受体阻滞剂能够减少心室颤动发生率（15%）和急性期死亡率（13%）。美托洛尔的用法：静脉注射每2分钟5mg，连续用3次；如能耐受，每次口服50mg，每日两次；至少24小时后，加大剂量达到100mg，每日两次。阿替洛尔的用法：静脉注射5～10mg，每日口服100mg。

2. 室性心动过速

室性心动过速定义为频率快于120次/分、连续发生3个或以上的起源于心室的QRS波群。根据心电图表现，室性心动过速可以分为单形性（QRS波形态单一）和多形性（QRS波形态宽大、多型、多变）室性心动过速。AMI患者平均10%（6%～40%）发生室性心动过速。起病初48小时发生的室性心动过速对患者的远期预后无明显影响。

AMI并发的室性心动过速中，绝大多数是非持续性室性心动过速，其中短阵（<5次）室性心动过速最多见，血流动力学改变不明显。目前的流行病学资料显示，非持续性室性心

动过速并不增加持续性室性心动过速或心室颤动的发病风险。根据 ACC/AHA 有关 AMI 的临床处理指南，非持续性室性心动过速不主张治疗。

持续性室性心动过速定义为，室性心动过速持续时间超过 30 秒或引起需要立即处理的早期血流动力学障碍。绝大多数持续性室性心动过速发生在 AMI 起病后 48 小时之内。对于 AMI 起病 48 小时之后的持续性室性心动过速，应慎重评估与 AMI 之间的关联。心室率 <170 次/分的单形性室性心动过速在 AMI 患者中并不常见，提示存在慢性心律失常的病理基础。

对于不伴心绞痛、肺水肿或低血压（< 90 mmHg）的持续性室性心动过速，可以选择利多卡因、普鲁卡因酰胺或胺碘酮，也可选择起始能量为 50 焦耳的同步电复律。利多卡因的用法同前。普鲁卡因酰胺的用法：20～30mg/min 负荷量静脉滴注，直至 12～17mg/kg；然后 1～4mg/min 静脉维持；肾功能不全时降低滴速。胺碘酮的用法：10 分钟内滴注 150mg；然后 1.0mg/min 静脉滴注，维持 6 小时；再予 0.5mg/min 静脉维持。

对于伴有心绞痛、肺水肿或低血压（< 90 mmHg）的持续性室性心动过速，可以使用同步电除颤治疗，起始能量为 100 焦耳。快速多性形室性心动过速的处理原则与心室颤动一样，即予 200 焦耳非同步电除颤；如不成功，第二次电击能量选择 200～300 焦耳，第三次则选择 360 焦耳。如果患者血流动力学稳定，可以首先试验性短期给予利多卡因或普鲁卡因酰胺。心率低于 150 次/分的单形性室性心动过速一般无须立即电复律。

AMI 时少数患者出现难治性持续性多形性室性心动过速，即"电风暴（electric storm）"。文献表明，这与未控制的心肌缺血和交感神经张力增高有关，最好使用静脉 β-受体阻滞剂、胺碘酮，或者施行主动脉球囊反搏术或/和急诊血管重建术治疗。

3. 心室颤动

AMI 的心室颤动分为原发性心室颤动和继发性心室颤动，后者继发于严重充血性心力衰竭或/和心源性休克。原发性心室颤动是 AMI 并发的最严重的心律失常，见于 4%～36%（平均约 10%）的患者。AMI 起病的 4 小时之内（多数患者还在院外），原发性心室颤动发生率最高（3%～5%），之后明显降低。AMI 死亡的患者中至少有一半死于此期间，心室颤动是其主要死因。近年来，原发性心室颤动的发生率有所降低，可能是由于采取了减少梗死面积、纠正电解质失调以及广泛使用 β-受体阻滞剂的结果。

按照诱发原发性心室颤动的危险排序提出了室性心律失常分类，但该方法的特异性和敏感性不高。频发的加速性室性自主心律也不是心室颤动的危险因素。有关利多卡因预防心室颤动随机试验的荟萃分析表明，该药可以降低原发性心室颤动死亡率 33%，但总死亡率却有增高趋势（可能是致命性心动过缓、心脏停搏或电机械分离所致）。常规"预防性"使用利多卡因的方法在当今的 CCU 治疗方案中已经基本废弃，除非手头没有除颤器。

对于不伴血流动力学异常或房室阻滞的患者，应该常规静脉使用 β-受体阻滞剂，可以降低早期心室颤动的发生率。如果没有不良反应，静脉给药后再予口服 β-受体阻滞剂。美托洛尔和阿替洛尔的用法同前。

低钾血症是引起心室颤动的一个重要危险因素，而组织内缺镁也是一个潜在的危险因素。尽管随机临床试验的资料不支持补充钾、镁离子可以预防心室颤动，但是临床上合理的做法是维持 AMI 患者血清钾 >4.0mmol/L 和血清镁 >2.0mmol/L。

心室颤动应当采用非同步电除颤，起始能量 200 焦耳。若不成功，第二次电击能量为 200～300 焦耳，必要时第三次可用 360 焦耳。对于不易转复的顽固性心室颤动，ACLS 方案主张采用以下辅助性治疗：静脉推注肾上腺素 1mg；利多卡因 1.5mg/kg；溴苄胺 5～10mg；静脉快速推注胺碘酮 150mg。

三、缓慢心律失常

1. 窦性心动过缓

窦性心动过缓发生于 30%～40% 的 AMI 患者，是缓慢性心律失常中最常见的，尤其是下壁心肌梗死的开始一小时。迷走神经反射可能是 AMI 时发生窦性心动过缓最常见的病因。房间隔的下后面和左心室的下后壁有着丰富的胆碱传入通路的受体。下壁梗死时的心肌缺血刺激了这些受体，于是介导窦房结、房室结以及周围血管结构的迷走传出活性增强。实验性刺激该区域导致 Bezold-Jarisch 反射，表现为阿托品敏感的心动过缓和低血压。吗啡或严重疼痛可以加重该反射。此外，右冠状动脉的再灌注也可引起该反射。

窦性心动过缓是有一定危险的，当心室率<30 次/分，就可以引起阿—斯综合征，这也是院外死亡的原因之一。此外，心动过缓易于促发折返性快速心律失常，如心房颤动、室性心动过速等。然而，AMI 期间的窦性心动过缓多为一过性的，且并不影响患者的远期预后。

阿托品可以逆转心率缓慢、体循环血管阻力降低和副交感（胆碱能）活性增强所致的低血压。阿托品对有症状的窦性心动过缓有效，特别是 AMI 起病后 6 小时以内的窦性心动过缓疗效显著。然而，AMI 时应该慎用阿托品，因为副交感张力有保护不发生心室颤动和防止梗死延展（myocardial infarction extension）的作用。此外，阿托品可以引起尿潴留，加重青光眼，以及产生中枢神经系统的副作用（如幻觉、发热等）。因此，只有当窦性心动过缓伴有缺血、低心排和周围循环灌注不良以及逸搏性室性自主心律，才可使用阿托品。需要强调的是，AMI 合并无症状窦性心动过缓，不要给予阿托品。阿托品的用法：起始剂量为静脉 0.5～1.0mg，因为剂量<0.5mg 或非静脉给药有时可以引起中枢反射性迷走张力增高，反而导致心率减慢和房室传导抑制；静脉注射阿托品在 3 分钟内达到最大效应，无效可在 3～5 分钟内重复或递增剂量，直到出现治疗作用的最小心率（约 60 次/分左右）；最大可至 2.0mg（0.03～0.04mg/kg），因为此量可以完全阻断迷走功能，仍无效则选择其他治疗方法——临时起搏。

异丙肾上腺素虽可提高心率，但还能增加室性异位心律（甚至诱发心室颤动），并可促进梗死延展，因此不主张在 AMI 时使用。

2. 窦房结功能不良

窦房结功能不良（SND）见于 40% 的 AMI 患者。窦房结的血供来自窦房结动脉，其中 55% 起源于右冠状动脉，45% 起源于左冠状动脉回旋支。窦房结的缺血或梗死几乎都起因于窦房结动脉发出之前的大冠状动脉的闭塞。SND 可表现为窦性停搏或窦房阻滞。窦房结无冲动发出或发出的冲动不能到达心房，也就不能激动心室，严重病例可致阿—斯综合征。窦房阻滞和窦性停搏都多见于下壁心肌梗死，后者更常见于梗死面积较大的患者，二者的发生机制与窦性心动过缓相似。

治疗可以首先试用阿托品，用法同前。阿托品无效则尽快施行临时起搏治疗。

3. 房室阻滞

房室结和希氏束主要从房室结动脉接受血供，80%～90% 患者的房室结动脉起源于右冠状动脉，其余的起源于左冠状动脉回旋支。此外，如果房室结动脉闭塞或严重缺血，大多数情况房室结和希氏束会有左冠状动脉前降支的间隔支提供侧支循环。虽然房室结内阻滞最常见于下壁心肌梗死的患者，但很少能发现房室结坏死，这可能是与房室结的双重供血有关。实际上，房室阻滞最常见于同时存在左前降支近端严重病变的下壁心肌梗死患者。此外，心肌缺血坏死刺激产生 Bezold-Jarisch 反射，引起迷走张力增高，从而导致房室结传导的一过性障碍。

AMI 起病 6 小时之内发生的房室阻滞，多为Ⅲ度房室阻滞，心室率缓慢，持续时间短（通常小于 12 小时）。这种早发的房室阻滞可能是迷走神经张力增高所致，多对阿托品反应较好。AMI 起病 6 小时之后（6 小时～8 天）发生的Ⅲ度房室阻滞，多由Ⅰ度或莫氏Ⅱ度Ⅰ型房室阻滞逐渐发展而来，持续时间较长，可长达 3 周。这种晚发的Ⅲ度房室阻滞可能是房室结缺血和代谢异常所致，对阿托品反应不好。

AMI 患者发生房室阻滞预示着住院死亡率增高，但与出院后的远期预后无明显相关性。房室阻滞患者的死亡率增高与心肌的广泛损伤相关密切，而非传导阻滞本身。事实上，起搏不能显著降低传导阻滞引起的死亡率。这可能反映了大面积心肌梗死对死亡率的决定作用，使患者获益不明显。但高危患者仍主张起搏治疗，以防止突发低血压、急性缺血以及传导阻滞引起的室性心律失常。

Ⅰ度房室阻滞见于 4%～15% 的 AMI 患者，如果不伴低血压、心动过缓等情况，则无需处理。但需密切观察，同时须慎用有损于房室传导的药物，如 β-受体阻滞剂、非二氢吡啶类钙拮抗剂和洋地黄类药物。莫氏Ⅱ度Ⅰ型房室阻滞见于 3%～12% 的 AMI 患者，传导阻滞部位在房室结内，临床过程良性，通常也不必处理。但如果莫氏Ⅱ度Ⅰ型房室阻滞伴有对阿托品无反应的低血压，就需临时起搏治疗。莫氏Ⅱ度Ⅱ型房室阻滞见于不到 1% 的 AMI 患者，阻滞部位主要在希氏束-普肯野系统。莫氏Ⅱ度Ⅱ型和Ⅲ度房室阻滞，不论心室率快慢、有无血流动力学伴随情况，都应该立即给予临时起搏治疗。例外的是，对于房室结水平的Ⅲ度房室阻滞（伴窄 QRS 波群逸搏心律、多并发于下壁心肌梗死），可以先试用阿托品。

4. 室内传导阻滞

室内传导阻滞包括左前分支阻滞、左后分支阻滞、右束支阻滞、左束支阻滞以及它们的组合（双侧束支阻滞和三分支阻滞），见于 8%～15% 的 AMI 患者。大约半数患者的室内传导阻滞发生于梗死之前。AMI 合并的室内传导阻滞是因束支的缺血或梗死所致，而与迷走张力无明显相关。前壁心肌梗死合并束支/分支阻滞的概率较下壁心肌梗死为大。AMI 急性期内发生室内传导阻滞易于进展为Ⅲ度房室阻滞，多为梗死面积较大的表现，并有较高的住院死亡率，这是其主要临床意义所在。

左前分支阻滞见于 4% 的 AMI 患者，而左后分支阻滞的发生率不到 1%，但几乎均发生于大面积前壁心肌梗死。分支阻滞单独发生，虽然很少进展为完全性房室阻滞，但都预示着预后较差。AMI 时右束支阻滞的发生率为 2%，可出现于下壁、前壁心肌梗死。AMI 时左束支阻滞的发生率为 4%，几乎全部出现于前壁心肌梗死。伴左或右束支阻滞的 AMI 患者有 13% 发展为Ⅲ度房室阻滞，总死亡率 23%。双侧束支阻滞的 AMI 患者发生Ⅲ度房室阻滞的风险较大，住院死亡率也较高。据文献报道，右束支阻滞伴左前分支阻滞的 AMI 患者，Ⅲ房室阻滞的发生率为 13%～46%，住院死亡率高达 33%～70%；右束支阻滞伴左后分支阻滞的 AMI 患者，Ⅲ房室阻滞的发生率为 0～50%，住院死亡率则高达 33%～86%。发生交替性房室阻滞的 AMI 患者有三分支阻滞，恶化为Ⅲ度房室阻滞的概率极大，死亡率极高。同样，双侧束支阻滞伴Ⅰ度房室阻滞的 AMI 患者，极易发生Ⅲ度房室阻滞。因为此时的 PR 延长表示第三个分支的病变，而非房室结传导延迟。

对于合并室内传导阻滞的 AMI 患者，临时起搏适应证——Ⅰ类：双侧束支阻滞（交替性束支阻滞、右束支阻滞伴交替性左前分支阻滞/左后分支阻滞）、新发的或与年龄无关的双侧束支阻滞伴有Ⅰ度房室阻滞；Ⅱa类：右束支阻滞伴左前分支阻滞或左后分支阻滞（新发或不肯定者）、右束支阻滞伴Ⅰ度房室阻滞、新发或不肯定的左束支阻滞；Ⅱb类：任何年龄组的双分支传导阻滞、新发或任何年龄组的孤立性右束支阻滞；Ⅲ类：AMI 之前存在的束支或分支阻滞。

5. 永久起搏器

AMI 时需要临时起搏器的情况，并不是植入永久起搏器的指征。已有传导障碍的 AMI 患者的长期预后不良，主要与相关的心肌损伤程度有关。这些患者因心力衰竭和快速性室性心律失常引发死亡的危险，大于进行性心脏传导阻滞。是否植入永久起搏器取决于阻滞的类型和程度，并不强调心动过缓的症状。

AMI 后植入永久起搏器，Ⅰ类适应证有：①AMI 后希氏－普肯野系统的持续Ⅱ度房室阻滞伴有双侧束支阻滞或Ⅲ度房室阻滞；②一过性高度（Ⅱ度或Ⅲ度）房室阻滞伴束支阻滞；③任何水平的有症状的房室阻滞。Ⅱb 类适应证有：房室结水平的持续性高度（Ⅱ度或Ⅲ度）房室阻滞。

（胡大一 吴旸）

参 考 文 献

1. Pasternak RC, Braunwald E, Sobel BE. Acute myocardial infarction. In: Braunwald E, ed. Heart Disease: A Textbook of Cardiovascular Medicine. Philadelphia, Pa: WB Saunders Co Ltd, 1992, 240-1249
2. James TN. Myocardial infarction and atrial arrhythmias. Circulation, 1961, 24: 761-776
3. Goldberg RJ, Seeley K, Becker RC, et al. Impact of atrial fibrillation on the in-hospital and long-term survival of patients with acute myocardial infarction: a community-wide perspective. Am Heart J, 1990, 119: 996-1001
4. Behar S, Zahavi Z, Goldbourt U, Reicher-Reiss H. Long-term prognosis of patients with paroxysmal atrial fibrillation complicating acute myocardial infarction: SPRINT Study Group. Eur Heart J, 1992, 13: 45-50
5. Epstein AE, et al. Events in the cardiac arrhythmia suppression trial (CAST): mortality in the entire population enrolled. J Am Coll Cardiol, 1991, 18: 14-22
6. The cardiac arrhythmia suppression trial Ⅱ investigators. Effect of the antiarrhythmic agent moriciine on survival after myocardial infarction. N Engl J Med, 1992, 327: 227-236
7. 诸俊仁，李志善，陶萍等．普罗帕酮、莫雷西嗪、美西律的疗效和安全性再评价．中华心血管病杂志，1998，26：167-172
8. The antiarrhythmics vs implantable defibrillator (AVID) investigators. A comparison of antiarrhythmic drug therapy with implantable defibrillators in patients resuscitated form near-fatal ventricular arrhythmias. N Engl J Med, 1997, 337: 1576-1585
9. Kyriakidis M, Barbetseas J, Antonopoulos A, Skouros C, Tentolouris C, Toutouzas

P. Early atrial arrhythmias in acute myocardial infarction: role of the sinus node artery. Chest, 1992, 101: 944-947
10. Campbell RW, Murray A, Julian DG. Ventricular arrhythmias in first 12 hours of acute myocardial infarction: natural history study. Br Heart J, 1981, 46: 351-357
11. Behar S, Goldbourt U, Reicher-Reiss H, Kaplinsky E. Prognosis of acute myocardial infarction complicated by primary ventricular fibrillation: principal investigators of the APRINT Study. Am J Cardiol, 1990, 66: 1208-1211
12. Solmon SD, Ridker PM, Antman EM. Ventricular arrhythmias in trials of thrombolytic therapy for acute myocardial infarction: a meta-analysis. Circulation, 1993, 88: 2575-2581
13. Nademance K, Taylor RD, Bailey WM. Management and long-term outcome of patients with electrical storm. J Am Coll Cardiol, 1995, 25: 187A
14. Scheinman MM, Levine JH, Cannom DS, et al. For the Intravenous Amiodarone Multicenter Investigators Group. Dose-ranging study of intravenous amiodarone in patients with life threatening ventricular tachyarrythmias. Circulation, 1995, 92: 3264-3272
15. Higham PD, Adams PC, Murray A, Campbell RW. Plasma potassium, serum magnesium and ventricular fibrillation: a prospective study. Q J Med, 1993, 86: 609-617
16. Berger PB, Ruocco NA Jr, Ryan TJ, Frederick MM, Jacobs AK, Faxon DP. Incidence and prognostic implications of heart block complicating inferior myocardial infarction treated with thrombolytic therapy: results from TIMI-II. J Am Coll Cardiol, 1992, 20: 533-540
17. Nicod P, Gilpin E, Dittrich H, Polikar R, Henning H, Ross JJ. Long-term outcome in patients with inferior myocardial infarction and complete atrioventricular block. J Am Coll Cardiol, 1988, 12: 589-594
18. McDonald K, O'Sullivan JJ, Conroy M, Robinson K, Mulcahy R. Heart block as predictor of in-hospital death in both acute inferior and acute anterior myocardial infarction. Am J Med, 1990, 74: 277-282
19. Fisch GR, Zipes DP, Fisch C. Bundle branch block in sudden death. Prog Cardiovasc Dis, 1980, 23: 187-224

第四篇

冠心病治疗学

第二十七章 抗心绞痛药
（Antianginal Agents）

第一节 β肾上腺素能受体阻滞剂……（735）
  一、β-肾上腺素受体和信号转导………（735）
  二、β-受体阻滞剂的临床药理学………（737）
  三、β-受体阻滞剂的药代动力学特点……（741）
  四、β-受体阻滞剂在心血管病的应用……（744）
  五、不同β-受体阻滞剂的选择…………（749）
  六、β-受体阻滞剂和其他药物的交叉作用…（749）
  七、β-受体阻滞剂的副作用………………（749）
第二节 钙拮抗剂………………（750）
  一、慢通道和Ca^{2+}对心脏血管运动的控制
  …………………………………（750）
  二、CCB的分类………………（751）
  三、常用CCB的心血管作用………（752）
  四、CCB的药代动力学………（754）
  五、CCB在冠心病中的应用………（755）
  六、其他应用………………（759）
  七、不同CCB的选择………（763）
  八、CCB的副作用………（763）
  九、药物相互作用………（764）
  十、其他CCB………………（765）
  十一、CCB的世纪展望………（765）
第三节 硝酸酯类………（766）
  一、硝酸酯类药物的作用机制………（766）
  二、硝酸酯的心血管效应………（767）
  三、临床药理………………（767）
  四、治疗应用………………（767）
  五、硝酸酯类药物常用剂型………（768）
  六、硝酸酯类药物的耐药性………（770）
  七、硝酸酯和其他药物的相互作用………（771）
  八、硝酸酯的副作用………（772）

第一节 β肾上腺素能受体阻滞剂

β肾上腺素能受体阻滞剂（β-受体阻滞剂）用于临床是20世纪心血管病治疗学的重大进展之一。β-受体阻滞剂最早用于治疗冠心病劳力性心绞痛，现仍为劳力性心绞痛主要治疗药物之一。对于急性心肌梗死，心肌梗死后的治疗，β-受体阻滞剂的疗效是显著的，β-受体阻滞剂对于冠心病主要危险因素之一的高血压不仅能降低血压，对于靶器官心脑并发症的预防，疗效肯定。近年来β-受体阻滞剂对于心力衰竭的治疗取得了令人瞩目的延长成活期的疗效。β-受体阻滞剂也用于其他心血管病及非心血管病的防治，应用病种达30余种，β-受体阻滞剂已进入临床应用和研究的制剂超过60余种。

一、β-肾上腺素能受体和信号转导

β受体位于心脏细胞胞浆膜上，通过GS蛋白和腺苷酸环化酶（AC）偶合，当β受体和激动剂（如去甲肾上腺素）结合，受体发生构象变化，并和GS蛋白起作用，形成受体-GS蛋白复合物，此复合物激活腺苷酸环化酶（AC），后者使ATP形成CAMP，CAMP是受体的第二信使，可引起一系列生理活动：在CAMP的作用下蛋白激酶A（PKA）激活，激活的PKA一方面使钙通道磷酸化→钙通道开放→细胞外钙进入细胞内→启动心肌细胞的

收缩另一方面亦启动了其代谢作用如糖原水解成葡萄糖、脂肪水解等。

GI 蛋白的主要作用是抑制 AC 的活动，从而使激动剂和受体结合后的一系列活动中断。迷走神经兴奋时乙酸胆碱和胆碱能受体结合并激动之，后者促使形成 GI 蛋白，而发挥其抑制作用。

钙通道开放，钙离子进入胞浆又促使胞浆网内的钙进入胞浆，因此胞浆浓度迅速上升到较高浓度而引起心肌细胞收缩，起搏细胞起搏频率上升，传导组织传导速度加快。

不同器官分别具有 β_1、β_2 受体，心脏主要为 β_1 受体，支气管、血管主要为 β_2 受体。研究证明同一器官可有两种 β 受体，如心肌以 β_1 受体为主，亦有相当数量的 β_2 受体（20%～25%）。刺激 β_2 受体的效应和 β_1 受体相同，但最近发现 β_2 受体亦可和 GI 连接似为机体的一种负反馈机制，对消交感神经过度兴奋对于心肌的损伤作用（表27-1-1）。

表 27-1-1 β-受体的分布和作用

	器官或组织	受体	激动时的作用
心脏		β_1	心率加快
	房室结	β_1	传导加速
	心肌	β_1	收缩力加强
		β_2	收缩力减弱
血管	冠状血管	β_2	扩张
	周围动脉	β_2	扩张
支气管		β_2	扩张
其他组织	胰岛	β_2	胰岛素分泌
	肌糖原	β_2	分解成葡萄糖
	肝糖原	β_2	分解成葡萄糖
	肾小球旁体	β_1	肾素释放
	白色脂肪细胞	β_2	脂肪分解

β_1 受体的向上调节和向下调节：β_1 受体的数目并不是像以前认为的那样固定不变，而是受许多生理，病理因素的影响，处于不断变动中，β_1 受体数目增加称为"向上调节"；数目减少称为"向下调节"。在各种影响因素中，儿茶酚胺是最主要的因素，β_1 受体数目与儿茶酚胺浓度呈反比的关系。

β_1 受体长时间暴露于高浓度的儿茶酚胺（如重度慢性心力衰竭）受到激动剂的过度刺激时可激活 β_1 受体激酶（β_1 ARK），后者可使 β_1 受体磷酸化，在 β 停顿素（β-arrestin）存在的条件下，β 受体和 GS 蛋白脱离并向胞浆内退缩—内在化（Internaligation）。受体内在化后激动剂不能激动 β_1 受体，如果高浓度的激动剂仍然继续存在，则可使溶酶体酶破坏，而使受体消失，这是真正的受体下调，最常见于重度的慢性充血性心力衰竭。

长时间的静脉滴注多巴酚丁胺可使其正性肌力作用迅速减退，也是由于 β_1 受体下调，其发生时间取决于剂量、浓度、病人年龄、心衰严重程度和用药时间等因素。一般而论，持续静脉滴注 72 小时可能使其正性肌力作用丧失 1/3，如病情允许，间断静脉滴注（如白天用药，晚上不用）则可延长其作用时间。

心肌 $β_2$ 受体并不下调，故相对于 $β_1$ 受体下调，$β_2$ 受体是增多，前已述及 $β_2$ 受体是双径路信号系统（既和 GS 相连又和 GI 相连），有人认为在慢性充血性心力衰竭时 $β_2$ 受体的活跃可能对病人有利—减少细胞凋亡（apoptosis）。

受体上调：长时间的，剂量适当的 β-受体阻滞剂应用可使 $β_1$ 受体数目增加，如果突然停药，增多的 $β_1$ 受体将受到激动剂的强烈刺激而发生心脏缺血（撤药综合征）。

除 $β_1$ 受体的数目可随众多因素的影响发生改变外，其敏感性亦可变化。如甲状腺功能亢进时 $β_1$ 受体敏感性增加。

$β_1$ 受体数目与儿茶酚胺浓度呈反比关系，其他重要因素为：

向下调节：老年、慢性重度心衰、甲状腺功能低下。

向上调节：心肌缺血、甲状腺功能亢进，长期应用 β-受体阻滞剂，利血平等。

二、β-受体阻滞剂的临床药理学

新的 β-受体阻滞剂不断问世，现有 β-受体阻滞剂已超过 60 种。在世界各地用于临床的也有 30 多种。从药效学和药代动力学来看，β-受体阻滞剂可分为几大类。相同类型的 β-受体阻滞剂性质相近，它们和儿茶酚胺对 β 受体起竞争结合作用，根据 β-受体阻滞剂和儿茶酚胺的相对浓度，β-受体阻滞剂不同数目的 β 受体结合，阻断儿茶酚胺的激动作用。就心脏而论，β-受体阻滞剂使窦性心律减慢、房室传导延长、心肌收缩力减弱。非选择性 β-受体阻滞剂同时也阻滞支气管和血管的 $β_2$ 受体，引起支气管痉挛、血管收缩，属于不良作用。

（一）β-受体阻滞剂的不同药效学特点

1. 心脏选择性（cardioselectivity） 也称 $β_1$ 选择性（$β_1$ selectivity）。某些 β-受体阻滞剂主要作用于心脏的 $β_1$ 受体，较少作用于 $β_2$ 受体，故较少引起支气管哮喘、周围血管收缩等副作用。但选择性是相对的，如剂量过大，有选择性的 β-受体阻滞剂也可引起支气管痉挛和周围动脉的收缩。这是由于选择性 β-体阻滞剂不是只能与 $β_1$ 受体结合，而是对 $β_1$ 受体的亲和力大于 $β_2$ 受体，在高浓度时也可与 $β_2$ 受体结合。另一种解释是，支气管、周围动脉中以 $β_2$ 受体为主，也有 $β_1$ 受体。这就进一步解释了为何心脏选择性是相对的。

由于胰岛素分泌，肌糖原分解也受 $β_2$ 受体影响，故选择性 β-受体阻滞剂可能较少引起糖代谢紊乱。

具有心脏选择性的 β-受体阻滞剂有：阿替洛尔（atenolol 氨酰心安）、美托洛尔（metoprolol 美多心安）、比索洛尔（bisoprolol）、倍他索洛尔（betaxolol）、倍万洛尔（bevantolol）等。

2. 内源性拟交感作用（intrinsic sympathomimetic activity ISA） 某些 β-受体阻滞剂不仅具有阻滞 β 受体的结构，还具有弱的激动 β 受体的结构。此种 β-受体阻滞剂与 β 受体结合后，以一种弱的 β 激动剂代替儿茶酚胺的强力激动剂，又称为部分激动剂（partial agonist）。ISA 可作用于 $β_1$ 受体、$β_2$ 受体或 $β_1$、$β_2$ 两种受体。

具有 ISA 的 β-受体阻滞剂对心脏的抑制作用较弱，对休息时心率减慢较少，但能使运动心率显著减慢，从而减少心肌耗氧量、减轻劳力性心绞痛的发作，此种现象的解释如下：休息状态下，儿茶酚胺水平低，故具有 ISA 的 β-受体阻滞剂其 β 阻滞作用可使增多的儿茶酚胺作用显著减弱，使运动心率明显减慢。以普萘洛尔（Propranolol，心得安）（无 ISA）及吲哚洛尔（Pindolol，心得静）（有 ISA）为例：如两者皆可阻滞 1/3 的 β 受体，休息时心率为 60 次/分，普萘洛尔使其降为 40 次/分；吲哚洛尔的 β 阻滞作用使其降为 40 次/分，但部分激动作用使心率增加 15 次/分，最终心率为 55 次/分。在运动时，如心率达 180 次/分，普萘洛尔使其降为 120 次/分，而吲哚洛尔的心率为 120＋15＝135 次/分。

具有 ISA 的 β-受体阻滞剂与无 ISA 的 β-受体阻滞剂比较，对房室传导阻滞作用较弱；对心肌收缩力抑制较轻；对支气管、周围小动脉的收缩作用较弱。对支气管和周围小动脉阻力的影响较心脏选择性 β-受体阻滞剂尤轻。

近年注意到，具有 ISA 的 β-受体阻滞剂不升高血清甘油三酯、不降低高密度脂蛋白、很少影响糖代谢，这是很重要的优点。无 ISA 的 β-受体阻滞剂升高甘油三酯、降低高密度脂蛋白，不利于动脉粥样硬化病变的控制。应用 β-受体阻滞剂治疗高血压未能降低冠心病死亡率的原因之一，可能与此有关。许多 β-受体阻滞剂可引起阳痿，但具有 ISA 的 β-受体阻滞剂可能无此副作用。TOMH 研究应用醋丁洛尔治疗轻度高血压历时 4 年，未发现阳痿，推测与其 ISA 有关。

具有 ISA 的 β-受体阻滞剂有：吲哚洛尔（pindolol）、醋丁洛尔（acebutolol 醋酰心安）、卡替洛尔（carteolol）、氧烯洛尔（oxprenolol 心得平）、西利洛尔（celiprolol）、地来洛尔（dilevalol）（表 27-1-2）。

表 27-1-2　β-受体阻滞剂的药效学作用

药　名	药效比例（普萘洛尔＝1）	心脏选择性	内源性拟交感作用	膜稳定性
阿替洛尔（atenolol）	1.0	++	0	0
美托洛尔（metoprolol）	1.0	++	0	0
倍他索洛尔（betaxolol）	1.0	++	0	+
倍万洛尔（bevantolol）	0.3	++	0	0
比索洛尔（bisoprolol）	10.0	++	0	0
艾司洛尔（esmolol）	0.02	++	0	0
醋丁洛尔（acebutolol）	0.3	+	+	+
西利洛尔（celiprolol）	0.4	+	+	0
吲哚洛尔（pindolol）	6.0	0	++	0
氧烯洛尔（oxprenolol）	0.5～1.0	0	+	0
拉贝洛尔（labetolol）	0.3	0	+	0
卡替洛尔（carteolol）	10.0	0	+	0
地来洛尔（dilevalol）	1.0	0	+	0
喷布洛尔（penbutolol）	1.0	0	+	0
纳多洛尔（nadolol，萘羟心安）	1.0	0	0	0
普萘洛尔（propranolol）	1.0	0	0	+
噻吗洛尔（timolol，噻吗心安）	6.0	0	0	0
索他洛尔（sotalol）	0.3	0	0	0
卡维地洛（carvedilol）	10.0	0	0	+

3. **膜稳定作用**（membrane stabilizing activity）即奎尼丁样作用。可降低钠离子的膜通透性，抑制 Na^+ 快速进入细胞膜，从而使跨膜电位 0 位相上升幅度和速度降低。以前认为

β-受体阻滞剂的抗心律失常作用是由于膜稳定作用,其后发现产生膜稳定作用的血浓度超过治疗浓度的 10～20 倍之多,这是不大可能达到的,且无膜稳定作用的 β-受体阻滞剂同样具有抗心律失常作用。目前认为 β-受体阻滞剂的抗心律失常作用是由于阻断了儿茶酚胺的致心律失常作用:A. 增加细胞动作电位四位相的电压,而降低其自律性,B. 抗心肌缺血作用。

4. 具有血管扩张作用的 β-受体阻滞剂 某些不仅有 β 阻滞作用,也有周围血管 $β_2$ 兴奋作用或 α 受体阻滞作用,可使周围血管扩张。这些药物有:拉贝洛尔(labetolol 柳氨苄心定):β 及 $α_1$ 受体阻滞作用;卡维地洛(carvedilol):兼有 β 及 $α_1$ 阻滞作用;巴森多洛尔(bucindolol):有 β 及 α 阻滞作用;西利洛尔:有长效 $β_1$ 阻滞及 ISA 作用,其血管扩张作用是由于其直接血管扩张作用和 $β_2$ 受体激动作用。大剂量时尚有 α 阻滞作用;地来洛尔:兼有 $β_1$ 阻滞及 $β_2$ 兴奋作用,此药为拉贝洛尔的异构体。

(二)β-受体阻滞剂的循环系统作用(表 27-1-3)

表 27-1-3 β-受体阻滞剂的心血管及其他作用

药 名	休息心率	运动心率	心肌收缩力	血压	休息时房室传导	抗心律失常作用	支气管痉挛	血小板聚集	血浆肾素活性	周围阻力
阿替洛尔	↓	↓	↓	↓		+	↑↔↓		↓	↑↔
美托洛尔	↓	↓	↓	↓		+	↑↔↓		↓	↑↔
倍他索尔	↓	↓	↓	↓		+	↑↔↓			
倍万洛尔	↓	↓	↓	↓		+	↑↔↓	↓		
比索洛尔	↓	↓	↓	↓		+	↑↔↓			
艾司洛尔	↓	↓	↓	↓		+	↑↔↓			
醋丁洛尔	↓↔	↓	↓	↓		+	↑↔			
西利洛尔	↓↔	↓	↓↔	↓		+	↑↔			
吲哚洛尔	↓↔	↓	↓	↓		+	↑↔↓		↓↔↑	↓
氧烯洛尔	↓↔	↓	↓	↓		+	↑↔↓			↓
拉贝洛尔	↔	↓	↓	↓		+	↑↔			↓
卡替洛尔	↓	↓	↓	↓		+	↑↔			↓↔↑
地来洛尔	↓	↓	↓	↓			↑↔		↔	
喷布洛尔	↓↔	↓	↓	↓		+	↑↔			↔
卡维地洛	↓	↓	↓↔	↓			↑↔			
普萘洛尔	↓	↓	↓	↓		+	↑	↓		↑
噻吗洛尔	↓	↓	↓	↓		+	↑↔		↓	↑
索他洛尔	↓	↓	↓	↓		+	↑			
纳多洛尔	↓	↓	↓	↓		+	↑↔		↓	↓↔↑

1. 心率 β-受体阻滞剂对于心率的影响取决于交感神经张力,β-受体阻滞剂的剂量和类型。无 ISA 作用的 β-受体阻滞剂如普萘洛尔减慢运动心率的作用和剂量(或血药物浓度)的对数值呈线性关系。而具有明显 ISA 的药物如吲哚洛尔、氧烯洛尔对休息时心率影响小,

对运动心率只在小剂量时呈线性关系,大剂量时这些药物 ISA 明显,剂量与效应曲线变平。

非选择性 β-受体阻滞剂如普萘洛尔等药物,阻滞异丙肾上腺素引起心率加快的作用远比选择性药物明显。因异丙肾上腺素兴奋心脏 $β_1$ 受体及血管平滑肌的 $β_2$ 受体,后者引起血管扩张、血压下降、反射性心率加快。非选择性 β-受体阻滞剂阻滞 $β_1$、$β_2$ 受体,使心率显著下降。选择性 β-受体阻滞剂只阻滞 $β_1$ 受体,少阻滞 $β_2$ 受体,心率下降较前者小。

临床上对窦性心率偏慢的(60 次/分)劳力性心绞痛患者应用 β-受体阻滞剂治疗,宜选用具有 ISA 的 β-受体阻滞剂。

2. 心肌收缩力 β-受体阻滞剂皆可降低 dp/dt 和心排血量,但具有 ISA 的 β-受体阻滞剂负性肌力作用较轻,故对于有轻度心功能不全的劳力性心绞痛患者应用 β-受体阻滞剂时宜选用具有 ISA 者。如和地高辛合用可进一步减轻其负性肌力作用宜用于心功能不良者。

3. 外周血管阻力 所有 β-受体阻滞剂口服后降低血压的效果相似,平均降低 10%~15%。周围阻力的变化视有无 ISA 而不同。无 ISA 者如普萘洛尔,噻吗洛尔开始时使周围阻力增加,长期服用后周围阻力不增加。具有 ISA 者,周围阻力不变或降低,视 ISA 强弱而不同。强 ISA 如吲哚洛尔,周围阻力下降;弱 ISA 如醋丁洛尔阻力不增高。无 ISA 的 β-受体阻滞剂主要通过减少心排血量使血压下降,有无心脏选择性对周围阻力影响较小。

兼有 α、β 阻滞作用的拉贝洛尔、卡维地洛使周围阻力下降,兼有周围 $β_2$ 兴奋作用的地来洛尔也使周围阻力下降。

4. 冠脉血流量 β-受体阻滞剂可使冠脉血流量减少,其主要机制为:由于阻滞冠状动脉的 $β_2$ 受体,而使 α 受体的血管收缩作用不被对抗,致冠脉收缩。临床观察到 β-受体阻滞剂可加重变异心绞痛的发作,支持以上观点。

无心脏选择性的普萘洛尔及吲哚洛尔可增加心内膜下及缺血心肌的血流量,是通过心肌内血流重新分布达成的。

5. 肾脏血流量 高血压患者的肾血流量可能减少,故进一步减少肾血流量的抗高血压药物不是理想的药物。已经证明普萘洛尔可减少肾血流量 15%~20%,也减少肾小球滤过率,可能与心排血量下降和干扰肾内血流动力学的自我调节机制有关。但心脏选择性阿替洛尔、美托洛尔及非选择性的纳多洛尔并不减少肾血流量,具有强 ISA 的吲哚洛尔一致证明也不减少肾血流量。

6. 肢体血流 约 5%~30% 服用 β-受体阻滞剂者有手脚发凉的副作用,这可能是血管收缩、肢体血流量减少所致。有心脏选择性的 β-受体阻滞剂似乎并不减少这些副作用。应用普萘洛尔、美托洛尔使动物前肢血管阻力增加,如换用醋丁洛尔、氧烯洛尔或吲哚洛尔等具有 ISA 的 β-受体阻滞剂,动物前肢血流量即增加,故对患有雷诺病等周围动脉阻塞性疾病的患者如需应用 β-受体阻滞剂治疗劳力性心绞痛时宜采用具有 ISA 的 β-受体阻滞剂,或兼有 α-受体阻滞剂作用或周围 $β_2$ 兴奋作用的 β-受体阻滞剂。

(三) β-受体阻滞剂的代谢作用

1. 葡萄糖代谢

(1) 低血糖:肌糖原分解受 $β_2$ 受体激动的作用。糖尿病病人接受胰岛素或口服降糖药治疗如发生低血糖,β-受体阻滞剂的应用可使低血糖不易恢复,这是由于肌糖原分解成葡萄糖的途径被阻断之故。同时,低血糖的某些临床表现如心悸、心动过速可被掩盖,多汗仍然存在。低血糖常引起肾上腺素分泌增加,肾上腺素的心血管效应是降低舒张压、升高收缩压,β-受体阻滞剂可使之发生改变;舒张压及收缩压皆升高,这是由于动脉的 $β_2$ 受体被阻滞,α 受体的收缩作用不受拮抗之故。上述β-受体阻滞剂对于低血糖的影响主要见于无选择性、无ISA的β-受体阻滞剂如普萘洛尔。有选择性的β-受体阻滞剂如阿替洛尔、美托洛尔等及有ISA的吲哚洛尔等则不明显。故糖尿病病人宜采用此类β-受体阻滞剂治疗劳力性心绞痛及高血压等。

对无糖尿病的病人，β-受体阻滞剂一般对糖代谢不产生不良影响，但对于糖尿病人β-受体阻滞剂可能使血糖升高 1～1.5mmol/L，也可能影响对胰岛素的敏感性，特别当和利尿剂合用时。对老年、衰弱患者服用β-受体阻滞剂时应注意因饥饿而发生低血糖。

(2) 高血糖：胰岛分泌胰岛素部分由 $β_2$ 受体中介，β-受体阻滞剂通过减少胰岛素分泌而引起血糖升高，心脏选择性β-受体阻滞剂此种作用不明显。有初步报告，具有ISA的吲哚洛尔不抑制胰岛素分泌。

2. 脂肪代谢　长期服用β-受体阻滞剂可使血清甘油三酯升高，高密度脂蛋白降低，但具有ISA的及具有α阻滞作用的β-受体阻滞剂无此不良作用。业已证明长期服用吲哚洛尔可使高密度脂蛋白升高。β-受体阻滞剂通过阻滞脂肪水解酶的作用而使休息时和运动时血中游离脂肪酸水平降低。长期应用β-受体阻滞剂可能使体重增加，亦和脂肪水解受抑制有关。

(四) β-受体阻滞剂的其他作用

1. β-受体阻滞剂和血小板聚集　普萘洛尔、吲哚洛尔、西利洛尔、倍万洛尔、氧烯洛尔、卡替洛尔等皆具有抗血小板聚集作用。冠心病心绞痛病人的血小板对二磷酸腺苷（ADP）和肾上腺素促聚集作用比正常人敏感。口服普萘洛尔 160mg/d，经 6 周治疗后，患者对 ADP 和肾上腺素的促血小板聚集作用的敏感性明显降低，血栓素 A2 形成减少。

2. 对血红蛋白自亲和力的影响　血红蛋白和氧的亲和力是决定组织摄取氧的重要因素。在健康人和冠心病患者的体内和体外研究中，普萘洛尔使氧合血红蛋白离解曲线右移，即氧和血红蛋白易于分离，从而改善血红蛋白中氧向缺血心肌的转运，其机制之一可能是普萘洛尔可释放膜结合的 2，3-二磷酸甘油酯，后者可使氧合血红蛋白曲线右移。

3. 抗氧化作用　卡维地洛有明显的抗氧化作用。

三、β-受体阻滞剂的药代动力学特点

(一) β-受体阻滞剂的代谢途径

可分为两大类：一类由肝代谢，另一类由肾排泄。肝代谢β-受体阻滞剂的酶是细胞色素 P450 酶，此酶的活性受遗传因素影响。种族之间、个体之间的差别很大。白种人酶活性高于有色人种。酶活性高者，自肠道吸收的药物，通过肝脏大部分被代谢，进入血液的很少（首次通过效应），只有当药物剂量足够大，肝脏代谢能力被"饱和"后，血液药物浓度才迅速上升。因此，主要在肝脏代谢的药物如普萘洛尔、拉贝洛尔等在口服剂量相同时，个体之间血药物浓度可相差 10～20 倍。静脉注射避免首先通过肝脏，故小剂量即可达到有效药浓度。主要由肝脏代谢的药物，大多肠道吸收完全，血浆半衰期较短（3～4 小时）。主要由肾排泄的药物肠道吸收不完全，但由于无首次通过效应，个体之间在口服相同剂量时血药浓度相差较小，血浆半衰期较长，比索洛尔为 10～12 小时。阿替洛尔 6～9 小时，纳多洛尔为 14～24 小时，倍他索洛尔为 14～22 小时，此类药物每日服药一次即可保持一天疗效；对需长期服药者是一大优点。为了克服多次服药的缺点，某些药效短的β-受体阻滞剂有了长效制剂如普萘洛尔的 inderal-LA，美托洛尔的 Toporol-XL，只需每日服药一次。肾功能不全时，主要由肾原形排泄的药物如阿替洛尔、纳多洛尔、索他洛尔的剂量应按照肌酐清除率减量；肌酐清除率在 20～40ml/min 时，每 24 小时的剂量减半；＜20ml/min 时，每 48 小时的剂量

为常用剂量的一半。

艾司洛尔属超短血浆产半衰期，只能静脉注射，由于半衰期仅9分钟，因此如发生不良反应可在较短时间内消失，常用于围手术期高血压，室上性心动过速的治疗及观察对β-受体阻滞剂的耐受性。

表 27-1-4　β-受体阻滞剂的药物代谢动力学特点

药名	肠道吸收（剂量%）	生物利用度（剂量%）	首过效应	血浓度个体差异	有效血浓度	蛋白结合率（%）	脂溶度	消除半衰期(h)	主要代谢途径	肾病时药物蓄积
阿替洛尔	≈50	≈40	低	4倍	0.2～5μg/ml	5	弱	6～9	肾	有
美托洛尔	>90	≈50	有	7倍	50～100ng/ml	12	中	3～4	肝	无
倍他索洛尔	>90	≈90	低	2倍	5～20ng/ml	50	中	15	肝	有
倍万洛尔	>90	≈50	低	4倍	0.13～3.0μg/ml	95	中	2～4	肝	无
比索洛尔	>90	>90	低	少	10～50ng/ml	30	中	10～12	肝、肾	无
艾司洛尔	静注药物	100		5倍	0.15～10μg/ml	55	弱	9分	血脂酶	无
醋丁洛尔	≈70	≈40		7倍	0.2～2.0μg/ml	25		3～4	肾	有
西利洛尔	≈30	≈30	低	3倍	不明	≈30	弱	5	肾、肝	无
吲哚洛尔	>90	≈90	低	4倍	5～15ng/ml	57	中	3～4	肾、肝	无
氧烯洛尔	≈90	≈40	有	5倍	80～100ng/ml	80	中	2～3	肝	无
拉贝洛尔	>90	≈33	有	10倍	0.7～3.0μg/ml		强	3～4	肝	无
卡维洛尔	>90	≈30	有	5～10倍	10～100ng/ml	95～98	强	6～10	肝	无
卡替洛尔	≈90	≈90	低	2倍	40～160ng/ml	20～30	弱	5～6	肾	有
地来洛尔	≈100	≈12	有	10倍	5～15ng/ml	62	弱	8～12	肝	无
喷布洛尔	>90	≈90	低	4倍	不明	98	强	27	肾	无
纳多洛尔	≈30	≈30	低	7倍	50～100ng/ml	30	弱	14～24	肾	有
普萘洛尔	>90	≈30	有	20倍	50～100ng/ml	93	强	3～4	肝	无
噻吗洛尔	>90	≈75	有	7倍	5～10ng/ml	10	中	4～5	肝、肾	无
索他洛尔	≈70	≈60	低	4倍	0.5～4.0μg/ml	0	弱	9～10	肾	

（二）脂溶性

上述药代动力学特点和药物的脂溶性和水溶性有一定关系。脂溶性者肠道吸收好，大多在肝脏代谢，血浆半衰期较短。水溶性者肠道吸收不完全，大多由肾排泄，血浆半衰期较长。此外，脂溶性者易于通过血脑屏障，进入中枢神经系统发挥作用而治疗某些中枢神经有关的疾病，如震颤等，但也易引起中枢神经系统的副作用如嗜睡、抑郁乏力、头晕、幻觉等。

（三）β-受体阻滞剂的剂量、血浓度和疗效的关系

前已提及同一药物相同剂量口服在不同个体血液可有很大差别，如普萘洛尔。此外，血

药物浓度与疗效无恒定关系，其原因为：

（1）个体之间，同一个体不同应激状态下交感神经－肾上腺系统活动程度不同，体内儿茶酚胺浓度高、心脏β受体密度大、敏感性强者需要高浓度β-受体阻滞剂才能发挥作用。因此，β-受体阻滞剂的剂量必须个体化，自小剂量开始，逐渐增量加以"滴定"，直至充分发挥疗效或出现明显副作用为止。治疗剂量应随病情变化而有所增减，不能长时间固定不变。

（2）有些药物如普萘洛尔、醋丁洛尔、在肝内代谢后形成具有活性的代谢产物，依然发挥药物作用。

（3）有些β-受体阻滞剂有较平坦的血浆浓度反应曲线，在较宽的血浆浓度范围内发挥治疗作用，即作用时间较长。

因此，在临床实践中，β-受体阻滞剂血药浓度测定在大多数情况下并不是必需的。

常用β-受体阻滞剂的剂量（表27-1-5）：国人常用β-受体阻滞剂的剂量尚缺乏系统研究，北京大学第一医院心内科曾对普萘洛尔治疗冠心病心绞痛的剂量作过观察，每日剂量为30～240mg，分三次服用。此剂量较国外报告剂量小得多，其他β-受体阻滞剂情况相同，故此表所列国外剂量仅供参考。

表 27-1-5　常用 β-受体阻滞剂参考剂量

β-受体阻滞剂（每日含量）	国外报告剂量			服药（次/日）	国内报告剂量 mg/d	静脉用剂量
	开始每日剂量（mg）	维持剂量（mg/d）	最大剂量（mg/d）			
阿替洛尔（25mg）	50	50～100	100	1～2	6.25～100	5mg，5分钟注入，5分钟后可重复一次
美托洛尔（50mg）	50～100	100～300	400	2～3	50～200	5mg×3次，间隔2分钟
醋丁洛尔（200mg）	100～400	600～1200	1200	2～3	100～600	
拉贝洛尔（50mg）	100～400	500～1000	2000	2～3	300～600	渐增至2mg/min，总量可达300mg（严重高血压）
吲哚洛尔（5mg）	7.5	10～15	15～30	1～2	7.5～15	
氧烯洛尔（20mg）	60～120	120～130	480	2～3	60～120	
普萘洛尔（10mg）	60～120	80～320	320	2～3	30～240	
噻吗洛尔（5mg）	5～10	20～30	40	1～2	10～30	
纳多洛尔（40mg）	40～80	40～160	200	1	40～120	

β-受体阻滞剂 （每日含量）	国外报告剂量			服药 （次/日）	国内报告剂量 mg/d	静脉用剂量
	开始每日 剂量（mg）	维持剂量 （mg/d）	最大剂量 （mg/d）			
索他洛尔 （40mg）	80~160	160~320	320	2	160~240	
比索洛尔 （5mg）	2.5~5	5~10	40	1	5~10	
卡维地洛 （25mg）		25~50		2	25~50	
艾司洛尔						室上性心动过速 500μg/(kg·min) 50μg/(kg·min)共4分钟。如不成功，500μg/(kg·min) 100~300μg/(kg·min)共4分钟

四、β-受体阻滞剂在心血管病中的应用

（一）稳定性劳力性心绞痛

β-受体阻滞剂用于临床最早从治疗冠心病心绞痛开始。大量双盲安慰剂临床对照顾研究已积累了充分证据，说明β-受体阻滞剂对于稳定性劳力性心绞痛是有效的。不论心脏选择性、ISA有无，在剂量适当时它们抗心绞痛疗效相似。

稳定性劳力性心绞痛的冠脉病理基础是稳定的冠状动脉粥样硬化病灶。当冠状动脉狭窄≥直径的50%，在休息状态下可无症状，在体力活动或其他心肌耗氧量增加的情况下，病变冠脉供血不足，发生心肌缺血。β-受体阻滞剂不能使冠脉血流量增加甚至使之减少，主要是通过降低心肌耗氧量而减轻心肌缺血。

心肌耗氧量的决定因素包括心率、血压、心肌收缩力及室壁张力。根据 La place 定律，室壁张力取决于心室容量和心室内压力。心室内压力一般可以动脉收缩压代表。心肌收缩力和心室容量在临床不易测得，常以心率-收缩压双乘积粗略代表心肌耗氧量。β-受体阻滞剂的作用在于减慢心率、降低血压，抑制心肌收缩力而减少心肌耗氧量。这是抗心绞痛的主要机制，至于β-受体阻滞剂对于心室容量的影响，文献报告不一，可能和选择对象心功能不同和β-受体阻滞剂剂量不同有关，如β-受体阻滞剂增加心室容量，根据 La place 定律，将增加心肌耗氧量，从而对消一部分抗心绞痛作用。

β-受体阻滞剂的抗心绞痛作用机制尚与下列作用有关：①心肌内血液重新分配，心内膜下及其他部位缺血区供血增加；②心率减慢导致舒张期延长，心肌内灌注时间延长；③氧-血红蛋白离解曲线右移，组织供氧增加；④改善心肌有氧代谢，乳酸提取增多。

β-受体阻滞剂治疗稳定性劳力性心绞痛的疗效表现在：体力活动量不变的条件下，心绞痛发作次数减少、程度减轻，硝酸甘油需要量减少，缺血性ST段下降程度可减轻、活动耐量增加。一定剂量的普萘洛尔使心绞痛发作减少55%~83%。运动心电图试验常用于评价β-受体阻滞剂疗效，是较可靠的指标。服β-受体阻滞剂后，运动时间延长，完成功率增加，

出现心绞痛或 ST 段下降时的心率血压双乘积不增加或反而减少，与对照值比较减少 20%。运动耐量的增加比其应该增加的少。

应用 Holter 心电图监测或运动心电图试验观察到心绞痛发作时，缺血性 ST 段下降得到改善，多导联心前区标测，也可见缺血范围缩小。

β-受体阻滞剂长期应用，抗心绞痛疗效不减退，提高了生活质量。有少数报告认为 β-受体阻滞剂可改善长期预后。

β-受体阻滞剂治疗稳定性劳力性心绞痛的疗效，在一定范围内呈剂量依赖性，故适当剂量是取得满意疗效的关键。剂量必须个体化，应从小剂量逐渐增量，直到取得满意疗效或出现副作用为止。β-受体阻滞剂发挥作用时心率应有所减慢，特别是运动心率。心率在调整剂量时常作为重要的观察指标，用无 ISA 的 β-受体阻滞剂时可观察休息心率，使其下降到 60 次/分左右，如患者无自觉不适可使心率降至 55 次/分。少数病人须将心率降到 50 次/分才能满意控制心绞痛，选择到适当剂量可长期服用，但仍应根据病情适当调整剂量。

β-受体阻滞剂治疗劳力性心绞痛的有效率在 80%～90% 之间，疗效不佳的原因可能是多方面的。常见：①剂量不足，没有将剂量加以"滴定"。②某些劳力性心绞痛的发病机制有冠脉动力性狭窄参与，这部分患者 β-受体阻滞剂的疗效差。③伴心功能不全者，β-受体阻滞剂可加重心力衰竭使心肌耗氧量增加。④原有窦性心率偏慢者，小剂量即显著减慢心率，不能充分发挥 β-受体阻滞剂的作用，此类患者宜选用具有 ISA 的 β-受体阻滞剂。⑤尚有其他加重心绞痛的伴发疾病未得到控制，如胆囊疾病、溃疡病、骨关节病、甲状腺功能亢进症，慢性呼吸道感染等。

应当指出，过量 β-受体阻滞剂可过多降低血压、心率，当超过患者的耐受能力时心绞痛反而加重。这是由于有明显的冠脉狭窄时，冠脉灌注有赖于较高的冠脉灌注压，当灌注压因血压低（虽然尚在正常范围）而不足维持足够的冠脉血流时，心绞痛加重。对此类患者尤其有高血压者，收缩压宜保持较高水平。

（二）不稳定性心绞痛

包括初发（劳力）性心绞痛、恶化（劳力）性心绞痛及休息心绞痛，不包括变异心绞痛。不稳定性心绞痛是急性冠脉综合征（acute coronary synolrome. ACS）的重要组成部分。ACS 的共同冠脉病变基础是富含脂质的粥样斑块纤维因种种原因发生裂缝、破溃，引成血小板聚集、血小板血栓，在此基础上也可能有小量红血栓，共同引起管腔迅速狭窄而心绞痛加重——不稳定性心绞痛。如果管腔几近完全闭塞则出现急性心肌梗死。因此不稳定性心绞痛的主要治疗是积极的抗血小板治疗和肝素抗凝治疗。β-受体阻滞剂加硝酸类药物治疗不稳定性心绞痛已积累了丰富的经验，可减少急性心肌梗死和猝死的发生。β-受体阻滞剂和硝酸酯类的剂量和服用时间必须根据病情个别化，只有充分的剂量和符合心绞痛发作时间的用药方案才能发挥最佳疗效。

有一部分不稳定性心绞痛的发病机制有冠脉动力性狭窄（冠脉张力改变，冠脉痉挛）参与，β-受体阻滞剂对此类患者疗效不佳，应选用钙拮抗剂或 β-受体阻滞剂＋钙拮抗剂治疗。

一部分重症病人药物治疗不能控制者，宜及早做冠脉造影和介入治疗。

世界卫生组织把变异心绞痛列为不稳定性心绞痛，但其发病机制迥异，不宜用 β-受体阻滞剂治疗，因其加重冠脉痉挛，使发作时间延长，严重心律失常发生率增加。

（三）急性心肌梗死

AMI 时由于胸痛、组织损伤及循环障碍，常有交感、肾上腺系统兴奋现象，体内儿茶酚胺水平增高。该现象是作为机体代偿机制出现，但过多的儿茶酚胺加重心肌缺血，引起致命的心律失常。β-受体阻滞剂通过其抗心肌缺血及抗心律失常作用可能产生有利的效果。国际心肌梗死存活研究组（ISIS-I）对于16027例可疑AMI患者以随机双盲法，观察静脉注射并随之口服阿替洛尔的疗效，结果早期病死率轻度下降（15%）。Miami研究组观察美托洛尔有类似效果。AMI早期（发病后6小时）应用β-受体阻滞剂后可观察到CK-MB显著下降，梗死面积缩小，恶性心律失常如RonT的室性早搏、室性早搏二联律、短阵室速及室上性心动过速明显减少，胸痛程度减轻，需用麻醉药止痛次数较对照组显著减少。AMI早期ST段明显上升者静注β-受体阻滞剂可使ST段下降，提示β-受体阻滞剂减轻了缺血损伤。北大医院曾用静注心得宁（Practolol）（20mg分两次注射）作类似观察，ST段在数分钟内有肯定的下降，胸痛明显减轻，有时优于麻醉药。

β-受体阻滞剂最宜用于AMI早期血压偏高，心率偏快，有室性心律失常无明显心力衰竭；且胸痛尚未缓解，ST段仍然升高的病人。

老年病人，心功能不良者对于β-受体阻滞剂耐受性差，易发生严重副作用，但仍应从低剂量开始，小心试用，因为此类病人可能得益于β-受体阻滞剂者较一般病人尤大，艾司洛尔因其半衰期仅9分钟，可小剂量静注观察对β-受体阻滞剂的耐受性。

应用tPA静注溶栓者，同时静注β-受体阻滞剂可使出血下降31%。但是AMI合并有低血压，明显充血性心力衰竭，房室传导阻滞，心动过缓者不宜用β-受体阻滞剂。

（四）心肌梗死后的应用——二级预防

AMI无禁忌证者应于发病早期静注β-受体阻滞剂，随后以口服制剂长期应用，如有禁忌证，宜于病情稳定后1~2周开始口服β-受体阻滞剂，并长期应用。

但是，必须指出，在急性心肌梗死早期，在血流动力学尚不稳定的阶段，应用β-受体阻滞剂应十分慎重，尤其老年患者对β-受体阻滞剂耐受性很差。作者曾观察到AMI早期因窦性心动过速应用阿替洛尔6.25mg口服引起心率突降。血压低至60/40mmHg，虽未发生死亡，但病程危重。

AMI存活者长期服用β-受体阻滞剂可明显得益，国际间已有许多大规模随机安慰剂对照研究说明β-受体阻滞剂可降低总死亡率、心血管死亡率、猝死及再发心肌梗死，总死亡率下降35%~40%。目前认为如无禁忌证，一般应长期服用β-受体阻滞剂。一些研究报告表明，β-受体阻滞剂的益处在两年内是显著的，与对照组比较死亡率较低，但两年后不明显，因此认为梗死后患者服用β-受体阻滞剂期一般以两年为一个阶段。但如病人耐受性好，也不一定要停用。有作者认为对一些病情很轻的患者年死亡率在1%以下者，如梗死后心功能正常、无心绞痛、负荷试验阴性，无复杂心律失常不必用β-受体阻滞剂。

β-受体阻滞剂的选择：普萘洛尔、美托洛尔、噻吗洛尔、阿替洛尔等不论有无心脏选择性，有无膜稳定性皆有相似的二级预防效果，可根据病人特点选用。具有ISA的β-受体阻滞剂是否降低梗死存活者的死亡率目前无肯定结论。这可能和其引起的较快心率有关，但近来有报告说明醋丁洛尔（acebutolol），是心脏选择性和ISA的β-受体阻滞剂，应用于心梗后较高危险分层的病人，可使总死亡率和血管性死亡率下降。

（五）高血压

β-受体阻滞剂治疗高血压已积累了大量临床经验。大规模临床试验说明β-受体阻滞剂+利尿剂可明显降低卒中发病率和主要心血管事件，故β-受体阻滞剂已列为抗高血压的一线药物。

β-受体阻滞剂的降压机制尚不清楚，可能通过以下途径：①降低心排血量；②抑制肾素分泌从而降低肾素－血管紧张素－系统（RAAS）活性和周围阻力下降；③中枢降压作用；④阻滞突触前β受体，减少节前交感纤维去甲肾上腺素的分泌。

β-受体阻滞剂降压治疗过程中的血流动力学：①心排血量下降是从开始到其后的治疗过程始终存在的；②周围阻力一开始时周围阻力增加，以后逐渐下降到正常，最后周围阻力降低，这可能是抑制RAAS的结果。

β-受体阻滞剂或β-受体阻滞剂＋利尿剂可使多数轻中度高血压下降到目标血压水平，长期随诊观察到在血压下降的同时血管病（卒中）发病率明显下降，左心室肥厚者其肥厚程度减轻，舒张功能改善，发生充血性心衰者减少，但是冠心病发病率并无明显下降，可能由于冠心病是多因素疾病，单纯控制一个因素不易看出其有利作用。β-受体阻滞剂或β-受体阻滞剂＋利尿剂对于老年收缩期高血压（SBP≥160mmHg，DBP<90mmHg 也取得了明显的疗效，使SBP降低<160mmHg，卒中和心血管事件明显下降。

对于重度高血压，顽固高血压患者常需联合应用β-受体阻滞剂，利尿剂，钙拮抗剂（如氨氯地平）及α阻断剂。

β-受体阻滞剂和ACEI联合应用：β-受体阻滞剂降低肾素水平，和ACEI同属RAAS抑制药。这不符合联合用药常规：不同作用机制药物的联合这一原则。故和β-受体阻滞剂联合用药治疗高血压应首选利尿剂，钙拮抗剂或α阻断剂。必要时亦可选用ACEI。

β-受体阻滞剂宜用于下列高血压病人：青年高血压、高肾素高血压、伴有心动过速，冠心病心绞痛，高血压左心室肥厚者。

（六）慢性稳定性收缩型充血性心力衰竭（慢性心衰）

对于慢性心衰的治疗，近年来有很大的观念上的变化，既往多年普遍应用的抗心衰药物如强心药（主要为地高辛）、利尿剂、血管扩张剂虽能改善心力衰竭的血流动力学和控制临床症状，但并不能延长病人生存期。大量资料说明过度活跃的交感肾上腺系统加重心室重塑。这种有害作用是通过去甲肾上腺素和β受体结合启动的。β-受体阻滞剂在浓度足够时将取代去甲肾上腺素和β受体结合，从而阻断去甲肾上腺素对心脏的不利作用，已有几个大规模临床试验说明β-受体阻滞剂可改善慢性心衰病人长期预后：延缓和逆转心室重塑，降低死亡率约1/3，减少住院率，此外尚有抗心律失常，抗心肌缺血的作用。

但是必须指出并不是所有心力衰竭病人皆能接受β-受体阻滞剂的治疗，从病原学角度看，目前几个大规模临床试验病人选择，仅限于扩张性心肌病和缺血性心肌病，瓣膜心脏病所致心衰以及其他病因所致心衰尚少见报道。其次，急性左心衰竭，肺水肿以及慢性心衰急性发作，血流动力学尚不稳定时并不能按受β-受体阻滞剂治疗，因为β-受体阻滞剂对心脏的急性效应是抑制心肌收缩力，用之不当将加重已经衰竭心脏泵血功能，引起血下降，心衰症状加重。只有通过常规的强心、利尿、血管扩张剂等治疗后，病情好转，血流动力学稳定3~4周后始可在原有治疗继续应用的基础上，小心尝试小剂量β-受体阻滞剂，观察其反应，而逐渐增加剂量，长期应用，明显疗效的出现在3~6个月以后，部分心功能Ⅳ级的重症心衰病人可能连极小剂量的β-受体阻滞剂也不能耐受，此类病人就无法接受β-受体阻滞剂治疗。

有三种β-受体阻滞剂已经大规模临床试验证明其有效，它们分别是美托洛尔（MERIT-HF）比索洛尔（CIBIS Ⅱ）和卡维地洛，这些临床试验并详细地规定了初始剂量，递增剂量方法以及目标剂量，递增剂量全过程约需2~3个月，故目前应用β-受体阻滞剂治疗心衰以采用这三种为宜。

(七) 心律失常

β-受体阻滞剂对下列心律失常作用最佳：

1. 交感肾上腺系统过度活跃引起的心律失常如运动、情绪激动、手术、麻醉（尤其环丙烷、氟烷），嗜铬细胞瘤，甲亢时的各种心律失常。

2. 急性心肌缺血相关心律失常，但不包括冠脉痉挛引起的心肌缺血。如因运动诱发冠脉痉挛、心肌缺血，单用β-受体阻滞剂将加重冠脉痉挛和心肌缺血，而使心律失常恶化，此时应联合应用α阻断剂或β、α-受体阻滞剂拉贝洛尔。

β-受体阻滞剂可用于下列心律失常：

1. 窦性心动过速、窦房折返性心动过速。

2. 房性心动过速，房室结折返性心动过速，以房室结为前传径路的房室折返性心动过速，多源性房性心动过速。对这些心律失常β-受体阻滞剂可减慢心室率或转复为窦性心律。

3. 洋地黄中毒性心律失常。

4. 快速房颤、房扑：β-受体阻滞剂和地高辛联合应用控制心室率，改善血流动力学。

5. 室性早搏，不论有无器质性心脏病，β-受体阻滞剂有一定疗效。

6. 急性心肌缺血引起的室性心律失常 β-受体阻滞剂是唯一能有效降低急性心肌梗死，心梗后病人总死亡率，猝死率（常与室性心律失常有关）的药物。

β-受体阻滞剂和其他抗心率失常药物合用可产生协同作用和减少其他抗心律失常药物的促心律作用，如慢心律，小剂量奎尼丁，胺碘酮等。

(八) 其他临床应用

1. 肥厚性心肌病 β-受体阻滞剂可减少休息及运动时心室和主动脉间的压力阶级差，改善心肌的顺应性，从而改善心功能，减轻呼吸困难、心悸、晕厥、心绞痛症状。目前文献报告多用普萘洛尔。具有ISA的β-受体阻滞剂可能疗效较差。

2. 二尖瓣脱垂综合征 听诊有收缩中期喀喇音及收缩晚期杂音，常合并有恶性心律失常，猝死为其主要危险之一。β-受体阻滞剂可减轻症状、减少心律失常及猝死，为二尖瓣脱垂综合征的主要治疗药物。

3. 主动脉夹层 β-受体阻滞剂和血管扩张剂是主动脉夹层的主要治疗药物。β-受体阻滞剂抑制心肌收缩的力量和速度（dp/dt），从而使血流对主动脉内膜的剪切力下降，防止主动脉内膜破裂口扩大。同时应用的血管扩张剂使高血压下降，但可使心率加快、心排血量增加，这些不利作用可因β-受体阻滞剂的应用而抵消。

4. 法鲁四联症 右室流出道梗阻可因交感张力增高而加重，从而引起严重缺氧发作，β-受体阻滞剂可用于预防此种发作。

5. 长QT综合征 表现为QT间期延长、尖端扭转性室速、晕厥、猝死，有家族性，认为和左右交感神经节的张力不平衡有关。β-受体阻滞剂对此类病人有一定疗效，可缩短QT间期，预防猝死。

6. 血管迷走性晕厥 近年来倾斜试验广泛应用于血管迷走性晕厥的诊断，进一步论证了过度活跃的交感神经是发病的真正原因，故β-受体阻滞剂可有效改善临床表现。

7. 其他 焦虑症、原发性震颤、偏头痛、食道静脉曲张，β-受体阻滞剂中的心得安为首选。

五、不同 β-受体阻滞剂的选择

前已述及，无论何种 β-受体阻滞剂治疗心绞痛、高血压、心律失常等疾病时疗效均相同，但当伴发其他疾病时，应选择适当的 β-受体阻滞剂，以免加重伴发疾病。

1. 当合并有慢性阻塞性肺病，周围血管阻塞性疾病时一般不用 β-受体阻滞剂。必须应用时，可小心试用具有 ISA 或心脏选择性 β-受体阻滞剂。α、β-受体阻滞剂如拉贝洛尔等、兼有 $β_2$ 兴奋作用的地来洛尔等可用于周围血管阻塞性疾病。应注意观察病人反应，如不能耐受，即应换用其他有效药物。
2. 当休息心率偏慢、轻度心力衰竭、轻度房室传导阻滞又必须用 β-受体阻滞剂时可选用具有 ISA 的 β-受体阻滞剂如氧烯洛尔、吲哚洛尔。
3. 合并糖尿病，口服降糖药或应用胰岛素时，宜选用具有 ISA 或心脏选择性的 β-受体阻滞剂。
4. 高甘油三酯症、低高密度脂蛋白血症者宜选用具有 ISA 的 β-受体阻滞剂。
5. 合并抑郁症者，选用水溶性 β-受体阻滞剂，如阿替洛尔等。
6. 嗜铬细胞瘤的高血压宜用 α、β-受体阻滞剂如拉贝洛尔、卡维洛尔。
7. 合并甲状腺功能亢进症者者宜选用无 $β_1$ 选择性，无 ISA 的 β-受体阻滞剂。

六、β-受体阻滞剂和其他药物的交叉作用

1. 维拉帕米与 β-受体阻滞剂合用时对心脏抑制作用加强，尤其静脉注射可引起血压下降、心脏停搏。如心脏不大，心功能正常的年轻患者，必要时这二种药可联合口服应用，但应减少各自的剂量。
2. 降糖药 同时应用 β-受体阻滞剂可使降糖药引起的低血糖不易恢复。
3. 可乐宁 与 β-受体阻滞剂合用可加强降压力效果，当血压降至正常需撤药时，应先停 β-受体阻滞剂，如先撤可乐宁可引起血压反跳。
4. 消炎痛可抑制 β-受体阻滞剂的降压作用。
5. 西米替丁可延长 β-受体阻滞剂的半衰期。
6. 洋地黄与 β-受体阻滞剂合用时，减慢心率、延长房室传导，呈相加作用。洋地黄可减轻 β-受体阻滞剂的负性肌力作用。
7. 奎尼丁、苯妥英钠、慢心律与 β-受体阻滞剂合用时抗心律失常作用加强，但对心脏抑制作用也加重，应减少各自的剂量，联合应用，发挥优点避免其缺点。应避免联合静脉注射。
8. 胺碘酮与 β-受体阻滞剂合用，可加强抗心律失常作用，但亦加强对心脏的抑制作用。
9. 利多卡因，普萘洛尔可增加利多卡因的血浓度，诱发中毒。
10. 氨茶碱与 β-受体阻滞剂合用时，互相对消心血管作用。

七、β-受体阻滞剂的副作用

许多所谓副作用其实是 β-受体阻滞剂的药理作用，另一些副作用与 β 阻滞作用无关。

1. 撤药综合征 长期服用 β-受体阻滞剂突然停药可引起心绞痛加重，甚至发生心肌梗死。这是因长期服用 β-受体阻滞剂心肌 β 受体上调。突然停药，儿茶酚胺作用于增多的 β 受体而使心肌耗氧量大增。
2. 首剂综合征 个别病人初次应用一般剂量的 β-受体阻滞剂可引起血压下降、心率减

慢、甚至心脏停跳，此种现象多见于高龄、心脏明显扩大、心功能严重受损者。

3. 诱发和加重支气管哮喘。

4. 加重周围血管阻塞病变，诱发雷诺现象。

5. 诱发和加重心力衰竭、房室传导阻滞、窦性心动过缓。

6. 血清甘油三酯升高、高密度脂蛋白下降。

7. 血尿酸上升。

8. 某些β-受体阻滞剂可肾血流量下降、肾小球滤过率减少。纳多洛尔、阿替洛尔、拉贝洛尔无此不良作用。

9. 胃肠道反应　约10%的患者可出现大便次数增多、恶心、上腹不适、便秘、腹胀等，大多症状轻微，可对症治疗或略减少剂量。

10. 中枢神经反应　多梦、幻觉、失眠、阳痿、抑郁，多见于脂溶性β-受体阻滞剂如普萘洛尔、美托洛尔；少见于水溶性β-受体阻滞剂如阿替洛尔。

（邵　耕）

第二节　钙拮抗剂

钙拮抗剂（calcium channel blocker，CCB）是选择性地阻滞 Ca^{2+} 经细胞膜上的钙通道进入细胞内从而使细胞内钙离子浓度降低的一类药物，又称慢通道或钙通道阻滞剂。由于 Ca^{2+} 是控制心脏血管收缩、舒张的"最后共同通道"，故 CCB 有广泛的心血管效应。

一、慢通道和 Ca^{2+} 对心脏血管运动的控制

（一）慢通道（钙通道）

为细胞膜上双脂质层中的蛋白质小孔，能选择性地允许 Ca^{2+} 及少量 Na^+ 通过进入细胞内。慢通道可分电位依赖性通道（potential dependent channel，PDC）及受体控制通道（receptor operated channel，ROC），分别分布于心脏及血管平滑肌胞浆膜上。

1. 电位依赖性通道　此通道受膜电位控制。当心肌细胞膜电位降低（电负性减少）至 $-40 \sim -25mV$ 时通道开放，细胞外 Ca^{2+} 进入细胞内，并进一步使贮存于细胞内（胞浆膜内侧面、肌浆网、腺粒体）的 Ca^{2+} 释放，而引起心肌或血管平滑肌的收缩。当肌浆钙通过多种调节机制减少时，引起心肌松弛。心肌的正常收缩和舒张受肌浆钙精确、及时的调节。心肌收缩舒张的速率取决于肌丝周围钙离子积聚与排除的速率；心肌等长收缩与舒张的张力取决于此时肌浆内的钙离子浓度。电位依赖性通道分为 L 型及 T 型。通常称为钙通道的，实际上是 L 型通道，可被 CCB 所阻滞。T 型通道开放早，主要作用于窦房结和房室结，mibefradil 是 T 通道阻滞剂，但由于严重肝损害而终止应用于临床。CCB 是根据它们对 L 型钙通道的效应而进行分类的。在临床实践中，选择性作用于 L 型通道的 CCB 是最常使用的药物。它们抑制细胞外的 Ca^{2+} 通过 L 型通道进入细胞内，导致血管平滑肌舒张，外周和冠脉循环的血管阻力降低。CCB 根据其化学结构和功能特点传统上分为三类：二氢吡啶类，这一类是目前临床应用最为普遍的；（维拉帕米）和（地尔硫䓬）。mibefradil 是最近刚开发的 CCB，能同时作用于 L 型通道和 T 型通道。T 通道是低压活化通道，仅需小剂量的药物就可抑制，L 通道是高压活化通道，其抑制所需的药物浓度较大。mibefradil 抑制 T 型通道的效应远大于 L 通道。阻滞 T 通道所产生的生理学效应目前还没有完全清楚。但是，L 型和

T型通道阻滞程度的不同会导致对心血管系统效应的差异。L型通道富含于心肌细胞和传导系统的细胞中，参与心肌收缩和房室结传导。相反，T型通道在心肌细胞中的密度很低，而富含于血管平滑肌细胞中。因此，任何一种CCB的最终临床效应取决于其对血管平滑肌，心肌细胞和心脏传导细胞的相对影响强度。

2. 受体控制通道是各种与膜上受体偶联且被激活的通道。去甲肾上腺素、组织胺、5-羟色胺与受体结合可使通道开放，细胞外Ca^{2+}内流，引起心脏平滑肌收缩。血管的收缩舒张主要受此通道控制。

(二) 心脏及血管收缩与舒张

虽然同样受Ca^{2+}控制，但兴奋—收缩偶联的过程不同。

1. 心脏 当心肌去极波接近电位依赖通道并使其开放时，钙离子进入细胞内，并使细胞内钙库释放贮存钙，细胞内Ca^{2+}浓度升高，引起收缩系统的激活，钙与肌钙蛋白结合，在ATP参与下，肌球蛋白与肌动蛋白之间出现产力性相互作用，肌纤维被拉向肌节中央，导致心肌收缩及/或张力形成。当肌浆Ca^{2+}通过多种调节机制减少时，Ca^{2+}与肌钙蛋白解离，导致肌动蛋白与肌球蛋白之间的交链分离引起心肌松弛。

2. 冠状动脉和体循环 血管平滑肌的收缩也受钙的调节，但其生化控制过程与心肌有重要差别。当血管平滑肌内Ca^{2+}上升到10^{-6}克分子时，Ca^{2+}与钙调素形成复合物，此复合物可激活肌球蛋白激酶，后者使肌球蛋白轻链磷酸化，此磷酸化的肌球蛋白与肌动蛋白相互作用，使血管平滑肌收缩，动脉管径缩小。

二、CCB的分类

Fleckestin将CCB分为A、B两大类：

A类：包括维拉帕米（verapamil）、硝苯地平（nifedipine）和地尔硫䓬（diltiazem）等临床最常用的CCB，钙通道阻滞作用最强。

B类：包括心可定、沛心达、异搏静（tiapamil）、氟桂嗪、肉桂嗪（脑益嗪 cinnarazine）等，此类药物钙通道选择性阻滞作用弱，兼有钠通道阻滞作用。

此外，某些中药成分如粉防己碱，小檗碱，三七总苷，白花前胡丙素也有CCB作用。

常见的CCB维拉帕米、硝苯地平、地尔硫䓬虽同属A类，它们各自有不同的受体，分别代表一类CCB（表27-2-1）。

1. 二氢吡啶类（dihydropyridines） 其受体位于钙通道外侧膜孔蛋白，包括硝苯地平（nifedipine）、尼群地平（nitrendipine）、尼莫地平（nimodipine）、尼卡地平（nicardipine）、尼索地平（nisodipine）、尼鲁地平（niludipine）、氨氯地平（amlodipine）和依斯拉地平（isradipine）等。

2. 苯烷胺类（phenylalkylamines） 其受体位于钙通道内侧膜孔蛋白，包括维拉帕米（verapamil）、甲氧异搏定（gallopamil）、异搏静（tiapamil）。

3. 硫苯䓬类（benzothiazepines） 其受体位于钙通道的变构部位，和二氢吡啶受体偶联，包括地尔硫䓬。

表 27-2-1　选择性 CCB 的分类

	第一代	第二代		第三代
		新制剂	新化学结构	
二氢砒啶类（DHP）	硝苯地平	硝苯地平 SR	贝尼地平	氨氯地平
动脉作用＞心脏	尼卡地平	硝苯地平 GITS	伊拉地平	拉西地平
		非洛地平 ER	马尼地平	
		尼卡地平 SR	尼瓦地平	
			尼莫地平	
			尼索地平	
			尼群地平	
苯烷胺类	维拉帕米	维拉帕米 SR	加洛帕米	
动脉作用≤心脏			塞帕米	
地尔硫䓬类	地尔硫䓬	地尔硫䓬 SR	克仑硫䓬	
动脉作用＝心脏			二氯呋利	

SR：缓释片；GITS：胃肠道释放系统；ER：控释片

三、常用 CCB 的心血管作用

（一）对冠状动脉和周围动脉的作用

以硝苯地平、维拉帕米和地尔硫䓬为代表。各种 CCB 都是强有力的血管扩张剂，以扩张阻力血管为主，降低周围阻力，其中以硝苯地平作用最强，其次为维拉帕米和地尔硫䓬。它们也都是强有力的冠脉扩张剂，增加侧支循环和冠脉血流量，硝苯地平作用最强，地尔硫䓬和维拉帕米次之。CCB 对冠状动脉及周围动脉的扩张作用比对心肌的抑制作用强 7~10 倍。这是由于血管平滑肌的收缩更多地依赖于外源性 Ca^{2+}，而心肌收缩依赖于细胞内钙库储存 Ca^{2+} 的循环作用。由于 CCB 是细胞膜活性药物，主要作用是阻止 Ca^{2+} 进入细胞，故对血管平滑肌的作用更强。其重要意义在于：足以引起冠脉扩张剂量的 CCB 不一定抑制心肌收缩力。

CCB 对静脉的作用弱，一般治疗剂量并不引起静脉扩张。

（二）对心肌收缩力的作用

负性肌力作用是剂量依赖性的，但不同 CCB 的作用强度有差异。在体情况下，由于血管扩张、血压下降，反射性兴奋交感神经，因而可部分抵消上述作用，故在离体和在体实验条件下显示出不同的作用性质。CCB 在引起心肌收缩力减弱、心脏做功降低和心率变慢时，心肌耗氧也相应减少。加之血压下降，心脏后负荷降低，也是心肌耗氧减少的一个因素。维拉帕米的心肌收缩力抑制作用最强，地尔硫䓬最弱，硝苯地平在离体动物实验中对心肌收缩力抑制作用很强，但在整体动物及人类其心肌抑制作用很弱，这是由于其强烈的血管扩张作用反射性兴奋 β-肾上腺素能反应、加强心肌收缩力之故。

（三）改善缺血心肌的顺应性、增加心内膜下灌注

心肌缺血时，线粒体内 ATP 减少，心肌细胞能量供应不足，影响了 Ca^{2+} 的转运，肌浆 Ca^{2+} 增加，心肌张力升高、舒张不完全、顺应性降低。CCB 可阻止 Ca^{2+} 进入细胞，使肌浆

Ca^{2+} 降低，改善心肌顺应性，降低左室舒末压，减轻心内膜下压力，增加心内膜下灌注。

(四) 可能有对再灌注损伤的保护作用

再灌注损伤的作用机制之一是细胞内钙超负荷，地尔硫䓬、硝苯地平及维拉帕米可能使之减轻。

钙超负荷的有害作用：①激活 ATP 酶，水解 ATP；②线粒体钙超负荷抑制氧化磷酸化而抑制 ATP 生成；③激活磷脂酶、蛋白酶而破坏细胞膜。

(五) CCB 的电生理作用

主要是负性频率和负性传导作用。慢反应细胞的去极化主要依赖于钙离子内流。CCB 通过抑制窦房结的放电频率减慢心率。二氢吡啶类 CCB 由于产生反射性交感神经激活而部分抵消了上述作用。维拉帕米和地尔硫䓬能延长房室结不应期及延缓其传导，临床上常用于治疗折返引起的室上性心动过速。维拉帕米和地尔硫䓬不仅作用于慢通道，在较大剂量时也作用于快通道，抑制 Na^+ 内流，故有抗心律失常作用，延长房室结的传导性及有效不应期，对心房－希氏束（AH）间期的延长作用大于希氏束－心室（HV）间期。治疗剂量对心房、心室及浦肯野氏纤维动作电位的除极速度及复极无明显影响（表 27-2-2）。

表 27-2-2 常见 CCB 的心血管效应

药物	心率	心肌收缩力	心排血量	周围阻力	冠脉血流	心肌耗氧量	窦房结传导	房室结传导	房室结不应期
地尔硫䓬	↓↔	↓	↔	↓	↑	↓	↓	↓	↑
维拉帕米	↓↔	↓↓	↔	↓	↑	↓	↓↓	↓↓	↑↑
硝苯地平	↑	↔↓	↑	↓↓	↑	↓	↔	↔	↔
尼卡地平	↑	↔	↑	↓↓	↑	↓	↔	↔	↔
尼群地平	↑	↔	↑	↓↓	↑	↓	↔	↔	↔

(六) 延缓动脉粥样硬化

许多研究显示二氢吡啶类 CCB 可能有助于降低新动脉粥样硬化病变的发生率或延缓粥样硬化病变的进展。二氢吡啶类 CCB 的许多特性对延缓动脉粥样硬化有益。包括抑制血管平滑肌细胞增殖和移行；抑制钙内流入血管壁；减少细胞外基质合成；促进低密度脂蛋白的合成和降解；防止脂蛋白氧化；维护内皮细胞功能；抑制血小板聚集和降低血压等。尽管这些作用仅在一定的药物剂量时才出现，许多动物模型研究表明二氢吡啶类 CCB 能延缓动脉粥样硬化的进展。在 20 世纪 90 年代初完成的 INTACT（International Nifedipine Trial on Antiatherosclerotic Therapy）研究表明，硝苯地平治疗尽管能够减少新动脉粥样硬化病变的发生，冠脉事件的发生率在硝苯地平治疗组却增加。这是由于硝苯地平的强烈血管扩张作用引起的交感兴奋所致，故不宜单用硝苯地平治疗心绞痛，长效的硝苯地平可避免此不良作用。PREVENT（Prospective Randomized Evaluation of the Vascular Effects of Norvasc Trial）研究探讨了氨氯地平对冠状动脉粥样硬化的延缓作用。共入选了 825 例经冠状动脉造影证实的冠心病患者，结果在 36 个月的随访中，显示氨氯地平能显著延缓 B 型超声所测定的颈动脉粥样硬化的进展，同时患者由于不稳定性心绞痛或需血运重建而住院的比例明显降低。最近完成的 INSIGHT（International Nifedipine GITS study：Intervention as a Goal In Hypertension Treatment）研究亚组分析显示，硝苯地平控释片与安慰剂相比，能明显延缓动脉粥样硬化的进展。值得注意的是二氢吡啶类 CCB 不影响血脂代谢，但 β-阻滞剂常常导致临床上极易忽视的胆固醇增加。因此，二氢吡啶类 CCB，尤其是长效二氢吡啶类 CCB 疗效肯定。

（七）对左室肥厚、左室功能的影响

高血压患者发生左室肥厚（LVH）是对血压升高的一个长期和慢性适应过程，是心脏对左心室张力增加的适应。但随着病程进展会引起左心室顺应性降低，心功能进行性下降。心肌氧耗增加又可诱发心肌缺血、心律失常和充血性心力衰竭。细胞内游离钙离子浓度增加在引起 LVH 中发挥重要作用，CCB 抑制钙离子内流，减少细胞内钙离子浓度，扩张血管，降低心脏后负荷使血流动力学改善，有利于逆转 LVH。短效 CCB，如硝苯地平，作用出现快，维持时间短，一天内血压波动大，反射性兴奋交感神经，逆转 LVH 作用不明显。长效 CCB，如氨氯地平和硝苯地平控释片，降压作用缓慢出现，维持时间长，能较好地控制 24 小时血压，而且无反射性激活交感神经系统和肾素－血管紧张素系统的作用，能有效地逆转 LVH，从而改善左室顺应性和泵功能，降低心血管病的发病率和死亡率。硝苯地平可能对某些充血性心力衰竭有益，可降低周围阻力、增加心输出量、EF，使 PWP（肺毛细血管嵌压）降低或不变。但 WHO 仅推荐氨氯地平对治疗慢性心力衰竭有用。

PRAISE（Prospective Randomized Amlodipine Survival Evaluation）和 PRAISE 2 研究的目的是探讨新型 CCB（amlodipine）对严重慢性心力衰竭患者的疗效。结果表明，氨氯地平降低主要终点事件 9%（$P=0.31$），死亡危险降低 16%（$P=0.07$）。在缺血性心肌病亚组氨氯地平和安慰剂组的终点事件无差异；在非缺血性亚组氨氯地平可使致死性和非致死性事件减少 31%（$P=0.04$）和死亡危险降低 46%（$P<0.001$）。

（八）其他作用

某些 CCB 可部分抑制 ADP 及肾上腺素诱导的血小板聚集。CCB 可抑制胃肠道平滑肌的收缩。

四、CCB 的药代动力学

1. 胃肠道吸收良好（90%），舌下含服吸收迅速，作用较口服快。
2. 地尔硫䓬、维拉帕米、硝苯地平皆经肝脏代谢，有明显的首次通过效应。可因肝药酶活性个体之间的差别，个体剂量差别很大。
3. 血浆半衰期

硝苯地平与地尔硫䓬的半衰期相似，为 4～5 小时，一般应每 4～6 小时服药一次。维拉帕米的半衰期 3～7 小时，长期服药由于代谢途径的"饱和"可延长到 10 小时。肝功能明显减退者清除半衰期可长达 13 小时，此情况下应予减量，延长服药间期。尼群地平半衰期为 7 小时，可减少服药次数（表 27-2-3）。

表 27-2-3　CCB 的药理学

药　名	吸收（%）	生物利用度（%）	蛋白结合率（%）	消除半衰期（h）	代谢	常用剂量口服（mg/d）	静注（μg/kg）
地尔硫䓬	>90	35～60	78	4～5	肝	90～360	75～150
维拉帕米	>90	10～20	90	3～7	肝	120～480	150
硝苯地平	>90	65	90	4～5	肝	30～120	5～15
尼卡地平	>90	30	90		肝	30～60	
尼群地平	>80	20	98	7	肝	20～40	

CCB 的长作用制剂

维拉帕米缓释剂（verapamil slow release formulation VRsr）、地尔硫䓬缓释剂（Dilsr）、硝苯地平长效剂（nifedipine gastrointestinal system NF GITS）、氨氯地平和非洛地平等。每日一次或二次口服可在 24 小时内维持较均匀的有效血浓度，从而使治疗效果保持稳定，这对于高血压的治疗尤其重要。所用每日剂量与常规制剂相似。VR_{SR} 每片为 240mg，每 12 小时或 24 小时一次，Dilsr 为 60mg 每 12 小时一次，NF_{GITS} 30～180mg 每 24 小时一次。

五、CCB 在冠心病中的应用

心肌细胞在缺血和缺氧受损时，细胞内 Ca^{2+} 增加，细胞内维持细胞生存所必需的高能磷酸键贮存耗竭。另外，过多的钙离子内流还会激活脂解酶，造成细胞膜磷脂的分解，破坏膜的结构，造成脂肪酸异常代谢产物堆积，容易引起心律失常。在抗心绞痛作用方面，有如下机制参与：①降低后负荷，地尔硫䓬、维拉帕米、硝苯地平三类皆有此作用；②减慢心率，地尔硫䓬、维拉帕米有此作用，硝苯地平不减慢心率，甚至使心率加快，增加心肌耗氧量，因而可能加重心绞痛；③抑制心肌收缩力，以维拉帕米最强，地尔硫䓬较轻。硝苯地平在整体动物一般无明显的抑制心肌收缩力的作用；④增加冠脉流量，地尔硫䓬、维拉帕米、硝苯地平皆可增加冠脉流量、改善心肌灌注。稳定性劳力性心绞痛心肌缺血冠脉病变的基础是动脉粥样硬化造成的固定狭窄，但冠脉张力的改变在某些病例也起重要作用，如初次用力心绞痛、混合型心绞痛。此种病例用钙拮抗剂疗效好；⑤改善心内膜下灌注；⑥改善心肌顺应性、降低室壁张力、减少心肌耗氧量；⑦可能改善侧支循环。

CCB 作为一类重要的抗心绞痛药物。约一半的心绞痛患者在接受 CCB 单药或与硝酸酯类药物和/或 β-受体阻滞剂治疗。CCB 之所以成为一种主要的控制心绞痛的药物，是由于它们具有显著的疗效和良好的耐受性。表 27-2-4 和表 27-2-5 总结了 CCB 在冠心病治疗中的有益作用。CCB 不仅能改善症状，也能改善通过平板试验和动态心电图证实有 ST 段改变的心肌缺血。

表 27-2-4　CCB 在冠心病治疗中的应用

慢性稳定性心绞痛

不稳定性心绞痛

急性心肌梗死

血管反应性心绞痛，包括冠状动脉痉挛和变异性心绞痛

混合型心绞痛

无痛性心肌缺血（?）

表 27-2-5　CCB 在控制心绞痛中的益处

- 有效控制稳定性心绞痛的症状
- 良好的安全性
- 对血脂无影响
- 有效控制并存的高血压
- 有效逆转左室肥厚
- 糖尿病患者可以安全使用（尤其是胰岛素－依赖型糖尿病）
- 对左室舒张功能有益
- 左室收缩功能障碍时亦可应用（仅限于长效二氢吡啶类）

（一）稳定心绞痛

慢性稳定心绞痛包括绝大多数症状性冠状动脉疾病患者。既往我们已知 CCB 主要是用于治疗变异性心绞痛或有明确血管反应性变化所致的心绞痛患者。实际上，真正的冠脉痉挛发作频率很低，因此，CCB 最常用于控制稳定型心绞痛。选择合适的抗心绞痛药物应根据不同的伴随情况。例如，合并房颤和/或反复发作的室上性快速心律失常的患者，维拉帕米、地尔硫䓬是最好的选择，因为它们可以在抗缺血的同时，抑制房室结传导。另外，严重的肥厚性心肌病和/或高动力型向心性左室肥厚的患者，维拉帕米和地尔硫䓬也是用于减轻缺血的理想药物，因为，它们能降低整个心室的收缩力。另外还能通过增加心室的顺应性而改善左室舒张功能。所有这些变化均得益于心肌耗氧量的降低。

如前所述，高血压常常与冠状动脉粥样硬化性疾病合并存在。在老年患者中尤其明显，约 50% 合并高血压；结果导致发生冠状动脉事件的危险性很高。冠脉事件发生的危险性与高血压继发的左室肥厚进展密切相关。尽管血压降低与发生冠脉事件危险性的直接关系证实非常困难，但积极的控制血压有利于危险的降低。对左室肥厚的逆转可能是 CCB 的间接益处，尤其在硝酸酯类药物耐药时。在一定程度上，改善舒张功能可以通过减少心脏做功，增加心绞痛阈值从而有益于控制顽固性心绞痛。因此，针对心绞痛患者合并高血压的积极治疗具有良好的短期和长期益处。

（二）血管反应性心绞痛——变异性心绞痛

CCB 用于变异性心绞痛治疗是冠心病治疗学的重大进展。三种常用的 CCB 皆有明显疗效。可以显著减少心绞痛的发作次数和程度；减轻发作时 ST 段抬高程度；减少发作时严重心律失常的发生，其中硝苯地平和地尔硫䓬的疗效略优于维拉帕米。日本 11 个中心用 CCB 治疗 268 例变异性心绞痛表明地尔硫䓬、硝苯地平、维拉帕米使心绞痛发作分别减少了 90.8%、94%、85.7%。由于 CCB 作用位点的不同，联合应用硝苯平和地尔硫䓬可加强抗心绞痛疗效。应用 CCB 半年以上，有可能使变异性心绞痛停止发作。CCB 通过阻滞细胞膜上的钙通道而减少钙离子内流，因而引起血管扩张。本类药物对冠状动脉和脑血管的扩张作用远超过其他血管，血管口径越小，其舒张作用越强。当血管处于痉挛状态时，这种舒张作用尤为明显，故用于以冠状动脉痉挛为主的变异性心绞痛有良好疗效。加之 CCB 还减轻心脏负荷，减少心脏做功，增加冠状动脉血流，改善侧支循环，故对其他类型的心绞痛也有效。

CCB 对血管反应性心绞痛的患者有特殊疗效，包括冠脉痉挛，变异性心绞痛和混合型心绞痛。除降低心肌耗氧量外，CCB 能预防冠脉痉挛和血管张力变化，并最大限度增加冠状动脉血流,后者是影响心肌血流储备的重要因素。

(三) 混合性心绞痛

与β-受体阻滞剂相比,CCB具有独特的冠脉血管扩张功能,因此,对混合型心绞痛疗效更佳。事实上,Antman等首次报道了CCB硝苯地平用于治疗冠状动脉缺血,可使127例患者每周心绞痛的发作次数明显减少,一半以上的患者心绞痛得到完全控制。这项研究证实了硝苯地平控制冠脉痉挛的独特疗效。后来,其他CCB也被证实能减轻变异性心绞痛的症状,包括地尔硫䓬、维拉帕米和氨氯地平。因此,在通常由于供需失调所致的心肌缺血情况下,CCB能同时影响供需两方面,尤其是对那些有血管张力改变倾向的患者。混合性心绞痛的患者(即在运动和休息时均有缺血发作)或心绞痛阈值变化幅度较大者常常对CCB和/或硝酸酯类药物反应较好,因为上述药物减少了在上述两种情况下常常伴随的血管反应性成分。在适当的情况下,联合治疗可最大限度地降低心肌耗氧。因此,应用CCB和β-阻滞剂联合治疗可能对这类患者是理想的选择。例如,对一组经冠状动脉造影证实的冠心病心绞痛患者进行了研究,在最大耐受治疗剂量的硝酸酯和β-受体阻滞剂治疗时,症状并没有完全控制。当加用硝苯地平并达耐受剂量后,总心绞痛发作次数明显降低。但是,当我们将患者根据他们的缺血是否与运动相关或明确有静息发作(如,>50%的发作发生在非运动极量时),患者的静息症状很大可能在我们加用CCB后完全消失。因此,我们在选择β-阻滞剂或CCB作为一线药物时,评价血管反应性因素所占心绞痛病因的成分常常是非常有益的。治疗决策还应考虑伴随的疾病状态。表27-2-6总结了在临床处理策略中应考虑的其他常与心绞痛相伴随并直接影响长期预后的疾病。例如,在我们的医院中,进行冠状动脉造影的患者约50%伴有高血压,50%合并有左室射血分数降低的心功能不全,25%并发糖尿病。

表27-2-6 抗心绞痛药物在慢性稳定性心绞痛是否合并其他疾病中的应用

	单纯有心绞痛	心绞痛并发		
		高血压	EF值降低	糖尿病
CCB	+++	+++	+++	+++
β-阻滞剂	+++	+++	++	+
硝酸酯类	++		+++	++
ACEI*			+++	

+++:最佳,++:二线,+:在其他药物未控制症状时
* 并非抗心绞痛药物但对左心功能不全的患者存活有益

(四) 不稳定性心绞痛

硝苯地平常与β-阻滞剂、硝酸酯类联合应用,可增加β-阻滞剂及硝酸酯类治疗不稳定性心绞痛的疗效,减少心肌梗死的发生、死亡或外科治疗。单用硝苯地平疗效差,有报告可使不稳定性心绞痛加重、死亡率增加。故用以治疗不稳定性心绞痛时应与β-受体阻滞剂、硝酸酯类联合应用。地尔硫䓬、维拉帕米曾分别与普奈洛尔对照研究治疗不稳定性心绞痛效果,疗效相似。对于某些不稳定性心绞痛患者发病机制有冠状动脉动力性狭窄参与,尤其心绞痛发作时有ST段抬高者,应首先采用地尔硫䓬或维拉帕米加硝酸酯类治疗。不稳定性心绞痛一般首选β-受体阻滞剂和硝酸酯类治疗,但足量β-受体阻滞剂疗效不佳时,应换用CCB。

(五) 急性心肌梗死

1. **维拉帕米** 动物试验证明可缩小梗死面积,防止顿抑心肌发生。丹麦维拉帕米心肌

梗死研究Ⅰ期（DAVIT-Ⅰ）结果表明随诊6个月，将治疗组（717例）与对照组（719例）比较，总死亡率与再梗死率并无差别。进一步分析，在心梗后22～180天治疗组死亡率3.7%，对照组6.4%（$P=0.05$），15～180天治疗组再梗死率3.9%、对照组7%（$P=0.03$）。此结果导致了DAVIT-Ⅱ的进行。DAVIT-Ⅱ中急性心肌梗死患者在发病后5～15天开始治疗，研究开始时凡有明显心力衰竭、传导阻滞、SBP<90mmHg者不入选，维拉帕米剂量每日为120mg，分三次口服，平均随访16个月。结果治疗组878例，死亡95例，死亡率11.1%；对照组897例，死亡119例，死亡率13.8%（$P=0.11$）。重大事件（Major Event，包括死亡和再梗死）发生率两组分别为18.0%和21.6%，$P=0.03$，有显著差异。进一步分析发现进入CCU时有无心力衰竭对结果有重大影响。无心力衰竭者治疗组死亡率为7.7%、对照组为11.8%，$P=0.02$；重大事件发生率治疗组为14.6%、对照组为19.7%，$P=0.01$。在CCU有心力衰竭者，两组间死亡率与重大事件发生率无显著差别。由此得出结论：对急性心肌梗死无心力衰竭者，于发病后7～15天开始长期服用维拉帕米是有益的，可减少重大事件的发生率。维拉帕米的作用机制是降低心肌耗氧量，证据是治疗组心率、血压降低、发生心绞痛者较少。由于维拉帕米有负性肌力作用，对合并心力衰竭者不能改善预后。急性心肌梗死不宜用β-阻滞剂（合并慢性喘息性支气管炎、糖尿病、间歇性跛行、雷诺现象等，或有不良作用）者可考虑用维拉帕米改善预后。

急性心肌梗死施行直接PTCA时常发生无复流（no-reflow）现象而使预后恶化。Resnic等观察了4264例接受直接PTCA的急性心肌梗死患者，结果表明冠脉内注射维拉帕米能够改善其无复流现象，同时减少住院期间事件的发生率。原因可能与改善微血管功能障碍和解除微血管痉挛有关。

2. 地尔硫䓬 多中心地尔硫䓬心梗后研究（MDPIT）中服用地尔硫䓬240mg/d，25个月随访结果死亡率及心脏事件发生率两组无显著差别。地尔硫䓬对非Q心肌梗死呈有益作用。美国、加拿大9个研究机构协作观察地尔硫䓬对567例非Q波心肌梗死的疗效，观察时间14天。在发病后24～72小时开始服药，剂量360mg/d，分4次服用，结果发生再梗死者治疗组5.2%、对照组9.3%，有显著差异。梗死后心绞痛伴ST-T改变者治疗组较对照组下降28%，顽固性心绞痛下降49.7%。但地尔硫䓬未能降低短期死亡率。Gibson等对817例急性非Q波心肌梗死进行了为期12～52个月的随访，结果发现服用地尔硫䓬的患者与安慰剂相比，能明显降低其远期死亡率和再梗死的发生率。

3. 硝苯地平 多数临床研究结果证实短效CCB硝苯地平对心肌梗死并无有益效果。

（六）无痛性心肌缺血

无痛性或无症状心肌缺血至今还是一个有争议的问题，但CCB可能对其有益。糖尿病患者尤其易发生无症状心肌缺血，许多心绞痛的患者发生缺血事件时均无症状。在临床实践中，当我们治疗心绞痛时，无症状心肌缺血的频率同时降低。也有证据显示，无症状心肌缺血负荷增加的患者发生冠脉事件的危险增大，因此，控制缺血和控制症状的不同益处还是一个有待解决的重要问题。无症状心肌缺血研究表明以消除缺血为治疗目标的缺血性心脏病患者冠脉事件的发生率比以单纯消除症状为目标的患者明显降低。24小时持续起效的长效CCB对缺血和心绞痛症状的改善还需进一步研究，因此，绝大多数冠脉事件发生在清晨，此时正是无症状心肌缺血最常发生的时间。

总之，CCB有助于减轻心肌缺血和控制心绞痛发作。主要通过降低外周阻力而最大限度地增加冠状动脉血流，减少心肌耗氧量。

六、其他应用

(一) 高血压

大多数高血压的发病机制是血管张力过高。血管张力取决于血管平滑肌胞浆内游离钙浓度。CCB降低血管平滑肌细胞浆内游离钙的浓度,使血管扩张、血压下降。因此,应用CCB治疗高血压符合病理生理原则。直接的血管扩张剂如肼苯哒嗪是高血压治疗的辅助药物,在降低血压的同时,引起反射性交感神经亢进如心率加快、水钠潴留等现象使病人难以长期耐受,同时也部分抵消了其降压效果。硝苯地平实验早期有反射性交感神经亢进如心率加快、去甲肾上腺素增加、血浆肾素活性增高等,长期应用时这些现象逐渐减轻。维拉帕米很少发生交感亢进现象,无加快心率、血浆去甲肾上腺素及肾素的增高,可能与阻滞Ca^{2+}进入交感末梢使交感末梢递质释放减少有关。

CCB治疗高血压,以老年、肥胖、黑人及单纯收缩期高血压疗效较好。血浆肾素活性低者疗效优于正常及高肾素活性者,这是有别于β-阻滞剂之处。

1. 硝苯地平 国内过去应用CCB治疗高血压首选硝苯地平,并已积累了较多的经验。单用硝苯地平的降压效果在80%~90%,近期降压效果好,但由于其反射性增快心率,导致患者远期疗效较差。其血流动力学效应除使血压下降外,周围阻力(SVR)下降,每搏量(SV)增加、心输出量(CO)增加、射血分数(EF)增加、心率(HR)增加、肾排钠增加。由于含服起效迅速,曾经常用以治疗高血压急症,但有增加心血管事件风险,目前已不主张含服此药。对高血压合并心动过缓、自发性心绞痛者以选用硝苯地平为佳,常用口服剂量30~90mg/d,分3次服用。20世纪90年代初由上海组织的STONE(Shanghai Trial of Nifedipine in the Elderly)研究是一项单盲、安慰剂对照的高血压治疗试验,入选高血压患者1 632例,年龄60~69岁,所有入选者均为收缩压≥160mmHg或舒张压≥96mmHg。结果表明,硝苯地平组血压降低更为显著,两组降压效果的差异随治疗时间的延长而增大。更为重要的是,与对照组相比,硝苯地平治疗可使脑卒中发生率下降57%($P<0.05$)。

2. 尼群地平 Syst-China(Systolic hypertension in the elderly: Chinese trial)是我国组织完成的随机、双盲、安慰剂对照试验。入选年龄在60岁以上的患者2 394例,收缩压在160~219mmHg和舒张压低于95mmHg的患者,以尼群地平作为一线治疗药物,随访4年的结果表明,尼群地平治疗能明显降低总死亡率、心血管事件、脑卒中的发生和死亡。对冠心病无不良影响。Syst-Eur(Systolic Hypertension in Europe Trial)目的旨在研究降压治疗能否降低老年纯收缩期高血压患者心血管并发症的危险。结果表明,尼群地平积极治疗可以减低总卒中发生率42%($P=0.003$),总心脏终点事件减少26%($P=0.03$)和总心血管联合终点事件减少31%($P<0.001$)。

3. 非洛地平 HOT(Hypertension Optimal Treatment Study)是最近完成的一项大规模、多中心的前瞻性研究。共入选18 790例高血压患者。历时5年。随机分为目标舒张压在80mmHg、85mmHg和90mmHg三组,所用的药物为非洛地平,根据血压控制情况可加用ACEI或β-阻滞剂。结果表明,随着舒张压降低,心肌梗死和主要心血管事件明显降低,当舒张压在83mmHg和收缩压在139mmHg时,主要心血管事件发生的风险最低。对伴有糖尿病的高血压患者的亚组分析表明,积极的降压治疗能进一步降低心血管事件的发生率。对缺血性心脏病患者非洛地平强化降压治疗并未增加心血管事件的发生率。另一项亚组分析结果表明,非洛地平积极控制血压可以明显提高生活质量。

4. 硝苯地平控释片（nifedipine GITS） INSIGHT 研究是一项基于目前并不知晓新型降压药物是否效果优于利尿剂和 β-阻滞剂为出发点而设计的前瞻性、随机双盲试验，比较硝苯地平控释片 1 次/日与利尿剂（阿米洛利）对具有高危因素的高血压患者心血管事件发病率和死亡率的影响。结果表明硝苯地平控释片 1 次/日和阿米洛利对预防心血管或脑血管并发症同样有效。

我们已熟知 β-阻滞剂在理论上可以通过阻滞儿茶酚胺发挥抗缺血作用，在耐受性方面与 CCB 相似。一种药物的疗效很大程度上取决于患者的耐受性如何。尤其是近年来长效 CCB 的临床使用，显现出了更多的临床益处。见表 27-2-7。

表 27-2-7　长效二氢吡啶类 CCB 的益处

- 一日给药一次（方便，顺应性好）
- 稳定性心绞痛和高血压患者合并左室功能障碍和/或充血性心力衰竭时可安全使用
- 副反应少见（严重副反应稀少）
- 患者接受率高

5. 维拉帕米　单用维拉帕米治疗轻、中度高血压，经许多严密设计的高血压临床研究证实其降压疗效与单用硝苯地平、利尿剂、甲基多巴、β-阻滞剂（普奈洛尔、美托洛尔、吲哚洛尔）相同。同时，针对控释型维拉帕米的 CONVINCE 试验证实其对高血压患者临床预后影响等同于利尿剂或 β-阻滞剂。维拉帕米一日三次服药可保持 24 小时血压平稳，长期用药疗效恒定，血药物浓度可有所上升，此与肝内与维拉帕米代谢有关的药酶被"饱和"有关。近来，缓释型维拉帕米（verapamil slow release formulation，VRsr）问世，每日服用一次或二次，可使 24 小时血药物浓度更平稳。

维拉帕米的血流动力学效应：使外周阻力降低，但每搏血量、心排血量不变，此与抑制心肌收缩力有关。增加肾排水、排钠作用。

维拉帕米降压的幅度与血压高度有关。血压高者降压幅度大，对正常血压无明显降压作用，对重度高血压联合应用维拉帕米和利尿剂、甲基多巴、可乐宁可取得良好的降压效果。静脉注射维拉帕米可用于治疗高血压急症。国内有报道维拉帕米舌下含服可迅速降压。由于其抑制心肌收缩力、减慢心率、延长房室传导的作用，不宜用于合并心力衰竭、窦房结功能障碍及房室传导阻滞的高血压病人。

维拉帕米的口服剂量为 120～480mg/d，大多数病人剂量为 240～360mg/d，个别病人可用至 480mg/d。VRsr 每片剂量为 240mg，每日剂量同上，可分 1～2 次服用。

6. 地尔硫䓬　地尔硫䓬治疗高血压也有效，但较硝苯地平及维拉帕米差，每日剂量为 90～360mg，分 3～4 次服用。另一项新近由 Hansson 教授组织的 NORDIL（Nordic Diltiazem Study）研究是比较地尔硫䓬与利尿剂、β-阻滞剂或两者联用对高血压患者心血管事件发生率和死亡率的影响。结果表明，地尔硫䓬与利尿剂、β-阻滞剂或两者联用为基础的降压治疗对预防包括中风、心肌梗死和其他心血管性死亡方面同样有效。尤其值得提出的是以地尔硫䓬为基础治疗轻一中度原发性高血压比以利尿剂或 β-阻滞剂为基础的常规疗法减少脑卒中发生率 20％。这一结果对中国和日本等脑卒中高发国的高血压治疗具有重要临床意义，它可以使更多的高血压患者延长生命、改善预后、减少致残同时改善生活质量。

STOP-H_2（Swedish Trial in Old Patients with Hypertension-2）是第二项瑞典老年高血

压研究，目的是比较传统降压药物与新型降压药物对老年高血压患者心血管死亡率和发病率的影响。结果表明，常规降压药物与 CCB 比较，各项终点事件（致死性的卒中、心肌梗死和其他心血管疾病）的发生率均无显著性差异。CCB 对血压的有效降低是预防心血管事件的关键。

CCB 治疗高血压和 β-阻滞剂、噻嗪类利尿剂比较：前者不影响脂质代谢、糖代谢和尿酸代谢。β-阻滞剂使甘油三酯增加、HDL 下降，对糖代谢有一定不良影响；噻嗪类利尿剂使总胆固醇增加、HDL 减少、糖耐量下降。三类药物作用的比较见表 27-2-8。

表 27-2-8　维拉帕米、β-阻滞剂和利尿剂药理作用比较

	维拉帕米	普奈洛尔	噻嗪类利尿剂
年龄	老年疗效较好	年轻者疗效较好	老年疗效较好
安静时心率	不变或下降	↓↓	不变
周围血管阻力	↓	↑	无影响
支气管阻力	↓	↑	无影响
冠脉血流量	↑	↓	无影响
肾血流量	不变或↑	↓	不变
糖耐量	无影响	不良影响	不良影响
脂质代谢	无影响	TG↑ HDL↓	TC↑ HDL↓
血尿酸	无影响	可能↑	↑
肾素活性变化	无影响	↓	↑
疗效与肾素活性关系	低优于高	高优于低	低优于高

（二）心律失常

CCB 中有抗心律失常作用的为维拉帕米，其对某些心律失常的疗效明显。地尔硫䓬可能有一定的抗心律失常作用，但目前尚不常用。硝苯地平无抗心律失常作用。维拉帕米对房室结折返性心动过速的疗效良好，转复成功率达 90%，目前列入首选药物之一。发生房颤或房扑时，维拉帕米可减慢心室率，和地高辛合用减慢室率的疗效更佳，并可部分抵消维拉帕米对心肌收缩力的抑制作用。但仅可使 2%～3% 的病人转为窦性心律。预激综合征合并房室折返性心动过速（AVRT）时维拉帕米有效。但有诱发房颤的危险性，对有房颤史的 AVRT 不宜应用。预激综合征合并房颤时禁用维拉帕米，因其可诱发室颤。对房内折返性及窦房结折返性心动过速维拉帕米有一定疗效。维拉帕米对以下特殊类型的室性快速心律失常常有效。①特发性持续性室性心动过速：大多数表现为右束支传导阻滞（RBBB）及电轴左偏，也有表现为左束支传导阻滞（LBBB）及电轴右偏者。多见于无器质性心脏病的年轻患者，其他抗心律失常药物疗效不佳，而维拉帕米有效；②急性心肌梗死早期，因心肌缺血引起的多形性室性自主心律、多形性室速；③对运动诱发的室性心动过速疗效良好，疗效与室速 QRS 形态或心肌病性质无关；④对 QT 间期正常和短联律间期的多形性室性心动过速，维拉帕米有良好效果；⑤洋地黄中毒时的结性非阵发性心动过速。

维拉帕米对这些特殊类型的心律失常之所以有效，可能与发病机制是触发活动有关。维拉帕米可抑制触发活动（延迟后去极或早期后去极）。对转复快心律失常，常用静脉注射。

维拉帕米剂量为 0.075~0.15mg/kg。维持量可以口服 160~480mg/d。

应用维拉帕米转复快速心律失常时应注意：室上性心动过速可以是病窦综合征的一种表现（快慢综合征），由于维拉帕米对窦房结及房室结自律性的抑制作用，快速心律失常一旦终止，可引起窦房结长时间的停跳，对这类病例应先安装心脏起搏器。

（三）肥厚型心肌病

维拉帕米常可改善呼吸困难、胸痛及晕厥等症状，改善运动耐量。有报告提出对β-阻滞剂无效而拟行手术治疗的肥厚性心肌病因改用维拉帕米治疗，其中50%避免了手术。维拉帕米作用机制尚不清楚，可能由于改善了肥厚心肌的舒张功能、降低了室壁张力、使左室梗阻减轻之故。超声心动图检查表明长时间应用维拉帕米后心室肥厚程度可减轻。应注意掌握剂量以避免引起血压过低、房室传导阻滞及诱发心力衰竭。

正如表 27-2-7 所显示，CCB 是常用的理想抗缺血药物。总之，CCB 和 β-阻滞剂均可作为每日一次给药的一线抗心绞痛药物，同时可改善患者的顺应性。服用 CCB 或 β-阻滞剂同时联用硝酸酯类药物对缺血治疗有益。

CCB 对左心功能不全患者的治疗目前还存有争议。CCB，尤其是新型、长效二氢吡啶类 CCB，并不明显损害心功能，可以考虑使用。但维拉帕米和地尔硫䓬不宜用于治疗心功能不全。

最后，CCB 还可用于糖尿病患者，尤其是那些使用胰岛素者，因为使用 β-阻滞剂可掩盖低血糖的症状。

（四）心脏手术

最近，Wijeysundera 等完成了一项针对 CCB 对施行心脏手术患者发生死亡、心肌梗死、缺血和室上性心动过速影响的荟萃分析，资料包括从 1996 年至 2001 年完成的随机对照试验，评价接受冠脉搭桥手术或瓣膜手术患者术前，术中和术后（前 48 小时）口服或静脉使用 CCB 对上述心血管并发症的影响。结果显示，CCB 能明显降低心肌梗死（OR 0.58，95%CI 0.37-0.91；$P=0.02$）和缺血（OR 0.53，95%CI 0.39-0.72；$P=0.001$）的发生率。非二氢吡啶类 CCB 显著降低室上性心动过速的发生率（OR 0.62，95%CI 0.41-0.93；$P=0.02$）。CCB 的使用与冠脉搭桥患者死亡率降低有关（OR 0.66，95%CI 0.26-1.70；$P=0.02$）。

（五）肾脏保护作用

二氢吡啶类 CCB 对肾小球入球小动脉的舒张作用比出球小动脉明显，能增加肾血流，降低肾血管阻力。对高血压患者，肾脏处于超滤状态，服用二氢吡啶类 CCB 可以使 GFR 下降，滤过分数减少，不同的 CCB 对肾脏血流动力学的影响有差异。另外，CCB 均有不同程度的排钠利尿作用。CCB 与血管紧张素转换酶抑制剂联用能发挥更大程度的肾脏保护作用。

（六）改善内皮功能和大动脉弹性

CCB，特别是长效 CCB 对内皮细胞有明显保护作用，能使高血压患者或动物对乙酰胆碱（Ach）和 NO 合成酶抑制剂 LNMMA 的血管反应正常化。高血压患者的血管平滑肌增生引起的血管壁增厚，是导致动脉粥样硬化和血管狭窄的重要因素，一些生长因子，如血小板生长因子（PDGF）、血管紧张素Ⅱ和内皮素等参与血管平滑肌的增生，钙离子在这些因子的促血管平滑肌增生中起中介作用。CCB 减少细胞内 Ca^{2+} 浓度后能逆转高血压的血管中层肥厚，使中层/血管腔比值下降。动脉内 Ca^{2+} 超负荷是动脉粥样硬化形成的重要因素之一。大量研究表明，血管有高度选择性的二氢吡啶类 CCB 对多种动物（猴、家兔和大鼠）

的实验性动脉粥样硬化有良好的影响。但不影响血浆脂蛋白水平,抗动脉粥样硬化作用与其降压作用亦不平行。CCB抗动脉粥样硬化的可能机制是:① 改变血管平滑肌细胞 Ca^{2+} 跨膜转移,减少 Ca^{2+} 内流;② 调节血管内皮细胞,平滑肌细胞和巨噬细胞对脂蛋白的摄取和代谢;③ 抑制生长因子促血管平滑肌细胞增生作用。此外,CCB抗血小板聚集也可能起了一定作用。研究表明,维拉帕米能抑制人主动脉硬化斑块组织增生,减轻狭窄冠状动脉硬化病变,降低新的狭窄发生率。国际抗动脉粥样硬化治疗中心对425例经冠状动脉造影证实有动脉粥样硬化的患者,采用双盲对照观察了硝苯地平治疗3年的结果表明,原有的病变程度治疗组和对照组无差别,但新发生的病变较少,提示硝苯地平对病变的进展有抑制作用。另一项多中心研究是用超声检查颈动脉粥样硬化的方法,结果发现,尼卡地平和伊拉地平有抗动脉粥样硬化的作用。大动脉弹性降低和僵硬度增加目前已知和高血压及冠心病患者发生各种心血管并发症密切相关,CCB对改善大动脉弹性可能有益。

(七)其他应用

1. 原发性肺动脉高压:硝苯地平可暂时降低肺动脉压。
2. 雷诺现象、间歇性跛行、支气管哮喘、肠系膜动脉功能不全、食管痉挛、痛经等,CCB可有一定作用。

七、不同CCB的选择

三类CCB均有大规模多中心随机,双盲安慰剂对照试验,说明对稳定劳力性心绞痛有肯定的疗效,表现为心绞痛发作及硝酸甘油含量减少、运动耐力增加。长期服用可保持疗效,其中维拉帕米、地尔硫䓬疗效优于硝苯地平,这可能与硝苯地平对心肌收缩力的抑制作用较弱,不仅不减慢心率反使一部分患者心率加快有关。有报告认为约10%的患者应用硝苯地平后心绞痛反而加重,这与其增快心率,过多降低血压有关。

由于维拉帕米、地尔硫䓬、硝苯地平对心脏、血管的作用不同,对有不同心血管病理改变的患者,宜选用相应的药物治疗。

1. 窦性心率较慢者 有轻度房室传导阻滞、轻度心功能不全者,不宜用维拉帕米及地尔硫䓬,应选用硝苯地平。窦性心率偏快者应选用维拉帕米或地尔硫䓬,不宜用硝苯地平。
2. 合并慢性房颤及有室上性心动过速史者不宜用硝苯地平,应选用维拉帕米,其次为地尔硫䓬。
3. 合并周围动脉闭塞性疾病,雷诺氏病者首选硝苯地平。
4. 合并糖尿病者,不宜选用硝苯地平,此药对糖尿病可能有不利影响。
5. CCB与其他药物联合应用治疗心绞痛。

(1) β-阻滞剂:硝苯地平与β-阻滞剂联合应用比单用一种药物抗心绞痛疗效明显增强,常用以治疗重度心绞痛。维拉帕米由于其明显的心脏抑制作用一般不宜与β-阻滞剂联合应用。心功能好,无窦房结、房室结传导功能异常者,维拉帕米及β-阻滞剂可减量,口服联用。地尔硫䓬与β-阻滞剂联合应用时也按此原则。

(2) 硝酸酯类:与硝苯地平联用易引起低血压及心动过速,从而加重心绞痛,应注意减量应用。硝酸酯类和维拉帕米或地尔硫䓬联用可加强抗心绞痛疗效。

八、CCB的副作用

表27-2-9汇总了CCB的常见副作用。血管副反应,包括头痛和头昏,可发生在任何

CCB，但可在应用二氢吡啶类时恶化，尤其是短效、快速起效的药物。对于低血压和外周血管水肿也是如此。重要的是，水肿与心力衰竭无关；这种局部现象与静脉及小动脉的扩张有关。最近的研究表明，小剂量 ACEI 和一种二氢吡啶类药物合用可在一定程度上减轻水肿。新的长效 CCB 其水肿的副反应也降低。

消化道副反应包括恶心可以在任何 CCB 上发生，尤其以二氢吡啶类 CCB 多见。尽管在服用地尔硫䓬中也可发生便秘，但是在使用维拉帕米的患者中更为常见。

一般讲，CCB 的副作用轻，减少剂量或对症治疗即可消失。硝苯地平副作用发生率最高（17%），5%需停药；维拉帕米其次（9%），1%需停药；地尔硫䓬副作用最少，发生率仅4%。

表 27-2-9 CCB 的副作用

	心衰	头痛	头晕	消化道症状	面红	感觉异常	窦房结或房室结抑制	低血压	踝部水肿	心绞痛恶化
地尔硫䓬	+	+	+	+	+	0	+++	+	+	0
维拉帕米	++	+	+	+++	0	0	+++	+	+	0
硝苯地平	0	+++	+++	+	+++	+	0	+	++	+

严重副作用：国内外皆有报告静注维拉帕米 5～10mg 导致死亡。凡心脏扩大，心功能不良、血压偏低者应避免静注，必须静注时应减少剂量、减慢注射速度，在注射过程中密切注意病人的反应。最近发表的鹿特丹研究提示维拉帕米可以增加老年患者癌症的危险，但仍需进一步的研究证实。

九、药物相互作用

1. 地高辛 维拉帕米、地尔硫䓬、硝苯地平均可使地高辛血浓度升高，分别为 75%，46%及 45%，合用时应当减少地高辛剂量。
2. β-阻滞剂 CCB 与 β-阻滞剂联合应用可加强抗高血压、心绞痛的疗效，但因 β-受体阻滞剂有明显的心脏抑制作用，一般只与硝苯地平联合应用。与地尔硫䓬尤其是维拉帕米联合应用应慎重，只限于口服制剂，禁忌静脉注射。
3. 胺碘酮 不宜与维拉帕米或地尔硫䓬联合应用，因皆抑制窦房结及房室结功能，可引起窦性停跳、房室传导阻滞及低血压。
4. 丙吡胺 此药有明显抑制心肌收缩力的作用，不宜与维拉帕米联用。其他药物相互作用见表 27-2-10。

表 27-2-10 CCB 与其他药物的相互作用

	硝苯地平	维拉帕米	地尔硫䓬
奎尼丁	抑制奎尼丁浓度，停用硝苯地平奎尼丁浓度反跳	使奎尼丁浓度上升	
哌唑嗪	低血压	低血压	
西米替丁	降低肝代谢硝苯地平能力		
雷尼替丁			

	硝苯地平	维拉帕米	地尔硫䓬
苯妥英钠	使苯妥英钠血浓度↑		
β-阻滞剂	对心率的影响，相互部分对消	对心脏抑制作用加强	减慢心率作用有相加作用，偶引起心衰
地高辛	地高辛血浓度↑45%	地高辛血浓度↑70%～75%	地高辛血浓度↑46%
胺碘酮		抑制窦房结与房室结有相加作用	窦性停跳低血压
安神剂		镇静作用加强	
口服抗凝剂		增强抗凝作用	
丙吡胺		加强负性肌力作用引起心力衰竭	

十、其他 CCB

1. 尼莫地平（nimodipine） 是脂溶性的双氢吡啶类，可通过血脑屏障进入中枢神经系统，故有明显的扩张脑血管作用，用于治疗脑血管疾病，尤其是脑血管痉挛有关疾病。如蛛网膜下腔出血后的脑血管痉挛，剂量 0.35mg/kg，4 小时一次。

2. 尼卡地平（nicardipine） 作用类似硝苯地平，对脑血管扩张作用强于硝本地平。

3. 尼群地平（nitrendipine） 为长作用的双氢吡啶类，其作用和缓慢释放的硝苯地平（NFGITS）相同，故每日只需服用一次或二次，剂量 10～20mg，每日 1～2 次。

4. 苯丙咯（bepridil） 由于有数例引起尖端扭转性室速的病例报告，此药已停用。

此外，尚有为数众多的双异吡啶类不断涌现，药理作用与硝苯地平基本相似，可能只在作用持续时间、对血小板聚集的影响及对室颤阈值的影响有所不同，能否被临床采用尚待更多的临床研究结果。

十一、CCB 的世纪展望

在过去的近四十年里，我们目睹了 CCB 的广泛使用给许多高血压、冠心病患者所带来的短期和长期效益。但是，1995 年后曾发生了 CCB 是否会导致严重并发症（增加死亡率、癌症危险、自杀危险和脑白质病变）的争论。以美国 Furberg 教授为主的一批心血管流行病学家将关于 CCB 的临床试验进行了汇总分析后，对 CCB 的安全性和有效性提出了质疑，这些分析结果分别在国际心血管学术会议和权威杂志上发表后，在学术界引起了极大的轰动，导致关于 CCB 安全性的争论，使临床医生在临床实践中对 CCB 的效应产生疑虑和恐慌，那么，CCB 究竟该向何处去？大量国际和国内完成的大规模、前瞻性临床试验已使我们充分和客观地认识到 CCB 在心血管治疗领域的重要地位。Furberg 教授的汇总分析在 2000 年的欧洲心脏病年会及 Lancet 等学术期刊上发表后，许多心血管专家提出了不同意见。事实上，Furberg 教授的观点存在明显的局限性。①用于进行汇总分析的试验选择不当。这是因为，世界卫生组织/国际高血压学会（WHO/ISH）用于进行汇总分析的研究均为大于 1000 患者/年的设计。Furberg 教授入选的研究包括 100 例患者随访 2 年的研究，其中，CASTEL

并未使用长效 CCB，而使用了需 2 次/日的 CCB（nifedipine 缓释制剂），但仅服用每日一次，这意味着在随访过程中每天有 12 个小时的血压未被控制。②若推荐利尿剂/β-阻滞剂为一线治疗药物，应进行比较 CCB 和利尿剂/β-阻滞剂的研究。③在他的分析中应用的是 ABCD 研究早期的发表结果［MI：5（enalapril）比 25（nisoldipine）］，但这一资料需要修改为现在的［9（enalapril）比 27（nisoldipine）］，这可能对汇总分析的显著性水平有影响。在 INSIGHT 试验中心力衰竭的结果是从一个较小频率事件中获得的结论，710 例充血性心力衰竭患者不足以得出上述结论。综上所述，许多专家对 Furberg 教授等的汇总分析结果提出批评，指出①汇总分析的结论"没有科学基础"。②入选了不合适的试验混杂了最后的结论。最近，Rafflenbeul 发表的一项汇总分析与 Furberg 的分析进行了比较，也指出其入选试验的不当是造成结果偏差的主要原因。

WHO/ISH 最近也发布了一项汇总分析，结果表明 CCB 能降低心脑血管并发症的发生，CCB 与 ACEI 和利尿剂/β-阻滞剂同样有益。这一结论是根据设计严谨的研究共 75 000 例患者超过 6000 次心脑血管事件的分析所获得的。这一结果已由 MacMahon 教授 2000 年 8 月在美国 Chicago 召开的 ISH 年会上报告的。因此，欧洲心脏病Ⅻ年会（ESC）最终的结论为 CCB 能减少高血压患者心脑血管事件的发生。

事实上，关于 CCB 的主要争议就是它的安全性问题，最早开始于一项对照研究的结果发表后，它显示服用短效 CCB 的高血压患者发生急性心肌梗死的危险明显高于其他降压药物。短效 CCB 由于引起反射性交感神经和神经内分泌激活使心脏活动增加，这可能是导致心肌病变加重的原因。上述大量的大规模、前瞻性随机试验均证实长效 CCB 与其他降压药物一样具有长期的心血管保护作用，其在临床上应用是安全的。

新型 CCB 因其是长效、控释或缓释剂型，具有作用时间长，降压疗效确切且平稳，服用方便及副作用低等优点，可单独或与其他药物联合用于高血压病的治疗，尤其适合于合并冠心病心绞痛的患者。不论是过去已完成还是正在进行的大规模、前瞻性研究均已证明和即将证明 CCB 在降压、抗动脉粥样硬化、减少心血管事件，包括老年性痴呆的发生和改善生活质量等方面的重要作用。

（王宏宇　邵　耕）

第三节　硝酸酯类

硝酸酯类药物治疗心绞痛已有百余年历史。最早的制剂之一是硝酸甘油，其后作用时间较长的硝酸异山梨醇酯（消心痛）、5-单硝酸山梨醇酯、多种缓释型硝酸酯制剂相继问世。给药途径除舌下含服外，又增加了静脉制剂及通过皮肤吸收的油膏、贴剂，以及通过口腔粘膜吸收的制剂如喷雾剂、颊片等。硝酸甘油主要用于治疗心绞痛，也用于充血性心力衰竭、急性心肌梗死的治疗。

硝酸甘油的化学名称是三硝酸甘油酯（glyceryl trinitrate），舌下含服作用迅速，是临床上最常用于缓解心绞痛发作的药物。静脉滴注是治疗重症心绞痛的首选方法。

一、硝酸酯类药物的作用机制

对血管平滑肌有显著扩张作用，并不依赖于血管内膜的完整性，对粥样硬化病变的冠状动脉仍然有扩张作用，故其作用部位是平滑肌细胞。硝酸甘油等药物在肌细胞内转化为一氧化氮（NO）和亚硝酸硫醇（nitrosothiol），后二者可激活细胞内的鸟苷酸环化酶（guanidine cyclase），而使三磷酸鸟苷（GTP）转化为环化单磷酸腺苷（C-GMP），C-GMP使细胞内钙离子下降，引起平滑肌细胞松弛，血管扩张。在此过程中需消耗硫氢（SH）基。

对冠心病心绞痛、急性心肌梗死患者，硝酸酯有中度血小板聚集作用，也是其抗心肌缺血的另一机制。

二、硝酸酯的心血管效应

1. 小剂量硝酸酯即可明显扩张静脉系统使血液潴留于其中，减少回心血量，降低左心室舒张末压（LVEDP），使心室容量变小，室壁张力降低、心肌耗氧量减少，从而使心绞痛缓解。室壁张张降低，也使心内膜下的血液供给增加，缓解心内膜下心肌缺血。

2. 硝酸酯可使心外膜大冠状动脉扩张，增加冠脉血流量，也可使冠脉阻力血管、侧支动脉扩张而不致产生窃血现象。这是因为硝酸甘油使病变及正常的冠脉皆扩张，冠脉总血流量增加之故。硝酸甘油对冠脉痉挛有明显的解痉作用，对变异性心绞痛疗效明显。

3. 硝酸酯改变心肌内血流分布，使缺血区得到更多的血液供应，这是由于大冠脉血管扩张使总的供血量增多，缺血心肌局部腺苷含量高使阻力血管扩张、血管阻力下降，更多的血液进入缺血区。硝酸酯降低室壁张力，从而使容易缺血的内膜下心肌得到更多血液供应。

4. 大剂量硝酸酯也扩张动脉系统、降低外周阻力、减轻左心室后负荷，使心肌耗氧量下降，也有利于心绞痛缓解。但过多降低动脉压（虽尚在正常范围）会降低病变冠脉的灌注压，血液灌注量减少，反向性地引起心动过速，增加心肌耗氧量，不利于心肌缺血的改善。

三、临床药理

硝酸甘油舌下含服很快被口腔粘膜吸收。由于避免了"首过效应"几乎与静注相近，药物浓度很快达高峰。含服后半分钟，硝酸甘油即在血中出现，5分钟达峰值，7.5分钟下降50%，20分钟已不易检出，含服0.6mg血浓度可达2～3ng/ml。心绞痛患者舌下含1～2分钟起效，作用维持20～30分钟，与血药浓度曲线相符。

硝酸甘油在肝内红细胞内被谷胱甘肽—有机硝酸酯还原酶还原为大量的二硝酸酯和少量的单硝酸酯，经肾脏排出体外或一步脱硝成为甘油。口服给药有明显的首过效应。

四、治疗应用

1. 硝酸甘油能有效地缓解各类心绞痛，包括稳定性劳心绞痛、不稳定性心绞痛及变异性心绞痛等。同时改善缺血性心电图变化、降低左室舒张末压及肺毛嵌压、减轻肺淤血。对稳定性劳力性心绞痛，预防应用可增加运动耐量。对某些心绞痛发作有规律者，事先服用可预防发作。

一般心绞痛患者舌下含服硝酸甘油可取得满意疗效。含服5分钟未使心绞痛缓解者，可再次含服，可重复应用4次。在活动中出现心绞痛应坐位含服硝酸甘油，立位含服易发生体位性低血压，老年人尤应如此。卧位时回心血量增多，故卧位时含服硝酸甘油疗效减退。

发作频繁，持续时间长的休息心绞痛，应静脉滴注给药，一般从$10\mu g/min$开始，每分钟增加$10\mu g/min$，直至心绞痛缓解或血压下降到低于100mmHg，最大剂量可达$240\mu g/min$。剂量的个体差异很大，血容量不足者小剂量即可使血压下降，不同个体应固定剂量的做法是错误的。连续应用48小时，疗效明显下降——耐药现象。

2. 急性心肌梗死　硝酸某油通过静脉扩张作用而降低心脏前负荷、通过适当的动脉扩张而降低后负荷，二者的综合作用使心肌需氧量下降（心肌需氧量取决于：心室内压力×心室直径×心率），硝酸甘油扩张冠状动脉增加心肌血流。这些有益作用的发挥取决于适当的剂量，剂量不足不能发挥有益血流动力学效应，剂量过大血压下降过多、降低冠脉灌注压、冠脉血液减少、心率反射性增加使心肌耗氧量增多。剂量过大，前负荷下降过多也减少排血量使血压下降。

（1）缩小梗死面积：临床研究说明，在心肌梗死早期（发病后 10 小时内）应用硝酸甘油使血清酶峰值、心电图 Q 波范围较对照组降低，说明梗死面积缩小。此作用对合并高血压、心力衰竭者更显著。某报告应用静脉注射硝酸甘油治疗 31 例急性心肌梗死与 29 例对照组比较，以 CK、CK-MB 为指标，结果梗死面积减少 30%，心绞痛、左心衰及心律失常的发生率小于对照组，区域性及整体左室功能较好，心室重构较少。

大规模临床试验的荟萃分析说明硝酸甘油与对照组比较，降价心梗死亡率，具有统计学显著性，但降低幅度仅约 5%，故目前并不主张静脉硝酸甘油作为急性心肌梗死的常规治疗，可用于大面积梗死（如广泛前壁梗死），或心绞痛不缓解者或有高血压者或有心功能不全者。

（2）胸痛：硝酸甘油减少心肌耗氧量，增加缺血心肌血液供给，有良好的减轻胸痛的效果，减少杜冷丁、吗啡的需要量。

（3）急性肺水肿：硝酸甘油静脉给药可缓解急性心肌梗死合并的急性肺水肿，与硝普钠比较，硝酸甘油增加冠脉流量而硝酸钠不增加，但硝普钠扩张动脉的作用强于硝酸甘油，对血压增高的急性左心衰硝普钠作用更快。

3. 慢性充血性心力衰竭　硝酸油也有一定的疗效，重症可静脉给药，口服给药宜选择异山梨醇硝酸酯（消心痛），此药作为血管扩张剂，对慢性充血性心力衰竭的疗效是肯定的。

五、硝酸酯类药物常用剂型

1. 硝酸甘油

（1）硝酸甘油舌下含片：国内产品每片 0.6mg，初次应用宜从半量（0.3mg）开始，以免血压下降过多。含药时取坐位以免发生晕厥，卧位疗效差。应避光保存药物，一般有效期六个月。主要用于心绞痛发作时的急救。

（2）硝酸甘油口服片（nitron SR）：为缓释型硝酸甘油，每片 2.6mg，口服 60 分钟起效，疗效可保持 5 小时以上，每日早 8 点晚 4 点各服 1 片，可在白天保持疗效。主要用于预防心绞痛发作。

（3）硝酸甘油颊片（nitrogard）：由聚合物膜和药物两部分组成，每片 3mg。片剂放入上唇与牙龈间，其表面四周很快出现一层胶状外膜，使其粘附在粘膜表面，药物不断从药片中释放而被吸收，给药后 2 分钟心绞痛缓解，与含药相似，作用时间长，达 5～6 小时，颊片 3～5 小时溶化。

（4）硝酸甘油喷雾剂（nitrolingual spary）：作用比舌下含服更快，疗效与舌下含药相似。

（5）硝酸甘油贴剂（transdermal patch）：商品名 Nitraderm TTS，硝酸甘油储于贴片的药物池内，特殊的聚合体薄膜控制药物均匀释放，贴于皮肤后很快释放药物，吸引恒定，每贴含硝酸甘油 25mg，但实际进入体内 5mg，给药后 1～2 小时血浆药物浓度可达治疗水平

0.12~0.25ng/ml，作用可持续 24 小时。

(6) 静脉给药：可据病情需要准确调节剂量以取得最佳血流动力学效应。多用于重症心绞痛、急性心肌梗死、急性肺水肿等，必要时用漂浮导管监测其血流动力学效应。

由于聚氯乙烯（polyvingl）可吸附硝酸甘油，故药物宜置于玻璃输液瓶中。聚氯乙烯制造的输液管同样吸附硝酸甘油，但量较少，一般两小时内吸附"饱和"，故开始两小时硝酸甘油并未全部进入体内。放置稀释硝酸甘油容器应用黑纸包裹，避免曝光失效。

为准确掌握硝酸甘油的输入剂量，最好用输液泵控制输液量以利调整剂量。

国产硝酸甘油静脉制剂每安瓿 500mg，可稀释于 500ml 5％葡萄糖液中(100)（μg/ml）可通过控制输液量调节剂量。

开始剂量为 10μg/min，每 5 分钟递增 10μg/min，见表 27-3-1。

表 27-3-1 静注硝酸甘油（100μg/min）计算表

剂量（μg/min）	输液速度（ml/h）
10	6
20	12
30	18
40	24
50	30
60	36
70	42
80	48
90	54
100	60
120	72
140	80
160	96
180	120
200	150

2. 硝酸异山梨醇酯（isosorbide dinitrate）

(1) 硝酸山梨醇酯商品名为消心痛，是一种长效有机硝酸酯，临床上多采用定时口服以预防心绞痛发作。新剂型包括气雾剂、缓释剂、软膏、静脉注射剂等。

一次口服其抗心绞痛作用在 15~20 分钟出现，一小时达最大限度，作用于持续 4~6 小时，其血浆清除半衰期（$T_{1/2}$）为 4 小时，主要在肝脏代谢，有明显的首过效应，故个体剂量判别大。虽然肝脏代谢大量药物，但代谢产物异山梨醇-5-单硝酸酯，异山梨醇-2-单硝酸仍有血流动力学作用。大剂量药物可使用肝脏硝酸酯还原酶代谢途径饱和，使药物进入血液，故口服本剂仍有明显的作用，但剂量必须个体化。

消心痛的血液动学效应与硝酸甘油相同，只是起效时间较慢，作用时间较长，可用于各型心绞痛，对充血性心力衰竭也有一定疗效。

昼夜定时服用也可产生耐药性，故应保持24小时内有一不服药的间断期（8～12小时），以保持疗效。

口服剂量：每次10～60mg，每日3～4次，或4～6小时一次，视心绞痛好发时间，调整服药时间。重度心绞痛常需多次服药及大剂量始能控制，可在7AM，1PM，各服30～40mg，以避免发生耐药现象。

舌下含服剂量：每次2.5～5mg。

（2）静脉硝酸异山梨醇酯—异舒吉针剂：isoket Ⅳ 静脉滴注本剂可保持均衡的血药浓度，一次静注，消除半衰期约30分钟。其代谢产物2,5-单硝酸异山梨醇酯半衰期3～6小时。

初始剂量可自1～2mg/h开始，严密监测血压、心率，在血压保持在100mmHg以上的前提下，逐渐增加剂量，直到满意疗效。最大剂量为8～10mg/h，平均剂量7.5mg/h。急性左心衰竭病人需要大剂量，个别病人高达50mg/h，连续用药48小时疗效减退，或间断用药，或增加剂量以保持疗效。

静脉给药适用于重症心绞痛如不稳定性心绞痛、休息心绞痛、变异性心绞痛、急性心肌梗死、急性左心衰竭。

（3）口腔喷雾剂：异佶吉气雾剂 isoket spray 本药喷入口腔后，可迅速被粘膜吸收，用药后1～3分钟起效，3～6分钟达到血药浓度峰值。消除半衰期为30～60分钟。

每瓶气雾剂含硝酸异山梨醇酯375mg，每一喷0.05ml合1.25mg，此外尚含有乙醇、聚乙二醇400。

用法：1～3喷/次，每喷间隔30秒。在5分钟内无效时，可以再重复1～3喷/次。如仍无效，10分钟后也可再喷，常用剂量为2.5～5mg（每喷1.25mg），2.5mg的作用相当于含服硝酸甘油0.3mg或含服硝酸异山梨醇5mg的效果。

（4）缓释剂：易顺脉缓释胶囊 ISO-Mack Retard 每胶囊20mg及40mg两种剂量，一次口服后2～5小时疗效达高峰，作用持续8小时，每8小时1次，或每天2次，每次剂量20～60mg。缓释剂的疗效尚乏充分临床研究资料肯定。有资料说明疗效与安慰剂相当。

3. 单硝酸异山梨醇酯（isosorbide mononitrate IS-MN）

（1）片剂：异乐定 elantan 口服胃肠吸收完全，首次通过肝脏几乎不被代谢，生物利用度接近100%，故口服与静脉给药浓度相似。消除半衰期4～5小时。和硝酸异山梨醇比较，服用相同剂量IS-MN，血药浓度高2倍，口服10mg，6小时内血药浓度100～200ng/ml，疗效维持8小时。其抗心绞痛疗效亦剂量，总的看来和消心痛相同。

剂量：20～30mg，每日2次，为了减少耐药现象，2次服药应相隔7小时，如8AM，3PM。

（2）长效制剂：异乐定长效 elantan long（胶囊50mg）；依姆多 imdur（片剂，30mg，60mg） 长效制剂每日仅需服药一次，保持白日较高血药浓度和夜间低浓度，以期减少耐药现象，依姆多临床观察说明，一次服药120mg，4小时，12小时后仍可观察到改善运动耐力的作用。30mg，60mg则未观察到有利作用。

六、硝酸酯类药物的耐药性

已知连续应用硝酸酯类药物，保持稳态血浓度可使其疗效减退，静脉连续给药24～72

小时即可出现耐药现象，即有长效制剂如口服缓释剂，贴剂，短效制剂每4小时定时应用，连续使用一周以上亦可产生耐药现象。

耐药现象不是完全无效，而是疗效降低，且限于硝酸酯类对于容量血管和阻力血管（capacitance and resistance vessels）的作用，对于传输血管（conductance vessel）如心外膜大冠状血管的作用依然存在。

耐药现象的机制尚不完全清楚，有以下一些可能因素：

1. SH基消耗学说　硝酸酯转化为NO及亚硝酸硫醇及使鸟苷酸环化酶激活皆需SH基参与，SH基消耗过多，势将影响上述过程而影响疗效，观察到同时应用N-乙酰半胱氨酸（N-acetyl cysteine）（提供SH基）可减轻耐药现象，支持此说。

2. 自由基　长时间应用硝酸酯可能形成一种自由基——过氧化亚硝酸盐（peroxynitrite）此种产物抑制鸟苷酸环化酶的活化，不能形成具有血管扩张作用的环化GMP，同时应用抗氧化剂卡维洛尔、维生素E以及血管扩张剂肼苯达嗪，可以减轻耐药现象，支持这种看法。

3. 神经体液假说　硝酸酯的扩血管作用激活肾素血管紧张素系统及交感肾上腺系统，导致血管收缩和收缩血管自由基的形成，对消了硝酸酯的扩张血管作用。同时应用ACE抑制剂可以减轻耐药现象，支持这种传说。

4. 硝酸酯受体　平滑肌细胞可能存在两种硝酸酯受体：高产和力和低亲和力受体。高亲和力受体和低档浓度的硝酸酯结合而发挥其药理作用，但在长时间，不间断的药物作用下，高亲和力受体下调——耐药现象，但如增加硝酸酯血浓度，硝酸酯可和低亲和力受体结合而发挥较弱的血流动力学作用，此假说说明了耐药现象为何是部分性的。

耐药现象的处理：唯一有效的是间歇用药，即在24小时内有12小时不用硝酸酯，亦有作者认为间断6小时亦可能有效，可根据病人心绞痛好发时间，规定服药时间，如劳力性心绞痛一般与白天体力活动有关可在白天用药，如作用时间较长的单硝酸异山梨醇酯20～30mg，7AM，4PM各服一次。变异心绞痛多在夜间发作，可在夜间用药，白天停药，同时加服钙拮抗剂。

同时加服ACE抑制剂、维生素C、卡维洛尔，或肼苯达嗪可能减轻耐药现象（见上述），但效果不稳定，且个体反应不同。

七、硝酸酯和其他药物的相互作用

1. 硝酸酯和β-受体阻滞剂联合应用治疗劳力性心绞痛是最常用的有效配伍。硝酸酯扩血管作用引起的交感肾上腺系统激活现象如心率加快，心肌收缩力增强是增加心肌耗氧量的，这些作用可被β阻滞对消，β阻滞对某些病人使心室容量增加这也是增加心肌耗氧量增加，将加重心绞痛，硝酸酯类减少回心血量可对消此一不良作用。

β-受体阻滞剂和硝酸酯类合用加强降血压作用，对血压偏低的病人应注意调节剂量。

2. 万艾可（sildenafil）　是磷酸二酯酶抑制剂，具有血管扩张作用，可使血压平均下降8.4/5.5mmHg，故与硝酸酯类联用将使血压进一步下降，可能是服用万艾可进行性活动引起急性冠脉事件的重要原因之一，故二药联用属禁忌证。

3. 高浓度的硝酸甘油（静脉给药350μg/min）可使肝素作用减弱，因而须提高肝素剂量。如硝酸甘油浓度为59μg/min或硝酸异山梨醇静脉给药浓度为3.7mg/h，不至于产生肝素耐药。

4. 和 tPA 交叉作用

静脉硝酸甘油浓度达到 100μg/min，可一定程度抑制 tPA 的溶栓作用而使疗效下降，再灌注率较低，不良临床事件增加。

5. 钙拮抗剂，尤其是硝酸苯地平和硝酸酯类全用可能会使血压下降过度，宜注意调节剂量。

八、硝酸酯类的副作用

1. 某些病人含服硝酸甘油可发生搏动性头痛。可减少剂量试用、阿司匹林对此种头痛有效。舌下含服硝酸甘油可能会引起口臭。

2. 晕厥、低血压　硝酸甘油扩张动脉、静脉之故，含服硝酸甘油应取坐位，自小剂量（0.3mg）开始，如发生头晕、晕厥，立刻平卧，抬高双下肢。

3. 心动过速多见，血管扩张反射性交感神经兴奋所致，急性心肌梗死用硝酸甘油后偶见心动过缓，原因不明。

4. 高铁血红蛋白血病　硝酸盐可使血红蛋白氧化形成高铁血红蛋白症，可用美蓝（methylene bule）静注（1～2mg/kg）治疗。

硝酸酯类禁忌证

1. 严重的肥厚性梗阻性心肌病患者，应用硝酸酯类加重流出道梗阻，故属禁忌。

2. 下壁心梗合并右心室心梗时，右心排血量减少，左心充盈压不足，如用硝酸酯类加重这一血流动力学异常，而使血压进下下降，故属禁忌。

以下情况属相对禁忌证

1. 肺心病时硝酸酯类增加静脉-动脉分流而使用动脉氧分压下降，故宜慎用。

2. 青光眼　一直把硝酸甘油列为禁忌证，但实际一般硝酸酯并无证据增加眼压，唯一例外是亚硝酸异戊酯（amyl nietate）。

3. 重度二尖瓣狭窄、缩窄性心包炎、心室充盈本已受限，不足，硝酸酯类减少回心血量，加重这一过程，而使血压下降。

（邵　耕）

参 考 文 献

第一节

1. Frishman, WH, Sonneblick, EH: Beta-Adrenergic Blocking Drugs AND Calcium Channel Blockers In Alexander R W. Schlant RC, Fuster V. Eds, Hurst's THE HEART ARTERIES And VEINS, Newyork MCGRAW-HILL, 1998, 1583-1596
2. 张仕清．β受体阻断剂的药理和临床应用．南京：东南大学出版社，1996，1-105
3. Opie; LH, Yusuf, s. Beta-Blocking Agents. In Opie LH, Gersh BJ. Eds. DRUGS for the HEART. Philadelphia; W. B. Saunders, 2001, 1-32
4. Man in't Veld A S. et al. How ISA modulates the hemodynamic response to β-adrenoreptor antagonists. A clue to the nature of their antihypertensive medications. Br. J. Clin pharmacol, 1982, 13: 245～257
5. Manin't Veld AJ. et al. Hemodynamics of betablockers in . Kostis JB. ed. Beta blockers in the treatment of cardiovascular disease. New York. Raven Press, 1984: 229-251

6. Kostis JB. et al. Use of B-blockers in the treatment of angina pectoris. in. Kostis JB. ed. Beta blockers in the treatment of cardio-vascular disease New York Raven press, 1984, 95~116
7. Frishman WH. et al. Comparison of Celiprolol and proprnolol in stable angina pectoris. Celiprolol International Angina Study Group Amer. J. Cardiol, 1991, 67 (8): 665
8. Kostis JB. Beta blocker duration of action and implication for therapy Amer. J. Cardiol, 1990, 66 (16): 60G~62G
9. Fox K. et al. Labetolol in normotensive patients with angina pectoris Cardiovasc. Drug Ther, 1988, 2: 363
10. Bergland G. et al. Beta blockers or diuretics in hypertensions: A six years follow-up of blood pressure and metabolic side effects. Lancet, 1987, 1: 744
11. Loaldi A, et al. Angiographic evolution of coronary atherosclerosis in patients receiving proppranolol. A two-year follow up. Chest, 1991, 99 (5); 1238
12. Pratt CM. et al. Pharmacologic therapy of atherosclerotic heart disease in Hurst JW ed. The Heart Second Ed. New York. McGraw Hill, 1990, 1023
13. Waagstein F et al. Double blind study of the effect of cardioselective B-blockade on chest pain in acute myocardial infarction. In Waagstein F. ed. The use of B-adrenergic blockade in the critically diseased heart. Gotebog, 1976, 107
14. Mueller HS et al. The role of propranolol in the treatment of acute myocardial infarction. Prog. Cardio-vasc. Dis, 1977, 19 (5): 405
15. May GS. A review of long term beta-blockade trial in survivors of myocardial infarction. Circulation, 1983, 67 (suppl. I): 1-46
16. Yusuf. S. et al. Reduction in infaret size, arrhythmias and chest pain by early intravenous beta-blockade in suspected acute myocardial infarction. Circulation, 1983, 67 (suppl I): 32
17. Hausteen V, Beta blockade after myocardial infarction The Norwegian propranolol study in high-risk patients. Circulation, 1983, 67 (suppl I): 7~57
18. Shand DG. Clinical pharmacology of the beta blockiong drugs: Implications for the post-infarction patients Circulation, 1983, 67 (Suppl I) I.: 2
19. ISIS-1 Collaborative Group: Randomized trial of intravenouse atenolol among 16027 cases of suspected acute myocardial infarotion ISIS-1 Lancet, 1986, 2: 57
20. Waagstein F. et al Beneficial ettects of metoprolol in idiopathic dilated Cardi myopaltry (MDC) Laucer, 1993, 342: 1441
21. CIBIS Investigators and Committees A randomized trial of B blockade in heart failure. The Cardiac insufficiency Bisoprolol Study (CIBIS) Circulation, 1994, 90: 1765-1773
22. The Cardiac Insufficiency Bisoprolol Study (CIBIS-11): A randomized trial Lancet, 1999, 353: 3-53
23. Von Arnim T. et al. Medical treatment to reduce total ischemic burden: Total ischemic burder bisoprolol rtudy (TIBBS), a multicenter trial comparing bisoprolol and nifedipine JACC, 1995, 25: 231

24. de Muinck ED, Buchner-Moell D, Van de Ven LLM, er al.: Comparison of the safty and ffiicacy of bisoprolol versus atenolol in stable exrcises-induced angina pectoris (MIR-SA). J. Cardiovasc. Pharmacol, 1992, 19: 870
25. The Norwigian Multicenter Study Group. Timilol-induced reduction in mortality and reiafarction in patiemts surviving acute myocardial infarction. New England Jourmal of Medicine, 1981, 304 (14): 801
26. β-Blocker Heart Attack Trial Research Group: A randomized trial of propranolol in patients with acute myocardial infarction. 1. mortality results. JAMA, 1982, 247: 1707
27. Holland Interuniversity Nifedipine/Metoprolol Trial (HINT) Research Group: Early treatment of unstable angina in the coronary care unit. a randomized, double blind, placebo comtrolled comparison of recurrent ischemia in patients treated with Nifedipine or metoprolol or both. BR. Heart J, 1986, 56: 400
28. Barrom HV, Rundre Ac, Gore JM, et al. Intracranial hemorrhade rates and effect of immediate beta-block use in patients with acute myocardial infarctron treated with tissue plasmogen activator AM. J. Cardiol, 2000, 85: 294
29. MERIT-HF Study Group Effect of metoprolol CR/XL in chronic heart failure: metoprolol CR/XL Ranbomiced Trial in Congestive Heart Failue (MERIT-HF) Lancet, 1999, 353: 2001-2007
30. Heidenreich PA, McDonald KM, Hasiie T et al Meta analysis of trials comparing B-blockers, Calcium antagonists, and nitrates for stable angina JAMA, 1999, 281: 1927

第二节

1. 邵耕主编: 现代冠心病. 北京: 北京医科大学、中国协和医科大学联合出版社, 1994
2. Braunwald E. Mechanism of action of calcium-channel blocking-agent. N Engl J Med, 1983, 307: 1618
3. Sleight P. Calcium antagonists during and after myocardial infarction. Drugs, 1996, 51 (2): 216-225
4. Tzivoni D, Kadr H, Braat S, et al. Efficacy of mibfradil in comparison to amlodipine in suppresing exercise-induced and daily silent ischemia: Results of a multicenter, placebo-controlled trial. Circulation, 1997, 96 (8): 2257-2264
5. Antman E, Muller J, Goldberg S, et al. Nifedipine therapy for coronary artery spasm. Experience in 127 patients. N Eng J Med, 1980, 302: 1267-1273
6. Rogers W, Bourassa M, Andrews T, et al. Asymptomatic Cardiac Ischemia Pilot (ACIP) Study: one-year follow-up. Circulation, 1994, 90: 1-17
7. Schwartz A. Calcium antagonist: Review and perspective on mechanism of action. Am J Cardiol, 1989, 64: 31-91
8. Abernethy DR. Pharmacologic and pharmacokinetic profile of mibefradil, a T- and L-calcium channel antagonist. Am J Cardiol, 1997, 80 (4B): 4C-11C
9. Angina pectoris and calcium channel blockers. Practical guidelines

10. Schmieder RE, Martus P, Klingbeil A. Reversal of left ventricular hypertrophy in essential hypertension. A metaanalysis of randomized double-blind studies. JAMA, 1996, 275: 1507-1513
11. Leenen FHH, Fourney A. Comparison of the effects of amlodipine and diltiazem on 24-hour blood pressure, plasma catecholamines, and left ventricular mass. Am J Cardiol, 1996, 78: 203-207
12. Jost S, Nikutta P, Deckers JW, et al. Association between coronary angiograms and cardiac events-a prospective 3-year follow-up. INTACT-Investigators. In J Cardiol, 1998, 65 (3): 271-279
13. Schachter M. Calcium antagonists and atherosclerosis. In J Cardiol, 1997, 62 Suppl 2: S9-S15
14. Pitt B, Byington RP, Furberg CD, et al. Effect of Amlodipine on Progression of Atherosclerosis and the Occurrence of Clinical Events. Circulation, 2000, 102: 1503-1510
15. Brown MJ, Palmer CR, Castaigne A, et al. Morbidity and mortality in patients randomized to double-blind treatment with long-acting calcium channel blocker or diuretic in the international Nifedipine GITS Study: Intervention as a Goal in Hypertension Treatment (INSIGHT). Lancet, 2000, 356: 366-372
16. Resnic FS, Wainstein M, Lee MK, et al. No-reflow is an independent predictor of death and myocardial infarction after percutaneous coronary intervention. Am Heart J, 2003, 145 (1): 42-46
17. Gibson RS, Hansen JF, Messerli F, et al. Long-term effects of diltiazem and verapamil on mortality and cardiac events in non-Q-wave acute myocardial infarction without pulmonary congestion: post hoc subset analysis of the multicenter diltiazem postinfarction trial and the second Danish verapamil infarction trial studies. Am J Cardiol, 2000, 86 (3): 275-9
18. Leenen FHH. Regression of cardiac hypertrophy by 1, 4 dihydropyridines in hypertensive patients. J Hypertens, 1998, 16 (Suppl 5): S9-S15
19. Packer M, O'Conner CM, Ghali JK, et al. Effect of amlodipine on morbidity and mortality in severe chronic heart failure. Prospective Randomized Amlodipine Survival Evaluation Study Group. N Engl J Med, 1996, 335 (15): 1107-1114
20. Gong L, Zhang W, Zhu Y, et al. Shanghai trial of nifedipine in the elderly (STONE). J Hypertens, 1996, 14 (10): 1237-1245
21. Lisheng L. Effects of hypertensive control on stroke incidence and fatality: report from Syst-China and post-stroke antihypertensive treatment. J Hum Hypertens, 1996, 10 (Suppl 1): S9-S11
22. Staessen JA, Thijis L, Fagard RH, et al. Calcium channel blockade and cardiovascular prognosis in the European trial on isolated systolic hypertension. Hypertension, 1998, 32 (3): 410-416
23. Hansson L, Zanchetti A, Carruthers SG, et al. Effects of intensive blood pressure lowering and low-dose aspirin in patients with hypertension: principal results of the Hy-

pertension Optimal Treatment (HOT) randomized trial. Lancet, 1998, 351 (9118): 1755-1762
24. Black HR, Elliott WJ, Grandits G, et al. Principle results of the Controlled Onset Verapamil Investigation of Cardiovascular End Points (CONVINCE) trial. JAMA, 2003, 289 (16): 2128-2131
25. Hansson L, Hedner T, Lund-Johansen P, et al. Randomised trial of effects of calcium antagonists compared with diuretics and β-blockers on cardiovascular morbidity and mortality in hypertension: the Nordic Diltiazem (NORDIL) Study. Lancet, 2000, 256: 359-365
26. Hansson L, Lindholm LH, Ekbom T, et al. Randomised trial of old and new antihypertensive drugs in elderly patients: cardiovascular mortality and morbidity the Swedish Trial in Old Patients with Hypertension-2 Study. Lancet, 1999, 354 (9192): 1751-1756
27. Wijeysundera DN, Beattie WS, Rao V, et al. Calcium antagonists reduce cardiovascular complications after cardiac surgery: a meta-analysis. J Am Coll Cardiol, 2003, 41 (9): 506-509
28. Locatelli E, Del Vecchio L, Andrulli, et al. Role of combination therapy with ACE inhibitors and calcium channel blockers in renal protection. Kidney Int Suppl, 2002, 82: 53-60
29. Parving HH, Tarnow L, Rossing P. Renal protection in diabetes: an emerging role for calcium antagonists. J Hypertens, 1996, 14 (Suppl 4): S21-S25
30. Schiffrin EL. Vascular protection with newer antihypertensive agents. J Hypertens, 1998, 16 (Suppl 5): S25-S29
31. Zanchetti A, Rosei EA, Palu D, et al. The verapamil in hypertension and atherosclerosis study (VHAS): results of long-term randomized treatment with either verapamil or chlorthalidone on carotid intima media thickness. J Hypertens, 1998, 16: 1667-1676
32. 王宏宇，张维忠，龚兰生等．高血压病大动脉扩张性与左室肥厚关系探讨．中华心血管病杂志，2000，28（3）：177-180
33. 王宏宇，张维忠，龚兰生，胡大一．高血压合并动脉粥样硬化与大动脉缓冲功能关系的研究．中华心血管病杂志，2001，29（4）：206-209
34. 王宏宇，龚兰生，张维忠，胡大一．不同年龄高血压患者大动脉扩张性的临床研究．中华老年心脑血管病杂志，2001，3（6）：384-386
35. 王宏宇，张维忠，龚兰生．氨氯地平对高血压患者大动脉扩张性的影响．上海第二医科大学学报，2000，20（3）：284-285
36. 王宏宇，张维忠，龚兰生，胡大一．硝苯地平控释片对高血压患者大动脉和心脏的效应．中华心血管病杂志，2001，29（12）：768-769
37. 胡大一，王宏宇．钙拮抗剂的世纪展望．中国医刊，2001，36：20-23
38. 胡大一，王宏宇．主动脉僵硬度与急性冠脉事件．中国医刊，2002，37（5）：4-6
39. 胡大一，王宏宇．亚临床血管病变与临床实践（上）．中国医刊，2002，37（12）：40-42
40. 胡大一，王宏宇．亚临床血管病变与临床实践（下）．中国医刊，2002，38（1）：52-54

41. 王宏宇，胡大一．动脉僵硬度与心血管疾病．中国医刊，2003，38（4）：57-59
42. Beiderbeck-Noll AB, Sturkenboom MC, van der Linden PD, et al. Verapamil is associated with an increased risk of cancer in the elderly: the Rotterdam study. Eur J Cancer, 2003, 39 (1): 98-105
43. Pahor M, Psaty BM, Alderman MH, et al. Health outcome associated with calcium antagonists compared with other first-line antihypertensive therapies: a meta-analysis of randomized controlled trials. Lancet, 2000, 356: 1949-1954
44. The ALLHAT officers and coordinators for the ALLHAT Collaborative Research Group. Major outcomes in high-risk hypertensive patients randomized to angiotensin-converting enzyme inhibitor or calcium channel blocker vs diuretic. The antihypertensive and lipid-lowering treatment to prevent heart attack trial (ALLHAL). JAMA, 2002, 288: 1981-2987
45. Estacio RO, Schrieer RW. Antihypertensive therapy in stage 2 diabetes: implications of the appropriate blood pressure control in diabetes (ABCD) trial. Am J Cardiol, 1998, 82 (9B): 9R-14R
46. Rafflenbaul W. Prognostic benefits of antihypertensive therapy: concern about another "solid" meta-analysis. Br J Cardiol, 2000, 7 (11): 125-129

第三节

1. Opie LH, white HD, Nitrate in opie Lh, Gersh BJ. Ed. Druqs for the Heart 5th ed Saunders, Philadelphia, 2001: 33-51
2. Parker JD, Parker JO, Nitrate therapy for stable angina Pectoris N Eng. J Med, 1998, 338: 520-530
3. 徐义枢．硝酸酯类．见：陈志嘉，高润霖．冠心病．北京：人民卫生出版社，2002：571-599
4. Gersh BJ, E. Braunwald. Chronic Coronary Artery Disease. in: E. Braunwald. Ed. Heart Disease 6th: Ed. Saunders Philadelphia, 2001: 1287-1290

第二十八章 ACE 抑制剂和血管紧张素 II 受体拮抗剂
(ACE Inhibitor and Angiotension II Receptor Blocker)

第一节 ACE 抑制剂 ……………… (778)
  一、概述 …………………………… (778)
  二、ACE 抑制剂的心血管作用 …… (780)
  三、ACE 抑制剂在冠心病中的应用 …… (782)
第二节 血管紧张素 II 受体拮抗剂 …… (790)
  一、ATRA 的基本特征 …………… (791)
  二、ARB 在心肌的缺血再灌注损伤 (IRI) 中的作用 ……………………… (792)
  三、ARB 对血管重构和内皮功能的影响 ………………………………… (792)
  四、ARB 对内源性纤溶活性和凝血系统的影响 ……………………… (793)
  五、ARB 对高血压患者胰岛素抵抗的影响 ………………………………… (793)
  六、ARB 对高血压的治疗作用 …… (794)
  七、ARB 对左心室肥厚的逆转作用 …… (795)
  八、ARB 对心力衰竭的作用 ……… (796)
  九、ARB 的临床试验对心血管终点的影响 ………………………………… (797)

第一节 ACE 抑制剂

一、概 述

(一) ACE 抑制剂分类

血管紧张素是一种 Zn^{2+} 依赖性的金属肽酶，1977 年，Ondetti 等根据 ACE 底物的化学结构推测出其活性部位模型，并设计合成第一个含巯基、口服有效的 ACE 抑制剂——卡托普利，后来又相继研制出含羧基和次磷酸基的 ACE 抑制剂。各种 ACE 抑制剂的共同作用是与 ACE 的活性部位 Zn^{2+} 结合，使之失活。根据结合基团的不同分类如下：

1. 按照化学结构不同分类 ACE 抑制剂分为三类，即第一代巯基（—SH），第二代羧基（—COOH），第三代次磷酸基（—POO）。一般而言，含羧基和次磷酸基者较含巯基者与 ACE 的结合牢固，因而作用强而持久。

2. 按照药代动力学特征分类 ACE 的活性形态是与酶结合的基团，即巯基、羧基或次磷酸基。

第一类药物本身即为活性形态，称为活性药，如卡托普利、赖诺普利等。前者本身具有生物活性，但在体内需转变为二硫化物发挥药理作用，药物原型和代谢产物均经肾脏清除。后者为水溶性，不经代谢，不与蛋白结合，直接从肾脏排泄。

第二类药物需在体内转化为二酸的形式后才具有活性，称为前体药，如依那普利、福辛普利等（表 28-1-1）。

表 28-1-1 常用 ACE 抑制剂

化学名	商品名	起效时间(h)	最大作用时间（h）	T/P	常用剂量	用法
含巯基（—SH）						
卡托普利 Captopril	开搏通	0.2~0.3	1	0~40	25~100mg	Bid-Tid
含羧基（—COOH）						
依那普利 Enalapril	悦宁定 怡那林	1	4~6	50~80	5~40mg	Qd~Bid
赖诺普利 Lisinopril	捷赐瑞	1	4~6	40~70	10~80mg	Qd
培哚普利 Perindopril	雅施达	2	6~8	30	4~8mg	Qd
苯那普利 Benazepril	洛汀新	1	2~4	10~40	10~40mg	Qd
雷米普利 Ramipril	瑞泰	1~2	3~6	40~50	2.5~10mg	Qd
西拉普利 Cilazapril	一平苏	1	3~7		2.5~10mg	Qd
咪达普利 Imidapril	达爽					Qd
含次磷酸基（—POO）						
福辛普利 Fosinopril	蒙诺	1	3~6		10~40mg	Qd

（二）ACE 抑制剂的药代动力学

各种 ACE 抑制剂的药代动力学特征相差很大。决定 ACE 抑制剂的药代动力学特征的因素包括：口服吸收率、生物利用度、与 ACE 亲和力和离解率、脂溶性、代谢产物是否具有生物活性以及排泄途径等（表 28-1-2）。

表 28-1-2 常用 ACE 抑制剂的药代动力学特征

化学名	前体药	生物利用度（%）	达最大浓度时间（小时）	蛋白结合率	半衰期（小时）	排泄途径
卡托普利	不是	70	0.5~1.0	30	2.0	肾
依那普利	是	50	1.0	50	16.0	肾
赖诺普利	不是	25	5.0		13.0	肾
培哚普利	是	70	2.0	20	9.0	肾
苯那普利	是	37	0.5~1.5	97	21.0	肾/肝
雷米普利	是	60	2.5	60	12.0	肾
西拉普利	是	55	1.0		4.0	肾/胃肠
咪达普利	是					
福辛普利	是	25	25	95	12.0	肝/胃肠/肾

二、ACE 抑制剂的心血管作用

(一) 血管紧张素Ⅱ的心血管作用

近年来发现，循环中及组织中异常增高的血管紧张素Ⅱ是导致血压增高的重要原因。血管壁、心脏、中枢神经、肾脏及肾上腺均有肾素－血管紧张素－醛固酮系统（renin-angiotensin-aldosterone system，RAAS）各成分的 mRNA 表达，并有血管紧张素Ⅱ受体的存在，因此组织中 RAAS 自成系统，在高血压及其靶器官损害的形成中可能具有重大作用。血管紧张素Ⅱ的心血管作用可以概括为以下几方面：①心脏：升高心率，增加心肌收缩力；②血管：直接作用于小动脉血管紧张素Ⅱ受体，引起血管收缩，血压升高；③肾上腺：促进皮质释放醛固酮，同时促进髓质释放肾上腺素；④中枢神经系统：促进 ADH 分泌，刺激交感神经系统兴奋；⑤外周神经：作用于突触前膜血管紧张素Ⅱ受体，正反馈促进交感递质释放。

RAAS 系统的作用如图 28-1-1 所示。

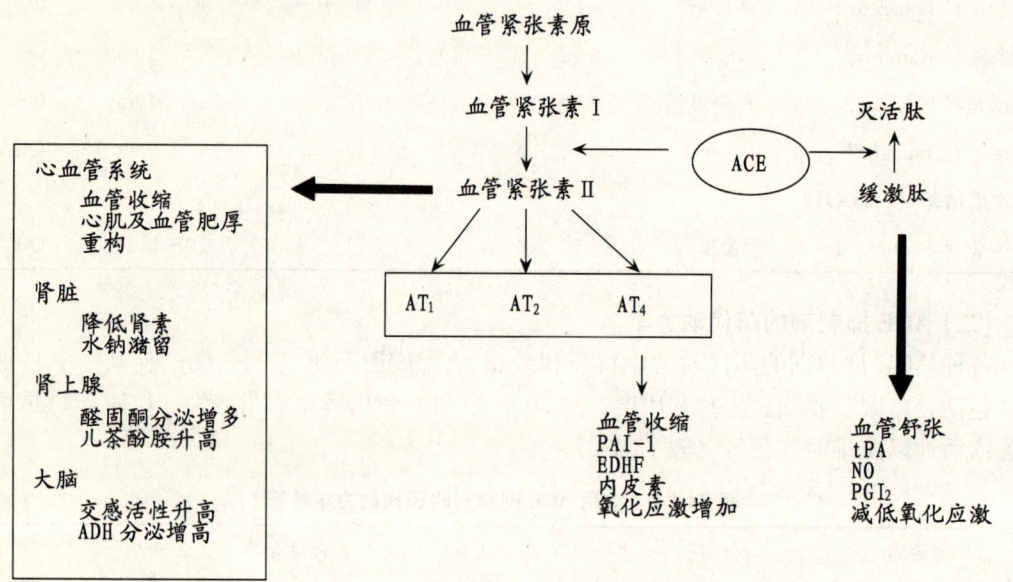

图 28-1-1　肾素-血管紧张素系统的生物作用

(二) ACE 抑制剂的心血管作用

ACE 抑制剂已广泛地应用于高血压、心肌梗死和心力衰竭的临床治疗，并取得满意效果。近几年来，人们把 ACE 抑制剂对心脏血管的作用做为一个研究热点，许多动物实验提示 ACE 抑制剂对心脏血管有保护作用，临床试验也取得初步结果。ACE 抑制剂的心血管作用主要有以下几点：

1. **舒张血管，降低血压**　ACE 抑制剂有效地抑制血管紧张素转换酶（ACE），减少血管紧张素Ⅱ（AⅡ）的生成。不仅扩张外周血管，使血压下降，而且也扩张内脏血管（肝、脾、肾、脑、冠脉），改善冠状动脉血供，增加脑血流量。

2. **保护血管内皮功能**　内皮功能不全是高血压、充血性心衰、冠心病和急性心肌梗死的重要病理生理变化，血管内皮对调节血管舒缩性能有定性作用，该作用通过内皮细胞合成和释放多种血管活性物质来实现，如一氧化氮（NO）、前列腺环素、内皮素、血管紧张素Ⅱ等，其中最具有特征的是 NO。在内皮细胞功能正常时，内皮依赖性舒张因子 NO 与收缩因子之间动态平衡,维持着局部和整个血管舒缩功能的稳态,内皮细胞损伤,使 NO 生成和功能缺陷,则血管舒缩失调。防治或逆转内皮细胞功能不全,减少 NO 生成缺陷,可以减轻自发性高血压大鼠(SHR)对血管紧张素Ⅱ及去甲肾上腺素的反应,提示其有改善血管内皮细胞功能的作用。Mancini 等观测到奎那普利治疗 6 个月使冠脉血管平滑肌对乙酰胆碱灌流所致的血管收缩反应明显减弱,因而推测 ACE 抑制剂在内皮依赖性血管舒张方面肯定发挥着有益作用,其在一定程度可以逆转内皮功能不全。Mancini 等的研究中奎那普利的剂量对受试者血压没有影响,提示 ACE 抑制剂与不依赖于血管扩张剂和血液动力影响的内皮 NO 系统有交互作用。ACE 抑制剂逆转 EC 功能不全有助于解释 ACE 抑制剂在减轻局部心肌缺血和心功能不全状态的有益作用,并对血管再通和侧支循环的建立也可以做出一定的解释。

3. 抑制增生,改善血管结构,抗病理性重构 ACE 抑制剂长期应用,可对血管结构产生有益的影响。法国 Safar 报告长期应用培哚普利可增加高血压患者和自发性高血压大鼠(SHR)局部及全身动脉的顺应性,降低动脉壁硬度,减少主动脉中层厚度,减少平滑肌细胞的肥厚程度和胶原纤维密度,从而改善动脉功能。Asmar 用培哚普利治疗高血压病人一年,可使其血压下降,颈动脉内径和颈动脉血流量显著增加,颈动脉顺应性改善。大量研究也报道了 ACE 抑制剂对高血压患者或动物心肌肥厚的逆转及预防作用。

4. 对缺血心肌的保护作用 心肌缺血时有肾素-血管紧张素系统的激活,进一步导致冠状动脉的收缩。不少动物实验已提示 ACE 抑制剂对缺血心肌有保护作用。Rearaeff 用导管堵塞猪的冠脉前降支 60 分钟后,预先使用卡托普利组的 CPK 水平显著低于对照组。Linz 也发现雷米普利对离体大鼠心肌缺血期及再灌注期 CPK 及 LDH 水平明显低于对照组。Ertl 早先报道卡托普利可明显减少心肌梗死面积。

(三) ACE 抑制剂心血管作用机理

1. 作用于循环中肾素-血管紧张素系统,抑制血管紧张素转换酶,使血管紧张素(Ang)Ⅰ转变为 AngⅡ受阻,从而减少血管紧张素Ⅱ的生成。这与 ACE 抑制剂急性降压作用有关,也是其降压的主要机制。

2. 作用于组织肾素-血管紧张素系统,减少组织中血管紧张素Ⅱ的生成。这是 ACE 抑制剂对低肾素水平患者仍有降压作用,循环中血管紧张素Ⅱ水平反应性增高时仍能维持降压作用的原因。也是 ACE 抑制剂改善病理性重构的主要机制之一。

3. 抑制血管平滑肌细胞增殖 血管平滑肌细胞(VSMC)增殖并向内膜下迁移是形成动脉粥样硬化的主要特征之一,有研究表明血管紧张素Ⅱ有促动脉 VSMC 的增殖效应,ACE 抑制剂可通过抑制 PDGF mRNA 表达而抑制 VSMC 增殖。

4. 减少缓激肽的降解 抑制激肽酶Ⅱ(KininaseⅡ),使激肽降解灭活受阻,激肽(如缓激肽)积聚。缓激肽作用于血管内皮的缓激肽受体促进一氧化氮和前列腺素等扩血管因子的释放。当 ACE 受抑制时,缓激肽增多,扩血管作用增强。

5. 抑制交感神经递质的释放,增加副交感神经兴奋性,对压力感受器影响少,故降压时不伴反射性心动过速。抑制外周交感神经系统也有利于长期降压。

6. 抗氧化和清除自由基,改善心肌能量代谢。氧自由基(OFR)是指含有氧原子的自由基团,其中包括 OH—等,是动脉粥样硬化早期内皮损伤,使低密度脂蛋白氧化的重要因素。实验证明 ACE 抑制剂是一强有力的 OFR 清除剂,且对多种途径产生 OFR 均有清除作用。目前认为对 OFR 的清除作用可能与其结构上的巯基基因有关,也可能通过降低细胞膜上的钙通道数目或改变钙通道功能而降低细胞内游离 Ca^{2+} 的浓度发挥作用。

三、ACE 抑制剂在冠心病中的应用

目前 ACE 抑制剂不仅作为高血压的一线降压药物，而且已被美国 FDA 批准并推荐为心肌梗死、心力衰竭、肾损害蛋白尿及糖尿病肾病治疗的一线药物，此药的全面器官保护作用已被临床上广泛接受及应用。下面分几方面对 ACE 抑制剂在冠心病中的应用进行详细介绍，并简述 ACE 抑制剂在其他心脏病中的应用。

（一）ACE 抑制剂在慢性稳定性心绞痛中的作用

ACE 抑制剂减低血压，降低心脏氧耗量，且具有潜在的扩张冠状动脉的功能，均提示它应该具有抗心绞痛的作用。事实上已有一些研究发现 ACE 抑制剂有轻度抗心绞痛作用。40 例慢性稳定性心绞痛患者进行两周双盲双模拟试验，分别给予安慰剂、洛汀新 10mg 每天 2 次、尼卡地平 10mg 每天 2 次及洛汀新与尼卡地平联合治疗（剂量同前）。与安慰剂相比洛汀新明显减低 24 小时 ST 段下移。洛汀新组及洛汀新与尼卡地平联合治疗组对严重心肌缺血的患者明显减少 ST 段的压低。(Hamid Ikram, al. Br heart J 1994；71：30-33) Bartels 和 Remme 对 25 例无心力衰竭血压正常的心绞痛病人起搏，起搏期间呈现交感激活，而给予培哚普利后明显减少心肌缺血的发生。

ACE 抑制剂对冠心病人的益处可能在于以下几方面：①系统血压的下降；②重构过程的预防；③抗肾上腺素能作用；④抗动脉粥样硬化作用；⑤抗血栓作用，包括内源性纤溶系统的加强。值得注意的是，已发表的有关抗高血压治疗作用最全面的分析结果表明，舒张压下降 5～6mmHg 则冠心病危险下降 14％。而 SOLVD 结果显示舒张压下降 4mmHg 可使心肌梗死下降 23％。因而提示，ACE 抑制剂的有益作用远不只控制血压那么简单。目前在冠心病患者中研究 ACE 抑制剂预防缺血性事件作用的长期试验包括：心脏结局预防评估研究（HOPE）、在以雷米普利和维生素 E 治疗的患者中评估颈动脉超声变化的研究（SECURE）、辛伐他汀/依那普利冠状动脉粥样硬化试验（SCAT）、雷米普利预防动脉粥样硬化试验（PART）。具体研究内容见本节第五部分内容。

EUROPA 研究是评价培哚普利在稳定性冠心病不伴心力衰竭的患者长期（3～4 年）治疗减少心血管事件的作用。研究共入选 12236 名患者，为随机双盲安慰剂对照的多中心临床试验。EUROPA 研究包括五个亚组，即从内皮功能紊乱、动脉粥样硬化、糖尿病、炎症及神经体液激活等不同方面研究培哚普利对冠状动脉疾病的作用。相信此研究结果将为 ACE 抑制剂对稳定性心绞痛的作用提供更客观的数据。目前尚未将 ACE 抑制剂用作稳定性心绞痛的常规治疗药物。

（二）预防冠心病患者的血管再狭窄

冠状动脉支架术后再狭窄主要源于血管内皮的增生，ACE 抑制剂抑制增生的作用提示其可能有预防支架术后再狭窄的作用。预防血管成形术后再狭窄需达到对组织局部血管紧张素生成的抑制，因而 ACE 抑制剂预防血管再狭窄需达抑制组织 ACE 的剂量。有研究显示，在大剂量情况下，洛汀新可以显著抑制组织 ACE，减少血管成形术后动脉内膜增殖。Okumura 等研究 quinapril 预防支架术后再狭窄的作用是否与 ACE 基因型有关。92 名支架植入术后的患者，经 quinapril 治疗 6 个月后，D 等位基因携带者再狭窄率明显低于 II 基因型者。提示 DD 型患者使用 ACE 抑制剂预防支架术后再狭窄可能更有效。

Ribichini 等研究传统剂量 ACE 抑制剂对支架术后再狭窄的作用。897 名心肌缺血患者共 998 处冠状动脉狭窄病变处值入支架，282 名服用 ACE 抑制剂者再狭窄率为 36.6％，而

未服 ACE 抑制剂者再狭窄率为 22.9%。单变量分析提示在所有患者中药物对再狭窄无明显作用。而多变量分析显示 ACE 抑制是支架术后再狭窄的独立危险因素，OR1.84。作者认为传统口服 ACE 抑制剂增加了支架内再狭窄的可能。这一结果与其他研究明显矛盾，是由于 ACE 抑制剂剂量过低，还是其他原因，需进行进一步的研究。

(三) ACE 抑制剂与心肌梗死

1. ACE 抑制剂在心肌梗死急性期的应用

急性心肌梗死中 ACE 抑制剂的早期应用一直是临床医生关注并有所顾虑的热点。1996 年美国 AMI 治疗指南中指出：ACE 抑制剂应使用于所有 AMI 患者（SBP>100mmHg，且没有明确禁忌证者），在其他常规治疗（阿司匹林、β-受体阻滞剂和再灌注治疗）施行且血压稳定后，应尽快开始（AMI 后 24～36 小时内），治疗应从小剂量开始，并在 24～48 小时内逐渐增加到足量。几项大型临床试验中 ACE 抑制剂预防主要终点的情况见表 28-1-3。

表 28-1-3　急性心肌梗死患者 ACE 抑制剂试验中重大心血管事件的发生

研究	死亡率 (%)			死亡率+心衰 (%)		
	ACE 抑制剂	对照	P	ACE 抑制剂	对照	P
早期治疗（<24 小时），没有选择标准						
CONSENSUS II	10.2	9.4	0.26			
GISSI-3	6.3	7.1	0.03	15.6	17.0	0.009
ISIS-4	7.2	7.7	0.02			
CCS-1	9.0	9.6	0.30			
早期治疗（<24 小时），前壁心肌梗死						
SMILE	4.9	6.5	0.19	10.6	7.1	0.018
晚期治疗（3～10 天，左室功能不全或急性充血性心力衰竭）						
AIRE	17.0	23.0	0.002	19.0	26.0	0.002
TRACE	34.7	42.3	0.001			

(1) 心肌梗死急性期应用 ACE 抑制剂的病理生理机制：急性心肌梗死 (AMI) 患者血浆肾素－血管紧张素－醛固酮系统 (RAAS) 活性增强，发生严重并发症的患者表现尤为显著。RAAS 可能由急性心肌损伤所激活，血压降低也可能是 RAAS 激活的重要原因。AMI 早期，RAAS 活性增强有一定代偿意义，但活性过高会导致冠状动脉进一步收缩，加重心肌缺血损伤，水钠潴留可加重心脏负荷，可能引起的血钾降低易导致心律失常发生。病情严重的 AMI 患者活性较高，RAAS 活性过高反过来又可使病情加重，形成恶性循环。

ACE 抑制剂应用于 AMI 的机制可能包括：①使心外膜冠状动脉扩张，并改善侧支循环，因而增加缺血区心肌血流；②降低动脉压和左室充盈压，而且降低血压的同时不伴随心率增加，这是 ACE 抑制剂不同于其他血管扩张剂的突出优点。以上作用导致心肌耗氧量降低；③可以防止 AMI 早期梗死壁扩展和急性左室扩张；④对并发的充血性心力衰竭有治疗作用；⑤有清除氧自由基和防止脂质过氧化的作用，可减轻早期再灌注治疗时间的再灌注心肌损伤和再灌注心律失常；⑥减少血小板聚集和强化内皮松弛因子作用，防止冠脉内血栓形成。

(2) 心肌梗死急性期应用 ACE 抑制剂的循证医学证据：AMI 后无选择地早期应用 ACE 抑制剂的作用已被 CONSENSUS Ⅱ（Cooperative North Scandinavian Enalapril Survival Study）、GISSI3（Gruppo Italiano perlo Studio della Sopravvivenza nell'Infarto Miocardico）、ISIS4（International Study of Infarct Survival）和中国的 CCS-1（Chinese Cardiac Study）等大型临床研究证实。上述研究包括近 10 万患者，均是 AMI 发作后 24~36 小时应用 ACE 抑制剂治疗，其结果与对照组比较，30 天的死亡率由 7.6% 降到 7%（$P=0.004$），而且其中获益的 80% 是发生在 AMI 的第一周；同时，非致死性心力衰竭也由 15.2% 降到 14.6%（$P=0.01$）。

中国心脏研究（CCS-1）入选 7079 例心肌梗死急性期患者（发病 36 小时内），随机应用开搏通或安慰剂治疗 4 周，显示治疗组早期病死率下降（9.0% 比 9.6%），2 年远期病死率亦明显下降（7.0% 比 8.3%）。

GISSI-3 试验入选 19394 名急性心肌梗死患者，症状发生后 24 小时内口服 lisinopril 6 周，与安慰剂对照 Lisinopril 明显降低 6 周总死亡（$OR=0.88$）、严重心室功能不良（$OR=0.90$）；与硝酸酯类合用效果更佳。

ISIS-4 研究下述处理对急性心肌梗死的作用：口服卡托普利 1 个月；口服单硝异山梨醇 1 个月；24 小时静脉镁制剂；结果提示无明显禁忌证的 AMI 患者早期应用 ACE 抑制剂，益处至少持续 1 年；高危患者获益更大。

SMILE-2（Survival of Myocardial Infarction Long-term Evaluation-2）研究入选 1556 名症状发作 24 小时内的急性前壁心梗患者，采用双盲随机设计，安慰剂对照。结果 zofenopril（初始剂量 7.5mg，靶剂量 30 mg/d）治疗 6 周后死亡危险性降低 29%。

PRACTICAL 研究对发病 24 小时内的 AMI 患者给予开搏通、依那普利或安慰剂治疗，并在治疗前及治疗 3 个月后做超声心动图检查，比较左室大小及功能：左室舒张末容积（LVEDV）在两组中分别为 175 ± 6 到 189 ± 7ml（安慰剂组），168 ± 4 到 172 ± 4ml（ACE 抑制剂组），$P=0.051$；左室收缩末容积在两组中分别为 99 ± 6 到 108 ± 7ml（安慰剂组），94 ± 3 到 94 ± 4ml（ACE 抑制剂组），$P=0.026$。左室射血分数（LVEF）ACE 抑制剂组从 45 ± 1 升到 47 ± 1%，$P=0.05$，而安慰剂组则无明显变化。以上数据可见 ACE 抑制剂组左室舒张、收缩末内径较安慰剂组明显减少，左室收缩功能亦有所增加。

HEART 研究对发病 24 小时内的 AMI 患者给予小剂量或大剂量雷米普利或安慰剂治疗，得出两个结果：第一，AMI 早期（24 小时）用药组较延迟用药组（2 周后）的射血分数改善明显；第二，足量用药组效果优于低剂量组。与安慰剂组比较，雷米普利早期足量组（10mg）与低剂量组（0.625mg）的射血分数分别改善了 4.9%（$P<0.05$）和 3.9%，而延迟组只改善了 2.4%。（Circulation 1997，95：2643-51）由此可见 AMI 时越早使用 ACE 抑制剂，益处越多；且足量应用益处最大，此时应用 ACE 抑制剂是事半功倍。

FAMIS（Fosinopril in Acute Myocardial Infarction Study）研究是第一个评价已接受溶栓治疗的急性心肌梗死患者早期应用 ACE 抑制剂（福辛普利）的临床研究，2 年内心力衰竭Ⅲ、Ⅳ级或死亡的联合终点下降 34.7%（分别下降 17.5% 和 26.8%，$P=0.04$），再一次显示 ACE 抑制剂对心肌梗死具有良好的近期和远期疗效。

CONSENSUS-Ⅱ（北欧 Enalapril 生存研究-Ⅱ）协作组选择血压 >100/60mmHg 的 AMI（发病 24 小时之内）病人，随机分为依那普利治疗组（$n=3044$）或安慰剂组（$n=3046$）首先静脉注依那普利 1mg（加入 100ml）生理盐水中，>2 小时，注后 6 小时再口服依那普利 2.5mg Bid，第 3 天 5mg 10 天 2 次，第 4 天 10mg 1 天 1 次，第 5 天 20mg 1 天 1 次。随访 1 个月和 6 个月，依那普利组病死率（7.2%、11.0%）与安慰剂（6.3%，10.2%）间无明显差异，但由于心衰而需要治疗的依那普利组（27%）明显低于安慰剂组（30%）（$P<0.006$）。依那普利静注后低血压发生率较高，是否与此试验阴性结果有关尚有争议。故有些学者还认为在 AMI 早期不应使用静注依那普利，有的学者还认为该试验应作长期随访，以观察依那普利的远期疗效。

目前，经溶栓、抗血小板等治疗，AMI 早期病死率已明显下降（国外达 7%～8%，国内达 9%～10%）。在基础病死率较低、在溶栓及抗血小板等有效治疗的基础上，要检出更有效的治疗药物是不容易的。ACE 抑制剂对入选较广泛的 AMI 早期病死率的疗效轻度，但实际是有意义的。对前壁梗死、伴心功能不全或心力衰竭的 AMI 病死率的作用是显著的，近似于抗血小板治疗效果。

(3) ACE 抑制剂在心肌梗死急性期应用原则：适应证：①心肌梗死伴左心功能不全或临床心力衰竭；②前壁梗死或大面积前壁梗死的高危病人；③对心率偏快，血压正常或偏高，未能溶栓治疗者也应考虑应用。

相对禁忌证：①过敏反应；②低血压（收缩压<13.3kPa，1kPa=7.5mmHg）；③肾功能不良（血肌酐>176μmol/L）、休克者；④明显心动过缓（包括心脏传导阻滞）；⑤下壁或右室梗死伴血压不稳者慎用。

注意事项：①在 AMI 后 24 小时内开始使用，溶栓、抗血小板治疗后尽快使用；②以小剂量开始，视病情适当增减剂量；③大面积心肌梗死，前壁心肌梗死伴左室射血分数减低或临床有心衰症状者应长期应用；低危 AMI 使用 4～6 周可停药；④主要副作用是低血压，使用过程中（调整加量过程中）应监测血压、肾功能。治疗过程中发现持续低血压时应及时中断治疗。应注意尽可能不与溶栓剂及某些影响血压的药物同时并用，以免引起低血压的增加。

2. ACE 抑制剂在心肌梗死二级预防中的应用

AMI 后患者的远期生存率，是医生和保健人员关心的问题，AMI 的二级预防是近二十年来治疗方面的重大进展，一些实施良好、大规模、协作性、随机化对照临床试验之后，心肌梗死患者应使用 ACE 抑制剂的观点已为临床普遍接受。目前 ACE 抑制剂已经是 AMI（尤其是伴高危因素患者）公认的急性期治疗和二级预防的重要措施之一。

(1) 心肌梗死恢复期应用 ACE 抑制剂的循证医学证据：在 AMI 后相对晚期开始应用 ACE 抑制剂，且有选择性的针对有左心功能不全的研究是 AIRE-AIREX 研究与 SAVE (Survival and Ventricular Enlargement Study)、TRACE (Trandolapril Cardiac Evaluation) 及 SOLVD 预防－治疗研究，这些研究包括约 11000 例患者，结果显示了死亡率的明显下降（26.5% 比 22.1%，$P=0.0001$）和再梗死率的明显降低（12.2% 比 10.2%，$P=0.0004$）。

英国对 AIRE 中的 603 名患者进行了 3～4 年的延伸研究 (AIREX)，延伸了 AIRE 对 AMI 的早期观察结果，进一步证实了对 AMI 有心衰临床证据的患者，雷米普利治疗具有长期效益，绝对生存率提高 11.4%。这些结果证实并扩展了先前的研究结论，即应选择左心功能不全患者进行长期治疗。建议医生一旦决定给予 AMI 后患者 ACE 抑制剂治疗，就应长期用药，除非不能耐受。

SAVE 试验（心室扩张与生存试验）选择心肌梗死后 3～16 天（平均 11 天）且左室射血分数<40%（平均 31%）的病人，全部病人均先试服 Captopril 6.25mg，仅有 0.8%

（19/2250例）的病人不能耐受（副作用）而退出试验。然后随机分为Captopril治疗组（$n=1115$）或安慰剂组（$n=1116$）。治疗组Captopril由每日12.5mg渐加量至150mg，长期随访，78%的病人长期日服Captopril 150mg。第一年随访两组间生存率无明显差异，平均随访43个月，治疗组病死率（20.4%，$n=228$）比安慰剂组（24.6%，$n=274$）减少17%（$P=0.02$），需要治疗的心力衰竭发生率减少37%（$P<0.001$），再梗死发生率减少25%（$P=0.015$）。

SOLVD试验（左室功能不良的研究）用Enalapril治疗心肌梗死48个月，结果治疗组病死率（14.8%）较安慰剂组（15.8%）减少8%（$P=0.30$）；充血性心力衰竭发生率（20.7%、30.2%）减少37%（$P<0.001$）；死亡加心衰事件发生率（29.8%、38.6%）减少29%（$P<0.001$）；尤其对心衰较重者（左室射血分数<28%）作用明显，使其危险下降49%。

(2) 心肌梗死恢复期应用ACE抑制剂的机制：ACE抑制剂主要作用机制是通过影响心肌重塑、减轻心室过度扩张而减少充盈性心力衰竭的发生率和病死率。动物实验及临床研究均已证实了这一点。Pfeffer结扎大鼠冠脉，卡托普利治疗组心肌梗死面积较对照组减少，左室舒张末期容积仍在正常范围，左室射血分数提高，左室硬度系数下降，示卡托普利减缓了心肌梗死后左室功能的恶化。新西兰Sharpe报道了ACE抑制剂对急性心肌梗死（AMI）病人左室扩张有预防作用，选择60例无心衰表现的AMI病人（发病后1周，EF<45%），随机分为卡托普利（25mg 1天3次）、速尿（40mg 1天1次）或安慰剂组，随诊一年，卡托普利组左室收缩末期容量指数、左室射血分数明显改善，而另两组则不能。随后Sharpe又观察了100例有Q波的无心衰表现的AMI发病24~48小时病人，用卡托普利（50mg Bid）治疗3个月，使左室射血分数校对照组增加了4.6%（$P<0.0001$）。再次证实卡托普利可预防心肌梗死后左室扩张及左室功能不良。

除了通过防止心力衰竭发生和发展降低心源性死亡外，临床试验中猝死发生率降低表明，ACE抑制剂还有其他机制能带来临床益处。猝死的发生很有可能是由于突发性缺血或心律失常事件所致，ACE抑制剂调节神经内分泌系统的活性能减少突发性血管收缩的发生。在孤立性灌注的兔心脏中，ACE抑制剂增加糖原、三磷酸腺苷含量和冠脉血流量，使室颤的发生减少，这是ACE抑制剂阻止AⅡ生成并抑制缓激肽降解的结果。此外，ACE抑制剂可抑制乙酰胆碱释放，减少钙负荷，并抑制内源性内皮素的分泌，后者有助于降低左室功能不全和心律失常的发生。

3. ACE抑制剂在心肌梗死中应用总结

(1) ACE抑制剂无论在心肌梗死早期或后期应用，均降低心力衰竭（或左心功能不全）事件的发生。ACE抑制剂治疗心肌梗死的适应证：心肌梗死伴左心功能不全或临床心力衰竭、前壁梗死（ST段抬高）、大面积（前壁）梗死高危病人为ACE抑制剂治疗对象；对心率偏快、血压正常或偏高、未能溶栓治疗者也应考虑应用ACE抑制剂。早期应用轻度增加休克的发生率，不宜静脉注射依那普利拉。

(2) ACE抑制剂治疗心肌梗死相对禁忌证：包括过敏反应、低血压（SBP<13.3kPa）、肾功能不良（血肌酐>176μmol/L）、休克。对明显心动过缓（包括心脏传导阻滞）、下壁梗死或右室梗死伴血压不稳定者应慎用。

(3) 与其他药并用问题：ACE抑制剂应在AMI溶栓、抗血小板治疗后尽快使用，尽可能不与溶栓剂及某些明显影响血压的药物同时并用，以免引起低血压的增加。ACE抑制剂与钙拮抗剂、强心剂、利尿剂、硝酸盐、抗心律失常剂等均可合用。

(4) 主要副作用是低血压，故在选择病人时应注意血压水平，治疗过程中发现持续性低血压应及时中断治疗。

(四) ACE 抑制剂在缺血性心肌病中的应用

血管紧张素转换酶抑制剂（ACE 抑制剂）在慢性心力衰竭中的应用已有 20 多年的历史，尽管 β-阻滞剂在慢性心力衰竭中的治疗地位已得到充分肯定，但 Braunwald 教授于 2000 年再次肯定和强调 ACE 抑制剂是慢性心力衰竭治疗的基石。

在心肌病中缺血性心肌病是最常见的病因之一，缺血性心肌病是一种以收缩功能不全为主的心力衰竭，随着细胞与分子心脏病学的研究进展，对心力衰竭病理生理机制的认识不断深入，Packer 等提出，CHF 是心脏泵功能障碍引起的，以神经内分泌紊乱为主要特点的临床综合征，即 CHF 激活了神经内分泌系统，后者又进一步加速 CHF 的发展；现在认为其基本机制是心肌重构，肾素－血管紧张素－醛固酮系统（RAAS）和交感神经系统的过度活化在心肌重构中起关键作用。随着社会的进步和医学发展的不断完善，如细胞凋亡、细胞因子及氧自由基在心衰中的作用逐步得到认识。近年来，虽然心力衰竭的药物治疗（包括 ACE 抑制剂、扩血管药物、利尿剂及强心药等）取得了一定的疗效，但疾病的进展仍得不到有效控制，发病、致死和致残率仍持续升高，由此造成的医疗费用支出不断增加，给患者及社会带来了极大的负担。因此，缺血心力衰竭的治疗近年来已从短期血流动力学的改善措施转为长期的、修复性的策略。目的是改变衰竭心脏的生物学性质，抑制神经体液的过度活化，抑制其恶性循环，从而争取逆转心肌重构。心衰的治疗目标不仅仅是改善症状、提高生活质量，更重要的是防止和延缓心肌重构的发展，从而降低心衰的死亡率和住院率。

1. ACE 抑制剂治疗心力衰竭的可能机制

(1) 抑制肾素－血管紧张素－醛固酮系统（RAS），阻断循环或心脏局部血管紧张素Ⅱ的生物效应，可改善心肌收缩功能、防止非肌性细胞增生和胶原沉积、防止心肌重构从而保护心脏；

(2) 作用于激肽酶Ⅱ，抑制缓激肽的降解，提高缓激肽的水平和加强内源性缓激肽作用，促进产生 NO 与前列腺素，发挥保护作用；

(3) 减少神经末梢去甲肾上腺素的释放，减少醛固酮分泌和/或肾血流量增加，以减少钠潴留，发挥抗自由基作用等；

(4) 抑制内皮素（ET）系统，减少内皮细胞形成内皮素，发挥其降压作用和逆转心肌肥厚的作用；

(5) 血流动力学效应，扩张小动脉和静脉，降低心脏前后负荷，使心肌氧耗量减少及减少冠状血管阻力、增加冠脉血流，增加心肌供血，保护心肌。

研究表明，组织 RAS 在心力衰竭的病理生理机制中起重要作用。ACE 抑制剂在临床中用于慢性心力衰竭的治疗，这与 ACE 抑制剂抑制循环及组织 RAS 以及增强激肽系统活性有密切的关系。但 ACE 抑制剂的这些治疗效应是否与其增高 Ang (1-7) 水平有关目前还不十分清楚。当心肌受到急性损伤时循环的 RAS 激活，血浆中 AngⅡ水平增高；当心脏处于相对稳定状态时，循环 RAS 活性降低，但心脏组织 RAS 仍处于持续激活状态；心力衰竭时，心肌 ACE 活性增加，血管紧张素原 mRNA 水平上升，AngⅡ受体密度增加。试验研究表明 AngⅡ引起培养心肌细胞和成纤维细胞 DNA 和蛋白质合成。因而，组织 RAS 在心肌重塑中起关键作用。

ACE抑制剂促进缓激肽的作用与抑制AngⅡ产生的作用同样重要。缓激肽降解减少可引起扩血管的前列腺素生成增多和抗增生的效果。动物实验证实，ACE抑制剂对心室重塑和生存率的有益影响，在应用AngⅡ受体阻滞剂的实验中未能见到，且在合用激肽抑制剂时，ACE抑制剂的有利作用即被对消。在临床上长期应用ACE抑制剂时，尽管循环中AngⅡ水平不能持续抑制，但ACE抑制剂仍能发挥长期效益。合并使用阿司匹林阻断了缓激肽介导的前列腺素合成，会减弱ACE抑制剂对血流动力学和预后的有益作用。这些表明，ACE抑制剂的有益作用至少部分是由缓激肽所致。

2. ACE抑制剂在收缩性心力衰竭中的应用

NYHA各级心功的左室收缩性心力衰竭，无论有无症状，均应选用ACE抑制剂长期治疗，除非有禁忌证。

(1) ACE抑制剂在无症状的左心功能不全中的应用：众所周知，射血分数越低，发生心力衰竭的危险越大。ACE抑制剂和β-受体阻滞剂建议用于所有左室射血分数降低的病人，对于无症状的病人不建议使用地高辛。无症状的左心收缩功能不全患者可尽早开始单独ACE抑制剂长期治疗，可从长期的ACE抑制剂治疗中获益。来自SOLVD预防研究、SAVE和TRACE的资料一致显示：无症状的左心功能不全患者，很少发展至症状性心衰和因心衰而住院（证据水平A）。

(2) ACE抑制剂在有症状的左室收缩性心力衰竭的应用：基于循证医学的概念，目前已有大量证据表明，神经内分泌的激活在慢性心衰的发生发展中起关键作用。国际心衰治疗指南的综合意见是：① 建议ACE抑制剂作为左心收缩功能减退，表现为射血分数异常（EF<45%）患者的一线治疗药物；全部心衰患者，均需应用ACE抑制剂，除非有禁忌证或不能耐受；需无限期地、终生应用（证据水平A）；② 治疗宜从小剂量开始，应逐渐增加ACE抑制剂的剂量，达到大规模对照试验所显示的有效剂量（证据水平A），而不是仅仅根据症状的改善调整剂量（证据水平C）；③ 无体液潴留的患者应首先给予ACE抑制剂，有体液潴留的患者合用利尿剂和β-受体阻滞剂（证据水平B）。首先考虑使用ACE抑制剂和利尿剂，当症状改善后，如液体潴留消失，尝试减少利尿剂剂量，但要保持最佳剂量的ACE抑制剂。为避免高血钾，使用ACE抑制剂前避免使用保钾利尿剂。如果持续存在低血钾则加用保钾利尿剂。加用β-受体阻滞剂并逐步增加剂量至大规模对照试验中使用靶剂量。不能耐受ACE抑制剂或β-受体阻滞剂的病人，可考虑使用血管紧张素Ⅱ受体拮抗剂（ARB）或联合使用大剂量硝酸盐和肼苯哒嗪替代ACE抑制剂，反对使用非类固醇消炎药抑制咳嗽，因为能使心衰恶化。将ARB与ACE抑制剂联合应用于心衰患者，尚需大规模的临床试验进一步验证。

在临床上，洋地黄类药物和速尿合用治疗慢性心衰是传统的基础治疗，但此法不能阻止疾病的进展和提高生存率。而ACE抑制剂能显著改善中、重度心衰和左心收缩功能不全患者的存活率、心衰症状和降低住院率。最近，来自5个大型对照试验（其中3个试验包括心肌梗死后早期的患者）的12763例左心功能不全及心衰患者的荟萃分析显示，ACE抑制剂显著减少死亡率、心衰住院率和再梗死率，且独立于年龄、性别和基线使用利尿剂、阿司匹林、β-受体阻滞剂等情况。基线起步于左心功能的任何阶段都会明显受益。最严重的心衰患者获得的绝对益处最大。在心肌梗死的急性期，ACE抑制剂明显增加有心衰症状和体征的患者的存活率，即使症状是暂时的亦有效。除对死亡率的影响外，ACE抑制剂能改善心衰患者的总体心功能状态，相反，对改善运动耐量只有很小的益处。ACE抑制剂能防止左心功能进一步恶化，减少心脏进一步扩张，但是，不能持续地减少心脏的体积，停用 ACE 抑制剂后，其对心脏的有益作用迅速降低。

CHF 病人症状稳定后不能停用抗心衰药物。因为 ACE 抑制剂和 β-受体阻滞剂为改善病人预后，延长生存的药物。即使病人的症状控制满意，仍应长期坚持服用这两类药物。对有明显心力衰竭症状的病人，如心功能Ⅲ-Ⅳ级的病人，也应长期使用利尿剂和地高辛。CHF 病人合并有高血压或心绞痛需考虑使用钙拮抗剂时，可选用新的钙拮抗剂氨氯地平。

3. ACE 抑制剂的应用展望

近年来的大型临床试验表明，不同种类的 ACE 抑制剂对左室功能不全的或心衰患者都有类似的效果，尽管不同研究之间存在着样本大小的不平衡使得不同药物之间无法进行肯定的比较。因此，有理由相信，在治疗左室功能不全伴或不伴心衰时，ACE 抑制剂具有相同的效应机制。同样，ACE 抑制剂对心肌梗死患者的益处也被认为是相同的效应机制；但目前尚不清楚 ACE 抑制剂在防止缺血性事件的发生方面，是否也基于相同的机制。SAVE 和 SOLVD 研究资料表明，在防止左室收缩功能不全患者缺血性事件方面，卡托普利和依那普利同样有效。雷米普利是至今为止唯一表现出能防止无症状左室功能不全患者缺血性事件发生的 ACE 抑制剂。ACE 抑制剂对比 HOPE 研究对象更加低危的患者的临床益处，目前尚不清楚。

最近，两项正在进行中的临床研究正准备回答以上一些问题。ACE 抑制剂预防事件试验（PEACE）正在研究群多普利是否能防止正常射血分数的冠心病患者发生心肌梗死和心血管事件。减少稳定型冠心病心脏事件的欧洲培哚普利试验（EUROPA），正在评估培哚普利是否能防止无心衰的稳定型冠心病患者发生心肌梗死、不稳定性心绞痛和心血管事件。

ACE 抑制剂的大型临床试验大部分生存率方面的益处是通过进行性心力衰竭死亡率的下降获得的，这可能反映对 CHF 患者中所发生的 LV 功能进行性破坏有预防作用。在 ACE 抑制剂治疗的患者中观察到的因突然或推测的心律失常事件所造成的死亡率下降趋势可以用相同的机制来解释。

4. ACE 抑制剂在心力衰竭中的临床应用原则

(1) 适应证：①所有左心室收缩功能不全（LVEF<40%）的患者，均可应用 ACE 抑制剂，除非有禁忌证或不能耐受；无症状的左室收缩功能不全（NYHA 心功能Ⅰ级）患者也应使用，可预防和延缓发生心力衰竭；伴有体液潴留者应与利尿剂合用。②适用与慢性心力衰竭患者的长期治疗，不能用于抢救急性心力衰竭或难治性心力衰竭正在静脉用药者，只有长期治疗才有可能降低病死率。为达到长期治疗的目的，应坚信以下事实：症状改善往往出现于治疗后数周至数月，即使症状改善不显著，ACE 抑制剂仍可减少疾病进展的危险性；ACE 抑制剂治疗早期可能出现一些不良反应，但一般不会影响长期应用。

(2) 禁忌证或需慎用 ACE 抑制剂的情况：对 ACE 抑制剂曾有致命性不良反应的患者，如曾有血管神经性水肿、无尿性肾衰竭或妊娠妇女，绝对禁用 ACE 抑制剂。一下情况需慎用：双侧肾动脉狭窄；血肌酐水平显著升高大于 $225\mu mol/L$（3mg/dl）；高血钾大于 $5.5\mu mon/L$；低血压（收缩压<90mmHg），低血压患者经其他处理，待血流动力学稳定后在决定是否应用 ACE 抑制剂。

(3) 应用方法：① 起始剂量和递增法：治疗前应注意利尿剂以维持在最合适剂量。因液体潴留可减弱 ACE 抑制剂的疗效；而容量不足又可加剧 ACE 抑制剂的不良反应。ACE 抑制剂应用的基本原则是从很小剂量起始，逐渐递增，直至达到目标剂量。一般每隔 3～7

天剂量倍增 1 次。剂量调整的快慢取决于每个患者的临床状况。有低血压史、低钠血症、糖尿病、氮质血症以及服用保钾利尿剂者，递增速度宜慢。ACE 抑制剂的耐受性约 90%。② 目标剂量和最大耐受剂量：在上述的随机对照临床试验中，ACE 抑制剂的剂量不是根据患者的治疗反应而定的，而是达到了规定的目标剂量。临床上小剂量应用现象十分普遍，以为小剂量也同样有效而且更好，这是一种误解。一些研究表明，大剂量较之小剂量对血流动力学、神经内分泌、症状和预后产生更大的作用。因此，应该尽量将剂量增加到目标剂量或最大耐受剂量。③ 维持应用：一旦剂量调整到目标剂量或最大耐受剂量，应终生使用。ACE 抑制剂的良好治疗反应通常要到 1~2 个月或更长时间才显示出来，但即使症状改善并不明显，仍应长期维持治疗，以减少死亡或住院的危险性。撤除 ACE 抑制剂有可能导致临床情况恶化，应予避免。④ 不同类型 ACE 抑制剂的效果和选择：目前已有的证据表明，ACE 抑制剂对心力衰竭患者的症状、临床情况、死亡率或疾病进展均无差别。各种 ACE 抑制剂药理学的差别如组织选择性、ACE 结合部位、短或长效等，对临床影响不大。因此在临床实践中，各种 ACE 抑制剂均可应用。

（4）ACE 抑制剂初始应用的推荐方法：① 避免过度利尿，如正在使用则需停用利尿剂 24 小时。② 建议傍晚给予首剂，避免低血压反应。③ 初始剂量要小，以后渐增至适当的维持剂量（表 28-1-4）。④ 初始阶段每 3~5 天检测肾功能和电解质，稳定后每隔 3 个月检测一次，再以后每隔 6 个月检测一次。如肾功能明显恶化则停药。⑤ 治疗初期避免合用保钾利尿剂，除非有持续性低血钾或利钠治疗无效。⑥ 避免与非甾体类抗炎药（NSAIDS）合用。⑦ 每次增加剂量后需监测血压 1~2 周。

表 28-1-4 大规模对照临床试验中 ACE 抑制剂初始剂量与产家推荐的维持量

药 物	起始剂量	维持剂量
卡托普利	6.25mg，3 次/天	25~50mg，3 次/天
依那普利	2.5 mg，1 次/天	10 mg，2 次/天
培哚普利	2 mg，1 次/天	4 mg，1 次/天
雷米普利	1.25~2.5 mg，1 次/天	2.5~5 mg，1 次/天 2 次/天
苯那普利	2.5 mg，1 次/天	5~10 mg，1 次/天
福辛普利	10 mg，1 次/天	20~40 mg，1 次/天
西拉普利	0.5 mg，1 次/天	1~2.5 mg，1 次/天
赖诺普利	2.5 mg，1 次/天	5~20 mg，1 次/天
咪达普利		

注：参考欧洲心脏病学会心力衰竭指南

（王鸿懿　荆　珊　孙宁玲）

第二节　血管紧张素 II 受体拮抗剂

循环中的肾素血管紧张素系统（RAS），主要由肾素、血管紧张素原（Ang）、血管紧张素 I（AngI）、血管紧张素 II（AngII）和血管紧张素转换酶（ACE）等组成。肾素由肾小球球旁细胞分泌，具有蛋白酶的活性，能将肝脏产生的 Ang 转换成 AngI，AngI 无组织活性；AngⅠ经肺脏产生的血管紧张素酶（ACE）转换成AngⅡ，AngⅡ是RAS主要的效应肽，作用于心脏、血管、肾脏、肾上腺、脑、垂体和生殖系统等，维持机体内环境的稳定。此过程称为RAS的"经典途径"。循环中RAS主要作用是收缩血管，正性肌力作用，刺激醛固酮分泌，增加交感神经末梢释放儿茶酚胺等。心肌组织局部也可通过自分泌和旁分泌系统产生RAS，在人体，心肌的AngⅡ 20%通过ACE途径产生，而80%则通过糜蛋白酶（chymase）——"非经典途径"生成。

心肌组织RAS的作用是：①正性肌力作用：通过自分泌，直接增加心肌收缩力；通过旁分泌，促进交感神经末梢释放儿茶酚胺，出现正性肌力作用。②调节冠脉张力：心肌组织内AngⅡ可直接引起冠脉收缩，还可增加交感神经末梢释放儿茶酚胺，影响冠脉张力；AngⅡ可通过内皮系统产生PGE_2和PGI_2调节冠脉张力。③诱发心肌肥厚：AngⅡ可激活原癌基因（protooncogen），激活细胞核、线粒体、高尔基氏器和染色体上的相应受体，通过促进交感神经末梢释放儿茶酚胺，诱发心肌肥厚。④与ANP的相互作用：ANP与AngⅡ在功能上相互拮抗，ANP主要作用是扩血管，AngⅡ的主要作用是缩血管，调节血管张力。无论是循环中还是局部的RAS，都是通过AngⅡ与AngⅡ受体（ATR）发挥作用。

血管紧张素Ⅱ受体拮抗剂（ATRA），是新一类作用于肾素-血管紧张素系统（RAS）的药物，对高血压、动脉硬化、心肌肥厚、心力衰竭、糖尿病肾病等具有良好作用。与血管紧张素转换酶抑制剂（ACE抑制剂）比较，它直接作用于RAS的受体水平，能选择性地并完全阻断循环及局部的RAS，且不具有干咳、血管神经性水肿等副作用。近年来，随着AⅡA类药物的不断涌现，临床应用日趋广泛。

一、ATRA的基本特征

几乎所有AngⅡ的生理作用均是通过细胞表面膜受体介导完成的。目前已知的AngⅡ受体亚型有AT1、AT2、AT3、AT4四种，后两种的研究较少。AT1受体主要分布在人体血管、心脏、肾脏、脑、肺及肾上腺皮质，其主要生理效应是介导血管和心肌收缩、垂体激素和醛固酮分泌、水钠重吸收及细胞增殖肥大等。AT2主要分布于人胚胎组织，少量分布于成人的心、脑、肾、肾上腺、生殖器官，其生理效应与AT1相反，调节细胞凋亡、促进分化，可能还有血管扩张作用，在病理状态可能与伤口愈合及组织结构的重塑有关。目前认为AngⅡ的主要生理和药理作用均是由AT1受体介导的，因为细胞膜表面的AT1结合位点显著多于AT2，约4:1。无论是循环中RAS还是局部RAS，AT1RA均通过阻止AngⅡ与AT1受体结合而在受体水平阻断AngⅡ的生理效应，同时消除了球旁细胞合成释放肾素的反馈抑制作用，使AngⅡ和肾素合成增加，与AT2受体结合增多，AT2受体介导的生理效应增加，避免了如ACE抑制剂抑制缓激肽和P物质的降解导致的非剂量相关性干咳和血管神经性水肿。

现有的ATRA均系选择性AT1受体拮抗剂（AT1RA），其AT1:AT2的作用比值在1000倍以上。AT1RA可分为三类：①二苯四咪唑类：以氯沙坦（Losartan，商品名科素亚，杭州默沙东制药有限公司生产）为代表，还有伊贝沙坦（Irbesartan，商品名安博维，杭州赛诺菲圣德拉堡民生制药有限公司生产）、坎地沙坦（Candessartan）等；②非二苯四咪唑类：以Eprosartan为代表，还有B1AR-2771等；③非杂环类：以缬沙坦（Valsartan，商品名代文，北京诺华制药有限公司生产）为代表。目前国内应用较多的是氯沙坦、缬沙坦，此外还有伊贝沙坦和替米沙坦（Telmisartan，商品名美卡素，上海勃林格殷格翰药业有限公司生产)。冠心病是一项重要的心血管疾病,在冠心病进展中许多因素参与此过程,本节从以下几点说明血管紧张素Ⅱ受体拮抗剂在冠心病及相关的危险因素的作用。

二、ARB在心肌的缺血再灌注损伤(IRI)中的作用

IRI包括再灌注性心律失常,心肌顿抑,冠状动脉和微血管的损伤,心肌坏死加速等。IRI的发生与Ca^{2+}超载,氧自由基释放,炎症浸润等有关。AngⅡ可调节冠脉张力,在血管损伤和炎症区域内,AngⅡ可促进血管收缩及痉挛。心肌缺血时,心肌局部RAS被激活,参与IRI的病理生理过程,心脏AngⅡ有致室性心律失常的作用。ACE抑制剂及AngⅡ受体拮抗剂在动物实验中均可保护心肌免受IRI。

Linz等对离体灌注的大鼠研究表明,外源性AngⅡ有促室性心律失常(室颤)的作用,造成心肌动力学损伤,增加肌酸磷酸激酶和乳酸脱氢酶的释放,增加增加乳酸堆积,上述作用可被ANF拮抗。Zhang等发现,肥胖鼠心肾素、AngⅡ的活性较正常大鼠高,缺血再灌注后,两种大鼠的肾素、AngⅡ活性均升高,肥胖大鼠更明显,心功能恢复差。心肌恢复同心肌AngⅡ的水平呈负相关。ACE抑制剂卡托普利和依那普利可减轻实验IRI,并能恢复顿抑心肌的收缩功能。

Yang等用放射自显影的方法检测离体鼠心缺血再灌注即刻AngⅡ表达,发现缺血再灌注大鼠总AngⅡ受体的表达明显上调,主要为AT1R表达,AT2R的表达无明显变化;缺血再灌注后冠脉灌注压(CPP)及左室舒张末压(LVEDP)升高,左室压力阶差dLVP降低,对照组无明显变化。缺血再灌注后心功能不全的发生,与ATR的表达,尤其是AT1R的表达上调有关,AngⅡ的缩血管作用导致冠脉阻力升高。使用AT1RA氯沙坦能减轻再灌注诱导的心功能不全,dLVP下降及CPP增加幅度均减少,总AngⅡ结合位点减少,AT1R结合位点被阻断。

ATRA阻断RAS系统作用的最后环节,在缺血损伤病理情况下,人、狗的心脏AngⅡ通过非ACE的"非经典途径"生成增加,因此在受体水平发挥作用的ATRA可能比ACE抑制剂更有意义。

三、ARB对血管重构和内皮功能的影响

对高血压及动脉粥样硬化中血管重构的作用,据近年细胞及分子研究已经明确AngⅡ在动脉粥样硬化形成中调节许多关键性步骤,可能调节白细胞与内皮细胞之间的相互作用。许多黏附分子如E-选择素及血管黏附分子(VCAM-1)促进白细胞及单核细胞黏向内皮细胞的管腔面,认为这是高血压或动脉粥样硬化血管病变形成的第一步。AngⅡ在培养的内皮细胞中刺激黏附分子的表达,亦提示肽类可促进白细胞黏附到血管壁。因此,不仅ACE抑制剂,AT1受体亚型拮抗剂亦可改变高血压及动脉粥样硬化病人动脉结构与功能,这对于血管重构的防治可能有重要意义,但尚需更多研究。动物试验发现,AT1RA可逆转动脉的内皮功能障碍、改善冠脉血流并防止粥样硬化板块形成。临床研究发现,氯沙坦与雷米普利一样可改善非胰岛素依赖性糖尿病以及高血压患者的内皮功能。AngⅡ与AT1受体结合后,引起血管收缩。此结合被AT1RA阻断后,AngⅡ与AT2受体结合,引起内皮细胞释放一氧化氮(NO),而NO的释放可抗粥样硬化;此外,AngⅡ与AT2受体的结合还可刺激超氧化离子产生而起保护作用。AngⅡ与炎症有重要的联系,它与AT1受体结合后,依赖于NADPH氧化酶产生O_2,刺激平滑肌细胞、巨噬细胞合成IL-6,引起动脉内的粥样斑块的

炎症，使斑块破裂。此外，AngⅡ还增加脂质的氧化，使纤维帽的压力增加，使斑块易于破裂。AT1RA阻断AngⅡ与AT1的结合，使AngⅡ介导的炎症消失，有利于斑块的稳定。AT1RA预防动脉硬化的形成和进展是否优于ACE抑制剂，将在ONTARGET (Ongoing Telmisartan Alone and in combination with Ramipril Global Endpoint Trial) 研究中得出结论。

四、ARB对内源性纤溶活性和凝血系统的影响

血管内皮细胞能分泌多种活性物质，如组织性纤溶酶原激活因子（t-PA）和纤溶酶原、激活抑制因子（PAI-1）等。内源性纤溶系统活性主要反映循环中的t-PA和PAI-1水平。受损的血管内皮细胞可释放PAI-1。内皮PAI-1的产生及分泌由AngⅡ调节，而组织型纤溶酶原激活物的产生及分泌由缓激肽所调节。内皮ACE通过双向作用降解缓激肽并使AngⅠ转变为AngⅡ而促进血栓形成。因此，用ACE抑制剂及AT1受体亚型拮抗剂通过双向抑制而增强纤溶功能，减少血栓形成。高血压是损害动脉内皮功能的重要因素之一，Jansson等报道未经治疗的EH患者血浆PAI-1活性增高，而t-PA活性降低。Kim等报道t-PA和PAI-1的血浆水平与收缩压和舒张压的程度相关，随血压的升高，t-PA活性下降，PAI-1活性升高。说明EH患者存在内源性纤溶活性的降低，增加了血栓形成的危险性。研究发现应用缬沙坦治疗EH 8周后使t-PA活性明显升高，PAI-1活性明显降低，改善了内源性纤溶活性。其机制除了直接与降低血压有关外，更直接的效应来自从受体水平上阻断了AngⅡ的心血管效应。纤维蛋白原（FIB）是止血、血栓领域中被最先了解的一个蛋白，其血浆含量水平与血栓，尤其是动脉血栓形成高度相关。早期雄性SHR血浆FIB显著增高，这是因为SHR血管内皮存在着慢性隐性弥散性血管内凝血（DIC），FIB代偿性增高所致，血小板在血管内皮损伤处粘附、聚集，随后发生纤维蛋白沉积，形成微血栓。血栓后被增生的内皮细胞所覆盖而进入血管壁，血栓中的血小板和白细胞崩解而释放出脂质，逐渐形成粥样斑块，这是动脉粥样硬化（AS）和血栓形成的关键环节。粥样斑块破裂或糜烂可引起出血和/血栓栓塞。应用伊贝沙坦后3个月，FIB显著降低，α2-纤溶酶抑制物活性显著提高，能逆转SHR慢性隐性DIC所致的血栓前状态和AS，改善其已受损的凝血和纤溶系统，从而降低出血性和/或血栓栓塞性并发症的危险性。总之，AT1RA在降压的同时有改善内源性纤溶活性和凝血系统的作用。

五、ARB对高血压患者胰岛素抵抗的影响

胰岛素抵抗（高胰岛素血症）是冠心病、原发性高血压的独立危险因子，是构成心脑血管病的重要危险因素。在美国东部地区4个州人群心血管危险因素的ARIC研究中，对12660例（年龄45~64岁）对象随访观察6年，发现高血压患者与正常血压者每年每1000人2型糖尿病发生率分别为29.1与12.0，高血压患者发生2型糖尿病的相对危险是正常血压者的2.4倍。其机理是相当多的高血压患者存在胰岛素抵抗，长期胰岛素的高分泌导致胰岛细胞功能衰竭。研究发现，使用AT1RA治疗后血胰岛素水平下降，胰岛素敏感指数升高，外周胰岛素敏感性提高，其机制可能是扩张微血管和使新血管床开放，骨骼肌血流量和血流速度增加，使胰岛素介导的骨骼肌葡萄糖摄取和利用增加，胰岛素水平降低。因此，对糖尿病伴高血压患者，AT1RA有良好的适应证。LIFE研究发现血管紧张素Ⅱ受体拮抗剂氯沙坦能明显降低高血压患者2型糖尿病的发生率，氯沙坦比阿替洛尔组2型糖尿病的发生

率明显降低25%,可能是由于氯沙坦改善患者胰岛素敏感性,或者是 β_1 阻滞剂加重胰岛素抵抗之故。

六、ARB对高血压的治疗作用

正常人血压昼夜曲线呈双峰一谷的构型,其节律的维持与体力、脑力活动、交感神经平衡、压力感受器敏感性及血管活性物质如内皮素、AngⅡ等因素有关。高血压患者往往有昼夜节律消失,易导致脑卒中、左心室肥厚及冠心病和心肌梗死等靶器官损害及相关临床疾病。研究发现,AT1RA可维持正常的血压昼夜节律。交感神经系统激活是原发性高血压的一个特殊特征,其在心血管结构变化中起到重要作用。AT1RA可抑制AngⅡ的促去甲肾上腺素释放作用,而降低交感活性,改善交感神经系统和血管内皮功能,使血压平稳下降。

临床研究表明,氯沙坦50~100mg/d、缬沙坦80~160mg/d、伊贝沙坦75~225mg/d、替米沙坦40~80mg/d对1、2级原发性高血压(EH)的降压幅度等同于β受体阻断剂、氢氯噻嗪、钙拮抗剂如控释硝苯地平及氨氯地平、ACE抑制剂如依那普利等。

氯沙坦治疗高血压病已有很多研究。在多项安慰剂对照的研究中,氯沙坦50~100mg/d,4~12周对轻中度高血压有明显降压作用。以谷值舒张压(DBP)<90 mm Hg(1mmHg=0.133 kPa)或DBP≥90 mm Hg而试验结束时下降≥10 mm Hg为有效,则治疗8周末血压下降9.2~9.9/5.2~6.4mmHg者有效率为41%~54%,12周末血压下降9.1~19.0/9.1~14.0mmHg者有效率为50%~76%。由瑞典、芬兰、澳大利亚等63个中心参加随机双盲研究,观察了898例轻中度高血压患者接受氯沙坦与氨氯地平治疗的效果与药物耐受性,为期12周,结果发现降压效果在氯沙坦50~100mg/d组与氯沙坦50mg/d+氢氯噻嗪12.5mg组及氨氯地平5~10mg/d组均相仿;但以精神性感觉记分(PGWB)评定生活质量则氯沙坦两组明显改善,氨氯地平组改善较少;药物有关的副作用特别是踝部水肿及其他不适发生率,氨氯地平从基线时8.4%及23.3%分别增至30.6%($P<0.001$)及33.1%($P=0.002$),而氯沙坦两组与其基线值相比差异无显著性,但站立时在氯沙坦组头晕略有增加而氨氯地平组则无,原因未明。在一项400例高血压病患者中比较氯沙坦与依那普利的研究,测血压谷值、降压幅度及有效率之间差别无显著性,氯沙坦的降压效应在治疗1周内出现。另一组576例高血压患者随机双盲平行对照比较氯沙坦与依那普利的研究中,氯沙坦150mg/d或依那普利20mg/d,在治疗1~2周内血压明显下降,最大降压在加量后3~6周。氯沙坦50~100mg/d降压幅度最大,<50mg/d未见明显降压效应。同样,在比较氯沙坦与阿替洛尔治疗轻中度高血压病人时,观察到氯沙坦的降压效应在6周时达到平台,12周时并无更多的血压下降。

缬沙坦对轻中度高血压治疗亦与多种其他降压药物作过比较研究,大多是ACE抑制剂(如依那普利、赖诺普利)、氢氯噻嗪、氨氯地平、阿替洛尔等。在8~12周短期治疗中,缬沙坦降压效果与ACE抑制剂相同,略不及赖诺普利,但无统计意义。在长达1年的长期治疗中(≥65岁高血压病患者),缬沙坦或赖诺普利降压有效率及降压幅度两组相同。如果单用缬沙坦血压控制不好,需加利尿剂的为25%~35%,缬沙坦与ACE抑制剂组在三项试验中均大致相似。缬沙坦与氨氯地平比较,其降压幅度及有效率也相同。若缬沙坦单用不能很好控制血压时,加氨氯地平并无更多的血压控制。

氯沙坦与缬沙坦降压效果的比较,缬沙坦80~160 mg/d 545例,氯沙坦50~100mg/d 534例,安慰剂组269例。在8周终点时,降压幅度三组分别为14/11、13/10及5/

5mmHg，两个沙坦类与安慰剂组比较差异有显著性，两组之间相似（$P=0.129$）；有效率（DBP<90 mmHg 或下降≥10 mmHg）三组分别为 61.6%、54.5% 及 29.3%。

替米沙坦是一种新型的选择性血管紧张素Ⅱ受体拮抗剂（ARB），ABPM 显示，40mg 替米沙坦的收缩压谷峰比值为 73%，舒张压谷峰比值为 98%，提示日服一次可以 24 小时平稳降压。从高血压的"时间治疗学"（Chronotherapy）角度来看，替米沙坦具有优越的谷峰比值，具有内在的药理学优势，可以使高血压患者恢复"正常"的血压模式。与其他药物相比，替米沙坦的全程降压效果更佳，尤其在给药间隔的最后 4 小时，即"清晨危险"时刻，降压效果强于其他药物。此外替米沙坦的安全性高，耐受性好，具有肾脏等靶器官的保护潜能。在国外进行的两项分别与钙拮抗剂氨氯地平和氯沙坦的随机双盲安慰剂对照临床试验证实，替米沙坦不仅能够恢复高血压患者的"正常"血压模式，而且降压效果优于氨氯地平和氯沙坦，特别是在给药间隔的最后 4 小时，即高血压患者的清晨危险时刻，有更强的保护作用。在我国上海中山医院等七家医院进行的一项替米沙坦与氯沙坦治疗轻中度高血压患者的疗效和安全性比较试验中，替米沙坦和氯沙坦均能有效降低患者血压，二者的不良反应相当，但替米沙坦组患者的平均坐位谷值收缩压和舒张压的下降幅度均大于氯沙坦组，总体有效率也高于氯沙坦组。

沙坦类药物的副作用：氯沙坦 2085 例与安慰剂 535 例双盲研究治疗 12 周，药物有关副作用（氯沙坦组 15.3%，安慰剂组 15.5%）及病人从试验退出率：氯沙坦组为 2.3%，安慰剂组为 3.7%，两组差异无显著性。药物副作用为头痛（4.2%），无力或疲乏（2%）及头晕，氯沙坦组多于安慰剂组，前者 2.4% 后者 1.3%。氯沙坦长期治疗（≥1 年）306 例中，常见副作用为头痛 3.6%，头晕 2.9%，无力或疲乏 2.6%。突然停药无反跳现象，偶有肝功能升高及高血钾症。与 ACE 抑制剂治疗 12 周相比，氯沙坦组（2085 例）咳嗽发生率为 3.1%，而 ACE 抑制剂（依那普利、卡托普利或赖诺普利，239 例）为 8.8%，安慰剂组 2.6%，显然氯沙坦组咳嗽发生率很低。与钙拮抗剂缓释非洛地平比较，老年人头痛及水肿氯沙坦组为 9.0% 及 6.7%，而非洛地平组均为 14.0%，氯沙坦组无力为 8.0%，非洛地平组为 1.0%。与 β-受体阻滞剂相比较，氯沙坦组比阿替洛尔副作用少，前者 17.0%，后者 27.0%，副作用与停药有关，前者为 2.2%，后者 6.9%。缬沙坦 40~160mg/d 2316 例与安慰剂 888 例相比较，头痛头晕及疲劳约增多 1%，差别无统计学意义。与赖诺普利比较，则缬沙坦组发生干咳明显减少（$P<0.001$）。易发生 ACE 抑制剂干咳的轻中度患者用缬沙坦 80 mg/d 6 周、赖诺普利 10 mg/d 或氢氯噻嗪 25 mg/d，干咳发生率分别为 21.4%，71.1% 及 19.0%。2316 例中因副作用停用缬沙坦者 7.1%，与 ACE 抑制剂组中 333 例中 8.5% 及安慰剂组 888 例中 10.5% 相似。1~2 年长期治疗对照研究，副作用发生率或类型无明显增加。某些生化异常较 ACE 抑制剂组少，胆红素增加一倍在缬沙坦组为 6.0%，ACE 抑制剂为 12.9%；血肌酐增加>50%，缬沙坦组 0.8%，ACE 抑制剂 1.6%；血钾增加>20%，缬沙坦组 4.4%，ACE 抑制剂组 6.4%。

总之，AT1RA 具有确切的降压效果，同时有助于维持正常的血压昼夜节律并改善交感神经功能，减少靶器官损害。

七、ARB 对左室肥厚的逆转作用

循环或组织中 RAS 激活，AngⅡ水平升高时，它与存在于血管、心脏、脑等组织上的 AngⅡ受体亚型 AT1 结合，一方面，它促进动脉血管的收缩及血管平滑肌的增殖，使血管张力增加，血压增高；另一方面，它可在三磷酸肌醇和甘油二酰酯的作用下，激活蛋白激酶C，使一些必需的转录因子磷酸化，促发转录和合成新的收缩蛋白，促使心室肥厚。因此AngⅡ有促生长因子作用，能使心血管细胞增生，组织重塑，导致靶器官功能障碍。而左室肥厚（LVH）为心血管病的独立危险因素，AT1RA选择性阻滞了AngⅡ与AT1受体的结合，故可抑制心血管细胞增生和组织重塑，防止和逆转血管和心室肥厚。研究表明，氯沙坦对老年EH患者有良好的疗效，能有效的逆转LVH。而缬沙坦也能减轻LVH，经超声心动确定有LVH的高血压病患者，以缬沙坦80mg/d与阿替洛尔50mg/d相比较，经4周治疗DBP仍>95mmHg，则将药物加倍4周后DBP仍>95mmHg者加氢氯噻嗪，两组中各有30%病人加利尿剂。3及8个月后超声心动复查，69例随机病人中对58例作左室质量指数分析（LVMI），结果缬沙坦组（29例）LVMI平均下降$10g/mm^2$，较基线下降8%。显然AngⅡ参与LVH形成，而AT1受体亚型拮抗剂阻断AngⅡ，可使LVH逆转。在LIFE（The Losartan Intervention For Endpoint Reduction in Hypertension Study）研究中，采用心电图cornell积分Sokolow-Lyon电压指标判断LVH，9193名原发性高血压伴LVH患者随机接受氯沙坦或阿替洛尔治疗4年，结果显示氯沙坦降低LVH的效果明显优于阿替洛尔。

八、ARB对心力衰竭的作用

组织局部的RAS在心力衰竭的病理机制中起重要作用。当心肌受到急性损伤时循环的RAS激活，血浆中AngⅡ水平增高；当心肌处于相对稳定状态时，循环中的RAS活性降低，但心肌组织的RAS仍处于持续激活状态；心力衰竭时，心肌血管紧张素转换酶（ACE）活性增加，血管紧张素原mRNA水平上升，AngⅡ受体密度增加。研究证实，AngⅡ引起培养心肌细胞合成纤维细胞DNA和蛋白质合成。因而，组织局部的RAS在心肌重塑中起关键作用。AngⅡ对心脏重塑及心肌基因的改变与AT1表达水平高度相关，阻断AngⅡ的病理生理作用被认为是治疗充血性心力衰竭（CHF）的一项重要突破。然而，心脏内近20%的AngⅡ通过转换酶途径，约80%是通过胃促胰酶、肽链内切酶等非转换酶产生，故ACE抑制剂不能完全阻断AngⅡ的生物学作用，引起醛固酮逃逸。AT1RA可阻断经ACE和非ACE途径产生的AngⅡ和AT1受体结合，与ACE抑制剂比较可更直接、更完全、更具选择性地阻断RAS的末端，抑制肾上腺、心脏、血管的醛固酮合成和基因表达，不引起明显醛固酮逃逸。应用AR1Ra后血清AngⅡ水平上升与AT2结合相对加强，可发挥有利的效应。

据Pitt等报道65岁以上心力衰竭随访1年多的患者722例，比较氯沙坦和卡托普利对病死率的影响（ELITE-1），结果死亡和（或）心衰住院氯沙坦组为9.4%，卡托普利组为13.2%，危险性下降32%（$P=0.075$）。危险性下降主要由于各种原因的病死率下降，氯沙坦组病死率4.8%，卡托普利组8.7%，危险性降低46%（$P=0.035$）。氯沙坦优于卡托普利的解释，可能由于氯沙坦在AT1受体水平能更有效地阻断AngⅡ。因AngⅡ对心脏有多种有害影响，包括增加交感神经活性、促进内皮功能恶化、纤维化及心肌肥厚，拮抗其中某些影响可能对ELITE-1中临床效果有关。另一项大规模临床试验Val-HeFT（Valsartan Heart Failure Trial）观察了在现有心力衰竭治疗方案上加用或不加用缬沙坦对预后的影响，研究纳入5,010名18岁以上接受ACE抑制剂（占93%），利尿剂（85%），地高辛（67%），受体阻滞剂（35%）的NYHA Ⅱ~Ⅲ级的慢性稳定心衰患者，LVEF平均27%。

随机接受缬沙坦（40～160mg，每日2次）或安慰剂。一级终点为全因死亡率，及全因死亡、猝死复苏、心衰住院、心衰恶化复合终点。二级终点为住院。结果全因死亡率两组无差别，但同安慰剂比较，缬沙坦使而复合终点下降13.3%（28.8%对32.1%，$P=0.009$）。二级终点下降27.5%（13.9%对18.5%，$P=0.00001$）。缬沙坦还显著改善了NYHA分级，提高LVEF，改善心衰患者的生活质量。

九、ARB的临床试验对心血管终点的影响

AⅡ在目前的临床试验包括：高血压高危患者的降压试验（LIEF研究、VALUE研究、SCOPE研究）糖尿病及肾病的临床试验（RENAL研究、PRIME研究，ABCDV2研究）心肌梗死的临床试验（ANNLT等）心力衰竭的临床试验（ELIEⅡ、OPTIMAL研究），从上述已结束的、以ARB为主体的临床试验分析的临床终点看致死性及非致死性心肌梗死结局，LIEF的研究，是ARB（氯沙坦）与β-受体阻滞剂（阿替洛尔）进行的长达5年的对照研究，结果发现：氯沙坦与阿替洛尔在降低心血管风险13%（$P=0.02$），在RENAL试验中发现，在长达3年的慢性肾病患者中氯沙坦与安慰剂比较的治疗中发现，氯沙坦组降低风险20%（$P=0.01$）。IDNT试验观察的主要终点指标为血肌酐较基础值升高两倍，或已达终末期肾病［即透析、肾移植、血肌酐>530 μmol/L（6mg/dl）］、或各种原因导致的死亡；而次要终点指标则是出现致死性或非致死性心血管事件的情况。试验结果发现：三组在治疗前血压、性别、年龄、体重指数、致死性心血管事件、视网膜病变、糖尿病病程、血压、血肌酐、尿蛋白、糖化血红蛋白水平等十分相似，同时三组收缩压、舒张压、平均动脉压也十分相似，试验结束时氨氯地平组和对照组到达主要终点的患者比例相似，两组间无统计学差异；而伊贝沙坦组到达该终点的病人数显著为少，与对照组比相对危险性（RRR）降低22%；与氨氯地平组相比降低23%，具有极显著的统计学差异（$P<0.006$）。在进展至血肌酐升高一倍的指标观察中，氨氯地平组与对照组无差异，而伊贝沙坦组明显延迟。与氨氯地平组及对照组相比，伊贝沙坦组RRR值降低37%及33%，P值分别为0.001及0.003。继续观察血肌酐升高一倍以后发展为ESRD的情况，发现伊贝沙坦组与氨氯地平组相比RRR值为23%。伊贝沙坦不仅可以大大延缓伴有明显蛋白尿的糖尿病者肾功能减退的速度，而且还能大大延缓ESRD的发生。RENAAL试验为一项氯沙坦减少非胰岛素依赖型糖尿病病人终点事件的大规模随机、双盲、安慰剂对照临床研究，共入选了1513名病人，分别服用氯沙坦和安慰剂，平均随访3.4年，两组病人均同时接受常规抗高血压治疗。主要终点包括基线血肌酐浓度加倍、终末期肾病或死亡。次要终点包括心血管病的发病及死亡、蛋白尿及肾病进展速度。结果发现和安慰剂比较，氯沙坦降低了终点事件（危险度下降16%，$P=0.02$）。氯沙坦降低了血肌酐浓度加倍的发生率（危险性下降25%，$P=0.006$）和终末期肾病的发生率（危险性下降28%，$P=0.002$），但对死亡率没有影响。此外，氯沙坦组病人蛋白尿水平下降35%（同安慰剂相比，$P<0.001$）。氯沙坦明显改善2型糖尿病及肾病患者的肾功能，且耐受性良好。

PRIME试验是验证伊贝沙坦对2型糖尿病肾病治疗作用的大型临床试验，包括两大部份内容。第一部分是对比在590例伴高血压的Ⅱ型糖尿病早期肾病，即仅有微量白蛋白尿的患者中，应用伊贝沙坦后连同其他抗高血压药（不包括ACE抑制剂、ATRA、及双氢吡啶类钙拮抗剂）与另一组应用其他降压药即对照组，对比两年后对蛋白尿的影响，此即IR-MA2试验。试验前两组各种基线水平包括性别、年龄、体重指数、血压、血肌酐、糖化血

红蛋白水平、糖尿病病程以及尿蛋白的排泄等完全相似。治疗期间平均收缩压及舒张压也完全相似。两年之后,对照组有14.9%的病例从微量蛋白尿发展为明显蛋白尿;而伊贝沙坦150mg剂量组仅9.7%、300mg组仅5.2%发展成为明显蛋白尿。另外在伊贝沙坦治疗组中,应用150mg/d者中有24%,300mg/d者中有34%尿蛋白排泄率恢复正常;而对照组中仅21%恢复正常。IRMA2试验证明,早期糖尿病虽然积极降压也可以使少数病例免于进入明显的蛋白尿阶段,但使用足量ATRA如伊贝沙坦,两年内则更多(近乎有1/3)病例早期肾脏病变可以恢复。PRIME试验的另一部分是观察糖尿病肾病患者应用伊贝沙坦后对肾功能的影响,即IDNT试验。试验将1715例高血压的2型糖尿病伴有明显蛋白尿(尿蛋白>900mg/d)患者,随机、双盲分为两组,分别以伊贝沙坦为主(579例)(不包括ACEI、ARB、CCB)和以氨氯地平为主(567例)治疗;另外569例用一般降压药作为对照,平均随访2.6年。

表 28-2-1 有关ARB治疗高血压的大型临床试验

临床试验	例	对照药物	试验对象	心血管终点
LIEF	9193	阿替洛尔	高血压ECG-LVH	与阿替洛尔相比,氯沙坦组降低猝中危险25%
RENAAL	1513	安慰剂	2型糖尿病肾病	氯沙坦降低心衰住院32%
IRMA2	590	安慰剂	高血压糖尿病伴微白蛋白尿	伊贝沙坦组2年内早期肾病进展的危险性降低70%
SCOPE	4964	安慰剂	轻中度老年高血压	坎地沙坦组主要心血管事件危险性减少10.9%,非致死性卒中的危险性降低27.8%,所有卒中的危险性减少23.6%
INDT	1715	安慰剂	高血压糖尿病伴蛋白尿	伊贝沙坦使一级终点相对危险性降低20%

综上所述,AT1RA在有效平稳降压、保护靶器官、治疗心力衰竭、逆转心肌肥厚等诸多方面等同于或优于ACE抑制剂。其副作用主要为轻微头痛、头晕;干咳较ACE抑制剂显著减少;头痛及水肿较钙拮抗剂显著减少;偶有高血钾。其药理效应的优势以及较少的副作用充分展现了该药的广泛前景,对生活质量、生存和预后影响的大规模临床试验正在进行。随着对AT1RA研究的不断深入,新的AT1RA的不断涌现,药物价格的不断下降,可以预期AT1RA在将有更为广阔的临床应用前景。

(孙宁玲 刘 靖)

参 考 文 献

第一节

1. The SAVE (Survival and Ventricular Enlargement) Study Group (Pfeffer). Effect of Captopril after Myocardial Infarction. N Engl J Med, 1992, 327 (10): 669-677
2. The SOLVD (Studies of Left Ventricular Dysfunction) Investigators. Enalapril for Reduced Left Ventricular Ejection Fraction-SOLVD. N Engl J Med, 1992, 327 (10): 685-691
3. The CONSENSUS (Cooperative North Scandina vian Enalapril Survival Study) I Study Group (Swedberg). Early Enalapril after Myocardial Infarction. N Engl J Med, 1992,

327: 678-684
4. GISSI-3. (Gruppo Italiano per lo Studio della Sopravvivenza-nell' Infarto Miocardico). Effects of lisinopril and transdermal glyceryl trinitrate singly and together on 6-week mortality and ventricular function after acyte myicardial infarction. Lancet, 1994, 343: 1115-1122
5. ISIS-4 gollaborative Group. Fourth International Study of Infarct Survival randomised factorial trial assessing early oral captopri, oral mononitrate, and intravenous magnesium sulphate in 58,050 patients with suspec! ed acute myocardial infarction. Lancet, 1995, 345: 669-85
6. Swedberg K, Held R, Cjekshus J, et al, on behaif of the CONSENSUS II Study Group. Effects of the early administration of enalapril on mortality in patients with acute myocardial infarction. Results of the Cooperative New Scandinavian Enalapril Survival Study II (CONSENSUS II). N Engl J Med, 1992, 327: 678-84
7. Liu LS, Wang W, et al for the Chinese Cardiac Study Collaborative Group. Oral captopril versus placebo among 13,634 patients 3with suspected acute myocardial infarction: interim report from the Chinese Cardiac Study (CCS-1). Lancet, 1995, 345: 686-687
8. ACC/AHA Guideline. Ryan TK, Anderson JL, Antman EM, et al. ACC/AHA guidelines for the management of patients with acute myocardial infarction: Executive summary. Circulation, 1996, 94: 2341-2350
9. Bristow MR. Why does the myocardium fail? Insights from the basic science. Lancet, 1998, 352 (suppl): 8-14
10. 戴闺柱. 心脏病学实践. 北京, 人民卫生出版社, 2001, 481
11. Braunwald E, Bristow MR. Congestive heart failure, Circulation, 2000, 102: IV14-IV23
12. Bristow MR. β-adrenergic receptor blockade in chronic heart failure. Circulation, 2000, 101: 558-569
13. Packer M, Cohn JN. On behalf of ACTION-HF: Consensus recommendations for the management of chronic heart failure. Am J Cardiol, 1999, 83: 1a-38a
14. The task force of the working group on heart failure of the European Society of Cardiology: the treatment of heart failure. Eur Heart J, 1997, 18: 736-753
15. Working group report. How to diagnose heart failure. European Study Group on Diastolic Heart Failure. Eur Heart J, 1998, 19: 990-1003
16. Vasan RS, Levy D. Defining diastolic heart failure: a call for standardized diagnostic creteria. Circulation, 2000, 101: 2118-2121
17. ALLHAT Study Group. Major Outcomes in High-Risk Hypertensive Patients Randomized to Angiotension-Converting Enzyme Inhibitor or Calcium Channel Block vs Diuretic. JAMA, 2002, 288: 2981-2997
18. 中华医学会心血管分会. 慢性收缩性心力衰竭治疗建议. 中华心血管病杂志, 2002, 1: 7-23

第二节

1. Timmermans PB, Wong PC, Chiu AT, et al. Angiotensin II receptors and angiotensin II receptor antagonists. Pharmacov Rev, 1993, 45: 205-251
2. Bauer JH, Reams GP. The angiotensin II type I receptor antagonists. A new class of anti-hypertensive drugs. Arch Intern Med, 1995, 155: 1361-1368
3. Goa KL, Wagstaff AJ. Losartan potassium a review of its pharmacology, clinical efficacy and tolerability in the management of hypertension. Drugs, 1996, 51: 821-845
4. Markham A, Karen LG. Valsartan a review of its pharmacology and therapeutic use in essential hypertension. Drugs, 1997, 54: 299-311
5. Gillis JC, Markham A. Irbesartan a review of its pharmacodynamic and pharmacokinetic properties and therapeutic use in the management of hypertension. Drugs, 1997, 54: 885-902
6. Chan JC, Critchley JA, Lappe JT, et al. Randomised, double-blind, parallel study of the anti-hypertensive efficacy and safety of losartan potassium compared with felodipine ER in elderly patients with mild to moderate hypertension. J Hum Hypertens, 1995, 9: 765-771
7. Gradman AH, Arcuri KE, Goldberg AI, et al. A randomized placebo-controlled, double-blind, parallel study of various doses of losartan potassium compared with enalapril maleate in patients with essential hypertension. Hypertensin, 1995, 25: 1345-1350
8. Oddou-Stock P, Gatlin M, Kobi P, et al. Comparison of the efficacy of two angiotensin II antagonists, valsartan and losartan, in essential hypertension. Am J Hypertens, 1997, 10: 84A
9. Fayvek JP, Velon S, Berra N, et al. Effects of losartan on renal function in patients with essential hypertension. J Cardiovasc Plharmacol, 1996, 28: 259-263
10. Buter H, Navis G, de Zeeuw D, et al. Renal hemodynamic effects of candesartan in normal and impaired renal function in humans. Kidney International, 1997, 52 (Suppl 63): S185-S187
11. 刘靖. 血管紧张素 II 及受体与心脏缺血再灌注损伤. 国外医学心血管疾病分册, 1998, 25: 326-328
12. 徐成斌. 血管紧张素 II 受体拮抗剂的临床应用. 中华内科杂志, 1999, 38: 349-352
13. Pitt B, Segal R, Martinez FA, et al. Randomised trial of losartan versus captopril in patients over 65 with heart failure. Lancet, 1997, 349: 747-752
14. Cohn JN, Tognoni G. A randomized trial of the angiotensin-receptor blocker valsartan in chronic heart failure. N Engl J Med, 2001, 345: 1667-1675
15. Lewis EJ, Hunsicker LG, Clarke WR, et al. Renoprotective effect of the angiotensin-receptor antagonist irbesartan in patients with nephropathy due to type 2 diabetes. N Engl J Med, 2001, 345: 851-860
16. Parving HH, Lehnert H, Brochner-Mortensen J, et al. The effect of irbesartan on the development of diabetic nephropathy in patients with type 2 diabetes. N Engl J Med,

2001, 345: 870-878

17. Brenner BM, Cooper ME, de Zeeuw D, et al. Effects of losartan on renal and cardiovascular outcomes in patients with type 2 diabetes and nephropathy. N Engl J Med, 2001, 345: 861-869
18. Dahlof B, Devereux RB, Kjeldsen SE, et al. Cardiovascular morbidity and mortality in the Losartan Intervention For Endpoint reduction in hypertension study (LIFE): a randomised trial against atenolol. Lancet, 2002, 359: 995-1003
19. Yusuf S. From the HOPE to the ONTARGET and the TRANSCEND studies: challenges in improving prognosis. Am J Cardiol, 2002, 89: 18A-25A

第二十九章 血脂代谢异常的治疗
（Management of dyslipidemia）

第一节 高脂蛋白血症的临床分型及诊断 ……………………………………（802）
 一、高脂蛋白血症的临床分型 ………（802）
 二、高脂蛋白血症的诊断 ……………（803）
第二节 临床血脂异常的评估 …………（804）
 一、冠心病危险因素评估 ……………（804）
 二、临床血脂异常评估 ………………（805）
第三节 血脂调节药物 …………………（805）
 一、HMG-CoA 还原酶抑制剂 ………（805）
 二、烟酸（nicotinic acid）及衍生物 …（811）
 三、苯氧芳酸衍生物（fibric acid derivatives）或称贝特类（fibrates）………（812）
 四、胆酸螯合剂（bile acid sequestrants）…（814）
 五、胆固醇吸收抑制剂（cholesterol absorption inhibitors）………………（815）
 六、噻唑烷二酮类（thiazolidinediones, TZDs）………………………………（816）
 七、其他 ………………………………（816）
第四节 非药物调脂治疗 ………………（816）
 一、饮食治疗 …………………………（816）
 二、血浆净化及 LDL 去除疗法（low density lipid apheresis）………………（819）
 三、高脂血症手术治疗 ………………（820）
第五节 降脂治疗方案的选择 …………（820）
 一、高胆固醇血症及 LDL-C 增高 ……（820）
 二、高甘油三酯血症 …………………（821）
 三、混合型高脂血症 …………………（821）
 四、单纯 HDL-C 降低 ………………（821）
第六节 特殊人群的降脂治疗 …………（823）
 一、儿童及青少年 ……………………（823）
 二、妇女 ………………………………（824）
 三、老年人 ……………………………（824）
 四、糖尿病及代谢综合征 ……………（825）
 五、肾功能不全 ………………………（826）
第七节 调脂治疗的未来展望 …………（826）
 一、新型降脂药物 ……………………（826）
 二、固定配方的复合制剂 ……………（826）
 三、基因治疗 …………………………（826）

  脂质代谢异常（dyslipidemia）或脂蛋白失调（dyslipoproteinemia）是心血管疾病最重要的危险因素之一。大量循证医学的证据表明，饮食和血脂调节药物治疗用于冠心病的一级和二级预防，可显著降低冠心病发病率、总死亡率、心脏性死亡、心脏事件及脑卒中的发生率。此外，冠状动脉造影资料证实，降低胆固醇治疗可延缓动脉粥样硬化斑块进展并终止或逆转部分病人的脂质斑块。血脂调节治疗已成为现代心血管疾病预防和治疗的热点，在世界范围内受到高度重视。因此，如何有效调节血脂并正确选用血脂调节药物对广大临床医生具有重要的指导意义。

第一节 高脂蛋白血症的临床分型及诊断

一、高脂蛋白血症的临床分型

  随着对脂代谢异常认识的进展，产生了不同的分类方法。1967 年 Fredrickson 提出的分类系统经 WHO 的修改后沿用至今，此分类按照脂蛋白异常水平进行高脂蛋白血症分型，但该系统未考虑 HDL 及脂蛋白 a [LP（a）] 水平，也无法从多基因脂代谢异常中识别严重的单基因脂蛋白异常，不利于预后的判断；该分类未包括病因分类，不利于原发与继发性高脂血症的鉴别诊断。近年，从临床实用性考虑，常根据血浆的脂质（胆固醇、甘油三酯）和脂蛋白水平（LDL-C、HDL-C）对脂蛋白代谢异常进行简明的临床分类。

近年，脂代谢的基因学进展提示脂代谢异常具有家族遗传特征，常为多基因性异常，少见单基因异常。因此，又从遗传学角度对高脂血症进行基因学分类。不同分类特点如表 29-1-1 所示。

表 29-1-1 高脂血症的不同分类特点

简易分型	TC	LDL-C	TG	HDL-C	对应 WHO 分型	对应基因分型
高胆固醇血症	升高	升高	正常	正常或降低	Ⅱa	多基因高胆固醇血症，TC>500mg/dl 时考虑单基因异常：FH，FDB
高甘油三酯血症	正常	正常	升高	常降低	Ⅳ（Ⅰ，Ⅴ）	家族性高甘油三酯血症（Ⅳ），TG>900mg/dl 为Ⅰ型即家族性乳糜微粒血症或Ⅴ型高脂血症。
混合型高脂血症	升高	升高	升高	常降低	Ⅱb，Ⅲ	家族性混合性高脂血症（Ⅱb），FD（Ⅲ）
低 HDL-C 血症	正常	正常	正常	升高		

注：TC：总胆固醇　LDL-C：低密度脂蛋白胆固醇　TG：甘油三酯　HDL-C：高密度脂蛋白胆固醇
　　FH：家族性单基因高胆固醇血症　FDB：家族性载脂蛋白 B-100 缺陷症
　　FD：家族性异常 β 脂蛋白血症

二、高脂蛋白血症的诊断

对 20 岁及 20 岁以上的成年人均应进行空腹（12 小时）血脂分析，每 5 年一次。监测项目包括：总胆固醇（TC）、低密度脂蛋白胆固醇（LDL-C）、高密度脂蛋白胆固醇（HDL-C）和甘油三酯（TG）。高脂血症的诊断应考虑各种可能的影响因素，根据个体是否存在冠心病相关危险因素或等危症确定其理想血脂范围和治疗目标。通常根据空腹血脂水平确定是否存在脂代谢异常。根据美国国家胆固醇教育计划专家组第三次报告（NCEP ATP Ⅲ）提出的成人高胆固醇血症检测、评估和治疗计划，分别根据胆固醇（表 29-1-2）、TG 水平确定理想的血脂范围（表 29-1-3）。

表 29-1-2　NCEP　ATP Ⅲ　LDL，TC 和 HDL-C（mg/dl）分类

LDL-C
　　＜100（2.6 mmol/L）　　　　　　　　理想
　　100～129（2.6～3.3 mmol/L）　　　　接近或高于理想值
　　130～159（3.4～4.1 mmol/L）　　　　临界性升高
　　160～189（4.1～4.9 mmol/L）　　　　高
　　≥190（4.9 mmol/L）　　　　　　　　极高
TC
　　＜200（5.2 mmol/L）　　　　　　　　满意
　　200～239（5.2～6.2 mmol/L）　　　　临界性升高
　　≥240（6.2 mmol/L）　　　　　　　　高
HDL-C
　　＜40（1.0 mmol/L）　　　　　　　　低
　　≥60（1.6 mmol/L）　　　　　　　　高

注：mg/dl 除以转换系数 38.7 为 mmol/L

表 29-1-3　NCEP ATP Ⅲ 血清甘油三酯 (mg/dl) 分类

＜150 (1.7 mmol/L)	理想
150~199 (1.7~2.2 mmol/L)	临界性升高
200~499 (2.3~5.63 mmol/L)	高
≥500 (5.64 mmol/L)	极高

注：血浆值比血清值低约 4%

第二节　临床血脂异常的评估

一、冠心病危险因素评估

冠心病为多因素导致的疾病，预防取决于对多种危险因素的控制，在临床实践中强调对多种危险因素的评估，尤其是评估绝对危险因素。NCEP ATP Ⅲ 指南在冠心病高危组中提出了冠心病等危症，定义为 10 年内患冠心病的危险超过 20%，包括了糖尿病、外周动脉疾病、颈动脉疾病和腹主动脉瘤。此外，Framingham 评分 10 年内危险超过 20% 也被列为高危组。Framingham 危险评估基于包括了年龄、TC、LDL-C、HDL-C、血压、吸烟及糖尿病（表 29-2-1），并将男女分别计算。

表 29-2-1　影响 LDL 调整目标的主要危险因素* (LDL-C 除外)

吸烟
高血压（血压≥140/90mmHg 或正在进行高血压药物治疗）
HDL-C 降低（＜40mg/dl）
早发冠心病（CHD）的家族史（指直系亲属男性＜55 岁，女性＜65 岁时患 CHD）
年龄（男性≥45 岁，女性≥55 岁）

* 糖尿病为 CHD 的等危症
HDL-C≥60mg/dl 为良性因素，可抵消总危险因素中的一项危险因素

除了以上传统危险因素外，高敏 C 反应蛋白（Hs-CRP）、Lp (a)、同型半胱氨酸也成为新的危险因素。Hs-CRP 是炎症反应的标志物，与心血管疾病的危险和严重程度密切相关，升高的 Hs-CRP 是比 LDL 或 TC 更重要的预测因子。其他的炎症因子还包括白介素 6、血管粘附因子、CD40 和 P-选择素。Lp (a) 参与了动脉硬化和血栓的形成，流行病学研究证明 Lp (a) 增加与人群中心血管病事件有关，但尚无临床试验证明降低 Lp (a) 可降低冠心病的危险因素。血浆同型半胱氨酸增高是心血管疾病的独立危险因素，评价降低同型半胱氨酸水平与心血管病事件相关性的临床试验正在进行。其他的危险因素还包括：小而密 LDL、载脂蛋白 B、载脂蛋白 A-I、HDL 亚型、纤维蛋白原和纤溶酶元激活抑制物（plasminogen-activator inhibitor，PAI-1）。此外，空腹高胰岛素血症、胰岛素抵抗、雌激素水平、酗酒及抑郁也是近年关注的危险因素。

对危险因素的评估和干预首先应根据主要危险因素，新的危险因素有助于更积极地进行干预。在尚无冠心病证据的病人中，应首先评估危险因素的数量和严重程度，根据病人的整体情况决定治疗方案。

二、临床血脂异常评估

在治疗血脂异常前,应获得完整的脂质谱,并除外引起血脂异常的其他因素。对继发性血脂紊乱应根据不同病因治疗并停用升高血脂的药物。LDL 是造成动脉粥样硬化的主要脂蛋白,是评估冠心病危险最重要的指标。TC/HDL 比值、LDL/HDL 比值对评估心血管病事件的危险、预测冠脉事件可能性,比单独测定 TC、LDL、HDL 或 TG 更有价值。根据 PROCAM 研究的结果,TC/HDL 比值>5 时冠心病发生率明显增加,LDL/HDL 比值在 4~4.9 以上时冠脉事件明显增加。此外,餐后血脂异常可能成为心血管病的危险因素,未来应予以关注。(参阅第六章血脂代谢异常与冠心病)

第三节 血脂调节药物

近年一级预防试验的结果表明,即使短期使用降血脂药物也可以降低主要冠脉事件的危险和猝死的发生。冠心病二级预防的临床试验结果显示,降脂治疗减少总死亡率、心脏死亡率、主要冠脉事件、冠脉手术及卒中的发生率。2004 年 ATP Ⅲ 专家组根据 HPS、PROSPER、ALLHAT-LLT、ASCOT-LLA 和 PROVE-IT TIMI 22 五个大规模临床试验的结果,所提出的补充建议推荐冠心病或等危症高危人群降脂目标如 LDL<100mg/dl,可选择的理想降脂目标为 LDL < 70 mg/dl,对伴有高甘油三酯和低 HDL-C 者,应在使用降低 LDL-C 药物治疗的同时加用贝特类或烟酸类治疗。建议对高危或中度高危者药物治疗的强度应足以使 LDL-C 水平下降至少达 30%~40%,即强化他汀治疗。

降脂治疗药物主要包括 HMG-CoA 还原剂(他汀类)、烟酸及衍生物、苯氧芳酸衍生物、胆酸螯合剂及胆固醇吸收抑制剂。

一、HMG-CoA 还原酶抑制剂

HMG-CoA(3-羟-3-甲基戊二酰辅酶 A)还原酶是 3-羟-3-甲戊二酸单酰辅酶 A 转变成甲羟戊酸过程中的限速酶,而甲羟戊酸是胆固醇的前体。他汀类为 HMG-CoA 还原酶抑制剂,与 HMG-CoA 还原酶结构类似(胆固醇前体),可竞争性抑制胆固醇合成的最后调节步骤——HMG-CoA 还原酶的活性,因此减少内源性胆固醇合成、极低密度脂蛋白(VLDL)分泌、降低细胞内胆固醇水平,并增加低密度脂蛋白(LDL)受体的数量和活性,加速 LDL 摄取及分解代谢;减少富含脂蛋白的载脂蛋白 B 的合成并减少其进入血循环,同时增加富含 TG 的脂蛋白清除而降低 TG 水平和脂蛋白残粒。此外,他汀类还可轻度升高 HDL 水平。他汀类是目前国内外最常用、有效和耐受的降脂药物,心脏病一级和二级预防试验的结果表明,他汀类单独使用可使冠心病的发生降低 25%~60%、全因死亡率降低 22%~33%并使心血管事件减少 24%~34%。他汀类治疗还可减少心绞痛的危险、脑血管病的发生、冠脉搭桥和血管成型术的需要。

过去有六种他汀用于临床,即阿托伐他汀(atorvastatin,Lipitor)、辛伐他汀(simvastatin,Zocor)、洛伐他汀(lovastatin,Mevacor)、普伐他汀(pravastatin,Pravachol)、氟伐他汀(fluvastatin,Lescol)和西立伐他汀(cerivastatin,Baycol)。近期,瑞舒伐他汀(rosuvastatin,Crestor)通过了 FDA 认证。其中,洛伐他汀、普伐他汀和辛伐他汀为天然他汀,瑞舒伐他汀、阿托伐他汀、氟伐他汀和西立伐他汀为合成他汀。2001 年 8 月由于致

命性肌肉副作用（横纹肌溶解），西立伐他汀被撤出市场。

（一）他汀类的吸收、代谢及调脂效果

他汀类药物的生理生化特征及代谢途径各不相同，是一组安全、有效，具有不同降脂疗效的药物。

洛伐他汀与食物同服吸收更好，普伐他汀于空腹时或睡前服用最易吸收，其他的他汀类不受食物的影响。由于更多的内源性胆固醇在夜间合成，因此他汀类于晚间服用疗效更好。但阿托伐他汀、瑞舒伐他汀疗效不受服药时间影响。他汀类剂量的调整通常在3～4周内可完成，停药后药效很快消失。

他汀类在肝内的代谢相似，洛伐他汀、辛伐他汀、阿托伐他汀经细胞色素 P450 酶 3A4 系统代谢，氟伐他汀经细胞色素 P450 酶 2C9 系统代谢，瑞舒伐他汀的部分代谢与细胞色素 P450 酶 2C9 有关，普伐他汀经硫化代谢并可能存在其他机制、与细胞色素 P450 酶无关。任何抑制细胞色素 P450 酶 3A4 和 2C9 的药物如抗生素、抗霉菌药、HIV 蛋白酶抑制剂和免疫抑制剂环孢素延缓他汀类代谢。如红霉素、环孢素经 P450 酶 3A4 代谢合用时使他汀类水平升高，诱导细胞色素 P450 酶 3A4 的药物如巴比妥、卡巴咪嗪（carbamazepine）降低血他汀类浓度。华法林和氟伐他汀是细胞色素 P450 酶 2C9 的作用物，因此华法林与氟伐他汀合用时华法林水平增加。服用以上述药物的病人应选用普伐他汀，以避免由于药物合用引起的副作用。对发生中枢系统副作用的病人，应选择不透过血脑屏障的他汀类药物如普伐他汀。

由于部分他汀药物由肾脏排出，肾脏病人的血浓度可增高。经肝脏转换后，胆囊是他汀类的主要排泄途径。因此，肝病患者应服用较低剂量或给予其他类降脂药。由于大剂量时存在对动物有致畸作用，妊娠妇女及孕妇不应服用。他汀类不影响肾上腺和性腺的固醇类激素合成。

不同他汀类的作用特点如表 29-3-1 所示，不同的他汀类达到相似效果的剂量不同，作用最强的为瑞舒伐他汀。使 LDL-C 降低 30%～35% 的他汀类的等同剂量：10mg 阿托伐他汀＝20mg 辛伐他汀＝40mg 洛伐他汀/普伐他汀＝80mg 氟伐他汀 XL。不同他汀等同剂量如表 29-3-2 所示。他汀类最多使 LDL-C 降低 50%～70%，剂量的增加与疗效不成正比，通常最低有效剂量加倍仅可使血 LDL-C 再降低 6%，同时随剂量增加药物毒性增加。不同他汀类对原发胆固醇血症降低血脂的疗效如表 29-3-3 所示。CHESS 研究的最新试验应用辛伐他汀 80mg/d 和阿托伐他汀 80mg/d 治疗 917 例高胆固醇血症患者 24 周，结果表明辛伐他汀比阿托伐他汀更有效升高 HDL-C 和 apo A-I 水平，但阿托伐他汀降低 LDL-C 和 TG 作用最明显。所有他汀类具有降 TG 作用，其中瑞舒伐他汀、阿托伐他汀和辛伐他汀降低 TG 的作用较强。通常，TG 基础水平越高，他汀类的疗效越好。TG 减轻的程度与 LDL-C 平行，即 LDL-C 降低越多，TG 降低越多。高甘油三酯血症常与高胆固醇血症并存，TC 超过 400mg/dl 时不能计算出 LDL-C 的数值，如非直接测定 LDL-C 数值往往不准确，TG 在 200～400mg/dl 且 LDL-C 升高时，他汀类仍是首选药物。他汀类可用于控制家族混合性高脂血症病人中度增加的 TG，但经常疗效不理想。他汀类对乳糜血症无效。他汀类的选择基于需要降低 LDL 的程度、药效及价格、临床试验中所取得的减少心血管事件的证据。

表 29-3-1 不同他汀类药物特点

特点	洛伐他汀	普伐他汀	氟伐他汀	辛伐他汀	阿托伐他汀	瑞舒伐他汀
清除半衰期（小时）	2～4	1～3	0.7～1.2	1～3	14	19～20
食物对吸收的影响	增加吸收	减少吸收	可忽略	无影响	无影响	无影响
服药的理想时间	早晚与食物同服	睡前	睡前	晚	晚	无要求
通过血脑屏障	是	否	否	是	否	否
活性代谢产物	有	无	无	有	无	无
生物利用度（%）	<5	17	24	<5	12	20
蛋白结合率（%）	>95	50	98～99	95～98	90～98	88～90
可溶性	脂溶性	水溶性	水溶性	脂溶性	脂溶性	脂溶性
肾排泄（%）	10	20	<6	13	<5	<10
便排泄（%）	83	70	90	60	>95	90
肝脏代谢机制	细胞色素 P450 3A4	硫化	细胞色素 P450 2C9	细胞色素 P450 3A4	细胞色素 P450 3A4	细胞色素 P450 2C9 (10%)

他汀类的心血管保护作用主要与降低 LDL-C、增加 HDL-C 等血脂调节作用有关，近年发现除调脂作用以外，改善内皮功能、免疫调节、抗炎、抗氧化、稳定斑块、抗凝作用和抑制血管收缩反应等多种因素也发挥了重要作用。内皮功能紊乱是发生动脉粥样硬化的基础，改善内皮功能对降低冠脉事件和冠心病死亡率至关重要。临床研究显示，他汀类抑制炎症因子如 CRP 的释放，可减轻高脂血症患者的慢性炎症过程和炎症对冠心病的影响。他汀类可防止 LDL 被氧化，使血中氧化 LDL（oxLDL）水平降低，而 oxLDL 与急性冠脉综合征的严重事件和动脉粥样硬化的发生发展有关。他汀类还通过降低纤维蛋白原水平和抗凝作用稳定粥样斑块，通过免疫调节作用增加器官移植后的免疫耐受性。此外，他汀类减少血管平滑肌摄取聚集的 LDL，增加游离胆固醇并降低单核细胞内胆固醇酯的浓度，并激活内皮细胞一氧化氮合成酶。在服用他汀类的几小时或几天内即可发挥以上多重作用，在血浆胆固醇降低之前即可产生急性冠脉综合征的斑块稳定作用。

（二）适应证

他汀类治疗对大多数类型的高脂血症有效。典型的适应证是杂合子家族性或多基因性高胆固醇血症，对混合性或家族混合性高脂血症、残粒清除性疾病和糖尿病、肾功能衰竭合并的高脂血症有效。瑞舒伐他汀和阿托伐他汀可用于纯合子家族性高胆固醇血症的辅助治疗。

表 29-3-2 不同他汀的等同剂量

洛伐他汀 (mg)	普伐他汀 (mg)	氟伐他汀 (mg)	辛伐他汀 (mg)	阿托伐他汀 (mg)
20	20	40	10	
40 或 80	40	80	20	10
80			40	20
			80	40
				80

表 29-3-3　不同他汀对原发高胆固醇血症降脂效果比较

药　名	随访时间（周）	剂量（mg）	自基线的变化值（%） LDL-C	HDL-C	TG
瑞舒伐他汀	4	10 每日	−52	+14	−10
	4	20 每日	−55	+8	−23
	4	40 每日	−63	+10	−28
阿托伐他汀	6	10 每日	−39	+6	−19
	6	20 每日	−43	+9	−26
	6	40 每日	−50	+6	−29
	6	80 每日	−60	+5	−37
氟伐他汀	24	20 每晚	−22	+3	−12
	24	40 每晚	−25	+4	−14
	24	40 日 2 次	−36	+6	−18
	24	80XL 每日	−35	+7	−19
辛伐他汀	6	5 每晚	−26	+10	−12
	6	10 每晚	−30	+12	−15
	6	20 每晚	−38	+8	−19
	18~24	40 每晚	−41	+9	−18
	18~24	80 每晚	−47	+8	−24
洛伐他汀	6	10 每晚	−21	+5	−10
	6	20 每晚	−27	+6	+9
	6	10 日 2 次	−28	+8	−7
	6	40 每晚	−31	+5	−8
	6	20 日 2 次	−32	+2	−6
	12~48	40 日 2 次	−40	+10	−19
普伐他汀	8	10 每日	−22	+7	−15
	8	20 每日	−32	+2	−11
	8	40 每日	−34	+12	−24
	6	80 每日	−37	+3	−19

（三）不良反应

大量临床试验的结果证明，他汀类治疗高脂血症安全、有效，为大部分病人耐受、无严重副作用，少数病人可发生不良反应或严重并发症。

常见（发生率>1/100，<1/10）的副作用如胃肠道不适如恶心、腹泻、消化不良、便秘及肌肉痛疼，少见（>1/1000，<1/100）皮疹、外周性神经炎、失眠、头痛、头晕、噩梦、瘙痒、脱发、无力、感觉异常、腹痛、睡眠障碍、注意力不集中及肝功能异常，罕见

（发生率＞1/10000，＜1/1000）的副作用如肌病（肌肉痛疼并伴有CPK升高超过1000U/L）。与他汀类有关罕见的过敏综合征包括血管神经性水肿、狼疮样综合征、脉管炎、嗜酸粒细胞增多、光敏感等。动物在给予大量洛伐他汀、辛伐他汀及氟伐他汀治疗时可发生白内障，但未在人类发现他汀类的此种副作用。

他汀类低剂量使用时肝脏毒性罕见，大剂量时低于1%，肌肉毒性更为罕见。通常，经细胞色素P450酶系统代谢的他汀类更易发生肝脏和肌肉毒性。他汀类引起的肝脏症状表现为：疲乏、反应迟钝、食欲减退和体重降低，类似流感样综合征。转氨酶通常仅中度升高，可达正常上限的2～3倍。停药后的次日症状即可减轻，但转氨酶几周后才可恢复正常，一般与升高的程度有关。此外，轻度的转氨酶升高（高于正常的1.5倍）无相关症状时可继续用药。根据服用的他汀药物种类，应于治疗后2～12周复查转氨酶，长时间用药时应于每六个月复查。他汀类产生的肌炎可使CPK升高伴/或不伴肌痛、肌痛伴/或不伴CPK升高，停药后症状消失、CPK恢复正常，再次服用时症状重新出现，部分病人换用其他的他汀症状不再出现。不良反应发生率有随剂量增加而增加的趋势，少数患者的转氨酶和CPK升高呈剂量相关性。

他汀类最严重的副作用是横纹肌溶解症，虽然发生率＜0.1%，但可导致急性肾功能不全，甚至危及生命，应引起高度重视和警惕。横纹肌溶解症可发生于服药后的36小时至2年，多见于3个月以后。目前发生横纹肌溶解症的机制尚不清楚，有人推测与胆固醇合成有关的中间物质如甲羟戊酸、发呢醇等生成减少有关。甲羟戊酸是合成辅酶Q10的必需物质，缺乏时可能造成细胞辅酶Q10合成障碍，导致细胞能量缺乏甚至耗竭。发呢醇是某些蛋白质翻译后成熟的必需物质，缺乏时影响蛋白质合成。此外，他汀类还可能引起细胞内钙超载而导致细胞死亡。横纹肌溶解症主要诊断依据包括：有肌痛或肌无力的症状，血清CPK大于正常上限10倍以上，可出现肌红蛋白尿，肌肉活检可见非特异炎性改变，肌电图呈肌病表现。疑似或确诊横纹肌溶解症时应立即停药，停药后CPK一般在短期内恢复，肌痛数月内恢复，肌无力症状消失较慢，可持续1年，可试用辅酶Q10治疗以缓解症状。

HMG-CoA还原酶抑制剂与贝特类、烟酸、环孢素、吡咯类抗真菌药或大环内酯类抗生素合并使用时，肌炎和肌病的发生率增高。他汀类药物与贝特类合用于瘦小、高龄伴有肾功能损害的病人时，发生肌炎的危险增加，原则上服用贝特类药物的病人不应服用大剂量的他汀类药物。产生合并症的原因尚不清楚，可能与以下因素有关：合并使用相同代谢途径的药物易于产生毒性作用，在合用大量其他药物的同时超量使用他汀类，或存在肝肾疾病时过量使用他汀类。此外，还存在由药物遗传原因所致机体对药物毒性的易感性不同。

许多大规模临床试验的结果证实，他汀类的毒性或肌病的发生率并不比对照组高。活动性肝炎、不明原因的肝功异常、孕妇及妊娠妇女禁用，大量饮酒和有肝病史者慎用他汀类。长期服用时，应定期监测CPK和肝功能，对不明原因的肌肉压痛、肌痛和乏力症状，尤其伴有周身不适或发热时，应寻找原因并复查CPK，如GPT升高至正常上限3倍以上或CPK升高至正常上限10倍以上，应立即停药。在他汀类使用的过程中，如能注意根据患者个体特征选择不同他汀及适当的剂量、避免合用加重副作用的药物、监测相关症状和指标，即可把副作用降到极低水平。对疑为急性重症肌病或易继发横纹肌溶解的肾衰（如败血症、低血压、大手术、外伤、严重的代谢、内分泌和电解质异常，或未经控制的癫痫）患者，应暂时停用。

不同他汀类作用特点以及对原发高胆固醇血症降脂效果如表29-4-1，29-4-3所示，对目前在临床应用的六种他汀简介如下：

瑞舒伐他汀（rosuvastatin，可定，Crestor）

为人工合成他汀，是目前在临床使用的作用最强的他汀，2003年8月已通过FDA认证。在通过FDA认证前，在临床试验中12 000病人接受了不同剂量的瑞舒伐他汀治疗，证实了本药的疗效及安全性，但在国内尚未上市。

5～40mg/d，每日一次服用，一天中的任何时间给药均可，可在进食时或空腹时服用。为强效选择性和竞争性HMG-CoA还原酶抑制剂，在开始用药后的1周内起效，2周内通常可达最大作用的90%，4周可获得最大疗效，继续用药可维持最大疗效。

不良反应同其他他汀相似，患者通常能够良好耐受，在对照临床试验中，因不良事件退出的患者不到4%，与安慰剂组的退出率相当，不良反应通常较轻并可逆。少数出现纤维素试纸阳性蛋白尿，检测到的蛋白多数来源于肾小管，随着治疗的继续，大多数的蛋白尿自行减少或消失，此类蛋白尿可能并不预示急性或进行性肾脏疾病的发生，但应注意随访以免肾功能损害加重。在临床研究中，个别病例服用80mg瑞舒伐他汀钙发生横纹肌溶解，并偶有肾功能损害，停药后情况改善。由于目前该药使用经验不够丰富，对以上可能发生的不良反应均应给予高度重视。

高龄、甲状腺功能低下或可能发生血药浓度增高时慎用，重度肝功能损害的患者慎用10mg以上剂量。轻度和中度肾功能损害的患者可使用常规剂量，重度肾功能损害的患者剂量不应超过10mg/d。

与环孢素合并使用时，环孢素的血浆浓度不发生显著的改变，但瑞舒伐他汀的血药浓度明显增高。与吉非贝齐合同时，瑞舒伐他汀的血药浓度增高。合用剂量应从10mg、每日一次开始，不应超过20mg。与华法林合用时，可导致INR升高，应监测INR的水平。与含氢氧化铝镁的抗酸药合用，可使瑞舒伐他汀的血浆浓度降低约50%。如间隔2小时后再服用抗酸药影响可减轻。

阿托伐他汀（atorvastatin，立普妥，国产阿乐）

是目前美国使用最广泛的他汀类药物，市场占有率达60%。10～80mg/d，可在每天的任何时间服用。不良反应常轻微呈一过性，多可被病人耐受。与地高辛合用时升高地高辛浓度。与红霉素合用增加阿托伐他汀的血浓度。与含有炔诺酮、乙炔雌二酚的避孕药合用，增加避孕药的浓度。肾功能不全时不影响阿托伐他汀的血浆浓度，使用时可不调整剂量。

洛伐他汀（lovastatin，美降之）

10～80mg/d，每晚或每日二次服用。作用以降低胆固醇为主，也可降低甘油三酯。口服30%吸收，吸收部分在肝内转变成有生理活性的β羟基酸。未吸收部分经肠道排泄，代谢产物主要经胆道排泄，10%经肾脏排泄。口服2周内出现明显疗效，4～6周达最大疗效。与烟酸类或贝特类合用时约1%的病人发生肌病或肌炎，每天服用洛伐他汀80mg肌炎的发生率为0.2%。与贝特类、烟酸、普罗布考、环孢霉素及红霉素合用时肌病的发生率增加。增加华法林的抗凝作用，合用时华法林应减量并密切监测INR。

辛伐他汀（simvastatin，舒降之，国产京必舒新）

5～80mg/d，10mg/d为初始量，每晚服用，是由洛伐他汀衍生的半合成化合物，本身为无活性内酯，主要通过对HMG-CoA还原酶的合成发挥作用，对HMG-CoA还原酶抑制作用较洛伐他汀强一倍。与食物同服不影响吸收，在肝脏有高度选择性，主要在肝内发挥作用，代谢产物主要经胆道、部分经肾脏排出。

一般耐受良好，不良反应轻微多呈一过性，因不良反应停药者不足 2%。腹痛、便秘和腹胀的发生率≥1%，乏力和头痛的发生率 0.5%～0.9%，约 5% 患者 CPK 一过性轻度升高。

轻、中度肾功能不全时不需调整剂量，重度肾功能不全时需严密观察病情变化，起始剂量 5mg/d，最好不要超过 10mg/d。

与抗真菌药（伊曲康唑、酮康唑）、环孢素、硫氮䓬酮、异搏定、尼群地平、大环内酯类抗生素、抗抑郁药奈法唑酮（nefazodone）、HIV 蛋白酶抑制剂以及大量饮用葡萄汁等增加肌病的危险。与烟酸和贝特类合用均有发生肌病的可能，应尽量避免合用。近年临床试验证实，小剂量合用未必引起肌病，与烟酸类合用的安全性高于贝特类，合用剂量一般不超过 10mg/d。与华法林合用增加抗凝效果，应监测 INR。与地高辛合用时可能增加后者药效。

普伐他汀（pravastatin，普拉固，国产美百乐镇）

10～80mg/d，起始剂量 10～20mg/d，每日一次，睡前服用。普伐他汀具有亲水性，不透过血脑屏障，中枢神经系统不良反应发生率低。呈高度肝脏选择性，极少影响其他细胞功能。50% 的蛋白结合率使之与华法林、地高辛等高蛋白结合药物合用时的安全性增加。血循环中无活性代谢产物存在，不经细胞色素 P450 酶代谢，与经 P450 代谢药物的相互作用少。主要经胆道排泄，部分以原形肾脏排泄，从而减少了药物或代谢产物在体内的蓄积。

与胆酸螯合剂用服普伐他汀生物利用度下降 40%～50%，应在服用胆酸螯合剂前 1 小时或之后 4 小时服用。可与多种经 P450 酶代谢的药物合用。可引起血尿素氮和尿酸增高。

氟伐他汀（fluvastatin，来适可）

10～80mg/d，每晚睡前或每日二次服用。是第一个人工合成的 HMG-CoA 还原酶抑制剂，为脂溶性最强的他汀。由于与血浆蛋白结合率达 98%～99%，使其很少以游离形式存在于循环系统。因主要经细胞色素 P-450 2C9 代谢，可减少与肝内经 P-450 3A4、2 D6 代谢药物的相互影响，使不良反应减少。代谢产物绝大部分经肝肠循环肠道排泄，肾排泄低于 6%。1.1% 病人可出现谷丙转氨酶超过正常上限 3 倍，约 0.3% 的病人出现无症状 CPK 升高 10 倍以上。轻、中度肾功能不全可不调整剂量，对严重肾功能不全（血肌酐>260μmol/L，肌酐清除率<30ml/min）者不应使用。

与胆酸螯合剂合用呈相加作用，但同时服用使药效减低 50%，应间隔 4 小时服用。与烟酸和普罗布考合用增加降脂疗效。与华法林、地高辛等合用，华法林、地高辛药效增加，应减量并密切监测。与利福平合用降低疗效。西咪替丁、雷尼替丁、奥美拉唑提高氟伐他汀的生物利用度，但无临床意义。

二、烟酸（nicotinic acid）及衍生物

（一）烟酸（nicotinic acid，或 niacin）及烟酸缓释剂

剂量 烟酸初始剂量 250～500mg，每日 2 次，一月后可加量 500 或 1000mg，最大量不超过 3000mg/d。烟酸缓释剂的常规用量 1000～1500mg/d，为避免肝毒性，最大剂量不应超过 2000mg/d。

【作用特点】 1955 年首次报道烟酸具有降低胆固醇作用。烟酸的主要作用是抑制外周组织游离脂肪酸的代谢并抑制 TG 合成的关键酶———甘油二酯乙酰转移酶，因此减少 TG 的肝脏合成和 VLDL 分泌。烟酸也可能抑制 VLDL 向 LDL 的转换，使 LDL 生成减少、LDL 颗粒变大，使小而密 LDL 转变为大而轻，并降低 Lp（a）水平。烟酸抑制 HDL-apoA1

分解代谢受体,可增加 HDL 生成,通过选择性增加肝脏对 HDL-C 内胆固醇酯的清除,保留血循环中的 HDL 颗粒,在最大剂量时可使 HDL 增加 30%,优于其他药物。

烟酸是预防冠心病的有效药物,可降低心肌梗死发生率以及总死亡率。通常小剂量烟酸增加 HDL-C 的作用优于降低 LDL-C 和 TG,对单纯低 HDL-C 疗效更好。与他汀类合用疗效良好,优于单用他汀或烟酸。试验证明 2000mg 烟酸缓释剂与 40mg 洛伐他汀合用可被病人耐受,约使 LDL-C 降低 30%、TG 降低 35%并使 HDL-C 增加 35%。

【不良反应】 主要包括皮肤潮红、瘙痒、胃肠激惹、少见肝毒性、结膜炎、鼻塞、鱼鳞癣,可加重糖代谢异常并增加血中同型半胱氨酸和尿酸水平,可加重或诱发消化性溃疡,偶可引起一过性碱性磷酸酶升高及胆汁淤积性黄疸。在服烟酸前 30～60 分钟服用阿斯匹林 325mg,有助于减轻严重的皮肤潮红,但部分病人因对阿司匹林快速耐药而停药。进餐时服用烟酸、避免服药时饮用热水也有助于缓解皮肤潮红症状。此外,避免热水澡、饮酒,有助于减轻皮肤敏感症状。烟酸缓释制剂(85%)比普通制剂(50%)更易被病人耐受,前者皮肤潮红的副作用减轻。普通烟酸价廉,过去曾大剂量应用,但目前临床实践中常采用小剂量与其他降脂药物合用。尽管烟酸增加胰岛素抵抗并加重高血糖,但对 2 型糖尿病及中度血糖增高影响较小,可以通过调整降糖药物预防。

与他汀类合用时可发生肌炎,但比合用贝特类发生率低。当他汀类不能使 LDL-C 达标并同时存在其他脂代谢异常或单纯 HDL-C 降低时,首选合用烟酸治疗。但如混合型高脂血症 TG 高于 400mg/dl 时,可能应首选贝特类。对单一治疗无效的高甘油三酯血症,可将烟酸与贝特类合用。

(二)阿西莫司(acipimox,氧甲吡嗪,乐脂平,国产益平)

剂量 0.25～0.5g,2～3 次/d,饭后服用,维持量可为 0.25g 每日一次。

【作用特点】 是人工合成的烟酸衍生物,口服吸收迅速,半衰期 4 小时,2 小时作用达峰浓度,体内很少代谢,大部分以原形从肾脏排出。主要作用包括:抑制全身脂肪组织释放游离脂肪酸减少 TG 和胆固醇合成,从而降低 TC、LDL、VLDL、TG 水平。通过激活脂蛋白脂酶,促进 VLDL 降解。同时通过抑制肝脂肪酶,升高 HDL 水平。可使 TC 降低 25%,TG 降低 50%,HDL-C 升高 20%。还促进肝糖原合成,降低血糖、改善糖耐量。此外,抑制细胞膜脂质氧化,具有抗氧化作用;对尿酸肝功能影响小。临床应用的经验表明,阿西莫司安全、降脂效果好,患者依从性好。

【适应证】 适于各种原发和继发高脂血症,尤其适用于 TG 明显升高,HDL-C 水平降低,LDL-C 正常或轻度升高的患者。可配合其他降脂药,加强降脂效果。可用于血脂升高伴有糖尿病和高尿酸血症患者。

【不良反应】 明显少于烟酸,常于服药后几天减轻或消失,多不需停药。6%患者出现面部潮红及皮肤瘙痒,可有上腹灼热感、上腹不适、轻微头痛及乏力症状。

【注意事项】 严重肾功能不全、消化性溃疡者禁用,孕妇及哺乳期妇女慎用,肾功能不全者慎用或减量使用。与贝特类或他汀类合用增加降脂疗效,应减量服用,以避免产生不良反应。与降糖药合用可能增加发生低血糖的机会,应密切观察,必要时减少降糖药剂量。

三、苯氧芳酸衍生物(fibric acid derivatives)或称贝特类(fibrates)

本类药物通过刺激过氧化物酶体激活型增殖体受体 α(peroxisome proliferator- activated receptor α,PPARα)发挥作用,能上调 Apo AⅠ、Apo AⅡ、脂蛋白脂酶基因表达,下调 Apo CⅡ 基因表达，使血中乳糜微粒及 VLDL 降解增加，由于增加对富含 TG 脂蛋白的清除和减少 VLDL 的合成而降低 TG 水平。并因 TG 的降低和（或）增加载脂蛋白 A-Ⅰ、A-Ⅱ 增加 HDL-C 和 LDL 微粒的体积，促进 LDL 微粒自小而密（B 型）转变为大而轻（A 型）。此外，可能通过抑制脂肪细胞膜上 cAMP 降低脂蛋白脂酶活性，增加对 LDL、VLDL 的清除，并通过抑制脂肪细胞释放游离脂肪酸减少 LDL 的生成和释放。贝特类目前是降低 TG 的最有效药物，作用取决于高甘油三酯血症的程度，治疗前 TG 水平越高，服用贝特类治疗正常化的可能越小。对 TG 很高但胆固醇不高的病人，贝特类可升高 LDL-C，治疗过程中如 LDL-C 升高持续时应加用他汀类。相反，对 LDL-C 升高而 TG 中度升高患者，贝特类可降低 LDL-C 水平。由于贝特类抑制 VLDL 的过度合成，对残粒清除疾病尤为有效。与考来替泊合用增加疗效，并增加 HDL-C。

【适应证】 用于治疗 Ⅱ、Ⅲ、Ⅳ 型高脂蛋白血症。对以高甘油三酯血症增高为主的混合性血脂异常作用较佳，可用于合并高尿酸血症的血脂异常者，可治疗伴有糖尿病和代谢综合征的患者。对家族性高乳糜微粒血症及纯合子家族性高胆固醇血症疗效不佳。

【不良反应】 贝特类可被患者耐受，可存在一些副作用，但一般不影响持续用药。常见副作用包括胃肠道症状如腹部不适、恶心、烧心、嗳气、腹胀、腹泻、便秘、食欲减退、口干，以及乏力、肌痛、头痛、头晕、失眠、性功能障碍、皮疹、体重减轻、皮肤瘙痒、呕吐、腹痛、胆石症，偶见皮肤红斑、皮疹、肌痛、脱发、视力模糊及白内障。实验室可见转氨酶、CPK、尿素氮、肌酐升高，偶见蛋白尿、轻度贫血、嗜酸细胞减少和白细胞减少。个别病人可发生肌痛、肌肉抽搐甚至发生横纹肌溶解，可加重肝肾功能不全。在终末期肾病患者可发生肌炎，与他汀类合用可发生严重肌炎和横纹肌溶解症。因贝特类主要经肾脏排泄，用于终末期肾病患者时至少减量 50%。与他汀类合用时为了减少肌炎的危险，使用他汀类最大推荐剂量的 25%～50%。

【注意事项】 肝胆疾患、严重肝肾功能异常、孕妇、哺乳期妇女禁用，儿童、溃疡病患者慎用。应于用药前、用药后 2～4 周查肝功能，转氨酶异常时立即停药。服药过程中应定期复查血象、CPK、肾功能。使华法林作用增强，合用时应减量并监测 INR。与他汀类合用增加肌炎和横纹肌溶解的可能。一般不与其他强效降脂药合用，服用 3 个月无效应换药，突然停药可引起胆固醇和 TG 反跳甚至高于治疗前水平。

贝特类主要包括：非诺贝特（fenofibrate）、吉非贝齐（gemifibrozil）、苯扎贝特（bezafibrate）、环丙贝特（ciprofibrate）、益多酯（etofylline clofibrate，又名 theofibrate）和氯贝特（clofibrate）。由于大规模临床试验证实，氯贝特使患者全因死亡率明显高于对照组，近年已基本停止使用。

（一）非诺贝特，又名力平之（lipanthyl）

【剂量】 0.1g，每日 3 次。维持量 0.1g，每日 1～2 次。

【作用特点】 为第三代苯氧芳酸衍生物，疗效好，副作用较小。口服后胃肠道吸收迅速，经组织酶作用迅速分解为可与血浆蛋白紧密结合的游离酸，在肝内、肾内组织代谢，约 90% 经肾脏排出，小部分经胆汁、粪便排出。通过抑制游离脂肪酸的合成、促进游离脂肪酸氧化和增强脂蛋白脂酶活性，使 TG 合成减少、分解增加。还可通过对 HMG-CoA 还原酶抑制减少胆固醇合成，并刺激 LDL 受体生成而加速胆固醇代谢。可使 TG 降低 50%～60%，TC 降低 19%～25%，LDL-C 降低 26%。除调脂作用外，还可降低血尿酸水平及纤维蛋白原含量。对部分高胆固醇血症及混合型高脂血症的病人降低 LDL-C 疗效优于吉非贝齐。

常见副作用发生率2%~15%，长期使用时可达7%~14%。

（二）吉非贝齐，又名诺衡（lopid），国产称洁脂

【剂量】 0.3~0.6g，每日2次，早餐及晚餐前半小时服用。

【作用特点】 口服吸收迅速完全，肝内代谢，主要经肾脏排泄，部分经粪便排泄。2~5天起效，4周达最佳疗效。血浆浓度与剂量成正比。对高胆固醇血症的病人有中等度降低LDL-C的作用，对混合性高脂血症患者的LDL-C作用甚微，对单纯的高甘油三酯血症有升高LDL-C的作用。可使高甘油三酯血症患者HDL-C明显升高，但对低HDL-C、TG正常患者升高HDL-C效果不明显。可使TG下降40%~60%，TC下降10%~20%，HDL-C升高10%~20%，能明显降低冠心病的发病率及死亡率。用于治疗高VLDL和LDL-C患者时，可减少冠心病的发病率，并在HDL降低个体的二级预防中获益。

（三）苯扎贝特，又称必降脂

【剂量】 0.2~0.4g，每日3次。缓释片0.4g，每晚一次服用即可。

【作用特点】 为新型苯氧芳酸衍生物，口服胃肠道吸收迅速完全，95%与血浆蛋白结合，绝大部分经肾脏排泄。能降低TG20%~60%、TC10%~30%，升高HDL-C 10%~30%，可使Ⅱ型高脂蛋白血症LDL-C水平降低，但对Ⅳ型高脂蛋白血症的LDL-C水平降低作用不明显甚至增高，可降低Lp（a）水平。除调脂作用外，可降低血糖、抑制血小板聚集、降低纤维蛋白原和血粘度。

不良反应少而轻微，大部分副作用在服药几个月内出现，常为一过性可自行缓解。一般不需停药，症状明显者应减药或停药，停药后症状可很快消失。增加胰岛素和磺脲类的降糖作用，合用时应减量。

（四）环丙贝特（lipanor）

【剂量】 0.1g，每日一次。

【作用特点】 为新型苯氧芳酸衍生物，口服吸收好，主要经肾脏排泄。可通过竞争性抑制HMG-CoA还原酶和增加脂蛋白脂酶活性，增加肝细胞表面LDL受体数量，增加LDL和VLDL合成及清除。可降低TG、TC、LDL-C、VLDL和apo B并升高HDL-C、apo A-1。此外，具有抗凝、抗血小板、降低血粘度、增加纤溶酶作用及改善微循环的作用。

不良反应较少，一般不需停药。长期应用使可有腹胀、恶心、呕吐、头痛、乏力、皮疹、肝区痛疼、肝功能异常及血沉增快。

（五）益多酯，又名特调酯（doulip）

【剂量】 0.25 每日2~3次，维持量每日2次。与餐后或进餐时服用。

【作用特点】 易从胃肠道吸收，代谢物主要经肾脏排出，对肝脏的毒性低于氯贝特及非诺贝特。可降低TC、LDL-C、TG并升高HDL-C。此外，具有抗凝、抗血栓和降低尿酸的作用，可与别嘌呤醇合用。

不良反应常较轻，明显少于氯贝特。可出现消化道症状、皮肤瘙痒、白细胞减少、一过性转氨酶升高、肾功能恶化等，减量或停药后症状消失。

四、胆酸螯合剂（bile acid sequestrants）

本类药物已在临床使用多年，通过在肠道内与胆酸结合，阻止胆酸在末端回肠重吸收，并通过降低肝内胆酸水平促进肝细胞内胆固醇转化为胆酸，使细胞内胆固醇水平降低、LDL

受体的合成和表达增加,继而增加对 LDL 的分解代谢。可使 LDL-C 减少 10%~20%。胆酸螯合剂增加 VLDL 合成并不同程度地增加 TG 水平,可能加重或引起高甘油三酯血症,尤其是临界性 TG 升高或胰岛素抵抗患者。由于增加了 VLDL 和 VLDL-C 的合成,胆酸螯合剂可使 TC 水平增加。过去胆酸螯合剂曾作为降脂治疗的主要药物,目前多用于经他汀类治疗后需进一步降低胆固醇的补充治疗。与他汀类合用可减少胆固醇合成,进一步降低 LDL 水平。

主要不良反应:30% 的病人发生腹胀、便秘。

胆酸盐结合树脂因需与食物或液体混合使用而使用不便,因味道和胃肠道副作用限制了大剂量使用,最大剂量约使 LDL-C 降低 30%。胆酸螯合剂降低胆固醇安全有效,低到中等剂量时不干扰脂溶性维生素的吸收但影响其他药物吸收。因可与极性化合物结合而影响华法林、地高辛、甲状腺素、叶酸、噻嗪类利尿剂和他汀类结合,为避免不良影响,应在胆酸螯合剂之前 1 小时或之后 4 小时服用。

本类药物可用于多基因或杂合子家族性高胆固醇血症和以胆固醇升高为主的家族混合性高脂血症,对纯合子家族型高胆固醇血症和高甘油三酯血症无效。因本类药物不被人体吸收,可用于儿童和孕妇的高脂血症。目前,胆酸螯合剂不可能成为降脂一线药物,仅用于他汀类的辅助治疗、儿童的高胆固醇血症或其他药物禁忌时,将来有可能被 Ezetimibe 替代。国内由于各种原因,临床很少使用。

现有的主要胆酸螯合剂如下所述。

(一)考来烯胺(cholestyramine,即消胆胺)

呈液状,不溶于水,为苯乙烯型碱性阴离子交换树脂。应从小剂量开始,逐渐加量,常规剂量 4~8g/d,最大剂量 24g/d,常于进餐时服用或与果汁同服。

主要副作用 口味差,可引起腹胀、便秘。在儿童和肾衰病人可引起高氯性酸中毒。此外,干扰叶酸、华法林、地高辛、贝特类、他汀类和普罗布考,大量服用影响脂溶性维生素的吸收。长期服用时应补充叶酸、维生素 A、D、K 和钙。

(二)考来替泊(colestipol,又称消胆宁)

为阴离子交换树脂,丸剂。5~10g 每日 2 次,5g 的考来替泊与 4g 考来烯胺疗效相似。主要副作用为腹胀、便秘等,减少维生素 D 及脂溶性维生素的吸收。

(三) colesevelam(WelChol)

3.75~4.375g/d,是一种新型的片剂,为可溶纤维制品,在胃肠道内与胆酸结合形成不被吸收的复合物,可使 LDL-C 减少 10%~15%,疗效和副作用均低于考来替泊及考来烯胺,与他汀合用有相加作用。

五、胆固醇吸收抑制剂(cholesterol absorption inhibitors)

FDA 于 2002 年 11 月认证了第一个该类药物 ezetimibe(Zetia),主要抑制饮食及胆酸中胆固醇的吸收,单用使 LDL-C 降低 15%~20%。由于阻止胆固醇分泌入胆酸后的重吸收并减少肠肝循环中内源性胆固醇产生,对低 SFA 和胆固醇饮食的病人有效。内源性胆固醇每天约合成 900mg,远高于胆固醇摄入。胆固醇降低与增加 LDL-C 分解代谢有关,对 TG 和 HDL-C 的影响不大。与他汀类合用非常有效,可作为 LDL-C 降低不理想时的补充治疗。Ezetimibe 对心血管病终点事件的影响尚无循证医学证据。推荐剂量 10mg,每日一次。肝功能异常者慎用。

六、噻唑烷二酮类（thiazolidinediones，TZDs）

常用于代谢综合征或糖尿病合并血脂紊乱的预防和治疗，罗格列酮（文迪雅，rosiglitazone）及吡格列酮（pioglitazone）均具有降低 TG、LDL-C 及增加 HDL-C 的作用。罗格列酮还具有增大 LDL 颗粒和增加 HDL2 水平的作用。

此外，降糖药二甲双胍也具有降 TG、LDL-C 及增加 HDL-C 的作用。

七、其他

（一）鱼油制剂及 N-3 PUFA

主要降低 TG 可达 30%，可使 HDL-C 增加 6%～8%，有改善乳糜微粒血症作用。与他汀类或其他降脂药合用有协同作用，可减少其他药物用量。副作用轻微，可见消化道症状如恶心、消化不良、腹胀、便秘等。详见非药物治疗不饱和脂肪酸部分。

（二）普罗布考（probucol），又名丙丁酚

具有较强的抗氧化作用，详见抗氧化剂部分。

0.5g，每日 2 次。主要降低 TC、LDL-C，用于高胆固醇血症及家族性高胆固醇血症。严重的副作用包括引起 QT 间期延长和恶性心律失常。

第四节 非药物调脂治疗

治疗性生活方式改变（therapeutic lifestyle changes，TLC）是治疗脂代谢异常的起始步骤，所有血脂异常患者在使用降脂药前或使用降脂药期间均应改变不健康的生活方式，进行非药物调脂治疗。

一、饮食治疗

（一）合理的饮食结构

饮食治疗是高脂血症治疗必不可缺的部分，合理的饮食可改变血脂/脂蛋白的总体水平、减少药物的用量，从而减少药物的副作用。调整饮食除了降低空腹血脂水平外，还通过调节导致 AS 的餐后血脂反应降低冠心病的危险。饮食调整还有利于控制或改善心血管病的危险因素如高血压、肥胖和 2 型糖尿病，对青少年和不能耐受药物的个体尤为重要。目前尚未能确认理想的饮食结构，通常鼓励减少饱和脂肪酸和胆固醇，增加植物固醇及可溶纤维的摄入。可溶纤维包括燕麦麸皮、果阿胶、果胶、水果和蔬菜纤维等，可使 LDL-C 降低 5%～10%。过去的营养方案推荐低脂肪、高碳水化合物饮食，但可导致高 TG 和低 HDL-C。目前，一般推荐地中海饮食（Mediterranean diet）并减少饮食中胆固醇（红肉、蛋黄）摄入，把非氢化单不饱和脂肪酸脂肪作为饮食中的主要脂肪成分，谷类作为碳水化合物的主要成分，同时摄取大量水果蔬菜。按照 ATP Ⅲ 推荐的饮食方案，饱和脂肪酸（SFA）摄入应<总热量的 7%，胆固醇<200mg/d，如表 29-5-1 所示：

表 29-5-1 ATP Ⅲ 推荐 TLC 方案

食物成分	建议
总脂肪占总热量的 25%～35%	PUFA 占总热量的 10%
	MUFA 占总热量的 20%
	SFA＜总热量的 7%
食物中胆固醇	＜200mg/d
碳水化合物	强调"复合成分",包括谷类、水果、蔬菜,占总热量的 50%～60%
饮食中的纤维	20～30g/d,其中可溶性纤维 10～25g/d
蛋白	约占总热量的 15%
植物固醇/stanols	2g/d
总热量	有效维持理想体重
体力活动	中等强度锻炼至 200kcal/d

过分严格地限制脂肪摄入,可使高胆固醇血症患者发生高甘油三酯血症,对 TG 和 HDL 发生不利影响。因内科医生难以给病人提供准确的饮食建议,最好邀请营养师参与病人的饮食指导。严格控制饮食后 6 周,如 LDL 不能达标,应进一步调整饮食结构。额外的植物固醇(2g/d)和可溶性纤维可使 LDL-C 降低 10%。碳水化合物应限制在总热量的 60%,对合并代谢综合征的个体应在 50%。低碳水化合物饮食主要用于肥胖或超重个体。此外,应注意个体差异,不同个体对食物的敏感性和耐受性不同。

(二) 主要的饮食成分及其评价

了解不同饮食成分的特点和作用,对进行饮食调整具有重要意义。主要的饮食成分简介如下。

饱和脂肪酸(saturated fatty acid,SFA) SFA 降低 LDL 受体表达并升高 LDL 水平,而硬脂酸及长链脂肪酸影响较小。SFA 是增加胆固醇的主要成分,SFA 每增加总热量的 1%,LDL-C 增加 2%。高脂奶制品、肉类、油类是 SFA 的主要来源。豆类蛋白可用于部分替代动物类食品,因而减少 SFA 摄入并轻度降低 LDL-C。SFA 与心血管病发生、冠心病猝死密切相关。研究表明,用不饱和脂肪替代 SFA 提供 5% 能量供给,可使冠心病的危险减少 42%。

反链脂肪酸(trans fatty acids,TFA) 也可降低 LDL 受体表达并升高 LDL、TG,也可增加 Lp(a),降低 HDL-C 水平。TFA 增加 LDL-C 的程度与 SFA 相似。摄入 TFA 的危害比 SFA 更大。植物油的加工过程中如高温可产生 TFA,氢化的蔬菜油是产生 TFA 的主要来源,烘烤的食品中也富含 TFA。过去的研究表明减少 2% 由 TFA 提供的能量摄入可使冠心病的危险减少 53%,TFA 与冠心病的猝死有关,并促进胰岛素抵抗的发生。

饮食中的胆固醇 使血清胆固醇升高的程度低于 SFA,100mg 增加约 10mg/dl。富含胆固醇的食物包括:蛋类、动物及奶制品、家禽和贝类。如不油炸、黄油煎烤或大量食用,贝类、虾中的固醇对血中胆固醇影响不大。

单不饱和脂肪酸(monounsaturated fatty acids,MUFA) 主要含油酸,来自动物脂肪或植物油,如橄榄油中含有较高的 MUFA、多酚和抗氧化剂。如使用等热量的 MUFA 替代 SFA，碳水化合物成分不变，使胆固醇降低的程度与高碳水化合物、低胆固醇饮食的结果相似，对 HDL 及 TG 影响较小。富含 MUFA 的饮食对血脂正常及高脂血症个体产生有利影响，但有报道富含 MUFA 的饮食与 SFA 相似使猴子产生动脉粥样硬化。MUFA 与多不饱和脂肪酸比较，降低血浆 TC 和 LDL-C 作用较弱。

多不饱和脂肪酸（polyunsaturated fatty acids，PUFA） 是人类基本营养物质，为身体发育和功能所需。为必需氨基酸，体内不能合成，必须由食物供给。PUFA 有抗炎、稳定脂质斑块和调节白细胞分泌的作用，通过调节巨噬细胞的活性阻止动脉粥样硬化病变的进展。PUFA 缺乏，可造成血小板聚集功能异常、动脉粥样硬化和高甘油三酯血症。PUFA 主要包括：n-6 PUFA 和 n-3 PUFA，二者互相影响，大量摄入 n-3 PUFA 降低 n-6 PUFA 血浆水平。n-6 PUFA 存在于多种蔬菜油中，对动脉粥样硬化的影响仍未定论。n-3 PUFA 为长链不饱和脂肪酸，主要成分为 alpha-亚麻酸（alpha-linolenic acid，ALA），主要存在于鱼类或鱼油中，部分来自植物、蔬菜油，经代谢产生 eicosapentaenoic acid（EPA）和 docosahexaenoic acid（DHA）。EPA 和 DHA 可改善心血管、肾脏和神经组织的功能，大量鱼类及 n-3 PUFA 的摄入明显降低冠心病的发病率、死亡率，流行病学的研究表明 n-3 PUFA 降低总死亡率、心血管事件和心源性死亡。每月摄入 5.5g 以上的 n-3 PUFA 可使心脏骤停的危险降低 50%，每周吃一次鱼可使猝死发生率减少 52% 并降低总死亡率 30%。摄取地中海饮食并补充 ALA 使心血管事件减少 50%～70%，此作用与血脂变化无关。每天摄入 1g 鱼油使总死亡率降低 14%、心血管死亡率降低 12%，3～5g/d 鱼油（2～3g/d EPA 及 DHA）因减少 VLDL 产生使 TG 减少 30%。大规模临床实验的结果也表明，n-3 PUFA 减少猝死和冠脉事件，经冠脉造影证实延缓冠心病的进展。GISSI 临床实验包括了 11,324 冠心病患者，摄取小剂量的 n-3 PUFA 使全因死亡率降低 20%、心血管死亡率降低 30%、猝死率降低 45%。n-3 PUFA 的心血管保护作用与预防心律失常、降低 TG 水平、减少血栓形成并改善内皮功能有关。

因此，美国心脏病学会推荐每周吃鱼 2 次以上，以降低心血管病危险因素。鱼油或 n-3 PUFA 可用于高甘油三酯血症的治疗，与他汀合用治疗混合性高脂血症时可减少他汀用量，增加调脂疗效，不增加副作用，不存在药物相互作用。但应注意避免进食被污染的鱼类、过期或制作工艺不佳的鱼油，二者均含有大量氧化物质可对人体产生毒性作用。已有试验证实食用铅、汞含量过高的鱼类使心血管病死亡率增加，高浓度劣质鱼油摄入使患者心绞痛恶化。

碳水化合物 替代 SFA 可导致 HDL-C 降低和 TG 升高，使半数代谢综合征患者的脂质异常加重。近来推荐混合碳水化合物如麦片及整粒谷物取代糖及淀粉，以避免以上副作用。

植物固醇（sterols/stanols） 谷固醇酯（sitostanols/sterols）抑制肠道食物及胆汁胆固醇的吸收，对肠道高胆固醇吸收低合成的个体有效。2～3g 植物固醇使 LDL-C 降低 6-15%，不影响 HDL-C 和 TG。

酒精 酒精类饮料富含热量可引起肥胖，此外可直接影响脂蛋白代谢。主要通过增加肝脏合成 TG 引起高甘油三酯血症。过多摄入酒精通常产生Ⅳ型高脂蛋白血症，个别 TG 分解代谢延迟者可为Ⅴ型高脂蛋白血症，后者可能与酒精诱发的急性胰腺炎有关。空腹时饮酒刺激脂肪组织释放游离脂肪酸（NEFA）入血，进而促进 TG 合成。此外，进餐时饮酒产生的脂肪酸血症也可促进 TG 合成。肝功能正常时，长期饮酒使 LDL-C 降低、HDL-C 升高。中等量饮酒主要增加较小的 HDL 颗粒（HDL3），而大量饮酒主要通过较大 HDL2 增加

HDL。

酒精消耗量与冠心病死亡率存在 U 或 J 型曲线，轻至中等度饮酒对冠心病呈保护作用，可使心肌梗死的危险明显降低；重度饮酒加重心血管疾病如高血压、心律失常、酒精性心肌病、脑血管病及冠心病，此外还加重高甘油三酯血症并诱发急性胰腺炎。酒精的心血管保护作用与其调脂作用有关，轻至中等度饮酒增加 HDL-C 和 apoA1-A2，降低 LDL-C 和 TC/HDL 比值，抑制 LDL-C 的脂质过氧化。此外，饮酒可抑制凝血因子，减少血栓的形成；增加对胰岛素的敏感性；降低炎症因子水平并抑制内皮素-1 的合成；红酒中的酚化合物抑制脂蛋白氧化并刺激内皮一氧化氮合酶（eNOS）表达。中等度饮酒定义为女性每日饮酒一次（one drink），男性每日饮酒两次。单次标准饮酒量：相当于 100%乙醇 15ml（12.5g），如 40%白酒则为 37.5ml，12.5%白酒 120ml。每天的饮酒量不应超过 30ml（25g）。

维生素/抗氧化剂 见抗氧化剂节。

其他饮食成分 豆类蛋白、异黄酮、坚果及大蒜具有降脂、预防冠心病的作用。豆类蛋白含有可替代动物蛋白的必需氨基酸，有助于减少饮食中的 SFA 和胆固醇。每天摄入 25～50g 豆类蛋白可使 LDL-C 降低 4%～8%，当高胆固醇血症存在时作用更为明显。前瞻性研究表明，坚果的摄入量与冠心病呈负相关。坚果中存在的 MUFA、PUFA 及其他成分如维生素 E、精氨酸前体、类黄酮和多酚与改变脂代谢降低冠心病危险有关。大蒜的提取物可使高胆固醇患者的总胆固醇及 LDL-C 减少 5%～10%。

控制体重 超重和肥胖个体常存在代谢综合征，易患心脑血管病。肥胖加重所有的原发性高脂蛋白血症，主要为高甘油三酯血症，尤其是Ⅳ型高脂蛋白血症，男性比女性肥胖更易发生高甘油三酯血症。在部分个体，由于 LDL 增加，加重高胆固醇血症。肥胖者的 HDL-C 通常降低。减肥是一连续过程，早期低热量摄入所致的体重降低可引起明显血脂变化，长期热量控制有助于调节血脂如降低 LDL-C、升高 HDL-C。体重减低 5%～10%时，TC 降低 18%、LDL-C 降低 22%、TG 降低 44%、HDL-C 增加 27%并使死亡率降低。同时减肥有助于改善心血管病的主要危险因素如高血压和糖尿病，对代谢综合征发挥良性影响。低热量低碳水化合物与低热量高碳水化合物饮食比较，可更多减轻体重、降低 TG 和增加 HDL-C。AHA 推荐应将体重指数维持在 18.5～24.9kg/m²，对肥胖或超重个体，第一年应通过限制饮食和增加活动量使体重减轻 10%。

锻炼 缺乏运动或体力活动是心血管病的危险因素，是导致血脂代谢紊乱及代谢综合征的非血脂因素。HDL-C 的水平与每周的运动量、运动时间和运动频度有关，运动与合理的饮食结合有助于减肥并改善代谢综合征。有氧运动使脂蛋白脂酶活性增加，降低 TG、改善餐后 TG 反应，增加 HDL-C，并在体重减轻时降低 LDL-C。此外，还可降低胆固醇酯转运蛋白及肝酶活性，改善胰岛素敏感性。因此，通过有计划、规律的有氧运动增加能量消耗，使体重指数维持在 25kg/m² 以内，是简便易行，安全有效的调脂、防治心血管疾病的方法。AHA 推荐每周的大部分时间或每天应进行中等强度的体育锻炼。

二、血浆净化及 LDL 去除疗法（low density lipid apheresis）

血浆净化疗法（plasma exchange 或 plasmapheresis）是在血浆滤过的过程中分离并去除血浆，然后补充含有白蛋白的替换液体。通过此方法可清除血浆中存在的毒物或自身抗体，过去曾用于严重胆固醇异常的治疗，虽然方法简单有效但缺乏特异性，如 HDL 也同时被清除。近年本方法有被 LDL 去除疗法替代的趋势。

LDL 去除疗法不同于传统的血浆净化疗法，通过免疫吸附或肝素诱导的体外 LDL 沉淀或右旋糖苷硫酸盐吸收的方法，血液在体外经选择性滤过、吸收和沉淀 LDL 后回输至体内，达到 LDL 清除的目的。目前有两种经 FDA 认证的脂质清除系统，Liposorber LA 15® 右旋糖苷硫酸盐系统（1996 年认证）和肝素诱导的体外 LDL 沉淀系统（HELP®，1997 年认证）。LDL 去除疗法提供了更有效的选择性 LDL 清除方法。

用于纯合子家族性高胆固醇血症 LDL-C＞500mg/dl，或杂合子家族性高胆固醇血症经 6 个月以上严格饮食控制和最大耐受剂量降脂药物治疗并符合 FDA 推荐的适应证：LDL-C＞200 mg/dl（冠心病患者）或 LDL-C＞300 mg/dl。在使用 LDL 去除疗法的同时，应采取严格的饮食控制并配合降脂药物治疗以求得稳定疗效。

LDL 去除疗法可降低特定人群的心血管病危险因素并改善预后，如降低死亡率、改善心肌缺血、减慢动脉硬化病变的进展并改善外周血流。第一次治疗可使 LDL 降低 70%，因未改变身体的代谢异常，每 2 周左右需重复进行，如不及时进行下一次治疗 LDL 会再次升高。

无论血浆净化或 LDL 去除疗法且因价格昂贵限制了临床应用。

三、高脂血症手术治疗

回肠末端切除术、门腔静脉分流吻合术可用于部分难治性高脂血症，如杂合子家族性高胆固醇血症，术后可使血浆胆固醇浓度降低 50%、黄色瘤缩小或消失。但对纯合子家族性高胆固醇血症效果不佳。

近年，对使用其他方法治疗无效的严重家族性高胆固醇血症，如纯合子家族性高胆固醇血症，有人尝试用肝脏移植治疗。但移植术后部分病人因高胆固醇血症，仍需服用他汀类治疗。

第五节 降脂治疗方案的选择

一、高胆固醇血症及 LDL-C 增高

如 LDL-C 高于目标值，在 12 周的 TLC 调整后未达标，应进行药物治疗（表 29-6-1）。有症状的冠心病患者应尽早使用他汀类治疗，并同时进行生活方式调整。他汀类是首选药物，尽管不同个体对药物的反应不同，药物的选择应根据达标所需降低胆固醇的幅度，剂量调整间期 3~4 周。效果不理想时将剂量加倍仅可进一步降低 6% 的 LDL-C。因此，加用第二种药物比增加他汀剂量可能更安全、更经济。合用其他措施可使 LDL-C 进一步降低，如植物固醇/stanol 降低 10%、胆酸螯合剂降低 15%、Ezetimibe 降低 20%。AHA 推荐可将他汀与胆酸螯合剂或他汀与烟酸合用。研究表明即使冠心病高危病人 LDL-C 低于 100mg/dl，他汀仍可使病人获益。

近年越来越关注 LDL 大小及密度对冠心病危险因素的影响及对治疗的反应，降脂治疗后 LDL 密度的变化与冠心病危险因素的降低密切相关，但目前尚无前瞻性随机的临床试验评价饮食及药物治疗对 LDL 颗粒大小变化与冠脉事件相关性的影响。他汀类降低 LDL-C 浓度和 LDL 颗粒的数量，有试验表明氟伐他汀和阿托伐他汀改变 LDL 外形使颗粒变轻，但辛伐他汀和普伐他汀则无此作用。

表 29-6-1 ATP Ⅲ 不同危险因素的 LDL-C 目标值

危险分层	LDL 目标值 (mg/dl)	开始 TCL 治疗的 LDL 水平 (mg/dl)	开始药物治疗 LDL 水平 (mg/dl)
CHD 和 CHD 等危症（10 年风险＞20%）	＜100	≥100	≥130（100～129 可用药）
2 个以上危险因素（10 年风险＜20%）	＜130	≥130	10 年危险因素 10%～20%：≥130，10 年危险因素＜10%：≥160
0-1 个危险因素（10 年风险＜10%）	＜160	≥160	≥190（160～189 可用药）

二、高甘油三酯血症

应强化生活方式的改变，消除诱因并使用一种贝特类或烟酸及其衍生物进行治疗。通过减肥和体力活动改善胰岛素敏感性，经验表明除非初始 TG 水平为轻度升高，以上措施常难于使 TG 降至理想水平，经常需进一步调整治疗方案。应根据心血管病的危险、非 HDL-C 水平和有无 LDL 颗粒变小决定是否需强化治疗。鱼油及相关制剂可用于降低 TG 水平，效果与剂量有关。

三、混合型高脂血症

首先应使 LDL-C 达标，通常首选他汀类，高效他汀如瑞舒伐他汀、阿托伐他汀及辛伐他汀除降低胆固醇外，还可降低 TG。在 LDL-C 达标后，应根据 TG 水平决定进一步治疗，如 TG 150～199mg/dl 应进行治疗性生活方式调整、200～499mg/dl 应在治疗性生活方式调整的同时加大他汀用量或与烟酸/贝特类合用。如 TG 超过 500mg/dl 可首选一种贝特类或烟酸类，以预防急性胰腺炎的危险。贝特类或烟酸类降低 TG 和非 HDL-C 并增加 HDL-C，同时减少 LDL 颗粒数量和大小。贝特类吉非罗齐降 TG 作用强于烟酸类，但烟酸增加 HDL-C、降低 LDL-C 的作用更强。当 TG 控制在 400mg/dl 以内时，应计算 LDL-C 数值，然后选用他汀类作为后续治疗。LDL-C 达标后，应重视非 HDL-C 的治疗。对 LDL-C 合并 TG 升高的治疗仍然是临床医生所面临的难题，他汀—贝特类及他汀—烟酸类组合比单独他汀类治疗对混合型高脂血症的异常脂质谱更有效，但合用增加副作用发生的危险，因此，合用时应充分衡量其利弊得失。对 LDL-C 合并 TG 升高可首先试用他汀类合用鱼油类制剂，二者合用产生协同作用，从而减少他汀类用量，减少副作用。他汀类也可与烟酸类合用，如不能耐受，可单用贝特类或合用他汀类。他汀类与贝特类合用发生肌炎的危险增加。

四、单纯 HDL-C 降低

HDL-C 除了具有 LDL-C 逆向转运作用外，还具有其他的心血管保护作用。低 HDL-C 是冠心病的重要危险因素，很多冠心病及有冠心病危险的患者伴有 HDL-C 降低。CHD 的危险与 HDL-C 呈镜像关系，当 LDL-C 稍高或正常时，即使少量增加 HDL-C 可更显著降低冠心病的危险，其作用比降低 LDL-C 更为明显。烟酸类制剂是增加 HDL-C 最有效的药物，此外烟酸增加 Apo A-I 水平并产生心血管保护作用。当 HDL-C 男性低于 40mg/dl、女性低于 50 mg/dl 时，应通过强化的治疗性生活方式改变升高 HDL-C。对高危病人应使用烟酸、贝特或他汀类药物升高 HDL-C，使 HDL-C 升高的程度烟酸约 30%，贝特类 10%～15%，他汀类 5%～10%。

不同类型药物对血脂影响如表 29-6-2 所示，原发性脂代谢紊乱的机制及治疗如表 29-6-3 所示。

表 29-6-2　不同调脂药物对主要脂质的影响

脂质	他汀类	贝特类	胆酸螯合剂	烟酸	Ezetimibe
LDL-C	↓↓↓	↑或↓↓	↓↓	↓↓	↓↓
HDL-C	↑	↑↑	0—↑	↑↑	0—↑
TG（VLDL）	↓—↓↓	↓↓↓	0—↑	↓↓↓	↓

表 29-6-3　原发性脂代谢紊乱特点与治疗

脂代谢紊乱	机制	合并症	治疗
家族性高甘油三脂血症（糖尿病时加重）	由于 LPL 活性降低导致 TG 清除减少所致；富含 TG 的 VLDL 肝脏分泌增加	TG＞2g/dl（22.6mmol/L）时易发生胰腺炎，低 CHD 危险	控制饮食、减肥；贝特类、烟酸类、n-3 PUFA；Oxandrolone
家族混合性高脂血症（糖尿病时加重）	含有 VLDL 的载脂蛋白 B 肝脏分泌以及向 LDL 转化增加；VLDL 或/和 LDL 的堆积，取决于二者是否有效清除	CHD、PVD、卒中	控制饮食、减肥；他汀类；贝特类*；烟酸类
残粒清除障碍（家族性异常 Beta 脂蛋白血症）	VLDL 分泌增加；由于 Apo E ε₂ 纯合子（ε₂/ε₂）或杂合子（ε₂/ε₃ 或 ε₂/ε₄）所致脂蛋白残粒清除障碍	PVD、CHD、卒中	控制饮食、减肥；贝特类*最佳；烟酸类；他汀类
家族性或多基因性高胆固醇血症	LDL 受体活性降低；Apo B 缺乏难以被 LDL 受体识别	CHD、偶发 PVD、卒中	控制饮食；他汀类；胆酸螯合剂；烟酸类
家族性低 Alpha 脂蛋白血症（低 HDL 综合征）	Apo AⅠ生成减少、清除增加，CETP 或肝脂肪酶活性增加	CHD、PVD（可能与高甘油三酯血症有关）	锻炼、减肥；烟酸类；贝特类*；他汀类

注：LPL：脂蛋白脂酶　VLDL：极低密度脂蛋白　CHD：冠状动脉性心脏病　PVD：外周血管疾病　HDL：高密度脂蛋白　CETP：胆固醇酯转移蛋白

*与他汀类合用增加肌病的危险

第六节 特殊人群的降脂治疗

一、儿童及青少年

早期的动脉粥样硬化病变、脂质条纹始于儿童时期，常与胆固醇水平及其他成人的冠心病危险因素有关，基因紊乱和环境因素促进儿童动脉粥样硬化的发展。流行病学长期前瞻性研究证实，青少年的胆固醇水平与成年后心血管病的危险呈正相关。已证实7~24岁个体主动脉的脂纹与LDL-C、TC高度相关，15~19岁青少年主动脉可密布脂纹、纤维斑块并可出现冠脉斑块。由于近年儿童、青少年肥胖和2型糖尿病的增多，儿童时期的LDL-C及其他脂质异常经常持续到成人期并与亲属的冠脉疾患密切相关，因此应采取积极的预防措施。使用根据年龄校正的TC、TG、LDL-C及HDL-C正常值诊断并治疗儿童脂质紊乱。脂质异常最常由于基因和饮食因素所致，还可继发于其他系统性疾病，药物、内分泌及代谢紊乱、肝脏阻塞性疾病或肾脏疾患均可引起脂质异常。对有心血管病和早发冠心病家族史、父母胆固醇水平超过240mg/dl以及其他心血管病危险因素的儿童青少年，应监测胆固醇水平。相关的危险因素包括：高血压、吸烟、少动、肥胖、酗酒、服用影响血脂代谢的药物以及患有影响血脂代谢的疾病如糖尿病、肾病综合征。

由于动脉粥样硬化是贯穿人生的持续过程，预防心血管病的危险因素应始于儿童期。治疗性生活方式的改变对儿童和青少年同样重要，2岁以后的儿童饮食逐渐向成人改变，养成健康的饮食习惯尤为重要，应补充适当的养分及热量以维持理想的体重。饮食控制和适当的体力活动可有效改善儿童青少年的血脂异常，部分需采取更积极的措施。NCEP专家组推荐对高脂血症的儿童及青少年首先应采用非药物干预，包括饮食调整，以降低总体胆固醇水平。长期随访表明，限制饱和脂肪摄入并减少胆固醇摄入5%~6%不产生副作用，安全有效。体力活动有利于长期保持正常体重，对高甘油三酯血症和低HDL-C的儿童尤为有效。大豆蛋白中的植物固醇替代肉类可降低LDL-C，但是否影响β胡萝卜素和脂溶性维生素的吸收需长期监测。

对严重家族性高脂血症儿童，饮食调整很难使LDL-C减少超过15%，需配合药物治疗。NCEP指南推荐10岁以上儿童经过治疗性生活方式的调整后，LDL-C水平仍在190mg/dl（4.9mmol/L）或160mg/dl（4.1mmol/L）伴有早发心血管病或两个以上的心血管病其他危险因素，应加用药物治疗。首选药物是胆酸螯合剂，剂量最高至12g/d，应尽量使用小剂量。因不被身体吸收，除非超大剂量服用，一般不产生副作用。可能出现的不良反应为便秘和干扰叶酸、维生素的吸收，在混合性高脂血症患者，可增加TG水平，应慎用。胆酸螯合剂常难以达到理想的LDL-C水平，因味道差和服用不便导致服药顺从性差，难以长时间坚持服用。因烟酸难以被耐受，贝特类可升高转氨酶，二者难以用于儿童血脂异常的替代治疗，但可试与叶酸合用治疗严重的LDL-C异常。近年随着他汀对成人降脂治疗的进展，他汀类已试用于儿童杂合子家族性高胆固醇血症的治疗。72名8~16岁的个体使用5~20mg/d的普伐他汀，使LDL-C降低23%~32%，未发现不良反应。洛伐他汀用于10~14岁少年儿童，10mg/d降低LDL-C 17%，40mg/d降低LDL-C 27%，对生长发育未发现不良影响。其他有关洛伐他汀的研究也证明了相似的效果、短期的安全性及耐受性，10~40mg/d使LDL-C降低21%~36%，还可增加HDL-C和apoA1，疗效呈剂量依赖性。每日40mg

辛伐他汀治疗 173 名杂合子高胆固醇血症儿童使 LDL-C 降低 41%、apo-β 降低 34%，阿托伐他汀与消胆胺合用三年治疗男孩杂合子家族性高胆固醇血症安全有效，达到了治疗目标，并未影响肾上腺和性腺功能。尽管辛伐他汀、普伐他汀和阿托伐他汀也用于儿童的高胆固醇血症，洛伐他汀是近期唯一被批准用于儿童的他汀。考来替泊与普伐他汀合用比单用对降低儿童 LDL-C 更有效，但顺从性差。因为具有短期的安全性和不影响生长发育，他汀类可能会越来越多用来治疗儿童高脂血症，但目前尚不清楚该治疗对相关疾病的长期影响。

二、妇女

妇女的冠心病高发年龄比男性推迟 10 年左右，是引起女性死亡的首位原因。过去推测停经后内源性雌激素减少可能是冠心病急剧增多的原因，雌激素可能有心脏保护作用，多个大规模的流行病学研究也证实雌激素替代疗法降低冠心病危险推测与其调脂作用有关。但近年大规模临床试验的结果证实激素替代疗法未能使停经后妇女获益，甚至可增加心血管病的危险。在有 16 000 妇女参加的雌激素—孕激素一级预防试验中，经过 5 年随访发现雌激素使冠脉事件和卒中轻度有意义增加。HERS 研究证实冠心病患者服用雌激素合用醋酸甲羟孕酮，与对照组比较，第 1 年的非致命心肌梗死和冠心病死亡的相对危险增加，但第 3～5 年的相对危险降低，此外血栓事件和胆囊炎的发生率增加。HERS Ⅱ 经 6.8 年的随访进一步证实，雌激素不能降低冠心病妇女心血管病事件的风险，推测 3～5 年的风险降低可能为偶然事件。WHI 研究随访了 27 347 例妇女，尽管有轻度的血脂改善，但无论雌激素单用或雌、孕激素合用，冠心病事件的危险增加，也不能改善健康相关的生活质量，因雌孕激素合用增加乳腺癌扩散的危险，预计 8.5 年的试验 5.2 年提前结束。因此，绝经期妇女是否服用雌激素，应充分考虑其利弊，目前不主张常规应用。吸烟的妇女服用避孕药时使心血管病的危险增加，并随年龄增加进一步增加，对有早发冠心病史和糖尿病危险的妇女，美国心脏病协会提倡在使用避孕药前应常规进行血脂、血糖检查。小剂量的三代的避孕药对糖脂代谢影响较小，但可加重高血压。临床试验的结果证明积极治疗高脂血症的妇女减少冠脉事件，在 AFCAPS/TexCAPS 一级预防试验中，冠脉事件的发生率女性（46%）比男性降低更明显（37%）。在 CARE 研究中，绝对危险因素的降低更多见于女性且获益早于男性。HPS 研究包括了 5000 位 40～80 岁的冠心病妇女，40mg/d 辛伐他汀使女性主要冠脉事件减少 25%。在 4S 和 PROSPER 研究中，降脂治疗对男性和女性同样获益。因此，应积极治疗女性的脂代谢异常，女性 TG 和 HDL 对冠心病的影响可能更大，应给予更多关注。出于对妊娠安全性的考虑，所有妇女怀孕前均应停止降脂药物治疗，如必须使用时应首选不被肠道吸收的胆酸螯合剂。

三、老年人

尽管年龄是冠心病最重要的危险因素，85% 的冠脉事件发生于 65 岁以上的老年人，但老年人预防冠心病的降脂治疗并未引起足够重视。随年龄增长，高血压、代谢综合征、糖耐量异常和糖尿病的发生率增加，冠心病的绝对危险及卒中的危险增加。多个大规模临床试验已证实老年人和年轻人一样在降脂治疗中获益，他汀类治疗后的几周至几个月内血管内皮功能改善、缺血及急性冠脉事件减少，使患者寿命延长。同样，他汀类治疗还使血栓性卒中降低。在 HPS 中，5 年 40mg/d 的辛伐他汀治疗使脑卒中的发生率减少 25%。但在 PROSPER 和 ALLHAT 研究中普伐他汀未显示减少老年人卒中的危险。

老年人的血脂调节治疗与年轻人一样，应首先进行治疗性生活方式的调整，如戒烟、降低血压、肥胖者减肥并增加体力活动。老年人饮食的调整应强调个体化，不应因过于严格的饮食控制影响老年人的营养及代谢状况。通常，老年人脂代谢紊乱的治疗比年轻人更困难。首先，由于固有的生活习惯和年龄、身体健康状况对饮食和锻炼的限制，难以实现治疗性生活方式改变。其次，营养状况及身体结构的改变也影响药物的药代动力学和对降脂药的反应，同时服用的多种药物对血脂的影响及相互间的作用也增加了选用降脂药物的困难。老年人的肝肾功能随年龄增长减退，并存在诱发或加重血脂紊乱的疾病，在应用降脂药的过程中如不及时调整治疗方案可使不良反应增加。例如，甲状腺功能减低造成的分解代谢降低使TC和LDL-C升高，同时也使他汀的代谢降低增加发生肌炎的机会。由于老年人的甲低可无任何临床体征和症状，常不被注意，因此老年人LDL-C升高时应检查甲状腺功能。此外，老年人的体重减低导致肌酐合成减少，尽管肾小球滤过率也随年龄增长减低，相比之下肌酐合成减少更为明显，造成某些中度到明显肾功能不全的老年人血肌酐水平正常，这种改变在他汀类治疗时影响不大，但在使用贝特类时非常重要。因此，使用贝特类或贝特类与他汀类合用时应评估肾功能。目前，尚无可预防冠心病及冠脉事件的健康老年人血脂正常值，是否合并其他疾病及CRP水平有可能成为指导降脂治疗的指标。

总之，老年人的降脂治疗和年轻人一样获益，65岁以上的老年人血脂增高、冠心病危险因素增加时，应重视降脂治疗。

四、糖尿病及代谢综合征

正常情况下，进食后增加的胰岛素抑制肝脏VLDL分泌促进肝内TG的储存，以防止餐后残粒和IDL的堆积。代谢综合征和糖尿病患者上述功能异常，难以维持餐后正常脂蛋白代谢。胰岛素抵抗和不足所致代谢异常是引起血脂异常的最常见原因，表现为TG升高、HDL-C降低。糖尿病患者合并高甘油三酯血症时，冠心病的发生率明显增加。2型糖尿病患者的高甘油三酯血症常伴有小而密LDL和apoB增多。近来，有试验证实，合并糖尿病的冠心病患者即使无LDL升高，他汀类治疗可使患者获益。

对代谢综合征患者，首先应降低其LDL-C水平，同时进行生活方式的调整，并干预其他危险因素。如体重减轻可降低LDL-C及TG水平，适当增加体力活动有助于提高HDL-C、降低LDL-C水平、改善胰岛素抵抗并降低血压。

大部分的糖尿病患者由于胰岛素分泌异常和胰岛素抵抗所致，必须强调生活方式的调整如饮食结构调整、减肥、体力活动和戒烟，并应重视危险因素的综合控制。糖尿病已成为冠心病的等危症，治疗过程中应积极地把LDL-C控制在100mg/dl以内，甚至维持在70～80mg/dl。所有主要的他汀试验（包括一级和二级预防）均证实所有糖尿病人从他汀治疗中获益，对绝对危险的降低优于非糖尿病患者。在PPP、CARE试验中糖尿病患者可从普伐他汀的治疗中获益。在HPS中6000例糖尿病患者从辛伐他汀的治疗中获益，提示即使糖尿病人血脂接近理想水平降脂治疗仍非常重要。Collaborative Atorvastatin Diabetes Study（CARDS）试验结果显示，无论LDL-C基线水平如何，阿托伐他汀使2型糖尿病患者获益。因此，糖尿病人应首选他汀类治疗使LDL-C达标或降至目标以下，以后再根据非HDL-C水平决定是否加用贝特类或烟酸类治疗。糖尿病人经治疗性生活方式调整和降糖治疗后，如TG高于150mg/dl（1.7mmol/L）并有动脉粥样硬化证据、TG高于200mg/dl（2.3mmol/L）并存在一级预防的其他危险因素、TG升高超过400mg/dl（4.5mmol/L）时应使用降脂药物。糖尿病人的 TG 升高首选贝特类或烟酸衍生物，烟酸降低 TG 并升高 HDL-C，但因加重胰岛素抵抗应慎用于糖尿病患者的治疗。近年的研究表明二甲双胍降低 TG、LDL-C 并可能升高 HDL-C，可改善糖尿病的脂质异常。由于糖尿病患者常多年存在胰岛素抵抗和代谢综合征，因此治疗血脂紊乱比血糖控制对预防冠脉事件可能更重要，同时应重视血糖控制。

五、肾功能不全

肾脏疾患常合并高血压、糖尿病和高脂血症，肾功能不全和终末期肾病患者常发生脂质/脂蛋白异常，导致冠心病危险增加。一般认为肾功能不全/肾衰患者可从降脂治疗中获益，但多数病人降脂效果不理想。在 CARE 试验中，对 1711 例慢性肾衰（肌酐清除率<75ml/min）病人的 post hoc 分析表明，40mg/d 的普伐他汀比对照组使主要冠脉事件减少 28% 并使血管重建的需要减少 35%。近期试验证实，他汀使终末期肾病患者的全因死亡率降低 32%、心血管病死亡率降低 37%。

降脂治疗的获益与肾功能不全的严重程度无关，通常患者耐受性良好。

第七节　调脂治疗的未来展望

一、新型降脂药物

当前仍迫切需要研制更有效降低 LDL-C、增加 HDL-C 或刺激胆固醇逆向转运（RCT）的药物。RCT 药物包括：apo A1 异构体或类似肽类、ABC-A1 和 PPAR-α、-δ 拮抗剂，以及胆固醇酯转运蛋白（CETP）抑制剂。目前正在寻找增加新的 CETP 抑制剂在增加 HDL-C 的同时是否预防 AS 的临床证据。

二、固定配方的复合制剂

如烟酸缓释剂与洛伐他汀的复合制剂 Advicor，每日服用一次，在近期进行的多中心临床试验中显示可使 HDL-C 升高 41%，并可使 CRP、Lp（a）呈剂量依赖性降低。有可能提供新的降脂手段。

三、基因治疗

未来可能是治疗单基因疾病如纯合子、杂合子家族性高胆固醇血症的最有效手段，其关键是如何进行有效的基因转移。目前，已成功地进行了部分动物实验，尚需进一步应用到人体。

（刘梅林）

参 考 文 献

1. Grundy SM, Cleeman JI, Bairey Merz CN, et al, for the Coordinating Committee of the National Cholesterol Education Program. Implications of recent clinical trials for the National Cholesterol Education Program Adult Treatment Panel III guidelines. Circulation, 2004, 110：227-239

2. Colhoun HM, Betteridger DJ, Durrington PN, et al, for the CARDS investigators. Primary prevention of cardiovascular disease with atorvastatin in type 2 diabetes in the Collaborative Atorvastatin Diabetes Study (CARDS): multicentre randomised placebo-controlled trial. Lancet, 2004, 364: 685-696
3. Cannon CP, Braunwald E, McCabe CH, et al; the Pravastatin or Atorvastatin Evaluation and Infection Therapy - Thrombolysis in Myocardial Infarction 22 Investigators. Intensive and moderate lipid lowering with statins after acute coronary syndromes. N Engl J Med, 2004, 350: 1495-1504
4. Malik S., Kashyap M. L. Dyslipidemia treatment : current considerations and unmet needs. Expert Rev Cardiovasc Ther, 2003, 1: 121-134
5. Sever PS, Dahlöf B, Poulter NR, et al. ; the ASCOT Investigators. Prevention of coronary and stroke events with atorvastatin in hypertensive patients who have average or lower-than-average cholesterol concentrations, in the Anglo-Scandinavian Cardiac Outcomes Trial—Lipid Lowering Arm (ASCOT-LLA): a multicentre randomised controlled trial. Lancet, 2003, 361: 1149-1158
6. Brewer, Jr. H. B. Benefit-risk assessment of rosuvastatin 10-40 milligrams. Am J Cardiol, 2003, 92 (suppl): 23K-29K
7. Thomas A. P. etal AHA guidelines for primary prevention of cardiovascular disease and stroke: 2002 update. Circulation, 2002, 106: 388-391
8. Heart Protection Study Collaborative Group. MRC/BHF Heart Protection Study of cholesterol lowering with simvastatin in 20,536 high-risk individuals: a randomised placebo-controlled trial. Lancet, 2002, 360: 7-22
9. Shepherd J, Blauw GJ, Murphy MB, et al; the PROSPER study group. Pravastatin in elderly individuals at risk of vascular disease (PROSPER): randomised controlled trial. PROspective Pravastatin in elderly individuals at risk of vascular disease (PROSPER). Lancet, 2002, 360: 1623-30
10. 陈在嘉，高润霖主编：冠心病．北京：人民卫生出版社，2002
11. Cleeman J. I. etal. Executive summary of the third report of the national cholesterol education program (NCEP) expert panel on detection, evaluation, and treatment of high blood cholesterol in adults (adult treatment panel Ⅲ). JAMA, 2001, 285 (5): 2486-2497
12. Sharrett A. R., Ballantyne C. M., Coady S. A., etal. Coronary heart disease prediction from lipoprotein cholesterol levels, triglycerides, lipoprotein (a), apolipoproteins A-I and B, and HDL density subfractions the atherosclerosis risk in communites (ARIC) study. Circulation, 2001, 104: 1108-1113
13. Braunwald E. Heart disease. 6th edition, W. B. Saunders company, 2001
14. Knopp R. H. Drug treatment of lipid disorder. N Engl J Med, 1999, 341 (7): 498-511
15. Pedersen T. R., Wilhelmsen L., etal. Follow-up study of patients randomized in the Scandinavian simvastatin suvival study (4S) of cholesterol lowering. Am J Cardiol, 2000, 86: 257-262

第三十章 冠心病的抗栓治疗

第一节 血栓、抗栓基础知识……………(828)
  一、体内的血栓形成与血栓溶解………(828)
  二、血栓形成与栓塞…………………(830)
  三、凝血酶与血小板…………………(831)
第二节 抗栓药物分类……………………(832)
  一、抗凝药物…………………………(832)
  二、抗血小板药物……………………(832)
第三节 抗栓药物药理和临床应用………(833)
  一、肝素类抗凝药物…………………(833)
  二、直接凝血酶抑制剂………………(842)
  三、阿司匹林…………………………(847)
  四、血小板GPⅡb/Ⅲa受体拮抗剂……(847)
  五、抵克力得和氯吡格雷……………(854)
第四节 各型冠心病的抗栓疗法…………(856)
  一、急性ST段抬高的心肌梗死………(856)
  二、非ST段抬高的急性冠状动脉综合征
    ………………………………………(857)
  三、稳定性冠状动脉疾病……………(858)
  四、冠心病的一级预防………………(858)

冠心病是冠状动脉粥样硬化性心脏病，包括稳定的冠状动脉疾病和急性冠状动脉综合征。稳定的冠状动脉疾病或者临床完全无症状或者表现为稳定性心绞痛，共同的病理生理特点是冠状动脉硬化斑块导致血管腔固定狭窄，没有斑块破裂和血栓形成，但并不意味着斑块是稳定的，仍有发生破裂导致心肌梗死的可能性。急性冠状动脉综合征是不稳定的斑块破裂基础上血栓形成的结果，根据冠状动脉是否闭塞表现为ST段抬高或者非ST段抬高的急性冠状动脉综合征。

冠心病是一种血栓相关的疾病，单纯斑块破裂没有血栓形成一般不会发生心肌梗死。毫无疑问，对于已经发生血管事件的患者，应长期或者终身抗栓，防止再发生血管事件；对于已经存在冠状动脉疾病没有发生事件的患者，也应常规抗栓治疗，防止将来可能的斑块破裂基础上血栓形成和导致血管事件；对于未发现血管疾病，但存在高危因素的患者，也应该按照循证医学的原则开始抗栓治疗，预防血管事件的发生。

第一节 血栓、抗栓基础知识

一、体内的血栓形成与血栓溶解

生理性止血（hemostasis）过程包括损伤血管收缩、血小板聚集和纤维蛋白血栓形成。血管收缩减小破口，减少血液的溢出。在损伤表面血小板黏附（adhesion）血小板单层，同时发生活化（activation），使得不同血小板通过表面的糖蛋白Ⅱb/Ⅲa（GPⅡb/Ⅲa）受体能够与配体结合，相互联结起来形成血小板聚集物（aggregate），这个过程称为初级止血（primary hemostasis）。在血小板黏附、活化和聚集的同时，由损伤组织释放出来的组织因子启动外源性凝血系统，形成凝血酶，将血栓形成的原料纤维蛋白原转化为纤维蛋白，这个过程称为次级止血(primary hemostasis)。

生理性止血是个体在进化过程中产生的非常重要的保护性机制,伴随生理性止血产生的止血血栓一般位于血管外。病理性血栓形成一般发生在血管内,引起器官/组织缺血或者血液回流障碍。

Virchow将血液淤积、血管壁损伤和血液高凝状态作为血栓发生的三联征(triad)。血栓形成是血管壁(包括内皮细胞)损伤、血小板激活和凝血瀑布反应共同作用的结果。

凝血过程分内源性(intrinsic)和外源性(extrinsic)两条途径(pathway),内源性凝血系统涉及因子Ⅻ、Ⅺ、Ⅸ、及因子Ⅷ,外源凝血系统有组织因子(tissue factor,因子Ⅲ)及因子Ⅶ,因子Ⅴ、Ⅹ是两者的共同通路,形成的凝血酶原酶复合物(因子Xa-V-Ca^{2+})使凝血酶原激活形成凝血酶(thrombin),凝血酶裂解纤维蛋白原(fibrinogen)依次形成纤维蛋白单体(fibrin monomer)、纤维蛋白多聚体(fibrin polymer)和交联的纤维蛋白多聚体(cross-linked fibrin polymer)。在内源性和外源性凝血系统之间存在交叉(crosstalk),在病理性血栓形成过程中,外源性凝血系统起始动作用,内源性凝血系统起放大和反馈作用(图30-1-1)。

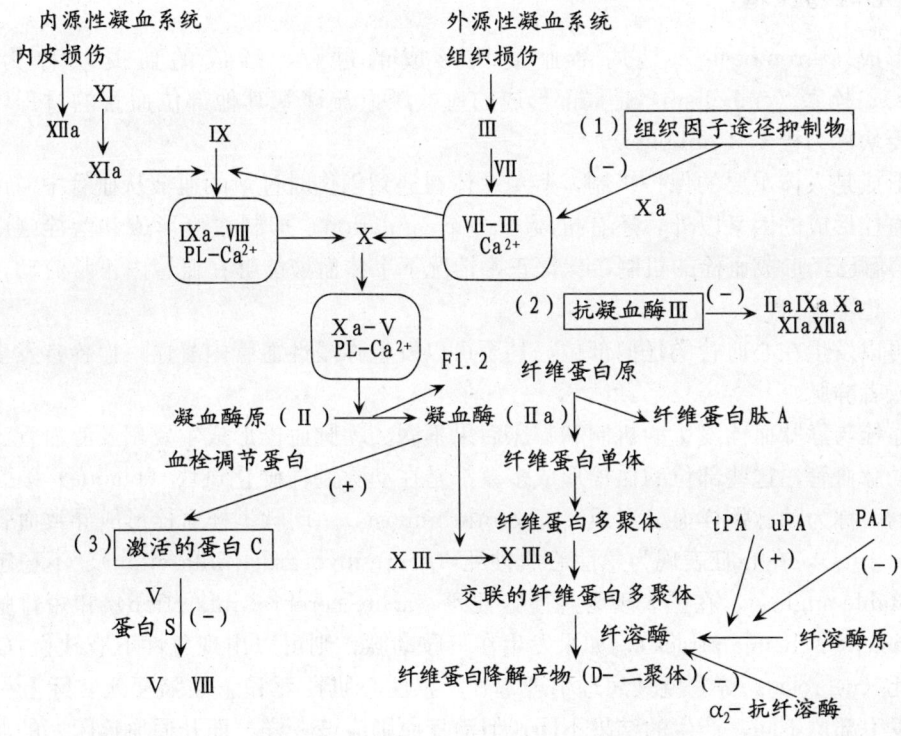

图30-1-1 凝血-抗凝、纤溶-抗纤溶示意图

注:(1)、(2)、(3)为体内三大抗凝体系;PL 血小板表面磷脂,即血小板第3因子;+刺激,-抑制

在凝血系统激活形成血栓的同时,抗凝(anticoagulation)系统也被激活。体内存在多种天然抗凝物质,其中最重要的有抗凝酶(antithrombin)、组织因子途径抑制物(tissue factor pathway inhibitor)和蛋白C-蛋白S系统,这些抗凝系统的缺陷或减弱与心血管疾病的发生密切相关。

伴随凝血酶的激活和血栓形成,纤溶(fibrinolysis)系统同时启动,因子Ⅻa在启动内源凝血系统的同时，激活纤溶酶原（plasminogen）形成纤溶酶（plasmin），溶解已形成的血栓或纤维蛋白原；活化的蛋白C促进组织型纤溶酶原激活剂（tissue-type plasminogen activator，tPA）的产生和释放。体内天然存在两种主要的纤溶酶原激活剂，分别为tPA和uPA（尿激酶型纤溶酶原激活剂），现有溶栓药物都是纤溶酶原激活剂。体内还存在抗纤溶机制，纤溶酶原激活剂抑制剂-1（PAI-1）与tPA或uPA结合成1：1复合物，使之灭活；形成的纤溶酶与α_2-抗纤溶酶（α_2-antiplasmin，α_2-AP）结合成1：1复合物灭活。

另外，凝血和纤溶系统还与内皮系统、激肽系统、补体系统和炎症过程相互影响。

体内的凝血系统保证在血管损伤时能够有效止血，抗凝系统将凝血反应限制在损伤局部，并有效对抗体内异常的凝血状态；在完成止血使命以后，纤溶系统能够有效清除已经形成的止血血栓，抑制纤溶的因素对纤溶活性起调节作用。如果体内凝血增强、抗凝减弱或者纤溶减弱、抗纤溶增强，就会导致体内异常血栓形成或者形成的血栓不能被纤溶系统正常地清除；反之如果凝血活性减弱或者抗凝活性增强，纤溶活性相对亢进，就会导致止血血栓不容易形成或者形成后很快被清除，导致损伤后不容易止血或者容易引起出血。

二、血栓形成与栓塞

血栓形成（thrombosis）是局部血凝块形成的过程，形成的血凝块称为血栓（thrombus）；栓塞（embolism）是局部形成的血栓顺血流堵塞其他部位血管的过程，导致栓塞的血凝块称为栓子（embolus）。

血栓形成是人体重要的保护机制，避免个体在遇到创伤时过量的血液从血管中溢出。人体内除了血栓形成的因素以外，还有抗凝（anticoagulation）抑制血栓形成和溶栓（thrombolysis）溶解已经形成血栓的机制，保证正常情况下个体血液能够在血管内正常流动，既不形成血栓，也不出血。

血栓可以发生在心血管的任何部位，甚至可以发生弥漫性血管内凝血，血栓常发生的部位是动脉或者静脉。

动脉血栓与静脉血栓发生的机制和临床后果不同。动脉血栓形成主要累及心血管、脑血管和外周动脉血管，这些部位的血栓形成多数都是在动脉粥样硬化斑块（plaque）破裂的基础上形成的，称为动脉粥样血栓形成（atherothrombosis）。动脉粥样血栓形成导致血管事件（vascular events），在心脏表现为急性心肌梗死（acute myocardial infarction）、不稳定性心绞痛（unstable angina），在脑表现为急性脑梗死（acute cerebral infarction）和短暂脑缺血发作（transient ischemia attack），如果发生在下肢动脉，则可以出现急性下肢缺血（ischemia）、坏死（necrosis）等。就其病理生理基础，急性心肌梗死和急性脑梗死实际上一类疾病，只是发生部位不同，产生的结果不同，但治疗原则应该一样，即开通血栓闭塞的血管和维持血管开通。

静脉血栓形成多与血流缓慢（stasis）和引流不畅有关，另外血液成分中致血栓因子（prothrombotic factors），如异常纤维蛋白原血症、蛋白C抵抗对于静脉血栓形成的影响大于动脉系统，损伤也是一个主要因素。静脉血栓形成导致受累局部血液回流不畅，发生淤血和水肿，甚至局部坏死。

栓塞的部位可以在动脉系统的下游，如近段大血管的血栓栓塞到末梢小血管；栓塞也可以发生在较大而重要的血管，如房颤病人心房内血栓形成，心房内附壁血栓（transmural thrombus）顺血流栓塞到脑动脉和外周肢体动脉（peripheral artery）；静脉系统形成的血栓，尤其下肢深静脉血栓形成（deep venous thrombosis），可以顺血流栓塞至肺动脉，导致肺栓塞（pulmonary embolism）。

三、凝血酶与血小板

凝血酶不但参与纤维蛋白血栓的形成，还激活因子Ⅴ、Ⅷ，对凝血酶的形成起放大作用；激活因子ⅩⅢ，使纤维蛋白交联形成交联的纤维蛋白多聚体；在血栓形成的同时，凝血酶通过其纤维蛋白结合位点被网罗在纤维蛋白血栓中。凝血酶还是病理情况下体内已知的最强的血小板聚集剂，并有明显的促进血管平滑肌细胞增殖和白细胞趋化作用。

积聚的血小板为凝血提供磷脂表面，释放致凝因子，参与凝血过程，血小板还释放血管活性因子和生长因子。

形成的血栓、激活的凝血酶和血小板还直接，或通过释放生长因子，对日后动脉粥样硬化、血管狭窄或再狭窄的发生起决定性作用。

（一）凝血酶的功能

1. 对凝血系统（非受体依赖性）

(1) 裂解纤维蛋白原变成纤维蛋白单体；

(2) 激活因子ⅩⅢ，使纤维蛋白多聚体变成交联的纤维蛋白多聚体；

(3) 激活因子Ⅴ和ⅩⅢ。

2. 血小板（受体依赖性）

(1) 直接激活血小板，导致血小板表面表达GPⅡb/Ⅲa受体；

(2) 诱发血小板聚集（血小板激动剂之一）；

(3) 刺激血小板释放TXA_2和ADP。

3. 血管壁（受体依赖性）

(1) 诱发白细胞趋化，参与炎症反应；

(2) 刺激平滑肌细胞增殖；

(3) 刺激生长因子、细胞因子和血管活性物质的表达和释放，尤其血小板源性生长因子（PDGF）、碱性成纤维细胞生长因子（b-FGF）和原癌基因 *c-fos*。

（二）血小板的结构与功能

血小板来源于骨髓的巨核细胞，血小板无核，但在血小板活化后可以释放α颗粒和致密体。α-颗粒含有P-选择素（P-selectin）、血小板反应蛋白（thrombospondin-1）、α-血栓球蛋白（α-TG）、血小板第4因子（PF_4）、血小板源生长因子（PDGF）、含RGD（精氨酸-甘氨酸-天冬氨酸）序列的粘附蛋白，如血管性血友病因子（vWF）、tPA、PAI-1等；致密体包含5-羟色胺（5-HT）、二磷酸腺苷（ADP）、Ca^{2+}离子。血小板在活化后通过花生四烯酸途径合成血栓素（TXA_2）。血小板虽然不能进行转录过程，但血小板含有编码caspases、骨粘连蛋白（osteonectin）、遍在蛋白（ubiquitin）、波形蛋白（vimentin）和基质金属蛋白酶-1（matrix metalloproteinase-1）的mRNA，这些蛋白多数和炎症有关。

血小板与内皮损伤的创面结合，形成血小板单层（monolayer）称为粘附，聚集是血小板与血小板相互结合形成血小板血栓的过程。参与血小板粘附的受体包括糖蛋白GPⅠb/Ⅸ/Ⅴ（配体为vWF）、GPⅠa/Ⅱa（配体为胶原）；参与血小板具体的受体只有一个，为GPⅡb/Ⅲa，其配体包括纤维蛋白原、vWF、纤维连接蛋白（fibronectin）等。

许多体内或者外源性物质可以通过各自受体激活血小板，这些受体包括5-HT受体；

ADP 受体；凝血酶受体；TXA$_2$ 受体；胶原受体、花生四烯酸受体、肾上腺素受体等。

总结起来，血小板的功能包括：

(1) 止血功能：形成血小板血栓；

(2) 凝血功能：提供血小板第 3 因子（PF$_3$），血小板激活后磷脂膜发生翻转，将负电荷暴露在表面，使凝血因子易于附着，为凝血反应提供表面；

(3) 释放血管活性物质：如 TXA$_2$ 收缩血管，使血小板发生聚集、血小板激活因子（PAF）、5-HT；

(4) 表达和释放生长因子：PDGF；

(5) 释放促凝因子：如 PAI-1 是纤溶抑制剂、PF$_4$ 是天然的肝素灭活剂；

(6) 血块收缩功能：5-HT 使血块进一步收缩、稳定；

(7) 合成与释放炎症物质，如 P-选择素参与血小板与白细胞的粘附。

第二节 抗栓药物分类

凝血酶和血小板的作用互相增强，形成正反馈，因此，抗栓治疗应针对凝血酶和血小板两个环节，分别称为抗凝药物和抗血小板药物。与凝血物质合成、凝血酶和血小板活化有关的每一个环节都可能成为抗栓干预的靶点。临床上使用最多的抗凝药物包括肝素（heparin）、低分子肝素（low molecular weight heparin，LMWH）、水蛭素（hirudin）及其衍生物 bivalirudin，口服抗凝药物华法林（warfarin）等；最常使用的抗血小板药物包括阿司匹林、血小板糖蛋白Ⅱb/Ⅲa 受体拮抗剂（abciximab、eptifibatide 和 tirofiban）和 ADP 受体拮抗剂噻氯匹定（ticlopidine）、氯吡格雷（clopidogrel）。

抗栓药物按其作用机制大体上分为抗凝（血酶）药物和抗血小板药物。

一、抗凝药物

1. 间接凝血酶抑制剂（抗凝血酶依赖性） 肝素、低分子肝素、类肝素（heparoid）。

2. 直接凝血酶抑制剂 重组水蛭素及其衍生物 hirulog（bivalirudin）、hirugen；合成的低分子凝血酶活性部位抑制物，如 argatrobin、efegatran、inogratran、PPACK、thrombin aptamers、Dup714。

3. 凝血酶生成抑制剂 因子Ⅹa 抑制剂，如戊糖（arixtra）、DX-9065a、壁虱抗凝肽、灭活的因子Ⅹ和 antistin；因子Ⅸa 抑制剂，包括因子Ⅸa 活性部位抑制剂和因子Ⅸa 单克隆抗体；因子Ⅶa 抑制剂，如因子Ⅶa 抗体、线虫抗凝蛋白（NAPc2）和 Peptidomimetics；组织因子途径抑制物等。

4. 重组内源抗凝剂 活化的蛋白 C、抗凝血酶、肝素辅因子Ⅱ、组织因子途径抑制物。

5. 凝血酶受体拮抗剂 凝血酶受体拮抗肽。

6. 维生素 K 依赖性抗凝剂 香豆素类，如华法林。

7. 去纤维蛋白原制剂 去纤酶等。

二、抗血小板药物

1. 环氧化酶抑制剂 阿司匹林；

2. 联合的 TXA$_2$ 合成酶抑制剂和前列腺素内过氧化物受体拮抗剂 redogrel；

3. 血小板GPⅠb受体拮抗剂 单克隆抗体、von Willebrand因子样肽、von Willebrand因子多聚抑制剂;

4. 血小板ADP受体拮抗剂 噻吩吡啶类（thienopyridines），包括噻氯匹定、氯吡格雷和AR-C69931 MX为ADP受体亚型$P2Y_{12}$的拮抗剂;

5. 血小板GPⅡb/Ⅲa受体拮抗剂 单克隆抗体（abciximab）、RGD环肽（MK-852、DMP-728、TP-9021、SC-54701、G4120）、KGD环肽（integrelin或者eptifibatide）、肽类衍生物（lamifiban、tirofiban）、口服制剂（xemilofiban、orbofiban、sibrafiban、GR144053）等;

6. 其他 纤维蛋白降解产物（FDP）、前列环素（PGI_2）、前列腺素E_1及类似物（analogue）、一氧化氮及其供体（donor）也有抗凝或者抗血小板的作用。

第三节 抗栓药物药理和临床应用

一、肝素类抗凝药物

（一）肝素类抗凝物质的结构、功能和作用机制

体内天然存在的肝素是一种糖蛋白，以共价键形式与核心蛋白的丝氨残基结合，属多糖类家族，分子量差异较大，由于去乙酰化、硫酸化和葡萄糖醛酸多聚化的不同，具有明显的结构异质性，平均分子量12 000~15 000。临床常规应用的肝素来源于牛的肺或猪肠，经去蛋白和糖氨多糖链的降解处理变成分子量5~30kDa，含17~100个糖单位的片段。

肝素的抗凝作用在于和抗凝血酶Ⅲ特异地结合，使抗凝血酶Ⅲ的构型发生改变，暴露出活性中心，灭活血浆中的凝血因子Ⅱa（激活的凝血酶）、Ⅸa、Ⅹa、Ⅺa和Ⅻa等丝氨酸蛋白酶类，同时抑制凝血酶的产生和活性。

肝素分子上特定的戊糖序列是和抗凝血酶Ⅲ高亲和性结合的部位，在肝素分子上呈随机分布，只有三分之一的肝素分子含此序列。肝素对因子Ⅱa的灭活有赖于肝素-抗凝血酶Ⅲ-因子Ⅱa三联复合物的形成，此时肝素同时结合于抗凝血酶Ⅲ和因子Ⅱa，肝素起模板作用，但起模板作用的肝素多糖单位必须达到18个。因子Ⅹa的灭活无需与肝素结合，少于18个糖单位的肝素仍可使因子Ⅹa灭活。由此看来，肝素类抗凝剂的抗-Ⅹa：抗-Ⅱa活性比例与多糖链的长短或分子量的大小有关，也就是抑制凝血酶产生和凝血酶活性的比例不同（图30-3-1）。

大于24个糖单位的肝素还可通过和肝素辅因子Ⅱ结合激活肝素辅因子Ⅱ，直接发挥抗凝作用，这种作用不依赖于抗凝血酶Ⅲ。另外，肝素还可通过中和内皮细胞表面电荷，促进血管释放组织因子途径抑制物、组织型纤溶酶原激活剂起抗凝作用，肝素促进组织因子途径抑制物释放似不依赖于抗凝血酶Ⅲ。

除抗凝外，肝素还有抗炎、抑制白细胞趋化等作用，抑制培养的平滑肌细胞增殖，并在动物试验证明对再狭窄的抑制作用。

肝素入血后与多种血浆蛋白结合，与内皮细胞和巨噬细胞上的受体结合而灭活，导致小剂量肝素的生物利用度明显下降，尤其在皮下应用的情况下，这是同剂量肝素明显不同的抗凝活性和肝素抵抗的原因。肝素的清除呈非线性剂量依赖性，分为两个时相，即快速可饱和相和缓慢不饱和相，可饱和相的产生来源于肝素和细胞及胞外基质的结合和清除，而非饱和相主要是由于肾清除，接近线性，因此，在一定范围内随肝素剂量的增加，其生物半衰期延长。

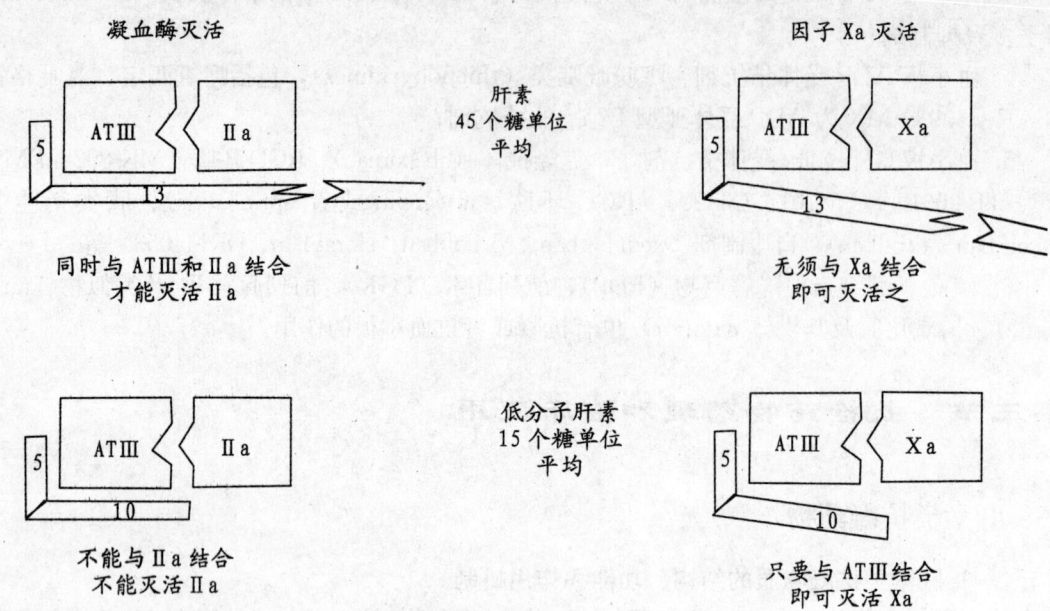

图 30-3-1 肝素和低分子肝素的结构和作用机制示意图

肝素的作用受到血小板的影响，激活的血小板释放的血小板第 4 因子是强烈的肝素抑制剂，另外，肝素对与血小板或凝血酶原酶复合物结合的因子 Xa 不起作用。肝素可和 vWF 因子结合抑制 vWF 因子诱发的血小板聚集，也可直接与血小板结合抑制血小板聚集，并使微血管通透性增强，是肝素引起出血的主要原因。另一方面，肝素可使血小板聚集、破坏，是肝素引起血栓形成和血小板减少，继发出血的主要原因。以上情况更多见于大分子肝素，其作用不依赖于抗凝血酶Ⅲ。肝素制剂的另一缺陷是无法灭活和纤维蛋白或细胞外基质结合了的凝血酶，一旦停用肝素或血浆肝素水平下降，结合的凝血酶造成凝血活性的反弹，是血栓再闭塞的主要原因。肝素分子结构和大小的不同、代谢和清除的复杂性以及多种生理功能的存在，使得肝素的作用具有明显的不一致性和不可预测性。

(二) 低分子肝素与普通肝素的比较

低分子肝素是普通肝素酶解或化学降解的产物，平均分子量 4 000～6 500（13～22 个糖单位）。由于分子量减小，多数分子不具有抗因子Ⅱa 活性，这使得抗-Xa：抗-Ⅱa 活性比例增加，而且对于和血小板结合了的因子 Xa 亦有抑制作用，因此，低分子肝素抑制凝血酶产生的作用大于抑制凝血酶活性的作用。由于低分子肝素分子大小的不同，仍有部分分子大于 18 个糖单位（分子量 5 400），抗因子Ⅱa 仍为其主要抗凝机制（表 30-3-1）。

低分子肝素不易被血小板第 4 因子灭活，很少与血浆蛋白结合，与内皮细胞、巨噬细胞和细胞外基质的结合和灭活减少，生物利用度高（接近 100%），生物半衰期延长，是普通肝素的 2～4 倍，抗凝效果呈明显的剂效关系。低分子肝素对血小板功能影响减小，减少了因影响血小板功能而致的出血合并症的发生，血小板减少症的发生罕见。

表 30-3-1　肝素和低分子肝素的比较

	肝　素	低分子肝素
平均分子量	12 000~15 000	4 000~6 500
平均糖单位数	40~50	13~22
血浆半衰期	30~150min，剂量依赖性	110~180min，非剂量依赖性
抗-Xa：抗-IIa	1：1	2：1 至 4：1
灭活血小板表面的因子Xa	弱	强
血小板第4因子抑制	是	否
抑制富血小板血浆中凝血酶的产生	++	++++
蛋白结合	HRGP、Fn、Vn、PF4、vWF	Vn
与内皮细胞结合	是	否（弱）
剂量依赖性清除	是	否
低剂量下的生物利用度	差	好
抑制血小板功能	++++	++
肝素辅因子II	强	弱
组织因子途径抑制物	强	弱
出血合并症	较多	少
抗凝监测	常需要	无必要
增加血管通透性	是	否
骨质疏松	+++	+
肝素诱发的血小板减少症	+++	+

注：HRGP：富组氨酸糖蛋白　Fn：纤维连接蛋白　Vn：玻联蛋白　PF4：血小板第4因子　vWF：Von Willebrand 因子

　　低分子肝素由于其良好的生物利用度和抗凝效果的可预见性，对血小板影响减少，临床常规治疗剂量皮下注射，无须实验室监测。由于应用方便，无须监测，低分子肝素可在门诊甚至出院后家里应用，长期用药也变得方便、可行。由于抗因子IIa作用减轻，常规治疗剂量的低分子肝素不延长 aPTT，如监测应使用抗因子Xa和抗因子IIa活性单位，低分子肝素的剂量就是按抗因子Xa活性单位计算的。

　　低分子肝素主要经肾脏清除，肾功能不全时生物半衰期延长。

　　由于生产工艺的不同和标准的细微差别，不同厂家的低分子肝素在平均分子量、分子大小方面，以及相应的效果、剂量和副作用方面不尽相同，因此，在评价其疗效同时应考虑到不同制剂的差异（表 30-3-2）。

表 30-3-2　几种市售低分子肝素

低分子肝素	抗-Xa：抗-IIa	平均分子量	分子量范围	血浆半衰期（分）	治疗量
Enoxaparin	2.7：1	4 500	3 000-8 000	129-180	5 600IU SC BID
Dalteparin	2.0：1	5 000	2 000-9 000	119-139	8 400IU SC (70kg) BID
Fraxiparin	3.2：1	4 500	2 000-8 000	132-162	31 500U/IC SC QD
Logiparin	1.9：1	4 500	3 000-6 000	111	12 250IU (70kg) QD
Ardeparin	2.0：1	6 000	2 000-15 000	200	
Lomoparin	20.0：1	6 000	6 5000	1100	

注：IU：国际单位　U/IC Institute Choay 单位　3 U/IC=1 IU　QD：每日1次　BID：每日2次　SC：皮下注射

(三) 非 ST 段抬高的急性冠状动脉综合征

1. 肝素

在非 ST 段抬高的急性冠状动脉综合征，肝素与安慰剂比较，明显减少心肌梗死、死亡、紧急血运重建和反复心肌缺血的发生率，也可能好于单用阿司匹林。

Neri 等人将常规抗心绞痛治疗无效的 108 例病人，随机分为阿司匹林加静脉肝素、阿司匹林加皮下肝素和单纯阿司匹林治疗组，观察一个月，两组加用肝素治疗的病人临床事件明显减少，说明在阿司匹林基础上加用静脉肝素可明显减少心血管事件的发生。近来 1 353 人的荟萃分析显示，静脉肝素加阿司匹林与单纯阿司匹林比较，治疗期间死亡或心肌梗死下降 24% (7.9%比 10.4%)。肝素基础上加用阿司匹林可以防止或者减轻停肝素后凝血酶活性反弹。

现推荐所有因不稳定性心绞痛住院的病人，常规静脉肝素或低分子肝素抗凝。静脉肝素的用法是 75U/kg 静推，然后 1 000U/h 静点，维持 APTT 于正常对照的 1.5~2 倍，持续至少 48h，平均 5 日左右。

2. 低分子肝素（表 30-3-3）

(1) 低分子肝素与安慰剂比较

1) FRISC 试验

FRISC 是一大规模、随机双盲、安慰剂对照的前瞻性试验，入选 1506 例不稳定性心绞痛和非 Q 波心肌梗死病人。考虑到急性冠脉综合征凝血激活持续时间较长和低分子肝素可方便地长期应用的特点，本研究试验组病人在 dalteparin 120IU/kg 每日两次皮下注射 6 天的基础上，续用 7500IU 每日一次 35~45 天（家庭用药）。结果和安慰剂组比较，治疗 6 天死亡或心肌梗死明显减少（1.8%比 4.8%，$P=0.001$），观察 40 天这种获益仍然存在，但未达到统计学差异（8.0%比 10.7%，但 $P=0.07$），高危和体重指数低的病人获益最大，4~5 个月两组事件率无明显区别。如将死亡、心肌梗死和血运重建合并一起，则 6 天两组分别为 2.2% 和 5.7%，$P<0.001$；40 天分别为 18.0% 和 23.7%，$P=0.005$。在皮下低分子肝素减量（每日 2 次到每日 1 次）过程中（9~11 天），心脏事件是增加的，尤其在吸烟病人。

2) FRISC Ⅱ 试验

由于在停用 dalteparin 后心脏事件存在反弹增加，FRISC Ⅱ 研究目的在于进一步确定低分子肝素抗凝的合适时限，和比较积极血运重建措施和保守治疗的效果。2110 个不稳定性心绞痛病人在 dalteparin（120 IU/kg 至少 5 日）治疗基础上，随机分为介入和非介入组，每组又随机双盲分为 dalteparin 组或安慰剂组，维持 3 个月。

3 个月随访，主要终点事件（死亡和非致命性心肌梗死）在低分子肝素组和安慰剂组（6.7%比 8.0%，$P=0.2$）间无显著性差别。从生存曲线可见，开始 dalteparin 的结果好于安慰剂，但在 1.5 个月后获益消失，同时，治疗组出血事件，包括脑出血增加。在介入干预组与保守治疗的比较中，造影后介入干预改善症状比保守治疗明显，6 个月主要终点事件在介入干预组明显减少（9.5%比 12%，$P<0.04$），死亡在干预组明显减少；成功干预后继续使用低分子肝素不增加新的获益。事件的发生明显和性别相关，女性两组事件的差别不明显，原因与女性病人冠脉病变较轻，事件发生率低有关。

(2) 低分子肝素与肝素比较

1) FRIC 试验

然而，未能显示低分子肝素（dalteparin）优于普通肝素。本试验入选不稳定性心绞痛或非Q波心肌梗死病人1482例，在开放的急性（1～6天）阶段，使用低分子肝素120IU/kg，每日2次皮下注射，与剂量调整的普通静脉肝素比较，两者在死亡、心肌梗死或心绞痛复发方面无显著性差异，需行血运重建人数亦无显著差别。在以后（6～45天）的双盲阶段，使用dalteparin 7500IU，每日一次皮下注射，45日后与单纯口服阿司匹林者比较，主要终点事件亦无显著性差别。

2) ESSENSE试验

ESSENCE试验包括北美、南美和欧洲的176个临床中心，入选3171例不稳定性心绞痛和非Q波心肌梗死病人，随机分入阿司匹林加低分子肝素（enoxaparin 1mg/kg，BID）组和阿司匹林加普通肝素持续静注组，平均用药3.1天（2～8天），观察终点是死亡、急性心肌梗死和复发心绞痛。14日低分子肝素组心脏事件的发生明显低于用肝素者（16.6%比19.8%，$P<0.05$），至30日差异依然显著，两组分别为19.8%和23.3%（$P=0.016$），需血运重建措施的病人亦明显下降（27%比32.2%，$P=0.001$）。ESSENSE试验还发现，在已经应用了低分子肝素抗凝的患者进行经皮冠状动脉干预是安全的，不增加大出血的发生率。

3) TIMI-11B试验

TIMI-11B延长低分子肝素应用时间，住院期间应用低分子肝素（enoxaparin 30mg静推，然后1mg/kg每日2次皮下注射）或普通肝素（70IU/kg静注，然后15IU/（kg·h），维持APTT于正常的1.5～2倍）2～8天，出院后低分子肝素组继续应用低分子肝素（40～60mg每日2次）至43天，而肝素组应用安慰剂。结果14天主要终点事件（死亡、心肌梗死和紧急血运重建的复合发生率）分别为14.2%和16.7%（$P=0.029$），43天后两组分别为17.3%和19.7%，$P=0.048$。大出血事件在住院期间两组无明显差别，但后期随访，低分子肝素明显增加（2.9%比1.5%，$P=0.021$）。与ESSENSE试验汇总分析可见，enoxaparin使死亡和心脏缺血事件下降20%，延长应用低分子肝素并不增加获益，反使出血事件增加。

4) FRAXIS试验

FRAXIS试验入选不稳定性心绞痛或非Q波心肌梗死病人3468例，比较普通肝素与短程（6±2天）和长程（14天）低分子肝素（fraxiparin），主要终点为14天心血管死亡/心肌梗死/复发心绞痛的复合发生率。结果3组主要终点事件分别为15.1%、17.8%和20%，$P>0.05$。随访30天，以上事件分别为22.3%、26.2%和22.2%，$P>0.05$；随访3个月，长程低分子肝素组复合终点事件稍高于普通肝素组，但统计无显著性，出血事件明显增加，说明长程低分子肝素没有增加获益，反而增加了出血事件。

(3) 以上试验的小节：

1) 低分子肝素与安慰剂的比较

FRISC和FRISC Ⅱ两试验设计比较低分子肝素与安慰剂，证实在急性冠状动脉疾病，阿司匹林基础上使用低分子肝素可明显减少主要心脏事件的发生。

2) 低分子肝素与普通肝素的比较

在低分子肝素和普通肝素比较的试验中，ESSENCE和TIMI-11B试验都显示，皮下enoxaparin与静脉普通肝素比较，可明显减少主要心脏事件的发生；FRIC和FRAXIS两试验是中性结果。以上结果说明，皮下应用的低分子肝素与APTT监测的静脉肝素比较，在效果和安全性方面至少相当或好于普通肝素。

表 30-3-3 低分子肝素治疗不稳定性冠状动脉疾病的随机对照试验

试验名称	人数	入选标准	试验设计	终点事件
FRISC	1506	UAP 或 NQMI。最后1次胸痛在72h以内。	dalteparin：120IU/kg BID，6天；然后7 500IU QD，35～45天 安慰剂：同样包装的安慰剂	6天：死亡或MI两组分别为1.8%和4.8%，下降63%，$P=0.001$。 40天：死亡或MI两组分别为8.0%和10.7%，下降不明显，$P=0.07$
FRIC	1482	UAP 或 NQMI。最后1次胸痛在72h以内	dalteparin：120IU/kg BID，第1～6天；然后7 500IU QD，第6～45天 肝素：持续静滴6天，或至少48h静滴后改为12 500IU BID	6天：死亡、MI或心绞痛复发两组分别为7.6%和9.3%，无显著性差别 45天：死亡、MI或心绞痛复发两组皆为12.3%
FRISC II	2267	UAP 或 NQMI。最后1次胸痛在48h以内	开放期 dalteparin，120IU/kg BID，5天，然后dalteparin：5000IU BID，3个月 安慰剂组：同样包装的安慰剂	30天：死亡或心肌梗死分别为3.1%和5.9%，$P=0.002$ 1.5个月：两组死亡或MI无明显差别 3个月：两组死亡或MI无明显差别；但如将死亡、心肌梗死或血运重建合并，两组分别为29.1%和33.4%，$P=0.031$
ESSENCE	3171	UAP 或 NQMI。最后1次胸痛在24h以内	enoxaparin：1mg/kg BID 皮下，维持2～8天（平均3.0天） 肝素：5000U 静推，然后1000U/h持续静滴，维持2～8天（平均2.6天）	14天：死亡、MI和血运重建分别为16.6%和19.8%，$P=0.019$ 30天：死亡、MI和血运重建分别为19.8%和23.3%，$P=0.016$；血运重建两组分别为27.1%和32.2%，$P=0.001$ 1年：复合终点事件下降13%，$P=0.022$
TIMI-11B	3910	UAP 或 NQMI。最后1次胸痛在24h以内	enoxaparin：30mg 静推，然后1mg/kg BID，2～8天（平均4.6天），出院后40～60mg BID，至43天 肝素：70U/kg 静注，然后15U/（kg·h），2～8天（平均3.0天），出院后安慰剂至43天	14天：死亡、MI和血运重建两组分别为14.2%和16.7%，$P=0.029$ 43天：以上事件两组分别为17.3%和19.7%，$P=0.048$ 住院期间两组大出血事件无差别，43天分别为2.9%和1.5%，$P=0.021$
FRAXIS	3468	UAP 或 NQMI	短程 fraxiparin：6±2天 长程 fraxiparin：14天 肝素：持续静滴6±2天	14天：死亡、MI和心绞痛复发分别为17.8%、20%和15.1%，$P>0.05$ 30天：以上事件分别为22.3%、26.2%和22.2%，$P>0.05$ 长程低分子肝素出血事件明显增加

注：UAP：不稳定性心绞痛 NQMI：非Q波心肌梗死 MI：心肌梗死 BID：每日2次 QD：每日1次

3) 价效比值和社会效益

考虑到应用低分子肝素无须特殊设备、无须监测、可减少住院天数、减少出血合并症等不良反应、并有可能减少心脏事件的发生，因此低分子肝素并不一定增加病人的费用负担，ESSENCE试验还显示，应用低分子肝素的治疗费用低于应用普通肝素；无须监测的优点使许多不具备监测条件的医院或者社区，也能使有适应证的病人接受充分的抗凝治疗，社会效益增大。

4) 延长用药时间无益

FRIC、TIMI-11B和FRAXIS试验都显示，与静脉普通肝素比较，延长应用低分子肝素不增加新的获益，反可增加大出血的发生率；FRISC和FRISC Ⅱ试验显示，与安慰剂比较，延长应用低分子肝素超过4～6周是不合理的，不能带来额外的获益。

5) 高风险高获益

几乎所有的试验都证实，高危病人获益最大，高危因素包括非Q波心肌梗死、血清TnT或心肌酶增高、入选的24小时以内有自发性心绞痛、心电图ST段明显压低和心脏功能差的病人；吸烟、女性和体重指数大的病人效果欠佳。

6) 早期干预好于保守治疗

FRISC Ⅱ试验显示，在低分子肝素基础上早期积极冠状动脉干预，可明显减少6个月到1年死亡或心肌梗死的发生，减少因心绞痛再次住院和以后再行冠状动脉干预的几率；冠状动脉成功干预后无须再使用低分子肝素。

(4) 那么，如何理解不同低分子肝素或者不同临床试验结果的差异呢？

1) 低分子肝素是不一样的。每一种制剂的分子量和抗因子Ⅹa/Ⅱa活性比值是不一样的，因此，效果和安全性可能存在差别，彼此的试验结果不能互相代替是可以理解的。另外，没有任何研究令人信服地探讨或者证实以上差别，怎样和在多大程度上影响临床试验的结果。

2) 抗栓效果最主要取决于戊糖序列。不同的抗因子Ⅹa/Ⅱa比值不能够解释不同试验结果或制剂之间的差别，因为在一些情况下可能要求抗因子Ⅱa活性强些，另一些情况下可能要求抗因子Ⅹa活性强些。

3) 试验设计的不同和病人构成的差别会影响试验结果。如在ESSENSE和TIMI-11B两试验，入选前的24小时病人有典型胸痛发作，必须有休息胸痛，时间＞5分钟，而FRIC和FRAXIS入选的病人是72小时以内有胸痛的病人。在ESSENSE、TIMI-11B和FRIC，高危病人的构成也不同，非Q波心肌梗死分别占21%、34%和16%。

4) 试验药和对照药的强度水平在不同的试验有着明显的差别。不同试验普通肝素使用的时间（ESSENSE、TIMI-11B明显短于FRIC和RRAXIS）和抗凝强度（目标APTT）不同，也是出现差别的因素之一。有学者注意到，TIMI-11A（TIMI-11B的前期试验，Ⅱ期临床试验）和FRIC两试验的抗因子Ⅹa活性分别为0.5～0.6IU/ml和0.35～0.37IU/ml，FRIC试验之所以为中性结果，可能与所用剂量下抗因子Ⅹa水平较低有关。

5) 缺乏直接比较。不能单凭各自试验结果得出孰优孰劣的结论，迄今还没有不同低分子肝素比较的随机、双盲对照的临床试验。

6) 实验室证据。ESSENSE试验的附属研究发现，vWF早期增高与不良事件相关，enoxaparin的应用抑制vWF的增高，原因有：enoxaparin比普通肝素更有效地与vWF结合，抑制vWF介导的血小板粘附，减少血小板活化后进一步从α-颗粒释放vWF；增强的抗因子Ⅹa活性能更有效地减少凝血酶的产生，减轻血小板聚集和vWF释放；enoxaparin还有可能直接抑制vWF的释放。但这些作用可能也存在于其他的低分子肝素。

（四）经皮腔内冠状动脉成形术

1. 肝素

PTCA存在的主要问题之一是术中和术后早期急性闭塞，近年由于血小板膜Ⅱb/Ⅲa受体单克隆抗体ReoPro和支架日益广泛的应用，在防治急性闭塞取得了很大突破。到目前为止，术中和术后短期静脉肝素抗凝仍是常规做法，所有ReoPro有效的大规模试验都是在应用静脉肝素的基础上进行的。但在PROLOG试验发现，术中减少肝素剂量，术后停用静脉肝素和早期拔管，ReoPro的疗效不受影响。

（1）术中：穿刺后，通过动脉鞘管或静脉给肝素5 000～10 000 IU，按体重约为100 IU/kg，以后每超过1小时给静脉肝素2 000 IU，如测定ACT，应使其维持于300～350秒。如为单纯球囊扩张术，用HemoTec测定ACT维持250～300秒，用Hemochron维持300～350秒就可以了。在支架置放的病人，因支架是异物，应使ACT达到400秒，以防血栓形成。有人发现，11%的PTCA病人术中ACT小于300秒，尤其急性冠脉综合征的病人。急性冠状动脉闭塞与ACT成反比，PCI术中ACT监测有助于发现肝素不足的情况。

（2）术后：术后一般不再给予静脉普通肝素，尤其低危患者，否则出血增加，而缺血事件却无明显改变。如继续给予肝素12～48小时，建议维持ACT于250～350秒。

（3）拔出鞘管：于介入术后（PTCA或PTCA＋支架等）或停用肝素后4～6小时测定ACT，如ACT值＜175秒（如测定APTT应＜50秒），即可拔除动脉鞘管，拔管后严重出血主要与压迫和加压包扎是否得当有关。

如因故不能及时拔除鞘管，应在导管术后持续滴定（按APTT调节）静脉肝素，预期拔管前4～6小时停静脉肝素。作者认为，在拔除鞘管前不宜使用低分子肝素，因为低分子肝素的半衰期长，不易滴定，拔管出血的风险将增大。

在同时使用血小板膜糖蛋白Ⅱb/Ⅲa受体抗体Abciximab（ReoPro）的情况下，应减少术中肝素用量至ACT 200～300秒，术后停用肝素，早期拔除鞘管。

2. 低分子肝素

REDUCE是一随机、双盲对比肝素和低分子肝素（Reviparin）抗凝效果的试验，欧洲和加拿大的26个中心共收入625个单支病变，符合PTCA条件的病人。肝素组动脉穿刺同时肝素10 000IU，以后的16小时连续静脉注射24 000IU，后用安慰剂28天；低分子肝素组，动脉穿刺同时静脉注射低分子肝素7 000IU后，10 500IU连续16小时静脉注射，然后，3 500IU皮下注射，每日2次，共28天。结果，除术后24小时内急性血管事件明显减少外（3.9%比8.2%，$P=0.027$），随访4～30周，达到终点的病人比例两组无区别，低分子肝素对再狭窄无影响。研究可见，静脉低分子肝素在PTCA术中、术后抗凝方面可能具有某些优点。

Rabah及其同事报道，低分子肝素静脉推注（enoxaparin，1mg/kg）取代普通静脉肝素作为PTCA术中抗凝措施，比普通肝素更安全和方便；Kiesz等直接将enoxaparin注入冠状动脉，在防止支架血栓形成的同时，避免全身肝素化带来的副作用。

（五）急性心肌梗死

1. 肝素

溶栓疗法激活凝血酶系统和血小板，代表凝血酶产生（F1＋2、TAT）、活性（FPA）

和血小板激活（PF4、β-TG）的血浆标志物增加。

（1）未溶栓的病人：溶栓前时代的临床研究证实了单纯肝素抗凝在急性心肌梗死中的作用，能明显降低心肌梗死的病死率10%～30%。LATE试验未溶栓亚组病人的分析发现，肝素加阿司匹林与单独应用阿司匹林相比，能明显降低心肌梗死后35日病死率。但ISIS-2的结果却发现，皮下肝素加阿司匹林不能进一步降低35日病死率，对既未应用溶栓剂，也未应用阿司匹林的亚组病人分析的结果是，无论静脉肝素、皮下肝素，还是不用肝素抗凝，35日病死率无差别。由于LATE和ISIS-2两试验对亚组的分析皆未采用随机方法，不能得出加入肝素获益还是无效的肯定结论。由于溶栓疗法能肯定降低急性心肌梗死病人的病死率，以上试验无法重复，也就不能证明LATE和ISIS-2结果的正误。

（2）溶栓的病人：对溶栓同时合并应用肝素抗凝则争论较大。GISSI-2试验收入tPA或链激酶溶栓病人20 891例，观察了延迟应用皮下肝素（溶栓开始后12小时）7天或至出院对病死率的影响，结果35日病死率在用肝素者和未用者之间无显著性差别，出血合并症却显著增加。ISIS-3入选病例达41 299人，皮下肝素于溶栓开始后4小时开始应用，结果同GISSI-2相似。

在GISSI-2和ISIS-3结果的基础上，GUSTO-1试验显示，加速tPA溶栓同时应用静脉肝素抗凝组与两链激酶溶栓组比较，24小时冠脉开通率明显高于后两组。随访30日，加速tPA溶栓加静脉肝素抗凝组降低病死率有显著性（6.3%比7.3%，$P<0.001$）；比较链激酶溶栓同时应用静脉肝素和延迟皮下肝素对病死率的影响，结果两组未显示差异。值得注意的是，在GUSTO试验中，47%病人的APTT在治疗后的24小时内未达到正常对照的1.5倍。有人发现，tPA溶栓后冠状动脉开通率与肝素抗凝水平相关。

以上可见，肝素作为急性心肌梗死溶栓疗法的辅助抗凝措施，无论皮下或静脉应用，无论在溶栓的同时，还是溶栓后的某个时间开始应用，至少在链激酶溶栓病人未发现有益的作用，相反增加了出血风险。屡有停用肝素引起凝血活性反弹致急性再闭塞的报道。

目前，除tPA溶栓同时推荐应用静脉肝素外，在其他药物溶栓，还不能确定溶栓后应用静脉肝素是否带来额外获益；皮下肝素对减少心肌梗死溶栓后的死亡或再梗死无效，除非用于左心室附壁血栓的预防。

在tPA或reteplace溶栓病人，目前推荐常规应用静脉肝素抗凝。用法是：tPA静推的同时，给予肝素75U/kg静脉注射，然后大约1 000～1 200/小时静滴，维持APTT于正常对照的1.5～2.0倍，持续48小时。

（3）预防血栓栓塞：在外周动脉或静脉血栓栓塞的高危病人，如前壁心肌梗死、严重左室功能不全、充血性心力衰竭、周围动脉或肺动脉血栓栓塞病史、二维超声发现心室内附壁血栓和房颤，应延长静脉肝素应用的时间，或在48小时后改用皮下肝素（开始剂量17 500U，每12小时一次，维持APTT于正常对照的1.5～2.0倍），或转到应用华法林，目标INR为2.5（2.0～3.0）。

在链激酶溶栓病人，如存在以上血栓栓塞的高危因素，则可于溶栓开始4小时后测定APTT，如APTT大于正常的2.0倍，则继续检测，直至APTT小于2.0，开始应用静脉肝素，维持APTT于正常的1.5～2.0倍，48小时后考虑皮下应用或转为应用华法林（见上）。

急性心肌梗死未溶栓的病人，如为周围动脉或肺动脉栓塞高危病人，应肝素抗凝。推荐所有心肌梗死未溶栓病人常规肝素（剂量不小于7500U，每日2次皮下注射）或低分子肝素抗凝，直到病人行走，目的在于防止周围或肺动脉栓塞。

2. 低分子肝素

（1）作为溶栓后用药：在103例链激酶溶栓和静脉肝素抗凝5日病人，随机分为低分子肝素组（40mg/d，皮下注射，共25日）和对照组，观察3~6个月，结果低分子肝素组病人再梗死和复发心绞痛明显低于不用者。虽然肝素在急性心肌梗死溶栓后病人疗效较差，但本试验说明了溶栓后较长期抗凝的必要性，低分子肝素的应用使这一需要变得更为可行。

（2）作为溶栓辅助用药：BIOMACS Ⅱ是一随机、双盲、安慰剂对照试验，评价dalteparin作为溶栓的辅助药物，对早期再灌注、24小时后复发缺血和冠脉开通的影响。链激酶溶栓前给予dalteparin 100 IU/kg静脉注射，12小时后重复静注120 IU/kg，20~28小时后行冠脉造影。结果显示，加用Dalteparin增加梗死相关动脉TIMI Ⅲ级的比例（68%比51%），而对临床再灌注指标没有影响。6~24小时缺血发作在dalteparin组更少见（16%比38%，$P = 0.04$）。

荷兰的小规模研究（FATIMA）入选30个急性心肌梗死溶栓病人，首先按体重和tPA一起静脉注入低分子肝素（Fraxiparin），溶栓开始6小时后，按体重每12小时皮下注射，持续72小时，目标抗因子Ⅹa活性为0.35~0.70。结果，5日内冠脉造影有24个病人冠脉是开通的，没有出现大出血并发症。

近来，有作者在欧洲心脏病学会报道52例急性心肌梗死患者，于入院前病人家里快速链激酶注射（75万单位，10分钟），然后静脉注射Enoxaparin 40 mg和阿司匹林250mg。入院后，静脉注射Enoxaparin 40 mg，每日2次，共48小时，和阿司匹林250mg，每日一次。结果有42个病人（80.7%）判断为临床再通，无严重副作用出现，随访中有3个溶栓未通患者死亡。

波兰的一项小规模研究入选发病6小时以内，链激酶溶栓的急性心肌梗死病人53例，病人接受Fraxiparin 250U anti-Xa IC/kg/24h静脉滴注（首先12.5U anti-Xa IC/kg静推），持续2日，然后125U anti-Xa IC/kg皮下注射，每日2次，共5日。观察显示，加用低分子肝素是安全的。

二、直接凝血酶抑制剂

（一）作用机理

可以将凝血酶的结构可划分为三个功能区，即催化活性部位、底物识别部位（亦称为anion-binding exosite 1）和纤维蛋白结合部位。催化活性部位是凝血酶活性部位，底物识别部位与特定的阴离子序列有高的亲和性，是与纤维蛋白原、血栓调节蛋白或凝血酶受体等结合的部位（图30-3-2）。

直接凝血酶抑制剂对凝血酶的直接抑制和（或）灭活作用不依赖于抗凝血酶Ⅲ、肝素辅因子Ⅱ、蛋白C或组织因子途径抑制物。

直接凝血酶抑制剂包括重组水蛭素［hirudin (desirudin)］，合成的水蛭素片断［hirugen和hirulog (bivalirudin)］，低分子抑制物［D-Phe-Pro-ArgCH$_2$Cl (PPACK)及其衍生物，如argatroban (novastan)、efegatran和inogratran］和凝血酶DNA aptamer。由于结构的差异，作用机制不同。水蛭素和hirulog同时作用于凝血酶的活性部位和底物识别部位，PPACK 和 argatroban 作用于催化活性部位，而 hirugen 作用于底物结合部位。

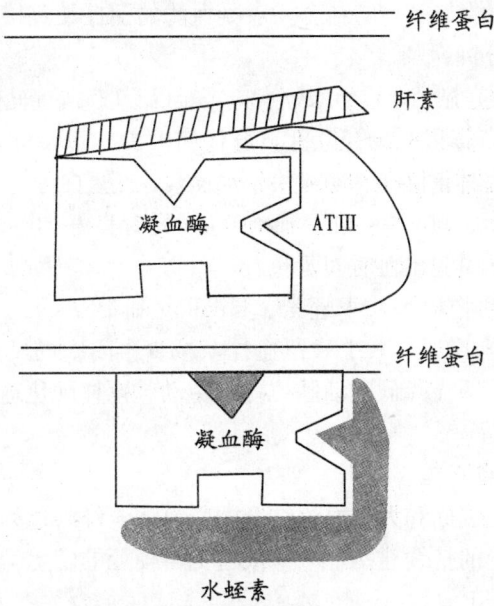

图 30-3-2 肝素的作用有赖于凝血酶的纤维蛋白结合部位，一旦此部位被纤维蛋白占领，即凝血酶与纤维蛋白结合，肝素无法灭活凝血酶；而水蛭素的作用和纤维蛋白结合部位无关，仍可灭活和纤维蛋白结合了的凝血酶

与肝素相比较，直接凝血酶抑制剂不被血小板灭活，有抑制凝血酶诱发的血小板聚集的作用；对凝血酶的灭活和凝血酶的纤维蛋白结合位点无关，与纤维蛋白结合了的凝血酶仍可被灭活；较少和血浆蛋白结合，抗凝效果与剂量（以 APTT 为准）有较好的相关性。

水蛭素是含有 65 个氨基酸的多肽，最初从一种药用蜥蜴（Hirudo medicinalis）的唾液腺中提取出来，现研究与临床应用的制剂多是通过基因工程重组得到的。

与天然提取物比较，重组制剂在第 63 位酪氨酸没有硫酸化，与凝血酶的亲和力大为降低。水蛭素分子氨基端的球形头区与凝血酶活性部位相互作用，羧基尾端结合于底物识别部位，与凝血酶构成能够缓慢解离的紧密的化学计量复合物，抑制凝血酶的活性。

Hirugen 是合成的水蛭素 C 端 12 肽肽段，含有水蛭素的 53~64 位氨基酸残基，其中 63 位酪氨酸被硫酸化，与凝血酶的亲和力大为增强，能够阻止凝血酶与纤维蛋白原、血小板上的凝血酶受体等底物结合，但并不影响凝血酶激活因子 V。在氨基端加上 D-Phe-Pro-Arg-Pro-（Gly）4，Hirugen 由弱的竞争性抑制剂转变为强的双价凝血酶抑制剂 Hirulog。Hirulog 是含有 20 个氨基酸的合成肽，与水蛭素不同的是，Hirulog 对凝血酶活性中心的抑制是较短暂的，因为凝血酶能够缓慢裂解氨基端的 Arg-Pro 键，使 Hirulog 转变为 Hirugen 样抑制剂，目前已有对抗裂解的 Hirulog 衍生物研制成功。

PPACK 使凝血酶活性中心的组氨酸发生乙酰化，不可逆灭活凝血酶，一种 PPACK 的精氨酸硼衍生物 D-Phe-Pro-Arg-borate 是更加特异的凝血酶抑制剂，动物实验证明是强力的抗栓剂，并具有较好的口服生物利用度。

Argatroban 是精氨酸的衍生物，是凝血酶的竞争性抑制剂，半衰期仅数分钟。虽然 Argatroban 在体外具有强的抗凝血酶特性，但动物和人体实验效果不肯定。DNA aptamer 是含有15个核苷酸的单链DNA aptamer,高亲和作用于凝血酶的anion-binding exosite 1,与Hirugen一样,只抑制凝血酶与底物的结合,对凝血酶的活性无直接作用。动物模型有较好的抗栓效果,半衰期仅几分钟。

临床药理和1期临床研究显示,重组水蛭素口服难以吸收,其静脉和肌肉注射的半衰期分别为40分钟和2小时,分布容积8.9~17.2L,肝代谢极少,95%经肾排出。静脉Hirulog的半衰期只有15~20分钟,总体清除速率明显快于水蛭素,经蛋白分解、肝代谢和肾排出清除。

在健康志愿者,水蛭素、Hirulog和Argatroban具有良好的剂量耐受性,无明显副作用;有较好的量效关系,不引起出血时间延长。

在绝大多数动脉血栓动物模型,水蛭素、Hirulog和PPACK,与肝素等抗凝剂比较,可明显加速tPA引起的血管再通,减少残留血栓,减少再闭塞的发生;减少深动脉损伤后的血小板沉积和血栓形成;明显降低猪动脉拉伤或兔动脉粥样硬化球囊扩张模型4周后的动脉局部狭窄程度。

(二)急性心肌梗死溶栓疗法

溶栓疗法暴露局部损伤创面和大量血栓结合的凝血酶,纤溶过程激活凝血酶的形成,有效的抗凝措施才能保持血管的持续通畅,减少或避免再梗死的发生。

1. Hirulog

Hirulog的应用可明显增加链激酶和阿司匹林溶栓的冠脉再通比率,并减少溶栓后心脏事件的发生,和肝素比较至少不增加出血事件的发生。水蛭素作为tPA或链激酶溶栓辅助措施,TIMI-5、TIMI-6和HIT实验的结果令人振奋,与肝素比较,水蛭素不但增加冠脉再通比率,而且可减少心肌梗死后死亡和冠脉再闭塞的发生,至少不增加出血副作用,这就导致了3期临床试验HIT-Ⅲ、GUSTO-Ⅱa、和TIMI-9A的进行,结果却有些出乎意料。

HERO试验证明,Hirulog可明显提高90~120分钟冠造冠脉开通率。发病12小时以内的急性心肌梗死患者412例,给予链激酶溶栓的同时,随机分为三组,肝素组5000U静注,续1000~1200U/h,共60小时;低剂量Hirulog组,0.125mg/kg静注,续0.25mg/(kg·h)共12小时,然后0.125mg/(kg·h);高剂量Hirulog组,0.25mg/kg静注,续0.5mg/(kg·h)共12小时,然后0.25mg/(kg·h)。结果90~120分钟冠造达到TIMI Ⅲ级的比率在三组分别为35%、46%和48%,48小时冠脉再闭塞分别为7%、5%和1%,随访35日复合终点事件分别为25%、19%和17%,大出血在三组分别为28%、14%和19%。Hirulog作为链激酶溶栓的辅助抗栓药物不但提高开通率,还有效降低35日复合终点事件,即便大剂量给予,安全性好于静脉肝素。

在HERO试验基础上,HERO-2将入选17 000例发病6小时以内急性心肌梗死病人,在使用链激酶溶栓之前,口服阿司匹林基础上,随机给予静脉肝素或Hirulog,主要终点为30日死亡,次要终点为30日死亡或心肌梗死,和死亡或非致命性脑卒中,目的在于评价早期抗凝对开通率的影响能否转变成远期的获益,结果尚未正式公布。

2. 水蛭素

HIT-Ⅲ试验因水蛭素致颅内出血增加,在入选302例病人后被提前终止。GUSTO-Ⅱa比较水蛭素和肝素在一组急性冠脉综合征(不稳定性心绞痛和急性心肌梗死)病人对复合终点(死亡和再梗死)的影响,方案为水蛭素0.6mg/kg静注,续0.2mg/(kg·h)(不调整APTT),和肝素5 000IU静注,续1 000IU/kg(体重>80kg为1 300IU/kg,APTT60~90秒)。结果肝素和水蛭素组皆引起出血性脑卒中的增加(分别为1.3%和0.7%,而GUSTO-

Ⅰ为0.5%~0.7%),亚组分析发现,只在接受溶栓治疗的病人颅内出血明显增加(分别为1.8%和0.3%)。TIMI 9A 使用同样抗凝方案,同样出现颅内出血增加倾向(肝素和水蛭素组分别为1.7%和1.9%),年龄大于75岁和APTT升高预示着风险的增加。两试验在同时降低水蛭素和肝素剂量后重新开始,水蛭素 0.1mg/kg 静注,续 0.1mg/(kg·h);肝素5 000 IU 静注,续 1 000IU/h,维持 APTT 于 55~85 秒,分别称为 GUSTO-Ⅱb 和 TIMI 9B。

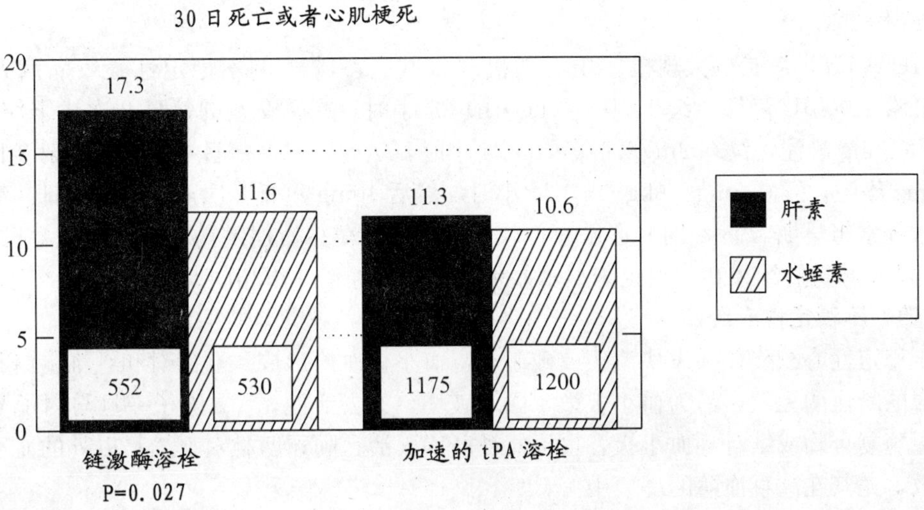

图 30-3-3　GUSTO-Ⅱb 试验溶栓基础上加用水蛭素的效果

GUSTO-Ⅱb 是13个国家的373家医院参加的大规模多中心随机双盲试验,共计入选12 142例急性冠脉综合征病人。入选病人胸痛在12小时以内,短暂或持续 ST 段抬高或降低大于 0.5mv,或持续 T 波倒置大于 1.0mv。结果,用药 24 小时,水蛭素(desirudin)组死亡或心肌梗死的发生率明显下降(分别 1.3%和 2.1%,$P<0.001$),48~72 小时与肝素组比较仍存在显著差异,以后随时间这种差异消失。观察 30 日和 6 个月,主要复合终点事件(死亡、非致命性心肌梗死和再梗死)在两组无显著性差异,但以水蛭素组为少。本研究水蛭素的效果主要体现在降低整体病人急性心肌梗死和再梗死的发生,与 ST 段是否抬高无关。在溶栓的病人,获益主要发生在使用链激酶的病人,tPA 溶栓的病人获益不明显(图30-3-3)。水蛭素组出血事件不增加,两组无显著差异。

TIMI 9B 有 150 个国家参加,入选 3 002 例病人,随机分入水蛭素组和肝素组,观察 30 日,两组在抗凝治疗效果、主要终点事件和出血合并症方面并无显著差别。

3. Argatroban

近来,Theroux 等人公布了 Argatroban 用于心肌梗死的试验(Argatroban in myocardial infarction,AMI)的初步结果。AMI 是二期随机双盲安慰剂对照实验,将链激酶溶栓病人随机分为低、中两个剂量 Argatroban 组和安慰剂组。随访 30 日,复合终点事件 3 组无差别,但胸痛 3 小时内溶栓亚组病人,较高剂量 Argatroban 组有显著的危险性降低。Argatroban 的安全谱较好,在链激酶溶栓基础上用 Argatroban 不增加出血。

(三) PTCA

1. Hirulog

Bittl 等报告了在北美和欧洲 121 个临床医疗中心进行的大规模随机对照试验,共入选不稳定性心绞痛或心肌梗死后心绞痛行 PTCA 术病人 4098 例，随机分入 Hirulog 组 [Hirulog 1.0mg/kg 静注，续 2.5mg/(kg·h) 4 小时，然后 0.2/(kg·h) 14~20 小时] 和高剂量肝素组 [175IU/kg 静注，续 15IU/(kg·h) 18~24 小时]。结果，与肝素比较，Hirulog 整体上不降低主要终点事件的发生（住院期间死亡、急性冠脉闭塞和心源性病情急剧恶化），但明确减低出血合并症的发生（分别为 3.8% 和 9.8%）。亚组分析可见，704 例心肌梗死后心绞痛病人，Hirulog 明显减少主要终点事件和出血合并症的发生。

2. 水蛭素

HELVETICA 是一大规模多中心随机双盲试验，1141 例不稳定性心绞痛病人分入三组，肝素 1 000IU 静注，续 15 IU/(kg·h) 24 小时，然后安慰剂每日 2 次皮下注射 3 日；水蛭素 40mg 静注，续 0.2mg/(kg·h) 24 小时，然后安慰剂每日 2 次皮下注射 3 日；水蛭素 40mg 静注，续 0.2mg/(kg·h) 24 小时，然后 40mg 每日 2 次皮下注射 3 日。结果，虽然两水蛭素组早期（96 小时）心脏事件较肝素组明显减少，但随访 7 周这种获益已不存在，6 周冠状动脉造影结果在 3 组也未显示差别，出血事件在 3 组相同。

（四）不稳定性心绞痛

不稳定性心绞痛伴随斑块溃疡或破裂，富血小板血栓形成。肝素对和纤维蛋白和创面基质结合的凝血酶无效，易为血小板第 4 因子破坏，失去活性，Ⅹa 因子一旦与因子Ⅴ形成凝血酶原酶复合物或结合到血小板，也不能被肝素灭活；阿司匹林对血栓素以外的血小板聚集剂无效，尤其在高凝血酶的环境中。

1. Hirulog

TIMI-7 将 410 例病人分入 4 个不同的 Hirulog 剂量组，观察 72 小时剂量组间心脏事件的发生无显著差异，但出院时死亡和非致命心肌梗死的发生率在 3 个高剂量组明显低于低剂量组，6 周后仍维持，出血事件 0.5%，本研究的缺点是缺乏肝素对照。

2. 水蛭素

早期的小规模试验证实了直接凝血酶抑制剂的疗效和安全性。Topol 和同事将 163 例不稳定性心绞痛病人给予四个剂量水蛭素或高、低两个剂量的肝素治疗，造影随访显示水蛭素组病人罪犯血管定量冠脉造影结果明显好于肝素组，而且，急性心肌梗死的发生明显下降。

OASIS-1 试验入选 909 例无 ST 段抬高的心肌缺血病人，随机分为肝素组、低剂量水蛭素和高剂量 [0.4mg/kg 静注，续 0.15mg/(kg·h) 共 72 小时] 水蛭素组。结果，7 日主要终点事件在三组分别为 6.5%、4.4% 和 3.0%，用水蛭素病人更少搭桥手术，停药后两水蛭素组病人有一过性心脏事件增加。随访 180 天，水蛭素仍明显好于普通肝素。

由于 OASIS-1 良好的结果，OASIS-2 试验入选了 10 141 例无 ST 段抬高的急性冠脉综合征病人，随机双盲分为肝素组 [5000U 静脉注射，然后 15U/(kg·h)] 和水蛭素 (leprihirudin) 组 [0.4mg/kg 静注，续 0.15mg/(kg·h)] 共 72 小时。结果 7 日心血管死亡或新的心肌梗死两组分别为 4.2% 和 3.6%（相对危险 0.84，$P=0.077$），心血管死亡、新的心肌梗死或顽固心绞痛分别为 6.7% 和 5.6%（相对危险 0.82，$P=0.0125$），这种差别在 72 小时内尤为明显。需要介入干预的病人在水蛭素组明显少于肝素组。虽然水蛭素组需要输血的大出血有所增加（1.2% 比 0.7%，$P=0.01$），但危及生命的出血和脑卒中两组无明显差别。随访 35 日，死亡或心肌梗死两组分别为 7.7% 和 6.8%，$P=0.06$。将 OASIS-1 和 OASIS-2 合并分析，7 日和 35 日水蛭素组死亡或心肌梗死下降分别为 19%（$P=0.039$）和 14%（$P=0.04$）。

综合分析 OASIS-1、OASIS-2、TIMI-9B 和 GUSTO-Ⅱb 的结果，72 小时死亡或心肌梗死下降 22%（$P=0.0004$），7 日（$P=0.02$）和 35 日（$P=0.016$）效果稍有下降，但仍维持显著性水平。

三、阿司匹林

急性冠脉综合征是斑块溃疡或者破裂基础上血栓形成的结果。斑块破裂暴露出皮下的胶原纤维和脂核，是强烈的致栓物质，引起血小板聚集。血小板丰富的血栓不易被溶栓药物溶解，针对凝血酶的抗栓药物也难以起作用。此外溶栓疗法激活血小板，伴随溶栓过程形成或者释放的凝血酶进一步激活血小板。PTCA 引起斑块破裂和内膜撕裂，引起血小板聚集和不同程度的血栓形成，血小板血栓参与围术期和术后血管再闭塞的发生，参与 PTCA 后再狭窄过程。

无数临床试验证明阿司匹林在急性心肌梗死、不稳定性心绞痛和 PTCA 中的效果，而且迄今为止，几乎所有急性冠脉综合征溶栓和抗栓的试验都是在阿司匹林的基础之上应用其他药物。

前列腺素 G/H 合成酶分为两种，即环氧化酶和脂氧合酶，脂氧合酶作用于花生四烯酸生成白三烯。阿司匹林抑制前列腺素 G/H 合成酶，导致此酶的环氧化酶活性永久丧失，抑制由花生四烯酸经前列腺素内过氧化物合成血栓素 A2（TXA2）（图 30-3-4）。TXA2 只是能够诱发血小板聚集的 90 个激活剂之一，只能被看作弱的血小板聚集剂，然而阿司匹林的确切疗效，证实了血小板在急性冠脉综合征发生、发展所起的重要作用。

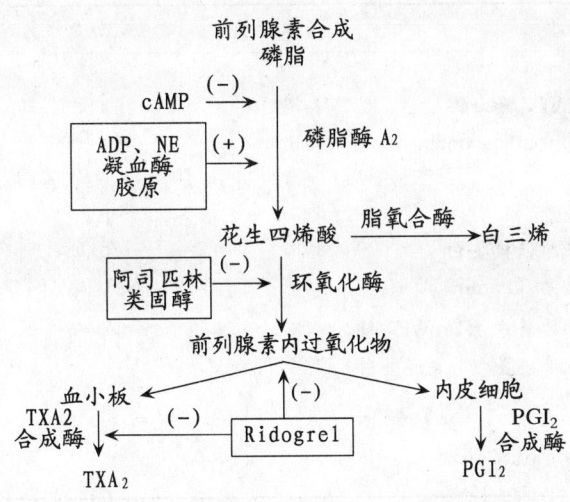

图 30-3-4　前列腺素代谢与阿司匹林、Ridogrel 的作用

四、血小板 GPⅡb/Ⅲa 受体拮抗剂

不论引起血小板聚集的激活剂是什么，必须经过糖蛋白受体Ⅱb/Ⅲa 才能使相邻血小板经配体连接起来，形成聚集，糖蛋白Ⅱb/Ⅲa 是血小板聚集的共同通路，阻断糖蛋白Ⅱb/Ⅲa 即可消除一切聚集剂引起的血小板聚集。一旦血小板被激活，血小板表面的糖蛋白Ⅱb/Ⅲa 受体形态发生变化，呈活化状态，能够和纤维蛋白原等配体结合，在相邻的血小板之间形成桥

(图30-3-5)。

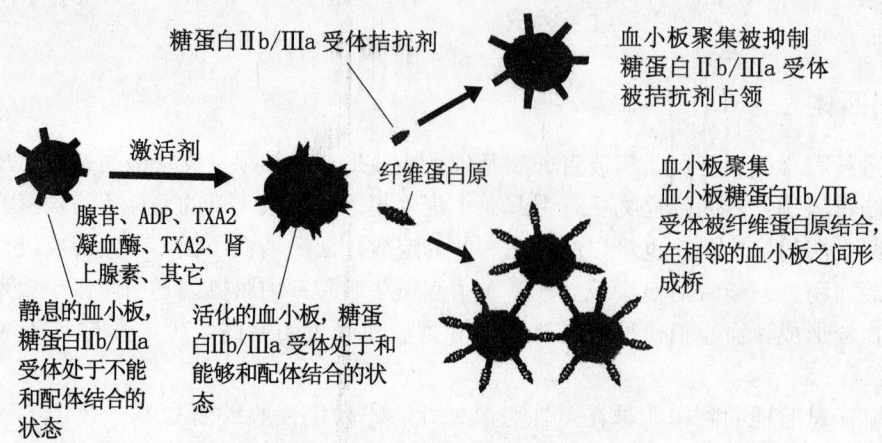

图30-3-5 血小板糖蛋白Ⅱb/Ⅲa受体及其抗体

糖蛋白Ⅱb/Ⅲa（$\alpha_{2b}\beta_3$）属于整合素家族，在血小板表面大约有50 000个拷贝，主要的配体是纤维蛋白原，其他尚有vWF，纤维连接蛋白，玻连蛋白（表30-3-4）。配体上有两个特定的序列参与与糖蛋白Ⅱb/Ⅲa受体的特异性识别和结合，RGD存在于所有的配体，而KQAGDV序列只位于纤维蛋白原γ链的羧基端。

表30-3-4 引起血小板粘附和聚集的主要糖蛋白受体

受体	配体	受体功能	表面受体数	识别氨基酸序列
非整合素类				
GPIb-IX	vWF，凝血酶	粘附	25 000	无固定识别序列
GPIV	Thrombospondin	粘附	25 000	CSVTCG序列
整合素类				
GPIa/Ⅱa（$\alpha_2\beta_1$）	胶原	粘附	≈1000	DGEA序列
GPIc/Ⅱa（$\alpha_5\beta_1$）	纤维连接蛋白	粘附	≈1000	RGD序列
GPIc/Ⅱa（$\alpha_6\beta_1$）	层素（Lamin）	粘附	≈1000	无固定识别序列
GPⅡb/Ⅲa（$\alpha_{2b}\beta_3$）	纤维蛋白原，vWF，纤维连接蛋白，玻连蛋白	粘附、聚集	45 000	RGD或KQAGDV序列
GP VnR（$\alpha_v\beta_3$）	玻连蛋白，纤维蛋白原，vWF因子	粘附	100	RGD序列

注：DGEA：天冬-甘-谷-丙 CSVTCG：半胱-甲硫-缬-苏-半胱-甘

（一）GPⅡb/Ⅲa受体拮抗剂药物

1. GPⅡb/Ⅲa受体抗体

对血小板膜受体结构和功能的研究导致了GPⅡb/Ⅲa受体抗体的产生与应用，其作用在于封闭受体，使引起血小板聚集的各种配体无法与受体结合而激活血小板。

完整抗体抗原性强，在体内易被细胞表面受体等结合灭活。最初的改进是去掉抗体的Fc段，称为7E3-F（ab'）₂，以免因和细胞Fc受体的结合而易被灭活。1994年们又研制成了由鼠F（ab）段易变区和人免疫球蛋白恒定区组成的嵌合体F（ab）片段，称为c7E3，即今天广泛应用的 ReoPro（abciximab），降低了抗体的抗原性，相应提高了疗效（图 30-3-6）。

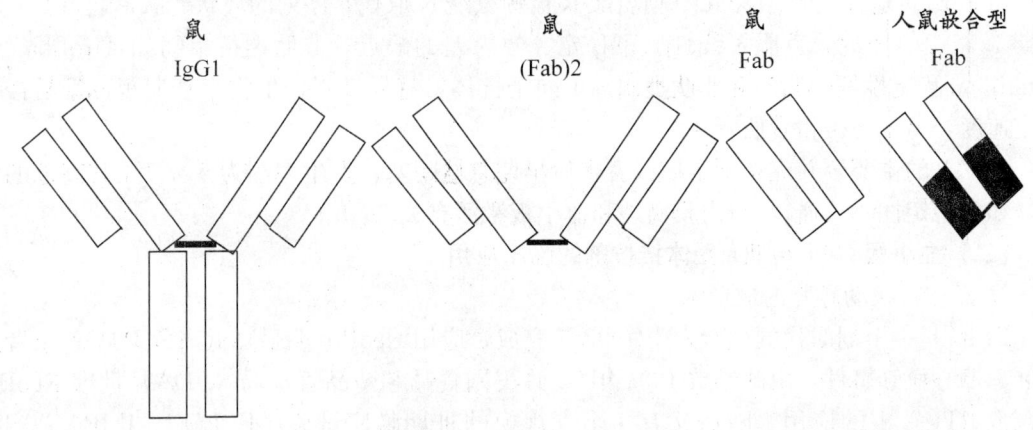

图 30-3-6　图示为血小板膜糖蛋白Ⅱa/Ⅲa 受体抗体 c7E3 的发展和改良过程

最初改良将鼠单克隆抗体的 Fc 段去掉，剩下 Fab 段，然后再将鼠 Fab 段的易变区与人免疫球蛋白恒定区构成一个嵌合体 Fab 段，就是现在应用的 ReoPro 或 abciximab

体外实验发现，如使用 ReoPro 阻断约 80% 的受体位点，几乎完全消除血小板的聚集反应，而出血时间仅轻度延长，但如阻断受体位点的 90%，则出血时间可延长至 15~30 分钟。动物实验证明，ReoPro 抑制血小板聚集作用明显，但不影响损伤表面血小板单层的形成（即不影响粘附），对血栓的形成、溶栓后血栓再闭塞有明显抑制作用，可增加溶栓剂对血栓闭塞血管的开通速率。ReoPro 呈量效依赖地封闭糖蛋白Ⅱb/Ⅲa 抗体，抑制血小板聚集；和受体的亲和力强，生物半衰期较长，而在血液中停留的时间很短（初始的血浆半衰期 10 分钟，第二相血浆半衰期 30 分钟）；但其选择性不强，除作用于血小板膜糖蛋白Ⅱb/Ⅲa 受体，还和其他受体如玻连蛋白、MAC-1 受体等结合，并认为是其降低再狭窄发生率的一个重要因素。

实验观察发现，静推 0.25mg/kg 基础上 10μg/min 静点可阻滞 80%~90% 的受体位点，明显的受体抑制持续至停药后的 6~12 小时，单剂 0.25mg/kg 可影响受体功能至 2 周，但受体抑制不足。

Abciximab 每支 5ml 液体，Abciximab 的含量为 2mg/ml，每只 10mg，2~8℃ 冷藏保存，冷冻会使抗体变性而失效。推荐的用法是 0.25mg/kg 静推，然后 10μg/min 持续静点，维持 12 小时。一般于 PTCA 前 10~60min 开始静脉推注，然后将 4.5ml 的 Abciximab 溶于 250ml 的 0.9% 生理盐水或者 5% 右旋糖苷溶液中，使用输液泵，速度是 17ml/h（10μg/min），12 小时后剩余的残液弃去。停静点后受体功能逐渐恢复，24 后恢复 60%，48 小时后恢复 75%。在临床上，一般停药后 6~8 小时恢复正常的止血功能。

有关 Abciximab 重复给药方面的资料知之甚少，因此不建议重复用药，以免因已形成的抗体产生过敏反应或者使药物的效价降低。有报道，有 6% 的人产生 Abciximab 抗体，但没有严重过敏反应的报道。

2. 非抗体类 GPⅡb/Ⅲa 受体拮抗剂

由于抗体有潜在的免疫源性，与受体的结合是不可逆的，价格昂贵，随后又开发针对糖蛋白Ⅱb/Ⅲa 受体的肽类拮抗剂，如 KGD 肽 Integrilin；非肽类 Lamifiban（Ro 44-9883）、Tirofiban（MK-383）和口服制剂 Xemilofiban（SC-54684）、Fradafiban（BIBU-104）、

GR144053 和 Sibrafiban（Ro48-3657）。

Integrilin 是合成的含 KGD（精氨酸 R 被赖氨酸 K 取代）序列的环状七肽，起效快，半衰期 1.5～2.0 小时，克服了线性肽不稳定、效果差的缺点。非肽类衍生物如 Tirofiban 和 Lamifiban 稳定性好。肽类和非肽类制剂不同于抗体，特异性强，生物半衰期短，容易控制滴定速度，另外价格相对便宜。

PTCA 的主要合并症是围术期或者术后早期急性闭塞，发生率约为 9%，尤其高危的病人（如不稳定性心绞痛），与内膜撕裂和血小板激活有关。

（二）血小板 GPⅡb/Ⅲa 受体拮抗剂的临床应用

1. 经皮冠状动脉腔内成形术

EPIC 是一个划时代的试验，于 1992 年完成，应用 ReoPro 明显降低高危 PTCA 患者近期和远期心血管事件，由此导致 1994 年 12 月美国食品和药品管理局（FDA）批准 ReoPro 在高危 PTCA 中的应用。随后又有 4 个大规模的Ⅲ期临床试验（EPLOG、IMPACT-Ⅱ、RESTORE 和 CAPTURE 试验），总计入选的病人数超过 12 000 例，其中许多是急性冠脉综合征病人（图 30-3-6）。

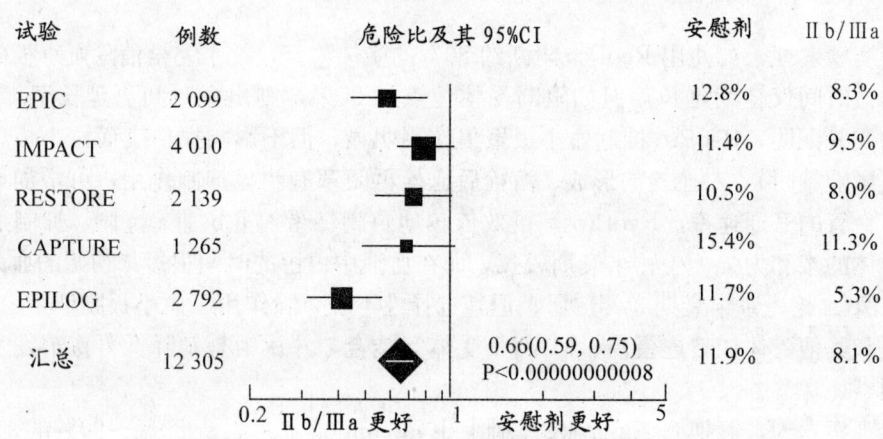

图 30-3-6 血小板糖蛋白Ⅱb/Ⅲa 受体拮抗剂在 PTCA 中的应用

（1）EPIC 试验：EPIC 试验首次证明血小板膜糖蛋白Ⅱb/Ⅲa 受体拮抗剂在高危 PTCA 病人的应用价值，也更加突显血小板在经皮介入干预所起的作用。EPIC 试验共入选 PTCA 和冠状动脉旋切术易发生急性闭塞的患者 2099 例，在常规肝素（固定剂量）加阿司匹林的基础上将患者随机分成 3 组：第 1 组术前 10～60 分钟静推 ReoPro 0.25mg/kg，接着 10μg/min，静点持续 12 小时；第 2 组在静脉注射 ReoPro 基础上续安慰剂持续静点；第 3 组为安慰剂对照组。

结果 ReoPro 静推加静点 30 日复合终点事件（死亡、非致命心肌梗死、紧急介入治疗）较安慰剂组下降 35%（8.3% 比 12.8%，$P=0.008$），6 个月下降 23%（27% 比 35.1%，$P=0.001$），3 年下降 13%（41.1% 比 47.2%，$P=0.009$）；单纯静推者 1 个月主要终点事件下降 10%。静推加静点组反复缺血和需要再次血运重建的病人明显减少，说明 ReoPro 可以明显减少"临床再狭窄"的发生。

ReoPro 静推加静点的患者发生大出血和需输血者增加了 1 倍（6.6% 比 14%），单纯静推者为 11%，出血多发生在动脉穿刺部位或者 CABG 手术时。出血高危患者包括女性、体重较轻者、手术时间长和急性心肌梗死行急诊 PTCA 者，但应注意的是，在 EPIC 试验，肝素是按照常规 PTCA 全剂量给予的，而且不按体重调整。

亚组分析结果明确显示，越是高危患者（急性心肌梗死和不稳定性心绞痛行 PTCA 术），获益越明显。近来，EPIC 试验 3 年的随访结果已显示，ReoPro 对主要终点事件的影响仍维持存在。

（2）EPILOG 试验：EPILOG 试验是 EPIC 试验的重要补充。入选各种需要行 PCI，包括支架置放的病人，而不单纯是高危的 PTCA 病人。和 EPIC 试验的另一个不同是比较标准剂量（100IU/kg）与小剂量（70IU/kg 静推，然后维持 ACT 与 200～250 秒）肝素静推给药方法。

此试验在入选 2792 病人后被提前中止，ReoPro 静推加 12 小时静点使 30 日不良心脏事件下降超过 50%。和标准肝素用法比较，减少肝素剂量不影响治疗的效果（ReoPro 加小剂量肝素、ReoPro 加标准剂量肝素和安慰剂组 30 日复合终点事件分别为 5.2%、5.4% 和 11.7%，$P<0.001$），但可明显降低出血发生率，从 EPIC 试验的 14% 降低至 EPILOG 的 2%。和 EPIC 试验一样，越是高危病人（7 日内的不稳定性心绞痛或者心肌梗死），获益最大。

与 EPIC 试验明显不同的是，6 个月和 3 年的主要终点事件在 ReoPro 组和安慰剂组之间已无明显差别。

（3）IMPACT Ⅱ 试验：是另一大规模多中心随机双盲对照试验，使用的药物是 integrilin，共入选各种构成的 PTCA 病人（包括支架植入者）4010 例，随机分为安慰剂组和高 [0.75μg/（kg·min）] 低 [0.50μg/（kg·min）] 不同剂量的 integrilin 组，在应用肝素加阿司匹林的基础上，静推（135μg/kg）给药加持续静点 24 小时，冠脉介入措施始于用药后 10～60 分钟。

试验证实，24 小时复合终点事件（死亡、急性心肌梗死、冠状动脉旁路移植手术和紧急介入干预）下降 30%～35%，但 30 日下降的比率只有 13%～19%，$P>0.05$，奇怪的是以低剂量组为明显（安慰剂组、高和低 integrilin 剂量组复合终点事件分别为 11.4%、9.9% 和 9.2%，$P=0.06$）。而且在高危的病人，integrilin 组获益并不增加。

一个月冠状动脉造影亚组病人分析，integrilin 反有增加管腔狭窄的趋势，尤以高剂量组明显；在冠状动脉旋磨术亚组病人，用安慰剂者心脏事件明显增高，integrilin 的应用可明显降低复合终点率，而在定向旋切病人，此制剂未见任何效果。大出血少见，三组出血情况无差别。

与 EPIC 试验比较，integrilin 效果较差，推测可能与生物半衰期较短，有效抑制受体时间较短，和肽类制剂缺乏对玻连蛋白受体的作用有关。

（4）RESTORE 试验：使用的制剂是 tirofiban，一种非肽类糖蛋白 Ⅱb/Ⅲa 受体拮抗剂。与 EPILOG 和 IMPECT-Ⅱ 不同的是，入选的都是高危 PTCA 或定向旋切患者，大约三分之二有不稳定性心绞痛。总计 2139 例急性冠脉综合征患者，被随机分为静推加持续静点 36h 组和安慰剂组。

在用药后的 48 小时，临床复合终点率（死亡、心肌梗死和血运重建手术）下降 38%，7 日下降 27%，但 30 日下降只有 16%（两组分别为 10.3% 和 12.2%，$P>0.05$）。tirofiban

不增加出血事件。随访6个月,两组不良事件率分别为24.1%和27%,没有明显差别。

(5) CAPTURE试验:与上述4个试验不同的是,CAPTURE试验的对象为药物治疗无效的不稳定性心绞痛,准备作PTCA的患者,术前应用ReoPro治疗18~24小时,术后1小时停药。

与EPILOG一样,CAPTURE试验被提前中止。1265例患者的结果显示,与安慰剂比较,ReoPro明显降低(29%,15.9%比11.6%,$P=0.0012$)30日复合终点事件(死亡、心肌梗死和紧急介入干预),明显降低术前和围手术期AMI的发生(50%),但这些效果至6个月消失。

ReoPro使严重出血增加了1倍(1.9%比3.8%),但颅内出血的发生率两组相似。

与EPIC试验明显不同的是,CAPTURE试验主要术前用药,术后较早停药,这在一定程度上影响了此方案的远期效果。

2. 不稳定性心绞痛

血小板膜糖蛋白Ⅱb/Ⅲa受体拮抗剂在不稳定性心绞痛的研究不如PTCA充分。大规模多中心随机双盲对照试验PARAGON、PURSUIT、PRISM和PRISM PLUS证实,在肝素和阿司匹林的基础上使用非抗体血小板糖蛋白Ⅱb/Ⅲa受体拮抗剂,可能较常规阿司匹林或(和)肝素更有效,但获益情况不如PTCA者明显。总体上,降低死亡、心肌梗死或血运重建22%~56%,但死亡下降不明显。

(1) PARAGON试验:PARAGON试验入选不稳定性心绞痛病人2282例,结果,无论高或者低剂量lamifiban与安慰剂比较,并不明显改善主要终点事件(30日死亡或心肌梗死),大剂量组反而使事件发生率有所增加,但小剂量(1mg/kg 1分钟)lamifiban可使复合终点事件降低9%~10%,与是否同时应用肝素无关。

合用肝素没有带来额外获益,事实上,高剂量(5mg/kg 1分钟)lamifiban加肝素,复合终点事件发生率最高,出血发生率也最高。

(2) PUSUIT试验:PUSUIT试验共入选急性冠脉综合征患者10 948例,随机分为低剂量、高剂量integrilin组和安慰剂对照组。

结果,高剂量integrilin组30日死亡和非致命性心肌梗死明显下降(14.2%比15.7%,下降10%,$P=0.04$),但大出血事件和需要输血者有所增加。

(3) PRISM试验(阿司匹林加tirofiban与阿司匹林加普通肝素):PRISM试验比较tirofiban和普通肝素48小时持续静点对复合终点事件(死亡、急性心肌梗死或难治性心绞痛)的影响。

观察48小时,tirofiban和肝素比较,复合终点事件降低了37%;30日两组难治性心绞痛均为10.8%,心肌梗死分别为4.0%和4.2%,复合终点分别为12.8%和13.9%,但死亡降低了39%(2.3%比3.6%,$P=0.02$)。

(4) PRISM-PLUS试验(阿司匹林加普通肝素加tirofiban与阿司匹林加普通肝素):PRISM-PLUS试验入选高危的不稳定性心绞痛和非Q波心肌梗死患者,在常规阿司匹林、静脉肝素治疗基础上一组用tirofiban静点至少48小时,另一组不用。

7日复合终点事件(死亡、心肌梗死或顽固心肌缺血)在合用tirofiban组降低了34%,心肌梗死的危险性降低了47%;30日复合终点事件(死亡或心肌梗死)降低23%。心肌梗死或者死亡7日两组分别为4.9%和8.3%,$P=0.006$;30日分别为8.7%和11.9%,$P=0.03$;6个月分别为12.3%和15.3%,但$P=0.06$。此项试验合用tirofiban组大出血事件有所增加。

3. 急性心肌梗死

虽然早期有关糖蛋白Ⅱb/Ⅲa受体拮抗剂的许多试验是在心肌梗死动物模型上完成的，但至今在这方面的临床应用研究较少。

(1) TAMI-8试验：TAMI-8入选70例急性心肌梗死溶栓患者，在tPA静注结束后开始使用不同剂量和时间（注射tPA后3、6和15小时）的，结果24小时冠脉开通情况见好，溶栓后缺血事件减少，出血无增加。

(2) EPIC试验：EPIC试验包括64例急性心肌梗死病人，其中42例行直接PTCA，22例挽救性PTCA。30日不良事件临床明显减少，尤其再梗死明显下降。6个月缺血事件在使用ReoPro的病人仍然明显减少，尤其需要重复血运重建的病人，进一步说明ReoPro对"临床再狭窄"的预防作用。

(3) IMPACT-AMI试验：初步显示，integrilin与肝素和阿司匹林同时应用，增加tPA加速溶栓90分钟冠脉造影血管完全再通比率（integrilin和安慰剂组 TIMI Ⅲ级分别为66%和39%，$P=0.006$），加快溶栓再通的速率，但出院前复合终点事件（死亡、再梗死、脑卒中、血运重建、新发生的心衰或肺水肿）未受影响，integrilin不增加出血发生率。

(4) PARADIGM试验：PARADIGM试验入选发病12小时以内ST段抬高的急性心肌梗死病人353例，在溶栓的同时应用lamifiban（静推加24小时静点，维持ADP诱发的血小板聚集达80%）或安慰剂。

结果，需要输血的病人在lamifiban组多于安慰剂组，但脑出血发生率低；虽再灌注速度和再灌注程度（90分钟心电图再通分别为80.1%和62.5%，$P=0.001$）增加，但临床获益不明显。

(5) PAPPORT试验：PAPPORT试验入选急性心肌梗死患者483例，给或不给予ReoPro治疗，结果显示ReoPro有一定的血栓溶解作用；6个月复合终点事件（死亡、再梗死和紧急血运重建）在应用ReoPro，同时行直接PTCA患者，从12.0%下降至4.6%（$P<0.005$）。

三项试验（GRAPE、SPEED、TIMI-14A）的117例急性心肌梗死病人，在急诊室接受静脉abciximab注射，90分钟后，直接PTCA前冠脉造影显示TIMI Ⅲ级血流为32%，相对于GUSTO-Ⅱ（8%）明显增加（$P<0.0001$）。

(6) GUSTO-IV试验：GUSTO-IV试验探讨小剂量溶栓剂（reteplace）加标准剂量的abciximab，初步观察显示，在不增加出血的情况下，60分钟冠脉造影TIMI Ⅲ级血流达到68%。TIMI-14的二期临床试验显示，小剂量tPA加全量abciximab和小剂量肝素，无论60还是90分钟冠脉造影，TIMI Ⅲ级血流与全剂量的tPA比较都增加，出血不增加，但标准剂量的abciximab加大剂量链激酶，出血明显增加，可能与纤维蛋白原过度消耗和纤维蛋白（原）降解产物产生较多有关。

4. 口服的糖蛋白Ⅱb/Ⅲa受体拮抗剂

有试验证明，一次急性血管事件后（不稳定性心绞痛、急性心肌梗死），凝血系统的激活可持续数月。这可能部分解释短期静脉给药虽有效降低近期血管事件，但随时间推移作用消失，尤其各种抗栓剂对再狭窄多无明显作用。有研究发现延长给药时间可增加抗栓疗效。因此比阿司匹林更为有效的，可长期口服的抗栓制剂是我们努力发展的方向之一。

口服制剂含有RGD序列，与纤维蛋白原竞争糖蛋白Ⅱb/Ⅲa受体。分为两种，一种是药物前体（pro-drugs），在体内代谢后发挥作用；一种是活性药，吸收后直接发挥作用。两者效果相当，尽管药物前体生物利用度好稍好。

近期的Ⅱ期临床试验观察了口服拮抗剂的药效学、药代动力学、量效反应和安全性。证明口服的血小板膜糖蛋白Ⅱb/Ⅲa受体拮抗剂对血小板聚集的抑制呈量效关系，但用药的安全性已引起关注，皆引起出血事件增加，并有导致严重血小板减少的病例。另外如何与静脉制剂配合应用，在怎样的水平上抑制血小板聚集，合适的用药时间等还都不清楚。

近来ACC上报告了3项随机安慰剂对照试验，显示口服的血小板GPⅡb/Ⅲa拮抗剂令人失望。

EXITE入选经皮冠脉干预（PCI）的病人7 232例，随机分为2个xemilofiban组（术前30～90分钟20mg，术后10mg或20mg每日3次口服）和安慰剂组，随访6个月。结果30日和6个月主要终点事件3组无显著性差别，但在糖尿病病人，应用xemilofiban明显获益。

FROST试验入选过去24小时有胸痛的急性冠脉综合征病人531例，在阿司匹林和肝素基础上，随机分为安慰剂组和3个不同剂量的lefradafiban（20、30或45mg每日3次口服）组，持续一个月，结果高剂量lefradafiban组大出血明显增加（11%），lefradafiban治疗的病人白细胞减少症发生率为5.2%（可逆的，不是骨髓抑制引起），血小板减少症为0.5%；复发缺血事件和再住院病人在高剂量lefradafiban组有减少趋势，但大出血发生率无法耐受。

OPUS-TIMI 16试验预计入选不稳定性心绞痛病人12 000例，但因其中一个治疗组死亡率增加而提前中止。使用治疗的药物为orbofiban，在阿司匹林基础上，随机将病人分为安慰剂组和两个orbofiban组。结果30日和10个月主要终点事件3组无明显差别，orbofiban增加早期（30日）死亡，大出血事件较少见，但统计学上明显增加，血小板减少症罕见。

最近Califf博士在第72届美国心脏病学会报告SYMPHONY试验，9 233例病人随机分为阿司匹林（80mg每日两次）和sibrafiban（高剂量3～6mg，低剂量3～4.5mg）组，两组主要心血管事件无明显差别，sibrafiban组出血明显增加。

5. 并发症及其处理

（1）血小板减少：EPIC试验血小板减少（$<100\times10^9/L$）的发生率，在安慰剂组为3.6%，单纯静推组3.6%，静推加静点组5.2%。也有血小板下降小于$50\times10^9/L$的报道。

（2）出血：在同时应用阿司匹林和肝素的基础上，静脉糖蛋白Ⅱb/Ⅲa受体拮抗剂导致出血并发症增加与肝素剂量有关。PROLOG试验显示，降低肝素用量至活化的凝血时间（ACT）200s～300s，可使这一并发症明显下降，不影响抗栓效果。

一旦出现严重的出血并发症，应在停用抗血栓药物的同时，使用受体抗体者可输注新鲜血小板；小分子竞争性拮抗剂（肽类和非肽类）半衰期较短（数小时），需等待其从血中清除，输注血小板无效；口服制剂半衰期长，可用洗胃、利尿和透析方法减少药物吸收和加速排除，输注血小板无效。

五、抵克力得和氯吡格雷

抵克力得和氯吡格雷的作用机制为ADP受体拮抗剂，抑制由ADP诱导的纤维蛋白原与糖蛋白Ⅱb/Ⅲa受体的结合，抑制ADP诱导的血小板聚集。

抵克力得外或者静脉给药无效，抗血小板聚集作用是通过其活性代谢产物，需要48

~72才能开始起作用。对血小板的抑制是不可逆的,需要1周左右的时间血小板功能才能完全恢复。抵克力得甚至能够解聚已形成的血小板血栓,被广泛用于脑血管疾病的二级预防和冠状动脉支架置入术前后。抵克力得的主要副作用是腹泻、皮肤发红和白细胞减少。白细胞减少症见于2%的病人,停药后白细胞可以恢复。

氯吡格雷的作用机制和效果和抵克力得相当,但比抵克力得更安全,可以广泛、有效和安全的用于急性冠脉综合征等,效果可能优于阿司匹林(CAPRIE试验),有关的大规模试验还在进行之中。

CAPRIE是一大规模随机双盲对照试验,入选病人数量达到19 185例,前后持续3年,入选病人为动脉粥样硬化性血管疾病,包括近期缺血性脑卒中、近期心肌梗死或有症状的外周动脉疾病,比较氯吡格雷(75 mg每日1次)和阿司匹林(325 mg每日1次)在降低复合终点事件(缺血性卒中、心肌梗死或血管性死亡)方面的作用。结果缺血事件在氯吡格雷组明显低于阿司匹林组(5.32%比5.83%),$P=0.043$,两者安全性相仿(图30-3-7)。

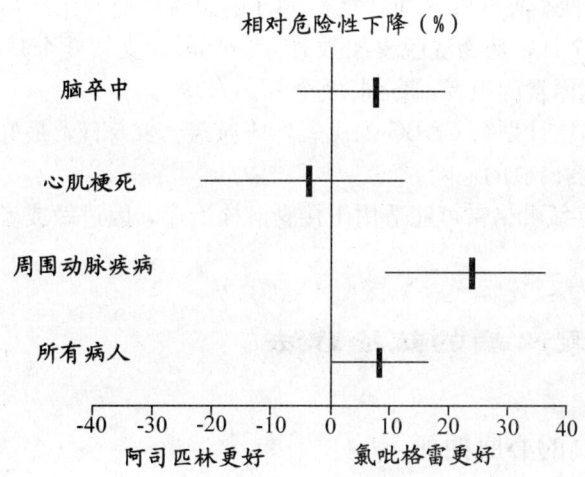

图30-3-7 CAPRIE试验结果显示氯吡格雷更好

氯吡格雷对非ST段抬高的ACS病人,综合CAPRIE试验、CURE试验、PCI-CURE试验和CREDO试验,可以得出这样的结论:近期、远期都获益;高危、低危都获益;介入干预和非介入干预都获益。而且在进行介入干预的病人使用氯吡格雷,可减少GPⅡb/Ⅲa拮抗剂的用量,这尤其适合我国现在的情况。根据CAPRIE试验,如果用于已经患了心脑血管和外周血管疾病的病人,单用氯吡格雷好于单用阿斯匹林,这时不需要用负荷量。值得注意的是,在阿司匹林和肝素已经获益的基础上加用氯吡格雷能进一步减少心脑血管事件,同时风险不增加,或者说增加的风险是可以接受的,或者这些风险没有带来严重的后果。在已经发生心脑或外周动脉疾病的病人,氯吡格雷应用的时间应该同阿斯匹林,也应该是终生使用。在非ST段抬高的ACS,入院后要尽早加用氯吡格雷。

2002年3月AHA/ACC公布了非ST段抬高ACS的指南,其中Ⅰ级推荐包括:

1. 应当迅速开始抗血小板治疗。尽快给予阿司匹林,并持续用药(证据水平:A)。

2. 对阿司匹林过敏或肠胃道疾患不能耐受阿司匹林的住院病人,应当使用氯吡格雷(证据水平:A)。

3. 对于早期非介入治疗的住院患者,应当在阿司匹林的基础上尽快加用氯吡格雷,至少一个月（证据水平：A），并持续9个月（证据水平：B）。

4. 计划行PCI治疗的患者，应给予氯吡格雷至少一个月（证据水平：A），并持续9个月（若患者出血危险性不高，证据水平：B）。

5. 正在服用氯吡格雷的患者，若准备作CABG（冠脉搭桥）手术，在手术前尽可能停用氯吡格雷5天，最好7天（证据水平：B）。

6. 除了使用阿司匹林和（或）氯吡格雷进行抗血小板治疗外，还应当同时使用静脉普通肝素或皮下LMWH抗凝（证据水平：A）。

7. 准备行导管术和PCI的患者，除使用阿司匹林和普通肝素外，还应给予GP Ⅱb/Ⅲa受体拮抗剂；也可以在PCI之前使用GP Ⅱb/Ⅲa受体拮抗剂（证据水平：A）。

2004年AHA/ACC公布了STEMI抗栓指南，其中Ⅰ级推荐包括：

1. 所有STEMI后患者如不存在真正的阿司匹林过敏，应无限期每日给与阿司匹林（初始剂量162～325mg口服，维持量75～162mg）。

2. 在已经行诊断性心脏导管术和计划行PCI的患者，应开始给与氯吡格雷，持续时间在裸金属支架只少1个月，药物洗脱支架数月（sirolimus支架3个月，paclitaxel支架6个月）；在没有出血高危因素的患者，直到12个月。

3. 在口服氯吡格雷计划行CABG的患者，应撤药至少5日，最好7日，除非血运重建的紧急程度超过了过度出血的危险。

Ⅱa级指南包括：氯吡格雷可能适用于接受溶栓治疗，因过敏或者严重胃肠道不耐受不能口服阿司匹林的患者。

第四节 各型冠心病的抗栓疗法

一、急性ST段抬高的心肌梗死

急性冠状动脉综合征（acute coronary syndrome，ACS）包括ST段抬高的心肌梗死（STEMI），非ST段抬高的心肌梗死（NSTEMI）和不稳定性心绞痛（UA）。ACS共同的病理生理基础是冠状动脉粥样硬化斑块破裂的基础上继发血栓形成，ACS是动脉粥样血栓形成在冠状动脉的表现。如果形成的血栓完成闭塞冠状动脉，临床表现为ST段抬高的心肌梗死，闭塞性血栓的成分是以纤维蛋白作为网架结构的"红色血栓"，是纤溶药物作用的底物。

在急性心肌梗死溶栓治疗，辅助（conjunctive）抗栓治疗的目的在于提高开通的速率（rate）和开通的比率（ratio），尤其提高心肌水平的再灌注，减少溶栓后的血栓性再闭塞（reocclusion）和再梗死。

ISIS-2试验发现，急性心肌梗死单用阿司匹林5周病死率10.7%，单用链激酶为10.4%，阿司匹林与链激酶合用为8.0%，而安慰剂组5周病死率达到13.2%。一方面说明单用阿司匹林与单纯使用链激酶溶栓的效果相当，另一方面也说明，在口服阿司匹林的基础上溶栓效果最好，因此，现推荐一旦病人诊断为心肌梗死，应尽快给予阿司匹林160～325mg嚼碎后服用。

迄今在链激酶溶栓无论皮下还是静脉普通肝素（unfractionated heparin，UFH）不能增加溶栓的效果和减少溶栓后的缺血事件（ischemic events），链激酶溶栓可以不用任何普通肝素。尿激酶溶栓后使用肝素是否有效尚无可靠证据（valid evidence），皮下肝素对于预防再闭塞和再梗死可能无效。

tPA 及其第三代溶栓药物常规使用肝素 48 小时，48 小时以后根据情况决定是否停用肝素。肝素的用法是 60U/kg（最大 4000U）静推，接着 12U/（kg·h）（最大 1000U/h），溶栓开始 3 小时后测定 APTT，维持 APTT 于 50～70 秒，持续 48 小时。

普通肝素效果欠佳不等于不需要同时使用抗栓药物。配合急性心肌梗死直接 PCI 使用血小板 GPⅡb/Ⅲa 受体拮抗剂可以减少无复流现象（no-flow phenomenon）和远端血流不好的情况，明显减少急性血栓形成，远端栓塞（distal embolism）和复发缺血（recurrent ischemia）/再梗死。全量（full dose）溶栓药物加低分子肝素和半量（half dose）溶栓药物加 GPⅡb/Ⅲa 拮抗剂与肝素加全量溶栓药物比较，可以减少早期的缺血事件（死亡、再梗死和复发性缺血），颅内出血并不增加。荟萃分析显示，在 ST 段提高的心肌梗死，以水蛭素或者 bivalirudin 替代肝素能明显降低 30 天死亡或者心肌梗死，直接凝血酶抑制剂不增加出血并发症。链激酶溶栓加用低分子肝素可以提高开通的速率和比率，减少再闭塞和再梗死的发生率。

5 项随机试验的结果显示，直接 PTCA 或者直接支架（primary stenting）使用和不使用 GPⅡb/Ⅲa 拮抗剂比较，使用 GPⅡb/Ⅲa 拮抗剂者死亡和心肌梗死非显著性下降，颅内出血不增加。

二、非 ST 段抬高的急性冠状动脉综合征

非 ST 段抬高的急性冠状动脉综合征包括非 ST 段抬高的心肌梗死和不稳定性心绞痛，发病的病理基础也是斑块破裂，但形成的血栓未将冠状动脉完全闭塞，血栓成分是以血小板为主的"白色血栓"。非 ST 段抬高的急性冠状动脉综合征非常危险，有发生死亡和 ST 段抬高心肌梗死的可能性，同时又是可以挽救的。治疗的原则是稳定病变，防止病变进展，减少死亡和 ST 段抬高心肌梗死的可能性。治疗的主要措施是积极抗血栓、抗缺血治疗，高危（high risk）病人使用强效（potent 或者 aggressive）抗血栓药物，并进行早期介入干预（early intervention）。

已经确认 ST 断不抬高的急性冠状动脉综合征溶栓治疗无效，甚至有害。

（一）早期抗栓治疗

荟萃分析显示，阿司匹林加肝素（低分子肝素）是 ST 段不抬高急性冠状动脉综合征病人治疗的基础，与不抗栓治疗或者安慰剂（placebo）比较能够减少死亡、心肌梗死和复发性心肌缺血，阿司匹林加肝素或低分子肝素的效果好于单用阿司匹林。由于低分子肝素可以方便地皮下注射，效果可以预测，不需要监测，低分子肝素加阿司匹林的效果至少与肝素加阿司匹林相当，低分子肝素应该替代静脉应用、需要监测和调整剂量的普通肝素。

在预期不进行冠状动脉介入干预的 ACS 病人，高危者（如血肌钙蛋白升高）在阿司匹林和肝素的基础上加用血小板糖蛋白Ⅱb/Ⅲa 受体拮抗剂（eptifibatide、lamifiban）可以使心脏事件明显下降。在预期行经皮 PCI 的病人，尤其高危者，在阿司匹林和肝素的基础加用血小板糖蛋白Ⅱb/Ⅲa 受体拮抗剂（abciximab、eptifibatide、lamifiban）能够明显减低死亡和心肌梗死的发生率。

直接凝血酶抑制在治疗 ST 断不抬高的急性冠状动脉综合征方面效果好于普通肝素，与 enoxaparin 相当或者更好，但此药尚未广泛应用。

无论 ST 段抬高还是不抬高的急性冠状动脉综合征，如果在冠状动脉中置放支架，必须

加用ADP受体拮抗剂噻氯匹啶和氯吡格雷。氯吡格雷相对于噻氯匹啶起效快，负荷量（loading dose）加维持量（maintenance dose）能够早期发挥作用，不引起白细胞下降（thrombocytopenia），没有阿司匹林的胃肠道刺激，单用甚至比阿司匹林还安全。

无论高危、低危，行介入治疗还是非介入治疗，加用氯吡格雷都能在阿司匹林加肝素（低分子肝素）已经获益的基础上，进一步降低心血管事件（cardiovascular events）。如果预期行冠状动脉旁路手术（coronary artery bypass grafting，CABG），应暂时不用氯吡格雷或者在预期手术前5天开始停用阿司匹林。

（二）长期抗栓治疗

如无禁忌，在急性冠状动脉综合征后阿司匹林应该无限期应用，如果阿司匹林过敏或者不能耐受，单用氯吡格雷的效果好于单用阿司匹林。对于已经发生过心血管、脑血管和外周血管事件的病人，长期单用氯吡格雷的效果好于单用阿司匹林。

单用华法林预防缺血事件再发的效果至少与阿司匹林相当，中等强度华法林（INR 2～3）加阿司匹林预防心脏事件的效果好于单用阿司匹林。但使用华法林的缺点是需要专门医生负责，需要监测INR，出血的可能性大于单用阿司匹林。

近来的试验证明，对于非ST段抬高急性冠状动脉综合征中的高危病人，常规早期（入院后48小时以内）介入干预的预后好于药物保守治疗的基础上加紧急介入干预。

三、稳定性冠状动脉疾病

稳定性冠状动脉疾病包括稳定性心绞痛；无心绞痛，但运动平板和其他无创检查发现及冠状动脉造影发现的冠心病；应不包动态心电图发现的无症状心肌缺血（SMI）。

所有稳定性冠状动脉疾病，除非禁忌，都推荐常规长期口服阿司匹林，剂量为75～150mg/d。如果阿司匹林禁忌或者不能耐受，替代药物为氯吡格雷，用法是75mg/d。

四、冠心病的一级预防

医师健康研究在从1982年开始在美国入选年龄40～84岁男性健康医师22071例，随机分为阿司匹林325mg隔日1次和安慰剂组，随访大约5年。结果，与安慰剂比较，口服阿司匹林者第一次发生的心肌梗死下降44%。5项一级预防临床试验荟萃分析的结果显示，与安慰剂比较，第一次发生的血管事件（非致死性心肌梗死、非致死性脑梗死和血管性死亡）下降15%，P值<0.01。

无冠心病患者一级预防的目的是防止高危个体发生急性心脏事件。一级预防的主要依据是危险因素的多少和强度。现危险分层多基于Franmingham积分。Franmingham积分纳入的危险因素包括年龄、性别、高血压、总胆固醇（高密度脂蛋白胆固醇）、吸烟和糖尿病（图30-4-1）。

每个年龄段相对危险性的估计是与单纯根据年龄判断的基线危险性（无其他主要危险因素）相比较的结果。相对危险性分级以不同的颜色表示，包括下列几个类别：低于平均水平、平均水平、高于平均水平、高危水平（图30-4-2）。图30-4-2右面两栏的数据为绝对危险性估计，绝对危险性表示为每10年中发生冠心病的可能性。总CHD危险性等于所有各型临床CHD，而严格的CHD包括有临床证据的心肌梗死和冠心病死亡。

根据5个一级预防试验的结果和近期发表的女性健康研究，结合Franmingham积分方法，现推荐10年冠心病危险超过6%的患者使用阿司匹林进行一级预防，剂量75～150mg/

危险因素	危险性得分 男性	危险性得分 女性
年龄，岁		
<34	-1	-9
35~39	0	-4
40~44	1	0
45~49	2	3
50~54	3	6
55~59	4	7
60~64	5	8
65~69	6	8
70~74	7	8

危险因素	危险性得分 男性	危险性得分 女性
糖尿病		
否	0	0
是	2	4

危险因素	危险性得分 男性	危险性得分 女性
吸烟者		
否	0	0
是	2	2

危险因素	危险性得分 男性	危险性得分 女性
总胆固醇，mg/dl		
<160	-3	-2
169~199	0	0
200~239	1	1
240~279	2	2
≥280	7	8

危险因素	危险性得分 男性	危险性得分 女性
HDL 胆固醇，mg/dl		
<35	2	5
35~44	1	2
45~49	0	1
50~59	0	0
≥60	-2	-3

危险因素	男性	女性
收缩压，mmHg		
<120	0	-3
120~129	0	0
130~139	1	1
140~159	2	2
>160	3	3

图 30-4-1 Framingham 危险因素及其得分

年龄 (低危险水平) 分数	30~34 (2%)	35~39 (3%)	40~44 (3%)	45~49 (4%)	50~54 (5%)	55~59 (7%)	60~64 (8%)	65~69 (10%)	70~74 (13%)	绝对危险性 总体 CHD	绝对危险性 严格的 CHD
0	1.0									2%	2%
1	1.5	1.0	1.0							3%	2%
2	2.0	1.3	1.3	1.0						4%	3%
3	2.5	1.7	1.7	1.3	1.0					5%	4%
4	3.5	2.3	2.3	1.8	1.4	1.0				7%	5%
5	4.0	2.6	2.6	2.0	1.6	1.1	1.0			8%	6%
6	5.0	3.3	3.3	2.5	2.0	1.4	1.3	1.0		10%	7%
7	6.5	4.3	4.3	3.3	2.6	1.9	1.6	1.0		13%	9%
8	8.0	5.3	5.3	4.0	3.2	2.3	2.0	1.6		16%	13%
9	10.0	6.7	6.7	5.0	4.0	2.9	2.5	2.0	1.5	20%	16%
10	12.5	8.3	8.3	6.3	5.0	3.6	3.1	2.5	1.9	25%	20%
11	15.5	10.3	10.3	7.8	6.1	4.4	3.9	3.1	2.3	31%	25%
12	18.5	12.3	12.3	9.3	7.4	5.2	4.6	3.7	2.8	37%	30%
13	22.5	15.0	15.0	11.3	9.0	6.4	5.6	4.5	3.5	45%	35%
>14	26.5	>17.7	>17.7	>13.3	>10.6	>7.6	>6.6	>5.3	>4.1	>53%	>45%

图例：低于平均危险水平；平均危险水平；高于平均的中等危险水平；高危水平

图 30-4-2 Framingham 积分和危险分层

日。尚未发现或者证实其他抗血小板药物在一级预防中的作用和地位。

一个简单的方法是，糖尿病患者多需要口服阿司匹林；男性 40 岁和女性 50 岁以上，存在 2 个以上危险因素，10 年冠心病的危险超过 10%，应口服阿司匹林预防。

高血压患者年龄≥50 岁，血压控制在 150/90mmHg 以下，并且伴靶器官损害（如左室肥厚、肾脏损害或者蛋白尿）、糖尿病或者 10 年心血管疾病危险≥20% 之一，使用阿司匹林一级预防。

（许俊堂）

第三十一章 抗氧化剂
（Antioxidant）

第一节 概况…………………………（860）
第二节 抗氧化剂和具有抗氧化作用的
　　　　药物……………………………（861）
　一、维生素 C（ascorbic acid）………（861）
　二、维生素 E（tocopherols）…………（862）
　三、类胡萝卜素（carotenoids）………（863）
　四、类黄酮（flavonoids）………………（863）
　五、降脂药物的抗氧化作用……………（863）
　六、转换酶抑制剂（ACEI）的抗氧化作用…（864）
　七、具有抗氧化作用的 β-受体阻滞剂……（864）
　八、辅酶 Q_{10}（coenzyme Q10, ubiquinone）…（864）
　九、其它…………………………………（864）
第三节 抗氧化剂的观察性流行病学研究
　　　　………………………………（865）
第四节 抗氧化剂的临床试验……………（867）
　一、一级预防临床试验…………………（867）
　二、二级预防临床试验…………………（868）
第五节 总体评价及前景预测……………（869）

第一节 概　况

　　抗氧化剂与活性氧化物质（reactive oxygen species，ROS）的平衡失调导致氧化应激（oxidative Stress，OS），引起细胞损害。氧化应激是导致人体衰老、心脑血管病、肿瘤、痴呆、感染及退行性疾病等的主要原因。抗氧化剂通过防止氧化损伤，抑制自由基或由自由基所产生的氧化连锁反应，可延缓衰老并预防疾病的发生。因此，近三十年来抗氧化剂引起医学界和公众的广泛关注，并进行了大量的基础、流行病及临床研究。重要的抗氧化剂包括：维生素 E（tocopherols）、维生素 C（ascorbic acid）、维生素 A（retiniods）以及前体物类胡萝卜素。此外，锌、硒、类黄酮等其他化合物也可作为自由基清除剂，近年发现部分药物如降脂药、转换酶抑制剂等也具有抗氧化作用。

　　氧化应激通过损害内皮功能、促进 LDL 氧化和炎症反应，对动脉粥样硬化（AS）的形成和血管功能异常起决定性作用，与心血管疾病的发生发展密切相关。氧化应激也可引起心肌收缩功能异常、心室重塑、致命心律失常及猝死。正常情况下，自由基和自由基清除剂（过氧化物岐化酶，谷胱甘肽过氧化物酶，过氧化氢酶）处于平衡状态。在某些疾病状态，如高脂血症、糖尿病、高血压、吸烟时 ROS 增加，自由基的生成超过清除而导致氧化应激。氧化应激主要与 ROS、氧化低密度脂蛋白（oxLDL）及脂质过氧化物产生过多有关。ROS 主要包括超氧阴离子（superoxide anion，O^{2-}），氢氧化自由基（hydroxyl radical，OH）和过氧化氢（hydrogen peroxide，H_2O_2）等。超氧化离子可迅速直接作用于一氧化氮并使其灭活，可导致 AS 前状态，如白细胞黏附于内皮细胞、血管舒张功能受损及血小板聚集。同时，氧化自由基促进脂质过氧化，引起 LDL 发生氧化修饰，氧化的脂质通过刺激单核细胞、损伤内皮细胞并促进白细胞和血小板聚集导致 AS 病变并产生血管合并症。此外，氧化自由基激活基质金属蛋白酶，破坏 AS 斑块的稳定性。

人类的组织细胞中的 DNA，细胞膜上的蛋白质、脂质、糖类不断受到环境中大量氧化物质的损害。自由基可以诱发并加速细胞膜上多不饱和脂肪酸（PUFA）进行一系列的氧化反应而产生脂肪酸的过氧化，不仅破坏了细胞中或细胞膜上的蛋白分子，同时被一些微量的金属离子进一步激活而延长氧化连锁反应。PUFA 中富含低密度脂蛋白（LDL），在脂溶性复合物如维生素 E、胡萝卜素及其他类胡萝卜素的保护下避免被氧化。当 LDL 处于氧化环境中时，通过消耗抗氧化物发挥对 LDL 的保护作用，并减少发生氧化修饰而产生 oxLDL。oxLDL 参与了 AS 形成的全过程，包括内皮损伤、单核细胞趋化、血管张力异常、生长因子合成、血管重塑及自身抗体形成等。吞噬细胞通过清道夫受体无选择性地摄取 oxLDL，变成富含胆固醇的泡沫细胞并导致脂纹形成，进一步形成复杂或进展性斑块。oxLDL 具有血管内皮细胞的毒性作用，刺激平滑肌增殖，刺激炎症前通路信号表达如单核细胞趋化蛋白-1、黏附因子，上调组织因子和纤溶酶原激活抑制剂-1 表达，从而诱发炎症反应和血栓形成。ROS 与细胞膜脂肪酸的反应进一步加重氧化应激反应，导致细胞膜渗透性改变以及细胞转运、信号调节的功能损害。

动脉粥样硬化斑块内可见血管紧张素转换酶（ACE）的表达增加，冠脉病变边缘存在炎症和斑块破裂相关的大量 NADH/NAD（P）H（还原型辅酶Ⅰ/还原型辅酶Ⅱ）氧化酶依赖的活性过氧化物，提示血管紧张素Ⅱ、ACE 活性和过氧化物在肾素-血管紧张素系统参与的心血管疾病中具有重要作用。

活性氧化物的生物活性依赖于细胞内抗氧化屏障的相对平衡，如氧化物歧化酶（SOD）促进超氧化物转变为过氧化氢，而铁离子使后者转为氢氧化自由基进而形成水。其他细胞内抗氧化物如维生素 C、E 和葡萄糖 6 磷酸脱氢酶在氧化还原作用过程中发挥重要作用。抗氧化剂减少氧化物的生成，抑制氧化物的活性，甚至可修复已有的氧化损伤，并通过不同的环节抑制 AS 形成并改善血管功能。如存在于 LDL 颗粒中的维生素 E 以及存在于动脉壁细胞外液中的维生素 C，通过对 LDL 特异性抗氧化作用而抑制 LDL 氧化。此外，血管壁细胞中存在的抗氧化剂减少细胞产生或释放 ROS，抑制内皮细胞激活，通过细胞或组织特有的抗氧化作用改善内皮细胞一氧化氮活性。

实验研究强烈提示氧化应激反应在动脉粥样硬化性疾病中扮演了重要角色，大量流行病学资料表明从饮食中摄入大量抗氧化物，如维生素 E、C、A、β 胡萝卜素及类胡萝卜素尤其是维生素 E，可减少发生心血管病的危险。但是，大规模随机临床试验却未能证明抗氧化剂在心血管病一级、二级预防中的有益作用。因此，继续寻找或证实有临床使用价值的抗氧化剂，对心血管病的防治具有重要意义（图 31-1-1）。

第二节 抗氧化剂和具有抗氧化作用的药物

一、维生素 C (ascorbic acid)

为有效的水溶性抗氧化剂，是人体的主要营养物质，与多种代谢功能有关如胶原蛋白合成。维生素 C 主要存在于柑橘类水果、草莓、瓜类、西红柿、卷心菜及绿叶蔬菜中，烹调时易被破坏，储存过程中容易氧化。在人体内不能合成，广泛分布于细胞内外，氧化后可还原再生。缺乏可引起牙齿脱落、关节痛、骨和结缔组织功能异常、伤口难以愈合等。维生素 C 清除活性氧和活性氮，因此可能预防氧化物对 DNA、脂质和蛋白的损害，减少氧化还原

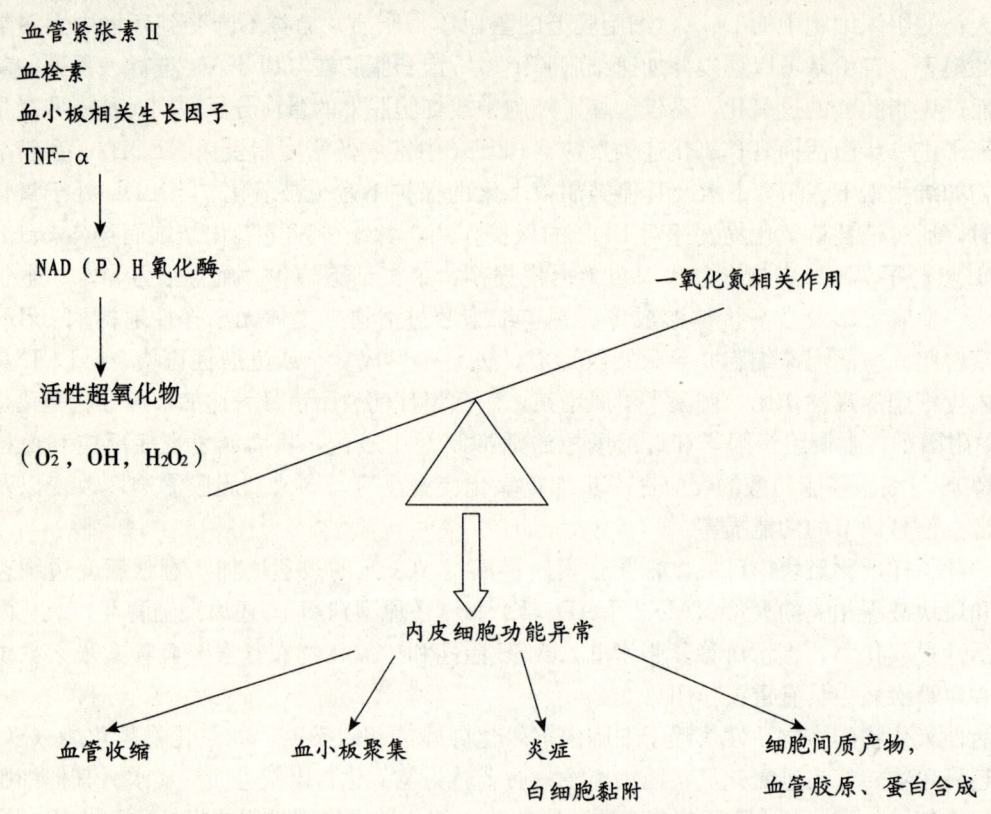

图 31-1-1 氧化应激和一氧化氮对血管功能的影响

作用激活的特殊生物合成酶转运金属离子，在清除自由基的过程中是最佳的电子供体。能与细胞中的超氧阴离子（superoxide anion；O_2^-、氢氧自由基（hydroxyl radical；$OH\cdot$）和二氧化氮（nitrogen dioxide）反应，终止氧化连锁反应进而保持细胞的完整性，清除血浆中的自由基并防止其进入 LDL 颗粒。此外，维生素 C 可使小分子抗氧化物再生，如维生素 E、谷胱甘肽（glutathione，GSH）、尿酸盐和 β-胡萝卜素，作为细胞和脂蛋白的复合抗氧化剂。增加胆固醇分泌，改善内皮细胞依赖的舒张功能并减少单核细胞粘附。过量使用可引起腹泻和草酸尿。

二、维生素 E (tocopherols)

为脂溶性维生素，食物中的维生素 E 由 α、β、γ、δ-tocopherols 和 tocotrienols 八种异构体组成。天然的 α 维生素 E 为 RRR-α-tocopherol，合成形式为 all-rac-α-tocopherol。1 IU 维生素 E 活性等同于 0.67mg RRR-α-tocopherol 或 0.45mg all-rac-α-tocopherol。主要存在于植物及种子油中，部分存在于麦麸、谷类、坚果、肉类、鱼、蛋类、肝、水果及蔬菜中。维生素 E 的作用包括促进正常红细胞的生成、维持神经和免疫系统的正常功能。维生素 E 通过抑制细胞膜多不饱和脂肪酸的过氧化反应，减少细胞膜的过氧化；释放的电子与自由基结合而清除血液中的自由基，抑制脂质过氧化的连锁反应，为脂蛋白和细胞膜提供最重要的生理性抗氧化屏障。

三、类胡萝卜素 (carotenoids)

类胡萝卜素为一群黄色至橙红色的天然脂溶性物质,广泛地存在动、植物体中,功能尚不清楚,有结合自由基的抗氧化作用。目前至少有 600 种类胡萝卜素,其中约 50 种可转变为维生素 A。人类饮食中有约 40 种类胡萝卜素,最重要成分包括番茄红素 (lycopene)、α、β 胡萝卜素 (carotene),叶黄素,玉米黄质 (zeaxanthin) 和 β-玉米黄质 (cryptoxanthin)。在血浆中与脂蛋白,主要与 LDL 结合。

β 胡萝卜素是维生素 A 的前体,可在小肠及肝脏中分解成维生素 A。β 胡萝卜素亦有消除自由基和单线态氧 (singlet oxygen,O_2^-) 的功能,可减少氧化 LDL 的摄取,但不能阻止 LDL 氧化,对终止自由基连锁反应效果较差。研究表明摄入富含类胡萝卜素的饮食而非补充 β 胡萝卜素使人体获益,每日摄入超过 30mg 可引起血清胡萝卜素水平升高并使皮肤发黄。

其他的类胡萝卜素如番茄中的番茄红素,虾蟹壳中的虾青素 (astsxanthin 和 antaxanthin) 等虽不具有维生素 A 的活性,但具有较强的抗氧化特性;近年已引起重视。

四、类黄酮 (flavonoids)

为多酚化合物,包括查耳酮 (chalcones)、黄酮 (flavone)、黄酮醇 (flavonol)、黄烷酮 (flavanone)、花青素 (anthocyanins)、异黄酮 (isonavonoids) 等,自然界中有 4000 多种类黄酮存在于水果、蔬菜及饮料中,如茶叶、咖啡、红酒、啤酒、黄豆、莓类果实、洋葱、葡萄、苹果、柑橘皮等。类黄酮与抗氧化维生素、酶类共同构成人体的抗氧化防御系统。

实验表明类黄酮具有抗氧化特性及自由基清除作用,可抑制 LDL 氧化、减少血小板聚集并减少缺血及再灌注所致的心肌损害,此外还有调节免疫、抗炎作用,对预防心脏血管疾病可能有重要作用,但大剂量摄入可产生毒性作用。部分流行病学研究表明类黄酮摄入与冠心病和心脏事件所致的死亡呈负相关,但目前尚未得到临床试验证实。

五、降脂药物的抗氧化作用

临床试验证实,胆固醇正常的人群仍可从他汀类的治疗中获益,提示除降低胆固醇作用外,内皮功能改善和炎症反应抑制作用有助于改善冠心病患者预后。由于炎症反应促进活性氧化物的产生,他汀类因存在抗炎作用被视为抗氧化剂。相关作用和机理有待于进一步研究,可能的机制包括:降低 LDL-C 进而减少 oxLDL,上调内皮细胞一氧化氮合酶,下调内皮细胞血管紧张素 I 受体和血凝素样氧化 LDL 受体 1 (lectin-like oxidized LDL receptor-1,LOX-1),LOX-1 为 oxLDL 在内皮细胞的主要受体。他汀类治疗后血循环中氧化应激的标志物水平降低,推测他汀类并不具有内源性抗氧化活性,无清除自由基的作用,抗氧化作用主要与减少自由基产生有关。

普罗布考 (probucol,丙丁酚) 是 20 世纪 70 年代研制的降脂药,为脂溶性抗氧化剂,近年因降低 HDL-C 的作用临床很少使用。主要分布于脂肪组织,能与脂蛋白结合抑制 LDL 的氧化修饰。口服能使血浆 TC 下降 25%,LDL-C 下降 10%~15%,HDL-C 降低 30%,对 VLDL、TG 影响较少。约 10% 病人有腹泻、腹胀、腹痛、恶心,可出现心电图 Q-T 延长。

AGI-1067为普罗布考的稳定代谢物，为多功能酚类抗氧化剂，具有调节血脂、抗炎和抗动脉粥样硬化作用。AGI-1067不引起QTc间期延长，明显优于普罗布考。

临床试验的结果表明普罗布考抑制动脉粥样硬化形成，可使病变消退。临床可缓解心绞痛，改善心电图缺血性改变，还能使纯合子家族性高胆固醇血症患者皮肤及肌腱的黄色瘤明显缩小。Tardif等报道，AGI-1067和普罗布考用于冠脉介入治疗后的患者，六个月后通过冠脉内超声检查评估再狭窄，与安慰剂比较，AGI-1067和普罗布考均可减少再狭窄。

六、转换酶抑制剂（ACEI）的抗氧化作用

近年大量的证据表明ACEI改善心血管病的预后并减少心血管事件，可用于高血压、心衰及冠状动脉疾病。

与ACEI有关的抗氧化机制包括：通过抑制血管紧张素Ⅱ经NAD（P）H氧化介导的超氧化物产生，抑制过氧化物所致内皮细胞一氧化氮失活；ACEI也可能通过对超氧化物的抑制而减少过氧化氢的形成并抑制血管内膜的增殖，后者与雷米普利减慢颈动脉内膜增厚的进展临床试验结果一致；ACEI也可抑制过氧化亚硝酸形成和脂质过氧化，并减少对氧化还原作用敏感的前炎症信号（proinflammatory signals）的激活。

含硫醇分子的卡托普利提供的电子可捕获自由基，而发挥抗氧化作用。输注血管紧张素Ⅱ使超氧化物生成增加并损害血管舒张功能，此作用可被氯沙坦终止，提示该氧化作用与血管紧张素Ⅱ受体依赖的机制有关。

七、具有抗氧化作用的β-受体阻滞剂

近年的临床试验表明，β-受体阻滞剂可改善冠心病患者的症状和预后，明显降低心衰患者的死亡率。卡维地洛（carvedilol，达利全）是非选择性β-受体阻滞剂，可降低心血管病全因死亡率、住院率、猝死率，并具有强力的抗氧化和抗增生作用，其抗氧化活性源于咔唑片段（carbazole moiety）；主要通过清除氧自由基发挥抑制脂质过氧化作用并可能阻止自由基引起的心律失常。

八、辅酶Q_{10}（coenzyme Q10，ubiquinone）

为天然脂溶性抗氧化剂，在维生素如叶酸、烟酸、核黄素、维生素B_6参与下由酪氨酸合成，并对线粒体氧化磷酸化和ATP合成起关键作用。辅酶Q_{10}抑制脂质和蛋白过氧化并清除自由基，具有较强的抗氧化活性，与维生素E有协同作用。有研究显示预防LDL氧化的作用甚至优于维生素E、番茄红素或β-胡萝卜素，可降低血粘度，改善冠脉血流、左室射血分数并减轻心衰症状。随年龄增长体内水平降低，饮食、环境、过度运动、某些药物、慢性充血性心衰（CHF）及心肌病等均可导致辅酶Q_{10}缺乏。部分临床试验的结果显示可改善CHF、高血压、稳定心绞痛、药物诱发的心脏毒性及室性律失常的相关症状，但尚无降低死亡率的证据。

九、其它

（一）叶酸和B族维生素

叶酸、维生素B_6和维生素B_{12}预防心血管病的机制包括抗氧化和降低血浆同型半胱氨酸作用。同型半胱氨酸可促进LDL氧化并对血管内皮细胞产生毒性作用，每日摄取$200\mu g$以

上的叶酸可降低血浆同型半胱氨酸水平，因此叶酸可能使该类病人获益。

（二）褪黑素（melatonin）

褪黑素由松果体分泌，常用于改善睡眠障碍和时差调节。具有抗氧化特性，是一个高效的自由基清除剂，可清除过氧化氢、氢氧化自由基，并可刺激脑部抗氧化酶的释放，有人认为它具有增强其他的内源性和外源性的抗氧化剂的作用。有研究表明褪黑素降低引起夜间交感神经活性增加，冠心病患者褪黑素水平明显低于健康对照，褪黑素治疗可增加 HDL/LDL 比值，抑制血小板聚集。大量不同来源的实验结果表明，应将褪黑素作为一个抗衰老因子进行更多研究。

表 31-2-1 对心血管系统有重要作用的氧化物和抗氧化物

氧化物	抗氧化物
主要自由基	抗氧化酶
超氧化物 superoxide	超氧化物歧化酶 Superoxide dismutase
过氧化物 peroxide	过氧化氢酶 Catalase
氢氧化自由基 hydroxyl radical	谷胱甘肽过氧化物酶 Glutathione peroxidase
次要自由基	清除性抗氧化物 Scavenging antioxidants
脂质过氧化物 lipid peroxide	水溶性：尿酸、维生素 C、胆红素
过氧化氢 hydroperoxide	脂溶性：维生素 E、胡萝卜素、辅酶 Q_{10}

第三节　抗氧化剂的观察性流行病学研究

大量前瞻性流行病学研究及回顾性荟萃分析表明抗氧化剂对心血管疾病有预防作用，摄入富含维生素 C、E、β-胡萝卜素及硒的食物，可降低心血管病的发生率、减少心脏性死亡。其中，维生素 E 是最重要的、具有心脏保护作用的抗氧化剂。

在 WHO cross-cultural (MONICA) 研究中，涉及了欧洲 16 个不同人群，结果显示饮食中大量摄入维生素 E、C 的人群心脏性死亡明显降低。

Nurses' Health Study (Stampfer, 1993) 对 87 245 名 34～59 岁健康美国女护士随访 8 年的结果显示，饮食中大量摄入或口服维生素 E 两年以上心血管病的危险降低 37%，多变量相对危险度 0.63（0.45～0.88），每日摄入维生素 E 200 IU 比 3 IU 以下者冠心病的相对危险降低 34%，每日摄入 α 维生素 E 100 IU 以上两年可使冠心病危险降低 40%，而补充复合维生素、维生素 C 和 β 胡萝卜素无有益作用，不能降低心血管病的危险。

Nurses' Health Study (Rimm, 1998)，对无肿瘤、心脑血管病、高胆固醇血症及糖尿病史的 80 082 名美国女护士随访 14 年，结果显示补充多种维生素降低非致命心梗、冠脉死亡率，多变量相对危险度为 0.76（0.65～0.90）；叶酸大量摄入比低摄入者心血管疾病减少，冠心病相对危险为 0.69（95% CI：0.55～0.87）。

Health Professionals' Follow-up Study (HPFS) (Rimm, 1993) 对美国近 40 000 名年龄 40～75 岁健康男性医师进行了 4 年随访，在校正年龄、吸烟和其他心血管危险因素后，结果显示摄入大量 α 维生素 E 比低摄入者发生主要心血管事件的风险明显降低，相对危险 (RR) 0.60（95% 可信限 [CI]，0.44～0.81；$P = 0.01$）；每日摄入 α 维生素 E 100 IU 以上两年，冠心病多变量相对危险 0.63（95% CI：0.47～0.84）；补充 β 胡萝卜素仅轻度降低吸烟者心血管病的风险，维生素C未产生有益作用。

Iowa Women's Health Study 对年龄55~69岁34 486妇女随访7年，结果显示饮食中的维生素E与冠心病死亡率呈显著负相关，大量摄入与低摄入者比较 RR 0.38（$P=0.004$），在校正其他饮食相关因素如叶酸、亚油酸、纤维及其他抗氧化维生素的影响后相关依然存在。未发现药物补充维生素A、维生素C和维生素E对冠脉性死亡的影响，多变量相对危险度分别为 1.29（0.7~2.39）、0.74（0.62~1.83）和 1.09（0.67~1.77）。

Finnish Mobile Clinic Study 5 133位年龄30~69岁、无心脏病史的个体随访12~16年（平均14年），结果显示服用抗氧化剂复合物未能降低冠脉性死亡，多变量相对危险度为 0.55（0.18~1.73），但对其中2 385位妇女的研究也发现饮食中的维生素E与冠心病死亡率呈负相关。

The Atherosclerosis Risk in Communities（ARIC）研究观察了11 307位年龄45~64岁美国人饮食中的维生素E与颈动脉内膜厚度的关系，结果表明在55岁以上女性二者呈负相关。

Scottish Heart Health Study（$n=10\ 349$）显示维生素E摄入水平与冠心病死亡率及心绞痛危险呈负相关，无冠心病的个体饮食中大量摄入维生素E使发生冠心病的相对危险降低，维生素C、E及β-胡萝卜素使男性获益，但对已有冠心病者及女性无影响。

Established Populations for Epidemiologic Studies of the elderly（EPESE, Losonczy, 1996），对11 178例年龄67~105岁个体随访平均6年，结果显示维生素E使总死亡率相对危险降低34%（$RR=0.66$, 95% CI, 0.53~0.83）、冠心病死亡率相对危险降低47%（$RR=0.53$; 95% CI, 0.34~0.84），多变量相对危险度分别为 0.73（0.58~0.91）、0.59（0.37~0.93）；复合抗氧化剂使总死亡率相对危险降低42%、冠心病死亡率相对危险降低53%，多变量相对危险度分别为 0.63（0.46~0.86）、0.52（0.28~0.97）。补充多种维生素未能产生有益作用。

Cancer Prevention Study Ⅱ（Watkins, 2000）对1 063 023位美国居民随访7年，发现多种维生素不能降低心血管病及全因死亡率；抗氧化剂复合物使无心血管病史的女性获益，多变量相对危险度为 0.90（0.82~0.99）、0.95（0.92~0.98）；但对男性无明显获益，多变量相对危险度为 0.94（0.88~1.01）、0.98（0.96~1.01）；多种维生素与抗氧化剂复合物合用显著降低心血管死亡率。

在 Rotterdam 研究中，4 802名55~95岁的荷兰居民随访3~7年（平均4年），抗氧化剂复合物使致命及非致命心肌梗死发生率降低，多变量相对危险度为 0.49（0.21~0.99）。

Physicians' Health Study Screening Cohort（Muntwyler, 2002），调查了83 639位无心血管病史的男性医师并随访4年，未发现维生素C、维生素E及多种维生素的心脏保护作用，心血管病死亡率、冠心病死亡率均无明显降低。

NHANES I Epidemiologic Follow-up Studies（Enstrom, 1992），对11 348例25~74岁个体随访10年，结果显示维生素C使心血管病死亡率及全因死亡率降低，多变量相对危险度分别为 0.52（0.39~0.83）、0.74（0.62~0.88），而未发现维生素A及α维生素E的有益作用。该研究未能除外其他抗氧化剂的影响。

The Multiple Risk Factor Intervention Trial 入选了734美国男人，随访20年未发现血清α维生素E与非致命性心肌梗死或冠心病死亡相关。

该类研究虽然显示抗氧化剂摄入量与心血管疾病的发生率降低相关，但不能确定二者的因果关系。由于入选者的饮食习惯、生活方式难以统一，缺乏准确的判定标准，可能影响研究结果。

第四节 抗氧化剂的临床试验

迄今为止，大部分临床试验显示了令人失望的结果，无论单用或合用维生素 C、E 及 β-胡萝卜素均不能在心血管病的一级或二级预防中发挥有益作用。仅有少数试验证实服用抗氧化剂可使病人获益，其中主要是有关 α 维生素 E 的临床研究。

一、一级预防临床试验

在 Alpha-Tocopherol and Beta-Carotene (ATBC) Cancer Prevention Study Group 研究中，近 30 000 名 50~69 岁吸烟者补充合成 α 维生素 E（50 IU/d）和/或 β-胡萝卜素（20mg/d）六年，主要目的是评价抗氧化剂对肺癌高危人群的影响，同时收集了心血管事件的数据。结果显示干预组非致命性心肌梗死发生率降低，尤其在 α 维生素 E 组降低 32%。总体未能显示对降低冠心病死亡率（RR = 0.95，95% CI，0.85~1.05）和缺血性卒中（RR = 0.84，95% CI，0.59~1.19）的有益作用，而 β-胡萝卜素由于缺血性心脏病和肺癌的发生率增加使全因死亡率增加 8%。

Heart Outcomes Prevention Evaluation (HOPE) 随机入选 9 541 名大于 55 岁冠心病高危患者，包括存在动脉粥样硬化性血管疾病或糖尿病，以及一项危险因素（高血压、高胆固醇血症、低高密度脂蛋白、吸烟、微球蛋白尿），分别给予 α 维生素 E 400 IU 和/或雷米普利、安慰剂，雷米普利组因明显减少心血管病死亡、心肌梗死和卒中提前终止试验，但随访 4~6 年（平均 4.5 年）的结果表明 α 维生素 E 和安慰剂不能降低心血管病死亡、致命心肌梗死或卒中发生率，也不能减少跛行、心绞痛和血管重建。

在 Primary Prevention Project (PPP) 中，4495 名年龄 50 岁以上，至少存在一项心血管病危险因素的意大利人，随机给予合成 α 维生素 E 300 IU 或阿司匹林 100mg/d，平均随访 3.6 年，结果显示阿司匹林有明显的获益，但 α 维生素 E 不能减少心肌梗死、心血管病事件、心血管病死亡及全因死亡。

在我国林县进行的 The Chinese Cancer Prevention Study 对 29 584 名营养缺乏患者补充 10 种营养成分五年，结果显示补充维生素 E 30mg/d、β-胡萝卜素 15mg/d 和硒 15μg/d 使总死亡率降低 9%，而维生素 C 125mg/d 和钼 30μg/d 不能降低心脑血管病死亡（RR = 0.90，95% CI，0.76~1.07）。

历时 12 年的 Women's Health Study，39 876 名 45 岁以上无心脑血管病、肿瘤的职业妇女服用 β-胡萝卜素 50mg/d、α 维生素 E 600 IU/d 或阿司匹林 100mg/d。β-胡萝卜素组在平均治疗 2.1 年后停止，以后随访 2 年，结果显示不能减少心肌梗死、心血管事件、心血管病死亡和全因死亡，也未能显示 α 维生素 E 及 β-胡萝卜素的益处，而阿司匹林可降低。

在 all-male Physicians' Health Study 及 Skin Cancer Prevention Study 中，每日 50mg β-胡萝卜素不能降低心血管事件或死亡的危险。Physicians' Health Study Ⅱ（PHS Ⅱ）随机入选了 15 000 健康美国人，交替服用维生素 E（400 IU）、β-胡萝卜素（50 mg），每日服维生素 C（500 mg）和多种维生素，随访 8 年，试验将于 2007 年结束。

一级预防试验结果同样显示抗氧化剂联合治疗对心血管主要事件终点无影响。在 Carotene and Retinol Efficacy Trial (CARET) 中，对石棉工人及大量吸烟者5.5年随访未发现β-胡萝卜素30mg/d和维生素 A 25 000IU/d 的有益作用，相反由于肺癌和全因死亡率增加提前终止试验。SUpplémentation en VItamines et Minéraux AntioXydants (SU.VI.MAX) Study 对12 375名35~60岁的法国人补充抗氧化维生素（120 mg 维生素 C，30 mg α 维生素 E and 6 mg β-胡萝卜素）及微量元素（100 mg 硒 and 20 mg 锌），随访八年，初步结果显示可降低发生癌症的危险，但不能减少心血管病的危险。

The National Health and Nutrition Examination Survey Ⅲ 对11，327位35~90岁个体进行观察，为期六年，在校正其他因素后未发现血清维生素 A、C、E、B_{12} 和类胡萝卜素，血清及红细胞叶酸能降低心绞痛的危险。类胡萝卜素高摄入与低摄入比较，发生心绞痛的优势比（odds ratio）分别为 α 胡萝卜素 0.45（95％ CI 0.31~0.65）、β 胡萝卜素 0.57（β95％ CI 0.38~0.86）、β-玉米黄质（cryptoxanthin）0.57（95％ CI 0.38~0.84）。

二、二级预防临床试验

在有关 α 维生素 E 的大规模临床试验中，只有 Cambridge Heart Antioxidant Study (CHAOS) 明确显示对心血管的益处，其余试验未能证实 α 维生素 E 有任何减少心血管事件及心脏性死亡的作用。三个小规模相对短期的临床试验也未发现 α 维生素 E 对降低再狭窄率和减少心绞痛的有益作用。

CHAOS 研究是随机、双盲、安慰剂对照试验，入选了2002例经冠脉造影证实的冠心病人，随机给予 α 维生素 E 400 或 800 IU/d，平均随访510天，结果显示非致命心肌梗死减少77％（RR = 0.23；95％ CI，0.11~0.47）、致命及非致命心血管事件减少47％（RR = 0.53；95％ CI，0.34~0.83），但未能降低心血管病死亡（RR = 1.18；95％ CI，0.62~2.27）和总死亡率（3.5 比 2.7％；p = 0.31）。

Rapola 等对 ATBC Cancer Prevention Study 中1862名吸烟、有心梗病史、50~69岁的芬兰男性病人的亚组分析表明，α 维生素 E 可减少非致命心肌梗死，但不能减少致命性心肌梗死；β-胡萝卜素增加致命性冠脉事件；对1 795名入选时有轻度心绞痛患者的分析显示，服用 α 维生素 E 或 β-胡萝卜素 5~8 年不能预防心绞痛恶化、减少心血管事件或降低死亡率。

GISSI Prevention Trial 对三月内发生心肌梗死的11 334例患者给予合成的 α 维生素 E 300 IU/d 和/或 n-3 不饱和脂肪酸1g/d，随访3.5年，结果显示 α 维生素 E 不能减少联合主要终点的心血管事件、心血管死亡率和全因死亡率，二次分析的结果（四因素而非二因素分析）表明可降低心血管死亡率。n-3 不饱和脂肪酸明显降低心血管事件、心血管死亡率及猝死。

Heart Protection Study 入选了20 536例40~80岁、胆固醇≥3.5mmol/L、有冠心病或闭塞性动脉病、糖尿病史，或治疗中的高血压患者，给予合成 α 维生素 E 600mg/d、维生素 C 250mg/d 及 β-胡萝卜素 20mg/d，同时给予辛伐他汀 40 mg 治疗，结果显示辛伐他汀明显降低主要心血管事件的危险，抗氧化剂联合治疗不能降低全因死亡率、冠脉死亡率、卒中和冠脉血管再通治疗，未发现对主要心血管事件的有益作用。

在 Physicians' Health Study 中，β-胡萝卜素使原有心绞痛患者的主要冠脉事件减少，但长期随访未能证实减少冠脉事件和降低死亡率的作用。

在几个小规模的二级预防临床试验中，普罗布考（Probucol）可降低冠脉介入治疗后的再狭窄和主要终点事件，而抗氧化剂联合治疗（维生素C、E和β-胡萝卜素）不能减少再狭窄和主要终点事件。

The Women's Angiographic Vitamin and Estrogen（WAVE）研究选择了423名经冠脉造影证实冠脉狭窄15%～75%的绝经期妇女，合用α维生素E 400 IU和维生素C 500mg每日二次，雌激素0.625mg/d（未切除子宫者加用孕激素），随访平均2.8年，其中79%复查冠脉造影，结果显示抗氧化剂联合治疗不能阻止冠脉狭窄的进展，也不能减少心肌梗死、心血管事件或心血管死亡。

The Cholesterol Lowering Atherosclerosis Study（CLAS）经冠脉造影证实α维生素E（100 IU/日以上）可减慢冠脉斑块的进展，但未发现维生素C的益处。

The Secondary Prevention with Antioxidants of Cardiovascular disease in Endstage renal disease（SPACE）trial随机入选了196例有心血管病的血液透析病人，给予维生素E 800 IU/d或安慰剂，1.4年后的结果表明，在主要复合终点（心肌梗死、缺血性卒中、外周血管疾病和心绞痛）维生素E使相对危险降低54%（RR = 0.46；95% CI：0.27～0.78）。心肌梗死相对危险降低70%（95% CI，0.22～0.89）。SPACE与CHAOS试验的高度一致提示维生素E治疗对某些心血管高危病人有特殊价值。

最近完成的The HDL-Atherosclerosis Treatment Study（HATS）入选了160名LDL-C正常但HDL-C降低的冠心病人，随机给予辛伐他汀加用烟酸或抗氧化物复合剂（维生素E 800 IU，维生素C 1000 mg，β-胡萝卜素25 mg，硒100 mg），三年后辛伐他汀/烟酸组3%的患者发生死亡、心肌梗死、卒中或进行血管重建治疗，抗氧化剂组为14%（二组间比较 $P = 0.13$）。

进行中的Women's Antioxidant Cardiovascular Study（WACS）对8000名曾发生过心血管事件或存在三个以上冠脉危险因素的美国职业女性给予维生素E 600 IU，维生素C 500 mg，叶酸/维生素B_6/B_{12}复合物（2.5 mg/ 50 mg/ 1 mg），目前试验尚未结束。

冠心病人常表现为叶酸水平降低和同型半胱氨酸水平升高，推测补充含有叶酸的多种维生素可使人体获益。近期，几个小规模的临床试验显示了矛盾的结果。在Kuopio Ischemic Heart Disease Risk Factor Study（Voutilainen，2001）中，大量摄入叶酸的男性比低摄入者急性冠脉事件减少，相对危险为0.45（95% CI：0.25～0.81）。在The Swiss Heart Study中Schnyder等对206名成功进行冠脉成型术后补充烟酸1g/d、维生素B_{12} 400μg/d及维生素B_6 10mg/d，6个月后86%患者行冠脉造影复查，结果显示维生素组再狭窄率明显低于对照组（19.6% 比 37.6%），相对危险度为0.52（0.32～0.86）；心血管事件的发生率降低，相对危险度为0.48（0.25～0.94）；但心肌梗死、心血管死亡率无明显改变。Folate After Coronary Intervention Trial（FACIT）为多中心、随机、安慰剂对照试验，6个月后经冠脉造影随访，结果表明尽管叶酸、维生素B_6和维生素B_{12}联合治疗使同型半胱氨酸水平降低，再狭窄率明显高于对照组，提示支架术后病人不宜给予叶酸治疗。因此，尚需等待更多叶酸预防心血管病临床试验的结果。

第五节　总体评价及前景预测

无论补充单一维生素，还是复合抗氧化剂、多种维生素，均未取得使心血管病一级预防和二级预防获益的证据。对补充维生素A和C的荟萃分析表明，缺乏明确、一致使人类获益的临床证据。临床试验的结果表明，β-胡萝卜素不能降低心血管病危险，并有证据表明增加全因死亡率。尽管大量实验室研究、流行病学研究证实摄入富含大量维生素的食物尤其维生素E降低心血管病的危险，但临床试验未取得一致结果。数个一级预防大规模的临床试验提示补充维生素E可使患者获益，但在营养状况良好的西方人群未得到充分证据。多数大规模二级预防的临床试验未显示服用α维生素E降低心血管病危险，但在一些特殊高危人群如透析患者可产生有益作用。GISSI、HOPE和HPS研究显示维生素E不能使患者获益也未产生有害作用。更多进行中大规模随机临床试验将回答维生素E的长期效果，迄今为止尚无大规模随机临床试验评价天然食物中的维生素E对心血管疾病的作用。

目前对抗氧化剂尤其是维生素E在临床试验中未能获益的可能解释如下：

1. 临床试验所用的抗氧化剂的品种剂量各异，合成的抗氧化剂有别于饮食中天然抗氧化剂的成分。食物中的抗氧化剂是复合成分，各种成分间存在相互作用，而临床试验中使用的是单一成分。富含抗氧化剂的食物常存在多种维生素、类黄酮、类胡萝卜素、矿物质及纤维等，此外饱和脂肪酸及胆固醇均较低。以维生素E为例，临床试验中仅补充了α维生素E，而食物中含有不同成分的维生素E（α、γ、β及δ维生素E），在不同类型的维生素E中，尽管α维生素E的血浆浓度最高、抗氧化作用最早引起关注并取得了大量实验证据，但近年有研究提示γ维生素E有更强的抗氧化作用，一些冠心病人体内γ而非α维生素E降低，仅补充α维生素E可进一步降低γ维生素E水平，推测单纯补充α维生素E不仅不利于低γ维生素E水平的人群心血管疾病的预防和治疗反而可能有害。因此，临床试验所使用的合成抗氧化剂有别于饮食中天然抗氧化剂可能是临床试验与流行病学研究得出矛盾结果的重要原因。

2. 有学者推测临床试验中受使用剂量、给药方法的限制，可能未达到疾病预防或治疗所需的有效血浆浓度。也有学者认为补充的抗氧化剂，如维生素E、C，远远高于食物中的有效成分，也可导致不良影响。至今为止尚无大规模流行病学或临床试验证实血中维生素水平与非致命性心肌梗死、冠心病死亡率之间的相关性。

3. 有学者提出，观察性研究所选择的多数为受教育程度高、社会经济状况好的个体，对个人状况的关注程度较高如保持理想体重、积极参加锻炼较少饮酒和吸烟，以及个体摄入抗氧化剂方式各异，均可能影响试验结果。尽管统计学已矫正了各种可能的影响因素，但仍难以避免一些干扰因素，应以临床试验结果为准。

4. 某些临床试验如CARET和ATBC研究的设计主要是针对癌症而非心血管病，试验终点的设计可能影响对心血管病相关因素的分析。

5. 尽管随机、对照的大规模临床试验是指导临床治疗的金指标，但多数临床试验周期过短。AS是一漫长的过程，短期补充抗氧化剂不足以对抗或逆转严重的心血管病变。多数临床试验在心血管病高危人群或老年人中进行，难以反映抗氧化剂对人体的长期影响。因此，评价抗氧化剂对心血管病的作用需要更长时间。流行病学研究对评价抗氧化剂在预防、治疗心血管病中地位仍具有格外重要的指导意义。

总 结

目前，尚未取得补充抗氧化剂如维生素E可预防心血管病的临床试验证据，因此不推荐使用。由于富含抗氧化剂的食物可产生广泛的益处，应提倡增加富含抗氧化剂水果、蔬菜等健康饮食的摄入。即使将来证实抗氧化剂对降低心血管病危险的作用，也应为调节性补充，而非替代治疗。所有个体应重视治疗性生活方式改变并控制心血管病相关危险因素。

参 考 文 献

1. Gey KF, Puska P, Jordan P, Moser UK. Inverse correlation between plasma vitamin E and mortality from ischemic heart disease in cross-cultural epidemiology. Am J Clin Nutr, 1991 Jan, 53 (1 Suppl): 326S-334S
2. Stampfer MJ, Hennekens CH, Manson JE, Colditz GA, Rosner B, Willett WC. Vitamin E consumption and the risk of coronary disease in women. N Engl J Med, 1993, 328: 1444-1449
3. Ford ES, Giles WH. Serum Vitamins, Carotenoids, and Angina Pectoris. Ann Epidemiol, 2000 Feb, 10 (2): 106-116
4. Yusuf S, Sleight P, Pogue J, et al. Effects of an angiotensin-converting-enzyme inhibitor, ramipril, on cardiovascular events in high-risk patients. N Engl J Med, 2000, 342: 145-153
5. Yusuf S, Dagenais G, Pogue J, et al. Vitamin E supplementation and cardiovascular events in high-risk patients. The Heart Outcomes Prevention Evaluation Study Investigators. N Engl J Med, 2000, 342: 154
6. U. S. Preventive Services Task Force. Routine vitamin supplementation to prevent cancer and cardiovascular disease: recommendations and rationale. Ann Intern Med, 2003, 139: 51-55
7. Morris C D, Carson S. Taking Vitamin Supplements To Prevent Cardiovascular Disease and Cancer: Recommendations from the U. S. Preventive Services Task Force. Ann Intern Med, 2003, 139: 56-70
8. Heart Protection Study Collaborative Group. MRC/BHF Heart Protection Study of cholesterol lowering with simvastatin in 20 536 high-risk individuals: a randomized placebo-controlled trial. Lancet, 2002, 360: 7-22
9. Tardif JC. Clinical results with AGI-1067: a novel antioxidant vascular protectant. Am J Cardiol, 2003 Feb 6, 91 (3A): 41A-49A
10. Stephens NG, Parsons A, Schofield PM, Kelly F, Cheeseman K, Mitchinson MJ. Randomised controlled trial of vitamin E in patients with coronary disease: Cambridge Heart Antioxidant Study (CHAOS). Lancet, 1996, 347: 781-786
11. Losonczy KG, Harris TB, Havlik RJ. Vitamin E and vitamin C supplement use and risk of all-cause and coronary heart disease mortality in older persons: The Established Populations for Epidemiologic Studies of the Elderly. Am J Clin Nutr, 1996, 64: 190
12. Christen WG, Gaziano JM, Hennekens CH. Design of Physicians' Health Study II -- A randomized trial of beta-carotene, vitamins E and C, and multivitamins, in prevention of cancer, cardiovascular disease, and eye disease, and review of results of completed trials. Ann Epidemiol, 2000, 10: 125
13. GISSI-Prevenzione Investigators. Dietary supplementation with n-3 polyunsaturated fatty acids and vitamin E after myocardial infarction: Results of the GISSI-Prevenzione tri-

al. Gruppo Italiano per lo Studio della Sopravvivenza nell'Infarto miocardico. Lancet, 1999, 354: 447

14. Boaz M, Smetana S, Weinstein T, et al. Secondary Prevention with Antioxidants of Cardiovascular Disease in Endstage Renal Disease (SPACE): Randomised placebo-controlled trial. Lancet, 2000, 356: 1213
15. de Gaetano G. Low-dose aspirin and vitamin E in people at cardiovascular risk: A randomised trial in general practice. Collaborative Group of the Primary Prevention Project. Lancet, 2001, 357: 389
16. Salonen JT, Nyyssonen K, Salonen R, et al. Antioxidant Supplementation in Atherosclerosis Prevention (ASAP) study: A randomized trial of the effect of vitamins E and C on 3-year progression of carotid atherosclerosis. J Intern Med, 2000, 248: 377

第三十二章 冠心病介入治疗
(Percutaneous Coronary Intervention)

第一节 概况 ……………………… (873)
　一、概述和历史回顾 ……………… (874)
　二、PTCA的作用机制 …………… (875)
第二节 冠心病介入治疗 …………… (877)
　一、冠心病PCI技术的发展 ……… (877)
　二、冠心病介入性诊断、治疗观念的重大
　　　转变 …………………………… (879)
　三、再狭窄的防治研究的历程和突破 … (880)
　四、终末靶器官治疗是PCI的又一研究课题
　　　………………………………… (885)
　五、适应证和禁忌证 ……………… (886)
第三节 冠心病介入治疗基本方法和技术
　　　………………………………… (891)
　一、冠状动脉球囊扩张术所需的器械 … (891)
　二、球囊扩张的操作步骤和基本方法 … (897)
　三、冠状动脉支架植入术 ………… (901)
　四、介入治疗前患者的准备 ……… (905)
　五、介入治疗中的监护、管理 …… (906)
　六、介入治疗后的观察和处理 …… (906)
　七、特殊病变的介入治疗要点 …… (907)
第四节 不稳定性心绞痛的介入治疗 … (910)
　一、不稳定性心绞痛的病理生理机制 … (911)
　二、不稳定性心绞痛危险度分层与治疗策略
　　　评价 …………………………… (912)
　三、不同介入治疗器械在不稳定性心绞痛
　　　患者中的应用 ………………… (916)
　四、不稳定性心绞痛介入治疗的辅助用药
　　　………………………………… (916)
　五、不稳定性心绞痛的综合治疗建议 … (919)
第五节 急性心肌梗死的介入治疗 … (920)
第六节 药物涂层支架 ……………… (920)
　一、概述 …………………………… (920)
　二、雷帕霉素涂层支架 …………… (921)
　三、紫杉醇涂层支架 ……………… (924)
　四、药物涂层支架临床研究评价 … (927)
　五、临床应用注意事项 …………… (929)

第一节 概　况

　　经皮腔内冠状动脉成形术（percutaneous transluminal coronary angioplasty, PTCA），简称冠状动脉成形术，系采用经皮股动脉穿刺法（Seldinger 技术），将球囊导管沿主动脉逆行送入冠状动脉病变部位，利用加压充盈球囊的机械作用，直接扩张粥样硬化性狭窄，从而增大血管内径，改善心肌血供，达到缓解症状和减少心肌梗死发生的目的。因此，PTCA是一种导管治疗技术，又称球囊血管成形术。PTCA因其治疗效果比药物可靠且较理想，又比心外科冠脉搭桥术（CABG）简便且创伤小、可重复性好而成为当今冠心病的主要治疗技术之一，在世界上广泛应用。至今，经皮腔内冠脉成形术已经历了二十余年的发展，随着新介入技术层出不穷，由最初的 PTCA（单纯球囊扩张成形术）发展成为一组"经皮冠状动脉成形术"（percutaneous coronary intervention，PCI），使冠心病介入治疗具有强大的生命力，冠脉内支架术的应用，尤其是药物涂层支架（DES）的问世，使PCI在世界范围内超越CABG成为冠心病的首要治疗手段。

一、概述和历史回顾

1964年以前，心导管技术（cardiac catheterization）主要用于心血管疾病的诊断，为先天性心脏病和后天获得性心脏病的外科治疗提供解剖和功能的信息。

1964年Dotter及其同事，大胆设想并应用不同型号的同轴扩张器对外周动脉的粥样硬化阻塞性疾病进行了治疗，称为腔内血管成形术（transluminal angioplasty），从此，开始了导管介入治疗时代。Dotter成功地扩张了9例股动脉阻塞性病变，使病人避免了截肢之苦。Dotter的创举，激励了心血管学界的研究者继续研究和改进。Gruentzig于1974年设制出双腔球囊导管，进行股动脉和髂动脉扩张术，其成功率可达86%。3年后随访时，血管开通率仍达73%。1977年3月，欧洲和美国的研究者们聚会讨论外周血管腔内成形术（peripheral transluminal angioplasty），此时全世界已拥有10个中心开展了600例的经验。

1976年Gruentzig应用外周血管球囊导管开始了冠状动脉血管成形术（coronary an-gio-plasty）的研究，从动物模型继而在尸解心脏标本上进行了实验研究，取得了最初步的经验和资料，1977年5月，Gruentzig、Myier和Hanna在美国旧金山市（San Francisco）首次将冠脉成形术应用于活人心脏，此举是在心外科手术室内，对1例多支血管病行择期冠脉搭桥术的手术过程中进行冠脉球囊成形术的尝试。其目的在于验证粥样斑块能否被球囊扩开和是否会引起远端血管的栓塞。研究结果未见有斑块碎片的产生，而且搭桥术后的追踪观察，也证实了术中冠脉成形术狭窄处腔径的改善。在术后数月对该患者进行了重复冠脉造影术。将一根极微细导管插入该冠脉内测量跨窄压力阶差（Pressure gradients across-stenosis）并进行超选择性血管造影，观察冠脉成形术后原狭窄处的情况，以获取继续开展和改进冠脉成形术的资料和经验。1977年9月，Gruentzig在苏黎世成功地完成了世界上第一例经皮腔内冠状动脉成形术（PTCA），此惊世之举轰动了整个医学界，从此，开拓了冠心病介入性治疗的新纪元，被医学界誉为"心脏病学的一场革命"。此后不久，Gruentzig又在法兰克福成功地开展了第二例PTCA术。1978年3月，Myier在旧金山市，Stertzer在纽约将PTCA引进美国，并分别于1978年和1979年相继发表文章报道各自的研究结果。1979年美国心肺血液研究所（National Heart，Lung and Blood Institute，NHLBI）开始注册PTCA，当时全世界已有73个单位自愿登记注册。Gruentzig还认为用一般的教学方式是不可能推广和普及PTCA的，为此他在1978年于苏黎世举办了第一次手术现场示教课程（live demonstration courses），用电视现场转播方式来介绍和推广PTCA，取得了惊人效果。这在世界上是史无前例的。此举充分显示了Gruentzig超人的才华、勇气和诚实。此后，美国、欧洲、亚洲等国家每年都举办此类课程进行手术示教表演，交流经验、切磋技术和介绍新的介入治疗技术，一直延续至今，使PTCA得以在全世界广为应用并迅速发展和提高。

在PTCA开展的初期数年内，由于导管的简陋，加上术者经验的不足，使其适应证范围非常局限。随着经验的积累和成熟，尤其是导管工艺学的飞速发展和新技术的诞生，不断拓宽了PTCA的适应证，成功率亦不断提高。复杂的PTCA（complex PTCA）的开展，尤其是多支血管PTCA的开展（multi-vessel PTCA），使该技术已成功的部分替代了冠状动脉搭桥术（coronary artery bypass graft surgery，CABG）。1992年，仅美国完成的PTCA数已达43万例。1991年PTCA总例数与CABG相当，而1992年PTCA例数已超过CABG而一跃成为冠心病的主要治疗手段。1997年美国PTCA已高达60余万例。以后每年以9%~12%的速度增长，2000年PCI已超出80万例；支架的广泛应用又进一步加速了PCI的发展速度，2003年全球完成PCI术200万例，其中仅美国的年PCI例数就达100万例。

PTCA虽已在世界范围内广为应用，但是该技术本身存在的缺陷始终是冠心病介入治疗亟待解决的问题，既阻碍又促使其发展。如约2%～5%的病例发生急性血管闭塞等并发症，术后6个月内高达25%～35%的再狭窄率以及约50%的冠状动脉病变不适合此种治疗等，被称之为5%～35%～50%问题。为此国际介入性心脏病学的专家们开展了大量的临床和基础研究。由此应运而生的有冠脉内支架术（Stents）、冠脉斑块切除术（coronary atherectomy），激光冠脉成形术（laser angioplasty），射频冠脉成形术（radiofrequency hot balloon angioplasty），以及自灌注球囊导管（autoperfusion balloon catheter）等新介入治疗技术和新器械，从而扩大了介入性心脏病学（Interventional cardiology）的范畴。经皮腔内冠状动脉成形术（percutaneous coronary intervention，PCI）自1977年成功开展第一例PTCA，至今已经历了二十余年的发展路程，基本可分为三个阶段：1977年至1988年为球囊扩张术年代；1988年至1993年为各种新介入治疗技术年代；1993年至2000年为冠脉内支架占主导地位的年代，冠脉内支架的诞生是PCI发展最重要的里程碑，从早期应用于处理急性血管并发症到拓展介入治疗适应证进而发展到当今为降低和预防术后再狭窄而作了大量的努力，使冠脉支架术的应用从1997年PCI的49%增长到2000年的80%增长甚至更高。

二、PTCA的作用机制

关于PTCA的作用机制至今仍有争议。一般认为PTCA增加管径的过程是多种因素共同作用的结果。由于不同病变有其不同的生物和力学特性，因此不可能仅用一种机制来解释在各种不同病理条件下球囊扩张后出现的各种反应。目前对PTCA作用机制的认识如下。

1. 斑块压缩　最初，Dotter等推测血管腔内扩张的机制是具有"延展性"的动脉粥样硬化（AS）物质的压缩和局部再分布后的"重建"过程。Lee等对尸检心脏研究后认为斑块压缩是管腔扩大的主要因素。Kattenback在AS的管腔壁上施以$5kg/cm^2$压力，发现AS组织中有液体成分溢出，液体成分的减少在较柔软的非机化斑块比机化纤维化的病变更为显著，但大多数研究者认为，人AS物质由致密胶原纤维组织所组成，呈一种固体或亚固体状，基本上是不可压缩的，除非斑块内存在空隙，但未被组织学研究所证实，因此对AS斑块的压缩在球囊成形术中不可能起主要作用。

2. 斑块重建　根据Poiseuille定律，阻力与管腔狭窄的长度成正比，而与其半径的4次方成反比。因此，正如Castaneda-Zuniga最初所提出的斑块内容物自血管的最狭窄处沿血管长轴扩展，可能通过减少阻力来缓解某些病人的症状。

近年来，我们采用新西兰雄性纯系家兔制作成髂动脉粥样硬化模型，在体内外对狭窄病变进行球囊扩张成形术，术后即刻对扩张部位血管进行组织形态学观察，未能发现AS物质的被压缩及重新分布。

3. 局部动脉瘤形成　根据实验性AS研究所见，Sanbora等提出PTCA之所以能扩大管腔主要是由于血管壁随着纺锤形扩张而被撑涨，以致局部动脉瘤形成。在PTCA扩张段，作为动脉壁主要成分的胶原可能被不可逆地撑涨。即使中膜有少量平滑肌细胞保持足够的弹性，但扩张后也不可能回复至最初的长度，这可能是由于细胞间连接的断裂，大多数则由于不同程度的撕裂所致。Cox提出当持久过度撑涨时，AS斑块与扩张的血管壁一致性地向外移位，如此形成医源性动脉瘤。球囊减压后，粥样硬化的动脉管壁仍保持其扩张状态，血管腔因此扩大。此外动脉外膜撑涨后纺锤形扩张或局部动脉瘤形成在保持血管壁的完整性方面也可能起作用。我们的实验研究结果也证实了局部动脉瘤形成在成形术扩张管径中所起的决定性作用。

4. 内膜撕裂和斑块碎裂 PTCA最多见的形态学改变是内膜撕裂和斑块碎裂。尸解心脏冠脉球囊扩张和PTCA术后短期内死亡的尸解心脏病理学检查结果提示扩张段血管内膜和中膜的断裂、硬化斑块的碎裂是主要机制。一般说来，PTCA引起狭窄血管的"有控制的损伤"，当扩张球囊对AS狭窄段以一定的压力充胀时，一个逐步膨胀的力呈辐射状施加于血管壁，随着斑块内相对非机化的和新近形成的AS成分的重新分布而使斑块得以变薄。但是，大而不可伸张的斑块对于正在充胀的球囊的撑涨起对抗作用。当球囊内压力继续上升，其张力超过了斑块可伸长的限度，结果引起本质上不会伸张的斑块碎裂。根据狭窄病变的形态学表现，球囊扩张对管壁的作用是不同的。在偏心性病变，球囊扩张可能导致正常管壁段过度撑涨，而对AS斑块本身损伤甚小或无损伤，斑块破裂出现在AS和血管非病变部位之间的连接处。在向心性病变，撕裂发生在斑块最薄弱处。

Hoshinon等观察到，内膜撕裂不仅向透壁和环状方向，而且沿血管壁长轴纵向发展，其程度个体差异较大。如果撑涨较轻，撕裂仅发生在表浅内膜，进一步撑涨引起的撕裂则向整个内膜扩延。一旦撕裂扩展到内弹力层，即易发生内膜和中膜的分离。这一分离又促进撕裂呈环形和纵形扩展，再进一步撑涨可能导致中膜撕裂或形成内膜片（flap），但外膜撕裂者罕见。

浅表斑块的碎裂和内膜撕裂，取决于狭窄管径与充胀球囊直径之比，以及斑块的特点。

上述的内膜撕裂及斑块碎裂，在冠状动脉造影片上表现为成形术部位"模糊"、"毛糙"的不规则边缘及充盈缺损，这是由于造影剂充盈内膜裂隙或撕裂的内膜片（flap）所致。但不是所有PTCA病例的血管造影都能显示出内膜撕裂的。美国心肺血液研究所报道PTCA内膜撕裂存在于12.9%（379/3079）的病例；Leimgruber报道内膜撕裂的血管造影表现见于25%的病例；Hoshinon尸检发现内膜撕裂存在于47%（8/17）的血管。

内膜撕裂的临床意义尚有争论。有人认为它是良性血管造影表现，作为PTCA成功的指征；而另一些则认为内膜撕裂是促使再狭窄发生的原因。内膜斑块及相邻的中膜撕裂和分离通常是成形术成功所必需的。伴有明显损伤的中膜向外伸展是有益的，尤其在偏心性斑块，非病变的中膜撕裂可能导致压力性坏死及肌张力丧失，从而使腔径持久增大并减少痉挛的发生，但严重的内膜撕裂则可导致急性闭塞并发症，甚至死亡。

血管成形术的机制是复杂的，可能是多种机制综合作用的结果。总之，对动脉粥样斑块"有控制的损伤"所发生的应答变化尚不甚明了，比较一致的观点是：①内膜撕裂和斑块碎裂；②局部动脉瘤形成。内膜损伤的修复及损伤后的血管重塑（Remodling）则是冠心病介入治疗后再狭窄的病理基础，成为继术中血管闭塞并发症之后长期困扰人们的第二大难题。

在冠心病介入治疗的二十八年漫长岁月中，人们经历了从初期阶段、发展阶段到成熟阶段的巨大转变和进步，其中不乏痛苦和惊心动魄的种种煎熬以及困惑，开始来自于PTCA的急性并发症随后又是难以摆脱的术后再狭窄阴影。人们不断在努力钻研手术技巧以求增加手术安全性、拓宽手术适应证、减少手术并发症、提高手术成功率、降低术后再狭窄等方面苦苦追索、大做文章。随着岁月流逝，人们的技术日臻纯熟、经验逐渐丰富，PCI发展的质的飞跃应该得益于新介入治疗技术的层出不穷。

适应证不断拓宽、成功率不断提高，使禁区一个个被打破。冠脉内支架术的应用更是在拓宽适应证中起到决定性作用，又令急性血管闭塞并发症的"噩梦"几乎烟消云散，但再狭窄问题的解决却是归功于药物涂层支架（DES）的问世。

（朱国英）

第二节 冠心病介入治疗

1977 年第一例经皮冠脉腔内成形术（PTCA）的成功，宣告了冠心病介入治疗的诞生，时至今日它已茁壮成长、生机勃勃。回顾历史，二十年弹指一挥间，此间经历了众多巨大变迁的 PCI 已取得了惊人的进步，PCI 的种种转变都是其质的飞跃，PCI 的种种难题已经或正在得到有效解决并逐渐成为回忆。

一、冠心病 PCI 技术的发展

二十多年来，冠心病 PCI 发展迅猛、日新月异，其原因可归纳为以下几方面：

1. 器械不断改进　1977 年第一例 PTCA 所用的三大主要器械处于初期阶段：指引导管（guiding catheter，GC）的管壁厚、管腔小、后坐支撑力（back-up support）不足；指引导丝（guide wire，GW）的轨迹性能和可控性能差；球囊导管（balloon catheter，BC）的外径（profile）大，跨越功能、轨迹性能、推送功能均不理想，因材料所致球囊的耐高压性、顺应性、血管适应性也差，限制了 PTCA 的适应证，仅适用于血管近端病变、短病变、非钙化病变、非分叉病变、不成角病变等简单病变。也由于导管器械的性能，经常因导丝或球囊不能穿越病变或因术中发生急性血管并发症而失败。初期 A 型病变手术成功率 98%，B 型病变为 90~95%，C 型病变一般<90%。

随着研究的深入，器械在不断改进，主要变化在以下几个方面：①指引导管对球囊导管后坐支撑力的增加和薄壁大腔 GC 对术中显影的改善。②指引导丝可控性和穿越病变能力（亲水涂层）的改进而增加了导丝跨越高度狭窄和完全闭塞病变的能力。③球囊导管的外径（profile）的缩小使球囊变成微细（low-profile）和超微球囊，加之亲水球囊问世，从而增加其病变跨越性能。④球囊的耐高压使纤维病变甚至轻中度钙化病变成为适应证。⑤球囊的顺应性能改进而减少了术中内膜撕裂并发症。

PTCA 三大器械的不断改进、使该技术的适应证得以不断拓宽——从 A 型简单病变到 B 型、C 型支架病变、从单支血管病到多支血管病、从冠脉本身病变到 CABG 术后桥病变、从 AP 到 ACS 到 AMI 的直接 PCI 术、从左室功能正常到左室功能严重受损到伴随其他脏器功能不全……有效地减少了手术并发症并提高了手术成功率。

有作者描绘了 PTCA 的成功"学习曲线"——"前期的成功率主要取决于术者的经验和技巧，后者又随着手术例数增加而不断提高；但是后期的曲线能否继续上升则取决于导管工艺的进展以及术者对这些进展的了解、熟练及准确利用的能力"。由此可见，器械的不断改进对适应证的拓宽、手术成功率的提高是至关重要，也直接关系到冠心病介入治疗的发展速度和幅度。

2. 经验的积累和技术水平的提高　1977 年 Gruntzig 成功开展了第一例 PTCA（左前降支近端的 A 型病变），此举震惊了全世界心脏病学界，被誉为"心脏病学的一场革命"。第一例 PTCA 成功后，Gruntzig 就曾预言"PTCA 是一种极有希望的冠心病治疗手段，将会有越来越多的病人从中获益"。为了介绍更为了普及推广 PTCA，Gruntzig 认为不能再单纯依靠传统的课堂传授知识，必须有形象直观的教学方式，因此他开创了 PTCA 研讨会——

大胆启用电视直播手术过程的形式来传播和交流 PTCA 技术，此后这种手术电视直播（live demonstration）会议形式被沿袭下来并不断改进，已成为当今心脏病介入学界学术活动的"经典"模式，为 PTCA 在全世界范围内的传播和发展发挥了不可估量的作用。

随着冠心病介入事业的开展，也造就了一批又一批、一代又一代的专家、精英和巨匠，活跃在世界各地的 PTCA 手术室中和国际会议讲坛上，使该事业充满活力、生机盎然。美国华盛顿、法国巴黎、荷兰、日本、澳大利亚、中国、新加坡、中国香港等地每年都举办大规模、高水平的国际性经导管心脏血管介入治疗（PCI）会议（interventional cardiology），使 PCI 技术水平不断提高、经验逐渐丰富，又促进了该技术的发展并使其具有显著的先进性和国际性。

3. 新介入技术的相继问世和应用　自从 1977 年 Gruntzig 成功开展了第一例 PTCA 术以来，改变了冠心病治疗的总格局，从此开始了药物、外科搭桥术和介入治疗三足鼎立时代，该技术不断进展和成熟，其成功率已由最初的 67% 提高到当今 90% 以上。适应证也不断拓宽，PTCA 例数也不断增加。1992 年 PTCA 的例数已经超过冠状动脉搭桥术（coronary artery bypass grafting，CABG），成为冠心病治疗的主要手段。但 PTCA 的急性血管并发症及术后 30%～40% 的再狭窄率却严重影响其即刻和远期疗效。国际介入心脏病学专家们不断探索，旨在寻求真正有效的解决方法，由此应运而生了各种新的介入治疗器械和技术，从而扩大了介入心脏病学的范畴。

早在 20 世纪 60 年代，血管成形术之父 Dotter 首先大胆提出了血管内支架（stent）的设想，但是 Sigwart 及其同事第一次成功地置放冠状动脉支架（coronary stent）却推迟了将近 20 年。自 1988 年以来，冠状动脉支架术（coronanry stenting）在全世界广泛应用，因其疗效显著而一跃成为主要的冠心病经皮介入治疗技术。

针对 PTCA 对偏心病变、血管开口病变的低成功率和高合并症率以及 PTCA 术后的再狭窄问题，人们寄希望于直接将病变组织切除，以求提高近期疗效和降低再狭窄率，为此着手研发了冠脉内膜斑块切除术（coronary atherectomy）。Simpson 于 1987 年成功地施行了第一例定向冠脉内膜切除术（directional coronary atherectomy，DCA）。后来，人们又研究出冠脉内膜切吸术（transluminal extraction endarterectomy，TEC）、快速冠脉内膜旋切术（rotational ablation，rotablator）和慢速冠脉内膜旋切术（low speed rotational transluminal angioplasty）。

1963 年，McGuff 首次用激光能消融人类尸体的主动脉斑块获得成功。然而，直到 80 年代，经导管光纤输导激光能系统的研究成功，才使得激光技术治疗动脉阻塞性疾病有了实质性进展。早期应用的是热激光系统（Dd：YAG）将粥样硬化斑块碳化以解决管腔狭窄，但因其有热损伤效应及极高的再闭塞率而被淘汰。而后改用准分子激光（excimer），作为冷激光它可将粥样硬化斑块气化并而减少热效应所致损伤，但因其血管穿孔并发症和术后高再狭窄率以及操作复杂、费用昂贵而同样遭到淘汰。

射频能量也被用于血管成形术而成为射频热球囊冠脉成形术（radio-frequency hot balloon angioplasty），目前将 PTCA 与热能血管成形术相结合，在球囊扩张的同时，通过射频热能加热球囊内的混合造影剂，利用热效应将粥样硬化斑块、血栓等消融，并使动脉内膜与中层之间发生粘和，防止了球囊扩张后的弹性回缩（elastic recoil）。初步临床观察表明：热球囊的即刻效果满意，但术后 6 个月的再狭窄率亦高达 40% 左右。

上述这些新的介入性治疗技术为寻求解决 PTCA 的问题应运而生，然而又因其自身缺陷带来了新问题,并且这些新技术的术后再狭窄率并不低于PTCA,某些技术还需同时结合PTCA才能达到比较理想的即刻效果。因此,这些新技术都只能作为PTCA的补充手段,而无法取而代之。这些新的介入治疗技术可拓宽冠心病介入治疗的适应证及处理PTCA的急性血管并发症,但是这些新技术同PTCA一样,其术后再狭窄问题也是有待于解决的重要课题,有关再狭窄机理和预防的研究,是各种介入治疗技术需探索的共同问题,一直是国际心脏病学的关注焦点和研究热点。

4. 冠脉内支架术的诞生和广泛应用是PCI飞速发展的决定性因素　冠脉内支架术是为处理PTCA术中内膜撕裂和急性闭塞等血管并发症而问世,因其神效而被广泛应用。Gianturco-Roubin应用支架治疗PTCA并发急性闭塞或濒临闭塞表明支架可明显减少急诊CABG和AMI的发生率；随后的BENESTENT和STRESS试验研究结果表明,与球囊成形术相比可明显降低血管再狭窄。20世纪90年代初,Colombo医生通过冠脉内超声（IVUS）,观察到尽管冠脉造影显示支架植入满意,但IVUS显示有80%支架植入不满意,提出高压球囊扩张植入支架的方法；与此同时支架常规抗凝方案被阿司匹林和抵克利得的抗凝方法所替代,明显降低了支架术后的亚急性血栓形成及由于抗凝过度引起的出血并发症。随后冠脉内支架被广泛应用于冠心病介入治疗领域,对开拓冠脉介入治疗的适应证,降低缺血并发症及血管再狭窄有重要的作用,已成为冠心病介入治疗最主要的方法。而成为PCI史上第二个里程碑。

二、冠心病介入性诊断、治疗观念的重大转变

1. 从血管腔到血管壁诊断的转变　选择性冠状动脉造影术（selective coronary angiography,SCA）长期以来一直作为诊断冠心病的"金标准"技术,通过造影剂显影冠状动脉来发现病变所在和狭窄程度,后者可用直径法、面积法、描边法、密度法来判断狭窄程度,临床上通常采用直径法根据邻近参照血管段直径来估测狭窄百分比。但因存在偏心狭窄、岛状病变、冠脉弥漫病变作为参照血管等等原因造成对狭窄程度的低估或遗漏病变,此外,冠脉造影亦存在不能反映斑块的性质和血管壁的结构等不足。

血管内超声技术（intravascular ultrasound,IVUS）是将超声探头直接置入血管腔内,可以更加准确地测量狭窄的程度并了解血管腔的情况、斑块的性质及血管壁的结构,发现血管壁的代偿性重构信息；IVUS还可以根据以上各种信息和资料指导介入方法和器械的选择,有助于发现并发症和判断PCI尤其是支架植入的结果。

IVUS的应用既可弥补冠脉造影的不足,也标志着从血管腔内诊断到血管壁诊断的重大转变。冠脉造影和血管内超声联合应用于一些复杂临床情况的介入诊断及治疗,正可谓珠联璧合,相得益彰。

2. 从解剖到功能诊断观念的转变　冠脉造影和血管内超声是判定冠状动脉解剖改变的手段,而对于某些临界病变临床意义的判断以及是否为介入治疗适应证的抉择时,上述两种技术就显现出其不足之处。20世纪90年代开始应用于临床的冠状动脉血流多普勒技术是通过多普勒导丝（Doppler wire）来测定病变血管的冠状动脉血流储备（coronary flow reserve,CFR）,另一种冠脉内压力导丝（pressure wire）技术是用来测定冠脉病变的跨病变压差、计算冠脉血流储备分数（fractional flow reserve,FFR）。这两种技术都是通过生理学测定方法从功能上来判定狭窄病变的临床意义,通过判定冠脉病变近端和远端的血流动力学、了解病变的功能意义、确定是否需介入治疗之外,还可以发现静息血流正常而最大储备

血流下降的早期冠状动脉病变,并有助于判定介入治疗术后血流改善的程度和预测再狭窄的发生。从解剖到功能全方位地了解冠状动脉病变,对提高介入诊断、治疗水平的意义是毋庸置疑的。

3. 从"病变"到"病人"的治疗观念的转变 在冠心病介入治疗初期,由于经验不足以及认识的片面性,在选择适应证时主要是从病变的部位、数量、长度和狭窄程度、病变的特征和复杂程度、病变血管的支数以及手术的并发症亦即风险性和手术成功的把握度等方面来考虑,也就是说主要围绕着病变在权衡治疗。随着 PCI 的发展,经验和技术水平的提高,人们逐渐去关注和全面考虑病人的伴随疾病尤其是糖尿病,肝、肾、脑、肺等脏器功能,权衡手术的即刻效果和风险、远期效果和复发率,还要计算手术费用及价/效比值,最后为病人作出最佳治疗决策,尤其对多支血管病患者和伴随糖尿病患者。从"病变"到"病人"的治疗理念的转变恰恰反映了 PCI 的成熟。

4. 从冠脉介入治疗到"全血管"介入治疗的转变 动脉粥样硬化是全身性血管疾病,冠心病病人常常合并颈动脉、肾动脉、四肢动脉病变,甚至大动脉疾患如主动脉瘤和主动脉夹层。目前已广泛开展的颈动脉支架术、肾动脉支架术、下肢动脉支架术、胸(腹)主动脉带膜支架术就是冠脉支架术的延伸和拓展。同样的疾病但不同的部位,同样的技术但各有技巧不同。这些技术的治疗原理都是一样的,临床的需要使介入治疗技术已由冠状动脉向全身血管发展,大大拓宽了经皮腔内导管介入治疗的范畴。

5. 从单学科向多学科联合的转变 随着经皮腔内导管介入治疗技术的发展,也随着各学科研究的深入,为了满足冠心病介入治疗飞速发展的需要,人们越来越关注多学科知识和多学科技术的联合。PCI 技术本身就融合了心内科学、解剖学、病理解剖学、病理生理学、材料学、结构力学、导管工艺学、放射影像学、分子生物学等多学科知识;药物涂层支架是将药物与器械神奇的结合,是科学与智慧的结晶;带膜支架治疗胸(腹)主动脉瘤和主动脉夹层又是介入治疗学、血管外科学、医学影像学结合的典范;各种新抗栓抗凝药物制剂的问世将更有利于 PCI 的发展,基因治疗也有望在 PCI 事业中崭露头角。有理由相信多学科联合发展的优势必然回给介入心脏病学的发展带来更多的机遇,创造更多的奇迹。

三、再狭窄的防治研究的历程和突破

自从 1977 年 Gruentzing 进行首例 PTCA 以来,随着导管技术、术者经验、支持系统、影像设备、药物治疗措施的进步,经皮冠脉血管重建术的即刻效果得到很大改善。手术成功率>95%,并发症率<5%,手术死亡率<1%。虽然这项技术取得了如此成就,但其远期效果自介入治疗开始之日起就一直受到再狭窄的困扰,对再狭窄机理及其防治的基础和临床研究一天也没有停止过,始终伴随着介入治疗的发展而不断探索前进并在介入治疗的历史长河中不断闪烁着光芒,带来希望、又陷入失望⋯⋯。单纯 PTCA 术后 3~6 个月的再狭窄率高达 30%~50%。自从 1987 年,支架术的广泛应用无疑使介入治疗的并发症明显下降、成功率显著提高,极大地改善了经皮冠脉介入治疗(PCI)的即刻和远期结果。支架术后的再狭窄率由单纯球囊扩张的 30%~50%降至 10%~20%,然而支架内再狭窄及其处理又成了新的难题。因此,再狭窄始终是个没找到答案的"谜",与冠心病介入治疗发展相伴相随,既是其阻力,也是其动力,它不断刺激人们去探索,使介入治疗学充满了生机和活力,成为心血管病防治研究中的一个最重要的课题。

回顾二十五年来再狭窄研究的漫长发展过程大体可以划分为以下三个阶段:

(一) 再狭窄机理及其防治研究

此阶段研究经历了自 1977 年 PTCA 开始以后至支架广泛应用前的十年时间，大致可分为三个方面：

1. 再狭窄机制的研究　在冠心病经皮介入治疗的初期和以后的相当漫长的十年间，主要是采用单纯球囊成形术（PTCA）。因其术后的高再狭窄率（30%～50%）影响远期效果而令人困惑。多年来人们围绕 RS 的机制展开了大量病理生理研究，包括从大体动物实验到细胞生物学技术、从形态学直至分子生物学、从基础到临床的多层次全方位研究。大量研究结果显示血管成形术的作用机理是通过球囊扩张使血管内膜、中膜撕裂，导致管腔增加。而再狭窄是局部血管损伤的一种修复反应，是多种细胞因子和生长因子介导的局部血管重塑的过程，内皮细胞的损伤是再狭窄的启动因素，内膜剥脱、中膜损伤使平滑肌细胞增殖、迁移，血管内膜过度增生是再狭窄形成的重要环节。

目前普遍认为再狭窄包括三个主要机制：①血管壁局部损伤触发过度的细胞增殖和基质合成（内膜增生）。②球囊撤压后即刻出现急性弹性回缩。③晚期血管重塑导致血管整体缩小。

近年来的一些研究确认外膜在新生内膜增殖反应方面发挥着重要作用。Wilcox 等在大量的动物实验（猪）中证实继发于球囊成形术后的新生内膜中有一些细胞来源于外膜。

2. 再狭窄预测因素的研究　在 PCI 初期仅有单纯球囊扩张的年代，人们为减少术后再狭窄费尽心思，去探索其可能影响因素，希望从中找到契机：

(1) 患者相关因素：术后再狭窄的预测因素与动脉硬化和冠心病的危险因素并非一致，大量临床试验和相关研究提示糖尿病及不稳定性心绞痛等与介入治疗术后再狭窄密切相关。糖尿病可以通过许多途径影响到术后的血管重塑、血小板的粘附聚集、血栓形成及新生内膜的过度增殖。导致不稳定性心绞痛的不稳定斑块被认为是预后不良和再狭窄的主要预测因素。血脂对再狭窄的影响目前尚无定论。但高脂血症〔尤其是脂蛋白（a）〕患者伴有其他危险因素时再狭窄将明显增加。

(2) 病变及血管相关因素：

1) 血管直径：血管直径小于 2.6mm 时，任何介入治疗器械的再狭窄率都非常高。

2) 病变部位：LAD 为在狭窄的独立预测因素。大隐静脉桥的再狭窄率（50%～70%）明显高于自身冠状动脉。冠状动脉开口处病变及血管分叉处病变不仅即刻效果相对较差，其再狭窄率亦高。

3) 病变特征：A 型简单病变 RS 率低，B、C 型复杂病变尤其成角病变、开口病变、弥漫病变、慢性完全闭塞病变、钙化病变等再狭窄率高。

4) 病变长度：大规模、前瞻性临床研究证实了病变的长度与术后的再狭窄率具有相关性，当病变或置入的支架长度超过 15mm 时，术后的再狭窄率将增加，尤其是在血管直径较小（<2.5～2.6mm）的长节段病变再狭窄率更高。

5) 再狭窄病变的介入治疗后再次再狭窄率仍高达 25%～50%。

(3) 技术相关因素：为降低 RS 率，人们对技术的每一步骤、每一细节都精雕细刻，不厌其烦地从诸如球囊大小选择、球囊各种性能选择、球囊加压和减压方式、球囊充盈压的高低、球囊加压扩张次数和时间长短等等去摸索、去对比，希望从提高技巧入手减少对血管损伤以减少血管的修复反应。然而这些努力均似乎未见成效。

1) 介入治疗后即刻所获得的管腔直径越大，晚期的再狭窄率越低。术后冠脉内超声检测的血管横断面积是再狭窄的重要预测指标。

2) 残余狭窄：BENESTENT 试验（Denovo 病变）和 REST 试验（RS 病变）结果均显示 PTCA 残余狭窄≤30%（即达到支架样效果）与支架术残余狭窄≤30%，两者的术后再狭窄率无明显差异（BENESTENT 为 16% vs 18%，REST 为 12% vs 11%）。

3. 寻求降低 RS 的治疗措施　人们在研究再狭窄机理的同时也一直在寻求各种可能的防治途径。包括危险因素的预防和控制、各种介入技术和器械的完善和各种药物防治再狭窄的可行性及有效性：

（1）药物防治研究众多，包括各大类药物制剂：各种降脂药、肝素（普通、低分子）和凝血酶直接抑制剂（水蛭素）、抗血小板制剂（阿司匹林、抵克力得、氯吡格雷、血小板糖蛋白 GPⅡb/Ⅲa 受体拮抗剂、血栓素 A_2 合成酶抑制剂、ADP 受体拮抗剂、血小板粘附抑制剂等）、血管紧张素转换酶抑制剂、抗免疫制剂、抗氧化制剂、鱼油等等上百种药物，研究结果均未能降低再狭窄率。

（2）新介入技术的开发应用和 RS 研究：冠心病介入治疗开展十年后，为解决球囊扩张术本身存在的三大难题即术中急性严重血管并发症、弥漫病变和慢性完全闭塞病变、术后高再狭窄率，人们研制和开发了各种新器械和新技术，包括定向冠脉内膜切除术（DCA）、高速冠脉内膜旋磨术、激光冠脉成形术和冠脉内支架术，曾经给再狭窄的解决带来了种种希望，然而一些前瞻性随机对比研究结果却无情地证实了冠脉内膜切除术、高速冠脉内膜旋磨术、激光冠脉成形术后的再狭窄率高于单纯球囊扩张术，使人们再次陷入困境；幸运的是，冠脉内支架术却从中脱颖而出，显示其防治 RS 的强大生命力，将为之奋斗又为之困惑了十余年的人们带出了困境。可以说，冠脉内支架术是冠心病介入治疗的第二个里程碑，将 PCI 推向了新的时代。

（二）冠脉内支架的应用及其降低介入治疗术后再狭窄率的研究

支架的诞生和应用，起初更多是在解决术中急性血管闭塞、内膜撕裂等严重并发症时显示其独特的优势和化险为夷的神奇功效。

两大前瞻性随机对比支架和球囊 RS 率的临床研究 STRESS、BENESTNET 试验，其结果显示了支架能有效降低术后再狭窄率（19% vs. 35% 和 22% vs. 33%），揭开了冠脉内支架术的新时代，又将再狭窄的研究推向新的高度。

但支架术后仍存在 RS 问题，因此又开始了围绕支架的应用及其 RS 的研究。关于支架术后再狭窄研究也可以分为以下三个方面：

1. 支架降低 RS 的机理　近年来大量的基础和临床研究发现，球囊术后再狭窄的机制中，70% 可能与血管的弹性回缩有关，30% 为细胞过度增殖及血管的再塑型（remodeling）。近几年的研究资料充分证明支架术可有效地降低介入治疗后的再狭窄率，改善远期疗效。支架预防再狭窄的机制可能有以下几个方面：①支架的置入可以减少残余狭窄（residual stenosis），取得较大的血管腔（通常残余狭窄为 10%～−10%）；②支架的置入有效地限制了血管的弹性回缩（elastic recoil）；③限制动脉的再塑性（remodeling）。而支架术后的再狭窄则几乎都是支架内及支架边缘的内膜过度增生所致。

2. 各种不同病变支架术的再狭窄　STRESS 及 BENESTENT 试验是关于大血管（直径>3.0mm）短病变（长度<15mm）支架术后 RS 的研究结果。此后开展的支架术后 RS 的研究已涉及到长病变、小血管、口病变、分叉处病变、慢性完全闭塞性病变、再狭窄病变、LAD 病变、多支血管病变、急性冠脉综合征、糖尿病等不同病变、不同血管和不同临床情况支架术后再狭窄方面。进一步研究的结果并不乐观，支架内再狭窄随支架长度增加、支架

直径减小、支架重叠而增加；糖尿病、不稳定性心绞痛更是触发 RS 的重要预测因素。

3. 支架内再狭窄的处理　自 20 世纪 90 年代中期以来，冠状动脉支架在冠心病介入治疗中的应用越来越普遍，在许多国家和地区已占了介入治疗的 75%～90%，支架的应用使介入治疗的适应证不断扩大、成功率不断提高，手术相关的并发症明显下降。由于支架结构设计的改进、置入方式的变化－采用中－高压力扩张、冠状动脉内超声在支架置入中的应用以及采用了加强的抗血小板治疗，支架术后的急性和亚急性血栓形成发生率已得到了有效地控制。但伴随着支架置入数量的增加，支架术后再狭窄问题已成为介入治疗面临的新问题。支架内再狭窄的处理方法虽有多种多样，但其效果却均未能令人满意：

（1）球囊血管成形术：是治疗支架内再狭窄最先采用的方法，通过球囊加压扩张使管腔扩大，球囊扩张的效果差异很大，在局限性支架内再狭窄或原支架置入时未能充分将病变满意扩张及支架膨胀不全的病例用球囊扩张可取得较为满意的治疗效果。

（2）切割球囊：是近几年应用于临床的新介入治疗器械，Chevalier 等对 45 例支架内再狭窄患者随机进行了普通球囊扩张或切割球囊治疗，切割球囊术后的 TLR 为 12%，低于普通球囊扩张的 TLR（20%）率。

（3）冠状动脉旋磨术及激光冠脉成形术等冠状动脉内斑块消蚀技术，虽然可以有效地去除支架内过度增殖的斑块，用于治疗支架术后再狭窄，并可获得较为满意的即刻效果，但远期疗效仍然较差。

（4）也有术者采用再次置入支架来治疗支架术后再狭窄。通过置入的新支架增强对管壁的支撑力，使管腔进一步扩大，对支架膨胀不全的再狭窄可考虑置入新的支架。

（5）华盛顿医学中心 Mehran 等在 2000 年的 ACC 会议上报告了对 765 例支架术后再狭窄患者采用不同的介入治疗手段的疗效比较。他们认为治疗器械不是决定支架术后再狭窄病变治疗后远期预后的主要因素，而真正影响再次再狭窄的是糖尿病（$P=0.0043$）、既往曾有过再狭窄（$P=0.012$）以及病变的长度超过 20mm（$P=0.0031$）。

（6）冠脉内放射治疗是介入心脏病学中一个崭新的、令人兴奋的领域。SCRIPPS、WRIST、GAMMA、ARTISTIC、ARREST、BETA WRIST、BERT、BETACATCH、PREVENT、START 等试验对不同的放射源、不同的放射线、不同的装置进行研究，都为治疗和预防支架内再狭窄曾经点燃过希望，但其晚期血栓性血管闭塞、边缘效应和延迟再狭窄至今仍是未能逾越的障碍而制约其临床应用。

支架术是冠心病介入治疗的一大进步，但支架内再狭窄的存在及其难以有效处理，又像一把双刃剑继续困扰着人们。

（三）药物包被支架的研制应用和 RS 研究

近些年来，人们试图通过局部药物释放的方法增加病变局部药物浓度而取得高效低毒的治疗效果，为解决再狭窄问题开辟一条新路。药物包被支架将冠心病介入治疗推向新的舞台。可以说，药物包被支架是冠心病介入治疗史上的第三个里程碑，它似乎成为跨越困惑了人们二十余年的 RS 历史长河的诺亚方舟，使"告别再狭窄"的梦想有可能得以实现。

较为理想的是在置入支架的同时进行局部药物释放，以取得最佳的治疗效果。依据支架携带的药物和作用的不同可将药物涂层支架分为两大类："被动"的抗血栓作用的涂层支架：即通过携带磷酸胆碱、肝素、碳化物、硅碳合金等，在支架的表面形成完整的包被，以减少血栓形成，进而降低再狭窄；"主动"的抗增殖作用的涂层支架：通过携带抗有丝分裂素（如雷帕霉素、泰素、放线菌素 D 等）、抗炎剂、金属蛋白酶抑制剂、一氧化氮供体、抗氧化因子、雌二醇等药物或基因、细胞等,通过与血管壁持续的相互作用而抑制支架术后血管内膜的过度增殖,降低再狭窄。近年来,有关细胞周期特异性抑制剂对支架术后再狭窄的研究显示了良好的前景,最受关注并已被证实有效的是雷帕霉素(sirolimns,rapamycin)和泰素(paclitaxel,taxal)。

1. sirolimus 涂层支架　　sirolimus 是 Wyeth-Ayerst 发现的一种抗生素,1999 年美国 FDA 批准将 sirolimus 作为肾移植的免疫抑制剂用于临床。sirolimus 具有细胞抑制作用,可使细胞静止在其增殖周期的早期阶段—G_1 晚期,使细胞循环停止,可促进血管损伤部位及支架置入部位重新内皮化。雷帕霉素与一种特殊的聚合物基质结合并包被到支架表面,该基质可控制其释放。

使用雷帕霉素的优点主要有:该药是细胞静止剂而非细胞毒药、容易扩散穿过血管壁且半衰期较长(8天)、抑制了再狭窄过程的关键步骤(细胞周期的 G_1 期)、用量少、安全可靠。强生-Cordis 公司成功地将 sirolimus 包被于 Bx Velocity™ 支架上——CYPHER™ 支架,sirolimus 有两种释放方式:快速释放型和缓慢释放型。此外,sirolimus 可非常明显地抑制支架置入术后的炎症反应,但不影响内皮修复过程。

第一个在人体进行的 CYPHER™ 支架临床试验为 FIM 研究,主要研究目的是评价 CYPHER™ 支架临床应用的安全性。2002 年 3 月美国 ACC 会议上报告了 FIM 研究的 2 年随访结果(30 例),提示 sirolimus 包被的 CYPHER™ 支架的临床应用是安全的,同时它可有效地抑制支架术后内膜的过度增殖,2 年的随访期再狭窄率为 0。另一个用于评价 CYPHER™ 支架安全性和有效性的大规模、多中心随机双盲临床试验为 RAVEL 研究,19 个心脏中心的 238 例患者入选,分别置入 sirolimus 包被的 CYPHER™ 支架(120 例)和普通的 BX™ Velocity 支架(118 例)。2001 年报告了其 210 天的冠脉造影和 IVUS 随访,再狭窄率为 0%,靶病变再次重建率为 0%,向人们投来了"再狭窄零时代"的第一缕曙光。

SIRIUS 研究为随机双盲对照研究,共有 55 个心脏中心参加,入选了 1101 例患者,研究的目的是进一步评价 Cypher™ 支架的安全性和有效性。该研究包含了更多的冠心病危险因素、更复杂的患者和更复杂的病变,研究结果进一步证实了 sirolimus 的安全性。支架内(in-stent)再狭窄率降低了 91%(对照组为 35%,sirolimus 组为 3%,$P<0.001$),节段内(in-segment)再狭窄率(包括支架及支架两端 5mm 范围)降低 75%(对照组为 36%,sirolimus 组为 9%,$P<0.001$),TLR 率降低 75%(4.1% vs 16.6%,$P<0.001$);9 个月的 TLR 率在 2.3mm 的小血管为 7.3%、在 2.8mm 的血管为 3.2%、在 3.3mm 的大血管为 1.8%,较对照组明显降低(分别为 20.6%、18.3%和 12.0%);糖尿病患者的支架内 RS 为 8.3%、节段内 RS 为 17.6%、TLR6.9%、MACE9.2%,显著低于对照组(分别为 48.5%、50.5%、22.3%和 25.0%,$P<0.001$);支架长度每增加 10mm,其支架内再狭窄率分别增加 13%(对照组)和 1.6%(sirolimus 组)。目前,有关 sirolimus 包被的 CYPHER™ 支架的许多研究正在进行中,所涉及的病变更为复杂,如冠状动脉开口处病变、血管分叉处病变、小血管病变以及再狭窄病变等。

从已经获得的令人兴奋的结果中已经使我们看到了攻克再狭窄的曙光。我们有理由相信 sirolimus 包被的 CYPHER™ 支架的临床应用是冠心病介入治疗学的一个重要的里程碑。

2. 泰素涂层支架　　泰素(taxol, taxane, paclitaxel)于 1992 年被批准用于对一线化疗药无效的卵巢转移癌的治疗,通过影响微管的功能而在细胞周期的 M 期抑制平滑肌细胞的增殖和迁移,可阻断细胞的有丝分裂,使细胞死亡。大量结果已显示泰素包被支架也能有效降低支架内再狭窄的发生率。

TAXUS 是将 Paclitaxel 包被于 Boston 公司的 NIR 或 express 支架上的药物涂层支架，药物释放方式分为缓慢或中速。TAXUS-Ⅰ的 paclitaxel 涂层支架安全性研究结果证实，置入支架后 30 天及 6 个月的随访期内全部入选患者无死亡、Q 波心肌梗死、血栓形成及任何主要心脏意外事件发生；6 个月的再狭窄率为 0%。2003 年 PCR 年会上还报告了 TAXUS-Ⅰ的 2 年随访结果，显示了自术后 30 天至 24 个月（2 年）中，TLR 持续为 0%。

paclitaxel 涂层支架的有效性及可行性的多中心随机研究有 TAXUS-Ⅱ及 TAXUS-Ⅲ。2002 年 9 月 TCT 会议上报告了 TAXUS Ⅱ研究结果，TAXUS Ⅱ为国际多中心随机三盲对照研究，研究的目的是检测 TAXUS NIRx paclitaxel 药物涂层支架的有效性和安全性。包括了中度释放组（MR）和缓慢释放组（SR），术后 6 个月的随访结果：MR 组和 SR 组的支架内 RS、MACE、TLR、TVR 均比对照组降低 60% 以上，无边缘现象存在。2003 年 PCR 年会上 Colombo 报告了 TAXUS-Ⅱ一年临床随访结果，继续显示其有效性和安全性，在手术 6 个月停用氯吡格雷以后，TAXUS 仍表现出持久的有效性，而且各高危亚组在随访期间 TLR 均持续降低（70% 以上）。TAXUS-Ⅲ试验为随机双盲对照研究 TAXUS（SR）支架治疗支架内 RS 的可行性。

TAXUS-Ⅳ包括两部分研究内容：入选 1250 例 de novo 病变，比较 paclitaxel 涂层的 express 支架和无药物涂层的 express 支架的疗效差异；另将入选 650 例支架术后再狭窄病例，比较置入 paclitaxel 涂层的 express 支架与血管内放射治疗对再狭窄病变的治疗效果。TAXUS-Ⅳ研究是一个十分重要的和关键的研究。

TAXUS-Ⅴ评估 TAXUS（SR）支架对复杂病变的治疗优越性。

TAXUS-Ⅵ是多中心随机对照三盲试验，评估 TAXUS（MR）支架对长病变（18～40mm）治疗作用及安全性，2003 年 PCR 年会上报告了术后 30 天的早期安全性结果，长期（9 个月）的冠脉造影和 IVUS 追踪结果将在 2004 年 PCR 会议上公布。

将要进行的 REALITY 随机双盲对照研究是对比 simolimus 包被支架 Cypher 和 paclitaxel 涂层支架 TAXUS 的治疗作用和效果。人们将期待和关注试验的进行，相信该研究结果无疑会对药物包被支架的临床应用提供更积极的信息。

但迄今，药物涂层支架最长的临床观察期仅仅 2 年左右，更长的时间是否仍然有效，复杂病变、再狭窄病变、复杂的临床情况是否都有效，远期的毒副作用如何，药物涂层支架的高额费用能否为患者接受等等问题，都值得我们更深入的研究和探讨。

无论药物涂层支架抑或普通支架，其术后 RS 均与技术操作密切相关，严谨规范的操作在降低 RS 中起着重要作用。Mintz 用 IVUS 观察近千例支架内 RS 病人，发现 4.5%～5% 在置入支架时有机械性并发症，术后即刻血管腔横截面积 $<6mm^2$ 者达 40%，指出支架置入术后最重要指标是置入后当时的质量。因此，从病人利益出发认真权衡利弊，考虑价/效比、效果/风险比、即刻效果/远期疗效等因素，根据病人临床情况、血管情况、病变特征为病人选择和提供最佳治疗方案，是降低介入治疗术后总体再狭窄率的根本环节。

四、终末靶器官治疗是 PCI 的又一研究课题

对于已失去介入治疗和外科搭桥术机会，药物治疗又无效的病人，如何进行终末靶器官治亦是当今人们关注热点和研究攻关课题：

1. 心肌血管重建术（myocardial revascularization）　　冠脉弥漫性病变或微小冠脉病变

的情况下,可利用激光或其他手段在缺血心肌处钻打微孔,微孔多能很快内皮化,使心腔血液与心肌微小血管直接相通,以改善心肌供血。心肌血管重建术分为经皮重建术(PMR)和经胸重建术(TMR)两种,至今的研究结果尚不尽如人意。

2. 血管生成(angiogenesis)和心肌细胞再生治疗 血管生成治疗指应用血管生长因子或基因促进心肌新的毛细血管生成,从而形成供血血管区至梗阻血管区的侧支循环,达到缓解心绞痛、改善心肌缺血的目的。生长因子和基因可经心外膜冠状动脉注射,在开胸手术时注入心肌,也可应用导管技术经心内膜注入。但目前尚处于研究阶段,血管生成基因治疗的效果、安全性和靶向性仍有待于进一步研究和临床试验验证。心肌细胞再生指移植或动员外源性或自体其他种类的细胞(如骨骼间质细胞、造血干细胞、胚胎干细胞及肝脏来源的干细胞等)定向分化成心肌细胞,来挽救和替代 AMI 坏死/凋亡的心肌细胞。动物试验证实上述来源的细胞可归巢到梗死区,在心脏特殊的微环境下分化形成心肌细胞。将来可能为心肌梗死和缺血性心肌病提供一种根本有效的治疗方法。但是,干细胞来源的获取、伦理方面的限制、移植排斥反应的对抗、干细胞定向分化的分子机制与调控因素的探讨、最佳的移植时机及方法以及长期安全性(如干细胞潜在的致癌和诱发恶性心律失常作用的防治)等是目前这一领域中存在的主要问题,对此值得进行大量深入细致的研究。

总之,21 世纪冠心病介入治疗研究领域中,将可能出现以"技术-器械-材料-药物-临床-预防-基础"等为主的多学科相互渗透的发展战略和研究模式。冠心病介入治疗的短期和长期疗效都会发生质的飞跃,真正成为人类冠心病的"克星"。

五、适应证和禁忌证

一个病人是否适合行 PTCA,取决于冠脉血管和病变的解剖特征、手术成功把握以及对风险、远期效果和再狭窄率、效/价比等利弊权衡。理想的适应证是从技术上能成功扩张所有病变又冒较低风险,病人术后能显著缓解症状和改善左室功能,并能有效地提高远期生存率。

技术熟练程度和经验直接影响 PTCA 成功率从而关系到适应证的选择考虑,但对冠心病 PCI 的适应证和禁忌证起决定作用的是新器械、新技术的不断问世,使不同年代的冠心病经皮介入治疗有其不同特色和质的飞跃。

(一) 20 世纪 70 年代 PCI 适应证

介入治疗早期为单纯球囊扩张加之经验不足的年代,人们受急性血管闭塞并发症的困扰,因而使 PTCA 仅适用于稳定性心绞痛、单支血管病、病变为孤立、近端、短病变(<10mm)、向心性、不累及大分支血管、无钙化、非完全阻塞性狭窄,左室功能良好,又是冠脉搭桥术适应证的患者。

(二) 20 世纪 80 年代 PCI 适应证

随着技术改进和经验的不断提高,导管和导丝工艺的飞速进展及新技术的涌现,冠心病介入治疗适应证已显著拓宽,早期的禁忌证变成为适应证,早期的绝对禁忌证也变成相对禁忌证,使更多的冠心病人受益。

1. PTCA 适应证

(1)临床适应证

①稳定性和不稳定性心绞痛;

②变异性心绞痛;

③急性心肌梗死的 PTCA（溶栓治疗后择期 PTCA 或急诊直接 PTCA）；
④高危性冠心病人，即左室功能明显受损病人（LVEF<30%）；
⑤冠脉搭桥术后心绞痛；
⑥高龄心绞痛患者（>75 岁）。

（2）血管适应证

①多支血管病；

②冠脉搭桥术后的血管桥（包括大隐静脉桥和内乳动脉桥）及被搭桥后的冠状动脉本身病变；

③被保护的左主干病变（protected left-main）。

（3）病变适应证也已由简单病变拓宽到各类型复杂病变：位于血管远端、管状长节段（tubular>10mm）、偏心性、钙化、不规则；位于血管分叉处病变（bifurcation）；一支多处病变（tandem）；位于血管转弯处病变；成角度病变（angular lesion>45°）；完全阻塞病变（total occlusion lesion）（<3 个月为新近阻塞，>3 个月为慢性阻塞；冠脉口病变（ostial lesion）；有溃疡或含血栓的病变等等。

1988 年 ACC/AHA 心血管操作技术专题小组和 PTCA 专家组总结了过去 10 年的经验，将病变特征分为 A、B、C 三型，并提出了冠状动脉病变特征与 PTCA 成功和危险性的相互关系，作为 PTCA 适应证选择的指南。Ellis 等根据 4 个中心的经验，进一步完善了此分类法，提出将 B 型和 C 型病变又分为 B_1、B_1 和 C_1、C_2 亚型，其中阿拉伯数字代表该病变具有 B 或 C 型特征的多少，"1"为具备其中任一个特征。"2"为具备 2 个或 2 个以上特征者。

围绕上述各种适应证，都组织进行了众多大规模随机对比临床试验。进一步阐述和证实了各种临床情况和各种病变情况的 PCI 治疗效果，提供了大量循证医学资料，指导和促进了冠心病介入事业的发展（详见各有关章节内容）。

病变特征分型对此后相当长一段历史时期中 PCI 的开展真正起到了指导作用，很多临床研究和试验的设计或总结都是以此为依据；不同医院和介入医生也据此选择适应证以提高手术成功率及减少手术并发症率，使冠心病介入治疗始终保持积极的治疗效果。

2. PTCA 禁忌证

（1）未被保护的左主干病变，指左冠状动脉主干有>50%的狭窄而未经外科搭桥术，或无侧支循环逆行供血至 LAD 和 LCX 者。

（2）严重弥漫性病变。

（3）狭窄程度<50%的冠状动脉病变。

（4）不适合心外科搭桥手术的患者，因一旦发生急性严重血管并发症时无法进行紧急冠脉搭桥术。

20 世纪 80 年代早期，在适应证的选择中主要还是围绕着成功可能与危险性，以病人安全为首要考虑点；80 年代中期由于冠脉内支架术的广泛应用，明显减少并有效处理了术中急性血管并发症，使 PCI 由繁到简、转危为安、使人们在适应证选择的考虑重点由手术并发症转移到术后再狭窄的远期疗效。

（三）20 世纪 90 年代 PCI 适应证

自 1993 年冠脉内支架广泛应用于经皮冠状动脉成形术后，PCI 发生了最惊人的进步，改变了冠心病介入治疗的一切，包括适应证、禁忌证和器械的选择，操作方法、步骤和技巧，并发症和处理，成功率和术后再狭窄率等。

1988年ACC/AHA专家组制定的"治疗指南"也因支架术而改变，该"指南"已不再作为病变特征与成功率的相关性考虑，只作为病变特征与手术风险的参考。冠脉内支架术改变了PCI技术、改变了手术结果、改变了术后再狭窄率，也进而改变了适应证和禁忌证。主要表现为以下几方面：

1. 未被保护左主干病变　冠脉支架的应用打破了80年代的技术禁区——未被保护的左主干病变。

未被保护左主干是指不存在开通的冠状动脉搭桥移植血管和自身侧支循环保护的左主干病变，按其解剖部位分类为左主干开口（指左主干近1/3段）、干段（指中1/3段）和远段（指包括分叉在内的远1/3段）三种。CABG一直被认为是治疗左主干病变的标准有效方法。1989年O'Keefe等首次报道了单纯球囊扩张术（PTCA）对左主干病变的疗效，尽管手术即刻结果令人满意，但术后中、长期疗效却不甚理想，因此作者认为左主干PTCA仅适用于CABG禁忌证者。1988年美国ACC/AHA建议左主干病变为介入治疗禁忌证。20世纪90年代中期后，随着冠状动脉支架的广泛应用和PCI技术的娴熟及经验的积累。PCI治疗未保护左主干病变的疗效不断提高，使介入心脏病学界对这一有争议的课题兴趣重燃、得到共识。

未被保护左主干病变PCI较理想的适应证有：①左心功能正常，且左主干病变解剖位置适合支架植入术，如口部和干段病变。②急性心肌梗死（AMI）或PCI术中合并左主干急性撕裂或夹层导致左主干闭塞。③由于严重肺、肾功能不全不能耐受CABG手术或其他外科高危情况（具有以下危险因素之一：>75岁、心脏手术史、LVEF<35%、肾功能衰竭、远端冠脉血管条件差、呼吸衰竭）。④左主干病变合并多支血管病（尤其是远端血管）弥漫性病变而解剖部位不适合CABG的病人。

其相对禁忌证有：①左心功能差（LVEF<40%）。②合并多支弥漫性病变但解剖特点适合CABG且左心功能差。③左主干严重钙化病变。④<8mm的短左主干。

未被保护左主干病变PCI在器械选择、投照体位、病变暴露和操作技巧各方面都有特殊要求，术者的技术水平和经验直接影响其即刻和远期效果。左主干病变PCI术后的长期疗效差异较大，死亡率的主要预测因素为左室功能受损，术后的支架内再狭窄（ISR）发生致死性MACE。左主干病变PCI术后ISR发生率在12%～31%，其发生率的高低主要取决于血管直径，Park等报道血管直径<3.6mm的ISR为31%，>3.6mm为13%、也与术终支架内MLD（由此可见IVUS指导下支架植入的重要性）以及是否患有糖尿病有关。最近报道药物涂层支架改善了左主干病变PCI的疗效和适应证的拓展。

2. 急性心肌梗死直接PCI　自1983年Hartzler首先报道对急性心肌梗死（AMI）病人实施直接PTCA获得良好结果，经过20世纪90年代十余项大规模临床试验证实了AMI直接PCI的疗效，该适应证已得到普遍公认和广泛应用，从根本上改变了急性心肌梗死的治疗理念和结果，改善了众多急性心肌梗死患者的临床进程。

3. 急性冠脉综合征（ACS）的早期介入治疗　急性冠脉综合征是基于冠脉易损斑块的破裂、溃疡进而血小板黏附、聚集、激活形成附壁和腔内血栓，使血流急剧减少或不完全中断或间断性完全中断，导致临床的急性缺血事件。

急性冠脉综合征的早期有创治疗包括早期介入治疗或外科搭桥术，与早期药物保守治疗相比始终是人们关注的热点。对于早期有创治疗在不稳定性心绞痛／非ST段升高心梗中的地位曾先后组织进行了4项大型临床随机对比研究：TIMI-Ⅲb试验（1973例）结果提示在降低死亡率、心肌梗死方面，早期介入治疗和早期药物治疗无显著差异（$P=0.42$）；VANQWISH试验（920例）结果显示早期介入治疗组死亡/心梗发生率更高；FRISC Ⅱ试验（3048例）和TACTICS-TIMI18试验（2220例）结果均显示早期介入治疗能显著减少死亡/心肌梗死发生率。

因此TIMI-Ⅲb和VANQWISH试验不利于ACS早期介入治疗，而FRISC Ⅱ和TACTICS试验支持ACS早期介入治疗，这4项临床试验的结果相反。究其原因是由于前两者试验在1995年前完成，而后两者试验在1995年后开展且试验中大部分应用冠脉内支架（FRISC Ⅱ为65%、TACTICS为84%）和GP Ⅱb/Ⅲa受体拮抗剂（FRISC Ⅱ为10%、TACTICS为100%），正是其阳性临床试验结果原因所在。

至今，不稳定性心绞痛/非ST段升高心梗的早期介入治疗已得到工人，而支架术和GP Ⅱb/Ⅲa受体拮抗剂的应用是早期介入治疗的最佳方案。

4. 血栓性病变　在急性冠脉综合征患者中血栓性病变高达90%，血栓病变对介入医生始终是个棘手问题，是冠脉内支架和药物涂层支架的术中和术后急性、亚急性血栓闭塞性并发症以及术终无复流现象、甚至猝死的主要威胁。因此血栓性病变也是介入治疗的研究热点，由于以下三方面的成就使之逐渐得以解决：

（1）抗栓治疗药物的进步　阿司匹林是上百年来常用常新的有效抗栓制剂，20世纪90年代的ADP受体拮抗剂抵克立得（第一代制剂）和氯吡格雷（第二代制剂）相继问世，使支架术的血栓并发症降低到0.6%，并大大简化了支架术的抗栓抗凝治疗常规。GP Ⅱb/Ⅲa受体拮抗剂能阻断血小板聚集的最后通道，是最强有力的抗血小板制剂。

（2）机械取栓装置　直接吸取冠脉中的血栓以减少血栓栓塞并发症如X-sizer、AngioJet、Hydrolyzer和超声溶栓装置如Sonicath、Acolysis等。

（3）远端保护装置　在急性冠脉综合征、大隐静脉桥血管的介入治疗中，常常发生远端血管的微栓塞，在血管介入治疗中如能有效地保护远端血管，避免栓塞，可达到提高即刻疗效及改善远期预后的效果。

血管远端保护装置是近年来研制并投入临床使用的一类介入治疗辅助装置。主要分为两大类：一类为滤网系统，它不阻断血流，对一定大小的栓子有滤过能力，如Cordis公司的Angioguard、Boston公司的Filterwire等；另一类为球囊阻塞抽吸系统，球囊将病变远端血流完全阻断后用抽吸导管进行负压抽吸，如Medtronic公司的GuardWire PercuSurge。理想的血管远端保护装置应具有如下特点：①能够完全去除可能导致远端血管栓塞的有形成分及血管活性物质；②能够保证远端血管的正常血流灌注，如果必须阻断血流，阻断时间应尽可能短；③装置的设计应适合常规的介入治疗方法；④临床证实安全有效；⑤良好的效/价比。

急性冠脉综合征时由于不稳定斑块纤维帽破裂，脂核内的粥样物质释放至血循环内，常常导致远端血管的微栓塞；同时斑块内含有大量的组织因子可进一步促进血栓形成，血小板黏附聚集和血栓栓塞。这种斑块的破裂和修复过程不断的重复，导致冠脉病变的进展和不稳定性心绞痛，但血栓导致血管的突然闭塞时即可发生急性心肌梗死。

栓塞是SVG介入治疗较为突出的并发症之一，有研究证实，由其引发的MI较native冠状动脉高1倍，并可增加远期死亡率（3倍）。此外，远端血管为栓塞引起的无复流现象在临床上无有效的治疗方法。

使用血管远端保护装置可避免或减少微血管栓塞，减少慢血流或无血流现象的发生率，降低AMI（尤其是非Q波AMI）的发生率，因此，血管远端保护装置增加了血栓病变PCI的安全性，改善即刻和远期疗效，是当前PCI的研究热点之一。但其投入临床使用的时间还较短，需要不断地改进和完善。如滤孔的大小、是否需要联合药物治疗、在远端血管使用的可能性、如何解决血管分支/分叉处病变等都有待于不断研究。

（四）21世纪PCI适应证

21世纪已进入药物涂层支架（DES）时代。药物涂层支架将"药物治疗和器械治疗合而为一"，既是大胆创举，更是人类智慧和科技高度发达的完美结合。从已经获得的令人兴奋的结果中已经使我们看到了攻克再狭窄的曙光，我们有理由相信药物涂层支架的临床应用是冠心病介入治疗学的一个重要的里程碑。

美国食品与药品监督管理局（FDA）于2003年4月及11月先后批准CYPHERTM支架和TAXUS支架用于冠脉PCI手术中。

药物涂层支架对糖尿病血管、小血管病变、长病变、支架内再狭窄、分叉病变等的治疗作用，至今临床研究极少，而且其对左主干病变、多支血管病变、大隐静脉桥血管病变、慢性完全性阻塞病变以及急性心肌梗死患者的疗效，仍缺乏临床研究。另外，药物涂层支架目前仍相当昂贵，因此更需要医生在选用药物涂层支架时，应根据循证医学理论进行必要的价效分析。

最后，值得强调的是无论药物涂层支架抑或普通支架，其术后RS均与技术操作密切相关，严谨规范的操作在降低RS中起着重要作用。药物涂层支架术后的死亡主要为支架内血栓形成所致，其又与支架大小的选择和置放技术不当相关。SIRIUS与New-SIRIUS试验结果的差别有力地说明高质量的操作技巧对提高术后即刻和远期疗效起着重要作用。DES术后充分有效的抗栓抗凝治疗至关重要。

Martin Leon在2003年TCT会议上关于CYPHER与TAXUS的应用综述报道上，特别强调了规范操作在药物涂层支架应用中的重要性，指出使用药物涂层支架技术操作技巧要点：小尺寸球囊低压预扩张、支架球囊直径：血管直径=1.1∶1、支架覆盖整个病变（病变"肩膀"外3~5mm）、用短球囊做支架置放后扩张、充分的抗血栓治疗（术后使用氯吡格雷6~12个月）等。此外，从病人利益出发认真权衡利弊，考虑价/效比、效果/风险比、即刻效果/远期疗效等因素，根据病人临床情况、血管情况、病变特征为病人选择和提供最佳治疗方案及高质量植入每一个支架，是降低介入治疗术后总体再狭窄率的根本环节。

近十年来，中国冠心病介入治疗（PCI）取得了令人欣喜的进步，新技术、新器械、新产品不断开发应用，国际上众多大宗临床随机对照研究又为临床应用提供坚实的循证医学依据，使中国PCI事业得以步步跟进国际心脏介入事业的发展步伐。药物涂层支架给中国PCI发展注入新的活力，在减少术后再狭窄方面为病人带来福音。然而其昂贵的费用与我国患者目前的经济承受能力之间的矛盾却制约着该技术在中国的发展速度，更值得关注的问题是中国PCI事业发展的不平衡性及介入医生自身技术成熟程度的差异，也给药物涂层支架在中国的实际应用效果带来不良影响。根据目前了解的情况来看，中国的药物涂层支架术后发生与支架相关的死亡比率远远超过美国FDA公布的数字（60例/30万例），因此，严格规范操作并提高技术是推进药物涂层支架在中国发展应用的当务之急。

迄今，药物涂层支架最长的临床观察期仅仅2年左右，更长的时间是否仍然有效，复杂病变、再狭窄病变、复杂的临床情况是否都有效等问题，都值得更深入的研究和探讨。

冠脉内支架的应用因其有效处理血管并发症改变了冠心病PCI的适应证和禁忌证，药物涂层支架的应用又因其显著降低 PCI 术后再狭窄而再次改变了冠心病 PCI 的适应证和禁忌证,极大地拓展了适应证的范围。我们相信,绝大多数的冠状动脉病变可用药物涂层支架治疗。药物涂层支架在某些特殊冠心病临床情况和冠状动脉复杂病变介入治疗中必将具有很好的应用前景。随着研究深入,我们期待更多种类的药物涂层支架有望问世和临床上应用,尤其是药物涂层支架的国产化,使支架的价格和总医疗费用进一步大幅度降低。药物涂层支架必将推动冠心病治疗的发展,真正成为新世纪介入心脏病学的一个飞跃。然而,尽管 PCI 的适应证已明显拓宽,但对于每个医院、每个术者来说,适应证和禁忌证又有其具体内涵。PTCA 成功与否受以下几个方面因素影响:

(1) 病例的选择。
(2) 针对病人情况的器械的选择。
(3) 冠脉造影的质量,能否清晰显示血管和病变的各种特征。
(4) 术者的经验和技巧。
(5) 高质量的心血管造影机。
(6) 训练有素、具有丰富经验的一组专业技术人员 (team)。

自 1977 年以来二十余载,PCI 适应证拓宽又拓宽,其中蕴涵了全世界介入专家和精英们几代人的努力和辛劳,是胆识与勇气的体现、多学科知识的汇聚、科学与现实的结晶,才得以开拓一片又一片的领域,造就了今日之辉煌。

第三节 冠心病介入治疗基本方法和技术

经皮冠状动脉球囊扩张术 (percutaneous coronary balloon angioplasty) 是冠心病介入治疗技术的基础。冠状动脉支架植入术 (coronary stenting)、定向旋切术 (directional coronary artherectomy,DCA)、旋磨术 (coronary rotablation)、准分子激光成形术 (excimer laser coronary angioplasty,ELCA) 等都是在球囊扩张术的基础上发展起来,并通常与球囊扩张术配合运用以达到最佳治疗效果。施行介入治疗的术者必须对患者的临床情况有全面了解、熟悉患者冠状动脉及其病变的解剖特点、有熟练的冠状动脉造影及介入治疗操作技术。

一、冠状动脉球囊扩张术所需的器械

进行冠状动脉球囊扩张术所需的基本器械包括导引导管 (guiding catheter)、导引钢丝 (guide wire)、球囊导管 (balloon catheter)、加压泵 (in-deflator);其他配件还有钢丝导入器俗称穿针器 (introducer)、钢丝调节器 (torquer)、Y 形接头 (Y-adaptor)、动脉鞘管 (artery sheath) 等。

1. 动脉鞘管及其选择 用于冠状动脉介入治疗的动脉鞘管必须具有单向止血活瓣和带三通的冲洗用侧臂。单向止血活瓣最好紧靠鞘管尾端,在操作时间过长或患者处于高凝状态导致鞘管内血栓形成时,便于用注射器乳头直接插入鞘管内吸出血栓。

动脉鞘管的直径从 5F 到 12F,根据将使用的导引导管直径选用,鞘管直径不得小于导引导管的直径,也不必要刻意选择过大的鞘管以尽量减轻局部血管损伤。

动脉鞘管从长度上分为普通鞘管和长鞘管两种,在患者股、髂动脉弯曲或有狭窄、撕裂、动脉瘤等异常情况且不便或不能改用其他血管径路时应考虑使用长鞘管。

如果选择经桡动脉途径行介入治疗,可选用专用的桡动脉鞘便于穿刺。

2. 导引导管及其选择　用于介入治疗的导引导管直径从 5F 至 12F，同一直径的导管按照其内径的大小又可分为普通腔、大腔和巨大腔三种（表 32-3-1），术中应参考靶血管直径（尤其是开口部位的直径）、血管开口及其邻近部位有无病变或斑块，主要根据可能将要使用的球囊、支架、旋磨导管、旋切导管能通过的最小导引导管内径进行选择。

表 32-3-1　各种型号导引导管的内径（英寸）

外径	普通腔导管	大腔导管	巨大腔导管
6F	≤0.061	0.062～0.065	≥0.066
7F	≤0.071	0.072～0.075	≥0.076
8F	≤0.079	0.080～0.085	≥0.086
9F	≤0.089	0.090～0.095	≥0.096
10F	≤0.099	0.100～0.107	≥0.108

目前常用的球囊扩张导管及支架多能通过 6F 导引导管，部分产品甚至能通过 5F 的导引导管，综合考虑动脉穿刺处的损伤及并发症发生几率、导引导管的支撑力和球囊、支架定位时注射造影剂的难易程度等因素，一般多选用 6F 导引导管。当病变累及较大分支，估计可能需要行对吻球囊扩张（kissing balloon technique）时，宜选用 7F 或巨大腔 6F 导引导管。当病变处有明显钙化，准备进行旋磨治疗时，应根据旋磨头（burr）直径选用导引导管，除了 1.5 mm 旋磨头可用 6F 导管外，应选用 7F 以上。当病变累及血管开口、分叉部位，准备行定向旋切治疗时，应根据所用旋切导管直径选用 8F 或 11F 导引导管。当准备行切割球囊扩张或血管内放射治疗时，应选用 8F 导引导管。当血管内有大量血栓，准备使用 percusurge guardwire system 行血栓吸出治疗时，也应选用 8F 导引导管。

导引导管的壁共有三层，中间层为细金属丝编织而成，所以导引导管比造影导管坚韧（图 32-3-1）。其塑形与造影导管一样也分为很多不同的形状，常用的有 Judkins、Amplatz、XB、EBU、Q curve 等，也有专供经桡动脉穿刺介入治疗的 JFL 及 JFR。根据造影时所用导管型号、主动脉根部宽度、冠状动脉解剖特点、预计的介入治疗难易程度及对导引导管支撑力的要求进行选择。对左冠状动脉介入治疗而言，多选用 JL 4 导引导管，主动脉根部较宽时选用 JL 4.5、JL 5，主动脉根部较窄时选用 JL 3.5 导管。病变血管严重弯曲、成角、慢性完全闭塞等可能需要导引导管提供更强支撑力时，应选用 XB、EBU、Q curve、Amplatz 等导管。左主干开口位置变异时选用 Amplatz 导管较好。右冠状动脉介入治疗多选用 JR 4 导引导管，右冠状动脉开口较低、主动脉根部较宽时选用 JR 4.5、JR 5，右冠状动脉开口较高、主动脉根部较窄时选用 JR 3.5 导管。需提供较强支撑力时可选用 XB RCA、XBR、Amplatz、ART 导管，右冠状动脉开口位置明显变异时可选用 Amplatz 导管。

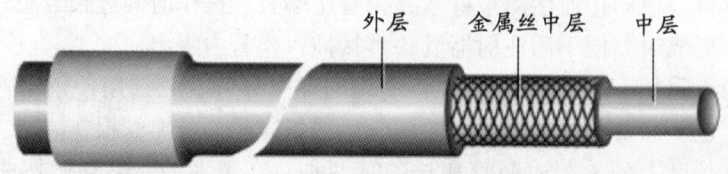

图 32-3-1　导引导管壁结构示意图

当冠状动脉开口处有斑块或狭窄病变、冠状动脉开口段直径与导引导管相近等原因造成导引导管嵌顿，或导管刺激引起冠状动脉起始段持续痉挛时，导引导管到位后压力曲线会出现明显衰减（damped）或心室化（ventricularization）现象，此时应换用带侧孔的导引导管。

带侧孔的导引导管不易因导管嵌顿阻碍血流引起大面积心肌严重缺血、严重心律失常等并发症，但因术中不出现压力曲线明显衰减及心室化，术者应提高警惕，避免深插导引导管（deep-seeding）引起血管近端损伤。

3. 导引钢丝及其选择

导引钢丝的基本结构如图 32-3-2 所示，在挺直的钢丝头端，其金属内芯逐渐变细，最远端焊接一个可随意改变弯曲度的塑形区，表面涂有硅或亲水涂层。导丝软硬、支撑力等特性的不同，主要缘于其远端的设计特点。金属内芯变细的部分越长、塑形区越长，则导丝越柔软，反之则越硬挺。

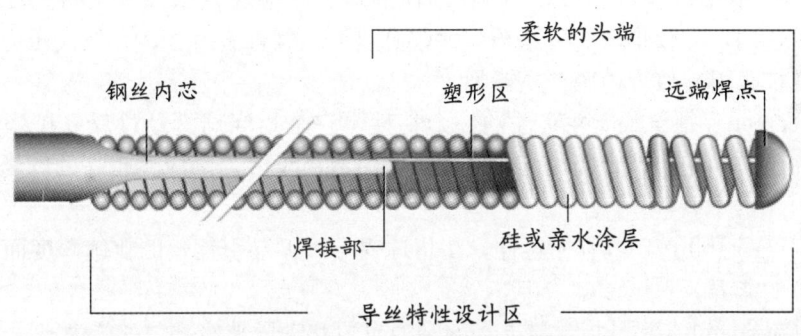

图 32-3-2　导引钢丝基本结构

对导引钢丝的选择要考虑到其各种特性。调控性能（torque control）是指导丝头端随尾端旋转而同步旋转的能力。旋转性（steerability）是指导丝头端在血管内向各个方向旋转的能力。可视性（visibility）反映钢丝在 X 光透视下肉眼所见的清晰度。可视性太低的钢丝，在钢丝头端遇到阻力而术者继续推进时不能清楚看见钢丝体部是否在主动脉根部盘曲，会影响操作。可视性太高的钢丝，在球囊扩张后，钢丝的影像会干扰术者正确判断病变局部有无内膜撕裂。柔顺性（flexibility）和支撑力（support）是一对矛盾的统一体，柔韧性高的钢丝容易通过严重弯曲、成角的病变血管但支撑力欠佳，在送入支架时可能遇到困难。支撑力高的钢丝常因太硬而不能顺利通过弯曲、成角的病变处。

有的钢丝在头端带有几个相距 1 cm 的额外标记（marker），在 X 光透视下清晰可见，可帮助判断病变段血管的长度，尤其适用于行直接支架植入术时。

目前有多家厂家生产的导引钢丝可供选用，各家的产品自成体系。多数情况下可以选用 ACS 的 balance middle weight（BMW）或 Cordis 的 ATW、Medtronic 的 fusion 钢丝。当需要钢丝提供较强的支撑力时可选用 ACS 的 extras'port，当需要钢丝头端有更强的通过力时可选用 ACS 的 intermediate 或 standard 钢丝。慢性完全闭塞病变可能需要 Boston 的 PT Graphix、crosswire、ACS 的 cross it 100/200/300、Cordis 的 Shinobi、Terumo 的 cross NT。

用于冠状动脉介入治疗的导引钢丝直径有 0.014 英寸和 0.018 英寸两种，目前绝大多数球囊、支架只能容纳0.014英寸的钢丝。钢丝按长度分有普通钢丝（长度170 cm或190 cm）和长钢丝（270 cm或300 cm）两种，一般情况下采用普通长度的钢丝。当术前预计需反复更换over-the-wire球囊系统时，可选用长钢丝以便于操作。厂家也提供与自己产品配套使用的延长钢丝，必要时可连接在普通钢丝尾部使钢丝延长便于更换over-the-wire球囊，应注意不同厂家的导引钢丝和延长钢丝不能交叉混用。用于冠状动脉旋磨的是特制的直径0.009英寸、长度300 cm的不锈钢导丝。

4. **球囊导管及其选择** 用于冠状动脉介入治疗的球囊导管具有多种特性。

顺应性（compliance）是指球囊直径随着所给充盈压力的增加而增大的特性。在所给压力增加程度一致的情况下，直径增大越明显的球囊，其顺应性越高。球囊的顺应性通常取决于制作材料，以聚烯烃（polyolefin copolymer, POC）材料制作的球囊顺应性最高，充盈压力每增加1 atm，球囊直径平均增大0.095 mm，以聚苯乙烯（polyethylene terephthalate, PET）材料制作的球囊顺应性最低，充盈压力每增加1 atm，球囊直径平均仅增大0.010 mm，以聚乙烯（polyethylene, PE）材料制作的球囊顺应性处于二者之间。目前已有更合理的球囊可供选用，在较小压力下其顺应性较高以调控其球囊直径，在较大压力下顺应性降低以免过度扩张引起血管内膜严重撕裂。

潜伸性（creep）是与顺应性有关的一个特性，它是指当球囊经过反复扩张充盈后，即使再次充盈的压力不变，其直径也已比最初扩张时有所增大。顺应性越高的球囊其潜伸性也越明显。

轨迹性（trackability）或称循轨性，是指球囊导管循导引钢丝的轨迹弯度而弯曲并顺利到达病变部位的能力。

推送性（pushability）是指球囊导管顺利通过冠状动脉狭窄部位的能力。

外形轮廓（profile）主要是指球囊导管未经扩张充盈之前，球囊部位的外径，它与球囊导管轨迹性和推送性的好坏直接相关，但profile并不仅指球囊导管的直径，它还包含了导管形状、光滑度等特征。

回抱能力（refolding）是指扩张开的球囊在撤去充盈压力、施以负压抽吸后，球囊壁能否尽量规则地贴近导管。

按照球囊导管的基本设计可将其分为三大类：over-the-wire（OTW）球囊、快速交换球囊（rapid exchange balloon, RX balloon，又称monorail球囊）、固定钢丝球囊（fixed wire balloon）。

OTW球囊是指球囊全程都在钢丝上走行（图32-3-3），在其横截面上有两个腔，其中一个容纳导引钢丝穿过，另一个与球囊腔相通。使用OTW球囊导管在做准备工作时应注意正确区分其两个腔，目前临床上使用的OTW球囊导管的尾端多数呈Y形，其平直的一边通导丝腔，侧面的一边通球囊腔，少数OTW球囊导管尾端成一长一短两个平行的接头，分别标注"balloon"和"distal"表示通往球囊腔或导丝腔。对球囊腔只能用带稀释造影剂的注射器抽吸负压，绝不能贸然用带生理盐水的注射器冲洗以免无意中导致球囊充盈而破坏球囊的外形轮廓。由于OTW球囊全程在导引钢丝上走行，因而轨迹能力和推送能力均较强，还能为导引钢丝提供额外支撑。使用OTW球囊的另一个长处是可以随时更换钢丝或对钢丝头端重新塑形，在抽出导引钢丝后，还可以通过导丝腔注射稀释造影剂帮助判断球囊头端是在血管真腔还是夹层内，适用于慢性完全闭塞病变或弯曲、成角严重的复杂病变。OTW球囊导管的缺点是操作相对复杂，更换球囊导管较麻烦。

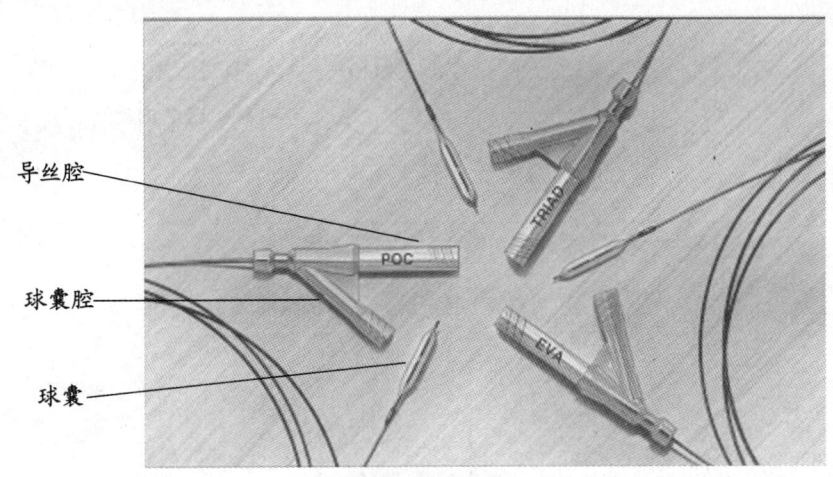

图 32-3-3　OTW 球囊导管

RX 球囊只有远端 25 cm 左右在钢丝上走行（图 32-3-4），其导管体部与导引钢丝平行，尾端与加压泵相连通向球囊腔。RX 球囊的好处是使用方便，可以单人进行操作，更换球囊导管很简单，缺点是不能更换钢丝，也不能修改钢丝头端塑形。

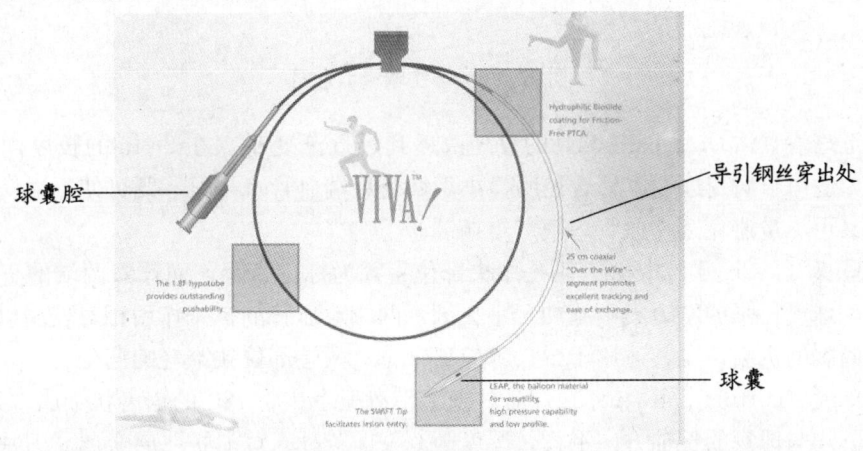

图 32-3-4　RX 球囊导管

固定钢丝球囊是在球囊导管远端自身带有 3 cm 长的一段可塑形的钢丝（图 32-3-5），好处是使用时不需导引钢丝，缺点是钢丝和球囊都不能更换，只适用于不宜植入支架的血管近末梢部位病变，以及支架植入后对受支架影响的血管分支开口进行单纯球囊扩张，目前已很少使用。

另外还有一些特殊类型的球囊导管。

灌注球囊（perfusion balloon）分别在球囊远端、近端的导管体部有几个侧孔（图 32-3-6）。球囊充盈时，血液可从近端侧孔进入导管的导丝腔再从远端侧孔流出，灌注病变远端血管，初期的灌注球囊在球囊充盈后须回撤导引钢丝至近端侧孔近心端才有血流灌注球囊远端血管，后期的灌注球囊已克服了这一缺点。由于球囊充盈时血流未完全中断，因而大大提高了患者对球囊扩张的耐受性，可以进行长达 5~10 分钟甚至更长时间的扩张。特别适用于球囊扩张引起明显内膜撕裂又不能植入支架时，用球囊进行低压力、长时间扩张去"贴附"撕裂的内膜。

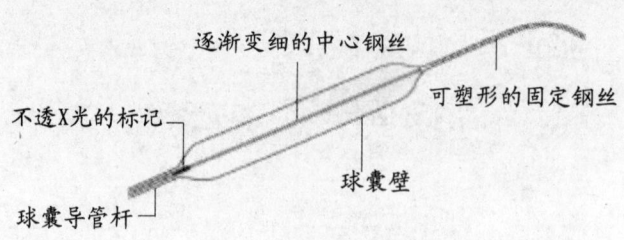

图 32-3-5　固定钢丝球囊示意图

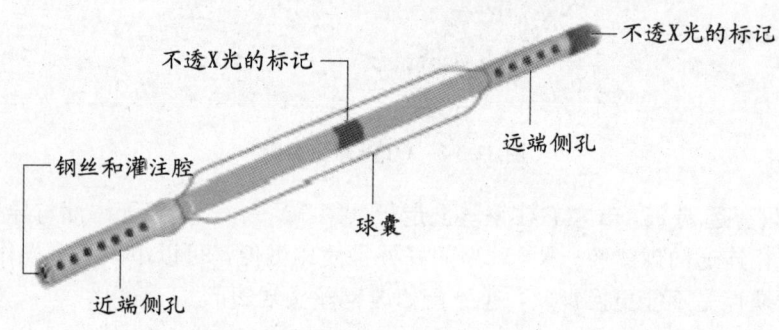

图 32-3-6　灌注球囊示意图

辣椒形球囊（tapered balloon）的直径由近到远逐渐变小（在 2 cm 的长度内直径减小 0.5 mm），适用于病变远端血管直径明显小于病变近端血管直径时，既可使近端病变得到足够扩张，又可尽量避免远端血管内膜严重撕裂。

聚焦球囊（focused balloon）则是中央部位直径为标称直径，而球囊两端的直径均小于中央部位，球囊扩张的压力集中施加于中央区，两端对血管的扩张作用相对较弱以尽量减少两端内膜撕裂的机会，尤其适用于中央部位狭窄重、两端部位狭窄轻的病变。

切割球囊（cutting balloon）在球囊外壁上带有三个相距 120° 的锯齿状金属"刀片"，每个"刀片"均与球囊的长轴方向平行，厚度为 0.005 英寸。球囊扩张时金属"刀片"最先接触血管壁上的粥样硬化斑块，由于金属"刀片"的"切割"作用使得斑块处的内膜被规则地撕开，减轻了对血管内膜和中层平滑肌的损伤，血管壁修复反应较轻，能降低再狭窄率。适用于血管开口、分叉部位病变、小血管病变、明显钙化的病变、支架内再狭窄病变，但因外形轮廓较大、球囊通过能力和回抱均较差，使其在临床上的应用受到一定的限制。

minirail 双钢丝球囊是近年面世的新型球囊，操作方法类似于 RX 球囊，但其仅有头端 12 mm 左右的长度在导引钢丝上走行其余部位包括球囊本身都与导引钢丝平行。在球囊局部与导引钢丝相距 180° 处，球囊导管本身带有一根固有钢丝。球囊扩张时位于球囊外面的两根钢丝首先接触内膜斑块，起到一种类似于"切割"的作用，使内膜撕裂处更规则，减轻内膜不规则损伤的程度，具有一定的临床应用前景。

球囊长度的选择，原则上是尽量能覆盖病变全程，同时避免过长。球囊直径的选择需考虑的因素更多。对慢性完全闭塞病变导引钢丝通过较困难的，为尽量降低球囊导管外形轮廓，可选直径 1.5 mm 的球囊。对非完全闭塞病变，一般选择球囊直径与血管直径之比为 0.9～1.1 比 1。准备植入支架治疗的病变，为尽量减轻预扩张对血管壁的损伤程度，可选择较小的球囊直径，一般 2.5 mm 直径的球囊既能做到足够的预扩张，又不会造成明显内膜撕裂，临床上使用较多。切割球囊直径与靶血管直径之比多选择不超过 1.2 比 1，切割球囊用于支架内再狭窄治疗时，选择切割球囊直径比原支架直径大 0.25 mm 即可。

在选择球囊导管时，有时还要注意球囊的标记（marker）数目及其在球囊上的位置。目前绝大多数长度 20 mm 的球囊导管都有两个金属标记，位于球囊两端，一般相距 18 mm（不同厂家的产品可能有所不同，可参照包装盒上的图示），部分球囊（主要是直径 1.5 mm 的小球囊）只在中心部位有一个标记。双标记球囊便于测量病变长度，而单标记球囊通过能力较强，适用于慢性完全闭塞病变。长度大于 20 mm 的长球囊都有两个标记，有的两个标记分别位于球囊两端，有的则一个在中心另一个在一端，使用前应先看清标记的位置以便术中正确地定位。

任何球囊在使用前都应注意其包装上注明的命名压和破裂压。

命名压（nominal pressure）是指使球囊直径达到包装上球囊标称直径所需的充盈压力。破裂压又分为概率破裂压和平均破裂压。概率破裂压（rated burst pressure）是指当球囊充盈到此压力时有千分之一的球囊将发生破裂。平均破裂压（mean burst pressure）是使二分之一球囊发生破裂的充盈压力。有些厂家生产的球囊导管包装上只注明命名压和概率破裂压而不注明平均破裂压，使用时要注意认明。

概率破裂压是球囊导管的一个重要参数，虽然多数球囊在超过此压力 2 atm 甚至更高压力时并不破裂，临床上有经验的专家在偶尔遇到个别"很硬"的病变时确实也会超过此压力进行扩张，但这种操作毕竟具有一定的风险性，且要求术者对所用器械有相当的了解和信心。对于经验不很丰富的术者尤其是初学者，强烈建议不要超过概率破裂压进行球囊扩张。在任何情况下均不应采用达到平均破裂压的压力进行扩张。

二、球囊扩张的操作步骤和基本方法

1. 导引导管的操作

导引导管的操作方法与造影导管类似，因导引导管的壁更硬、中间有金属丝夹层，扭力更大，旋转相对更容易，所以在需要旋转时应轻柔、缓慢操作，切忌向一个方向旋转过多、过快，否则可能导致导管体部扭转、打结。

虽然导引导管均连接一个柔软的头端，但由于导引导管头部没有逐渐变细的过程，在冠状动脉近端有明显斑块时，薄壁大腔的导管仍有可能因插入过深导致血管内膜撕裂，为了尽量减少对冠状动脉开口及近端部位的刺激甚至损伤，建议常规选择短头导引导管。

导引导管的内腔明显大于造影导管，送入体内后，尾端流血量较大。为了减少失血量，一般都在送入体内以前先将导管尾端与 Y 型接头相连，利用 Y 型接头的单向止血作用避免血液流出。导管头端到达升主动脉中部后，撤出钢丝、排出整个导管系统内的气泡，检查压力数值及曲线是否正常，一切确认无误后方能将导管送入冠状动脉开口。影像提示导管到位后，不要急于"冒烟"（test，指少量注射造影剂确认导管位置的动作），应先检查压力曲线有无明显心室化（ventricularization）或衰减（damped）（图 32-3-7）。轻度心室化改变一般可小心继续操作不必更换导管，但术中应尽量避免深插导管。压力曲线明显心室化或衰减时应该更换直径更小的导管或带侧孔的导管。有时由于导管贴壁或不同轴，也可引起压力曲线改变，术者应小心予以鉴别。确认压力无异常后，可"冒烟"确定导管是否真正到位及其与血管近段是否同轴，必要时对导管插入深度及方向予以适当调整。

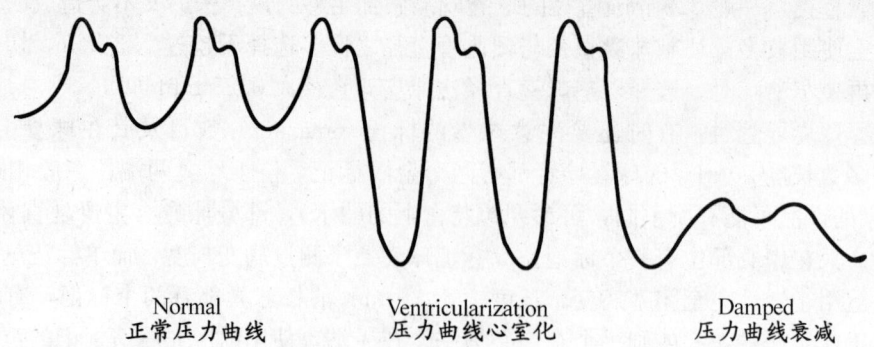

| Normal | Ventricularization | Damped |
| 正常压力曲线 | 压力曲线心室化 | 压力曲线衰减 |

图 32-3-7　压力曲线的变化

导管位置调整满意后，可根据血压水平向冠状动脉内注射硝酸甘油 50～300 μg，一方面可使冠状动脉扩张，有助于正确估计血管直径并据此选择球囊和支架大小，另一方面，有助于减少介入器械刺激引起的血管痉挛。

在病变情况较为复杂或血管较弯曲，估计对导引导管支撑力要求较高时，导管到位后可小心地将导管继续向里推送（push test），若导管插入更深则提示该导管支撑力较好，若导管脱出冠状动脉口则提示支撑力较差，应及时更换，以免在送入球囊或支架的过程中因支撑力不足而增加操作难度。

进行下一步操作以前，应选择能清楚显示病变情况的最佳投照体位造影，以便与术后对照。

2. 导引钢丝的操作　先用肝素盐水冲洗，辨认导引钢丝头、尾端，对其头端进行塑形。塑形时可以先塑形再穿入钢丝导入器，也可先穿过钢丝导入器再塑形。但是有的厂家生产的钢丝导入器尾端腔不是坡形而有一个明显的"坎"，已塑形的钢丝头端弯曲，难以顺利穿过钢丝导入器，为减少麻烦，可以一律先穿过钢丝导入器再塑形。

对钢丝头端的塑形，不同医生有不同的做法，并无一定之规。从塑形后钢丝头端的形状来看，有人将其塑形成一个完整的弧形，有人将其塑形成前后两个 45°的折。头端呈弧形的，钢丝操作较柔顺，调控性较强，但对于慢性闭塞病变的硬钢丝塑形可能有困难。弧的长短和弯度由血管的直径和弯曲、成角程度来定，血管粗大的弧形段可长一些，血管弯曲明显、有严重成角的弧度可大一些。头端呈折形的在旋转时容易发生"跳转"现象，操作时有一定技巧性，适用于钢丝较硬、塑形有困难时，两个折的角度一般都是 45°左右，远端的折一般位于离钢丝头 2 mm 处，两个折之间的距离多根据血管大小和成角程度来定，血管粗大、成角明显的，折间距离较大。从操作来看，有人用细针头，有人用钢丝导入器，也有人用手指直接塑形，术者可根据自己的习惯进行。塑形时应注意不要粗暴操作，避免出现"死折"损坏钢丝。

塑形完成后，应将钢丝头端置于钢丝导入器内，不要伸出到导入器外，将钢丝连同导入器一起通过 Y 形接头送至导引导管内。向前推送钢丝直到其体部的第二个标记到达导引导管入口处，此后对钢丝的任何操作均应在 X 光透视下进行，有的厂家生产的钢丝体部没有标记，应在估计钢丝头端快要到达导引导管出口时开始透视，经验较少的术者宁可早一点透视。应尽量避免钢丝在无透视监视的情况下进入冠状动脉，那样可能造成导引导管脱位甚至血管损伤等不良后果。

在透视下将导引钢丝送入冠状动脉靶血管，左冠状动脉介入治疗时，选取左、右前斜加足位或正位加足较易操作钢丝进入靶血管。在能清楚暴露血管靶病变、分支开口位置的体位操作钢丝跨越病变，应尽量将钢丝送到靶血管最远端。

应根据血管走行方向、分支开口方向调整钢丝头端的方向，双手配合，方向合适时及时向前推送。有人使用钢丝调节器，也有人直接用手指操作钢丝方向，不论用何种方法，应注意操作轻柔，不要向同一个方向不断快速旋转，以免钢丝在体内扭转。任何情况下，钢丝头端遇有阻力时应分析阻力来源，对于非完全闭塞病变，遇有阻力时绝不能盲目推送钢丝，以免钢丝进入夹层甚至导致血管穿孔。

3. 加压泵的准备　进行球囊扩张的加压泵内应使用稀释后的造影剂。造影剂浓度太低会影响观察球囊是否已充分扩张开，造影剂浓度太高则较粘稠，球囊充盈和减压速度均较慢。一般以 20 ml 造影剂原液加生理盐水 17～20 ml 稀释即可。

加压泵内注入稀释后的造影剂 7～10 ml，排空气体备用。

各厂家生产的加压泵结构虽各不相同，但使用原理是一样的，都有一个锁紧开关。开关置于打开位置时，可以直接拉动手柄快速吸入造影剂、排气、吸负压。开关置于锁紧位置时，通过旋转手柄调节给球囊的压力，顺钟向旋转增加压力，逆钟向旋转降低压力。在准备加压泵时，应熟悉其锁紧开关的位置和使用方法。

4. 球囊导管的操作

（1）OTW 球囊导管的准备和操作：将 OTW 球囊导管自包装中取出，拔出远端的保护钢丝和球囊保护鞘，分辨清楚尾端的导丝腔和球囊腔。用肝素生理盐水冲洗导丝腔。用吸入稀释造影剂的注射器（最好是带螺口的 10～20 ml 注射器）对球囊腔进行负压抽吸，反复抽吸数次，缓慢去除负压，取下注射器的同时让造影剂滴满球囊腔接口处（注意不要用力推注射器针栓，以免无意中导致球囊充盈，破坏球囊的外形轮廓）。连上加压泵，用加压泵对球囊持续吸负压。

将导引钢丝尾部插入球囊导管远端，X 光透视监视导引钢丝头端动向的情况下轻柔、缓慢推送球囊导管，注意不能快速、大力操作，否则钢丝头端可能受力继续前行导致血管损伤甚至穿孔。助手应一直帮助保持球囊导管体部平直无弯曲，尽量减少其前进阻力，一旦导引钢丝尾端自球囊导管导丝腔尾部穿出，助手应立即提醒术者，必要时适当回拉导引钢丝解除其头端在冠状动脉内积蓄的张力，然后固定导引钢丝，使得术者继续推送球囊导管时导引钢丝头端位置不再移动。

如果在决定介入治疗之初即已考虑使用 OTW 球囊导管，应在操作一开始就将导引钢丝穿入球囊导管导丝腔，对钢丝塑形后将钢丝头端退回到球囊导管导丝腔内距导管头端 1 cm 左右。将球囊导管连同导引钢丝一起送入导引导管，当球囊导管体部第二个标记到达导引导管入口时停止推送球囊导管。在 X 光透视下，操作导引钢丝将其送至靶血管远端。然后固定导引钢丝位置，推送球囊导管使球囊到达病变部位。

X 光透视下，将球囊导管送入冠状动脉，球囊标记置于靶病变位置，"冒烟"确认球囊位置满意后进行加压扩张。

扩张完成后，可以有多种方法将球囊导管退出到导引导管外：①使用长钢丝，首先尽量将球囊导管送至靶血管远端适当位置，退出导引钢丝，将 260 cm 以上长度的长导引钢丝塑形后自球囊导管导丝腔尾端送入，将长钢丝送至靶血管远端后固定钢丝位置，退出球囊导管；②使用延长钢丝，选用导引钢丝同一厂家生产的与其配套的延长钢丝，将延长钢丝头端与导引钢丝尾端相连,确认连接牢固后固定钢丝位置,退出球囊导管;③使用更换球囊的专用导管 trapper,该导管结构与球囊导管类似,只是长度更短(使用此方法应先确认所用的导引导管腔能否同时容纳球囊导管和 trapper)。先固定导引钢丝,回撤球囊导管至导引钢丝尾端与球囊导管导丝腔尾端平齐,将 trapper 送入导引导管与球囊导管平行。X 光透视下,将 trapper 送至导引导管远端,切记 trapper 必须在导引导管内,绝不能让其进入冠状动脉,确认 trapper 的标记在远端而球囊导管的标记在其近端,用加压泵对 trapper 头端的囊加压使其充盈将导引钢丝挤紧固定在导引导管壁上,回撤球囊导管将其退出到体外,撤除 trapper 的压力,固定钢丝位置,将 trapper 退出体外;④使用 RX 球囊,使用该方法应先确认该患者本次介入治疗确实需要第二个球囊,而且破坏此球囊的外形轮廓并不增加其使用难度,同时所用的导引导管内径能同时容纳两个球囊导管。所用的 RX 球囊直径应大于导引导管内径,操作方法与使用 trapper 时相同;⑤使用注射器加压注射(flush out),先固定导引钢丝位置,回撤球囊导管至导引钢丝尾端与球囊导管导丝腔尾端平齐,用注射器对球囊导管导丝腔抽负压确认排空其内的空气,用 5~10 ml 螺口注射器带生理盐水与球囊导管导丝腔连接,加压注射,同时回撤球囊导管将其退出体外,回撤过程中应透视下监视导引钢丝头端位置,确保其没有变动;⑥使用加压泵,操作方法与使用注射器加压注射相似,加压泵对导丝腔加压一般需要 6~8 atm。目前临床上常用的是后两种方法。

(2) RX 球囊导管的准备和操作:将 RX 球囊导管从包装中取出,去除远端的保护钢丝和球囊保护鞘,用肝素生理盐水从球囊导管头端逆行冲洗导丝腔,用带稀释造影剂的注射器对球囊腔行负压抽吸数次,缓慢去除负压,取下注射器的同时让稀释造影剂滴满球囊腔接头处,连接加压泵,用加压泵对球囊行持续负压抽吸。

将导引钢丝尾端插入 RX 球囊导管头端导丝腔,当导引钢丝穿过导丝腔从其出口穿出后,保持导引钢丝平直,固定钢丝,将球囊导管推送入导引导管。导丝腔出口进入导引导管后,以左手拇、食二指固定钢丝,右手推送球囊导管。球囊导管体部第二个标记进入导引导管后,在 X 光透视下继续推送球囊导管至靶病变处,"冒烟"确认球囊定位是否满意。

扩张结束后,以加压泵对球囊行持续负压抽吸。左手固定钢丝,右手将球囊导管退出,在球囊导管导丝腔出口到达 Y 型接头附近时会感到阻力,此时将 Y 型接头适当旋松,双手配合,固定导引钢丝的同时将球囊导管完全退出体外。

球囊扩张的具体参数,不同的医生有不同的习惯,加压和撤压的速度有快有慢,扩张压力有高有低,扩张时间有长有短,并无一定之规。一般情况下,应做到球囊完全充盈开,但要注意正确区分球囊中部的气泡和球囊未完全张开时的"腰征",避免盲目加大压力。对左主干病变、单支开放血管的病变、侧支循环供血血管的病变、供应大部分存活心肌血液的血管病变、合并心功能不全患者的血管病变等对缺血耐受性较差的情况,应尽量快速加压、快速撤压,缩短球囊充盈的时间。对有较明显内膜撕裂,又不准备植入支架者,在患者能耐受的前提下,可用球囊低压力长时间扩张,如果患者不能耐受长时间扩张引起的缺血,可考虑换用灌注球囊行长时间扩张。

球囊扩张后应在至少两个投照角度重复造影,明确残余狭窄(residual stenosis)程度及有无明显内膜撕裂。

球囊扩张成功的指标是:病变狭窄程度较术前降低 30 个百分点以上,残余狭窄小于 50% 且血流速度正常(TIMI 3 级血流),未发生 Q 波性心肌梗死,患者存活。

对球囊扩张成功,未植入支架的病变,最好观察 10~15 分钟后再次造影,明确无明显弹性回缩、内膜撕裂，扩张效果满意，方能结束手术。

三、冠状动脉支架植入术

1. 冠状动脉支架的特性

（1）生物相容性（biocompatibility）：理想的冠状动脉支架应具有很好的生物相容性，植入到冠状动脉后不易发生异物反应、不刺激血栓形成。在支架的制备中采用高纯度金属材料、保证高光洁度的质量，尽量减少金属表面积，或在支架的表面包被一些特殊物质（如肝素）可以减少血栓的形成。目前使用的316L不锈钢金属支架血栓形成率较低，已被作为大多数支架的制作材料广泛用于临床。有报道钽金属等较不锈钢更少形成血栓，但尚需进一步的研究。

（2）柔软性（flexibility）：冠状动脉支架的柔软性（或称柔顺性）在支架的植入过程中是非常重要的，当支架需植入到血管远端病变或近端血管极度弯曲的病变以及导引导管和钢丝支撑力不足的情况下，支架的柔软性更加重要，柔软性能好的支架可以比较容易地通过带有特殊角度的导引导管及迂曲的冠状动脉到达病变处。总体来讲，缠绕及环状支架的柔韧性好于管状支架。早期的管状支架如 Palmaz-Schatz 支架较为僵硬，而目前大多数类型的支架柔软性都较好且外形轮廓（profile）很小；基本上能满足临床需要。

（3）跟踪性（trackability）：指支架系统在推送过程中依导引钢丝方向而顺利转向、循着导引钢丝的轨迹前进的性能，故又叫轨迹性或循轨性。与支架的硬度、球囊尖端的形状及球囊导管与导引钢丝间的紧密程度有关。

（4）跨越性（crossability）：指支架系统跨过严重狭窄、成角、钙化病变的能力，与其外形轮廓、球囊尖端形状、球囊导管的推送性（pushability）有关。

（5）可视性（radio-opacity）：支架的可视性与其制作材料、结构设计等有关，亦与X光机的性能有关。理想的支架应具有一定的可视性，以保证术中能准确定位并易于判断疗效，随访造影时也较易识别支架内再狭窄。316L不锈钢金属支架多为中等可视性，而钽金属支架可视性更高，如 Cordis coil stent 及 Wiktor 支架，但可视性太高也会妨碍结果的判断。目前临床应用的大部分支架的可视性较低，需要有较好的高分辨率的X光机才能看到，为解决这一问题，部分厂家在其支架上加有不透X光的标记，如 GRⅡ、beStent、Bard XT 等，而多数支架释放系统的标记（marker）是在释放支架的球囊导管而不是支架上，在估计植入较困难的病例，支架释放前应特别注意 marker 与支架的关系，及早发现支架移位等问题，否则将造成定位不准甚至支架脱落。理想的支架应是低（或中）可视性，在支架的两端有X线下清晰可见的标记（支架标记）。

（6）可靠的伸展性能（reliable expansion）：目前临床上应用的球囊扩张支架都具有可靠的扩展性，优于自膨胀支架或温度记忆支架，因而后者常需使用球囊补充扩张。球囊扩张支架的直径从2.0到5.0 mm，支架释放后的大小取决于最终扩张球囊所达到的直径。

（7）金属表面积（metallic surface area）：支架的金属表面积是指支架释放后围成的圆柱形表面积中金属丝面积所占的比例，金属丝直径越大、间距越小则金属表面积越大。它直接影响冠状动脉支架术的即刻和远期疗效，金属表面积过小可能不能完全覆盖住冠状动脉病变，遗漏撕裂片或短病变，或缺乏足够的支撑力（radial force），不能抵抗动脉壁的弹性回缩，金属表面积过大则容易引起亚急性血栓形成并增加再狭窄率，第一代 Wallstent 急性/亚急性血栓闭塞发生率高的原因之一就是金属表面积过大。目前多数支架的金属表面积在

7%~20%，不同类型支架的金属表面积不同，需要根据病变的特点来选择适宜的支架。

（8）径向支撑力（radial force）：指支架释放后对血管壁支持作用的强弱。支撑力除受金属丝的直径和间距影响外，也与支架结构有关，总体来讲管状支架的支撑力强于缠绕和环状支架。支撑力和柔软性是矛盾的两个方面，二者很难两全，支撑力大的支架常较僵硬，而柔软性好的支架通常支撑力又嫌不足。临床操作中应根据病变血管的具体特点选择最适宜的支架。

（9）缩短率（percentage shortening on expansion）：有些支架在完全膨胀开后其长度会有所缩短。支架释放后长度缩短的幅度与其释放前长度之间的比值称为支架的缩短率，以百分数表示。一般直径越大的支架释放后缩短越明显。在临床操作中应充分考虑支架缩短的问题，以保证所选的支架膨胀后有足够的长度覆盖病变部位。多数常用支架的缩短率在5%以下，GRⅡ、AVE GFX、beStent、Navius支架的缩短率几乎为0%，Inflow、IRIS、AngioStent、Cordis coil stent、Palmaz-Schatz等支架的缩短率大于5%，而Magic Wallstent的缩短率更高达15%~20%。

（10）球囊通过已释放支架的可能性（recrossability of expanded stent）：有时支架释放后，球囊、另一个支架或其他器械须穿过刚释放的支架到其远段血管的病变部位进行操作，已释放支架的特性可能会决定该操作成功的机会。Wiktor、Cordis coil stent结构较松散易被损毁变形，其他器械遇有阻力时不可强行通过。

（11）弹性回缩率（recoil）：理论上讲，释放支架时支架的内径等于球囊扩张达到的最大直径，在球囊减压后由于弹性的作用支架内径会有所减小。支架释放后内径弹性回缩的幅度与其释放中达到的最大内径之间的比值称为弹性回缩率。

（12）预装支架命名压（nominal pressure）：指将支架扩张到标称直径所需的压力。

（13）预装支架概率破裂压（rated burst pressure）：指达到此压力时，1‰的球囊将破裂。

（14）预装支架平均破裂压（mean burst pressure）：指达到此压力时，50%的球囊将破裂。

2. 冠状动脉支架的分类

（1）根据支架植入的方式分类：自膨胀支架（self-expanding stent）：释放前，支架由保护鞘固定于支架释放装置上，定位后，回撤保护鞘，支架自行膨胀，如Magic Wallstent、Radius等。

球囊扩张支架（balloon-expandable stent）：支架预先固定在球囊导管上，定位后，加压扩张球囊使支架膨胀，球囊减压、回撤后支架被留在冠状动脉内。出厂时支架已安装在球囊上的叫预装支架（premounted stent），如BX、NIR、AVE GFX、MULTI-LINK、Helistent、CVD、CrossFlex、Coroflex、Jostent、R stent、beStent、MAC、BiodivYsio等；需要术者在术中自行安装的叫非预装支架（unpremounted stent）俗称裸支架（bare stent），常用的有Mini-Crown、NIR、MAC、Jostent等。

（2）根据支架的结构、设计分类：

缠绕支架（coil stent）：由单股金属丝按照特殊形状缠绕而成，如Gianturco-Roubin（GR Ⅰ & Ⅱ）、CrossFlex、Wiktor、AngioStent等。

环状支架（ring stent）：由数个很短的类似缠绕支架的单元相互连接而成，如AVE Micro Stent Ⅱ、AVE GFX、Bard XT、Medtronic S系列支架等。

也有人将这两种支架并称为缠绕支架。

管状支架（tubular stent）：由一个完整的镍钛合金（nitinol）或不锈钢管经激光切割（laser cut）或激光镂空（laser slotted）、抛光而得，如 Palmaz-Schatz、MULTI-LINK 系列、MAC、BiodivYsio、Radius、CrossFlex LC、Helistent、Pegasus、coroflex、flexmaster 等。

网状支架（mesh stent）：由多条金属丝编织成网状，如 Magic Wallstent。该种类型支架目前仍用于外周血管介入治疗，在冠状动脉介入治疗中已不再使用。

多重设计的支架（multi-designed stent）：由一块金属薄板经激光切割后卷成圆筒状焊接而成，如 NIR、NIROYAL、Navius。

特殊用途的支架（custom designed stent）：如用于分叉处病变的 Jostent B、Bard Carina Bifurcate Stent，用于分支病变的 NIR Side、Jostent S，用于开口病变的 Devon Ostial Stent，以及用于动脉瘤和穿孔部位的 Jostent Coronary Stent Graft。

(3) 根据 X 光下的可视性分类：

高可视性（high radio-opacity）：如 Gianturco-Roubin II（GR II）、Cordis Coil stent、Wiktor、AngioStent、NIROYAL、AVE GFX 等，在 X 光透视下支架清晰可见。

中可视性（moderate radio-opacity）：如 Wallstent、Crown、CrossFlex、NIR、Terumo、Seaquence、Diamond、Inflow、R stent、BX、beStent、Radius、Palmaz-Schatz、S670、Bard XT、Jostent、IRIS、MULTI-LINK、Helistent 等，在 X 光透视下，支架可见。

低可视性（low radio-opacity）：如 Medtronic Self-Expanding、BiodivYsio、Coroflex、Navius 等，在 X 光透视下仔细辨认，支架仅隐约可见。

(4) 根据支架的材料分类：

医用不锈钢支架（316L stainless steel）：大部分由经过退火（annealed）处理的 316L 不锈钢制成，如 Helistent、Gianturco-Roubin stent（GR I & II）、CrossFlex、beStent、IRIS、Jostent、BX、R stent、Inflow、Seaquence、Terumo、Coroflex、Bard XT、NIR、Palmaz-Schatz、MULTI-LINK、AVE GFX 等，个别由未经退火的 316L 不锈钢（full hard stainless steel）制成，如 Navius。

钽金属支架（tantalum）：如 Cordis coil stent、Wiktor 等。

钴合金支架（cobalt alloy with platinum core）：如 Wallstent、Medtronic Driver 等。

镍钛合金支架（nitinol）：如 Radius、Paragon、Medtronic Self-Expanding。

铂铱合金支架（platinum and iridium alloy）：如 AngioStent。

金属被膜支架（covered stent）：在两层金属支架之间夹入一薄层膜状材料，用于封闭血管瘤或小的血管穿孔，如 Jostent coronary stent graft。

涂层支架（coated stent）：部分支架在金属表面还带有特殊涂层，如磷脂酰胆碱（phosphorylcholine）涂层的 BiodivYsio、肝素涂层的 BX VELOCITY HEPACOAT、Jostent 和 Prostent、钻石样碳（diamond-like carbon）涂层的 Diamond AS 及 Diamond Flex AS。

药物释放支架（drug eluting stent）：采用特殊技术使支架金属表面附带一层药物，并能控制药物的释放速度，有望解决支架内再狭窄问题。所带的药物有可抑制细胞增殖的抗肿瘤抗生素雷帕霉素（rapamycin，或称 sirolimus），如 Cordis 公司的 cypher；抗炎的地塞米松，如 Biocompatible 公司的 BiodivYsio；或抗微管药 taxol，如 Boston 公司生产的 taxus express 2。

3. 冠状动脉支架植入的适应证
(1) 球囊扩张后血管急性闭塞或有急性闭塞危险的病变；
(2) 预防再狭窄；
(3) 静脉桥血管病变；
(4) 慢性闭塞病变；
(5) 导致急性冠脉综合征的不稳定病变；
(6) 分叉部位病变；
(7) 开口部位病变及左主干病变；
(8) 再狭窄病变。

4. 支架植入前的球囊预扩张 一般情况下应使用球囊对病变进行预扩张，尤其是支架释放系统的球囊不能耐高压或顺应性较大以及病变部位血管有明显钙化时必须进行预扩张，在病变严重狭窄或成角、血管弯曲时为减少支架系统前进的阻力、避免支架在球囊上移位甚至脱落，也应进行预扩张。预扩张所用球囊导管通常比血管直径小 0.5 mm，以减少球囊扩张时对内膜的损伤、撕裂，如果病变十分坚硬，高压力扩张也不能使球囊完全张开者则不适宜植入支架。对严重的钙化病变，可选用切割球囊（cutting balloon）或 Minirail 双钢丝球囊行预扩张，有条件者也可先行旋磨，然后再酌情植入支架（rotastent）。当病变狭窄不很严重、无明显钙化及成角、病变近端血管无明显弯曲时，有经验的术者可以不经球囊预扩张而直接植入支架（direct stenting）。

5. 支架的选择 对支架的选择要综合考虑支撑力、柔软度、对分支的影响。在病变及其近端血管弯曲不明显、病变处无重要分支发出时以选择支撑力高的管状支架为主。在病变附近有大分支时应选择网孔较大的管状支架以便必要时可对分支进行扩张。在病变成角明显或近端血管弯曲严重，估计支架系统通过阻力较大时宜选用缠绕支架等柔软度很高的支架。

支架直径的判断要照顾到病变近端和远端血管的直径、释放系统的顺应性，一般以支架与血管直径之比为 1.1 比 1 为宜。在病变不太长时，支架最好能覆盖病变全长，至于对长病变是覆盖全程好还是只覆盖预扩张后有明显撕裂的部分好目前还有不同意见。

6. 植入前支架的准备 植入支架前的准备有不同的方式，并无一定之规。

应先洗净手套上的血迹，取用预装支架时最好不要过多接触支架本身。确认尺寸无误，冲洗释放系统的导丝腔，可用厂家提供的细针头插入释放系统尖端冲洗，也可简单地将释放系统尖端插入注射器乳头、捏紧乳头口冲洗直至有液体从导丝腔的另一端滴出。冲洗的目的主要是起润滑作用，如果不冲洗导丝腔，则应用很湿的纱布擦洗导引钢丝。

支架到达病变部位前最好不要对释放系统的球囊腔抽吸负压以免破坏支架与球囊壁之间的紧密接触。另外，一旦抽吸负压，球囊腔内就会有造影剂进入，万一支架不能顺利到位，需要更换支架，换下的支架无法处理。

对自己不太熟悉的支架在准备时还应留意标记与支架两端边缘的距离。

7. 支架的植入 支架通过 Y 型连接器时应将 Y 连接头止血阀充分放开，使支架通过时无任何阻力。使用 5～6F 导引导管时，常因负压抽吸作用在推送支架系统时带入气泡，此时可将 Y 接头放开、打开加压冲洗液体的开关使冲洗液不断从 Y 接头螺口流出，直到支架到达导引导管远端时关闭加压冲洗，打开压力监测开关。在导管内推送支架时应尽量平稳、力量均匀，在支架被送出导引导管前应先确定导引导管确在冠状动脉内，然后固定导引导管、导丝，平稳地将支架送到病变处。在支架释放前，应确认支架定位是否满意，如为偏心或有螺旋形撕裂的病变,应行多个角度投照。应尽量减少支架在血管内的大幅度往返移动,以免造成支架的脱落、栓塞及急性血管闭塞。在确定最佳位置后,用装有少量稀释造影剂的10ml或20ml注射器抽吸负压,连接加压泵,再次确认支架位置,迅速充盈球囊,将支架置于病变处,以后再酌情调整球囊位置行补充扩张。

8. 支架植入后球囊再扩张　支架释放后若需要高压扩张,应选择耐高压球囊,球囊与血管比例1.0~1.1比1,压力可达14~16 atm。冠状动脉内超声(intracoronary ultrasound)对确定血管腔的真正大小、指导支架植入后的高压力球囊再扩张及判定支架植入效果有一定帮助。

9. 同一血管植入多个支架时的顺序　如果长节段病变需要植入多个支架时,应先远后近,尽量避免穿过刚释放的近端支架再植入远端支架,除技术上难度较大外,有时可能会损伤其中一个甚至同时损伤二个支架,或造成急性血管闭塞等严重后果。

10. 非预装支架(裸支架)的使用　临床上有时需要用到裸支架,成功使用的关键是如何将支架紧密地固定到球囊上。选择的球囊最好外形轮廓不要太小、有两个标记、能耐受较高的压力,球囊长度不短于所用的裸支架长度。按常规准备球囊,连好加压泵,在体外加压到4atm左右,用很湿的纱布擦洗球囊壁数次祛除其表面的润滑物后抽吸成负压。将0.014英寸短钢丝插入球囊的钢丝腔中起支撑作用,然后将裸支架套到球囊上,轻轻捏住支架,抽掉支架内的小保护管(有的裸支架无保护管),选好固定位置后逐渐压捏支架,转动90°角继续压捏,最初用力不能太大以免将支柱捏出死折,支架各部位均与球囊接触后再用力压捏,尤其是支架两端应仔细捏好不能有翘起的支柱,最后要轻轻拉动一下支架确认其是否已紧密固定在球囊上,拉动时支架不能有任何活动否则应继续压捏直到满意。捏好后将加压泵负压撤去恢复到常压,也有的术者对球囊加0.5 atm的压力以保证支架固定更可靠。

固定支架时最好将其一端靠着球囊标记便于植入支架时准确定位。整个固定过程只能用手指捏,绝对不能揉搓。

四、介入治疗前患者的准备

冠状动脉介入治疗前应履行必要的告知、签字手续,解答患者及其家属的疑问,使患者保持平静的心态。

择期手术的患者一般提前3天开始口服水溶阿司匹林0.3~0.5 g/d,特殊情况下未提前服药者可在术前日晚及术日晨各口服阿司匹林0.5 g,急诊手术患者术前未服药的可在到达导管室后立即嚼服阿司匹林0.5 g。如果患者对阿司匹林不能耐受(如严重的胃肠反应或过敏),可不口服该药但必须有其他抗血小板药物代替。

术前3日开始服用口服噻氯吡啶(ticlopidine)0.25 g,2次/日。

因急诊手术或其他原因术前未服用噻氯吡啶的患者,以及服药后有明显不良反应而停药者,可在植入支架前口服氯吡格雷300 mg。

对患者长期口服的抗心绞痛药应继续使用,但如果术前查体发现患者有明显心动过缓则应酌情减量甚至停服β-受体阻滞剂。如果患者有冠状动脉痉挛因素,可酌情给予钙拮抗剂,如硫氮䓬酮等。

对紧张、焦虑、情绪波动不稳者,可适当给以镇静安眠类药物。

有肾功能减退证据,尤其是因糖尿病肾病所致者,应警惕术后发生肾功能恶化的可能。术前可给以水化处理,必要时给以小剂量多巴胺静脉滴注,肾功能减退明显者必要时做好透析治疗的准备。

因更换心脏机械瓣膜术后或慢性心房纤颤等原因长期口服华法林抗凝治疗的患者，介入治疗前应提前5~7天停用华法林，监测凝血酶原时间（PT），在PT缩短至不超过17秒时安排手术，术后及时恢复口服华法林。整个停药期间应静脉滴注肝素钠，直至华法林重新起到稳定的抗凝作用。

有三种以上药物过敏历史的患者，术前应常规给以抗过敏治疗。一般可提前3天给以强地松10 mg，1天3次、苯海拉明25 mg，1天3次、雷尼替丁150 mg，1天2次口服。

术前一餐应禁食。

五、介入治疗中的监护、管理

术中应持续心电监护、血压监护。随时做好电除颤、临时起搏等抢救准备。

术中肝素的使用有不同的方法，较准确的方法是根据ACT监测结果，维持术中ACT>300秒（急性冠脉综合征及高凝状态患者维持ACT>400秒）。也可根据经验使用，手术开始时按体重以100U/kg给以（或简单地给以10000U），操作每延长1小时，追加2000U。

六、介入治疗后的观察和处理

介入治疗结束后根据患者实际情况对动脉鞘管可采取不同的处理方法：介入操作顺利无并发症，患者因腰背部疾病、前列腺肥大、心功能不良等原因不能耐受长时间平卧，或老年女性、体型瘦弱，估计穿刺部位愈合较慢，容易发生晚期血肿者，可以立即对血管穿刺处采用perclose或angioseal行缝合或封堵处理；介入操作不顺利，术后仍有未被支架覆盖但已行球囊扩张的病变，有血管内血栓形成迹象等情况下，可以持续静脉滴注肝素钠、保留鞘管过夜，次日根据患者情况再决定是否拔管，并于拔管前4~6小时停用肝素；多数患者术后可按常规处理，于术中最后一次追加肝素后的4~6小时拔出鞘管。

术后最好将患者送入CCU监护过夜。

患者送回病房后，应立即测量血压、心率等生命体征，检查穿刺局部有无出血、血肿，穿刺部位远端肢体有无循环障碍。立即描记12导联心电图，并与术前心电图作对比。以后在有胸部不适症状时，也应及时描记心电图。

有关支架术后肝素的使用，各单位、不同医生有各自的做法。通常的观点是单支血管简单病变术后可以不常规使用肝素，多支血管病变、植入多个支架、小血管、长支架、长病变支架只覆盖部分病变（spot stenting）、有血栓的病变、急性冠状动脉综合征患者术后应使用肝素。部分高龄患者或高凝状态者，为预防长时间卧床诱发深静脉血栓形成导致肺栓塞，也可给以肝素治疗。需用肝素者，一般术后即刻不给肝素，4~6小时拔除动脉鞘管（如能监测ACT，则以ACT<170秒为拔管指标），若无周围血管并发症，在拔管后0.5~1小时开始用肝素，先给2000~3000U的冲击剂量，继以持续静脉点滴10~15U/min，根据ACT结果（不能监测ACT时可参照凝血时间）调整肝素用量，约用24~48小时（如果病人需口服华法林，肝素则用至华法林发生治疗作用）。必要时还可继续皮下注射低分子量肝素至术后1周左右。急性心肌梗死血管内有大量血栓形成者，可于术后持续静脉滴注肝素24~48小时，情况稳定后停用，停药4~6小时后拔除动脉鞘管，拔管后再继续使用肝素5~7天。

单纯球囊扩张的患者，术后应长期口服阿司匹林100~200 mg/d，对阿司匹林不能耐受者可换用氯吡格雷或噻氯吡啶。

植入支架的患者除口服阿司匹林以外，应加服噻氯吡啶 250 mg，每天 2 次，2~4 周，或氯吡格雷 75 mg/d，服用 1 个月，有材料认为服用氯吡格雷达 1 年者可改善远期预后。

介入治疗后的患者应根据各自的具体情况，继续口服抗心绞痛药物并给以相应的二级预防处理。

如长期口服他汀类调脂药物可改善远期预后。

七、特殊病变的介入治疗要点

1. **严重钙化病变** 对严重钙化病变应在造影时注意区别钙化部位。血管外膜的钙化一般对球囊扩张操作影响不太大，只是因外膜钙化影响血管壁弹性，在受到过度扩张时可能造成血管破裂，介入治疗中应注意控制球囊和支架直径及扩张压力，避免过度扩张造成严重并发症。血管内膜严重钙化是冠状动脉旋磨术的最佳适应证，有条件时应首选旋磨，根据旋磨结果结合球囊扩张或支架植入治疗，在无旋磨条件时，如决定进行介入治疗，应考虑以下特点：

首先，钙化明显的病变在球囊扩张时容易发生内膜撕裂，为尽量减轻内膜撕裂程度，可选择直径较小的球囊。

其次，一般钙化严重的病变很"硬"，在球囊以很高的压力扩张时可能仍不能完全张开，因此应选择耐高压的球囊。切割球囊和 minirail 双钢丝球囊扩张成功的机会比普通球囊高。如果没有切割球囊及 minirail 双钢丝球囊可供使用，可以试用如下方法：在病变血管内置入另一条导引钢丝使其与球囊平行，球囊加压时，额外钢丝将首先与血管内膜接触起到类似切割的作用，可增大扩张成功的机会。

另外，严重钙化的血管弹性差，支架植入时阻力较大，应充分估计到操作的难度，选择支撑力好的导引导管。

2. **慢性完全闭塞病变** 慢性完全闭塞病变，指闭塞时间超过三个月的闭塞病变，是介入治疗中操作难度最大的病变类型，闭塞时间越长，介入治疗的成功率越低。

闭塞时间的判断主要根据病史进行。如果患者有明确的心肌梗死病史，而且梗死部位心肌的供血血管理论上正是有闭塞病变的血管，则闭塞时间即推测为发生心肌梗死的时间。如果患者有心绞痛症状突然加重的病史，而且心绞痛发生时出现明显缺血改变的心电图导联位置与闭塞的血管吻合，则闭塞时间推测为心绞痛症状突然加重的时间。部分患者无明确的心肌梗死和不稳定性心绞痛病史，但既往曾接受过冠状动脉造影，且当时未发现闭塞病变，则上次造影与本次造影之间的时间称为最长闭塞时间，显然，这时对闭塞时间的估计很粗糙。有些患者无特殊病史，既往又没有接受过冠状动脉造影检查，这种情况下几乎无法推测血管闭塞时间，根据经验，一般认为有良好侧支循环建立、闭塞局部有明显钙化、有较多桥侧支形成的病变闭塞时间相对较长，当然这种估计很不准确。

对于慢性完全闭塞病变，术前应充分估计操作的难度，选择合适的介入器械。

导引导管应选择能提供良好支撑力的型号。

导引钢丝根据个人经验和推测的闭塞时间选择，可选用 PT Graphix、Shinobi、cross-wire、cross NT、cross it 100/200/300、Hi-torque intermediate、Hi-torque standard 等。

对慢性完全闭塞病变而言，推送钢丝时会有一定阻力感，钢丝在闭塞段内走行时对其方向的调控也有一定的困难，正确估计血管走行方向和敏锐的手感是操作成功的关键。推送钢丝时将其头端尽量朝向靠近心室肌一侧可降低冠状动脉穿孔的风险。在由对侧血管提供侧支循环时,有时需建立第二动脉通路行对侧冠状动脉造影以通过侧支循环提示闭塞病变远端血管的走行方向。

导引钢丝跨越闭塞段血管后,及时正确判断其远端是否在血管真腔内非常重要。以下各点有助于判断导引钢丝头端位置:①钢丝头端跨越闭塞段后,推送阻力突然消失提示其在血管真腔内,如果此时钢丝前进仍有明显阻力提示钢丝在夹层内走行;②钢丝头端跨越闭塞段后,继续前进可向多个方向进入多个远端分支提示其在血管真腔内,如果此时钢丝仍只能向一个方向前进,反复调整仍不能进入多个分支提示钢丝在夹层内;③钢丝跨越闭塞段后,多个角度造影证实钢丝头端与侧支循环显示的闭塞远端血管走行方向重合提示钢丝在血管真腔内,如果钢丝与远端血管平行而不重合则提示钢丝在夹层内;④钢丝跨越闭塞段后,送入球囊,让球囊在闭塞段往返通过数次,回撤球囊至导引导管内,重复造影,远端血管显影提示钢丝在真腔内,如果闭塞段远端出现明显内膜撕裂征象、局部造影剂滞留提示钢丝在夹层内;⑤钢丝跨越闭塞段后,送入 OTW 球囊,推送球囊使其到达病变远端,固定球囊位置,退出导引钢丝,以注射器连接球囊导管钢丝腔末端行负压抽吸,能迅速抽出血液者提示球囊导管远端在真腔内;⑥钢丝跨越闭塞段后,送入 OTW 球囊,推送球囊使其到达病变远端,固定球囊位置,退出导引钢丝,以 5 ml 螺口注射器通过球囊导管钢丝腔末端注射稀释造影剂造影,在球囊导管远端清楚显示血管影像且无造影剂滞留提示球囊导管头端在血管真腔内,如果远端血管显示明显内膜撕裂征象、局部造影剂滞留则提示球囊头端在夹层中。

球囊通过慢性闭塞病变的阻力也较大,应注意控制好导引导管和导引钢丝。如果预测球囊通过的阻力会很大,在选择器械时可选用 OTW 球囊。选用直径较小、单个标记、推送性和通过性均较好的球囊可增加成功的机会。

慢性完全闭塞病变的再狭窄率较高,除非闭塞病变打开后显示远端血管呈严重的弥漫病变、血管纤细,一般都应植入支架治疗。

3. 分叉部位病变　冠状动脉呈树状分支,涉及血管分叉及其邻近部位的病变并不少见。据报道分叉病变在介入治疗的不稳定性心绞痛患者中占 50%,急性心肌梗死患者中占 10%。病变涉及血管主支和分支,球囊扩张过程中由于斑块移位(plaque shift)等原因常导致分支开口狭窄加重甚至闭塞而引起心肌梗死。有研究报道单纯球囊扩张对分叉病变的成功率为 75%~85%,并发症率为 8%~22%,而再狭窄率高达 40%~65%。DCA、旋磨以及早期支架也未能明显改善治疗效果。目前临床上通常采用的新型支架设计更为合理,支架释放后,钢丝、球囊、支架等器械更易穿过其侧孔进入分支血管,使得对分支的保护更易进行,提高了治疗的成功率。

血管分叉部位的病变由于涉及到分支血管是否需要保护的问题,在设计治疗方案时应根据病史、血管解剖结构、病变形态予以综合考虑。

分支与分叉远端主支血管之间的夹角大小对介入治疗中分支闭塞的风险有一定影响,有人据此将血管分叉形式分为 Y 形分叉和 T 形分叉两种(图 32-3-8)。夹角大于等于 70°的称为 T 形分叉,分支闭塞的风险相对较小,夹角小于 70°的称为 Y 形分叉,分支闭塞的风险相对较大。

分叉病变除了按分叉夹角分为 Y 型和 T 型以外,也可根据分叉及其邻近部位受累的范围将分叉病变分成不同的类型。分叉病变的分型方式尚未完全统一,这里介绍其中的一种:1 型分叉病变,指病变在主支血管由分叉前延续至分叉后且分支血管的开口也有明显狭窄;2 型分

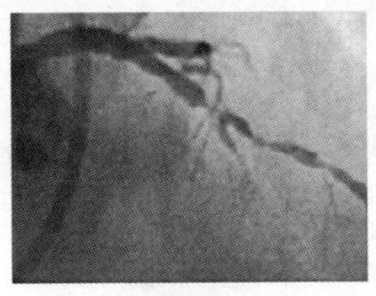 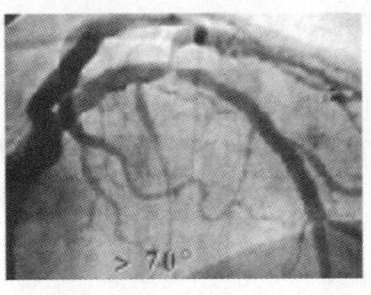

图 32-3-8　Y 型分叉病变（左）和 T 型分叉病变（右）

叉病变，指病变在主支血管由分叉前延续至分叉后，但分支血管的开口没有明显狭窄；3 型分叉病变，指病变位于血管分叉之前，分支发出处及其后的主支血管没有累及，分支开口无病变；4 型分叉病变，指病变位于分支发出后的主支血管以及分支血管的开口；4a 型指病变位于分支发出后的主支血管，分支开口未受累；4b 型病变仅累及分支血管的开口，主支血管无病变（图 32-3-9）。

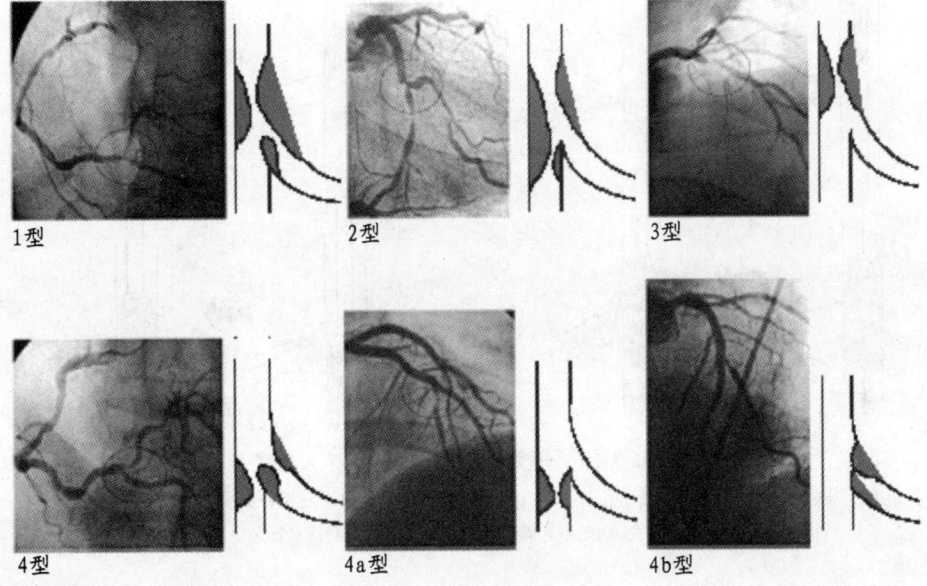

图 32-3-9　分叉病变的分型

以上分型中，1 型是真正意义上的分叉病变，分支开口有狭窄的类型在介入治疗中较易发生分支闭塞。

一般来讲，估计分支容易闭塞的，最好予以保护。如果分支血管供血范围的心肌已发生过心肌梗死，或分支血管细小、供血范围不大且该部位心肌对心功能影响较小，则介入治疗时可不对该分支血管进行保护。反之，如果分支血管粗大、供血范围较大且该部位心肌对心功能影响较大，或患者既往有多次心肌梗死或大面积心肌梗死的病史或患者处于心功能衰竭的边缘状态而分支血管供血的心肌仍然存活，估计分支闭塞对患者预后影响较大，则介入治疗时必须采取分支保护措施，在上述临床情况下，如果估计介入治疗时分支闭塞的可能性很大且很难对其进行保护，则应考虑改行外科手术治疗。

对分叉病变行介入治疗时，为便于施行对吻球囊扩张技术（kissing balloon technique），应选用支撑力良好的 6F 巨大腔或 7F 大腔导引导管，拟行旋磨者至少用 7F 导引导管，估计旋磨头（Burr）直径在 2.15 mm 以上或病变为三分叉可能需用 3 个球囊进行对吻扩张的应使用 8F 以上导引导管。

导引钢丝应选用调控性能良好的，为便于操作，一般可将第一条钢丝送入分支血管，第二条钢丝送入主支血管远端。两条钢丝选用不同的品牌易于分辨，如果选用同一种钢丝应注意区分，不要混淆，操作过程中注意两条钢丝不要缠绕。

多数情况下，可用一个球囊导管先后对主支和分支血管进行扩张，有时需两个球囊导管行对吻扩张，应注意对球囊直径的选择，避免分叉前血管扩张过度发生撕裂。

对分叉病变的支架植入治疗有过不同的处理方法（图 32-3-10）。研究结果显示，对主支和分支血管同时植入支架并不能降低再狭窄率。目前通常采用的策略是先对主支血管植入支架，然后必要时再穿过支架侧孔将钢丝、球囊送入分支对分支开口进行扩张，必要时行对吻球囊扩张、分支开口支架植入。

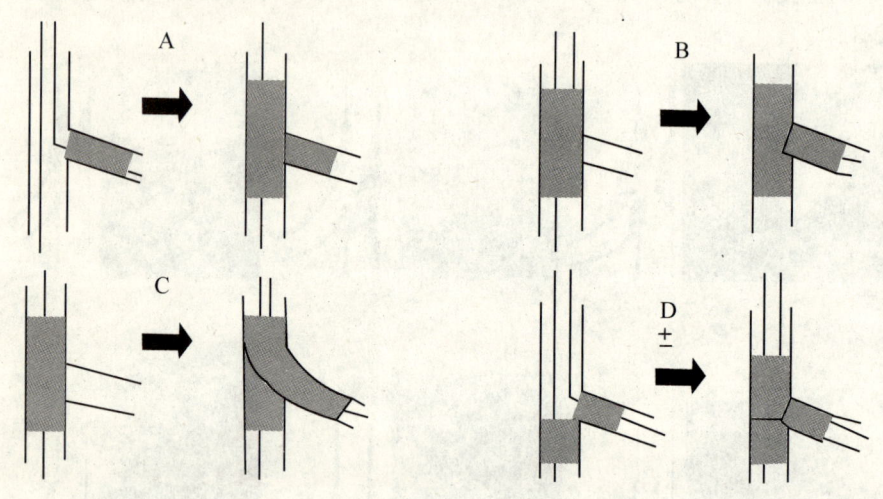

图 32-3-10 分叉病变的不同支架植入方式
A：先对分支植入支架，然后植入主支支架 B：先对主支植入支架，必要时再穿过主支支架侧孔对分支植入支架 C：裤衩型支架 D：3 个支架

（洪 涛）

第四节 不稳定性心绞痛的介入治疗

不稳定性心绞痛（unstable angina，UA）是介于稳定性心绞痛（stable angina，SA）和急性心肌梗死（acute myocardial infarction，AMI）之间的一组临床综合征，既可以重新恢复到稳定状态，又可能进展恶化为 AMI 或猝死。在现代介入治疗技术和有效的抗血小板药应用以前，药物治疗 UA 的住院期死亡率为 1%，MI 发生率为 7%～9%；1 年心源性死亡率为 8%～18%，MI 发生率 14%～22%。自 1977 年经皮腔内冠状动脉成形术（PTCA）问世以来，其应用范围已经从稳定性心绞痛拓展到急性冠脉综合征（acute coronary syndrome，ACS），包括不同程度的 UA。尽管对 UA 患者行 PTCA 治疗的技术成功率与 SA 相似，但较高的围手术期并发症发生率曾一直困扰着这一技术在 UA 患者的早期广泛开展。

近年来，以支架为代表的现代介入治疗技术和有效的血小板受体拮抗剂的广泛应用大大降低了手术并发症，同时一系列大规模临床试验对 UA 患者的治疗策略重新进行了评价。本章将立足于循证医学的研究结论，从 UA 的病生理机制、危险度分层、治疗策略的评价、介入治疗的时机、器械选择、辅助药物以及综合治疗建议等方面进行讨论。

一、不稳定性心绞痛的病理生理机制

冠状动脉粥样硬化斑块破裂（rupture）或侵蚀（erosion）诱发不同程度的血栓形成是急性冠脉事件共同的病理生理机制，在 UA 的发生中冠脉内血栓形成可以是非完全性闭塞的，或虽为完全闭塞，但呈间歇性、闭塞时间短暂，或为持续性完全闭塞，但有充分的侧支循环支持。多数 UA 患者损伤的斑块可得以修复，临床情况重新稳定，但其基础病变将依然存在或变得更为严重。

1. 斑块破裂 冠状动脉粥样硬化斑块主要由富含脂质的核心和覆盖其上的纤维帽组成。斑块是否发生破裂很大程度上取决于斑块的形态学和成分而非斑块的大小和狭窄程度，而纤维帽的厚度、脂质含量以及局部的炎症反应是三个主要决定因素。稳定斑块通常为同心性斑块，其纤维帽较厚，脂质核心较小，平滑肌细胞多而炎症细胞少见，胶原含量占 70% 以上，不易破裂。不稳定斑块或称脆弱斑块则多为偏心性斑块，纤维帽较薄，脂质核心大，通常占整个斑块容量的 40% 以上，平滑肌细胞少见而富含激活的淋巴细胞和巨噬细胞，且基质金属蛋白酶表达增加，这种斑块易于发生破裂。多数斑块破裂通常发生于纤维帽薄弱，泡沫细胞大量浸润，且承受机械应力最大的部位，尤其纤维帽与相邻正常血管内膜的连接处。由于物理作用力的影响而发生的斑块破裂称为被动性斑块破裂；由于巨噬细胞分泌蛋白水解酶降解细胞外基质，产生纤溶酶激活物和基质金属蛋白酶，裂解纤维帽使其变薄而非机械性作用引起的斑块破裂称为主动性斑块破裂。

2. 血栓形成 斑块发生破裂以后由于脂质核心、平滑肌细胞、巨噬细胞和胶原之间复杂的相互作用而导致局部血栓形成。脂质核心是血小板血栓形成最强有力的基础，因脂核内的平滑肌细胞和泡沫细胞与不稳定斑块内组织因子的表达密切相关。一旦暴露于血液，组织因子便与凝血因子Ⅶa相互作用并启动一系列酶促反应而导致局部凝血酶的产生和纤维蛋白的沉积。斑块破裂、内皮损伤后尚可激活血小板使其发生粘附、聚集并释放 5-HT 和 TXA_2 等活性物质，进一步促进血小板聚集，血管收缩和血栓形成。血管镜观察证实，UA 患者冠状动脉内血栓和复杂斑块的发生率高达 90%～100%，且为富含血小板的白色血栓，不同于 AMI 患者冠脉内含大量纤维蛋白的红色血栓。另外，炎症反应在 UA 患者间歇性的血栓形成过程中也起着重要的作用，有研究表明，炎症急性期标记物 C-反应蛋白在 65% 的 UA 患者呈阳性。炎症急性期反应物和细胞因子又可以作为全身性的刺激因素而增强组织因子的产生以及促凝活性和血小板高聚集性。

3. 斑块侵蚀 斑块侵蚀与内皮损伤后平滑肌细胞迅速增殖和迁移有关，斑块内富含平滑肌细胞和蛋白多糖而无大的脂质核心，内皮损伤暴露内皮下胶原基质可导致血小板粘附。如果侵蚀面积小，仅有单层血小板粘附，这种微血栓不会妨碍冠脉血流，通常不引起症状；如果侵蚀面积大，则会形成富含血小板的大血栓阻断血流而引起缺血症状。

4. 冠脉痉挛 除血栓形成以外，血管张力的增加在急性缺血事件发生中也起着重要作用。冠脉痉挛可能是对病变邻近部位轻度内皮功能紊乱或斑块本身破裂的一种反应，通常由 5-HT 和 TXA_2 等血管活性物质所介导。阵发性的血管痉挛可导致血管的不稳定性并引起内膜损伤和巨噬细胞浸润或血小板聚集，进而促进泡沫细胞的形成和平滑肌细胞的增殖。

冠状动脉造影显示 UA 患者冠脉病变特征多表现为血栓、溃疡和原发性撕裂等（图 32-4-1～32-4-3）。

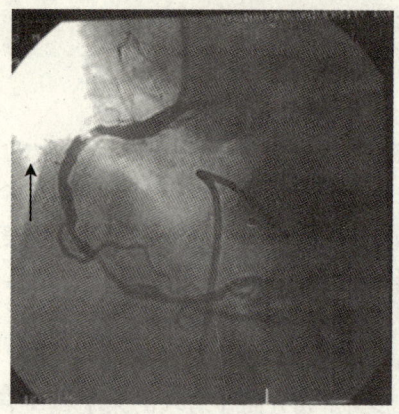
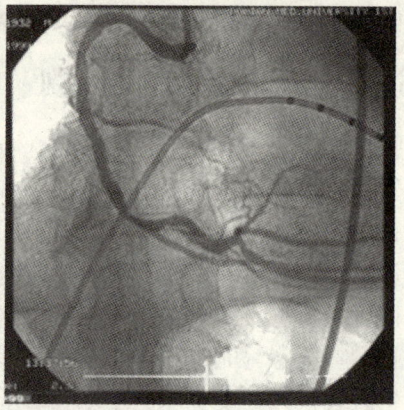

图 32-4-1　血栓病变介入治疗前后

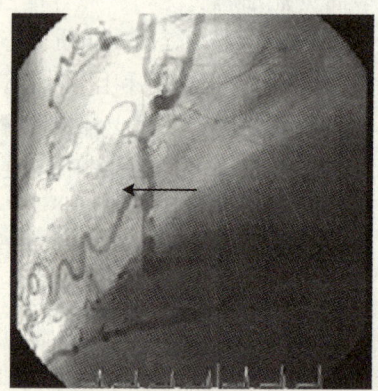
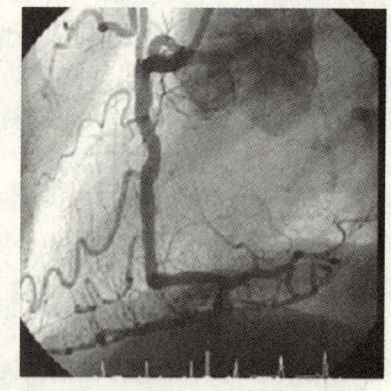

图 32-4-2　溃疡病变介入治疗前后

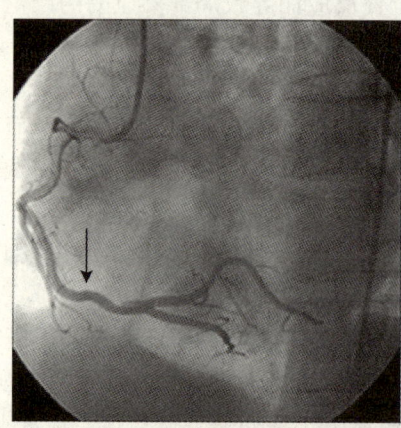
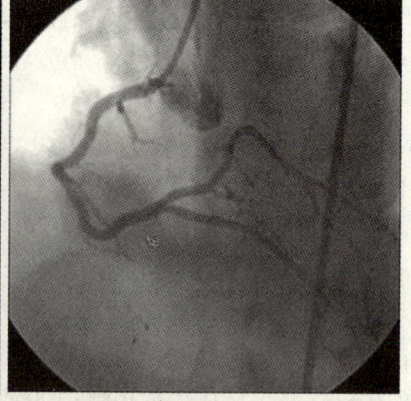

图 32-4-3　原发性撕裂病变介入治疗前后

二、不稳定性心绞痛危险度分层与治疗策略评价

1. 危险度分层（表 32-4-1）　UA 的临床表现形式多样，比如进行性（恶化性）心绞

痛、静息性心绞痛、梗死后早期心绞痛等，严重程度亦各不相同，因此，根据其临床特征、心电图表现、血清生化标志物水平和心功能指标进行危险度分层有助于识别那些能真正从早期心导管检查和血运重建治疗中获益的患者。对于高危险度或中危险度而经药物稳定治疗失败的 UA 患者尤其适于早期心导管检查和血运重建治疗。

表 32-4-1 不稳定性心绞痛患者的危险度分层（ACC/AHA）

	特 征	高 危	中 危	低 危
	病史	48 小时内缺血症状进行性加重	既往 MI、周围血管或脑血管病、CABG 史	
心	胸痛特点	静息性胸痛持续时间延长（>20min）	静息胸痛>20min，目前已控制或静息胸痛<20min，可经休息或舌下硝酸甘油缓解	过去 2 周内新出现的Ⅲ或Ⅳ级绞痛
	临床表现	肺水肿，新出现或加重的二尖瓣返流性杂音，第三心音或新出现或加重的肺部啰音，低血压，心动过缓，心动过速，年龄>75 岁	年龄>70 岁	
电	心电图表现	静息心绞痛时一过性 ST 段下移>0.05mV 新出现的束支阻滞	T 波倒置>0.2mV，病理性 Q 波	胸痛发作时心电图正常或无变
化	心脏标志物	明显升高（如 TnT 或 TnI>0.1ng/ml）	轻度升高（如 TnT>0.01ng/ml，<0.1ng/ml）	正常

2. 不同治疗策略的比较

对于 UA 传统的治疗观念着重于首先通过抗心绞痛药物和包括阿司匹林和肝素在内的抗栓药物去稳定病情，而对早期介入治疗持消极观望态度，因为 20 世纪 80 年代对 ACS 的介入治疗虽然取得一定发展，但当时一些非随机研究资料表明早期介入治疗可以增加以急性血栓性闭塞为主的缺血性并发症。自 80 年代末期开始，对 UA 患者早期干预的研究焦点集中于对早期侵入性治疗策略与保守性治疗策略的评价。由于 UA 与非 ST 段抬高的心肌梗死（NSTEMI）具有相似的发病机制和临床表现，统称为非 ST 段抬高的 ACS，因此，一系列随机、对照临床试验将二者作为一个整体来研究。过去的 10 年中，随着临床试验结果的陆续公布，不断引发人们新的思考，也促使人们对非 ST 段抬高 ACS 的治疗观念逐渐转向了积极的一面。

（1）药物治疗与介入治疗：早期公布的 TIMI ⅢB 研究和 VANQWISH 研究均未能对 UA 患者早期侵入性治疗提供有利的支持，前者的研究结果提示两种不同的治疗策略具有相似的远期临床结果，而后者结果则表明，多数患者不能从常规早期侵入性治疗中获益，甚至有害，而以缺血为导向的早期保守治疗则更为安全有效。FRISC Ⅱ 研究第一个证实对非 ST 段抬高的 ACS 患者在给予低分子肝素以及阿司匹林和抗心绞痛药物治疗的情况下，早期侵入性治疗较保守治疗明显降低终点事件（死亡和 MI）发生率。TACTICS-TIMI 18 研究结果显示，在给予血小板糖蛋白（GP）Ⅱb/Ⅲa 受体拮抗剂 tirofiban 的前提下，早期侵入性治疗策略显著优于保守治疗策略。从而证实在当今以支架为代表的新的冠脉介入技术和最强有力的抗血小板药物 GPⅡb/Ⅲa 受体拮抗剂得以应用的年代，对于非 ST 段抬高的 ACS 早期侵入性治疗较保守治疗更为理想。非常值得注意的是，上述两个研究均表明高危患者得益更大，而在低危患者两种治疗策略有着相似的临床结果，并特别强调了入院时心电图ST段压低和血清肌钙蛋白水平升高在非ST段抬高的ACS患者危险度分层中的重要性。最新公布的RITA-3研究则进一步证实在中等危险度非ST段抬高的ACS患者常规早期介入治疗亦优于保守治疗，可明显降低复合终点事件包括死亡、心肌梗死和难治性心绞痛的发生率，并主要在于对难治性心绞痛发生率的影响。该研究亦进一步体现出现代抗栓药物与介入治疗的联合应用以及积极的二级预防策略包括他汀类药物和血管紧张素转换酶抑制剂（ACEI）等的应用在取得上述临床结果中的重要作用。

综合以上研究结果，ACC/AHA在2002年最新修订的UA/NSTEMI处理指南中提出如下建议。

1）无严重合并症的UA/NSTEMI患者中，如存在下列高危指征之一者可行早期侵入性治疗：

a. 经积极抗缺血治疗仍有静息和低水平体力活动诱发的反复心绞痛或缺血表现；

b. 血清TnT或TnI水平升高；

c. 新出现或假定新出现的ST段下移；

d. 反复发作心绞痛或心肌缺血伴有充血性心力衰竭症状，如第三心音奔马律、肺水肿、肺啰音增加、新出现或加重的二尖瓣返流；

e. 无创性负荷试验显示高危表现；

f. 左心室收缩功能降低（如无创检查示EF值<40%）；

g. 血流动力学不稳定；

h. 持续性室性心动过速；

i. 6个月内曾行PCI治疗；

j. 曾行外科搭桥手术（CABG）。

2）对于缺乏上述表现的住院患者，在无血运重建治疗禁忌证的情况下，既可早期保守治疗，又可早期侵入性治疗（表32-4-2）。

表32-4-2 比较UA/NSTEMI早期侵入性治疗与保守治疗的随机临床试验

研究	TIMI ⅢB	VANQWISH	FRISC Ⅱ	TACTICS-TIMI18
完成时间	1989~1992	1993~1995	1996~1998	1997~1999
研究对象	UA/NQWMI	NQWMI	UA/NQWMI	UA/NSTEMI
病例数	1473	920	2457	2220
侵入治疗组				
支架	no	no	yes	yes
GP Ⅱb/Ⅲa	no	no	no	yes
介入时间	18~48h	24~72h	4d	4~48h

续表

研究	TIMI ⅢB	VANQWISH	FRISC Ⅱ	TACTICS-TIMI18
保守治疗组				
负荷试验	核素	核素/超声	心电图	核素/超声
ST段压低标准	1mm	1mm	3mm	1mm
住院期间				
行导管检查率	57%	24%	10%	51%
终点事件（死亡或MI）发生率（侵入vs保守）	10.8%vs 12.2% ($P=0.42$)	24.0%vs 18.6% ($P=0.05$)	10.4%vs 14.1% ($P=0.005$)	15.9%vs 19.4% ($P=0.025$)

（2）药物治疗与外科搭桥手术：20世纪70年代中期和80年代早期进行的两个随机前瞻性研究显示，外科手术较药物治疗可改善UA患者的症状和心功能，并对伴有左心功能不全患者的远期生存有明显益处。Duke注册研究亦显示，外科搭桥手术可改善双支和三支病变患者5年生存率，而对单支病变患者与药物治疗无差别。目前，尚缺乏现代积极的药物治疗与外科手术治疗相比较的临床研究。

（3）介入治疗与外科搭桥手术：在比较介入治疗与外科手术治疗的临床试验中，不稳定性心绞痛患者占14%～83%。研究结果表明，无论病变形态、范围和左心功能如何，介入治疗和外科手术治疗UA患者5年死亡或心肌梗死的发生率相似。然而，无论是否为不稳定性心绞痛，凡合并有糖尿病的患者介入治疗死亡率均显著高于外科手术治疗。由于上述研究入选的患者均未应用冠脉内支架和血小板GPⅡb/Ⅲa受体拮抗剂，因此缺乏在当代临床实践中应用的价值。

3. 早期介入治疗的时机

对UA患者介入治疗时机的把握主要在于何时开始治疗能有效地降低手术并发症。早期一些回顾性研究表明，至少需要2周以上的时间首先通过药物去"稳定"不稳定病变，然后行介入治疗方能使并发症发生率显著降低。后来有人主张在施行介入治疗前至少应用药物治疗24小时以上以稳定斑块，减少并发症。TIMI ⅢB与VANQWISH研究中，侵入性治疗组进行心导管检查的时间分别为18～48小时和24～72小时，而这两个研究的结果均未证实早期侵入性治疗的益处。FRISCⅡ研究得出了早期侵入性治疗优于保守治疗的结论，但该研究中"早期"介入治疗的开始时间延迟到随机分组后的7天内（平均4天）。TACTICS-TIMI 18研究中早期侵入性治疗组心导管检查在随机分组后4～48小时（平均22小时）内进行，比保守治疗组中需接受介入治疗的患者提早2～3天，结果表明侵入治疗组主要终点事件发生率明显低于保守治疗组。虽然这一结果支持相对"早期"的介入治疗可能会防止心脏事件的发生，但不容否认的是该研究的最终结果很大程度上得益于早期联合应用了血小板GPⅡb/Ⅲa受体拮抗剂。此外，目前在不同国家和地区的临床实践中，因受医生的观念和当地治疗条件包括介入治疗设备和病员运送机制等因素的影响，对非ST段抬高的ACS施行介入治疗的时间差异很大，在美国较早，欧洲则相对晚一些。因此，就目前而言，对非ST段抬高的ACS早期介入治疗的时机，究竟是愈早愈好，还是确实存在一个能被普遍接受的最佳时间窗（比如24～48小时），还是在现代积极完善的药物治疗的情况下可以适当延迟介入治疗时间,还不是现有临床试验结果所能明确回答的问题,值得进一步探讨。

三、不同介入治疗器械在不稳定性心绞痛患者中的应用

1. **冠脉内支架术(coronary stenting)** 冠脉内支架置入术曾被认为是 UA 患者含血栓病变的相对禁忌证,曾有研究表明,支架置入术对于稳定和不稳定性心绞痛有着相似的即刻和远期效果,但Ⅱ~Ⅲ级 UA 患者 1~2 年内发生 MI 和靶血管重建的机会增加。大规模研究显示,支架置入术虽不能降低 UA 患者远期(1 年)死亡率,但可使住院期间缺血并发症包括死亡、再发心绞痛、MI、重复血运重建等发生率明显减少。随着积极有效的抗栓药物的辅助应用,使支架置入术在 UA 患者应用的安全性和有效性得到进一步提高,目前已成为 UA 患者介入治疗的主要手段。

2. **定向冠脉内膜斑块切除术(directional coronary atherectomy,DCA)** 从理论上讲,DCA 能够去除斑块,从而克服因血栓形成导致血管急性闭塞的问题,但临床研究结果不尽一致。有研究显示,DCA 用于稳定和不稳定性心绞痛的手术成功率和住院期主要并发症发生率相似。而更多的研究则表明,在 UA 患者应用 DCA 具有较高的并发症发生率,尤其在有静息性胸痛和心电图 ST 段改变的患者。因此,目前对于 DCA 用于 UA 患者的疗效尚不能做出明确的结论,但初步认为,DCA 本身很可能不能解决 UA 患者介入治疗中急性血栓性闭塞的问题,因而不推荐使用。

3. **冠脉内膜切吸术(transluminal extraction atherectomy,TEC)** TEC 是一种前向斑块切吸装置,将切除、研磨、吸除同时进行,可用于冠脉自身血管和大隐静脉桥血管的含血栓病变。一项多中心随机临床试验(TOPIT 研究)证实在急性冠脉综合征患者 TEC 术后肌酸磷酸激酶(CPK)升高的机会较少,提示经 TEC 处理可提高其介入治疗的安全性。

4. **快速冠脉内膜旋磨术(rotablator atherectomy)** Rotablator 是利用尖端带有微型钻石颗粒的旋磨头的导管,以 15~20 万转/分的高速研磨粥样硬化斑块,使冠脉管腔扩大。尤其适用于严重钙化病变,但不推荐用于血栓病变,因有引起血管远端血栓栓塞的危险而导致"无再流(no-reflow)"现象。在有严重钙化而无血栓病变的急性冠脉综合征患者可考虑应用。

四、不稳定性心绞痛介入治疗的辅助用药

在非 ST 段抬高的 ACS 药物治疗中,经典的抗栓药阿司匹林和普通肝素已成为常规用药。而近年来有关对此类患者药物治疗的研究热点在于新的抗凝血酶药低分子肝素和直接凝血酶抑制剂、新的抗血小板药 ADP 受体抑制剂和 GPⅡb/Ⅲa 受体拮抗剂以及他汀类降脂药 HMGcoA 还原酶抑制剂的应用价值,尤其在介入治疗中的辅助作用。

1. **抗血小板药物**

(1) 阿司匹林(aspirin):阿司匹林在 ACS 中的应用价值早已得到证实,并能降低球囊成形术后急性闭塞发生率 30%~50%,被作为介入治疗术前术后的常规用药。阿司匹林用于 UA 患者的益处早在 20 世纪 80 年代就已经有了明确的研究结论,无论较大剂量(325mg,每日 2 次),还是较小剂量(75mg,每日 1 次),均能显著降低死亡或非致死性 MI 的危险性。

(2) ADP 受体拮抗剂:

1) 噻氯匹定(ticlopiding):噻氯匹定是一种比阿司匹林更强的抗血小板药物,通过拮抗 ADP 诱导的血小板聚集而发挥作用。虽然其抑制体外血小板聚集的最大效应需 3~5 天,但口服吸收后数小时内即可检测到。研究表明,噻氯匹啶与阿司匹林合用可以在减少 PTCA

和支架术后血小板沉积和凝血酶形成方面发挥协同作用,显著降低冠脉支架术后急性和亚急性血栓闭塞等缺血并发症,因而在临床上曾被广泛应用。然而,因其造血系统的副作用(主要为中性粒细胞减少和血栓性血小板减少性紫癜)需经常检测血象而不宜长期应用,将逐渐被效果相当,耐受性更好的药物氯吡格雷(Clopidogrel)所替代。

2)氯吡格雷(clopidogrel):氯吡格雷与噻氯吡啶同属 thienopyridines 类药物,可抑制 ADP 介导的血小板激活,但其副作用明显低于噻氯吡啶。在 2002 年 ACC/AHA 修订的指南中建议将氯吡格雷的应用范围拓宽到除在 5～7 天内拟行 CABG 手术的所有 UA/NSTEMI 患者。这一建议主要基于 CURE 研究及其亚组分析 PCI-CURE 研究的结果。CURE 研究将 12562 例非 ST 段抬高的 ACS 患者随机分为氯吡格雷治疗组和安慰剂组,在平均 9 个月的治疗过程中,氯吡格雷组心血管性死亡、非致死性 MI 或脑卒中的的终点事件发生率较安慰剂组显著降低。而对其中 2658 例接受 PCI 治疗的患者进行亚组分析即 PCI-CURE 研究结果表明,PCI 术前平均 10 天开始合用氯吡格雷与阿司匹林至术后平均 8 个月,较安慰剂组显著降低近期和远期心血管事件发生率,而未增加严重出血并发症。新近公布的 CREDO 研究进一步证实 PCI 术后长期(1 年)应用氯吡格雷(75mg/d)可显著降低死亡、MI 和卒中等不良缺血事件的发生率;术前至少 6 小时以上开始给予负荷量(300mg)氯吡格雷可明显降低死亡、MI 或紧急靶血管重建的危险性;严重出血性并发症无明显增加。

(3)血小板 GP Ⅱb/Ⅲa 受体拮抗剂:血小板 GP Ⅱb/Ⅲa 受体拮抗剂可阻断血小板聚集的最后通道即纤维蛋白原与 GP Ⅱb/Ⅲa 受体的结合而成为目前最强有力的抗血小板药物。研究表明,GP Ⅱb/Ⅲa 受体拮抗剂的口服制剂不能降低远期缺血性终点事件发生率,不宜长期应用;研究显示现有的三种 GP Ⅱb/Ⅲa 受体拮抗剂 abciximab, eptifibatide 和 tirofiban 可明显降低非 ST 段抬高的 ACS 患者包括接受经皮冠状动脉介入治疗(percutaneous coronary intervention, PCI)治疗患者的死亡、MI 和紧急靶血管重建的发生率。TACTICS-TIMI 18 研究进一步证实了在应用 GP Ⅱb/Ⅲa 受体拮抗剂的患者早期介入治疗明显优于保守治疗,而被认为是治疗中-高危险非 ST 段抬高的 ACS 的理想方案。在所有高危或拟行 PCI 治疗的 UA/NSTEMI 患者中均可考虑应用 GP Ⅱb/Ⅲa 受体拮抗剂曾一度达成共识。而晚近公布的 GUSTO Ⅳ-ACS 研究结果显示,在未行 PCI 治疗的非 ST 段抬高的 ACS 患者应用 abciximab 治疗 24 或 48 小时,30 天死亡或心肌梗死发生率与安慰剂组相比无显著性差异,48 小时死亡率反而高于安慰剂;亚组分析表明,在肌钙蛋白水平升高或 ST 段压低的高危患者亦未见从 abciximab 获益,且出血并发症增加。对包括 GUSTO Ⅳ-ACS 研究在内的 6 个应用 GP Ⅱb/Ⅲa 受体拮抗剂治疗非 ST 段抬高的 ACS 患者的随机临床试验进行荟萃分析显示,GP Ⅱb/Ⅲa 受体拮抗剂可降低 30 天死亡或心肌梗死的总体发生率,而对 30 天内未行血运重建治疗的患者无益。因此,在 2002 年 ACC/AHA 修订的指南中指出,GP Ⅱb/Ⅲa 受体拮抗剂对接受 PCI 治疗的 UA/NSTEMI 患者具有实质性的益处,而对有可能但不常规拟行 PCI 的患者益处不大,对不行 PCI 的患者的益处可疑。

2. 抗凝血酶药

(1)普通肝素(unfractionated heparin):多项随机研究明确证实,无论是否合用阿司匹林,静脉给予普通肝素对 UA 患者都是有益的,可预防 MI 或猝死的发生,减少反复缺血和紧急血运重建的机会。但对于介入治疗术前是否需延长肝素化时间以增强手术安全性无一致的研究结论。在 UA 患者 PTCA 或支架置入术中,一般建议将 ACT 控制在 350～400 秒,如果同时应用血小板 GP Ⅱb/Ⅲa 受体拮抗剂如 abciximab,则建议肝素用量为 70U/kg,将

ACT 控制在 200~250 秒。原则上应每 30 分钟监测一次 ACT，必要时适当追加肝素以维持所要求的 ACT 水平。

(2) 低分子肝素（low molecular weight heparin, LMWH）：低分子肝素可经皮下注射充分吸收，用药方便，生物利用度高，出血并发症少，不需常规实验室凝血监测。FRIC 和 FRAX. I. S 研究证实短期应用低分子肝素 dalteparin 或 nadroparin 在预防死亡和 MI 方面至少与普通肝素同样有效；而 ESSENCE 和 TIMI ⅡB 研究则证明低分子肝素 enoxaparin 的效果优于普通肝素。FRISC Ⅱ 研究的亚组分析尚表明，在早期保守治疗组于 45 天内接受介入治疗的患者中，长期应用（3 个月）低分子肝素 dalteparin 较安慰剂组 1 年内死亡和 MI 的危险降低 35%，提示长期应用低分子肝素有可能为不宜早期行介入治疗的 ACS 患者架起一座通向血运重建的"桥梁"（bridge-to-revascularization）。但在 2000 年 ACC/AHA 发布的 UA/NSTEMI 治疗指南中未将低分子肝素正式推荐为普通肝素的替代药物，其中理由之一是当时尚缺乏直接比较（head-to-head）低分子肝素不同产品间相对疗效的试验资料。EVET 研究进一步验证了不同类型低分子肝素间疗效的区别，与 tinzaparin 相比，enoxaparin 可显著降低死亡、心肌梗死和再发心绞痛三者联合终点发生率。因此，在 2002 年 ACC/AHA 修订的 UA/NSTEMI 指南中明确指出，除在 24 小时内拟行搭桥手术者，低分子肝素 enoxaparin 优于普通肝素。

(3) 直接凝血酶抑制剂：与肝素相比，直接凝血酶抑制剂能更有效地作用于与纤维蛋白结合了的凝血酶，且不受抗凝血酶-Ⅲ、血小板因子 4 和肝素酶的影响。由于凝血酶是最强的内源性血小板激活剂，因此，有效的抑制凝血酶可望能够改善 UA 患者介入治疗的结果。

1) 水蛭素（hirudin）：水蛭素是从药用水蛭中提取的抗凝血酶药，是一种多肽类物质。动物实验证实可抑制血小板沉积和血管成形术后再狭窄的发生。HELVETICA 多中心随机研究结果表明，水蛭素可显著降低 UA 患者 PTCA 术后 30 天不良心血管事件的发生率，但 6 个月的结果无差别。GUSTO 研究显示，水蛭素比肝素较少有 APTT 波动，但可能增加严重出血包括颅内出血并发症的发生，且与剂量相关。OASIS 研究显示，水蛭素对 UA 患者的效果略优于肝素。

2) hirulog（bivalirudin）：hirulog 是一种从水蛭素中衍生的肽类物质，与水蛭素一样，既能抑制游离的又能抑制结合的凝血酶。一项入选 4088 例接受 PTCA 治疗的 UA 患者的研究显示，与肝素相比，hirulog 不能减少缺血事件，但可降低出血性并发症。在梗死后心绞痛亚组患者，hirulog 可减少早期缺血事件，但对 6 个月的结果无益。CACHET 研究进一步证实，在 PCI 术中，联合应用 Hirulog 和血小板 GP Ⅱb/Ⅲa 受体拮抗剂 abciximab 至少与合用低剂量肝素和 abciximab 同样安全有效。

3. 溶栓药　尽管早期的一些研究曾发现，在 UA 患者溶栓治疗能改善即刻的冠脉造影结果，但后来多项随机研究一致证实，对于接受 PTCA 的患者无论是静脉还是冠脉内溶栓治疗均可导致不利的临床结果。溶栓药物引起 PTCA 术后血管闭塞的可能机制包括血小板聚集活性增强和血管壁内出血的机会增加。另外，给予溶栓药后可能使球囊扩张导致的冠脉夹层难以修复。因此，应避免在接受 PTCA 治疗的 UA 患者中常规应用溶栓药物。

4. 他汀类药物　他汀类药物不仅可有效抑制胆固醇合成，尚有改善内皮功能、消除炎症反应、稳定斑块、预防血栓形成的多相性功效。近年一些小规模临床试验结果显示在 ACS 早期（数天内）用药可降低非致死性 MI、再发心绞痛和院内死亡的发生率。已经公布的大规模研究 MIRACL 试验在 UA/NQMI 患者入院 24~96 小时给予阿伐他汀 16 周，使死亡、非致死性 MI 和因心绞痛恶化住院的联合终点危险性降低 16% (17.4% vs 14.8%)。瑞典进行的一项近 20000 例患者的注册研究表明，出院前开始他汀类治疗的患者死亡的危险性降低 25%。其他有关 ACS 早期应用他汀类药物的大型临床试验如 A TO Z 研究等尚在进行当中，将进一步证实 ACS 患者早期应用他汀类的益处。

五、不稳定性心绞痛的综合治疗建议

对非 ST 段抬高的 ACS (UA/NSTEMI) 患者应首先进行危险度分层，然后结合不同地区的临床实际确定合理的治疗策略。观望态度或对所有患者常规早期介入治疗均不可取，对高危患者和保守治疗失败的中危患者应在早期应用现代抗栓（抗凝、抗血小板）药物的前提下，积极采取介入治疗策略，充分发挥二者早期联合应用的优势；而对低危患者应以药物治疗为主，并以负荷试验去进一步评价，以便合理地分配医疗资源并取得理想的临床结果（图 32-4-4）。

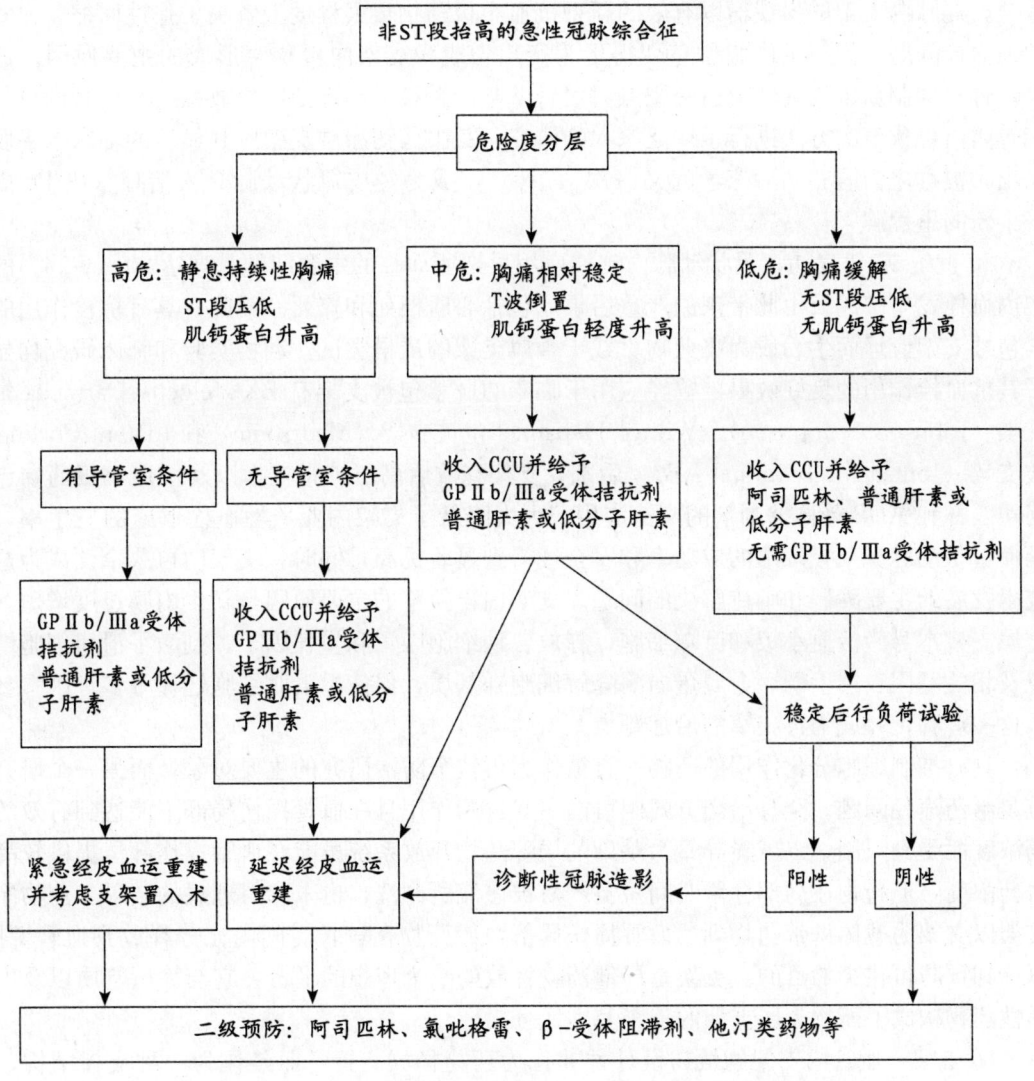

图 32-4-4 非 ST 段抬高的急性冠脉综合征的治疗策略

（霍 勇）

第五节 急性心肌梗死的介入治疗

（参见第二十四章第七节）

第六节 药物涂层支架

一、概述

经皮冠状动脉腔内成形术（PTCA）问世以来，限制其远期效果的再狭窄问题一直困扰着冠心病介入医师。再狭窄的主要机制包括血管弹性回缩、血栓形成、内膜过度增殖和血管重塑。冠脉内支架的出现辅以有效的新型抗血小板药物很大程度上解决了弹性回缩、血管重塑和血栓问题，但新生内膜增殖变得更为突出，成为支架内再狭窄形成的主要原因。近年来，针对抑制新生内膜增殖这一靶点对血管壁基因转移、局部药物释放系统和血管内放射治疗等防治再狭窄的方法进行了广泛深入的研究，其中药物涂层支架以其显著的临床效果脱颖而出，被称之为冠心病治疗学的又一次"革命"，成为经皮冠状动脉介入治疗（PCI）史上一个新的里程碑。

20世纪90年代初，冠状动脉内支架应用早期所面临的主要问题是高达20%～25%的支架内血栓发生率以及由此带来的严重后果，包括心肌梗死和猝死。就此，具有抗栓作用的肝素包被支架应运而生，成为将药物负载于金属支架的最早尝试，动物实验和临床研究均显示了其抗血栓作用的良好效果。曾经应用于临床的肝素包被支架有 BX-Velocity Carmeda 包被支架（Johnson & Johnson）、Wiktor Hepamed 包被支架（Medtronic）和 Jostent Corline 包被支架（Jomed International AB）。后来，支架释放后高压扩张技术以及抗血小板药物包括阿司匹林和 ADP 受体抑制剂的广泛应用，大大降低了支架内亚急性血栓形成的发生率，从而使冠状动脉支架置入术的成功率和安全性得到显著提高，同时，支架内再狭窄便成为这一技术发展的主要障碍和亟待解决的问题。支架内再狭窄的主要原因是新生内膜过度增殖，而金属支架本身激活血小板和巨噬细胞，释放各种细胞因子和生长因子，刺激平滑肌细胞增生以及相关基因表达上调，金属蛋白酶降解细胞外基质，促使平滑肌细胞迁移等多种因素参与了这一过程，并成为再狭窄的治疗靶点。

具有抑制细胞分化作用的药物一直被作为再狭窄防治研究的主要对象，而另一个研究焦点是给药途径问题。全身给药方式因可能引起毒副作用且在血管损伤局部不能达到有效的血药浓度而受到限制，以球囊导管为基础的局部药物释放系统虽能在血管损伤部位提供较高的血药浓度，但药物在局部存留时间短暂，易被血流所冲洗，也未取得理想的结果。药物涂层支架以支架为载体携带药物到达血管损伤局部，使药物在较长时间内充分释放到血管壁内，以达到预防再狭窄的目的。支架是局部药物释放的一个理想的平台，它与涂层基质以及生物活性药物构成了药物涂层支架的三个基本成分。

1. 支架　血管内支架的最初设计并非作为药物释放装置，而是作为一种支撑结构，因此，对支架的性能要求重在其更好的柔韧性、更大的径向强度和最小的金属覆盖面积，而这些特点均不利于作为药物载体。理想的药物释放支架应该有较大的金属表面积、最小的网眼间隙、扩张后最小的变形性。但目前所有药物涂层支架的临床试验均以现有普通支架为载体,而研究结果是理想的。专门设计用于药物释放的支架,仍在临床研究当中。

2. 涂层基质 有多种方法可以将药物涂层到支架上。有些药物可以直接负载于金属支架表面,如前列腺素和紫杉醇,但多数药物都需要一种涂层基质来携带。涂层基质可以保证药物在支架扩张过程中不致流失,并能调整药物洗脱动力学。通过改变同一涂层基质中不同药物的释放动力学,可以使药物针对再狭窄过程的不同阶段。从理论上讲,预防再狭窄的药物至少需要持续释放3周,以达到抑制平滑肌细胞增殖和迁移的目的。药物与基质可以通过共价或非共价结合,这种混合性基质通过浸泡或喷涂的方式附着于支架表面。当应用非生物降解性基质时,药物通过颗粒溶解或弥散的方式释放;当药物与生物降解性物质相结合时,则在聚合物分解过程中释放。药物从涂层基质中释放的血流动力学受多种因素影响。

涂层基质有多种,可以分类为有机物和无机物,生物降解性和非生物降解性以及合成和天然物质等,然而,至今最为成功的药物涂层支架是携带雷帕霉素和紫杉醇的合成聚合物涂层支架。

3. 生物活性药物 理想的预防再狭窄的药物应具备有效的抗增殖作用,又能保证血管内皮修复过程。到目前为止,已经对多种药物涂层支架进行了临床前研究并已进入临床试验阶段,从药物释放动力学、有效剂量范围、临床应用的安全性和有效性等方面进行了系统评价。药物涂层支架依据其所携带药物的作用机制及其所针对再狭窄过程的不同靶点分为两大类,一类为"被动"的抗血栓作用的涂层支架,即通过携带磷酸胆碱、肝素、碳化物、硅碳合金等,在支架的表面形成完整的包被,以减少血栓形成,从而降低再狭窄;另一类为"主动"的抗增殖作用的涂层支架,即携带细胞周期抑制剂(如雷帕霉素、紫杉醇及其衍生物、放线菌素D等)、抗炎剂如地塞米松、金属蛋白酶抑制剂、一氧化氮供体、抗硬化因子、雌二醇等药物,通过与血管壁持续的相互作用而抑制支架术后血管内膜的过度增殖,降低再狭窄。有些药物涂层支架虽然在动物模型上证实有效,但在人体上未能得到相似的结果,其中恰当的药物剂量和支架设计类型是起决定作用的因素。目前雷帕霉素和紫杉醇涂层支架已经一系列临床研究证实可显著降低支架术后再狭窄发生率,具有良好的临床应用前景。

二、雷帕霉素涂层支架

雷帕霉素是一种大环内酯类抗真菌药,并具有较强的免疫抑制作用,1999年被美国FDA批准用于肾脏移植病人。基础研究表明,雷帕霉素可明显抑制血管平滑肌细胞增殖和迁移,并具有一定的抗炎作用,从而有效地抑制血管新生内膜的形成。自1999年开始,在欧洲和美国应用Cordis公司的Cypher™支架(雷帕霉素涂层的BX Velocity支架)进行了一系列有关雷帕霉素涂层支架防治再狭窄的临床试验,并陆续公布了一个个令人振奋的研究结果,让人们看到了攻克再狭窄的胜利曙光。

(一) FIM研究

FIM (First-In-Man Study with Sirolimus Coated Bx Velocity stent) 研究是第一个在人体进行的Cypher™支架临床试验,目的是评价雷帕霉素涂层支架治疗原发冠脉病变的安全性、可行性和有效性。研究入选45例心绞痛患者,均为单支 de novo 病变,病变长度<18mm,血管直径3.0~3.5mm,分别置入两种不同类型的Cypher™支架,其中缓慢释放型30例,快速释放型15例。所有患者均服用阿司匹林(325mg/d)及60天氯吡格雷(75mg/d)。主要研究终点为随访1个月、6个月直到5年的主要不良心脏事件(MACE)以及4个月、1年、2年和4年量化血管造影(QCA)和血管内超声(IVUS)随访结果。

在术后2年的所有时间点（4、6、12和24个月）经冠脉造影和IVUS系列随访未见明显新生内膜增殖，支架内晚期管腔丢失在快速释放型支架组略高于缓慢释放型支架组（0.28±0.4mm vs －0.09±0.23mm），支架内再狭窄率为0%，因其他部位病变进行靶血管重建率10%，无动脉瘤、假性动脉瘤、血管穿孔或"边缘效应"。总体心脏事件发生率11.1%，无死亡病例。2003年3月美国ACC会议公布了FIM研究3年临床随访结果，术后3年无事件生存率仍保持在90.1%。该研究主持人Sousa博士总结说："置入Cypher™支架后的早期（4个月）临床益处一直持续到3年，在长达3年的随访期内没有证实对可能发生晚期并发症的担忧，包括晚期血管闭塞、血栓形成、动脉瘤、晚期再狭窄或内膜增殖反弹等。"

（二）RAVEL研究

在欧洲和拉丁美洲的19个医学中心进行的RAVEL（The Randomized study with the sirolimus-eluting Bx Velocity balloon-expandable stent）研究是第一个随机双盲临床试验，目的是对缓慢释放型Cypher™支架和普通的BX Velocity支架进行比较。研究入选238例心绞痛或无症状心肌缺血患者，均为单支冠脉病变，病变血管直径2.5～3.5mm，病变长度可以被18mm支架所覆盖。患者术后服用抵克利得或氯吡格雷2个月。造影随访的主要终点为晚期管腔丢失（late luminal loss），次要终点为6个月支架内管腔直径狭窄百分比、再狭窄率和支架置入血管段（包括支架近、远端各5mm）最小管腔直径。临床随访的主要终点为1、6和12个月MACE发生率。

随访6个月，支架内晚期管腔丢失在Cypher™支架组显著低于普通支架组（－0.01±0.33mm vs 0.80±0.53mm，$P<0.001=$；Cypher™支架组再狭窄率为0%，与靶血管直径大小无关，而普通支架组再狭窄率为26.6%，且随靶血管MLD的减小而明显升高；两组均无"边缘再狭窄"，但普通支架组有轻度边缘增生；IVUS检查显示，Cypher™支架组新生内膜增生容积和阻塞容积百分比均显著低于普通支架组（2±5mm vs 37±28mm，1%±3% vs 29%±20%）。Cypher™支架组无急性或亚急性血栓形成，无晚期血管闭塞，无靶病变再次血运重建。随访1年Cypher™支架组MACE发生率为5.8%，明显低于普通支架组28.8%。亚组分析表明，两组糖尿病患者中再狭窄率分别为0%和41.7%（$P=0.002$），提示Cypher™支架同样能防止糖尿病患者的支架内再狭窄，而普通支架则不能。2003年3月在ACC会议上公布了2年随访结果：Cypher™支架组无心脏性死亡；无支架内血栓形成；对靶病变行CABG和PTCA各1例；无事件生存率90.0%，明显高于普通支架组（80.5%）。研究结果令人振奋，正如会议上Morice博士所说："两年前我第一次公布试验结果时用了"革命"一词，现在我们可以自豪地说革命已经成为现实。"

（三）SIRIUS研究

SIRIUS（A U.S multicenter, randomized, double-blind study of the Sirolimus-eluting stent in *de novo* coronary lesions）研究是在美国53个中心进行的一项多中心随机双盲临床试验。目的在于评价Cypher™支架在较为复杂原发冠脉病变应用的安全性和有效性。研究入选1100例心绞痛或无症状心肌缺血患者，血管直径2.5～3.5mm，病变长度15～30mm，可置入一个以上支架。患者均服用阿司匹林325mg/d及3个月氯吡格雷75mg/d或抵克利得250mg bid。主要研究终点为随访9个月时靶血管治疗失败率（TVF），包括心脏性死亡、心肌梗死或靶血管血运重建（TVR）。

该研究有意选择了一组高危病变的冠心病患者，剔除了大血管和短病变，有27.4%的患者置入多个支架，多支血管病变者占40.7%。另外，分别有24.6%，72.6%和67.6%的患者合并糖尿病、高脂血症和高血压病。冠脉病变和临床情况均较 RAVEL 研究复杂，也更接近于临床实际情况。8 个月造影随访结果显示，Cypher™ 支架组 MLD 为 2.5mm，明显大于普通支架组 1.68mm；直径狭窄百分比和晚期管腔丢失均显著低于普通支架组（10.5% vs 40.1%，0.17mm vs 1.00mm）。支架内（In-stent）再狭窄率在 Cypher™ 支架组为 3.2%，普通支架组为 35.4%；而支架置入血管段（In-segment）再狭窄率前者为 8.9%，后者为 36.3%，再狭窄多发部位为小血管和支架近端。IVUS 检查显示，Cypher™ 支架组新生内膜增生容积和阻塞容积百分比较普通支架组分别减少 93% 和 92%。两个支架交迭置入者，Cypher™ 支架组支架内再狭窄率和支架置入血管段内再狭窄率亦均明显低于普通支架组（7.1% vs 42.7%，8.8% vs 42.7%）。在糖尿病患者，两组再狭窄率均有较明显升高，但仍保持显著性差异，支架内再狭窄率分别为 8.3% 和 48.5%，支架置入血管段内再狭窄率分别为 17.6% 和 50.5%。多因素分析表明，参照血管直径、病变长度和是否存在糖尿病仍然是晚期造影和临床事件的主要预测因素。置入支架长度每增加 10mm，两组支架内再狭窄率分别增加 1.6% 和 13%。

在安全性方面，Cypher™ 支架组和普通支架组分别有 2 例（0.4%）和 4 例（0.8%）患者发生亚急性或晚期支架内血栓形成，另分别有 2 例（0.6%）和 4 例（1.1%）形成动脉瘤，均无组间统计学差异；脑血管意外和严重出血发生率两组间亦无差异。临床随访 9 个月，死亡和心肌梗死发生率相似；靶病变血运重建率（TLR）、MACE 发生率和 TVF 发生率 Cypher™ 支架组均明显低于普通支架组（4.1% vs 16.6%，7.1% vs 18.9%，8.6% vs 21%）。

（四）ISR Registry 研究

ISR Reguistry（The In-Stent Restenosis Registry）研究是在巴西和荷兰进行的一项开放性注册研究，旨在评价应用 Cypher™ 支架治疗支架内再狭窄的安全性。研究入选 41 例单支血管支架内再狭窄病变患者，每个病变最多可置入 2 枚支架。研究终点为随访 1、4、12 个月 MACE 发生率及 4、12 个月时造影和 IVUS 随访再狭窄率。

在巴西入选的 25 例患者随访 1 年时所有血管均呈开放状态，仅 1 例发生支架内再狭窄，支架内和病变内晚期管腔丢失分别为 0.36±0.46mm 和 0.16±0.42mm，无死亡、支架内血栓或再次血管重建。在荷兰入选的 16 例患者病变更为复杂，其中 19% 的患者经血管内放射治疗失败，1 例心脏移植患者。随访结果显示，2 例死亡，1 例晚期血栓形成，1 例血管闭塞及 2 例病变内再狭窄。

（五）EC-SIRIUS 研究

EC-SIRIUS（The European-Canadian SIRIUS trial）研究是在欧洲（E-SIRIUS 350 例）和加拿大（C-IRIUS 100 例）进行的随机临床试验，共入选 450 例患者，其试验设计和研究目的与 SIRIUS 研究相似，只是术后联合应用抗血小板药时间较短（EC-SIRIUS 2 个月，SIRIUS 3 个月），且应用糖蛋白 IIb/IIIa 受体拮抗剂的比率较低（EC-SIRIUS 16%，SIRIUS 60）。入选标准为单支 de novo 冠脉病变，靶病变长度 15~32mm，靶血管直径 2.5~3.0mm。主要研究终点为 8 个月时支架内最小管腔直径（MLD），次要终点包括 1、6、9、12 个月 MACE 发生率以及 8 个月造影随访再狭窄率和病变内 MLD 等。

E-SIRIUS 研究是第一个采用直接置入雷帕霉素涂层支架的临床试验，直接支架置入率 27.2%。Cypher™ 支架组术后即刻和 8 个月时支架内 MLD 分别为 2.43mm 和 2.22mm，普通支架组分别为 2.38mm 和 1.32mm；平均晚期管腔丢失两组分别为 0.20mm 和 1.05mm（$P<0.001$），支架内再狭窄率和病变内再狭窄率前者均显著低于后者（3.9% vs 42.3%，

5.9% vs 42.9%），且支架近端边缘再狭窄率（2.1%）并不比支架内（3.9%）或支架远端边缘为高（2.0%），提示 SIRIUS 研究显示的对支架近端边缘新生内膜增殖抑制减弱很可能并非在于支架本身。临床随访 9 个月 MACE 发生率 Cypher™ 支架组较对照组降低 65%（8.0% vs 22.6%）；前者有 2 例亚急性支架内血栓形成，而对照组为 0，但两者无显著性差异。C-SIRIUS 研究得到了相似的结果，随访 8 个月支架内 MLD 及支架内再狭窄率 Cypher™ 支架组均显著低于普通支架组（1.5mm vs 2.46mm, 0% vs 41.9%）；临床随访 9 个月 MACE 发生率前者亦显著低于后者（4% vs 18%）。

（六）SECURE 研究

SECURE (Compassionate Use of Sirolimus-Eluting stents) 研究是 2002 年美国 FDA 批准的一项注册研究，拟入选 250 例患者，均为其他方法包括放射治疗和冠脉搭桥手术 (CABG) 治疗失败和支架内再狭窄的患者，靶病变长度≤45mm，靶血管直径 2.5～3.5mm。主要研究终点为 TVF，旨在评价 Cypher™ 支架在高度复杂情况下应用的结果。

首批入选 77 例患者随访 6 个月，死亡率 1.9%，心肌梗死发生率 5.8%，MACE 发生率 32.2%。该研究为无其他治疗选择的患者提供了一种新的有希望的治疗方法，同时对雷帕霉素涂层支架在"现实世界"患者（包括支架内再狭窄、放射治疗失败和大隐静脉桥血管再狭窄）中的应用提供了非常重要的资料。

表 32-6-1 雷帕霉素涂层支架临床试验阶段总结

研 究	病例数	随访时间		研究终点	
		造 影	临 床	再狭窄率	MACE
FIM	45	2 年	2 年	0%	11.1%
RAVEL	238	6 个月	1 年	0% vs 26.6%	5.8% vs 28.8%
SIRIUS	1100	8 个月	9 个月	8.9% vs 36.3%	7.1% vs 18.9%
ISR Registry	41	1 年	1 年	7.3%	9.8%
E-SIRIUS	350	8 个月	9 个月	5.9% vs 42.9%	8.0% vs 22.6%
C-SIRIUS	100	8 个月	9 个月	0% vs 41.9%	4% vs 18%
SECURE	77		6 个月		32.2%

三、紫杉醇涂层支架

紫杉醇是一种抗肿瘤药物，一般认为通过作用于与细胞分化相关的微管系统而阻断细胞有丝分裂，引起细胞死亡。新近研究表明药物涂层支架所应用的低剂量紫杉醇可能并不引起细胞死亡，而通过上调 P53 和 P21 肿瘤抑制基因的表达而起到细胞抑制作用。动物实验显示，紫杉醇涂层支架通过抑制平滑肌细胞增殖和迁移而明显阻止新生内膜形成。近年来，一系列临床试验对多种紫杉醇涂层支架预防再狭窄的安全性、可行性和有效性进行了评价，SCORE 研究和 TAXUS I-VI 研究所使用的是聚合物携带药物涂层支架，其中 SCORE 研究将紫杉醇衍生物 QP-2 涂层于 Quanam 公司的 QuaDS 支架，TAXUS I-III 和 TAXUS IV-VI 研究分别将紫杉醇涂层于 Cordis 公司的 NIR 支架和 Express 支架。而其他研究所使用的紫杉醇涂层支架则是应用表面改良的方法将药物直接附着于支架表面，而非聚合物携带药物涂层支架，其中 ELUTES, ASPECT 和 PATENCY 研究分别使用的是 Cook 公司的 V-Flex 支架、Supra-G 支架和 Logic PTX 支架，DELIVER 研究使用的是 Guidant 公司的 ACHIEVE

支架。上述一系列研究大部分取得了满意的初步结果。

(一) SCORE 研究

SCORE 研究是在欧洲的 15 个中心进行的一项随机临床试验，旨在评价 QuaDS-QP2 支架的有效性。入选 266 例患者随访 6 个月，药物涂层支架组再狭窄率较对照组降低 83% (6.4% vs 37%)，但由于支架内血栓和心肌梗死发生率分别达 9.4% 和 14.5% 而提前终止了试验。上述临床事件的发生可能与支架设计不当及药物浓度过高有关。

(二) TAXUS I 研究

TAXUS I 研究评价了缓慢释放型紫杉醇涂层 NIR 支架（携带药物量 $1.0\mu g/mm^2$，约 80% 的药物在 1~3 天内释放）的安全性。研究入选德国 3 个心脏中心的 61 例患者，随机分为药物涂层支架组和裸支架组。病变长度≤12mm，血管直径 3.0~3.5mm。术后常规服用阿司匹林（>80mg/d）至少 12 个月，氯吡格雷（75mg/d）6 个月。临床随访 30 天主要不良心脏事件（MACE）发生率两组均为 0，1 年 MACE 发生率在药物涂层支架组和裸支架组分别为 3% 和 10%（$P=0.612$），药物涂层支架组无死亡、支架内血栓形成和靶病变血运重建（TLR），这一临床随访结果已保持到术后 2 年。而 6 个月造影和血管内超声（IVUS）随访药物涂层支架组再狭窄率为 0%，明显低于裸支架组 10%；晚期管腔丢失亦明显低于裸支架组（0.36±0.48mm vs 0.71±0.47mm）。研究显示，缓慢释放型紫杉醇涂层 NIR 支架具有良好的耐受性，并能显著降低支架术后再狭窄率。

(三) TAXUS II 研究

TAXUS II 研究是一项多中心、随机、三盲临床试验，旨在评价两种药物释放形式紫杉醇涂层支架治疗短的原发冠脉病变的有效性。来自欧洲 15 个国家 61 个中心的 536 例患者随机分为 4 组，其中 267 例置入缓慢释放型支架或裸支架，另 269 例置入中速释放型支架或裸支架。所有患者病变长度<12mm，血管直径 3.0~3.5mm，均置入一枚 15mm 支架，术后服用氯吡格雷（75mg/d）6 个月。6 个月造影和 IVUS 随访结果示支架内（In-stent）再狭窄率缓慢释放组和中速释放组分别为 2.3% 和 4.7%，而两个裸支架组分别为 17.9% 和 20.2%；支架置入血管段内（In-segment）再狭窄率分别为 5.5%、8.8%、20.1% 和 23.8%；新生内膜增生容积指数分别为 7.85%、7.84%、23.17% 和 20.54%。6 个月临床随访结果，MACE 发生率缓慢释放组 8.5%，中速释放组 7.8%，裸支架对照组 19.8%；靶血管重建率分别为 7.7%、6.2%、16.0%；无晚期支架内血栓和动脉瘤形成。12 个月随访结果，MACE 发生率分别为 10.9%、9.9% 和 21.7%；靶血管重建率分别为 10.1%、6.9% 和 17.5%。从而提示术后 6 个月停用抗血小板药氯吡格雷后药物涂层支架的安全性和有效性仍然保持。

(四) TAXUS III 研究

TAXUS III 研究的目的是评价缓慢释放型紫杉醇涂层支架治疗支架内再狭窄的可行性和安全性。研究入选 28 例支架内再狭窄患者，病变长度<30mm，血管直径 3.0~3.5mm，置入 1~2 枚药物涂层支架。造影随访 6 个月再狭窄率为 16%（4/25），其中 2 例再狭窄病变发生在两枚支架的间隙。临床随访 6 个月和 12 个月 MACE 发生率均为 21.4%，无支架内血栓形成。该研究证实了紫杉醇涂层支架治疗支架内再狭窄的安全性和可能的有效性，并提示在 IVUS 引导下保证支架良好的扩张状态并完全覆盖靶病变，可能进一步降低再狭窄率。

(五) TAXUS IV 和 TAXUS V 研究

TAXUS IV 和 TAXUS V 研究是在美国进行的两项关键性的临床试验，旨在评价紫杉醇涂层的 Express 支架治疗复杂冠脉病变的有效性。TAXUS Ⅳ 研究入选了 1326 例病变长度 10～28mm 的原发冠脉病变患者，比较缓慢释放型紫杉醇涂层支架与裸支架的效果。TAXUS Ⅴ 研究采用的是中速释放型紫杉醇涂层支架，除入选 1110 例病变长度 10～40mm 的原发冠脉病变患者外，尚入选了 528 例支架内再狭窄患者，并与血管内放射治疗进行比较。TAXUS Ⅳ 研究短期（30 天）随访结果显示 MACE 发生率在药物涂层支架组与裸支架组无显著性差异，TAXUS Ⅴ 研究尚未揭晓，这两项研究的最终结果将为我们提供重要信息。

（六）TAXUS Ⅵ 研究

TAXUS Ⅵ 研究是在欧洲进行一项与 TAXUS Ⅴ 研究类似的临床试验，旨在比较中速释放型紫杉醇涂层 Express 支架与裸支架治疗长的原发冠脉病变的疗效。研究入选 446 例患者，病变长度 18～40mm，血管直径 2.5～3.75mm，两组置入支架数目分别为 1.41 ± 0.57 和 1.42 ± 0.57。30 天随访结果显示，MACE 发生率分别为 0.9% 和 0.5%（$P=1.000$），靶血管重建率分别为 0.4% 和 0.9%（$P=1.000$），支架内血栓发生率分别为 0.9% 和 0.5%（$P=1.000$）。我们期待着远期随访结果的公布。

（七）ELUTES 研究

ELUTES（European Evaluation of Paclitacxel-Eluting Stent）研究对 4 种不同药物剂量（0.2、0.7、1.4 和 $2.7\mu g/mm^2$）的紫杉醇涂层 V-Flex 支架与裸支架治疗原发冠脉病变的效果进行比较。180 例患者随机分为 5 组，研究结果显示，支架内晚期管腔丢失呈明显剂量依赖性，在大剂量组为 0.1mm，中等剂量组为 0.47mm 和 0.5mm，而小剂量组和对照组为 0.7mm，再狭窄率由 20% 降低至 3%。随访 1 年 MACE 发生率各组间相似，无死亡病例及支架内血栓形成。

（八）ASPECT 研究

ASPECT（Asian Paclitaxel-Eluting Clinical Trial）研究比较了 2 个不同剂量（1.3 和 $3.1\mu g/mm^2$）的紫杉醇涂层支架与裸支架的效果。177 例患者的原发冠脉病变均置入单个支架。术后应用氯吡格雷或抵克利得 6 个月，其中 37 例应用 cilostazol。结果显示，支架内晚期管腔丢失大剂量组为 0.29mm，小剂量组 0.57mm，裸支架组 1.04mm；新生内膜增生容积分别为 $13mm^3$，$18mm^3$ 和 $31mm^3$；再狭窄率分别为 4%，12% 和 27%。随访 1 年 MACE 发生率和 TLR 率各组间相似。在 12 例置入大剂量药物涂层支架且同时应用 cilostazol 的患者中，有 4 例发生支架内血栓，而在服用抵克利得或氯吡格雷的患者大剂量药物涂层支架组和对照组无事件生存率分别为 98% 和 100%。从而提示，紫杉醇涂层支架辅以传统的抗血小板药物可有效地抑制新生内膜增殖和再狭窄，而且与普通支架有着相似的安全性。

（九）PATENCY 研究

PATENCY（Paclitaxel-Eluting Stent for Cytostatic Prevention of Restenosis）研究比较了紫杉醇（$2.0\mu g/mm^2$）涂层 Logic PTX 支架与裸支架治疗原发冠脉病变的疗效。50 例患者来美国的 2 个医疗中心。术后应用氯吡格雷 3 个月。随访 9 个月，无支架内血栓形成，但再狭窄率两组相似（38% vs 35%）。

（十）DELIVER 研究

DELIVER 研究是一项大规模的注册研究，比较紫杉醇（$3.0\mu g/mm^2$）涂层 ACHIEVE 支架与未涂层的 Multilink Penta 支架。研究入选 1043 例患者，单支原发病变，病变长度 ≤ 25mm，血管直径 2.5～4.0mm。9 个月随访结果，药物涂层支架组较裸支架组再狭窄率降低 25%（16.7% vs 22.4%），靶血管治疗失败（TVF）率降低 18%（11.9% vs 14.5）；支架内晚期管腔丢失及阻塞容积百分比均明显减少（0.81mm vs 0.98mm，0.27% vs 0.34%）；支架内血栓发生率两组均为0.4%。

表32-6-2 紫杉醇涂层支架临床试验阶段总结

研究	病例数	随访时间		研究终点	
		造影	临床	再狭窄率	MACE
TAXUS Ⅰ	61	6个月	2年	0% vs 10%	3.3% vs 10%
TAXUS Ⅱ	536	6个月	12个月	5.5% vs 20.1% 8.8% vs 23.8%	10.9%，9.9% vs 21.7%
TAXUS Ⅲ	28	6个月	12个月	16%	21.4%
TAXUS Ⅳ	1326				
TAXUS Ⅴ	1638				
TAXUS Ⅵ	446		30天		0.9% vs 0.5%
ELUTES	180	12个月	12个月	3% vs 20%	
ASPECT	177	12个月	12个月	4%，12% vs 27%	5.2%，6.9% vs 6.8%
PATENCY	50	9个月		38% vs 35%	
DELIVER	1043	9个月		16.7% vs 22.4%	

四、药物涂层支架临床研究评价

药物涂层支架预防再狭窄的临床试验结果确实令人振奋，尤其在单支 *de novo* 冠脉病变患者一度创造了再狭窄率为零的纪录。然而，随着研究对象的扩展，亦即药物涂层支架的应用范围与"真实世界"的逐步接近，尽管其有效抑制新生内膜增殖，预防支架置入术后再狭窄的显著功效已毋庸置疑，但在"真实世界"里包括长病变、多支病变、支架内再狭窄、放射治疗失败、大隐静脉桥退行性病变以及伴随复杂临床情况如合并糖尿病、高血压病、高脂血症的患者，并未真正实现零的突破。而且，随着大规模临床试验随访期限的延长，可否会出现类似血管内放射治疗"后期赶上（late catch up）"的现象，尚有待进一步观察。因此，在饱尝胜利喜悦的同时，我们应该冷静地对这一系列临床试验从研究方法、临床情况、病例选择及操作技术等方面作出客观评价，希望从中获得一些启示，以便指导我们在实际工作中能相对合理的应用药物涂层支架。

（一）研究方法的局限性

各项试验的研究对象、主要研究终点以及随访观察的时间点不尽相同，因此，对不同试验结果的解释和比较缺乏一个标准的模式。支架置入术后再狭窄的经典概念包括支架内及支架两端至少5mm范围内的再狭窄病变，而支架边缘的再狭窄病变对于确定药物涂层支架对新生内膜增殖的抑制效应缺乏一定的价值。相对而言，冠脉造影定量分析显示的晚期管腔丢失及血管内超声检测的新生内膜增生容积对于评价药物涂层支架的性能是更为合适的指标。尤其血管内超声成像因能够识别冠脉造影所不能发现的血管壁反应而应作为药物涂层支架临床研究方法学中必要的组成成分。

（二）临床病例选择问题

随机临床试验结果表明，雷帕霉素涂层支架并非在所有患者发挥同样的作用，复杂的临床情况如合并糖尿病或高危的病变解剖学特征如弥漫病变、支架内再狭窄或放射治疗失败均可影响患者的临床结果。RAVEL 研究与 SIRIUS 研究结果的差异主要归因于 SIRIUS 研究所选择的高危病变人群。尽管如此，在高危患者中从支架术后再狭窄的绝对减少来说依然有较大的获益。随着药物涂层支架在更为复杂病变患者的应用经验及远期随访资料的积累，其临床适用范围将进一步扩大，随之而来，医疗费用问题便成为介入医师和患者均无法回避的问题，而由此造成的经济负担也不可避免地成为影响临床病例选择的重要因素。SIRIUS 研究将经济因素作为一个次要研究终点，结果表明，因置入药物涂层支架而带来的较高的医疗费用可通过减少 1 年随访期内再住院、行诊断性导管检查以及靶病变血运重建或靶血管血运重建的需要而抵消。从经济和社会角度而言，不可能对每一例行 PCI 治疗的患者均置入药物涂层支架，但具体到某一个患者，药物涂层支架则有可能是其最佳的治疗选择。至于哪些患者应该置入药物涂层支架，目前尚无明确的"指南"去遵循，主要是应用费用－效益比（cost-effectiveness ratio）这个概念来权衡代价与收益。一般认为，对于发生再狭窄的危险性比较高并且很可能需再次血运重建如合并糖尿病且有长节段病变的患者，置入药物涂层支架的价值更大。但遗憾的是，这种患者有时往往需要置入多个支架，因而使费用大幅度增加而削弱了费用－效益比，对此，可望通过适当的支架长度的设计及支架置入技术的改进来进一步改善。

（三）安全性问题

药物涂层支架置入后的安全性问题一直为人们所关注，也是临床研究所观察的要素之一。RAVEL 研究经血管内超声随访未见动脉瘤或支架内血栓形成。SIRIUS 研究中虽发现 Cypher™支架组晚期支架不完全贴壁的发生率明显高于普通支架组（8.7% vs 0%），但无与其相关的临床事件发生（包括死亡、心肌梗死或支架内血栓形成）；而两组间亚急性或晚期支架内血栓和动脉瘤形成的发生率均无明显差异，从而提示雷帕霉素涂层支架到目前为止尚无置入安全性方面的顾虑。然而，并不能因此而忽视术者操作技术的不断完善、病例和器械的认真选择以及术中、术后抗凝和抗血小板药物的合理应用。

（四）操作技术问题

药物涂层支架的置入从技术角度与其他相关介入操作并无实质性区别，只是对支架大小的选择和术者的操作技巧要求更高。药物涂层支架可消除支架内的新生内膜增殖，而邻近支架边缘的组织增生就变得越发明显。支架不能完全覆盖病变、支架外（尤其支架近端）血管内膜损伤以及支架之间因未准确交迭而留有间隙这些与术者操作相关的因素都可能造成所谓"地理丢失（geographic miss）"现象。恰当的选择支架大小也是药物涂层支架置入过程的关键环节，支架过大可能对血管中膜、外膜和周围组织造成过度损伤而促进增殖反应，不能为通常的药物浓度所对抗；相反，支架过小则可能因支架不完全贴壁使药物剂量不足以达到组织中所需要的水平。局部药物浓度不足或血管壁过度损伤均可导致内膜增殖不能被充分抑制，而并非药物本身无效。另外，SIRIUS 研究结果尚提示，药物涂层支架交迭置入是安全的，再狭窄率明显低于普通支架组，但其他药物涂层支架是否会有类似的结果，有待观察。总之，术者本身和操作技术相关的因素仍将成为决定临床结果的重要因素。

（五）尚未回答的问题

1. 药物涂层支架的远期疗效如何？

评价紫杉醇涂层支架临床试验的随访时间均较短，多在 1 年以内。就目前已公布的结果，除个别研究如 PATENCY 研究外，多显示可有效降低再狭窄率。不同的支架设计类型以及药物涂层方式和剂量都会影响到支架的性能。至于两种不同涂层方式支架防治再狭窄的远期效果,尤其对复杂病变的效果如何,需要等待远期随访结果来作出回答。

2. 药物涂层支架的不良反应

SCORE 研究因较高的支架内血栓发生率而被提前终止,但结果分析认为主要与药物剂量过高和支架设计类型有关;而 ASPECT 研究中大剂量药物涂层支架组因以 cilostazol 替代抵克利得或氯吡格雷而出现了较多的支架内血栓形成,考虑主要为抗血小板药物使用不当所致,似与支架本身和涂层药物剂量等因素无关;其他研究则均未显示药物涂层支架较普通裸支架有更高的血栓发生率。但随着随访时间的延长是否会有更多的不良事件发生,包括支架内血栓、动脉瘤和作为抗肿瘤药物的全身毒副作用等,尚需进一步观察。

3. 不同药物涂层支架何者为优?

在已进入临床研究的诸多药物涂层支架中,唯有雷帕霉素和紫杉醇涂层支架的效果得到初步证实,但目前尚无对二者进行直接(head-to-head)比较的临床试验,因此,对这两种药物涂层支架防治再狭窄的临床疗效何者为优,还不能妄加推测,有必要设计大规模临床研究去证实。

五、临床应用注意事项

(一) 适应证选择

对药物涂层支架是否适用于所有患者或病变的回答主要依据现有寻证医学的资料。目前已有充分的证据显示药物涂层支架降低再狭窄的作用突出表现在对有缺血证据的单支 *de novo* 冠脉病变,同时对小血管、长病变和合并糖尿病患者的作用也基本明确;而对于支架内再狭窄和分叉病变的作用尚无足够的资料作出结论,更缺乏对药物涂层支架应用于 AMI、大隐静脉桥血管病变、左主干病变、多支血管病变和慢性完全闭塞病变的评价。因此,立足于中国国情,权衡费用一效益比,药物涂层支架应首先考虑在再狭窄危险性高的患者或病变使用,包括前降支近端病变、小血管长病变、合并糖尿病的患者和非血栓性再狭窄病变;而在含血栓病变(包括 AMI、不稳定性心绞痛患者病变有明显血栓征象和血栓性再狭窄病变)、分叉病变、静脉桥血管病变暂不建议使用。

(二) 操作技术要点

1. 选择适当的支架直径 支架过大或过小均会影响药物涂层支架的性能,支架直径应尽可能与参照血管直径相匹配,同时避免小直径支架释放后换用大直径球囊后扩张。

2. 建议预扩张 目前尚无充分证据表明直接置入药物涂层支架(direct stenting)的安全性和有效性,故建议行预扩张后再置入支架。

3. 完全覆盖病变 避免用长球囊预扩张后置入较短的药物涂层支架而使损伤血管段暴露在支架边缘以外,而宜用短球囊预扩张并选择适当长度的药物涂层支架完全覆盖损伤段血管。

4. 避免损伤支架两端血管内膜 支架释放后可于原位适当加压扩张,不宜回撤或向前推送球囊后扩张,以免损伤支架两端血管内膜而增加内膜增殖和再狭窄发生的机会。

5. 尽可能一处病变一个支架 尽量避免在一支血管中置入两个以上药物涂层支架或与普通裸支架合用;如需置入 2 个药物涂层支架,支架间必须重叠 1～2mm,不应留有间隙。

(三) 适当的抗血小板治疗时间

所有患者均应给予有效的抗血小板治疗,包括术前足够的用药时间和理想的负荷剂量。支架术后应长期应用阿司匹林(75～150mg/d),而氯吡格雷(75mg/d)的应用疗程不应小于 3 个月(在有关临床试验中为 2～6 个月),鉴于对晚期支架内血栓问题的考虑,可酌情延长至1年。

(四) 适当延长造影随访时间

目前已公布的有关药物涂层支架临床试验结果中造影随访时间多为6~12个月，鉴于对DES远期效果的关注，消除对所谓"后期赶上（late catch up）"现象的担忧，建议造影随访时间应适当延长，以9个月左右为宜。

（霍 勇 王贵松）

参 考 文 献

1. Braunwald E, Mark DB, Jones RH, Cheitlin MD, Fuster V, McCauley K, Edwards C, Green LA, Mushlin AL, Swain JA, Smith EE, Cowan M, Rose GC, Concannon CA, Grines CL, Brown L, Lytle BW, Goldman LA, Topol EJ, Willerson JT, Brown J, Archibald N. Unstable Angina: Diagnosis and Management-Clinical Practice Guidelines. U.S. Departmentof Health and Human Services AHCPR Publication No＞940682, March 15, 1994
2. White H. Targeting therapy in unstable angina. J Invas Cardiol, 1998, 10: 12D-21D
3. Braunwald E, Antman EM, Beasley JW, et al. ACC/AHA guidelines for the management of patients with unstable angina and non-ST-segment elevation myocardial infarction: executive summary and recommendations: a report of the American College of Cardiology/American Heart Association Task Force on Practice Guidelines (Committee on management of Patients With Unstable Angina). J Am Coll Cardiol, 2000, 36: 970-1062
4. Ellis SG, King SB, Douglas JS, et al. Angiographic and clinical predictors of acute closure after native vessal coronary angioplasty. Circulation, 1988, 77: 371-379
5. Effects of tissue plasminogen activator and a comparison of early invasive and conservative strategies in unstable angina and non-Q-wave myocardial infarction: results of the TIMI ⅢB Trial. Circulation, 1994, 89: 1545-1556
6. Boden WE, O'Rourke RA, Crawford MH, et al. Outcomes in patients with acute non-Q-wave myocardial infarction randomly assigned to an invasive as compared with a conservative management strategy. N Engl J Med, 1998, 338: 1785-1792
7. Wallentin L, Lagervist B, Husted S, et al. Outcome at 1 year after an invasive compared with a non-invasive strategy in unstable coronary artery disease: the FRISC Ⅱ invasive randomized trial. Lancet, 2000, 356: 9-16
8. Cannon CP, Weintraub WS, Demopoulos LA, et al. Comparison of early invasive and conservative strategies in patients with unstable coronary syndromes treated with the glycoprotein Ⅱb/Ⅲa inhibitor tirofiban. N Engl J Med, 2001, 344: 1879-1887
9. Fox KA, Poole-Wilson PA, Henderson RA, et al. Interventional versus conservative treatment for patients with unstable angina or non-ST-elevation myocardial infarction: the British Heart Foundation RITA 3 randomised trial. Randomized In-tervention Trial of unstable Angina. Lancet. 2002, 360: 743-751
10. Braunwald E, Antman EM, Beasley JW, et al. ACC/AHA guideline update for the management of patients with unstable angina and non-ST-segment elevation myocardial

in farction: Summary Article. A report of the American College of Cardiology/American Heart Association Task Force on Practice Guidelines (Committee on the Management of Patients with Unstable Angina). Circulatuion, 2002, 106: 1893-1900

11. Luchi R, Scott S, et al. Comparison of medical and surgical treatment of unstable angina pectoris: Results from the veterans administration cooperative study. N Eng J Med, 1987, 316: 977-984

12. Comparison of coronary bypass surgery with angioplasty in patients with multivessel disease. The Bypass Angioplasty Revascularization Investigation (BARI) Investigators. N Engl J Med, 1996, 335: 217-225

13. Singh M, Holmes DR, Garratt KN, et al. Stents versus conventional PTCA in unstable angina. J Am Coll Cardiol, 1999, 33: 29A

14. Umans VAWM, de Feyter PJ, MacLeod D, et al. Acute and long-term outcome of directional coronary atherectomy for stable and unstable angina. Am J Cardiol, 1994, 74: 641-646

15. Topol EJ, Leya F, Pinkerton CA, et al. A comparison of directional atherectomy with coronary angioplasty in patients with coronary artery disease. N Engl J Med, 1993, 329: 221-227

16. Schreiber T, Kaplan B, Gregory M, et al. Transluminal extraction atherectomy vs. balloon angioplasty in acute ischemic syndromes (TOPIT): hospital outcome and sixmonth status. J Am Coll Cardiol, 1999, 34: 461-467

17. Leon M, Baim D, et al. A clinical trial comparing three antithrombotic drug regimens after coronary artery stenting. N Engl J Med, 1998, 339: 1665-1671

18. Clopidogrel in Unstable Angina to Prevent Recurrent Events Investigators. Effects of clopidogrel in addition to aspirin in patients with acute coronary syndromes without ST-segment elevation. N Engl Med, 2001, 345: 494-502

19. Mehta SR, Yusuf S, Peters RJ, et al. for the CURE Investigators. Effects of pretreatment with clopidogrel and aspirin followed by long-term therapy in patients undergoing precutaneous coronary intervention: The PCI-CURE study. Lancet, 2001, 358: 527-533

20. Steinhubl SR, Berger PB, Mann JT 3rd, et al. Early and sustained dual oral antiplatelet therapy following percutaneous coronary intervention: a randomized controlled trial. JAMA, 2002, 288: 2411-2420

21. The EPILOG Investigators. Platelet glycoprotein IIb/IIIa receptor blockade and low-dose heparin during percutaneous coronary revascularis-ation. N Engl J Med, 1997, 336: 1689-1696

22. The PRISM-PLUS Investigators. Inhibition of the platelet glycoprotein IIb/IIIa receptor with tirofiban in unstable angina andnon-Q-wave myocardial infarction. N Engl J Med, 1998, 338: 1488-1497

23. The GUSTO IV-ACS Investigators. Effect of glycoprotein IIb/IIIa receptor blocker abciximab on outcome in patients with acute coronary syndromes without early coronary revascularisation: The GUSTO IV-ACS randomized trial. Lancet, 2001, 357: 1915-

1924

24. Boersma E, Harrington RA, Moliterno DJ, et al. Platelet glycoprotein IIb/IIIa receptor inhibitors in acute coronary syndromes: A meta-analysis of all major randomized clinical trials. Lancet, 2002, 359: 189-198

25. Ambrose J, Almeida D, Ratner D, et al. Heparin administered prior to angioplasty does not decrease angioplasty complications. TAUSA trial results. Circulation, 1994, 90: I-374

26. Klein W, Buchwald A, Hillis SE, et al, for the FRIC Investigators. Comparison of low-molecular-weight heparin with unfractionated heparin acutely and with placebo for 6 weeks in the management of unstable coronaryarterydisease. Fragmin in Unstable Coronary Artery Disease Study (FRIC). Circulation, 1997, 96: 61-68

27. Leizorovicz A and the FRAXIS Study Group. Comparison of two treatment durations (6days and 14 days) of a low molecular weight heparin with a 6-day treatment of unfractionated heparin in the initial management of unstable angina or non-Q-wave myocardial infarction: FRAX. I. S. (FRAXiparine in Ischaemic Syndrome). Eur Heart J, 1999, 20: 1553-1562

28. Antman EM, Cohen M, Radley D, et al, for the TIMI 11B and ESSENCE Investigators. Assessment of the treatment effect of enoxaparin for unstable angina/non-Q-wave myocardial infarction: TIMI 11B-ESSENCE meta-analysis. Circulation, 1999, 100: 1602-1608

29. Michalis LK, Papamichael ND, Katsouras CS, et al. Enoxaparin versus tinzaparin in unstable coronary syndromes. A head-to-head comparison (EVET trial) [abstract]. Eur Heart J, 2001, 22: 664

30. Serruys P, Herrmann J, et al. A comparison of Hirudin with heparin in the prevention of restenosis after coronary angioplasty. HELVETICA Investigators. N Engl J Med, 1995, 333: 757-763

31. Bittl J, Strong J, Brinker J, et al. Treatment with Bivalirudin (Hirulog) as compared with heparin during coronary angioplasty for unstable or post infarction angina. N Engl J Med, 1995, 333: 764-769

32. Lincoff AM, Kleiman NS, Kottke-Marchant K, et al. Bivalirudin with planned or provisional abciximab versus low-dose heparin and abciximab during percutaneous coronary revascularization: results of the Comparison of Abciximab Complications with Hirulog for Ischemic Events Trial (CACHET). Am Heart J, 2002, 143: 847-853

33. Waters DD, Azar RR. Should intensive cholesterol lowering play a role in the management of acute coronary syndromes? Am J Cardiol, 2000, 86, (8B): 42J-43J

34. Schwartz GG, Olsson AG, Ezekowitz MD, et al. Effects of atorvastatin on early recurrent ischemic events in acute coronary syndromes: the MIRACL study: a randomized controlled trial. JAMA, 2001, 285: 1758-1760

35. Stenestrand U, Wallentin L. Early statin treatment following acute myocardial infarction and 1-year survival. JAMA. 2001, 285: 430-436

36. Blazing MA, de Lemos JA, Dyke CK, et al. The A to Z trial: Methods and rationale for a single trial investigating combined use of low-molecular weight heparin with the glycoprotein Ⅱb/Ⅲa inhibitor tirofiban and defining the efficacy of early aggressive simvastatin therapy. Am -Heart J, 2001, 142: 211-217
37. Marx SO, Marks AR. Bench to Bedside: the development of rapamycin and its application to stent restenosis. Circulation, 2001, 104: 852-855
38. Sousa JE, Costa MA, Abizaid A, et al. Lack of Neointimal Proliferation After Implantation of Sirolimus-Coated Stents in Human Coronary Arteries : A Quantitative Coronary Angiography and Three-Dimensional Intravascular Ultrasound Study. Circulation, 2001, 103: 192-195
39. Sousa JE, Costa MA, Abizaid AC, et al. Sustained suppression of neointimal proliferation by sirolimus-eluting stents: one-year angiographic and intravascular ultrasound follow-up. Circulation, 2001, 104: 2007-2011
40. Sousa JE, Costa MA, Abizaid A, et al. Two-year angiographic and intravascular ultrasound follow-up after implantation of sirolimus-elutingxc stents in human coronary arteries. Circulation, 2003, 107: 381-383
41. Morice MC, Serruys PW, Sousa JE, et al. A randomized comparison of a sirolimus-eluting stent with a standard stent for coronary revascularization. N Engl J Med, 2002, 346: 1773-1780
42. Sousa JE, Costa MA, Abizaid A, et al. Sirolimus-eluting stent for the treatment of in-stent restenosis: a quantitative coronary angiography and three-dimensional intravascular ultrasound study. Circulation, 2003, 107: 24-27
43. Sousa JE, Serruys PW, Costa MA. New frontiers in cardiology: drug-eluting stents: Part Ⅰ. Circulation, 2003, 107: 2274-2279
44. Sousa JE, Serruys PW, Costa MA. New frontiers in cardiology: drug-eluting stents: Part Ⅱ. Circulation, 2003, 107: 2383-2389
45. Rowinsky EK, Donehower RC. Paclitaxel (Taxol). N Engl J Med, 1995, 332: 1004-1014
46. Kataoka T, Grube E, Honda Y, et al. 7-hexanoyltaxol-eluting stent for prevention of neointimal growth: an intravascular ultrasound analysis from the study to COmpare REstenosis rate between QueST and QuaDS -QP-2 (SCORE). Circulation, 2002, 106: 1788-1793
47. Grube E, Silber S, Hauptmann KE, et al. TAXUS Ⅰ: six- and twelve-month results from a randomized, double-blind trial on a slow-release paclitaxel-eluting stent for de novo coronary lesions. Circulation, 2003, 107: 38-42
48. Tanabe K, Serruys PW, Grube E, et al. TAXUS Ⅲ Trial: in-stent restenosis treated with stent-based delivery of paclitaxel incorporated in a slow-release polymer formulation. Circulation, 2003, 107: 559-64
49. Park SJ, Shim WH, Ho DS, et al. A paclitaxel-eluting stent for the prevention of coronary restenosis. N Engl J Med, 2003, 348: 1537-1545

第三十三章　主动脉内球囊反搏及心室辅助装置
（Intra-Aortic Balloon Pumps and Ventricular Assist Device）

第一节　主动脉内球囊反搏……………（934）
　一、IABP 历史……………………（934）
　二、工作原理……………………（934）
　三、IABP 设备…………………（935）
　四、适应证和禁忌证……………（938）
　五、IAB 导管的插入操作………（938）
　六、IABP 的启动规程和调试（以 Datascope System97 或 98 为例）………（939）
　七、IABP 的监测、护理和维持治疗……（942）
　八、IAB 导管的拔出指征及操作………（943）
　九、IABP 的并发症及处理……………（943）
　十、IABP 的临床应用…………………（944）
第二节　心室辅助装置…………………（945）
　一、VAD 历史…………………………（945）
　二、工作原理…………………………（945）
　三、VAD 设备…………………………（945）
　四、VAD 的临床应用…………………（947）
　五、VAD 应用的并发症………………（947）

第一节　主动脉内球囊反搏

一、IABP 历史

Clause 等于 1961 年引入了体外反搏。1962 年 Moulopoulos 等改进了这一概念，描述出血管内反搏球囊。Kantrowitz 等于 1968 年首次报道了主动脉内球囊反搏成功地应用于临床，1969 年 ARROW 公司生产了第一台商业化 IABP 机。最初，插入主动脉内球囊（intra-aortic balloon IAB）需要外科手术。1980 年 Bregman 和 Casarella 描述了利用扩张器和鞘管经皮插入主动脉内球囊导管（IAB Catheter）的方法，1981 年 ARROW 公司开发成功第一条经皮插入双腔 IABP 导管。随后，器械的进步和方法的改进使 IABP 能广泛用于临床实践。

二、工作原理

IABP 由可分离的主动脉内球囊（IAB）和控制台配合完成。IAB 的设计和功能在过去的 30 年里并未发生根本性变化。它是一种通过导管置入血管内的反搏设备，反搏球囊的容积通常在 25～50ml 之间。球囊导管通过中心腔沿细小的指引导丝进入血管。撤出导丝后，中心腔可以用来监测主动脉内压力。将 IAB 与小型床旁控制设备连接，由病人动脉压力曲线或心电图触发反搏。工作气体采用氦气，这种气体分子量小、粘滞性差，有利于快速充气和放气。充放气时间短、反应快可提高整个设备的跟随性能，尤其对于并发快速性心律失常的患者。IAB 应被置于降胸主动脉，其尖端通常位于左锁骨下动脉远侧。设定充气开始于主动脉压力波形的重搏波切迹处，即舒张期开始后主动脉瓣关闭瞬间。舒张期主动脉根部压力升高可有效增加冠脉血流和心肌氧供。全身血流灌注增加量接近 500ml/min。球囊放气应开始于左心室收缩的等容相期间。减轻心脏做功的后负荷使得左心室收缩峰压下降，心肌耗氧量减少。净效应使心肌氧供和需氧比例朝有利方向移动，同时全身血流灌注也有所增加，这对于脑、肾等重要脏器极为有利。

三、IABP 设备

主动脉内球囊反搏设备包括一次性的主动脉内球囊导管套装和可重复使用的控制台。

1. 主动脉内球囊导管套装　包括 IAB 导管部分和穿刺插入部分。国内常用的 IAB 导管主要来自 Arrow 和 Datascope 两家公司。IAB 球囊膜采用聚氨酯或聚乙烯等非致血栓性高分子材料制成，装在导管前部。导管尖端圆钝以避免损伤动脉，有不透 X 线的金属标记以便确定导管位置。导管被设计为双腔结构。中心腔可以通过指引导丝，并可用来监测主动脉内压力。另一条腔连接球囊和气泵，是氦气穿梭出入球囊的通道，并可用来监测球囊内的压力。IAB 球囊的容积和尺寸有多种规格，选择 IAB 时主要依据患者的身高（表 33-1-1）。为了延长 IAB 球囊的工作时间，IAB 生产厂家不断开发出新的膜材料，显著增强了球囊的抗磨损能力。早期的 IAB 导管外径较大（10F 以上），对血管的损伤较重，相关的并发症较多。随着导管制作技术的迅速发展，其外径越来越小，目前常用的是 8F～10F IAB 导管。无鞘 IAB 导管及无鞘插入技术进一步减少了血管损伤。ARROW 已推出了 7F 30ml 无鞘 IAB 导管（RediGuard）。在 IAB 导管外径缩小的同时，其中心腔却在扩大，8F 40ml IAB 导管的中心腔已由最大可通过 0.020 英寸（1 英寸＝2.54cm）的指引导丝扩大到最大可通过 0.030 英寸的指引导丝。中心腔的扩大不但有利于较粗指引导丝的更好支撑，还有利于改善主动脉压力监测的质量，大大减少了保持中心腔通畅的护理工作。由于开发了新型的导管材料和发明了先进的制作工艺（如不锈钢丝编织内腔技术等），即使管壁越来越薄，IAB 导管的柔韧性、操控性、推送性以及轨迹性却更加精良。表 33-1-2 列出了 ARROW 公司生产的 NarrowFlex IAB 导管规格。穿刺部分包括 18Ga×2.5 英寸的动脉穿刺针、预扩张器、鞘管扩张器、止血导引鞘管（带或不带侧管）以及相应规格的指引导丝等。套装内还配有高压连接管和气道延长管，分别与压力传感器和气泵相连。

表 33-1-1　根据病人身高选择最佳的 IAB 球囊规格*

病人	球囊规格		
身高（cm）	容积（ml）	长度（mm）	直径（mm）
<152	25	174	14.7
152～162	34	219	14.7
162～183	40	263	15
≥183	50	269	16.3

*（球囊规格来自 Datascope 公司的 IAB 导管）

表 33-1-2　NarrowFlex IAB 导管的规格（Arrow 公司）

项目	IAB-04830U	IAB-04840U
导管尺寸	8.0F	8.0F
球囊容积	30ml	40ml
带止血装置的可插入长度	62.2cm	66.0cm
无止血装置的可插入长度	64.3cm	69.3cm
导管外径	2.77mm	2.77mm
导引鞘长度	15cm	15cm
中心腔内径	0.032 英寸	0.032 英寸
最大指引导丝	0.030 英寸	0.030 英寸
球囊长度	229mm	262mm
充气直径	15mm	16mm

2. 控制台（IABP机）　为了达到最大限度的心脏辅助效果，控制台需要精确地排定球囊充放气时相，需要迅速和充分地完成充放气动作。随着计算机硬件和软件的更新，机械性能的不断进步，控制台变得越来越精确、迅速、安全、可靠，能适应更加复杂的临床情况。目前常用的控制台包括 Datascope 公司的系统 90 系列（包括 Systems 90，90T，95，96，97，98 和 98XT）、Arrow 公司的 ACAT 系列和 TransAct、Kontron 公司的 KAATⅡPlus 以及 Bard 公司的 H-8000。这些控制设备通常具有以下四方面功能：

（1）信息的收集和处理：直接或间接获取心电信号；通过中心腔和压力传感器获取主动脉内压力信号；通过气泵延长管获取球囊内压力信号。为了获得优良的心电触发信号，心电图的质量和稳定性至关重要。

（2）程序化的气泵工作系统：自行识别触发信号，自动设定充放气时相（时控），并能手动调整。触发信号包括四大类：心电、压力、起搏信号和固有频率。

①心电触发：心电图 QRS 波是最常用的触发信号，通常感知持续达到特定时限的 R 波正向或负向斜率。为了摈除电刀等发出的电子干扰，一些 IABP 机配有外部干扰抑制器（ESIS）。当选择 ECG 触发模式时，可以改变波形大小，增益值范围是 $0.15\sim3.0$，正常情况下是 1。System 98 频率滤波器可自动区分尖峰信号，经过增强显示在屏幕上。不同厂家 IABP 机的心电信号触发模式有所区别。KAATⅡPlus 的心电触发模式包括 PATTERN（ECG 标准模式）、PEAK（ECG 峰模式）和 AFIB（ECG 房颤模式），PATTERN 模式为预设之起始模式，以电脑分析偏正向或偏负向之 QRS 复合波，依其高度、宽度以及斜率来触发，其 R 波之宽度必须界于 $25\sim135$ms 之间，加宽的 QRS 复合波，如束支阻滞，则可能不被识别。PEAK 模式较适用于有宽的 QRS 复合波者（如频发室早或束支阻滞）。AFIB 模式适用于 R 波间隔不规则的节律，在此模式中，操作者无法控制充放气，因为 R 波被识别后气囊就自动放气。Datascope 公司的系统 90 系列仅有一种心电触发模式，即 ECG 模式。经过技术改进，System 98 已能较准确地识别宽 QRS 波和适应不规则心律。

②压力触发：压力触发非首选模式，若因某种原因无法选用心电触发模式，可选压力触发模式代替，该模式以主动脉压力波形作为启动信号。IABP 机识别上升波斜率，自动计

算以排定球囊充放气时间。System 98根据动脉波形收缩期的顶端数值,自动计算出压力触发信号的临界值。同时,也可以在7～30mmHg的范围内手动更改已确定的压力触发信号阈值。压力触发信号阈值和触发信号来源显示在监测屏幕上,在动脉波形上显示出触发点的标记。在使用压力触发时,球囊必须在动脉波形收缩期上升波形开始前完全排空。在严重心律不齐(如房颤、频发早搏)时,KAATⅡPlus无法使用此模式;System 97须不断手动重新设定时控(timing)以避免放气过迟;而System 98则会自动调整排气时相提前,以防止与心脏收缩期射血象干扰,此时不要试图人为调整排气时相。由于传统液体充盈动脉压监测系统的压力传递有一定程度的时间延迟和波形衰减,故作为触发信号不够精确。Arrow公司已利用光导纤维技术开发出具有新型压力监测系统的IABP机(AutoCAT™ 2 WAVE™ IABP System)和与之配套的LightWAVE™ IAB导管。光纤监测可获得完全实时且真实的主动脉压力波形,结合基于生理学的时控算法(WAVE™)可达到更加准确和有效的循环辅助。这种先进的压力触发模式可有效地适应各种严重的心律失常。

③固有频率:此模式用于无心脏排血且无心电信号时。触发由内部信号发生器产生,只允许在非同步辅助时使用。一般情况下,频率设定在80bpm,System 97和98可在40～120bpm内调整。KAATⅡPlus须按两次键以确认执行此功能。当System 97和98监测出有效的QRS波时,会自动改为R波排气,监测屏幕上同时显示ECG信号出现的信息提示。一旦出现心脏排血,不应继续使用固有频率触发模式。

④起搏触发:此模式包括心室起搏触发模式(心室单腔起搏或房室双腔起搏)和心房起搏触发模式。前者用于100%心室起搏的病人,以心室起搏信号触发,心室单腔起搏时最高至185次/分;房室双腔起搏时,AV间隔应介于80～225ms(System 97和98)或低于250ms(KAATⅡPlus),频率应低于125次/分。后者用于心房单腔起搏时,KAATⅡPlus以心房起搏脉冲作为触发信号;System 97和98则以ECG之R波作为触发信号,心房起搏脉冲被拒绝,只有在心房起搏信号干扰到ECG之R波时使用此模式,严禁用于心室起搏时。

(3)智能化报警系统和安全措施。IABP机工作过程中出现的问题可以分三个级别进行提示,分别是报警(1级)、警告(2级)和状态提示(3级)。报警信息会显示在监测屏幕上,IABP控制台会根据报警级别做出不同的反应。以System 98为例,在警报和报警信息出现时,可通过控制板上的HELP键,指导操作者对故障做逐步检查。各级别简要分述如下:

①报警:报警信息出现在ALARM MESSAGES部分。为了病人安全,IABP会立即停止辅助并排空球囊的氦气,同时发出连续的固定声响。它包括触发报警、导管报警、充气报警和系统监测报警四方面内容。该级别故障需要迅速检查和排除。常见的报警信息包括:"无触发"、"压力传感器未调零"、"导管回路漏气"、"IAB导管分离"、"检查IAB导管"、"发现血液"、"自动充气失败-无氦气""系统检测失败"等。

②警告:警告信息显示在监测屏幕的ADVISORY部分。在报警的同时,泵不停止工作。机器发出双音声响信号,操作者需要进行重新检查。警告状态不需要立即予以纠正,如果不处理,双音声响的报警将重复持续30秒。在警告状态纠正以前,警告信息一直显示在屏幕上。常见的报警信息包括"增压低于报警下限"、"不规律触发"、"心动过缓"等。

③状态/即刻信息:该信息出现在显示屏幕的ADVISORY部分,通常不发出声响,其性质是提示性的。常见的状态信息包括"系统检测完成"、"电池在使用中"、"自动充气"、

"R-波放气"等。

(4) 辅助功能部分：包括打印、储存、传送、训练、遥控诊断等。

四、适应证和禁忌证

适应证：IABP 的传统指证包括心脏外科手术后难治性心源性休克和急性心肌梗死。后者主要包括原发性泵衰竭伴或不伴机械性并发症，例如急性二尖瓣返流或梗死后室间隔缺损。若伴发难治性不稳定性心绞痛或缺血相关的难治性快速性室性心律失常，也可考虑 IABP。近年来 IABP 也用于高危患者经皮冠脉介入治疗（PCI）的血流动力学支持。

AHA 和 ACC 对于 IABP 用于急性心肌梗死的建议如下：

Ⅰ类：

1. 药物治疗无法迅速逆转的心源性休克（表 33-1-3），IABP 作为稳定病情的措施，以利于血管造影和尽快血管重建。
2. 并发于急性心肌梗死的急性二尖瓣返流或室间隔缺损（VSD），IABP 作为稳定病情的措施，以利于血管造影和尽快修补/血管重建。
3. 复发的难治性室性心律失常伴血流动力学不稳定。
4. 难治性的梗死后心绞痛，IABP 可作为血管造影和血管重建的过渡手段。

Ⅱa类

1. 临床表现为血流动力学不稳定，左室功能极差或持续性心肌缺血且大面积心肌处于危险之中。

Ⅱb类：

1. 溶栓失败后成功进行 PTCA 或三支病变患者使用 IABP 预防再闭塞。
2. 已知大面积心肌处于危险之中的患者，伴或不伴活动的缺血。

表 33-1-3 心源性休克的定义

心脏输出指数	$<1.8L/(min \cdot m^2)$
收缩压	$<90mmHg$
左或右房压	$>20mmHg$
尿量	$<20ml/h$
体循环血管阻力	$>2100 dynes\text{-}sec/cm^2$

禁忌证：IABP 的绝对禁忌证包括严重主动脉瓣关闭不全和主动脉撕裂。经股动脉路径插入 IAB 导管的禁忌证还包括腹主动脉瘤、严重钙化性主、髂动脉或股动脉疾病。另外还包括经皮穿刺的禁忌证，例如穿刺部位已有严重损伤或感染等。严重肥胖也不利于 IAB 导管的无鞘插入。

五、IAB 导管的插入操作

IAB 导管插入的最常用方式是经皮股动脉路径。插入前应对患者股动脉和足背动脉搏动情况进行检查和评估，以迅速判断插入 IAB 导管后是否会造成肢体缺血。然后遵照严格无菌操作采用 Seldinger 方法建立股动脉插管。股动脉穿刺点应低于腹股沟韧带且高于股动脉分叉，以避免穿入腹腔并减少插入股浅动脉的可能性。体表皮肤穿刺点通常选择腹股沟横纹股动脉搏动下方 2cm 左右，穿刺角度应≤45°。根据尾端喷出的搏动性鲜红色血液可判断针尖已进入股动脉腔内，小心地将 J 型导丝送入血管腔，不应有任何阻力，避免使用暴力推送。重症患者静脉压增高、动脉血压低、血液氧合差，影响判断的准确性；动脉迂曲硬化较重的患者导丝推送不利，阻力较大。此类情况最好在 X 线透视下进导丝，以利于准确判断。将导丝送入主动脉弓附近后固定导丝，退出穿刺针。用扩张器扩张穿刺通道，然后将最终的扩张器－鞘管旋转送入股动脉。退出扩张器，保留导丝，最好让鞘管在皮肤外露出 1 英寸。拔出扩张器后鞘管的止血瓣可能会漏血，插入 IAB 导管后漏血即消失。鞘管插入后，应静脉给予肝素 2000U，并持续静脉点滴肝素，维持 APTT 60～80 秒，也可按 1mg/kg 体重皮下注射低分子量肝素（LMWH），每 12 小时一次。小心地取出 IAB 导管，利用单向瓣装置尽量抽净气囊内的气体，以减小球囊尺寸，利于通过鞘管。注意保护折叠的气囊外膜，避免其变形或损伤。在插入过程中应保持球囊真空，不要拔除单向瓣装置。抽出中心腔的保护导丝，将 J 型导丝尾端由导管尖端插入中心腔，固定导丝末端，小心推送导管进入血管腔，步进不超过 1.5 英寸（1 英寸=2.54cm），直到主动脉弓下方，尖端距左锁骨下动脉远侧约 2cm 处。推送 IAB 导管应避免暴力，否则可能导致动脉撕裂、夹层和球囊外膜受损。任何导管打折都会导致中心腔受损，影响压力监测。因此推送 IAB 导管应特别小心，没有导丝支撑时不要推送 IAB 导管。床旁操作时可在插入前以胸骨角和肚脐为标志用导管量取插入长度，但需要拍 X 线胸片证实导管尖端（不透 X 线）的位置。调整位置后应复查胸片。

IAB 导管也可以采用外科手术的方法插入股动脉或其他动脉。

六、IABP 的启动规程和调试（以 Datascope System97 或 98 为例）

在插入 IAB 导管同时应检查和启动 IABP 机准备程序。首先检查氦气的储量，打开阀门。控制台在启动电源后自动进入自检程序，自检通过后进入待机状态。心电图信号可由导联线和电极直接采集或由监护仪信号输出接入。采用以下几种方法以获取高质量的 ECG。在胸壁上重新放置电极片或改变其位置，检查电极导线连接情况，选择其他导联或调整心电图增益幅度。

IAB 导管到位后，撤出 J 型导丝，用注射器从中心腔尾端抽出 3ml 血液，弃取，立即用肝素盐水 3～5ml 冲洗中心腔。然后将其连接到压力传感器。必须选用硬质高压连接管，长度最好不超过 5 英寸，最大不超过 8 英寸。经肝素盐水冲洗、排气、调零后，主动脉压力波形实时出现在监测屏幕上。将与球囊相通的体外侧管通过延长管连接到安全盘。选择适当的压力标尺，使压力波形易于辨认（尤其是重搏波切迹），以便判断充气时相是否恰当，观察辅助效果，以及手动调整充放气点。

触发方式的缺省设置是心电图触发。这是最常用的触发方式，以迅速上升的 R 波起始段作为 QRS 波的标志，自动计算出舒张期开始后主动脉瓣关闭的时刻，按时启动球囊充气。根据电机械延迟时间，可确定收缩开始的时刻，以便在收缩期前回抽球囊内的氦气。另一个较常用的触发方式是压力触发，直接以 IAB 导管尖端所在主动脉处的压力波形作为触发信号，分别在重搏波切迹和谷底前充放气。由于通过中心腔监测到的主动脉压力曲线反映心脏舒缩状态有时间上的延迟，所以若有心电信号可用，应首选心电触发。

当机器处于备用状态时，监测屏幕动脉压力波形上高亮部分表示的充气相标记，可以清楚地显示出所设定的球囊充气间期。在初始设定时，操作者在备用状态下，利用确定动脉波形上的充气相开始点，以及由其确定的后部分舒张期波形，设定所希望的充气和排气间期。

启动反搏，IABP 机先排出管道内的空气，代之以氦气，然后开始反搏。调试时采用 1∶2 比例反搏，即每 2 个心动周期辅助 1 个。在开始辅助后，通过 IAB 充气和排气控制键，做进一步调整，以获得最佳的舒张压增压（PDP）和减轻心脏后负荷。即压力曲线显示反搏波与原动脉压力波融合后形成双 V 字型（图 33-1-1）。充气过早（压力波形如图 33-1-2）会使主动脉瓣提前关闭，减少心排血量，增加 LVEDV、LVEDP 和 PCWP，加重心脏后负荷，增加心脏耗氧量。应后调充气点。充气过晚（压力波形如图 33-1-3）会使冠脉灌注达不到最佳效果。应前调充气点。排气过早（压力波形如图 33-1-4）可能会导致冠脉和颈动脉血液反流，减少冠脉和脑组织灌注，而且不能有效减少心脏后负荷，应后调排气点。排气过晚（压力波形如图 33-1-5）将严重阻碍心脏射血（人为造成主动脉狭窄），增加心脏后负荷，增加心脏氧耗量。应前调排气点。

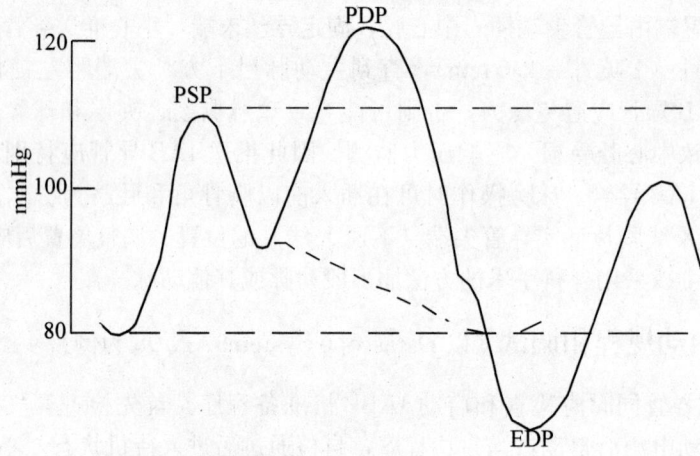

图 33-1-1　IABP 辅助的动脉压波形

PSP：峰收缩压　PDP：峰舒张压　EDP：舒张末压

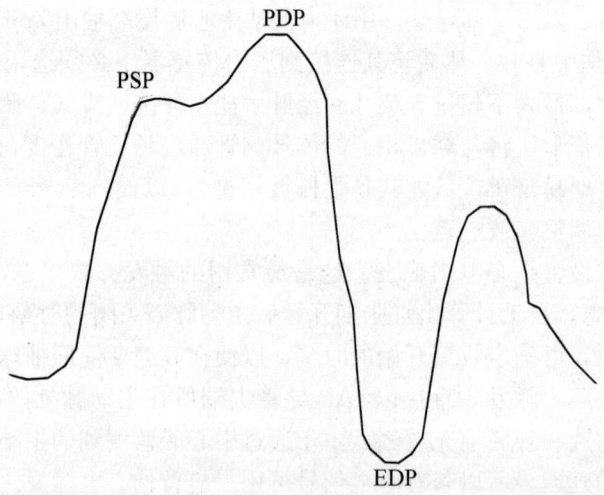

图 33-1-2　充气过早的动脉压力波形（1∶2 辅助）

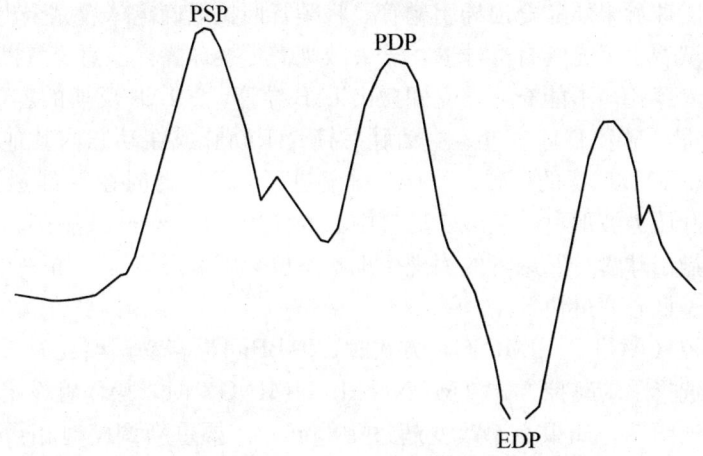

图 33-1-3　充气过晚的动脉压力波形（1∶2 辅助）

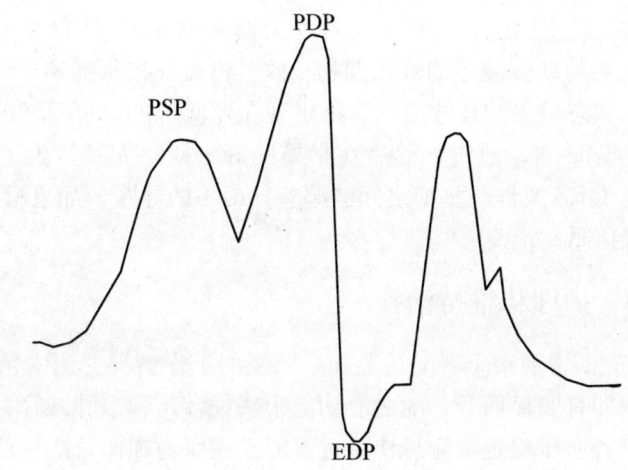

图 33-1-4　排气过早的动脉压力波形（1∶2 辅助）

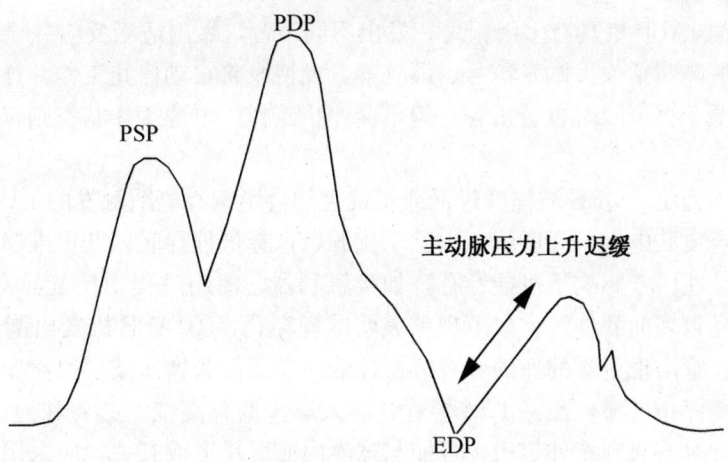

图 33-1-5　排气过晚的动脉压力波形（1∶2 辅助）

通常情况下，舒张压增压高于辅助后的收缩压（PSP）。如果反搏压不能达到要求，应考虑以下原因：①球囊未能完全出导引鞘管。将鞘管回拉以确定球囊完全出鞘管。②球囊未能完全打开。先试着手工充气打开球囊，若失败则需更换球囊。注意充气前应回抽球囊，发现血液则表明球囊穿孔，不能充气，立即撤出IAB导管。③IAB反搏的容量控制调的过低。调节IAB反搏容量。④IAB球囊进入主动脉弓锁骨下动脉或在动脉内其他错误的位置。在X线下观察并调整IAB球囊的位置。⑤IAB球囊进了假腔。此时在X线透视下IAB头端的位置恰当，但动脉压力波形可能衰减。通过中心腔注射10~20ml造影剂，会发现造影剂滞留现象。应立即撤出球囊。⑥患者的病理生理状态也会影响反搏压，如平均动脉压过低、体循环外周阻力、过低心率过快等。

选择自动时控（AUTO TIMING）方式时，IABP可以自动调整充放气时相，以适应病人心律的改变。选择手动时控方式（MANUAL TIMING）时，操作者设定与触发点有关的固定的充气和排气间期，如果心率改变超过10bpm，需要重新调整时相设定。调试完毕后将触发比例改为1:1。

心律失常导致心律不规则时，应选用心电触发和自动时控模式。KAAT Ⅱ Plus可选PEAK（频发室早时）或AFIB（房颤时）。在房颤时，System 97或98须调IAB充气和放气控制键，使充气相与动脉波形的舒张期相一致。将放气控制键移至最右侧，使机器处于R波自动放气状态，状态信息"R波放气"将出现在监测屏的ADVISORY部分。当早搏被感知时，System 97或98自动放气，然后在早搏的舒张期时充气，为了保证使早搏能够触发，要选择使用正常QRS波群与早搏之间波幅差异最小的导联。如果早搏时的动脉压降低，舒张期反搏增压也会降低。

七、IABP的监测、护理和维持治疗

IABP治疗期间应密切观察患者的情况和反搏泵的工作情况。通常情况下，反搏泵一旦开始工作，动脉血压即有明显回升，随之心功能很快好转，肺水肿减轻，尿量增加，患者的一般情况逐渐好转。若血压稳定，应尽快将过多的正性肌力和血管活性药物适当减量，以减轻心脏负担并增加心脑肾等重要脏器的血供。由于反应速度有限，当心率超过140次/分，IABP效果大大受限。所以监测和控制快速性心律失常极为重要。

目前常用的IABP机具有多级报警，发出不同声音，做出适当反应并显示信息和提示的功能。严重的故障包括失去触发信号、漏气等，反搏泵将自动停止工作并连续报警，直到故障排除。增压低于报警限时也会报警，但不会停止工作。电池工作状态则仅作为提示信息出现。

心电信号不稳定、QRS波幅度过低或干扰大均会影响心电图触发的IABP。出现上述情况时应仔细检查皮肤电极、导联线，去除干扰源，选择最佳导联以获得准确和稳定的触发。

球囊膜在某些因素影响下可能穿孔，如接触利器、使用过程中反复异常折叠导致疲劳、接触钙化斑块导致表面磨损等。以下现象表明球囊穿孔：①IABP机发出漏气报警。②体外侧管气道和延长管出现干燥的血液颗粒或血性液体。③舒张增压波形突然变化。一旦发现球囊穿孔，应立即停止反搏，撤除IAB导管，病人取头低脚高位。必要和允许时更换IAB导管。在拔出导管时若遇到意外阻力，可能与球囊内血凝块形成有关，应采用外科手术取出。

维持治疗期间需要持续肝素抗凝，保持APTT 60~80秒，应用LMWH时不需监测APTT。临时停止反搏时间不能超过30分钟，以免形成血栓。密切观察穿刺侧下肢动脉搏动，及早发现末梢缺血迹象。另一方面，由于抗凝和血小板损耗，应注意出血倾向。可酌情

给予抑酸和保护胃粘膜药物防止消化道出血。对于有脑出血倾向的患者，应努力减少血压波动，稳定情绪。

保持 IAB 导管中心腔通畅，每 30～60 分钟用肝素盐水冲洗中心腔一次。较大中心腔的 IAB 导管的冲洗间隔较长。不要从中心腔抽取血样。反复检查导管位置，尽量减少穿刺侧肢体活动，以免导管移位。为了防止褥疮，护士应做好皮肤护理工作。根据医院规定保持穿刺部位无菌，避免感染。不必常规使用抗生素预防感染。

IABP 治疗通常可以工作 3～7 天，新型的 IAB 导管可以连续工作更长的时间。时间越长，越容易出现并发症，使病情复杂化。所以应尽快制定下一步治疗方案，使患者能尽早脱离循环辅助。若心脏状态不允许，则应考虑其他循环辅助方法。

八、IAB 导管的拔出指征及操作

当患者的血流动力学状态明显改善，病情稳定后，可逐渐减少 IABP 比例。若患者可以耐受 1∶4～8 的反搏比例，则撤除 IAB 导管是安全的。先停用肝素，当 APTT 恢复至 50 秒左右时可以拔管。拔管前停止反搏，松开并分离所有连接。球囊气道与大气相通，血液压力使气囊塌陷，利于撤出。先将球囊退回鞘管内，压迫穿刺点远侧股动脉，然后将球囊和鞘管作为一个整体拔出。先压住穿刺点远端，让动脉血流喷出 1～2 个心动周期，再压住穿刺点近端，让远端血流反流出来 1～2 秒钟，以清除血管内的血栓残留物。压迫穿刺点 30 分钟左右以止血，包扎后还需沙袋压迫 8 小时。压迫止血时应注意该侧肢体的血流灌注情况。

外科手术插管者，仍需外科手术下撤管和血管修补。若穿刺位置过高、严重病态肥胖和出现穿刺侧肢体缺血，则应在外科手术下拔管。

九、IABP 的并发症及处理

有关 IABP 的并发症发生率，不同的报道差异较大，从 6% 到 46% 不等。主要并发症发生率 4%～17%，包括肢体缺血需要进行血栓切除术或截肢、主动脉夹层、主髂动脉撕裂或穿孔、深部伤口感染需要清创。一旦出现主要并发症，则需要额外的手术治疗，延长住院时间，留下后遗症，甚至死亡。次要并发症发生率 7%～42%，包括插管部位出血、浅表伤口感染、无症状的末梢动脉搏动消失。这类并发症通常具有自限性，拔出 IAB 导管后可缓解。

股动脉路径 IAB 导管最常见血管并发症，发生率为 6%～24%。这种并发症通常与最初的插管操作有关，而与 IAB 导管占据管腔空间关系不大。股动脉路径发生主要血管并发症的危险因素包括糖尿病、体循环高血压、女性以及外周血管疾病。经皮和外科手术 IAB 导管插入的主要血管并发症发生率相似。经皮股动脉插入发生血管并发症的原因包括误入股浅动脉和内膜破损。

下肢缺血是股动脉 IAB 导管插入最常见的血管并发症，发生率 5%～19%。一旦出现插入侧下肢缺血，应撤除 IAB 导管。撤出 IAB 导管后仍持续缺血，则需要紧急探查股动脉，进行血栓切除和补片血管成形。若病情需要 IABP 辅助，可考虑从对侧股动脉插入 IAB 导管或进行双侧股动脉交叉血管移植。采用改进的 IAB 导管进行无鞘插入，可能会减少肢体缺血的发生率，尤其对于股动脉尺寸小的患者。

主动脉撕裂的发生率略低于 5%，但出现这种并发症的患者死亡率极高。在股动脉 IAB 导管插入时出现主动脉撕裂，应立即撤除 IAB 导管。在透视下使用指引导丝进行 IAB 导管插入，避免暴力可能减少主动脉撕裂的发生。

经胸 IABP 并发症的发生率为 0~13%。升主动脉 IAB 导管插入的并发症包括纵隔移植血管感染、冠状动脉和弓部血管栓塞等。

十、IABP 的临床应用

急性心肌梗死伴心源性休克的患者通常对于传统的药物治疗反应极差，住院死亡率高达 80%，而 IABP 可以使 75% 的这类患者血流动力学获得改善。单独使用 IABP 可以稳定大多数泵衰竭患者的病情，但住院死亡率并未下降。最终的结果在很大程度上取决于患者的冠状动脉病变程度。如果冠脉病变适合进行血管重建并能尽快完成，则早期生存率高达 93%。事实上，在所有的休克治疗策略中，IABP 只是作为稳定血流动力学的有效手段，以争取时间尽快进行心导管检查和血管重建或修补。

对于急性心肌梗死伴机械性并发症患者，最好在 IABP 辅助下进行紧急心导管检查，然后立即行外科修补和 CABG 术。对于心梗后室间隔缺损的患者，IABP 可减少左到右的分流并保持冠状动脉灌注，IABP 辅助并紧急手术使住院死亡率降至 20%~27%。心梗后乳头肌功能不全或断裂继发的急性二尖瓣返流患者也可从 IABP 治疗中获益。IABP 可增加冠状动脉灌注，减轻缺血性心室功能异常和二尖瓣返流，降低肺毛细血管楔嵌压。最终结果与心脏功能受损的程度相关，外科手术的死亡率接近 55%。

近年来 IABP 的指证扩展到那些不稳定性心绞痛和恶性室性快速性心律失常患者。尽管非随机的临床试验提示 IABP 联合心肌血管重建对于心梗前心绞痛的患者可能有些好处，但积极的术前用药和适当的心脏麻醉可以减少对 IABP 的依赖。对于心梗后心绞痛的患者，IABP 的作用也备受争议。总之，IABP 支持应作为一种后备方法，用于那些在心肌血管重建之前出现血流动力学恶化或进行性缺血的患者，表现为静息心绞痛或梗死区域心电图发生变化。

IABP 可能有助于室性快速性心律失常患者，尤其是那些与缺血有关的患者。异位冲动起源于梗死部位周围的缺血区域。IABP 可增加缺血区域的灌注和氧供，减少这种心律失常的发生频率。对于血流动力学稳定的左主干病变患者在围手术期使用 IABP 是否有益尚不清楚。

再灌注治疗出现之前的几个早期试验显示常规预防性使用 IABP 不会影响梗死面积。回顾性的 TAMI 试验提示：无论是溶栓治疗还是急诊 PTCA，急性心肌梗死再灌注后使用 IABP 可以减少再闭塞的发生率。这可能与舒张期冠脉血流增加有关。此后的一项前瞻性试验观察了 90 分钟补救性 PTCA 和三支病变患者，结果显示 IABP 使再闭塞事件从 21% 减至 8%。另一项随机试验旨在评价急性心肌梗死接受直接 PTCA 的高危患者预防性使用 IABP 的效果。入选标准包括年龄>70 岁、射血分数<45%、三支病变、PTCA 的结果不理想、室性心律失常。结果显示临床终点（死亡、再闭塞、再梗死、CHF 和中风）无显著差异，左室功能也未受影响。但是 IABP 减少了复发缺血和梗死相关血管再次 PTCA 的比例。总之，再灌注治疗后若无左室功能明显障碍，不推荐预防性和常规使用 IABP 辅助循环。

冠状动脉血管成形术中发生血流动力学损害的预测存在争议，血流动力学损害是指球囊扩张过程中收缩压小于 90mmHg 的绝对水平。常发生于 LV 射血分数小于 35%，处于风险的心肌大于 50% 和对最后仅存的血管行 PCI 时。在大多数情况下，无 IABP 的支持，择期高危 PCI 能安全地进行。急诊高危 PCI，如急性心肌梗死的直接 PCI 通常也能在无 IABP 支持的情况下进行。应当指出的是，当患者处于临界血流动力学状态，进行性缺血或心源性休克时，术前使用 IABP 能改善 PCI 结果。对血流动力学损害高危的患者最好在介入前准备好对侧血管径路，这样在必要时能很快插入 IAB 导管。因此对于高危患者，在 PCI 操作前应评价能影响并发症和结果的临床和解剖因素，以确定操作的风险，血管急性闭塞的风险和心血管衰竭的可能性。对于更高危的患者，在 PCI 操作前应考虑其他替代治疗技术，特别是冠状动脉旁路手术（CABG），须具备正规的外科待命或围操作期的血流动力学支持。

第二节 心室辅助装置

一、VAD 历史

完全的临床机械性循环支持出现于 1953 年，Gibbon 首先使用心肺旁路支持完成了心房缺损修补术。绝大多数心室功能障碍的患者不需要肺功能支持。Dennis 等于 1962 年引入了滚轴式泵左心室辅助装置，跨房间隔取左房动脉血，然后泵入股动脉。随后，DeBakey 为一位不能脱离心肺旁路的患者成功进行了左房主动脉旁路的替换。到 20 世纪 70 年代晚期，各种体内、体外血泵已被试用于脱离心肺旁路后的支持或心脏移植前的过渡。随着临床实践的深入和经验的积累，病人选择和血流动力学的标准不断发展。插管技术，血液生物材料相互作用和控制策略也获得了许多进展。进入 20 世纪 80 年代后，病人的处理更加精细，临床结果有了明显改善。心肌保存的进步减少了心脏切开手术后心源性休克需要血泵的数量。然而，由于心脏供体极为有限，等待心脏移植的患者需要长期的循环支持作为过渡。这类患者的结果令人满意，生存统计接近传统的心脏移植。近十年来，人们开始致力于发展适合于终末期心肌病患者永久携带的可植入性 VAD 系统。

二、工作原理

IAB 的设计原理是改善心肌氧供和需氧之间的平衡并有限支持体循环灌注。而 VAD 的设计目的是有效地卸载右或左心室负荷并完全支持肺循环或体循环。VAD 包括任何一种能单独代替左或右心室功能的机械性血泵。两个血泵可用于双心室支持。就右心室辅助而言，血液从右房吸入 VAD，再泵入主肺动脉。左心室辅助则是让血液从左房或左室心尖部吸入，经过左室 VAD 返回到升主动脉。

对于左心室辅助方式，许多文献资料分析了左房和左室流入道插管的优缺点。总的来说，左房流入道插管技术上简便易行，利于推广，但通常认为这种方法提供的心室减压不完全。左心室流入道插管需要为个体定制的套管，但可以提供非常有效的左室减压。对于心室功能处于边缘状态的患者，应考虑左室心尖部插管造成的心肌损害可能抵消心肌耗氧量减少带来的好处。对于等待心脏移植的患者，采用左室心尖部插管的 VAD 作为过渡期的循环支持是理想的方式。

三、VAD 设备

VAD 作为辅助或代替心功能的装置，根据支持的循环不同可分为右侧 VAD 和左侧 VAD。前者辅助右室支持肺循环，后者辅助左室支持体循环。根据 VAD 的携带方式分为植入式 VAD 系统和体外 VAD 系统。前者可植入体内，如前腹壁或胸腹腔内；后者可随身携带或置于床旁。

根据设计的不同，VAD可分为四类：滚轴式泵、离心式泵、气动式搏动性血泵、电动式搏动性血泵（表33-2-1，33-2-2）。

1. **滚轴泵**（roller pump）　这种VAD由插管、管道和滚头组成，简单而普及。流入和流出插管与心脏外科手术的心肺旁路插管一样。插管被连接到内径为3/8英寸的医用硅橡胶管道，后者连入滚头中，通过阻塞式滚子的旋转使血液向前流动。插管和管道的尺寸常常限制了总体血流量。管道散裂和疲劳以及阻塞式滚头可造成溶血和血液有形成分损伤。这种VAD系统提供的是非搏动性血流，患者需要充分抗凝。由于没有压力限制，因此要求持续监测驱动装置的工作状态。心房压力下降可能从插管周围吸入空气导致气栓。VAD流出道的突然阻塞可造成系统内的压力迅速升高，最终导致管道破裂。上述不足限制了这种VAD系统的使用时间，通常不超过数小时或数天。这种泵可以提供左侧或右侧心脏支持，两个泵可以进行双心室辅助。

2. **离心式泵**（centrifugal pump）　这种VAD同样简单且普及。医用聚氯乙烯短管将标准的心肺旁路心房和动脉插管连接到离心头，通过快速旋转的系列圆锥体或轮叶片产生的涡流推动血液前向流动。据报道这种非阻塞式泵头对血液的损害较小，优于滚轴式泵。整个系统具有压力限制，显著减少了气栓或管道破裂的几率。离心式血泵提供的仍是非搏动性血流，需要全身充分抗凝和持续监测驱动装置。这种泵可以提供左侧或右侧心脏支持，两个泵可以进行双心室辅助。与滚轴式泵一样，这种VAD系统主要用于短期暂时性心室辅助。

3. **气动式搏动性血泵**（pneumatic pulsatile blood pump）　复杂的气动搏动性VAD系统比上述两种血泵昂贵的多，目前仅用于少数心脏中心的临床试验。这种设备提供搏动性血流，不伤害血液有形成分。完整复杂的控制系统在很大程度上可以自我调节。在设备置入的最初几天后，仅需要很少的监管。随着驱动装置越来越精细和便携式驱动的发展，患者的活动和生活方式已经发生了戏剧性的改善。正在进行临床试验的这类VAD系统包括：Abiomed公司开发的BVS5000双心室支持系统、ThermoCardiosystems公司制作的The Heartmate 1000IP LVAS左心室辅助系统、Thoratec Laboratories公司发明的Pierce-Donachy系统。

4. **电动式搏动性血泵**（electric pulsatile blood pump）　这种VAD系统最终将是完全可植入的，并能够提供数年的左心室支持。这类设备提供了左室心尖部到主动脉的血流支持，不用于辅助右室。除了有机械性血泵的构造外，电动VAD系统还有一个可植入的控制器和后备电池。外部电池组件可置于肩部背包内，通过经皮能量传输技术，将能量传递给可植入的控制器和血泵。原理是流过皮肤表面的外部初级线圈的电能通过电感耦合进入皮下的次级线圈。保持皮被的完整性消除了跨越皮肤的导线引起感染的风险。内置可充电电池将允许短期内完全行使无限制的VAD功能。一旦这些系统被完全封装起来，血泵腔内的空气在舒张期移到一个植入的储器，被称为可塑性心腔。一旦克服了这种可植入的电动VAD系统的技术障碍，这些系统将被永久植入到那些不愿接受心脏移植的晚期冠状动脉疾病或心肌病患者。正在进行研究的这种VAD系统包括：Baxter Healthcare公司的Novacor N-100左心室辅助系统、ThermoCardiosystems公司的Heartmate 1000 VE LVAS左心室辅助系统以及宾夕法尼亚州立大学研制的电动VAD系统。

表 33-2-1　机械性左心室辅助的血流动力学状态

CVP (mmHg)	LAP (mmHg)	收缩期 AoP (mmHg)	CI (L/min/m^2)	诊断
15~20	<15	>90	>2.0	工作状态良好
<15	<15	<90	<2.0	低血容量
15~20	>20	<90	<2.0	管道入口阻塞
>20	<15	<90	<2.0	右室衰竭

CVP：中心静脉压力　LAP：左房压力　AoP：主动脉压力　CI：心脏输出指数

表 33-2-2　几种 VAD 的优缺点比较

VAD 类型	优点	缺点
滚轴式	容易获得 使用简便 价格便宜	血流量受限 血液成分损伤 管道散裂 非搏动性血流 需全身抗凝 短期使用 要求持续监管
离心式	容易获得 使用简便 价格相对便宜	非搏动性血流 需全身抗凝 要求持续监管
搏动式	无血液成分损伤 对抗凝的要求不高 搏动性血流 要求的监管最少 病人可活动	价格昂贵

四、VAD 的临床应用

临床应用 VAD 的主要指证是心脏切开术后的心源性休克和辅助心脏移植。对于急性心肌梗死合并心源性休克的患者，只进行机械性循环支持的死亡率为 80%，与药物治疗相似。然而心室辅助可以稳定患者的病情，以便进行心脏导管检查和急诊血管重建术。这类亚组患者的死亡率可降至 40%。

总之，单独使用 VAD 并不能使急性心梗合并心源性休克患者获益。

五、VAD 应用的并发症

出血的发生率为 27%~87%，机械性损伤和血液与生物材料相互作用可导致血液异常、血小板激活以及 DIC。而血泵内的血液瘀滞和抗凝不充分可导致血栓形成，血栓栓塞的发生率为 9%~44%。多器官衰竭通常与植入前的终末脏器低灌注有关，植入后的低血流状态可使病情进一步恶化。显著的肾和肝功能障碍发生率为 15%~47%，而已经存在的终末脏器功能障碍的可逆程度无从获知。左侧 VAD 植入后的体循环低灌注大多与右室功能衰竭导致左侧 VAD 充盈不足有关。迅速判断有意义的右室功能障碍并植入右侧 VAD 可能减少这种致死性并发症。感染的发生率为 7%～25%，可归因于住院时间延长、内置的线路和导管、经皮插管或驱动线路。对一组 544 例接受机械性循环支持的患者资料进行分步逻辑回归分析显示，出血、神经系统事件、双心室和肾功能衰竭对即将进行的心脏移植产生显著的负面影响。

（霍 勇 陈 明）

参 考 文 献

1. Clauss, R. H., Birtwell, W. C., Albertal, G., et al. Assisted circulation: I. The arterial couterpulsator. J. Thorac. Cardiovasc. Surg, 1961, 41: 447
2. Kantrowitz, A., Tjonneland, S., Freed, P. S., et al. Initial clinical experience with intraaortic balloon pumping in cardiogenic shock. JAMA, 1968, 203: 135
3. Bregman, D., and Casarella, W. J.. Percutaneous intraaortic balloon pumping: Initial clinical experience. Ann. Thorac. Surg, 1980, 29: 153
4. Anwar A, Mooney MR, Stertzer SH, et al. Intra-aortic balloon counter pulsation support for elective coronary angioplasty in the setting of poor left ventricular function: a two center experience. J Invas Cardiol, 1990, 2: 175-180
5. Kreidieh I, Davies DW, Lim R, et al. High-risk coronary angioplasty with elective intra-aortic balloon pump support. Int J Cardiol, 1992, 35: 147-152
6. Gibbon, J. H., Jr.. Application of a mechanical heart and lung apparatus to cardiac surgery. Minn. Med, 1954, 37: 171
7. DeBakey, M. E.. Left ventricular bypass pump for cardiac assistance. Clinical experience. Am. J. Cardiol, 1971, 27: 3
8. Pierce, W. S., Parr, G. V. S., Myers, J. L., et al. Ventricular-assist pumping in patients with cardiogenic shock after cardiac operations. N. Engl. J. Med, 1981, 305: 1606
9. Akutsu, T., and Kolff, W. J. Permanent substitutes for valves and hearts. Trans. Am. Soc. Artif. Intern. Organs, 1958, 4: 230
10. Klain, M., Mrava, G. L., Tajima, K., et al. Can we achieve over 100 hours? Survival with a total mechanical heart? Trans. Am. Soc. Artif. Intern. Organ, 1971, 17: 437
11. Cooley, D. A., Liotta, D., Hallman, G. L., et al. Orthotopic cardiac prosthesis for two-staged cardiac replacement. Am. J. Cardiol, 1969, 24: 723
12. Pae, W. E., Jr., and Pierce, W. S. Intra-aortic balloon counterpulsation, ventricular assist pumping, and the artificial heart. In Baue, A. E., Geha, A. S., Hammond, G. L., et al. (eds): Glenn Thoracic and Cardiovascular Surgery. East Norwalk, Conn., Appleton and Lange, 1991: 1585
13. Allen, B. S., Rosenkranz, E., Buckberg, G. D., et al. Studies on prolonged acute regional ischemia: VI. Myocardial infarction with left ventricular power failure: A protection of remote muscle. J. Thorac. Cardiovasc. Surg, 1989, 98: 691
14. Komeda, M., Fremes, S. E., and David, T. E. Surgical repair of postinfarction ventricular septal defect. Circulation, 1990, 82: IV-243

15. Tepe, N. A., and Edmunds, L. H., Jr. Operation for acute postinfarction mitral insufficiency and cardiogenic shock. J. Thorac. Cardiovasc. Surg, 1992, 104: 1654
16. Peric, M., Frazier, O. H., Macris, M., and Radovancevic, B. Intra-aortic balloon pump as a bridge to transplantation. J. Heart Transplant, 1986, 5: 380
17. Levine, F. H., Gold, H. K., Leinbach, R. C., et al. Management of acute myocardial ischemia with intraaortic balloon pumping and coronary bypasss surgery. Circulation, 1978, 58 (suppl. I): 69
18. Bardet, J., Rigaud, M., Kahn, J. C., et al. Treatment of post-myocardial infarction angina by intra-aortic balloon pumping and emergency revascularization. J. Thorac. Cardiovasc. Surg, 1977, 74: 299
19. Bregman, D., and Kaskel, P. Advances in percutaneous intra-aortic balloon pumping. Crit. Care Clin, 1986, 2: 221
20. Richenbacher, W. E., and Pierce, W. S. Management of complications of intraaortic balloon counterpulsation. In Waldhausen, J. A., and Orringer, M. B. (eds.): Complications in cardiothoracic surgery. St. Louis, Mosby-Year Book, Inc., 1991: 97

第三十四章 冠心病的基因治疗与细胞治疗

第一节 冠心病的基因治疗……………（950）
一、心血管病基因治疗概况……………（950）
二、冠心病基因治疗中常用的"治疗基因"
　……………………………………（950）
三、心血管基因治疗的常用载体………（954）
四、冠心病基因治疗的适应证和禁忌证
　……………………………………（955）
五、问题和展望…………………………（955）
第二节 冠心病的细胞治疗……………（956）

一、细胞治疗简况………………………（956）
二、移植细胞的选择……………………（956）
三、应用前景……………………………（959）
第三节 基因/细胞联合治疗……………（959）
第四节 心脏药物导入途径……………（960）
一、心肌内注射…………………………（960）
二、血管内途径…………………………（960）
第五节 小结……………………………（961）

近年来，随着冠心病监护系统的建立、溶栓治疗、经皮腔内冠状动脉成形术（PTCA）、冠状动脉内支架植入（ICS）及冠状动脉旁路移植术（CABG）等治疗技术的广泛应用，冠心病患者的死亡率已明显下降。但是 PTCA 术后再狭窄、CABG 血管狭窄、冠状动脉多支血管弥漫性病变等问题仍待解决。心肌梗死或心肌缺血患者的心功能问题也没有很好解决。近年来，基因治疗和细胞治疗作为疾病治疗学中两大热点课题给这部分患者的治疗展现了新的前景。

第一节 冠心病的基因治疗

一、心血管病基因治疗概况

基因治疗是将具有治疗价值的基因，即"治疗基因"，装配于能使其在人体细胞中表达的特定载体中，导入人体细胞，并表达相应的蛋白质，实现其生物学功能。据截止到 2002 年的不完全统计（http：//www.wiley.co.uk/genmed），在人类已经进行的 636 项基因治疗的临床实验中，血管疾病的基因治疗占 8% 左右，其中包括周围血管病和冠心病的基因治疗方案，数量虽然有限，却是迄今为止基因治疗成功率最高的领域，其中涉及的目的基因主要是参与血管生成的生长因子基因。心血管疾病基因治疗的基础研究主要集中在：治疗基因、基因载体和转运体系；临床研究主要集中在：试验方案的设计、安全性和有效性。

二、冠心病基因治疗中常用的"治疗基因"

随着人们对冠心病认识的不断深入，心脏侧支循环建立在冠心病病程中的重要性得到认可，这一过程对于避免或减轻心肌梗死、改善冠心病预后具有重要作用。20 世纪 90 年代以来，人们陆续发现了一些在胚胎或成体血管生成过程中起重要作用的多肽类生长因子。研究发现，外源性给予这些生长因子可以有效地促进动物缺血组织的新生血管形成和侧支循环建立，改善组织缺血。有研究者就此提出了"治疗性血管生成（therapeutic angiogenesis）"这一新的治疗策略。很快，"治疗性血管生成"成为冠心病治疗研究的热点之一。angiogenesis 的过程大致包括几个方面：细胞外基质在蛋白酶（包括胶原酶和纤维蛋白原激活物）作用下降解，使得内皮细胞连结松散，能够迁移到血管旁间隙；失去接触抑制的内皮细胞在促血管生成因素的作用下发生增殖，增殖过程中未被填充的细胞间空隙即形成新的毛细血管腔；内皮迁移增生的同时，血管旁细胞沿着新生的血管外堆积，与新生的内皮共同构成新的血管结构。由于 angiogenesis 的作用，侧支远端微血管网增加，血管阻力下降，重建的血管有更多的血流通过，在血流压力等作用下，血管壁进一步重塑，从而建立有功能的侧支循环。

两种重要的促血管生长因子——血管内皮生长因子和成纤维细胞生长因子的蛋白被应用于临床试验。由于生长因子蛋白造价昂贵，在体内半衰期短，大剂量应用可能导致血流动力学紊乱等缺陷，其临床应用受到一定限制，所以近10余年来，应用促血管生长因子的基因治疗心肌缺血是心血管病基因治疗研究中最活跃的领域之一。

以下简要介绍近年来在治疗性血管生成研究中较多涉及的几种生长因子。这些生长因子的基因是冠心病基因治疗研究中可能选择的目的基因。

(一) 血管内皮生长因子 (vascular endothelial growth factor, VEGF)

VEGF 是一族结构上具有同源性的蛋白，VEGF 家族均具有信号肽序列，可以主动地分泌至细胞外而发挥生物学效应。经典的 VEGF 即 VEGF-A 是相对特异的血管内皮细胞促有丝分裂原，由于其同时具有增加血管通透性的作用，又称为血管通透因子。除 VEGF-A 外，目前发现 VEGF-B 和 VEGF-E 均有促进血管生成的作用。VEGF 促进血管生成的机制可能是多方面的，包括促进血管内皮细胞增殖、抑制血管内皮细胞的凋亡、诱导血管平滑肌细胞迁移、促进血管平滑肌细胞合成和分泌基质金属蛋白酶、加速细胞基质的降解以及趋化炎症细胞等。

在正常的心肌细胞中有 VEGFmRNA 的持续表达。研究结果显示心肌缺血坏死可诱导 VEGF 及其受体表达的迅速增高，并在特定的时间和空间内持续，因而可能参与缺血组织侧支循环建立的过程。VEGF 及其受体水平的上调可以认为是机体对组织缺血的一种代偿机制，但在正常情况下，仅依靠机体自身的代偿，很难在较短的时间内为缺血组织建立有效的侧支循环；这时，给予外源的 VEGF 可能加速侧支循环的建立而起到治疗作用。

VEGF 基因是迄今为止在冠心病治疗研究中应用最多、疗效最理想的基因。VEGF 基因治疗之所以能够取得满意的结果，与 VEGF 本身的特点是密切相关的。首先，VEGF 是一个相对特异的血管内皮细胞促有丝分裂原，在促进血管内皮细胞增殖的同时，对血管壁的其他细胞如平滑肌细胞和成纤维细胞没有促增殖作用，因此可以避免在发挥治疗性血管生成作用时引起血管内膜异常增殖等副作用。其次，VEGF 是分泌性蛋白，有信号肽序列，合成后分泌到细胞外，以旁分泌或自分泌方式作用于靶细胞的 VEGF 受体，即使基因转移效率较低也可以发挥较理想的生物学效应，是基因治疗的理想选择。另外，由于促血管生成的治疗不需要基因长期表达，基因表达维持 3~4 周即可达到治疗目的，且分泌性蛋白对基因转移效率的要求不高，所以在 VEGF 基因治疗研究中，裸 DNA 可以获得与病毒载体相近的疗效，前者在安全性方面的优势为 VEGF 基因治疗的临床应用奠定了良好的基础。

美国 Tufts 大学 Elizabeth 医学中心的 Isner 教授及其研究小组致力于 VEGF 基因治疗缺血性疾病的研究，并且首先获美国 FDA 批准进行 VEGF 基因治疗的临床实验。1998 年，他们首先在严重冠心病患者中进行了微创开胸心肌内注射 phVEGF165 质粒的临床试验。首次试验有 5 名志愿者参与,均为严重多支血管病变,已无法接受 CABG 术和介入治疗的冠心病患者,给予 phVEGF165 质粒心肌内注射,术后 1~3 个月,多数患者心绞痛发作减少,冠脉造影显示新的侧支血管形成。在以后的一系列研究中,共有 85 名患者接受了该项治疗,通过多种评价手段对患者进行的随访观察证实基因治疗对于患者主观症状的缓解及客观上心肌灌注和心功能的改善确有促进作用。近期,他们进行了第一项应用 VEGF 的安慰剂对照研究,应用心电标测定位注射(NOGA)技术,试验组和对照组各 3 名患者分别接受心肌内注射 phVEGF-2 质粒或行假手术,经过 90 天的随访,试验组心绞痛均明显缓解,硝酸甘油用量减少,心肌灌注扫描结果改善,NOGA 标测的心肌缺血面积减少,各项指标均优于对照组。作为第一个成功的对照研究,这一结果对于 VEGF 基因治疗在冠心病的临床应用无疑具有非常重要的意义。

多数研究观察的是慢性心肌缺血时 VEGF 基因治疗的作用,对急性心肌梗死时这一治疗方法的效果评价尚少。近年来,国内应用自行构建的 pcD2/hVEGF121 质粒在大鼠、家兔和小型猪的心肌梗死模型中观察了 VEGF 基因治疗的效果,发现心肌内注射 VEGF 裸 DNA 后能够在缺血心肌中有效表达 VEGF 蛋白,促进心肌毛细血管增生,改善闭塞冠脉的侧支循环,显示治疗性血管生成的方法在心肌梗死时也是有应用价值的。

综合多个中心的研究结果,可以看到 VEGF 基因治疗是严重冠心病患者很有希望的新疗法。尤其是裸 DNA 介导 VEGF 基因治疗闭塞性血管病是在全世界约 600 多宗基因治疗临床试验中仅有的几宗疗效确切且副作用能够为病人耐受的成功案例之一,也是唯一的非病毒载体基因治疗成功的例子,有可能于近期内在临床推广使用。我国 VEGF 基因治疗闭塞性心血管疾病研究取得了一定的进展,已获得了中国国家食品药品监督管理局(SDA)批准进入外周血管病的临床试验。

(二)成纤维细胞生长因子(fibroblast growth factor,FGFs)

FGFs 是一组强大的促细胞分裂物,其靶细胞包括血管内皮细胞、血管平滑肌细胞、成纤维细胞等,因此它对于血管壁细胞的作用是非特异性的。FGFs 通过刺激血管内皮细胞增殖和迁移、促进细胞基质降解和平滑肌细胞增殖等功能参与血管新生的过程。FGFs 在多种组织中均有表达,在正常的心肌组织中有 FGFs 蛋白的存在。在心血管系统的研究中涉及最多的是 aFGF 和 bFGF。

多项研究表明 FGFs 与心肌缺血时侧支的形成相关。在冠状动脉慢性闭塞的猪,临近局部坏死区域的侧支相关组织有 aFGF 的存在;急性心肌梗死的狗缺血心肌中 bFGF 的活性在闭塞后 1~8 周升高,与侧支血管增加的过程一致;在急性心梗的患者,血浆 bFGF 的水平在心梗后 10 天升高,30 天时回到正常水平,也平行于侧支血管形成的过程,这些均提示 FGF 可能是心肌缺血和坏死时侧支形成的促进因素。近期一项研究观察了 76 名接受介入治疗的患者冠脉侧支循环水平与冠脉内 VEGF 和 FGF 浓度的关系,发现 VEGF 和 FGF 含量的总和与该支冠脉侧支建立的程度正相关,直接提示这两种生长因子对冠心病患者侧支循环的建立有重要作用。

在治疗性血管生成的研究中,FGF 的应用仅次于 VEGF,FGF 蛋白的应用已经进入临床、进行了随机安慰剂对照试验并取得了初步的成功。与蛋白的应用相比,FGF 基因治疗方面的研究进行得较少,其主要原因是 FGF 的主要亚型如 aFGF 和 bFGF 均为非分泌性蛋白,在存活细胞仅存在于胞浆而不能分泌到细胞外发挥生物学功能,因而对基因转移效率的要求较高。FGF-5是分泌性蛋白，其基因首先被应用于心肌缺血治疗的研究。Giordano等在猪慢性心肌缺血模型中给予冠脉内注射携带FGF-5基因的重组腺病毒，在心肌内成功地检测到FGF-5mRNA和蛋白的表达；组织学检查发现FGF-5组心肌内毛细血管数多于对照组，缺血区心肌收缩功能改善更为明显。Grines等应用携带FGF-4基因的腺病毒载体冠脉内注射进行治疗稳定劳力性心绞痛的临床研究，发现这一治疗有一定的抗缺血作用，且治疗的副作用能够为患者耐受，系列的研究已经进入II期临床试验阶段。另外，人们也尝试在aFGF或bFGF的基因序列中添加信号肽序列以加强其分泌能力，并已取得初步成功，可能进一步推动FGF基因在冠心病治疗中的应用。

（三）促血管生长素-1（angiopoietin-1，Ang-1）

angiopoietins及其受体Ties是近年发现与胚胎和成体血管生成有重要关系的系统。angiopoietins目前已知有4个成员，其中对Ang-1和Ang-2的研究较多；Tie-2是与其生物学作用相关的主要受体。

研究发现，Tie-2基因缺陷的胚鼠的血管组织具备正常数量的内皮细胞、可组装成管道，但内皮细胞与细胞基质的连结松散，血管旁细胞的聚集不良，内皮细胞管道不能进一步重塑而形成成熟的血管；Ang-1基因缺陷的小鼠也具有类似的表现。此后的研究也提示Ang-1通过Tie-2发挥其生物学作用，它的作用不单是促进细胞增殖、参与血管新生的过程，而主要是保证新生血管内皮细胞的正确组装、促进血管旁细胞的聚集和血管的重塑、防止炎症及血管通透性的增加，从而维持新生血管的稳定性。

Ang-1基因治疗的应用目前主要见于与VEGF基因联合治疗缺血性疾病。已有的研究发现，VEGF治疗缺血性疾病在显示良好治疗作用的同时，也存在一些副作用。VEGF又称血管通透因子，具有增加血管通透性的作用；实验表明，单纯VEGF作用下形成的新生血管通透性高，在治疗局部出现组织水肿是外源性VEGF治疗的副作用之一，而新生血管的不稳定性也可能影响到该方法的远期疗效。如果在缺血性疾病中联合应用VEGF与Ang-1，两者在血管形成过程中的作用环节不同，二者的联用可能使新生血管获得更持久稳定的结构，达到更理想的远期疗效。北大医学部心血管研究所构建了Ang-1的真核表达质粒，通过局部肌肉电转基因，在大鼠下肢动脉闭塞模型上发现单独应用Ang-1基因可以促进局部新生血管和侧支循环的建立，防止血管闭塞所致的肌肉萎缩，而联合应用Ang-1及VEGF两种基因的治疗效果更加明显，并可减少单独转VEGF基因所导致的渗出，而日本的一家研究室也报道了相似的实验结果。对于心肌缺血的治疗，动物实验也发现联合应用Ang-1及VEGF两种基因的治疗效果更加明显，这种方法可能具有一定的应用前景，但目前尚没有进入临床研究阶段。

（四）肝细胞生长因子（hepatocyte growth factor，HGF）

HGF是一种间质衍生的生长因子，具有促进成体肝细胞再生的作用。近年来的研究显示，HGF可能通过直接促进内皮细胞增殖以及促进其他促血管生长因子如VEGF水平的上调而发挥促进血管生成的作用。

日本学者Ogihara等应用HGF基因进行了部分缺血性疾病治疗的研究。应用HVJ-脂质体作为载体向大鼠梗死心肌导入HGF基因，发现能够在心肌内获得HGF蛋白的表达，并促进注射局部血管内皮细胞的增殖，增加心肌血管密度。研究显示，心肌梗死时，心肌内源性HGF的表达下调，外源性的HGF基因导入有可能通过提高HGF的水平而起到有益的作用。目前尚没有临床研究。

三、心血管基因治疗的常用载体

载体是指携带目的基因的系统,在基因治疗中是指包含表达外源 DNA 序列所必需的元件的真核表达组件。基因治疗的常用载体分为病毒载体和非病毒载体两大类。总的来说,病毒载体在基因转染效率方面有很大优势,但载体本身的安全性问题迄今仍未得到圆满的解决;非病毒载体有毒副作用小、安全性高的特点,但许多非病毒载体的基因转移效率低,影响了其广泛应用。

迄今为止进行的基因治疗临床实验中,病毒载体的应用仍占主导地位,这主要与非病毒载体难以获得理想的基因转移效率有关;常用病毒载体在心血管病基因治疗中的应用见表 34-1-1。

表 34-1-1 常用病毒载体在心血管病基因治疗中的应用

载体	特点	应用
反转录病毒载体	感染分裂细胞整合到染色体中,外源基因表达时间较长,病毒滴度低,外源基因容量小	用于体外转染细胞再移植入体内的 ex vivo 途径
腺病毒载体	感染分裂和非分裂细胞不整合到染色体中,病毒滴度高,外源基因表达效率高,有免疫源性,表达时间较短,外源基因容量大	常用 应进一步提高安全性
腺相关病毒载体	感染分裂和非分裂细胞定向整合到染色体中,心肌细胞中表达效率高,免疫源性弱,外源基因表达延迟,长期表达	高效低毒,前景可观
单纯疱疹病毒载体	感染分裂和非分裂细胞,具嗜神经性,可逆轴突传递,可潜伏感染,外源基因容量大	常用于神经系统,心脏基因治疗中可用
日本血凝素病毒载体	包裹于脂质体中作为载体,感染分裂和非分裂细胞,外源基因表达效率高	应用较少,需进一步研究

非病毒载体中,脂质体由于基因转移效率高而得到较多的应用。近年来,在血管疾病的基因治疗中,裸 DNA 的应用越来越受到重视。研究显示,应用分泌性蛋白基因的裸 DNA,即使转染细胞的效率低至 1‰,表达的蛋白仍然可以发挥足够的生物学效应,从一定程度上能够克服裸 DNA 转移效率低的不足。VEGF 是一种分泌性蛋白,VEGF 基因的裸 DNA 在缺血性疾病的基因治疗中已显示了良好的疗效;利用分子生物学技术为非分泌性蛋白基因添加信号肽序列也可能增强其蛋白的分泌能力,从而为裸 DNA 这种具有良好安全性的载体拓宽应用范围。

表 34-1-2 列出了目前已完成或正在进行的冠心病基因治疗的临床试验,应用的载体均为腺病毒或质粒。

表 34-1-2 冠心病基因治疗临床试验

作者	基因	基因载体	转移途径	分期
Crystal RJ	VEGF121	腺病毒	心肌注射	Ⅰ期
Epstein	VEGF121	腺病毒	心肌注射	Ⅰ期
Cohen BM	VEGF121	腺病毒	心肌注射	Ⅱ期（双盲）
Isner JM	VEGF165	质粒	心肌注射	Ⅰ期
Henry T, Isner JM	VEGF-2	质粒	心肌注射	Ⅱ期
Isner JM	VEGF-2	质粒	心肌注射	Ⅱ期（双盲）
Isner JM	VEGF-2	质粒	心肌注射	Ⅱ期（双盲）
Berlex laboratories	VEGF-4	腺病毒	冠脉内注射	Ⅰ-Ⅱ-Ⅲ期
Laitinen	VEGF165	质粒	冠脉内注射	Ⅰ期
Seppo Yla-Herttuala	VEGF	腺病毒	冠脉内注射	Ⅰ/Ⅱ期
Christer Sylvén	VEGF-165	质粒	心肌注射	Ⅱ/Ⅲ期
Lee JS.	FGF-4	腺病毒	冠脉内注射	Ⅰ/Ⅱ期
Iskandrian AE.	FGF	腺病毒	冠脉内注射	Ⅱ期
Grines CL.	FGF	腺病毒	冠脉内注射	Ⅲ期
Chronos NAF.	FGF	质粒	心肌注射	Ⅰ期

四、冠心病基因治疗的适应证和禁忌证

根据目前国际上认可的基因治疗的适用范围，冠心病基因治疗的临床试验中主要选择了符合下列条件的患者，这些标准也可以作为未来此项治疗在临床推广应用时适应证的参考：

（1）加拿大心血管病学会分类心绞痛分级为Ⅲ～Ⅳ级，经充分药物治疗仍不能控制症状的冠心病患者；

（2）冠状动脉造影显示多支血管病变，且客观检查提示狭窄或闭塞血管支配区域有存活心肌；

（3）全部或部分血管病变不适于接受冠状动脉介入治疗和冠状动脉搭桥手术。

冠心病基因治疗的临床实验中将以下情况列为排除标准，在未来的临床应用中可能作为禁忌证的参考：

（1）严重心功能不全，左室射血分数＜20%；

（2）出血性脑血管意外病史；

（3）肿瘤患者、既往有肿瘤病史者、客观检查提示有可疑肿瘤征象者；

（4）Ⅰ型糖尿病和各种特殊类型糖尿病患者，Ⅱ型糖尿病伴有糖尿病肾病和/或糖尿病性眼病者；

（5）血液系统疾病、过敏性疾病、自身免疫性疾病的患者。

由于冠心病基因治疗的主要原理是血管生成，因此对于这一过程可能导致的副作用必须有充分的认识。研究显示，肿瘤的生长、转移和糖尿病视网膜病变是与血管生成密切相关的常见病理过程，所以有发生这两种情况可能的患者不适宜接受促血管生成的治疗。

五、问题和展望

冠心病的基因治疗经过过去10年的发展已经进入了临床应用阶段，基因治疗既可以作为难治性冠心病患者的主要治疗方法，也可以是介入治疗或手术治疗的辅助手段，有广阔的

应用前景。但作为一种全新的治疗方法，仍然有很多问题有待进一步探索。研究的重点还将集中在几个方面：①寻找更理想的治疗基因；②基因治疗载体的完善；③心脏基因转移途径的选择；④对临床应用的安全性进行更全面的监控。迄今为止的临床应用大多显示了良好的治疗效果和安全性，为未来的工作奠定了坚实的基础，冠心病的基因治疗将拥有一个美好的未来。

第二节 冠心病的细胞治疗

一、细胞治疗简况

　　细胞治疗主要是将具有分化潜能的自体或异体细胞移植入机体组织，在一定条件下使移植的细胞分化为所需类型的组织细胞，起到修复组织、恢复器官功能的作用。作为人体工程学的一个组成部分，细胞移植近年来逐渐受到重视，与器官移植相比，其实施更为简单，而采用移植细胞使器官功能获得一定程度的恢复也可能有效地缓解病情。

　　人体的多种组织器官都有不同程度的再生能力，在损伤后能够通过细胞的分裂增殖等活动得以修复，例如骨折的愈合、皮肤伤口的愈合、肝脏的再生等。相比之下，心脏在应付损伤方面就显得能力不足。一般认为，心肌细胞是不能分裂的终末细胞，由于严重缺血而发生心肌坏死时，不能通过心肌的增殖进行修复，而只能以纤维瘢痕的形式修复，因此会不同程度地影响心脏的收缩功能。在广泛心肌梗死导致心力衰竭的情况下，心脏移植是一种有效的治疗手段，但供体有限、技术复杂等因素限制了它的推广。细胞移植有可能作为一种替代手段发挥一定的治疗作用，成为近年来研究的热点。

　　目前，冠心病细胞治疗的研究仍处于初期，研究的重点集中在以下几个方面：①移植细胞种类的选择；②确定移植细胞的存活、与宿主细胞的整合及功能的实现；③细胞移植治疗的安全性；④临床应用的可行性。

二、移植细胞的选择

　　在细胞治疗研究中，移植细胞的选择是关键问题，对不同细胞特点的认识是研究早期的重点，以下以不同的移植细胞为线索简要介绍细胞治疗的研究现状。

　　（一）胎儿心肌细胞

　　理论上讲，胎儿心肌细胞是心脏细胞移植的最佳选择，移植后能够替代坏死或损伤的心肌细胞，改善心功能。在心肌梗死的动物模型中，移植的胎儿心肌细胞能够存活并与宿主心肌细胞间形成闰盘和缝隙连接，两者能协调运动，阻止梗死区心肌变薄，增加心肌收缩力，改善心功能。但另一方面，由于胎儿心肌细胞对缺血等损伤非常敏感，移植入缺血或梗死的心肌组织中后不易长期存活，需要联合应用心肌保护药物。另外，人类的胎儿心肌细胞不易长期获得，体外培养十分困难；而伦理方面的问题更严重限制了其应用。

　　（二）胚胎干细胞

　　胚胎干细胞是心脏细胞移植的另一选择。人们已能够分离出多能性的人类胚胎干细胞，以色列学者的研究表明人类胚胎干细胞能分化成能够自主收缩、具有心肌细胞结构和功能特性的细胞。在体动物实验显示，将小鼠的胚胎干细胞移植至缺血心肌局部能够存活并形成稳定的移植组织，改善心功能，提高生存率。胚胎干细胞的缺点在于来源困难，不易获得足够数量的细胞,且存在免疫排斥的问题,伦理问题无疑也限制了人类胚胎干细胞的应用。

(三)平滑肌细胞

平滑肌细胞是梭形无横纹的细胞,由胚胎时期的间充质细胞分化而来。在内脏壁和血管壁的创伤愈合过程中,平滑肌细胞数目增加,但其来源尚不够清楚,一般认为增多的肌细胞来自结缔组织中未分化的间充质细胞,由于未分化的间充质细胞与成纤维细胞形态不易区分,而且成纤维细胞与平滑肌细胞又是近缘细胞,因此平滑肌细胞是否可由成纤维细胞演变而来,尚不能肯定。平滑肌细胞被移植到心肌梗死鼠的瘢痕组织中,在瘢痕组织中形成了平滑肌,增加了瘢痕组织的厚度,阻止了瘢痕组织变薄,心脏功能得到改善。

(四)骨骼肌干细胞

骨骼肌干细胞即卫星细胞,或称骨骼肌成肌细胞,与骨骼肌的再生有关。骨骼肌细胞和心肌细胞都是横纹肌细胞,有相似的超微结构,都具有收缩功能,因此骨骼肌干细胞也成为心脏细胞移植研究的选择之一。

与心肌细胞不同,骨骼肌细胞是一种易疲劳的快收缩细胞,移植的骨骼肌干细胞只有分化成与心肌细胞类似的耐疲劳的慢收缩细胞才能行使心肌细胞的功能。现有的研究结果显示,在多种动物的心肌梗死模型中,骨骼肌干细胞能够成功地在病变区存活,并逐渐形成一种新的耐疲劳的慢收缩肌肉,从而改善心脏的收缩功能。移植细胞治疗作用的强度与移植的细胞数目成正比。移植细胞不表达心肌细胞特有的标志物 MHC-α,说明它不能形成新的心肌细胞,而只是分化成能够负担心肌细胞收缩功能的慢收缩细胞。而且移植细胞不能表达 connexin43,所以与其他心肌的电活动很难协调。骨骼肌干细胞的优势在于能够取自自身,因此不存在免疫排斥和伦理方面的问题,适于临床应用。但它仍然存在一些缺陷,如移植细胞不能与宿主心肌细胞形成细胞间连接,电活动不易协调;另外,尽管研究表明骨骼肌干细胞能够在体外获得一定程度的扩增,移植后仍可进一步增殖,但为得到足够数量的干细胞仍需要切取较大体积的骨骼肌,对患者造成较大的创伤。

(五)骨髓细胞

目前认为,成体的骨髓中存在三种具有分化能力的细胞,即造血干细胞(HSC)、骨髓间充质细胞(MSC)、和内皮前体细胞(EPC)。造血干细胞能够分化为体内所有的血细胞。MSC 是具有多向分化能力的原始骨髓细胞,在适宜的体内外环境中可分化为骨、软骨、脂肪、纤维结缔组织、骨髓基质等不同细胞;研究显示,小鼠的骨髓间充质细胞在体外用 5-氮胞苷培养 24 小时,有分化成心肌细胞的潜能。EPC 是最初由外周血中分离的一种细胞,来源于骨髓,能够定向地分化为血管内皮细胞,与胚胎发育过程中血管母细胞的作用相似。

近年来应用骨髓细胞进行心肌梗死治疗的研究非常活跃,细胞移植的策略不尽相同,主要的思路是心肌重建和血管重建。

Orlic 等首先应用分离的骨髓细胞进行心肌梗死修复的研究。他们采集小鼠的骨髓,去除造血干细胞后注入小鼠梗死心肌的周边,发现移植细胞能够向坏死区迁移,分化成心肌细胞并进一步增殖,占据梗死区面积达 68%;移植细胞与宿主心肌细胞间能够形成细胞间连接并实现电机械偶联;移植细胞还可分化成血管内皮细胞和平滑肌细胞,并整合入新生的血管;血流动力学参数的测定显示,细胞移植后 9 天,心脏收缩功能有显著的恢复。这种混合细胞移植的方法能够同时达到修复心肌与重建血管的目的,鉴于本项研究观察时间较短,尚需长期观察的结果进一步证实其有效性。

Kocher 等在裸鼠的心肌梗死模型中应用采集的人内皮前体细胞进行细胞治疗的观察。

他们从接受 G-CSF 治疗的正常人骨髓中分离单核细胞，并进一步分离其中具有血管母细胞表型的内皮前体细胞，通过静脉注射的途径导入裸鼠体内。研究显示，细胞移植后能够定居在缺血心肌，并促进局部新生血管形成，抑制心肌细胞凋亡，并改善心室收缩功能，防止梗死区的变薄、扩张，改善心室重塑的过程。这种细胞移植的策略着重于促进心肌的血管重建。

Fuchs 等在猪的慢性心肌缺血模型中观察了自体骨髓细胞移植的作用，也着重从血管生成的角度对其治疗作用的机理进行了探讨。他们取动物的新鲜骨髓，经过简单滤过后注射入缺血心肌。四周后的观察发现，虽然缺血部位的微血管密度和侧支循环水平没有显著增加，但与对照组相比，心肌组织中内皮细胞的数量增多，缺血心肌的灌注和心脏收缩功能均有明显的改善。同时进行的体外实验显示，培养的骨髓细胞能够分泌 EGF 和 MCP-1，可能通过这两种因子对 angiogenesis 和 arteriogenesis 过程的促进作用而增加心肌灌注；另外，随着时间的推移，培养细胞中内皮样细胞的比例逐渐增加，这些骨髓细胞衍生的内皮细胞有可能整合入侧支血管对改善心肌灌注发挥一定作用。这项研究提出了应用未分离新鲜骨髓进行治疗的方法，这种简便易行的方法如果被证实其安全性和有效性，则有可能在临床中得以推广。

总之，与其他细胞类型相比，获取骨髓细胞途径相对简单，创伤小，且能够实现自体细胞移植，因而避免了移植排斥和伦理方面的问题，在临床应用中有一定的优势。世界上首例自体骨髓干细胞移植治疗冠心病的手术在德国 Rostock 大学进行。在外科搭桥手术的同时，Steinhoff 等将患者自身的骨髓干细胞注入受累心肌。在 2003 年 AHA 年会上，德国 Hannover 医学院心血管科主任 Helmut Drexler 报告了因心力衰竭住院的 30 例患者接受的自体骨髓干细胞移植，可能分化为心肌细胞，使心肌梗死后坏死的心肌再生，与随机接受心力衰竭常规治疗的患者对比，联合干细胞移植的患者 LVEF 增加 6.7%。临床观察和电程序刺激未见严重的室性心律失常增加。其他多个国家的医学专家们也在大会上报道了细胞治疗方面的基础与 II 期临床试验的结果，使这一方法的安全性、可行性与有效性得到了进一步证据。

（六）自体心肌细胞

与其他各种细胞相比，如果能够将取自患者自身的少量心肌细胞进行扩增后进行自体细胞移植，理论上应取得最理想的疗效，且没有移植排斥和伦理问题的障碍。加拿大多伦多的研究者进行了一系列自体心肌细胞移植的研究。他们取猪自体心肌细胞进行培养，4 周后可以获得约 100 倍的细胞，将培养的细胞移植入动物的梗死心肌中央和周边，证实能够缩小梗死面积，改善心室功能。一般认为，心肌细胞是终末分化细胞，在体内不能再发生分裂；如果采用特定的培养方法使心肌细胞在体外发生分裂，则也可能引起细胞表型的变化，甚至"永生化"，因此需要对细胞移植后是否发生异常增殖进行监控。本研究的作者对移植入体内的培养心肌细胞进行了为期 3 个月的观察，发现细胞在体内不再发生分裂，而只发生肥大。由于这方面的研究较少，对于这种方法的可行性和安全性均需进一步的证实。另外，研究发现，移植入梗死区中央的细胞不能持久地存活，这提示可能需要联合应用促血管生成的治疗，为移植细胞提供充足的血供。

总结上述各种细胞的研究现状不难看出，目前在心脏细胞治疗中骨髓干细胞和骨骼肌干细胞占有主要的地位。其主要原因主要包括：①可进行自体细胞移植，跨越了移植排斥和伦理问题；②可以较容易地获得较大量的移植细胞；③移植细胞容易存活。近期关于冠心病细胞治疗的临床实验将得到初步结果。

三、应用前景

　　干细胞移植的心肌组织工程是很有希望的研究领域，如能安全有效地应用于临床，则能提高好大一部分患者的生活质量，提高生存率。目前最有前景的是骨髓干细胞移植。

　　美国 NIH 的心脏，肺和血液协会于 1998 年 8 月 24 日组织了专家对细胞移植在心脏中的应用进行了讨论，提出了一个短期目标和一个长期目标。

短期目标

1. 建立一套标准的评价方法，以对不同实验室及在不同动物上做的细胞移植工作进行评价。评价内容包括：①存活的移植细胞；②移植成功细胞的分化状态；③移植/宿主细胞间的电－机械偶联；④移植细胞是否对心功能产生了有益的影响。

2. 优化转运移植细胞到心脏的方法和时间。阐明移植细胞数量和随后的增生情况与产生的移植组织大小间的关系。

长期目标

1. 阐明移植细胞主动产生的改善心功能作用（如增加心肌收缩力）的大小和被动产生的改善心功能作用（如阻止梗死面积扩展和心肌重塑）的大小。

2. 阐明不同类型心脏疾病的细胞移植策略。

3. 阐明不同来源的供体细胞移植的优缺点。

4. 建立能增强移植细胞存活/活力的方法，阐明宿主心肌细胞损伤对移植细胞存活的影响。

第三节　基因/细胞联合治疗

　　基因治疗和细胞治疗是目前冠心病治疗研究中的热点，人们很容易会设想将这两种新疗法结合，即首先在体外对干细胞进行基因转移，使其成为基因修饰的干细胞，然后实施细胞移植，这样就可以达到双重效果。如前节所述，骨髓混合细胞的移植可能通过分化成心肌细胞修复梗死组织和加速血管生成两种途径达到治疗目的，但未经分离处理的骨髓细胞移植存在细胞成分复杂、效应不稳定、剂量难以确定等问题。近期，Ken Suzuki 等用携带 VEGF165 基因的日本血凝素病毒载体转染大鼠的骨骼肌成肌细胞，并将这些细胞移植至同种系大鼠心肌梗死模型的坏死心肌组织中，结果发现在心肌细胞再生的同时，心肌内 VEGF 表达增加，血管生成增加，从而减少了心肌梗死面积，改善了心功能，与单独移植未转染基因的骨骼肌成肌细胞相比有更显著的疗效。HVJ-VEGF 对骨骼肌干细胞的转染效率可以达到 95% 以上，对基因转移的剂量可以进行较准确的控制，而应用骨骼肌干细胞进行心肌细胞移植也可以进行较精确的定量，所以与骨髓混合细胞移植相比，这种方法具有更理想的可控性。

　　2001 年，Isner 等应用携带 VEGF 基因的腺病毒载体转染体外培养的内皮细胞前体细胞，发现经这种处理的细胞分裂能力增强，黏附并整合入内皮细胞单层中的能力也增强。将转染了 VEGF 基因的 EPC 注射入裸鼠的缺血肢体，能够促进新生血管的形成，改善血液，减少肢体坏死。与单纯应用 EPC 移植相比，达到同样的治疗效果所需的 EPC 数量减少 30 倍。这项研究初步证实 VEGF 基因的参与能够增强细胞移植的疗效，在冠心病治疗方面也可借鉴。如何选择理想的基因及移植细胞，并将两者结合是将来研究的另一热点。

第四节　心脏药物导入途径

作为心脏基因治疗和细胞治疗得以实现的最后步骤，选择安全、有效、易行的导入途径是治疗成功的前提。心脏药物导入的主要途径可以分为心肌内途径和血管内途径两大类，心包内导入也有报道，但研究较少。在基因治疗和细胞治疗的研究中，心肌内途径最为常用。

一、心肌内注射

（一）开胸心肌内注射

迄今为止，冠心病基因治疗和细胞治疗的动物实验多采用开胸心肌内注射的方式进行基因或细胞的导入，这种方法能够实现基因或细胞的准确定位，且被证实能获得理想的效果。Isner等在临床试验中采用微创开胸心肌内注射的方法导入phVEGF165质粒，先后治疗了85例患者，取得了满意的疗效。近期，他们发表了对30名接受微创开胸心肌内注射的患者进行的安全性观察，结果显示，在完善的术前准备和术后监护条件下，严重冠心病患者能够良好地耐受微创开胸手术及其麻醉过程，心肌内注射未引起心肌组织的明显损伤，心肌特异的酶学指标未见异常。总的看来，开胸心肌内注射的途径安全有效。

（二）经介入心肌内注射

开胸注射毕竟是一种创伤较大的方式，不易为患者接受。近年来出现的心电标测定位注射系统（NOGA）能够通过介入途径从心室腔内探测缺血心肌并引导经心内膜的心肌内注射。Kornowski等应用这种技术向猪的心内膜侧注射携带LacZ或VEGF121基因的腺病毒载体，发现能够准确地将目的基因导入需要的部位并获得表达。近期Isner等应用NOGA技术进行了第一项VEGF-2基因治疗冠心病的安慰剂对照研究，获得了满意的疗效。目前在香港进行的一项心脏细胞治疗的临床试验也选择NOGA作为细胞导入的途径。与开胸注射相比，NOGA技术创伤小、更为安全，其对缺血心肌的识别能力在临床应用中也提供了更多的便利，是一种很有前途的方法。

二、血管内途径

血管内途径包括血管壁局部转移和冠状动脉内注射。

（一）血管壁局部转移

在血管内介入治疗术后再狭窄的防治研究中经常采用血管壁局部给药的方式，包括基因导管、基因支架、基因球囊等。在治疗性血管生成方面，Isner等在早期的研究中曾应用基因球囊进行血管壁局部基因转移，在周围动脉闭塞的动物实验和初步临床研究中也取得了一定疗效，但在比较了血管内途径和肌肉内途径之后最终选择了后者。血管壁局部基因转移需要特殊的介入器械，外源基因与血管壁接触的时间、面积都受到很大限制，在治疗性血管生成的研究中没有获得确切的疗效，目前很少应用。近年来的研究发现，在进行血管内基因转移时加用治疗性超声可以显著提高基因转移的效率，如Amabile等在家兔的在体研究发现血管内超声干预可以将血管壁质粒转染的效率提高12倍，可能会为血管壁基因转移在治疗性血管形成中的应用找到一条出路。

（二）冠状动脉内注射

冠心病基因治疗研究中，单纯裸质粒的冠脉内注射至今没有成功的报道。Giordano等采用冠脉内注射携带 FGF-5 基因的重组腺病毒治疗动物心肌缺血获得成功,在心肌内成功地检测到 FGF-5mRNA 和蛋白的表达,提示冠脉内注射腺病毒的基因转移可能达到理想的效果。

第五节 小 结

冠心病的基因治疗和细胞治疗是治疗学的重要发展,具有良好的应用前景。但目前均处于初级阶段,对其临床试验既要积极,更要慎重,要遵守法规和伦理。

(龚艳君)

参 考 文 献

1. Hockel M, Schlenger K, Doctrow S, et al. Therapeutic angiogenesis. Arch Surg, 1993, 128: 423-429
2. Koh GY, Soonpaa MH, Klug MG, et al. Stable fetal cardiomyocyte grafts in the hearts of dystrophic mice and dogs. J Clin Invest, 1995, 96 (4): 2034-2042
3. Giordano FJ, Ping P, McKirnan D, et al. Intracoronary gene transfer of fibroblast growth factor-5 increases blood flow and contractile function in an ischemic region of the heart. Nature Med, 1996, 2: 534-539
4. Scorsin M, Hagege AA, Marotte F, et al. Does transplantation of cardiomyocytes improve function of infarcted myocardium? Circulation, 1997, 96 (9 Suppl): II-188-193
5. Losordo DW, Vale PR, Symes JM, et al. Gene therapy for myocardial angiogenesis, initial clinical results with direct injection of phVEGF165 as sole therapy for myocardial ischemia. Circulation, 1998, 98: 2800-2804
6. 刘艳秋,周爱儒,朱小君等. 大鼠心肌缺血的血管内皮生长因子基因治疗. 北京医科大学学报, 1999, 31: 489-492
7. Aoki M, Morishita R, Taniyama Y, et al. Angiogenesis induced by hepatocyte growth factor in non-infarcted myocardium: up-regulation of essential transcription factor for angiogenesis, ets. Gene Ther, 2000, 7: 417-427
8. Vale PR, Losordo DW, Milliken CE, et al. Randomized, single-blind, placebo-controlled pilot study of catheter-based myocardial gene transfer for therapeutic angiogenesis using left ventricular electromechanical mapping in patients with chronic myocardial ischemia. Circulation, 2001, 103: 2138-2143
9. 蒋捷,高炜,王日胜等. 血管内皮生长因子基因治疗小型猪冠状动脉闭塞的实验研究. 中国介入心脏病学杂志, 2001, 9: 220-223
10. Jiang N, Gao W, et al. Intromuscular electroporation of angiopoitin-1 and vascular endothelial growth factor genes augment revascularization and prevent plasma leakage in the rat ischemic hindlimb, Am J Cardiol, 2001, 938: 221-229
11. Orlic D, Kajstura J, Chimenti S, et al. Transplanted adult bone marrow cells repair myocardial infarcts in mice. Am N Y Acad Sci, 2001, 938: 221-229
12. Kocher AA, Schuster MD, Szabolcs MJ, et al. Neovascularization of ischemic myocardi-

um by human bone-marrow-derived angioblast prevents cardiomyocyte apoptosis, reduces remodeling and improves cardiac function. Nat Med, 2001, 7: 430-436
13. Fuchs S, Baffour R, Zhou YF, et al. Transendocardial delivery of autologous bone marrow enhances collateral perfusion and regional function in pigs with chronic experimental myocardial ischemia. J Am Coll Cardiol, 2001, 37: 1726-1732
14. Suzuki K, Murtuza B, Smolenski RT, et al. Cell transplantation for the treatment of acute myocardial infarction using vascular endothelial growth factor-expressing skeletal myoblasts. Circulation, 2001, 104: I207-212
15. Orlic D, et al. Bone marrow cells regenerate infarcted myocardium. Nature, 2001, 410: 701-705
16. Hiroshi Kamihata, et al Implantation of bone marrow mononuclear cells into ischemia myocardium enhances collateral perfusion and regional function via side supply of angioblasts, angiogenic ligands and cytokines. Circulation, 2001, 104: 1046-1052
17. Grines CL, Watkins MW, Helmer, et al. Angiogenic Gene Therapy (AGENT) trial in patients with stable angina pectoris. Circulation, 2002, 105: 1291-1297
18. Yamauchi A, Ito Y, Morikawa M, et al. Pre-administration of angiopoietin-1 followed by VEGF induces functional and mature vascular formation in a rabbit ischemic model. J Gene Med, 2003, 11: 994-1004
19. Siddiqui AJ, Blomberg P, Wardell E, et al. Combination of angiopoietin-1 and vascular endothelial growth factor gene therapy enhances arteriogenesis in the ischemic myocardium. Biochem Biophys Res Commun, 2003, 310: 1002-1009
20. David Amrani and Steven Port Cardiovascular disease: potential impact of stem cell therapy. Expert Rev. Cardiovasc. Ther, 2003, 1 (3): 453-461

第三十五章 冠心病外科
(Cardia Surgical Procedure)

第一节 冠状动脉旁路移植术的历史………(963)
 一、间接心肌血运重建阶段…………(964)
 二、直接心肌血运重建………………(964)
 三、CABG 的推广……………………(964)
第二节 冠状动脉旁路术的麻醉…………(964)
 一、术前评估…………………………(964)
 二、术前用药…………………………(967)
 三、麻醉监测…………………………(967)
第三节 体外循环和心肌保护……………(970)
 一、体外循环…………………………(970)
 二、心肌保护…………………………(970)
第四节 冠状动脉旁路移植术的适应证……(971)
 一、无症状或轻微心绞痛……………(971)
 二、稳定性心绞痛……………………(972)
 三、不稳定性心绞痛/无Q波心肌梗死
  ……………………………………(972)
 四、ST段抬高(有Q波)的心肌梗死……(972)
第五节 术前准备……………………………(972)
第六节 搭桥血管的选择……………………(973)
 一、乳内动脉…………………………(973)
 二、大隐静脉…………………………(975)
 三、桡动脉……………………………(976)
 四、胃网膜右动脉……………………(977)
第七节 常规体外循环冠状动脉旁路移植
   手术步骤……………………(977)
第八节 非体外循环冠状动脉旁路移植
   手术步骤……………………(979)
第九节 术后处理及并发症的防治…………(979)
 一、术后处理…………………………(979)
 二、术后常见的并发症及处理………(981)
 三、如何使病人术后获得最大的益处……(983)
第十节 手术治疗效果………………………(984)
 一、早期效果(early results)…………(984)
 二、远期效果(long-term results)……(985)
 三、CABG与药物治疗和经皮穿刺冠状
   动脉成形术(PTCA)疗效比较……(985)
第十一节 心肌梗死合并症的外科治疗……(986)
 一、左室室壁瘤………………………(986)
 二、心肌梗死后室间隔穿孔…………(990)
 三、乳头肌断裂与缺血性二尖瓣关闭不全
  ……………………………………(991)

第一节 冠状动脉旁路移植术的历史

  冠状动脉旁路移植术(coronary artery bypass grafting, CABG)是20世纪人类医学史上的重大发明之一。自从1962年以来,全球平均每年有数十万人通过CABG挽救了生命,改善了生活质量。今天,CABG已成为治疗冠心病最常用和最有效的方法之一,而它的发展史却充满了失败和坎坷。

  早在19世纪末,人们就开始了冠状动脉血运重建手术的探索。早期手术包括颈胸交感神经节切除、切除甲状腺以及结扎冠状静脉窦等。随着医学的发展,人们逐渐认识到,心肌缺血是导致心绞痛的根本原因,于是出现了一系列提高心肌血运的手术方法。

一、间接心肌血运重建阶段

Beck 术式，即在术中切开心外膜与心包，反复给予摩擦，再植入带蒂的胸肌瓣或纵隔脂肪垫，或者直接洒上滑石粉、三氯酸等一同来促进炎症性粘连。另一代表术式是 Vineberg 手术，1964 年加拿大 Vineberg 医生将乳内动脉直接植入心肌，期望乳内动脉的小侧支能与缺血心肌形成侧支循环来营养心肌。

二、直接心肌血运重建

Carrel 是第一位试图直接重建冠状动脉血运的医学家。1910 年，他将犬的一段颈动脉游离后，吻合于降主动脉和左冠状动脉之间。初始的直接心肌再血管化是冠状动脉内膜剥脱术（Longmire，1958）与冠状动脉补片成形术（Senning，1959）。体外循环技术的引入是 1959 年，在冠状动脉外科上的第一次成功应用。1962 年，Sabiston 施行了医学史上的第一例用大隐静脉作为旁路材料的 CABG 手术。1964 年，Garrett 在临床上第一次成功施行了 CABG。

三、CABG 的推广

1967 年，Favaloro 完成了他的第一例 CABG。1968 年，他陆续完成了急诊 CABG、CABG 合并瓣膜置换、CABG 合并室壁瘤切除等手术。到 1969 年末，他已累积完成了当时世界上最多的 CABG 手术（570 例）。1970 年，在伦敦召开了第六届世界心脏病大会上，Favaloro 和 Kolessov（使用 IMA 做 CABG 的先驱者）的报道了自己结果，吸引了众多医生参加，此次大会给全世界的医生展示了 CABG，推开了它在世界范围内应用的大门。另一位为 CABG 的发展做出卓越贡献的是与 Favaloro 同时代的 Johnson，他实施了一系列多支静脉或内乳动脉搭桥，提出在所有冠状动脉狭窄的远端都应该尽可能地给予再血管化即"完全再血管化"的概念，使 CABG 的理论更加成熟。80 年代初，现代的 CABG 手术终于基本成形，即在停跳的心脏上使用一根或多根移植血管桥为所有冠状动脉病变血管进行血运重建。

第二节 冠状动脉旁路术的麻醉

冠状动脉旁路术（以下简称为"CABG"）是治疗冠心病的常用方法之一，CABG 诞生于 1962 年，1974 年国内开始 CABG 手术，随着冠脉外科的发展，CABG 手术的麻醉也日趋成熟。冠心病有其病理生理特点，冠脉外科存在特殊要求，因此、CABG 手术的麻醉具有其特殊性。

GABG 常用两种方法来完成，一种为低温体外循环，心脏停搏（CPB CABG）的情况下进行；另一种为非体外循环，心脏不停搏（OFF PUMP CABG）的情况下进行。两者在麻醉处理上虽各有其特点，但麻醉的总原则仍为维持和改善心肌氧的供需平衡。

一、术前评估

必须进行全面的病史询问和体格检查，应了解患者现在的生活方式、活动量、心绞痛发作的情况及如何进行缓解、心律失常的表现等。体格检查除一般检查外，尤应该注意以下几点：①心率、血压控制情况如果不理想，应及时调整药物；②有无颈静脉怒张和颈动脉杂音；③胸部检查应注意有无干湿啰音，哮鸣音及渗出体征；④心脏检查应注意有无心前区隆起和震颤杂音，摩擦音及奔马律；⑤腹部检查时注意有无心衰的体征；⑥尚需注意肢端及周围血管搏动情况，对比测量双上肢血压，检查有无紫绀、杵状指及水肿。

1. 术前循环功能的评估

对冠心病病人心脏状况应着重从以下两方面加以了解：第一方面，心肌氧的供需平衡如何，第二方面，心脏泵血功能如何，一般情况下，心肌氧供需失衡时，患者会表现心绞痛的典型症状，心电图有缺血现象，但有时也有例外情况，心脏泵血功能较差者对麻醉手术耐受性差，术后并发症多，术前已有泵衰竭现象出现，则须经过内科治疗，好转后方能考虑手术。

（1）心脏功能：访视病人时可对病人的心脏功能作一粗略估计，一般将心脏功能分为4级：Ⅰ级患者无不适症状；Ⅱ级患者休息时无症状，正常活动时有症状；Ⅲ级患者休息时无症状，轻微活动时即有症状；Ⅳ级患者休息时仍有症状，如术前有肢体水肿，夜间阵发性呼吸困难或需服用洋地黄制剂者表明心功能已受损；此外亦需注意是否有一过性左心衰，其表现为心绞痛发作时有呼吸困难，有卧位型心绞痛，夜间心绞痛或突发性夜间呼吸困难等，病人如曾有过心梗病史，则可能伴有慢性心衰。

（2）心电图：静息时心电图可以提供是否有心律紊乱，传导障碍或心肌缺血等信息，但严重的冠状动脉硬化性心脏病病人中有部分患者的心电图是正常的。对此类病人应作运动试验，有强阳性表现时提示心脏代偿功能已很差。动态心电图连续监测，可以从中发现心电图 ST-T 段改变和各种心律失常，可及时与患者的活动情况和症状相对照。

（3）X 线胸片：普通的 X 线胸片有两肺门充血，则提示心脏收缩功能不全。心胸比大于 0.5，心阴影增大提示心功能差，射血分数（EF）下降；而心胸比小于 0.5，提示射血分数可正常或下降，如发现主动脉扭曲及钙化，手术并发症的危险性亦将增加，另外一些肺部情况也可以通过胸片有所了解。

（4）放射性核素成影术：放射性核素 ^{201}铊经静脉注射后可作为钾离子类似物迅速被心肌摄取。心肌内 ^{201}铊的分布与局部心肌血流密切相关。延迟显像的 ^{201}铊再分布部位代表处于缺血缺氧中的心肌（冬眠心肌、顿抑心肌），GABG 血运重建后可以恢复功能，固定缺损部位代表死亡心肌组织，GABG 血运重建后改善不大，也可经过运动或多巴酚丁胺负荷试验对心肌缺血进行筛查，另外用 ^{99}锝甲氧基异丁基异晴（^{99}TcMIBI）门控心肌灌注显像一次检测，可获得左室射血分数（EF）及显示室壁局部运动障碍（SWMA）及心肌灌注不佳的资料。

（5）超声心动图：冠脉阻塞后因心肌缺血出现的 SWMA 早于心电图的变化，采用超声心动图可及时清晰地观察到这种变化，并可测定 EF，判断心室收缩功能。行负荷超声心动图可采用运动或静脉输入多巴酚丁胺以增加心脏负荷诱导心肌缺血进行 SWMA 分析。超声心动图作出对于老年瓣膜退行性变引起的主 A 瓣关闭不全或狭窄以及乳头肌缺血所引起二尖瓣关闭不全，作出明确诊断。前者在行 CABG 术的同时对瓣膜病变严重者要同期处理，而对乳头肌缺血所致的瓣膜功能失常有望在血运重建后乳头肌功能得到改善而不必积极处理。对心梗所致的室壁瘤和室间隔穿孔超声心动图也可作出诊断。

（6）冠脉造影及心导管检查：冠脉造影可以显示冠状动脉的具体解剖关系，而且还可以确定病变的具体部位及严重程度，以及病变远端的血管情况。冠脉被堵塞的范围越广，对氧供需不平衡的耐受力就越差。左冠脉供应左室大部分血运，故左冠脉主干的高度堵塞将使左室大部分心肌处于危险状态,此类病人对于心肌缺血的耐受性差,在麻醉时必须小心地处理好氧供与氧耗间的平衡。临床上最危险的是多支病变,例如右冠近端加左冠脉主干的高度狭窄。右冠的狭窄或堵塞常可致房性心律失常或传导阻滞;而左冠的狭窄或堵塞对左心功能影响较大,在麻醉过程中应有针对性的处理。

通过左心导管的检查可获得左心工作情况的客观资料。左室造影通过计算机积分计算所获得的 EF 值相当准确,正常值应大于 55%、有心梗但无心衰症状的常在 40%~50% 之间、通常 EF<40% 是 CABG 手术的危险因素之一,此外左室造影可以发现心肌梗死后形成室壁瘤的大小范围以及发现心肌梗死的并发症之一室间隔穿孔,对于指导术中左室成形,穿孔修补有一定的指导意义。

2. 术前其他脏器功能的评估

冠心病病人多为高龄,常合并有高血压、糖尿病,以及周围血管的疾病,成功的 CABG 手术不仅要顺利地完成冠脉血运重建,同时也要针对一些并存疾病所造成的其他脏器的损害作出相应的处理,只有这样才能安全地渡过围术期。

中枢神经系统,有许多老年人往往合并陈旧性的脑血管意外,以及各种原因所导致的脑供血不足(例如双侧颈动脉狭窄)。术中血压的不平稳,以及肝素化,体外循环转机过程中往往会诱发新的病变或加重原有的病变,因此对于此类病人术前访视应重视病人的症状及体征以便于手术前后的对比和判断,对于合并陈旧性脑血管意外的病患,术中应尽量维持血流动力学稳定,避免体外循环转机,争取在非停跳、非体外循环下完成 CABG 手术,可减少原有中枢病变加重或出现新的中枢病变的危险性;对于双侧颈动脉狭窄所致的中枢供血不足应在手术中保持适当的偏高的灌注压,以免出现中枢的缺血缺氧。

呼吸系统,许多老年人常合并一些肺部疾患,例如慢性支气管炎、肺气肿,往往合并内科难以控制的肺部感染、咳嗽、咳痰。此类病人在术后易有肺不张或肺大疱破裂而致气胸。拔管后或术后剧烈咳嗽,咳痰有可能致切口裂开。应在术前做好肺功能的相关检查及血气分析,应用抗菌素控制感染。对于肺功能较差的病人只要不是手术禁忌,术中应尽量维持血流动力学平稳和内环境的稳定,争取在非体外非停跳的情况下实施 CABG 手术,避免体外循环对已受损肺功能的打击;输液以胶体液为主,配合应用利尿剂以减轻和避免肺间质水肿。

泌尿系统,冠心病人常合并高血压、糖尿病涉及肾血管的病变在一定程度上损害肾功能,术前应做好肾功能的相关检查,术中应避免对肾功能有影响的药物的使用,维持较高的肾脏的灌注压力,避免和尽量缩短低血压过程,以及合理运用利尿剂维持一定的尿量。

消化系统,冠心病人多数并存高脂血症,往往有肝脏脂肪浸润,同时冠心病人心功能不全,肝脏淤血也会对肝功能造成一定的损害;术中药物在体内的代谢必然会加重肝脏负担;围术期血流动力学不稳定也会减少肝脏灌注,而加重肝功能损害,虽然这些因素造成肝功能损害出现严重后果的情况较少,但对于术前已有肝功能受损(除外病毒性疾病)可以适当运用保肝药物,术中药物应选对肝功能损害小或无害的药物,以及保持良好的肝脏灌注压(一般情况下能保证心肌灌注的血压即可满足肝脏的需要)。

3. 影响手术效果的危险因素

需要进行 CABG 手术的病人大多是老年人,病情往往十分复杂,经过多个心脏中心数万例手术的综合分析,认为以下为影响手术效果的常见危险因素:

(1) 女性病人的冠脉细小,吻合困难,畅通率低。

(2) 肥胖病人术后并发症多。

(3) 合并糖尿病，国外大样本研究资料表明行 CABG 手术的病人中约有五分之一并存糖尿病，其冠脉病变呈弥漫性，吻合困难；糖尿病人植物神经张力的改变，使术中血压波动较大；手术应激，儿茶酚胺药物的使用及低温均使胰岛素药效下降，血糖难以控制；术后往往因糖代谢障碍而致切口愈合不良。

(4) 合并高血压，术中血压波动大，患者常伴有左心肥厚，肥厚的心肌顺应性差，术中心肌保护困难，易致心肌氧供需失衡。

(5) 年龄>75 岁。

(6) EF<40%。

(7) 再次 CABG。

(8) 术前即装有主动脉球囊反搏（IABP）辅助循环的患者。

(9) 有左心室室壁瘤者，术前心功能差，室壁瘤切除后左室残留容量过小，将难以维持正常的心排血量。

(10) PTCA 失败后行急诊 CABG 或心肌梗死 7 天内行 CABG。

(11) 合并肾衰长期依赖血液透析者。

(12) 术前有充血性心衰者，围术期易发生心梗及心衰。

(13) 左冠脉主干狭窄>90%。

(14) 合并肺疾病者，肺部疾病是引起术后呼吸并发症的重要危险因素。

(15) 合并瓣膜疾患，合并二尖瓣病变肺动脉压（PA）≥60mmHg 者，合并主动脉瓣狭窄，跨瓣压差>120 mmHg 者，围术期心衰发生率及死亡率均增加。

因此根据术前有危险因素的可以预测病人手术风险性大小。

二、术前用药

术前访视病人除按全麻的常规要求外，还应针对冠心病的特点，消除病人的思想顾虑，取得病人的信任与合作，做好相关的解释工作。术前睡眠不佳者可以给镇静安眠药，如地西泮、咪唑安定等。病人心功能尚佳者，术前 1 小时肌注吗啡 0.1mg/kg，东莨菪碱 0.005mg/kg 以提供良好的镇痛、镇静与遗忘，老年和心功能差者应适当减量。

对正在服用的心脏用药硝酸甘油术前无须停用。①舌下含服硝酸甘油是治疗心绞痛的主要方法。口服硝酸甘油可持续至手术前一日为止，但至手术室前病人需随身携带舌下硝酸甘油片以防急需。②β受体阻断药，例如倍他乐克可减轻手术应激造成血流动力学异常，降低与心率增快有关的心肌缺血的发生率。若术前突然停药易诱发高血压、心肌缺血以及β受体上调所继发的心动过速。③钙通道阻断剂，例如硝苯地平、异搏定、硫氮䓬酮等均有降压及扩张冠脉的作用，但各有侧重，硝苯地平降压及扩张冠脉的作用最强，而异搏定有较强的抑制房室传导的作用。硫氮䓬酮在扩张冠脉的同时不明显抑制心肌的收缩，并可减慢房室传导，使心率下降，但其口服生物利用度个体差别很大，应注意用药剂量个体化。

另外合并糖尿病的患者，术前应将空腹血糖控制在 8.3mmol/dl 以下，最高勿超过 11.2mmol/dl，一般不要求将血糖降至完全正常水平，以免发生低血糖。术前口服降糖药者应于手术前一天停服，改用正规胰岛素治疗，同时还应预防酮症酸中毒和高渗昏迷。

三、麻醉监测

在麻醉过程中维持心肌供氧与耗氧的平衡，必须凭借有客观指标判断其中的关系；同时冠心病病人多为老年人，伴有其他脏器功能减退及不全，因此 CABG 的监测必须是连续和可靠的。

1. 心电图监测　这是最常见且必需的无创性监测，可监测心率、心律以及心肌缺血的变化。

2. 血流动力学监测　通过血流动力学监测可以了解到心脏泵血情况，组织灌注的好坏，全身血容量是否欠缺或过量，以及心肌供氧与耗氧是否平衡等，完善可靠的血流动力学监测对于成功的 CABG 手术是至关重要的。

(1) 有创的直接血压监测对于 CABG 术有以下重要意义：

A. 及时准确持续和直观的血压压力波形及变化。
B. 及时了解心率、心律的变化。
C. 反映血容量的状态。
D. 获得心包填塞和主动脉瓣关闭情况的信息。
E. 反映心肌的收缩力。
F. 方便及时的动脉血样来源。

并发症包括血栓形成，远端缺血、感染和瘘管或动脉瘤的形成，严格规范的无菌操作，熟练的穿刺技术可以避免其发生。

(2) 中心静脉压力与右心房连接处的上下腔静脉内的压力：其可以反映右心充盈压。在左心功能良好者右心充盈压与左心充盈压是相应的，因此可以判断血容量，指导和调节液体的输入量和速度，另外通过中心静脉导管可以快速向中心循环给药，以及抽取静脉血样。但在左心功能不全而右心功能正常及左心功能正常而右心功能不全时中心静脉压不能指导和调节液体的输入量和速度。在此情况下应用漂浮导管监测血流动力学，指导治疗。

中心静脉压监测也由静脉穿刺套管，连接装置，换能器和分析显示系统构成。右侧颈内静脉因定点和穿刺较容易，比较安全，路径较直到位率高而较常采用，左侧颈内静脉穿刺易损伤胸导管而较少采用。锁骨下静脉因位置固定，穿刺较容易也常采用。但易受胸廓牵开器的影响，特别是左侧锁骨下静脉穿刺易误伤胸导管，也可因误伤左侧锁骨下动脉而损伤搭桥血管材料—左侧乳内动脉（因外科常取左侧乳内动脉作用搭桥材料），应禁忌采用。穿刺之前应准备好冲洗装置，并调整好零点（与三尖瓣同高），行中心静脉穿刺必须熟悉静脉的走行及与周围的关系，各种不同的穿刺点与穿刺方法各有利弊，因深静脉穿刺多用 Seldinger 法，通过回血的颜色、压力和钢丝置入过深出现的心律失常（如钢丝在动脉内常因主动脉瓣的影响不易进入心脏而不会出现的心律失常）来综合判断穿刺的对象是否是静脉以免误入动脉或引起其他并发症。

中心静脉压在左心功能良好，左右心的充盈压相关性良好时可以判断心脏的前负荷，但在 CABG 手术过程中也会由于各种因素的影响而出现偏差。例如乳内牵开器的使用压迫心脏，会造成中心静脉压高的假象，以及非停跳非体外循环时搬动心脏造成静脉回流受阻也会产生一些假象，要注意识别。中心静脉插管和使用也会有一些并发症，例如房性、室性心律失常，动脉损伤，气胸，感染和气栓，应注意严格规范的无菌操作，钢丝和导管勿进入过深。但有左心功能不全而右心功能正常时中心静脉压不能代表左心前负荷，而必须 PCWP 的监测。

(3) 肺动脉导管或漂浮导管（参阅第十四章 床旁血流动力学监测）：右心放置漂浮导管，可以获得血流动力学变化的全部信息，能及时全面地了解病人的循环功能，做到及时准确的处理，尤其对于 CABG 有许多其他监测难以获得的信息。但放置漂浮导管的创伤较大，可能会引起较重的并发症，且价格较贵，宜在有下列指征时使用。

A. EF<40%。

B. 近期发生心肌梗死或不稳定性心绞痛。

C. 左室壁运动异常。

D. 静息状态下 LVEDP>18mmHg。

E. 合并有：室间隔穿孔、左室室壁瘤、二尖瓣返流或充血性心力衰竭。

F. 急症手术。

G. 同时进行复杂的多项手术。

H. 再次手术。

通过漂浮导管可以同时监测中心静脉压（CVP）、肺动脉压（PA）、肺毛细血管楔压（PCWP），并可用热稀释法测定心排血量（CO），并可计算出心排血指数（CI），每搏排血指数（SVI），体循环阻力（SVR），肺循环阻力（PVR），有些漂浮导管还可测出混合静脉血氧饱和度（SVO_2）。这些指标可以帮助麻醉医师及时全面地了解病人的循环情况，指导血管扩张药、正性肌力药、β-受体阻滞剂和钙通道阻滞剂的治疗，以利于较准确地处理。对有可能发展为完全性房室传导阻滞的病人，可以放置带有心腔内起搏电极的漂浮导管。

（4）经食道二维超声心动图监测（TEE）：心肌缺血后最早表现为心肌舒张功能受损及节段性室壁收缩运动异常（SWMA），ECG 的 ST 段变化在冠脉血流减少了 20%~80%时晚于 SWMA 的 10min，在血流减少>80%时晚于 SWMA 2 分钟，当血流为 0 时，则晚出现 15s。以漂浮导管一些监测指标反映出心肌的异常表现则需要更长时间，而心肌缺血的早期发现和及时处理，对于 CABG 手术来说显得尤为重要，因此 TEE 在监测心肌缺血和梗死方面有很多其他监测无法相比的优势。TEE 还可发现瓣膜病变，对心梗后的并发症是否需要外科处理（例如室壁瘤切除，室间隔修补）作出评判，并对 CABG 手术效果作出初步的评价。

3. 呼吸监测

（1）脉搏血氧仪有利于测定动脉血氧饱和度（SPO_2），具有无创、使用方便、能连续监测及有利于早期发现低氧血症的优点，故成为 CABG 手术的常规监测手段之一。SPO_2 高一般提示氧到达肺脏，透过肺泡膜，并被输送到监测部位，它本身并不能提示输送的氧量，另外氧从肺脏到外周监测部位需要一定的时间，因此 SPO_2 有一定时间延迟，另外还可受到各种测量误差的影响，要注意判断和识别。

（2）呼气末二氧化碳（$P_{ET}CO_2$）具有无创、简便、反映快等特点，数据与图形相结合，对于判断肺通气和血流变化具有特殊的意义。$P_{ET}CO_2$ 在一般情况下与动脉血二氧化碳分压 $PaCO_2$ 相关性良好，常比后者低几个 mmHg。术中 $P_{ET}CO_2$ 应维持在正常的范围，避免过度通气，$PaCO_2$ 过低不但减少冠脉的血流量，而且还可使氧离曲线左移，影响组织摄氧，并可促使冠脉痉挛。CABG 手术过程经常需要变动手术床平面的位置以利于手术野暴露。这过程当中难免地要造成气管导管的扭曲，连接处的松动脱落，呼气末二氧化碳监测能及时报警并告知麻醉师及时处理；外科医生游离乳内动脉以及暴露冠脉作血管吻合时肺的膨胀缩常影响手术操作，根据 $P_{ET}CO_2$ 的监测，通过改变麻醉机的一些参数，使肺的膨缩既不影响手术操作也不至于对肺通气功能产生太大的影响。新近国内开展了腔镜下取大隐静脉作为搭桥材料，在建立下肢皮下二氧化碳气腔时，往往会有大量二氧化碳经皮下组织吸收入血，使

$PaCO_2$ 升高，有了 $P_{ET}CO_2$ 监测，通过调整呼吸参数纠正之显得尤为重要。

4. 体温监测　CABG 手术病人在手术过程中往往会发生低体温，常由于老年病人体温调节能力差，心脏大血管直接暴露于室温中，术中的大量输血输液此外还有麻醉的影响。低体温常影响机体凝血系统，使出血增加，还增加血粘度，不利于组织灌注，此外更重要的是使血管收缩，使心脏负担加重，使心律失常发生率增高，甚至还会诱发室颤，而以上这些对于 CABG 手术病人都是不利的，因此通过体温监测，采取各种保温措施维持正常体温是非常重要的，尤其体现在 off-pump CABG 手术中。

5. 出凝血功能的监测　常用激活全血凝固时间（ACT）来监测出凝血功能。病人入手术室后先测一次 ACT 值作为基础值，以便以后对照，外科医生游离乳内动脉近结束时静脉给以肝素，如行体外循环下 CABG 给肝素 kg×400IU（kg×3mg），一定时间后（通常为 5min）测 ACT>480 秒才可行体外循环转机，术中使用抑肽酶若以硅藻土为激活剂则应 ACT>750 秒，以后根据 ACT 的监测情况酌情追加肝素；如行 off-pumpCABG 则给肝素 kg×100IU（kg×1mg），一定时间后测 ACT 在 300～400 秒之间方能符合手术要求，因 off-pump CABG 手术是在常温下进行，肝素代谢较快，则 ACT 监测应勤于进行，通常 30 min 一次以维持 ACT 在 300～400 秒之间。体外循环结束后或 off-pump CABG 血管吻合结束后给予鱼精蛋白中和肝素，一般鱼精蛋白中和肝素为 0.7～0.8∶1，勿超过 1∶1，可以通过 ACT 测定值与基础值对照来增减鱼精蛋白的用量。

其他的一些相关的术中监测例如中枢神经系统，以及糖尿病人的血糖，对于 CABG 手术有时是非常重要的。

第三节　体外循环和心肌保护

一、体外循环

经典冠状动脉旁路移植手术一般在体外循环下进行。胸部正中切口，按常规建立体外循环。目前很多外科医生喜欢选用单根二级引流插管，选用时要注意静脉插管口径应足够粗，以保证充分引流。动脉插管的部位应插入升主动脉远端靠近无名动脉处，留下足够动脉壁做 CABG 的近心端的血管吻合的地方。

二、心肌保护

心肌保护是一项综合性措施。广义的心肌保护是在围手术期维持稳定、满意的血流动力学参数，防治冠脉痉挛以使心肌氧的供需维持平衡，避免加重心肌缺血。体外循环期间的心肌保护方法很多。

冠状动脉灌注法　传统的方法是在阻断升主动脉后，自主动脉根部插管行冠状动脉顺行灌注冷停跳液（4℃晶体液或含血含有各种盐类的生理平衡液及 5.11mmol/L 钾溶液）。首剂 10～15ml/kg 体重，每隔 20～30 分钟再次灌注 400～500 ml（或首剂半量），并于心肌表面放冰盐水或冰屑降低心肌的氧耗量。这种方法在一般情况下心脏阻断完全时间可达 120 分钟。但这种方法在冠状动脉旁路移植手术中对狭窄远端缺血心肌保护效果欠佳。特别随着手术适应证的逐渐扩大，有相当一部分病例存在严重的冠状动脉狭窄，完全闭塞病例也在增多，这种心肌保护的方法存在一定的缺陷。

冠状静脉窦逆行灌注 停跳液从主动脉根部经冠状动脉窦顺行灌注简称顺灌（ACP），停跳液从右房经冠状静脉窦逆行灌注简称逆灌（RCSP）。冠状静脉系统是无瓣膜的管道，并可通过毛细血管及窦状隙与心肌细胞交通。另外，粥样硬化病变一般不累及冠状静脉系统。当冠状动脉严重狭窄或完全阻塞时，ACP 使心脏停搏液分布不均匀，减弱了其在冠状动脉旁路手术中对危险心肌的保护作用；RCSP 则无需依赖冠状动脉的通畅情况，可以使心脏停搏液分布均匀，即使在冠状动脉完全闭塞仍能分布到左室壁全层，因而对心肌有确切的保护作用。RCSP 的缺点是对右室及部分室间隔不能提供良好保护，因右冠状动脉血大部分经心前静脉直接回入右心房而不经过冠状静脉窦引流，当经冠状静脉窦逆行灌注时，右心室游离壁的灌注较差。另外，RCSP 操作繁琐，并有可能损伤冠状静脉窦。

经血管桥灌注（桥灌） 这种方法是对冠状动脉灌注法的一种改良，适用于多支病变的冠状动脉旁路移植手术。已制成专为经移植桥血管灌注冷心脏停搏液的多个分支导管。此种导管有一个分支接头做主动脉根部灌注，每完成一个血管桥的远心脏端吻合口后，即可将血管桥近端分别与该导管的分支接头接上。当作主动脉根部灌注时，心脏停搏液亦可同时经分支导管灌注到已做好吻合口的狭窄远端的缺血心肌；根据需要还可行桥上持续灌注，这可减轻心肌缺血，以及为心肌保护提供氧和其他物质，冲洗组织中的代谢产物，对严重缺血心肌起到积极的保护作用。另外，它还可以检查血管桥吻合口是否漏血。

温血停跳 最近的研究发现，低温有可能损害酶功能，降低细胞膜稳定性，影响其通透性和运输功能，抑制心肌能量产生和利用；而且心脏停搏以后其氧耗量仅为工作状态的 10%，在心肌电机械活动停止以后，温度降低对进一步减少心肌氧耗的作用较小。据此提出了心脏直视手术中常温有氧停搏的概念－温心手术（warm heart surgery），它不仅可以防止低温下心肌缺血及再灌注损伤，还可使术中处于完全休息状态的心脏获得各种基质和氧供，特别有利于已有心肌损害和再不能耐受进一步加重心肌缺血的病例。这种方法是在体外循环转流中不进行全身降温及心表降温，在阻断升主动脉后，经主动脉根部顺行灌注或经冠状静脉窦逆行灌注高钾含血停跳液约 1000ml，使心脏完全停止电机械活动，以后每间隔一段时间（通常最长约 15 分钟）灌注一次低钾含血停跳液约 500ml，远端吻合完毕的血管桥可同时进行桥上灌注。开放升主动脉前 3 分钟左右，可经主动脉根部及桥上灌注温血，使冠状动脉内含钾停跳液被温血替代，有利于心脏自动复跳及功能恢复。

良好的心肌保护方法不仅要提供有效的心肌保护，同时亦为了提供良好的操作环境。不同的心肌保护方法各有特点，应综合利用各种心肌保护方法，相互弥补。最好的术中心肌保护方法应该是根据心脏病变和手术要求来选择，也有可能是温血、冷血、顺行、逆行和经血管桥灌注相结合的综合方法。

第四节 冠状动脉旁路移植术的适应证

一、无症状或轻微心绞痛

目前认为左主干和类似左主干病变、三支病变是很明确的行 CABG 的手术指征；对于包括左前降支近端狭窄的单支或双支病变较倾向于手术治疗；对于不涉及左前降支近端的单支或双支病变倾向于内科治疗，但若其他检查发现有大面积的心肌濒临死亡，左心室功能低下则强烈建议 CABG。

二、稳定性心绞痛

适应证同上述无症状或轻微心绞痛，但如有严重的冠状动脉多支近端病变、左心室功能不全、运动或药物负荷实验强阳性、存在合并症如外周血管病变和糖尿病等建议行 CABG；对有明显左前降支近端狭窄在内的两支病变若 EF 值小于 50%，或无创检查提示心肌缺血存在，也强烈建议行 CABG。

三、不稳定性心绞痛/无 Q 波心肌梗死

适应证同无症状及稳定性心绞痛，但在急性期不稳定性心绞痛或无 Q 波心肌梗死患者 CABG 术后死亡率较高。建议对此类患者使用其可耐受的最大剂量的药物治疗，待病情稳定，进行性缺血缓解后再行 CABG。

四、ST 段抬高（有 Q 波）的心肌梗死

一般不主张对急性心肌梗死患者行急诊 CABG，对经非外科治疗（溶栓或 PTCA）后仍有残余的进行性缺血，同时造影显示梗死区和非梗死区均有合适的目标血管才考虑行早期 CABG。

第五节 术前准备

冠状动脉搭桥术的术前准备除按一般心脏直视手术常规准备外，应进行系统的内科药物治疗，术前应注意调整全身状况，改善心肺功能，应重点注意以下几点：

1. 药物调整 手术前 3~5 天停服抗凝剂，必要时肌注低分子肝素，术前一天停用。洋地黄及利尿剂于术前 3 天停用。有心绞痛发作的患者需继续服用硝酸酯类药物。合理用药，控制血压及血糖于正常范围。有高血脂症者，也应给予降脂治疗。

2. 认真阅读冠状动脉造影资料：在病人存活的条件下，要了解心外膜下的冠状动脉的情况，唯一途径是冠脉造影。通过造影可明确冠脉病变的部位、程度和范围，以明确搭桥的部位及支数，拟定手术方案。满意清晰的冠状动脉造影和左室造影是决定冠脉搭桥手术方案的必备条件。

3. 心脏结构及心功能的评价：缺血性心脏病人左室功能对影响手术预后尤其重要。术前需有经验的超声心动图医师做详细的检查，精确测定左室舒张末容积/左室舒张末压，左室射血分数及各瓣膜的结构和功能。若左室射血分数<30%，左室舒张末压>20mmHg，或左室舒张末容积>103ml/m^2，提示左室功能明显受损，对这类病人术前应进行药物治疗，以尽量改善心肌供血，增加心功能储备。

4. 肺功能评估：合并慢阻肺，有长期吸烟史及合并上呼吸道感染的病人需做肺功能检查。所有手术患者术前需查动脉血气。

5. 术前一天使用抗生素，如患者术前有感染的征象，可根据病情提前使用抗生素。

6. 术前做好宣教工作，训练患者咳嗽及在床上排便，并做好患者的心理护理，让其对手术有一基本了解，解除恐惧心理。

7. 常规进行各项化验检查，包括三大常规，凝血方面的检查，肝肾功能的检查，各项心肌酶学检查。

8. 心电图及胸片检查。

9. 术前一天备皮，术前晚上常规灌肠，必要时给安定等药物，保证患者术前睡眠好。

10. 术晨给予术前针，一般用吗啡或度冷丁，及东莨菪碱。术晨的常规口服药继续使用，以保证患者心率血压在正常范围。

第六节 搭桥血管的选择

目前常用的搭桥材料有乳内动脉（IMA）、大隐静脉（SVG）、桡动脉（RA）、胃网膜右动脉（GEA）等，乳内动脉搭桥与大隐静脉搭桥相比能够提高远期通畅率和存活时间。研究证实，许多病人的大隐静脉桥是以一定的速度发生阻塞的。基于以上理由，应该优先选择乳内动脉搭桥，一些经验丰富的外科小组提倡更广泛地使用乳内动脉，不仅用带蒂血管或游离下的血管搭桥，而且远端可行多处吻合。目前尚无资料支持上述应用的效果。

一般首选带蒂的乳内动脉搭桥，如果存在锁骨下动脉狭窄或动脉长度不足时，也可以选择游离下的乳内动脉搭桥。近来报告了一些游离下的乳内动脉直接吻合在升主动脉上或大隐静脉桥近端的病例。其他可供选择的血管通道有游离下的桡动脉、游离或带蒂的胃网膜动脉、游离的腹壁下动脉。桡动脉的近期通畅率令人满意，有报道显示62例桡动脉术后3~24个月造影通畅率为96.8%。对有桡动脉痉挛的患者可使用抗痉挛药物。

静脉搭桥的远期通畅率低，典型的病变是静脉桥发生了严重的动脉粥样硬化病变，几乎有40%的患者在术后10年出现再狭窄情况。自身动脉可同时受累或不受累。这种情况在主诉很重而冠心病的危险因素较少的患者中发生更频繁和严重。手术前潘生丁和手术后阿司匹林的使用已被证实可减少大隐静脉桥的堵塞。

其他搭桥管道还有冷冻保存的同种大隐静脉，小管径的人造血管，如聚四氟乙烯管道。目前尚未广泛使用冷冻保存的同种异体静脉搭桥，其近期和中期的堵塞率都很高。人造血管桥与之类似，易于形成血栓。

一、乳内动脉

左乳内动脉已在多数旁路手术中使用。乳内动脉及其旁的软组织（1~2cm）一起游离，下达第六肋间隙上迄第一肋间隙。在游离乳内动脉蒂时，注意减少电灼的损伤。这可造成胸骨的血运显著减少。在对老年病人或糖尿病患者使用双侧乳内动脉时这点特别重要。

应用解剖

乳内动脉又称胸廓内动脉（internal thoracic artery, ITA），其解剖结构左右两侧基本相似，于颈根部锁骨胸骨端起源于锁骨下动脉第一段的凹侧缘，与椎动脉的起始部相对。发出后沿斜角肌的内侧缘向内下行走，经锁骨的后方，胸膜顶的前方进入胸腔，在锁骨下静脉向前内行走。在胸廓上口第一肋软骨处与膈神经关系密切，膈神经从乳内动脉的外侧转到内侧，大多数从动脉的前方跨过。然后乳内动脉沿胸骨外缘1~1.5cm处垂直向下行走，从第一至第六肋，乳内动脉在胸壁筋膜与肋间肌之间行走，在第二或第三肋软骨处，乳内动脉表面有较厚的筋膜，而在第六肋软骨以下覆盖有较厚的肌肉。心包隔动脉是乳内动脉的第一个分支，乳内动脉在每个肋间上下缘发出穿通支并与肋间动脉分支相交通形成动脉环，第一肋分支尤其粗大，在游离乳内动脉时，务必将此分支切断以防窃血。乳内动脉于第六肋软骨处分为肌膈动脉和腹壁上动脉两终末支。在乳内动脉两侧伴行有乳内静脉，右乳内静脉汇合至无名静脉上腔静脉连续处，左乳内静脉汇入左锁骨下静脉与无名静脉连续处。

乳内动脉的组织学结构为典型的动脉性结构，由内膜、中层和外膜构成。内膜由内皮细胞、基膜、内皮下基质和内弹力层构成。中层主要由平滑肌和少量胶原及弹性纤维组成。外膜由致密胶原纤维和少量弹性纤维组成。乳内动脉管壁从内皮细胞至外膜弹性纤维全层厚约 $200\mu m$，因此血管壁全层均可通过腔内弥散获得应养，维持血管壁的正常新陈代谢。内皮细胞释放的血管活性物质调控整个血管张力，其中最重要的是内皮衍生舒张因子（EDRF），可能系一氧化氮（NO），NO 能使血管平滑肌松弛从而使动脉扩张；同时 NO 还可抑制血小板聚集和黏附，并能促进血小板去聚集，有利于移植血管通畅。乳内动脉内皮细胞释放的前列环素也比大隐静脉多，可使血管扩张。

左乳内动脉-前降支旁路移植是目前心肌再血管化手术中效果最好、远期通畅率最高的手术方式。冠状动脉前降支病变狭窄需要旁路移植手术的病人均应首选左乳内动脉，左乳内动脉还适应于对角支或左回旋支狭窄的患者，可单独使用或与右乳内动脉或其他血管联合应用。

乳内动脉冠状动脉旁路移植术的绝对禁忌证为乳内动脉起始部狭窄、锁骨下动脉硬化狭窄或闭塞、乳内动脉本身粥样硬化狭窄、主动脉弓降部动脉瘤和内膜撕裂夹层动脉瘤等。相对禁忌证有过度肥胖、严重肺功能不全和急诊手术。糖尿病患者应用单侧乳内动脉，使用双侧乳内动脉应慎重考虑，因有导致胸骨哆开、纵隔或切口感染的危险性，一般不予应用。乳内动脉血管壁较脆，在血管游离采集和吻合过程中容易损伤血管，外科技术要求较高，技术不熟练和初学者最好不要使用乳内动脉。

将乳内动脉连同乳内静脉及周围肌肉和筋膜一起游离下来的方法称为带蒂游离。正中劈开胸骨后，胸骨周围用电刀严密止血。如胸骨创面出血较多影响操作，可用骨蜡止血。用专用乳内动脉撑开器撑开胸骨，将手术床轻轻转向左侧，使左侧稍低。用电刀分离胸骨后疏松组织，将乳内动脉全程显露清楚，一般情况下乳内动脉全程清晰可辨。此时不要打开心包，用带电刀在乳内动脉两侧约 1cm 处切开胸壁筋膜，最好用电凝切开，可边切开边止血，小分支出血可直接电灼止血，因离乳内动脉主干较远，一般不会损伤乳内动脉主干。然后用电刀将乳内动脉从胸壁上剥离下来，穿透支近心端用钛夹钳夹，远端用电凝烧断。剥离可从远端，亦可从中段开始，向上逆行分离至乳内动脉起始部。在分离过程中有两点特别需要强调，一是必须将第 1 肋分支切断，以防窃血情况发生；二是千万不要用镊子钳夹乳内动脉，否则极易损伤血管内膜，造成内膜撕裂夹层。向下游离至血管分叉处，通常位于第 6 肋间。在远端血管离断前 2 分钟经静脉给予肝素，其剂量依手术方式而定，若采用体外循环，按 3mg/kg 给予，若采用非体外循环手术，则按 1mg/kg 给予。血管离断后，远端予以结扎，近端用无损伤哈巴狗钳钳夹。此时可修剪动脉断端，使之成喇叭状，长约 3～5mm，其背面之疏松组织最好分离开，以免吻合后因牵拉疏松组织压迫血管造成吻合口狭窄。血管断端也可在打开心包，确定吻合口位置，测量好长短后再修剪。血管表面用 $0.2\%\sim0.3\%$ 罂粟碱溶液喷洒，以防动脉痉挛。

右乳内动脉的提取与左乳内动脉相同。术者坐于患者左侧，乳内动脉牵开器向上向外牵开右侧胸骨，手术床向右倾。由于无名静脉和颈内静脉位于右侧，右乳内动脉的显露比左侧差，通常要切断右乳内静脉，并继续向上分离达锁骨下动脉，下端要解剖至分叉以下，以达到足够的长度。在游离右乳内动脉上段时，要防止损伤膈神经。

单纯乳内动脉游离即不带乳内静脉、周围肌肉及任何其他组织，单独将乳内动脉游离出来。乳内动脉的显露方法同带蒂游离。用电凝分离胸骨后筋膜，显露乳内动脉全程。乳内动脉的分离可从中段开始，也可从远端开始。用较低功率的电凝切断乳内动脉表面的肌肉，用电刀头将乳内动脉从胸壁剥离下来，分支两端用钛夹钳夹，用剪刀在两钛夹之间剪断。若分支暴露困难，切不可过分牵拉以免撕裂分支造成出血。此时，可用钛夹钳夹分支的乳内动脉侧，剪断分支，远端再用电凝烧灼止血。用电凝止血时，切忌碰到钛夹，以免热力烧伤乳内动脉。分离过程中，可用镊子牵拉乳内动脉外膜上残留的疏松组织，千万不要钳夹乳内动脉，以免损伤内膜造成内膜撕裂夹层。乳内动脉全程游离完毕，远端用双重钛夹钳夹，在两钛夹之间离断乳内动脉。在钳夹之前2分钟应全身肝素化。乳内动脉表面喷洒罂粟碱溶液。

单纯乳内动脉游离的主要优点是避免了带蒂游离的动脉迂曲，使乳内动脉的血流量和长度增加，可最大长度地使用乳内动脉，如可行对角支－前降支、钝缘支之间的序贯吻合；另一优点是保护胸骨的侧支循环，有利于切口愈合及减少切口感染的机会。单纯乳内动脉游离的不足之处是游离较困难、技术要求较高、费时，较带蒂乳内动脉游离时间长约2~3倍，且容易损伤乳内动脉和引起乳内动脉痉挛。

二、大隐静脉

大隐静脉是冠状动脉搭桥术最常用的血管材料，它具有取材方便，来源丰富，有足够的长度，能够达到心脏的任何一支需要搭桥的靶血管而不受长度限制等优点。其缺点是远期通畅率低，容易堵塞，与静脉管壁的退行性变所导致的血栓形成有关。尽管如此，大隐静脉仍然是临床应用最广泛的搭桥材料。

大隐静脉常用的制备方法包括：全程切开法、分段切口法和小切口内镜辅助大隐静脉制备法。临床最常用的仍是全开放的沿大隐静脉全程切口。术前需了解患者有无下肢手术史、外伤史、下肢静脉曲张、溃疡或皮肤病，曲张的大隐静脉原则上不能用于冠状动脉旁路移植。手术前应常规检查下肢深静脉回流情况。

患者仰卧位，常规消毒双下肢，采用消毒垫置于膝下，使下肢外展外旋。自内踝前沿大隐静脉走行方向切开皮肤。如果远端血管细小或有静脉曲张，则从近端开始切取，即在腹股沟韧带下2cm，于股动内侧沿大隐静脉做一斜型长切口，寻找和暴露大隐静脉。游离时，切勿损伤血管外膜和淋巴，动作要轻柔，不要用暴力牵拉血管以免损伤血管内膜，影响血管桥的的远期通畅率。

在内踝处剪断大隐静脉，结扎远心端，近心端插入大隐静脉针头结扎固定，用肝素生理盐水（10U/ml）缓慢注入大隐静脉使其扩张，1号丝线结扎大隐静脉的各分支，结扎时不要太靠近主干或包裹外膜，以防引起主干皱缩，导致大隐静脉局部狭窄。避免使用电凝处理静脉分支，以免损伤血管内膜，影响手术的远期疗效。仔细检查有无外膜折叠引起的管腔狭窄，如有则将外膜剪开。无法结扎的破裂口可用7-0号Prolene线沿血管长轴褥式缝合，避免局部狭窄影响手术后桥的远期通畅率。根据搭桥所需大隐静脉的长度，切断大隐静脉，7号线结扎大隐静脉近心端。将大隐静脉置于肝素盐水或自体肝素血中保存待用。下肢伤口彻底止血后用2-0号可吸收缝线缝合皮下组织层，连续皮内缝合皮肤切口。手术结束时，用弹力绷带包扎，但不要包扎太紧，以免影响下肢的血液供应。任何损伤大隐静脉血管内皮的因素均可引起和加速静脉桥血管病变和再狭窄，因此在大隐静脉取材的手术中，要求动作轻柔、避免直接钳夹，以防损伤血管内皮。

全程切口取大隐静脉的方法易于掌握，大隐静脉及其分支显露清晰，处理各分支时损伤大隐静脉的机会小。其缺点是：需要全程切开皮肤，创伤大，术后疼痛明显，影响病人术后早期下床活动；增加切口感染机会，延长住院时间，增加住院费用，尤其对患有糖尿病血糖控制不满意患者；切口长，胫前皮神经和浅表淋巴管全被切断，手术后胫骨前的皮肤感觉缺失明显，下肢淋巴回流受到较大的影响，下肢水肿和淋巴管炎的发生率也增加；瘢痕明显，影响美观。临床也可采用沿大隐静脉分段切口，减少以上有关的并发症，但易损伤大隐静脉。

随着冠状动脉搭桥器械和技术的不断发展和完善，微创冠脉外科逐渐成为人们关注的热点。如何把手术的创伤减少到最小，除了非体外循环不停跳搭桥和小切口外，内镜下取大隐静脉和桡动脉技术的应用亦大大减少了手术创伤和术后肢体并发症的发生。

内镜下取大隐静脉只需在膝关节内侧切一2cm长的切口，组织创伤小，术后切口感染机会少；疼痛轻，病人可早期下床活动，利于病人早期康复出院；可以明显减轻手术后下肢水肿和皮肤感觉缺失，减少手术后淋巴回流障碍和术后近期淋巴管炎的发生；切口瘢痕小，美观。

内镜下取大隐静脉需配备以下设备：监视器、冷光源、CO_2气腹机、摄像头、双极单踏板电刀及连接线、Guidant 5mm 内镜、Vasoview 血管采集系统、防雾油。取材前先连接好内镜、摄像头、光源、CO_2气腹机、电刀等设备，并检查其工作是否正常。在膝关节内侧切一2cm切口，找到大隐静脉，在皮下沿静脉表面向前分离4~5cm，把气囊套管插入切口内，将 Vasoview 锥形血管剥离头通过气囊套管插入先前分离的皮下隧道，向气囊内注入20ml空气，打开CO_2气腹机充气。充气流量3~5L/min，压力10~12mmHg。用锥形头向前缓慢推进，分离血管周围组织，先分离血管前、后的组织，再分离血管两侧。血管周围组织的游离要充分，大隐静脉的属支要游离2cm，以便剪切时有足够的空间。游离到所需的长度后，退出 Vasoview 血管采集鞘管，取出锥形分离头，换上电切剪。由近心端开始，在C形环的保护下逐一电凝、剪切大隐静脉属支。全部游离完毕后，在内窥镜的监视下，用尖刀在大隐静脉近心端上方的皮肤切一小口，用蚊式钳将大隐静脉提出，剪断大隐静脉，用C形环将大隐静脉带出膝关节内侧的切口。剪断大隐静脉的远心端，在大隐静脉远心端插入静脉冲洗头，缓慢注入肝素盐水，检查有无破口，如有破损，用7-0号 Prolene 线修补。大隐静脉的各分支断端需用1号丝线重新结扎或用钛夹钳夹，以防出血。大隐静脉近心端缝扎后，再用钛夹钳夹，然后送回切口内。挤出皮下隧道内的积血，用可吸收线缝合膝关节内侧的切口，最后用弹力绷带包扎。

三、桡动脉

桡动脉最早用于冠状动脉旁路移植是在1971年，当时，因桡动脉桥有30%的早期闭塞率而被遗弃。后来由于造影发现十几年前移植的桡动脉仍然保持通畅，同时也发现钙拮抗剂能预防并缓解桡动脉痉挛，桡动脉又重新用于冠状动脉旁路移植术，并受到越来越多的关注。

桡动脉有足够的长度、适中的口径及易取材的优点，因而成为冠状动脉旁路移植的优良材料。中国人的桡动脉长度为18.5±2.85；远端内径为2.45±0.32。肱动脉于肘关节下方1cm处分为桡动脉和尺动脉。桡动脉起始走行于肱二头肌腱下面；在前臂的上2/3，桡动脉走行于肱桡肌的下面，被肌肉覆盖；在下1/3，走行于旋前圆肌、桡侧腕屈肌腱与肱桡肌腱之间，被皮肤、浅筋膜及深筋膜所覆盖；桡动脉末端与尺动脉掌深支形成掌深弓。桡动脉内膜比较薄，血管具有很好的收缩及舒张性，纤维组织分布于中层、外膜。桡动脉的肌层较厚，易发生痉挛，使用血管扩张剂能预防桡动脉痉挛及低灌注综合征。研究表明，氨氯地平和尼莫地平有高度的血管选择作用，对减轻桡动脉痉挛非常有效。

在取桡动脉之前，需要做 Allen 试验测试尺动脉侧支循环情况。方法：压住桡动脉和尺动脉，快速做握拳运动后，展开手指，此时手掌变白，放开尺动脉观察手部血供恢复情况，正常的时间为低于 10 秒，通常 Allen 使用 6 秒标准来判断尺动脉的侧支循环情况。更进一步的检查尺动脉侧支循环情况可使用造影、多普勒超声等，但 Allen 试验是一种可靠的检测尺动脉侧支循环情况的方法。通常采取非优势手的桡动脉，但一些从事精细工作的患者，如小提琴家、钢琴家、画家等，取桡动脉时应慎重考虑。

取桡动脉时，患者仰卧位，上肢外展，稍外旋。切口从肘关节下 2cm 至腕关节上 2cm，沿肱桡肌与桡动脉搏动处做一弧形切口。注意避免损伤前臂外侧皮神经。采用 N 技术，用低能电刀分离出桡动脉、静脉的分支，血管蒂包括桡动脉、静脉、血管外膜及部分脂肪组织，分别用钛夹夹闭，切断。解剖过程中，不能用镊子等器械钳夹血管，并且用罂粟碱盐水（1mg/ml）喷洒桡动脉表面。结扎桡动脉远端，并在桡尺动脉分叉处结扎桡动脉近端，保留桡反动脉。有作者使用超声刀取桡动脉，减少对桡动脉的损伤从而预防痉挛。

四、胃网膜右动脉

胃网膜右动脉用于治疗缺血性心脏病可追溯到外科治疗冠心病的初始阶段，用于直接冠状动脉再血管化始于 1984 年，Pym1987 年首次报道 9 例，用胃网膜右动脉行冠状动脉旁路移植术。国内刘晓程、黄方炯也报道了胃网膜右动脉-冠状动脉旁植术的经验。

胃网膜右动脉在十二指肠上后方起自胃十二指肠动脉，在胃结肠韧带内沿胃大弯向左行走，其分支最终与胃网膜左动脉分支相吻合。胃网膜右动脉长度约 25～31cm，内径 2.7～1.8mm，起始部有轻度内膜增厚。胃网膜右动脉的中层以肌肉纤维为主，而弹力纤维较少，这是与乳内动脉的不同之处。

行胸部正中切口时，将切口沿腹白线向下延长至剑突下 3～5cm，若取胸骨下端小切口，则以剑突为中点，上下各切 4～5cm。正中劈开胸骨，切开腹白线及腹膜，用自动腹部拉钩撑开腹腔显露胃大弯，于胃大弯中部找出胃网膜右动脉，先用电刀分离网膜缘，结扎出血点。再逐一分离向胃壁的分支，用钛夹或 1 号丝线结扎止血。近端游离至胃幽门处，注意切勿损伤十二指肠动脉。结扎分支时，尽量少带周围组织，以防缩短血管蒂及血管扭曲。血管游离完毕后，即全身肝素化，若尚需游离其他动脉，则应待所有动脉均游离完毕后再肝素化，肝素化后才能切断动脉远端，用哈巴狗钳夹住血管蒂，双重结扎远端血管。测定胃网膜右动脉血流量，局部灌注罂粟碱并将血管蒂从十二指肠前方或后方，肝左叶前方，经膈肌切口引入心包腔。膈肌切口长约 2cm，切口部位视冠状动脉吻合部位而定，若与后降支、后侧支、左回旋支吻合，切口应位于膈肌顶部，与右心房室沟平行。若与前降支吻合，则将膈肌前面底部切开 2～3cm，胃大弯与大网膜用可吸收线缝合。

第七节 常规体外循环冠状动脉旁路移植手术步骤

1. 常规胸骨正中切口，切开皮肤和皮下组织，电锯锯开胸骨。如采用乳内动脉时，置入特制的乳内牵开器，暴露乳内动脉，电凝调至 25W，取下乳内动脉，修剪备用。

2. 切开并悬吊心包，显露心脏。全身肝素化。分别升主动脉双荷包缝合，右心耳单荷包缝合，插入升主动脉灌注管和右心房下腔静脉双腔管，并将其连接体外循环，核对管道无误后，体外循环转流。

3. 分离升主动脉，与稍远端用主动脉阻断钳阻断升主动脉，同时用一带三通的停跳灌注管道（一头接心脏停跳液，一头接心脏吸引），经升主动脉根部灌注含血心脏停跳液，首次剂量600～800ml，心脏在1～3min内停跳满意后，停灌注，改为根部吸引，代替左心引流。

4. 心肌保护 是手术的重要环节，包括冠状动脉顺行灌注、冠状静脉逆行灌注、血管桥灌注和温心肌术。多数情况下经升主动脉顺行灌注心脏停跳液，结合血管桥灌注可达到良好的心肌保护，又可以提供无血术野，简便而实用。

5. 确切找到需要搭桥的冠状动脉是最基本和最重要的步骤之一。应熟悉掌握冠状动脉的正常解剖和常见的变化，并对冠脉造影作详细分析。冠状动脉的主要分支包括左前降支及其主要对角支；回旋支及其主要钝圆支；右冠状动脉及其后降支和左室后支。

6. 冠状动脉吻合口的选择和切开 术者根据冠状动脉造影决定冠脉手术部位，在术中进一步确定。为保证远期效果，通常左前降支的切口选在中—远1/3，回旋支上多选在钝圆支，右冠状动脉则选在后降支或左室后支。

切开冠脉时，术者和助手用镊子反方向提起心外膜，小圆刀切开冠脉表面的心外膜，暴露出约1cm的冠状动脉，冠脉尖刀纵向切开血管前壁（防止误伤后壁），以冠脉成角剪刀向近、远端将切口扩大，用冠脉探子测量远端和近端口径，切开的长度应稍长于移植血管的管径，通常为8～10mm。

7. 血管桥远端吻合技术 冠状动脉口径小，需要良好的显微吻合技术和微血管器械。吻合远端血管时，多采用7-0 Prolene缝线。为保证无血的手术视野，可用生理盐水间断冲切口，还可用4-0 Prolene线套缝吻合口近端，暂时阻断血流。助手适当牵拉桥血管，使术者的每次进针出针均很清楚。桥血管应剪成斜面，作连续缝合。缝合时必须缝上并对齐内膜，出针处可穿过心外膜脂肪或心肌，离切缘约2～3mm，每针收紧缝线，这有利于防止漏血。缝线打结时，力量合适，既要防止漏血，又要避免吻合口狭窄。

8. 主动脉端桥血管的吻合 远端吻合完成后，开放升主动脉，多数心脏可自动复律，少数需除颤复律。用主动脉侧壁钳钳夹部分前壁。确定近端吻合口部位，剪去表面脂肪及血管外膜。11#尖刀全层切开小口，用主动脉打孔器打孔。桥血管以哈巴狗钳夹闭，防止血液倒流，理顺血管走向，避免扭曲打折，修建血管至合适长度，剪成45°斜面。用6-0 Prolene双头针缝线缝合桥血管和主动脉壁，注意针距均匀。最后的近端吻合缝线打结前，放松缝线，缓慢松开侧壁钳，让血液喷出排气，再收紧缝线打结。桥血管用细针头穿刺彻底排气后，松开哈巴狗。然后抬起心脏检查各个吻合口，确认无活动出血。

9. 体外循环辅助灌注和停机 心脏恢复正常收缩功能需要一定时间。逐渐减少灌注流量，慢慢增加心脏的负荷，循环稳定后逐渐停机。可适量使用正性肌力药，仍无法停机者应及时使用主动脉内球囊反搏辅助。

10. 拔除心脏插管 顺利停机后，可经主动脉灌注管补充血容量。血压、心率稳定后即可拔管。拔升主动脉插管时应将两个荷包线分别打紧。所有心脏插管拔除后，用鱼精蛋白中和肝素。

11. 逐层关胸并置心包纵隔引留，如胸膜已开放，还需置胸腔引留。

第八节 非体外循环冠状动脉旁路移植手术步骤

OPCAB 采用前胸正中切口，纵行全部劈开胸骨，获取乳内动脉及桡动脉、大隐静脉，取完乳内动脉后全身肝素化，通常 1～2mg/kg，保持 ACT 在 250～300 s。切开并悬吊心包，显露心脏。探查病变冠脉血管情况，以冠状动脉固定器固定左前降支，分离新外膜及脂肪组织，切开前降支，完成作乳内动脉和左前降支的端侧吻合，此后心脏就易耐受进一步的牵引和压迫。接着再依次完成后降支、回旋支和对角支的血管重建。

为了让目标血管显露得更好，可以将手术床置于头低脚高位（Trendelenburg），并将手术床右倾。深部心包牵引缝线，开放左侧胸腔，以及使用心尖吸引固定器都将有利于显露后降支及回旋支。通过使用右心离心泵旁路，将有助于改善在显露后降支和回旋支时出现的血流动力学不稳定的情况。

显露好靶血管后，用冠脉固定器固定，以钝头橡皮针缝于靶血管近端和/或远端，并阻断血流，创造无血手术野。血流动力学稳定即开始进行血管的远端吻合。切开冠状动脉，用不同直径的探子探查冠状动脉远端的通畅程度，冠脉内置入中空的分流器，松开钝头针，恢复冠脉内血流，使用注射器打水或 CO_2 气雾吹管，并及时吸走血液，暴露好手术视野。采用大隐静脉、乳内动脉或桡动脉作为血管移植物，将其剪成 45°斜面，使用 7-0 双头无创伤 Prolene 线进行连续外翻吻合，吻合完毕后，用生理盐水或血液检查吻合口是否通畅以及是否漏血。远端吻合完成后，进行近端吻合。使用主动脉侧壁钳部分钳夹升主动脉，使用 6-0 双头无创伤 Prolene 线进行连续外翻吻合，血管排气后打开主动脉侧壁钳。

在血管吻合时，使用冠脉内分流器可减少出血，保证吻合口远端的血流灌注，减少心肌缺血，向两侧牵拉有利于显露切缘，并能防止缝至后壁或对侧面。在搬动心脏时会影响血压，需麻醉师配合维持血压。阻断、吻合右冠脉时，由于影响房室结血液供应，心率可能减慢，应准备提高心率药物或起搏器。在吻合远端血管时应通过 β-受体阻滞剂（艾司洛尔）和钙通道拮抗剂（地尔硫䓬）减慢心率，利于手术操作。术中应注意保持维持病人体温在 36℃以上，包括室内温度、静脉补液和冲洗液的加温，减少室颤发生的可能。

最后中和肝素并止血，逐层关胸并置心包纵隔引留，如胸膜已开放，还需置胸腔引留。

第九节 术后处理及并发症的防治

冠状动脉旁路血管移植术后的处理是非常重要的，有时虽然手术是相当成功的，但如果术后处理不当或不及时，也会导致术后病情不稳定，发生并发症，甚至死亡。术后处理应在手术室里当手术结束时就开始，包括病人从手术室到监护病房（ICU）的转送，在监护室期间的治疗，直到病人从监护室转入普通恢复病房。在此过程中常需心内外科医师、麻醉科医师、监护室医师和护士共同协调来完成，以保证病人术后顺利的康复，防止并发症的发生。

一、术后处理

1. **手术室期间**　麻醉师在手术结束后反复监测各项血流动力学指标如血压、中心静脉压（CVP）、肺毛细血管楔压（PWP），血气分析，心电图，血电解质（尤其是 K^+），红细胞压积（HCT），尿量等，随时应用或调整正性血管活性药如多巴胺（Dopamine）、多巴酚丁胺（Dobutamine），血管扩张药如硝酸甘油（Nitroglycerin）、硝普钠（Nitroprusside）、利多卡因（Lidocaine）等药物，补充血容量，使血流动力学维持稳定，各项实验室指标均在正常范围。

2. 从手术室到监护病房的转送　病人由麻醉师和心外科医师共同转送到监护病房。在转送过程中可能发生的问题有：突然的低血压、高血压、意外拔管、静脉通路的脱节或药物剂量的改变，因此在转送过程中需密切监测观察病人的各项血流动力学指标及心电图变化。

3. 术后在监护室的处理

（1）病人到达监护室后，监护室医师和护士要立即接通并检查核对病人所有的管道、输液通路、引流管道、各种监测通路线路连接是否正确无误，核对药物的输入速度、浓度，并立即测定各项血流动力学指标，血气分析及实验室检查。根据检查结果调整药物浓度、速度，机械通气的类型和参数，以维持血流动力学稳定、满意的血气分析结果及电解质水平。

（2）有关血流动力学的处理：术后血流动力学处理，维持血流动力学稳定，要达到下列四项目的：

①维持平均动脉压>70mmHg（9.31kPa），以维持足够的灌注压。足够的灌注压对保护脑及内脏功能、保证通过新移植血管的灌注是非常重要的，特别是采用乳内动脉作心肌血管重建的病人，对灌注的降低极易受损。当然术后高血压应避免，术后高血压的危险性及后果是显而易见的，必要时应用血管扩张药如硝酸甘油或硝普钠。

②维持足量的心排血量（cardiac output）。低心排出量不仅增加了术后并发症如多脏器衰竭（multi-organ failure）、胃肠道出血，神经系统后遗症的发生率，而且当心脏指数（cardial index）$<1.7L/min/m^2$ 时常伴有较高心脏猝死发生的可能性。因此临床应在纠正引起低心排出量的原因（如低血容量、心肌功能不全或心包填塞等）的同时，应采用正性血管活性药，使心脏指数（cardial index）维持在 $2.0L/min/m^2$ 或以上。

③维持氧供需的平衡。术后引起急性冠状动脉血流减少的两个主要原因是早期的移植血管闭塞和冠状动脉痉挛，两者均可引起心肌缺血及氧的供需平衡紊乱，因此尽早认识和及时治疗围手术期的心肌缺血，纠正氧供需平衡是重要的。冠状动脉痉挛发生于1%的病人，更常见于手术前有不稳定性心绞痛及以右冠占优势的病人。外源性儿茶酚胺，术前应用β受体或钙通道阻滞剂，低镁血症以及过度通气可能都与痉挛发生有关。采用标准治疗方法如儿茶酚胺，容量补充以及主动脉气囊反搏逆转低血压等，对严重的痉挛，有时是无用的。由静脉内或冠状动脉内输入大剂量硝酸甘油有时有帮助。但地尔硫䓬（Diltiazem）和其他钙通道阻滞剂治疗更有效。冠状动脉血管造影表明在用大隐静脉和乳内动脉的移植血管也可发生严重的痉挛。移植的乳内动脉痉挛有时易与乳内动脉灌注不足相混淆，后者也可引起围手术期急性缺血，后者多发生在术中结束体外转流后30～40分钟或在监护室的早期阶段。

④维持稳定的心脏节律，最好保持为正常的窦性节律。心律不齐在术后十分常见，多由于电解质紊乱、心肌缺血、低温、酸碱异常或外科创伤的直接效应。因此应消除引起术后心律不齐的上述诱因，并适当给予抗心律失常药物，以维持稳定的心律。

（3）呼吸处理

①病人到达ICU后作胸部听诊以确定气管内插管的位置；②速接呼吸机作机械通气，开始设置潮气量为10～12ml/kg，呼吸频率8～10次/分，吸入氧气百分比为60%，呼气终末正压（PEEP）为5cmH$_2$O；③在开始通气后30分钟以及在任何呼吸机调整后都应作动脉血气分析；④连续血氧饱和度监测；⑤作床旁胸部X线片检查，以了解气管内插管的位置，

有无气胸、胸腔积液或肺不张存在；⑥在无菌技术下定时吸引气管内分泌物保持呼吸道通畅；⑦在血流动力学及血气分析正常稳定前提下，尽早将呼吸机的呼吸类型由控制呼吸（CMV）改为间歇强制呼吸（IMV）。后者可能更早地开始自主呼吸并可减少死腔通气量；⑧机械通气通常维持至手术次日早上。根据病人的血流动力学和血气分析稳定与否，神智、自主呼吸恢复情况及潮气量测定，可在术后 12～24 小时脱离呼吸机，并撤除气管内插管。拔管后仍保持面罩吸氧及雾化吸入，定期监测血气分析结果。

（2）保持心包及纵隔引流管的通畅，定时挤压，避免管腔内有凝血块形成。如无出血倾向，可于术后 24～72 小时拔除引流管。

（3）术后补液。原则上应根据血流动力学指标调节补充液体的量和种类（晶体平衡液或胶体）。如血流动力学稳定，通常术后第一天液体总量以＜80ml/h 为宜。术后第二天应减至 25ml/h，并开始进食。此后每日输液量应仅以维持给药（抗生素）为准。

（4）在血流动力学稳定的前提下，术后第三天撤除肺动脉漂浮导管（Swan-Ganz 管）及导尿管。

（5）术后第四天开始在护士帮助照顾下在床上活动。以后逐渐增加活动并可下地围床活动。

（6）术后应用抗生素 5～7 天。抗生素的选择通常选用广谱抗生素如头孢霉素类。

（7）术后三天应检查双下肢手术切口，更换敷料，并了解有无皮下淤血，血肿形成。

（8）心脏临时起搏导线可于手术后 10～14 天撤除。

二、术后常见的并发症及处理

1. 脑功能不全

围手术期的中风是冠脉搭桥手术最严重的并发症之一。除直接增加病人的并发症和死亡率外，还会因为劳动力的丧失造成间接的损失。术后中风是继低心排后造成手术死亡的第二位原因。

CABG 术后神经并发症分为两类，一型是明显的局部中风、一过性脑缺血发作和致命性脑损伤，二型是反应更广泛/弥漫性脑损伤的定向力、智力减退。

（1）第一类脑损伤的发生率为 3.1%，占冠脉搭桥手术后死亡率的 21%。引起这类脑损伤主要原因有：

①主动脉粥样硬化斑块破裂的大栓子引起的中风：升主动脉存在粥样硬化是冠脉搭桥术后脑损伤单一的、最显著的预测因子，表明主动脉粥样栓子在缺血性脑中风中的地位。积极的处理术中经主动脉表面超声检查发现的严重粥样硬化的升主动脉似乎会明显降低术后中风的发生率。

②房颤和术后中风：慢性房颤时由于心房内血栓栓塞会引起致命性的围手术期中风。CABG 病人术后房颤的发生率为 30%，大多发生于手术后 2～3 天，并可使术后中风的发生率增加 2～3 倍。确定高危病人并对这些病人进行针对性处理似乎能有效降低房颤的发生率，并进而减少术后因心律失常而引起的中风。微创手术也可以减少术后房颤的发生。抗凝治疗在 CABG 术后房颤治疗中的地位尚不清楚。一般认为积极的抗凝治疗和心律转复可以降低心律失常引起的神经并发症。房颤发生 24 小时内可以在不进行抗凝治疗的情况下安全的进行心脏复律。如果超过 24 小时，则应在静脉内应用肝素的同时进行复律。如果房颤持续存在，出院病人应使用华法林（Coumadin）进行口服抗凝治疗。

③近期前壁心梗、左室附壁血栓和中风：对于近期发生过前壁心梗和残余室壁活动障碍的病人，左室附壁血栓发生的危险性增加，有发生栓塞的可能。早期抗血栓治疗并不一定能够防止左室血栓的发生，30%的病人发生在出院后。术前超声检查可以发现血栓，允许将手术推迟以进行长期抗凝治疗，并再次检查以保证术前血栓已经溶解或机化。长期的抗凝治疗（3～6个月）对冠脉手术后持续存在前壁运动障碍的病人是谨慎可行的。在接受短期抗凝治疗（2个月）的病人左室血栓会再次发生。心梗后10天时出现心尖运动障碍是出现左室附壁血栓的强烈征象，预示着发生中风的危险增加。

④近期脑血管意外病史：近期发生过脑血管意外的病人应将手术推迟，可以降低围手术期神经系统的风险。经CT证实为出血性脑血管意外的病人体外循环可能加重神经系统损伤。如果冠脉病变的解剖和症状允许，一般认为手术推迟到4周或以上是很恰当。

⑤体外循环时间和神经系统的危险性：体外循环时间的延长与神经系统的并发症密切相关，应强调手术的组织性、迅速有效。一般，术后无神经系统症状的病人比术后中风病人转机时间短。

⑥颈动脉病变和神经系统危险性的降低：颈动脉病变与术后一型脑损伤明显相关。血流动力学明显的颈动脉狭窄病人冠脉搭桥术后出现中风的有30%之多。在合适的情况下，对颈动脉高度狭窄的有症状或无症状的病人进行预防性的颈动脉内膜剥脱明显优于保守的内科治疗。

总之，血管表面超声检查升主动脉和弓部的粥样病变并修正手术技术会明显降低中风发生的危险性。在目前应考虑存在严重的颈动脉病变合并冠脉病变，通过造影检查诊断，一旦确诊给予外科治疗。

(2) Ⅱ型神经系统损伤

在3%的病人会出现Ⅱ型神经系统并发症，占冠脉手术后死亡率的10%，并且增加ICU和住院时间，消耗大量的医疗费用。冠脉手术病人术前常存在神经认知功能障碍，这部分病人在任何大手术后这种神经认知功能都会进一步降低，尤其应用CPB手术后下降更为严重和持久。这种障碍随着时间推移会逐渐改善，在两个月后CPB下冠脉搭桥和非CPB下手术病人几乎没有区别。

①降低微栓子的危险：微栓子是冠脉搭桥手术后引起脑功能不全的主要因素之一。经颅多普勒检查体外循环病人的大脑中动脉发现大部分栓子出现在对升主动脉操作时，如阻断。使用膜肺和40μm的动脉微栓滤过器有保护作用并降低此类脑损伤。

②脑低灌注和神经并发症：术中脑电图监测可以发现低灌注的脑电图变化并实时校正，可以将术后神经认知和神经精神功能障碍从29%～44%降到4%～5%。体外循环时采用α稳态进行酸碱平衡管理可以在较大范围血压内维持相对恒定的脑血流量，术后神经认知缺陷发生率明显低于PH稳态灌流方法（27%，44%；$P=0.047$）。

③潜在因素：如果脑保护机制失败，可以采用其他策略将对处于边缘灌注状态、有恢复可能的脑组织的损害降低到最小。

2. 低心排出量综合征 此并发症常见于术前冠状动脉病变广泛而严重，左心室功能低下的病人，或心肌再血管化不完全的病人。血流动力学不稳定或用药物支持仍不能维持者，应尽早采用主动脉内气囊反搏技术（IABP）。

3. 体外循环引起的全身反应 体外循环引起的全身炎症反应导致一过性的、多器官功能不全，延长了病人的恢复时间。采用很多方法来降低体外循环的免疫反应。术前使用可地松价格便宜而且效果显著。体外循环前使用糖皮质激素可以降低补体激活和前炎症细胞因子的水平，但在糖尿病病人应避免使用皮质激素。抑肽酶同样可以降低补体的激活和体外循环细胞因子的释放。在体外循环的病人预防性使用抑肽酶显示出其具有抗炎症反应的作用。围手术期通过血液滤过的方法去除炎症因子可以明显改善病人的肺功能，而使病人受益。

4. 降低围手术期感染的危险性　不同外科医生关于伤口感染发生率的间断报告表明通过严格的无菌技术可以降低感染的危险性。糖尿病占冠脉搭桥手术病人的1/5，是伤口感染的独立危险因子。相对于间断皮下胰岛素治疗，围手术期持续、静脉内输注胰岛素控制血糖可使伤口深部感染的发生率减少一半（1.9%和0.9%）。冠脉搭桥术后输入血液制品的量越多，术后病毒和细菌感染的危险性增加、增加住院时间、抗生素使用增加、死亡率增加。术前使用抗生素可以降低术后感染风险的5倍。头孢类抗生素是目前冠脉手术病人预防感染的选择。如果确实发生了胸骨深部感染，进行积极的外科手术清除，并用带血管的肌肉覆盖是最有效地治疗方法，同时给予全身抗生素长期治疗。

5. 预防术后心律失常　术后发生房颤可延长病人的住院时间，增加住院费用，并使术后发生中风的比率增加2~3倍。在冠脉术后一过性短暂房颤、左房血栓发生率和心脏动脉潜在栓塞和中风之间的关心并不是很明确。然而如果房颤持续到术后第二天，应该使用华法林，使INR达到2.0。围手术期停用β-受体阻滞剂可使房颤的发生率增加2倍。几乎所有关于使用β-受体阻滞剂减少房颤发生的研究均表明其有效作用。低剂量索他洛尔在降低冠脉术后房颤的发生方面似乎也有作用。一项前瞻性、双盲、安慰剂对照研究表明安慰剂和索他洛尔组室上性心律失常的发生率分别是43%和26%。术前1周开始使用乙胺碘呋酮可使心脏术后房颤的发生率降低一半（安慰剂53%，乙胺碘呋酮25%，$P=0.003$），减少住院费用，缩短住院时间（分别是8天和6.5天，$P=0.004$）。地高辛和钙通道阻滞剂对预防冠脉搭桥术后室上性心动过速的发生并无一致性的益处。目前术前和术后早期使用β-受体阻滞剂被认为是预防冠脉搭桥手术后房颤的标准治疗策略。

6. 减少围手术期出血和输血的策略　尽管输血的安全性提高，但相比冠脉搭桥后的心梗、中风或死亡，病人及其家属更为关心的是输血带来的危险，诸如输血传播的病毒感染、艾滋病、乙型、丙型肝炎等。在美国心脏外科病人输血占用血量的10%。20%的心脏手术病人用了80%用于心脏病人治疗的血液。阿司匹林是冠脉搭桥病人术前内科治疗经常使用的药物，可以降低血小板的聚集功能，增加术后血液的丢失。这种效应的程度已为前瞻性对照临床研究所确认。术前使用阿司匹林可以增加出血的危险性、切口愈合时间延长、再次冠脉搭桥病人出血增加4倍。阿司匹林在治疗急性冠脉综合征中的价值超过了其导致冠脉搭桥围手术期出血的危险性。在合适的临床情况下一定的病人，包括慢性稳定性心绞痛、低危斑块和其他病人，择期冠脉搭桥应在停用阿司匹林和其他抗血小板药物7~10天进行，以降低术后出血和输血的危险性。

三、如何使病人术后获得最大的益处

1. 抗血小板治疗对大隐静脉的通畅　阿司匹林可明显降低术后第一年静脉的再狭窄和堵塞，而并没有显示出对动脉通畅性的效果。如果术后开始使用阿司匹林的时间超过48小时，将失去对大隐静脉桥通畅性的益处。从100mg 1次/天到325mg 3次/天的剂量似乎都有效果。阿司匹林是预防大隐静脉早期血栓性闭塞的药物选择，应该作为术后第一年的常规治疗。

2. **药物治疗高脂血症**　临床研究和调查，都强烈支持对接受冠脉搭桥病人监测和治疗高低密度脂蛋白胆固醇血症。术前即接受 3-羟-3-甲基戊二酸同工酶 A（HMG CoA）抑制剂治疗的病人术后继续治疗。

3. **激素控制**　一项主要对绝经期后冠脉搭桥女性激素替代治疗的长期的观察表明激素替代治疗可减少各种原因导致的死亡。最近一项完整的关于心脏和雌激素/孕激素替代治疗研究的临床试验，研究了激素控制对绝经后女性的冠脉病变的二级预防。这种治疗对降低低密度脂蛋白胆固醇有益，可使其降低 11%，高密度脂蛋白胆固醇增加 10%。然而对冠脉病变事件的整体发生率并未发现有益效应。总之，对绝经期后女性冠脉搭桥术后应考虑进行激素替代治疗。

4. **戒烟**　CASS 的大量证据表明戒烟可以减少心绞痛的再次出现、功能改善、很少再次住院、继续工作、提高生存率（10 年时戒烟者 84%、继续吸烟者为 68%）。冠脉搭桥术后能成功戒烟者相对于术后继续吸烟者生存状况明显改善，术后继续抽烟者更多的病人出现心梗和再次手术。

5. **心脏康复**　心脏康复包括在住院期间的早期救护、出院后的指定的运动锻炼、家庭教育、性咨询，可以降低死亡率。

6. **感情障碍和心理考虑**　社会孤立感会增加死亡和冠脉病变，而成功有效的治疗会改善预后。情绪压抑很少为心脏专家所认识到。在一项前瞻性研究中发现，进行心脏康复训练 3 个月后，病人的压抑情绪、焦虑、敌意、身体和心理的健康以及整体生活指数会从 20% 提高到 57%。

第十节　手术治疗效果

冠状动脉旁路移植术通过大量临床实践表明具有肯定的疗效，手术能够有效得解除心绞痛，改善生活质量，恢复工作能力和延长寿命。

一、早期效果（early results）

1. **手术死亡率**　单纯冠状动脉旁路移植术的手术死亡率与手术年代，手术技术，病人选择及高危因素等密切相关。目前国外总的手术死亡率低于 3%，Cleveland 医学中心 8545 例患者死亡率为 1.8%。目前手术死亡率已明显下降，国内 2001 年 11 月至 2003 年 12 月北京、上海、江苏、广东等 9 家医院的 3000 例冠脉搭桥术的死亡率为 3% 以下，北京阜外医院的 1800 例搭桥手术死亡率保持在 1% 左右。

美国 CABG 协作组对行冠状动脉旁路移植术的 172 000 余例患者的统计表明，手术死亡率与是否为急诊 CABG，年龄，是否有心脏外科手术史、性别、左心室功能、左主干狭窄程度，>70% 狭窄的冠脉支数等密切相关。Tu 等的研究表明 65～74 岁组与 >75 岁组的危险因素分别是 <65 岁组的 2.07 和 3.84 倍，女性患者的危险性是男性的 1.5～2 倍，而再次 CABG 患者的手术死亡率为首次 CABG 的 3 倍。有些因素也能显著增加手术的风险性，如曾行 PTCA 术，一周内曾发生心肌梗死，合并心绞痛病史，室性心律失常，慢性心衰，二尖瓣返流，糖尿病，脑血管疾病，外周血管疾病，COPD，肌酐高水平，小体重等。

2. **心绞痛症状的消除**　冠状动脉旁路移植术对冠心病心绞痛症状的缓解和消除效果是肯定的。早期心绞痛消除率达 85%～95%，5%～10% 病人的症状可明显缓解改善。术后即时而完全的心绞痛缓解消除与手术后血管再血管化的完全性相关。

二、远期效果 (long-term results)

1. 心绞痛症状　若心肌再血管化完善，心绞痛缓解消除明显。80%的病人术后一年无心绞痛症状或改善，术后5年约65%的病人无胸痛。93.4%的病人症状得以改善。10%～15%病人在术后10年内再现心绞痛，这种复发常表明移植血管的闭塞或其他冠状动脉发生明显的病变。有64%～86%的心电图负荷试验得到改善。这也是手术疗效的客观指标。

2. 长期生存　根据1991年美国心脏病学会多中心大组病例统计术后1月内存活率为96.5%，1、5、10年和15年以上存活率分别为95%、88%、75%和60%。Emory大学1977～1994年的23 960例统计显示冠状动脉旁路移植术后的长期生存率因高龄、左心功能不全、糖尿病及多支血管病变而显著降低，而术前心绞痛类型和程度、高血压、心梗史、肾功能不全和慢性心力衰竭也是影响长期生存的重要因素。

3. 恢复工作能力　在有效而成功的冠状动脉旁路移植术后由于心室功能的改善，术后工作能力比术前好，很少由于心脏原因而不能恢复工作，除非手术时心肌再血管化无效，多数病人在2～3个月可恢复工作。

4. 移植血管的通畅率　冠状动脉旁路移植手术后的远期效果及长期生存率与移植血管的长期通畅密切相关。早期闭塞率狭窄率较低，术后早期1～3周，造影显示通畅率为95%～100%，随着时间通畅率逐步下降。大隐静脉桥血管术后1个月、1年、5年、10年通畅率分别为94%～95%、80%～89%、70%～80%和40%～50%。Bourassa等报道术后5～7年，每年移植血管的闭塞率为2.1%，术后6～11年其闭塞率增至5.3%。某些特殊因素会影响移植血管的早期通畅率如：被移植的冠状动脉（左前降支的静脉移植较回旋支或右冠移植有较高的通畅率），被移植的冠状动脉的粗细，手术技术，移植血管的血流量，性别，术后是否常规复查冠脉造影。早期静脉桥血管的通畅率不受糖尿病、高脂血症及抽烟等危险因素的影响。但晚期桥血管的狭窄或闭塞在糖尿病或高脂血症病人中更常见。术后应用血小板抑制剂并有效控制糖尿病及高脂血症有利于提高桥血管的长期通畅率。

内乳动脉旁路移植术的通畅率明显高于大隐静脉，术后大量临床资料表明应用乳内动脉作为移植血管的10年通畅率高达90%。Grondin等报道在术后一年保持开放通畅的20个IMA桥血管中，术后10年只有一个发生闭塞。游离的IMA移植于左前降支（LAD）的长期通畅率虽稍低于原位IMA移植，但仍比大隐静脉移植血管的通畅率高。Russo等报道的198个接受双侧IMA移植的吻合口通畅率为98.5%，而接受序贯IMA移植的108个吻合口的通畅率也为98.2%。Ranikn等的血管造影研究也表明其通畅率达99%。而胃网膜右动脉桥血管2～5年通畅率达95%。由于IMA作为移植血管，产生了良好长期通畅率和生存率，目前应用左侧IMA移植至左前降支冠状动脉已成为冠状动脉旁路移植手术的首选方式，也促使人们追求桥血管全动脉化以达到更好的长期通畅率和生存率。

三、CABG与药物治疗和经皮穿刺冠状动脉成形术 (PTCA) 疗效比较

(一) CABG与药物治疗比较

1. 病变部位和狭窄程度　若明确为左主干病变（>50%）时，冠状动脉旁路移植术的早期和晚期死亡危险性并不增加，而药物治疗者明显增高，CABG与药物治疗的平均年龄分别为13.3年和6.6年。明确为三支病变者行CABG的疗效明显由于药物治疗，且症状、前

降支近段病变及左心功能不全越重者行外科手术的受益越大。对于左前降支正常的单支或两支病变，左心功能正常者行 CABG 与药物治疗的长期生存率无显著差异。

2. 左心室功能　对于左心室功功能正常患者 CABG 和药物治疗均有较好的长期生存率。左心功能越差，CABG 比药物治疗的长期效果越好。核素心肌扫描显示心室收缩功能低下主要由于心肌低灌注形成大量冬眠心肌所致，CABG 通过再血管化改善了冬眠心肌的功能。

3. 临床症状表现　一般来说，心绞痛或运动心电图检查结果越严重，左心功能不全越明显，就表明心肌缺血越重，药物治疗的效果越不如 CABG，通过 CABG 达到心肌的完全血管化能够消除这些危险因素。对于不稳定性心绞痛药物治疗效果欠佳，宜尽早行 CABG 术。

总之，CABG 提高了长期存活率，比单纯药物治疗降低了约 40% 的危险性，尤其对那些高危人群具有更好的远期疗效。

(二) CABG 与 PTCA 疗效比较

PTCA 等介入治疗与 CABG 相比有其一定的优越性，减少了病人的痛苦，并发症少，住院时间短，但再狭窄率高，BARI 临床试验指出 CABG 术后 5 年内约 8% 患者需再次行再血管化，而 PTCA 术后的达到了 54%。PTCA 理想的适应证为单支、孤立的非钙化性病变。

大量临床研究表明，对于左前降支近端狭窄＞70%者，无论是单支、二支还是三支病变，CABG 的存活率均高于 PTCA；明确为三支病变者 CABG 的远期疗效优于 PTCA。对于无左前降支近端狭窄的单支病变，尤其是病灶较孤立者，PTCA 的疗效优于 CABG，应优先选择。

目前介入技术大大提高，冠状动脉支架在防止再狭窄方面取得的重大的进步；CABG 术随着 IMA 的广泛使用，全动脉化，微创技术，非体外循环下手术等技术进展也大大推动了短期效果和长期疗效的进步。这也需要更多的临床研究做出进一步的评价。

（袁　彪　汤楚中）

第十一节　心肌梗死合并症的外科治疗

一、左室室壁瘤

(一) 概述

左室室壁瘤是心肌梗死后最常见的并发症，是指梗死部位的心室肌组织逐渐被纤维瘢痕组织所代替，失去了收缩能力，在收缩期运动消失向外突出外观呈瘤状，几乎所有的室壁瘤都是在冠状动脉硬化的基础上发生的，急性心肌梗死后，早期报道大约有 10%~20% 的病例发生室壁瘤，近来由于介入技术和溶栓技术的发展，室壁瘤的发病率已经明显下降。

(二) 病理变化

室壁瘤是大面积全层室壁心肌梗死后瘢痕形成的结果，常与心包粘连，好发部位是左室心尖部，因该处只接受一支动脉血管供应，侧支循环少，室壁比较薄。成熟的室壁瘤从心脏的各个层面上观察均是白色的纤维瘢痕，与正常的心肌有明确的分界线，心内表面为不平的纤维组织，并且有肌小梁构成的大小不同的凹陷，这种不光滑的内壁可以促进血小板的聚积，大约半数有附壁血栓形成。

室壁瘤的病理基础是心肌梗死区域的矛盾运动，在室壁瘤形成早期，大片心肌梗死使心室壁失去张力，于心室收缩时，梗死区域不能相应地收缩使左室射血分数下降，而心室舒张期梗死区域又不能相应的扩张，而导致左室舒张末期压力增加，严重地影响了心脏排血功能，根据 Lapalace 定律，心脏为保持正常的心排血量，必须成倍的提高心室壁的张力，从而导致心肌耗氧量增加，当室壁瘤超过左室面积的 20% 时，会使心输出量明显减少以及心力衰竭加重。在急性后期，局部心肌梗死区域瘢痕形成，心脏表面的无收缩区尚未局限化，加之心室形态发生改变，瘤壁内面粗糙可以促进血小板聚积，可能形成附壁血栓，血栓部分脱落则导致周围动脉栓塞。在正常心肌和瘢痕组织的移行区，纤维组织交错于正常心肌之间，可能干扰正常的心电传导通路，产生致命性的室性心律失常。在慢性纤维化左心室室壁瘤形成阶段，变薄的瘢痕化组织向外膨出，使局部扩张而无收缩能力，矛盾运动的作用不明显。

室壁瘤形成早期一般指心肌梗死发生后四周以内，急性后期通常指心肌梗死发生后四周以后至数月内。

（三）临床表现与诊断

大多数病人有明确的心肌梗死病史，小的或中等大小的室壁瘤可无特殊征象，大的室壁瘤常见的症状有胸闷、气短和心绞痛，进行性加重的充血性心力衰竭。大约 15%~30% 出现严重的室性心律失常。少数病人有血栓栓塞的并发症。

室壁瘤一般无特殊体征，不到半数病例在胸壁触诊时在心尖部有冲动弥散和抬举感，或在心间搏动的内侧，另一部位有于心间搏动时相一致的异常搏动。听诊可发现第三心音和第四心音。

X 线检查：胸部 X 线平片可见肺淤血、左心房、左心室扩大。左心缘相当于左心室心尖部有局部膨出，透视下可见心尖搏动减弱，或有矛盾运动。偶尔可见瘤壁钙化影，但是阴性的检查结果也不能排除室壁瘤的存在。

心电图检查：有心肌梗死以后的病理性 Q 波，大约 70% 的病例出现 S-T 弓背向上抬高。

超声心动图检查：超声心动图可以显示瘤体的大小和位置，腔内有无附壁血栓和是否存在二尖瓣的返流，对室壁瘤诊断具有很高临床价值。

放射性核素心肌显像，特别是 SPECT 断层显像可提供心肌缺血和心肌梗死的位置、范围的准确信息，直接反映冠状动脉形态改变所引起的结果—心肌灌注血流量的改变，对室壁瘤的诊断具有独特价值。心肌灌注显像（断层）的灵敏度及特异性均达 90% 左右。由于心肌灌注显像是一种可靠的非创伤性的检查手段，故受到临床医生和病人的欢迎。

正电子发射计算机断层显影（PET）与 X-CT 和 MR 的不同，PET 则用于探测人体脏器代谢与功能的动态变化，是在分子水平上反映人体是否存在生理或病理变化。FDG PET 是确认冬眠态心肌及心肌活性（myocardial viability）的"金标准"（gold standard），可评估病患接受血管重建手术后，心肌功能复原的可能性有多大。

PET 可用于冠心病心肌梗死及严重心肌缺血时心肌细胞是否存活的判断和评价。[13]N-氨可通过静息及负荷显像观察有无心肌缺血或梗死，并明确病变病部位、范围及严重程度。PET 还可准确地评价室壁瘤手术治疗的效果，对提高疗效和远期预后有很大意义。

磁共振成像检查：心脏的磁共振扫描（cardiac magnetic resonance，CMR）可直接显示冠状动脉的形态，可对心脏形态、收缩功能及心肌存活性进行评估；无电离辐射、无创、图像分辨率高及重复性好，可以显示室壁瘤的解剖轮廓。但是受呼吸及心脏运动的影响，成像质量受到影响,并且费时和费用较高,对心脏和冠脉病变的判断无特别优势,不作为常规检查项目采用。

冠状动脉造影和左室造影:冠状动脉造影是心电图、放射性核素心肌显像、超声心动图和磁共振都不能替代的方法,可以直接显示冠状动脉的病变和范围。左室造影可以显示室壁瘤的部位、大小以及有无附壁血栓,还能判断左室射血功能以及是否存在二尖瓣关闭不全和室间隔穿孔。

(四) 治疗

小的室壁瘤,临床无明显症状,无附壁血栓,血流动力学无障碍的预后良好,不需要手术治疗。对于有充血性心衰、反复发作的心律失常,室壁瘤内有血栓并发生体循环栓塞和室壁瘤大影响心功能的,应择期或限期手术。手术的目的是消除心室的矛盾运动,恢复左室腔正常结构,清除血栓和治疗心律紊乱。

对于室壁瘤占据左室游离壁50%以上、室壁瘤巨大伴有广泛心肌病变 EF<20%者不宜手术。

手术方法

手术采用标准的胸骨正中切口并在体外循环下进行,在阻断升主动脉之前尽量不要搬动心脏和分离瘤体与心包之间的粘连,以防止血栓脱落。须正确判断室壁瘤的范围,对于边界确定有困难的,可于瘤壁距离冠状动脉2cm的位置做一平行冠脉走形的切口,从心腔内外判断室壁瘤的范围,进入心脏后彻底清除血块和附壁血栓,仔细辨认二尖瓣和乳头肌的位置,修剪室壁瘤组织时,应留下1cm的瘢痕组织,以便能牢固缝合切口和保留正常心肌组织,有利于术后心功能恢复。

室壁瘤切口的修复方法

1) 折叠修补术

适用于心尖部小的无附壁血栓的室壁瘤。将2条宽1cm的Teflon毡条放在瘤壁的基底部,以1-0的聚丙烯穿过2条毡片连续缝合,此方法不切开室壁瘤,亦不用切除瘤壁组织,操作简单,但是由于这种方法对左室成形的效果不确定,目前已经很少采用。

2) 线性缝合法

是比较经典的手术方法,适用于直径小于4cm的室壁瘤。清除附壁血栓,修剪室壁瘤,留下1cm的纤维化边缘,用1-0的聚丙烯单线在两条纵行放置的Teflon毡片上做水平褥式缝合,然后用2-0聚丙烯单线连续垂直缝合。图35-2-1 这种方法对于巨大室壁瘤可以使左室腔明显缩小和变形,影响心功能的恢复。

3) Jatene 补片法

切除室壁瘤后,沿室壁瘤与正常心肌结合部的室壁做环行缝合,使左室腔大小接近正常,然后用内衬心包片的涤纶片沿室壁缺损边缘以带垫片的聚丙烯单线采用间断平行褥式缝合法缝合,另外加一层间断缝合,这种方法也被称为"心室内环状成形术"。这种方法的缺点是心脏外有人造材料时,容易加重心包的粘连,室壁瘤体积较大时缝合易损伤前降支。(图35-2-2)。

4) 心内膜补片法

将Teflon毡片剪成适当大小,用3-0聚丙烯单线连续缝合将毡片缝合于正常心肌与室壁瘤的交界区,然后将瘤壁组织在Teflon毡片外侧缝合。这种方法有明确的优点,可以保护前降支不受损伤,左室形态保持比较理想(图35-2-3)。

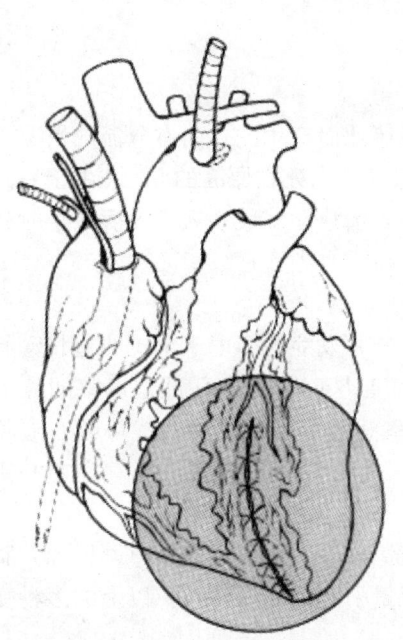

图 35-2-1 线性缝合法

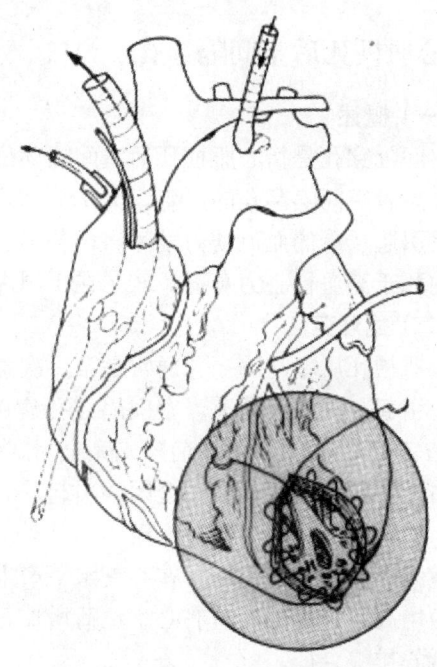

图 35-2-2 Jatene 法修补

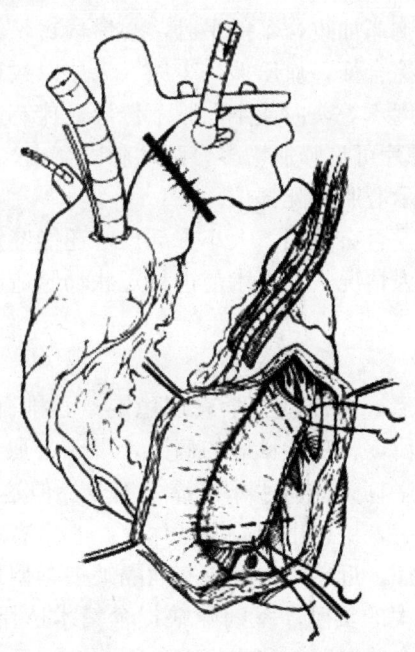

图 35-2-3 心内补片法

(五) 疗效评价

由于国外近年室壁瘤切除术死亡率在 3%～7%，死亡的主要原因是心力衰竭和恶性心律失常。国内阜外医院死亡率为 8.7%。手术组 5 年生存率为 58%，与内科保守治疗之间无显著差异。但外科治疗的临床症状明显改善，生活质量有所提高。

二、心肌梗死后室间隔穿孔

(一) 概述

室间隔穿孔是指心肌梗死后室间隔部位的心肌缺血坏死而产生的左向右分流的情况。急性心梗患者室间隔穿孔的发生率为1%～3%，占心梗患者院内死亡原因的5%。由于室间隔穿孔后引起严重的血流动力学障碍，若不实施外科或介入治疗，多数病人于发病数小时到数天之内死于充血性心力衰竭，50%在1周内死亡，80%在1月内死亡。

(二) 病理变化

心肌梗死后室间隔穿孔通常是第一次急性心肌梗死的并发症，多由于单支的冠状动脉完全阻塞引起，国外有报道，室间隔穿孔病例中，单支病变占64%。穿孔部位以室间隔前尖部多见（60%），主要由左前降支完全闭塞引起。后方室间隔穿孔主要由占优势的右冠状动脉或占优势的左冠状动脉完全闭塞引起。5%～11%的为多发性穿孔。有50%存在左心室室壁瘤。室间隔穿孔破口数毫米至4cm大小，边缘不齐，呈左大右小的锥形样。

室间隔穿孔形成以后，在心室水平产生左向右分流，导致肺循环血流量急剧增加，肺动脉压力增高，肺水肿。左右心室负荷增加，体循环血流量引起低血压休克，以上的多种变化导致低心排综合征。

(三) 临床表现与诊断

心肌梗死以后病人突然胸痛加重，不能平卧，心慌气短，伴有颈静脉怒张，血流动力学情况明显恶化，出现低心排综合征，血压低、少尿、无尿以致昏迷。听诊在胸骨左缘可以听到粗糙的全收缩期杂音，强度不等，向或不向腋下传导，伴有震颤，肺动脉瓣第二音亢进。

胸部X线：胸部X线平片可见肺血增多，肺动脉段突出，心影增大。

心电图：心电图可以提示心肌梗死部位。

超声心动图：可以探查是否有缺损、大小、部位，还能鉴别二尖瓣关闭不全及室壁瘤。

冠状动脉造影：根据病人情况，在手术前进行冠状动脉造影，以明确冠状动脉病变的范围和病变程度。

(四) 治疗

少数病人室间隔穿孔以后，血流动力学表现稳定，心排血量正常或接近正常，使用强心、利尿药物以后无体液潴留，肾功能良好的病人，可于心肌梗死后4～6周手术，此时缺损的边缘有瘢痕形成，比较坚韧，此时手术可靠、安全。但这类病人占室间隔穿孔的5%。大多数病人在室间隔穿孔以后，快速出现心源性休克，心力衰竭，血液尿素氮升高等，这类病人必须紧急介入或手术治疗。近年来，经皮室间隔缺损伞型封堵器的发展和应用，为第一时间抢救患者生命做出了很大的贡献。室间隔缺损伞堵术适用于缺损直径不大于24mm的穿孔，但是这种方法不适合合并室壁瘤和二尖瓣关闭不全的病人。

如果病情非常危重，可以应用主动脉内球囊反搏（IABP），并经股动脉插管建立体外循环。胸骨正中切口，采用从左室室壁瘤处、梗死区或运动失调区域的左室切口入路修补穿孔。急性期由于穿孔周围的组织很脆弱，可采用比较大的涤纶补片，在缺损边缘正常的心肌上用带垫片聚丙烯线间断褥式缝合，心室切口也要防治缝线张力过大，同样采用带垫片聚丙烯线间断褥式缝合。

后位室间隔穿孔暴露和修补均比较困难，可以将心脏向前托出，从心肌梗死区切开，显露穿孔的室间隔区域，切除梗死心肌，如果穿孔小，使用内衬心包的涤纶片，采用间断褥式缝合将补片缝合于右室壁,"三明治"方法心室切口。如为大的室间隔穿孔,必须用双片法修补,一个补片闭合室间隔穿孔,另一补片修补左室。为防止缝线切割心肌,在缝合补片时,心内膜面与心外膜面均应衬垫片。无论穿孔的部位,冠状动脉造影显示冠脉病变的均应同期搭桥。

(五) 疗效评价

由于新材料的使用,围手术期 IABP 和血管活性药物的支持以及心肌保护方法的完善,室间隔穿孔手术已经取得了较好的疗效。住院期间手术死亡率在逐步下降,国外报道在 10%～25%,术后 5 年生存率达到 70%,大部分生存者的心功能为 I 级或 II 级。

三、乳头肌断裂与缺血性二尖瓣关闭不全

(一) 概述

乳头肌断裂与缺血性二尖瓣关闭不全是指急性心肌梗死导致乳头肌断裂或延长,或由于室壁扩张,二尖瓣环扩大而引起的二尖瓣返流。在急性心肌梗死病例中,二尖瓣返流性杂音较常见,占 55%～80%,尤其在心梗早期,但多短暂,且与缺血过程中的血流动力学改变有关。梗死后可发生较为严重的缺血性二尖瓣返流,因乳头肌断裂而死于重度二尖瓣关闭不全的约占 0.9%～5%。

(二) 病理变化

心肌梗死可以影响二尖瓣功能结构六个部分(左心房后壁、左心室后壁,二尖瓣瓣环、腱索、瓣叶、乳头肌)任何组成部分的正常功能,但是以乳头肌、二尖瓣环或左室壁的运动最常见。前乳头肌受数支血管供血,并距离左冠状动脉开口较近,血运丰富,后乳头肌接受后降支和(或)左旋支的血供,距离左右冠状动脉开口较远,血运比较差,所以后乳头肌受累比前乳头肌多 3～5 倍。大约 1/3 的病人乳头肌发生完全断裂,乳头肌一旦发生断裂产生严重的二尖瓣关闭不全,70% 的病人在 24 小时内死亡,90% 病人在 14 天内死亡。大约 2/3 病人出现乳头肌功能障碍,产生二尖瓣关闭不全,甚至是瓣环的扩大。

急性二尖瓣关闭不全左房压力明显升高,左房不能相应的扩大,引起肺循环高压,导致右心衰竭。左室前负荷加重,由于收缩期部分血液返流入左房,使左室后负荷下降,前负荷增加使左室壁变薄,左室收缩力下降,引起左心衰竭。

乳头肌功能障碍可以在发病数月以后,由于发病时间比较长,左心房和左心室均明显扩大,左房压力可能升高不明显而表现为慢性右心衰竭。左心室发生代偿性肥厚和扩张,这样慢性二尖瓣返流可以维持相当一段时间,当病变发展进入失代偿阶段,出现慢性心力衰竭的临床表现。

(三) 临床表现和诊断

急性心肌梗死后的乳头肌断裂并发二尖瓣关闭不全,一般在心肌梗死发作后数小时到 2 周内出现,通常出现在心肌梗死发作后 2～7 天,表现为休克和充血性心力衰竭,病人除了心绞痛症状以外,出现心慌、气短加重,端坐呼吸,咳粉红色泡沫样痰等心功能不全的症状。心前可以出现全收缩期杂音,肺动脉第二音亢进。约 20% 的病人由于严重二尖瓣返流使心功能极度低下,心尖部听不到收缩期杂音。

多数的二尖瓣返流是乳头肌的腱索以及乳头肌纤维化,延长所产生的慢性二尖瓣返流,病人既往有心肌梗死病史,50% 有不稳定性心绞痛,这类病人一般以心肌缺血为就诊的原因。在心肌梗死后数月才出现心力衰竭的症状,在心尖部可以听到全收缩期杂音。

胸部X线检查：急性心肌梗死后的乳头肌断裂并发二尖瓣关闭不全可见明显的肺淤血和肺间质征象，心影不大或仅轻度扩大。慢性二尖瓣返流可以看到全心扩大，食道吞钡可见左房扩大食道受压征象。

心电图检查：可见冠心病心肌缺血改变，有左室肥厚和高电压。

超声心动图检查：二尖瓣前后叶不能准确对合，当乳头肌断裂时，瓣叶于收缩期凸入左心房，二尖瓣可见明显返流。经食道超声对左房及二尖瓣病变诊断具有更高的准确性，已被临床较广泛使用。

冠状动脉造影：冠状动脉造影可以准确了解冠状动脉的病变程度，定量检查二尖瓣的返流情况，同时可以鉴别或发现是否存在室壁瘤或室间隔穿孔，为手术提供依据。

（四）治疗

急性心肌梗死后的乳头肌断裂并发二尖瓣关闭不全的自然预后很差，内科治疗约80%的病人死于2周之内，因此，在第一时间内手术，才能增加病人的生存机会。手术前应使用主动脉内球囊反搏，大剂量的利尿药物及增强泵血功能的正性肌力药物。手术中要根据不同情况决定瓣膜成形或瓣膜置换术。如瓣叶无脱垂、关闭不全者，可采用成形手术。如效果不满意，应立即置换人工瓣膜，同时行冠状动脉搭桥手术。

心肌梗死引起的慢性二尖瓣关闭不全，临床出现左心衰征象，超声和导管检查提示二尖瓣有中度到重度关闭不全的，可以考虑手术治疗。

（五）疗效评价

心肌梗死引起的二尖瓣关闭不全，是一个相对发病率较低而死亡率高的疾病，近年由于早期诊断和手术中注意保护二尖瓣环装置和心肌保护，急性心肌梗死后的乳头肌断裂并发二尖瓣关闭不全的手术死亡率为22%。心肌梗死引起的慢性二尖瓣关闭不全的手术死亡率为10%，大部分病人术后心功能有明显改善。

（袁　彪　汤楚中）

参 考 文 献

第一节

1. Mueller RL, Rosengart TK, Isom OW. The history of surgery for ischemic heart disease. Ann Thorac Surg, 1997, 63: 869-878
2. 胡盛寿, 黄方炯等. 冠心病外科治疗学. 北京: 科学出版社, 2003
3. Shrager JB. The immediate forerunner of coronary artery bypass grafting. Ann Thorac Surg, 1994, 57: 1354-1364
4. Dubost CH, Piwnica BA, Lenfant WC et al. Syphilitic coronary obstruction: Correction under artificial heart-lung and profound hypothermia at 10℃. Surgery, 1960, 48: 540-553
5. Garrett HE, Dennis EW, Debakey ME. Aortocoronary bypass with saphenous vein graft: Seven-year follow-up. JAMA, 1973, 223: 792-794

第二节

1. Kaplan Ja, Cardiac Anesthesia 4st ED. Philadelphia: Pennsylvania 1999, 241-265, 321-351, 401-475, 507-528, 689-721

2. Rich PL. Anesthesia for cardiac surgery. In: ASA Annual Refresher Course Lectures, 1998: 141
3. Ramsay JG. Anesthetic implication of new surgical approaches to myocardial revascularization. ASA Annual Refresher Course Lectures, 1998: 143
4. Cayes JM. The minimally invasive cardiac surgery. Voyage. J Ccadio Vasc Anesth, 1999, 13: 119-133
5. 吴安石,岳云. 浅低温体外循环搭桥患者术中氧供与氧耗的变化. 临床麻醉杂志, 2000, 6: 294-296
6. 徐守春. 冠状动脉旁路术麻醉. 见: 孙大金主编: 心血管麻醉和术后处理. 上海: 上海科学技术出版社
7. 孙大金. 冠状动脉旁路术麻醉. 见: 杭燕南主编: 当代麻醉学. 上海: 上海科学技术出版社, . 2002, 470-483
8. Kee-sik Kim,刘俐. 经食道超声心动图在缺血性心脏病中的应用. 见: 李治安主编: 经食道超声心动图学. 北京: 人民卫生出版社

第六节

1. Loop FD, Lytle BW, Cossgrove DM et al. Influnce of internal mammary artery graft on 10-year survival after other cardiac event. N Eng J Med, 1986, 314: 1
2. 胡盛寿,黄方炯等. 冠心病外科治疗学. 北京: 科学出版社, 2003
3. Forchgott RF, Zwadski JV. The obligatory role of endothelial cells in the relaxation of arterial smooth muscle by acetycholine. Nature, 1980, 288: 373
4. Moncada S, Palmarm RMJ, Higgs EA. Nitric oxide: Physiology, pathophysiology and pharmacology. Pharmacol Rev, 1991, 3: 109
5. Schaikhouni A, Crawford FA, Kochel PJ et al, Human internal mammary artery produces more prostacyclin than saphenous vein. J Thorac Cardiovasc Surg, 1992, 54: 947-951
6. Grondin CM, Campeaul L, Thornton JC et al. Coronary artery bypass grafting with saphenous vein. Circulation, 1989, 19: 124-127
7. Carpino PA, Khabbaz KR, Bojiar RM et al. Clinical benefits of endoscopic vein harvesting in patients with risk factors for saphenectomy wound infections undergoing coronary artery bypass grafting. J Thorac Cardiovasc Surg, 2000, 119: 69-76
8. Carpentier A, Guermonprez JL, Deloche A, Frechete C, DuBosr C. The aorta-to coronary bypass graft: A technique avoiding pathological changes in grafts. Ann Thorc Surg, 1973, 16: 111-121
9. Calafiore AM, Vitolla G, Mazzei V et al. The LAST operation: Technique and results before and after the stabilization era. Ann Thorac Surg, 1998, 66: 998-1001

第十节

1. Loop FD, Lytle BW, Cossgrove DM et al. Influnce of internal mammary artery graft on 10-year survival after other cardiac event. N Eng J Med, 1986, 314: 1

2. 胡盛寿，黄方炯等．冠心病外科治疗学．北京：科学出版社，2003
3. Forchgott RF, Zwadski JV. The obligatory role of endothelial cells in the relaxation of arterial smooth muscle by acetycholine. Nature, 1980, 288: 373
4. Moncada S, Palmarm RMJ, Higgs EA. Nitric oxide: Physiology, pathophysiology and pharmacology. Pharmacol Rev, 1991, 3: 109
5. Schaikhouni A, Crawford FA, Kochel PJ et al, Human internal mammary artery produces more prostacyclin than saphenous vein. J Thorac Cardiovasc Surg, 1992, 54: 947-951
6. Grondin CM, Campeaul L, Thornton JC et al. Coronary artery bypass grafting with saphenous vein. Circulation, 1989, 19: 124-127
7. Carpino PA, Khabbaz KR, Bojiar RM et al. Clinical benefits of endoscopic vein harvesting in patients with risk factors for saphenectomy wound infections undergoing coronary artery bypass grafting. J Thorac Cardiovasc Surg, 2000, 119: 69-76
8. Carpentier A, Guermonprez JL, Deloche A, Frechete C, DuBosr C. The aorta-to coronary bypass graft: A technique avoiding pathological changes in grafts. Ann Thorc Surg, 1973, 16: 111-121
9. Calafiore AM, Vitolla G, Mazzei V et al. The LAST operation: Technique and results before and after the stabilization era. Ann Thorac Surg, 1998, 66: 998-1001

第五篇

冠心病相关疾病

第三十六章 高血压
（Hypertension）

第一节 概述 …………………………… (997)
　一、分类 ……………………………… (997)
　二、流行病学 ………………………… (998)
　三、高血压发病病理生理机制 ……… (998)
第二节 高血压病的诊断标准 ………… (999)
　一、我国高血压的诊断分类 ………… (999)
　二、欧洲高血压的诊断分类特点 …… (1000)
　三、美国高血压指南的血压分类及诊断
　　　………………………………… (1000)
第三节 高血压的危险度分层 ………… (1001)
　一、美国高血压危险度的分层 ……… (1001)
　二、欧洲高血压的危险度分层 ……… (1002)
　三、我国高血压指南中存在危险分层的
　　　概念 …………………………… (1003)
第四节 高血压治疗中的目标及策略 … (1004)
　一、如何及何时启动高血压的治疗 … (1004)
　二、血压控制的目标值 ……………… (1004)
第五节 高血压的治疗 ………………… (1008)
　一、对血压治疗有效性的评价 ……… (1008)
　二、多重心血管危险因素协同控制 … (1010)
　三、降压药物的选择 ………………… (1010)
第六节 高血压与时间治疗 …………… (1014)
　一、时间治疗学简介 ………………… (1014)
　二、血压的测量方法和评价指标 …… (1015)
　三、相关的临床研究 ………………… (1017)

第一节 概　述

一、分　类

高血压（hypertension）是以体循环动脉压升高、周围小动脉阻力增高同时伴有不同程度的心排血量和血容量增加为主要表现的临床综合征，是最常见的心血管疾病，临床上可分为原发性及继发性两大类。在绝大多数患者中，高血压的病因不明，称之为原发性高血压（primary hypertension），占总高血压患者的95%以上。约有1%～5%的高血压患者，其血压的升高是因为本身有明确而独立的病因及疾病所致一种临床表现，称之为继发性高血压（secondary hypertension）。

原发性高血压，又称高血压病，高血压病患者除了可以引起高血压本身的有关临床症状外，高血压还成为多种心血管疾病的重要危险因素，参与心血管疾病的产生，此时的高血压的治疗称之为高血压的一级预防治疗，治疗的目的是预防心脑血管病的发生。长期的高血压已影响重要靶器官如心、脑、肾的结构及功能，而逐渐导致这些器官的功能衰竭的时候，高血压的治疗称之为高血压的二级预防治疗。此时治疗目的是减少心脑血管病事件的死亡。近年来，尽管人们对高血压的研究或认识已有了很大的提高，相应的诊断或治疗方法也不断进步，但迄今仍是心血管疾病的主要原因之一。

二、流行病学

原发性高血压在我国和世界大部分国家都是常见病,多发病,不同地区,不同种族和不同年龄高血压的发病率不同。工业化国家较发展中国家高,同一国家不同种族之间也有差异,例如美国黑人的高血压约为白人的2倍。血压水平随年龄而增高,尤其是收缩期高血压,老年人常见。我国的流行病学调查还显示,患病率城市高于农村,北方高于南方,高原少数民族地区患病率较高。不同性别患病率差别不大,青年期男性略高于女性,中年后女性稍高于男性。

(一) 原发性高血压的流行趋势

在全世界范围内,由于近年来心脑血管病和高血压的干预,由高血压导致的心脑血管疾病发生率和死亡率出现明显的下降趋势。而在我国,高血压患病率呈明显上升趋势。

我国高血压流行存在三高的现象,即:高发病、高致残、高死亡。1991年全国普查发现我国高血压发病率已达到11.26%,与1979～1980年相比,10年间增高25%。20世纪末,高血压患者已超过1亿,而1998年我国脑血管病居城市居民死亡原因的第二位,在农村占首位。

(二) 高血压知晓率、治疗率和控制率的变化趋势

在过去的20年中,高血压的知晓率、治疗率和控制率发生了明显的变化。美国NIH心肺血管研究所的一项高血压健康教育项目,从1972年起向公众宣传高血压与脑卒中和心脏病有关,鼓励大众测血压,促进患者服药,加强医师培训。20年来这项活动产生了明显的健康效益,高血压就诊次数呈线形增长,高血压三率均有所提高。

我国高血压病的三率仍处于一个低水平。据1995年统计,在城市中,年龄>15岁的高血压患者的高血压病知晓率为36.1%、治疗率为17.1%和控制率为4.1%。2001年中国心血管健康多中心合作研究对年龄35～74岁人群调查,高血压患病率为27.2%、知晓率为44.7%、治疗率为28.2%和控制率为8.1%。

由此可见,我国高血压人群对高血压的认知及治疗情况还尚不理想,需要医疗工作者做出不懈努力去向患者宣传高血压防治知识,为病人提供最适当的能接受的治疗的方法,从而进一步提高高血压病的知晓率、治疗率和控制率。

三、高血压发病病理生理机制

血压增高时总外周阻力的增加与以下因素有关:①阻力小动脉结构的改变,如继发的血管壁增厚,使外周阻力持续增高;②血管壁顺应性(尤其是主动脉)降低,使收缩压升高,舒张压降低;③血管的舒缩状态。如交感神经α受体激动、血管紧张素、内皮素-1等物质使血管扩张、阻力升高;一氧化氮、前列环素、缓激肽、心钠素等物质的作用使血管扩张,阻力降低。

1. 肾素-血管紧张素-醛固酮系统(renin-angiotension-aldosterone system,RAAS)

近年来发现,循环中及组织中异常增高的血管紧张素Ⅱ是导致血压增高的重要原因。研究发现在血管壁、心脏、中枢神经、肾脏及肾上腺均有RAAS各成分的mRNA表达,并有ATⅡ受体的存在,因此组织中RAAS自成系统,在高血压的形成中可能具有重大作用。

2. 血管内皮功能异常

现已证明,血管内皮在提供光滑表面,屏障,物质交换和抗凝促凝作用以外,还是一个

十分活跃的代谢和内分泌器官，分泌多种血管活性物质，在维持血管张力，调节血压中有重要作用。内皮合成和释放的舒血管物质包括前列环素、内皮依赖性舒张因子（endothelium derived relaxing factor，EDRF，即 NO）和内皮细胞超极化因子（endothelium derived hyperpolarizing factor，EDHF）。内皮细胞合成和释放的缩血管物质包括内皮素、血栓素、血管紧张素Ⅱ等。内皮功能紊乱可能通过增加外周阻力和促增殖作用促进高血压及其并发症的发生、发展。

3. 精神神经学说

动物实验证明，条件反射法可形成狗的神经精神源性高血压。人在长期精神紧张、压力、焦虑或长期环境噪音、视觉刺激也可引起高血压，这可能与大脑皮层的兴奋、抑制平衡失调，以致交感神经活动增强，儿茶酚胺类介质的释放使小动脉收缩并继发引起血管平滑肌增殖肥大有关，而交感神经的兴奋还可促使肾素释放增多，这些均促使高血压的形成并使高血压状态维持。交感神经活动增强是高血压发病机制中的重要环节。

4. 胰岛素抵抗

胰岛素抵抗是指胰岛分泌量在正常水平时，刺激靶细胞摄取和利用葡萄糖的生理效应显著减弱，或者是靶细胞为了正常进行摄取和利用葡萄糖的生物效应，需要超常量的胰岛素。从胰岛素分泌至发挥生物效应的任何一个环节不正常，均可导致胰岛素抵抗的发生。近年来研究表明，高血压、高甘油三酯、糖耐量降低及肥胖等心血管危险因素常聚集于同一个体，而胰岛素抵抗是将这些危险因素联系起来的根本原因。胰岛素抵抗通过何种途径影响血压仍不很清楚，目前认为，胰岛素抵抗导致高血压的可能机制有：①增加肾小管对钠水的重吸收，增加血管对血管紧张素Ⅱ的反应性；②增加交感神经系统兴奋性；③降低 Na^+-K^+ ATP 酶活性；④增加 Na^+-H^+ 泵活性；⑤降低 Ca^{2+} ATP 酶活性；⑥刺激生长因子活性。

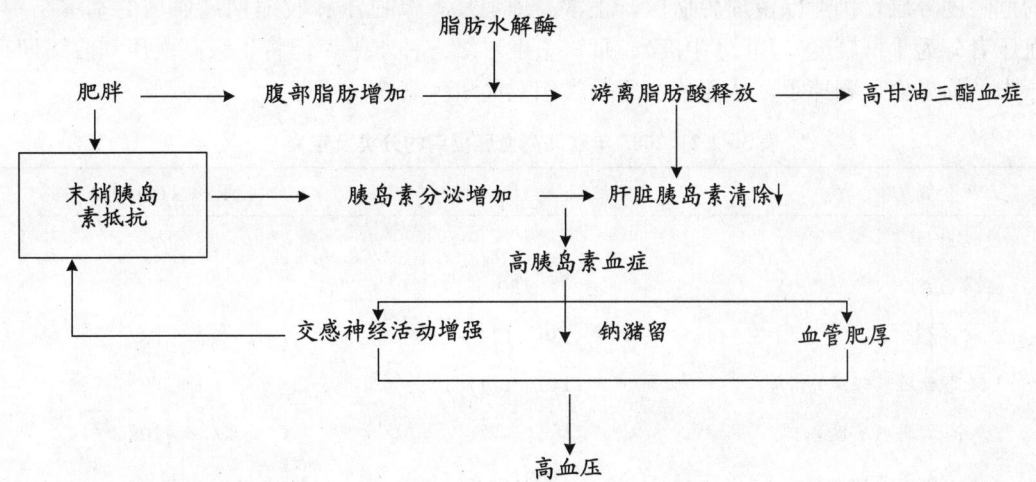

第二节 高血压病的诊断标准

一、我国高血压的诊断分类

我国高血压的诊断（表 36-2-1）的依据来源于 1999 年 WHO/ISH 的标准，在高血压专家的共同讨论下提出的理想血压（<120/80mmHg）、正常高值血压（SBP120～139mmHg，

DBP 80~89 mmHg)、高血压（≥140/90mmHg）及收缩期高血压的概念，从1999年至今已沿用近5年，与WHO/ISH的标准是一致的。2003年美国高血压指南及欧洲高血压指南的相继出台提出了适应他们自己国情的高血压诊断及分类标准。

表36-2-1 我国高血压的定义及分类

血压分级	收缩压（mmHg）	舒张压（mmHg）
理想血压	<120	<80
正常血压	<130	<85
正常高值	130~139	85~89
1级高血压（轻度）	140~159	90~99
亚组：临界高血压	140~149	90~94
2级高血压（中度）	160~179	100~109
3级高血压（重度）	≥180	≥110
单纯收缩期高血压	≥140	<90
亚组：临界高血压	140~149	<90

注：当收缩压与舒张压属不同级别时，应该取较高的级别分类

二、欧洲高血压的诊断分类特点

欧洲高血压治疗过去一直沿用WHO/ISH的标准。2003年由ESC/ESH首次推出高血压指南，欧洲高血压指南基本保留了1999年WHO/ISH指南的原貌，包括血压水平及心血管的危险度分层，仍然保留理想血压，正常高值血压，高血压和收缩期高血压的基本结构，高血压者分为Ⅰ（轻度）、Ⅱ（中度）、Ⅲ（重度）级三种水平，但将Ⅰ级高血压和收缩期高血压中的临界血压删掉了，从而使血压分类相对简单（表36-2-2）。

表36-2-2 2003年欧洲高血压指南的分类及定义

血压分级	收缩压（mmHg）	舒张压（mmHg）
最佳血压	<120	<80
正常血压	<130	<85
正常高值	130~139	85~89
1级高血压（轻度）	140~159	90~99
2级高血压（中度）	160~179	100~109
3级高血压（重度）	≥180	≥110
单纯收缩期高血压	≥140	<90

三、美国高血压指南的血压分类及诊断

美国2003年推出的高血压指南（JNC 7）与1997年公布JNC 6及1999年WHO/ISH的高血压指南有明显的不同。在血压分类上更趋于简单，正常血压定义为<120/80 mmHg，

无正常高值血压的界限，它将血压 120～139/80～89mmHg 定义为高血压前期（prehypertension），将原有的 1 级、2 级、3 级高血压中的 2、3 级血压合并为 2 级高血压，去掉了 3 级血压水平（表 36-2-3）。

表 36-2-3 JNC7 中高血压的分类及定义

血压分级	收缩压（mmHg）	舒张压（mmHg）
最佳血压	<120	<80
高血压前期	120～139	80～89
1 级高血压	140～159	90～99
2 级高血压	≥160	≥100

面对如此多的指南及不同的血压分类标准，我们应当如何操作？首先要根据我国的国情及流行病学状况重新指定高血压的指南，新的指南不应与旧的指南有太大的变动，要根据我国现有的循证医学数据，临床用药情况及疾病的防控水平综合考虑，目前应当仍然沿用我国高血压指南进行血压分类及诊断。

第三节 高血压的危险度分层

高血压的危险度分层起源于 1997 年的美国 JNC 6 高血压防治指南，从流行病学资料及临床研究资料发现，高血压水平越高发生心血管事件率越多，同时高血压伴有糖尿病、血脂紊乱及吸烟者危险性明显增加，假如高血压患者已患有冠心病、心肌梗死、脑卒中及肾功能不全这些相关的临床疾病则大大增加 10 年内事件的发生及死亡（>30%），因此将这些高血压患者进行危险度的分层进行针对性的治疗，会更好的减少心脑血管事件。

一、美国高血压危险度的分层

鉴于美国的流行病学及临床研究状况于 1997 年，美国 JNC 6 公布，与 JNC 5 比较做了很大的修改，根据高血压水平及危险因素及器官损害程度进行高血压危险分层并提出了相应的干预方式（表 36-3-1）。

表 36-3-1 JNC 6 中高血压的危险分层和治疗*

血压（mmHg）	危险性 A 组（无其他危险因素，无 TOD/CCD+）	危险性 B 组（≥1 个危险因素，除外糖尿病，无 TOD/CCD）	危险性 C 组（TOD/CCD 和/或糖尿病，伴或不伴其他危险因素）
高正常血压（130～139/85～89）	改善生活方式	改善生活方式	药物治疗§
高血压 1 期（140～159/DBP90～99）	改善生活方式（直至 12 个月）	改善生活方式++（直至 6 个月）	药物治疗
高血压 2、3 期（≥160/≥100）	药物治疗	药物治疗	药物治疗

* 所有药物治疗均应以改善生活方式作为辅助治疗
+ TOD/CCD 指靶器官病/临床心血管病
++ 对伴有多项危险因素者，应考虑一开始就以药物加生活方式改善治疗
§ 针对合并心力衰竭、肾功能不全或糖尿病的患者

JNC6 与 JNC 5 相比更贴近于临床治疗，当时被认为是一种突破式的进步。然而在 2003 年 JNC 7 中美国的指南中又将危险分层抹去，仅根据血压水平去强化治疗，按照适应证及强适应证的不同选用不同的药物（表 36-3-2，3）。

表 36-3-2 JNC 7 中高血压的定义及治疗原则

血压分类	收缩压 mmHg	舒张压 mmHg	生活方式改变	初始药物治疗* 无强适应证	初始药物治疗* 有强适应证#
正常	<120	和<80	鼓励	无使用降压药指征	根据强适应证选用药物
高血压前期	120~139	或80~89	是		
1期高血压	140~159	或90~99	是	多数考虑用噻嗪类利尿剂；可以考虑 ACEI、ARB、β-受体阻滞剂、CCB 或联合使用	根据强适应证选用药物，若需要可选用其他降压药（利尿剂、ACEI、ARB、β-受体阻滞剂、CCB）
2期高血压	≥160	≥100	是	多数需 2 种药联合使用（通常噻嗪类利尿剂＋ACEI 或 ARB 或 β-受体阻滞剂或 CCB）§	

ACEI：血管紧张素转换酶　ARB：血管紧张素受体拮抗剂　CCB：钙拮抗剂
* 治疗方案按照最高血压的分类决定
# 见表 36-3-3
慢性肾脏疾病和糖尿病的患者目标血压应<130/80mmHg
§ 有体位性低血压危险的患者初始治疗时慎用联合用药

表 36-3-3 JNC 7 强适应证

强适应证	利尿剂	β-受体阻滞剂	ACE 抑制剂	ARB	CCB	醛固酮拮抗剂
心力衰竭	√	√	√	√		√
心肌梗死后		√	√			√
冠心病高危因素	√	√	√		√	
糖尿病	√	√	√	√	√	
慢性肾病			√	√		
预防中风复发	√		√			

二、欧洲高血压的危险度分层

欧洲继往一直沿用 WHO/ISH 的标准，2003 年首次写出欧洲的高血压指南，在指南中强调启动高血压的治疗条件，从总的心血管危险水平程度来决定是否治疗干预，根据收缩压及舒张压的水平来决定干预治疗的强度，因此高血压的危险分层一直贯穿在高血压的治疗中（表 36-3-4）。

表 36-3-4　2003 欧洲高血压指南中的危险度分层

其他危险因素和病史	血　压（mmHg）				
	正常血压 SBP120～129 或 DBP80～84	正常高值血压 SBP130～139 或 DBP85～89	1级 SBP140～159 或 DBP90～99	2级 SBP160～179 或 DBP100～109	3级 SBP≥180 或 DBP≥110
无其他危险因素	一般危险	一般危险	低危	中危	高危
1～2个危险因素	低危	低危	中危	中危	极高危
≥3个危险因素或 TOD* 或糖尿病	中危	高危	高危	高危	极高危
ACC*	高危	极高危	极高危	极高危	极高危

* TOD：靶器官损害

* ACC：有关的临床情况

欧洲高血压的分层定义是取决于欧洲的流行病学的状况，按照欧洲 SCORE 的 10 年内心血管病的死亡率的标准：低危患者 10 年内有＜4％的死亡，中危患者 10 年内有 4％～5％的死亡，高危患者 10 年内有 5％～8％的死亡，极高危患者 10 年内有＞8％的死亡。因此它的治疗重点是放在高危和极高危的高血压患者。

欧洲指南中与 WHO/ISH 在危险分层中重要的不同是将危险因素增加了 CRP＞1mg/ml、HDL-C 降低至 1.0mmol/L（男）或 1.2mmol/L（女）、LDL-C 升到 4.0mmol/L 及腹型肥胖，提示有代谢综合征的患者更具有心血管病的危险性，同时在靶器官损害中增加了颈动脉内膜增厚＞0.9mm 及微白蛋白尿 2 个新的指标。

三、我国高血压指南中存在危险分层的概念

我国高血压指南的中的危险分层与 WHO/ISH 是一致的，从 1999 年至今已经实施了 5 年（表 36-3-5）。

表 36-3-5　中国高血压指南中的危险度分层

其他危险因素和病史	血　压（mmHg）		
	1级 （轻度高血压） SBP140～159 或 DBP90～99	2级 （中度高血压） SBP160～179 或 DBP100～109	3级 （重度高血压） SBP≥180 或 DBP≥110
Ⅰ 无其他危险因素	低危	中危	高危
Ⅱ 1～2个危险因素	中危	中危	极高危
Ⅲ ≥3个危险因素或 TOD* 或糖尿病	高危	高危	极高危
Ⅳ ACC**	极高危	极高危	极高危

* TOD：靶器官损害

** ACC：有关的临床情况（包括临床有表现的心血管疾病和肾脏疾病）

因此，有没有危险度分层是美国 JNC 7 与美国 JNC 6、欧洲高血压指南及 WHO/ISH 指南、中国高血压指南的重要不同。这种新指南（JNC 7）与新指南（2003 年 ESC/ESH）之间明显分歧反映了不同国度之间对高血压防治策略的不同看法，美国过多的强调控制血压的意义，欧洲更多的考虑到危险因素及疾病对心血管终点事件的影响。这 2 个指南在危险分层的新信息对我国指南的修订提出了挑战。对此我们应当如何面对这种挑战？中国有近 1 亿 3 千万高血压患者，仅仅根据血压水平治疗与中国治疗资源的国情不符，事实上对于低危及中危患者认真的提供好的生活方式教育及改善则可减少高血压的发展。对高危和极高危患者针对性较强的治疗合理的选药，努力的达标治疗也可以有效的降低心血管事件的发生及死亡，所以有危险分层似乎更为合理一些。当然，我们应当根据中国的国情综合考虑其危险分层在中国高血压患者治疗中的意义及作用。

第四节 高血压治疗中的目标及策略

降压治疗能够显著的降低高血压患者心、脑血管病的发生率及死亡率，近年来，大规模临床治疗试验的结果进一步丰富了和发展了降压治疗的基本策略思想，包括血压控制目标值，降压的药物选择及多重危险因素综合控制等。

一、如何及何时启动高血压的治疗

所有高血压及正常血压高值者均应进行生活方式的调整。根据患者的血压水平和心血管总危险因素水平决定何时开始药物治疗。PROGRESS 研究显示，有卒中或短暂脑缺血发作病史，血压<140/90mmHg 者，4 年心血管事件的发生率约为 17%，经降压治疗后危险性可以降低 24%。HOPE 研究中有冠心病高危因素的正常血压者降压治疗也得到类似结果。ABCD 研究也显示，血压<140/90mmHg 的 2 型糖尿病患者进一步严格的降压治疗可减少卒中发作，延缓蛋白尿进展。因此在以往 WHO/ISH 和欧洲指南的基础上，2003 年欧洲高血压防治指南对收缩压在 130～139mmHg 和舒张压在 85～89mmHg 的正常高值血压者也提出了可能的抗高血压治疗。

高血压的药物治疗是根据血压水平还是根据心血管危险度的不同来启动高血压的治疗是美国高血压防治及欧洲高血压防治策略的重要不同。

1. 美国高血压指南的治疗更趋于主动、积极（表 36-3-2 及图 36-4-1）。JNC 7 强调血压水平一旦增高（超过 140/90mmHg 或 130/80mmHg）就需降压治疗。在 JNC 7 中指出普通高血压人群，当血压≥140/90mmHg，则可单药治疗或联合用药，对高血压高危人群（糖尿病、或肾病）≥130/80mmHg 以上就需药物治疗。当血压≥160/100mmHg 就需两种以上的药物治疗。JNC 7 与 JNC 6 相比药物治疗前移。

2. 欧洲高血压指南的治疗趋于危险分层后根据危险的层度及血压的水平再开始降压治疗（图 36-4-2）。

3. 我国高血压指南与 WHO/ISH 的高血压指南相似，以危险分层为基础，再根据血压水平启动治疗时间（图 36-4-3）。

二、血压控制的目标值

高血压患者根据血压及危险因素的不同分为两类人群，一种为普通高血压患者（低危及

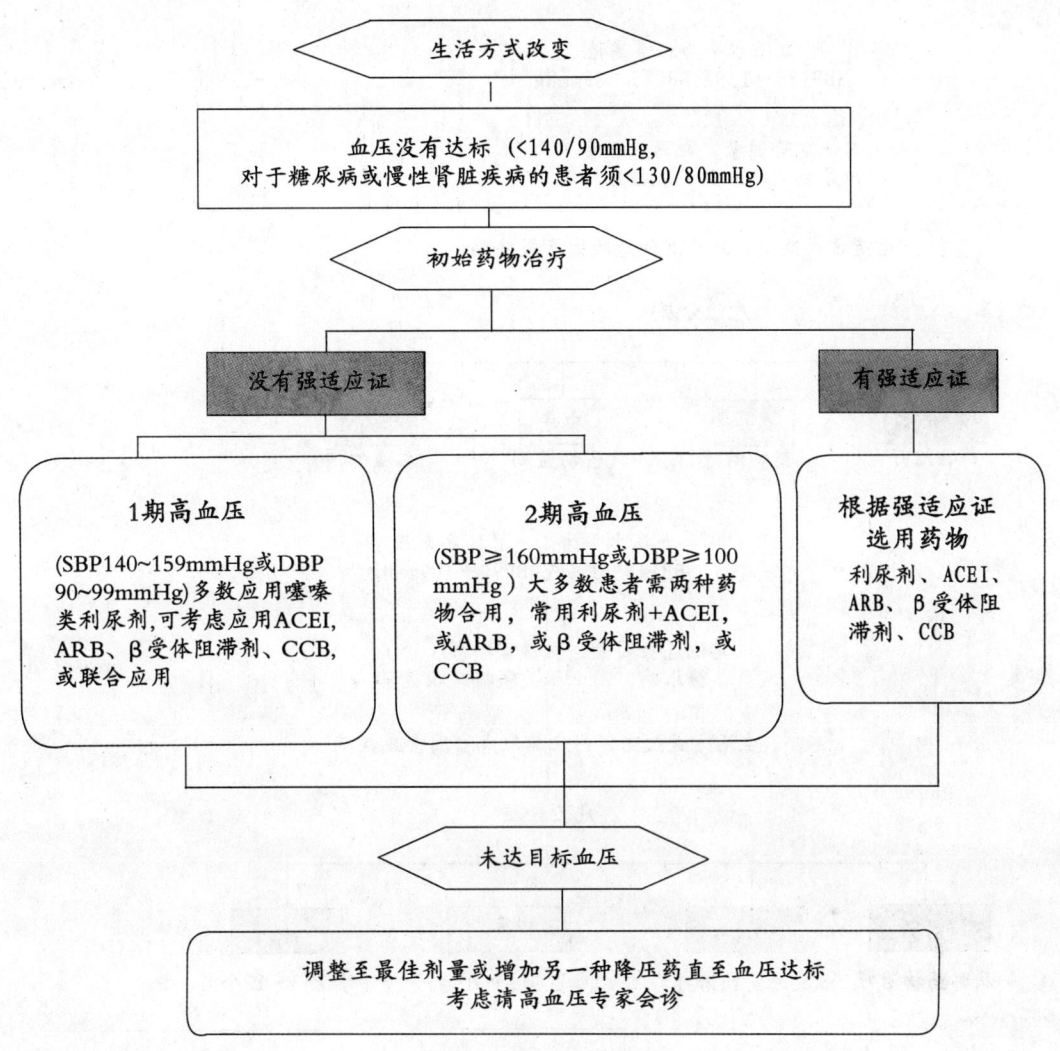

图 36-4-1 美国高血压治疗流程

中危患者),另一类为高血压的高危患者(高危及及高危者),不同危险度的高血压患者血压的达标应当有所不同。血压目标值的概念首先来自于人群流行病调查的资料,在 1990 年 7 个大规模前瞻性西方人群(40 多万人,平均 10 年随访的观察资料的荟萃分析中证实了诊室血压水平与脑卒中、冠心病事件的相对危险性呈连续的、对数线性正相关的关系,2002 年发表的更大样本量人群(100 万人)的荟萃分析进一步证实,血压越高,心肌梗死、脑卒中、心力衰竭和肾脏病变的发生率越高。JNC 7 中指出,血压范围从 115/75mmHg 到 185/115mmHg,在各个血压水平上收缩压每增加 20mmHg 或舒张压每升高 10mmHg,心脑血管病发生的危险增加一倍。在中国 13 个人群和日本 5 个人群随访荟萃分析中也证实诊所血压水平与脑卒中有密切的关系,而且这种关系比西方高血压人群更强烈。在一项长达 20 年的前瞻性观察研究中发现,50 岁以上的高血压患者血压的水平与 20 年后的认知功能呈明显的负相关,即血压越高,20 年后的认知功能则越差,并有发生痴呆的风险。上述资料不仅为临床实施降压治疗提供流行病学数据,也提示降压达标治疗的重要性。

1. 降压目标值的确立 血压目标值的确立来自于降压的临床试验的证据。HOT(Hy-

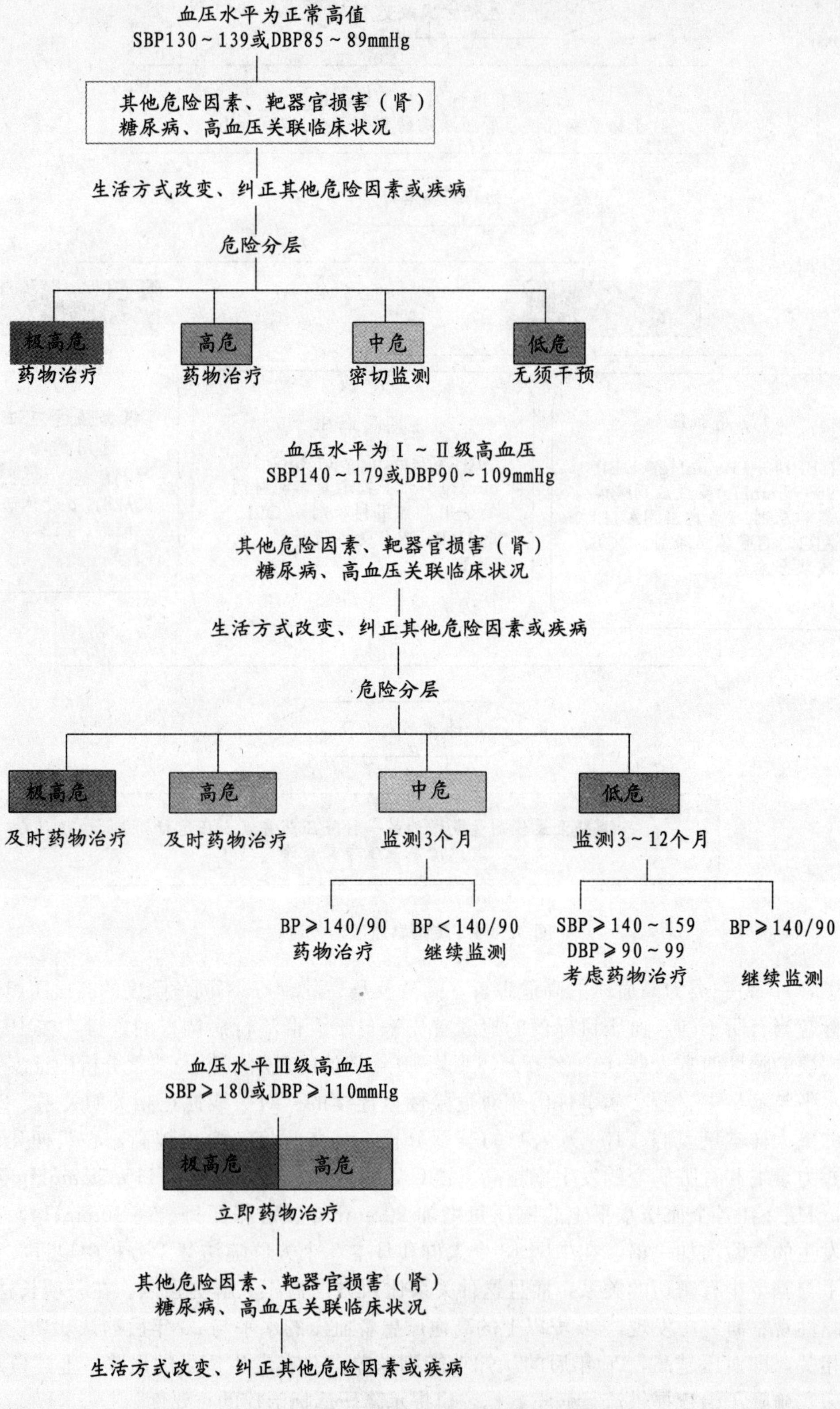

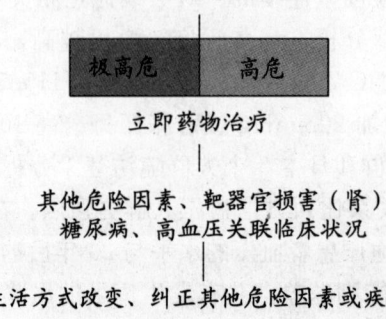

图36-4-2　欧洲高血压治疗启动流程

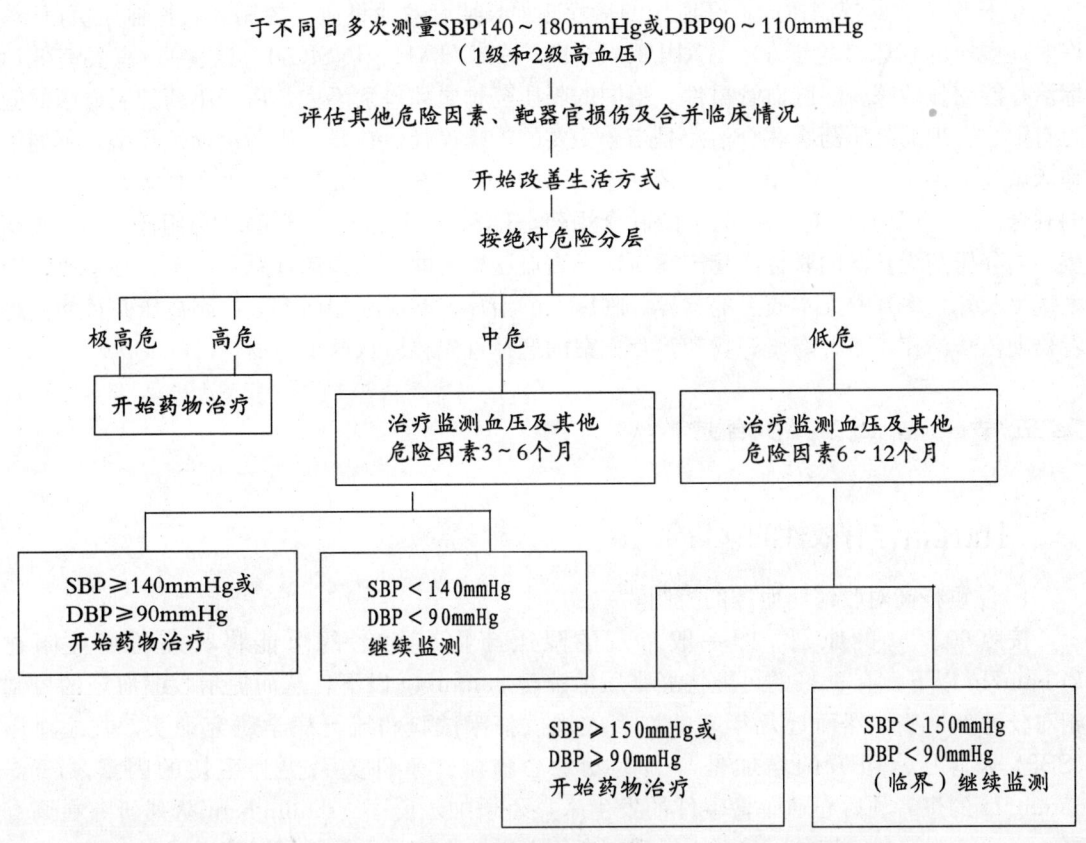

图 36-4-3　中国高血压防治指南治疗流程

pertension Optimal Treatment 高血压最佳治疗研究）是以舒张压达标的研究，此方案比较了三种不同的舒张压目标水平（DBP<80、<85、<90mmHg）时对心脑血管事件的影响，结果表明，以钙离子拮抗剂为主导治疗方案能使92%的高血压患者的舒张压控制在90mmHg以下，预防心脑血管事件的最佳舒张压值为83mmHg，在高血压合并糖尿病的患者，舒张血压值80mmHg与90mmHg相比心脑血管病的事件率减少了51%。英国的UKP-DS（United Kingdom Prospective Diabetes Study）研究也显示了对于糖尿病伴高血压患者仅严格的控制血压是不够的，严格的控制血糖仅能有效的减少糖尿病的微血管病变的事件率，但不能降低大血管事件的发生，在控制血糖基础上再严格的控制血压，使血压治疗达标则可大大地降低心脑血管（大血管）事件的发生。在国际高血压学会（ISH）主持的一项前瞻性临床试验荟萃分析中（BPLT研究），第一轮分析汇总数据，结果同样显示了较严格的血压控制目标值能进一步减少CVD事件，CVD事件的相对危险为0.85（0.76～0.96）。

2. 不同人群降压的目标值　JNC 7和2003欧洲高血压防治指南均明确指出降压达标的重要性，并规定，一般人群降压的目标血压值是<140/90mmHg，对于有糖尿病或肾病的高危高血压患者，血压目标是<130/80mmHg。对于其他特殊人群，如脑卒中患者、心肌梗死后患者等，危险性分层属于高危患者，但对其血压控制仍要求必须控制在<140/90mmHg。老年收缩期高血压是高血压治疗的难点，JNC 7中指出>50岁以上高血压患者应注重对收缩压的控制，2003 ESC/ESH也强调对收缩期高血压的治疗并提出尽管收缩血压控制到正常较为艰难，还是要尽量将收缩压控制在140mmHg以下。

3. 长期有效的控制血压 高血压的治疗必须长期有效地将血压控制到目标血压值以下，许多高血压的临床试验提示（ANBP2、HOT、ALLHAH、INSIGHT 试验），积极有效达标治疗能明显的减少心脑血管事件，不同的降压药物之间差别不大。由于单药控制血压的能力有限，合理的降压药物联合治疗是当今主要的治疗途径，在联合用药治疗途径中，不同的临床试验提供了不同联合用药比例及临床用药的试验方案，ALLHAH 试验中每组近有 63% 的联合用药、LIFE 研究中有 64% 的联合用药，INSIGHT 也有 30% 的联合用药。不同作用机制的降压药为基础的联合治疗方案对这类高血压患者的临床预后（总死亡率、心脑血管病发病率及死亡率）并无本质上的差异。临床上的治疗策略应在如何有效控制血压并且能使患者长期依从治疗，各种降压药物和治疗方案的选择首先要服从这个前提。

第五节 高血压的治疗

一、对血压治疗有效性的评价

1. 注重提高对收缩期血压的控制

按照 60、90 的原则，即一般常规的降压药物有 60% 的可能将收缩压的控制在 140mmHg 以下，有 90% 的可能将舒张压治疗至 90mmHg 以下，从而提示收缩血压的控制相对较为难一些。然而近几年来的许多大规模临床试验和流行病学研究证实，收缩血压（SBP）及脉压（PP）的增加是与预后发生心脑血管事件关系更为密切的因素，PP≥65mmHg 的患者预后心脑血管事件的发生率显著增加。美国 Framingham 队列研究在调查冠心病、脑血管事件与血压关系中发现在老年人中，收缩血压及脉压增高已成为心脑血管事件的主要危险因素。PROGRESS 研究中收缩压 132mmHg 与 141mmHg 相比，HOPE 研究中 SBP140mmHg 与 142mmHg 相比均获得明显的收益。近来公布的 ALLHAT 研究中，氯噻酮与多沙唑嗪及赖诺普利相比所获得的卒中危险的降低均主要由于收缩压的差异。前瞻性研究 UKPDS 发现随访中糖尿病患者大血管及微血管并发症发生率与收缩压明显相关，在 SBP>120mmHg 时并发症增加。因此，多数高血压患者特别是 50 岁以上的患者，治疗重点应放在 SBP 达标上。然而遗憾的是，迄今为止，多数大型国际临床试验均以舒张压为观察指标，收缩压能够达到目标值 140mmHg 以下的较少。美国作为世界上血压控制率最高的国家（90 年代初控制率为 26%，而 2000 年平均控制率仅提高 7 个百分点 34%）舒张压控制在 90mmHg 以下可占 77%，而收缩压降至 140mmHg 以下的仅有 34%。因此对于老年高血压患者收缩血压的控制一直面临着挑战。鉴于这种情况，新近公布的 JNC Ⅶ 明确提出，50 岁以上成人，收缩压≥140mmHg 是比舒张压更重要的心血管疾病危险因素，治疗的重点应放在收缩压达标上。

2. 替代终点及相关干预药物

替代终点是指与主要终点相关或预告主要终点的终点。临床试验的主要终点为具有临床意义的终点，即直接测自病人的感觉、功能和存亡。替代终点是替代主要终点的一种测定或体征。治疗后替代终点的改变应能反映主要终点的改变。

一般认为，高血压干预临床试验的主要终点是心血管病死亡率、非致命性心肌梗死和脑卒中。但如果观察时间相对短（3～5年），观察对象的危险又较低（如轻度高血压），用这些终点显然是不实际的。用于高血压的日常临床诊治，亦不实际。所以大多数情况下，用一些中间终点替代主要终点，称为替代终点。

替代终点评估抗高血压治疗可能有多种优点：节省临床试验的时间和经费；可以比较几种不同的治疗；可以进一步了解不同治疗的作用机制。尤其是各型高血压病人的治疗裨益既已明确，今后的临床试验已不容许用安慰剂，这方面的优点将更加重要。故高血压中间终点的评估实质上是高血压主要终点研究的重要补充。

2003年欧洲高血压诊治指南对高血压的几个中间终点及其治疗进行了说明。

3. 左室肥厚

通常以测定左室质量及左室重量指数来作为评价左室肥厚的指标，因测定 LVH 存在着仪器及标准的异质性，因此只有少数研究遵循严格的诊断标准。许多研究观察了不同药物对高血压相关的左室肥厚的作用，LIVE、ELVERA、PRESEREVE 等研究均提示 ACE 抑制剂与钙拮抗剂及吲哒帕胺缓释片对左室肥厚的逆转有相似的作用。持续 5 年的大型国际临床试验 LIFE 研究显示 ARB 较 β-受体阻滞剂对左室肥厚有更好的作用。左室肥厚的改善通常可以伴随着左室舒张及收缩功能的改善。LIFE 研究尤其观察到氯沙坦治疗后心电图左室肥厚的减轻伴随着心血管事件发生率的降低。LIFE 的一个以超声心动图为评价指标的亚组分析亦得到同样的结论。

近来比较氯沙坦和阿替洛尔的研究（PRGAAL）虽未得出两组治疗后左室质量指标的变化有统计学意义，但发现氯沙坦组心房利钠肽（ANP）降低而阿替洛尔组升高，说明两组在心室顺应性上有相反作用。今后的研究应着眼在药物对胶原含量和室壁纤维化的治疗效果，而不仅在左室质量上。

4. 动脉粥样硬化

一些随机试验比较了不同降压制剂长期治疗（2～4年）对颈动脉内中膜厚度的作用。在这一终点上，仅有钙拮抗剂有较好的作用。ELSA 研究显示，拉西地平不仅在减慢颈动脉分叉处内中膜厚度增加方面作用显著，而且在斑块进展和消退中均有较好的作用。INSIGHT国际试验中对高危高血压患者采用硝苯地平控释片（拜新同）与传统的降压药（利尿剂）进行长约 4 年的降压比较，结果显示：2 组药物均可以将血压降至靶目标水平，一级终点，总死亡率两组药物无差别。但在亚组分析中发现，硝苯地平控释片组在颈动脉内膜增厚的程度及速度上，利尿剂显著的快于硝苯地平控释片，提示长效钙离子拮抗剂在高危的高血压患者比利尿剂有更好的器官保护作用。有关 ACE 抑制剂的作用仍有争议。近来 PHYLLIS 研究得出，福辛普利在用双氢克尿噻治疗的患者可预防颈动脉内中膜厚度的进展，但对分叉处作用有限，颈总动脉壁的改变也很轻微。

5. 蛋白尿及微量白蛋白尿

高血压及糖尿病患者出现微量白蛋白尿甚至蛋白尿，预示着肾功能的损害。而二者的出现，又是心血管疾病的危险因素。JNC 7 已将微量白蛋白尿列为心血管疾病的危险因素。因此，在降压治疗过程中，注意选用可减少蛋白尿的药物，不仅可以延缓肾功能的恶化，更可减少 CVD 的发生和发展。

多数观察肾功能的研究在糖尿病患者中进行。简言之，或多或少的降低血压，与安慰剂比较，血管紧张素Ⅱ受体拮抗剂（ARB）可延缓进展性糖尿病肾病患者肾功能的恶化（二组 SBP 相差 3～4mmHg）。更严格的降压治疗用于蛋白尿患者，包括微白蛋白尿或蛋白尿。一项研究显示，伊贝沙坦较氨氯地平更能延缓肾衰的进展，而其他一些研究显示氯沙坦与β-受体阻滞剂相比更能减少新发蛋白尿的发生。ALLHAT 研究在随机接受氯噻酮、氨氯地平或赖诺普利治疗的患者（包括36%糖尿病）中未能发现肾功能的不同，这有可能是各组血压控制均较好的结果。

对非糖尿病肾病患者，近来11个研究的荟萃分析结果显示，与血压下降至144/87mmHg相比，血压达到139/85mmHg的患者肾功能恶化明显减少，但并不能肯定这些益处是血压降低本身的作用，还是来源于ACE抑制剂降压以外的作用。

近期完成的AASK试验未能发现美国黑人高血压伴肾小球硬化者血压降至128/88mmHg较141/85mmHg获得进一步肾功能恶化的延缓，但ACE抑制剂在延缓肾小球滤过率下降方面较β-受体阻滞剂或钙拮抗剂更有效。因而提示，非糖尿病肾病患者使用ACE抑制剂可能比严格降压更重要，而在糖尿病肾病患者降压达标与RAS的阻断同样重要。

6. 新发糖尿病

近期研究发现，与利尿剂、β-受体阻滞剂或钙拮抗剂相比，使用ACE抑制剂可使高血压患者在随访中新发糖尿病的发病率最低。ACEI及ARB的基础研究发现与其他药物相比可以提高胰岛素的敏感性降低胰岛素抵抗。ALLHAT的大型临床研究也显示，随机接受赖诺普利或氨氯地平者比接受氯噻酮者糖尿病发生率较低。在第5年，氯噻酮组有8%的患者需补钾，而氨氯地平组和赖诺普利组分别为4%和2%。基线时非糖尿病患者在第4年发生糖尿病的比率在氯噻酮、氨氯地平和赖诺普利组分别为11.6%、9.8%和8.1%。

二、多重心血管危险因素协同控制

心血管各种危险因素常常相互之间有关联，高血压者常与肥胖、2型糖尿病、高血脂症同时并存，80%～90%的高血压患者有血压升高以外的危险因素。心脑血管病又是多重危险因素共同作用的结果。积极降压治疗的对象不能只根据血压水平，而是根据心血管危险分层。从总体上说，高血压患者的心血管危险是正常者1.5倍，降压治疗后尽管血压控制正常范围内，血压升高以外多种危险因素依然对预后产生重要的影响。在血压以外的诸多因素中，性别、年龄、吸烟、血胆固醇水平、血肌酐水平、糖尿病和冠心病对心血管危险的影响最明显。因此，必须在心血管危险因素控制新概念指导下实施，控制某一种危险因素时应注意尽可能改善或至少不加重其他心血管危险因素。降压治疗方案除了必须有效控制血压和依从治疗外，还应顾及可能对糖代谢、脂代谢、尿酸代谢等的影响。近年研究发现心血管危险因素协同干预治疗，可以进一步改善预后，近期公布ASCOT（Anglo-Scandinavian Cardiac Putcome Trial）研究发现降压联合降胆固醇治疗与单纯降压治疗相比较，冠心病事件、脑卒中进一步减少36%与27%。而高血压患者降压的同时使用胰岛素增敏剂也显示了血脂、血压综合控制的优越性。

三、降压药物的选择

1. 初始药物治疗和药物联合应用

初始药物治疗原则上应该根据病人的情况选择不同的药物，目前已不再强调阶梯治疗，而坚持以个体化为治疗准则。WHO-ISH认为任何一类降压药物均可作为初始药物。2003 ESC/ESH及WHO/ISH及中国高血压指南仍强调在危险分层的基础上先采用任何一种可能适合患者的降压药物治疗，在出现不良反应及降压无效时加用或换用其他的降压药物。而JNC 7报告指出：病人的初始治疗，如果没有强适应证，应该选择噻嗪类利尿剂，不耐受或无效时，可合并使用其他类降压药物。根据上述不同看法我们更倾向于我国的治疗方案。

一般来讲，降压治疗应循序渐进，在几周的时间内逐渐使患者的血压达到目标值。为了达到目标血压，许多患者需要联合用药。联合用药的比例取决于基础血压值，如Ⅰ级高血压，可能单药治疗占大多数。血压越高，目标值越低，则联合用药的比例越大。ALLHAT入选患者为1～2级，60%为单药治疗。而HOT入选2～3级的高血压患者，根据目标血压的不同，单药仅25%～40%。而绝大多数糖尿病患者需要两种以上的药物治疗。

药物治疗从小剂量开始以减少不良反应，如果患者对单一药物有较好反应，但血压未能达到目标，应当在患者能够很好耐受的情况下增加该药物的剂量。可以通过联合用药最大限度地降低血压，将可能存在的与剂量相关的副作用减少到最小。如果一个药物的疗效反应很差，或是耐受性差，可换另一类型药物，而非加大第一个药物剂量或加用第二个药物。

JNC 7提出，如患者血压≥160/110mmHg，或血压在目标值以上20/10mmHg，就应联合用药。2003欧洲高血压指南提出，根据基线血压及并发症存在与否，决定以低剂量单剂开始或小剂量联合应用2种降压机制不同的药物开始治疗（图36-5-1）。合理的联合用药方式见图36-5-2。

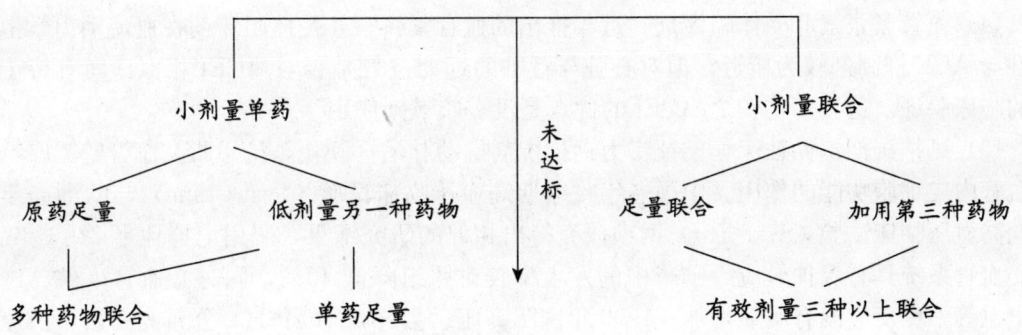

图36-5-1 单药与联合用药（2003ESH/ESC）

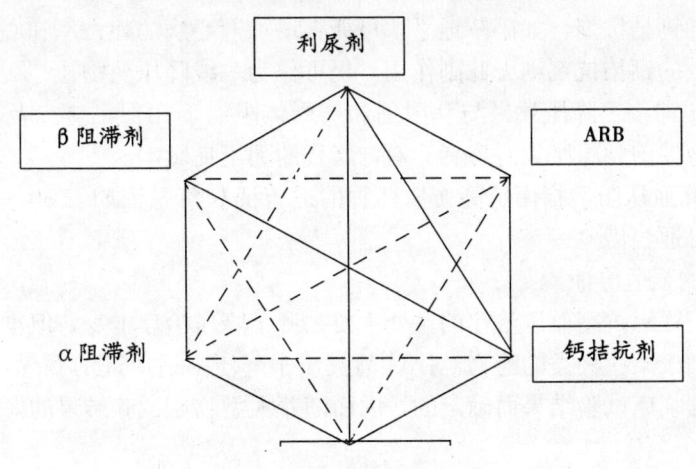

图36-5-2 联合用药方式

实线表示大型临床试验证实合理的联合

2. 降压药物种类的选择

如前所述,应根据患者的情况选择合适的降压药物,六类一线降压药物均可选用。现就六类药物予以简要评述。

(1) 噻嗪类利尿剂:主要通过减少血容量,长期应用则通过降低外周血管阻力而实现降压目的,因而适用于容量型高血压患者,尤其适用于肥胖和老年患者。ALLHAT研究由于其特殊的联合用药方案,得出单用利尿剂降压效果不亚于ACEI、钙拮抗剂或β-阻滞剂,但目前临床上噻嗪类利尿剂仍以合并用药为主。吲哒帕胺(钠催离)结构与噻嗪类相似,其利尿作用较弱,因具有较强的脂溶性而选择性地浓集于血管壁,有较强的血管扩张作用,能消退左心室肥厚,减少尿蛋白量。对血脂、糖代谢无不良影响,对血钾影响较小,引发痛风偶见,目前在我国应用较广泛。

(2) β-受体阻滞剂:主要通过降低心率、降低心肌收缩力、减少心输出量而产生降压作用。在高血压合并冠心病心绞痛、高血浆肾素、围手术期及明显焦虑的患者中成为首选降压药。

(3) 血管紧张素转换酶抑制剂(ACEI):ACE抑制剂的优点在于其对靶器官的保护作用,在高血压合并左室肥厚,心力衰竭,蛋白尿,糖尿病,以及心肌梗死后者应首选应用。其主要副作用为咳嗽,肾功能不全者慎用,双侧肾动脉狭窄者禁用。

(4) 血管紧张素II受体阻滞剂:近年推出的血管紧张素II受体阻滞剂在血流动力学上的特性与ACE抑制剂较为接近,但对心脏与肾脏的远期益处是否与ACEI相似,尚有待于更多的临床验证。这类药物较之ACEI的优点是没有咳嗽副作用。

(5) 钙拮抗剂:循证医学已证实力钙拮抗剂抗动脉粥样硬化,抗心肌及血管壁肥厚,保护血管内皮细胞功能的作用。中国老年收缩期高血压临床试验(Syst-China)与欧洲老年收缩期高血压临床试验(Syst-Eur)两项研究得出相似的研究结果,服用尼群地平2~3年后,对心血管系统具有保护效应,脑卒中的发生率较对照组降低40%,同时心血管事件、癌症及出血等不良反应没有明显增加。1999年国际高压学会(WHO-ISH)公布的高血压治疗指南指出对所有高血压各亚组病人钙拮抗剂均能有效降压,且耐受性好,在老年高血压病患者中有预防脑卒中的益处。1995年关于钙拮抗剂的争论引起人们对钙拮抗剂一场不小的恐慌,现在认为,短效的钙拮抗剂,如硝苯地平,可能会增加冠心病的死亡率和心肌梗死后再梗死的发生率。而长效的钙拮抗剂则无此副作用,仍可作为一线降压药物。

(6) α_1受体阻滞剂:降压效果与利尿剂和β-受体阻滞剂相似,与二者合用具有协同效应。尤其适用于合并前列腺肥大对患者。对糖脂代谢无不良影响。

2003年欧洲高血压防治指南抗高血压药物的适应证和禁忌证如表36-5-1所示,在临床选择降压药物时可适当借鉴。

3. 降压药物的强适应证

尽管大量研究提示抗高血压治疗的益处主要来源于降压治疗本身,但也有证据显示,某些特殊人群更适用于某些种类的药物。JNC Ⅶ提出了降压强适应证的概念(表36-5-1)。这些强适应证是根据临床试验结果而确定的,因而随着大型临床试验结果的揭晓,必将不断发生变化。

表 36-5-1　降压药物的适应证和禁忌证

药物种类		适应证	禁忌证	
			绝对禁忌	可能禁忌
利尿剂	噻嗪类	充血性心力衰竭 老年人 单纯收缩期高血压 黑人	痛风	妊娠
	袢利尿剂	肾功能不全 充血性心力衰竭		
	醛固酮拮抗剂	充血性心力衰竭 心肌梗死后	肾衰 高血钾	
β-受体阻滞剂		心绞痛 心肌梗死后 充血性心力衰竭 妊娠 心动过速	哮喘 慢性阻塞性肺病 房室传导阻滞（2或3度）	外周血管病 糖耐量减低 运动员和体力劳动者
钙拮抗剂	长效二氢吡啶类	老年人 单纯收缩期高血压 外周血管疾病 心绞痛 颈动脉粥样硬化 妊娠		心动过速 充血性心力衰竭
	非二氢吡啶类	心绞痛 颈动脉粥样硬化 室上性心动过速	房室传导阻滞（2或3度） 充血性心力衰竭	
ACE抑制剂		充血性心力衰竭 左室功能不全 心肌梗死后 非糖尿病肾病 1型糖尿病肾病 蛋白尿	妊娠 高血钾 双侧肾动脉狭窄	
AⅡ受体拮抗剂		2型糖尿病肾病 糖尿病微白蛋白尿 蛋白尿 左室肥厚 ACE抑制剂咳嗽	妊娠 高血钾 双侧肾动脉狭窄	
α受体阻滞剂		前列腺肥大 高脂血症	体位性低血压	充血性心力衰竭

总之，患者用药一定要个体化，在考虑选择药物时需考虑以下几点因素：①患者既往的用药经历；②药物价格；③心血管病危险因素；④高血压靶器官损害、合并的临床情况以及是否合并糖尿病等；⑤可能有利于或限制某些药物应用的其他情况；⑥可能的药物相互作用。

4. 特殊类型高血压选用药物原则

(1) 老年高血压：65岁以上老年人中高血压患者占该人群的2/3以上，尤其是单纯收缩期高血压,这是高血压控制率最低的人群。老年人的降压治疗应根据高血压治疗总的原则,降压标准也应和年轻人一样<140/90 mm Hg,收缩压如不能达标,则越接近正常越好。避免使用能引起体位性低血压的药物(如α-阻滞剂、大剂量双氢克尿噻)和影响认知能力的药物(如可乐定、甲基多巴)。

(2) 高血压左室肥厚(LVH):左室肥厚是心血管疾病的独立危险因素。各种降压药,除了直接血管扩张剂外,都可减少 LVH。限盐、降低体重对减轻 LVH 都有效。积极控制血压是逆转左室肥厚的根本所在。

(3) 缺血性心脏病:要避免降压过快而引起反射性心动过速、交感神经紧张。稳定性心绞痛患者首选β-阻滞剂或长效钙拮抗剂。急性冠脉综合征首选β-阻滞剂或 ACEI。心肌梗死后的患者应使用β-阻滞剂、ACEI 和醛固酮拮抗剂。

(4) 脑血管病:高血压是出血或缺血型脑卒中最危险的因素。一般认为在早期急性缺血型脑卒中,除非血压很高(如>180/105 mm Hg),应暂停用降压药,直至病情稳定。否则过度降压会明显减少脑血流量。在病情稳定后应把血压控制在约 160/100mmHg。ACE 抑制剂和噻嗪类利尿剂合用可降低中风复发率。

(5) 肾脏病变:已知所有 CCB 与 ACEI 都有肾脏保护作用。著名的 AIPRI 试验结果表明,双通道排泄的苯那普利长期应用可降低肾功能不全患者尿蛋白,延缓肾衰进程。慢性肾病患者目标血压值为<130/80mmHg。已证实 ACE 抑制剂及 ARB 有利于控制糖尿病和非糖尿病性肾病的进展。

(6) 高血压合并糖尿病:改善生活方式和降压药物治疗具有同样作用,须将血压控制在 130/80 mm Hg 以下。ACEI 是首选药物,它不仅能减慢肾病进展,在血压正常糖尿病患者也是如此,这是近年来 ACEI 临床应用最大突破,若 ACEI 不适合应用则考虑血管紧张素 II 受体拮抗剂。

(7) 妊娠:用于紧急降低妊娠高血压的药物是硝苯地平、肼苯达嗪、拉贝洛尔。用于长期治疗妊娠高血压的药物包括β-阻滞剂、甲基多巴、哌唑嗪、肼苯达嗪、硝苯地平等。一般妊娠期间避免使用的药物包括 ACEI、血管紧张素 II 受体拮抗剂和利尿剂。

(8) 高血压危象:高血压危象包括急症和次急症情况,高血压急症是指那些需要立即降低血压(不必达到正常范围),以预防或减少靶器官损伤,例如高血压脑病、颅内出血、不稳定性心绞痛、AMI、伴有肺水肿的急性心衰、夹层动脉瘤或子痫。高血压次急症是指那些期望在几个小时内降低血压的状况,例如高血压伴有视神经乳头水肿,进行性靶器官并发症和严重的围手术期高血压。缺少症状或没有新的、进行性的靶器官损伤的单纯血压升高非常罕见。许多高血压急症的治疗都是经非胃肠给药,也可以给予起效较快的口服药。

第六节 高血压与时间治疗

一、时间治疗学简介

"时间治疗学"针对人体的时间生物学特点,选择合适的药物制剂及合理的给药时间或通过特定的给药技术,使药物作用与疾病发生的节律相一致,从而达到优化治疗效果、降低药物不良反应的目的。目前的这类研究主要针对临床常用的普通药物,对不同的用药时间与疗效的关系进行探讨。

目前大多数的研究结果显示，心肌缺血、室性心律失常、心绞痛和心脏猝死的发病呈现日节律变化。这些疾病的高峰发作时间均在上午 6：00～12：00 之间，而人的生理因素（如血压、心率、血小板凝聚作用、儿茶酚胺的释放）也遵循某一节律变化。因此，在高血压诊治过程中，掌握这些节律变化，并结合药物的药动学、药效学变化规律，制订最佳的治疗方案，进行时辰给药，将有利于提高药物的疗效，降低药物不良反应的发生。

人体的血压在 24 小时呈现生物节律性变化：清晨醒后数小时内血压迅速升至峰值，半夜至凌晨降至谷值。通常夜间血压下降值大于白天血压的 10%，呈杓型曲线。大多数高血压患者的血压波动规律与正常人相似，仅平均血压水平高于正常人，部分患者夜间血压下降小于白天血压的 10%，呈非杓型曲线。认识血压的节律性变化规律及其与心脑血管事件的关系，对临床上进行高血压的治疗具有重要的指导意义。理想的降压药物，应能在 24 小时内平稳降压，降低整体血压水平；显著降低患者清晨血压，阻遏清晨觉醒后的血压骤升，使高血压患者安全度过心脑血管事件高发时段；同时能够维持夜间血压适度下降，恢复正常的血压模式，有效保护靶器官功能。

对于目前的降压药物，应该遵循"时间治疗学"的原则进行客观的评价。美国 JNC-Ⅵ、JINC-Ⅶ和欧洲高血压指南都推荐选用日服一次能够 24 小时平稳降压的长效降压药，体现了高血压的时间治疗学原则。

二、血压的测量方法和评价指标

目前常用的血压测量方法有三种：传统的诊所偶测血压、动态血压测量（ABPM）和家庭自测血压（SBPM）。常规血压测量虽已应用多年，但其局限性也不容忽视，舒张压测量准确性低、测量者之间的误差大、只能获得 24 小时中少量的血压值、"白大衣效应"导致高估血压值无法判断或低估治疗效果、不能说明 24 小时血压的节律性变化、重复性低。这些因素既阻碍了水银血压计的发展，同时也促进了自动的、诊所外血压测量仪（ABPM 和 SBPM）的应用。

动态血压监测（automated blood pressure monitoring，ABPM）近 15 年有了极大的发展，可用来检测和评价降压效应以及指导降压治疗，并可避免白大衣效应和安慰剂效应。ABPM 的监测指标中常用来评价降压药物疗效的有谷峰比值和平滑指数。同时根据 ABPM 的监测结果可将血压的节律进行分型，依此评价病人的预后。

1. 谷峰比值（trough-to-peak ratio，T/P ratio）　是目前降压药物疗效评价的一个重要指标，定义为服用降压药物后最小和最大降压效应的比值，反应药物作用维持时间和平稳程度。90 年代美国 FDA 推荐采用谷峰比值作为评价指标，谷峰比值 50% 以上表示日服一次即可 24 小时平稳降压。但在近年的临床研究中，谷峰比值无统一明确的计算方法，不同方法得出的结论也不一致。目前多采用的方法是取 1 小时和 2 小时时间段计算谷峰比值。谷峰比值能提供关于药物作用与时间关系的信息，因而评价降压药物的临床试验中，把谷峰比值作为反映药物时效作用的重要指标（图 36-6-1）。

2. 平滑指数（smoothness index，SI）　是 1998 年 Parati 等人提出的一个新的反映药物平稳降压的指标，定义为应用降压药物后每小时降压幅度的平均值（ΔH）与每小时降压幅度的标准差（$SD_{\Delta H}$）的比值，即 $SI=\Delta H/SD_{\Delta H}$，可反映降压的平稳性。SI 越高，药物 24 小时降压效果越均衡；SI 包含了整个 24 小时内每小时的血压变化信息。以往研究提示平滑

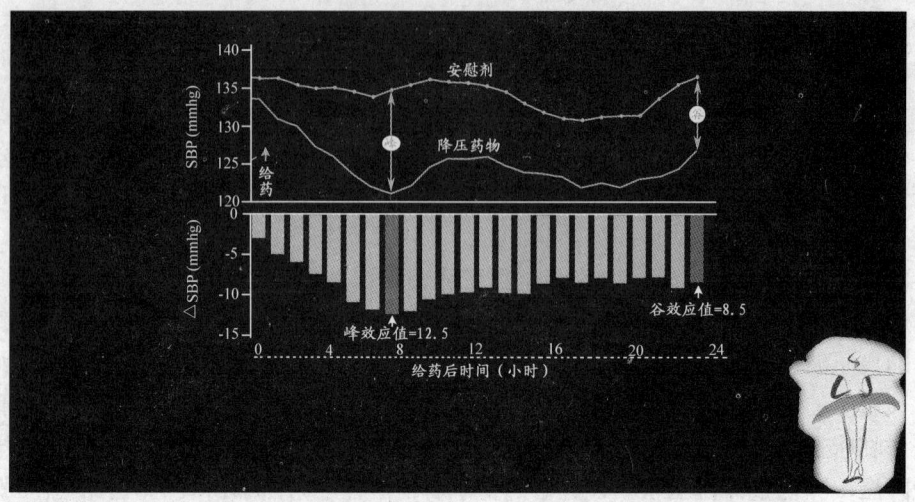

图 36-6-1　降压长效性指标—谷峰比值（T/P ratio）

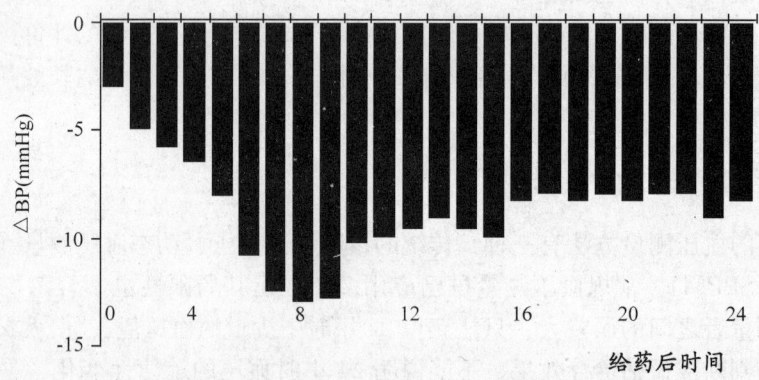

图 36-6-2　降压平稳性指标—平滑指数（SI）

SI：ΔH/SD＝3.7　ΔH：8.6（24h 血压变化均值）SD：2.3（24h 血压变化的离散程度）

指数重复性优于谷峰比值，能可靠地反映降压药物的平稳降压作用。

3. 血压昼夜节律分型　分为正常的血压昼夜节律（杓型）和异常的血压昼夜节律（包括非杓型、反杓型、超杓型和凌晨高血压四种类型）。

（1）杓型（dipper）：一般把夜间平均血压比日间平均血压下降率为 10%～20% 的血压昼夜节律称为杓型。大多数轻、中度高血压患者在夜间睡眠时血压有相当明显的降低，但随着年龄的增长，昼夜波动幅度较小。

（2）非杓型（non-dipper）：夜间平均血压下降不足 10% 但大于 0。多见于重度高血压患者或伴有靶器官严重受损者、睡眠呼吸暂停综合征和严重失眠者。非杓型血压的患者罹患左室肥厚和脑血管病的危险明显增加。

（3）反杓型（reverse-dipper）：夜间平均血压下降＜0，即夜间血压不下降，反而超过日间平均血压者。可见于严重植物神经功能障碍者和一部分明显动脉粥样硬化的老年人，表现为白昼血压低下或直立性低血压，夜间血压持续升高。

（4）超杓型（extreme-dipper）：夜间平均血压下降超过 20%，即夜间血压过度降低。此型多见于老年高血压患者，超杓型高血压患者脑卒中的发生率增加，同时心、脑、肾等靶器官受损的机会及严重程度明显增加。

（5）清晨高血压：以 6：00～8：00 血压上升速率表示清晨血压骤升程度，即晨起血压值超过日间平均血压的 15%，超过夜间平均血压的 20%～25%；也有定义为晨起血压比夜间最低血压测定值高 55mmHg。高血压患者清晨血压升高较陡直，与心脑血管事件明显相关，因此清晨高血压的定义仅限于高血压患者。

24 小时动态血压监测在临床上的应用为降压药物的评价提供了有力的工具，其效果明显优于诊所的偶测血压。ABPM 可以客观地评价日服一次的长效抗高血压药物能否达到高血压的"时间治疗学"目标，如：能否恢复"正常"的血压节律，24 小时的血压是否获得平稳控制，清晨血压是否相应降低，血压变异是否降低，谷峰比值是否高于 50% 等。因此，实际工作中，如能根据患者的血压昼夜节律有针对性的选择降压药物，也许对平稳降压和保护靶器官获得更多的益处，更好地发挥抗高血压药物在减少高血压患者心脑血管事件的发生率和死亡率方面的重要作用。

三、相关的临床研究

目前国内外的研究正依据高血压的时间治疗学原理积极进行降压药物的开发并对目前的降压药物进行了一系列的时间治疗学评估试验。依据药物种类的不同采取在不同时间服药是合理应用降压药物的重要措施。

现有的研究表明，依照传统的用药方法，多数临床常用药物如短效的 β-受体阻滞剂、依那普利、及短效钙拮抗剂等均不能有效地抑制清晨的血压升高。合理的服药时间是应根据药物类型和剂型加以选择。如短效降压药每日三次，第一次服药时间应在清晨醒后即服不等到早餐后或更晚，最后一次应在下午 6 时之前。也就是在血压高峰出现前半小时至 1 小时给药效果较好。长效控、缓释制剂每日只服用一次，应清晨醒后即服用。经研究发现，这种服用方法对防止上午血压升高有重要的意义，既能使白昼的血压得到良好的控制，又不使夜间的血压过度下降，起到稳定 24 小时血压的目的。

长效降压药物降压平稳、持久，仅需日服一次可控制全天血压，故有较佳的顺应性，广泛应用于临床，目前多数厂家建议早晨服用，但已有少数的研究表明不同药物的最佳服药时间不同。如替米沙坦在国外进行的两项分别与氨氯地平和氯沙坦的随机双盲安慰剂对照临床试验证实，替米沙坦早晨服用不仅能够恢复高血压患者的"正常"血压模式，而且降压效果优于氨氯地平和氯沙坦，特别是在给药间隔的最后 4 小时，即高血压患者的清晨危险时刻，有更强的保护作用。Kohno 等曾对咪达普利不同用药时间的降压效果进行了研究，发现晚间应用咪达普利对杓型组降压效果最为理想，而早晨应用咪达普利对非杓型组的降压效果较好。

Frishman 等观察 COER-维拉帕米对血压生物学节律的影响，证明晚上睡前服用该药可有效控制次日清晨的血压和心率升高，并减少心脏事件发生的危险。2002 年发表的 White 等人的研究再次证实晚上服用 COER-维拉帕米能控制清晨高血压和心率增快，更好的控制 24 小时血压，夜间血压不会过渡降低。此研究中共入选了 357 例患者，坐位舒张压 95～114mmHg 且 ABPM 白天舒张压≥85mmHg，随机分为四组：COER-维拉帕米（controlled-onset extended release verapamil）、依那普利、氯沙坦、安慰剂，COER-维拉帕米睡前服用，其他三种药物早上服用。治疗 8 周后，清晨血压在 COER-维拉帕米组明显降低（−15/−10mmHg），依那普利组（−9/−7mmHg，$P<0.01$），氯沙坦组（−8/−5mmHg,

$P<0.001$)。COER-维拉帕米组与安慰剂和氯沙坦组比较 24 小时平均血压明显降低,与依那普利组相似。Bakris 等人的研究入选了 406 例高血压病人,进行随机双盲、安慰剂对照、多中心研究。分组与 White 等人的研究相同,结果表明 COER-维拉帕米比依那普利和氯沙坦更明显的降低了早晨的血压（-16.6/-11.9mmHg,$P<0.001$）;COER-维拉帕米和依那普利降低 24 小时平均血压相似（-11.6/-8.4 mmHg VS-13.4/-8.3 mmHg,P=NS）,氯沙坦降低收缩压与 COER-维拉帕米和依那普利相似（-9.3 mmHg）但降低舒张压稍差（-5.4 mmHg,$P<0.05$ VS COER-维拉帕米和依那普利）。COER-维拉帕米降低夜间血压与氯沙坦相似优于依那普利（$P=0.014$）。同时 COER-维拉帕米能降低全天和清晨的心率（-4.6 次/min,$P<0.001$）。

因此,兼顾血压晨峰和夜降过度,时间治疗学要求药物具备 24 小时内持续而稳定的降压效果;应用 ABPM 指导抗高血压药物的时间给要是必要的。应开展时间治疗学的研究,采取不同时间给药的方法,使更多的药物发挥其最佳的治疗效果。

总之,高血压的防治模式应当逐渐地向预防医学的方向发展,我们需要开展更多的临床研究来关注降压治疗给年轻高血压、老年高血压及高危高血压患者带来的益处,由于这类人群的基数大,是影响到高血压发病率和病死率的主要人群。因此积极有效的降压要体现到对个体病人的实际情况针对性的治疗上。在高血压防治过程中要充分调动高血压患者的积极性,获取患者对医生的信任,提高患者坚持改变生活方式和坚持用药的顺从性,这样才能更好地提高高血压的"三率",减少 CVD 事件。

（孙宁玲　荆　珊　王鸿懿）

参 考 文 献

1. The Seventh Report of the Joint National Committee on Prevention, Detection, Evaluation, and Treatment of High Blood Pressure: the JNC 7 report. JAMA, 2003, 289 (19): 2560-2572
2. 2003 European Society of Hypertension-European Society of Cardiology guidelines for the management of arterial hypertension. J Hypertens, 2003, 21: 1011-1053
3. PROGRESS Collaborative Study Group. Randomised trial of perindopril based blood pressure-lowering regimen among 6108 individuals with previous stroke or transient ischaemic attack. Lancet, 2001, 358: 1033-1041
4. The Heart Outcomes Prevention Evaluation Study Investigators. Effects of an angiotensin-converting-enzyme inhibitor, ramipril, on cardiovascular events in high-risk patients. N Engl J Med, 2000, 342: 145-153
5. Schrier RW, Estacio RO, Esler A, Mehler P. Effects of aggressive blood pressure control in normotensive type 2 diabetic patients on albuminur-ia, retinopathy and stroke. Kidney Int, 2002, 61: 1086-1097
6. Hansson L, Zanchetti A, Carruthers SG, Dahlöf B, Elmfeldt D, Julius S, et al. Effects of intensive blood-pressure lowering and low-dose aspirin in patients with hypertension: principal results of the Hypertension Optimal Treatment (HOT) randomised trial. Lancet, 1998, 351: 1755-1762
7. UK Prospective Diabetes Study Group. Tight blood pressure control and risk of macrovas-

第三十七章 糖尿病与心脏病
(Diabetes Mellitus and Heart Disease)

第一节 概述 …………………………… (1021)
　一、糖尿病概述与诊断标准 ………… (1021)
　二、糖尿病与冠状动脉病变 ………… (1023)
第二节 糖尿病脂蛋白紊乱 …………… (1026)
　一、1型糖尿病脂蛋白谱 …………… (1026)
　二、2型糖尿病脂蛋白谱 …………… (1026)
第三节 糖尿病血管内皮功能紊乱 …… (1031)
　一、内皮的通透性 …………………… (1031)
　二、循环血细胞与血管内皮的粘附 … (1032)
　三、内皮依赖性血管舒张受损 ……… (1032)
第四节 糖尿病与血栓前状态 ………… (1033)
　一、血小板聚集 ……………………… (1033)
　二、凝血因子的改变 ………………… (1034)
　三、糖尿病纤溶系统的变化 ………… (1034)
　四、糖尿病患者高凝状态与临床的关系 … (1034)
第五节 高血糖是致动脉粥样硬化的因素 … (1035)
　一、糖基化终产物在糖尿病动脉粥样硬化
　　　中的作用 ………………………… (1035)
　二、蛋白激酶 C ……………………… (1037)
　三、氧化应激 ………………………… (1037)
　四、糖化氧化反应 …………………… (1037)
　五、氧化应激反应和蛋白激酶 C 活化 … (1038)
第六节 糖尿病患者中其他心血管危险因子
　　　对冠状动脉的作用 ……………… (1038)
　一、高胆固醇血症 …………………… (1038)
　二、高血压 …………………………… (1038)
　三、吸烟 ……………………………… (1039)
　四、高半胱氨酸血症 ………………… (1040)
　五、遗传因素 ………………………… (1040)
第七节 糖尿病心肌病变 ……………… (1040)
　一、糖尿病心肌病的发病机理 ……… (1041)
　二、糖基化终产物在糖尿病心肌病发病
　　　机制中的作用 …………………… (1041)
第八节 糖尿病急性缺血事件 ………… (1042)
　一、急性心肌梗死 …………………… (1042)
　二、糖尿病合并心肌梗死的长期预后 … (1042)
　三、糖尿病合并心肌梗死的药物治疗 … (1043)
　四、糖尿病合并不稳定性心绞痛 …… (1043)
　五、心肌基质的代谢异常 …………… (1043)
第九节 糖尿病患者冠状动脉血管重建 … (1045)
　一、冠状动脉内血管成形术 ………… (1045)
　二、冠状动脉搭桥术 ………………… (1046)
　三、多支血管内成形术与冠状动脉搭桥术
　　　 ……………………………………… (1047)
　四、冠状动脉搭桥术的保护机制 …… (1047)
第十节 缺血预适应 …………………… (1048)
第十一节 糖尿病自主神经病变和心脏 … (1049)
　一、心律失常倾向 …………………… (1049)
　二、糖尿病自主神经功能紊乱与心律失常
　　　的关系 …………………………… (1049)
　三、无症状心肌缺血 ………………… (1050)
第十二节 争鸣与展望 ………………… (1050)

第一节 概　　述

一、糖尿病概述与诊断标准

糖尿病（DM）是胰岛素分泌绝对或/和相对不足（胰岛素作用异常）引起的以高血糖为共同特征的一组代谢异常，是遗传因素、环境因素相互复杂作用的结果。根据糖尿病的发病机制，引起高血糖的因素包括胰岛素分泌减少、及胰岛素作用不敏感致葡萄糖利用降低和肝脏葡萄糖产生增加。持续的高血糖及其他代谢异常导致多个器官系统继发病理改变，出现结构和功能损害。

根据对糖尿病病因和发病机制的新认识，1997年WHO对糖尿病的分类进行了修订（表37-1-1）。糖尿病的两大主要类型是1型和2型糖尿病。1型糖尿病主要是由β细胞免疫性损伤导致胰岛素分泌缺乏引起的。2型糖尿病是一组多基因异常，以不同程度的胰岛素抵抗、胰岛素分泌缺陷和葡萄糖产生增加、利用减少为特征。其他特殊类型糖尿病包括胰岛素分泌或作用的特殊遗传缺陷、损害胰岛素分泌的代谢异常、胰岛素外分泌疾病使多数胰岛细胞（>80%）破坏和一些内分泌病引起的继发性糖尿病。妊娠糖尿病（GDM）是妊娠过程中出现且首次被诊断的糖代谢异常，美国大约4%的妊娠妇女有GDM，大多数妇女在产后葡萄糖耐量转为正常，但此后有发展为糖尿病潜在危险（30%～60%）。

2000世界卫生组织修订的糖尿病诊断标准如表37-1-2。根据空腹血浆葡萄糖水平（FPG）葡萄糖耐量分为三类：① FPG < 6.1mmol/L（110mg/ml）为正常；② FPG ≥ 6.1mmol/L（110mg/ml）但 < 7.0mmol/L（126mg/ml）定义为空腹血糖异常（IFT）；③ FPG ≥ 7.0mmol/L（126mg/ml）诊断为糖尿病。IFT是糖尿病诊断和分类专家委员会定义的一个新的诊断类型，与糖耐量异常（IGT）相似，IGT的定义为口服葡萄糖负荷后，2小时血浆葡萄糖水平 ≥ 7.8但 < 11.1mmol/L（140～200mg/dl）。尽管IFT和IGT人群没有达到糖尿病诊断标准，但他们具有发生2型糖尿病和心血管疾病的高危因素。

表37-1-1 糖尿病的病因分类

1. 1型糖尿病（β-细胞破坏，通常导致胰岛素绝对缺乏）

    A. 免疫介导

    B. 特发性

2. 2型糖尿病（可以从胰岛素抵抗为主伴胰岛素相对缺乏到胰岛素分泌缺陷为主伴胰岛素抵抗）

3. 其他特殊类型糖尿病

    A. 基因突变引起β-细胞功能缺陷

      1) 肝细胞核转录因子（HNF）4α（MODY1）

      2) 葡萄糖激酶（MODY2）

      3) HNF-1α（MODY3）

      4) 胰岛素启动因子（IPF）1（MODY4）

      5) HNF-1β（MODY5）

      6) 线粒体DNA

      7) 胰岛素原或胰岛素转化

    B. 特发性

    C. 胰岛素作用的基因缺陷

      1) A型糖尿病抵抗

      2) 矮妖精综合征

3）Rabson-Mendenhall 综合征

4）脂肪萎缩糖尿病

D. 胰腺外分泌疾病——胰腺炎、胰腺切除、肿瘤、囊性纤维化、血色病、纤维钙化性胰腺病变

E. 内分泌病——肢端肥大、库兴综合征、胰升糖素瘤、嗜铬细胞瘤、甲状腺功能亢进症、胃泌素瘤

F. 药物或化学物引起——Vacor、戊烷脒、烟酸、糖皮质激素、甲状腺激素、二氮嗪、β-肾上腺素能兴奋剂、噻嗪类利尿剂、苯妥英、α-干扰素、蛋白酶抑制剂、氯氮平、β-阻滞剂

G. 感染——先天性风疹、巨细胞病毒、柯萨奇病毒

H. 罕见类型免疫介导糖尿病——僵人综合征、抗胰岛素受体抗体

I. 其他遗传综合征有时伴有糖尿病——唐氏综合征、Klinefelter 综合征、特纳综合征、Wolfram 综合征、Friedreich 共济失调、Huntington 舞蹈症、Laurence-Moon-Biedl 综合征、强直性肌营养不良、卟啉病、Prader-Willi 综合征

来源：摘自美国糖尿病协会

表 37-1-2 糖尿病诊断标准

糖尿病症状加随机血糖浓度≥11.1mmol/L（200mg/dl）[a,b]

或

空腹血浆葡萄糖≥7.0mmol/L（126mg/dl）[b]

或

口服葡萄糖耐量试验后 2 小时≥11.1mmol/L（200mg/dl）[c]

如果高血糖不明确或急性代谢紊乱，应在另一天重复试验以确定这些标准

[a] 随机的定义是不考虑最后一次进餐的时间
[b] 空腹的定义是指至少 8 小时未摄入热卡
[c] 应将相当于 75 克的无水葡萄糖溶于水中进行葡萄糖负荷试验，不推荐临床常规应用
（来源：美国糖尿病协会：临床实践指南，2000）

二、糖尿病与冠状动脉病变

在过去的 20 年，糖尿病的患病率在全球范围内急剧增加，预计在不久的将来仍将继续增加。到 1998 年，美国约有 1600 万糖尿病患者，大约占人口 6%，其中 90% 以上是 2 型糖尿病，此外，估计还有一半以上的糖尿病患者未被诊断。由于饮食和其他生活方式等因素，世界卫生组织估计到 2025 年，全球糖尿病患者人数将增加一倍以上，从 1997 年的一亿四千三百万增加到 2025 年的三个亿。

糖尿病是冠心病、中风和周围血管疾病重要的独立危险因素，在北美 80% 糖尿病患者死于动脉硬化，而一般人群仅三分之一死于动脉硬化，因糖尿病合并症住院的病人 75% 以上是心血管疾病。美国 1980 以后其他多因素疾病如心脏病、中风和多种癌症引起的死亡率呈下降趋势或保持稳定，而年龄调整后糖尿病的死亡率却增加了 30%。

一些尸体解剖研究证实，糖尿病患者冠状动脉和脑血管动脉粥样硬化程度比年龄性别相匹配的非糖尿病患者严重，且病变范围广泛。大规模血管造影研究结果与尸解结果一致，有明确冠心病史的糖尿病患者急性心梗导管置入术、血管成形术和冠状动脉搭桥术后近端和远端冠状动脉病变更严重。尸检和毛细血管显微镜证实糖尿病患者粥样硬化斑块溃疡形成和血栓形成明显增加。

(一) 1型糖尿病与冠状动脉病变

与2型糖尿病不同，1型糖尿病患者的心血管危险因素与高血糖本身相关，美国Joslin糖尿病中心对1型糖尿病的长期随访发现不管糖尿病发病年龄是在幼年还是青少年，30岁以后心血管死亡率开始增加，最早的CAD症状出现在35～40岁，提示糖尿病主要是加速年轻人早期动脉粥样硬化病变的进程。CAD危险40岁以后明显增加，到55岁35％1型糖尿病患者死于CAD，明显超过Framingham心脏研究中年龄匹配的非糖尿病患者。同2型糖尿病女性患者相似，1型糖尿病女性也丧失了非糖尿病女性CAD的保护机制。

30％～40％的1型糖尿病患者会出现糖尿病肾病，但他们CAD的发病率却明显增加，Steno纪念医院的资料显示持续蛋白尿的患者心血管疾病的相对死亡率是一般人群的37倍，而没有蛋白尿的患者心血管死亡率只比一般人群高4.7倍。在一项病例对照研究中，从1型糖尿病患者出现微量白蛋白尿（尿白蛋白排泄率大于$20\mu g/min$，但小于$200\mu g/min$，或每24小时30～300mg）开始进行随访，冠心病（CHD）发病率比年龄、性别和糖尿病病程相同的糖尿病患者高8倍。Joslin糖尿病中心发现持续蛋白尿的患者CAD发病的危险是没有肾脏并发症患者的15倍。因此，1型糖尿病患者微量白蛋白尿不仅是肾脏病变的指标，也是CAD潜在的危险指标。

前瞻性研究证实2型糖尿病患者微量白蛋白尿也是心血管死亡增加的独立危险因素，合并蛋白尿的2型糖尿病患者致命性CAD危险增加2～4倍。

如果糖尿病患者出现肾病，加重了糖尿病本身存在的致动脉硬化的机制。糖尿病肾病早期，肾功能还处在正常阶段，心血管疾病的危险因素就开始聚集，包括高血压、脂代谢异常和高凝状态。尽管血肌酐水平正常，糖尿病肾病患者合并高血压很常见，可以加重1型糖尿病患者的CAD。世界卫生组织糖尿病血管病变的多国研究中，合并高血压和蛋白尿的男性和女性患者死亡率分别增加11倍和18倍。微量白蛋白尿与致动脉硬化的脂蛋白谱相关，包括低密度脂蛋白（LDL）和残余乳糜颗粒水平增加，高密度脂蛋白（HDL）水平降低，脂蛋白a水平升高。此外，Ⅰ型纤溶酶原激活物抑制因子（PAI-1）活性、Ⅶ因子、血浆纤维蛋白原在伴微量白蛋白尿的1型糖尿病患者中明显升高。肾病导致循环和组织中前糖基化终产物（AGEs）蓄积增加，且与肾功能损害的严重程度相平行。肾移植成功后，AGEs的蓄积明显改善。

同糖尿病其他微血管并发症（如视网膜病变）相反，糖尿病肾病发生的危险只部分取决于血糖控制程度和糖尿病病程，而受基因易感性影响很大。糖尿病肾病患者表现有心血管疾病的家族聚集性，伴有蛋白尿的1型糖尿病患者比没有肾脏病变的患者心血管疾病明显增加，糖尿病肾病且伴有心血管事件者心血管疾病家族史比没有糖尿病肾病的患者高6倍，父母均有心血管疾病史或父亲有心血管疾病史的1型糖尿病患者其后代患糖尿病肾病的危险分别增加10倍和3倍，后代有糖尿病肾病的父母动脉血压水平比后代没有糖尿病肾病的父母高。因此，1型糖尿病患者有肾病和高血压的遗传易感性，而且这种遗传易感性与CAD危险增加相关。糖尿病肾病和CAD的遗传链可能部分与ACE I/D的多态性相关。这种先天的对CAD的易感性在血糖控制不良的患者可能更易表达。

终末期肾病和肾移植的病人

有报道终末期肾病的总死亡率糖尿病患者高于非糖尿病患者，35～44岁年龄组糖尿病患者3年存活率男性为44％，女性为66％，非糖尿病者分别为75％和87％，主要死亡原因为继发的CAD。在透析的第一年，所有糖尿病患者中年龄特异的心肌梗死死亡的相对危险性比一般人群高89倍。肾移植的糖尿病患者最常见的死亡原因也是CAD,占这些病人死亡原因的40%,因此,肾移植的糖尿病患者长期存活率比非糖尿病患者差。很多中心对所有的糖尿病肾移植者进行冠脉血管造影检查,在这种情况下冠脉血管重建术优于其他药物治疗。

(二) 2型糖尿病与冠状动脉疾病

不管糖尿病病史多长,CHD是2型糖尿病患者的主要死亡原因。几个基于总人群的研究一致显示2型糖尿病患者心血管疾病的相对危险性比一般人群高2~4倍。既往无心梗的2型糖尿病患者CAD死亡率与既往有心梗的非糖尿病患者一样。女性糖尿病患者心血管疾病危险的增加更是惊人,一些研究报道CAD对女性和男性的影响不成比例,这是因为生育期妇女对动脉粥样硬化的常见保护作用在患糖尿病后完全消失。

尽管高血糖的程度和病程是2型糖尿病患者微血管合并症的主要危险因素,但大血管合并症的范围和严重程度与糖尿病的病程和严重性没有明显的相关性,新诊断的2型糖尿病患者CAD的发病率即明显增加,糖耐量受损者只有轻度的高血糖,但心血管疾病的危险性也增加。

有2型糖尿病遗传易感性的人群可以发现的最早的代谢缺陷是胰岛素抵抗,可以出现在临床糖尿病诊断前15~25年甚至更早。尽管原发病变与不同组织的相对重要性还不确定,但肝脏和周围组织如脂肪、肌肉和胰腺β细胞的代谢缺陷均可导致胰岛素抵抗综合征。

胰岛素抵抗是指脂肪细胞和骨骼肌抵抗胰岛素的作用,包括抑制脂肪分解为游离脂肪酸,组织对葡萄糖摄取和代谢作用减弱,以及胰岛素对肝糖输出的抑制作用受损。胰岛素抵抗与遗传素质、生活方式和年龄相关,肥胖可以导致和加重胰岛素抵抗。尽管没有糖尿病,胰岛素抵抗也是CAD的主要危险因素,因为胰岛素作用受损与伴发的高胰岛素血症导致产生一系列致动脉硬化的危险因素聚集,称为胰岛素抵抗综合征。胰岛素抵抗与一些已知的致动脉硬化的危险因素在显性高血糖出现很多年以前即已促进动脉粥样硬化的发生。

与胰岛素抵抗有关的血脂异常包括极低密度脂蛋白(VLDL)和甘油三酯水平升高,HDL水平降低,餐后富含脂蛋白残余颗粒的甘油三酯清除减缓,致动脉硬化的小而密LDL颗粒出现。这种致动脉硬化的脂蛋白表型是CAD患者最常见的脂蛋白异常,至少与中重度高胆固醇血症单独致CAD的危险相当。

胰岛素抵抗患者还表现有内皮功能异常和高凝状态,亚临床的慢性炎症也成为胰岛素抵抗综合征的一部分,炎症的标志物——C反应蛋白与心血管事件相关,且独立于胰岛素敏感性。

胰岛素抵抗患者致动脉硬化的代谢危险因素不断加重糖耐量异常,在Framingham后代研究中,随着时间的延长,胰岛素抵抗(和糖耐量)的恶化与致动脉硬化的代谢危险因素持续增加有关。

胰岛素抵抗引起的代偿性高胰岛素血症是否促进动脉粥样硬化还不清楚,一些前瞻性研究指出空腹和餐后的高胰岛素血症与以后CAD的发生有关,另一些研究指出胰岛素敏感性与动脉粥样硬化成负相关。慢性高胰岛素血症对动脉壁的不利影响是因为高浓度胰岛素刺激胰岛素样生长因子-1受体。然而,只在中年男性白人证明高胰岛素血症与动脉粥样硬化相关,在女性或其他种族如印第安人和西班牙籍美国人则无相关性。

血浆胰岛素水平与CAD是否相关的不一致性可能是由于高胰岛素血症只是胰腺β细胞对周围组织胰岛素抵抗的代偿反应。前瞻性研究显示2型糖尿病的发展伴随胰岛素作用的持续恶化,开始表现为周围胰岛素抵抗,最后是胰岛素分泌受损,因此,血浆胰岛素水平不仅反映胰岛素抵抗的程度,也反映β细胞的代偿能力。实际上,2型糖尿病的自然病程以胰岛素分泌逐渐受损为特征,而高胰岛素血症是糖耐量受损和轻度2型糖尿病患者的特征,中重度2型糖尿病患者血糖升高与胰腺β细胞功能衰竭导致空腹和餐后胰岛素浓度不断下降有关。

交叉和前瞻性研究显示以血糖浓度为标准,空腹和葡萄糖刺激后胰岛素浓度成倒U字形曲线,这种模式被称为胰腺Starling曲线。因此,胰岛素抵抗本身而不是代偿的高胰岛素血症是更重要的致动脉粥样硬化的危险因素。

胰岛素抵抗患者逐渐发展为2型糖尿病的过程中也暴露出高血糖的致动脉硬化作用。胰岛素抵抗患者动脉硬化危险因素聚集现象只部分解释了2型糖尿病患者CAD危险的增加,提示这些患者的高血糖本身在促进动脉粥样硬化过程中起主导作用。因为在临床糖尿病诊断之前,无症状的高血糖可以存在很多年,糖尿病病史常被低估,而且,致动脉硬化的高血糖阈值不清楚,很可能是在糖耐量受损阶段。尽管存在多种混杂因素,许多以2型糖尿病总体人群为基础的研究显示,中老年2型糖尿病患者CAD的发病率和死亡率与血糖控制的程度成正相关。芬兰的Haffner研究证实:无心梗的糖尿病患者死亡率和发生非致死性心梗的危险与有心梗病史而无糖尿病的患者相同。因此ATPⅢ中提出糖尿病是冠心病的等危症。

第二节 糖尿病脂蛋白紊乱

与1型和2型糖尿病相关的代谢异常导致脂蛋白运输、合成和代谢的明显变化,脂蛋白代谢障碍受糖尿病相关因素影响,包括糖尿病类型、血糖控制情况、肥胖、胰岛素抵抗、糖尿病肾病和遗传背景。在糖尿病患者中常可见到脂蛋白浓度异常,它可以促进动脉粥样硬化的进程。

一、1型糖尿病脂蛋白谱

血糖控制水平是1型糖尿病患者脂蛋白水平的主要决定因素,控制良好或一般的糖尿病,脂蛋白水平通常在正常范围,控制不良的Ⅰ型糖尿病患者(通常HbA_{1c}大于11%),甘油三酯明显升高,LDL中度升高,HDL水平下降。

胰岛素强化治疗可以纠正脂蛋白异常,胰岛素治疗后高甘油三酯血症和高胆固醇血症可以很快逆转,HDL水平高于正常对照组。血糖控制良好的1型糖尿病患者出现高LDL,应怀疑存在糖尿病肾病或遗传性脂质异常。

二、2型糖尿病脂蛋白谱

与1型糖尿病相反,2型糖尿病血脂异常的病生理是由于高血糖和胰岛素抵抗状态之间的复杂关系,致动脉硬化的脂蛋白变化通常早在空腹血糖升高或诊断2型糖尿病之前几年就已经出现。

2型糖尿病典型的脂蛋白谱包括甘油三酯水平升高、HDL-C水平降低和LDL-C水平正常,但是以小而密亚型为主,最一致的变化是VLDL和甘油三酯水平升高。包括没有遗传性高脂血症的印第安人在内的总体研究显示,2型糖尿病VLDL或总甘油三酯一般只增加50%~100%,因此,总甘油三酯超过350~400mg/dl的2型糖尿病患者可能有脂蛋白代谢的其他遗传异常,糖尿病可以加重这种异常。糖尿病患者HDL水平一般比非糖尿病者低大约 25%～30%，且通常与其他脂质和脂蛋白特别是甘油三酯水平异常相关。

(一) 糖尿病极低密度脂蛋白代谢

2 型糖尿病的高甘油三酯血症来源于空腹和餐后的富甘油三酯脂蛋白，特别是 VLDL。高甘油三酯血症的 2 型糖尿病患者 VLDL 生成增加，代谢受损。VLDL 生成增加几乎出现在所有高甘油三酯血症的 2 型糖尿病患者，是游离脂肪酸增加（因为脂肪细胞维持脂肪的储存依赖于胰岛素对激素敏感的脂酶的抑制）和血糖升高的结果，因为可利用的游离脂肪酸是肝脏过度产生 VLDL 导致高甘油三酯血症的决定因素。其他胰岛素抵抗和 2 型糖尿病特异的血脂异常（低 HDL 和高小而密 LDL）被称为致动脉硬化脂蛋白谱，VLDL 分泌增加随后出现，主要是由于胆固醇酯转移蛋白的作用和血浆中脂蛋白成分的变化。

脂肪酸向肝脏流动增加也导致富甘油三酯的大 VLDL 颗粒产生增加，因为 VLDL 的颗粒大小主要取决于可利用的甘油三酯的数量，是其代谢途径的重要决定因素。富甘油三酯的大 VLDL 颗粒转化为 LDL 的效率低，因此循环中非 LDL 途径的直接清除增加。另外，富甘油三酯的大 VLDL 颗粒产生过多与致动脉硬化的小而密的 LDL 亚族有关。

严重高甘油三酯血症的 2 型糖尿病患者通过脂蛋白脂酶（LPL）对 VLDL 的清除也受损，LPL 是血浆富甘油三酯脂蛋白清除的限速酶，需要胰岛素维持其在组织的正常水平，控制不良的 2 型糖尿病患者其活性降低，结果导致酶活性不足，与 VLDL 的产生过度不相匹配，导致 VLDL 甘油三酯的进一步蓄积。

尽管甘油三酯浓度与 CAD 提前发生有关，但 HDL 胆固醇与危险因素的明显负相关使这种关系减弱。此外，富甘油三酯脂蛋白的不同质也影响甘油三酯和 CAD 危险的相关性。然而研究显示富甘油三酯脂蛋白在动脉粥样硬化发展过程中仍起重要作用，与高甘油三酯血症是否是非糖尿病人群 CHD 危险因素的争论不同，研究显示甘油三酯水平升高是糖尿病患者 CHD 危险性增加的独立相关因素。糖尿病患者的高甘油三酯血症常与 LDL 的密度和亚族（如小而密 LDL）以及 HDL 水平降低相关，这些因素共同增加了总的 CAD 危险性。

(二) 餐后脂血症

残余脂肪清除受损导致的餐后脂血症是致动脉硬化的危险因素，可使内皮功能不良和氧化应激增加。一些研究显示与空腹甘油三酯相比，餐后甘油三酯可能是 CAD 较好的预测指标，残余脂蛋白与内皮功能受损有关支持这一假说。

餐后脂血症包括不同组成和来源的富甘油三酯颗粒。残余颗粒是载脂蛋白 B（apoB），由脂肪溶解向组织释放出部分原始甘油三酯后的脂蛋白组成。

脂肪吸收后，小肠分泌的乳糜颗粒中的甘油三酯被 LPL 分解，肝脏分泌的富甘油三酯 VLDL 颗粒也被 LPL 分解，形成 VLDL 残余颗粒。因为与 LPL 介导的乳糜颗粒的脂肪溶解竞争，餐后 VLDL 分解减少，使 VLDL 在血浆中存留时间延长，因此，尽管乳糜颗粒（携带大量甘油三酯颗粒）可以使餐后甘油三酯水平增加 80%，内源性（肝脏来源）VLDL 的数量占餐后富甘油三酯颗粒的 90% 以上，VLDL 清除延缓导致一部分 VLDL 分解产物蓄积，这些 VLDL 分解产物体积变小，胆固醇酯浓度增加，大量证据显示这些小的富含胆固醇酯的 VLDL 颗粒有致动脉硬化作用。

因为 2 型糖尿病的特征是 VLDL 生成增加，清除受损，2 型糖尿病患者表现明显的餐后脂血症和残余颗粒清除受损也就不足为奇了。餐后甘油三酯浓度增加与胰岛素抵抗明显相关。

脂蛋白颗粒的大小与其进入动脉壁的能力成负相关，小 VLDL（S_f 20-60）和中密度脂蛋白（S_f 12-20）进入动脉内膜的机制和潜力相似，相对较高浓度的胆固醇酯也增加了它们致动脉硬化的潜力。ApoE缺失的大鼠含胆固醇酯和少量甘油三酯脂蛋白蓄积，很快出现动脉病变。

（三）糖尿病高密度脂蛋白代谢

和非糖尿病患者一样，低HDL-C水平是糖尿病患者CHD强有力的预测因子。糖尿病患者HDL-C水平下降是HDL产生减少、代谢增加的结果，与富含甘油三酯的脂蛋白代谢异常密切相关。

在乳糜颗粒和VLDL分解过程中，表面成分（游离胆固醇、过多的磷脂和载脂蛋白）转化为HDL成分，最初为原始HDL盘状颗粒，游离胆固醇被卵磷脂－胆固醇酰基转移酶酯化，形成成熟的球形HDL颗粒。此外，这些表面成分也可与前期分泌的HDL颗粒合成一体，使其转化为HDL（甘油三酯脱失）。

HDL合成减少与LPL活性下降有关，先天或获得性LPL缺乏均使HDL减少，因为HDL合成速率依赖富甘油三酯脂蛋白分解产生表面成分的速度，当LPL介导的VLDL分解缺陷时，表面物质转化为HDL较少，HDL合成受损。

糖尿病HDL分解增加，因为VLDL分泌进入血浆增加，促进甘油三酯从这些脂蛋白到HDL的转化，与胆固醇酯交换。这种交换在血浆中进行，由胆固醇酯转移蛋白质介导，产生富甘油三酯HDL（缺失胆固醇酯）。这些颗粒经肝脏甘油三酯脂酶的分解作用，产生缺乏甘油三酯和磷脂的小HDL颗粒。

（四）糖尿病低密度脂蛋白代谢

如上所述，代谢控制良好的1型和2型糖尿病患者LDL胆固醇水平正常，然而其亚型的分布、清除和氧化修饰作用敏感性的改变导致其致动脉硬化潜力增加。

低密度脂蛋白组成和胰岛素抵抗

不管有无2型糖尿病，胰岛素抵抗患者LDL颗粒组成均发生变化，导致小的富甘油三酯缺乏胆固醇的颗粒（B型）占优势，小而密的LDL颗粒占优势与许多胰岛素抵抗综合征的特征相关。非糖尿病患者LDLB型亚组与胰岛素抵抗综合征其他组成相关，包括中心性肥胖、高血压、糖耐量异常和高胰岛素血症。

糖尿病小而密LDL的形成与前面所述小而密HDL形成增加方式相似，LDL内的胆固醇酯由于胆固醇酯转移酶的作用和VLDL内的甘油三酯交换，形成富甘油三酯的LDL，后者被脂肪酶水解，LDL颗粒变小，变成小而密LDL。因此，可以解释为什么HDL水平下降和小而密LDL占优势均是胰岛素抵抗综合征的组成部分，为什么HDL胆固醇水平与LDL大小密切相关。

小而密LDL与CAD危险性相关并且独立于LDL胆固醇绝对浓度和其他CAD危险因素。小而密LDL颗粒对氧化修饰作用更敏感，更易于导致内皮功能紊乱。此外，小LDL颗粒对动脉壁的穿透力增加。

低密度脂蛋白糖基化

LDL的apoB和磷脂成分出现糖基化可导致LDL清除和对氧化修饰作用敏感性的明显改变。

临床研究显示糖尿病患者比健康人LDL中AGEs水平增加，LDLapoB糖基化主要作用在赖氨酸残基与LDL受体结合区域。LDL糖基化随血糖水平增加和LDL受体介导的LDL清除受损而增加。

另一个糖基化的致动脉粥样硬化作用是增加LDL对氧化修饰的敏感性，LDL含胺磷脂的超前糖基化伴随着不饱和脂肪酸的进一步氧化修饰,因此,糖化作用导致 LDL 氧化修饰敏感性增加,后者被认为是致动脉硬化的主要步骤。

(五) 糖尿病降脂治疗的临床试验

总体来说,临床试验提示糖尿病患者降脂治疗获得的益处比非糖尿病患者更大(表37-1-3)。

表 37-1-3 糖尿病患者降脂治疗的二级预防

研 究	终 点	随访时间(年)	病人(n) 非糖尿病	病人(n) 糖尿病	危险性下降(%) 非糖尿病	危险性下降(%) 糖尿病
斯堪底那维亚人辛伐他丁生存研究(4S试验)	非致命 MI/CAD 死亡/总死亡率血管重建术	5.4	4,242	202	29	43
胆固醇和复发事件试验(CARE 研究)	非致命 MI/CAD 死亡	5.0	3,573	586	23	25
冠状动脉搭桥术后研究	复合心血管事件	4.3	1,235	116	13	43
普伐他丁对缺血疾病长期干预研究(LIPID)	CAD 死亡	6.1	4,116	386	19	25
AFCAPS/TexCAPS	非致命 MI/不稳定性心绞痛/CAD 死亡	5.2	6,440	155	26	43
退伍军人管理局高密度脂蛋白胆固醇干预临床试验研究组(VA-HIT)	非致命 MI/CAD 死亡,中风	5.1	1,904	627	24	24
赫尔辛基心脏研究(HHS)	非致命 MI/CAD 死亡	5.0	3,946	135	30	68

CAD:冠心病 MI:心肌梗死

4S 研究首次证明了降胆固醇治疗对糖尿病患者 CAD 死亡率和发病率二级预防的有效性,与糖尿病安慰剂组比较,糖尿病患者 CHD 死亡率和总死亡率危险分别减少 55% 和 43%。4S 入选者在入组时 LDL 胆固醇水平较高(大约为 185mg/dl),而大多数冠状动脉病变的患者(包括糖尿病者)LDL 胆固醇水平较低。胆固醇和复发事件研究检验了中等胆固醇水平(平均 139mg/dl)的冠心病患者降脂治疗的作用,586 名有 CAD 的糖尿病患者基线时平均血脂浓度分别为 LDL-C 136 mg/dl,HDL-C 38mg/dl,TG 164mg/dl,与非糖尿病者相似,普伐他丁治疗后糖尿病组和非糖尿病组 LDL-C 下降幅度相似(27% 和 28%),冠状事件绝对危险分别下降 8.1% 和 5.2%,相对危险分别下降 25%($P=0.05$)和 23%($P<0.001$)。最近发表的 HPS 研究表明,辛伐他汀治疗 5 年后非糖尿病亚组主要冠心病事件下降 27%,中风危险下降 24%,血管重建减少 17%。

这些结果证明降胆固醇治疗可以改善有 CAD 的糖尿病患者预后,合并 CAD 的糖尿病患者从降脂治疗中获得的绝对益处大于非糖尿病患者,可能是因为糖尿病患者 CAD 复发的绝对危险较大,病死率较高,糖尿病患者的 LDL-C 更易致动脉硬化。

(六) 糖尿病血脂异常的治疗

美国糖尿病协会推荐的糖尿病患者高脂血症的治疗总体遵循了全美胆固醇教育计划,但有几点不同。

糖尿病患者血脂异常的非药物治疗包括饮食控制(与全美胆固醇教育计划推荐的相似)、减轻体重、体育运动和改善血糖控制。1 型糖尿病患者血糖控制理想可以使脂蛋白水平达到正常或低于正常,预防与脂蛋白糖基化有关的致动脉硬化状态。改善 2 型糖尿病患者血糖控制虽然对脂蛋白异常有益，但不能使脂蛋白异常完全逆转。应用磺脲类降糖药、胰岛素、二甲双胍和噻唑烷酮类药物（如吡格列酮、罗格列酮）治疗常可以降低 VLDL 甘油三酯水平，其改善程度通常与血糖水平的变化相关，而不与治疗的方式相关。但是改善胰岛素敏感性的药物如二甲双胍和噻唑烷酮降甘油三酯的程度大于磺脲类降糖药。改善血糖控制对 HDL 的作用变异很大，一般 HDL 水平仅有轻度增加。

尽管理想的血糖控制远不能达到理想的血脂控制，但给予降脂治疗之前还是应该尽量使血糖控制在理想水平。糖尿病开始降脂治疗的时间不应该等得太久，因为 2 型糖尿病患者在临床诊断糖尿病前几年大血管疾病的危险就已经明显增加。此外，很多 2 型糖尿病患者不能达到"良好"的血糖控制，因此，如果 3~6 个月的非药物治疗不能改善血脂水平，应采用药物治疗。

最近发表的文章对传统的糖尿病原发和继发 CHD 的预防分类提出争议，其依据是糖尿病患者 CAD 事件发生率高，但缺乏 CAD 的临床证据（推测是因为亚临床动脉粥样硬化发生率高）。与非糖尿病患者相比，糖尿病患者发生临床事件的预后较差。基于这些证据，建议既往有 CAD 的糖尿病患者 LDL-C 应降至 100 mg/dl 以下。

（七）药物治疗

糖尿病患者降脂药物治疗与非糖尿病患者相似，但有些特殊的考虑。糖尿病调脂治疗首先是针对 LDL-C 升高。他汀类药物［3-羟基-3-甲基-戊二酰辅酶 A（HMG-CoA）还原酶抑制剂］对那些以 LDL-C 升高为主的 2 型糖尿病患者降胆固醇水平非常有效，对血糖控制无不良影响，常作为首选药物。

其次是升高 HDL-C 水平。烟酸衍生物治疗糖尿病患者高甘油三酯血症有效，可以降低 VLDL 水平，升高 HDL 水平，还增加高甘油三酯血症患者小而密 LDL 颗粒的大小。贝特类药物降低甘油三酯效果显著。在赫尔辛基心脏研究中，吉非罗齐（gemfibrozil）可以降低 2 型糖尿病患者心血管事件的发生率。退伍军人管理局高密度脂蛋白胆固醇干预临床试验随机筛选 2531 名 HDL-C 水平低的 CHD 患者（其中 25% 患有糖尿病），给予吉非罗齐或安慰剂治疗，吉非罗齐治疗 5 年 HDL 增加 6%，主要冠状动脉事件减少 22%，LDL 胆固醇没有降低。在 Dais 研究中证实，非诺贝特可以明显改善血脂，3 年冠脉狭窄进展的危险性明显下降。

烟酸衍生物对糖代谢无不良影响，甘油三酯正常的患者这些药物可以降低 LDL 胆固醇 5%~15%，但是，对高甘油三酯血症的患者，降低甘油三酯的同时可能伴有 LDL 胆固醇水平升高，这种升高可能反映了高甘油三酯血症患者特异的小而密 LDL 颗粒的清除，使致动脉硬化的 LDL 胆固醇减少。

烟酸是高甘油三酯血症患者升高 HDL 水平最有效的药物，可以增加患者小而密 LDL 颗粒的大小。烟酸的应用在糖尿病患者受到限制是因为它诱导胰岛素抵抗，可能恶化血糖控制。对 2 型糖尿病患者的一项研究显示，每天服用 4.5g 烟酸可以使血浆胆固醇水平下降 24%，甘油三酯水平下降 45%，HDL 胆固醇增加 34%，但是糖化血红蛋白增加 21%。另一项研究用较低剂量的烟酸（每天 3g）使 LDL 下降 8%，甘油三酯下降 23%，HDL 水平升高 29%，而 HbA_{1c} 仅增加 0.3%。

烟酸可以作为他汀类和贝特类药物不能耐受的糖尿病患者的替代治疗，或者用于那些对高甘油三酯或低 HDL 治疗无效的病人。在使用烟酸治疗过程中应该密切监测血糖情况，如果血糖控制恶化，应调整剂量或停药。

消胆胺可以有效地降低糖尿病患者 LDL 胆固醇水平。但是，胆酸树脂可以增加 VLDL

甘油三酯，特别是甘油三酯在 250～300mg/dl 之间或血糖控制不良的糖尿病患者。

表 37-2-1　ATPIII 关于 LDL-C 治疗目标的建议

冠心病或冠心病等危症	100mg/dl
合并 2 个或 2 个以上危险因素	130mg/dl
小于 2 个危险因素	160mg/dl

表 37-2-2　ADA 建议血脂异常治疗顺序

降低 LDL-C	首选他汀类药物
升高 HDL-C	首选贝特类或烟酸衍生物，应≥40mg/dl
降低 TG	首选贝特类，正常切点为 150mg/dl

第三节　糖尿病血管内皮功能紊乱

血管壁外层的内皮细胞在维持血液流变学和细胞功能上起重要作用，它对动脉粥样硬化和管腔内的血栓形成有保护作用。内皮功能紊乱可以促进动脉粥样硬化斑块形成和急性冠脉性事件的发生，因此内皮细胞功能紊乱导致内皮细胞功能损伤在动脉粥样硬化的发病机制中起重要作用（表 37-3-1）。

表 37-3-1　糖尿病介导的内皮细胞功能改变

内皮功能	效应器	糖尿病引起的紊乱	动脉粥样硬化和冠脉事件的促进作用
选择性通透屏障	紧密连接的外层内皮	通透性增加；再生延迟	使 LDL 和血源性促丝裂素进入内皮下层
提供非凝血酶原的表面	EDRF、PGI、组织型纤溶酶原激活物、硫酸乙酰肝素、血栓素	减少抗血栓和纤溶作用（EDRF 和 PGI$_2$ 下降，增加纤溶酶原激活物-1，增加组织因子）	促进血栓形成和纤维蛋白溶解
提供循环中白细胞非粘附表面	EDRF	诱导粘附因子（如血管细胞粘附因子-1，选择蛋白 E）	使巨噬细胞重新进入血管壁
血管紧张性的调节作用	EDRF，PGI$_2$，内皮素-1	血管舒张功能下降（EDRF 和 PGI$_2$ 下降，内皮素-1 增加）；增加前糖基化终产物氧化氮淬火	血管舒张功能衰竭
分泌生长抑制剂	EDRF，乙酰肝素	EDRF 失活；减少 EDRF 产生	EDRF 对抗血管平滑肌细胞增生作用减弱

EDRF：内皮依赖舒血管因子　PGI$_2$：前列环素 2

一、内皮的通透性

大动脉内皮外层的紧密连接限制了大分子物质向内皮下层的运动。在高糖浓度下培养的人血管内皮细胞聚合和复制速度延迟，内皮去除术（如气囊血管成形术）后内皮再生变慢。糖尿病动物的内皮细胞还显示有形态学异常，包括细胞间连接变弱，出现浅溃疡。而且，AGEs 和其自身特异性受体可以减弱内皮屏障功能。

二、循环血细胞与血管内皮的粘附

动脉硬化发生的早期变化是单核细胞与内皮结合，随后进入血管壁，这是由内皮细胞表面可诱导的粘附因子介导的。高血糖刺激血管细胞粘附因子-1和选择蛋白E的表达。此外，AGE与AGE受体相互作用导致氧化应激发生，产生转录因子NF-κB和血管细胞粘附因子-1。因此，糖尿病动脉粥样硬化过程中的早期变化可能是通过增加单核细胞与内皮表面的粘附作用介导的。事实证明，在高糖条件下孵育，单核细胞与人主动脉内皮细胞结合增加。正常血脂的糖尿病大鼠单核细胞与主动脉内皮的粘附进行性增加，且在内皮下层聚集。

三、内皮依赖性血管舒张受损

人冠状动脉内皮依赖性血管舒张受损既可出现在冠状动脉粥样硬化的部位，也可出现在有动脉粥样硬化危险因素但冠状动脉造影正常的人。

内皮依赖性血管舒张是由释放内皮细胞舒血管因子（EDRF）介导的，在动物模型和糖尿病患者中其受损的表现一致，可发生于各种血管，包括冠状动脉。没有临床合并症的1型和2型糖尿病患者尽管内皮依赖性血管舒张依然存在，但已经出现功能受损。而且，在糖耐量正常的胰岛素抵抗患者也存在内皮依赖性血管舒张受损。

EDRF作用减弱可以使血管在痉挛时容易受损，EDRF缺失对动脉壁有非常重要的作用。EDRF对血管疾病的发生有保护作用，因为它可以抑制血小板的粘附和聚集、抑制循环单核细胞与内皮细胞的粘附，抑制血管平滑肌增生。

（一）高血糖导致内皮功能紊乱

高血糖被认为是糖尿病内皮功能紊乱的主要因素，短时间暴露于高糖可以使内皮依赖性血管舒张受损，提示高糖依赖性代谢缺陷而非内皮细胞不可逆性损伤导致内皮依赖性血管舒张受损。

与高脂血症引起的内皮功能紊乱机制相似，高血糖导致的内皮功能紊乱主要是因为使EDRF失活的氧自由基产生增加。实验室和临床资料显示氧自由基清除剂和抗氧化剂如维生素E和维生素C可以改善糖尿病动脉内皮依赖性血管舒张功能。有报道抑制血管紧张素转换酶（ACE）可以改善糖尿病内皮依赖性血管舒张，这可能是由于减少了氧化应激反应。

（二）胰岛素抵抗患者内皮依赖性血管舒张受损

胰岛素是人体骨骼肌血管的生理舒张剂，胰岛素抵抗患者胰岛素的舒血管作用减弱。胰岛素的舒血管作用是通过EDRF介导的，研究显示血糖正常的胰岛素抵抗患者，内皮依赖性血管舒张剂乙酰胆碱引起的血管舒张反应受损，胰岛素增加内皮依赖性血管舒张的作用减轻，因此胰岛素抵抗对糖尿病内皮功能紊乱也有作用。

胰岛素抵抗引起内皮依赖性血管舒张受损的机制还不清楚，有报道在正常人内皮一氧化氮产物与胰岛素敏感性正相关，循环中游离脂肪酸和氧化的小而密LDL可能部分介导了胰岛素抵抗患者的内皮功能紊乱。

（三）内皮素

内皮通过维持舒张和收缩因子的平衡来调节血管的紧张度和生长。内皮素-1是一种很强的血管活性肽，参与血管收缩，钠储留和有丝分裂。糖尿病患者发生变化的主要代谢指标如胰岛素和血糖直接调节内皮细胞释放内皮素-1。

胰岛素增加内皮细胞内皮素-1的基因表达，生理浓度的胰岛素增加内皮细胞释放内皮素-1，血浆内皮素浓度在 2 型糖尿病高胰岛素患者显著增加。有报道高血糖也通过蛋白激酶 C (PKC) 机制增加内皮细胞产生内皮素-1。

第四节 糖尿病与血栓前状态

对于动脉粥样硬化而言凝血和纤溶系统是非常重要的，因为凝血和纤溶系统直接影响着血管壁上微血栓进一步形成斑块，而血管栓塞在临床事件发生中扮演着非常重要的角色。在绝大多数情况下，斑块脱落形成血栓是不稳定性心绞痛、心梗等危及生命事件的发病机理。但并不是所有动脉粥样硬化斑块脱落都会导致临床症状和事件，在斑块脱落和分解过程中局部和全身的凝血酶原决定了血栓形成的危险程度，进而决定了临床结果。对已有 CAD 的糖尿病患者，一些止血变量对急性事件具有很强的预测作用。

糖尿病患者凝血和纤溶系统会出现许多异常变化，这些异常变化包括血小板功能和行为的增强，凝血因子活性增加和纤溶作用减弱（表 37-4-1）。这些异常变化结合起来形成血栓前状态。

表 37-4-1 凝血和纤溶系统异常在糖尿病中的重要预示意义

因子	预示意义	糖尿病的影响
血小板高活动性	对心梗患者而言，自发性血小板聚集预示着急性冠脉事件发生率和死亡率提高	激动剂和循环系统中活性血小板片断的增加使血小板粘附能力增加
Von Willebrand 因子	内皮衍生的 VON Willebrand 因子浓度增加不仅反映内皮功能的紊乱，而且和心梗的发生有关	对已经出现血管并发症、内皮功能紊乱或者胰岛素抵抗病人，Von Willebrand 因子水平升高预示心血管事件的危险性增加
纤维蛋白原	纤维蛋白原水平升高和再发心梗及死亡的危险性增加相关	糖尿病患者纤维蛋白原水平升高
因子Ⅶ	凝血因子Ⅶ活性升高与冠脉事件发生的危险性升高具有相关性	因子Ⅶ水平升高且和血糖的控制程度以及微蛋白尿相关
PAI-1	血浆中 PAI-1 水平的提高导致纤维蛋白溶解能力下降，使具有心梗或心绞痛病史的患者有再发心梗的倾向	PAI-1 水平的升高主要发生在胰岛素抵抗的患者中
组织因子	在冠状动脉粥样硬化斑块中有表达，可能也受冠脉粥样硬化斑块破裂而形成的血栓块的大小影响	糖基化终产物及其受体的相互作用降低了组织因子在细胞表面的表达

PAI-1：纤溶酶原激活物抑制因子-1

一、血小板聚集

血小板聚集能力提高包括出现自发性血小板聚集和常规刺激物诱导的血小板聚集能力提高，它可以提高心血管事件发生的危险性。

糖尿病患者血小板对强刺激〔如凝血酶和血栓素 A_2 (TxA_2)〕及弱刺激（如二磷酸腺苷、肾上腺素、胶原蛋白）均表现聚集性和粘附能力的提高，湍流诱导的血小板聚集和粘附也增强。有血管并发症的糖尿病患者血小板的反应性更加明显。然而，在新诊断的糖尿病患者中也观察到血小板的高反应性，提示血小板功能的改变可能是继发于糖尿病代谢变化的结果。临床上没有血管病变的糖尿病患者循环中的 $CD62^+/CD63^+$（活性）血小板片断也增加，且 TxA_2 生成增加，使花生四烯酸通路活性提高。TxA_2 产物和快速血糖或者糖化血红蛋白之间具有明显的相关性，持续皮下胰岛素注射严格控制血糖可以逆转 TxA_2 产物的增加。

二、凝血因子的改变

（一）Von Willebrand 因子

Von Willebrand 因子（VWF）是在血小板和血管壁之间调节凝血相互作用的粘附分子中最重要的一个。VWF 参与血小板和受损血管壁内皮下层之间最初的粘附活动，并促使血小板——纤维蛋白微血栓形成阻塞性血栓。VWF 水平升高与 CAD 患者心梗的发生相关。

VWF 是由内皮细胞分泌和合成的，循环系统中 VWF 水平升高是内皮功能损伤的指标。糖尿病患者血浆中 VWF 浓度升高与血管并发症的出现及内皮功能的紊乱密切相关。流行病学数据已经证实血浆 VWF 和胰岛素抵抗综合征有关。

（二）纤维蛋白原

大量证据证明血浆纤维蛋白原水平升高和 CAD 危险性提高有着明显的直接独立相关性。糖尿病患者血浆纤维蛋白原水平通常升高，且与血糖控制不良有关，强化胰岛素治疗可以降低血浆纤维蛋白原水平。

三、糖尿病纤溶系统的变化

内源性纤维蛋白溶解的程度依赖于纤维蛋白酶原激活物、主要组织形态纤溶酶原激活物和抑制剂之间的动态平衡。主要组织形态纤维蛋白酶原激活物的生理抑制剂是纤维蛋白酶原激活物抑制因子-1（PAI-1），PAI-1 活性增强导致纤维蛋白溶解减弱，这与 CAD 患者发生心梗的危险增加有关。

PAI-1 活性增强导致纤维蛋白溶解减弱是胰岛素抵抗和高胰岛素血症的一个特征。一直被认为只在高胰岛素血症的 2 型糖尿病患者中才有的 PAI-1 浓度升高现象也可见于血糖正常的胰岛素抵抗者。血浆 PAI-1 升高与胰岛素抵抗综合征的组成成分明显相关，特别是与体重指数和腹部脂肪堆积的相关性尤其明显。此外，改善胰岛素抵抗的干预措施，如减轻体重常可使血浆 PAI-1 浓度降低。

2 型糖尿病 PAI-1 表达增加的机制非常复杂。胰岛素，特别是胰岛素原即胰岛素前体，提高了 PAI-1 基因在肝细胞的表达，结果导致肝脏 PAI-1 的合成增加，这是血浆中 PAI-1 的主要来源。在胰岛素抵抗患者中胰岛素原水平升高是由于胰腺 β 细胞受到刺激，同时胰岛素原分解为胰岛素受损也是部分原因。给予外源性胰岛素可使血浆中 PAI-1 水平降低，这是由于血糖降低减轻了对胰腺 β 细胞的刺激。研究已经证实胰岛素抵抗患者周围脂肪组织可产生 PAI-1，这可能是血浆 PAI-1 升高的一个重要原因。高血糖也可以提高 PAI-1 的水平，这是因为它通过对引导区域的作用刺激 PAI-1 的转录。

四、糖尿病患者高凝状态与临床的关系

尽管糖尿病患者中存在的一些凝血异常可能只是血管疾病的反应，而不是原发异常，但是糖尿病患者与心血管疾病高危人群凝血和纤溶系统的状态是惊人的相似。

糖尿病的凝血前状态可以解释为什么伴有不稳定性心绞痛的糖尿病患者毛细血管显微镜

检查经常发现冠脉内血栓形成，它与死亡、非致命心肌梗死和反复发作的不稳定性心绞痛等不良预后有临床相关性。此外，PAI-1 水平升高对溶栓治疗有抵抗作用。

第五节 高血糖是致动脉粥样硬化的因素

高血糖导致一系列血管组织的改变，可加速动脉粥样硬化的进程。目前糖尿病动物模型和培养的人体血管中表现的大部分病理变化可以用以下三个主要机制解释。①蛋白和脂质的非酶糖化；②氧化应激；③PKC 活化。重要的是这些机制并不是独立的，如高血糖诱导的氧化应激反应促进糖基化终产物（AGEs）的形成和 PKC 活性的提高。

一、糖基化终产物在糖尿病动脉粥样硬化中的作用

糖尿病促进动脉粥样硬化的一个主要机制是葡萄糖和动脉壁上的蛋白或者脂质之间的非酶反应，即 Maillard 或者 Browning 反应。葡萄糖和循环中或者血管壁上的蛋白质活性氨基团（Schiff 碱基）形成化学结构可逆的早期糖基化产物，随后重构成更稳定的 Amadori-型早期糖基化产物。Schiff's 碱基和 Amadori-产物（最熟知的是血红蛋白 A_{1c}）在几个小时和几周后分别达到平衡。一些存活周期长的蛋白质（如血管壁的胶原蛋白）生成的早期糖基化产物继续经过一系列的化学重构而形成糖基化终产物（AGEs）。糖基化终末蛋白螯合物一旦形成，则是稳定而不可逆的。尽管糖基化终产物的化学结构有很多，但在体内主要是甲羧基－赖氨酸－蛋白螯合物。

在糖尿病发展过程中，糖基化终产物不断沉积在血管壁存活周期长的蛋白质上，且沉积速度越来越快，非酶糖化的程度主要取决于血糖浓度和暴露时间。AGEs 形成的另一个主要因素是组织微环境中的氧化还原能力。因此 AGEs 生成增加大多发生在局部氧化还原能力已经被氧化应激所替代的情况下。

AGEs 加速动脉粥样硬化进程的机制可以分为非受体依赖和受体介导两种机制。

（一）非受体介导机制

糖基化修饰的蛋白和脂蛋白会影响其正常功能，如以前描述过的 LDL 和补体调解蛋白糖基化对动脉粥样硬化前期的影响。补体细胞膜攻击复合物（MAC, the membrane attack complex of complement）在血管壁的沉积刺激纤维母细胞和平滑肌细胞增生，可能是由于与 MAC 结合的内皮释放生长因子如纤维母细胞生长因子和血小板源生长因子的结果。正常情况下，MAC 的沉积受细胞表达的调节膜蛋白 CD59 的限制，并进一步限制补体活化和 MAC 的形成。补体调节蛋白 CD59 的糖化使其灭活，使糖尿病内皮对 MAC 诱导释放的生长因子和细胞因子敏感性增加。

AGEs 形成的另一个重要结果是其具有与临近蛋白交叉结合的能力。例如，由于 AGEs 在胶原蛋白分子间形成热稳定的共价键而使其形成交叉链接。交叉链接胶原蛋白多肽生成增加是时间和血糖浓度共同作用的结果。与正常胶原蛋白只发生在分子中两个不连续的位点 N-端和 C-端的交叉链接不同，AGEs 形成的交叉链接遍及胶原蛋白分子的每一部分。胶原蛋白的交叉链接在改变组织机械特性方面起了非常重要的作用，在糖尿病中它导致血管的脆性增加，降低左室顺应性。

基质分子如胶原蛋白Ⅵ、层粘连蛋白和玻基结合素的糖基化降低了与硫酸乙酰肝素阴离子的结合，导致硫酸乙酰肝素大量翻转。一般认为硫酸乙酰肝素的缺失通过改变基质结合蛋

白多糖和细胞生长调节因子间的比例，刺激其他基质成分代偿性产生过剩。基质的AGEs也改变了跨膜结合蛋白受体和三个特殊的基质配基之间正常的相互作用。例如，IV型胶原蛋白细胞结合位点的改变导致内皮细胞粘附力降低。

（二）受体介导的机制

糖基化终产物与细胞相互作用是通过细胞表面AGE决定簇的特殊受体介导的。AGE受体（RAGE）是受体免疫球蛋白家族中的一个成员，已经证明它存在于所有与动脉粥样硬化发生有关的细胞中，包括单核巨噬细胞、内皮细胞和平滑肌细胞。在成年动物中，RAGE在这些细胞中的表达很少，然而，在一定的病理条件下，会出现持续的超常的RAGE表达上调，在病变部位，大量的RAGE表达细胞聚集在RAGE配基区域。在培养的糖尿病血管中，高RAGE表达的细胞通常靠近AGEs丰富的区域。

可溶性AGEs和RAGE的结合可诱导单核细胞的趋向性，使单核细胞通过紧密的内皮细胞层。对人体动脉粥样硬化斑块的病理研究显示RAGE表达细胞向增生的血管内膜渗透。单核巨噬细胞和AGEs的相互作用同样也导致细胞因子如白介素-1、肿瘤坏死因子-α、血小板源生长因子和胰岛素样生长因子Ⅰ的生成。

在平滑肌细胞中，AGE修饰蛋白和RAGE的结合与细胞增生增加有关，尽管这种反应的确切机制还不清楚。由于RAGE的促进增生作用可能是细胞因子或者生长因子介导的，因此，在组织AGE沉积增加的情况下，受体介导的AGE蛋白和血管壁细胞间的相互作用推动了炎症细胞向病变部位移动，进而促进细胞因子的释放。

Park和他的同事已经证明了RAGE在糖尿病动脉粥样硬化中的可能作用。在apoE等位基因缺失的动脉粥样硬化易感小鼠模型中，链脲霉素诱发的糖尿病小鼠动脉粥样硬化程度比血糖正常的apoE对照小鼠严重，血管病变发展更迅速且伴有更复杂的病变形成（如纤维帽、单核细胞广泛渗入等等），在大动脉和主动脉末段动脉粥样硬化范围更广泛，在血管壁上特别是在血管受损部位RAGE的表达增高，AGEs产生也明显增加。在糖尿病小鼠模型中用去除可溶性细胞外RAGE位点的方法阻断AGE-RAGE间的相互作用，结果病变发展明显受到抑制，多数停止在脂肪变性期，复杂的病变明显减少。

（三）治疗的选择

使血糖维持正常可以降低AGE的生成及其在组织中的积累，氨基胍是一个小分子化合物，是AGEs形成、蛋白和蛋白之间以及蛋白和脂质之间交叉链接的强有力的抑制剂，在Amadori后状态其氨基端可以和葡萄糖诱导的活性介质相互作用。动物模型和临床研究均证明氨基胍和其他化合物如吡多胺可以抑制AGE形成和糖尿病并发症的发展。

当组织损伤已经发生时，氨基胍样化合物是无效的。在这种状态下，交叉链接的"解链剂"如溴化N-phenacylthiazolium，可以分开双酮链，有可能成为一个有价值的治疗手段工具。在糖尿病动物模型中，已经证明AGE解链剂可以逆转大动脉硬化，提高左室顺应性。这些研究结果为研制逆转组织损伤的药物提供了理论基础。

抗氧化剂治疗可以延缓糖化和氧化途径共同作用而致的糖基化产物的形成，减轻AGEs和细胞表面AGE受体作用而导致的氧化应激状态。

AGEs和RAGE之间的相互作用是加速糖尿病血管病变的慢性持续性炎性反应的基础。在小鼠模型中，给予阻断细胞外RAGE位点的药物完全阻断AGE-RAGE的作用后，可以阻断血管的渗透性，抑制糖尿病动脉粥样硬化的进一步恶化。

二、蛋白激酶 C

在大量不依赖胰岛素进行葡萄糖转运的细胞中可以反映高糖代谢的结果，细胞内高糖通过激活 PKC 系统参与糖尿病并发症的发病。

高糖通过葡萄糖分解的中间产物如磷酸二羟丙酮和 3 磷酸甘油醛增加甘油二酯（DAG）的生成而激活 PKC 系统，甘油二酯（DAG）是 PKC 活化的主要内源性细胞辅助因子，它的增加和以后的 PKC 激酶的活化在培养的血管中可以长期存在。

PKC 是具有至少 12 个丝氨酸和苏氨酸的激酶异构体家族，尽管一些 PKC 异构体可以在血管组织中表达，但在糖尿病小鼠模型中，PKCβ2 优先在主动脉、心脏和视网膜内激活，PKCβ1 主要在肾小球内激活。

PKC 系统在细胞中分布广泛，并参与一些生长因子的转录和细胞生长因子的信号传导。在血管平滑肌细胞中 PKC 的激活可以调节生长速率、DNA 合成以及逆转生长因子受体的作用。

PKC 活化提高转移生长因子-β（TGF-β）的表达，TGF-β 是最重要的生长因子之一，通过激活蛋白多糖和胶原蛋白的基因表达以及降低基质蛋白分解酶的合成来调节细胞外基质的产生。TGF-β 的表达增加可导致毛细血管基底膜增厚，这种早期的结构异常几乎存在于所有糖尿病组织中。PKCβ 的选择性抑制剂（LY333531）降低 TGF-β、细胞外基质蛋白如纤维结合素和 Ⅳ 型胶原蛋白在肾小球的表达。

高血糖诱导的 PKC 活化也会增加血小板源生长因子-β 受体在平滑肌细胞和其他血管壁细胞（如：内皮细胞，单核巨噬细胞）中的表达。

三、氧化应激

氧化应激反应广泛参与动脉粥样硬化的病理机制。高血糖和氧化应激被认为是加速动脉粥样硬化的潜在机制。重要的是，高血糖诱导的氧化应激反应和其他高糖导致的血管损伤机制如 AGEs 的生成和 PKC 的激活之间有着紧密的病理联系。

高血糖可以通过多种途径提高氧化应激反应，其中一个重要的机制是高血糖诱导细胞内氧原子的活化，这是由于线粒体内电子转移链产生的质子电位梯度而产生的，最后导致过氧化物的产生增多。

此外还有两个可能机制可以解释高血糖如何引起活性氧原子的形成增加。其中一个机制参与了金属催化的游离葡萄糖的自身氧化过程，如单核细胞系统，通过这种机制，葡萄糖起动自身氧化反应，形成自由基生成过氧化物阴离子（O_2^-）和过氧化氢（H_2O_2）。另一个机制参与了金属催化与蛋白质结合的 Amadori 产物的自身氧化过程，产生过氧化物和羟基自由基以及高活性的双羰基化合物。

有证据显示高血糖可以削弱天然的抗氧化防御系统。在正常情况下，自由基快速的被抗氧化物质如还原型谷光甘肽、维生素 C 和维生素 E 消除。有报道在糖尿病患者中还原型谷光甘肽含量和维生素 E 的含量降低。在糖尿病患者血浆和组织中维生素 C 的含量比非糖尿病者低 40%～50%。

四、糖化氧化反应

特殊的糖基化终产物［如 Nε-（carboxymethyl）赖氨酸和 pentosidine］仅在氧化条件下

由葡萄糖和蛋白质反应生成,因此,由糖化和氧化联合作用产生的 AGEs 被称作糖化氧化产物。每一个 AGE 都有它自己的结构和自身依赖的氧化应激反应。然而,蛋白质的糖化氧化反应是不可逆的,提示这可能是一个综合性的生化指标,反映相应组织氧化应激能力的积聚。

如前所述,AGEs 抗原决定簇和细胞表面 AGE 受体之间的相互作用上调氧化应激反应基因,释放氧自由基。因此,高血糖同时增加 AGEs 的生成和氧化应激反应,在糖化和氧化反应之间相互推动促进 AGEs 的生成、氧化应激反应和糖尿病并发症的发生。皮肤胶原蛋白的糖化氧化产物和糖尿病视网膜病变、糖尿病肾病和血管病变的严重性之间有着密切的关系。

五、氧化应激反应和蛋白激酶 C 活化

氧化应激反应可能也参与血管组织上 DAG-PKC 的活化。在高糖环境中生成的氧化剂可以激活 PKC。此外,一些研究已经证明抗氧化剂如维生素 E 可能通过降低 DAG 水平阻断 PKC 活化。

第六节 糖尿病患者中其他心血管危险因子对冠状动脉的作用

前瞻性研究显示所有心血管疾病的主要危险因子对伴有 CAD 的糖尿病患者来说都是独立的危险因素。在有心血管疾病的糖尿病患者中至少 2/3 的心血管危险因子具有更大的危险性,糖尿病患者发展为 CAD 的危险是没有糖尿病个体的 2~4 倍。

一、高胆固醇血症

UKPDS 研究对 2693 例新诊断的 2 型糖尿病患者用多元逐步回归 Cox 方法评价了所有主要 CAD 心血管危险因素的意义。CAD(致命和非致命心梗、心绞痛)最重要的危险因素是 LDL 胆固醇升高,其次是 HDL 胆固醇降低和 HbA_{1c},这些结果强调了传统 CAD 的危险因素在糖尿病中的作用。

二、高血压

糖尿病患者发生高血压的危险性是普通人群的两倍,单纯的收缩期高血压更常见。1 型糖尿病只有当出现蛋白尿和早期肾病时才和高血压具有明显相关性,而 2 型糖尿病在诊断之初或诊断前就与高血压有相关性。

糖尿病和高血压并存可以加速糖尿病大血管和微血管并发症的发展。然而,两种疾病合并存在的最重要的临床特点是这些患者发生心肌缺血、中风和外周血管疾病的危险性更大。因此,高血压预防、筛查、评价和治疗国际联合委员会把伴有糖尿病的高血压病人和已经出现心血管疾病的高血压病人看作是同样危险的人群,对这些病人应该考虑及时给予药物治疗,即使他们的血压仅在正常上限。

糖尿病合并高血压的药物治疗

近来的研究证据推荐对伴有高血压的糖尿病患者使用 ACEI、小剂量利尿剂和 beta-肾上腺素能受体阻滞剂作为一线用药来防治心血管事件,而对钙离子拮抗剂是否能有效防止心血

管事件依旧存在争议。在糖尿病患者适当血压控制的临床研究中，服用尼索地平组发生致命或者非致命性急性心梗的危险性是服用依托普利组的五倍。瑞典高血压老年患者研究2中报道，在老年糖尿病患者亚组，ACEI预防心梗和充血性心衰（CHF）的作用要优于钙离子拮抗剂。

福辛普利和氨氯地平心血管事件的随机对照研究中（CFACET），接受福辛普利治疗组发生急性心梗、中风和心绞痛住院治疗联合结果的危险性是接受氨氯地平治疗组的一半。然而，相对于任一种单一治疗而言，联合治疗心血管事件发病率更低，这可以看作是联合治疗更为安全有效的一个证据。这些研究结果非常重要，因为许多糖尿病患者单一药物治疗不能达到良好的血压控制，这在糖尿病血压控制研究和UKPDS中也得到证实。

收缩期高血压的欧洲研究中比较了尼群地平和安慰剂对单纯收缩期高血压的治疗效果。在糖尿病亚组中接受活性药物治疗组终点事件下降得更明显，这显示了钙离子拮抗剂作为一线治疗的显著益处。同样，高血压最佳治疗研究是糖尿病患者使用钙离子拮抗剂降压治疗的人数（$n=1501$）最大的研究，结果显示在糖尿病患者中使用长效双氢嘧啶钙拮抗剂非洛地平治疗，心梗事件发生率降低。

在UKPDS研究中，阿替洛尔和卡托普利治疗效果相当。在卡托普利预防研究中，也没有发现卡托普利治疗组与利尿剂和beta-受体阻滞剂联合治疗组有差别。相反，在糖尿病亚组中，卡托普利治疗组致命和非致命心梗、中风和心血管死亡等首要终点大约下降40%。

对糖尿病、高血压和肾病患者强化抗高血压治疗的益处是不可辩驳的，ACEI和ARB对这些人群有独特的作用，明确的证据表明这些药物可延缓肾功能异常的进展，减少发展到终末期肾衰病人的数量。此外，UKPDS显示在2型糖尿病合并高血压的患者中，不管用ACEI还是beta-阻滞剂严格控制血压，比血压控制不严格的治疗组（平均血压为144/82mmHg比154/87mmHg）对心血管性死亡和主要的非致命事件有更大的保护作用。在高血压最佳治疗研究中，随机接受钙通道拮抗剂强化治疗的合并糖尿病的高血压病人也获得了相似的益处。总之，对糖尿病患者ACEI是最佳的抗高血压治疗药物，但其他抗高血压药物对降低心血管事件的发病率和死亡率也是有效的。

也有人认为强化降压治疗有时比特殊药物的选择更为重要。Hope及MicroHope研究均显示使用ACEI治疗可以明显降低肾病的发生和糖尿病肾病的进展。REIN研究显示Rampril对GFR下降的肾病患者亦有很好的保护作用。在ARB问世以前，ACEI是糖尿病高血压治疗的首选药物。ARB类药物直接作用于血管紧张素受体，不影响缓激肽的降解，咳嗽副作用明显减少。与ACEI不同，ARB阻断作用完全，无脱逸现象，疗效持续，并使AT2受体释放，有利于肾病恢复。RENAAL、PRIME以及MARVAL研究均显示ARB能够有效降压，延缓肾病进展，具有明显的肾脏保护作用。

高血压预防、筛查、评价和治疗第六届国际联合委员会报告中已经概括了这些对合并糖尿病的高血压治疗原则，包括更严格的降压治疗计划，其目标是把1型和2型糖尿病患者的血压控制在130/85mmHg以下。此外，治疗指南还指出对于每天蛋白尿大于或等于1g的病人，血压控制的目标应该是125/75mmHg。

三、吸 烟

吸烟是糖尿病冠心病的重要危险因素，而且吸烟增加微血管并发症的危险性。一些前瞻性研究显示吸烟与IGT和糖尿病的发生有关，这可能是由于长期吸烟引发胰岛素抵抗，同时吸烟也使冠心病的危险性增加。此外，吸烟还刺激拮抗激素的释放，引起暂时性血糖升高。

有趣的是，烟草和香烟的水萃取物中都含有高活性的糖化产物（糖毒素），在体内它可以高速诱导蛋白质 AGE 的生成，后者在吸烟过程中可以很快被吸收。相对于葡萄糖在几周内诱导 AGE 的生成，糖毒素在几个小时内就会诱导 AGE 生成，因此，吸烟可以加速 AGE 诱导的大血管和微血管病变。

四、高半胱氨酸血症

前瞻性交叉研究证明与非糖尿病患者相比，高半胱氨酸血症是糖尿病患者冠心病的一个高危因素。在一个随访 5 年的前瞻性研究中，高半胱氨酸血症的糖尿病患者比非糖尿病患者死亡的危险大约高 2 倍。血清中半胱氨酸每增加 $5\mu mol/L$，5 年死亡率在非糖尿病患者中增加 17%，在糖尿病患者中增加 60%。半胱氨酸浓度升高可以促进糖尿病患者血液高凝前状态、氧化应激和内皮功能紊乱。

五、遗传因素

糖尿病并发症涉及多个器官系统，临床症状会出现在糖尿病诊断后的一段时间内，这种延迟可短（几年）也长（几十年）。尽管有些人可有多个并发症，但并不是所有的糖尿病患者都会出现并发症。糖尿病并发症的类型和发生时间在糖尿病患者中的分布特点提示糖尿病并发症的易感性在一定程度上受未知的复杂的遗传因素控制。

1 型糖尿病具有遗传学决定的发生肾病和高血压的易感性，这种易感性也是早发冠心病的高危因素。研究显示 ACEI/D 多态性（可能对血管紧张素有影响）和肾脏中肾素水平可以影响 1 型糖尿病患者肾病的发展。这种基因的多态性在非糖尿病患者、1 型和 2 型糖尿病患者中均与心梗发生有关。

在一个糖尿病血管疾病易感基因研究中发现芳香烷基磷酸酯酶基因的多态性是 2 型糖尿病发生缺血性心肌病的遗传危险因子。芳香烷基磷酸酯酶是一个完全和 HDL 结合的血清酶，通过防止脂质过氧化物的生成而延迟 LDL 的氧化。芳香烷基磷酸酯酶基因引导区的多态性可以降低血清芳香烷基磷酸酯酶的活性，增加 LDL 的氧化，因此增加了冠心病的危险性。糖尿病患者由于内在的氧化应激能力提高，因此其抗氧化能力降低可能更明显。

第七节 糖尿病心肌病变

在糖尿病患者特别是女性患者中，慢性心衰（CHF）和特发性心肌病的危险性显著增加，在 Framingham 心脏研究中，尽管年轻的男女糖尿病患者心衰的发生率均比非糖尿病患者高很多，但这种影响在女性患者中尤其明显。

尽管糖尿病对 CHF 病人影响的资料有限，但不少研究显示糖尿病是 CHF 预后不良的一个独立预测因子。在左室功能障碍研究中发现糖尿病是症状性心衰、无症状心衰（射血分数小于 35%）、院内发病率和死亡率的独立预测因素。合并糖尿病的缺血性心脏病患者不良预后的原因之一是心肌功能异常，使心衰的进程加速。

糖尿病相关的心肌病变最初表现为左室收缩功能正常时出现左室顺应性下降，在无症状的糖尿病患者中，有 27%~69% 的人存在舒张期功能紊乱。不少研究表明糖尿病患者静止期射血分数正常而运动时射血分数较低,提示其收缩期储备功能降低。收缩期功能紊乱通常发生在有微血管并发症的病史较长的患者中。当发生心肌缺血或合并控制不良的高血压时,心肌储备功能下降的亚临床心肌病变则具有重要的临床意义。

一、糖尿病心肌病的发病机理

(一) 高血压和胰岛素抵抗的作用

高血压和糖尿病共存对心脏会产生特别的危害。糖尿病患者合并高血压是心脏收缩功能障碍的主要因素,而对高血压患者,糖尿病是CHF的重要预示因素,且女性比男性的相对危险性更大。发生CHF危险增加的机理尚不完全清楚,但可能与左室体积增加有一定关系。

常规临床检测的血压与超声检查的左室体积相关性不大,一些观察表明,胰岛素抵抗和代偿性高胰岛素血症可以促进左室体积的增加。从罕见的遗传性疾病如Leprechauns和总脂肪代谢障碍中可以观察到左室体积增加和高胰岛素血症的相关性。以胰岛素抵抗和高胰岛素血症为特征的肥胖与左室体积增加有很强的相关性,且不受年龄和血压的影响。血压正常的肥胖患者左室体积与胰岛素抵抗严重性之间的相关性比以体重指数表示的肥胖本身更强,减重可以降低左室体积,可能是继发于胰岛素敏感性的改善。

糖耐量正常的高血压患者通常表现为胰岛素抵抗和高胰岛素血症,其左室体积与胰岛素抵抗程度相关,在血压正常的胰岛素抵抗患者中也存在类似的相关性。

高血压、胰岛素抵抗、高胰岛素血症和2型糖尿病互相相关,成为心血管并发症的高危因素。左室体积是心、脑血管疾病发病率的强预测因子,独立于血压或其他危险因素,而且是发生症状性CHF的重要危险因素。因此,胰岛素抵抗和左室肥厚可能增加胰岛素抵抗患者症状性CAD的危险。

(二) 代谢异常

不少研究者认为细胞内钙离子转运异常、心肌细胞葡萄糖利用缺陷和PKC活化等代谢异常可能是糖尿病心肌病变的发病机理。

高糖介导的PKC-β活化可以导致糖尿病患者左室功能紊乱。在心脏中过度表达PKC-β的转基因小鼠可发生心肌肥厚和细胞外基质的过量积累,导致多发纤维化,减少心肌细胞钙反应性和收缩力。

二、糖基化终产物在糖尿病心肌病发病机制中的作用

心血管系统弹性的逐渐减低是人类和其他灵长类动物正常衰老过程中的一部分,可使动脉和左室硬度增加,导致舒张期功能紊乱。与非糖尿病患者相比,糖尿病患者动脉更僵硬,并且在年轻时就表现出左室顺应性下降。

研究显示糖尿病患者在胶原水平和组织水平有加速老化的特点。衰老和糖尿病的胶原交联和非酶糖化有关,因此可能是由于糖基化使正常衰老过程中胶原交联增加,导致血管组织机械性状改变,糖尿病会加速这种变化。

相同的机理导致糖尿病患者血管和心脏机械性状异常,与AGES形成相关的结构改变是胶原间的交联,使蛋白质的结构和功能发生改变,导致组织硬化。糖尿病患者动脉硬化与大动脉和心肌胶原进行性糖基化有很强的相关性。

进一步支持AGE假说的证据是特异性抑制AGE形成的药物可以显著预防糖尿病和衰

老的病理硬化过程。例如，用氨基胍治疗糖尿病鼠可以显著增加颈动脉顺应性，减少颈动脉阻力，并且可以防止心肌顺应性下降。

为进一步证实这一理论，有研究用新研发的 AGE "破坏"复合物 ACT-711 治疗链脲佐菌素诱导的大动脉硬化。同样 ACT-711 治疗对衰老相关的左室硬化也有明显抑制作用。

第八节 糖尿病急性缺血事件

急性缺血事件是糖尿病患者一个主要死亡原因。与非糖尿病患者相比，糖尿病患者心梗后急性期和长期随访中死亡率均较高。

一、急性心肌梗死

大量研究表明，糖尿病患者心梗院内死亡率比非糖尿病患者高，女性糖尿病患者预后更差，死亡率比男性高 2 倍。

糖尿病也是溶栓治疗预后不良的独立预测因子，在心梗溶栓及血管成形术的临床试验中，糖尿病患者的院内死亡率高近两倍，且更易患 CHF，临床再梗的发生率也高 2 倍。在 GUSTO-1 试验中，30 天死亡率胰岛素治疗的糖尿病患者最高为 12.5%，非胰岛素治疗的糖尿病患者为 9.7%，而非糖尿病患者为 6.2%。其他大型研究也有相似的结果。糖尿病也是急性缺血发作时心源性休克的危险因素，尽管溶栓治疗提高了急性心梗的存活率，但糖尿病患者的死亡率仍比非糖尿病患者高 1.5～2.0 倍，血管成形术是糖尿病患者溶栓治疗的有效替代方法。

糖尿病患者院内死亡率高主要与 CHF 的发生率增加有关，除再梗发生率增加外，梗死范围加大，反复发生缺血都可导致 CHF。且糖尿病患者心源性休克比以心梗指数预计的更常见，更严重。虽然用总肌酸激酶活性、放射性左室造影术或超声心动等测量方法进行研究，没有发现糖尿病病患者比非糖尿病患者梗死更持续广泛，但是，心梗后糖尿病患者左室射血分数和非梗死区域性的射血分数比非糖尿病患者都有所减少。心梗溶栓治疗和血管成形术治疗后早期血管造影试验表明糖尿病患者非梗死区的心室功能比较差，这可能是由于伴随的其他病理变化减少了非梗死心肌的代偿能力。临床观察发现即使左室射血分数仅有中度下降，糖尿病患者也会发生心功能衰竭，提示糖尿病患者已经存在的舒张功能紊乱是充血性心衰的主要原因之一，以舒张功能紊乱为特征的亚临床糖尿病心肌病，是其发病的一个重要因素。

心梗后左室功能主要取决于冠状动脉病变的程度和侧支循环的数量，糖尿病患者冠状动脉粥样硬化的广泛性导致非心梗区收缩功能紊乱，并且，糖尿病患者合并 CAD 时，建立侧支循环的能力减低，这可以解释为什么糖尿病患者更容易发生心梗后心绞痛和梗死面积扩大。此外，在缺血和再灌注后期外源性底物利用模式的改变可能导致心肌耗氧量的增加和收缩力的下降，降低了心肌的保护作用。

二、糖尿病合并心肌梗死的长期预后

心梗后存活的糖尿病患者比非糖尿病患者远期死亡率高，主要与再梗死和 CHF 的发生有关。糖尿病患者心梗后的生存率和再发心血管事件主要与如下危险因素密切相关：①梗死后泵功能紊乱的程度；②冠状动脉多支病变；③糖尿病血液流变学改变；④糖尿病自主神经

病，它有可能导致猝死，特别是在心梗后。

三、糖尿病合并心肌梗死的药物治疗

与非糖尿病患者相同，溶栓治疗可以降低糖尿病患者的死亡率。在一篇对心梗患者溶栓治疗的文献综述中，35天死亡率糖尿病患者仅比非糖尿病患者轻度增加，但无显著性差异（21.7%比14.3%）。更重要的是，在糖尿病患者中没有发生严重的出血性并发症或中风。糖尿病患者溶栓治疗中，视网膜出血的并发症非常罕见。在GUSTO-1研究中，6011名糖尿病人中300人有增生性视网膜病变，但是没有人发生球内出血。溶栓治疗不会增加糖尿病视网膜病所致的玻璃体出血。很多临床医生关心溶栓治疗会对糖尿病视网膜病变有影响，但是大规模临床试验没有这方面的证据，因此否认溶栓治疗带给这些患者延长生命的益处是不可取的。

β-受体阻滞剂可以有效地减少糖尿病患者的再梗和猝死，其益处可能比许多非糖尿病患者更大。心梗后早期应用β-受体阻滞剂治疗，糖尿病患者死亡率减低37%，而全部病人则仅下降13%，远期死亡率糖尿病患者和全体病人分别减少48%和33%。当应用心脏选择性β-受体阻滞剂时，血糖控制的恶化和对低血糖反应迟钝不会成为严重的临床问题。

ACE抑制剂与心梗伴左室功能紊乱（射血分数小于40%）患者的死亡率下降有直接的关系。GISSI-3研究比较了对心梗的糖尿病患者和非糖尿病患者早期应用lisinopril的作用，与安慰剂比较，lisinopril明显降低糖尿病和非糖尿病患者6周（30%比5%）和6个月（20%比0%）的死亡率。这些发现在对Trandolapril心脏评估试验资料进行回顾性分析时得到证实，Trandolapril心脏评估试验是一个随机双盲安慰剂对照临床试验，评价Trandolapril对急性心梗后射血分数≤35%患者的作用，结果显示任何原因死亡下降36%，发生严重心衰的危险下降62%。ACE抑制剂对糖代谢和血脂谱没有不良作用，而且ACE抑制剂可以增加2型糖尿病患者胰岛素的敏感性。

抗血小板试验合作组定量分析了阿司匹林对既往有心血管事件的糖尿病患者的治疗益处，对心血管事件的益处糖尿病和非糖尿病患者分别为17%和22%，尽管百分数糖尿病患者比非糖尿病患者低，但预防心血管事件的绝对数两组相似（38±12）‰比（36±3）‰，这可能是由于糖尿病患者心血管事件的发生率较高。

四、糖尿病合并不稳定性心绞痛

20%～25%的不稳定性心绞痛患者患有糖尿病，糖尿病是预后不良（如死亡、梗死和一年内因不稳定性心绞痛反复住院，相对危险4.9）的重要危险因素，不稳定性心绞痛或非Q波心梗预示糖尿病患者2年的复发率和死亡率较高，不稳定CAD住院后，既往没有心血管疾病的糖尿病患者和已有心血管疾病的非糖尿病患者远期复发率和死亡率相同。

这些发现可能与糖尿病不稳定性心绞痛患者血管造影观察到斑块破溃（94%比60%）和冠脉内栓子（94%比55%）发生比例较高有关。不稳定性心绞痛或心肌梗死的糖尿病患者冠状动脉病变处的组织含有大量的富含脂质的粥样硬化斑块和巨噬细胞浸润，大面积冠状动脉内血栓的发生率较高。

五、心肌基质的代谢异常

心脏做功、冠状动脉血流以及基质的氧化作用三者之间的紧密联系是心脏生理学的中心特征。正常情况下，脂肪酸是心脏产生能量的主要燃料，当脂肪酸水平较低、餐后或缺血时，葡萄糖和胰岛素的浓度较高，葡萄糖便成为心脏氧化代谢的主要底物。

葡萄糖的跨膜转运是由葡萄糖运载体家族成员进行催化的。在心肌细胞中，最重要的葡萄糖运载体是葡萄糖转运子1（glucose transporter 1，GLUT1）和葡萄糖转运子4（glucose transporter 4，GLUT4）。GLUT1在体内表达普遍，主要负责基础葡萄糖的转运，而GLUT4是胰岛素反应性葡萄糖运载体，存在于细胞内膜，限制葡萄糖在细胞内的转运。胰岛素刺激GLUT4从细胞内池位移至基质膜，导致心肌细胞葡萄糖的摄入增加。当代谢需要增加时，如工作量增加、缺氧以及心肌缺血时，GLUT4也会位移至基质膜。GLUT4基因缺失的小鼠表现心脏肥大和心衰，说明GLUT4是维持心脏功能正常所必需的。

缺血的心肌主要依赖于葡萄糖的无氧代谢，在心脏缺血时，葡萄糖对能量产生的贡献大小主要依赖于心肌缺血的严重程度。在中等程度的缺血状态下，葡萄糖摄取增加，直接代谢氧化形成乳酸，尽管此时缺血导致血流依赖性的葡萄糖转运减少，间质中葡萄糖水平下降，但葡萄糖的摄入仍然能够增加，这反映葡萄糖的跨肌膜转运能力相应增加。在这种缺血条件下，心肌葡萄糖的摄取和冠状动脉血流成反比。直到缺血程度严重到糖酵解被大量累积的糖酵解产物抑制时，葡萄糖摄取才进行性下降，这种"代谢衰竭"出现在不可逆的心肌损伤产生之前，是糖酵解受到累积的产物如H^+、钠离子、钙离子的抑制和酵解产物不能有效排除的结果。在随后的严重缺血状态下，葡萄糖摄取下降可通过细胞外葡萄糖浓度增加或补充胰岛素来弥补。此外，生理性高胰岛素血症和缺血可以增加GLUT4的转运和葡萄糖的摄取。

临床上，大多数血浆儿茶酚胺水平增加会引起和心肌缺血类似的情况，游离脂肪酸水平通常升高。并且，肝素使LPL激活，明显增加循环中游离脂肪酸水平。脂肪酸抑制葡萄糖的氧化是哺乳动物新陈代谢中众所周知的现象（葡萄糖脂肪酸循环），已经证实游离脂肪酸水平增加对缺血心肌是有害的，且与细胞膜损伤增加、心律失常以及心功能衰竭加速有关。

急性心肌缺血时葡萄糖摄取和代谢增加与心肌储备功能有关。胰岛素缺乏导致GLUT4位移减少，限制葡萄糖的利用，从而促进心肌损伤，减弱非梗死心肌的代偿能力。此外，胰岛素缺乏还使心肌葡萄糖利用减少，从而转向脂肪酸代谢。这种外源性底物利用模式的改变导致心肌耗氧量增加、收缩力下降以及自由基产生增加。

如果糖尿病导致的特异性代谢紊乱对机械活动有不利的影响，可以增加心肌对缺血刺激的易损性，那么补充胰岛素和改善代谢控制可以减少心肌损伤，增强心肌收缩力，减少死亡率。应用葡萄糖类似物氟去氧葡萄糖的无创性正离子发射体层摄影术对心肌葡萄糖摄取进行定量分析，结果表明给予足够的胰岛素替代治疗，心肌葡萄糖摄取可以明显改善或恢复正常。给心肌梗死患者输注葡萄糖－胰岛素－钾溶液，增加葡萄糖摄取和减少循环脂肪酸水平的益处已经被临床所应用。

在实验研究中，高糖和胰岛素的保护作用在再灌注期比先前的缺血期更明显。再灌注期间，脂肪酸氧化很快恢复正常并重新成为提供能量的主要来源，因此，葡萄糖氧化明显受到抑制。利用脂肪酸而非葡萄糖作为能量的来源很大程度上减少了心脏再灌注的效益。再灌注开始时葡萄糖氧化的刺激可以改善并加速心肌功能的恢复，而葡萄糖利用受抑制后，缺血心肌收缩力明显受损。因此，葡萄糖－胰岛素－钾可以减缓缺血性坏死的发展速度，并延长再灌注治疗挽救缺血心肌的时间，使更多的心肌得到挽救。

在DIGAMI试验中，发生急性心肌梗死的糖尿病患者（一半接受溶栓治疗）输注胰岛素和葡萄糖后住院死亡率没有变化。然而，3个月的死亡率有下降趋势，一年后这种趋势更加明显（相对死亡率下降 29%，$P=0.27$）。但是，这种死亡率的下降与心肌挽救或强化血糖控制的其他有益影响是否有关还不清楚。

第九节　糖尿病患者冠状动脉血运重建

因为 CAD 是糖尿病人的主要健康问题，因此对血运重建的需要不断增加，血运重建患者中糖尿病患者比例明显增加。1977～1981 年美国国家心肺血管研究档案中，血运重建术病人糖尿病患者占 9%。最近大规模临床试验表明，血运重建术中糖尿病患者的比例增加到 17%～26%。

近十年对糖尿病患者血运重建的相对疗效进行了研究，这些研究揭示了糖尿病患者尤其是有多支血管病变的患者特有的问题，包括围手术期并发症较高、血管成形术成功后再狭窄的发生率较高以及经皮或外科血管成形术后远期预后不良，因此提示需要特别注意对这些病人选择理想的血运重建技术。

一、冠状动脉内血管成形术

（一）预期结果和并发症比例

一般来说，糖尿病和非糖尿病患者之间冠状动脉内血管成形术的成功率和完整性没有显著区别，但糖尿病患者球囊扩张术和支架安放术的院内并发症（死亡、梗死和急诊手术）比例较高，安放支架后亚急性支架血栓形成的比例有升高趋势。

根据 EPILOG 研究资料，Kleiman 等推断应用目前的血管成形技术，院内事件发生比例糖尿病和非糖尿病患者相当。但是，糖尿病患者对冠脉内血管成形术中急性缺血的耐受性差，围手术期死亡率较高。

（二）长期结果：再狭窄

由于糖尿病患者尤其是多支血管病变者冠脉内血管成形术成功后再狭窄的发生率较高以及远期预后较差，手术的远期结果令人失望。很多临床研究已经证明了糖尿病是经皮冠状动脉内血管成形术（PTCA）后再狭窄的持续临床预测指标。国家心肺血管研究所血管成形术登记的报告表明糖尿病患者血管造影的再狭窄比率为 47%，而非糖尿病患者只有 32%。随后很多研究报告糖尿病患者球囊扩张术后再狭窄比率为 49%～68%。糖尿病也是其他经皮血运重建技术如激光血管成形术和冠状动脉斑块切除术等术后再狭窄的临床预测指标。

与球囊扩张术相比，冠状动脉内支架可以减少再狭窄的发生。然而，大多数研究仍然显示，尽管使用支架，糖尿病患者发生再狭窄的比例仍然比非糖尿病患者高。

血管成形术后再狭窄发生率较高对糖尿病患者急性心血管事件的发病率有很大影响。大量研究表明糖尿病患者需要重复血运重建包括冠脉内血管成形术或冠状动脉分流术（CABG）的比例高于非糖尿病的对照组，球囊扩张术或冠状动脉内支架术后急性心脏事件发生率高，总体生存率低。

由于再狭窄发生率较高，糖尿病患者需要重复冠脉内血管成形术和 CABG 的比例较高。再狭窄和心血管事件复发以及死亡率增加之间的确切关系很复杂。再狭窄时间框之外的大部分缺血事件可能是其他部位冠状动脉病变的进展，而不是最初治疗部位的再狭窄。尽管经皮干预治疗可能通过其他机制包括增加心衰和远期血栓形成的发病率而影响长期预后，但在一项研究中，对 485 名接受球囊扩张术而没有安放支架的糖尿病患者随访观察，发现 68% 的患者至少一根血管发生再狭窄,而且很多人没有临床症状,36%的患者没有心绞痛,33%患者表现为稳定性心绞痛。再狭窄与左心室功能减退明显相关。

由于动脉粥样硬化病变广泛、侧支循环差和已经存在的微血管功能障碍,糖尿病患者对经皮干预治疗期间血栓形成的适应能力下降。研究证明 abciximab 抗凝和支架安放联合治疗可以减少围手术期心肌梗死的发生和近期死亡率,Abciximab 的有益作用可能与安放支架时远端血栓形成减少有关。

(三) 糖尿病患者再狭窄的发病机制

尽管血管回缩会加剧管腔狭窄,但糖尿病患者支架安置后再狭窄率明显升高说明内膜增生增加是这些病人发生再狭窄的主要机制。血管内超声研究发现糖尿病患者血管内成形术所致动脉损伤的部位内膜明显增生,而且这种增生反应在再狭窄部位特别明显。

高血糖的糖尿病患者动脉受损后内膜增生的机制很多。胰岛素抵抗在再狭窄发病机制中的作用2型糖尿病、糖耐量受损以及许多葡萄糖耐量正常的胰岛素抵抗患者都具有非常重要的临床意义,但目前的研究资料有限且存在争议。

糖尿病患者再狭窄的一个重要的临床问题是糖尿病加速再狭窄发生的作用是否仅表现在一部分患者当中,如果是这样的话,是否能够找出这部分再狭窄高危的糖尿病患者?根据临床资料、代谢控制指标以及是否存在其他病生理机制类似的糖尿病并发症,至少在某种程度上可以预测再狭窄的发生。

二、冠状动脉搭桥术

(一) 围手术期

对接受外科血运重建术的6000多个病例分析显示总手术死亡率为2.3%,而糖尿病不是预测因素。小规模的研究报告显示糖尿病患者手术死亡率较高,尽管增加程度很小。最大规模的系列报告是对12 198名在Emory大学医院接受CABG的患者随访观察,结果发现2278位糖尿病患者术后死亡率和中风发生比例较高。

糖尿病患者最常见的搭桥手术并发症是伤口感染,包括胸骨切除和移植物采集部位的感染,与延长住院日、再次手术和死亡率增加有关。大规模前瞻性研究结果表明,围手术期严格控制血糖可以降低糖尿病患者深部伤口严重感染的发病率。肾功能衰竭、术后心律失常、呼吸衰竭是常见的糖尿病并发症,但发病率不同。中风和围手术期梗死的发病率类似。

(二) 静脉移植

目前还没有关于糖尿病对静脉移植物病变影响的前瞻性研究结果。动物研究表明糖尿病与静脉移植物内膜增生加速有关。Lytle等人对501名接受搭桥手术的病人进行血管造影跟踪随访,通过多因素分析发现糖尿病是静脉移植物闭塞的预示因素。其他研究没有发现糖尿病是进行性静脉移植物狭窄的明显预示因素。但是这些研究受被检查病人总数的限制,而糖尿病患者人数更少。CABG术后临床试验在研究有效降低胆固醇的药物和小剂量抗凝剂对CABG术后1到11年患者血管造影终点事件的影响中,比较了大隐静脉(SVG)导管植入后4.3年116名糖尿病患者和1235非糖尿病患者血管造影的变化,结果三种大隐静脉血管移植物(SVG)病变(明显病变、闭塞和SVGs最小内径的改变)在糖尿病和非糖尿病患者中没有明显的差异。

(三) 内乳动脉移植

总体来说接受内乳动脉移植的患者长期存活率和发生心脏事件的情况比单用SVGs的患

者要好，甚至多支血管病变的病人，使用单支内乳动脉移植明显有助于存活。而且，内乳动脉似乎对内膜增生有免疫性，这种内膜增生广泛存在于主动脉和冠状动脉间静脉移植物中。

内乳动脉移植物开放率在糖尿病患者中还不完全确定，一项对5654名病人进行随访调查的研究观察了内乳动脉移植对其中1132名（20%）糖尿病患者存活的影响，结果显示对糖尿病和非糖尿病患者来说内乳动脉移植都是有利于长期生存的独立因素，两者因内乳动脉移植而获得的生存益处没有区别。内乳动脉移植的重要性在搭桥血运重建的临床研究（BARI）中也得到了证实，该研究表明糖尿病患者内乳动脉移植可以大大地降低死亡率。

（四）糖尿病患者冠状动脉搭桥术的长期预后

CABG外科手术与药疗治疗的相对存活益处在糖尿病与非糖尿病患者中具有可比性。但是，糖尿病患者搭桥手术后的长期存活率还是比非糖尿病患者低。BARI研究证明外科手术治疗的糖尿病患者五年生存率明显低于非糖尿病患者（80.6%：91.4%）。

三、多支血管内成形术与冠状动脉搭桥术

在过去的十年中，一直建议用血管内成形术替代CABG治疗多支血管病变的患者，BARI研究成果公布之后，糖尿病对多支血管病变患者PTCA结果的影响受到了普遍关注。

BARI研究入组1829名病人，其中包括353名糖尿病患者，这些患者冠脉血管造影显示有多支病变或临床上有严重的心绞痛或客观检查证明有明显的心肌缺血，需要进行血运重建术。对五年来各种原因引起的死亡进行回顾分析显示，胰岛素或口服药物治疗的糖尿病患者多血管内成形术的死亡率比外科手术治疗翻了将近一倍（35%：19%，$P=0.003$），而非药物治疗的糖尿病患者和非糖尿病患者血管内成形术的五年死亡率均为9%。5.4年心源性死亡PTCA组比搭桥手术组高3.5倍（20.6%：5.8%）。这些结果引起了对有多支血管病变的糖尿病患者选择血运重建方法的关注。

BARI研究的后续报告指出接受内乳动脉移植的糖尿病患者CABG的生存益处在81%之内，5.4年心源性死亡率在内乳动脉移植组为2.9%，SVG移植组为18.2%，后者与PTCA治疗结果（20.6%）相似。内乳动脉移植的生存益处在随访过程中发生心肌梗死和非糖尿病患者中表现得更加明显。

其他两个比较多支血管内成形术与CABG的随机临床试验结果与BARI一致。对参加Emory血管内成形术与外科手术临床试验的病人长期随访证明，随机分配到CABG组的糖尿病患者8年预后比PTCA组好。冠状动脉内血管成形术与血管搭桥术的调查也可以看出随机到PTCA组的糖尿病患者死亡率偏高。

已有的证据显示CABG是多支血管病变的糖尿病患者首选的血运重建方法，但需要强调的是目前还知道对这些病人选择血运重建方法是否只根据糖尿病病史。BARI Ⅱ研究将探讨多支血管病变的糖尿病患者血运重建的一些相关问题，比较血运重建加积极的药物治疗与单独药物治疗的作用，使用增加胰岛素水平的药物（磺脲类药物和胰岛素）与应用胰岛素增敏剂（二甲双胍和噻唑烷酮类药物）严格控制血糖的作用。

四、冠状动脉搭桥术的保护机制

糖尿病患者CABG效果明显优于多支血管球囊扩张术的主要机制有两个：①血管内成形术后再狭窄率较高，血管再形成不完全导致缺血损害；②自身动脉或SVG粥样硬化进程加速。

(一) 再狭窄和血管重塑不完全

以往 CABG 研究表明，对于有多支血管病变的患者来说，几乎只能通过 CABG 手术才能达到完全的血管重塑，这是获得生存益处的基础。在 BARI 人群中，每个接受 CABG 的病人平均接受 3.1 个移植，而 PTCA 组中成功治愈的平均数为 2.0，因此 BARI 研究本身放大了 CABG 在提供完全血管再形成方面的优势。其他比较多支血管 PTCA 和 CABG 的研究结果相似。在 Emory 人群中，血管重塑成功的比例 PTCA 组为 16%，CABG 组为 80%。Gum 等人的研究显示 CABG 的病人有 79% 实现了完全的血管重塑，PTCA 组仅为 42%（$P<0.001$）。

与 CABG 相比，多支血管内成形术血管重塑效果不理想，如果多支血管重塑的目标病变血管是选择性优势型血管，那么无论应用何种血管重塑方法，都需要对由优势病变血管提供血供的心肌达到较大比例的血管重塑，由于糖尿病患者再狭窄率较高，而且多支血管重塑后，各治疗点可分别发生再狭窄，因此这种目标对于糖尿病患者似乎很难实现，糖尿病患者 PTCA 预后不良的部分原因可能是由于血管重塑不完全。糖尿病患者病变广泛、冠状动脉末梢病变、侧支循环差以及微循环功能障碍使得血管重塑不完全的影响更加严重。

BARI 研究者对 BARI 入组病人的结果进行了分析，这些病人包括随机分组病人和 2010 个符合入组标准但拒绝随机化的合格病人。该报告指出 CABG 对糖尿病患者有两个保护作用：①对 Q 波心肌梗死病人有重要的保护作用，可使死亡率降低近 50%；②使大部分随访过程中未发生心肌梗死的糖尿病患者死亡率不断下降。7 年随访时，CABG 不断增加的优势明显优于 PTCA。这种保护作用在非糖尿病患者中不存在。

(二) 动脉粥样硬化发展加速

已经证明，动脉粥样硬化发展加速导致自身冠状动脉或者静脉移植物内栓塞重新破裂是糖尿病患者多重血管重塑后长期预后不良的原因。搭桥手术在心外膜最易形成栓塞的冠状叶（通常距心外膜的冠状动脉 6cm 之内）之外提供分流，对自身动脉粥样硬化的发展提供保护作用。搭桥术后病人自身 CAD 的发展主要与血脂代谢障碍有关，目前没有证据显示动脉粥样硬化严重（多支病变）的病人合并糖尿病会使动脉粥样硬化发展更快。同样，静脉移植物粥样硬化的发展主要与高胆固醇血症有关，严格降脂治疗可延缓静脉移植物粥样硬化的发展。糖尿病对静脉移植物粥样硬化发展的影响还不清楚。在 BARI 临床试验中发现，血管重塑的方式对随访过程中 Q 波心肌梗死的发生没有影响。在另一个大型研究中比较了 9920 名糖尿病患者和 2278 名非糖尿病患者 CABG 的预后，结果发现 5 年和 10 年心肌梗死的发生率没有差别。CABG 术后发生心肌梗死的病人中大约三分之二的病变发生在静脉移植物中。

尽管血栓破裂对临床急性冠状动脉事件可能没有影响，但是由于 PTCA 术后血管重塑不完全，大部分心肌仍可能出现缺血，这对糖尿病患者远期致命及非致命事件的发生率较高有很重要的影响。BARI 研究中，尽管 CABG 对心肌梗死无保护作用，但是糖尿病患者 5 年自发性 Q 波心肌梗死发生率是非糖尿病患者的 1.9 倍。

第十节 缺血预适应

缺血预适应的主要机制是在缺血前期利用三磷腺苷（ATP）合成的腺苷的释放。腺苷 A_1 受体通过 G 蛋白与心室肌细胞和平滑肌细胞的 K_{ATP} 通道偶联，这些通道在缺血时受心室肌细胞内 ATP 水平下降和腺苷受体的刺激而激活，心肌 K_{ATP} 通道开放使心室肌细胞启动随后缺血事件的心肌缺血预适应，使血管平滑肌舒张。

在胰腺，血糖的波动导致高能量的磷酸 ATP 产生增加，抑制 K_{ATP} 通道开放。随着通道的关闭，过量的 K^+ 存留在细胞内，导致 β 细胞膜去极化。接着，细胞膜的去极化使电压依赖的 Ca^{2+} 通道开放，通过胞吐作用使 Ca^{2+} 依赖的胰岛素释放。磺脲类药物是与被称作磺脲类受体的 K_{ATP} 通道亚单位有高度亲和力的一类药物，抑制 K^+ 的流动，使细胞膜去极化，释放胰岛素。同样，一些磺脲类药物通过抑制钾离子通过细胞膜 K_{ATP} 的外流，而抑制低氧或缺血时心肌的预适应和血管舒张。

实验动物中某些磺脲类药物可以增加梗死面积，加速缺氧心肌细胞的死亡。在人类，一些磺脲类药物可以抑制冠状动脉血管内成形术过程中的缺血预适应（第二次球囊扩张中 ST 段压低的严重程度比第一次减轻），长期口服这些磺脲类降糖药可使离体心肌细胞的缺血预适应消失。

20 世纪 70 年代早期，糖尿病计划大学组研究结果显示口服磺脲类药物的患者比单纯饮食控制的患者心血管死亡率出现不能解释的增加。尽管一些研究发现心梗后服用磺脲类药物的糖尿病患者死亡率反而增加，但不是所有的研究都得到相同的结果，UKPDS 研究没有发现磺脲类药物治疗对心肌梗死、猝死或糖尿病相关性死亡有不利的影响。目前，还缺乏磺脲类药物对临床预后有不良影响的资料。

第十一节 糖尿病自主神经病变和心脏

明显的临床自主神经病变（如体位性低血压和胃轻瘫）一般仅出现在糖尿病病史较长的患者中，但是亚临床糖尿病自主神经病变，主要表现为心脏自主神经病变（CAN），可以发生在糖尿病早期还没有其他微血管并发症时。CAN 在 1 型和 2 型糖尿病都非常常见，60% 的患者可能受累。

CAN 包括副交感神经功能紊乱和 ^{125}I 同位素闪烁扫描评估的心脏肾上腺素能神经紊乱。糖尿病患者的 CAN 与心律失常、心血管事件危险增加、无症状心肌缺血和心梗发病率高有关。

一、心律失常倾向

大量实验和临床证据显示自主神经功能改变对心律失常的产生非常重要。临床研究一致显示心率变异性减少是自主神经失调的标志，它可导致左室功能紊乱和心梗后患者发生心律失常或猝死。心率变异性下降是糖尿病患者 CAN 的特异性表现和早期指标，提示心律失常的危险性增加。糖尿病自主神经功能紊乱的患者也会出现 QT 间期延长等改变，可能增加心律失常的危险。

二、糖尿病自主神经功能紊乱与心律失常的关系

CAN 引起的自主神经系统昼夜节律异常与一过性血栓形成和血压调节改变有关。

在一般人群，急性心梗和其他血栓事件的昼夜模式与自主神经系统的昼夜节律一致，白天交感神经紧张性占主导地位，心脏事件的发生最多。

糖尿病患者发生急性心梗的昼夜分布发生改变，由早晨发病最多变为晚上和夜间发病。Bernardi 及其同事证实糖尿病自主神经病变与睡眠中副交感神经活性显著下降有关，这可导

致夜间交感神经相对占主导地位。这些发现提示夜间交感神经活动相对占优势是糖尿病患者夜间易患心血管事件的原因。

夜间睡眠时血压降低是血压24小时变化的特征,高血压患者一般保留这种变化模式,24小时血压均向上变化,但昼夜变化节律依然存在,只有很少数原发性高血压患者血压节律发生改变,夜间血压下降幅度变小。在这些昼夜节律消失的患者中,夜间动脉血压下降消失与左室肥厚和心血管合并症增加有关。睡眠时血浆儿茶酚胺水平的下降和交感神经活性在血压的24小时变化中起主要作用。自主神经紊乱的患者血压昼夜节律也消失。

很多血压正常或高血压的糖尿病患者生理性夜间血压下降幅度减少或消失,可能与并发的自主神经病变有关。已经证实1型和2型糖尿病患者血压昼夜节律消失的发生率均较高,且与各种血管疾病的危险增加有关。

三、无症状心肌缺血

众所周知,糖尿病患者易于出现无症状或未发现的心肌梗死,在Framingham研究中糖尿病患者无症状或未发现的心肌梗死发生率较高,32%~42%的糖尿病患者心肌梗死时表现为非典型症状如意识障碍、呼吸困难、乏力、恶心和呕吐,而非糖尿病患者仅6%~15%表现为非典型症状。最近观察发现糖尿病患者再灌注治疗失败部分原因可能是因为临床表现不典型。

尽管非糖尿病患者无症状缺血也很常见,但是一些临床研究显示无论是活动平板运动试验、动态Holter监测还是^{201}铊运动心肌显像检查,糖尿病患者无症状心肌缺血均比非糖尿病患者更常见。然而,并不是所有的研究均支持这一发现,如无症状心肌缺血预防研究中,活动平板运动试验和48小时动态心电图监测显示无症状心肌缺血在糖尿病和非糖尿病患者中发病率相似。

包括心脏感觉异常在内的自主神经病变似乎是糖尿病患者无症状心肌梗死或缺血发作的原因,对死于无症状心肌梗死的糖尿病患者进行尸解发现,在心内交感和副交感神经纤维中可以发现典型的糖尿病神经病变改变。而且,一些研究显示无症状心肌缺血与自主神经功能紊乱有关。从发生心肌缺血(以ST段压低评价)到出现胸痛的时间——糖尿病患者比非糖尿病患者延长,这种疼痛感觉延迟与自主神经功能受损有关。

第十二节 争鸣与展望

近20年来,我们已经充分认识到2型糖尿病集聚了代谢综合征的多种心血管危险因素,糖尿病是冠心病的等危症。高血压和高胆固醇血症的有效治疗使与这些危险因素有关的CAD的发病率和死亡率下降,但代谢综合征和糖尿病依然是冠心病的主要危险因素,并且逐渐成为临床心脏病预防领域的研究重点。

糖尿病治疗的关键问题是严格血糖控制是否可以降低CAD的发病率和死亡率。然而随机的一级预防临床试验清楚地显示严格血糖控制可以降低1型和2型糖尿病微血管并发症,但对大血管并发症的影响很小。事实上,降脂和降压治疗对糖尿病患者CAD的一级预防似乎更有效。

强化血糖控制作为大血管疾病一级预防的一部分,其预期效果需要考虑两个主要问题。首先,产生动脉硬化的高血糖阈值不清楚,可能低于糖尿病诊断的范围。在糖尿病大血管并发症中相对危险因素的持续下降是否与糖化血红蛋白有关也不清楚。其次，恢复高血糖介导的血管损伤所需要的时间不清楚。例如，功能性胰腺移植的糖尿病患者肾脏病变在糖尿病治愈后至少持续5年。这些现象的发生机制还不清楚，可能与糖基化分子的恢复缓慢或者尽管血糖恢复正常，但血管细胞的形态变化仍然持续存在（称为记忆效应）有关。强化血糖控制不仅作为二级预防对减少近期死亡率有效，对已有CAD的糖尿病患者可能也很有意义。

糖尿病患者动脉粥样硬化病变广泛，一般认为血管造影病变严重的CAD发生急性冠脉综合征的趋势增加。然而，无论既往有没有CAD，糖尿病患者冠脉事件的显著增加与动脉粥样硬化的严重程度不成比例，提示糖尿病动脉粥样硬化斑块稳定性减弱可能是其特殊的致病机制。

基础和临床研究的重点在于阐明胰岛素抵抗的糖尿病患者导致动脉粥样硬化加速发展的独特机制，糖尿病通过多种机制促进动脉粥样硬化的启动、病变发展和血栓并发症的发生。目前关于糖尿病和动脉粥样硬化发病机制间相互作用的研究主要集中于：①内皮功能紊乱在动脉粥样硬化发病机制和血栓易感性中的作用；②糖尿病患者凝血和纤溶异常的机制；③AGEs和AGEs受体在糖尿病血管病变发病机制中的作用以及应用糖基化各个环节的特异性抑制剂（如氨基胍或"AGE阻断剂"）的可能治疗方法；④糖尿病介导的氧化应激增加；⑤了解胰岛素抵抗综合征各种组成间的关系，以及其作为糖尿病和非糖尿病患者心血管疾病危险因素的重要性；⑥了解炎症反应和糖尿病之间的关系。确定胰岛素抵抗的分子机制可以促进新的"胰岛素增敏"剂的发展。

糖尿病心肌病变的发病机制、自然病程和临床意义还不清楚，而且，应进一步探索自主神经病变在糖尿病心血管合并症中的作用。关于糖尿病患者再狭窄的发病机制以及可能的治疗方法也需要进一步研究，这可以改善糖尿病患者血管成形术的效果。

最后，1型和2型糖尿病患者的预防是基础和临床研究的主要焦点，人类基因组的筛查可以确定基因易感性区域，实现致病基因的定位，对候选基因进行序列分析以确定特殊的变异。多种分子缺陷可导致2型糖尿病，一些少见的1型糖尿病的分子详图已经确定（如胰腺葡萄糖"传感器"机制）。

基于免疫耐受性预防1型糖尿病的临床试验，以及改变生活方式、药物干预预防和延缓2型糖尿病及其合并症的临床预防试验是目前的热门课题。

（张俊清　高　妍）

参 考 文 献

1. McKinlay J, Marceau L. US public health and the 21st century: diabetes mellitus. Lancet, 2000, 356: 757-761
2. Haffner SM. Management of dyslipidemia in adults with diabetes. Diabetes Care, 1998, 21: 160-178
3. Manske CL, Wang Y, Rector T, et al. Coronary revascularisation in insulin-dependent diabetic patients with chronic renal failure. Lancet, 1992, 340: 998-1002
4. Reaven GM. Role of insulin resistance in human disease (syndrome X): an expanded definition. Annu Rev Med, 1993, 44: 121-131
5. Grundy SM. Hypertriglyceridemia, atherogenic dyslipidemia, and the metabolic syndrome. Am J Cardiol, 1998, 81: 18B-25B

6. Laakso M. Hyperglycemia and cardiovascular disease in type 2 diabetes. Diabetes, 1999, 48: 937-942
7. Ginsberg HN. Lipoprotein physiology in nondiabetic and diabetic states. Relationship to atherogenesis. Diabetes Care, 1991, 14: 839-855
8. Syvanne M, Taskinen MR. Lipids and lipoproteins as coronary risk factors in non-insulin-dependent diabetes mellitus. Lancet, 1997, 350: SI20-SI23
9. Havel RJ, Rapaport E. Management of primary hyperlipidemia. N Engl J Med, 1995, 332: 1491-1498
10. Karpe F. Postprandial lipoprotein metabolism and atherosclerosis. J Intern Med, 1999, 246: 341-355
11. Pyorala K, Pedersen TR, Kjekshus J, et al. Cholesterol lowering with simvastatin improves prognosis of diabetic patients with coronary heart disease. A subgroup analysis of the Scandinavian Simvastatin Survival Study (4S). Diabetes Care, 1997, 20: 614-620
12. Goldberg RB, Mellies MJ, Sacks FM, et al. Cardiovascular events and their reduction with pravastatin in diabetic and glucose-intolerant myocardial infarction survivors with average cholesterol levels: subgroup analyses in the Cholesterol and Recurrent Events (CARE) trial. The Care Investigators. Circulation, 1998, 98: 2513-2519
13. American Diabetes Association. Position statement. Management of dyslipidemia in adults with diabetes. Diabetes Care, 1998, 21: 179-182
14. Rubins HB, Robins SJ, Collins D, et al. Gemfibrozil for the secondary prevention of coronary heart disease in men with low levels of high-density lipoprotein cholesterol. Veterans Affairs High-Density Lipoprotein Cholesterol Intervention Trial Study Group. N Engl J Med, 1999, 341: 410-418
15. De Vriese AS, Verbeuren TJ, Van de Voorde J, et al. Endothelial dysfunction in diabetes. Br J Pharmacol, 2000, 130: 963-974
16. Williams SB, Goldfine AB, Timimi FK, et al. Acute hyperglycemia attenuates endothelium-dependent vasodilation in humans in vivo. Circulation, 1998, 97: 1695-1701
17. Steinberg HO, Chaker H, Leaming R, et al. Obesity/insulin resistance is associated with endothelial dysfunction. Implications for the syndrome of insulin resistance. J Clin Invest, 1996, 97: 2601-2610
18. Nishikawa T, Edelstein D, Du XL, et al. Normalizing mitochondrial superoxide production blocks three pathways of hyperglycaemic damage. Nature, 2000, 404: 787-790
19. Koya D, King GL. Protein kinase C activation and the development of diabetic complications. Diabetes, 1998, 47: 859-866
20. Inoguchi T, Battan R, Handler E, et al. Preferential elevation of protein kinase C isoform beta II and diacylglycerol levels in the aorta and heart of diabetic rats: differential reversibility to glycemic control by islet cell transplantation. Proc Natl Acad Sci U S A, 1992, 89: 11059-11063
21. Koya D, Jirousek MR, Lin YW, et al. Characterization of protein kinase C beta isoform activation on the gene expression of transforming growth factor-beta, extracellular ma-

trix components, and prostanoids in the glomeruli of diabetic rats. J Clin Invest, 1997, 100: 115-126

22. Baynes JW, Thorpe SR. Role of oxidative stress in diabetic complications: a new perspective on an old paradigm. Diabetes, 1999, 48: 1-9

23. Turner RC, Millins H, Neil HA, et al. Risk factors for coronary artery disease in non-insulin dependent diabetes mellitus: United Kingdom Prospective Diabetes Study (UKPDS: 23). BMJ, 1998, 316: 823-828

24. The sixth report of the Joint National Committee on prevention, evaluation, and treatment of high blood pressure. Arch Intern Med, 1997, 157: 2413-2446

25. 1999 World Health Organization-International Society of Hypertension Guidelines for the Management of Hypertension Guidelines Subcommittee. J Hypertens, 1999, 17: 151-183

26. Hoogeveen EK, Kostense PJ, Jakobs C, et al. Hyperhomocysteinemia increases risk of death, especially in type 2 diabetes: 5-year follow-up of the Hoorn Study. Circulation, 2000, 101: 1506-1511

27. Mak KH, Moliterno DJ, Granger CB, et al. Influence of diabetes mellitus on clinical outcome in the thrombolytic era of acute myocardial infarction. GUSTO-I Investigators. Global utilization of streptokinase and tissue plasminogen activator for occluded coronary arteries. J Am Coll Cardiol, 1997, 30: 171-179

28. Fibrinolytic Therapy Trialists' (FTT) Collaborative Group. Indications for fibrinolytic therapy in suspected acute myocardial infarction: collaborative overview of early mortality and major morbidity results from all randomized trials of more than 1000 patients. Lancet, 1994, 343: 311-322

29. Kendall MJ, Lynch KP, Hjalmarson A, et al. Beta-blockers and sudden cardiac death. Ann Intern Med, 1995, 123: 358-367

30. Zuanetti G, Latini R, Maggioni AP, et al. Effect of the ACE inhibitor lisinopril on mortality in diabetic patients with acute myocardial infarction: data from the GISSI-3 study. Circulation, 1997, 96: 4239-4245

31. Oliver MF, Opie LH. Effects of glucose and fatty acids on myocardial ischaemia and arrhythmias. Lancet, 1994, 343: 155-158

32. Apstein CS. Glucose-insulin-potassium for acute myocardial infarction: remarkable results from a new prospective, randomized trial. Circulation, 1998, 98: 2223-2226

33. Abizaid A, Mintz GS, Pichard AD, et al. Clinical, intravascular ultrasound, and quantitative angiographic determinants of the coronary flow reserve before and after percutaneous transluminal coronary angioplasty. Am J Cardiol, 1998, 82: 423-428

34. Aronson D, Bloomgarden Z, Rayfield EJ. Potential mechanisms promoting restenosis in diabetic patients. J Am Coll Cardiol, 1996, 27: 528-535

35. The Bypass Angioplasty Revascularization Investigation (BARI) Investigators. Comparison of coronary bypass surgery with angioplasty in patients with multivessel disease. N Engl J Med, 1996, 335: 217-225

36. Detre KM, Lombardero MS, Brooks MM, et al. The effect of previous coronary-artery bypass surgery on the prognosis of patients with diabetes who have acute myocardial infarction. Bypass Angioplasty Revascularization Investigation Investigators. N Engl J Med, 2000, 342: 989-997
37. Engler RL, Yellon DM. Sulfonylurea KATP blockade in type Ⅱ diabetes and preconditioning in cardiovascular disease. Time for reconsideration. Circulation, 1996, 94: 2297-2301

第三十八章　老年肾功能不全
(Renal Failure in the Elderly)

第一节　动脉粥样硬化性肾动脉狭窄 …… (1055)
　一、临床表现 …………………… (1055)
　二、诊断方法的评估 …………… (1056)
　三、临床诊断线索 ……………… (1057)
　四、治疗 ………………………… (1057)
第二节　动脉粥样硬化栓塞性疾病 ……… (1058)
第三节　血栓栓塞性肾梗死和肾动脉栓塞
　…………………………………… (1059)
第四节　与心力衰竭相关的急性肾衰竭 … (1060)
第五节　与心脏手术相关的急性肾衰竭 … (1060)

心脏、肾脏和血管是人体心血管灌注系统的基本骨架，它们之间相辅相成，互相影响。各种心血管疾病都可以影响到肾脏功能，既可以表现为急性肾功能不全，也可以表现为慢性肾功能不全。近年来随着人口的老龄化及各种诊断、治疗新技术的应用，包括各种造影技术特别是血管造影术、心脏血管再通技术等，肾衰竭的发病率有所上升。本章主要就与老年心血管疾病相关的肾衰竭作一阐述。

第一节　动脉粥样硬化性肾动脉狭窄

肾动脉粥样硬化引起的缺血性肾脏病常常表现为慢性肾功能损害，其造成终末期肾脏病（ESRD）的确切发病率不清楚。1998年美国USRDS报告的数据显示：ESRD病人中的28%是由于高血压/大血管疾病造成的，其中6.3%为肾动脉狭窄（RVD），1.4%为胆固醇栓塞。近年来，缺血性肾脏病的发病率有显著增加趋势，已成为ESRD的常见病因。据Scoble等的回顾性资料显示，大于50岁伴有严重肾功能不全者14%存在严重程度的肾动脉狭窄。Corradi等的报告发现，肌酐清除率（Ccr）<50ml/min的老年患者中50%以上有血管造影证实的显著肾动脉狭窄。据1999年北京市透析移植登记报告显示，肾脏替代治疗病人中的9%病因为高血压/肾血管病，占第三位。Richard等对美国1991~1997年RVD-ESRD的发病率进行了调查，发病率从1.4%增至2.1%，病人从734增至1655人，对年龄、种族及年龄进行校正后每年的增长率为12.4%，高于同期糖尿病及所有原因造成的ESRD增长率（8.3%，5.4%，$P<0.0001$）。我们的研究显示，纵贯1979~2002年在我院行肾动脉造影的94例病人中，动脉粥样硬化性肾动脉狭窄（atherosclerotic renal artery stenosis，ARSAS）的发生率为38.5%，仅次于大动脉炎（42.9%）居第二位。进一步分析1990年前和1990年后的发生率则ARAS已取代多发性大动脉炎成为1990年之后我院肾动脉狭窄的首要病因（45%）。

一、临床表现

ARAS主要发生在老年人，但近年来发病年龄有提前的趋势。肾动脉狭窄的主要后果是高血压、慢性肾功能不全及发作性肺水肿。严重的肾动脉狭窄与高血压的发生相关，有研究表明，狭窄大于50%的病人中，93%有高血压。动脉粥样硬化病人的高血压常常是混合因素的结果，包括原发性高血压及与之相叠加的肾血管病变，而高血压又会进一步加速动脉粥样硬化，造成显著的双侧肾动脉狭窄。ARAS引起肾功能不全的进展常常是加速的。肺水肿的机制尚不明了，其与高血压或肾衰竭的严重性无关，血管再通术是唯一有效的治疗。

二、诊断方法的评估

肾血管造影是诊断RAS的金标准。从20世纪80～90年代以来在诊断方法学上有进一步发展且应用广的检查包括数字减影肾血管造影、螺旋CT、磁共振血管造影、卡托普利肾动态显像及彩色多普勒超声。

1. 数字减影肾血管造影　肾动脉造影可发现不同程度、不同部位的狭窄，亦是介入或手术治疗的必要准备。近年来，数字减影技术的应用，不仅能获得高分辨力的图像，又减少了造影剂剂量；另外，导管腔口径的缩小减少了与穿刺相关的并发症及胆固醇栓塞的发生，进一步提高了这一技术的安全性。

2. 螺旋CT血管造影　从静脉端注射造影剂可获得动脉及实体组织的显像。与传统CT不同的是它增加了一个快速旋转的构台，在同一时间造影剂经过的地方能迅速得到主动脉、肾动脉及肾脏的三维影像。诊断肾动脉狭窄的敏感性及特异性可达95%。主要的弊端是造影剂量需要较多（150ml），不适宜肾功能受损的病人。

3. 磁共振血管造影　此技术可以不用造影剂，无造影剂的肾毒性作用，且无创显示动脉影像。与传统的血管造影比较，它的敏感性及特异性均达到90%以上，特别是对肾动脉近端（起始段3cm范围）的损害分辨率较高。因此，对临床怀疑动脉粥样硬化引起的肾动脉狭窄比纤维肌性发育不良有更好的应用价值。其假阴性率低，一个正常的磁共振血管造影可以排除做血管造影的需要。但是它需要一定的设备，费用高，限制了它作为常规检查的工具。

4. 卡托普利肾动态显像　方法：首先用同位素标记物进行普通肾动态检查，数天后口服卡托普利25～50mg，同时饮水500～1000ml（大约10ml/kg体重），1小时后重复肾动态检查。如果存在肾动脉狭窄，则出现患侧肾脏血流灌注和GFR的下降。原因为缺血肾脏的GFR和肾血流量依赖于血管紧张素对出球小动脉的收缩作用，应用卡托普利使肾脏血管紧张素Ⅱ水平下降，出球小动脉扩张明显，则GFR和肾血流量显著下降。这一方法提高了传统肾图诊断肾动脉狭窄的准确性。据文献报告，其诊断肾动脉狭窄的敏感性达90%，特异性为86%，而且有助于判断单侧或双侧肾动脉病变。但是严重肾动脉狭窄时不易监测到前后的变化（用卡托普利之前同位素的吸收已经降低），敏感性降低。肾功能受损时，敏感性及特异性亦下降。

5. 肾血管彩色多普勒超声　将普通超声与多普勒超声结合起来，通过测量肾动脉的血流动力学指标，特别是肾内血流动力学指标：阻力指数、搏动指数、两侧肾脏阻力指数或搏动指数之差、收缩期加速指数、收缩期加速时间等进行判断。其优点在于无创性，特别适合于有肾功能损害的病人或者行介入及外科手术治疗前后的对照及追踪观察。关于此方法的敏感性和特异性，报告的差别很大，与测量者的技术水平有关。根据1996年发表的一个meta-analysis的结果，其敏感性并不比卡托普利肾图低（均为90%），特异性还高些，但是有17%的技术失败率，主要影响因素包括肥胖、肠道气体、近期手术、存在多肾动脉等。另外，这种方法不能探及肾动脉分支的狭窄。近来，有研究将卡托普利的血流动力学作用应用于此检查中，以提高诊断的准确性。结果表明，根据卡托普利应用前的结果，68%的肾动脉狭窄能够被诊断；而应用卡托普利之后的彩色多普勒超声结果，100%能够被诊断。

三、临床诊断线索

存在全身性动脉粥样硬化（冠状动脉及周围血管病变等）的患者为ARAS的高危人群。特别是存在下述情况：

（一）高血压伴以下之一
1. 50岁后发生的高血压，特别是无家族史者；
2. 先前血压控制良好者出现中重度高血压；
3. 3种以上降压药足量正规治疗难以控制的高血压；
4. 使用利尿剂后血压反而升高；
5. 腹部血管杂音；
6. 双侧肾脏大小不一致。

（二）肾功能损害伴以下之一
1. 不能解释的肾功能恶化，可有或无高血压；
2. 应用血管紧张素转化酶抑制剂（ACEIs）后出现急性肾衰竭。

（三）反复发作的肺水肿或不能解释的充血性心力衰竭

四、治 疗

动脉粥样硬化性肾动脉狭窄的治疗包括介入（血管成形术及放置支架）、外科手术（自体肾移植、肾切除、内膜剥脱术、搭桥术、体外微血管重建等）及药物治疗。具体到每一个病人治疗方式的选择既要考虑到狭窄的部位、范围及程度，又要考虑病人的全身状况等。

（一）介入和外科手术治疗

无论介入治疗或是外科手术均提供了治愈高血压的可能性，存在缺血性肾脏病时有可能改善肾功能，是推荐的方法。但如果病人已有肾实质的损害且血肌酐＞4mg/dl或者肾脏长径＜7cm，一般不再建议行介入或手术治疗。

近年来介入治疗有了较大的进展，与外科手术比较创伤小，并发症及死亡率低，已成为肾动脉狭窄治疗的首选。特别是放置支架的应用使高血压的改善率达44%～67%。关于对缺血性肾脏病的作用，据Dorros等的一个追踪4年的结果显示，能使三分之二动脉粥样硬化性肾动脉狭窄病人的肾功能好转或者维持稳定。但是其再狭窄率较高，据报告治疗后6个月平均再狭窄率为1.6%～25%。

对于肾动脉内膜增生引起的纺锤形狭窄，多个分支狭窄或动脉瘤远端的狭窄不宜行介入治疗，而应行外科手术。据文献报告，动脉粥样硬化引起的肾动脉狭窄行外科手术，高血压的治愈率15%，改善率75%。对缺血性肾脏病的作用，据10个研究的结果显示，可使50%的病人肾功能得到改善。

无论是介入还是外科手术治疗，单纯的肾血管性高血压比伴缺血性肾脏病的预后好；单侧比双侧肾动脉狭窄的存活率高（74% vs 65%）。另外，年龄、高血压时间、血肌酐水平、存在的伴随疾病亦是影响预后的重要因素。研究显示，外科手术或介入治疗前有肾功能不全（血肌酐＞1.5mg/dl）的死亡率是正常肾功能的5倍，存在糖尿病使死亡率增加2.5倍。

(二) 药物治疗

ARAS 的药物治疗，主要是控制其引起的高血压，减少血流动力学变化对肾功能的影响，逆转或延缓肾功能的进展。一侧肾动脉狭窄，降压治疗对病侧肾脏大多效果不明显，但可使对侧无血管病变的肾脏收益。因此狭窄＜75％、临床表现较轻（血压易于控制，无严重脏器损伤）的患者或血管重建可能无效或风险过大的患者应予以药物治疗。双侧肾动脉严重狭窄或孤立肾伴严重肾动脉狭窄者，血压的降低常常导致肾功能的下降，药物治疗常常是困难的。

药物治疗包括控制血压、降脂及抗血小板聚集。传统降压药物的应用是血管扩张剂结合β-受体阻滞剂（抑制交感神经系统活性）和襻利尿剂（减少钠的潴留）。血管扩张剂硫酸肼苯达嗪首先用于高血压及肾衰的治疗，可增加肾脏血流量，长压定已被证明在氮质血症病人有保护肾功能的作用。新的 α-受体阻滞剂如特拉唑嗪对肾脏血流动力学的影响小，可以用于抗高血压的辅助治疗。当肾功能受损时，作为抗高血压的辅助治疗，襻利尿剂比噻嗪类更有效，但是，单侧肾动脉狭窄因是高肾素性高血压，利尿剂相对禁忌。

自从 ACEI、血管紧张素受体拮抗剂（ARBs）及钙通道阻滞剂的问世，减少了血管扩张剂的应用。关于 ACEI 长期用于肾血管性高血压的治疗是有争议的。动物试验已证明 ACEI 可以加速缺血肾脏的缺血萎缩。人类的研究还无确定的结果，双侧肾动脉狭窄或孤立肾伴肾动脉狭窄，ACEI 可使血清肌酐和尿素氮升高，当然这种作用是可逆的。对于单侧肾动脉狭窄，有作者报告用一年的开搏通对血清肌酐及肾脏大小并无影响。鉴于 ACEI 可能产生急性肾衰竭，大多数学者认为应禁忌使用。但也有作者提出，在其他降压药效果欠佳，密切监测肾功能，避免失水、失盐及慎用利尿剂情况下，可适量使用。关于血管紧张素受体阻滞剂的应用，动物试验结果表明与 ACEI 类似，人类的研究很少，已有关于人类双侧肾动脉狭窄应用 losartan 引起氮质血症的报告。双氢吡啶类钙离子阻滞剂能够有效降低血压，对缺血肾脏肾功能的影响比 ACEI 小，是治疗的一线用药。

第二节 动脉粥样硬化栓塞性疾病

因动脉粥样硬化性栓塞造成的缺血性肾脏病常常发生在存在广泛动脉粥样硬化病人进行了动脉造影术、血管成型术或外科血管手术后，加重或损伤了动脉内粥样硬化病变并导致粥样斑块脱落。动脉粥样硬化斑块也可以从主动脉自发脱落或发生在肺栓塞和急性心梗病人进行溶栓治疗或应用抗凝剂后。通常有两种动脉粥样硬化性栓塞形式：一种是大的动脉粥样硬化斑块栓塞在较大血管如冠状动脉、脑动脉等，造成栓塞器官的功能不全；另一种是胆固醇的微结晶栓塞在许多小的血管，该形式更常见。轻者可无明显症状，如果广泛的血管栓塞则可造成多个器官的慢性损害。

肾脏的胆固醇栓塞好发生于存在严重腹主动脉粥样硬化的老年男性患者，特别是进行了主动脉手术、大的血管成型术或给予了抗凝或纤溶治疗后 24 小时内，亦可推迟数周后发生。临床表现为中等度的或迅速进展的肾功能不全，亦可随着栓塞的反复发生出现肾功能的波动性变化。由于栓塞后造成肾素－血管紧张素－醛固酮分泌增加，常常发生高血压或高血压恶化。尿化检可有蛋白尿，甚至呈肾病综合征表现。肉眼观察肾脏萎缩且表面粗糙伴结节样改变。显微镜下其典型的损害发生在弓形动脉及小叶间动脉，可见双凸的裂隙。新鲜的组织在偏振光下可见到典型的双折射的胆固醇结晶。

除了肾脏的栓塞，还可累及脾脏、胰腺、胃、肝脏、肾上腺、甲状腺、皮肤及视网膜血管。其中皮肤是最常受累的部位，常常在下肢或躯干部出现网状青斑，可以不断变化如增大或变小，脚趾皮肤出现蓝紫色斑点，又称"蓝趾综合征"。此外视网膜动脉的栓塞可导致视力的缺损，胰腺及肠系膜的缺血可出现胰腺炎，肠缺血、梗死或穿孔及肠出血、狭窄或梗阻等。

由于无特效治疗，对高危人群应尽可能避免进行引起动脉栓塞的检查和治疗。发生了胆固醇栓塞则强调综合治疗包括避免或停止使用抗凝剂，严格控制高血压，肾衰竭患者可应用透析疗法。

第三节　血栓栓塞性肾梗死和肾动脉栓塞

无论是肾动脉的血栓还是栓塞形成都可以造成梗阻并发生急性肾脏缺血。因此早期诊断和治疗对于肾功能的恢复具有重要意义。

造成肾动脉血栓形成的最常见原因为外伤引起的肾动脉撕裂或夹层，亦可见于经腔血管成形术后或急剧进展的严重肾动脉狭窄。由外伤引起的肾动脉血栓形成临床上常有腰痛、肾区的叩击痛及肉眼血尿。肾动脉狭窄发展至完全的阻塞常无明显症状，因此对于老年人出现不明原因的进行性肾功能不全、高血压或高血压加重应警惕肾动脉血栓的形成。

肾动脉栓塞其栓子多来源于心脏，常常发生在患有瓣膜心血管疾病或心律不齐的病人，其中30%的病人可出现双侧肾动脉的栓塞。对于患房颤、心肌梗死、心力衰竭、心肌病或进行过瓣膜修复的病人一旦出现缺血性急性肾衰竭时，要高度怀疑肾动脉栓塞。病人常常表现为突然出现的剧烈腰痛、恶心、呕吐，类似肾结石的发作。有时可出现血尿。当病人双侧肾动脉栓塞或仅一个有功能的肾脏并出现栓塞时可出现无尿。出现肾动脉栓塞者血清学检查可有乳酸脱氢酶水平的升高。一侧肾动脉栓塞常易误诊或漏诊，对可疑者应酌情进行彩色多普勒超声、螺旋CT血管造影或磁共振血管造影等检查以确诊。

肾动脉栓塞的治疗有外科手术取栓及药物治疗两种。肾动脉栓塞的范围和程度及是否存在良好的侧支循环与预后有密切关系。治疗方式的选择尚无统一意见。有作者主张凡是双侧肾动脉栓塞或仅一个有功能的肾脏并发生了栓塞，且栓塞发生在肾动脉的主干，应行手术治疗。亦有作者认为发生肾动脉栓塞应首选药物治疗，当药物治疗无效时方考虑手术治疗。目前已有许多进行肾动脉内纤维蛋白溶解治疗成功的报告，包括应用链激酶、尿激酶及组织型纤维蛋白溶酶原活化剂（t-PA）。尿激酶是胰蛋白酶样的丝氨酸蛋白酶，具有直接的纤维蛋白酶溶解作用，不具有抗原性，致热源性低，是最常应用的纤溶剂。应用的方法：动脉造影后经导管注入4000IU/min，直到循环再通，然后减少剂量为1000IU/min，直至血栓溶解。一旦循环再通，可拔除导管，并予以肝素钠输注抗凝，维持活化的部分凝血活酶时间为正常值的1.5～2倍。t-PA是血凝块特异的丝氨酸蛋白酶，它与和血栓结合的纤维蛋白酶原有很高的亲和力，主要在血栓形成的局部发挥作用，对全身的活化作用很小。但t-PA的费用相对昂贵。纤溶治疗的主要副作用就是出血，发生率大约为4%～25%。如果病人有活动性出血、新近发生的脑血管事件，活动性颅内病变则不能进行纤溶治疗。相对禁忌证包括较大的外科手术后、围产期、器官的穿刺活检后、最近发生的胃肠道出血、严重的高血压。抗凝剂仅用于有血栓的延伸、且作为纤溶的辅助治疗时。

第四节 与心力衰竭相关的急性肾衰竭

当病人由于各种各样的原因导致心肌的收缩和/或舒张功能障碍出现心力衰竭时,导致肺循环或伴体循环淤血,心输出量(射血分数)降低。此时肾脏灌注量减低,肾脏小动脉收缩,肾小球滤过率降低,同时肾脏对水、钠的重吸收明显增加。临床可出现少尿、尿比重升高、尿素氮升高等一系列肾前性氮质血症表现,同时可有程度不等的蛋白尿,其与心力衰竭的严重程度有关。主要治疗心力衰竭,包括限盐、减少心脏前后负荷、强心等。如能及时纠正心衰,肾功能可恢复正常。如果肾脏长时间低灌注状态,则可导致肾脏的器质性损伤,肾功能不易恢复。

第五节 与心脏手术相关的急性肾衰竭

心脏手术后急性肾衰竭(ARF)的发生率是高的,部分病人甚至需要透析治疗,这不仅延长了住院时间,死亡率亦增加。与心脏手术相关的 ARF 主要是缺血和应用肾毒性药物造成的。文献报告显示,术前存在肾功能不全、高龄、糖尿病、慢性心力衰竭是发生 ARF 的危险因素,其中最重要的是肾功能不全。

心肺旁路时出现的血液稀释、低血压、低体温、心脏停跳、酸碱改变、微血栓或大血栓和炎症状况都对机体各个器官产生重要的影响,导致死亡率的增加。文献报告心脏手术的类型与 ARF 的发生有关。行冠状动脉搭桥手术的病人肾衰竭的发生率为 0.9%,而进行冠状动脉搭桥与瓣膜置换联合手术的病人,肾衰竭的发生率为 4.5%。心脏移植手术发生肾衰竭的危险是高的,主要与手术的复杂及时间长和需要应用肾毒性药物如环孢素有关。除了环孢菌素外,主要是应用有肾毒性的抗生素,特别是当病人合并严重的感染时联合应用有肾毒性的药物。另外多因素分析显示:反复的心脏外科手术是发生肾衰竭的独立危险因素。因此对于准备进行心脏手术的病人应该进行肾功能的仔细检查,尽量减少造影剂剂量并进行充分的水化,避免肾毒性药物的应用。手术前补充足够的水分有助于减少肾衰竭发生的危险。避免肾脏缺血最主要的是维持足够的心输出量和肾脏血浆流量。当病人需要透析时则常常采用连续性血液滤过治疗。

(王 梅)

参 考 文 献

1. Scoble JE, Maher ER, Hamilton G, et al. Atherosclerotic renovascular disease causing renal impairment—A case for treatment. Clin Nephrol, 1989, 31: 119-122
2. Corradi B, Malberti F, Farina M, et al. Chronic renal failure due to atheromatous renovascular disease in the elderly. Contrib Nephrol, 1993, 105: 167-171
3. 北京市透析移植登记小组. 1999 年度北京市 79-82 透析移植登记报告,中华肾脏病杂志, 2001, 17 (2):
4. Richard A, Fatica MD, Friedrich K, et al. Incidence trends and mortality in end-stage renal disease attributed to renovascular disease in the United States. Am J Kidney Dis, 2001, 37 (6): 1184-1190

5. Wachtell K, Ibsen H, Olsen MH, et al. Prevalence of renal artery stenosis in patients with peripheral vascular disease and hypertension. J Hum Hypertens, 1996, 10: 83-85
6. Olbricht CJ, Paul K, Prokop M, et al. Minimally invasive diagnosis of renal artery stenosis by spiral computed tomography angiography. Kidney Int, 1995, 48: 1332-1337
7. Prince MR, Schoenberg SO, Ward JS, et al. Hemodynamically significant atherosclerotic renal artery stenosis: MR angiographic features. Radiology, 1997, 205: 128-136
8. Pedersen EB. New tools in diagnosing renal artery stenosis. Kidney Int, 2000, 57: 2657-2677
9. Oliva VL, Soulez G, Lesage D, et al. detection of renal artery stenosis with Doppler sonography before and after administration of captopril: value of early systolic rise. AJR, 1998, 170: 169-175
10. Macleod M, Taylor AD, Baxter G, et al. Renal artery stenosis managed by palmaz stent insersion: Technical and clinical outcome. J Hypertens, 1995, 13: 1791-1795
11. Boisclair C, Therasse E, Oliver VL, et al. Treatment of renal angioplasty failure by percutaneous renal artery stenting with Palmaz stents: Midterm technical and clinical results. AJR, 1997, 168: 245-251
12. Dorros G, Jaff M, Mathiak L, et al. Four-year follow-up Palmaz-Schatz stent revascularization as treatment for atherosclerotic renal artery stenosis. Circulation, 1998, 98: 642-647
13. Hansen KJ, Ditesheim JA, et al. Management of renovascular hypertension in the elderly population [see comments]. 1989, J Vasc Surg, 1989, 10: 266-273
14. Arzilli F, Giovannetti R, Meola M, et al. ACE-inhibition vs. surgical treatment in the outcome of ischemic kidney of renovascular patients: A one year follow-up. High Blood Press, 1992, 1: 47-50
15. Holm EA, Randlov A, Strandgaard S. Brief report: Acute renal failure after losartan treatment in a patient with bilateral renal artery stenosis. Blood Press, 1996, 5: 360-362
16. Mugge A, Gulba DC, Frei U, et al. Renal artery embolism thrombolysis with recombinant tissue-type plasminogen activator. J Intern Med, 1990, 228: 279-286
17. Schmitt H, Riehl J, BosEila A, et al. Acute renal failure following cardiac surgery: pre- and perioperative clinical features. Contrib Nephrolol, 1991, 93: 98-104
18. Mora Mangano C, Diamondstone L, Ramsav J, et al: Perioperativerenal dysfunction in coronary revascularization patients: risk factors, mobid outcomes, and hospital resource utilization. Anesth Analg, 1996, 82: SGA4B

第三十九章 呼吸衰竭
（Respiratory failure）

第一节 呼吸衰竭的一般概念 …………（1062）
　一、呼吸衰竭的定义 …………………（1062）
　二、呼吸衰竭的分类 …………………（1062）
第二节 呼吸衰竭的常见病因和发病机制
　………………………………………（1063）
　一、呼吸衰竭的病因 …………………（1063）
　二、发病机制 …………………………（1063）
第三节 呼吸衰竭的病理生理改变 ……（1066）
　一、缺氧对机体的影响 ………………（1066）
　二、二氧化碳潴留 ……………………（1066）
　三、呼吸衰竭时酸碱平衡的变化 ……（1067）
第四节 呼吸衰竭的临床表现 …………（1067）
第五节 冠心病与呼吸衰竭 ……………（1068）
第六节 治疗 ……………………………（1068）
　一、原发病的治疗 ……………………（1068）
　二、纠正缺氧 …………………………（1069）
　三、呼吸兴奋剂的应用 ………………（1069）
　四、呼吸衰竭患者的机械通气 ………（1070）
　五、酸碱平衡和电解质紊乱的处理 …（1071）
　六、其他支持治疗 ……………………（1072）

我们在临床工作中经常遇到急性或慢性呼吸衰竭，这是许多危重病人死亡的一个重要原因。引起呼吸衰竭的原因较多，包括呼吸系统疾病及呼吸系统以外的疾病，如急性心肌梗死引起的心功能衰竭或缺血性心肌病所致的左心功能衰竭均可以出现呼吸衰竭，不但如此，心功能的情况还影响呼吸衰竭的预后。

第一节 呼吸衰竭的一般概念

一、呼吸衰竭的定义

呼吸衰竭是由多种疾病引起的通气和/或换气功能障碍导致的缺氧和（或）二氧化碳潴留产生系列的病理生理改变的综合征。其诊断标准是在海平面大气压，静息状态下，呼吸室内空气动脉氧分压（PaO_2）<60mmHg（1mmHg=0.133kPa）或伴有动脉二氧化碳分压（$PaCO_2$）>50mmHg时，作为呼吸衰竭的血气诊断标准。但也有作者将血气标准定为PaO_2<50mmHg和（或）$PaCO_2$>55mmHg作为呼吸衰竭的血气诊断标准。

二、呼吸衰竭的分类

呼吸衰竭是病理生理诊断术语，随病因、病变性质及病程进展，其主要病理生理改变和血气特点也有所不同，因此临床上将有无二氧化碳潴留而将呼吸衰竭分为两型。

1. Ⅰ型呼吸衰竭　也称为低氧性呼吸衰竭或换气性呼吸衰竭，是指PaO_2（<60mmHg）下降而$PaCO_2$正常或降低。主要病理生理机制是肺泡通气/血流（V/Q）比例失调、肺内右向左分流增多或弥散功能障碍。常见于肺纤维化、肺炎、肺水肿、ARDS及肺不张等疾病。

2. Ⅱ型呼吸衰竭 也称为高碳酸-低氧性呼吸衰竭，主要是阻塞性通气功能障碍，血气特点是除$PaO_2<60mmHg$以外，还出现$PaCO_2>50mmHg$，常见的病因是慢性阻塞性肺部疾病（chronic obstructive pulmonary disease，COPD）。

根据临床经过，呼吸衰竭又可分为三种情况：

1. 急性呼吸衰竭 是指既往无慢性呼吸道疾病的病人，从中枢神经系统到肺泡之间任何急性损伤和功能障碍均可导致急性呼吸衰竭，在数分钟或数小时内发生。同样可分为Ⅰ型和Ⅱ型。

2. 慢性呼吸功能不全发展的慢性呼吸衰竭 早期可呈Ⅰ型特点，为低氧血症和呼吸性碱中毒；晚期发展到Ⅱ型，但进展缓慢，体内已充分代偿。除PaO_2进一步下降外，$PaCO_2$升高，HCO_3^-增加，在数天或更长的时间发生。

3. 慢性呼吸衰竭的急性发作 多见于COPD患者，在低氧血症或低氧血症合并高碳酸血症的基础上，PaO_2进一步下降，$PaCO_2$明显升高，酸碱代偿机制不充分，pH下降，或伴有复合性酸碱紊乱。

第二节 呼吸衰竭的常见病因和发病机制

一、呼吸衰竭的病因

1. 通气功能障碍引起的呼吸衰竭

（1）阻塞性通气功能障碍所致的呼吸衰竭，分为急性和慢性发病，急性发病的有会厌炎、喉水肿、异物、支气管哮喘等；慢性发病的有COPD、睡眠呼吸暂停综合征、支气管扩张等。

（2）限制性通气功能障碍所致的呼吸衰竭：①胸廓膨胀受限：如脊柱侧弯、脊柱后凸、多发性肋骨骨折、胸部外科手术后等；②肺膨胀不全：如胸腔大量积液、气胸、纤维胸等；③横膈运动受限：如腹部外科手术后、大量腹水、各种原因的腹膜炎、重度肥胖等；④神经肌肉疾病：多发性神经炎（格林-巴利综合征）、多发性硬化症、重症肌无力、脊髓灰质炎、破伤风、脊髓损伤、高位硬膜外麻醉等；⑤呼吸中枢抑制剂：吗啡、巴比妥类、吸入高浓度O_2；⑥其他：脑出血、脑血栓、脑外伤等。

2. 换气功能障碍引起的呼吸衰竭

（1）肺水肿：心源性和非心源性肺水肿；

（2）肺间质纤维化：肺尘埃沉着症、结缔组织病、结节病、弥漫性肺间质纤维化，包括特发性肺间质纤维化和其他各种原因引起的肺间质纤维化；

（3）闭塞性肺血管病：血栓或栓塞（血液、脂肪、气体）等；

（4）急性呼吸窘迫综合征（ARDS）（详见第四十章）。

二、发病机制

中枢神经系统、周围神经系统、呼吸肌和胸壁、气道或肺泡，这些呼吸系统的"效应器"任何一个出现异常都可以引起呼吸衰竭，前四个部分组成了"呼吸泵"，此四个部分的任何一个出现障碍时，可以引起高碳酸血症和低氧血症并存，肺泡或肺间质病变更多出现的是低氧血症。

1. 低氧性呼吸衰竭　临床上许多疾病均可引起低氧性呼吸衰竭，不管哪一种疾病，只要能引起四种病理生理改变，就可以引起低氧性呼吸衰竭。这四种病理生理改变包括：肺泡低通气、通气灌注比例失调、分流增加和弥散功能障碍。无肺部基础病的时候，肺泡低通气出现的低氧血症的特点是肺泡氧分压与动脉氧分压差是正常的，如下公式所示：

$$P_AO_2 - PaO_2 = [P_IO_2 - PaCO_2/R] - PaO_2 \quad (1)$$

P_AO_2 为肺泡氧分压，PaO_2 为动脉氧分压，P_IO_2 为吸入气氧分压，$PaCO_2$ 为动脉二氧化碳分压，R 为呼吸交换率（respiratory exchange ratio）。

下面我们分别叙述各种原因引起的低氧性呼吸衰竭。

(1) F_IO_2 降低：在高原环境中的氧浓度降低，引起 P_AO_2 下降，此时肺泡动脉氧分压差是正常的，从公式（1）中计算出 PaO_2 也必然降低，通常在高原或井下发生的低氧血症多与 F_IO_2 降低有关。

(2) 肺泡通气量下降：肺泡通气量（V_A）是反映肺通气功能的一项指标。正常成人呼吸空气时，约需 4L/min 的肺泡通气才能维持正常的氧分压和二氧化碳分压。肺泡通气不足，出现 P_AO_2 的下降，而出现呼吸衰竭。

(3) 弥散功能的障碍：氧从肺泡向血液弥散的速率主要取决于两个条件，即可供弥散的面积和弥散的距离。弥散面积就是与毛细血管相接触的能进行弥散的肺泡面积，弥散距离即血气屏障（又称肺泡毛细血管膜），血气屏障由肺泡表面活性物质、肺泡上皮细胞、肺泡上皮细胞基底膜、间质、毛细血管内皮细胞基底膜和毛细血管内皮细胞组成。在肺气肿时，大量的肺泡和毛细血管破坏，致使弥散面积减少，从而出现低氧血症；而任何一种引起血气屏障结构改变的疾病必然引起气体交换的障碍，出现低氧血症，例如间质水肿和肺间质纤维化时，弥散距离增大，弥散能力下降。正常人肺泡－毛细血管膜的面积大约为 $70m^2$，相当于人体表面积的 40 倍，具有极大的代偿能力。因此当弥散面积破坏或减少 1/3 以上时方有呼吸困难的发生。但由于二氧化碳的弥散能力是氧的 20 倍，所以二氧化碳的潴留现象少有发生。肺泡气与肺毛细血管接触的时间即红细胞流经肺、毛细血管的时间，正常情况下每 0.7 秒完成一次气体交换，贫血、甲亢的病人血流过速均可影响气体交换而导致缺氧。

(4) 通气/血流比例失调：有效的气体交换除了要有足够的肺泡通气量以外，还需要肺泡通气和血流在数量上的协调、匹配。正常人在安静状态下每分钟肺泡通气量平均为 4L（V），肺循环血量每分钟平均为 5L（Q），所以正常情况下 V/Q 约为 0.8，在理论上每个肺泡通气/血流比值都保持在 0.8 时，才能发挥肺的最大换气效率。在生理情况下因肺的各局部之间气流阻力与肺顺应性不尽相同，充气与排空并不完全相等，再加上重力的影响气体与血流在肺内的分布也并不是完全均等的。但是对整个肺部来说，大致保持在这一比例，即为 0.8。如比值发生改变即出现通气/血流比例失调，而引起缺氧或伴有二氧化碳潴留。通气/血流比例失调是引起呼吸衰竭的基本原因。通气/血流比例失调类型有：

①V/Q=∞，通气正常而肺血流缺如，则比值呈无限大，等于生理死腔气。可见于心脏骤停而呼吸尚存的短暂时候。

②V/Q=0，血流正常而通气量全无等于生理分流，未经氧合的血红蛋白流入动脉。可见于呼吸停止而心跳仍存的短暂时刻。

③V/Q<0.8，多见于通气功能障碍，肺泡通气不足，肺血流正常。如 COPD 或限制性通气功能障碍的患者，临床表现以缺氧或伴二氧化碳潴留为主。二氧化碳潴留与肺泡通气量

密切相关，通气量越小，二氧化碳潴留越严重（$PaCO_2$ 越高），即 $PaCO_2 = 0.863 VCO_2/V_A$（V_A＝肺泡通气量，VCO_2＝每分钟产生的 CO_2，约 200ml，0.863＝气体容积 ml 转换成 mmHg 时的转换因子）。

④V/Q＞0.8，多见于肺泡通气功能正常或增加，而肺血流量减少，如换气功能障碍或肺血管为主的疾病。例如肺水肿、肺间质纤维化、肺栓塞等。临床表现以缺氧为主，$PaCO_2$ 正常或偏低。

（5）自右向左的血液分流：如某些先天性心脏病、肺血管畸形以及在 V/Q＜0.8 时也存在分流，在这种情况下，静脉血不经气体交换，直接混入动脉血，必然会引起 PaO_2 的下降。

2. 高碳酸－低氧性呼吸衰竭 正常人在单位时间内二氧化碳产生量（VCO_2）恒定的情况下，肺泡的通气量决定了 $PaCO_2$ 的高低。肺泡通气量、二氧化碳产生速率和 $PaCO_2$ 三者之间的关系可以用下式表示：

$$V_A = K \times VCO_2 / PaCO_2 \tag{2}$$

V_A：每分肺泡通气量 K：常数 VCO_2：二氧化碳产生的速率

所以当二氧化碳的产生速率恒定时，$PaCO_2$ 的高低是由每分肺泡通气量来决定的，换言之，也就是有两个因素决定：即每分通气量（V_E）、V_E 和 V_A 的相互关系决定 $PaCO_2$ 的高低。而 V_E 又是由生理死腔容积/潮气容积（V_D/V_T）的比率决定的。

$$V_E = K(VO_2 \cdot RQ) / [PaCO_2/(1 - V_D/V_T)] \tag{3}$$

VO_2：O_2 消耗速率 RQ：呼吸商

从公式（3）可以知道，如果 V_E 下降或死腔气增加均可引起高碳酸血症。

引起二氧化碳产量增加的原因有：体温升高、感染、肌肉抽搐以及不适当大量补充高二氧化碳负荷的营养物质（如葡萄糖）。相反，昏迷、物理降温、人工冬眠时二氧化碳产量减少。

$PaCO_2$ 增高的原因可以分为三类：

（1）阻塞性通气功能障碍，死腔通气量增加，由于气道阻力增加，呼吸功增大，呼吸肌疲劳，最终导致每分通气量下降；

（2）各种原因引起的二氧化碳产量的增加，而肺泡通气量得不到相应的增加，例如，对有明显的呼吸肌疲劳的患者补充大量的高二氧化碳负荷的营养物质，此时即可出现高碳酸血症；

（3）有神经肌肉疾病，呼吸频率减慢，呼吸幅度减少，导致每分通气量绝对不足。

近年来发现呼吸肌疲劳在Ⅱ型呼吸衰竭的发生和发展中有比较重要的作用，对 COPD 患者更是如此。研究表明，COPD 患者的呼吸肌的结构和功能均遭到不同程度的损害，成为急性或慢性Ⅱ型呼吸衰竭的发病机制之一。完成呼吸功能主要通过通气和换气单位，而通气的"泵"作用除神经系统以外，主要依靠胸壁和呼吸肌来完成，尤其是后者起着极其重要的作用。呼吸肌的疲劳是产生通气泵衰竭的原因，从而导致缺氧和二氧化碳潴留。呼吸肌疲劳，特别是吸气肌疲劳的原因，主要是能量供求不平衡使收缩力降低。能量的供应不足或消耗过多，是病理生理的主要基础。例如：气道阻塞、过度通气、肺顺应性的降低、营养不良均为直接关系。1983 年 Kelsen 制作肺气肿动物模型，12 周后，发现隔肌厚度增加，肌纤维长度缩短，肌节数目减少，收缩力减弱，说明为呼吸肌疲劳的结果。

第三节　呼吸衰竭的病理生理改变

一、缺氧对机体的影响

　　无氧代谢的能量转化效率很低，而且形成大量乳酸，导致代谢性酸中毒，危害程度与缺氧的程度、发生速度、持续时间长短有关。缺氧对全身组织均可以产生有害的影响，其中以中枢神经系统最为敏感。

　　1. 中枢神经系统　脑组织的重量仅为全身的2%，而需氧量却占总需要量的25%。大脑的耗氧量为3ml/（100g·min），早期缺氧即可引起脑血管扩张，血流量增加，起到有益的代偿作用。严重缺氧时，脑血管扩张，血流缓慢，血管通透性增加，出现脑水肿与颅压增高。缺氧同时影响三磷酸腺苷的活力，从而削弱"离子泵"的作用，使Na^+与Cl^-结合，H_2O逸入细胞内，造成脑细胞内水肿。缺氧还可以直接损害脑细胞，首先影响大脑皮层功能。

　　2. 心血管系统　心肌的耗氧量为100ml/（100g·min），2/3用于心肌收缩。当缺氧时，代偿性地使心率增快，血压升高。缺氧严重时，心肌受到抑制，心率变慢，心排血量减少，血压下降，心律失常等。缺氧使内脏、皮肤血管收缩，而脑血管和冠状动脉扩张，同时肺血管收缩，阻力增加，引起肺动脉高压，加重右心负荷，是导致肺心病的主要原因。

　　3. 血液系统　慢性缺氧时，刺激骨髓，使细胞反应性增生。缺氧使肾小球旁细胞促红细胞生成素分泌亢进，促使红细胞生成增加。由于红细胞大量增多，增加了血液的黏稠度，循环阻力加大，为引起右心负荷的因素之一。

　　4. 缺氧对细胞代谢、电解质平衡的影响　在缺氧的情况下，组织细胞释放能量的生物氧化过程无法正常进行，机体的生理功能不能正常维持，线粒体内的氧化磷酸化不能正常进行，出现大量的酸性产物—乳酸，结果是乳酸的堆积导致代谢性酸中毒，同时，能量供应不足，钠泵功能失调，钾离子到细胞外，钠、氢离子进入细胞内，出现高钾血症及细胞内酸中毒。

　　5. 呼吸系统　缺氧主要通过颈动脉窦和主动脉体的化学感受器的反射作用刺激通气。呼吸中枢对低氧血症时的通气量增加反应较二氧化碳潴留为低。严重缺氧可以引起不规则呼吸和潮式呼吸。

　　6. 肾脏　缺氧可使肾血管收缩，肾血流量减少，可出现肾功能不全。

　　7. 消化系统　可以引起消化道溃疡和出血，出现肝细胞水肿、变性，甚至坏死。

二、二氧化碳潴留

　　二氧化碳潴留形成高碳酸血症，对机体组织产生有害的影响。其危害程度与$PaCO_2$的绝对值有关，但主要与$PaCO_2$增高的速度相关。

　　1. 中枢神经系统　二氧化碳潴留使脑血管扩张，脑血流量增加，$PaCO_2$每升高1mmHg，脑血流量约增加4%，严重时造成间质性脑水肿、颅压增高。同时，H^+进入脑细胞，使pH下降导致脑细胞内酸中毒，当pH降至6.8时，脑电活动几乎完全停止。二氧化碳潴留第一阶段，直接抑制皮层，使兴奋性降低。随着二氧化碳潴留的增加，皮层下刺激增强，间接引起皮层兴奋。当二氧化碳浓度继续增高，皮层及皮层下均受到抑制，即所谓"二氧化碳麻醉"。

2. 心血管系统　$PaCO_2$ 升高可使心率减慢、心肌收缩力下降，但这些作用可被儿茶酚胺的释放作用掩盖，结果是血管阻力轻度下降，心输出量增加，血压轻微升高。$PaCO_2$ 升高使血管平滑肌松弛，血管扩张，而继发的儿茶酚胺增多则引起血管收缩，结果是心、脑、皮肤血管扩张，血流量增加，肺、肾、腹腔脏器血管收缩，血流量减少。心肌内 CO_2 增多，H^+ 增加影响心肌收缩力，严重时可诱发心律失常。

3. 呼吸系统　二氧化碳是强有力的呼吸兴奋剂，使呼吸加深加快吸入15%以下二氧化碳时，$PaCO_2$ 每增高 1mmHg，每分通气量可增加 2L。但慢性呼吸衰竭伴有 CO_2 潴留，对兴奋呼吸中枢的作用多不明显。随着 CO_2 浓度的增加，呼吸中枢反而受到抑制。

4. 对肾及电解质的影响　轻度高碳酸血症对肾小球滤过率影响不大，当 $PaCO_2>60mmHg$ 时，pH 值明显下降，肾血流量可减少，引起少尿。为代偿呼吸性酸中毒近端肾小管回吸收碳酸氢钠增多，但当高度二氧化碳潴留时，这种能力会减弱。$PaCO_2$ 升高直接影响到 pH，可出现呼吸性酸中毒，钠、氢离子进入细胞内，钾离子转到细胞外，肾代偿性减少碱的排出，使碳酸氢根增多，并可因此产生低氯血症。

三、呼吸衰竭时酸碱平衡的变化

呼吸衰竭经常伴有酸碱平衡紊乱，最常见的类型是呼吸性酸中毒，约占80%，主要是因为通气功能障碍，CO_2 潴留的结果。缺氧的情况下，进行无氧代谢，引起乳酸增多和无机盐的积蓄，同时细胞内 K^+ 外逸，而细胞外 H^+ 和 Na^+ 进入细胞内产生细胞内酸中毒，因此就出现代谢性酸中毒。在呼吸衰竭治疗过程中，大量葡萄糖的输入，肾上腺皮质激素和利尿剂的使用，导致低 K^+ 和/或低 Cl^-，最后出现代谢性碱中毒。在呼吸衰竭的治疗中，如果机械通气应用不当，通气过度，CO_2 排出过多，则会出现呼吸性碱中毒。有时在同一患者身上会出现复合性酸碱平衡紊乱，如呼吸性酸中毒合并代谢性酸中毒等。

第四节　呼吸衰竭的临床表现

患者首先表现有引起呼吸衰竭的基础病的临床表现，如 COPD 的症状或其他疾病的症状，然后是呼吸衰竭引起的症状。

1. 低氧血症的表现　主要表现为呼吸困难和紫绀。呼吸困难是最早出现的临床症状，随呼吸功能的减低而加重，可伴有呼吸频率和节律的改变，辅助呼吸肌参与时出现"三凹征"，也可出现呼吸浅速、点头样呼吸等。紫绀是缺氧的典型症状。

2. 神经精神症状　缺氧和二氧化碳潴留均可以引起神经精神症状，急性缺氧可以出现精神错乱、狂躁、抽搐、昏迷等。慢性缺氧只表现为智力、定向障碍。二氧化碳潴留主要表现为中枢神经系统抑制。$PaCO_2>80mmHg$ 时，可有表情呆滞、精神错乱。$PaCO_2>120mmHg$ 时，出现昏迷，对各种反射均无反应。

3. 肺性脑病　是指支气管、肺、胸部疾病引起的缺氧和二氧化碳潴留所致的精神神经症状，排除其他原因所引起的类似表现者称为肺性脑病。发生的机制主要是二氧化碳潴留后脑脊液 H^+ 浓度增加所致，与低氧血症也有一定的关系。发病的诱因常为支气管肺部感染的复发、镇静剂或安眠药的使用和吸入高浓度氧等，临床表现早期常为淡漠不语、头痛、多汗、嗜睡，随着 $PaCO_2$ 的不断增高而出现喃喃自语、躁动不安、无意识动作、幻听幻觉、谵妄抽风等。最后昏迷、死亡。体检所见：结膜充血、瞳孔缩小、视乳头水肿，肌肉抽动或双手出现扑翼样颤动。需与脑血管意外、代谢性碱中毒、电解质紊乱等鉴别。

4. 心血管系统症状　心率增快、心输出量增加、血压上升、心律失常。如缺氧加重，心肌可受累，心输出量减少、血压下降，可导致循环衰竭。另外，二氧化碳潴留使血管扩张，皮肤温暖、红润、多汗。

5. 消化系统和肾功能的改变　缺氧可使肝细胞变性坏死，致使谷丙转氨酶增高，严重缺氧和二氧化碳潴留时可导致胃肠道黏膜充血水肿或应激性溃疡，出现消化道出血。严重缺氧损害肾功能，出现少尿、无尿，甚至急性肾功能衰竭。

6. 应该警惕呼吸衰竭的一些早期表现　①睡眠规律倒转；②头痛，晚上加重；③多汗；④肌肉不自主的抽动或震颤；⑤自主运动失调；⑥眼部征象：球结膜充血、水肿。

第五节　冠心病与呼吸衰竭

在冠心病患者出现心肌梗死时，可以合并有急性心功能衰竭，或在缺血性心肌病出现心功能不全、或其他原因引起心功能不全时，可以出现呼吸衰竭。心功能不全的早期往往是Ⅰ型呼吸衰竭，随着病情的进展，出现二氧化碳的潴留而呈现Ⅱ型呼吸衰竭。

在心功能不全时出现呼吸系统相应的病理生理改变，现简述如下：

1. 由于出现肺水肿引起肺顺应性下降，导致肺泡通气量不足而出现缺氧；

2. 心功能不全时出现肺间质和肺泡水肿，导致肺的换气功能障碍而加重缺氧；

3. 由于心功能不全，心输出量下降，以及肺间质及肺泡水肿，出现肺内分流增加、通气/灌注比例失衡而出现呼吸衰竭；

4. 由于心功能的不全，心输出量下降，呼吸肌缺血缺氧易于出现呼吸肌疲劳而收缩力下降，导致呼吸泵功能下降，加重缺氧和二氧化碳的潴留。

因此由于心功能不全而出现呼吸衰竭，而呼吸衰竭出现的缺氧和/或二氧化碳潴留有加重心功能不全，这样就形成了一个恶性循环。由于同样的原因，和并由心功能不全的呼吸衰竭患者机械通气时，如果心功能无明显改善就会出现撤机困难。

所以，心功能不全在许多方面影响肺功能，对原有肺部疾患者更是如此。在冠心病急性心肌梗死或搭桥手术时，可以出现肺栓塞，同样可以出现呼吸衰竭。

第六节　治　疗

呼吸衰竭是临床综合征，往往是其他疾病发展的结果，如COPD合并感染或心功能衰竭等，所以呼吸衰竭的治疗不能只局限于肺部的疾病，应对引起呼吸衰竭的原因进行合理的治疗。

一、原发病的治疗

呼吸衰竭最常见的原因是肺部感染，肺部感染不但能引起呼吸衰竭，而且可以加重呼吸衰竭，因此，控制感染显得尤为重要。如果是其他原因引起的呼吸衰竭，例如心功能不全，也应该对原发病进行相应的治疗，这样可以加速呼吸衰竭的纠正。

1. 抗生素的应用

(1) 了解抗生素的应用情况以及细菌的药敏情况，初步判断是革兰阳性或阴性细菌感染，以指导经验性抗菌素的治疗；

(2) 尽快进行痰培养和药敏试验，根据药敏结果应用抗菌素；

(3) 抗菌素的应用原则是足量、联合、交替，在呼吸衰竭患者，一般革兰阴性菌较多，所以临床上经常是应用喹诺酮类或氨基糖苷类抗菌素，必要时应用三代头孢抗菌素，同时加用抗球菌的药物，根据药敏试验随时进行调整。

2. 痰液的引流　痰液的潴留不但有碍于通气功能，而且易于感染的扩散，因此必须采取有效的措施进行痰液的引流。

(1) 增加水分：由于呼吸衰竭患者呼吸频速、多汗及利尿剂的应用，因此痰液黏稠，不易咳出。所以除鼓励患者多饮水外，并需要静脉输液，一般需 1500ml±/d，兼以雾化吸入、气管滴入（气管切开者）等措施并用。而对于心功能不全的患者，应该根据心功能的情况补充液体。

(2) 降低痰液黏度：应用祛痰药，药物种类较多，如必嗽平、痰易净、沐舒坦、α糜蛋白酶等，对于不能口服者，可以静脉应用沐舒坦。

(3) 解除支气管的痉挛：解除支气管的痉挛既有利于通气，又有利于排痰，是治疗支气管病变的主要措施之一。氨茶碱是最为常用的药物，对重病人以静脉应用为宜，剂量为 0.25～0.5g/d（每小时 0.5～0.8mg/kg），有效血药浓度为 10μg/ml。其他的尚有选择性 β_2 受体激动剂，如舒喘灵等，这些药物对心脏的副作用较少，可以口服，也可以雾化吸入。

3. 肾上腺皮质激素的应用　具有非特异性抗炎作用，可以减轻呼吸道黏膜水肿、充血和降低粘液腺分泌功能等。常用的有泼尼松，口服剂量是 20～40mg/d，或地塞米松，剂量是 0.75mg，1 日 3 次，对病情较重者，可以静脉应用氢化可的松 200～400mg/d，或地塞米松 10～20mg/d。应用的原则是短期大剂量使用。

二、纠正缺氧

缺氧是造成呼吸衰竭的重要因素，因此纠正缺氧是治疗的重要环节，对于严重的缺氧，有时需要用机械通气来进行纠正，将在后面详细叙述，在此主要讲述一般的氧疗注意事项。

1. 吸氧的浓度与流速　慢性呼吸衰竭患者的呼吸中枢对二氧化碳刺激的敏感性已经降低，主要依靠低氧状态维持其兴奋性，如果单纯给予高浓度氧，反而抑制了呼吸中枢，缺氧现象虽然能短暂缓解，但二氧化碳潴留会更进一步加重，最后可出现呼吸性酸中毒和肺性脑病。因此目前仍主张低浓度（24%～28%）、低流量（1～2L/分钟）持续给氧。但是对于既往无肺部疾患，单纯由于急性心功能衰竭引起的低氧性呼吸衰竭患者，我们可以给予较高浓度的氧吸入，并将氧气湿化瓶中加入适当量的酒精。吸入氧的浓度可按下列公式推算：

$$实际吸氧浓度\% = 21 + 4 \times 氧流量\ L/分钟$$

2. 给氧途径　给氧途径较多，如鼻导管法、鼻塞法、后咽部导管法、储氧面罩法等，对Ⅱ性呼吸衰竭一般应用前两种方法，而对与Ⅰ型呼吸衰竭可以应用储氧面罩进行吸氧。

3. 氧的湿度和温度　吸入氧的温度要保持在 37℃，湿度 80% 左右，近于生理上的要求。

三、呼吸兴奋剂的应用

呼吸衰竭的患者，由于持续吸入较高浓度的氧或二氧化碳潴留严重，镇静剂使用不当或肺性脑病等引起的呼吸中枢抑制均应考虑给予呼吸中枢兴奋剂。常用者有：

1. 尼可刹米　直接兴奋延髓中枢，使呼吸加深加快，改善通气。常用剂量4～8支(1.5～3.0g)，溶于5%葡萄糖500毫升内静脉点滴，总量不得超过5g/d。副作用：恶心呕吐，颜面潮红，面肌抽搐等。

2. 回苏灵　对呼吸中枢有较强的兴奋作用，可以与尼可刹米交替使用，剂量为8～16mg肌肉或静脉给药。

3. Almitrine　可以使潮气量增加，降低$PaCO_2$，提高PaO_2，剂量为150mg，3次/日，口服。

4. 吗乙苯吡酮（dexapram）　直接兴奋呼吸中枢，并可通过颈动脉体化学感受器反射地兴奋呼吸中枢，作用较强，安全范围大，疗效优于其他呼吸兴奋剂，可改善低氧和高碳酸血症。剂量为每次140mg，溶于5%葡萄糖中，静脉滴注，速度为2～2.8mg/min。

四、呼吸衰竭患者的机械通气

呼吸衰竭患者经过临床的积极治疗后病情得不到改善时，我们应该考虑进行机械辅助通气。在机械通气的应用中，现在分为有创机械通气和无创机械通气技术。

1. 有创机械辅助通气　此种方法必须通过气管插管或气管切开才能进行。

(1) 气管插管及气管切开的适应证：肺性脑病或其早期，经过控制给氧、呼吸兴奋剂等积极治疗无效，$PaCO_2$继续升高，PaO_2继续下降；不能进行无创通气或无创通气治疗无效者；痰液不能排出，严重呼吸困难者均应考虑插管或气管切开。如病情变化急剧，来不及切开者应立即气管插管，估计病情短期不能恢复者，以气管切开为宜。气管插管或切开便于给氧与机械辅助通气，有利于保持气道畅通和气管内给药；减少气道阻力，减少死腔。但由于它是一种有创的方法，因此可以出现较多并发症，如出现误吸、损伤、出血、感染、气道假腔形成等。

(2) 应用机械辅助通气的指征：①自主呼吸不能维持肺泡通气，造成严重的缺氧和/或二氧化碳潴留，即将发生或已经发生肺性脑病者；②急性呼吸衰竭短期吸入高浓度氧（80～100%），PaO_2仍达不到45mmHg或仍持续下降；③呼吸频率>40次/分或<5次/分、或自主呼吸微弱伴有意识障碍者。

(3) 机械辅助通气的常用方法：对于无自主呼吸的患者采取控制通气模式，但有时为了给心肺功能较差的患者提供最大的呼吸支持时，也可以应用控制通气模式。而对其他情况我们可以应用辅助通气模式或辅助-控制通气模式，如压力支持通气加同步间歇指令通气（PSV+SIMV）。

一般参数的设置如下：

①潮气量：成人为5～15ml/kg，我们的经验是8～10ml/kg就已足够，只要吸气平台压不超过35cmH_2O，一般不会出现肺损伤。

②通气频率：成人一般为12～20次/分，对于老年人、急性或限制性肺疾患者通气频率可稍快，对于COPD所致的慢性呼吸衰竭频率可以较慢，但其潮气量可以稍大。

③吸气流速：临床上较常用的预设吸气流速成人为40～100L/min，平均为60L/min。

④吸气时间或吸呼气时比（I∶E）：如有自主呼吸，吸呼比大约为1∶2～1∶1.5，有时为了提高氧分压，可将吸气时间适当延长，甚至应用反比呼吸，但其缺点是同步功能较差。

⑤触发敏感度：呼吸机的触发敏感度应设置于最灵敏但又不致引起与病人用力无关的自

发切换，压力触发时一般设置于$-0.5\sim-2\mathrm{cmH_2O}$，流量触发敏感度一般设置于$1\sim3\mathrm{L/}$分钟。

⑥吸氧浓度（FiO_2）：根据患者的氧合情况而调整吸氧浓度，以$SaO_2>90\%$为宜，只要$FiO_2<0.5$，就可避免氧所致的损伤。

⑦呼气末正压（PEEP）：应用 PEEP 有许多益处，第一增加肺泡内压和功能残气量，在整个呼吸周期维持肺泡的通气，有利于氧向血液内弥散；第二使萎陷的肺泡复张；第三减轻肺的水肿；第四改善 V/Q 比；第五增加肺顺应性，减少呼吸功。在 COPD 患者，往往存在内源性 PEEP（PEEPi），此时需要加用 PEEP，而在心功能不全时存在肺水肿时适合应用 PEEP。一般将 PEEP 设在 $8\sim12\mathrm{cmH_2O}$，根据患者的 PaO_2 情况调整 PEEP 值。

⑧呼吸模式：根据每个医生的经验，选择不同的呼吸模式，在此建议应用 PSV+SIMV 模式，既可保证每分最低通气量，有可以保持患者的自主呼吸而有利于今后的撤机。

（4）无创正压通气（noninvasive positive pressure ventilation，NPPV）：随着 NPPV 技术的发展和通气面罩材料的改进，NIPPV 在临床的应用越来越广泛，其优越性也凸现出来。与有创通气比较使 NIPPV 用起来方便、舒适、安全并且费用较低。减少了由于气管插管或气管切开的一些并发症，保持了呼吸道的完整性，从而减少了医院内感染的发生，缩短了在 ICU 的治疗时间。急性和慢性呼吸衰竭患者均可应用 NIPPV 治疗，但前提是患者得有自主呼吸。NIPPV 的禁忌证包括：

①无自主呼吸；

②非呼吸系统的严重疾病，如低血压性休克，严重的心肌缺血或心律失常，上消化道出血等；

③不能自主保护气道者，如咳嗽或吞咽障碍者、昏迷等；

④气道分泌物过多者；

⑤躁动或不能配合 NIPPV 者；

⑥由于面部的原因而不能使用面罩者，包括面部的损伤、烧伤、手术或解剖异常等。NIPPV 较常见的并发症是腹部胀气、面部损伤及结膜炎等。NIPPV 是一种治疗方法，它并不能替代有创通气，但有时可以帮助有创通气的撤机和减少再插管率。常用的 NIPPV 有两种方式，即连续气道正压（continue positive airway pressure，CPAP）和双水平气道正压（bi-level positive airway pressure，BiPAP）。对于各种原因引起的心源性肺水肿 CPAP 有明显的疗效，BiPAP 也能改善心源性肺水肿的低氧血症，但有作者提出对于急性心肌梗死的患者应该慎用。根据我们的经验，在心源性肺水肿所致的Ⅰ型呼吸衰竭应用 CPAP 模式较好，而伴有二氧化碳潴留的Ⅱ型呼吸衰竭 BiPAP 模式效果更好，因为此种呼吸模式能较快地降低 $PaCO_2$，应用无重复呼吸活瓣和 $2\mathrm{cmH_2O}$ 的 EPAP 可有效防止 CO_2 重复呼吸。CPAP 的压力一般设置在 $10\sim12\mathrm{cmH_2O}$。BiPAP 的压力一般是吸气压在 $10\sim12\mathrm{cmH_2O}$，呼吸压从 $3\sim5\mathrm{cmH_2O}$ 开始，待患者适应后逐渐往上加。

五、酸碱平衡和电解质紊乱的处理

在呼吸衰竭时往往合并有酸碱失衡和电解质紊乱，较常见的有呼吸性酸中毒和代谢性酸中毒等。

1. 呼吸性酸中毒　主要是改善通气，排出二氧化碳，可用三羟基氨基甲烷（THAM）纠正 pH 值。剂量为 7.2g 加在 5%葡萄糖 300ml 静脉滴注。

2. 代谢性酸中毒 单纯的代谢性酸中毒首选碳酸氢钠，当合并有呼吸性酸中毒时不宜使用，以 THAM 治疗为妥。

3. 代谢性碱中毒 主要是由低钾、低氯电解质紊乱所致，治疗应纠正电解质紊乱为主。

4. 电解质紊乱 常见的为低钾、低氯，应予积极补充。

六、其他支持治疗

最主要的为营养支持治疗，应该按照 ICU 患者标准进行，不在此赘述。

（聂立功 许广润）

参 考 文 献

1. 俞森洋主编. 现代机械通气的理论和实践. 北京：北京协和医科大学出版社，2000：62-89
2. 汪丽蕙，林传骧，王海燕等主编：今日内科（呼吸疾病分册）. 北京：北京医科大学、中国协和医科大学联合出版社，1992：113-119
3. Fishman AP, Elias JA, Fishman JA, et al. Fishman's pulmonary diseases and disorders. 西安：世界图书出版公司，1998：2525-2536
4. Mehta S, Hill NS. Noninvasive ventilation. Am J Respir Crit Care Med, 2001, 163: 540-577
5. Wysocki M, Antonelli M. Noninvasive mechanical ventilation in acute hypoxaemic respiratory failure. Eur Respir J, 2001, 18: 209-220
6. Ng CSH, Wan S Yim APC, et al. Pulmonary dysfunction after cardiac surgery. Chest, 2002, 121 (4): 1269-1277
7. Polkey MI, Moxham J. Clinical aspects of respiratory muscle dysfunction in critically ill. Chest, 2001, 119: 926-939
8. Tobin MJ. Advances in mechanical ventilation. N Engl J Med, 2001, 344 (26): 1986-1996
9. Cuvelier A, Muir JF. Noninvasive ventilation and obstructive lung diseases. Eur Respir J, 2001, 17 (6): 1271-1281
10. McCrory DC, Brown C, Gelfand SE, et al. Management of acute exacerbation of COPD: a summary and appraisal of published evidence. Chest, 2001, 119: 1190-1209
11. Ferguson GT. Recommendations for the management of COPD. Chest, 2000, 117 (2): 23s-28s (suppl)

第四十章 急性呼吸窘迫综合征
(Acute Respiratory Distress Syndrome)

第一节 名称的变迁及定义 …………… (1073)
第二节 ALI/ARDS 的高危因素 ………… (1074)
第三节 发病机制 …………………………… (1074)
　一、内皮及上皮损伤 …………………… (1074)
　二、中性粒细胞的活化和 ALI/ARDS
　　　………………………………………… (1075)
　三、细胞因子 …………………………… (1075)
　四、表面活性物质的改变及后果 ……… (1076)
　五、纤维化性肺泡炎 …………………… (1076)

第四节 病理生理 …………………………… (1077)
第五节 病理改变 …………………………… (1077)
第六节 临床表现 …………………………… (1077)
第七节 诊断标准 …………………………… (1078)
第八节 鉴别诊断 …………………………… (1078)
第九节 治疗 ………………………………… (1079)
　一、标准支持治疗 ……………………… (1079)
　二、有前途的新治疗策略 ……………… (1083)

急性呼吸窘迫综合征（acute respiratory distress syndrome，简称 ARDS）是指严重创伤、烧伤、败血症、休克、感染、大手术等严重疾病，发生在原发病后的 24~48 小时内，或在抢救过程中继发的进行性呼吸窘迫和低氧血症为特征的急性呼吸衰竭，临床上比较常见，在内外科均可以见到，病情急并且凶险，容易与急性左心功能衰竭混淆，尽管医学的发展突飞猛进，但是直到现在多数报道其病死率仍超过 50%。

第一节 名称的变迁及定义

早在第一次世界大战时，随战军医就发现了 ARDS 的一些临床现象，1945 年即有关于其病理改变的文字记载，在第二次世界大战时期和朝鲜战争期间也有类似记载，1946 年 LA Major 首先应用急性肺损伤一词（acute lung injury），1948 年 VH Moon 首先描述急性呼吸窘迫，1967 年 Ashbaugh 等首先报道了 12 例 ARDS 患者，当时称为成人呼吸窘迫综合征（adult respiratory distress syndrome，简称 ARDS），1971 年 Ashbaugh 提出的定义是急性发生的呼吸窘迫、用氧疗难以纠正的低氧血症、肺顺应性下降、影像学表现为双肺弥漫性浸润影。后来发现该疾患不只是在成人中出现，儿童中也存在，因此现在多称为急性呼吸窘迫综合征，由于以前的定义缺乏特异性，因此对该病的发病率、自然病程以及相关的病死率的报道差异较大。1988 年有学者通过呼气末正压水平（PEEP）、氧合指数（动脉血氧分压与吸入氧浓度之比值，PaO_2/FiO_2）、静态肺顺应性以及影像学上胸部浸润的程度进行肺的 4 点评分来判断肺生理功能的损害，其他尚包括致病因素、是否存在肺外的器官功能衰竭。虽然进行了如此复杂的评分，但后来的研究证明在 ARDS 开始的 24~72 小时内仍然无法预测其结果，最大的缺点是定义中未将排除心源性肺水肿的指标列入其中，因此限制了其在临床上的应用。

20世纪90年代以来，美国胸腔协会和欧洲学会多次召开会议，共同商讨ARDS的诊断和治疗所面临的问题，于1994年最终达成统一公认的ARDS诊断标准。而我国于2000年在此基础上公布了急性肺损伤（acute lung injury，ALI）/急性呼吸窘迫综合征的诊断标准。定义如下：急性肺损伤/急性呼吸窘迫综合征是指由心源性以外的各种肺内外致病因素导致的急性、进行性缺氧性呼吸衰竭。ALI和ARDS具有性质相同的病理生理改变，严重的ALI被定义为ARDS。这个定义有两个优点，第一将ARDS和ALI区分开来，因此在ARDS的早期阶段即ALI阶段就得到了我们的重视；第二该定义简单，易于临床应用。由于其过于简单，也存在一些缺点，如未将影响预后的基础疾病包括在内，以及不需要考虑其他器官是否受累。尽管其存在有缺点，但较以前的定义有明显的进步，已被广泛接纳。

第二节 ALI/ARDS的高危因素

临床上将高危因素分为两类，即直接肺损伤的因素和间接肺损伤的因素。直接肺损伤的因素有严重的肺部感染、吸入胃内容物、肺挫伤、吸入有毒气体、淹溺、氧中毒等。间接肺损伤因素有脓毒症、严重的非胸部创伤、大量输血、体外循环、弥漫性血管内凝血（DIC）、胰腺炎、休克或持续性低血压，药物过量亦可致ARDS，如巴比妥和阿片类药物、三环类抗抑郁药和阿司匹林等。由于脂肪栓塞引起的ARDS目前已有特异的诊断名称为脂肪栓塞综合征，该病对糖皮质激素反应良好，与ARDS治疗原则也不同因此不再将其列为ARDS的高危因素。在导致直接肺损伤的原因中，国外报道胃内容物吸入为首位，而我们国内似乎以重症肺感染为主要原因。在所有的高危因素中，以脓毒症所致的ALI或ARDS最多见，约占40%。而与冠心病有关的ALI/ARDS主要见于冠脉搭桥手术后，有文献报道经过心肺旁路（cardiopulmonary bypass，CPB）的手术病人术后发生ARDS不足2%。

此外，ARDS对肺外器官的功能有不同程度的影响，其中肝、肾功能衰竭发生率最高，其次为消化系统及心脏功能异常。

第三节 发病机制

我们拟从内皮及上皮的损伤、中性粒细胞活化所致的肺损伤、细胞因子、呼吸机所致的肺损伤等等几方面阐述发病机制。

一、内皮及上皮损伤

在肺泡和毛细血管之间存在两层独立的屏障，及微血管的内皮和肺泡上皮。在正常情况下肺毛细血管不断地向间质渗漏液体，同时间质内液体不断地被淋巴管引流，因此不会发生肺水肿，而ALI/ARDS急性期的特点是破坏了肺泡-毛细血管屏障，引起肺间质及肺泡腔中有大量的富含蛋白质的液体。血管内皮的损伤以及通透性的增加导致肺水肿和透明膜形成，由于血浆蛋白渗透压的作用间质水肿更加严重，而肺泡陷闭、间质负压增高更有助于水肿形成。

在血管内皮损伤的同时，肺泡上皮也受到损伤，这对ALI/ARDS的发生及恢复产生较大影响。肺泡上皮损伤的程度是提示预后的一个重要因素。正常的肺泡上皮是由两类细胞组成，扁平的Ⅰ型细胞覆盖了肺泡表面的90%，且容易受到损伤，立方形的Ⅱ型细胞覆盖了肺泡表面的10%而不太容易受到损伤，其功能主要是分泌肺泡表面活性物质、离子转运以及在Ⅰ型细胞受到损伤后增生和分化成Ⅰ型细胞。在ALI/ARDS时，肺泡上皮有损伤使肺泡的完整性消失而出现下列结果：第一，在正常情况下肺泡上皮屏障的通透性比血管内皮屏障的通透性低，一旦发生肺泡上皮的损伤使肺泡腔中的渗液更多；第二，肺泡完整性的丧失和Ⅱ型细胞的损伤破坏了上皮对液体的转运功能使得肺泡腔中的水肿液的清除受到影响；第三，Ⅱ型细胞的损伤使得肺泡表面活性物质的产生和代谢异常；第四，由于上皮屏障的丧失在感染性休克的病人中可能会出现细菌性肺炎；最后，如果肺泡上皮损伤严重或无序修复或修复不完全可能会出现纤维化改变。因此内皮及上皮的损伤在ALI/ARDS的发生和发展中起到较为重要的作用。

二、中性粒细胞的活化和ALI/ARDS

ALI/ARDS肺组织的一个显著特点是中性粒细胞在微血管中的聚集。中性粒细胞活化后可以释放多种细胞毒性产物，如氧自由基、阳离子肽及蛋白溶解酶等，另外还可以释放生长因子、细胞因子、前炎细胞因子、趋化因子等，这些物质都有潜在的破坏作用，可使炎症反应加剧。因此理论上认为中性粒细胞在ALI/ARDS的发病机制中有较为重要的作用，并为临床及动物实验所证实。

在ALI/ARDS的初期，甚至在出现低氧血症之前，由于中性粒细胞在肺微血管中的聚集可以出现一过性白细胞减少，这是通过中性粒细胞生物机械特性和粘附特性的改变而实现的。并且中性粒细胞必须变形才能通过肺微小血管，而受到炎症介质刺激的中性粒细胞变得僵硬，因此很难通过狭小的毛细血管，这样就出现中性粒细胞快速在肺内滞留的现象。

中性粒细胞在肺内的滞留是ALI/ARDS发病机制中的第一步，但其不足以引起ALI/ARDS，其粘附和活化是必需的。被激活的中性粒细胞释放超氧化物、蛋白溶解酶、白三烯、前炎细胞因子及金属蛋白酶引起组织的破坏和炎症反应。

综上所述，在ALI/ARDS的发病机制中，中性粒细胞有较为重要的作用，在起始的炎症反应阶段需要中性粒细胞来消灭感染，但是在某种程度上宿主的反应变得过度并且失去调节，以至于出现不必要的组织损伤。

三、细胞因子

在ALI/ARDS的炎症反应中，许多前炎细胞因子和炎性物质启动和放大了炎症反应，如IL-1、6、8和10，TNF-a，血小板活化因子（PAF）等。这些前炎细胞因子可以是炎症细胞、肺泡上皮细胞或纤维母细胞在局部产生，一些肺外的因素也参与调节细胞因子的生成，在ALI/ARDS患者的支气管肺泡灌洗液（BALF）中发现有较高浓度的巨噬细胞抑制因子（macrophage inhibitory factor，MIF），它是一种调节性细胞因子，由垂体前叶产生。可以增加前炎细胞因子IL-8和TNF-a的生成，并且抵消糖皮质激素抑制细胞因子分泌的作用。现有的资料表明不仅前炎细胞因子的产生重要，而且前炎细胞因子和抗炎症的介质之间的平衡同样重要。现在发现的前炎细胞因子的抑制因子包括IL-1受体拮抗剂、可溶性TNF受体、抗IL-8自身抗体以及抗炎症的细胞因子IL-10、11，以后需要我们更深入地了解这些细胞因子的生物作用揭示ALI/ARDS的发病机制。

四、表面活性物质的改变及后果

在 ALI/ARDS 的发生和发展中，不单纯出现肺泡表面活性物质的缺乏，并且出现表面活性物质的生物化学和生物物理方面的改变。

1. 表面活性物质的改变

(1) 表面活性物质的丧失和磷脂、脂肪酸基质蛋白的改变：总磷脂含量减少；磷脂种类的分布有明显的变化，磷脂酰甘油明显减少，其他少见成分代偿性增加；磷脂酰胆碱的主要脂肪酸—棕榈酸含量明显降低，只是对照值的 80%，而其他不饱和脂肪酸含量增加。表面活性物质最主要的成分 DPPC 含量显著下降，只是对照值的一半。

对表面活性蛋白（SP）的分析显示，ALI/ARDS 患者 SP-A 下降，SP-B 和 SP-C 浓度明显降低，表面活性物质组成的生化改变可能是肺泡 II 型细胞损伤后的结果，由于 II 型细胞的损伤引起磷脂和脂蛋白代谢和分泌的异常。

(2) 表面活性物质亚型分布的改变：ALI/ARDS 时，表面活性物质小聚合体增多，并且 SP-B 含量减少，表面活性降低。这些改变可能是由于肺泡 II 型细胞损伤所致，也可能是由于炎性介质导致表面活性物质大聚合体快速降解所致。

(3) 渗漏的血浆蛋白对表面活性物质功能的抑制作用：由于上述的血管内皮和肺泡上皮的损伤导致了血浆蛋白渗漏至肺泡腔中，这些物质严重损害表面活性物质生理功能，包括白蛋白、血红蛋白、纤维蛋白原或纤维蛋白单聚体对表面活性物质均有较强的抑制作用。

(4) 纤维蛋白/透明膜：在 ALI/ARDS 时，肺泡渗液中含有丰富的纤维蛋白，由于组织因子和因子 VII 的作用使促凝活性增加，而纤维溶解活性明显降低，纤维蛋白快速形成，也就是说在肺泡表面快速形成透明膜。与此相对应的是表面活性的丧失。

(5) 炎症介质对表面活性物质复合物的损害：在 ALI/ARDS 的发生和发展过程中活化的中性粒细胞、巨噬细胞、肺上皮细胞或纤维母细胞均可以在局部产生前炎细胞因子、弹性酶、氧自由基等，抑制了表面活性物质的活性。

2. 表面活性物质改变后的病理生理变化

肺泡表面活性消失导致肺泡表面张力的增高引起肺泡陷闭，肺顺应性明显下降；表面活性物质缺乏时肺换气功能明显障碍，出现 V/Q 比例失调和肺内分流增加，动脉氧分压明显下降；表面活性物质减少后肺泡表面张力的增高使间质和血管周围的压力降低，液体就从血管内转移至间质，最后聚集在肺泡腔中引起肺水肿；表面活性物质参与了肺泡的防御体系，可以直接与致病源（如病毒、细菌）或其产物（内毒素、病毒糖蛋白）相互作用，也可以刺激细胞的吞噬作用（调理素样作用），或引起细胞趋化作用以及调节细胞因子的释放和巨噬细胞产生超氧化物如果表面活性物质发生改变，如表面活性物质缺乏容易继发肺部感染；表面活性物质缺乏可引起肺泡"陷闭硬化"、间质细胞增生和纤维化。

五、纤维化性肺泡炎

ALI/ARDS 急性期过后，一些患者完全恢复，而有些患者进展至纤维化性肺损伤，这种损伤可以在起病的 5~7 天后即可出现。肺泡腔中充满了间质细胞及其产物，并有新的血管生成。组织学上出现纤维化性肺泡炎表现的患者死亡的危险性增加，尸解时发现肺组织中有明显的胶原和纤维结合素沉积。纤维化性肺泡炎在疾病的较早期即已出现，并且较早期的前炎细胞因子如 IL-1 可以促进其发生。

第四节 病理生理

发生 ARDS 时，出现较多的病理生理改变，如出现肺不张、肺顺应性下降、通气/灌注比例失调、肺内右向左分流增加等，均可加剧患者的缺氧，现简介如下。

1. ARDS 是各种原因引起非心源性肺水肿，表面活性物质减少并且活性降低，导致肺泡早期关闭，容量变小，出现广泛的肺不张，功能残气量减少。

2. 肺内出现广泛的右向左分流，生理死腔通气增加，同时通气/灌注比例严重失衡，导致病人出现严重缺氧。

3. 由于肺间质和肺泡水肿、充血，肺顺应性下降，增加了呼吸功，耗氧量增加，呼吸浅而速，潮气量减少，有效肺泡通气量降低，缺氧加剧。

第五节 病理改变

肺湿重明显增加，含水量可为正常的 3～4 倍。肺间质充血、出血与肺泡水肿。肺泡内充满蛋白样物质与细胞残骸，肺泡内壁有透明膜形成。多发性灶性肺泡不张、弥漫性肺间质炎症与多发性肺血管微栓形成，电镜下间质水肿，多见于"厚区"，肺泡上皮广泛坏死，肺泡Ⅱ型细胞再生，肺泡毛细血管膜显著增厚。晚期或在治愈病例，可见结缔组织增生或肺气肿。病理改变随病程进展而逐渐加重，一般可分为轻、中、重三级，其主要改变简列于下：

轻度：以间质水肿为主；肺重量增加达正常之 50% 以上，一般无透明膜形成。

中度：肺泡水肿、出血，纤维素渗出；肺重量增加达正常的两倍以上；有少量透明膜形成。

重度：肺水肿明显、广泛。肺重量达正常的三倍或三倍以上；间质血管广泛扩张，微血管或较大血管血栓形成，肺泡群陷闭；肺泡腔内纤维素沉着，透明膜形成；肺泡上皮增生，渗出物纤维化；常有继发性细支气管或肺泡炎症。

第六节 临床表现

起病缓慢，在大手术后、严重的创伤或其他危重疾病抢救过程中或急性期已稳定数小时甚至数天后，逐渐出现呼吸困难、呼吸频数与心动过速。一般为浅而速的过度通气，部分病人可出现鼻翼扇动、喘鸣，吸气时肋间隙与胸骨上窝下陷；呼吸频率在 28 次/分或更高。早期缺氧现象不明显；随着病情发展紫绀加重，症状也进行性加重，一般吸氧难以纠正。早期呈代偿性呼吸性碱中毒，晚期往往有混合型酸中毒，症状进行性加重。病程一般为 1～2 周。

早期两肺多无阳性所见，气道通畅，无阻塞特征。在晚期，两肺叩诊可出现浊音，听诊可有湿性啰音。因此，对于有可以引起 ARDS 基础病的患者，一旦出现呼吸困难，应警惕 ARDS 的可能，结合临床资料，综合分析，争取做到早期诊断、早期治疗，减少死亡率。

X 线检查，早期可正常或仅呈纹理增粗，随后斑片状浸润，逐渐扩展、融合，形成大片实变，多位于边缘部位。在合并感染时，可出现多发性小脓肿或空洞形成。

根据病状特征与 X 线表现，可分为轻、中、重三级，见表 40-6-1。

表 40-6-1 ARDS 临床分级标准

分级	症状特征	X 线表现	血气分析
轻度	呼吸>28 次/分，无紫绀	无异常，或肺纹理增多，边缘模糊	PaO_2<60mmHg，$PaCO_2$>35mmHg，吸入纯氧 15 分钟后 PaO_2<300mmHg，QS/QT>10%
中度	呼吸进行加速，呼吸>35~40 次/分，紫绀，肺部有异常体征	斑片样改变，或呈毛玻璃样改变，可见支气管气影	PaO_2<50mmHg，$PaCO_2$≥40mmHg，吸入纯氧 15 分钟后 PaO_2<150mmHg，QS/QT>20%
重度	极度窘迫，呼吸>40 次/分，紫绀进行性加重，肺部广泛实变或啰音	两肺大部密度普遍增高，支气管气影明显	PaO_2<40mmHg，$PaCO_2$>45mmHg，吸入纯氧 15 分钟后 PaO_2<100mmHg，QS/QT>30%

第七节 诊断标准

国内于 2000 年发表了诊断标准：
1. 有发病的高危因素；
2. 急性起病，呼吸频数和（或）呼吸窘迫；
3. 低氧血症：ALI 时动脉血氧分压（PaO_2）/吸氧浓度（FiO_2）≤300mmHg，ARDS 时 PaO_2/FiO_2≤200mmHg；
4. 胸部 X 线检查两肺浸润阴影；
5. 肺毛细血管楔压（PCWP）≤18mmHg 或临床上能除外心源性肺水肿。

凡符合以上 5 项可诊断为 ALI 或 ARDS。肺内分流量/心输出量（QS/QT）、顺应性等生理指标的测定需要一定条件，在临床上难以普及，因此不再列为诊断指标。

第八节 鉴别诊断

从 ALI/ARDS 的定义及诊断标准中可以得知主要与左心功能衰竭鉴别，在左心功能衰竭时首先是有心脏病史，临床上表现为呼吸困难、不能平卧、咳粉红色泡沫样痰，心脏听诊有奔马律，胸部 X 线检查会出现以肺门为中心的细小结节影，呈蝴蝶样，出现 K-A 线和 K-B 线（表 40-8-1）。

表 40-8-1 ARDS 与心源性肺水肿鉴别要点

	心源性肺水肿	ARDS
基础疾病	各种原因引起的左心功能不全	原发病
病理改变	压力性肺水肿,很少形成透明膜	渗透性肺水肿,多见透明膜
对呼吸功能影响	较轻	较重,常极度呼吸困难、窘迫
发病	急剧,不能平卧	可急、可缓,能平卧
咳嗽	大量粉红色泡沫样血痰	早期可无痰,晚期可有血痰或血水样痰
体征	双下肺湿啰音多	湿啰音少,不固定
X 线胸片	双肺门蝶翼样阴影	早期无改变或肺纹增多,中晚期斑片状阴影,或两肺毛玻璃样改变,可有"白肺"和"支气管气相"
血气改变	多为轻度低氧血症,吸氧改善明显	进行性低氧血症,吸高浓度氧亦难纠正
治疗反应	强心、利尿、血管扩张剂反应好	反应差
肺毛细血管楔压	升高	正常
预后	较好	差,重度病死率

对于左心功能不全合并严重的肺部感染的患者会否出现 ARDS,我们认为是可以出现的,在这种情况下,如何进行鉴别诊断值得今后探讨。

第九节 治 疗

ARDS 损伤广泛,预后严重,病死率高。近来研究结果表明,如果改进治疗方法可以降低其死亡率。因此治疗要迅速、果断,任何犹豫、延迟,常可导致心、脑、肾、肝等重要器官不可恢复的损害。下面从标准的支持治疗和有前途的新的治疗策略两方面进行叙述。

一、标准支持治疗

标准支持治疗是对肺肺外器官功能衰竭的处理,包括原发病的治疗、机械通气、维持血流动力学的稳定等多个方面。

1. 原发病的治疗

认识和治疗引起 ALI/ARDS 的原发疾病是非常重要的,如前所述许多疾病在其演变的过程中可以出现 ALI/ARDS,在某些情况下可直接治疗基础病,如细菌性肺炎或机会性肺炎应用敏感的抗菌素治疗,对肺部感染患者应寻找病原菌以指导抗菌素的应用。对肺外感染的患者应寻找感染病灶,如胆道感染、腹膜腔的感染及泌尿系感染等。对腹腔内感染引起的 ALI 应尽早诊断并迅速外科介入消除病灶可以改善预后。尽管脓毒症所致的 ALI/ARDS 的预后比其他原因引起的差,而对于肺部或肺外的脓毒症进行特定的药物和外科治疗可以改善生存率。对于其他一些引起 ALI/ARDS 的基础病,如吸入性肺炎、大量输血,我们可以预防并提供合适的支持治疗。

2. 机械通气

ALI/ARDS 的最主要的支持治疗是机械通气,通过机械通气使呼吸稳定,赢得了治疗原发病的时间。通过提高吸入氧浓度和应用呼气末正压（PEEP）保证动脉氧分压，也可以应用间歇气道正压通气模式，在此主要叙述在 ALI/ARDS 的支持治疗中广为接受的机械通气方法，少用的或证明有效的其他机械通气方法我们将在"有前途的新的治疗策略中"阐述。

（1）小潮气量保护性肺通气：ALI/ARDS 临床上明显特征是呼吸系统顺应性下降，这是由于肺泡陷闭和肺泡渗液以及肺泡液气界面的表面张力增高而引起的。ALI/ARDS 患者的肺可分为三个部分：第一部分为严重炎症反应部分，表现为肺泡陷闭、肺泡实变，基本上不能进行通气；第二部分为正常部分，肺泡基本上不受炎症的影响，顺应性正常，可以进行通气，第三部分为混合性部分，肺泡萎陷有渗液，但在安全的气道正压时可以恢复通气。

ALI/ARDS 机械通气时，传统上将其潮气量设在 10~15ml/kg，这样容易出现气道压增高，反映了上述的正常部分和混合性部分肺组织肺泡的过度膨胀出现呼吸机导致的肺损伤（VILI）。对 ALI 的动物进行小潮气量机械通气可明显减轻肺水肿，二者的鉴别表 40-9-1。

表 40-9-1　ARDS 患者机械通气新策略

通气方式	目标	通气模式	潮气量	PEEP	肺泡峰压（平台压）	吸呼比
传统方法	正常通气	容积切换通气	预设 10~15ml/kg	为达到适当的 PaO_2 或 PaO_2/FiO_2 所需要的水平	为达到 PEEP 和潮气量的目标值所需要的水平	1:1.5~2.5
新策略	适当的血气值，预防肺损伤，有利损伤组织愈合	压力控制通气，压力限制扩增技术	4~8ml/kg	足以防止肺泡潮气性闭-开周期，达到适当的 PaO_2/FiO_2 比率	不应超过 30~35cmH$_2$O	延长吸气时间，直至反比通气

小潮气量和限制气道压力的通气不会出现肺泡的过度膨胀，从而减少了 VILI。但是在应用此种方法时会出现急性呼吸性酸中毒，因此患者可以出现允许性高碳酸血症（permissive hypercapnia），但与 VILI 比较高碳酸血症的损害少得多。美国 NIH ARDS 网络的临床研究结果显示应用小潮气量（6ml/kg）通气的患者死亡率（31%）比传统的潮气量（12ml/kg）通气的患者的死亡率（40%）明显降低，并且应用小潮气量通气的患者脱离呼吸机和无器官衰竭的天数更多（具体方法总结于表 40-9-2）。

表 40-9-2　NIH ARDS 网络小潮气量机械通气参数

变量	方案
呼吸机模式	容量辅助-支持
潮气量	≤6ml/公斤体重*（预测体重）
平台压	≤30cmH$_2$O
呼吸机呼吸频率	6~35 次/分，根据血气结果调节
pH 目标值	≥7.30

续表

变量	方　　案
吸气流速，吸呼比	调节吸气流速使得吸呼比 1∶1～1∶3
希望的血气结果	$PaO_2 \geqslant 55mmHg$，$88 \leqslant SpO_2 \leqslant 95\%$
$FiO_2/PEEP$	0.3/5, 0.4/5, 0.4/8, 0.5/8, 0.5/10, 0.6/10, 0.7/10, 0.7/12, 0.7/14, 0.8/14, 0.9/14, 0.9/16, 0.9/18, 1.0/18, 1.0/22, 1.0/24
撤机	应用压力支持时，当 $FiO_2/PEEP \leqslant 0.4/8$ 可以试图撤机

注：SpO_2 为脉冲血氧定量化测得的氧饱和度

* 预测体重：男性＝50＋（0.9×［身高（cm）－152.4］）　　女性＝45＋（0.91×［身高（cm）－152.4］）

(2) 维持动脉血的氧合（PEEP 与 FiO_2）：对于大多数 ALI/ARDS 患者均需要增加吸入氧浓度和 PEEP 来维持动脉血的氧合，但是这样存在有潜在的副作用，因此应该根据病人的情况来权衡利弊。动物实验显示吸入高浓度的氧可以出现与 ALI 相同的生理和病理改变，当肺部有病变时可能对这种高氧血症的损伤更为敏感。但是当 $FiO_2 \leqslant 0.6$ 时通常认为是安全的。

PEEP 可以减少肺内分流改善动脉血的氧合，这样就有可能降低吸入氧浓度减少肺的氧中毒。但是 PEEP 也有副作用，如减少心输出量、加速肺水肿的形成、增加了生理死腔、增加了支气管循环的阻力、增加了肺的容积以及在吸气过程中使肺牵张，可以引起肺进一步的损伤和气压伤。在直接性肺损伤的患者中（肺炎和吸入性肺炎）这种副作用更为明显，因此应仔细评价 PEEP 对患者的利弊。

(3) 机械通气的具体方法：首先选用通气模式，而目前对 ARDS 的最佳通气模式是压力控制通气（PCV），此时人-机易于同步，提供的吸气流量为减速波形有利于气体交换和增加氧合，更重要的是可保证非均质的肺内各区带的气道压不会超过预定吸气压值。固定最大吸气压大约在 $30\sim35cmH_2O$。如果应用容量控制通气（VCV）模式，则必须预设小潮气量（$5\sim8ml/kg$），采用减速流量波形，预设较低的压力报警（$<35\sim40cmH_2O$）。

第二步是选用最佳 PEEP，可以通过压力-容量曲线选用略高于低拐点压力水平的 PEEP，也可以通过潮气量顺应性指导 PEEP 的选择。开始一般应用 $8cmH_2O$，在 VT 不变的情况下，每次增加 PEEP 看平台压的改变，若平台压的增加少于 PEEP 的增加，说明顺应性改善，理想的 PEEP 应该是使肺潮气顺应性达最佳时的 PEEP。同时调节 FiO_2 及吸呼比，维持动脉的氧合。$FiO_2 < 0.5$ 是安全的。

对于出现的高碳酸血症，如果是逐渐发生的（$PaCO_2$ 上升速度 $<10mmHg/h$），那么 pH 的逐渐降低可通过肾脏以保留碳酸氢盐来部分代偿，也可以通过增加呼吸频率进行纠正。当 pH<7.20 或 7.10 时，多数学者主张补碱，因顾虑补充碳酸氢钠后产生 CO_2 增加，主张补充三羟甲基氨基甲烷（THAM）。为是使肺保护策略和容许性高碳酸血症，通常需应用镇静剂和肌松剂，目前常用的有安定和米达唑仑（midazolam），肌松剂有维库溴铵（vecuronium）。每 4～6 小时停药评估肌松情况。

3. 维持血流动力学　补液、血管加压药和氧的输送

对于 ALI/ARDS 患者的补液目前仍有争论，许多动物实验资料证明可以减轻肺水肿，但是有时为了维持血流动力学的稳定，往往需要补液；而补液过多，特别是晶体液过多，可使血浆胶体渗透压下降而导致液体外渗和间质水肿。在临床的研究中发现，给予 ARDS 患者利尿剂，可以改善动脉血的氧合及肺顺应性，对 ARDS 患者维持液体负平衡可以改善预后，应用利尿剂、限制液体入量 24 小时后，患者的肺水明显减少，需要机械通气的时间和

ICU观察时间也同样缩短。从以上结果可以看出，对 ARDS 患者应限制液体入量，随时参考中心静脉压、肺动脉楔压、动脉血压、脉压与尿量调整液体入量。在输液质的方面，应考虑水、电解质、胶体和携氧物质的适当配合。输入大量生理盐水或等渗葡萄糖液可以导致"低渗综合征"。应根据具体情况适当配用血浆蛋白、全血或右旋糖酐等胶体液，有利于氧的输送。晶体液与胶体液配用以 1:1 为宜。

为了保证氧的输送，首先是维持血流动力学的稳定，其次对血红蛋白低于 10g 的患者可以考虑输血。也可以通过减少氧的需求来达到此目的，如应用镇静剂和镇痛剂，有时需要神经肌肉阻断剂，但有时可以引起患者的肌肉病变和神经病变。对与高温患者应进行降温，呼吸功高的患者应用机械通气。

对休克患者为了维持血压和增加心输出量需要应用血管加压药，但必须根据有效循环容量的情况来应用血管加压药。较常用的有多巴胺和多巴酚丁胺。

4. 血管舒张药　多数 ALI/ARDS 患者有轻到中度的肺动脉高压，有时会出现进行性增高，肺动脉压的增高时多因素的，包括低氧、肺血管床的破坏和较高的 PEEP 等，在一些患者中可以出现右心功能衰竭。因此有学者试图应用血管舒张药降低肺动脉压，在此方面肼酞嗪似乎优于硝普钠，前列腺素 E_1 和一氧化氮（NO）也是很有前途的药物。

5. 输血的问题　大量输血可以导致不良后果，输血过多时枸橼酸钠在体内代谢可以导致代谢性碱中毒。血液中有形微粒可以引起肺毛细血管梗阻或 5-羟色胺等活性物质的释放。超过一周的库存血液，其滤过屏压可以显著增加，说明大量有形微粒在血中蓄积，这些微细颗粒在通常情况下可能是无害的，或危害很小，但在肺组织严重损害的情况下，这些物质就可能引起较为明显的损害。因此，需要大量输血的，应尽量减少用库存血，输血时应精细过滤，要复温到体温水平。

6. 营养问题　必须重视 ARDS 患者的营养供给，实验证明肠内营养的方式比肠外营养的方式好，肠内营养可以促进肠内细菌的易位，有较少的感染性合并症及其他反应，并且费用较低，但是对患者的预后影响不大。

对营养的成分，有学者提出以高脂肪低碳水化合物为宜，这样对机械通气的患者来说，减少呼机商降低二氧化碳的水平，另外可以加用免疫调节的营养物质，如氨基酸、核苷酸以及 omega-3 脂肪酸，这样可以减少患者感染性并发症的发生及住院时间。

7. 感染的治疗　ALI/ARDS 患者往往死于难以控制的感染，这种感染可以是其发病因素，也可以是后来出现的医院内感染。而感染是致病因素时的治疗在前已经叙述，在此主要讲述医院获得性肺炎的诊断和治疗，而其他诸如导管相关性败血症与普通的 ICU 患者一样，在此不再重复。

ALI/ARDS 的医院获得性肺炎的发生率各家报道差异较大，从 15%～60%，大多数的肺炎是在其 7 天后出现，并且对其诊断有一定的难度，因为临床上常用的诊断标准诸如影像学上肺部新出现的浸润影、发烧、白细胞增高等，在 ALI/ARDS 即使没有感染时也经常遇见，而对 ARDS 的尸解发现有感染时临床上往往没有肺炎的迹象，但是不管诊断多么困难，尽早进行经验性抗菌素治疗是非常重要的。经验性治疗应该根据当地的细菌感染发生率及其耐药情况来决定抗菌素的应用。

8. 其他并发症的治疗　在 ARDS，可以发生多器官系统衰竭和其他合并症而促进死亡。多器官系统包括肾、胃肠、中枢神经、肝、凝血系统等，伴有多器官系统衰竭者，病死率高，多器官系统衰竭，多见于合并严重感染（93%），而无感染性合症时，发生多器官系统衰竭者近 47%。仅一个肺外器官受累时，病死率为 54%，累及四个或更多的器官时，病死率可高达 99%。常见的合并症为：

肺：肺栓塞、自发性气胸、纵隔气肿、皮下气肿；

胃肠：出血、胃胀气、气腹；

肾：急性肾功能衰竭；

心：心律失常、低血压、低排血量；

感染：败血症；

血液：血小板减少、DIC；

其他：肝、神经系统。

对上述合并症应及时发现，积极抢救，这样可以改善患者的预后。

二、有前途的新治疗策略

集中可以改善肺换气的有前途的新治疗方法目前正在进行临床研究，也许可以改善患者的预后。

1. 新的机械通气方法

(1) 高 PEEP 的肺保护性通气：经常应用 PEEP 来维持适当的动脉血的氧合而避免氧中毒的出现，PEEP 也对肺有保护作用，可以防止呼吸性细支气管和肺泡反复的开启闭合引起的肺损伤，也可以防止肺充气区与不张区的牵张引起的肺损伤。临床上发现给予 ALI/ARDS 患者应用较高的 PEEP，其 BALF 和血清中炎症细胞因子的水平降低，与应用传统的 PEEP 比较，应用较高 PEEP 者预后较好。但是，较高的 PEEP 应该与小潮气量同时应用，并且应根据压力-容积曲线选择 PEEP。

(2) 无创正压通气（noninvasive positive-pressure ventilation，NIPPV）：气管插管可以引起许多并发症，包括上气道的损伤、气管软化、气管狭窄、鼻窦炎和呼吸机相关型肺炎等。NIPPV 应用改进的面罩进行通气，避免了上述的并发症，同时保持了病人语言交流的能力，并且有些病人也可以自行进食。但是对于严重的和神志障碍的患者不宜应用 NIPPV。应用 NIPPV 时应仔细观察面罩漏气的情况以及患者所需要的适宜的吸气压力，在应用的开始阶段需要医务人员较多的时间进行观察和护理。

(3) 高频通气（high-frequency ventilation，HFV）：HFV 是应用很小的潮气量和非常高的频率进行的机械通气，对 ALI/ARDS 而言这是一种很有前途的机械通气，因为它达到了两个主要目的，即避免了肺泡的过度膨胀和呼吸末的肺泡不张，在维持了动脉血的氧合的同时也使 $PaCO_2$ 在正常范围。

(4) 液体通气：是指先将液体注入肺，然后进行正压通气，所用的液体是全氟化碳，它是一种无色透明液体，性质稳定，能在室温下长期保存，经高压灭菌亦不会发生变化，与水或脂质互不相容，是氧气、二氧化碳和大多数气体的极好溶剂，而对生物物质的溶解性极差。应用时他很快覆盖在肺泡上皮表面，可以降低表面张力，加速肺泡恢复，改善氧合，提高肺的顺应性，起到了表面活性物质的治疗作用。

(5) 俯卧位通气：ARDS 的病人从仰卧位转到俯卧位通气可显著改善氧合，其机制可能是：增加功能残气量、增加膈肌的运动效率、分泌物较好的引流和体位改变使严重的 V/Q 比例失调得到改善，确切的机制尚未完全阐明。在 ARDS 早期病人中，通过俯卧位通气可改善氧的气体交换者占 50%～70%。

2. 表面活性物质的替代治疗 在 ALI/ARDS 时，肺泡 II 型细胞损伤，表面活性物质产生减少，血浆蛋白渗漏至肺泡抑制了表面活性物质的活性，另外由于边面活性物质的脂质成分的改变也引起其活性的降低。结果是肺泡表面张力增加导致肺泡不张，肺顺应性下降，加速水肿形成。现用于临床的表面活性物质制剂有两类：从牛或猪肺中提取的天然表面活性物质和人工合成的表面活性物质。治疗方法是通过气管内以药液注入的方式或气溶胶雾化吸入的方式给予。目前在此方面的资料有限，但结果仍然鼓舞人心。

3. 抗炎症策略 在 ALI 的炎症反应中常伴有大量的中性粒细胞和单核细胞在呼吸性细支气管和肺泡中募集，并且释放前炎分子，包括细胞因子、氧自由基和蛋白溶解酶。过度的炎症反应可以加重 ALI/ARDS。因此调节肺部的炎症反应就进入了我们的视野。

(1) 降低脓毒症导致的 ARDS 的治疗策略：脓毒症导致的 ARDS 比其他原因所致的 ARDS 的死亡率更高，早期治疗脓毒症或在 ALI/ARDS 的早期进行治疗可以改善预后。但是，大剂量的糖皮质激素、抗内毒素单克隆抗体、抗 TNF-a 和抗 IL-1 的治疗均没有明显的效果。近来应用活性蛋白 C，通过其抗炎和抗凝的机制可以降低脓毒症的死亡率。

(2) 糖皮质激素治疗：如前所述，大剂量的糖皮质激素不能预防脓毒症发展为 ARDS。另外，临床上的随机对照研究结果显示，在 ALI/ARDS 的早期应用大剂量的糖皮质激素并没有较好的结果。因为有些病人在 ALI/ARDS 的后期在肺的气腔中持续存在炎症、纤维增生及炎症细胞因子的释放，此时应用糖皮质激素可以调节此过程及加速恢复。但是，糖皮质激素也可增加医院内感染的危险性从而影响患者的恢复。有些研究显示，在 ALI/ARDS 的后期应用糖皮质激素可以降低死亡率。目前 NIH ARDS 网络正在进行前瞻性随机双盲的研究以证实此结果。

(3) 抗氧化治疗：在由内毒素、脓毒症或低氧血症引起的肺损伤，氧自由基在肺内皮屏障的损伤中有重要作用。在一些动物模型中发现，抗氧化治疗可以预防和治疗 ALI。N-乙酰半胱氨酸、氧自由基清除剂等在一些动物实验中证明有效。目前 II 期临床研究的结果也鼓舞人心。

(4) 前列腺素激动剂/抑制剂：前列腺素 E_1 是一种血管扩张剂，并且抑制血小板聚集，减少中性粒细胞的活化，在试验和临床研究中很有前途。但是多中心研究结果显示静脉应用前列腺素 E_1 对 ALI/ARDS 的死亡率并没有影响。前列腺素环氧化酶抑制剂同样没有明显的治疗效果。

(5) Lisofylline 和丁羟甲菲林 (pentoxifylline)：丁羟甲菲林是一种磷脂酶抑制剂，在 ARDS 的动物模型中，它抑制中性粒细胞的趋化及活化。较少的临床资料提示有治疗作用。Lisofylline 是抑制细胞膜自由脂肪酸的释放，同时也抑制 TNF、IL-1 和 IL-6 的释放，减轻休克引起的肺损伤。但是III期临床实验并没有发现其对 ALI/ARDS 有治疗作用。

(6) 抗 IL-8 和其他抗炎策略：其他抗炎策略也许可以减轻肺的损伤或预防肺损伤的发生。异种方法就是干扰中性粒细胞对血管内皮的粘附，或减少血管外趋化因子的释放从而减少中性粒细胞移至血管外肺组织中的数量。IL-8 是强有力的中性粒细胞趋化因子，抗 IL-8 治疗可以减轻肺的损伤。其他抗炎症治疗包括血小板活化因子抑制剂、蛋白溶解酶抑制剂等。

(7) 加速肺泡水肿的吸收：直至最近才注意到 ALI/ARDS 过程中肺内皮细胞的功能。已经很清楚，肺泡上皮的结构和功能在肺损伤中也起到重要的作用。肺泡上皮是肺泡液重吸收的部位，也是 ALI/ARDS 恢复的重要步骤。肺泡液的清除主要依赖于跨肺泡上皮活跃的钠转运。有些药物证明能加速肺泡液的清除，β_2肾上腺素能激动剂即使如此。

(8) 加速肺泡上皮屏障的修复：如上所述，ALI/ARDS 的明显特征是肺泡上皮的破坏。肺功能的恢复依赖于肺损伤区与肺泡结构的重建。但是在重建过程中，可以出现纤维化的现象，主要是通过一些内源性介质控制，如血小板衍生生长因子（PDGF）等。肺泡 II 型细胞提供新的上皮屏障恢复气液界面是有帮助的。例如，气肺界面的重新上皮化常伴有肺泡内破碎颗粒的逐渐吸收。研究证明，肝细胞生长因子和角质细胞生长因子是肺泡 II 型细胞的主要分裂素。在制定低氧血症、注入酸液或珀莱霉素引起的肺损伤模型前，给予气管内应用角质细胞生长因子（5mg/kg）可以减轻肺损伤。

（聂立功　许广润）

参 考 文 献

1. Brower RG, Ware LW, Berthiaume Y, et al. Treatment of ARDS. Chest, 2001, 120 (4): 1347-1367
2. Ware LB, Matthay MA. The acute respiratory distress syndrome. N Engl J Med, 2000, 342 (18): 1334-1349
3. Ng CS, Wan S, Yim AP, et al. Pulmonary dysfunction after cardiac surgery. Chest, 2002, 121 (4): 1269-77
4. Lee WL, Downey GP. Neutrophil activation and acute lung injury. Curr Opin Crit Care, 2001, 7: 1-7
5. Ricard JD, Lemaire F. Liquid ventilation. Curr Opin Crit Care, 2001, 7: 8-14
6. Ware LB, Matthay MA. Keratinocyte and hepatocyte growth factors in the lung: roles in lung development, inflammation, and repair. Am J Physiol Lung Cell Mol Physiol, 2002, 282: L924-L940
7. Gunther A, Ruppert C, Schmidt R, et al. Surfactant alteration and replacement in acute respiratory distress syndrome. Respir Res, 2001, 2: 353-364
8. Bigatello LM, Patroniti N, Sangalli F. Permissive hypercapnia. Curr Opin Crit Care, 2001, 7: 34-40
9. 罗慰慈. 现代呼吸病学. 北京：人民军医出版社, 1997, 5: 913～944
10. 中华医学会呼吸病学分会. 急性肺损伤/急性呼吸窘迫综合征的诊断标准（草案）. 中华结核和呼吸杂志, 2000, 23 (4): 203
11. 刘又宁. 对成人呼吸窘迫综合征诊断问题的几点认识. 中华结核和呼吸杂志, 2000, 23 (4): 199～200
12. 俞森洋. 急性呼吸窘迫综合征的机械通气. 中华结核和呼吸杂志, 1999, 22 (4): 204～207
13. 俞森洋. 机械通气两大策略的探讨. 中华结核和呼吸杂志, 2000, 23 (4): 209～210

附录：$A-aDO_2$ 和 QS/QT 计算方法

$$A-aDO_2 = [(P_B-47) \times FiO_2 - PaCO_2/R] - PaO_2$$

P_B=为大气压,47=37℃饱和水蒸气压,FiO_2=吸入气氧浓度,吸入空气时为20.95%,$PaCO_2$=P_ACO_2,R=呼吸商,0.8或0.85

临床可用吸纯氧15~20分钟后以A−aDO_2表示简化分流公式计算QT/QS

$$QS/QT = [0.0031 \times \text{A-aDO}_{2(1.0)}] / [5 + 0.0031 \times \text{A-aDO}_{2(1.0)}]$$

第四十一章 肺栓塞
（Pulmonary Embolism）

第一节 定义 …………………………（1087）
第二节 流行病学资料和危险因素 ………（1088）
第三节 PE的病理生理 ………………（1089）
　一、肺动脉高压和急性肺心病 ………（1089）
　二、呼吸功能改变 ……………………（1089）
　三、栓子的转归 ………………………（1089）
第四节 临床表现 ……………………（1090）
第五节 实验室检查 …………………（1092）
　一、血浆D-二聚体（plasma D-dimer ELISA）
　　……………………………………（1092）
　二、动脉血气分析 ……………………（1092）
　三、心电图 ……………………………（1092）
　四、胸片 ………………………………（1092）
　五、核素肺灌注扫描 …………………（1093）
　六、增强CT包括螺旋CT和电子束CT
　　……………………………………（1093）
　七、超声心动图 ………………………（1093）
　八、肺动脉造影 ………………………（1093）
　九、磁共振血管造影 MRA ……………（1093）
　十、深静脉血栓（DVT）的检测 ………（1094）
　十一、DVT的诊断方法 ………………（1094）
第六节 治疗 …………………………（1095）
　一、支持疗法 …………………………（1095）
　二、溶栓疗法还是抗凝疗法 …………（1095）
　三、溶栓疗法的时间窗 ………………（1095）
　四、溶栓剂、剂量、用法 ……………（1095）
　五、抗凝治疗 …………………………（1097）
　六、介入治疗/手术治疗 ………………（1098）
第七节 慢性栓塞性肺动脉高压 ………（1098）

　　肺栓塞（pulmonary embolism，PE）的诊断是临床难题之一，误诊率可高达60%～80%，如尸解发现PE116例，生前（住院）仅23%考虑PE，漏诊者77%。未经治疗的PE病死率高达30%。如能及时诊断，正确治疗可使死亡率下降至2%～8%，明显改善预后。临床医师对PE病人的生命负有重大责任。心脏病医生要特别注意，当遇到原因不明的呼吸困难、头晕、晕厥和胸痛的病人时要把肺栓塞作为鉴别诊断之一，尤其是老年、长期卧床、外科手术、肿瘤等易患PE的病人为然。

　　冠心病和肺栓塞同时存在并不少见。急性心肌梗死患者合并PE为5%～35%，CCU病人合并深静脉血栓者（超声心动图诊断）为33%；搭桥手术后深静脉血栓发生率为20%，肺栓塞为4%。

第一节 定 义

　　肺栓塞是内源性或外源性栓子堵塞肺动脉或其分支引起肺循环障碍，肺动脉高压，心排血量下降，动脉缺氧血症的临床综合征。肺动脉栓塞后发生肺出血，或坏死者称为肺梗死。

第二节 流行病学资料和危险因素

由于诊断较难，要求一定设备条件和诊断标准不同，故肺栓塞准确发病率不明。据推测，西方国家总人群中 DVT 发生率为 1.0‰，PE 发生率为 0.5‰。在美国肺栓塞占人群死亡原因的第三位，仅次于肿瘤和冠心病。我国尚无 PE 的流行病学调查资料。某心血管病专科医院连续 900 余例尸检资料，发现 PE100 例（11%）。故 PE 并发于心血管疾病者亦属常见。

1856 年 Rudolf Virchow 提出血管内凝血 3 因素：①血管壁局部损伤；②血流淤滞；③高凝状态。这基本上包括了血栓栓塞病发病机制的认识。

DVT 和 PE 的危险因素很多（表 41-2-1），血管壁局部损伤主要是血管内皮的物理的、化学的，生物的，免疫的等损伤，这可能是某些 DVT 的基础；血流淤滞是 DVT 及 PE 形成中最显著的因素，因种种原因长期卧床发生 PE 就是由于血流淤滞；高凝状态可见于许多疾病如癌症等。也可以是遗传性的，约有半数 PE 病人似无明显的危险因素，推测可能存在遗传性的凝血机制缺陷，在某些环境因素参与下即可发病。其中最令人瞩目的是 V 因子 Leiden（对于蛋白 C 的抗凝作用不敏感），经前妇女 V 因子 Leiden 阳性者发生血栓病比无此因子者高 8 倍；服用避孕药妇女发生血栓病和不服用者相比高 4 倍，如此两因素同时存在则发生血栓可能性可高达 30 倍。对于血栓栓塞病危险因素经典分类为获得性和遗传性两大类见表。

表 41-2-1 血栓病的危险因素

获得性	遗传性	其他
1. 年龄	1. 抗凝血酶Ⅲ缺乏	1. 高型胱氨酸血症
2. 以往血栓栓塞史	2. 蛋白 C 缺乏	2. 高水平因子Ⅷ
3. 制动（长期卧床，长途旅行等）	3. 蛋白 S 缺乏	
4. 大手术，特别是骨科手术	4. 因子 V Leiden	
5. 恶性肿瘤	5. 高纤维蛋白原血症	
6. 口服避孕药，激素替代治疗		
7. 抗磷脂症候群		
8. 真性红细胞增多症		
9. 外伤		

年龄是血栓栓塞病的主要危险因素。10 岁以前血栓病发病率约 1/10000/年，75 岁以上可达到 1/100/年，增加 100 倍。

癌症患者静脉血栓病的患病率约 3%～18%，增高约 5～10 倍。

骨科、神经外科、腹部外科、妇科手术的静脉血栓病患病率高达 30%～50%。

外伤，特别是头部、脊柱、骨盆、股骨、胫骨外伤血栓病的患病率最高，达到 50%～60%。

DVT 和 PE 的关系。PE 尸解资料，83% 的 PE 合并有 DVT，但是其中只 19% 生前有 DVT 症状；在 DVT 治疗过程中，40% 发生了无症状的 PE（肺通气灌注扫描诊断）。肺动脉栓塞约 90% 栓子来自下肢 DVT，其他来源有上肢静脉、盆腔静脉、右心室附壁血栓。

非血栓性栓子有脂肪栓、肿瘤栓、空气栓、羊水栓等。

第三节 PE的病理生理

一、肺动脉高压和急性肺心病

较大的栓子堵塞肺动脉引起肺动脉高压。一般讲压力高低和栓子大小成比例，但也有肺血管痉挛的因素参与。血管痉挛是通过神经体液因素产生的，其中重要的，引起血管收缩的体液因素是5-羟色胺（5-HT），血栓素A_2，血小板生长因素等。尸解，临床病例报告说明一个小的肺动脉栓塞可以引起猝死或双侧肺水肿，充分说明在肺动脉血流动力学紊乱的发生中神经体液因素的重要性。

当肺血管床阻塞（机械性＋血管痉挛）达到50%以上时将产生全身血压下降，休克；达到30%～50%时产生急性肺心病，右心衰竭。

一个小的肺动脉栓塞未引起显著肺血管痉挛时，肺动脉压力可无或仅有轻微改变，此时可无明显症状。

右心室后负荷明显升高达到一定程度时，将使左心前负荷不足，而血压下降。另一方面最终将引起右心室内压力升高，右心室壁张力上升，氧耗量增加，右室缺血；右室压力上升又使冠状动脉－右心室压力阶差减少，冠脉灌注下降，进一步加重右心室缺血。严重者可引起右心室扩大，右心衰竭，甚至右心室梗死。右心室内舒张压上升超过左心室内压力时，室间隔将向左室膨出，使左室舒张容量下降，即左室前负荷不足而使左室搏出量减少和血压下降。右心衰竭将使右心排出量下降，这将进一步减少左心前负荷，使左心排血量下降，血压下降。

血压下降必将导致冠脉灌注压过低而加重左右两侧心肌缺血。

二、呼吸功能改变

1. 肺栓塞可引起反射性支气管痉挛，5-羟色胺、组胺、血小板活化因子也促使支气管收缩，气道阻力增加，呼吸困难。

2. 栓塞后肺泡表面活性物质减少，引起肺萎缩，又促使毛细血管－肺泡通透性增加，引起肺水肿。

3. 栓塞和肺血管收缩使局部血流停滞，形成死腔通气；肺不张、肺浸润，部分则通气不足，两者致通气／灌注比例失调，血氧下降，肺内分流将进一步加重低氧血症。低氧血症的同时常伴有低碳酸血症和碱血症（呼吸性）。

4. 栓子突然阻塞肺血管使血管内压力上升，刺激肺血管内皮的压力感受器反射性地引起呼吸急促。

三、栓子的转归

体内纤溶系统可溶解血栓性栓子使血管部分再通而使症状缓解，一般需时5～7天。

第四节 临床表现

肺栓塞的临床表现轻重相差悬殊。如仅 2~3 个肺段动脉血流被阻断，可无临床症状；15~16 个肺段动脉血流阻断可猝死或表现为严重休克。

肺栓塞常发生于原无心肺疾患者，症状出现较突然，历时较短，但有逐渐加重倾向，称为急性肺动脉栓塞（acute pulmonary embolism，APE）。有少数病人表现为反复肺栓塞，最终导致慢性肺动脉高压，需和原发性肺动脉高压鉴别。

急性肺栓塞的症状和体征

常见症状体征见表 41-4-1，这是二组较大系列病人的综合比较。

表 41-4-1 急性肺栓塞的症状和体征

症状和体征	A组 $n=2554$（%）	B组 $n=219$（%）
呼吸困难	82	80
胸痛（胸膜性）	49	52
胸痛（胸骨下）	49	12
咳嗽	20	20
晕厥	14	19
咯血	7	11
呼吸急促≥20/min	60	70
心动过速＞100min	40	26

呼吸困难是 PE 最常见的症状，见于 80% 的病例，其次是胸痛见于近半数病人，晕厥仅见于少数病人，但是一个重要症状。

APE 的呼吸困难常见于原无心肺疾病患者，近期内无明显原因出现劳力性呼吸困难逐渐加重，体力活动耐量显著下降；或无明显原因突发呼吸困难，呼吸急促，易和心力衰竭混淆，不同之处是 APE 肺部听诊可闻少数哮鸣音或湿性啰音，和呼吸急促的程度不匹配，这是重要的鉴别之点。当然亦有少数 APE 可发生肺水肿（非心源性），此时肺部听诊可见和心源性肺水肿相同。原有心脏病者合并 APE，心衰加重，可出现多数湿啰音。

APE 的胸痛多数为胸膜性胸痛，是由于远端肺动脉栓塞引起胸膜反应的表现，深呼吸，咳嗽时胸痛加重。亦可以是肺梗死的症状，听诊可能闻及胸膜摩擦音，常为一过性，一旦出现胸水即消失。少数 APE 患者的胸痛和心绞痛相似，是右心室缺血的表现。

晕厥是重症 APE 的症状，常伴血压下降，休克，但也有一过性者，于数分钟内自行恢复，推测可能有肺血管痉挛因素参与。

呼吸困难、胸痛、晕厥是 APE 最常见症状，亦可以其中 2 个同时在一个病人出现，更应想到 APE 的可能性。

体征：

呼吸加快≥20 次/分见于 70% 的 APE 患者，是一个常见体征。其机制包括缺氧和肺血管内膜受压力增高的刺激反射性地加快呼吸频率，肺部听诊所见甚少。

心动过速>100次/分,见于1/4的病人,是对于缺氧的一种代偿机制。

APE 90%由下肢深静脉血栓(DVT)引起。但DVT的体征可仅见于10%~15%的病人,可能见到的有:一侧下肢水肿、胀痛,立位时更明显;一侧下肢较另一侧下肢周径大1cm以上。下肢有明显的静脉曲张和皮肤色素沉着者亦可能和DVT有关(静脉功能不全)。

右心扩大和右心衰竭的体征仅见于少数重症,尤其是反复肺栓塞者。胸骨下端左侧抬举性搏动是可靠的右心扩大的表现,但有此体征者不多。右心S_4,颈静脉怒张,肝淤血肿大,肝颈静脉回流试验阳性说明右心衰竭的存在,但需要和继发于左心衰竭者鉴别。

其他症状和体征如咳嗽(20%)、咯血(11%)、紫绀(7%)、缺乏特异性,对诊断帮助不大。

肺梗死多见于原有心肺疾病者,多为周围肺动脉栓塞引起,少有右心负荷过重的表现。症状为胸膜性胸痛、咯血、胸膜摩擦音、肺实化体征,如合并胸腔积液,则为胸腔积液体征。

急性肺动脉栓塞的临床分型

采用Goldhaber,SE分型法,略作修改。此分型法根据栓塞大小,联系病理生理改变和临床表现,并和治疗密切关联,有利于临床诊断和处理。

1. 大块肺栓塞 肺栓塞阻断肺血管床50%以上,表现为呼吸困难,晕厥,低血压,休克,紫绀,急性肺心病,右心衰竭,主要治疗为肝素+溶栓或机械介入治疗。

2. 中到大肺栓塞 肺栓塞阻断肺血管床30%~50%,表现为急性肺心病,呼吸困难,可有一过性晕厥,血压正常,主要治疗为肝素抗凝,重症者亦可用溶栓疗法,机械介入疗法。

3. 小到中肺栓塞 血压正常,无右心受累改变,主要治疗为肝素抗凝。

4. 肺梗死(pulmonary infarction) 多发生在原有支气管或肺循环障碍基础上。栓塞邻近胸膜或横膈,表现为胸膜性胸痛,偶有咯血,常有发烧,白细胞增高,胸片可见阴影,典型者为基底面向胸壁或横膈的楔状阴影。

5. 奇特栓塞(paradoxical embolism) 肺栓塞病人突然出现脑卒中。大块肺栓塞或中到大肺栓塞病人右室右房压力高,促使卵圆孔开放,血栓栓子通过卵圆孔进入左侧心脏而引起脑动脉栓塞。

6. 非血栓性肺栓塞 远较血栓性栓塞少见。

脂肪栓塞:多见于长骨骨折。

肿瘤栓塞:肿瘤碎片进入静脉系统,引起肺栓塞,临床表现和血栓栓塞相似,故诊断较难。

羊水栓塞:见于妊娠妇女。羊水通过胎盘,泌尿系统静脉窦或子宫颈静脉进入静脉系统,引起肺栓塞,重症表现为肺水肿,休克。

空气栓塞:安置或撤换中心静脉导管,压力袋输液系统密闭性差,空气误入静脉内引起肺栓塞。

慢性栓塞性肺动脉高压

反复栓塞的累积造成慢性肺动脉压增高和右心衰竭,主要表现为劳力性呼吸困难、颈静脉怒张、肝大、下肢水肿、紫绀、胸痛、晕厥,病人常因新的栓塞,症状加重而住院。经过适当治疗症状可以减轻,病程呈缓解,加重而逐渐恶化。本病应和原发性肺动脉高压鉴别。

第五节 实验室检查

一、血浆 D-二聚体（plasma D-dimer ELISA）

D-二聚体是体内血栓溶解后的产物。血浆二聚体>500μg/ml 提示有血栓存在，其诊断 PE 的敏感性达 90%，特异性很低，因为许多全身性疾病如心力衰竭，感染等皆可引起 D-二聚体升高。认为 D-二聚体阴性可以排除 PE，这种说法只有 90% 的可靠性，因为还有 10% 的假阴性。值得注意，如果临床高度怀疑 PE，不要因 D-二聚体正常而轻易排除。

二、动脉血气分析

肺栓塞常有动脉氧分压下降（<80mmHg）及二氧化碳分压降低，有助于 PE 的诊断。但必须指出血气分析正常并不能排除 PE，确诊的 PE 病人至少有 26% PaO_2>80mmHg 以上。

三、心电图

仅当肺动脉压力升高引起右心负荷过重时才有心电图改变，小的 PE 心电图可无改变。

PE 的心电图改变主要是右心负荷过重的心电图改变，与其他原因引起的右心负荷过重心电图相同，本无特异性。但是由于急性肺动脉栓塞（APE）的肺动脉压－右室负荷过重在一周以内，通过血栓自溶，可以明显下降（尤其在有效的抗凝治疗过程中），右室负荷过重的心电图改变亦可明显减轻，甚至消失。这一临床症状－心电图的同步动态改变对于 APE 的诊断有重要意义。在我国对诊断 PE 有重要价值的显像技术尚难普及，能善用心电图并和临床检查结合当可提高对于 PE 的诊断水平。

常见的心电图改变

1. L_1 及 aVL 导 S 波>1.5mm；
2. L_3、aVF 出现 q 波和 T 波倒置（$S_1Q_3T_3$）；
3. L_3、aVF 呈 QS，L2 无；
4. 心电轴>90°或电轴不定；
5. 肢导低电压；
6. V_1 导呈不完全或完全右束支传导阻滞；
7. $V_{1\sim4}$ T 波倒置，偶有 $V_{1\sim4}$ ST 抬高。

以上改变皆在短期内有动态变化。

四、胸 片

1. 肺梗死时，胸片可见底边向胸膜或横膈的"楔状阴影"，亦可呈其他形状，常伴有胸膜渗出液。
2. 肺不张。
3. 肺血管床减少（Westermark's Sign）。
4. 肺门动脉截断。

对一个呼吸困难很重的病人如果胸片正常或大致正常有利于 PE 的诊断。

五、核素肺灌注扫描

对于 PE 的诊断起关键作用，因其属无创性检查且安全性很高。

正常人静脉注射$^{-99m}$锝标记的聚合人血清白蛋白（MAA），放射性微粒均匀地分布到肺毛细血管床，用 γ 相机或 SPECT 多体位采集影像。正常应均匀分布。在肺动脉某支发生阻塞时，外周血管无微粒分布，显像中该区域为"冷区"。需同时做^{133}Xe 通气扫描，只有在肺灌注扫描有呈节段分布的放射性减低或缺损而通气扫描正常时诊断为 PE。

根据肺血管造影结果对 607 名肺灌注异常者作出了明确诊断。结果说明肺灌注扫描诊断 PE 的敏感性为 92%，阳性预测价值 92%；特异性为 87%，阴性预测价值为 88%。肺灌注扫描结果应结合临床进行综合分析，作出恰当诊断。肺灌注扫描有 2 个或 2 个以上节段缺损，通气扫描正常，评为 PE 高度可能者，但临床评价为低度可能，结果证实为 PE 者为 56%（5/9）。肺灌注扫描显示非节段性灌注缺损，评为低度可能者，但临床评价为高度可能，最后确诊为 PE 者为 68%（61/90）。肺灌注扫描正常，基本可除外 PE，但如与临床所见矛盾，仍应做进一步检查，如肺动脉造影或另一种无创检查如螺旋 CT 造影。

六、增强 CT 包括螺旋 CT 和电子束 CT

急性肺栓塞的表现为血管内造影剂充盈缺损呈半月形，环形，或完全梗阻及轨道征（细条形缺损）；间接征象为主肺动脉，左右肺动脉扩张，血管断面细小。但增强 CT 仅能诊断较大肺动脉的栓子，如肺动脉主干、肺叶动脉、肺段动脉、诊断敏感性 90%，特异性 96%，而对亚段肺动脉诊断的敏感性为 77%。由于增强 CT 为无创性检查，在我国核心脏病技术尚不普遍，增强 CT 可以作为替代诊断方法。

七、超声心动图

较大的肺动脉栓塞引起肺动脉压力升高，造成右心室压力负荷过重，右心室缺血，此时超声心动图可发现右心室中段（不包括心尖部）室壁运动不良，右心室扩大，三尖瓣返流，从而评估肺动脉压力高低。右心室内压力升高到一定程度时，室间隔反常的突向左室。当右房压力亦随之升高时，可使卵圆孔开放，这是"奇特栓塞（paradoxical embolism）"的发病根据，超声检查有助于此罕见类型诊断的成立。右心室内血栓是肺栓塞的较少见的类型，其诊断依靠超声检查。经食道超声检查（TEE）诊断主肺动脉，肺叶动脉的肺栓塞有极高的敏感性（92%）和特异性（100%）。大块肺栓塞血压下降休克，经 TEE 证实诊断者即可接受溶栓或导管碎栓或手术取栓治疗。但是，由于右心室壁的解剖特点，在胸骨左缘的超声探查使其处于扇形扫描的"扇尖"，显像质量和观察范围受限，结果往往阴性，使 PE 的诊断得不到证实。采用肋下探查，经肝脏的回声窗可改善右心室壁的图像质量。

八、肺动脉造影

是诊断 PE 的金指标。在临床诊断和无创性检查结果矛盾时，或病情严重，必须手术取栓或导管碎栓、吸栓时应先做肺动脉造影。

九、磁共振血管造影 MRA

成像与肺动脉造影相似。诊断 PE 的阳性预测价值 87%，阴性预测价值近似 100%，对亚段肺动脉内的栓塞诊断效果较差，对于深静脉血栓的诊断有很高的敏感性和特异性。

十、深静脉血栓（DVT）的检测

PE的栓子90%来自下肢DVT，但有DVT的症状和体征者很少。一侧下肢肿或一侧下肢较另一侧下肢周径大1cm可能为DVT的表现，此种体征并不多见。下肢静脉曲张，下肢皮肤色素沉着可能是DVT引起的后遗症，下肢静脉功能不全的表现。

十一、DVT的诊断方法

1. 静脉造影　是DVT诊断的金指标，但属有创性方法，不能常规应用。
2. 放射性核素静脉造影　常和肺灌注显像同时完成，对于深静脉血栓的诊断有很高的准确性。
3. 超声多普勒检查，下肢B超加压超声造影，阻抗容积描记图对于DVT的诊断皆有很好的敏感性及特异性，可根据自己的设备条件选用。

但是必须指出，临床实践说明，确诊的PE，下肢深静脉血栓的检出率只是50%左右。

诊断

临床医师遇到下列情况，经常保持对于肺栓塞的高度警觉是提高PE诊断水平的首要条件。原无心肺疾病者，新近出现的，渐进性的劳力性呼吸困难是PE最常见的症状；少数病人表现为突发的呼吸困难；心肺检查和X光平片所见不能解释呼吸困难的原因，应想到PE的可能。对于不明原因的晕厥，胸膜性胸痛，应把PE列为鉴别诊断。休克+颈静脉怒张，强烈提示PE，其次为继发于左心衰竭的右心衰竭，第三为心包填塞。

心电图检查应列为常规。大块PE，中到大PE，心电图出现右心负荷过重的改变达70%以上，这种心电图改变的特点是其随症状的出现，加重，减轻，消失而有相应的改变，这对于诊断PE具有十分重要的意义。右心负荷过重的心电图改变有多种。在一个具体病人常常只出现其中1~2种，其中肢导联多见$S_I Q_3 T_3$，电轴右偏，胸导联$V_{1~4}$ T波倒置，RBBB。如果心电图原有异常（如陈旧梗死）则PE的心电图常被掩盖。

D-二聚体>500μg/ml（ELISA法）；动脉血气分析示低氧血症，低碳酸血症可支持PE的诊断。如果这两项检查阴性，PE的可能性很小，但不能排除PE。既往对于D-二聚体，动脉血气分析诊断PE的阴性预测价值作出过高的评价。如果临床表现提示PE，而D-二聚体或动脉血气分析结果阴性，仍应作进一步检查，用传统的乳胶法测定D-二聚体结果更不可靠。

放射性核素通气-灌注扫描对于PE的诊断有重大价值，但仍要结合临床综合考虑。螺旋CT造影对于肺段以上的栓塞有很高的诊断准确性，是临床上确诊PE的重要手段。肺动脉造影仅在特殊情况下采用（见前）。

我国超声心动图技术已得到较大的普及，如能掌握正确的检查技术对于PE的诊断当起很大作用。近来已有不少文献提出PE病人如有超声心动图显示的右室运动障碍是溶栓治疗的指标。

DVT体征的存在（一侧下肢水肿）及/或实验室检查证实DVT的存在，这提示可能有PE的客观证据，故对疑有PE时，要注意测量双下肢周径是否一致。

DVT和PE的自然病程

在DVT的急性期，静脉中的血栓可以自溶，延展，脱落而引起PE。DVT虽可自溶但有显著的复发可能。腓静脉血栓由于体积小所引起的 PE 常无症状，复发率低。

PE 可以全无症状，产生轻度或严重症状，甚至迅速死亡。肺动脉的栓子经过 5~7 天常可部分自溶，血运部分再通，肺动脉压力下降，症状缓解，但是复发的可能性很大，尤其是发病后 4~6 周以内，未经治疗的 PE 病死率估计为 25%~30%，适当治疗者病死率降为 2%~8%。

无症状的反复发作的 PE 最后可引起严重的肺动脉高压，预后甚差。

第六节 治 疗

一、支持疗法

对于重症患者有低血压，右心衰竭者支持疗法是必需的。多巴胺，多巴酚丁胺根据病情调节剂量，后者亦有强心及扩张肺血管作用。硝酸甘油静滴可能有利于缓解肺血管痉挛，NO 吸入可有降低肺动脉压的作用，因而在卵圆孔开放时可逆转右左分流。

缺氧血症的纠正一般可以鼻管吸氧，重症需机械通气。

二、溶栓疗法还是抗凝疗法

这是一个最受关注的问题。几个临床试验比较溶栓+抗凝（肝素）和单纯肝素抗凝治疗 PE 的结果，说明：

1. 溶栓疗法可以较快的在几小时，24 小时内使血栓栓子部分溶解，肺动脉压力迅速下降，心排血量明显增加，而挽救危重病人的生命。在其后的几天内和单纯抗凝组比较，肺灌注缺损的肺段减少的速度明显要快。

2. 在开始治疗后 5~7 天时两组肺灌注改善的程度相同，提示肝素抗凝组通过自身的纤溶系统溶解血栓栓子，只是速度较慢。

几个临床研究结论是相同的，这构成了 PE 溶栓-抗凝疗法病例选择的基础：大块 PE，影响血流动力学者应该溶栓，以争取时间挽救病人生命；血流动力学稳定的 PE 可以抗凝，因为可以等待其自溶，5~7 天时其疗效和溶栓相同，而溶栓疗法有 1%~3% 脑出血的危险，权衡得失，选择抗凝。

但是其后进一步的研究，提出了不同看法。有几个临床试验比较溶栓疗法+肝素抗凝和单纯肝素抗凝对于无血流动力学障碍尤其是超声心动图检查有右心室室壁运动障碍，左心室扩大者的疗效，发现溶栓疗法可以减少这类病人的病死率达 50%，并减少再栓率，其有利作用超过溶栓疗法的不利作用（出血）。因此，这些作者提出有右室壁运动障碍的 PE 应予以溶栓，并提出"血流动力学不稳定"这一概念，应包括右心室壁运动障碍。

三、溶栓疗法的时间窗

发病后 2 周内皆为溶栓指征，但时间越早，血栓溶解成功的可能性越大。有作者提出溶栓时间每延误 1 天，肺再灌减少 0.8%。

四、溶栓剂、剂量、用法

多数临床试验选用组织型纤溶酶原激活剂（tPA），尿激酶（UK）和链激酶（SK），其中以 tPA 疗效最好，成功率在 80+％左右，UK 和 SK 疗效在 70+％左右。

美国 FDA 批准的溶栓方案：新的症状出现 5 天内溶栓最好，但两周内溶栓皆有好处。

1. 链激酶（SK）　250 000IU，30 分钟内静注，100 000IU/h 静滴，24 小时。
2. UK　4400IU/kg 10 分钟静注，4400IU/（kg·h）静滴，12~24 小时。
3. tPA　100mg 2 小时静滴。

溶栓后皆应静滴肝素抗凝（表 41-6-1），以防止血栓再形成。

20 世纪 80 年代后，对 PE 的溶栓治疗进行了不少对比研究，主要集中于对溶栓剂的剂量，给药速度（给药持续时间），不同溶栓剂的疗效，溶栓和抗凝的比较等的观察。有些取得了正面的结果，但尚待积累病例，进一步证实。以下的临床研究集中于对 rtPA 的剂量和不同用药方法对疗效的影响；有关 UK 和 SK 的报告较少。

从以上资料看来：①rtPA 小剂量（0.6mg/kg）疗效和常规剂量者接近；②rtPA 对 APE 合并休克者疗效达 67％，但和手术治疗组（77％）比较似稍差；rtPA 组再栓塞达 1/5，提示重症 APE 溶栓治疗应考虑同时安置临时下腔静脉滤网，防止再栓塞；③大剂量（3 000 000 μm）UK 和 rtPA100mg/2h 疗效相当。

表 41-6-1　急性肺栓塞（APE）不同溶栓方法的疗效

作者	APE病例	溶栓剂用法	结果	参考文献
Levine M, et al	有症状的 APE 58 例	rtPA 0.6mg/kg/2min 33 例常规治疗 25 例	治疗组 24 小时后肺灌注扫描改善 50％以上者 72％	Chest, 1990 Dec. 98：6, 1473-9
Goldhaber SZ et al	有症状的 APE 87 例	rtPA 0.6mg/kg 最大 50mg，15 分钟注入，60 例 rtPA100mg/2h 27 例	20~28 小时后肺灌注扫描改善两组相同	Chest, 1994 Sep. 106：5, 718-24
Aschaues M et al	重症 APE 29 例	rtPA100mg/2h 继以 rtPA 0.05mg/（kg·h）维持 4h 同时给肝素 1000U/h	观察肺动脉压力下降程度 83％有效	
Gulba Dc et al	APE 合并休克 37 例	A 组 rtPA+肝素 24 例 B 组手术取栓+下腔静脉溶栓 13 例	A 组存活 67％, 1/5 再栓塞 B 组存活 77％，无再栓塞	Lancet 1994 Mar. 343：8897, 576-7
Galrino A et al	APE 合并休克，晕厥 5 例	rtPA10mg bolus 90mg/2h	呼吸困难缓解，血压恢复正常	Rev. Port. Cardiol. 1999 Jan, 18：1, 37-42
Goldhaber SZ et al	APE 87 例	rtPA100mg/2h 42 例 UK 1,000,000U/10min 2,000,000U/2h, 45 例	24 小时后肺灌注扫描改善，两组相似；但 2 小时肺动脉造影 rtPA 组改善者 79％，UK 组 67％	JACC, 1992 Jul. 20：1, 24-30

续表

作者	APE病例	溶栓剂用法	结 果	参考文献
程显声等	127例APE	UK20 000IU/kg/2h,101例 LMWH26例	UK组有效率86%，LMWH有效率61%（临床表现，肺灌注扫描）	多中心临床试验协作组：急性肺栓塞溶栓不抗凝治疗多中心临床试验结果见：程显声、肺动脉栓塞文集、北京：人民卫生出版社，2002，P293~300

溶栓治疗的禁忌证

活动性出血，既往（不限时间）有脑出血史，一年内有任何脑血管疾病史，颅内肿瘤，主动脉夹层。

相对禁忌证

血压>180/110mmHg，既往脑血管意外史，2~4周内有外伤史，心肺复苏术>10分钟，不能压迫止血的血管穿刺，2~4种周内有内出血史，妊娠，活动性消化性溃疡，既往有严重慢性高血压。

五、抗凝治疗

1. 肝素－普通肝素和低分子肝素　肝素抗凝用于治疗和预防PE：
(1) 用于治疗无血流动力学改变的PE，包括无明显右心室室壁运动障碍者；
(2) 溶栓治疗后，继续肝素抗凝，防止新的血栓形成；
(3) DVT的治疗和预防；
(4) 下腔静脉滤器置入后；
(5) 肺动脉血栓内膜剥脱术后。

普通肝素的用法

肝素负荷剂量为2000~3000IU/h，继以700~1000IU/h持续静脉滴注，使活化的部分凝血活酶（APTT）时间为对照值的1.5~2.0倍。一般用药5~7天，自第2~3天开始同时应用华法林，使INR保持2~3，长期抗凝。

LMWH：有很高的生物利用度，作用稳定，半衰期长，可以皮下注射为其优点。已有临床试验说明LMWH治疗PE和DVT和普通肝素同样有效，或更为有效，而出血合并症较少。在某些不能应用华法林抗凝（如妊娠）时可用LMWH抗凝。应用LMWH后数小时即可开始同时用华法林，待INR达到2~3时可停用LMWH，一般5~7天，LMWH抗凝剂量按体重决定。不需检测APTT，特殊情况下（如肾功能不全，极度肥胖）应监测aXa水平，使其保持0.4~1U aXa/ml。

华法林，通过抑制凝血因子Ⅱ，Ⅶ，Ⅸ，Ⅹ而起抗凝作用。开始应用华法林后，首先使蛋白C和蛋白S（两种抗凝物质）水平下降而造成高凝状态。因此，必须先用肝素1~2天后再合用华法林，而华法林发挥充分抗凝作用约需5天（因子Ⅱ的半衰期为5天），以后停用肝素，单用华法林长期抗凝，检测INR使其保持2~3之间。高龄（70岁以上）宜保持在 2 左右。剂量：首剂 3mg 以后据 INR 调整。

华法林抗凝应持续多长时间？这是一个尚待解决的问题。对于一个有明显急性因素引发的 DVT 或 PE（如烧伤，长骨骨折等），急性因素控制后，抗凝 3 个月可能是合适的，如 PE，DVT 无明显诱因者，则抗凝 6 个月较 3 个月者复发 PE 明显减少，而抗凝 1 年又较 6 个月者复发 PE 明显减少，对于某些患者须终生抗凝。

华法林的主要副作用是出血，发生率约为 6%，大出血 2%，致死者 1%。

六、介入治疗/手术治疗

介入治疗的适应证：①适用于部分急重 PE 患者，如 PE 伴休克或意识障碍或呼吸衰竭者；②病情适于溶栓治疗但有溶栓禁忌者；③溶栓失败者。

1. 应用导管技术的介入治疗

（1）碎裂血栓，导管前端有高速旋转的金属头以击碎血栓；

（2）血栓抽吸清除术，导管尖端有一杯状抽吸装置，可将血栓吸出，如 Greenfield's 摘栓装置（Greenfield embolectomy device）。亦可通过导管，局部给溶栓药，使药物直接接触血栓，加强溶栓效果。某作者报告 16 例大块 PE 病人应用造影导管和血管成形球囊导管粉碎血栓，继以尿激酶导管给药 8～24 小时，结果 14 例恢复，无出血。

2. 手术取栓术　如导管取栓失败，可在体外循环下手术取栓，住院死亡率 29%（12/41）。

3. 下腔静脉滤网　可阻断深静脉血栓的栓子进入肺循环形成栓塞，用于 PE 复发的预防。适应证：

（1）确诊的 PE，有抗凝的禁忌证，如有活动出血病灶，近期有脑出血史；

（2）PE 患者虽经恰当的抗凝治疗仍反复发生新的肺栓塞；

（3）高危病人的预防。PE 病人接受导管介入治疗或手术取栓者，严重的肺动脉高压，肺心病患者，广泛而严重的 DVT 患者将接受溶栓治疗者。

大多数下腔静脉滤网可通过经皮穿刺右股静脉送入，置放于肾静脉水平以下的下腔静脉中，如无禁忌证，应同时抗凝治疗以防止血栓形成。此技术是安全的，187 例的经验合并症为 1.6%（3/187），包括 1 例穿刺部血肿，1 例动静脉瘘，1 例筛网移位至总髂静脉。

第七节　慢性栓塞性肺动脉高压

反复发生的肺栓塞致肺血管截面积阻塞累积达 50% 时可引起慢性肺动脉高压，易和原发性肺动脉高压混淆，但两者的预后和治疗不同，尤其是近十余年来对反复栓塞性肺高压进行肺动脉内膜剥脱术取得了良好效果。某作者报告 149 例手术治疗结果，住院死亡率 11.4%。正确诊断更显得重要，其次，其和急性肺栓塞的预后亦大不相同，应加注意。表 41-7-1 为三种不同原因肺高压的比较。

表 41-7-1　三种不同原因肺高压的比较

不同点	慢性栓塞性肺动脉高压	急性肺栓塞	原发性肺动脉高压
临床过程	渐进性加重，间以缓解期	急性或亚急性过程	渐进性恶化
胸骨下端左侧抬举性搏动	多见	少见（重症可有）	常见
右心衰体征	多数有	只见于重症	常有
心电图示右室负荷过重	症状缓解后，心电图改变继续存在，但可减轻	症状缓解后，心电图改变消失	经常存在
肺动脉收缩压	<60mmHg	<60mmHg	>60mmHg
肺灌注扫描	节段性缺损	节段性缺损	无节段性缺损
肺动脉造影	肺动脉腔内充盈缺损，可同时有"断枝征"	肺动脉腔内充盈缺损	"断枝征"可同时有局部血栓征象
治疗	抗凝，下腔静脉内筛网，手术治疗，肺动脉血栓内膜切除术	溶栓或抗凝治疗；必要时，下腔静脉内筛网	抗凝，药物治疗：大剂量钙拮抗剂（心痛定，硫氮䓬酮），前列腺素 E_2，NO

（邵　耕）

参考文献

1. Jora M, Siouffi SY, Silverman AB, et al. Pulmonary embolism after cardiac surgery. J. Am Coll Cardiol, 1993, 21: 990
2. Guideline on diagnosis and management of acute pulmonary embolism. Europ Heart J, 2000, 21: 1301
3. 程显声：肺动脉栓塞文集．北京：人民卫生出版社，2002
4. Goldhaber SZ. Pulmonary embolism in Braunwold E. ed. Heart Disease. Saunder W.B. Philadelphia 5th Edi: 1997, 9, 1582-1583
5. Rosendal FR. Risk factors in Venous Thrombotic Disease XⅦ Congress of the International Society on Thrombosis and Haemostasis 1999
6. Goldhaber SZ: Pulmonary Embolism in Braunwold E. ed. W.B. Saunder. Philadelphia, 2001, 1890
7. Task Farce on Pulmonary Embolism, European Society of Cardiology. Guidelines on diagnosis and management of acute pulmonary embolism. European Heart J, 2000, 21: 1301-1306
8. PIOPED Investigators. Value of the Ventilation / Perfusion Scan in acute pulmonary embolism. JAMA, 1990, 263: 2757
9. Christiansen F. Diagnostic imaging of acute pulmonary embolism. ACTA Radiol, Suppl, 1997, 410: 1-33
10. Krivec B, Voga G, Zuran I, et al. Diagnosis and Treatment of chock due to massive pulmonary embolism approach with transesophageal echocardiography and intrapulmonary

thrombolysis. Chest, 1997, 112: 5, 1310-6
11. Goldhaber SZ. Contemporary Pulmonary Thrombolysis. Int J Cardiol, 1998, 65 Suppl 1: S91-93
12. Konstautinider S, Geibel A. Karper W. Submassive and massive pulmonary embolism: a target for thrombolytic therapy. Thrombo Haemost, 1999, 82 Suppl 1: 104-108
13. Goldhaber SZ, Harie WD, Feldstein ML, et al. Alteplase versus heparin in acute pulmonary embolism trial assessing right ventriculer function and pulmonary perfusion. Lancet, 1993, 341: 8844, 507-511
14. Daniel LB, Parker JA, Patel SR, et al. Relation of duration of symptoms with response to thrombolytic therapy in pulmonary embolism. Am J Cardiol, 1997, 80: 2, 184-188
15. 多中心临床试验协作组: 急性肺栓塞溶栓及抗凝治疗多中心临床试验结果. 见: 程显声主编: 肺动脉栓塞文集. 北京: 人民卫生出版社, 2002: 293-301
16. Adolf J, Fritshe HM, Haas S, et al. Comparison of 3000 IU aXa of the low molecular weight heparin certoparin with 5000 IU aXa in prevention of deep vein thrombosis after total limp replacemint. German Thrombosis Study Group Angiol, 1999, 18: 2, 122-126
17. Goldhaber SZ. Pulmonary embolism in Braunwold E ed. Heart Disease 6th ed. Philadelphia. Saunders, 2001: 1895-1997
18. Girarad P. Pulmonary embolism current aspects of treatment. Presse med, 1998, 27: 17, 829-835
19. Doerge H, Schoend Voss M, et al. Surgical therapy of fulminant pulmonary embolism early and late results. Thorac Cardiovasc Surg, 1999, 47: 1, 9-13
20. Krivec B, Voga G, Zuran I. Diagnosis and treatment of shock due to massive pulmonary embolism approach with transesophageal echocardiography and intrapulmonary thrombolysis. Chest, 1997, 112: 5, 1310-1316
21. Daily PO, Dembitzsky WP, Iverseus, et al. Current early results of pulmonary thromboendarectomy of chronic pulmonary embolism. Eur J Cardiothorac Surg, 1990, 43: 117-121

第四十二章 其他组织器官动脉病变
(Arterial Disease of Other Organs)

第一节 周围动脉疾病 …………… (1101)
 一、周围动脉血栓形成（thrombosis of peripheral artery） ……… (1102)
 二、周围动脉栓塞（embolism of peripheral artery） …………… (1102)
 三、周围动脉疾病的临床表现 …… (1103)
 四、辅助检查 …………………… (1104)
 五、诊断和鉴别诊断 …………… (1104)
 六、治疗 ………………………… (1104)

第二节 缺血性肠病 ……………… (1111)
 一、简介 ………………………… (1111)
 二、缺血性肠病的好发因素 ……… (1112)
 三、临床表现 …………………… (1113)
 四、并发症 ……………………… (1114)
 五、辅助检查 …………………… (1114)
 六、诊断和鉴别诊断 …………… (1115)
 七、缺血性肠病的预防 …………… (1116)

第一节 周围动脉疾病

周围动脉疾病（peripheral arterial disease，PAD）是指除冠脉和脑动脉以外的动脉血流阻塞性疾病。按起病情况可以分为：

1. 急性病变：主要是指继发于血栓栓塞或急性血栓形成的动脉阻塞，常导致远端肢体缺血，神经、肌肉和皮肤的坏死；

2. 慢性病变：指导致周围动脉进行性狭窄的一组病变，其病程较长，由于远端肢体慢性缺血，常可出现间歇性跛行表现。大多数 PAD 患者的病变是源于在原有隐伏的动脉粥样硬化基础上血栓形成，小部分患者阻塞源于血栓栓塞，病变部位主要位于下肢。不同的居住地、观察人群和观察指标所得到的发病率略有区别。一项使用多普勒超声作为检测手段的研究发现：45～74 岁的人群中，6.9％ 患有各种 PAD，但是其中只有 22％ 有明显的临床症状。随观察人群的年龄增长，出现间歇跛行的比例也逐渐升高（表 42-1-1）。PAD 病变严重时可以导致病人截肢，其病死率与缺血严重程度密切相关，多个临床观察项目发现其一年死亡率可达 20％。本节仅简要介绍周围动脉血栓形成和血栓栓塞。

表 42-1-1 年龄与间歇跛行发生率的关系

年龄段	间歇跛行发生率
45～54	0.6％
55～64	2.5％
65～74	8.8％

一、周围动脉血栓形成（thrombosis of peripheral artery）

（一）概述

周围动脉血栓形成多是发生在原有动脉狭窄、移植旁路阻塞或高凝状态的基础上，常发生于髂动脉、股浅动脉远端和胫前动脉。不同人群发生动脉血栓形成时，症状严重程度不同。对于患有慢性动脉粥样硬化性疾病的病人，由于病程较长，患病血管周围有侧支循环形成，发生血栓形成时，远端肢体血供影响较小，可能没有明显症状。但是对于没有足够侧支循环的急性孤立斑块血栓形成或移植血管的血栓形成，后果将严重影响远端肢体血液供应。尤其是移植血管的血栓发生率达65%～70%，是自体血管病变血栓形成发生率的2倍。

（二）发病机理

常见的诱因包括：继发于其他疾病的脱水状态，能够改变血流的流体力学特性，使血流缓慢；心输出量降低减少了血流通过狭窄部位的能力；以及病人出凝血状态改变都使血管狭窄部位或移植血管易于形成血栓。发生于上、下肢周围动脉的动脉瘤是急性血栓形成的重要诱因，其原因与血流减慢和内皮损伤有关。如腘动脉动脉瘤患者有25%的几率发生远端栓塞，40%的几率发生血栓形成。四肢的外伤同样也可以使被累及的血管发生血栓，多见于血管直接受损、内皮剥脱或血管受压（如膝关节脱位或骨折移位压迫邻近血管）。严重的外伤（如挤压伤）发生筋膜室综合征时，如果处理不及时，病变范围血管将受到压迫而闭塞，导致肢体严重缺血。当病人存在高凝状态时，很容易形成静脉系统血栓。同样，这些病人也好发动脉系统血栓。对于这些病人，应该详细检查凝血功能指标，明确病变性质。真性红细胞增多症（polycythemia vera）、血小板增多症（thrombocytosis）和冷纤维蛋白原血症（cryofibrinogenemia）等血液系统疾病都可以导致高凝状态，而继发血栓形成。尤其应该注意的是医源性动脉血栓形成。药物相关动脉血栓形成的机理包括微小粒子阻塞、直接内皮损害、过敏性血管炎和血管痉挛。血管直接刺激、损伤，使用强酸、强碱性药物，以及不适当的大剂量使用α肾上腺素能激动剂等升压药物都可以引起严重的血管痉挛，引起肢体严重的缺血，甚至可以导致坏疽。

二、周围动脉栓塞（embolism of peripheral artery）

（一）概述

在所有外周血管栓塞性疾病中，栓塞部位可以见于上下肢，但下肢发生率是上肢的5倍。当上肢出现明显缺血症状时，应该注意是否存在相关动脉血栓形成。70%～80%的急性下肢动脉栓塞的栓子来源于心脏，其中60%～70%的病人患有冠状动脉粥样硬化性心脏病。

（二）常见栓子的来源

1. 心源性

早先的病例报告中，大多数栓子来源于风湿性心脏病。但是近年来，随着防湿性心脏病发病率的下降，动脉硬化和心肌梗死成为栓子的主要来源。冠心病，包括心肌梗死、房颤、充血性心力衰竭和室壁动脉瘤都是常见的病因。研究发现，2/3～3/4的病人伴有心房纤颤，这是栓子的重要来源。慢性心房纤颤患者每年发生明显的栓塞事件危险性为3%～6%，而阵发性心房纤颤相应栓塞几率稍低。在没有充分抗凝准备的情况下，转复房颤将大幅度增加远端血管栓塞几率。心肌梗死是仅次于房颤的第二大栓子来源，心梗患者发生远端栓塞事件的几率可以达到5%～20%。前壁透壁梗死最常发生左室血栓。部分没有明显症状的心梗病人甚至可以以远端动脉栓塞为首发症状。其他来源还包括室壁瘤、心脏瓣膜手术后、细菌或真菌性心内膜炎以及心脏内肿瘤等。

2. 血管源性

动脉瘤、动脉硬化时由于粥样斑块破溃、血栓形成，会有大的动脉粥样物质、血栓和胆固醇结晶的混合物脱落，进入循环，成为周围动脉栓子的来源。

3. 医源性

近年来，心脏人工瓣膜置换、人造血管移植、人工心脏起搏器、动脉造影、血液透析的动静脉瘘、各种动脉内留置导管以及大动脉气囊反搏导管等医疗技术的开展，都可能引起动脉栓塞。

(三) 发病机理

动脉栓塞栓子多位于动脉分叉部和分支开口处，若病人有周围动脉粥样硬化，并引起狭窄，栓塞也可以发生于狭窄部位。栓塞常见于腹主动脉末端、髂动脉、股动脉和腘动脉等位置。

栓塞发生后，相应动脉受到突然刺激，通过交感神经反射引起病变部位远端血管及邻近侧支动脉强烈痉挛。同时，血栓内大量凝集的血小板释放组胺与5-羟色胺物质，加重动脉痉挛。痉挛动脉壁血运障碍、内皮细胞受损，栓塞远段动脉内压下降、血流缓慢，以及栓塞部位血细胞和血栓释放促凝血物质都为继发血栓形成提供了条件。如果栓塞血管不能在短时间内再通，或局部没有建立充足的侧支循环，阻塞动脉远端的组织器官将发生缺血坏死。一般认为动脉栓塞后，15~30分钟内出现神经缺血症状，先是感觉减退和感觉异常，后是肌群麻痹。如果在30~60分钟内血运恢复，则缺血肢体仍可恢复正常，否则将发生严重的改变。6~12小时内肌肉死亡，12~20小时后神经改破坏，24~48小时皮肤发生坏死。动脉栓塞或多或少地加重心脏的负担。一般栓塞动脉愈大，阻塞和痉挛愈明显，对心脏的影响也愈大。而在栓塞去除后，血流迅速恢复，缺血组织发生缺血再灌注损伤，坏死组织的代谢产物进入全身循环，对肾脏等器官产生严重影响。临床上称肌病－肾病－代谢酸中毒综合征 (myopathic-nephrotic metabolic syndrome)。

三、周围动脉疾病的临床表现

典型的周围动脉阻塞性病变表现为5p综合征：即脉搏消失 (lose of pulse)、痛 (pain)、色苍白 (pallor)、觉异常 (paresthesia)、运动障碍 (paralysis)。栓塞动脉近端动脉搏动可能增强，但要注意由于动脉近端血液的冲动，能够传导到栓塞远端的动脉，远端动脉可能有传导性搏动扪及。还有人加进皮温变化 (poikilothermic)，病变部位通常皮温降低，但其变化幅度受周围环境温度变化影响较大。皮温改变实际上较栓塞平面要低一个关节。腹主动脉末端栓塞者，皮温改变约在双侧大腿和臀部，髂总动脉约大腿下部，股总动脉约在大腿中部，腘动脉约在小腿下部。在传统的5p中，疼痛通常是剧烈而持续的，皮肤表现为蜡样苍白。由于感觉神经缺血，病人感到感觉异常或麻木，约20%病人最先出现症状是麻木，这也可以是周围血管病变患者最初的唯一表现。麻痹一般发生于缺血后期，与运动神经缺血有关。当出现麻痹时，表明缺血程度较重，并可能出现坏疽，受累肢体预后不良。通过仔细的查体，可以发现脉搏消失和皮肤颜色、温度变化的范围，初步判断病变部位。具体位置需要进行血管造影明确。在查体时，应该注意检查双侧血管，并注意加以对比。

四、辅助检查

1. 皮温测定　能精确测定皮温正常与降低交界处,从而推测栓塞发生部位。
2. 超声波检查　多普勒超声波检查能测定动脉血流情况,能更精确地作出栓塞的定位,而且可以提供供血不足基线,便于术前和术后比较,达到了解血管重建情况和监测血管通畅等。
3. 动脉造影检查　造影是栓塞定位最正确方法,但是较为复杂,且对设备有一定的要求,大多数病人根据临床症状和体征以及多普勒超声就能做出诊断。仅在诊断上有疑问,或在取栓术后必须了解动脉是否通畅才进行动脉造影。

确定诊断后,相应作胸片、心电图、心脏X线和超声心动图检查,了解是否有心率不齐和新近心肌梗死,达到进一步查明引起动脉栓塞的原因,以便及时处理和控制病因。

五、诊断和鉴别诊断

(一) 急性动脉血栓形成

血栓形成病人病程多较长,肢体缺血症状逐渐加重,有长期供血不足症状,如麻木感、畏寒和间歇性跛行等,男性病人可能合并有阳痿。血栓形成则因为原有血管基础病变,可以形成较为丰富的侧支循环。因此,发生急性血管闭塞时,症状相对较轻。血管造影下,栓塞可以是多发性的,也可以出现在血管分叉处,栓子外形多比较清晰,受累血管原有病变较轻;而原位血栓形成则多为单发,外形相对模糊,受累动脉管壁粗糙,不光整或扭曲、狭窄和节段性阻塞,周围并有较多侧支循环,呈扭曲或螺旋形。

(二) 急性动脉栓塞

栓塞病人一般多数有房颤等基础病变,发病较急,栓塞部位多见于下肢。由于远端血管基础病变较轻,发病时侧支循环来不及建立,栓塞部位远端缺血症状多较重。血管造影可以发现栓子,外形清楚,受累动脉壁光滑,少见侧支循环。

(三) 急性深静脉血栓形成

急性深静脉血栓性静脉炎病人可能引起动脉反射性痉挛,出现类似动脉阻塞的表现,易误诊为动脉栓塞。但是,静脉血栓发生动脉痉挛多在病程后期,严重水肿发生在前,皮肤等组织坏死发生在后。同时查体可以有浅静脉曲张,皮肤色素沉着等,易和动脉栓塞相鉴别。

(四) 夹层动脉瘤

夹层动脉瘤累及到相应动脉开口时,会影响远端血供,出现缺血症状,应该予以鉴别。但这些病人病史较为明确,常有高血压病史,发作时急性起病,有撕裂样剧烈胸痛,造成动脉管腔狭窄时,听诊可以闻及杂音,胸片有纵隔增宽,CT可以见到明确的病变。

另外,动脉急性闭塞还应与周围动脉瘤血栓形成,腘动脉受压综合征(popliteal entrapment syndrome)以及麦角碱中毒(ergot intoxication)等鉴别。

六、治　疗

周围动脉急性闭塞病人的治疗主要分为两个方面。首先是基础疾病的治疗,控制粥样硬化危险因素;另外还要积极解除肢体缺血,包括药物治疗和手术介入治疗。具体治疗方案的选择有赖于病因以及缺血发生的时间和严重程度。对于没有明显缺血症状或伴有轻到中度间歇跛行的患者,不推荐使用手术治疗,而是应该针对粥样硬化,用药物控制疾病进展,其治疗原则和其他粥样硬化性疾病相同。对于出现急性肢体缺血的患者，则应该积极进行血运重建。研究表明，在缺血发生12小时之内进行治疗，患肢的解救率为93%，死亡率为19%；如果在发病12小时之后进行治疗，患肢解救率降到78%，而死亡率升高到31%。因此尽早治疗是改善病人预后的关键。主要治疗方法包括手术取栓、导管介入取栓和溶栓。

(一) 常规手术治疗

一般认为，手术时间愈早，治疗效果愈好，病人死亡率愈低。发病后12小时以内是手术最佳时期。如果栓塞血管较小，或局部有侧支循环，肢体缺血不十分严重，晚期取栓术仍有可能成功。手术成功率与发病前病变动脉内膜完好，远端动脉没有基础病变，以及在术前预先使用抗凝治疗等因素有关。但如果缺血严重，肢体已经发生坏疽则不宜进行手术。手术取栓术平均死亡率为38%，最主要死亡原因是充血性心力衰竭和急性心肌梗死，其次为肺动脉栓塞，其他原因为休克、肠系膜血管梗死和肝昏迷，还有报道提及代谢和肾脏的并发症。

术前采取各种措施纠正全身情况和心功能。术前应该使用抗凝剂和抑制血小板聚集药物，减少血栓延伸的可能。可以使用肝素50mg静脉注射，术中可以再用20~30mg。低分子右旋糖酐有抑制血小板聚集作用，应在术前开始静脉滴注。在术中需要进行心电图、血压和血气的监测。多数病人可采用Fogarty气囊导管取栓，导管可到达多数栓塞部位，但是部分病例仍需要直接暴露动脉进行切开取栓。术后应该加强监护，继续原有基础疾病治疗。由于缺血的肢体重新获得血液灌注后，会出现缺血—再灌注损伤，坏死肌肉组织成分进入循环，引起酸中毒、高钾血症和肌球蛋白血症，严重者可以导致急性肾功能衰竭和死亡。四肢动脉取栓术后，要进行抗凝治疗。可用肝素0.8~1.0mg/kg，腹壁皮下脂肪层每12小时注射1次，共1星期，第6天开始重叠华法林应用2周。

应用气囊导管有许多优点，但也有潜在危险。可能出现的并发症有：①导管损伤动脉壁，引起继发出血；②导管造成动脉内膜分离，继发血栓形成；③动脉硬化斑块撕裂；④导管断裂；⑤血栓松脱，进入远端动脉分支；⑥动静脉瘘。这些并发症需要在操作中多加重视。

表 42-1-2 外科手术治疗急性周围动脉阻塞住院/30天截肢率和死亡率比较

作者/项目名称	时间	截肢率	死亡率
Blaisdell et al	1978	25%	30%
Jivegard at al	1988	—*	20%
Rochester	1994	14%	18%
STILE	1994	5%	6%
TOPAS	1998	2%	5%

*作者没有观察截肢率

(二) 经皮球囊扩张成形术 (PTA) 和支架置入术

PTA是治疗动脉局限性狭窄或由狭窄引起闭塞的重要介入技术，最早由Dotter和Judkins于1964年首先引入。具体操作详见介入治疗章节。

PTA结合支架置入对于较大动脉如肾、髂、股动脉以及头臂干和腹主动脉等的局限性狭窄有较好的疗效，成功率可达86%左右，30天死亡率低于1%。术后再狭窄的发生率因病变部位和病因而不同,在30%~50%之间。对于偏侧性、外压性或小动脉狭窄,PTA的疗效并不理想,可置入支架。PTA治疗的并发症主要有:闭塞远端栓塞、急性狭窄和闭塞、动脉破裂出血、假性动脉瘤形成等,前者常难以预料,后三者多与操作技术有关,采用合理的技术常可避免。

由于缺血症状严重,必须开通动脉方能缓解或消除症状的患者,PTA无效或发生再狭窄又不宜手术治疗者;青年患者、PTA时可能发生粥样斑块等脱落者,术中发生急性血管闭塞者、偏侧性狭窄和外压性狭窄者均适宜置入支架。支架相对禁忌证主要为位于活动性关节部位的动脉狭窄和无临床症状的动脉狭窄。

(三) 非手术治疗

适用于:①腘动脉分支和肱动脉分支的栓塞;②病情难以忍受手术者;③肢体已经坏疽不适宜取栓者。

1. 一般处理 严密观察病人生命指标和患肢的病情,并作详细记录。患肢安置在低于心脏平面位置,一般下垂15°左右,有利于血液流入肢体。室温保持在25°左右。局部不可用热敷,以免组织代谢增高,加重缺血,缺氧。局部冷敷、降温可引起血管收缩,减少血供,禁忌使用。

2. 防止血栓延伸

1) 抗凝剂

A. 肝素

(1) 适应证:使用肝素有助于①防止急性动脉阻塞患者栓塞部位近端或远端血栓延伸,保护侧支循环;②协同溶栓剂使用;③在使用华法林的开始阶段,肝素可以在华法林达到有效药物浓度前,保持抗凝效果,随后应同时使用至少四至五天。

(2) 注意事项:肝素治疗的禁忌证包括:活动性出血、凝血功能障碍、血小板减少、未予控制的严重高血压等。对于确诊的病例,大部分禁忌证属相对禁忌证。

(3) 使用方法(成人):在使用普通肝素之前,应该测定病人基础凝血功能指标(aPTT、INR等)。使用抗凝剂后,应该继续监测凝血功能,保持aPTT等于对照的1.5~2.5倍。

普通肝素在开始使用时应该给予初始剂量2000~5000 IU或按80 IU/kg静注,继之以18 IU/(kg·h)持续静滴。按公斤体重给药有助于在较短时间内达到治疗aPTT要求。在开始治疗后的最初24小时,aPTT应该每6小时测定一次,以便随时调整肝素用量。达稳定治疗水平后,可以改为每天上午测定1次APTT。使用肝素抗凝务必达到有效aPTT水平,否则抗凝不充分,将严重影响疗效并可导致血栓复发率的显著增高。肝素亦可用皮下注射方式给药。一般先予静注负荷量2000~5000 IU,然后按250 IU/kg剂量,每12小时皮下注射1次。调整注射剂量使注射后6~8小时的APTT达到治疗水平。APTT并不是总能可靠地反映血浆肝素水平或抗栓活性。对这一情况需加注意。若有条件测定血浆肝素水平,使之维持在0.2~0.4 IU/ml(鱼精蛋白硫酸盐测定法)或0.3~0.6 IU/ml(酰胺分解测定法),可能为一种更好的调整肝素治疗的方法。

表 42-1-3 普通肝素调整计量方法

aPTT（单位：秒）	肝素用量
<35 s	80 U/kg 一次负荷给药，并在原基础上增加肝素给药速度 4 U/(kg·h)
35 to 45 s	40 U/kg 一次负荷给药，并在原基础上增加肝素给药速度 2 U/(kg·h)
46 to 70 s	保持现有给药速度
71 to 90 s	在原基础上减少肝素给药速度 2 U/(kg·h)
>90 s	停用肝素 1 小时，然后在原基础上减少肝素给药速度 3 U/(kg·h)

肝素的主要副反应是出血，发生出血时，可以用鱼精蛋白（protamine）中和（1mg 鱼精蛋白中和 78~95 U 普通肝素）。使用肝素还可能诱发血小板减少症（HIT），故在使用肝素的第 3~5 天必须复查血小板计数。若较长时间使用肝素，尚应在第 7~10 天和 14 天复查。如果发现血小板迅速或持续降低达 30% 以上，或血小板计数 < 10 万/mm³，应停用肝素。一般血小板在停用肝素后 10 天内逐渐恢复。发生 HIT 时可能会伴发栓塞进展或复发。另外有小部分病人可能会发生过敏反应，应及时停药处理。

低分子量肝素与普通肝素的抗凝作用相仿，但低分子量肝素引起出血和 HIT 的发生率低。除无需常规监测 APTT 外，在应用低分子量肝素的前 5~7 天内亦无需监测血小板数量。当疗程长于 7 天时，需开始每隔 2~3 天检查血小板计数。

低分子量肝素（LMWH）的推荐用法：根据体重给药（anti-Ⅹa IU/kg 或 mg/kg。不同低分子量肝素的剂量不同，详见下文），每日 1~2 次，皮下注射。对于大多数病例，按体重给药是有效的，不需监测 APTT 和调整剂量，但对过度肥胖者或妊娠妇女，宜监测血浆抗Ⅹa 因子活性，并据以调整剂量。

各种低分子量肝素的具体用法：

达肝素钠：200 anti-Ⅹa IU/kg 皮下注射，每日 1 次。单次剂量不超过 1.8 万 IU。依诺肝素钠：1 mg/kg 皮下注射，每 12 小时，或 1.5mg/kg 皮下注射，每日 1 次，单次总量不超过 180 mg。那屈肝素钙：86 anti-Ⅹa IU/kg 皮下注射，每 12 小时，连用 10 天，或 171 anti-Ⅹa IU/kg 皮下注射，每日 1 次。单次总量不超过 17100 IU。亭扎肝素钠：175 anti-Ⅹa IU/kg 皮下注射，每日 1 次。不同厂家制剂需参照其产品使用说明。

低分子量肝素由肾脏清除，对于肾功能不全，特别是肌酐清除率低于 30 ml/min 的病例须慎用。若应用，需减量并监测血浆抗Ⅹa 因子活性。

B. 华法林

（1）适应证：华法林对于没有及时进行血管再通术的病人有益，能够防止病变部位血栓延伸。进行旁路移植术或其他血运重建术后，华法林可以与阿司匹林合用，以防止移植血管血栓形成。

（2）注意事项：有出血倾向病人，如血友病、血小板减少性紫癜、严重肝肾疾病、活动性消化性溃疡、脑、脊髓及眼科手术病人禁用。以下情况需慎用：恶病质、衰弱、发热、慢性酒精中毒、活动性肺结核、充血性心力衰竭、重度高血压、亚急性细菌性心内膜炎、月经过多、先兆流产等。妊娠的前 3 个月和最后 6 周禁用华法林，可用肝素或低分子量肝素治疗。产后和哺乳期妇女可以服用华法林。育龄妇女服用华法林者需注意避免怀孕。

（3）使用方法：在肝素（或）低分子量肝素开始应用后的第 1~3 天内加用口服抗凝剂

华法林，初始剂量为 3.0～5.0 mg/d。由于华法林需要数天方能发挥全部作用，因此，与肝素需至少重叠应用 4～5 天，当连续 2 天测定的国际标准化比率（INR）达到 2.5（2.0～3.0）时，或 aPTT 延长至 1.5～2.5 倍时，即可停止使用肝素（或）低分子量肝素，单独口服华法林治疗。在达到治疗水平前，应每日清晨测定 INR，然后根据 INR 值调整服用剂量。待用药规律摸清后，调整到 2 周每周监测 2～3 次，以后根据 INR 的稳定情况每周监测 1 次或更少。若行长期治疗，约每 4 周测定 INR 并调整华法林剂量 1 次。应该教育病人掌握监测和华法林调整剂量方法，提高用药安全性。

抗凝治疗的持续时间因人而异。一般口服华法林的疗程至少为 3～6 个月。部分病例的危险因素短期可以消除，疗程可能为 3 个月即可；对于栓子来源不明的首发病例，需至少给予 6 个月的抗凝；对反复发作的病例或危险因素长期存在者抗凝治疗的时间应更为延长，达 12 个月或以上，甚至终生抗凝。

华法林的主要并发症是出血。INR 高于 3.0 出血的机会增加，而且无助于提高疗效。华法林所致出血可以用维生素 K 拮抗。最常见为鼻衄、牙龈出血、皮肤瘀斑、血尿、子宫出血、便血、伤口及溃疡处出血等。凝血酶原时间超过正常的 2.5 倍（正常值为 12 秒）、凝血酶原活性降至正常值的 15％以下或出现出血时，应立即停药。严重时可用维生素 K 口服（4～20mg）或缓慢静注（10～20mg），用药后 6 小时凝血酶原时间可恢复至安全水平。必要时，也可输入新鲜全血、血浆或凝血酶原复合物。羟基保泰松、水合氯醛、双硫醒、利尿酸、奎尼丁、甲磺丁料、氯贝丁酯消炎痛、甲灭酸、奎宁、蛋白同化激素、四环素类、磺胺类等，能增强其抗凝血作用，从而增加出血倾向。苯巴比妥、格鲁米特和苯妥英钠能加速本品的代谢，减弱其抗凝血作用。华法林有可能引起血管性紫癜，导致皮肤坏死，多发生于治疗的前几周，应予注意。

3. 溶栓疗法

纤维蛋白溶酶类药物，如链激酶或尿激酶能溶解新鲜血栓。一般对发病 3 天以内的血栓，效果最好，7 天以上，效果较差。给药途径，直接穿刺或经导管注入栓塞近端的动脉腔内效果较好，也可经静脉滴注应用。在 TOPAS 研究中 Ouriel K 等人观察了导管溶栓和开放式手术对周围动脉急性闭塞病人死亡率和截肢率的影响，发现二者在上述指标之间没有显著差异（表 42-1-5）。

1）适应证：溶栓治疗适用于急性动脉闭塞。由于溶栓治疗血管再通时间较手术长，因此主要用于缺血不十分严重，不伴明显感觉障碍和运动障碍的急性外周动脉闭塞，以防止在血管再通前发生严重的肌肉坏死。同全身用药比较，动脉内溶栓治疗血管再通率更高，而并发症发生率较低，但并不推荐用于治疗下肢动脉阻塞。通常在溶栓治疗后，还需要择期进行手术或球囊扩张术，以解决残留病变。

2）注意事项：溶栓治疗不适用于慢性肢体缺血（大于 14 天）、不可纠正的缺血以及进展的糖尿病动脉病变。

溶栓治疗的主要并发症为出血。用药前应充分评估出血的危险与后果，必要时应做好输血准备。为避免反复穿刺血管，溶栓前宜留置外周静脉套管针，以方便溶栓中取血。溶栓治疗的绝对禁忌证有：活动性内出血、近期自发性颅内出血。相对禁忌证有：2 周内的大手术、分娩、器官活检或不能以压迫止血部位的血管穿刺、2 个月内的缺血性卒中、10 天内的胃肠道出血、15 天内的严重创伤、1 个月内的神经外科或眼科手术、难于控制的重度高血压（收缩压＞180 mmHg，舒张压＞110 mmHg）、近期曾接受心肺复苏、血小板计数＜10 万

/mm³、妊娠、细菌性心内膜炎、严重肝肾功能不全、糖尿病出血性视网膜病变、出血性疾病等。

3) 常用药物及使用方法：

常用的溶栓药物有尿激酶（UK）、链激酶（SK）和重组组织型纤溶酶原激活剂（rt-PA）。临床上可根据条件选用。在一项对照研究中曾有报道，UK治疗成功率达到95%，SK为60%。rt-PA可能对血栓有较快的溶解作用。文献报道动脉内使用rt-PA较动脉内使用SK更为有效和安全，而溶栓效果与UK相似。而经静脉全身使用rt-PA成功率和安全性都稍差。目前尚未确定完全适用于国人的溶栓药物剂量。在20世纪60、70年代，国外就已经对经静脉全身应用溶栓药物治疗动脉血栓进行了观察，发现效果较差，并发症多见，遂很少应用，以下方案与剂量主要参照欧美的推荐方案，仅供参考使用：

(1) 尿激酶：负荷量4400 IU/kg，静注10分钟，随后以2200 IU/（kg·h）持续静滴12小时；另可考虑2小时溶栓方案：2万IU/kg持续静滴2小时。

(2) 链激酶：负荷量25万IU，静注30分钟，随后以10万IU/h持续静滴24小时。链激酶具有抗原性，故用药前需肌注苯海拉明或地塞米松，以防止过敏反应。

(3) rtPA：50~100 mg持续静滴2小时。

推荐使用动脉内溶栓方式，经动脉导管于血栓部位注入溶栓药物的成功率和并发症发生率均较静脉应用为低，但是文献报道中剂量和用法多样，常见剂量为t-pa 0.5~1mg/h，SK 500IU/h，UK 50 000~100 000IU/h。其他文献中常见剂量即给药方式见表42-1-4。

表42-1-4 常见经导管溶栓方案

给药方式	溶栓药物	方案
间断给药 Stepwise infusion	SK	● 每隔2、3、或5~15分钟给药1 000~3 000 IU（时间因不同文献而不同）
	UK	● 每3~5分钟给药3 000~4 000 IU
持续给药 Continuous infusion	SK	● 5000 IU/h 或 10000 IU/h （很少在20分钟内使用初始负荷量20000或40000 IU） 20世纪80年代报道较多
	UK	● 小剂量方案药物剂量变化较大，报道中最大可达100,000 IU/h（偶见另加负荷剂量） ● 大剂量方案通常为阶梯加量方式，见下
	rt-PA	文献中使用方案变化较大 ● 0.25 mg/h ● 0.5 mg/h ● 1 mg/h ● 2.5 mg/h ● 3 mg/h ● 10 mg/h ● 10 mg/h (max. 30 mg) ● 0.025 或 0.05 mg/（kg·h） ● 0.1 mg/（kg·h）

续表

给药方式	溶栓药物	方案
阶梯给药方式 Graded infusion	UK	• 4 000 IU/min 直至恢复正向血流 • 1 000 IU/min 直至栓子完全溶解 • 250000 IU 负荷量→4000 IU/min×4 小时→2,000 IU/min 直至36h • 4 000 IU/min×4h • 2 000 IU/min 直至48h • 剂量调节方式 　4 000 IU/min×2h 　继以 2 000 IU/min×2h 　继以 1 000 IU/min
血栓内负荷给药或冲击给药 Intrathrombus bolusing or lacing	UK	• 120 000~250 000 IU 冲击剂量 • 60000 IU 冲击后继以 McNamara's 方案 • 250 000 IU 冲击剂量后，50 000 IU/h
	rt-PA	• 5 mg×3 次（间隔5~10分钟），继以 0.05 mg/(kg·h) • 0.33 mg/ml，每隔15秒给予0.2 ml，共15分钟后按每30秒给药一次，直至复通
加压脉冲式给药 Forced periodic (pulse spray) infusion	UK	25 000 IU/ml • 0.2 ml 每30秒给药一次，共持续20分钟后改为每60秒给药一次 按阻塞部位长度给药： • 20 000 IU/cm 阻塞长度（微孔球囊导管，microhole balloon catheter） • 25 000 IU/10 cm 血栓长度，继以阶梯给药方案
	rt-PA	0.5 mg/ml • 0.2 ml 每30秒给药一次，共持续20分钟后改为每60秒给药一次 • 0.5~1 mg/cm 阻塞长度（微孔球囊导管）
术中溶栓 Intraoperative thrombolysis	SK	50,000~150,000 IU • 慢速负荷给药 • 或在30分钟左右匀速注射
	UK	• 250 000~500 000 IU 负荷给药 • 1 000~2 000 IU/min 血栓内给药 • 250 000 IU 30 分钟匀速注射 • 375 000 IU 30 分钟匀速注射
	rt-PA	• 5 mg 弹丸负荷给药×3次（间隔10分钟）

溶栓治疗结束后，应每4小时测定一次凝血酶原时间（PT）或活化部分凝血激酶时间（aPTT），当其水平低于正常值的2倍，即应重新开始规范的肝素治疗。溶栓后应注意对临床及相关辅助检查情况进行动态观察，评估溶栓疗效。

表 42-1-5 TOPAS 溶栓和手术治疗组病人预后分析

	原位动脉栓塞（$n=242$)			移植血管栓塞（$n=302$)		
	尿激酶 $n=122$	手术 $n=120$	P 值	尿激酶 $n=150$	手术 $n=152$	P 值
死亡率（%）						
6 个月	20.8	15.9	0.33	12.1	9.4	0.45
1 年	24.6	19.6	0.36	16.2	15.0	0.77
无截肢存活率（%）						
6 个月	67.6	76.1	0.15	75.2	73.9	0.79
1 年	61.2	71.4	0.10	68.2	68.8	0.91

试验表明，同传统手术相比，溶栓治疗的截肢率和死亡率均相似，但避免了相应开放式手术的风险

4. 解除血管痉挛的治疗　在动脉闭塞急性期可选用下列治疗：①0.1%普鲁卡因 500～1000ml 静脉滴注，每日 1 次，可起缓解血管痉挛作用。②血管扩张药如罂粟碱 30～60mg 直接注入栓塞近端的动脉腔内，也可肌肉注射或静脉滴注；前列腺素适当剂量除了有压抑血小板凝聚外尚有扩张血管作用。应该重视有些作者报道，血管扩张药仅在动脉供血不足时使用，急性动脉栓塞和血栓性动脉阻塞应用血管扩张药可能有害。虽然血管扩张药可能改善血管痉挛，但也可能使病变部位血流向正常血管床转流，而加重缺血症状。也可使血栓延伸到以前处于痉挛的动脉分支。

5. 交感神经阻滞　交感神经阻滞是解除动脉痉挛的有效措施。经验证明，施行交感神经阻滞的临床反应较好，即使在主干动脉搏动未恢复的情况下，也可以缓解疼痛，而且可使原先处于寒冷、苍白或发绀状态下的肢体，迅速转为温暖和粉红色。下肢动脉栓塞可阻滞腰交感神经，上肢阻滞星状神经节。

6. 医源性动脉栓塞

医源性动脉栓塞的处理原则即及时彻底地取除栓子。其治疗成功的关键是及时发现。动脉导管术或手术结束前必须仔细检查所用器械是否完好，远端动脉回血是否正常或恢复到切开时的水平。术前、术中和术后的动脉搏动情况或多普勒超声波检查，以及 X 线平片甚至动脉造影，都是尽早发现医源性动脉栓塞的有效措施。

除上述较常见的医源性动脉栓塞之外，接受华法林治疗的病人偶可出现胆固醇微栓，引起"蓝指（趾）综合征"。胆固醇微栓可广泛栓塞视网膜中央动脉、心、脑、肝、胰、脾和肾等多种脏器，导致相应的功能障碍以至死亡。预后取决于栓塞的广泛程度，目前尚无有效的处理方法。

（周国鹏　邵　耕）

第二节　缺血性肠病

一、简　介

缺血性肠病（bowel ischemia）亦称缺血性肠炎（ischemic colitis）主要是因为供应肠道血液的腹腔动脉、肠系膜上动脉和肠系膜下动脉及其分支发生血运障碍，导致相应肠道血液

供应不能满足代谢需要，发生急性或慢性缺血性损害。1847年由Virchow首先提出小肠缺血概念。其临床表现不一，轻症仅表现为可逆的肠道黏膜缺血，重症表现为全层肠壁梗死，发生肠坏疽、穿孔、甚至急性肠梗死。

缺血性肠病可以分为：①肠系膜动脉阻塞性缺血，通常起因于其他部位（多为心脏，如心房纤颤）栓子脱落栓塞、原动脉粥样硬化部位血栓形成，少见于肠系膜上动脉夹层动脉瘤和腹腔镜检查；②肠系膜动脉非阻塞性缺血，或称为血管痉挛性或低流量缺血，常见于心输出量显著下降、低血容量、脱水或使用大量缩血管药物的重症患者；③慢性缺血性肠病，几乎都是动脉粥样硬化引发，一般不致发生肠道坏死，但是显著影响肠壁血供，使肠道运动不良；④肠系膜静脉栓形成，占全部肠系膜血管病变的5%~15%，通常累及肠系膜上静脉，与高凝状态、胰腺炎、腹膜炎、肝硬化/门脉高压等疾病状态有关。

急性肠系膜缺血性疾病是一种死亡率极高的疾病，据统计达60%~80%。如此高的病死率直接与延误诊断和不恰当的治疗有关，因此，临床医生加强对此病的认识，争取及早诊断和给予恰当的治疗就显得尤为重要。近年来随着血管造影、核素显象等诊疗技术的发展，以及老龄人群所占比例增大，缺血性肠病的发病率明显增加。

二、缺血性肠病的好发因素

1. **动脉栓塞**（embolism, arterial）

缺血性肠病患者多数同时伴有粥样硬化性疾病，详细询问病史可能会发现既往曾有其他部位栓塞、中风、心肌梗死、瓣膜病或心律失常（通常是心房纤颤）等疾病表现。这为栓塞提供了栓子来源。肠系膜上动脉栓塞从45岁到90岁均见发病，占急性缺血性肠病的大约40~50%，死亡率为50%~75%。通常栓子趋向于停留在血管分叉处或其远端。

2. **动脉血栓形成**（thrombosis, arterial）

12%~25%缺血性肠病病例是由肠系膜动脉血栓形成造成的，患者通常患有动脉粥样硬化或存在低灌注或高凝状态，发病平均年龄为77岁。通常血栓形成于肠系膜上动脉近端或其他粥样硬化斑块造成严重狭窄的部位。肠系膜动脉血栓形成是缺血性肠病预后最差的，其存活率仅为5%。

3. **静脉血栓形成**（thrombosis, venous）

静脉血栓形成占缺血性肠病的5%~15%，曾经见到儿童发生肠静脉血栓形成的报道，但是通常发病年龄在30岁之后，其中有一半的病例曾经有过静脉血栓病史。静脉血栓常见好发因素包括：血液系统疾病，如原发性红细胞增多症、血小板增多症，胰腺炎，腹膜炎或腹腔脓肿，口服避孕药以及腹部手术。肠静脉血栓形成死亡率约20%~50%。

4. **低血压状态**

由低血压状态造成的非阻塞性肠缺血占急性肠缺血发作的20%~30%。但是近年来，其发病率有所下降，原因可能与钙拮抗剂或硝酸酯等血管扩张剂的广泛使用有关。其发病机制与：

（1）大量使用缩血管药物导致肠道供血动脉收缩；

（2）心律失常或心肌损害等造成的心输出量降低；

（3）休克、败血症、脱水、大出血、烧伤等导致的低血容量状态。

5. **动脉粥样硬化**

几乎所有的慢性缺血性肠病都是在动脉粥样硬化造成血管狭窄的基础上发生的，患者女性多于男性，性别比例约为 2:1。

6. 主动脉夹层动脉瘤

主动脉夹层动脉瘤可以累及肠系膜上动脉开口处，造成肠系膜上动脉狭窄，引起肠道缺血改变，但是其发生率较低。

7. 血管炎

约有 5% 的缺血性肠病的病例的病因是血管炎。结节性多动脉炎、系统性红斑狼疮（systemic lupus erythematosus，SLE）等疾病能够累及肠道小动脉，致使相应肠管血液供应不良而出现缺血性改变。

8. 凝血功能障碍

存在高凝状态的病人有很大几率发生继发于血栓形成的急性缺血性肠病，血栓可能发生在动脉系统或是静脉系统。在一项研究中发现，70% 的缺血性肠病患者都存在高凝状态，另外患有抗心磷脂抗体综合征的患者也易于发生血栓，导致肠道缺血。

9. 吸毒

通过鼻粘膜、静脉或烟雾的吸毒方式都有发生缺血性肠病的报道，其原因推测与 α 肾上腺素能受体激活致肠系膜动脉收缩有关，死亡率约为 30%。

三、临床表现

本病多见于 60 岁以上老年人，以男性为主，常伴有动脉粥样硬化或心房纤颤等基础病变。特征性的临床表现为腹部体征轻微而腹痛症状剧烈，伴有腹膜炎体征，并可出现休克状态。部分急性肠系膜上动脉栓塞患者可以出现剧烈急腹痛、器质性心脏病和强烈的胃肠道排空症状（恶心、呕吐、腹泻等）三联症。部分病人在发病前出现慢性肠缺血表现（餐后腹痛、惧食体性体重减轻、排便习惯改变），持续时间 4 天~7 个月（平均 22 天）。慢性肠道缺血，还可表现为反复发作的出血，吸收不良，由于肠道平滑肌反复受损，2~6 周后出现肠壁纤维增生现象。如受累肠壁较长，肠壁的完整性遭破坏，可出现肠穿孔表现为强烈的腹膜刺激征。常见临床表现包括：

1. 腹痛　绝大多数病人都有腹痛表现，可能突然出现或逐渐出现，其部位、性质和严重程度不定，疼痛程度较重而体征较轻，通常不能被止痛药物缓解。

2. 慢性肠道功能不全　典型表现为餐后 15~30 分钟出现的肠绞痛，持续 1~4 小时，部分病人可能因此而进食减少。

3. 恶心、呕吐　3/4 的缺血性肠病患者都会出现恶心呕吐，但是其出现较晚，往往与肠梗阻有关。

4. 消化道出血，多数病人胃内容物和粪便潜血都为阳性，部分同时累及门脉系统的病人可能有消化道大出血表现，缺血性结肠炎病人可以出现鲜血便。

5. 腹水　肠系膜静脉血栓形成的病人可以出现腹水。

6. 腹泻　一半以上的病人会出现腹泻，其原因可能与缺血使肠道平滑肌痉挛，而导致肠道排空加速有关。

7. 便秘。

8. 腹胀，与肠梗阻有关。

9. 肠鸣音改变，早期可以发现肠鸣音亢进，晚期肠鸣音减弱或消失。

10. 腹膜刺激征，多数发生在肠道坏死穿孔或炎性渗出发生腹膜炎时。

四、并发症

1. 肠道穿孔 部分缺血性肠病患者可以出现肠道穿孔,表现为突然出现的腹膜刺激征,腹部平片可以发现膈下游离气体。但是如果患者此前已经出现肠壁坏死,则穿孔症状可能并不明显。
2. 肠梗阻 由于缺血性肠病时肠道血供减少,运动能力下降,可以出现肠梗阻表现。
3. 消化道出血 胃内容物和便潜血阳性十分普遍,偶有上消/下消大出血。肝硬化病人如果出现腹水迅速增长,并伴有消化道出血,应注意除外静脉系统血栓。
4. 腹膜炎 由于肠道缺血,肠壁通透性增加或有肠壁坏死,致使感染物质渗出,造成腹膜炎,严重程度不一。

五、辅助检查

1. 血液检查

(1) 常规:白细胞计数一般明显升高,大于 $1.5\times10^9/L$,但是仍有 15% 的病例,白细胞计数正常。由于血液浓缩,红细胞压积通常增高。

(2) 血生化:由于代谢性酸中毒的存在碳酸氢根降低,另外由于呕吐和腹泻,患者可以出现严重的低钾血症。血淀粉酶升高,如果大于 600U/L,提示预后不良。乳酸升高,有研究认为,乳酸值对于病死率有预测作用,但其变化出现较晚,可能与肠道梗死有关。

(3) 动脉血气:患者多数存在代谢性酸中毒,有学者认为突然出现的严重代酸是肠梗死的标志。

2. 影像学检查

(1) 血管造影:主要用于怀疑肠系膜血管病变的急、慢性肠缺血的患者,特别是怀疑肠系膜上动脉病变的患者,可以显示肠系膜血管的血栓或栓子,对于非闭塞性肠缺血患者,可见肠系膜上动脉多数分支狭窄、不规则,狭窄与扩张交替,动脉弓痉挛,肠壁内血供不足等表现。对进一步手术治疗有指导意义。同时导管置入也为溶栓等进一步治疗提供了方便。

(2) 腹部平片:在病变早期多无明显改变,或显示肠袢积气或节段性扩张;重症患者积气明显,可有肠壁内及门静脉内积气,但均属晚期,肠管缺血已无法恢复,这部分病人死亡率可以到达 75%。合并肠穿孔时,会出现膈下游离气体。

(3) 气钡双对比灌肠造影:显示肠壁局限性增厚,有指压迹,即假肿瘤征是诊断缺血性结肠炎具有特征性的改变,但此项检查不适合于坏疽型患者。

(4) CT 检查:CT 检查已较多的用于了缺血性肠病的诊断以及鉴别诊断,CT 扫描主要可见受累肠段肠壁局限性或弥漫性增厚,使用螺旋 CT 或 CT 血管造影(CTA)技术,部分病人可以直接发现血栓征象。对于可疑缺血性肠病的患者应积极进行 CT 扫描,并对结肠肿瘤近段合并缺血性结肠炎肠段的鉴别有一定意义。CT 检查对于肠静脉血栓的发现率可达 90%,但是对于肠道小血管血栓的早期诊断率略低。

3. 结肠镜检查

结肠镜检查对于结肠缺血的诊断已经得到认同,结肠镜下可见肠腔内血性渗出,局部粘膜节段性病变,病变部位与非病变部位分界清楚,由于粘膜下出血形成的出血结节,相当于结肠造影的指压迹,在部分患者可见粘膜浅表溃疡形成。

4. 超声波检查

作为一种无创性的方便的检查手段，用于缺血性肠病的诊断越来越受到重视。通过观察受累肠管的肠壁厚度与血供情况，对缺血性肠病作出诊断。研究发现超声对于内脏血管的阻塞或严重狭窄特异性达到92%～100%，而敏感性为70%～89%左右。但是对于细小血管栓塞或非阻塞性病变的诊断价值有限。

5. 同位素检查

用同位素锝^{99m}标记的白细胞进行结肠扫描，发现了放射性核素在乙状结肠的积聚，形成的乙状结肠环。也有用^{111}铟标记白细胞进行扫描显示缺血病灶，有报道其敏感性可达96%。

六、诊断和鉴别诊断

1. 缺血性肠病的诊断

急性肠系膜缺血性疾病病情凶险，误诊率有报道达85.1%，病死率高。因此，早期诊断对提高本病的治愈率极其重要。病人起病急骤，症状与体征不相符的剧烈腹痛、并发房颤的器质性心脏病、胃排空异常亢进（肠鸣音亢进、恶心呕吐、腹泻）这三联症是肠系膜动脉栓塞的临床特征。实验室检查多数发现白细胞计数及血乳酸水平增高。但是这些表现缺乏临床特异性。老年动脉硬化、高血压伴慢性肠缺血三联征常是肠系膜动脉血栓形成的征象。慢性肠缺血持续数日、数周，甚至数月是肠系膜静脉血栓形成的特点。非血管阻塞性肠缺血与急性肠系膜动脉闭塞相似，但其病程较缓慢。研究表明，CT是诊断本病较敏感的检查方法，尤其随着CT三维重建技术的日臻完善，它对于肠系膜缺血性疾病的诊断将更为直观和准确。选择性肠系膜上动脉或腹主动脉造影是早期诊断肠系膜动脉缺血性疾病最有价值的方法。它可以帮助鉴别肠系膜血管缺血是栓塞、血栓形成还是重度肠系膜血管痉挛所致。

2. 鉴别诊断

缺血性肠病表现多样，有时很不典型，需要与下列疾病鉴别。

（1）炎性肠病：包括溃疡性结肠炎、克罗恩病。临床表现为体重下降，下腹部疼痛，伴有慢性腹泻（常为血样便），病人可以出现低热，病程较长，且易反复。乙状结肠镜和下消造影通常可以发现特征性改变，明确诊断。

（2）胰腺炎：通常有暴饮暴食史或胆石症病史，疼痛较为剧烈，通常位于上腹部，可以向后背部放射，伴有恶心呕吐。实验室检查可以发现血尿淀粉酶明显升高。

（3）胆囊炎：通常疼痛为持续性，位于右上腹部，常伴有恶心呕吐，右上腹肋缘下常可触及肿大胆囊，有明显压痛，病人可出现黄疸或发热。腹部超声可以发现胆囊结石。

（4）胃肠炎：患者可以有腹痛伴有恶心呕吐，多有旅行或不洁饮食史，一般没有腹膜刺激征，便常规可以发现红白细胞，一般为自限性过程。

（5）肺炎：肺炎患者可以出现上腹部疼痛，但患者呼吸道症状明显，腹部查体没有阳性发现。胸片可以发现感染征象。

（6）阑尾炎：患者年龄一般较轻，典型病例可以出现转移性腹痛，伴有发热、恶心、厌食，腹膜刺激征常局限于麦氏点位置。

（7）腹部钝器伤：多有外伤史，腹痛可以为弥散性或限局性，诊断性腹穿可以发现腹腔内出血。

其他如过敏性紫癜、系统性红斑狼疮、糖尿病酮症等疾病也可以引起剧烈腹痛，伴有恶心呕吐等症状，应注意鉴别。

3. 缺血性肠病的治疗

一般治疗包括胃肠减压，静脉补液维持水和电解质平衡，使用广谱抗生素必要时输血。急性肠系膜缺血一经诊断应立即将罂粟碱用生理盐水稀释至 1.0mg/mL，以 30mg/h～60mg/h 用输液泵经肠系膜上动脉插管输入。对于非闭塞性肠系膜缺血，罂粟碱输注持续 24 小时，根据血管痉挛缓解情况决定罂粟碱是否停药，通常 24 小时即可，但也可延长至 120 小时。如怀疑肠坏疽、肠穿孔应进行剖腹探查。部分病例可行肠系膜动脉血管置换术进行治疗。

手术治疗仍是治疗急性肠系膜缺血性疾病最重要、最有效的方法，但单一的手术治疗常难取得较好的疗效。采用包括介入法腔内溶栓、手术和术后抗凝、溶栓等综合治疗措施对于提高本病的治愈率有着重要的作用。

近年来，经动脉造影导管血管腔内溶栓治疗急性肠系膜缺血性疾病的方法逐渐应用于临床并受到重视。它既可作为一种单独的治疗方法治疗早期肠缺血疾病（发病 8 小时以内，无肠坏死征象），也可作为手术前的辅助治疗，以减少肠切除的长度。具体实施方法如下：选择性动脉造影确诊本病后，经造影导管注入尿激酶 80～100 万 U，不久后再次造影观察动脉复通情况，留置导管，微量泵持续泵入尿激酶。如出现肠坏死征象，需急诊手术。手术治疗的目的是切除坏死肠段，预防进行性肠坏死和尽量多的保存小肠。在有条件的情况下，应尽可能地实行取栓术，使血管再通。这样常能避免广泛的肠切除和术后肠管的进行性坏死。

手术后抗凝、溶栓及祛聚治疗是预防复发的重要措施。可以使用低分子肝素皮下注射、低分子右旋糖苷等药物相见抗凝治疗章节。

七、缺血性肠病的预防

急性肠系膜缺血性疾病因起病急骤，病情进展迅速，临床特征不显著，而造成确诊较晚，治愈率低，死亡率高。因此，要改变这一现状，必须从预防做起。本病患者中有较大一部分病人在急性发病前曾出现慢性肠缺血表现，而且往往有器质性心脏病、动脉硬化和血栓等病史。这些特征为临床预防本病的发生、发展提供了可能性。应用抗凝疗法对出现慢性肠缺血症状的高危人群进行预防性治疗，可明显降低本病的发病率和死亡率。

急性肠系膜缺血性疾病是一种死亡率极高的疾病，掌握其临床特征，并应用 CT 及选择性血管造影等技术是提高早期诊断率的有效方法。综合治疗是提高其治愈率的重要保证。

（周国鹏　邵　耕）

参 考 文 献

第一节

1. Jackson MR & Clagett GP. Antithrombotic therapy in peripheral arterial occlusive disease. Chest, 2001, 119 (Suppl): 283S-299S
2. Graor RA, Olin JW & Bacharach M. Comparison of t-PA and urokinase for peripheral arterial thrombolysis. J Vasc Med Biol, 1993, 4: 311-314
3. Jaff MR, Olin JW, Piedmonte M et al. Heparin administration via nomogram versus a standard approach in venous and arterial thromboembolic disease. Vasc Med, 1996, 1: 97-101

4. Hirsh J, Warkentin TE, Shaughnessy SG et al. Heparin and low-molecular weight heparin: mechanisms of action, pharmacokinetics, dosing, monitoring, efficacy, and safety. Chest, 2001, 119 (Suppl): 64S-94S
5. Clagett GP, Graor RA & Salzman EW. Antithrombotic therapy in peripheral arterial occlusive disease. Chest, 1992, 102: 517-528
6. Jackson MR & Clagett GP. Antithrombotic therapy in peripheral arterial occlusive disease. Chest, 2001, 119 (Suppl): 283S-299S
7. Meyerovitz MF, Goldhaber SZ, Reagan K, Polak JF, Kandarpa K, Grassi CJ, Donovan BC, Bettmann MA, Harrington DP. Recombinant tissue-type plasminogen activator versus urokinase in peripheral arterial and graft occlusions: a randomized trial. Radiology, 1990, 175: 75-78
8. Gardiner GA, Meyerovitz MF, Stokes KR, Clouse ME, Harrington DP, Bettmann MA. Complications of transluminal angioplasty. Radiology, 1986, 159: 201-208

第二节

1. Virchow RLK. Ber die akute Entzundung der Arterien. Virchows Arch Pathol Anat 1: 272, 1847
2. 潘秀珍. 缺血性肠病研究进展. 新消化病学杂志, 1994, 2 (特刊2): 16
3. Kaleya RN & Boley SJ. Acute mesenteric ischemia: an aggressive diagnostic and therapeutic approach. 1991 Roussel lecture. S Ontario Surg Soc 1992a, 35: 613-623.
4. Ottinger L. Mesenteric ischemia. N Engl J Med, 1982, 307: 535-537
5. Sachs S, Morton J & Schwartz S. Acute mesenteric ischemia. Surgery, 1982, 92: 646-653
6. Kumar S, Sarr MG & Kamath PS: Mesenteric venous thrombosis. N Engl J Med, 2001, 345: 1683-1688
7. Kaleya RN, Sammartano RJ & Boley SJ. Aggressive approach to acute mesenteric ischemia. Surg Clin North Am, 1992b, 72: 157-182
8. Koutroubakis IE, Sfiridaki A, Theodoropoulou A et al. Role of acquired and hereditary thrombotic risk factors in colon ischemia of ambulatory patients. Gastroenterology, 2001, 121: 561-565
9. Linder JD, Monkemuller KE, Raijman I et al. Cocaine-associated ischemic colitis. South Med J, 2000, 93: 909-913
10. 陆玮. 肠道血管病变. 见: 陈灏珠主编: 实用内科学. 北京: 人民卫生出版社, 1998: 1632
11. 杨宏宇, 章希炜, 陈国玉. 急性肠系膜血管缺血性疾病的早期诊断和治疗 (附14例报告). 消化外科, 2003, 2 (2): 141-143
12. Newman TS, Magnuson TH, Ahrendt SA et al. The changing face of mesenteric infarction. Am Surg, 1998, 64: 611-616
13. Brandt LJ & Boley SJ. AGA technical review on intestinal ischaemia. Gastroenterology, 2000, 118: 954-968

14. Dhekne RD, Chatziioannou SN, Moore WH et al. Indium-111 leukocyte scintigraphy in suspected bowel ischemia. Am J Gastroenterol, 2000, 95: 1983-1989

第四十三章 睡眠呼吸暂停综合征与冠心病
(Sleep Apnea Syndrome and Coronary Heart Disease)

第一节 流行病学 …………………… (1119)
第二节 定义与分型 …………………… (1120)
第三节 病因和分型 …………………… (1120)
第四节 睡眠呼吸暂停综合征与缺血性心脏
　　　　病的关系 …………………… (1120)
　一、阻塞型睡眠呼吸暂停综合征与夜间无
　　　痛性心肌缺血和夜间心绞痛 ……… (1120)
　二、中枢型睡眠呼吸暂停综合征与慢性
　　　心力衰竭 …………………… (1123)
第五节 睡眠呼吸暂停综合征的临床表现
　　　　………………………………… (1124)
第六节 诊断和鉴别诊断 ……………… (1124)
第七节 阻塞型睡眠呼吸暂停综合征的治疗
　　　　………………………………… (1125)

　　睡眠呼吸暂停综合征（sleep apnea syndrome，SAS）于1965年首先被认识，是一种在睡眠期间发生的呼吸紊乱，其中阻塞型睡眠呼吸暂停综合征是最常见的类型，主要由于上气道阻塞而引发的睡眠期间频繁出现的呼吸暂停，导致睡眠结构紊乱和血氧饱和度下降，临床主要表现为打鼾和白天过度嗜睡，中枢型睡眠呼吸暂停综合征可能主要与慢性心力衰竭有关。由于睡眠呼吸暂停综合征有较高的发病率，并对心血管系统有潜在的影响，成为睡眠期间呼吸紊乱的最严重形式，在这些患者中心血管疾病的发病率和死亡率增高，因此成为近年来研究的热点之一。

第一节 流行病学

　　流行病学显示睡眠呼吸暂停综合征在成年人口中的发病率为1%～4%。有研究显示，53.6%的心肌梗死事件发生于凌晨5时到上午11时，22%的心肌梗死患者是在睡眠中发病的，这些患者呼吸紊乱指数明显高于清醒状态下发生心肌梗死的患者。在一项研究中显示，223例冠状动脉造影证实为冠心病患者和66例排除冠心病患者，多导睡眠监测结果，冠心病患者中30.5%的患者存在有阻塞型睡眠呼吸暂停综合征，而在非冠心病的患者中为19.7%，与非冠心病的患者相比，冠心病患者中呼吸紊乱指数明显增高，并认为中重度阻塞型睡眠呼吸暂停综合征是心肌梗死的独立危险因素。在一项病例对照研究中显示，考虑性别、年龄、体重指数、高血压、高血脂和吸烟等因素后，中老年冠心病患者中阻塞型睡眠呼吸暂停综合征是冠心病的独立危险因素。有学者认为阻塞型睡眠呼吸暂停综合征可以戏剧性地增加冠心病的危险因素，并使相应的心血管事件发生率增加三倍，睡眠呼吸暂停有如此大的影响，以致于像糖尿病一样可以增加冠心病的危险，并认为在这组患者中比高胆固醇血症和高血压更重要。有研究结果显示，所记录到的最长的呼吸暂停为120秒，由此引发的最长的心肌缺血时间为60秒。同时也有研究显示在慢性心力衰竭患者中，50%存在有中枢型睡眠呼吸暂停综合征，这些患者临床症状严重，愈后不佳。

第二节 定义与分型

1. 定义 呼吸暂停（apnea）是指在睡眠过程中，口鼻气流停止超过 10 秒钟。睡眠呼吸暂停综合征（病理性睡眠呼吸暂停）是指在 7 小时的睡眠过程中，口鼻气流停止超过 30 次，每次超过 10 秒钟。

2. 分型 正常人呼吸时有两组肌群参与，吸气肌（膈肌、肋间肌）和上呼吸道肌（颏舌肌、环杓肌、咽肌）。如果呼吸时吸气肌收缩，上呼吸道肌不收缩，咽部被吸吮而收缩关闭，没有气流通过，但是胸腔内有负压产生，表现为阻塞型；如果吸气肌不收缩，则呼吸道内没有气流通过，也没有胸内压产生，表现为中枢型；如果两组肌群均不能收缩，则表现为混合型。

阻塞型（OA）：口腔和鼻腔无气流，但胸腹式呼吸仍存在。

中枢型（CA）：口腔和鼻腔无气流，同时胸腹式呼吸也不存在。

混合型（MA）：指一次呼吸暂停过程中，开始时出现中枢型呼吸暂停，继之出现阻塞型呼吸暂停。

第三节 病因和分型

睡眠呼吸暂停综合征在病因上分为两种类型，具体如下：

1. 阻塞型 这种类型占绝大多数。从解剖学的角度来看，阻塞的部位常常位于后鼻孔和会厌之间，不是在悬雍垂和软腭的后部（咽腭），就是在舌的后部（口咽）。由于神经系统和自主神经系统的病变、自主神经系统功能异常以及脑脊髓结构的破坏，支配咽肌的神经功能下降，引起咽部肌肉塌陷是睡眠期间出现呼吸不畅和暂停的主要原因，尽管存在持续的用力呼吸加以补偿，但是阻塞的咽部气道仍然妨碍有效的通气过程，引起呼吸暂停和低通气，尤其在肥胖的患者中，颈部粗短，咽部脂肪堆积，更加重了咽部阻塞。另外在少数患者中发现的口咽部位结构异常，如扁桃体肿大、咽淋巴滤泡腺体增生、鼻中隔弯曲、甲状腺肿及头面颅底畸形等，也是造成口咽部呼吸阻塞的原因。

2. 中枢型 这种类型主要是由中枢神经系统病变引起的，极少数患者能找到明确病因，但在严重慢性心力衰竭患者中存在中枢型呼吸暂停，有人认为是心力衰竭的阶段表现。实际上这种现象早在 1818 年就由 Cheyne 发现，又在 1854 年由 Stokes 所描述。最近的研究认为这是一种周期性呼吸，伴有中枢型呼吸暂停的周期性呼吸，可能是心力衰竭愈后不佳的指标之一。

第四节 睡眠呼吸暂停综合征和缺血性心脏病的关系

一、阻塞型睡眠呼吸暂停综合征与夜间无痛性心肌缺血和夜间心绞痛

研究结果显示，阻塞型睡眠呼吸暂停综合征与夜间无痛性心肌缺血和夜间心绞痛之间有明确的关系，但确切机制尚不十分明确，主要有以下几个因素：

低氧血症：呼吸暂停的即刻效应是血氧饱和度的下降。任何一个呼吸暂停事件都可以触

发低氧血症的发生，引起心肌缺氧缺血，甚至导致睡眠期间心肌梗死和致命性心律失常的发生，尤其在冠心病的患者中，心肌缺血是引起病情加重的重要因素。在多导睡眠仪出现后，由呼吸暂停引发的心肌缺血，可以看到心电图上相应的 ST 段的下降，见图 43-4-1，并已经证实呼吸暂停引发的多数心肌缺血没有症状——即无痛性心肌缺血，这是引起夜间猝死的主要原因，换句话说这可能是睡眠呼吸暂停患者夜间死亡的原因之一。一项对心肌梗死的患者进行的研究显示，夜间最低血氧饱和度的平均值为 86.1%，在调整年龄、血压、糖尿病、吸烟和体重指数以后，伴有夜间血氧饱和度明显下降的睡眠呼吸暂停是冠心病的独立危险因素，也是引起严重并发症的原因之一。这就提示我们，睡眠呼吸紊乱可能与冠心病的进程有关。

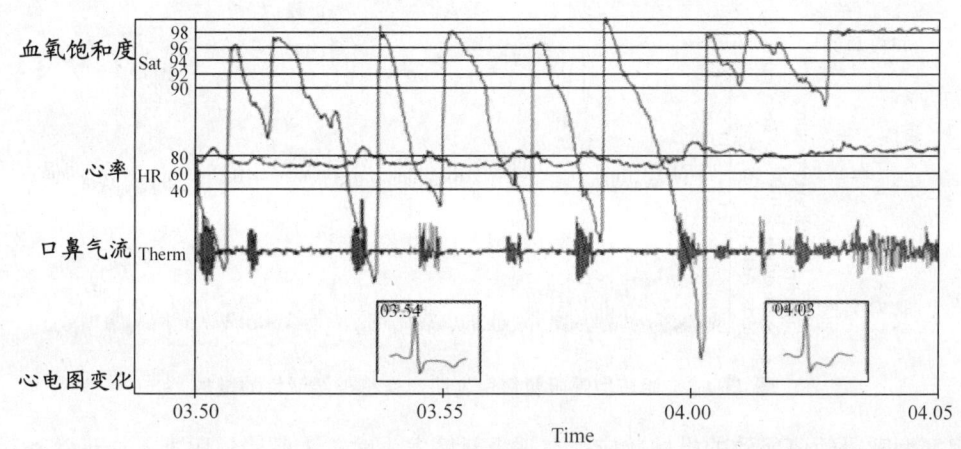

图 43-4-1　呼吸暂停发生时，血氧饱和度和心电图的变化

心率加快：呼吸暂停和随后的过度通气引发心率发生周期性变化。呼吸暂停期间心率下降，下降的幅度与血氧饱和度下降的程度相关，这是因为克服呼吸道阻塞用力吸气实际上是无效呼吸，可以导致胸内压的增高和低氧血症的出现，并激发迷走神经系统的活性，引起反射性心动过缓。而呼吸暂停终止时出现考的松唤醒（cortical arousal），与迷走神经活性下降和心率增加也是相关的，低氧血症、呼吸性酸中毒和考的松唤醒，都可以在呼吸恢复时引发心率突然地增加，因此在呼吸暂停终末期可以观察到相应的心率增加。呼吸暂停后心率的增加，可能与发生心肌缺血的病理生理机制有关。有研究显示与睡眠呼吸暂停相关的 ST 段的变化，59% 出现在心率增加之后，ST 段下降更多见于心率增快、严重的呼吸暂停和明显的低氧血症患者。这说明引发心率发生明显变化的严重的呼吸暂停是多数心肌缺血的主要原因。

因此，供氧减少（低氧血症）而需氧增加（心率增加）是与呼吸暂停相关的心肌缺血的主要原因，与睡眠有关的心肌缺血在合并严重呼吸暂停和严重低氧血症的患者中更为多见。这就提醒我们，对于严重冠心病患者和有夜间心绞痛患者，应该考虑到阻塞型睡眠呼吸暂停综合征的存在。

交感神经系统活性增强和血浆儿茶酚胺水平增加：许多研究表明，阻塞型睡眠呼吸暂停综合征可以导致交感神经活性增强和容量调节激素分泌增多。Hedner 等人认为，对于呼吸暂停的患者，其交感神经活性在清醒和睡眠时都明显增高。这些患者由于血液中氧分压长期处于较低的水平，与正常人相比外周化学感受器的敏感性增加，同时患者睡眠期间不断被呼吸阻塞所唤醒，交感神经长期处于兴奋状态，不仅在睡眠期间同时也在清醒状态下表现为交感神经活性增大，血浆儿茶酚胺水平增高和肾素、血管紧张素释放增多。有人证明，对于那些患有睡眠呼吸暂停综合征的患者，在经过气管造口或经鼻持续被动呼吸道加压通气（nCPAP）等有效的治疗之后，血浆儿茶酚胺水平明显下降。因此，在睡眠呼吸暂停的患者中，无论是交感神经活性还是血浆儿茶酚胺水平与正常人相比都明显增高。图43-4-2显示了每次呼吸暂停引发肌肉交感神经活性的增加的情况。

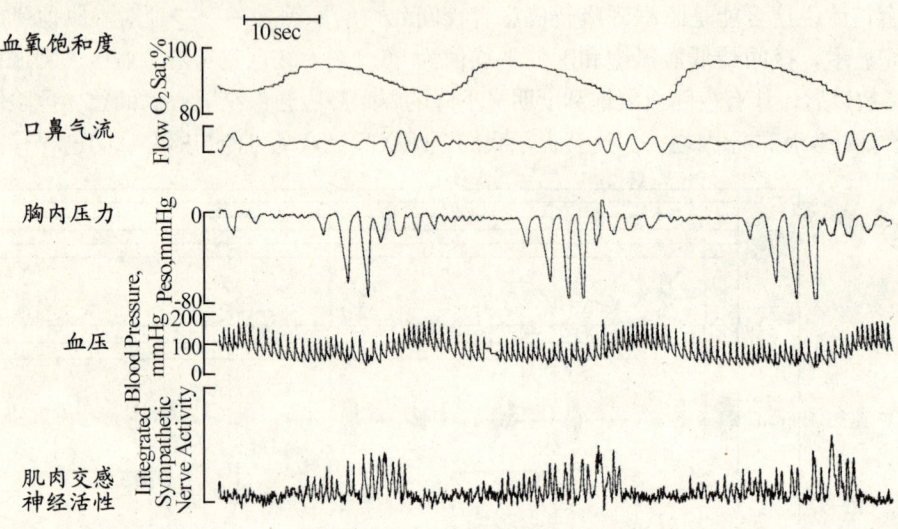

图 43-4-2　阻塞型呼吸暂停引发肌肉交感神经活性的增加

阻塞型呼吸暂停所致的机械效应：在呼吸暂停发生时，上呼吸道阻塞不能正常呼吸，需要增大呼吸运动加以补偿，但用力呼吸必然导致胸腔内负压增大，静脉回流增多，导致右心室舒张末容积增大，右室前负荷增加；右室前负荷增加又通过机械效应引起室间隔偏移（reversed Bernheim effect）及左室舒张期顺应性下降；胸内负压增加导致左室后负荷增大，左室射血分数下降。当呼吸暂停结束时，胸内负压也恢复正常，而左室射血分数由于前负荷增加却明显增大。这样由于胸内负压频繁而长期增加，结果导致心脏结构和位置改变（如室间隔的移位），以及回心血量增加引起的左右心室前负荷增大，都通过机械效应增加心肌的需氧量，参与心肌缺血的发生。

其他：阻塞型呼吸暂停综合征是睡眠期间呼吸停止的现象，每天夜间要发生几百次，每次都可以出现低氧血症和交感神经兴奋，见图43-4-3，如果长期得不到诊治，不仅引发心血

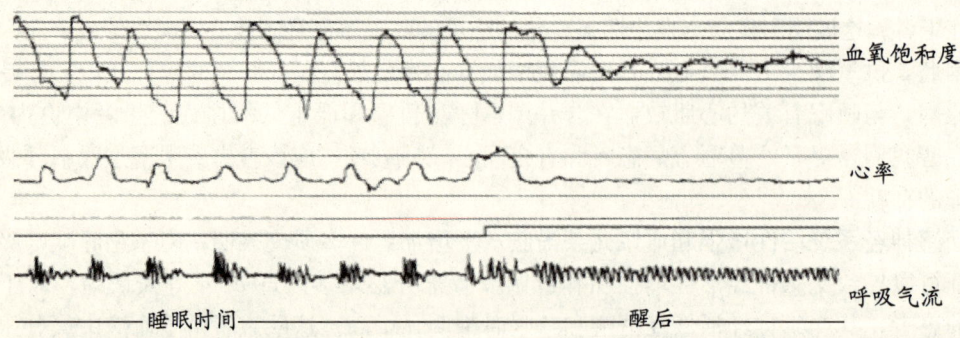

图 43-4-3　睡眠期间频繁出现呼吸停止，伴随血氧饱和度和心率的变化；
在清醒后呼吸暂停终止，血氧饱和度和心率达到正常，趋于平稳

管系统发生相关的变化，同时也可以引起代谢紊乱和神经体液的变化，在这些患者中高血压、高血脂，糖尿病以及肥胖发生率明显增加，这些都可以促进冠状动脉粥样硬化的发生、发展，因此，睡眠呼吸暂停综合征在冠心病的病情进展中占有重要地位，是冠心病的危险因素，并增加冠心病患者的死亡率。

二、中枢型睡眠呼吸暂停综合征与慢性心力衰竭

尽管在一些疾病和某些正常人中可以发现周期性呼吸的存在，但伴有中枢型呼吸暂停的周期性呼吸主要发生在严重的慢性心力衰竭患者中。最近研究报道，在缺血性心肌病和原发性扩张型心肌病的患者中，如果患者的射血分数＜40％，在乐观的药物治疗基础上，其发病率为45％～50％。多数患者为男性，这是否反应了心脏病的性别差异，还是性激素本身存在另外的作用，目前尚不清楚。具有中枢型呼吸暂停的慢性心力衰竭患者不仅心房纤颤和室性心率失常的发病率增加，死亡率也明显增大。心力衰竭患者中发现的周期性呼吸和中枢型呼吸暂停以及血氧饱和度和心率的变化见图43-4-4。其发病原因主要有以下几方面：

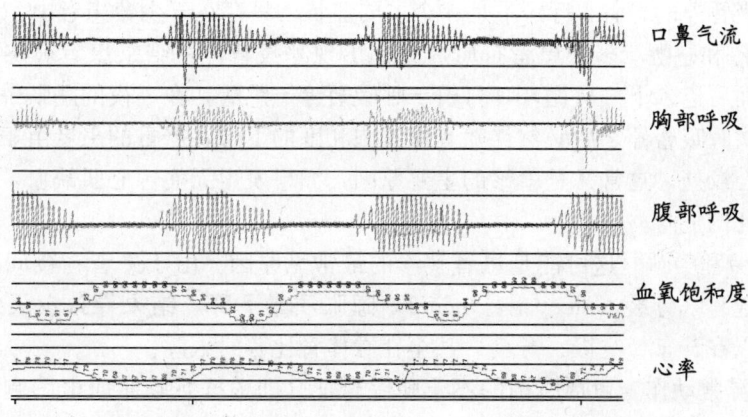

图43-4-4　心力衰竭患者周期性呼吸和中枢型呼吸暂停

传入信息延迟：正常人呼吸潮气量和呼吸频率主要由动脉血中的二氧化碳分压、血pH值和氧分压所控制。这些参数主要由颈动脉体和主动脉弓周围化学感受器所感受，并对血液瞬间的变化做出即刻反应。中枢化学感受器在延髓腹侧面，血脑屏障后，调节动脉血气的长期变化目标范围。呼吸中枢接受化学感受器的传入信息，通过传出神经到呼吸肌肉对呼吸做出相应的反应。左心功能下降和低心输出量的患者存在明显的循环时间延长。早在50年前Pryor就推测，肺内血气变化和中枢神经系统获得信息不同步，是由于循环时间延迟导致的呼吸控制受影响的结果。周期性呼吸是通气的反馈控制无法补偿的结果。

化学感受器敏感性增加：各种激素和药物能改变人类化学感受器的敏感性，包括内源性儿茶酚胺类的去甲肾上腺素和肾上腺素。在心力衰竭患者中血和尿中去甲肾上腺素和肾上腺素水平增高，这是心脏泵功能衰竭的补偿，但可以增加化学感受器对二氧化碳的反应，引起通气过度，这是在心力衰竭患者中觉醒状态普遍存在的现象，他们的二氧化碳分压降低到正常低限或更低，接近呼吸暂停阈值水平，在睡眠时出现呼吸暂停，这种情况与睡眠阶段移行密切相关，经常在觉醒状态和浅睡眠状态中出现，因为在浅睡眠阶段，通气仅由代谢来控制，常常始于一个深大呼吸，当二氧化碳分压下降达到阈值水平以下时便出现中枢型呼吸暂停，而在REM（Rapid Eye Movement）睡眠中明显减少或消失。呼吸暂停本身引发的唤醒

又进一步增加交感神经活性,形成恶性循环。许多患者中周期性呼吸是一个过度现象,然而损害的心脏功能、延迟的循环时间和增加的化学易感性是长期慢性存在的。

第五节 睡眠呼吸暂停综合征的临床表现

睡眠呼吸暂停综合征多在中年(40~60岁)男性中发病,在这一组人群中心脑血管疾病的发生率和死亡率明显增加,临床上表现为高血压、冠心病、脑中风和猝死等。越来越多的证据表明睡眠呼吸暂停综合征是一种较常见的并有一定潜在危险的疾病,若能早期做出诊断和治疗,不但可以减轻患者的病痛,还可以减少心血管疾病的发生率,提高患者的生存质量,因此充分认识SAS,对防治心血管疾病有极其重要的意义。

1. 打鼾 这是阻塞型睡眠呼吸暂停综合征最主要的临床表现,多数呈间歇性,不规则,突然出现或停止,一般持续20秒钟左右,声音响亮,这就清楚地提示了上呼吸道梗阻的存在,但打鼾与阻塞型睡眠呼吸暂停综合征之间没有必然的联系,只是其中的一种症状。对于中枢型睡眠呼吸暂停的患者,打鼾不是一个主要症状,只存在于少数患者中。

2. 呼吸暂停和憋醒 多数患者打鼾后立即出现呼吸暂停,结果患者被憋醒,恢复通气后再次入睡,而后进入下一次循环,打鼾—呼吸暂停—憋醒,在一夜的睡眠中这一过程反复出现,而在每次呼吸暂停之后必然伴随有血氧饱和度的下降,严重的患者由于呼吸暂停和低氧而诱发夜间心绞痛,这常常是就诊的主要原因,如果发生无痛性心肌缺血,可能存在恶性心律失常和猝死的危险。

3. 白天疲劳和嗜睡 这可能是患者就诊的最常见原因。由于患者在夜间睡眠期间不断地被憋醒而引起睡眠分裂(sleep fragment),睡眠质量下降,结果导致白天疲劳无力和嗜睡,严重者可以在开车、吃饭、开会、甚至在看体育比赛时入睡。

4. 睡眠时异常动作 包括所谓的不宁腿综合征(即根据腓肠肌肌电图测定,出现持续0.5~5秒钟的明显肌电活动并至少出现4次以上),可有甩动肢体、踢脚、摔打等,睡眠姿势也较特殊,严重者可以跌下床或出现梦游症。

5. 智力下降 表现为记忆力下降,注意力不能集中,对新事物接受能力差等。

6. 幻觉 患者入睡前常常出现幻觉,如果发生在白天嗜睡前出现,常常导致车祸和意外。

7. 无意识行为 患者常常重复一种单调的动作,伴有完全逆行性遗忘。

8. 晨起头痛、头晕。

9. 个性改变。

10. 夜尿增多、遗尿和性欲减退、阳痿。

第六节 诊断和鉴别诊断

1. 诊断 心肺多导睡眠仪的发现,使睡眠呼吸暂停综合征的诊断从20世纪70年代的有纸记录变为90年代的无纸记录,促进了对睡眠呼吸暂停综合征的早期诊断。按目前的研究水平,多导睡眠图(polysomnography,PSG)是诊断睡眠呼吸暂停综合征的"金标准",同时也可以根据呼吸暂停/低通气指数(apnea/hypopnea index,AHI)或呼吸紊乱指数(respiratory disturbance index,RDI)以及血氧饱和度(SaO_2)水平对患者病情作出判断。

AHI＝（呼吸暂停次数＋低通气次数）/总睡眠时间（小时）。1997年9月在德国汉堡举行的世界第五次睡眠呼吸暂停会议上通过的标准为：

诊断睡眠呼吸暂停综合征的标准：AHI≥5

病情轻重的划分标准：5＜AHI＜20，最低SaO_2≥86％为轻度

21＜AHI＜50，最低SaO_2≥80％～85％为中度

AHI＞51％，最低SaO_2≤79为重度

2. 鉴别诊断 睡眠呼吸暂停综合征是睡眠呼吸障碍疾病中的一种，按照1990年国际睡眠疾病的分类标准（international classification of sleep disorder，ICSD），美国睡眠疾病学会将这组疾病分为5大类84种，其共同的病理生理变化是睡眠结构紊乱及反复发生的低氧和高碳酸血症。临床上需要和睡眠呼吸暂停综合征相鉴别的有以下几种：

(1) 上气道阻力综合征（upper airway resistance syndrom，UARS）：发病主要见于中青年，无性别差异。患者主要有白天嗜睡、打鼾等表现，多导睡眠图有反复而短暂的α脑电觉醒波（α EEG arousals），但不伴有呼吸暂停/低通气及血氧饱合度的明显下降，食道压力测定有上气道阻力增加。有人认为它属于睡眠呼吸暂停综合征的代偿期，持续被动呼吸道加压通气（CPAP）治疗有效。

(2) 发作性睡病（narcolepsy）：是一种病因不清的综合征，其特点是伴有异常的睡眠倾向（包括白天过度嗜睡）、猝倒、少见的睡眠瘫痪和入睡前幻觉。诊断主要依据夜间多导睡眠图（PSG）排除其他疾病，多次小睡试验（multiple sleep lantency，MSLT）显示睡眠平均潜伏期缩短和2个/2个以上的睡眠起始REM。

(3) 特发性中枢神经系统嗜睡症（idiopathic central nervous system hypersomnia）：其特点是反复出现的白天嗜睡，不伴有突然睡眠发作，诊断依据多导睡眠图排除其他疾病，多次小睡试验显示睡眠平均潜伏期缩短但无睡眠起始REM。

(4) 低通气综合征（hypoventilation syndromes）：是由于肺泡通气过低形成$PaCO_2$升高（$PaCO_2$≥45mmHg）的一组疾病，本组疾病的症状和体征是非特异的，常伴有高碳酸血症，可并发低氧血症。如果在睡眠时发生则表现更为明显，可有夜间睡眠障碍和白天过度嗜睡，会使原有的低氧和高碳酸血症进一步加重。其诊断主要根据临床表现、血气分析和通气控制功能评价等，氧疗和辅助通气有效。

第七节 阻塞型睡眠呼吸暂停综合征的治疗

对于临床上没有症状的患者，是否需要进行治疗，目前尚没有统一的定论。有临床症状的患者，或是伴有合并症的患者，治疗的选择与呼吸暂停的临床类型有关。原则上可以从以下几个方面进行考虑：

1. 常规处理 减轻体重，禁烟酒，讲究睡眠卫生，避免服用镇静安眠药，对各种类型都会有不同程度的改善。

2. 药物治疗 主要是针对那些轻中型的患者，包括增加上气道开放、减低上呼吸阻力的药物，如滴鼻净、麻黄素等；呼吸神经刺激剂，如安宫黄体酮60～120mg/d；作用于一般神经的药物，如普罗替林；以及氧气治疗，主要与持续气道正压通气相配合。

3. 上呼吸道异常的处理 对于鼻中隔异常、扁桃体增大者可行外科手术治疗，口咽部骨骼异常者可用器械进行矫正，主要有鼻扩张器、舌牵引器和下颌前移器等。

4. 持续气道正压通气（CPAP） 可作为首选方法，适于多数呼吸暂停患者，并对于各种类型的治疗效果较为理想，可通过降低觉醒次数防止睡眠分裂而改善睡眠质量。与呼吸暂停相关的心肌缺血事件主要是与低氧血症和心率加快有关，长效硝酸甘油制剂效果不佳，有效的CPAP治疗可能是有效的治疗办法。对于合并中枢型呼吸暂停的慢性心力衰竭患者，单纯药物治疗效果不佳，合并应用呼吸道正压通气治疗可以降低病死率，改善愈后。

5. 如果上述方法效果不好，病情较严重，或是伴有头面部发育异常的患者，可选用外科手术治疗，包括悬雍垂软腭成形术（UPPP）、下颌骨前移术和气管造口术等。

（李 莉）

参 考 文 献

1. Lugaresi E, Cirigntta F, Coccagna G, et al. Some epidemiological data on snoring and cardiocirculatory disturbances. Sleep, 1980, 3: 221-224
2. Shepard JW, Jr. Hypertension, cardiac arrhythmias, myocardial infarction, and stroke in relation to obstructive sleep apnea. Clin Chest Med, 1992, 13: 437-458
3. Parish JM, Shepard JW, Jr. Cardiovascular effects of sleep disorders. Chest, 1990, 97: 1220-1226
4. Hung, J., E. G. Whitford, R. W. Parsons, and D. Hillman. Associa-tion of sleep apnea with myocardial infarction. *Lancet*, 1990, 336: 261-264
5. Peker, Y., H. Kraiczi, J. Hedner, S. Löth, Å. Johansson, and M. Bende. An independent association between obstructive sleep apnoea and coronary artery disease. *Eur. Respir. J*, 1999, 14: 179-184
6. EUROASPIRE. A European Society of Cardiology survey of secondary prevention of coronary heart disease: principal results. EU-ROSPIRE Study Group. *Eur. Heart J*, 1997, 18: 1569-1582
7. He, J., M. Kryger, F. Zorick, W. Conway, and T. Roth. Mortality and apnea index in obstructive sleep apnea. *Chest*, 1988, 94: 9-14
8. Partinen, M., and C. Guilleminault. Mortality of patients with ob-structive sleep apnea syndrome: a follow-up study. *Chest*, 1988, 94: 1200-1204
9. Grunstein, R. R. Nasal continuous positive airway pressure treat-ment for obstructive sleep apnoea. *Thorax*, 1995, 50: 1106-1113
10. Franklin, K. A., J. B. Nilsson, C. Sahlin, and U. Näslund. Sleep ap-noea and nocturnal angina. *Lancet*, 1995, 345: 1085-1087
11. Javaheri S, Parker TJ, Liming JD, et al. Sleep apnea in 81 ambulatory male patients with stable heart failure: types and their prevalences, con-sequences, and presentations. *Circulation*, 1998, 97: 2154-2159.
12. Bradley TD, Floral JS. Pathophysiologic and therapeutic implications of sleep apnea in congestive heat failure. J Card Fail, 1996, 2 (3): 223-240
13. Naughton M, Bradley TD. Sleep apnea in congestive heart failure. Clin Chest 1998 May; 19 (1): 99-133Kohnlein T, Klante T, Elliott MW, et al: Heart failure and cen-

tral respiratory dysregulation. Cheyne-Stokes respiration during sleep in advanced left heart failure. Pneumologie, 2001, 55 (1): 13-20

14. McArdle, N., G. Devereux, H. Heidarnejad, H. M. Engleman, T. W. Mackay, and N. J. Douglas. Long-term use of CPAP therapy for sleep apnea/hypopnea syndrome. *Am. J. Respir. Crit. Care Med*, 1999, 159: 1108-1114

索 引

654-2　533
6 分钟走试验　574
^{99m}Tc 闪烁扫描　560
ACE-I　553
ACS 冠脉粥样硬化斑块　430
AFIB（ECG 房颤模式）　936
AMI 溶栓　525
A 型性格　90
Bezold-Jarisch（反射）　533
Bland-White-Garland 综合征　690
Borg 指数　576
B 族维生素　864
CK-MB　392
CK-MB 亚型　500
COER-维拉帕米　1017
CYPHER™ 支架　884
C-反应蛋白　396
dressler's 综合征　557
Dressler's 综合征　558
Forrester Ⅱ 型　540
Forrester Ⅲ 型　543
Franmingham 积分　858
Gallavardin 分离现象　132
Gd-DTPA　567
GP Ⅱb/Ⅲa 受体拮抗剂　561
Holter 记录仪　169
Jatene 补片法　988
Judkins 冠脉造影导管　283
Judkins 冠状动脉造影　283
Kugel 动脉　8
LDL 去除疗法　819
minirail 双钢丝球囊　896
Mobitz Ⅰ 型　534

Mobitz Ⅱ 型　534
MR 心肌灌注成像　379
M 型超声　551
NSTEACS-非 Q 波心肌梗死　432
PATTERN（ECG 标准模式）　936
PC 法　385
PEAK（ECG 峰模式）　936
Poiseuille 定律　875
PWP　541
R on T 现象　528
S2 固定分裂　130
S2 逆分裂　130
Sestamibi^{99m}Tc-MiBi 心肌显像　497
ST 段的移位　139
ST 段弓背向下抬高　559
ST 段抬高　551
ST 段抬高的心肌梗死（STEMI）　391，565，582，675
^{99m}Tc 心肌灌注显像　701
TIMI 危险评分　565
T 波的变化　139
T 形分叉　908
VAD 系统　945
Von Willebrand 因子　1034
X 综合征　653
Y 形分叉　908
Y 形接头　891
"Class A" 型动脉　20
"Class B" 型动脉　20
α-羟丁酸脱氢酶　391
α 脑电觉醒波　1125
β₁ 选择性　737
β-肾上腺素能受体　735

索引

β-受体阻滞剂　561，570，635，642，864
γ照相机　218
^{18}F-氟代脱氧葡萄糖　232
^{201}铊（^{201}Tl）单光子发射断层　650
^{99m}Tc 心肌核素灌注显像　566
阿司匹林　425，505，555，557，664，916
阿替洛尔　423，737
阿托伐他汀　810
阿托品　533，729
阿西莫司　812
艾司洛尔属　742
氨氯地平　452，751
奥斯勒结节　124
巴森多洛尔　739
白三烯　68
白细胞滤过器　70
白细胞下降　858
斑块　830
斑块破裂　391，463，876，911
斑块压缩　875
斑块移位　908
斑块重建　875
饱和脂肪酸　816，817
爆发性细胞内肿胀　65
北欧辛伐他汀生存研究　114
贝赫切特综合征　703
贝特类　812
倍他索洛尔　737
倍万洛尔　737
被保护的左主干病变　887
苯烷胺类　751
苯氧芳酸衍生物　812
苯扎贝特（必降脂）　814
泵衰竭　537
比索洛尔（CIBIS Ⅱ）　423，737，747
闭塞性心律失常　450
边界区　54
变异性心绞痛　141，401，415，449，494，647，756
构型　1016
表面活性物质　1076
表面阴影显示法　359
表皮生长因子/转化生长因子　36
别嘌醇　70
病毒性冠状动脉炎　702
病毒载体　954
病理性 Q 波　139
铂铱合金支架　903
补救 PCI　523
补体细胞膜攻击复合物　1035
不典型心绞痛　412
不宁腿综合征　1124
不稳定性心绞痛治疗　432
不稳定性心绞痛　141，391，434，494，757，830
不再流现象　66
彩色多谱勒　551
餐后心绞痛　455
餐后脂血症　1027
残余狭窄　882，900
侧支循环　36
缠绕支架　902
长 QT 综合征　748
长链酰基化合物　60
肠系膜动脉栓塞　1115
超声心动图　173，403，546，548，550，553
超声心动图检查　488
超氧化物歧化酶　67，69，865
超氧阴离子　67，860
撤药综合征　737，749
成角度病变　887
成人呼吸窘迫综合征　1073
成纤维细胞生长因子　952
持续被动呼吸道加压通气（CPAP）　1125
出血并发症　527
出疹性黄瘤　124

初次用力心绞痛　416
初发劳力性心绞痛　415，437，745
初发心绞痛　434
初级止血　828
杵状指、趾　124
触酶　70
川崎病　273，680，698
穿针器　891
传输血管　771
垂直长轴断层影像　222
磁共振成像技术（MRI）　404，498
磁共振心血管造影　405
雌激素　669
雌激素替代治疗（HRT）　670
次级止血　829
次全闭塞病变　291
丛状型动脉　19
促进血管细胞表面粘附分子-1　46
促血管生长素-1　953
醋丁洛尔　738
存活心肌　566，644
大动脉炎　692
大隐静脉　973
代谢性酸中毒　541
代谢综合征　669，825
单不饱和脂肪酸　817
单光子发射计算机断层仪　219
单核细胞化学趋化蛋白-1　48
单磷酰脂A　72
单硝酸异山梨醇酯　423，770
单支冠状动脉　10，690，691
胆固醇　86
胆固醇栓塞　1058
胆固醇吸收抑制剂　815
胆固醇酯　99
胆固醇酯转移蛋白　102，103，106
胆酸螯合剂　814
弹性回缩　878，882
弹性回缩率　902
蛋白激酶C　72，1036

导联系统　169
等长运动　256，579
等容舒张期（IRVT）　191
等张运动　256
低分子肝素（LMWH）　506，585，832，918
低分子抑制物　842
低剂量多巴酚丁胺　564
低剂量多巴酚丁胺超声心动图试验（LDDSE）　405
低可视性　903
低密度脂蛋白　45，100
低密度脂蛋白胆固醇（LDL-C）　86，803
低通气综合征　1125
低心排出量综合征　982
低血钾　529
低血压　543
地尔硫䓬　442，451，508，643，751，760
地来洛尔　738，739
地中海饮食　816
第二窗口　72
第二度房室传导阻滞　534
第二心音　130
第三心音奔马律　129
第一心音　130
典型的急性（ST段抬高）心肌梗死　491
典型心绞痛　412
电磁血流计法　40
电动式搏动性血泵　946
电复律术　530
电位依赖性通道　750
电压依赖性钙通道　57
电子束CT　EBCT　348
凋亡蛋白酶　66
凋亡小体　66
调控性能　893
调脂药物　586
定向冠脉内膜斑块切除术　916

定向冠状动脉旋切术　688
冬眠　426,566
冬眠心肌　631,644,648
动力性狭窄　411
动脉鞘管　891
动脉栓塞　1112
动脉血栓形成　1112
动脉粥样血栓形成　830
动脉粥样硬化　44,50,459,688,691,
　　1009
动脉粥样硬化性斑块　44
动脉粥样硬化性肾动脉狭窄　1055
动态心电图　170,401,566,640
动态心电图监测　418
动态血压监测　1015
动作电位　136
窦房传导阻滞　534
窦房结　15
窦房结动脉　7,15,729
窦房结功能不良　725,729
窦房结支　269
窦性静止　534
窦性心动过缓　533,729
窦性心动过速　531
窦性心律不齐　534
短暂脑缺血发作　830
短轴断层影像　222
对角支　268
对吻球囊扩张　892
钝缘支　268
顿抑　566
顿抑心肌　472,644,645
多巴胺　533,543
多巴酚丁胺　543
多巴酚丁胺超声心动图（DSE）　402
多巴酚丁胺负荷超声心动图　651
多不饱和脂肪酸（PUFA）　818,861
多次小睡试验　1125
多导睡眠图（PSG）　1125
多发性大动脉炎　1055

多门电路　240
多普勒导丝　879
多普勒流量导线　654
多普勒心肌成像　182
多脏器衰竭　980
多支血管 PTCA　874
多重设计的支架　903
额外标记　893
恶化劳力性心绞痛　415,437,745
恶化性心绞痛　415,434
儿茶酚胺类　542
二级梯试验（MASTER 试验）　401
二级预防　568,664,785
二尖瓣关闭不全　133
二尖瓣开放拍击音　131
二尖瓣脱垂　133,414
二尖瓣脱垂综合征　130,748
二氢吡啶类　751
二维超声心动图　174,651
二硝酸异山梨醇酯　422
二氧化氮反应　862
发作性睡病　1125
法鲁四联症　748
反杓型　1016
反复更换 over-the-wire 球囊系统　894
反链脂肪酸　817
反向收缩或矛盾运动　298
方位性 Q 波　146
房室结　15
房室结动脉　9
房室结支　269
房室阻滞　725,729
房性过早搏动　531
房性心动过速　722,726
房性心律失常　722,726
房性早搏　722,726
仿真内镜　359
放射性核素　217
放射性核素心肌灌注显像　405
放射性核素心室造影　RNA　404

放射性核素心血管造影（RNA）计数法 404
放置支架术 688
非Q波心肌梗死 142，446，493，581
非ST段抬高的AMI 467
非ST段抬高的急性冠状动脉综合征 391
非ST段抬高的心肌梗死（NSTEMI） 675
非杓型 1016
非病毒载体 954
非冠状动脉粥样硬化的AMI 468
非洛地平 759
非诺贝特，力平之 813
非透壁心肌梗死 581
非心源性胸痛 413
非预装支架 902
非甾醇类抗炎药 550
非阵发性室性心动过速 529
肥厚型心肌病 160，496，748，762
肺保护性通气 1083
肺动脉舒张期末压 59
肺动脉栓塞 495
肺动脉血流加速时间 193
肺动脉压 PAP 325
肺梗死 1091
肺毛细血管嵌顿压 PWP 325
肺毛细血管楔压 539
肺栓塞 556，831，1087
肺栓塞急性肺源性心脏病 166
肺水肿 633，768
肺小动脉嵌入压 58
肺淤血 540
肺源性心脏病 164
费用－效益比 928
分叉处病变 887
氟伐他汀 811
辅酶Q_{10} 864
负荷超声心动图 418，419
负荷放射性核素心肌灌注显像 403

负荷量 858
负荷心电图 401，402
负荷心肌灌注显像 564
附壁微血栓 45
附壁血栓 299，550，830
附着型乳头肌 13
复发缺血 857
复杂的PTCA 874
副冠状动脉 8
富含TG的脂蛋白（TRL） 86
富含半胱氨酸的蛋白酶 66
富含甘油三酯的脂蛋白 101
钙超载 64，66，645，753
钙调蛋白 67
钙拮抗剂 424，570，635，642，750
钙离子拮抗剂 561
钙通道 57
钙通道拮抗剂（CCB） 585
钙稳态 57
钙依赖性降解酶 67
概率破裂压 897
甘油三酯（TG） 803
甘油三酯转运蛋白 106
肝颈静脉回流试验 125
肝素 555，832
肝细胞生长因子 953
肝脂酶 104
钢丝调节器 891
高半胱氨酸血症 1040
高胆固醇血症 820，1038
高甘油三酯血症 821，1030
高可视性 903
高密度脂蛋白 46，100
高密度脂蛋白胆固醇（HDL-C） 86，803
高敏C反应蛋白（Hs-CRP） 50，804
高频通气 1083
高乳糜血症 124
高碳酸血症 1063
高血压 85，997

高血压前期 1001	冠脉造影（CAG） 421，663
高脂蛋白血症 111，802	冠脉自动调节 39
梗死后综合征 558	冠心病 409
梗死伸展 473，537，552	冠状动静脉瘘 273
梗死相关动脉（IRA） 663，678	冠状动脉闭锁 692
梗死相关血管（IRA） 563，678	冠状动脉变异 272
梗死延展 729	冠状动脉搭桥术（CABG） 545，874，1046
功能性室壁瘤 552	
供应不足性缺血 55	冠状动脉的开口部位 3
谷峰比值 1015	冠状动脉发育不良 689
谷胱甘肽 862	冠状动脉灌注法 970
骨骼肌干细胞 957	冠状动脉间吻合 22
骨髓间充质细胞（MSC） 957	冠状动脉痉挛 37，631，695
骨髓细胞 957	冠状动脉口狭窄 692
钴合金支架 903	冠状动脉瘤 595，686，691
固定钢丝球囊 894	冠状动脉瘘 11，690，691
固定倾向 90	冠状动脉内吻合 22
固缩 66	冠状动脉内血管成形术 1045
固有频率 937	冠状动脉旁路搭桥术 645
冠脉斑块切除术 875	冠状动脉旁路手术 858
冠脉闭塞性疾病 466	冠状动脉旁路移植术 425，637，689，963
冠脉搭桥术 689	
冠脉痉挛 911	冠状动脉栓塞 705
冠脉口病变 887	冠状动脉狭窄 687
冠脉内超声（IVUS） 179，879	冠状动脉小血管病（X综合征） 422
冠脉内放射治疗 883	冠状动脉性心脏病 409
冠脉内膜斑块切除术 878	冠状动脉血管成形术 874
冠脉内膜切除术 878	冠状动脉血流储备 879
冠脉内膜切吸术 878，916	冠状动脉血栓 631
冠脉内支架术 875，916	冠状动脉血运重建 645
冠脉旁路移植（CABG） 665	冠状动脉异位 692
冠脉微动脉 654	冠状动脉异位肺动脉来源 690
冠脉系统的灌注压 29	冠状动脉异位主动脉来源 690
冠脉小动脉 654	冠状动脉造影术 265，420，517
冠脉血流储备 39，311	冠状动脉支架术 878
冠脉血流储备分数 879	冠状动脉粥样硬化 312，631，680
冠脉血流储备能力 654	冠状窦 16
冠脉血流量 740	冠状静脉窦逆行灌注 971
冠脉血栓 463	冠状循环 3
冠脉血栓自溶而再通 446	管状长节段 887

管状支架 903	活性氧化物质 860
灌注球囊 895	机械取栓装置 889
轨迹性 894	机械通气 541,1079
滚轴泵 946	肌病-肾病-代谢酸中毒综合征 1103
国际睡眠疾病的分类标准 1125	肌钙蛋白 481,500
腘动脉受压综合征 1104	肌红蛋白 392
过氟化合物 70	肌酸激酶 391,480
过氧化氢 860	肌酸磷酸激酶 649
过氧化氢酶 68,69	肌源说 29
过氧化物酶 68	基态 67
核磁共振成像 553	基因/细胞联合治疗 959
核素心肌灌注显像（MPI） 500,668,673	基因导管 960
	基因球囊 960
核素心血管造影术（RNA） 498	基因支架 960
核酸内切酶 67	基因治疗 950
横纹肌溶解症 809	激光冠脉成形术 875
后窦 3	激光切割 903
后肌酸激酶 72	激活全血凝固时间（ACT） 970
后降支 9,268,269	激素替代治疗（HRT） 571,669,984
后扩张 890	吉非贝齐（诺衡） 814
后坐支撑力 877	吉非罗齐 1030
呼气末正压（PEEP） 541,1080	极低密度脂蛋白 46,100
呼气终末正压（PEEP） 980	即刻 PCI 524
呼吸机导致的肺损伤（VILI） 1080	急腹症 495
呼吸紊乱指数 1124	急性肠系膜缺血性疾病 1115
呼吸性碱中毒 541	急性动脉栓塞 1104
呼吸暂停 1119,1124	急性动脉血栓形成 1104
呼吸暂停/低通气指数 1124	急性肺动脉栓塞 1090
华法林 555,832	急性肺水肿 541
坏死 830	急性肺损伤 1074
环丙贝特 814	急性冠脉综合征 459,582,745,1051
环状支架 902	急性冠状动脉综合征（ACS） 391,675
黄嘌呤氧化酶 68	急性呼吸窘迫综合征 1073
黄色瘤 110,124	急性脑梗死 830
灰区 392	急性深静脉血栓形成 1104
回抱能力 894	急性心包炎 495
汇总分析 87	急性心肌梗死（AMI） 458,594,725,766,830,1042
混合型高脂血症 821	
混合性心绞痛 411,415,757	急性心肌梗死的介入治疗 520
活性氧 67	急性重症心肌炎 495

嵴溶 60
记忆效应 1051
继发性不稳定性心绞痛 436
继发性高血压 997
继发性心绞痛 415
加速度模式 182
加速性交界区心律 533
加速性室性自主心律 529
加压泵 891
夹层动脉瘤 1104
家族性高β脂蛋白血症 682
家族性高胆固醇血症（FH） 112，681
家族性高甘三油酯血症（FHTG） 113
家族性高脂血症 112
家族性混合型高脂血症（FCH） 112
家族性异常β脂蛋白血症 110，112
家族性载脂蛋白 B_{100} 缺陷症 112
甲氧异搏定 751
假性室壁瘤 550
间歇强制呼吸（IMV） 981
肩部训练器 579
碱性/酸性成纤维细胞生长因子 36
腱黄瘤 124
降钙素基因相关肽 31
交叉 829
交界区心律 533
交联的纤维蛋白多聚体 829
胶样隆起 45
节段内 884
节段室壁运动异常 644
节段无运动 297
节段运动减弱 297
结节出疹性黄瘤 124
结节性多动脉炎 694
介入联合的三联治疗 525
介入试验 221
介入性心脏病学 875
金标准 392
金属被膜支架 903
金属表面积 901

经皮股动脉穿刺法（Seldinger 技术）
　　873
经皮冠脉介入（PCI） 665
经皮冠状动脉成型术 688
经皮冠状动脉介入治疗（PCI） 521
经皮冠状动脉腔内成形术 645
经皮冠状动脉球囊成形术（PTCA）
　　521
经皮冠状动脉旋磨术 688
经皮内血管成形术 694
经皮腔内冠状动脉成形术（PTCA）
　　425，636，678，873
经皮球囊扩张成形术（PTA） 1105
经皮重建术 886
经胸重建术 886
经血管桥灌注（桥灌） 971
径向支撑力 902
静脉溶栓 545
静脉血栓 555
静脉血栓形成 1112
静脉移植 1046
静息电位 136
静息性心肌缺血 638
局部动脉瘤形成 875
巨噬细胞 45，48
巨噬细胞抑制因子 1075
巨噬细胞源生长因子 48，49
巨细胞动脉炎 696
聚焦球囊 896
卡替洛尔 738
卡托普利肾动态显像 1056
卡维地洛 739，747，864
开通率 518
康复锻炼 580
抗磷脂抗体综合征（APS） 703
抗凝 829，830
抗凝剂 553
抗凝酶 829
抗心力衰竭 554
考的松唤醒 1121

考来替泊 815	磷脂酶 61，67
考来烯胺 815	磷脂转运蛋白 106
可靠的伸展性能 901	硫苯草类 751
可视性 893，901	硫氮䓬酮 561
克喇音 130	硫酸类肝素 47
空腹血浆葡萄糖水平（FPG） 1022	氯吡格雷 505，832，917
空泡化 66	卵磷脂胆固醇酰基转移酶 103
控制呼吸（CMV） 981	裸 DNA 954
库司谟征 127	裸支架 902
跨越性 901	洛伐他汀 810
跨窄压力阶差 874	吗啡 542
快反应细胞 137	埋藏式心脏复律除颤仪 666，667
快速复极化时相 137	埋藏式自动复律除颤器 724
快速冠脉内膜旋磨术 916	麦角碱中毒 1104
快速冠脉内膜旋切术 878	麦角新碱 38
快速交换球囊 894	麦角新碱试验（+） 653
快速去极时相 137	麦角新碱诱发试验 294
快速小角度激发 371	慢反应细胞 137
扩张型缺血性心肌病 632	慢速冠脉内膜旋切术 878
扩张性心肌病 213	慢性缺氧 466
拉贝洛尔 739	慢性阻塞性肺部疾病 1063
辣椒形球囊 896	每搏输出量 573
蓝指（趾）综合征 1111	美国胆固醇教育计划委员会成人治疗组 110
劳力性心绞痛 411，415	
雷鸣样舒张期杂音 132	美国心肺血液研究所 874
雷帕霉素 883	美托洛尔 423，532，737
类风湿性关节炎 697	美托洛尔（MERIT-HF） 747
类胡萝卜素 862	门电路磁共振造影 404
类黄酮 863	门电路断层显像 223
离心式泵 946	弥漫性血管内凝血（DIC） 1074
利多卡因 529，727	迷走神经张力过高 543
利尿剂 542	命名压 897
连枷状二尖瓣 546	膜稳定作用 738
连续气道正压 1071	目标心率 576
链激酶（SK） 511	脑利钠肽 31
临界性心肌坏死 61	脑钠肽 395
临时起搏 536	脑血管疾患 168
磷酸二酯酶抑制剂 542，543	内膜片 876
磷酸果糖激酶 56	内膜撕裂 876
磷酸肌酸 56	内皮功能紊乱 465，1031

内皮前体细胞（EPC）　957
内皮素　33，465
内皮细胞超极化因子　999
内皮细胞功能损伤　1031
内皮衍生松弛因子　32
内皮衍生血管收缩因子　33
内皮衍生血管舒张因子　32
内皮依赖扩血管因子　47
内皮依赖舒张因子　449，999
内乳动脉移植　1046
内吞作用　48
内源性　829
内源性拟交感作用　737
能量模式　182
尼卡地平　751，765
尼鲁地平　751
尼莫地平　751，765
尼群地平　751，759，765
尼索地平　751
黏附　828
尿激酶（UK）　511
尿激酶原　515
镍钛合金　903
镍钛合金支架　903
凝血酶　829
脓毒症　1084
女性冠心病　668
潘生丁　36
泡沫细胞　48
胚胎干细胞　956
喷射音　130
皮肤粘膜淋巴结综合征　685
漂浮导管　546
平衡法心室显像　239
平滑肌细胞　957
平滑指数　1015
平均破裂压　897
平台时相　137
泼尼松　559
葡激酶　515

葡萄糖－胰岛素－钾离子（GIK）　509
葡萄糖耐量　1022
普伐他汀　811
普鲁卡因酰胺　529
普罗布考　863
普萘洛尔　423，737
普通肝素　856，917
奇脉　342
奇特栓塞　1091
气动式搏动性血泵　946
起搏触发　937
迁移因子　49
前窦　3
前激素原　395
前降支　4
前列环素　32，47
前列腺素　1084
前室间隔支　5，268
前微动脉　654
前炎症信号　864
潜伸性　894
腔内血管成形术　874
羟基二十碳四烯酸　68
羟尿素　70
桥侧支　294
切割点　393
切割球囊　883，896
窃血现象　36
侵蚀　911
亲水球囊　877
亲水涂层　877
氢氧化自由基　860
清道夫受体　45
情感支持　91
球囊　877
球囊导管　877
球囊扩张支架　902
曲面重组法　359
取样容积　178
去铁胺　70

全量　857
缺血　830
缺血-再灌注　63
缺血并发症　527
缺血后心功能不全　645
缺血事件　856
缺血性肠病　1111
缺血性二尖瓣关闭不全　991
缺血性心肌病　213，410，630，787
缺血性心脏病　409
缺血预适应　1048
缺血再灌注损伤（IRI）　792
桡动脉　973
容积再现　359
容量控制通气（VCV）　1081
容量血管　771
溶栓　561，664，677，830
溶栓治疗　584，1043
溶栓治疗后立即介入干预（支架置入）　568
溶栓治疗后延迟 PCI　568
溶血磷脂　61
柔软性　901
柔顺性　893
乳糜微粒　100
乳内动脉　973
乳酸脱氢酶　391，482
乳头肌　545
乳头肌的动脉　13
乳头肌断裂　546，991
乳头肌功能不全　417，545，546
乳头肌功能障碍　991
锐缘支　269
瑞舒伐他汀　810
噻氯匹定　505，561，832，916
噻唑烷二酮类　815
三磷酸肌醇　57
三磷腺苷（ATP）　56
伤残心肌　644
上气道阻力综合征　1125

射频冠脉成形术　875
射频热球囊冠脉成形术　878
射血分数　59
射血分数（EF）　404
深插导引导管　893
深静脉血栓　556
神经肽 Y　30
神经循环衰弱　413
肾动脉狭窄　1055
肾动脉血栓形成　1059
肾动脉粥样硬化　1055
肾功能不全　826
肾上腺素能物质　30
肾上腺髓质素　31
肾素-血管紧张素-醛固酮系统　780，998
肾移植　1024
生理性止血　828
生物相容性　901
时间飞跃法 TOF 法　385
室壁局部运动　404
室壁瘤　986
室壁收缩期增厚率　187
室壁运动不同步　299
室壁运动低下　297
室颤　657
室间隔穿孔　547，990
室间隔偏移　1122
室内传导阻滞　535，730
室上性心律失常　477
室性奔马律　130
室性过早搏动　528
室性心动过速　529，724，727
室性心律失常　724，727
室性早搏　724，727
释放乙酰胆碱（Ach）　37
收缩期损伤电流　139
收缩前期奔马律　131
手动时控方式　942
手术现场示教课程　874

首次通过法心室显像　239
首剂综合征　749
受体操纵性钙通道　57
受体控制通道　750
舒张功能　473
舒张期损伤电流　139
舒张压增压（PDP）　940
术后中风　981
束支传导阻滞　152，725
树枝型动脉　20
数字减影肾血管造影　1056
衰减　893
栓塞　830
栓子　830
双束支阻滞　535，536
双水平气道正压　1071
水平长轴断层影像　222
水蛭素　832，842，918
水蛭素片断　842
睡眠分裂　1124
睡眠呼吸暂停综合征　1119
顺应性　894
丝裂素活化蛋白激酶家系　73
死亡率　78
速度模式　182
速率　856
髓过氧化酶　67
缩短率　902
他汀类　806
胎儿心肌细胞　956
抬举性心尖搏动　128
泰素　883
钽金属支架　903
糖蛋白Ⅱb/Ⅲa　828
糖萼　67
糖耐量异常（IGT）　1022
糖尿病　825，1021
糖尿病肾病　1024
糖尿病心肌病变　1040
特发性中枢神经系统嗜睡症　1125

特殊用途的支架　903
梯度回波序列　371
体外循环　970
体循环栓塞　554
体重指数（BMI）　669
天冬氨酸氨基转移酶　391
停药综合征　643
通气/血流比例失调　1064
同步间歇指令通气（SIMV）　541
同工酶　392，482
透壁心肌梗死　581
突然出现的房性心律失常　591
涂层支架　903
推送性　894，901
褪黑素　865
外部干扰抑制器　936
外径　877
外形轮廓　894
外源性　829
外周血管腔内成形术　874
外周肢体动脉　830
完全闭塞病变　291
完全性房室传导阻滞（Ⅲ度 AVB）　535
完全性束支传导阻滞　536
完全性左束支传导阻滞　417
完全阻塞病变　887
烷过氧自由基　67
烷氧自由基　67
烷自由基　67
挽救 PCI　568
晚期管腔丢失　922
网状支架　903
往返走试验　574
危险度分层　420，912
危险因素　85
微量白蛋白尿　1009
微球　66
微小心肌梗死　674
微血管性心绞痛（X 综合征）　33，403，653

维持量 858
维拉帕米 442，451，508，532，643，751，760
维生素 C 861
维生素 E 862
未被保护左主干病变 888
胃网膜右动脉 973
温心手术 971
温血停跳 971
吻球囊扩张技术 909
稳定劳力性心绞痛 415，421，422，744
稳定心绞痛 674，756
稳态进动梯度回波 372
卧位心绞痛 454
无创正压通气 1071，1083
无复流 313
无复流现象 857
无害性杂音 132
无痛性心肌缺血 758
无症状心肌缺血 171，410，638，858，1050
西利洛尔 738，739
吸烟 87
系统性红斑狼疮 699，1113
系统性免疫复合物血管炎 655
细胞间细胞粘附分子-1，2 48
细胞膜外板 67
细胞移植 637
细胞治疗 956
下壁心肌梗死 535
下肢缺血 943
下肢深静脉血栓形成 831
下肢水肿 125
纤溶酶 830
纤溶酶原 830
纤维蛋白单体 829
纤维蛋白多聚体 829
纤维蛋白原 829
纤维化性肺泡炎 1076
限制型缺血性心肌病 633

线性缝合法 988
线状出血 124
腺苷 33，56，70
向上调节 736
向下调节 736
消胆胺 815
消胆宁 815
硝苯地平 442，451，508，643，751，759
硝普钠 541
硝酸甘油 422，540
硝酸甘油口服片 768
硝酸甘油膜 423
硝酸甘油喷雾剂 768
硝酸甘油舌下含片 768
硝酸甘油贴剂 768
硝酸异山梨醇酯 769
硝酸酯类 441，561，570，643，766
硝酸酯类药物的耐药性 770
硝酸酯类与阿司匹林 644
小剂量多巴酚丁胺负荷超声心电图 651
小灶性肌浆溶解坏死 66
小灶性凝固坏死 66
心包积液 557，558
心包叩击音 131
心包摩擦音 557
心包填塞 550
心包炎 556
心大静脉 16
心导管技术 873
心电标测定位注射（NOGA） 952
心电触发 936
心电图 550，553
心电图定位诊断 143
心电图运动负荷试验（EET） 172，668
心房颤动 723，726
心房附壁血栓 591
心房梗死 591
心房利钠肽 31

心房破裂 591
心房扑动和颤动（房扑、房颤） 532
心房起搏触发模式 937
心肺旁路 1074
心肌 54
心肌-灌注储备指数 653
心肌保护 970
心肌标志物 401
心肌窦样管 22
心肌顿抑 64
心肌梗死 410，644，687
心肌梗死伸展 561
心肌梗死延展 559
心肌灌注储备指数 381
心肌灌注显像 219
心肌肌钙蛋白 392，481
心肌力学功能发生障碍 64
心肌桥 4，691
心肌缺血 631
心肌缺血级联 653
心肌缺血性损伤 54
心肌缺血再灌注 645
心肌声学造影 175
心肌收缩力 740
心肌收缩力储备 426
心肌细胞再生 886
心肌血管重建术 885
心绞痛 140，400，410，411
心静脉的瓣膜 19
心力衰竭 539，632
心律失常 528，1049
心率变异性（HRV） 567
心钠素 394
心内膜补片法 988
心内膜下丛 20
心排血量 325，980
心前静脉 17
心室壁瘤 129
心室颤动 728
心室肥厚 150

心室化 893
心室扩张 473
心室起搏触发模式 937
心室室壁瘤 552
心室晚电位 654
心室纤颤 530
心室造影 420，553
心室整体扩张 538
心室重构 562
心小静脉 17
心血管流行病学 77
心血管事件 858
心源性猝死 550
心源性哮喘 541
心源性休克 490，538，539，544，938
心脏病康复治疗 572
心脏超声心动图 500
心脏穿孔 657
心脏的磁共振扫描 987
心脏康复 984
心脏破裂 657
心脏神经递质和受体显像 250
心脏舒张功能不全 473
心脏停搏 536
心脏望诊 128
心脏性猝死 657
心脏选择性 737
心脏移植术 637
心脏杂音 132
心脏指数 CI 340，539，980
心中静脉 17
心最小静脉 17
辛伐他汀 810
信号平均心电图 567
胸廓内动脉 973
休息超声心动图 418
休息心电图 400
休息心绞痛 437，454，745
需求过高性缺血 55
旋磨头 892

旋支　　4，5
旋转性　　893
选择性冠状动脉造影术　　3，879
血管的再塑型　　882
血管调节衰弱　　413
血管加压素　　30
血管紧张素　　30，778
血管紧张素Ⅱ受体拮抗剂（ATRA）
　　791
血管紧张素转化酶抑制剂（ACE-I）
　　570，586，635，664
血管痉挛性心绞痛　　401，449
血管扩张剂　　540，548
血管迷走性晕厥　　748
血管内超声技术　　879
血管内超声显像　　306
血管内皮功能　　780
血管内皮细胞超极化因子（EDHF）
　　465
血管平滑肌细胞　　45，48
血管生成　　886
血管事件　　830
血管舒张因子　　48
血管通透因子　　953
血管细胞粘附分子　　48
血管再通率　　518
血管中心线重组方法　　365
血管重构　　792
血管重塑　　876，1047
血管阻力　　29
血肌酸激酶　　61
血浆 D-二聚体　　1092
血浆净化疗法　　819
血流储备分数　　314
血流动力学异常　　591
血流缓慢　　830
血清素　　436
血栓　　830
血栓发生的三联征　　829
血栓素 A_2　　55

血栓形成　　830
血栓性病变　　889
血小板 GPⅡb/Ⅲa 受体拮抗剂　　917
血小板 GPⅡb/Ⅲa 受体阻滞剂　　525
血小板聚集物　　828
血小板糖蛋白（GP）Ⅱb/Ⅲa　　585
血小板源生长因子　　36，47，49
血小板增多症　　1102
循环衰竭　　537
压力触发　　936
压力导丝　　879
压力控制通气（PCV）　　1081
亚型　　392
烟酸　　811，1030
延迟 PCI　　524
延迟相　　490
氧化 LDL　　45
氧化低密度脂蛋白（OXLDL）　　860
氧化嘌呤醇　　70
氧化物歧化酶（SOD）　　861
氧化应激　　860，1037
氧烯洛尔　　738
氧自由基　　64，645
药物包被支架　　883
药物释放支架　　903
药物涂层支架（DES）　　873，877
药用蜥蜴　　843
叶酸　　864
液体通气　　1083
一级预防　　664
一氧化氮　　32
一支多处病变　　887
医用不锈钢支架　　903
依斯拉地平　　751
胰岛素抵抗（高胰岛素血症）　　793，
　　1025
胰岛素增敏　　1051
移植排斥　　958
乙胺碘呋酮　　529，533
乙酰胆碱试验　　451

乙酰化纤溶酶原－链激酶激活剂复合物 512
乙酰甲胆碱 37
异丙肾上腺素 533，729
异搏静 751
异常搏动 128
异位搏动 129
抑郁症 90
益多酯（特调酯） 814
吲哚洛尔 737，738
饮酒 88
应变 183
应变率 183
罂粟碱 41
永久起搏器 536，731
游离胆固醇 99
游离型乳头肌 13
游走性节律 534
有创机械辅助通气 1070
有创性治疗 433
有氧运动 579
右窦 3
右房前支 9
右房压 RAP 325
右房支 9
右房中间支 9
右冠优势型 269
右冠状动脉 8，268，729
右后窦 3
右室梗死（RVI） 586
右室后支 9
右室前支 5，8
右室射血期 193
右室射血前期 193
右室心梗 491
右室压 RVP 325
右室支 269
右束支传导阻滞 535
右心导管 548
右优势型 10

右圆锥支 8
右缘支 8
鱼精蛋白 1107
预激综合征 159
预扩张 890
预装支架 902
预装支架概率破裂压 902
预装支架命名压 902
预装支架平均破裂压 902
欲放弃—放弃综合征 90
原发性高乳糜微粒血症 113
原发性高血压 997
原发性心绞痛 415
原发性心脏骤停 410
圆锥支 269
远端保护装置 889
远端栓塞 857
远期效果 985
允许性高碳酸血症 1080
运动放射性核素心肌灌注显像 419
运动负荷试验 673
运动核素心肌显像 640
运动心电图 255，418
运动心电图试验 640
载体 950，953
载脂蛋白 45，103
载脂蛋白 E 105
载脂蛋白 B 105
载脂蛋白 CⅡ 105
载脂蛋白 CⅡ 缺乏症 113
载脂蛋白 CⅢ 105
载脂蛋白（a） 106
再梗死 592
再灌注心律失常 64，450，526
再灌注治疗 510
再塑 36
再狭窄 1045
早期标志物 392
早期复极综合征 495
早期介入治疗 888

早期侵入性治疗　585
早期溶栓　549
早期效果　984
灶状纤维化　654
造血干细胞（HSC）　957
择期 PCI　568
粘附分子　45，396
詹威斑　124
掌纹黄瘤　124
折叠修补术　988
阵发性室上性心动过速　532
真性红细胞增多症　1102
真性室壁瘤　550，552
震颤　129
震荡　129
正常参考上限　393
正电子发射断层　650
正电子发射断层扫描（PET）　567
正电子发射断层显像　40，406
正电子发射计算机断层仪　219
正电子发射体层显像（PET）　654
正电子放射断层影像（PET）　649
正电子散射断层（PET）　497
正性肌力药物　542
症状限制性负荷心电图试验　566
支撑力　893
支架内　884
支架置入术　1105
脂蛋白　46，99，100
脂蛋白失调　802
脂蛋白脂酶缺乏症　113
脂质代谢异常　802
脂质水平　45
脂质体　954
脂质条纹　45
脂质异常血症　106
脂质转运蛋白　106
直接进行冠脉成形术　267
直接凝血酶抑制剂　918
直接支架　857

直接植入支架　904
植入式 VAD 系统　945
植物固醇　818
指引导管　877
指引导丝　877
治疗基因　950
治疗性生活方式改变　816
治疗性血管生成　951
致血栓因子　830
中间密度脂蛋白　100
中间型乳头肌　14
中间支　268
中可视性　903
中心静脉压监测　968
中心线方法　299
中心线重组　359
中心性紫绀　124
终末快速复极时相　137
终末期肾脏病（ESRD）　1024，1055
重叠性奔马律　131
周围动脉疾病　1103
周围动脉栓塞　1102
周围性紫绀　124
猪尾状导管　289
主动脉窦　3，26，265
主动脉环扩张　134
主动脉夹层　495，748
主动脉内反搏动　442
主动脉内球囊导管　934
主动脉内球囊反搏（IABP）　543
主动脉气囊反搏（IABP）　547，728
主动脉撕裂　943
主干型动脉　20
转换酶抑制剂（ACEI）　864
转移酶　105
准分子激光　878
紫绀　123
自动时控　942
自发性心绞痛　411，415
自灌注球囊导管　875

自律性　138
自膨胀支架　902
自体心肌细胞　958
自旋回波序列　371
自由基　61，67
自主神经病变　1049
总胆固醇（TC）　86，803
阻力血管　771
组织多普勒成像　182
组织速度成像　182
组织型纤溶酶原激活剂（t-PA）　512，830
组织因子　829
组织因子途径抑制物　829
最大密度投影法　359
最大氧耗量　575
最大运动能力　259
左、右束支　15
左侧 VAD　945
左房后支　7
左房前支　7
左房斜静脉　17
左房旋动脉　7
左房支　7，268
左房中间支　7
左冠状动脉　4，267
左冠状动脉回旋支　729

左后半支传导阻滞　158
左后窦　3
左后分支阻滞　535，730
左前半支传导阻滞　155
左前分支阻滞　535，730
左前降支　267
左室充盈压　59
左室肥厚　795，1009
左室附壁血栓　554
左室后侧支　269
左室后静脉　17
左室后支　7，9
左室前支　5，7
左室收缩功能不全　537
左室舒张功能不全　537
左室舒张末压　633
左室顺应性　59
左束支传导阻滞　140，535，654，730
左心室容积曲线　243
左心室舒张末期压　59
左心室造影　567
左心室重塑　537
左优势型　10，269
左缘支　7
左主干　267
左主干病变　401